角膜显微手术图解

杨朝忠　编著

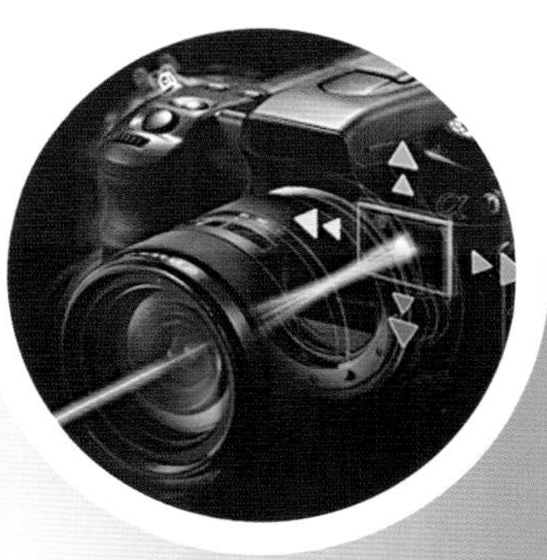

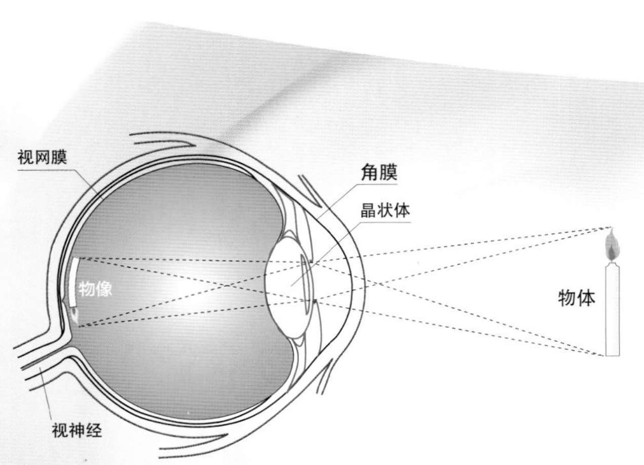

人民卫生出版社

图书在版编目（CIP）数据

角膜显微手术图解 / 杨朝忠编著 . —北京：人民卫生出版社，2016

ISBN 978-7-117-22749-0

Ⅰ. ①角… Ⅱ. ①杨… Ⅲ. ①角膜 – 眼外科手术 – 显微外科学 – 图解 Ⅳ. ①R779.62–64

中国版本图书馆 CIP 数据核字（2016）第 136581 号

角膜显微手术图解

编　　著：杨朝忠
出版发行：人民卫生出版社（中继线 010-59780011）
地　　址：北京市朝阳区潘家园南里 19 号
邮　　编：100021
E - mail：pmph @ pmph.com
购书热线：010-59787592　010-59787584　010-65264830
印　　刷：北京汇林印务有限公司
经　　销：新华书店
开　　本：889 × 1194　1/16　　**印张**：38.5
字　　数：1220 千字
版　　次：2016 年 9 月第 1 版　2016 年 9 月第 1 版第 1 次印刷
标准书号：ISBN 978-7-117-22749-0/R · 22750
定　　价：318.00 元

主编简介

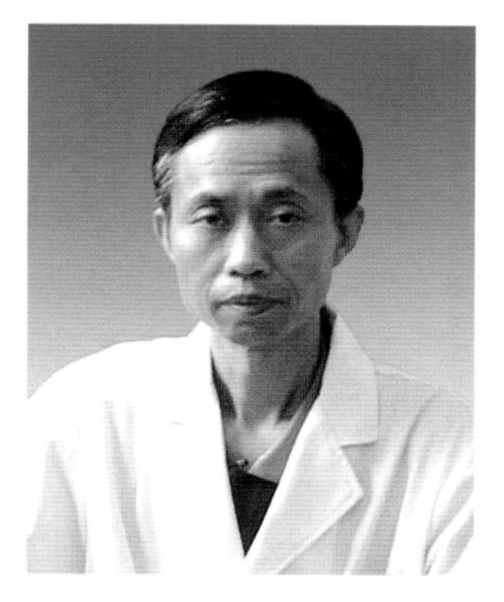

杨朝忠，男，1957年生。1982年12月毕业于青岛医学院医疗系，从事眼科工作至今。现任全国眼免疫学组委员，全国眼遗传学组委员，山东省青年眼科学组副组长，青岛市眼科分会委员，青岛现代东方眼科研究院、眼科医院院长，主任医师，教授，硕士研究生导师；《眼科新进展杂志》编委。1993年7月破格晋升为副主任医师，1999年11月优先晋升为主任医师。从事眼科工作30年来，兢兢业业，任劳任怨，勤奋好学，锐意进取，潜心研究，勇于创新，取得了一定的成绩，受到广泛好评。

在1988年建立健全了菏泽地区第一个眼库和眼科实验室，2000年创建和成立了青岛东方眼科研究院和青岛东方眼科医院，设分院1处。开展了“角膜移植术”“表层角膜镜片术”“小切口非超声乳化白内障手术及人工晶状体植入术”“超声乳化白内障摘除联合折叠晶状体植入术”“无后囊支持人工晶状体缝线固定术”“角膜移植联合折叠人工晶状体植入术”“角膜移植联合小梁切除术”“青光眼阀门植入术”“无结膜切口、双通道引流小梁切除术”“调节缝线小梁切除术”“干细胞移植术”“视网膜脱离手术”“仿真义眼手术”等16项新手术，明显提高了医疗质量，达到省内乃至国内先进或领先水平，为众多盲人带来了福音。

发挥学术带头作用，积极开展科研工作。主持完成和参与完成国家级、省厅和市级科研课题15项，包括国家“十一五”863课题2项：“基于胚胎角膜组织库的工程角膜开发与应用（2006AA02A132，2006—2010年完成）”和“新型壳聚糖组织器官修复材料的研究（2007AA901603，2007—2010年完成）”，2009年9月通过了教育部组织的科技成果鉴定，获得“国际首创，达到了国际领先水平”的鉴定结论。现成功体外重建出与正常人角膜内皮结构和功能一致的组织工程人工角膜内皮（国家发明专利受理号200910020034.6；国际专利申请号PCT/cn2010/070563）。“新型壳聚糖角膜内皮细胞载体组织材料的免疫学研究”（2008年完成）；“新型壳聚糖载体角膜内皮细胞移植实验的免疫学研究”（2010年完成）；“组织工程人角膜内皮移植的动物实验及免疫学研究”；“组织工程人角膜上皮移植的动物实验及免疫学研究”；“美容性角膜移植及免疫学观察”；“新型壳聚糖膜片在眼表重建中的临床应用研究”。“角膜表面镜片术的研究”（省卫生厅青年科学基金资助，国内先进水平，1994年通过鉴定）、”“角膜知觉的无创伤性定量检测及临床应用研究”（国内领先水平，1997年通过鉴定，已报奖待批）、“全角膜带环行巩膜瓣移植术改良及免疫学研究”（国内先进水平，1998年获青岛市科技进步三等奖）、“前房相关免疫偏离（ACAID）的诱导及其预防角膜移植排斥反应的实验研究”（市科委资助，1998年通过专家鉴定，国内领先水平，1999年获青岛大学科技成果三等奖）和“角膜内皮细胞多糖生物膜载体培养及移植的实验研究”［山东省卫生厅资助］。“角膜切削车床的研制和临床应用研究”，本研究成功地用点切削代替了传统的线切削，克服了后者中心校正困难，提高了手术功率和效果，获国家实用新型专利一项。“巩膜环钻的研制和临床应用研究”，巩膜环钻的发明可使手术标准化，大大提高手术成功率。“免疫三联治疗单纯疱疹病毒性角膜炎（HSK）的研究”，用免疫疗法综合治疗 HSK 疗效好、复发率低。“眼病患者红细胞免疫功能研究”，首次探讨了 HSK 患者的红细胞免疫状态、变化规律及其与淋巴细胞免疫间的关系和机制。“双腔球囊顶压器的研制及临床应用研究”，2010 年获青岛市科学技术二等奖。

获中国实用新型专利 6 项：角膜刻切器，专利号 92227796.6，曾获当代专利、科技成果博览会金奖，创造了较好的社会和经济效益；眼球储运杯，专利号 92219323；多功能开睑器，专利号 92219444.0；一种角膜冷冻盘，专利号 91221336.1；一种袖珍接触性角膜感觉仪，专利号 91231637.3；气流式非接触性角膜感觉仪，专利号 91211949.7，1992 年获全国首届专利产品博览会“优秀奖”。

学术理论研究有所建树。在《眼科免疫学》和《眼科病理学》两书中，首次提出了“黄斑免疫赦免区”“视网膜内免疫赦免区”的新概念；在《眼睛保健知识》中首次提出了“视觉心理学”“视觉心理障碍”“视觉心理治疗”等新理论，对眼科临床具有重要指导意义；在眼病红细胞免疫系列研究中，首先提出并阐明了“红细胞免疫与淋巴细胞免疫的骨髓同源”学说，对探讨某些眼病的免疫学机制具有重要的理论意义，并得到临床现代视网膜移植的证实。

主编《临床眼科免疫学》（人民卫生出版社，2012）、《眼科免疫学》（天津科技出版社，1989）、《实用眼科遗传学》（河南科技出版社，1992）、《角膜免疫学》（香港金陵书社出版公司，1993）、《现代角膜移植学》（人民军医出版社，1998）、《眼睛保健知识》（人民卫生出版社，1993），在《现代眼屈光手术学》（人民军医出版社，1995）、《眼生理学》（人民卫生出版社，2001 ）中任副主编，在《眼科病理学》（人民卫生出版社，1997）、《眼科进修医师必读》（人民军医出版社，1999）、《眼科多选题集》（汕头大学出版社，2003）、《临床眼科学》（人民军医出版社，2003）、《现代眼科检查与进展》（天津科技出版社，2002）和《临床眼底病学》（人民卫生出版社，2015）中任编者。在眼科专业学术杂志上发表论文 50 余篇。

1993 年获院级“科技工作特等奖”和地区级“专业技术拔尖人才”。1996、1999 年两次被青岛大学医学院二附院评为“专业技术拔尖人才”；1996 年及 1997 年分别被青岛市授予“职业道德标兵”。2002、2004 年获青岛市“慈善大师”“公益之星”称号。先后被录入《当代中国科学家与发明家大辞典》《中国科技大辞典》《国家级科技成果研制功臣名录》《中国当代医药名人》和《中国专家大辞典》。

序

《角膜显微手术图解》是眼科临床医师喜闻乐读的眼科专业题材。鉴于角膜显微手术的进步，设备的更新和换代，显微手术器械的创新和发明，组织工程角膜的研究和开发；尤其是角膜显微手术的规范化操作和培训，均有待于全面提升。故通过原理和图解的形式，系统展示角膜显微手术的全过程，便于读者理解和掌握角膜显微手术的方法和技巧，有利于角膜显微手术的普及和发展。

目前，我国尚缺乏《角膜显微手术图解》一书；为了填补这一空白，在我国尽快普及角膜显微手术相关知识，进一步加快我国角膜显微手术的步伐，作者参考国内外大量文著，并结合多年的临床和教学经验，编著了这本《角膜显微手术图解》。

杨朝忠教授从事角膜病及角膜显微手术三十余年，积累了丰富的临床经验；同时，其善于总结，积极创新，锐意进取，发明了多功能开睑器、反向角膜枕、角膜刻切器、眼球储运杯、巩膜环钻、笔式角膜感觉仪、非接触式角膜感觉仪等，改装和研制出角膜冷冻切削车床等，取得了较好的临床效果。书中还展示了杨教授发明的角膜美容手术和改良眼前节重建手术。

杨朝忠教授善于总结和写作，文笔严谨，曾主编《现代角膜移植学》(1998，人民军医出版社)、《眼表移植学》(2008，军事医学科学出版社)、《临床眼科免疫学》(2012，人民卫生出版社)、《角膜免疫学》(1993，香港金陵书社)等专著。在《现代眼屈光手术学》(1998，人民军医出版社)和《眼生理学》(2005，人民卫生出版社)中任副主编。

《角膜显微手术图解》是我国第一部以图解形式对角膜显微手术原理、手术步骤、手术技巧、手术并发症等进行详尽展示的图书。全书分二十二章，插图 1500 余幅，大部分为作者的实际手术照片；同时，还穿插了一些示意图，以便于理解和展示。

相信，《角膜显微手术图解》的出版，将对我国角膜显微手术的普及和规范化起着推动作用。

由于科学技术的迅速发展，角膜显微手术也在不断进步；希望在今后的工作中，不断充实内容，吸收新观点和新方法，有计划地修订再版。为我国及国际角膜显微手术学事业作出更大贡献。

陈家祺

2015 年 11 月

前 言

1998年我主编出版了《现代角膜移植学》(人民军医出版社出版),2008年主编出版了《眼表移植学》一书(军事医学科学出版社出版),这两本均以文字叙述为主,虽然对角膜显微手术部分进行了较详细的描述;但是,仍感图片少,不够直观,尤其是手术细节、关键步骤、注意事项等方面展示不足。为弥补既往有关专著的不足,用图片的直观方式充分展示手术原理和手术步骤,使读者更容易理解和掌握角膜显微手术,从而大大缩短角膜显微手术的学习曲线。

本书是作者从三十多年来收集的3万余幅照片中精选出的1500余幅,充分展示了角膜显微手术原理和步骤,有些章节还穿插了一些示意图,更加清晰和明了。总之,通过收集、整理、编撰和总结,使角膜显微手术学从手术基础到临床实践和手术技巧均得到了系统和升华。

《角膜显微手术图解》共分二十二章,全书约150万字,插图1500余幅。第一章角膜显微手术发展史,重点介绍角膜移植和角膜屈光手术发展简史,将角膜移植发展的不同时期分为初期阶段、临床应用推广阶段和现代角膜移植发展阶段,着重叙述了在发展阶段角膜移植和角膜屈光手术的研究进展,展示了现代角膜显微手术开展的新技术、新方法、新观点、新理论和新成果,指出了研究的热点、难点、瓶颈和存在的问题,展望了今后研究的方向和前景。第二章手术室,第三章手术显微镜,第四章手术材料,第五章显微手术器械,第六章手术床和椅,以及第七章角膜显微手术相关仪器,对以上内容进行了详细展示,重点对手术显微镜、显微手术器械的功能、使用方法和注意事项进行详细介绍。第八章麻醉。第九章简介角膜显微手术相关解剖及生理学知识,笔者认为,只有熟练掌握角膜、巩膜、结膜、前房等有关组织的解剖及生理学特点,才能高质量地完成角膜显微手术。第十章角膜显微手术基本操作技术,以图解的形式分解和展示角膜显微手术基本操作方法和技巧。第十一章术前检查与准备,第十二章术后检查与处理,规范了角膜显微手术手术前、手术后检查和治疗。第十三至十九章对现代角膜移植术、角膜移植联合手术、屈光性角膜手术、人工角膜手术、美容性角膜手术、角膜疾病显微手术各论和角膜相关性眼表显微手术进行了详细的图片展示,使手术过程和步骤非常清晰,每张照片均配有简明的图例。第二十章角膜组织工程学,重点介绍了海洋生物材料在角膜组织工程学的应用研究成果及其研究新动向,展示了其广阔的应用前景。第二十一章现代眼库技术介绍了角膜、巩膜、结膜、羊膜等的组织保存方法及其应用。第二十二章为典型病例介绍,共计31例,展示了手术前、手术中和手术后的过程和手术效果。

为了体现本书的时代性和先进性,力求内容新颖,紧密结合临床,实用性强,可供从事本专业和相关学科工作的临床医生、研究生等参考。然而,医学在不断发展,角膜显微手术正向精准手术方面发展,手术的准确性、手术的可预测性和效果将会大大提高。

由于作者水平有限,错误难免,祈望眼科同道提出宝贵意见,以便再版时增补和更正。

本书的完成得到了各方面的大力支持,陈家祺教授在百忙中审阅了书稿,姜晓蕾博士、王清和杨静硕士协助整理了中、英文目录和索引,尤其是得到人民卫生出版社的鼎力帮助和编审专家的具体指导,在此一并致谢。

2015年11月

目 录

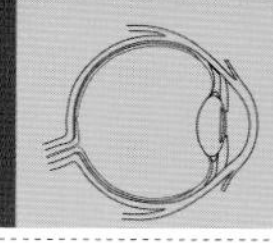

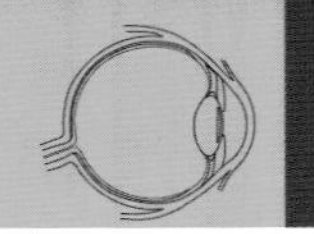

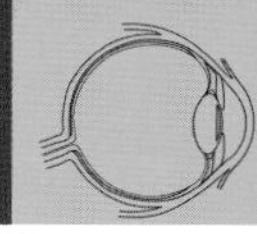

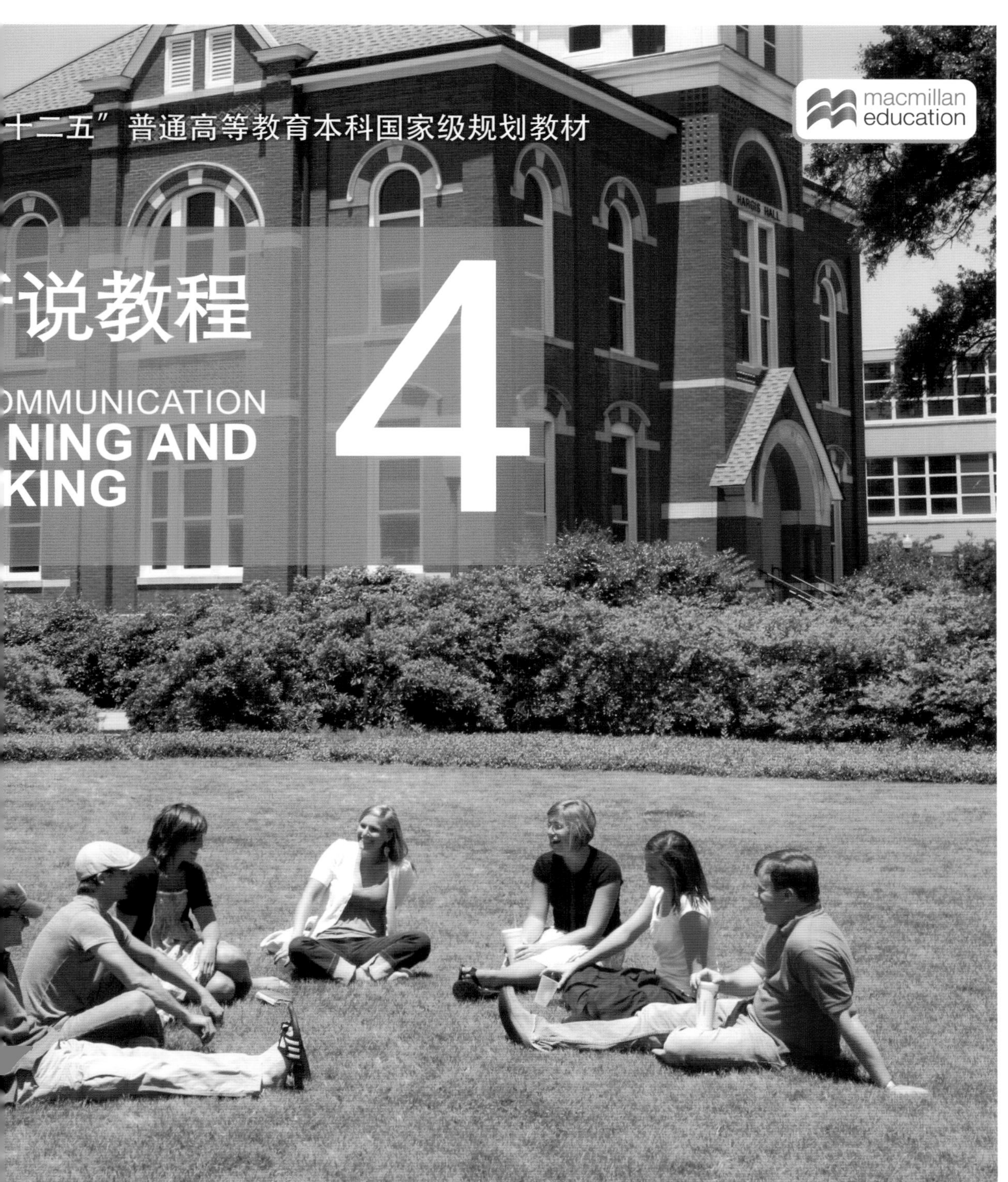

STANDARD
COLLEGE ENGLISH

第二版 SECOND EDITION

示准大学英语

imon Greenall（英） 文秋芳

第一章　角膜显微手术发展史

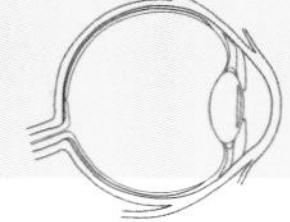
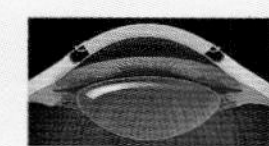
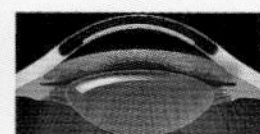
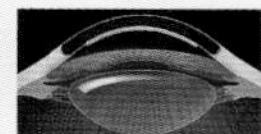
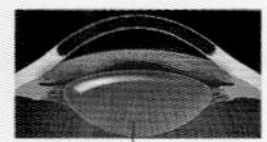

第一节　概　　述

角膜显微手术是指手术者借助于眼科手术显微镜或手术放大镜所施行的角膜手术，手术者可清晰地看到原来肉眼难以看清或看不到的组织结构，从而减少或避免对组织的损伤，以提高手术成功率及其效果。进入20世纪70年代，许多国家和地区的角膜手术已跨入显微手术时代，角膜显微手术得以迅速发展，主要依赖于眼科工作者的前瞻或开创性研究成果和对角膜显微手术认识上的提高，手术显微镜、显微手术器械、手术仪器、黏弹剂及缝合材料的问世与更新，以及手术方法的改进和手术技巧的娴熟，从而使角膜手术进入精细和精准时代。主要表现在角膜移植显微手术方面。

早在1876年，Saemisch将简易放大镜安装在眼镜上或将其制作成额戴镜，应用于眼科手术。由于这种单目手术放大镜视野小，放大倍率低（6D的透镜仅能放大1.5倍），不能形成双眼单视，给手术者带来诸多不便。1838年，Wheatstone改用双目手术放大镜（图1-1）。1880年，较小放大倍率的单一透镜式手术放大镜被复式透镜（具有5×放大倍率）取代（图1-2、图1-3）。1886年，在动物学家Schultze的要求下，Zehender在Westien公司设计并制造出放大倍率为10×用于眼科检查的台式双目立体显微镜（图1-4）；同年，将其改进成形似裂隙灯显微镜原型的低倍率台式双目手术放大镜。1899年，Westien公司研制出放大倍率为5-6×的具有照明装置的额戴式双目手术放大镜（图1-5），并能调节瞳孔距离。1911年，Hess亦在台式双目手术放大镜和额戴式手术放大镜上安装照明装置。von Rohr根据Stock的建议，对这种双目手术放大镜进行改进，于1912年研制出焦距为25cm、放大倍率为2×的镜架式双目手术放大镜（图1-6），最早由Gullstrand戴用此镜施行眼科手术。此后不久，Keeler公司研制出镜架式分光双目手术放大镜。1922年德国Carl Zeiss公司研制出世界上第1台双目手术显微镜，但因其视野仅为6~12mm，故未能广泛应用于临床。1946年，Perritt使用Mueller公司研制的台式双目手术显微镜施行眼前段手术，从此引起眼科学界的关注。此后，眼科专用手术显微镜的制造不断完善（图1-1~图1-6）。

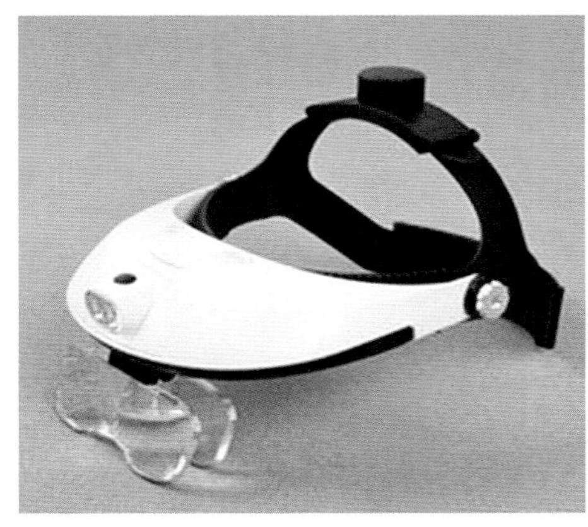

图1-1　双目手术放大镜

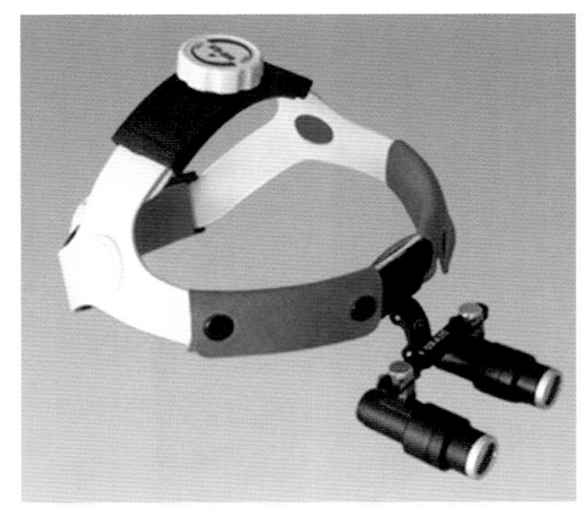

图1-2　复式透镜式手术放大镜，头戴式

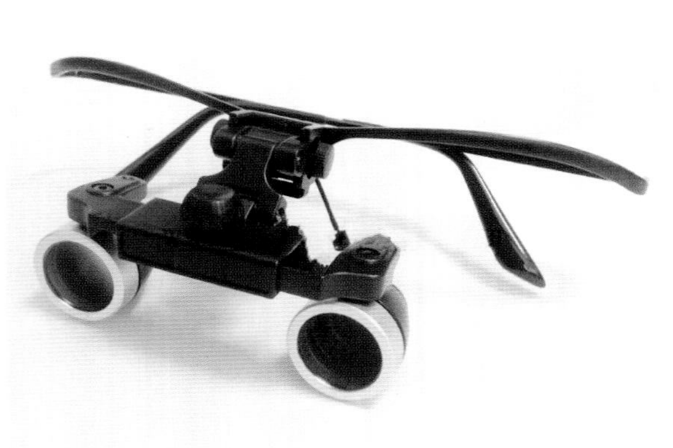

图 1-3　复式透镜式手术放大镜，眼镜式

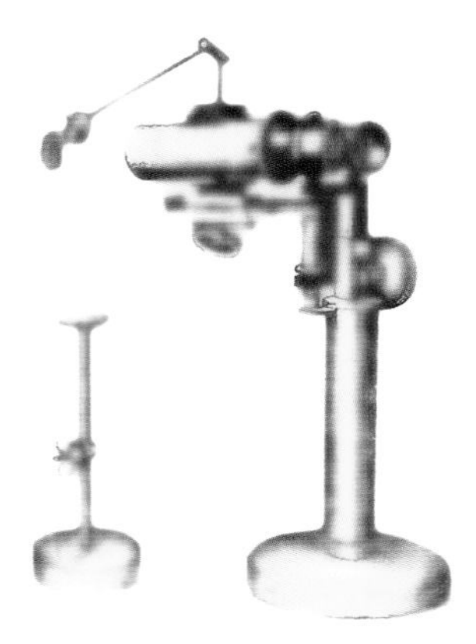

图 1-4　具有照明装置的双目手术放大镜

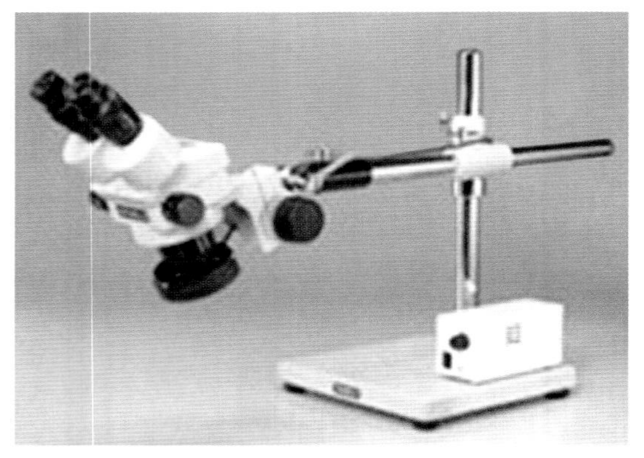

图 1-5　双目手术放大镜

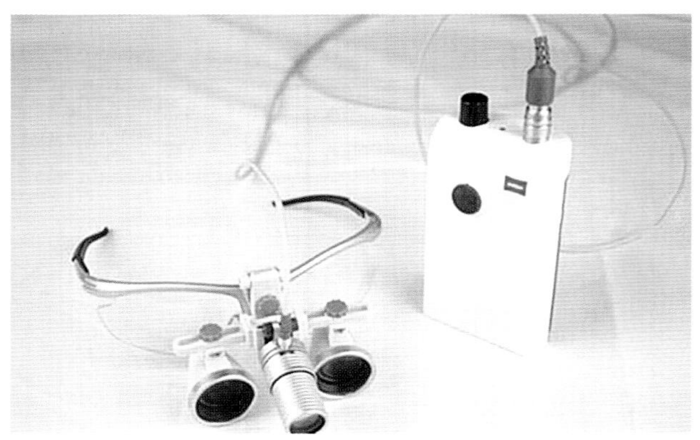

图 1-6　镜架式双目手术放大镜

随着眼科专业显微镜和显微器械的不断进步，角膜显微手术尤其是角膜移植手术日趋完善（图 1-7~图 1-10）。

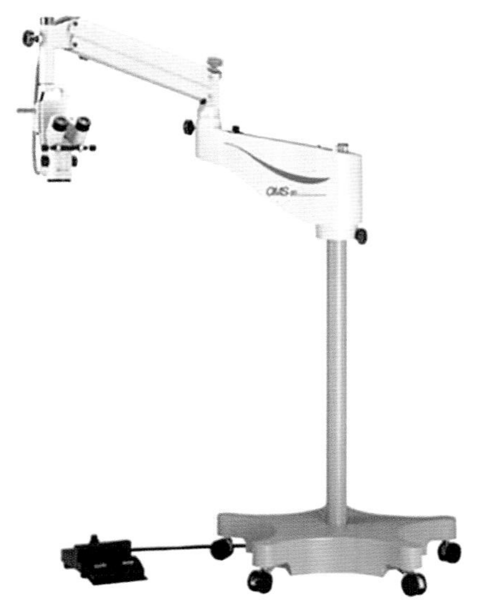

图 1-7　眼科专业手术显微镜，单人双目

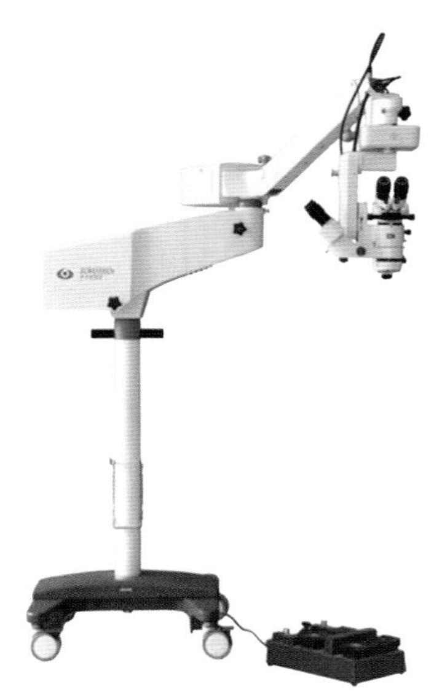

图 1-8　眼科专业手术显微镜，双人双目

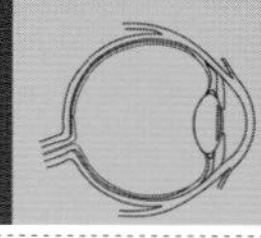

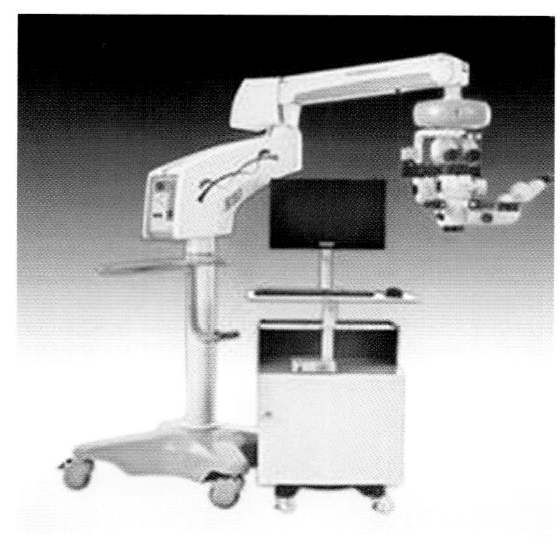

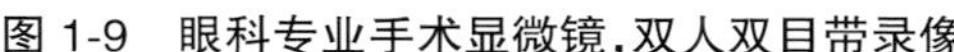

图 1-9　眼科专业手术显微镜，双人双目带录像

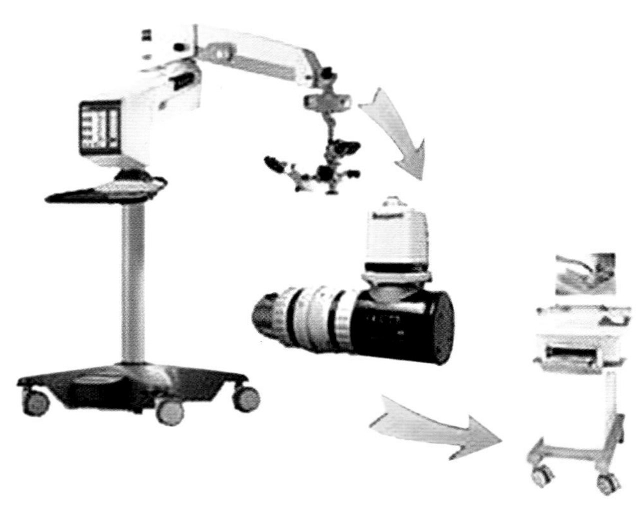

图 1-10　眼科专业手术显微镜，双人双目带录像系统

第二节　角膜移植发展简史

广义的角膜移植是指用自体、异体、异种或人工等各种材料置换混浊、病变的自身角膜组织，从而使患者复明或起到控制角膜病变及美容的目的。因此它包括同种异体角膜移植、异种角膜移植、异体角膜移植、同体角膜移植、组织工程角膜移植以及人工角膜移植等。通常所说的角膜移植多指同种异体角膜移植，是利用异体的正常角膜组织，取代置换混浊、病变的角膜组织，使患眼复明或控制角膜病变，为目前同种器官移植中成功率最高的一种，是眼科重要的复明手术之一：其手术方式主要包括穿透性角膜移植（penetrating keratoplasty，PKP）、板层角膜移植（lamellar keratoplasty，LKP）以及近年来发展起来的角膜内皮移植（corneal endothelium transplantation.CET）等。

一、　角膜移植发展的不同时期

（一）初期阶段

早在 1771 年，Pellier de Quengsy 即有了将一片透明体嵌入混浊角膜中央的设想。1813 年，Hilmly 想到了角膜移植。1818 年，Frans Reisinger 设计了角膜移植术式，在鸡和兔眼上做了试验，并于 1824 年在眼科文献上首次记载了这个手术。其后，又有人做了将动物角膜移植给人的尝试，结果均告失败。1840 年，Vonw Alther提出了板层角膜移植的概念。同年，Iulhauer实施了板层角膜移植术，但结果归于失败。1843 年，Steinberg 发明了类似环钻样的器械用于角膜移植术。上述作者均取材于异种角膜，术后移植片均告混浊，未获得成功，但却取得了以下经验：①角膜移植片能够愈合；②手术有了基本形式；③手术器械初具雏形。

1853—1862 年，角膜移植又改成了玻璃植入物，结果仍不成功。此后 10 年角膜移植转入低潮。1872 年，Power 开展了动物（兔、狗、猫）和人的角膜移植研究，再次激发了人们的兴趣。他总结出角膜移植的成功，不仅要求无感染、材料新鲜、植片位置精确，更重要的是必须用同种移植材料，并强调保护角膜内皮和后弹力膜不受伤。1877 年，Von Hippel 报道了部分穿透性角膜移植术并研制了钟簧式环钻，角膜移植术取得了初步成功。1886 年，他用此种环钻做了一例兔给人的板层角膜移植，1 年后患者受眼视力由指数增至 0.1，取得了人类第 1 例板层角膜移植的成功。1894 年，Fuchs 报道了 30 例同种角膜移植，11 例结果良好，其中 2 例穿透性角膜移植患者术后视力仅稍有增进。从此至 1906 年，人们对角膜移植术的积极性再次受到挫折，使得角膜移植术较其他手术发展缓慢，但仍取得如下成绩：①角膜移植有了成功的例子；②由最初的异种角膜移植转向同种异体角膜移植；③注意力由全角膜移植转移至部分穿透性角膜和板层角膜移植；

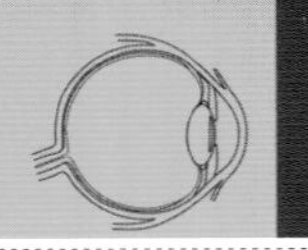

④ Von Hippel 钟簧式环钻的出现为部分穿透性角膜移植奠定了基础。

1906 年，Zirm 将一眼外伤 11 岁男孩的角膜移植给一石灰烧伤患者，取得了穿透性角膜移植成功的实例，并总结出下述经验：①用年轻和健康人供体角膜，强调新鲜供体角膜的重要性；②采用 Von Hippel 环钻，并在术前缩瞳；③充分麻醉；④严格消毒；⑤用交叉压迫缝线固定移植片。1908 年，Plgnge 施行首例自体角膜移植术成功，5 年后移植片仍保持透明。1910 年，Lohlein 进行了长方形角膜移植术。1912 年，Morax 做换位移植亦获得成功。1914—1930 年，Elschnig 成为穿透性角膜移植术的倡导者和权威。他自 1908 年开始，在同一条件下开展了一系列角膜移植工作，并对 Von Hippel 的部分穿透性角膜移植术加以改良，以局麻代替全麻，用结节缝线和交叉压迫缝线固定植片，结果在 203 例受术者中 31 例获得透明愈合，同时发现角膜移植术的成功率与角膜白斑的种类密切相关，并在此基础上，提出了角膜移植术的适应证和禁忌证，为角膜移植术的推广应用奠定了基础。

（二）临床应用推广阶段

1930 年以后，角膜移植术进入临床应用推广阶段。这一阶段的主要特点是：①角膜移植术作为一种可行的复明手术，得到医生和公众的认可并被广泛开展。美国 1969 年和 1972 年的民意测验结果表明，已签名的自愿献眼者 77% 对角膜移植术认识提高了，未签名者中也有 50% 支持此项工作，并得出角膜移植术是被公众最为赞同的移植的结论。另据 1959 年前苏联眼科通报第一期报道，已行 7742 例角膜移植术，其中部分穿透性角膜移植 5972 例，全角膜或亚全角膜移植 284 例，板层移植 1181 例，总成功率为 60%~65%。20 世纪 50 年代，我国老一辈科学家们（如杜念祖、杨德旺、陈家祺教授等）也积极开展了角膜移植术，仅 1956 年《中华眼科杂志》即报道 843 例，其中 809 例穿透性角膜移植，完全透明成功率为 45%。②手术器械进一步改进。1933—1936 年，Filatov 等相继研制成 ∮M-Ⅰ、Ⅱ、Ⅳ型环钻；1938 年，Nizrti 首次使用了自动式环钻；1959 年，Castroviejo 制成电动取片机，其后 Barraquer 研制出更精确的微型角膜切除器：同时，其他角膜移植专用器械，如剪刀、镊子、缝针等相继问世，使角膜移植手术效果明显提高。③手术方法继续完善。手术方法由初期阶段的全角膜移植为主变为板层或部分穿透性角膜移植为主，穿透移植片形状由方形和圆形为主变为圆形为主。植片固定由压迫缝线或结膜瓣压盖固定变为直接缝线固定等。④供体材料由初期阶段的异种角膜或因眼外伤及其他原因而摘除的同种异体角膜，变为主要采用同种异体的尸体角膜，并发展了角膜保存技术。1935 年以后，Filatov 成功地将尸体角膜用于角膜移植术，人角膜移植材料有了新来源，同时创立可保存 48 小时的湿房保存法。1945 年，Paton 在纽约建立了世界上第一个眼库。之后，世界上许多国家相继成立眼库并立法保障尸眼的摘取，从而大大地促进角膜移植术的开展。1963 年，Müller 等创立了冷冻保存法；1972 年，经 Kaufman 和 Capella 改进，使角膜活性保持达 1 年以上。1974 年，McCarey 发明了 M-K 液保存法，可保存角膜 3~4 天，甚至达 1 周。1973 年，Summerlin 等报道了器官培养法，可保存角膜 1 个月左右。此外，用于板层移植材料保存的干燥法，可将角膜保存数月至 1 年。这些技术，为角膜移植的发展做出了重要贡献。⑤手术适应证进一步扩大。已由初期单纯光学目的的增视性角膜移植扩展至增视、治疗、美容、改良角膜基地和改变屈光营养状态等多种目的的角膜移植术，同时还开展了角膜移植、白内障联合手术等。⑥对角膜移植的病理生理和免疫排斥反应有了一定认识：1948 年，Iaumenee 对兔眼角膜移植进行了病理生理学研究；1951 年，他首次提出人角膜移植片混浊可能因免疫排斥反应所致；20 世纪 60 年代，他又报道了角膜移植排斥反应的临床表现和类型。其后，Khodadoust 和 Silverstein 奠定了排斥反应的科学理论和实验模型。这一时期，角膜移植术作为一种复明或治疗手段被广泛应用，手术技术和成功率均明显提高，对手术的适应证、禁忌证和预后均有了较统一的认识，术前、术后处理及并发症的防治也积累了丰富的临床经验，从而为现代角膜移植术的开展创造了条件。

（三）现代角膜移植的发展

20 世纪 70 年代末期，经过大量的临床实践，人们认识到为了提高手术疗效，角膜移植必须施行显微手术，从此进入以显微手术为主要特征的现代角膜移植阶段。近 20 年来，在眼科学者们的共同努力下，角膜移植术在以下几方面取得了突出成绩。

1. 手术器械和技术进一步改善　采用精细的显微镜手术器械和无创伤缝针缝线，在手术显微镜下完成手术操作，术中使用黏弹性物质保护，最大限度地减轻了术中对供体的损伤，进一步提高了手术成功率。

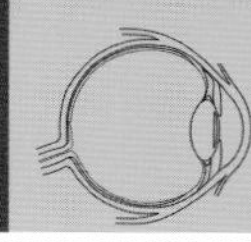

1996 年杨朝忠研制出了角膜刻切器、反向角膜枕、角膜切削车床等，为各种角膜移植提供了方便，提高了手术效果；同时，角膜移植术的适应证也明显放宽。

美国已把在手电筒下不易发现的角膜浅层混浊列为手术的适应证，而且板层角膜移植的数量大大降低，90%~95% 的病例均行部分穿透性角膜移植术。另外，联合手术的数量有所上升，如角膜移植联合白内障囊外摘除及人工晶状体植入术、角膜移植联合玻璃体切割术、眼前节重建术等。

2. 对角膜移植排斥反应有了更深入的认识　角膜移植排斥反应是角膜移植失败的首要原因。目前，对这一过程有了较清楚的认识。有关角膜移植排斥反应机制和免疫病理学研究结果提示，排斥反应可能起源于对手术创伤和缝线刺激的非特异性反应，这些非特异性反应吸引巨噬细胞和辅助 / 诱导 T 细胞的聚积，进而处理并呈递供体的异质抗原，辅助 / 诱导性 T 细胞激活后释放的淋巴因子导致角膜基质细胞和内皮细胞Ⅰ类和Ⅱ类抗原表达增加，组织相容性复合物抗原的升高性表达进一步驱动了同种异体抗原的免疫反应，最后细胞毒性 T 细胞进入并导致植片破坏。尽管对这一过程的许多细节尚不十分明了，但临床观察发现，角膜移植排斥反应主要有上皮排斥反应、基质排斥反应和内皮排斥反应 3 种类型，且角膜的血管化是移植排斥反应发生的最危险因素。公认以下措施可减少移植排斥反应的发生率：①减少或消除角膜新生血管；②植片直径控制在 8.0mm 以内；③适当的组织配型；④术后常规预防性使用免疫抑制剂；⑤精细规范的手术操作，减少非特异性炎症刺激。

早期发现的角膜移植排斥反应经过适当的治疗多可控制。目前除经典使用的糖皮质激素外，环孢素的应用无疑是提供了更好的选择，它是当今疗效显著而副作用较小的第三代免疫抑制剂。自 1974 年用于临床以来，已被广泛用于角膜移植排斥反应的预防和治疗，进一步提高了角膜移植成功率。1984 年发现的新一代强效免疫抑制剂——他克莫司（FK-506），免疫抑制效应约为环孢素的 100 倍，目前已被成功地用于角膜移植后的排斥反应，并取得了较好疗效。

3. 增视性角膜移植术的效果明显提高　近年来，随着手术技巧的提高和手术器械的改善，穿透性角膜移植手术数量明显增加，手术的增视效果明显提高；但如何克服术后角膜散光成为注意的焦点。目前在术中主要采用以下方法控制散光：①术中定角膜光学中心作为环钻钻取植床的中心，避免植床偏位或斜切引起散光。②使用 Hessburg-Barron 真空环钻制作植床，即可均匀地钻切角膜，从而避免角膜变形等引起植孔变形而致的散光。③将 Hessburg-Barron 真空环钻的标记杠或放射状角膜切开用的 12 条或 16 条切口定位器涂上甲紫或亚甲蓝后在角膜上打印做缝针位置定位，用 10-0 尼龙线缝合。④术终用手术角膜曲率计测定角膜散光，并根据测量结果调整缝合松紧度，使散光减少到最小程度。术后早期，采用角膜曲率计测量散光，并选择性拆除相应缝线以减少散光；晚期散光较大者，行角膜楔形切除或角膜松解切开法矫治。近年来，角膜地形图的普及使精确地分析角膜各部分的形态和曲率成为可能，在角膜移植术后和角膜屈光手术的临床应用中显示出巨大的优越性。1989 年，Maguire 等用角膜地形图观察了 6 例穿透性角膜移植术后高度散光的患者，并且用角膜地形图来指导术后横向角膜切开减轻散光的切开位置和经线。结果发现，穿透性角膜移植术后表面不规则形态变化都很大，而且角膜两个主陡峭子午线之间的夹角常常不是 180°，两者的屈光度也不同。整个移植片从中心到周边的屈光度变化十分明显。作者认为，通过角膜地形图来具体分析每一病例的角膜不规则形态和非对称性有助于提高横向角膜切开矫正散光的成功率。因此，角膜地形图能准确地对角膜松弛术切口定位并且是研究该手术动力学的有力工具，尤其适于角膜表面形态及屈光不规则时采用。1991 年，Strelow 等利用视网膜检影、角膜曲率计、角膜地形图指导角膜移植手术后选择性拆除缝线以降低术后散光，在 20 只眼上共拆除了 29 根缝线。结果显示，三种方法降低散光的平均度数分别是 1.4 D、0.9 D 和 1.0 D，用前两者决定拆除的缝线再用角膜地形图来判定时，发现有 69% 拆线位置需要修正。作者认为，尽管有时不能十分准确地预测拆线后调整屈光的结果，但角膜地形图仍是角膜移植术后描述角膜屈光力的重要工具和术后选择性拆线矫正角膜散光的最好向导。1993 年，Khong 等用角膜地形图对 8 例圆锥角膜欲行角膜移植术的病例进行前瞻性系列研究，以便了解术后角膜表面恢复正常和稳定性的速度及形式，结果发现，在角膜移植术后 1 个月内角膜形态和功能变化最为明显，散光轴可在术后 1 个月稳定，角膜地形图中的表面非对称指数和表面规则度指数与术后视力改善的程度密切相关。作者认为，角膜地形图为角膜移植术后早期观察、了解角膜表面恢复正常及稳定性的速度和形式提供了重要手段。上述研究结果表明，角膜地形图在指导角膜移植术式选择及术后散光控制上具有极大的优越性和良好的应用前景。

4. 黏弹性物质在穿透性角膜移植中的应用　近 20 年，黏弹性物质在眼前节手术中得到广泛的应用；穿透性角膜移植应用黏弹性物质主要目的是保护角膜内皮、重建前房和分离粘连。具体用途有：①准备植片时，滴于角膜表面，维持角膜植片的透明度。②准备植片时，注入前房或直接滴于内皮面，保护内皮细胞。③切开病灶角膜时，先将黏弹性物质注入前房，减少或避免环钻切透角膜时误伤其他球内组织。④对无晶状体眼手术时，防止玻璃体脱出。⑤分离粘连，保护植床内皮细胞。⑥术中暂时止血。⑦取下植床上的角膜片后，注入前房，阻止晶状体 - 虹膜隔前移，维持眼球形状，并作植片支撑物，便于植片与植床对位。⑧用于减少组织间摩擦，降低手术器械等对眼组织的损伤。⑨用于润滑缝线，利于缝合并减少缝线对角膜的损伤。⑩用于重建前房。

5. 屈光性角膜移植术进一步发展　早在 1953 年，即有了角膜磨镶术和角膜镜片术用于矫治屈光不正及无晶状体眼的报道。随后，许多学者对此进行了临床实践，但由于它们所需器械昂贵、复杂、对健康角膜骚扰大等缺点，因而应用受到了限制。1979 年，Kaufman 等推出了表层角膜镜片术，它将切削成形的供体角膜片缝合在受体角膜前弹力膜表面，其优点是手术操作少，损伤轻，很少发生排斥，而且可重复进行等。1989 年杨朝忠研制出了角膜切削车床，将其切削成形的表面角膜镜片用于圆锥角膜的治疗，取得了术后视力 0.8~1.0 的效果。

6. 新型角膜保存液不断问世　20 世纪 90 年代以来，随着对角膜内皮细胞研究的深入，新型角膜保存液相继研制成功并用于临床。1984 年 K 液和 CSM 液问世，1988 年 Dexsol 液制成，最近又推出了 Optisol 液。应用这些保存液在 4℃下可维持正常内皮活性达 10~14 天。1992 年，Woost 等发现在 M-K 液、K 液及 CSM 液中加入表皮生长因子或胰岛素等可促使角膜内皮细胞增生：这为在移植前增加保存供体内皮细胞活性，从而提高手术成功率提供了可能。实验研究还证明，从鼠唾液腺中提纯出的表皮生长因子注入前房，能够刺激穿透性角膜移植后的角膜内皮再生，这就增加了因内皮细胞缺乏而导致失明的患者体内治疗的可能性。有关的研究有待进一步深入。

7. 自体角膜缘干细胞和角膜上皮移植术　这是 20 世纪 80 年代创立的两种用于治疗眼表面疾病的手术方法，其作用在于恢复眼表面的完整性，限制角膜表面新生血管的侵入，促进眼表面疾病患者视力恢复和症状消退。近年的研究结果表明，角膜缘部的上皮基底细胞层是干细胞的所在处，而某些疾病所表现的眼部表面异常（如化学烧伤等），则是干细胞缺乏所致角膜发生结膜化生或结膜分化不全的结果，因此采用自体角膜缘部上皮移植术是一种合理治疗手段。对于双眼眼表面疾病患者，由于无自体健康的角膜缘上皮可用，则需行供眼角膜上皮移植术，重建眼表面。1984 年，Thoft 等首先报道 4 例眼化学伤经角膜移植术后并发持续性角膜上皮缺损应用角膜上皮移植术的治疗结果，其中 3 例得到长期愈合。1989 年，熊谷俊一等报道了 13 例 13 只眼角膜上皮移植术的临床效果，原发病分别为沙眼 3 例，复发性翼状胬肉、角膜炎、单纯疱疹病毒性角膜炎、眼部碱烧伤及角膜肿瘤各 2 例，术后随访 36 个月，结果显示角膜上皮移植术联合部分穿透性角膜移植术或深层板层角膜移植术 8 例中 6 例视力改善，而单纯角膜上皮移植术 5 例中仅 2 例视力提高，所有接受手术的病例结膜下组织向角膜的增殖均被抑制。作者提出这类患者的复明治疗应选用角膜移植联合角膜上皮移植术，而非单纯的角膜上皮移植术或角膜移植术。1989 年，Kenyou 等对 Thoft 等设计的结膜移植术进行改进，创立了角膜缘干细胞移植术，1993 年，贺焱等报道采用自体角膜缘部上皮移植术治疗 15 例患者，其中化学烧伤后的纤维血管翳性角膜混浊 9 例、复发性翼状胬肉 3 例、复发性蚕食性角膜溃疡 2 例、白内障术后合并周边角膜溶解 1 例，结果全部病例在术后 5~15 天内上皮迅速愈合，术后随访半年以上，12 例稳定不再脱落，11 例无基质血管长入，11 例联合板层角膜移植术的病例全部获得透明愈合，证实该手术适用于各种单眼表面疾病。另外，培养的角膜缘干细胞移植技术也在研究中。

8. 角膜内皮细胞培养及移植　穿透性角膜移植术是目前临床上治疗各种角膜疾病所致的角膜混浊和恢复视力的主要方法；但是，供体角膜来源的短缺及术后免疫排斥反应的发生，直接影响着角膜移植手术的开展和成败。另外，随着人均寿命的延长，供体角膜越来越趋向于老龄化。因其内皮细胞多已发生形态学改变及密度降低，不宜再作为供体材料，使得供体来源更加有限，所以一种新的手术——角膜内皮细胞移植术引起众多眼科医生的兴趣。随着角膜内皮细胞组织培养方法的建立，1972 年 Maurice 首次提出了将组织培养的角膜内皮细胞移植到内皮细胞不健康的角膜上的设想，开辟了角膜内皮细胞移植这一崭新的研究领域。

许多实验研究表明，角膜内皮细胞在适当的培养条件下能生长成良好的单层。电镜下，培养细胞表现出活体细胞的许多特性。近 10 年来，研究者们在内皮细胞移植的方法上进行了许多有意义的尝试，目前已在猴—猴、人—猴的移植实验上取得了预期的结果。

1978 年，Maurice 等用同种异体兔角膜片作载体，浸入兔角膜内皮细胞培养液中，4 天左右可在 Descemet 膜上形成单层细胞，钻取后移植于另一兔眼，移植成功率达 80%。这一研究的重要意义在于，它表明角膜内皮细胞是可以进行移植的，从而奠定了角膜内皮移植的雏形。但由于种植内皮细胞所需时间太长，因而不可能用于临床。1979 年，Maurice 等又将组织培养的内皮细胞悬液直接注入内皮细胞已被破坏的兔眼前房，以期望内皮细胞贴附在 Descemet 膜上。但结果只有散在的细胞团，这些细胞团不仅附着于角膜，同时也贴附于虹膜和晶状体表面。所以这一方法也很快被人们放弃。为了缩短种植时间以更好地利用自体角膜，1980 年 McCulley 等利用明胶薄膜作为内皮细胞载体，用氰丙烯酸酯将附有培养的内皮细胞的明胶膜粘贴于除去内皮层的兔角膜上，然后再重新缝合至原兔眼上。随访 7 个月，约 77% 的植片保持正常厚度和透明。电镜下，明胶薄膜上的内皮细胞具有活体内皮细胞的形态学特征。但这一方法仍不理想，由于黏合不牢，明胶膜可以部分甚至全部从角膜上脱落，另外，氰丙烯酸酯对细胞仍表现出一定毒性，因而也不能用于临床。1998 年杨朝忠、耿燕等用海洋甲壳素多糖生物膜作为载体行兔内皮细胞培养，形成单层后进行移植，取得了较好效果。

为了探讨角膜内皮细胞移植在临床上的可行性，近年来对人类角膜内皮细胞移植的研究也在不断深入。研究表明，20 岁以下供体的人角膜内皮细胞在组织培养中生长良好，而 20 岁以上供体的人角膜内皮细胞培养的成功率则大大下降。因此人角膜内皮细胞移植实验中，培养的内皮细胞多来自胎儿、婴幼儿或 20 岁以下的年轻人。Michael 等培养新生儿的角膜内皮细胞，然后将培养细胞种植在去除了自身内皮细胞层的角膜上，继续培养 48 小时后在猴眼上行穿透性角膜移植，术后 9 个月测量角膜厚度平均为 0.59mm，与人类角膜移植术后的角膜厚度相差无几。术后 12 个月，仍有 67% 的角膜保持透明。Insler 等报道采用重复二次种植培养的人角膜内皮细胞于人角膜片，然后移植于恒河猴，术后 5 个月，8 只眼中有 5 只眼角膜维持透明，内皮细胞密度为 560~1650/mm^2，角膜厚度 0.41~0.54mm。1999 年杨朝忠、耿燕等对引产胎儿的角膜内皮细胞进行培养，结果显示，胎儿角膜内皮细胞可以在甲壳素多糖膜上生长。这些实验结果表明，离体培养的人角膜内皮细胞移植到活体后可执行正常细胞的生理功能，维持角膜透明，从而为角膜内皮细胞移植的临床应用提供了依据。同时也显示角膜内皮细胞移植具有以下优点：①可以得到来源明确的胎儿及年轻供体内皮细胞。②角膜基质和内皮细胞来自不同的供体，所以来自每一供体的细胞数相对减少，从而减少了免疫反应的威胁。③组织培养的角膜内皮细胞随时可得。④可利用患者自身角膜基质作载体进行移植。这些优点预示角膜内皮细胞移植具有巨大的发展潜力和美好的临床应用前景。但由于目前培养的角膜内皮细胞在角膜基质上至少需要 2~3 小时，甚至 2~3 天的培养时间才能进行移植；而在明胶膜、甲壳素共混膜上培养细胞后粘贴的方法也还不尽完善，所以设法将内皮细胞种植时间缩短至临床上可以接受的 15~30 分钟以内，继续寻找无毒黏合剂和更有效的膜载体，将是今后内皮细胞移植的研究方向。

9. 准分子激光在角膜移植中的应用　自 1983 年准分子激光用于屈光性角膜手术以来，大量的实验和临床研究结果显示准分子激光手术较常规手术具有更大的优越性。利用准分子激光行穿透性或板层角膜移植是一项具很有发展潜力的新技术。这种手术采用一开窗遮片置于角膜上，其内径可按欲移植的角膜片大小选择。做穿透性角膜移植时，激光束为 1.5mm × 1.5mm，聚焦在遮片内缘，一半照在遮片上，一半照在角膜上，沿遮片内缘缓缓移动，即产生角膜垂直切开，直至切透角膜全层进入前房，最后用剪刀将植片剪除。做板层角膜移植时，激光束为 7mm × 1mm，从一侧向另一侧平行移动，每扫描 1 次，可去除 5μm 厚度的组织，反复扫描，直至所需的组织深度。同法从角膜后依次去除组织，制备板层植片。整个扫描过程均为自动控制，操作在手术显微镜下完成。在手术过程中，除遮片与眼球接触外，术者始终无需对眼球加压。遮片极轻，也不会造成切口变形。同时在切透角膜时，由于准分子激光不能穿过房水，故对深部组织

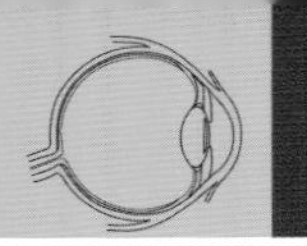

不产生任何损伤。因此，Lang 等认为本手术至少有两个优点：①非接触、组织不变形以及精细光滑的切缘，可使植片和植床形成最佳对合，从而避免传统手术因切口变形引起的组织愈合不良和术后散光。②可根据需要做不同形状的植床或植片。由于角膜外表面并非圆形，而常规角膜移植术采用圆形植片可能是术后散光的主要原因之一。为此，Lang 等设计出准分子激光椭圆形角膜移植术并认为有下述优点：①角膜植片边缘的任一点到植床角膜缘血管网的距离相等，因而更符合生理状态，愈合可能更趋均一。②易于对位，从而避免植片扭曲。③椭圆形植片比以此椭圆长轴为直径的圆形植片重量减轻 12%，即意味着抗原量也减少 12%，因而免疫排斥反应的危险性下降。所以不难想象，随着准分子激光机的推广应用，此项技术将得到进一步发展。

另外，由于穿透性角膜移植术成功率的进一步提高，如何获得术后最佳的屈光状态已成为目前的研究焦点。准分子激光和角膜地形图的联合应用，无疑将对此作出贡献。术前应用角膜地形图指导设计合理的植床和植片直径和形状，术中采用准分子激光切取并用角膜地形图指导调整缝线松紧度，术后根据角膜地形图并利用准分子激光行屈光性角膜手术或切削不规则的角膜表面，必将使术后角膜表面的规则性、屈光状态及视力恢复和成像质量得到进一步提高。

10. 人工角膜和异种角膜移植术　为了克服人类供体角膜来源不足而导致角膜移植术受限的缺点，眼科医生一直不懈地尝试着人工角膜和异种角膜移植术。多年来，研究者们在人工角膜的材料、制造工艺、手术技巧和并发症的防治等方面尽管进行了许多有益的探索，并使那些由于严重角膜病变或多次移植失败，而不适于同种角膜移植术的患者在一定时期内获得了有用视力。但时至今日，困扰人工角膜的几大难题，即因人工角膜不能与植床愈合而引起的渗漏或感染和人工角膜脱出仍未能解决，因而穿透性人工角膜的研究远未达到人们的理想要求。表面人工角膜镜片术也处于初期阶段，继续寻找理想的人工角膜材料，改进手术技术仍是今后研究的重点。

异种角膜移植的研究也已经历了一个多世纪，近年来异种板层角膜移植和异种表层角膜镜片术有了很多进步。如脱细胞猪角膜材料的开发和应用取得了初步效果，但由于在如何避免异种角膜移植排斥反应、提高植片透明愈合率仍缺乏奏效之策，仍需要进行长期深入的研究。

(四) 精准角膜移植

精准角膜移植将成为今后角膜显微手术发展和研究的重点，角膜显微手术首先要标准化，进一步提高角膜显微手术的精细性和可预测性，尤其是角膜屈光手术的精准程度控制，手术的量化、程序化和自动化均有待提高。

二、角膜移植手术术式的发展

以上分阶段叙述了角膜移植的发展过程及现状，下面就不同类型角膜移植的发展情况分述之。

(一) 穿透性角膜移植的发展

1824 年，Reisinger 首先设计角膜移植并在兔眼和鸡眼上做角膜移植的动物实验。1841 年，Murcus 和 Konig Shofer 应用特制的双刀片，做方形或长方形的穿透移植片进行移植手术，结果未获成功。1877 年 Von Hippel 发明了第一个钟簧式环钻，进行钻取供体角膜和制作植床，开创了真正的人眼部分穿透性角膜移植的先河。同年，Sellerbeck 倡导用死胎角膜用作角膜移植材料。1890 年，Smith 报道用家兔角膜移植于人眼，角膜移植片透明长达 15 个月。经长期实验和不断积累，1888 年开始 Von Hippel 倡导应该用环钻施行角膜移植手术，Von Hippel 发明的环钻为部分穿透性角膜移植术器械技术的进步奠定了基础。1906 年德国眼科学家 Eduard Konrad Zirm 用这种环钻钻取眼外伤男孩的角膜给石灰烧伤者移植获得成功，成为公认的人类第 1 例同种异体部分穿透性角膜移植手术。1908 年 Plange 进行自体角膜移植，1910 年 Lohlein 进行长方形角膜移植，1912 年 Morax 进行换位角膜移植，1913 年 Filatov 报道全角膜移植均获得成功。1932 年，Filatov 发明湿房保存技术并倡导用尸体角膜作为穿透性角膜移植材料。1913—1949 年，前苏联作角膜移植术共 3000 多例，其中 Filatov 作角膜移植术 1620 例，成为当时全世界施行此术最多者。1970 年，Malbran 首先将桥式穿透性角膜移植术应用于临床，术后虹膜不易与角膜移植片粘连，可降低继发性青光眼的发生率。Fogying（1978 年）和 Kraus（1981 年）分别报道在手术显微镜下施行角膜移植术。随着显微

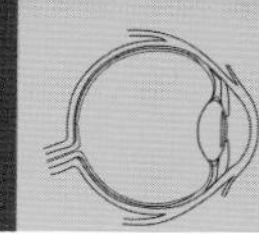

手术的普及、器械的改进、供体材料的制备和保存方法的不断完善，以及对移植的免疫机制及其治疗的研究取得进展，使 PKP 成为重要的复明手术之一。对于条件较好的病例，移植透明成功率达 90% 以上，手术的数量也逐年增多。

在我国，1949 年前能行角膜移植的眼科医生为数甚少，且多位于北京、上海两地。新中国成立后，角膜移植获得了较快的发展，1950 年，石增荣报道 8 例穿透性角膜移植，其中 7 例获得术后视力增进。1952 年，哈尔滨医科大学附属第一医院、吉林铁路医院、长春市立第一医院、长春军医大学附属第一医院、十八路军医院以及哈尔滨市第一医院联合报道了 105 例部分穿透性角膜移植，术后成功率达到 58.70%。不久便迎来了新中国成立以来的一次角膜移植高潮，并于 1956 年中华眼科杂志出版了角膜移植专号。改革开放以后，于 1978 年成立了中华医学会眼科学会角膜病学组，1984 年成立了全国眼库协会。自此我国角膜移植得到了迅速的发展，估计近年来我国每年施行约 5000 例角膜移植手术。近 10 余年，随着手术缝线、器械、设备、手术技术和治疗药物的飞跃进步，PKP 的临床效果更加完美，在排斥反应的防治、屈光状态的控制等方面均获得了突飞猛进的发展。

（二）板层角膜移植的发展

Von Walther 和 Muhlbauer 在 1840 年首次提出了板层角膜移植的概念，为阐述其原理，他们试图应用各种动物角膜组织给人进行板层角膜组织移植，但均告失败。1877 年 Von Hippel 发明了第一个环钻，开始钻取供体角膜和制作植床，并于 1886 年使用同类环钻进行了第 1 例用兔给人的部分板层角膜移植，为角膜板层混浊的女孩做了角膜板层移植手术，术后恢复透明和裸眼视力脱盲，这是人类历史上首次成功的异种板层角膜移植手术。但后来多数人的异种板层角膜移植大都以免疫排斥反应告终。到 1888 年 Von Hippel 才成功地实施了人角膜同种异体移植，并获得透明愈合。

1894 年，Fuchs 连续报道了近 30 眼的人类同种板层角膜移植成功的病例。1921 年，Morax 报道在同一人的角膜上将两个圆形非穿透移植片做交换移植术，同年，Gradle 报道在同一角膜上做回转性板层角膜移植术。1933 年，Filatov 首创全角膜板层移植术，并倡导用储存的尸体角膜作为板层角膜移植材料。在我国，1953 年夏德昭报道板层角膜移植术，1956 年张效房报道光学板层角膜移植术。由于显微手术器械及技术的发展，可以剖切至接近后弹力膜，既可彻底清除病变组织，又可剖出很光滑平整的植床植片创面，这就使植床植片之间的界面瘢痕减少到最低限度。这不仅扩大了板层角膜移植的适应证，也大大改善了板层角膜移植的视力效果，使板层角膜移植得到迅速普及和发展。

Mondino（1986 年）将角膜中央 5mm 直径范围称为中央部，其外 3mm 称为角膜周边部。由于周边部的解剖学特征，它是感染性、自身免疫性、变性及肿瘤性眼病的好发部位。上述疾病经药物治疗或其他手术治疗（结膜切除、结膜遮盖、冷冻或烧灼等）无效者，可采用周边部的板层角膜移植术进行治疗，均可取得较好的效果。

（三）角膜内皮移植的发展

Maurice（1972 年）首次提出将组织培养的角膜内皮移植到受体眼，以取代不健康内皮细胞的设想。此后，眼科学者开始了内皮细胞移植方法的研究。主要的内皮细胞移植方法有：①直接获取供体眼的角膜内皮细胞进行移植；②通过体外培养的角膜内皮细胞进行移植。

经过近 30 年的探索，反复实验，1984 年，Barraquer 等首次提出了进行深板层角膜内皮移植的观点，即将供体角膜的后板层部分（包括后板层、Descemet 膜和角膜内皮），取代患者不健康的内皮细胞层及其相邻的附着层。以后陆续有学者进行了一些实验和临床研究。Melles 等在这方面做了大量的工作，分别于兔、猫、猴和人尸眼施行内皮细胞移植术，并做了术后长达 1 年的观察和术后测评，不断改进手术方法和手术器械，在动物实验成功的基础上，于 2000 年将带后板层角膜的内皮细胞移植术试用于临床，成功地对 7 例角膜内皮病变患者施行了该手术。随访 6~12 个月，所有植片透明，贴附良好，视力恢复较为理想。同年 Melles 又改进了手术方法，成功地治疗一例人工晶状体性大泡性角膜病变，预示角膜内皮细胞移植用于临床已成为可能。

迄今，国内外学者已报道的应用上述术式进行治疗的临床案例非常多，并且取得了令人兴奋的手术效果。但该类手术的命名尚未统一：有后角膜移植术、内角膜移植术、内皮板层角膜移植术、深板层角膜内皮

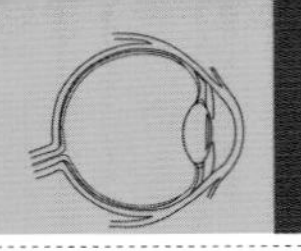

移植术及后板层角膜移植术等称谓，其共同的特点都是保留了患者本身角膜前板层组织而仅置换后板层、Descemet 膜和角膜内皮层。目前，该类手术的主要适应证为 Fuchs 角膜内皮营养不良、无晶状体眼和人工晶状体眼并发的大泡性角膜病变。

手术方式主要有两种：一种借助微型自动板层角膜刀的切削来完成；另一种为从角巩缘切口进行角膜基质袋剖切后用特殊环钻制作植床并进行移植。后一种术式由 Melle 等在 1998 年首次提出并报道动物实验，由于技术操作复杂、手术器械特殊，故临床报道较少。

第一种手术方式的主要步骤包括：①用自动板层角膜刀切除供体眼的前角膜组织瓣，然后用直径 6~8mm 的环钻从内皮面切取供体角膜基质片制作供体角膜基质内皮移植片；②用自动板层角膜刀切取患者角膜表面一带蒂的前角膜组织瓣，并用相应大小的环钻切除中央的后部角膜组织；③将供体角膜基质内皮片植入植床，然后用 10-0 尼龙线连续或间断缝合并用平衡盐溶液形成前房；④将带蒂的前角膜组织瓣复位并对合，用 10-0 尼龙线连续缝合或配戴角膜接触镜。

通过体外培养的角膜内皮细胞进行角膜移植术尚处于动物实验阶段，临床应用方面的报道不多。1979 年，McCulley 等首次用注射法移植培养内皮细胞，即通过将体外培养的内皮细胞注入前房，让其自动附着于后弹力层。由于这种方法同时会导致内皮细胞散在分布于虹膜、晶状体及房角等部位，容易导致并发症，因此未能得到临床应用。1980 年，McCulley 等在注射法移植失败后，又采用生物材料如明胶膜进行兔角膜内皮细胞培养，然后进行移植，结果部分兔角膜能维持正常厚度并保持透明。其后又有许多学者采取其他不同种类的生物材料或合成材料为载体进行内皮细胞培养，然后进行内皮移植的动物实验，结果有部分角膜能获得长期透明，表明这种方法有较好的研究前景。但目前培养内皮细胞移植的载体材料仍存在许多难题如不能维持长久、透明性差、胶原易被胶原酶消化等。因此，为角膜细胞的培养和移植继续研究，寻找理想的载体是十分重要的前沿课题。Jumblatt MM 等（1978 年）用同种异体兔角膜片，刮去内皮层后，内皮面朝上，内皮细胞借重力作用沉淀到后弹力膜上，4 天左右可在后弹力膜上形成单层细胞，然后环钻取片，行穿透性角膜移植于另一兔眼，移植成功率达 80%。1990 年 Mc Laughiin 将培养的人角膜内皮细胞首次接种于 Fuchs 角膜内皮营养不良患者，结果形成了单层内皮细胞，使角膜恢复了透明。此后，很多学者进行了动物实验，方法是将培养的内皮细胞种植到后弹力膜上，然后再进行移植，其中包括将异种的内皮细胞种植于同种异体的后弹力层进行移植，以及同种异体的内皮细胞种植于同种同体的后弹力层进行移植等，都有成功的报道。但由于人角膜内皮细胞的分裂能力极差，超过 20 岁人的角膜内皮细胞培养，增殖非常困难，因此这种以后弹力层为载体进行角膜内皮移植的效果在临床上尚未得到进一步的证实。

（四）人工角膜移植的发展

1789 年法国医师 Pellier de Quengsy 首次应用带有银质边的玻璃取代混浊的角膜，不幸的是，因为随后发生的一系列并发症，其手术效果只持续了几个月后就失败了。但人工角膜这一概念被提出来以后，眼科工作者对人工角膜的材料、设计、手术方法以及并发症的预防、处理等方面做了大量的研究，取得了一定的进展。由于手术复杂，晚期严重并发症发生率高，这一手术目前并未普遍开展。到 1817 年 Weber 第一次把一片水晶植入患者角膜，从此开创了人工角膜植入术的历史。第一片人工角膜在患者眼上保留了 6 个月，此后，法国、瑞士等国的眼科医生用水晶、光学玻璃等材料制片，进行了大量的动物实验和典型病例的临床试用。但人工角膜都很快脱落，最长的时间不超过半年。至 1856 年 Nussbaum 用玻璃片植入兔角膜，维持了 3 年。1859 年 Heusse 用玻璃片植入患者角膜，至 1891 年 Dimmer 改用赛璐珞片植入角膜，1903 年 Verhoeff 用石英制片植入患者角膜，但只能维持较短时间，终因感染或脱落而告失败。在 1935 年 Filatov 把一片玻璃片植入患者角膜，保存了 12 个月，是当时人工角膜应用于人时间最长的病例之一。

1906 年，当首例同种异体角膜移植手术成功后，人们失去了对人工角膜的研究兴趣。第二次世界大战末期，人们注意到聚甲基丙烯酸甲酯（polymethy-methacrylate，PMMA）能长时间地存留在飞行员的角膜、前房及玻璃体内而不引起任何不良反应，从而启发人们采用有机玻璃制作人工角膜，设计了多种类型。随着人们对 PMMA 这种化学合成多聚体低毒性和良好光学效果的认识，以及用同种异体角膜移植手术

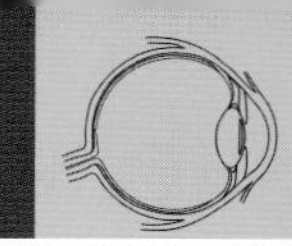

治疗严重干眼及角膜血管化病例的失败，人工角膜又重新引起了人们的兴趣。Dorzec、Barraquer、Moner、Gvorffy 等分别于 1948 年、1949 年、1951 年相继报道了不同类型的有机玻璃人工角膜。1958 年 Barraquer 和 Cardona 等用一种高分子合成物作为人工角膜的材料。Castroviejo 采用这种人工角膜植入患者角膜，观察了近 3 年，眼组织对其耐受状况及视力均良好。

20 世纪 60 年代以后，人工角膜的研究进入了新的阶段，从材料设计、制作工艺、手术技巧，到术后处置都有了新的发展，尤其是对人工角膜材料的选择做了大量工作。因为人工角膜异质材料与生物组织之间的相容性好坏一直是影响人工角膜植入术成败的关键因素，此时在人工角膜的设计上提出了一个新的思路，即将人工角膜分成中心光学部分与周边支架部分。具有生物相容性的支架部分可以不具透明性，而要求透明的中心光学部分则不一定严格要求其生物相容性。这为选择合适的人工角膜材料提供了更多的机会、更大的范围，从而又为设计多种人工角膜奠定了基础，特别是使用具有生物相容性的材料制作支架后，人工角膜的研究进入了迅速发展的阶段。国内人工角膜的研究工作是从 20 世纪 60 年代初期开始的，起初学习了国外人工角膜的经验，之后不断改进片型和筛选材料，于 1969 年将人工角膜应用于临床。经过不断实践，在材料、片型设计和手术方式等方面取得了一定的成就。郑一仁用间苯二甲酸共聚涤纶作为支架（直径 9mm、曲率半径 6.4mm），BK-7 光学玻璃作为中央镜柱（直径 2.5mm、高 2~3mm）制成驾驶盘型人工角膜。黄一飞、王丽强等应用俄罗斯费德洛夫眼外科中心制造的以钛金属为主要材料的支架部，以及聚甲基丙烯酸甲酯光学镜柱组成的 MICOF 人工角膜，人工角膜镜柱屈光范围 55.0~62.0 D，行穿透性人工角膜移植术获得了较高的成功率。

第三节　角膜屈光手术发展简史

一、表层角膜镜片术

1963 年，Barraquer 设计并作了角膜镜片术（epikeratophakia，EP）。1979 年，Verblin 和 Kaufman 在美国 New Orleans 市 LSU 眼科中心施行表层角膜镜片术，用于治疗白内障摘除术后无晶状体眼。1981 年，Morgan 等将 EP 用于治疗儿童单眼无晶状体眼。1982 年，Kaufman 报道施行此术治疗圆锥角膜。1985 年，McDonald 将此术用于治疗大于 -6.00DS 近视眼。

1991 年，Keithp 和 Khalil 提出用人工生物材料制备表层角膜镜片，以克服人眼表层角膜镜片的来源不足。1991 年，陈家祺等报道施行表层角膜镜片术治疗圆锥角膜。1992 年，杨朝忠成功地为 1 例 16 岁圆锥角膜患者实施了表层角膜镜片术，视力由术前的 0.02 提高到术后的 0.8。

二、放射状角膜切开术

1939 年由日本 Sato（左藤）首先采用放射状角膜切开治疗圆锥角膜，而后用于近视和散光的矫正；1943 年，将其命名为放射状角膜切开术（radial keratotomy，RK）。前苏联 Fyodorov（1972）偶尔从一个外伤的患者中，发现角膜创口愈合后，其原有的近视度明显降低，故创立了初始的放射状角膜切开术（radial keratotomy，RK）。其手术原理就是对角膜的前表面旁中央区及周边区作深层的放射状层间切开，使该区域承受正常眼内压的作用减弱，从而使角膜中央部分变得扁平，眼球的屈光力降低，近视状态随之减轻或矫正。1974 年将放射状角膜切开术用于矫正近视。1978 年，Bores 等在美国施行放射状角膜切开术获得成功。1980 年在美国成立的"放射状角膜切开术前瞻性评估小组（Prospective Evaluation of Radial Keratotomy，PERK）"，对 RK 的研究曾作出重要贡献。1980 年 12 月，陈德照开始作放射状角膜切开术。1981 年，朱志忠报道放射状角膜切开术治疗近视。1995 年，Waring 等报道对 RK 术后随访 6 个月至 10 年，发现 43% 向远视转变，平均转化率约为 0. 10D/ 年，其中 5% 的术眼向远视转变，每年达 1.00D。1997 年，据美国 Lindstrom 报道，对于 -1.00--3.00DS 近视可作 Mini-RK。部分近视患者 RK 术后视力下降，甚至视力下降到术前程度。因此，对近视眼若拟施行放射状角膜切开术应持慎重态度。

三、准分子激光屈光性角膜切削术

1983年，Trokel与IBM公司合作将波长为193nm ArF准分子激光在牛眼角膜上进行“屈光性手术”的试验研究，同年在《美国眼科学杂志》上发表关于准分子激光屈光性角膜切削术（photorefractive keratectomy，PRK）的报道。1985年，德国Seiler将PRK用于治疗散光；同年，分别在盲眼角膜上作“T”形切削及恶性黑色素瘤的角膜上试作屈光矫正术；1987年，在人眼上作准分子激光屈光性角膜切削术。1988年，北美洲McDonald亦在人眼上作此手术，术后视力提高到20/20；同年，法国L'Esperance报道用此术治疗-2.50~3.00DS近视。术后角膜透明，视力得以矫正。1991年，美国食品与药品管理局（Food and Drug Administration，FDA）批准用193nm准分子激光器，对-1.00~-6.00DS.<-1.00DC及术前矫正视力在0.5以上的近视试作屈光性角膜切削术；1995年10月批准Summit技术公司制造的SVS Apex准分子激光系统用作准分子激光屈光性角膜切削术。1992年，北京协和医院从国外引进准分子激光器，1995年，王造文等报道了准分子激光屈光性角膜切削术治疗近视。此后，国内相继引进大批准分子激光器，使准分子激光屈光性角膜切削术成为治疗近视的主流手术。

准分子激光屈光性角膜切削术对于低中度近视矫正效果较肯定；但对于高度近视，术后易发生视力回退、角膜上皮下雾样混浊等并发症，部分患者的视力甚至下降至术前水平或更差。

四、激光原位角膜磨镶术

20世纪80年代后期，Ruiz发明了自动板层角膜瓣成形器。1990年，Pallikaris等采用准分子激光对角膜基质切除进行试验研究，证实激光原位角膜磨镶术（laser in situ keratomileusis，LASIK）是治疗近视的一种较好方法。Buratto等（1992）施行此术治疗近视30例，术后效果较好，但其中部分患者产生不规则散光。1994年，Pallikaris通过对激光原位角膜磨镶术、准分子激光屈光性角膜切削术治疗高度近视的疗效观察，认为激光原位角膜磨镶术后角膜基质内混浊轻、矫正视力稳定及预测性好，效果明显优于准分子激光屈光性角膜切削术。1995年，我国上海、广州、北京、郑州、香港及台北等均开展了激光原位角膜磨镶术治疗近视。

五、全飞秒激光角膜屈光手术

全飞秒激光角膜屈光手术（the femtosecond laser corneal refractive surgery）是目前国际上最先进的角膜屈光手术之一。其手术原理是利用飞秒激光系统，先在角膜相对深的层面切割一特定直径和弯曲度的界面，再在角膜相对浅的层面切割一稍大直径和弯曲度的界面，两个界面在周边相交，即在角膜基质层形成一个凸透镜形状的角膜薄组织，然后取出层间凸透镜组织，从而改变角膜的屈光状态，达到矫正屈光不正的目的。

全飞秒激光微小切口透镜切除术（SMILE）多采用VisuMax系统完成。该系统于2008年和2009年通过美国FDA、CE和SFDA认证。目前，我国已引进十几台，取得了较好的临床效果。

六、自动板层角膜成形术

1993年，Slade等首先报道了用Ruiz板层角膜瓣成形器作自动板层角膜成形术（automated lamellar keratoplasty，ALK）治疗近视，术后1年75%裸眼视力达到0.5以上。自动板层角膜成形术分为近视性自动板层角膜成形术、远视性自动板层角膜成形术、异体自动板层角膜成形术及自动板层角膜成形术联合准分子激光屈光性角膜切削术。1996年，陈家祺等报道ALK联合PRK术后3个月结果，术前-15.00DS以下者术后裸眼视力66.7%达到术前矫正视力，-15.00DS以上者术后裸眼视力52.9%达到术前矫正视力。

七、散光矫正手术

1869年，Senllen对循规性散光（with the rule-astigmatism，WTR-A）和逆规性散光（against the rule-astigmatism，ATR-A）提出定义，并建议在角膜上作1条垂直于最陡峭子午线的切口（横向切口），以矫正近

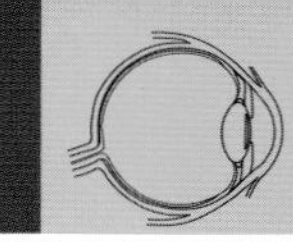

视散光。1885 年，Schitz 报道作角膜缘横向穿透性切口矫正白内障摘除术后的高度远视散光。1890 年，Galezowski 曾尝试作角膜基质层半月形楔状切除，术中不缝合切口，以矫正近视散光。1894 年，Bates 进一步确立了一些手术矫正散光的基本原则，并报道横向非穿透性角膜切口矫正近视散光。1895 年，Lucciola 报道用平行于角膜陡峭子午线的非穿透性切口（纵向切口）矫正近视散光。1897 年，Lans 通过动物实验，对角膜切开、角膜切除、角膜热成形术进行了系统研究，指出横向切口的偶联效应。1914 年，Wray 应用 Lans 角膜烧灼术矫正远视散光。1936 午，Sato 报道角膜内面半切开法治疗圆锥角膜引起的散光。

进入 20 世纪 70 年代，散光矫正手术（correction of astigmatism，CA）的基本原则已经确立：①在角膜平坦子午线上施行楔状切除（wedge resection）并加压缝线，使之变得较为陡峭；②在角膜陡峭子午线上施行松弛性切开（relaxing incision）使其变得较为平坦；③穿透性角膜移植术后散光施行连续缝线调整或间断缝线选择性拆除，以减轻散光，并可补充手术矫正不足。1970 年，Troutman 报道角膜楔状切除并加压缝线矫正角膜移植术后高度远视散光。1973 年，Troutman 等应用横形、纵形、弧形及放射状等不同方式的角膜松弛性切开，以及用这些基本技术的搭配和组合矫正近视散光。1982 年，黄菊天报道角膜弧形楔状切除术治疗角膜散光。1991 年，van Meter 介绍通过角膜地形图检查调整角膜移植术连续缝线的张力，以矫正散光。1993 年，刘奕志介绍角膜弧形切开术矫正人工晶状体植入术后角膜散光，取得了一定的效果。

八、激光角膜热成形术

用角膜热成形术矫正散光，首先由 Lans 于 100 多年前提出。20 世纪 70 年代，Gasset 等报道用电热探头直接烧灼圆锥角膜的锥体，使其胶原纤维皱缩，锥体中心变扁平。1981 年，Rowsey 等设计的 Los Alamos 热凝仪可避免热凝探头直接与角膜表面相接触，将热量直接导入角膜基质。1987 年，Fyodorov 改良的镍铬电针热凝仪用于矫正远视。1990 年，Hosotani 报道用微波热凝仪治疗远视；Seiler 和 Bende 等分别用 Ho：YAG 激光作激光角膜热成形术（laser thermokeratoplasty，LTK）治疗远视，均取得一定的效果。

九、角膜胶原交联手术

角膜胶原交联手术（corneal collagen cross linking，CCL）是指通过核黄素 / 紫外光介导的角膜胶原交联，以增加角膜的机械强度，阻止圆锥角膜的发展。自 20 世纪 90 年代开始，研究人员就试图利用光或热处理角膜，通过羟基自由基介导的氧化反应，以增强基质胶原纤维的强度。该技术 21 世纪初开始应用于临床，随着研究的不断深入，其安全性得到广泛认可；同时该技术也日趋完善。2005 年、2007 年、2008 年，Hafezi、Moren、Raiskup 等学者成功地将该技术应用到圆锥角膜、LASIK 术后角膜膨隆、角膜溃疡等病变的治疗和控制，均取得了较好的临床效果。

第四节　角膜外伤显微手术

手术放大镜的诞生开始了角膜外伤显微手术的初级阶段；而手术显微镜的发明和普及才真正跨入了现代角膜外伤显微手术时代。早在 1969 年，Poerse 就介绍了眼外伤显微手术技巧。进入 20 世纪 70 年代，角膜外伤大多采用显微手术治疗，术后效果有了明显提高。对眼外伤大多施行显微手术治疗，术后效果较前明显提高。1970 年，Neubauer 报道眼外伤显微修复术。1981 年，马省等介绍眼球穿孔伤显微手术经验。1982 年，张效房等报道在手术显微镜下用磁棒接力法摘除眼内异物。

1979 年，张效房等创办《眼外伤与职业性眼病杂志》。张效房等分别于 1988 年、1993 年和 1996 年在郑州先后主持召开了第 1 届、第 2 届及第 3 届国际眼外伤学术研讨会，会议上约 70% 学术论文是探讨眼外伤的显微手术治疗。

第五节　展　　望

随着科学技术和眼科显微手术学的不断进步，角膜显微手术学必将得到更迅速的发展。手术显微镜将会不断被改进，电脑自动化控制逐渐普及。Sharlier 于 1992 年介绍眼控式手术显微镜，系通过眼的调节与手术显微镜的传感器来控制手术显微镜，声控式手术显微镜是通过手术者的声音来控制手术显微镜的位置、调焦及变倍等，手术者在术中可减少手或脚的动作。显微手术器械更加精细。某些手术切(伤)口可用新型组织愈合剂黏合，以取代角膜缝合。激光技术与眼科显微手术的结合不仅改进了手术方法，而且提高了疗效，减轻了患者的痛苦。激光可用作角膜成形术、角膜移植片或植床的制作。

进入 20 世纪 80 年代，角膜显微手术已进入迅速发展时期；而且，当前仍在不断地深入和完善，正在步入精细和精准时代。

参考文献

1. 杨朝忠，耿燕，姚晓明．眼表移植学，北京：军事医学科学出版社，2008：1-19
2. 杨朝忠，柳林．现代角膜移植学，北京：人民军医出版社，1998：1 -8
3. 宋琛．手术学全集：眼科卷．北京：人民军医出版社，1998：367-368
4. 孙秉基，贺滕．现代角膜移植及角膜激光手术．天津：天津科学技术出版社，1999：44
5. 刘祖国．眼表疾病学，北京：人民卫生出版社，2003：576
6. 王西兰．结膜干燥症的手术治疗．眼外伤职业眼病杂志．1989，11：132 -133
7. 吴静，徐锦堂．同种异体结膜移植的实验研究，眼科研究．1996，14：156-159
8. 孙兴才．细胞外基质对角膜创伤修复的作用．国外医学；眼科学分册．1997，21：155
9. 闵燕，李凤鸣，赵光喜，等．异体巩膜移植修复眼睑缺损的临床和实验研究，中华眼科杂志，1990，26：346-348
10. 方严，魏文斌，陈积中．巩膜病学．北京：科学技术文献出版社，2005：288
11. Morris JM. National Eye Institute：summary report of the comea task force. Invest Ophthalmol，1973，12(6)：391
12. Barraguer J，Rutllan J，eds. Iicrosurgery of the cornea：an atlas and textbook. Barcelona：Ediciones Scriba，1984：289-294
13. Melles GR，Lander F，van Dooren BT，et al. Preliminary clinical results of posterior lamellar keratoplasty through a sclerocorneal pocket incision. Ophthalmology，2000，107(10)：1850-1856
14. Melles GR. Lander F，Rietveld FJ. Transplantation of Descemet's membrane carrying viable endothelium through a small scleral incision. Cornea，2002，21(4)：415-418
15. Melles CR，Lander F，Nieuwendaal C. Sutureless，posterior lamellar keratoplasty：a case report of a modified technique. Cornea，2002，21(3)：325-327
16. Melles GR，Eggink FA，Lander F，et al.A surgical technique for posterior lamellar keratoplasty. Comea，1998，17(6)：618 -626
17. Melles GR，Rietveld FJ，Beekhuis WH，et al.A technique to visualize corneal incision and lamellar dissection depth during surgery. Cornea，1999，18(1)：80-86
18. McCulley JP，Maurice DM，Schwartz BD. Corneal endothelial transplantation. Ophthalmology，1980，87(3)：194-201
19. Jumblatt MM，Maurice DM，McCulley JP. Invest Ophthalmol Vis Sci，1978：1135-1141
20. Hirschberg J.The History of Ophthalmology. JP Wayenborgh Verlag：Bonn，1984：332
21. Thoft RA，Friend J. Biochemical transformation of regenerating ocular surface epithelium. Invest Ophthalmol Vis Sci，1977，16(3)：14 -20
22. Naumann GO，Lang GK，Rummelt V，et al. Autologous nasal mucosa transplantation in severe bilateral conjunctival mucus deficiency syndrome. Ophthalmology，1990，97(8)：1011-1017
23. Tseng SC，Prabhasawat P，Lee SH. Amniotic membrane transplantation for conjunctival surface reconstruction.Am J Ophthalmol，1997，124(6)：765-774
24. Prabhasawat P，Tseng SC. Impression cytology study of epithelial phenotype of ocular surface reconstructed by preserved human

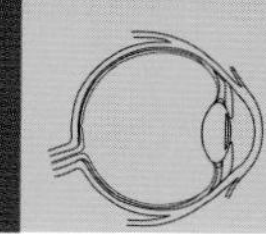

amniotic membrane. Arch Ophthalmol, 1997, 115(11): 1360-1367

25. Arocker-Mettinger EA, Steinkogler FJ, Huber E. Macrophages incoiporate PTFE-material of explanted polytetrafluoroethylene lacrimal prosthesis. Int Ophthalmol, 1993, 17(1): 27-31
26. Legeais JM, Renard G, Savoldelli M. Tissue colonization of expanded polytetrafluoroethylene in healthy cornea in the view of its use as a support in keratoprosthesis. J Fr Ophthalmol, 1988, 11(11): 727 -732
27. Levin PS, Dutton JJ. Polytef (polytetrafluoroethylene) alloplastic grafting as a substitute for mucous membrane. Arch Ophthalmol, 1990, 108(2): 282 -285
28. Aronowitz JA, Freenab BS, Spira M. Long-term stability of Teflon orbital implants. Plast Reconstr Surg, 1986, 78(2): 166-173
29. Kim JC, Tseng SCG. Transplantation of preserved human amniotic membrane for surface reconstruction in severely damaged rabbit. Comea, 1995, 14(5): 473-484
30. Lee S, Tseng SCG. Amniotic membrane transplantation for persistent epithelial defects with ulceration. Am J Ophthalmol, 1997, 123(3): 303-312
31. Tseng SC, Prabhasawat P, Lee SH. Amniotic membrane transplantation for conjunctival surface reconsutruction. Am Ophthalmol, 1997; 124(16): 765-774
32. Mejia LF. Acta, Santamaria JP. Use of nonpreserved human amniotic Itle for the reconstruction of the ocular surface. Cornea, 2000, 19(3): 288-291
33. Hao Y. Ma DHK, Hwang DC., et al. Identificatio of antiangiogenic and antiinflammatory proteins in human amniotic membranel. Cornea, 2000, 19(3): 348-352
34. Lee SH, Tseng. Amniotic membrane transplantation for persistent epithelial defects with ulceration. Am J Ophthaimol, 1997, 123(3): 303 -312
35. Kim JC, Tseng SC. Transplantation of preserved human ammocornem. brake for surface reconstruction in severely rabbit corne 18. Cornea, 1995, 14(5): 437
36. Pinelli R. Update on Corneal Crosslinking. J Cataract Refract Surg, 2008, 24(5): 494-500
37. Wollensak G, Spoerl E, Seiler T. Riboflavin/ultraviolet a induced collagen crosslinking for the treatment of keratoconus. Am J Ophthalmol, 2003, 135(5): 620-627
38. Seiler T, Hafezi F. Corneal cross linking induced stromal demarcation line. Cornea, 2006, 25: 105-1059

第二章　手　术　室

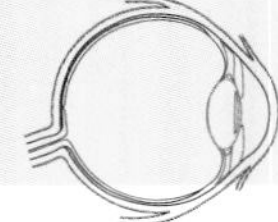
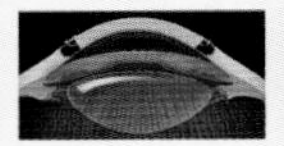
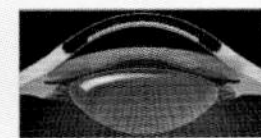
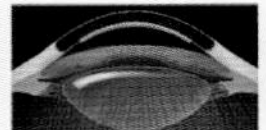
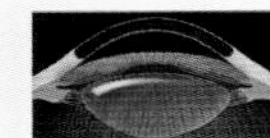

第一节　手术室的建立

眼科显微手术及角膜显微手术室的设计和建筑，在位置、结构、设备等方面均有较严格的要求。

一、手术室的位置

眼科显微手术及角膜显微手术室，应设在安静、清洁、通风、干燥并靠近眼科病房的地方。一般设在建筑物的中层，也可设在最高层。手术间应建在背阳面，以避免阳光直射，干扰手术。亦可建立无自然光线的手术室。

二、手术室的结构

一般认为"T"形手术室较直线形手术室更有利于无菌和消毒隔离，且通风较好。其前部设有换鞋间、男女更衣室、办公室、麻醉科和消毒室等；后部设有洗手室、器械室、洗涤室和手术室等。手术室面积一般为 36~48m^2，地板、墙壁及天花板等均应采用坚硬、少孔隙的材料。手术室的地面要平坦、光滑，并有一定的倾斜度及排水系统，以便于清洁。手术室的门窗要严密，同时还应有双层窗帘遮光，以保证手术时需要的室内暗环境。手术室的门应有弹簧或感应装置，便于手术者及其他工作人员进出。有条件应建立层流手术室，安装带脚踏开关或光敏开关的电动门（图 2-1~ 图 2-11）。

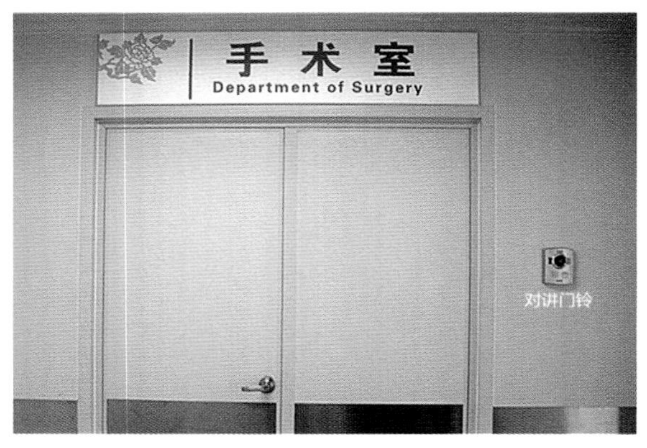

图 2-1　层流手术室，标示醒目

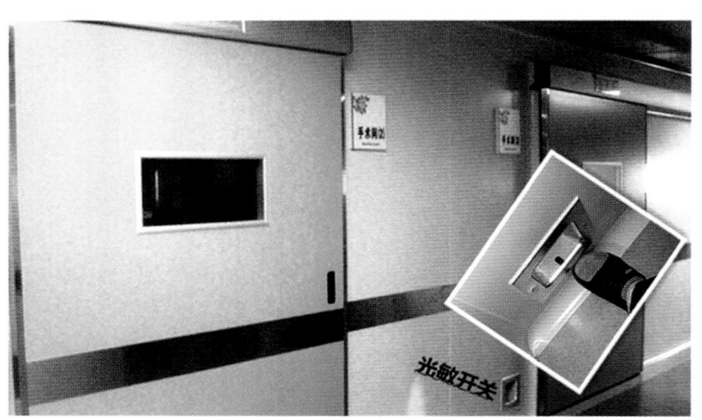

图 2-2　光敏电动门

三、空气调节系统

手术室的空气调节设备必须保证手术室的温度保持在 20~25℃，湿度在 48% 左右（图 2-6）。同时，可通过滤过器将室外新鲜空气输入到室内，防止外界病原微生物进入手术室。角膜显微手术室的无菌要求

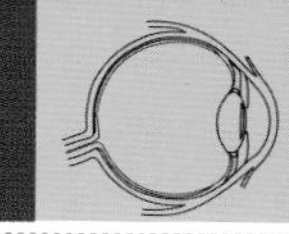

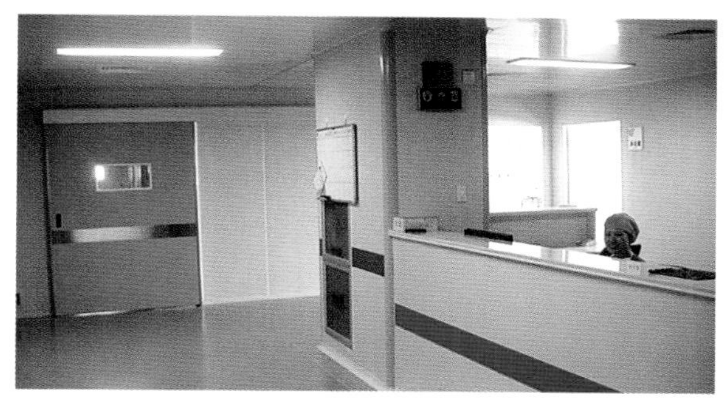

图 2-3 层流手术室，护士站

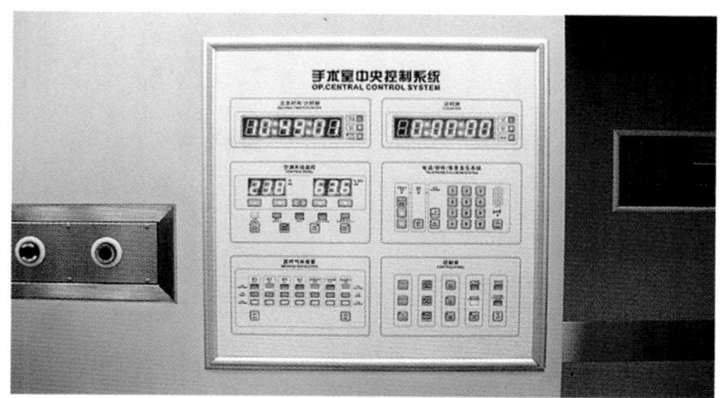

图 2-4 层流手术室，中央控制系统

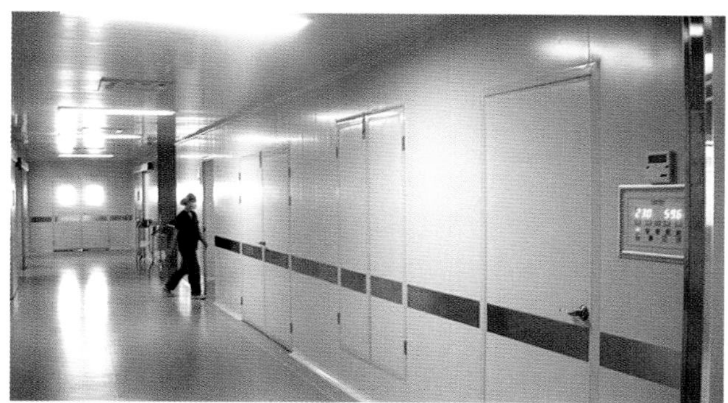

图 2-5 层流手术室，走廊设空调总控

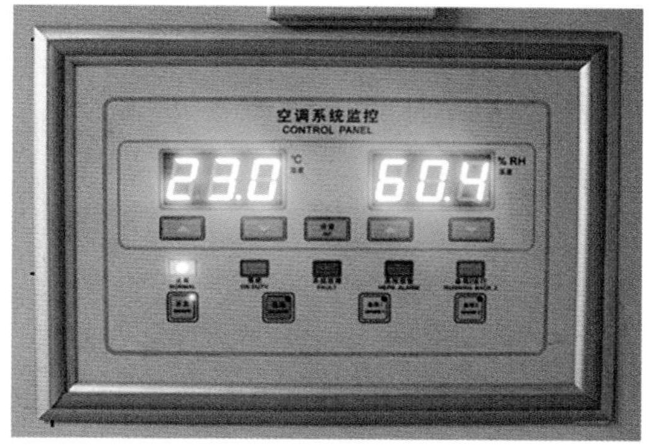

图 2-6 层流手术室，走廊设置的空调总控面板

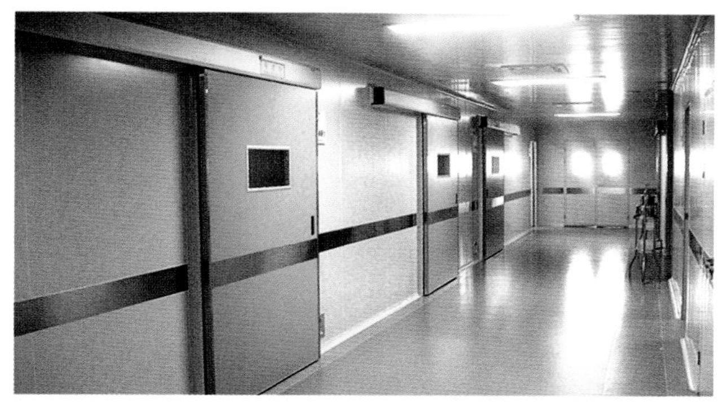

图 2-7 层流手术室，走廊要宽敞

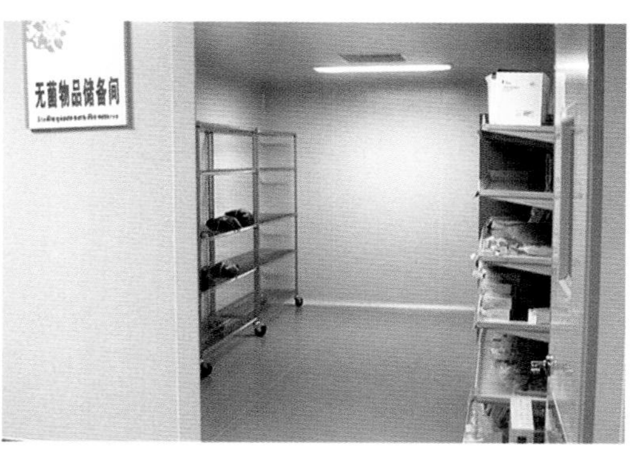

图 2-8 层流手术室，无菌物品存放间

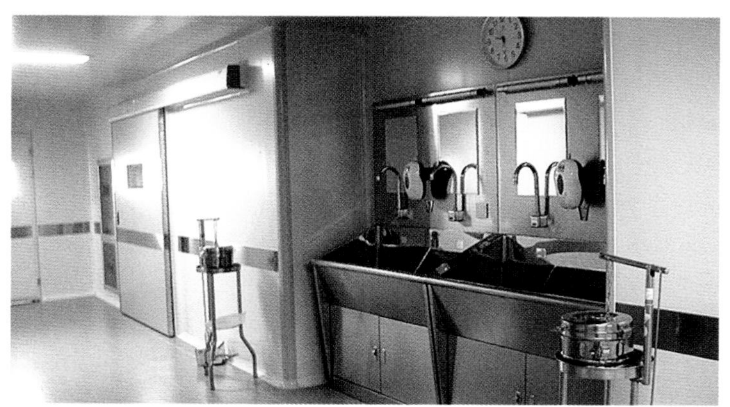

图 2-9 层流手术室，标准洗手池

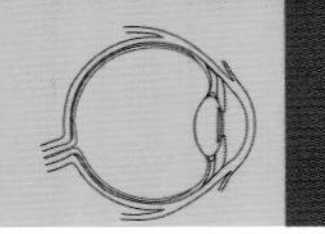

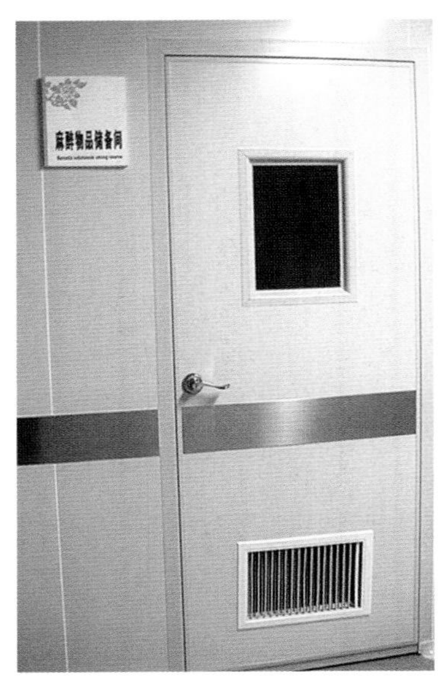

图 2-10　层流手术室，麻醉物品储备间

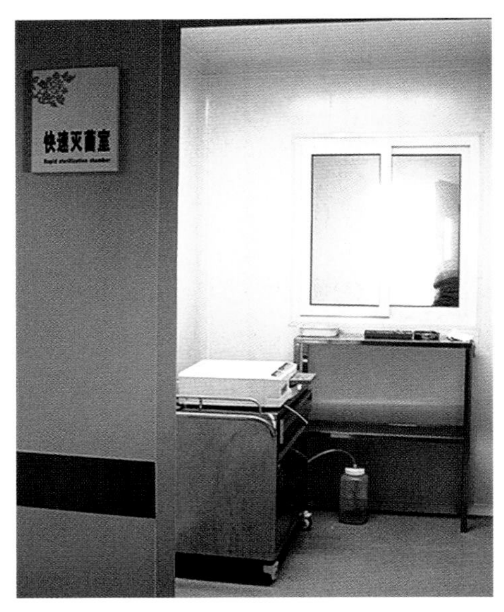

图 2-11　层流手术室，快速消毒间，保证一眼一包，一眼一消

较高，故可在空调设备的送风口上安装高效滤过器或初、中、高效三级滤过器。有条件的单位，应建设层流手术室，在层流系统中，经高效滤过器过滤后的空气从手术室的整个一侧面或房顶，以等速度均匀一致地流过手术室，然后在相对的一面流出，这样就可使空气中带菌的微粒按预计的最短路线流出手术室，避免污染其他部分。一般认为垂直层流效果优于水平层流。因水平层流的上侧带菌粒子下流有可能造成污染。

四、电源

眼科及角膜显微手术术中突然停电可导致严重后果，故手术室除使用一般的公用电源外，还应配有自己单独的应急供电装置，以防止突然停电所造成的严重影响，平时也应有手电筒及应急灯等照明用品以备急需。应急电源与公用电源间应装有自动转换器，以保证电源中断在 30 秒内自动转换。

五、手术室的设备

手术室的设备，应简单、实用、易于清洁及消毒。

1. 手术显微镜（operating microscope）　手术显微镜是角膜显微手术室的主要设备。自从 1946 年 Perritt 将显微手术应用于眼科以来，经过许多学者的努力，手术显微镜得到不断发展，结构上更趋完美，并增加了许多辅助设施，既提高了手术精确度，又可满足示教、录像等方面的需要。常用的手术显微镜为落地式手术显微镜（图 2-12）。它可以自由移动位置，适用于非固定性手术室。但较理想的是天花板悬吊式手术显微镜（图 2-13），因它是由旋转吊臂固定在天花板上，不占手术室地面空间，手术台旁地面空间可留作放置玻璃体切除器、晶状体超声乳化仪、激光器、手术器械台等。

手术显微镜属精密仪器，应由专人负责，认真保养，并由专业技术人员定期检查和维修。

（1）手术显微镜应放置在避免无灰尘、无腐蚀性气体和干燥的地方。

（2）每次使用后，应立即将手术显微镜各节横臂收拢、制动螺旋旋紧，并用专用罩覆盖。

（3）手术显微镜若长期搁置不用时，应将光学系统卸下，置于放有干燥剂的密闭箱内；干燥剂应经常更换确保有效，以防镜头霉变，并定期通电、检修。

（4）擦洗手术室地板时，应严防冲刷水溅湿显微镜，导致受潮损坏。

（5）显微镜镜头的所有镜片均不可轻易拆开。

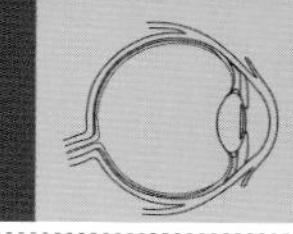

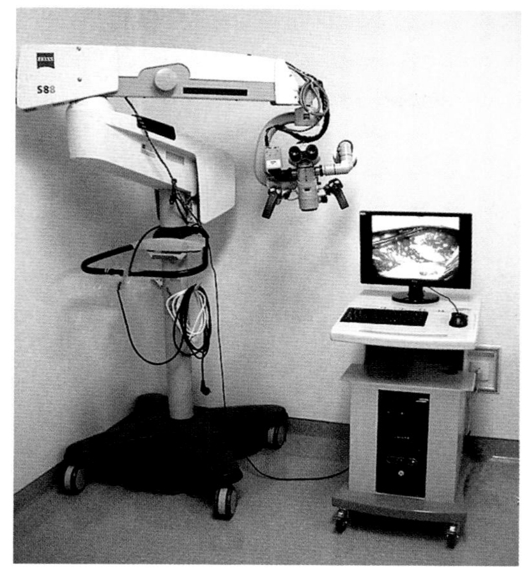

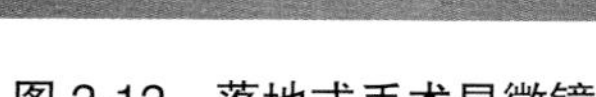

图 2-12 落地式手术显微镜

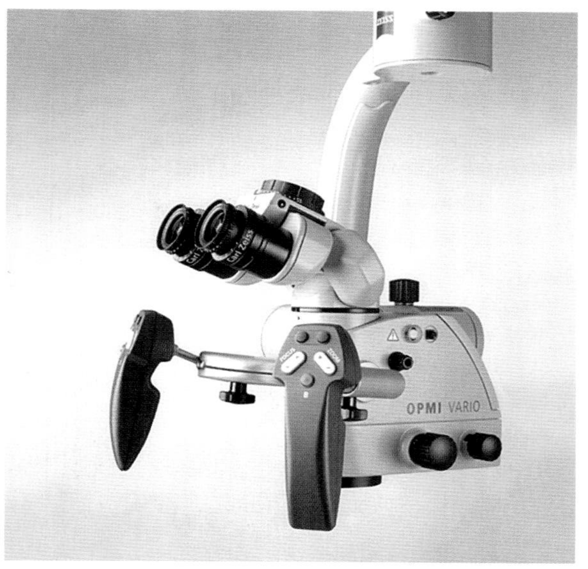

图 2-13 天花板悬吊式手术显微镜

(6) 显微镜镜头必须保持清洁，如有灰尘附着可先用吹气球将灰尘吹去，或用拂笔拂除，再用擦镜纸擦净。如有液体、血迹或油污等，可用擦镜纸或脱脂棉蘸少许无水乙醇和乙醚的混合剂(1∶1)，由中央向周边将镜片揩净，不可用过多的溶剂浸湿镜头，以防镜片脱胶。切忌用手或硬质棉织物揩擦镜头。

(7) 安装或拆下附件及镜头时，动作要轻柔，不可粗暴，以免造成损坏或错接。

(8) 手术显微镜在移动时，必须把横臂及显微镜尽量收拢至离立柱最近的位置，并拧紧各个制动螺旋手轮，防止在移动过程中碰撞或倾倒(图 2-14、图 2-15)。

2. 显微手术器械(microsurgical instruments) 角膜显微手术，要求手术者在手术显微镜下精准完成操作。适合于显微镜下操作的显微手术器械精密度较高，必须认真保养和维修，以延长其使用寿命。

(1) 显微手术器械不能用于非显微手术；非显微手术也不能用显微手术器械夹持、使用。

(2) 手术开始前，将已消毒的显微手术器械放置在下方垫有消毒巾的器械台上，并按顺序摆放。手术中使用的显微手术器械不要随意摔放，更不能相互碰撞。手术结束不用时，彻底清洗擦干或风干、上油后装入特制的器械盒内保存；锐利手术器械之头端应戴保护套，避免挤压，不要与坚硬物品碰撞(图 2-16、图 2-17)。

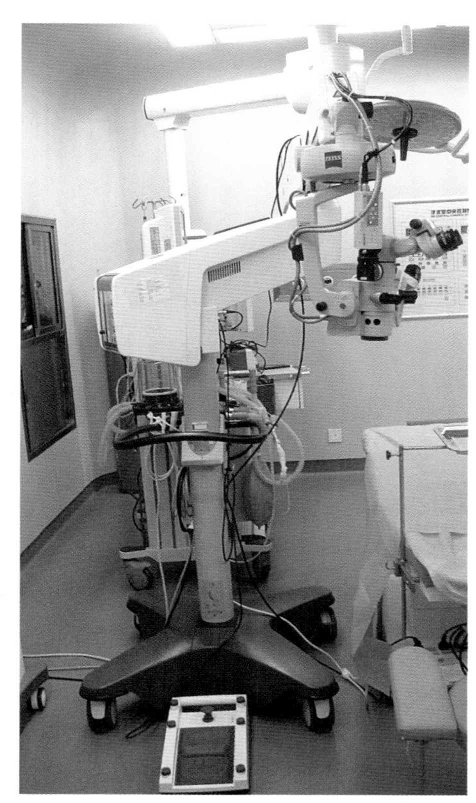

图 2-14 将横臂及显微镜尽量收拢至离立柱最近的位置，便于移动

(3) 显微手术器械在清洗、保管、消毒和使用过程中，严禁挤压、交叉和碰撞(图 2-18、图 2-19)。

(4) 显微手术器械上的血渍应用软毛刷蘸水清洗干净，特别是关节部位应彻底清洗干净，冲洗时尽量用蒸馏水，不用生理盐水。有锈迹时应仔细擦拭，尤其要保护好显微手术器械的尖端及锐利部位。理想的方法是用超声洗涤和去离子冲洗，然后用红外线烘干。超声洗涤显微手术器械时，应用中性清洗液以保护器械表面，清洗后用蒸馏水彻底冲洗器械表面(图 2-20)。

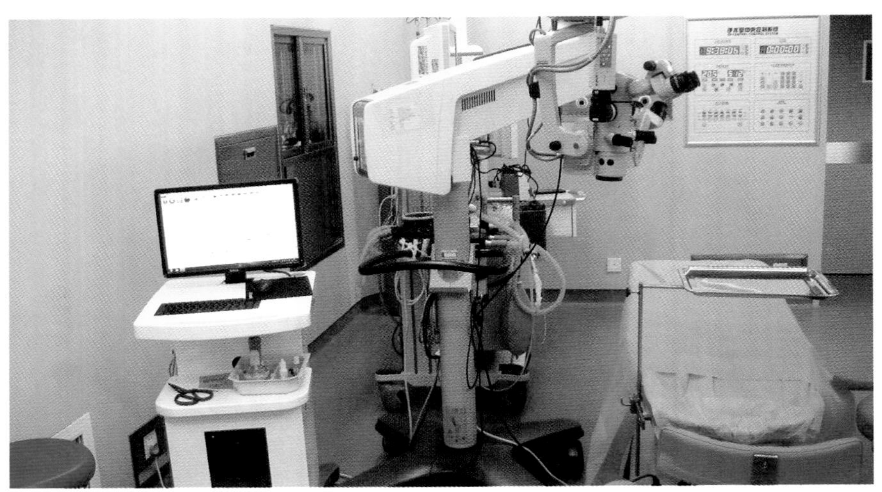

图 2-15　锁紧镜臂，防止在移动过程中碰撞

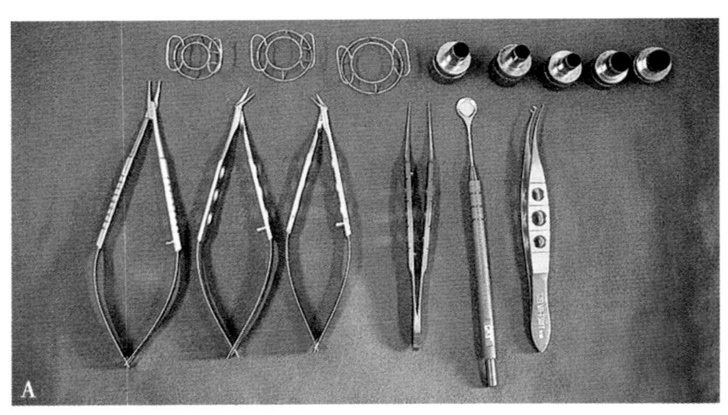

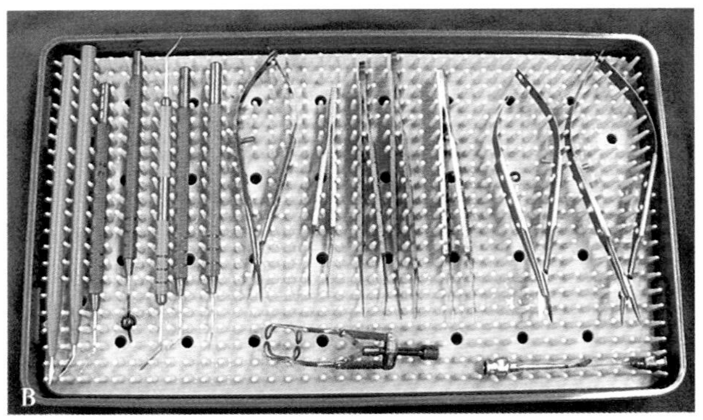

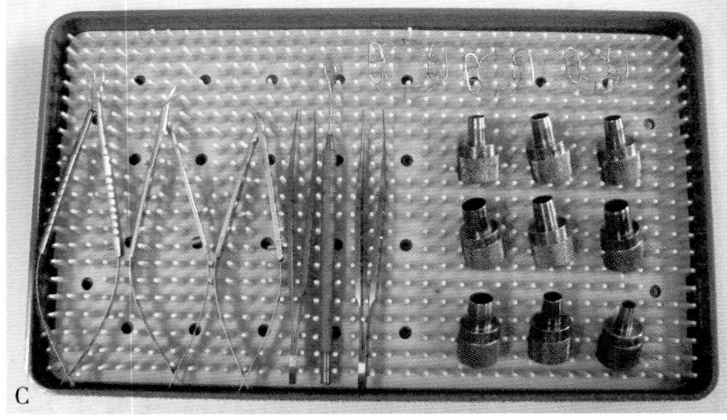

图 2-16　将已消毒的显微手术器械放置在下方垫有消毒巾的器械台上，并按顺序摆放

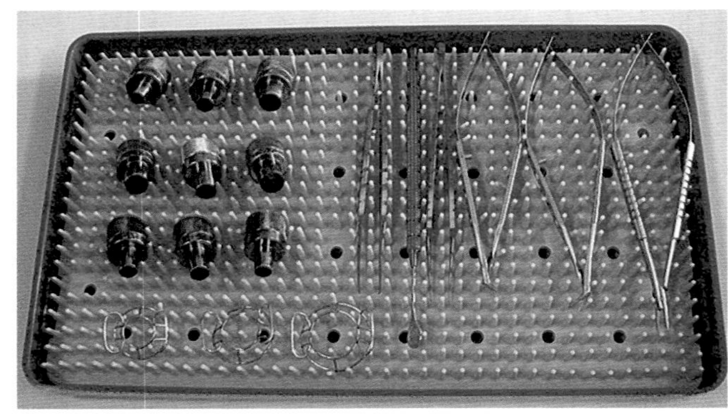

图 2-17　手术结束不用时，彻底清洗，擦干或风干、上油后装入特制的器械盒内保存

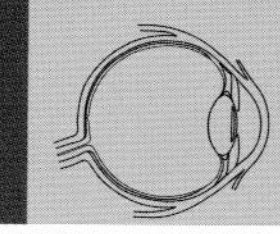

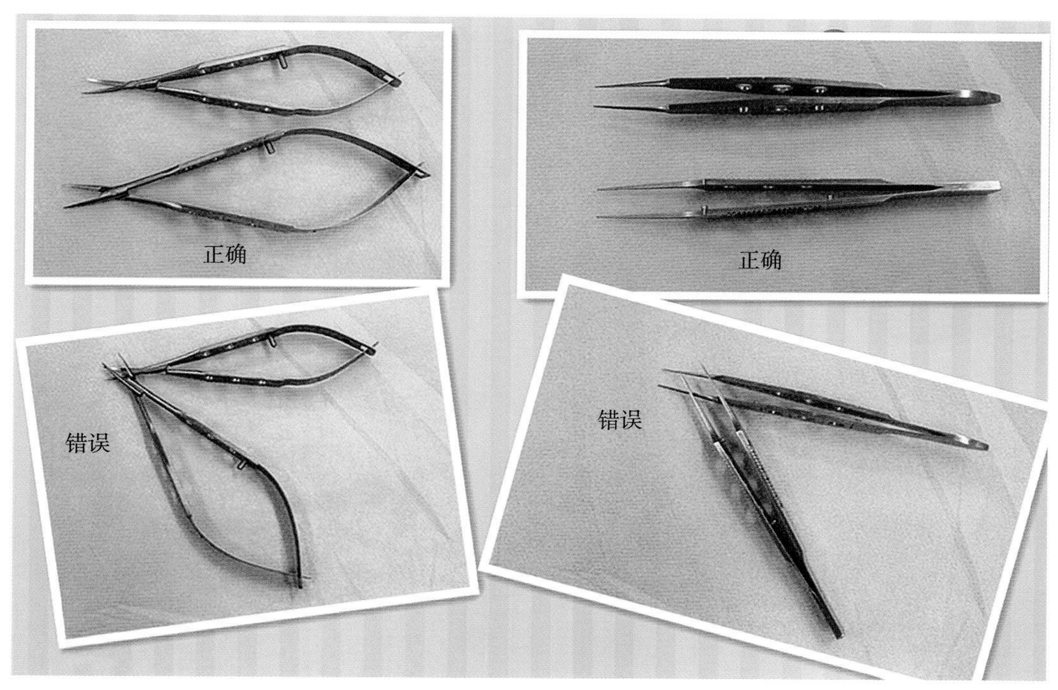

图 2-18 显微手术器械严禁交叉和挤压

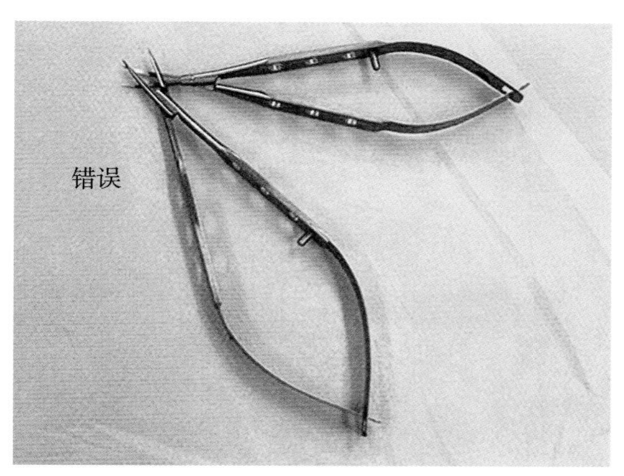

图 2-19 显微手术器械严禁交叉摆放

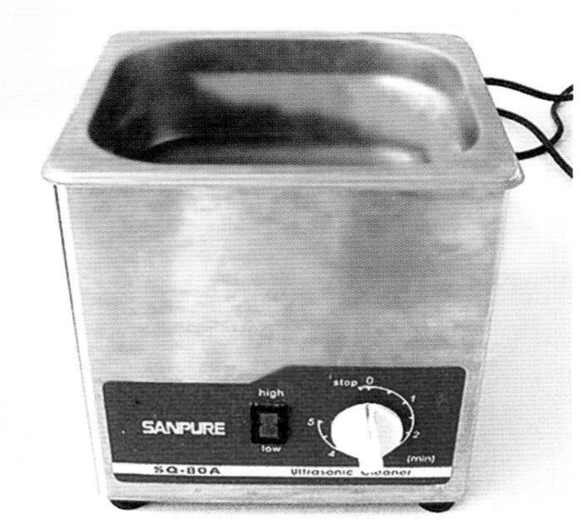

图 2-20 超声洗涤

(5) 定期对显微手术器械的性能、锐利度及精确度进行检查,发现问题及时处理。

(6) 不锈钢制显微手术器械在使用一段时间后常会带有一定的磁性,影响手术操作,应用退磁器(operating instrument demagnetizer)及时进行退磁处理。或改用钛合金材质之显微手术器械(图 2-21、图 2-22)。

3. 手术台(operating table) 角膜显微手术所用手术台,其高度一般以 70cm 左右为宜,并应附设脚踏(控)调节器(control device),能方便升降和移动,头部能作微调整。两边设有支架及器械托盘(图 2-23、图 2-24)。

4. 器械台(instrument table) 手术器械台多为不锈钢制品,常用两种,即普通手术器械台和手术台上方的手术器械托盘。因角膜显微手术均在手术显微镜下操作,手术视野较小,手术者头部不易频繁移动,故在手术台上方应安装一能上下、前后自由移动的器械托盘架,手术时固定在患者颈、胸部上方及手术者前面,以方便常用器械的摆放,利于术中随时取用(图 2-25)。

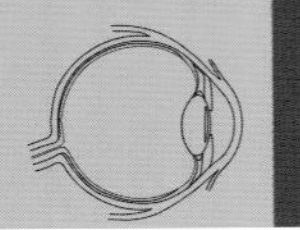

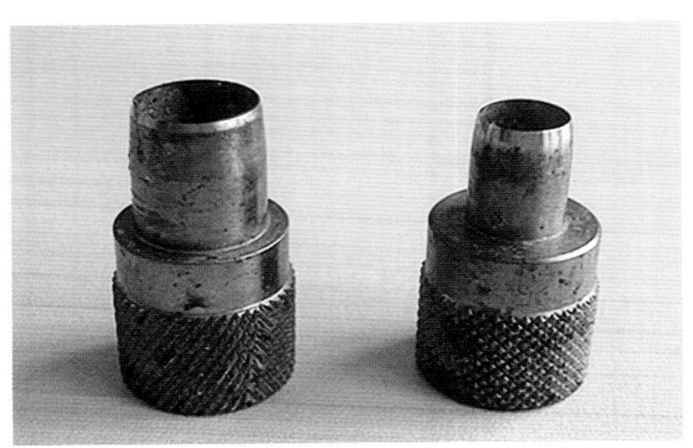

图 2-21　不锈钢制显微手术器械，有时也会生锈

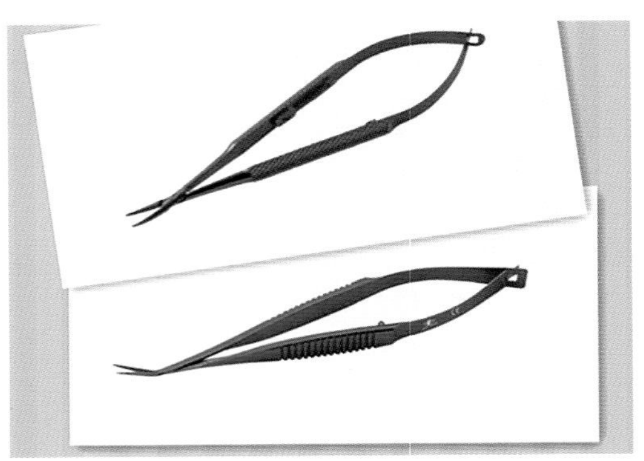

图 2-22　钛合金材质之显微手术器械，不会生锈

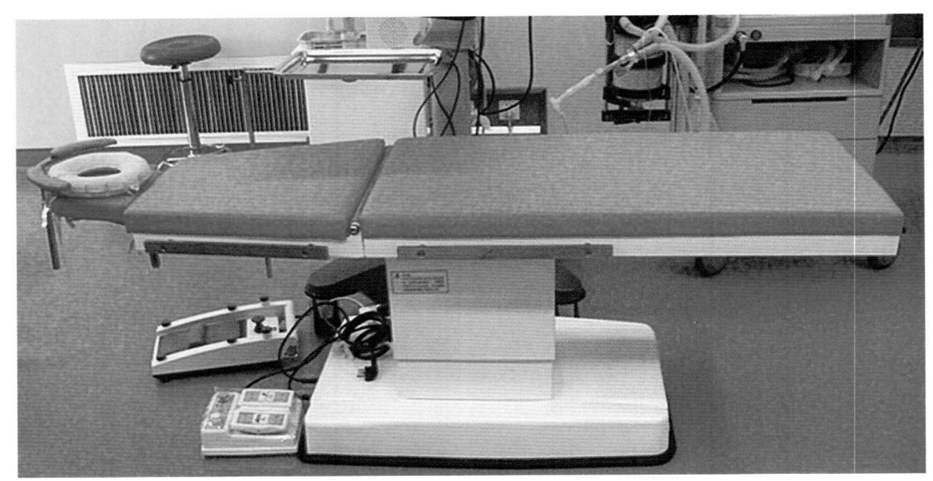

图 2-23　角膜显微手术所用手术台，附设脚踏（控）调节器

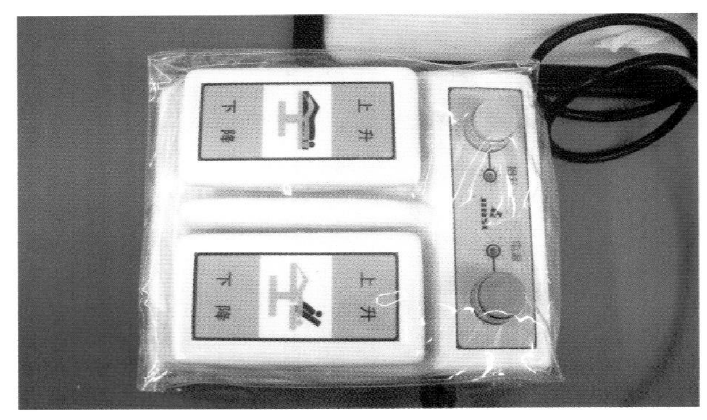

图 2-24　角膜显微手术所用手术台脚踏（控）调节器，为电动升、降调节

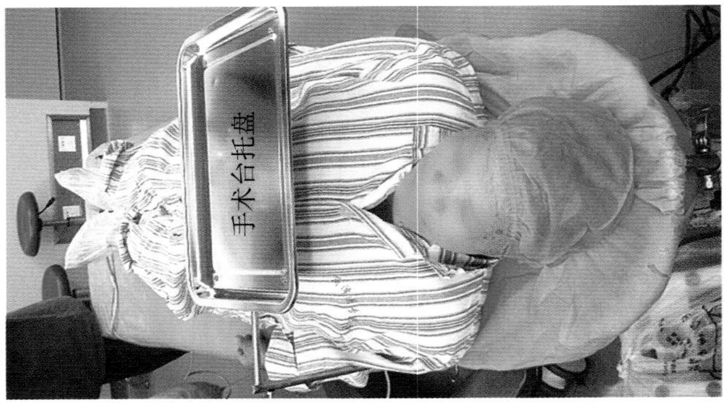

图 2-25　能上下、前后自由移动的器械托盘架

普通手术器械台为普通或辅助手术器械摆放用，是手术助手准备手术用物品的主要场地，手术中严禁污染（图 2-26、图 2-27）。

5. 手术椅（operating chair）　角膜显微手术系坐位操作，舒适、稳定的手术座椅非常必要。适应角膜显微手术的手术椅应由坐凳、靠背、搁手架及调节系统组成。能作升降调节及水平移动，升降调节最好由手术者经脚踏控制；靠背应舒适，不宜太高；搁手架可使手术者的双手保持稳定，减轻长时间手术的疲劳；手

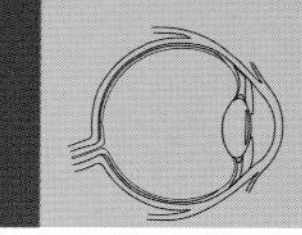

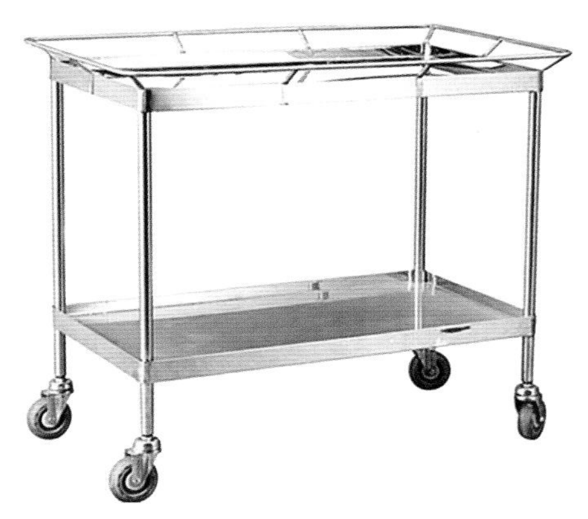

图 2-26　普通手术器械台

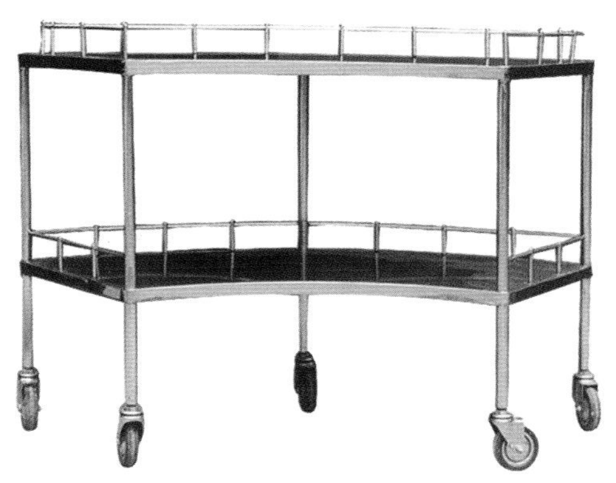

图 2-27　扇形手术器械台

术椅的轮为万向，带阻尼锁滞结构（图 2-28）。

六、其他设备

除上述手术仪器及器械外，手术室内还应有麻醉机和吸氧设备、监护仪、吸引器、玻璃体切除器、晶状体超声／激光乳化仪、直接及间接检眼镜、阅 X 线片灯箱、无影灯及污物桶等设备（图 2-29~图 2-32）。

七、手术室布局及器械摆放

（一）手术室布局

角膜显微手术应有专用手术室，手术空间应足够大，除手术台、椅及必要的器械柜以外，还应能摆放手术显微镜、玻璃体切割器、激光等较大型设备。

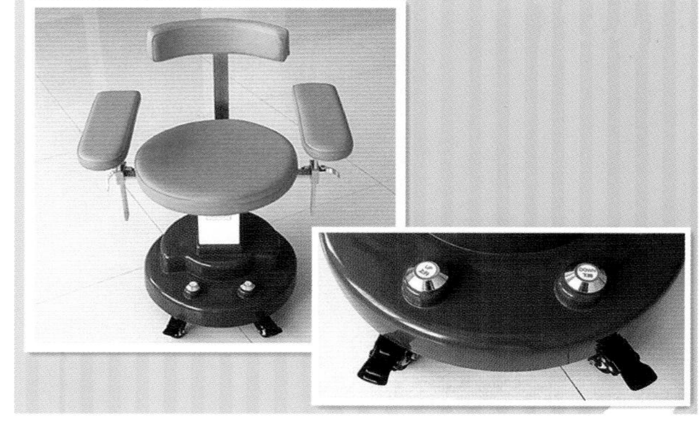

图 2-28　角膜显微手术之手术椅由坐凳、靠背、搁手架及调节系统组成，可脚踏升、降

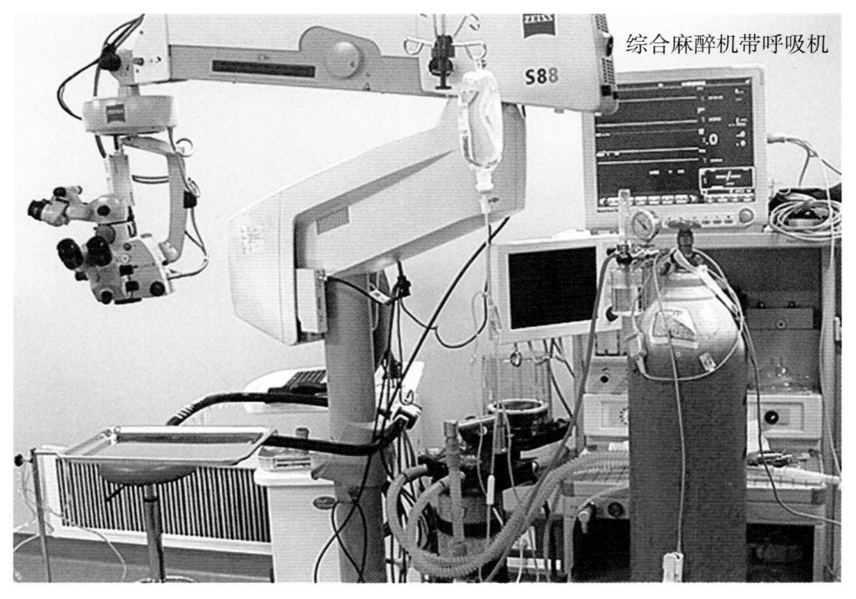

图 2-29　综合麻醉机带呼吸机及心电监护仪

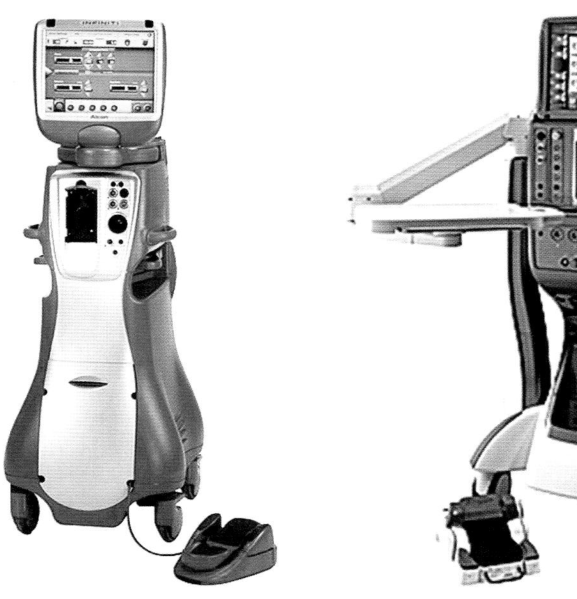

图 2-30　晶状体超声乳化仪　　　图 2-31　玻璃体切除器

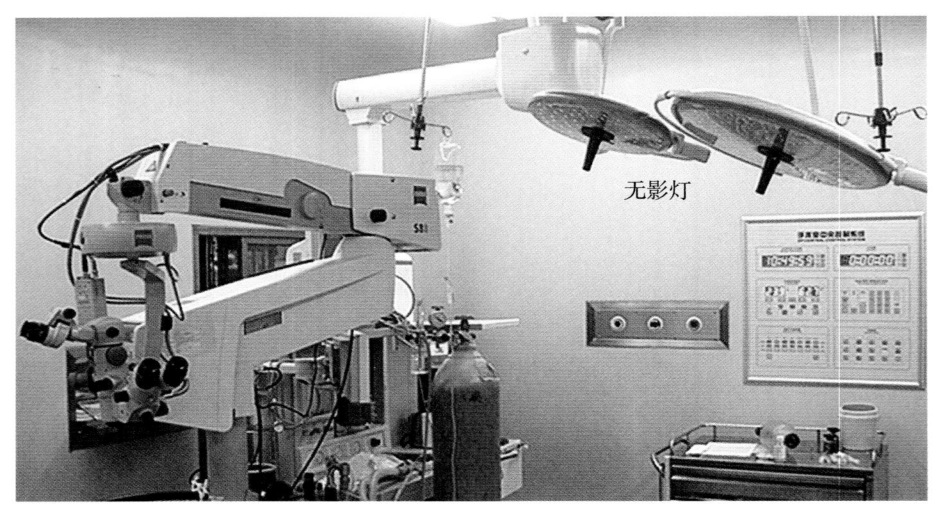

图 2-32　无影灯

落地式手术显微镜，应放在健眼侧，以使助手在患眼侧有足够的活动空间。对于角膜移植联合玻璃体切割等的复杂手术，常需要较多大型设备和仪器，除手术显微镜固定摆放外，其他设备和仪器也应作合理布局。图 2-33 示意以病人右眼手术为例，主要仪器和设备的摆放位置。在临床实际工作中，对仪器设备的摆放没有绝对的统一要求，术者常根据手术室条件和个人习惯作适当调整。但原则上要保证手术室整体秩序和协调以便手术顺利进行。

仪器脚踏开关应摆放有序，常用者放在两侧靠近脚所在位置，操作时，两脚应分别放在脚踏开关的适当位置，以便随时启动和调整（图 2-34）。

（二）手术台与手术椅的关系

角膜显微手术，要求术者有舒适的坐位，以使其在术中灵活操作而又不易疲劳。由于受手术显微镜的限制，故手术台、手术椅的规格和调整的机械性能均有特殊要求。一般要求手术台能作上下、左右、倾斜调

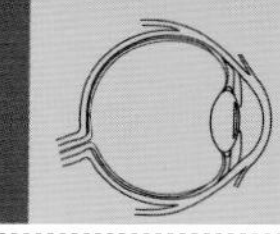

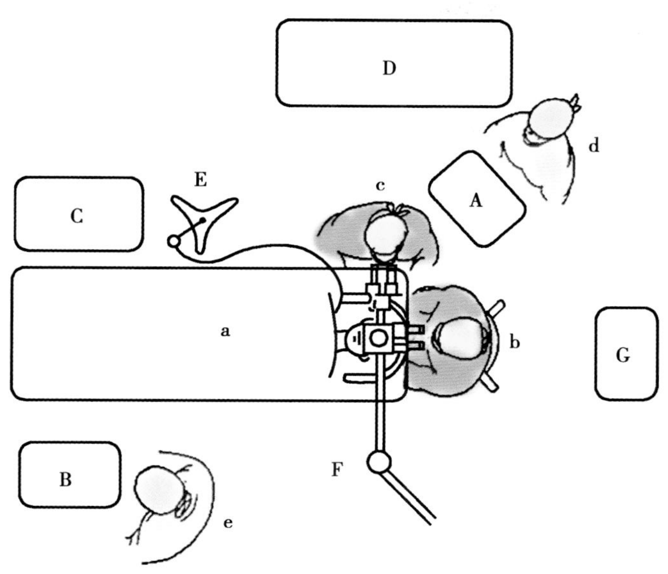

图 2-33 手术室仪器设备摆放布局

a:病人;b:术者;c:助手;d:器械护士;e:麻醉师;A:手术器械台;B:麻醉机;C:壶式多层仪器架;D:备用手术器械台;E:灌注液瓶架;F:手术显微镜;G:间接检眼镜

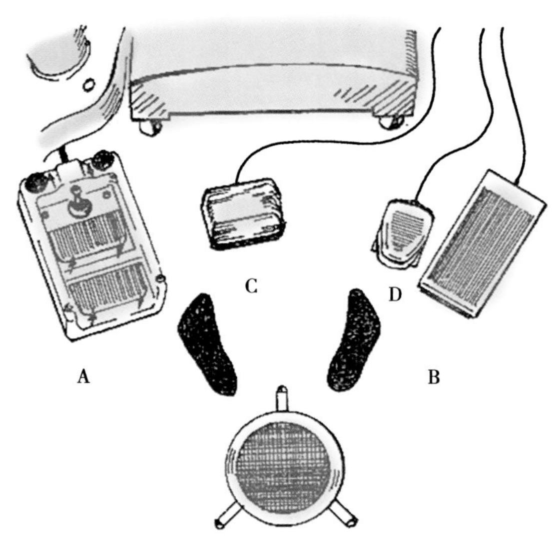

图 2-34 仪器脚踏开关的摆放位置

A:手术显微镜;B:玻璃体切割器;C:眼内激光;D:冷凝器

节,特别是低位调节应达到足够程度。一般情况下,病人躺到手术台上后,其眼平面,应与术者肘平面持平。即术者取坐位后,前臂平伸恰是病人面部的平面(图 2-35)。

八、洗手间

内设冷热水调节器、刷手液、无菌毛刷、无菌擦手巾、Swashes 灭菌王等快速高效灭菌剂涂手等(图 2-36)。

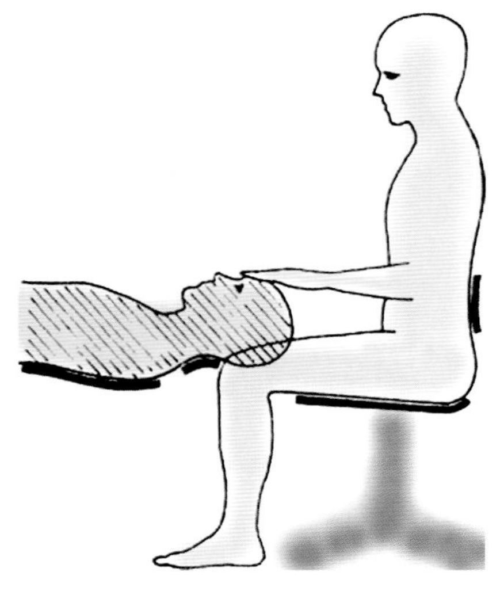

图 2-35 术者坐位与手术平面的关系

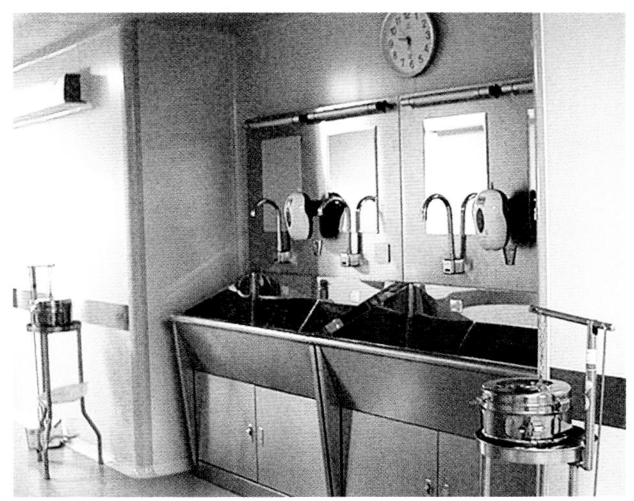

图 2-36 洗手间

第二节　手术室及器械的消毒

一、手术室的空气消毒

手术室的空气消毒旨在减少空气中微尘及细菌数量，因为空气中的细菌主要附着于微尘上，随微尘降落到伤口或器械表面造成感染。

1. 紫外线照射（ultraviolet radiation）　实验证明每 6~15m^3 空气用 15W 紫外线灯照射半小时，有效距离不超过 2m，可达到满意的灭菌效果。

2. 用 0.2% 过氧乙酸溶液进行空气喷雾消毒。

3. 用甲醛溶液或乳酸加热熏蒸　甲醛溶液的用量一般为 18ml/m^3，视湿度情况必要时可加入 2~6 倍水，使相对湿度保持在 20%~90%，密闭消毒 4~6 小时后通风换气。乳酸用于空气消毒的用量为 1ml/m^3，以水稀释 10 倍后，置蒸发皿内加热蒸发，紧闭门窗 30 分钟后通风换气。

4. 层流技术　现代化的层流手术室能够保证手术室的无菌状态。

二、手术显微镜的消毒

1. 紫外线照射，紫外线很难照射到显微镜各个部位，故效果较差。

2. 甲醛溶液蒸熏消毒，效果较好。

3. 对术中可能接触的部位加无菌外套，较简单，效果满意，现被广泛采用（图 2-37、图 2-38）。

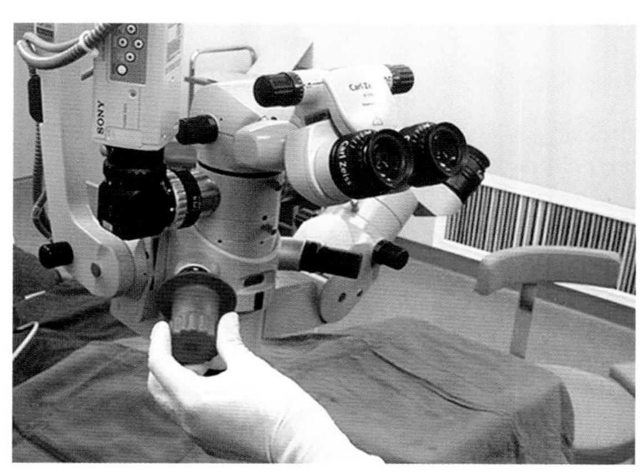

图 2-37　术中可能接触的手术显微镜部位加无菌外套

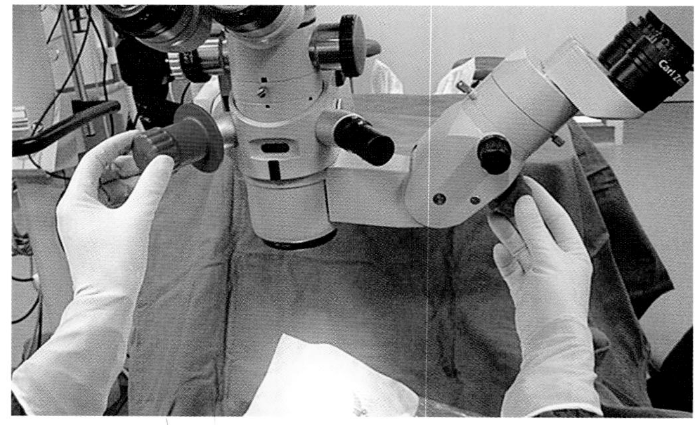

图 2-38　术中可能接触的手术显微镜部位加无菌外套

三、显微手术器械的消毒

1. 高压蒸气灭菌法　此法灭菌效果安全、可靠，但不适用于橡胶管、刀、剪等不耐高温的器械和锐性器械消毒。

2. 化学消毒法

（1）乙醇（ethanol）：它是临床上应用最广的消毒剂之一。75% 乙醇对细菌及真菌孢子有杀灭作用，但对某些病毒和细菌芽胞无杀灭作用。因此，用其消毒器械仍不彻底。

（2）苯扎溴铵（bromo geramine）：为阳离子表面活性化学消毒剂，杀菌力较强。1∶1000 苯扎溴铵对化脓性病原菌、肠道菌等多种细菌有较好的杀灭作用，对真菌的杀灭效果不佳，对结核杆菌及芽胞无效。

（3） 8% 甲醛 - 乙醇溶液（formaldehyde-ethanol solution）：用于浸泡器械，5 分钟能杀灭细菌繁殖体，10

分钟能杀灭结核分枝杆菌和亲水病毒，18 小时能杀灭一切致病微生物。

(4) 环氧乙烷(ethylene oxide，epoxy ethane)：是一种广谱、高效、穿透力强、不残留毒性及对消毒物品损害轻微的理想灭菌剂。因环氧乙烷易燃易爆，故消毒时必须在密闭容器内进行。常用的方法有：固定容器消毒法、塑料篷幕消毒法、消毒袋消毒法和自动控制消毒箱消毒法。

(5) 戊二醛(glutaraldehyde)：一种广谱、快速、高效、低毒、安全、腐蚀性小、刺激性小及水溶液稳定性好的理想灭菌剂。它对细菌繁殖体、芽胞、分枝杆菌、真菌和病毒均有杀灭作用，但其价格较贵。

(6) 醋酸氯已定 - 乙醇溶液(chlorhexidine acetas-ethanol solution)：1000ml 75% 乙醇溶液中加入氯已定 1g 配成器械消毒液。将手术器械放入此溶液中浸泡 5~8 分钟，取出用生理盐水冲洗后即可使用。此溶液每 2 周更换 1 次。

第三节 手术室的无菌技术

手术人员的术前准备

1. 一般准备 手术人员进入手术室后，进更衣室前应先换拖鞋，然后进更衣室更换专用清洁衣裤，戴手术帽、口罩，剪短指甲(图 2-39、图 2-40)。口罩必须遮住鼻孔。手术帽应将头发全部罩住。

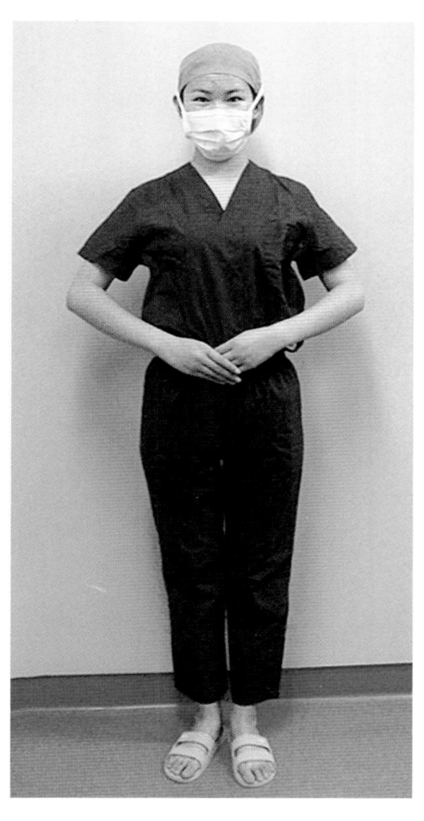

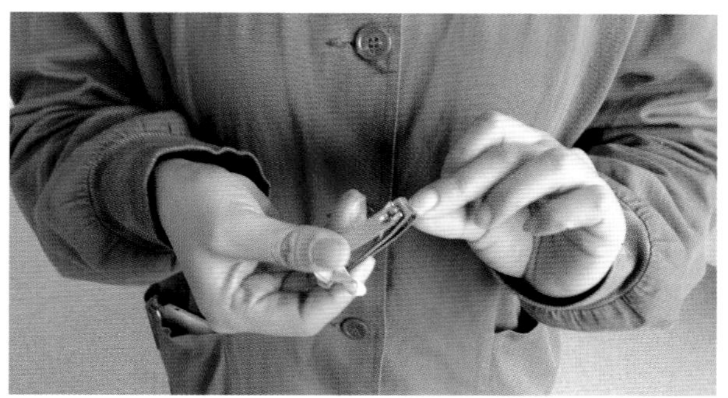

图 2-40 剪短指甲

图 2-39 进更衣室更换专用洗手衣，戴手术帽和口罩

2. 刷手及手臂皮肤的消毒 进行常规刷手及手臂皮肤的消毒，用肥皂洗手及刷手 3 遍，清水冲洗，擦干后涂抹消毒液(图 2-41、图 2-42)。目前多用 Swashes 灭菌王 3~5ml 从指尖到肘上 10cm 分段洗刷双手及前臂，3 分钟后冲洗干净，用无菌布巾拭干，再取约 0.5ml 涂擦手及前臂，保持拱手姿势，手臂不应下垂，更不能接触任何未经消毒的物品，晾干后即可戴手套。

3. 穿无菌手术衣和戴无菌手套 手臂消毒法仅能清除皮肤表面的细菌，不能全部杀灭皮肤深处的细

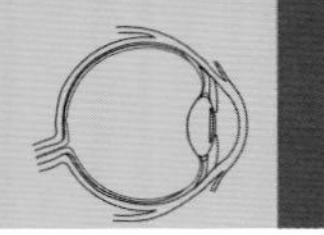

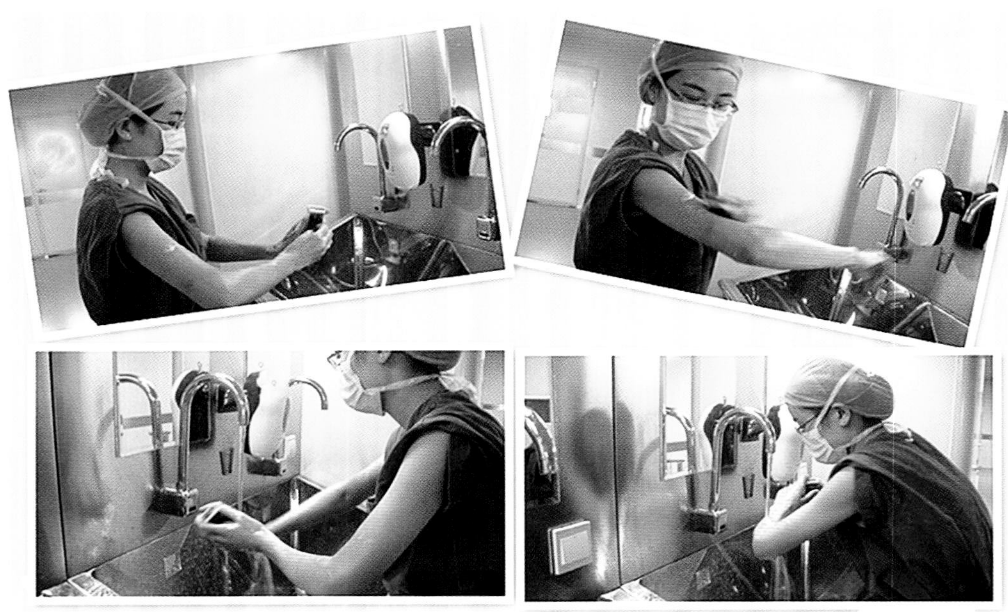
图 2-41 肥皂洗手及刷手 3 遍，清水冲洗干净

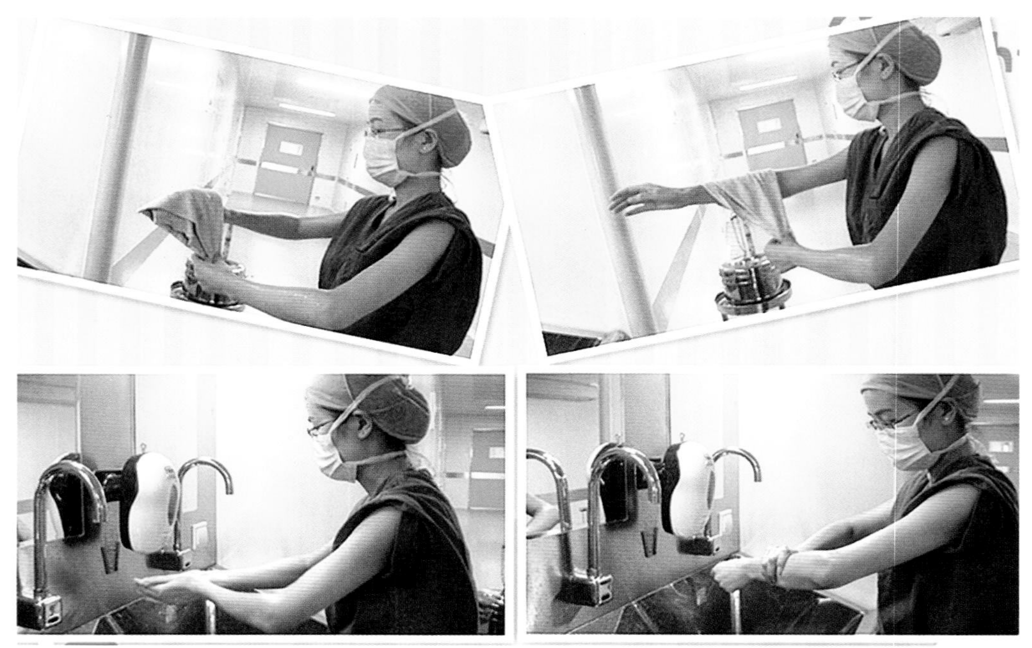
图 2-42 用无菌布巾拭干，擦干后涂抹消毒液

菌，在手术中，随着时间的推移这些细菌又会逐渐移到皮肤表面。所以，手臂消毒后必须戴无菌手套，穿无菌手术衣，以防细菌对手术的污染。

(1) 穿无菌手术衣：将手术衣抖开，双手提起衣领两角，将手术衣向空中轻抛，顺势将双手及前臂伸入衣袖内，由巡回护士从身后帮助穿上手术衣，此后，两臂交叉将腰带后递，仍由巡回护士从后边将腰带系紧(图 2-43~ 图 2-45)。手术衣外面严禁接触任何未经灭菌的物品。

(2) 戴无菌干手套法：打开手套包，用无菌滑石粉轻擦双手，用手持两手套的翻转部分取出手套，一手先伸进手套内戴上，然后将已戴手套的手指插入未戴之手套的翻转部分下面，另一只手伸进手套内戴上，最后将手套口翻转部分压住手术衣袖口，用无菌生理盐水冲净手套表面的滑石粉(图 2-46~ 图 2-48)。应特别注意未戴手套的手不可触及手套的外面，已戴手套的手只可触及手套的外面。

4. 手术野消毒　患者平卧、闭目，取碘伏(Iodophors)棉球，消毒眼睑及眼周 3 遍，特别注意内眦、睫毛及眉毛部位的消毒。消毒顺序是以眼裂为中心由内向外(图 2-49)。

5. 铺无菌布巾，原则是除手术野外至少要有两层无菌布单遮盖。消毒皮肤后，先行包头，然后铺无菌洞巾(图 2-50~ 图 2-52) 铺无菌巾后重新用 Swashes 灭菌王涂擦双手及前臂，穿手术衣，开始手术。

6. 无菌操作　为使手术在无菌条件下进行，降低手术后感染率，术中必须严格遵守无菌操作法。

(1) 手术者一旦穿上无菌手术衣，戴上无菌手套后，其背部、腰部以下和肩部以上、手术台边缘以下的布单均应视为有菌地带，不可接触。

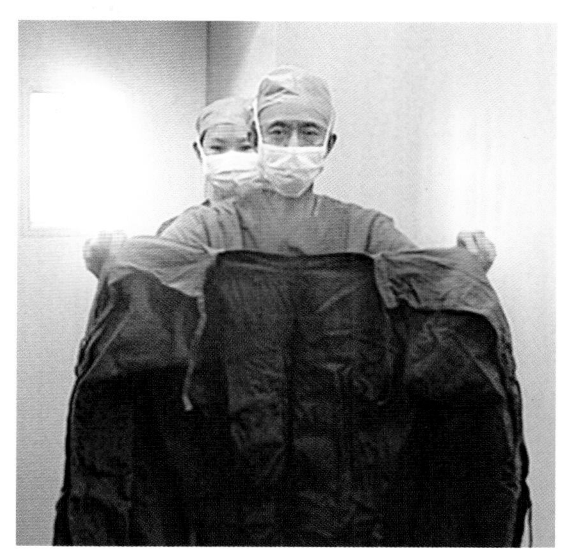

图 2-43　抖开手术衣，双手提起衣领两角

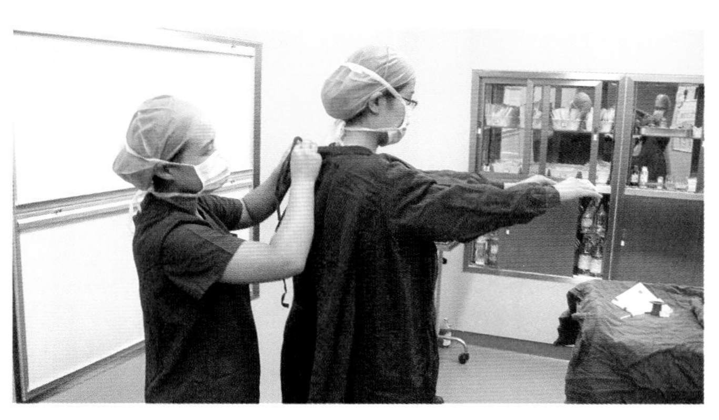

图 2-44　巡回护士从身后帮助穿上手术衣

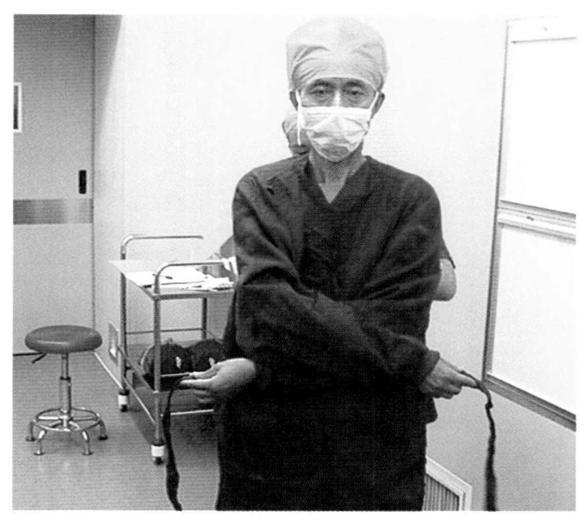

图 2-45　两臂交叉将腰带后递，由巡回护士从后边将腰带系紧

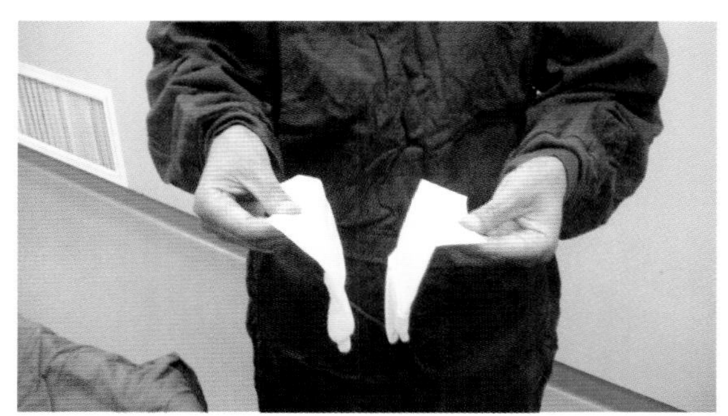

图 2-46　手持两手套的翻转部分，取出手套

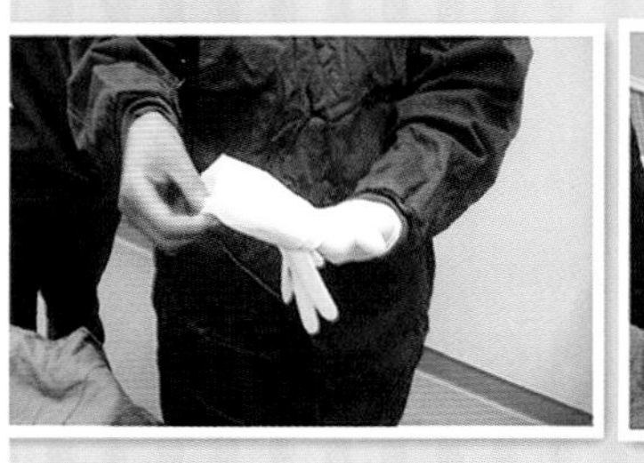
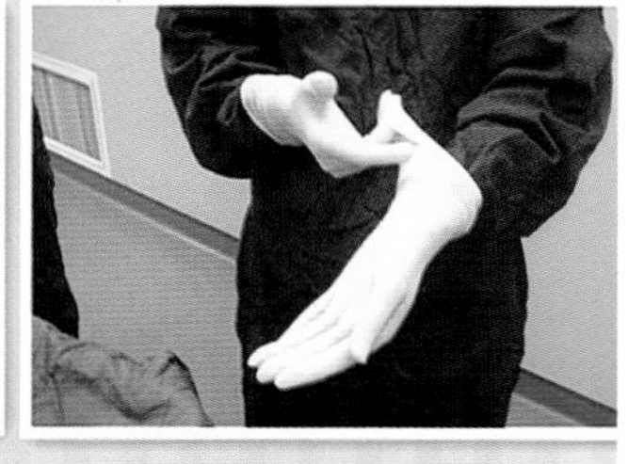

图 2-47　一手先伸进手套内戴上，然后将已戴手套的手指插入未戴之手套的翻转部分下面，另一只手伸进手套内戴上，最后将手套口翻转部分压住手术衣袖口

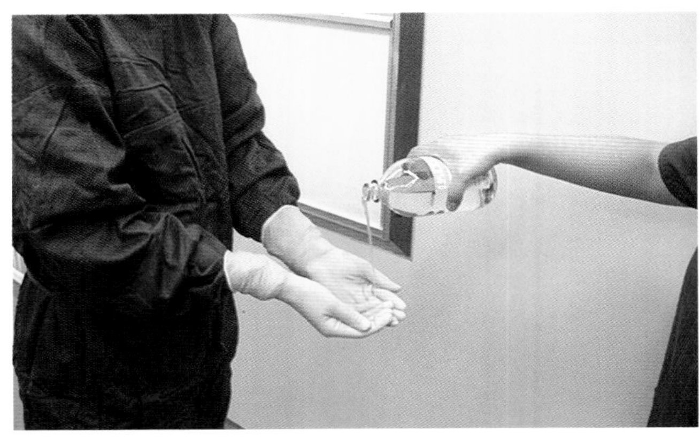

图 2-48 无菌生理盐水冲净手套表面的滑石粉

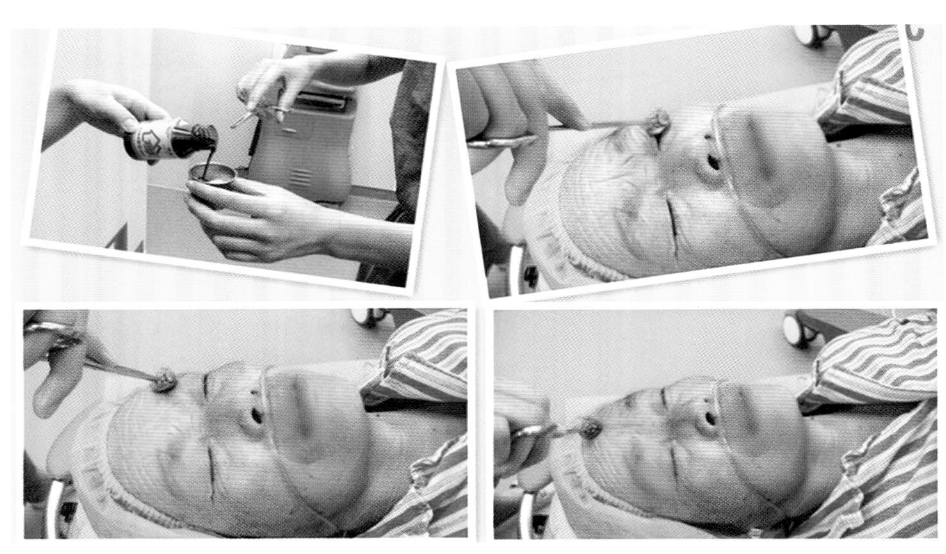

图 2-49 消毒眼睑及眼周皮肤 3 遍，消毒顺序是以眼裂为中心由内向外，注意内眦、睫毛及眉毛部位的消毒

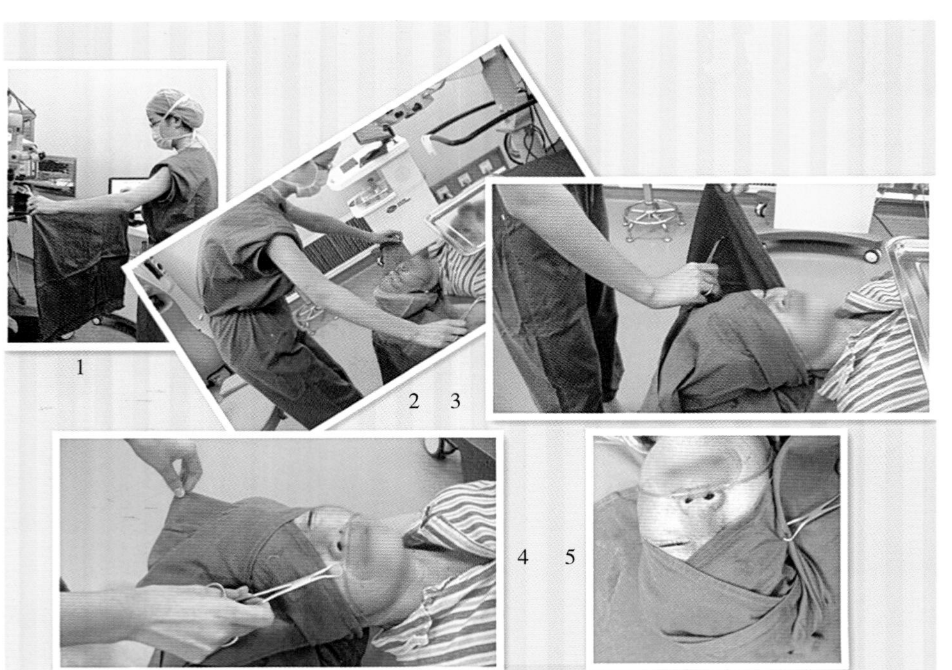

图 2-50 两层无菌布单包头

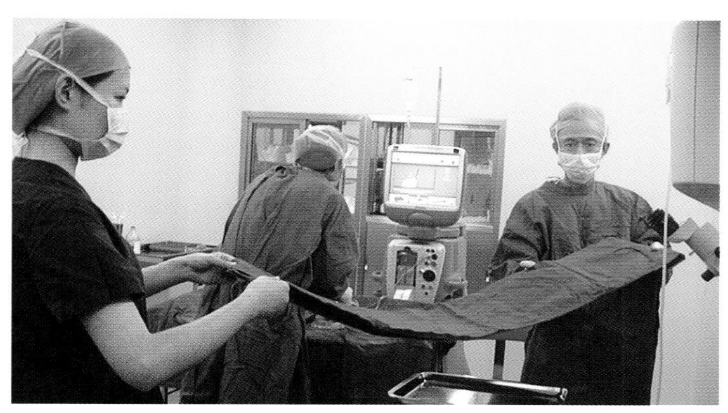

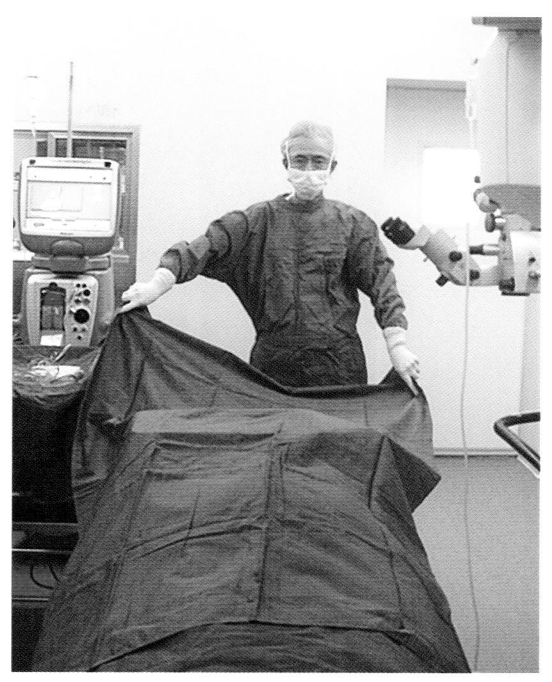

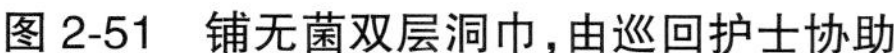
图 2-51 铺无菌双层洞巾，由巡回护士协助

图 2-52 充分展开无菌双层洞巾

(2) 取递灭菌器械时，不应从头上越过或背后传递；灭菌器械接触带菌物品后，应重新灭菌后方能使用。

(3) 手套破裂应立即更换。

(4) 各类布巾一旦潮湿即失去隔离作用，应立即加盖干燥无菌巾。

(5) 手术者在术中咳嗽、喷嚏均应背向无菌区。

第四节 手术室规则

一、进出手术室规则

1. 除参加手术和与手术有关的工作人员外，其他人员不准进入手术室。
2. 患上呼吸道感染或皮肤化脓性感染者不得进入手术室。
3. 进入手术室，必须更换专用的清洁衣裤和鞋子，并戴口罩和手术帽。口罩必须盖住口鼻，长发不得露出帽外。
4. 手术进行时，严禁频繁进出手术间。
5. 手术室专用的工作服和鞋子，不得穿出手术室。

二、参观手术室规则

1. 参观手术室者必须经有关部门批准，并征得手术室护士长和主刀医师同意。
2. 参观者要听从安排，严格遵守手术室的各项规章制度。
3. 每台手术的参观人数应严格限制，不宜过多。
4. 必须在指定手术间参观，未经批准不得到其他手术室参观。
5. 参观人员不准触及手术者和所有无菌物品。

参考文献

1. 李春武,奚寿增．眼科显微手术学．上海:上海科学技术文献出版社,1999:17-22.
2. 何守志．眼科显微手术．北京:人民军医出版社,1994:16-17,24-25.
3. 裘法祖．外科学．第3版．北京:人民卫生出版社,1990:9-14.
4. 薛广波．实用消毒学．北京:人民军医出版社,1986:246-430.
5. 三岛涪一．眼科显微镜手衔．东京:医学书院,1979:6-55.
6. Nevyas I-U.lmproved operating room demagnetizer. Ophthalmology,1977,95:2209.
7. Galbraith JEK. Basic eye surgery. New York:Churchill Livingstone,1979:6-17.

第三章　手术显微镜

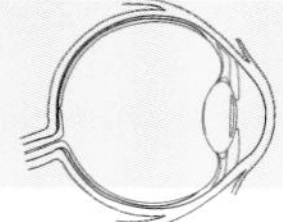
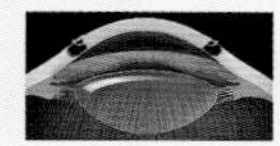
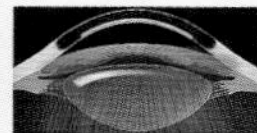
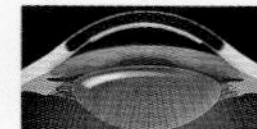
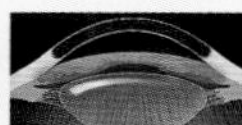

手术显微镜(operation microscope)的产生，使医生能够看清手术部位的精细结构，可以进行凭肉眼无法完成的各种显微手术，大大拓展了手术治疗范围，提高了手术精度和病人愈合率。

手术显微镜是角膜显微手术的主要设备，它能使手术者达到常规手术技术不能完成的操作。由于使用了手术显微镜和显微手术器械，术者能够以最小的组织损伤达到最大程度的组织修复，甚至能够将手术损伤控制在亚临床范围内，大大提高了眼科手术的质量。

眼显微外科始于1946年，由Perritt首次应用支架式实体显微镜施行眼前部手术。此后经过不断改进技术，1952年德意志联邦共和国Zeiss公司制造出了OPMI型眼科手术显微镜，具备了眼前段显微手术的基本功能，为眼表手术的发展奠定了基础。

随着现代科学技术的不断发展，高质量、多功能现代化手术显微镜相继诞生，诸如德国Carl Zeiss公司生产的OPMI系列产品、日本Topcon推出的OMS系列产品等。20世纪80年代我国苏州也生产出了YZ系列双人双目同光路眼科手术显微镜，为开展眼表手术奠定了基础。

理想的眼科手术显微镜，应具备以下条件：

1. 具有适度的操作距离，物镜焦距在150~200mm；术者的眼与术野的距离在350~380mm，以便于术者操作及避免引起疲劳。
2. 目镜的放大率在10倍左右，并能在4~40倍迅速自动变焦，保持视野清晰。
3. 照明系统的亮度要适宜并可按需要随意改变亮度、照明投照角度及位置。同时配置斜照光源与同辐光源照明。照明范围应满足手术需要，亮度要均匀一致。要采用同辐冷光源，并在同辐光源中附设有滤光片，以避免强光照射所致的视网膜损伤及术者出现眩目。
4. 具有可按术者及助手需要而调节的、不同屈光度及瞳距的双筒目镜。
5. 术者及助手在目镜下所见的影像均必须是正立体视野，二者目镜的焦距必须相同，并可以变倍(助手镜为2~10倍)。
6. 目镜应具有可供术者和助手需要而改变视角的装置。
7. 支架转动操作要灵活、固定可靠，不妨碍手术操作。
8. 具有灵敏而准确地控制升降、X-Y运动及迅速变倍的脚控开关装置。
9. 容易安装其他附件，如摄影及录像等，并同时能进行电视教学。
10. 体积不太大，容易清洁消毒、维修，而且价格不宜过高。

目前，各国生产的眼科手术显微镜各类繁多，型号各异，总的趋势是光学质量、控制系统质量不断提高，具有特殊功能的附件不断增加，并向智能化方向发展。

第一节　手术显微镜的基本结构

手术显微镜是由观察系统、照明系统、支架及机械控制系统和各类附件等所组成。极好的光学质量和灵活简便的操作系统是现代手术显微镜所必需的。

一、观察系统

观察系统主要包括物镜、变倍系统和目镜，此外，大多数还配有助手镜。

1. 物镜　光学仪器中最接近物体的成像光组称物镜，它的作用是得到一个缩小或放大的实像。它是显微镜中最主要部分，它对于成像清晰与否有决定性作用。手术显微镜的物镜为单片镜，根据需要可更换不同焦距的物镜以改变工作距离，其焦距有 175mm、200mm、225mm、250mm 等规格。角膜移植等眼表手术时，最好选用 200mm 焦距的物镜。若物镜焦距太大，工作距离过长，操作十分不便，且易疲劳，准确性差；而焦距过短，则手术视野小、操作空间窄、影响手术器械的灵活运用。

2. 变倍系统　系安装在目镜和物镜之间的一系列内藏式镜片组合，为快速变倍的装置，可根据需要变换放大倍率。若通过改变镜片组合调整放大倍率，称为分级变倍；如通过自动变焦系统连续改变放大倍率，称无级变倍。后者现已广泛应用于新式手术显微镜中，使其功能更趋完善。手术显微镜下，某一定距离目标的放大倍率及其可见视野的范围、景深是由目镜与物镜共同决定的，例如，增加目镜的屈光力或减少目镜与物镜间的距离，可以增加放大倍率，同时缩小视野范围及使景深缩短。它的放大倍率及视野直径的计算公式如下：

$$\text{总放大倍数}=\frac{\text{镜筒焦距}}{\text{物镜焦距}}\times\text{放大倍数}\times\text{目镜放大率}$$

$$\text{视野直径}=\frac{200}{\text{总放大倍数}}(\text{mm})$$

3. 目镜　直接靠近观察者眼睛的光组称目镜，它的作用是放大物镜所成的像。目镜一般由一块或几块透镜组成，其中靠近人眼一方的称为接目镜，靠近物体一方的称为向场镜。手术显微镜的目镜一般为双目镜，呈筒状，放大倍率有 10×、12.5×、16×、20× 等目镜组。目镜的屈光可以调节，以矫正手术者的屈光不正。

4. 助手镜　助手镜大都采用与术者同光路设计，即通过设在光路中的分光镜引出，它虽可减弱主刀镜的明亮度，但与主刀镜同一光源照明，两者的视野一致，并在同一放大倍率下操作，可以提高助手在术中的协助作用。此外，通过分光镜尚可引出照相系统、录像系统和示教镜。

5. 其他装置

(1) 分光器：安装在双目棱镜与变倍器之间，以便通过不同的接筒连接摄像、电视装置及助手镜或观察镜。这样将增加目镜至手术野的距离 3.5mm，并同时增加术者的操作距离，使术者不适。此时可改用较短的目镜筒和较短焦距的物镜，以代偿分光器所增加的工作距离。如果术者身高偏矮，可将目镜倾斜 15°~20° 作为补救办法，但在倾斜目镜的术野中，于高倍镜下观察时，会出现下方术野的物像不清晰，此时应改用低倍镜才能获得较大的术野范围和清晰物像。此外，安装分光器后，还会减弱手术野的照明度，因此，显微镜应附有提高照明度的装置。

(2) 镜身倾斜及旋转装置：为适应手术者的需要，新型的手术显微镜上应有能使镜身向各方向旋转或倾斜于不同位置的装置。

二、照明系统

眼科手术显微镜一般采用溴钨灯或卤素灯作光源，发光效率及色温高，光照度强。色温高能使视野更加清晰，景深效率增高，加接摄像机时能使图像色彩清晰、逼真。光源灯泡的电压为 6~15V，功率为 30~150W。光源安装在显微镜的立柱顶部或横臂中，通过导光纤维连接到显微镜头，光线经导光纤维和反射镜经物镜射向手术野，与观察系统呈同轴投射。斜照光源和裂隙光源通过一个接圈附装于显微镜上。它可以显微镜身为轴心作 360° 旋转，使光线斜照于术野与显微镜的观察系统不同轴，故可避免角膜反光。目前，有的显微镜采用了氙灯作为光源，其照明的白色光具有更亮、更高对比度和更接近自然光色彩等特点。

手术显微镜的照明方式分为三种：倾斜光外照明、斜裂隙光照明和同轴照明。

倾斜光外照明：光线与被照物体呈 20°，常用于眼前段手术照明。它容易形成界面反射，增加观察目标的深度感和层次感。斜裂隙光照明：斜裂隙光线与被照物体呈 35°。采用此照明方式时，按固定弧度作前后运动，能形成光学界面的光扫描，可以鉴别角膜内异物，角膜后弹力层撕脱和晶状体后囊膜是否完整。同轴照明：光路与被照物体呈垂直方向，该照明方式可以通过瞳孔区反射出现视网膜红色反光，术中能观察瞳孔膜、玻璃体及晶状体后囊等透明组织，并增加手术操作的准确性。而且，光路中还可插入不同的滤色镜片，以备特殊情况下使用。常用于现代白内障囊外摘出术、人工晶状体植入术及玻璃体手术等。高质量的手术显微镜应同时具有斜照明和同轴光照明。

此外，指示灯光源在角膜手术中起着重要作用，如在表层角膜镜片术、RK 术、微量板层角膜切除术（micro lamellar keratectomy，MLK）、PRK 术及 ALK 术中进行光学中心定位时，可以弱的同轴光为指示准确定位。术中、术毕观察角膜散光情况时，可在物镜上附加一散光盘，通过同心圆光投射或以其本身的环形光源照射于角膜，以观察角膜各经线的散光情况，进行调整缝线、增减切口、补充手术量等，以进一步提高手术效果。

三、支架及机械控制系统

高质量的手术显微镜一般配有复杂的机械系统来固定和操纵，以保证能够快速、自如灵活地将观察和照明系统移到必要位置。支架系统包括底座、立柱、横臂、水平 X-Y 移动器及脚控板等。横臂一般设计成 2 组，目的是使观察显微镜在尽可能大的范围内能够迅速移至手术面上空；水平 X-Y 移动器则可将显微镜精确定位于所要求的位置。脚控板除控制显微镜上下左右移动调焦外，还可进行显微镜变倍系统放大倍率的变换。在立柱内柱都设有平衡锤，目的是与横臂、水平 X-Y 移动器以及显微镜等保持平衡。

1. 支架系统　手术显微镜的支架系统可分为通用式、电动升降式、电动液压式、固定式、携带式和平衡式等。

（1）通用式：通过 2~3 节横短臂固定于立柱上，地座为“T”形或“Y”形。座下装有轮子，并有制动装置，以便移动手术显微镜或固定用。横臂的顶端可以作左右、上下、水平三个平面运动。通过立柱的升降进行焦距的粗调，齿轮和齿条啮合上下移动作为焦距的微调。

（2）电动升降式：通过电动机控制使显微镜在立柱上作升降运动，开关为脚控型。焦距的微调和 X-Y 运动装置的开关也是脚控型。因此，手术者在术中可以对视野和焦距进行任意调节。升降速度有 15mm/s 和 5mm/s 两挡。

（3）电动液压升降式：升降采用液压式，多用于固定在天花板的支架上。调节速度为 0~25mm/s，快速为 15mm/s，慢速为 2mm/s。

（4）固定式：有天花板式、墙式、桌式和立柜式。多用于固定地方进行手术的显微镜。

（5）携带式：通过数节有弹簧的金属臂临时固定于手术桌，或置于手术床侧旁，具有体积小巧、结构简单、携带方便的特点。适用于流动手术和巡回手术。

（6）平衡式：根据平衡原理设计，使显微镜处于几无重状态的空间，各关节间装有电磁耦合的调节，可在多个方向运转，能够快速调整显微镜的位置。

2. 控制系统

（1）同轴旋转装置：手术显微镜的镜身被悬吊及固定在同轴旋转枢纽上，手术者旋转此枢纽能使固定镜身的支持臂沿枢轴移动，使显微镜的镜身移动到手术野的中心，并令整个镜自行转动，以便双目镜在最适当的位置对准术者的双眼。

（2）X-Y 运动调节装置（纵向及横向运动装置）：这种装置应由脚踏控制开关调节，以便在术中能按手术需要，调节镜身作前后或左右两个方向的水平移动。它是术中能准确保持灯光照明在术野中心，特别是在高倍镜下操作不可缺少的装置。

(3) 焦距及放大率控制装置：为了在术中维持看清显微镜下的物像及按需要改变其放大率，除通过手动变倍旋钮控制或手动升降外，更常用的是由电动脚控开关板上的各个控制器进行操作。在脚控开关板上分别设有控制镜身自动升、降的控制器各一个，一个快速度变倍控制器及一个 X-Y 运动调节控制器。它们按一定次序及位置排列，术者务必预先了解，以便在术中能用脚控准确操作。

四、附件

随着现代医疗仪器的发展，许多手术显微镜配上了照相机、电视摄像显示器及录像机。手术显微镜的电视显示系统包括摄像头、转换器、光学接口和显示器等，用光学接口将显微镜和 CCD 摄像头相连，可使手术情况在电视监视器上直接显示出来，供多人同时在监视器上观察手术情况，适用于教学、科研及临床会诊。近年来各厂家生产的手术显微镜均配有这一系统以供选购。为了保存资料，常用照相机将所需的手术画面拍摄下来，因此，许多手术显微镜中安装了分光器，从显微镜的光路中用分光器引出有关成像光线，并通过专用接口与照相机相连以供记录。当录像机与电视摄像机相连时，可在磁带上记录整个手术过程。

第二节　常用眼科手术显微镜简介

近年来，随着对显微手术技术要求的不断提高，手术显微镜除光学质量、控制系统质量不断得到改进外，还不断增加具有特殊功能的附件，使显微镜基本功能不断扩大，性能日臻完善。在选择手术显微镜时，既应强调高档显微镜对提高手术质量的实际意义，也应强调发挥一般显微镜基本功能的重要地位。不顾条件，一味追求上档次和不讲究质量、形同虚设的选择标准都是错误的。重要的是，对手术显微镜基本结构、原理、功能有充分的了解，才能在众多不同种类的显微镜中作出恰当的选择。现对常用的眼科手术显微镜的结构特点和功能作一介绍。

一、蔡司眼科手术显微镜

卡尔·蔡司(Carl Zeiss)公司由德国 Jena 大学的机械师 Carl Zeiss 先生于 1846 年创建于德国的 Jena，公司一开始是一间精密机械和光学仪器车间。此后，随着德国物理学家 Ernst Abbe 博士的加入及其杰出科学成果的应用，该公司逐渐成为全球光学设备仪器领域领导企业。1901 年，瑞士眼科学家 Allvar Gullstrand 来到 Zeiss 厂总部耶拿，并与 Ernst Abbe 博士对光学仪器及其设计进行探讨，推动了眼科光学仪器的发展。1912 年，Zeiss 厂建立了独立部门，专门从事眼科光学仪器的研究和制造。1922 年，Zeiss 公司制造出世界上第一台双目手术显微镜。第二次世界大战结束后，德国被强制性分离，蔡司(Zeiss)公司也被一分为二：一半在德意志联邦共和国(西德)，一半在德意志民主共和国(东德)。德意志联邦共和国的 Zeiss 厂由美军将原工厂的高级职员迁送到 Oberkochen 重建。德意志民主共和国的 Zeiss 厂仍在 Jena 重建并取名为国营 Jena 厂，不久又更名为 Zeiss 厂。随着 1989/1990 年德意志民主共和国政治形势的转变，二家竞争对手于 1990 年合并成一家公司，取名为“Carl Zeiss CO., Germany(德国卡尔·蔡司公司)。公司合并后，实力大大增强。

20 世纪 80 年代末至今，Carl Zeiss 公司研制的 OPMI® VISU 系列、OPMI® pico i 及 OPMI 1 FR XY 是具有代表性的新型手术显微镜。

1. OPMI® VISU 150p 蔡司眼科手术显微镜(图 3-1)　该手术显微镜采用了蔡司公司全新开发的专利景深增强技术——DeepView，可提供超大景深。此外，还配有内置的裂隙照明系统，可提供高对比度和高清晰度的图像，特别是后节照明。其主要技术参数如表 3-1 所示。

表 3-1　OPMI® VISU 150p 蔡司眼科手术显微镜主要技术参数

显微镜	防后光多涂层复消色差光学系统 电动变倍系统(速度可调),倍率 1∶6, γ=0.4~2.4 调焦范围:50mm 双目镜筒:45°斜式双目镜筒(选配 0° ~180°倾角可调) 目镜:12.5 倍(选配 10 倍) 物镜:f=225mm(选配:f=175/200mm) Deep View 景深智能管理系统
X-Y 水平移动	调节范围:40mm × 40mm 用于 X-Y 水平移动和聚焦复位按键
照明系统	BrightFlex™ 照明系统:6 度照明,亮度连续可调 +2 度照明,专为红反射而设计 内置裂隙照明:垂直:宽度 2.5mm 水平:宽度 2.5~5mm,可移动 内置 408nm 无色防紫外线滤波片 旋入式 GG475 滤波片,减少蓝光部分 悬挂系统中旋入式 KK40 日光滤波片 巩膜防眩光滤波片 12V,100W 卤素灯,冷光源照明 备用灯泡自动切换系统
其他	密闭型防水脚控
选配	旋入式荧光滤波片
12.5 倍目镜 / 物镜 f=200mm/ 放大倍数:4.3~25.5/ 视野直径:8.6~51.8mm 10 倍目镜 / 物镜 f=200mm/ 放大倍数:3.4~20.4/ 视野直径:10.0~60.6mm	
悬挂系统	S7 落地式支架(S7 悬吊式支架、S7 壁挂式支架)

2. OPMI® VISU 200p 蔡司眼科手术显微镜(图 3-2)　该型手术显微镜除采用 DeepView 技术入内置裂隙照明外,还可选用 Superlux 眼科专用氙灯照明系统,可提供高对比度、精细的、真实色彩的显微镜图像。同时,还配有完全内置的立体助手显微镜及广泛可供选择的附件。其主要参数如表 3-2 所示。

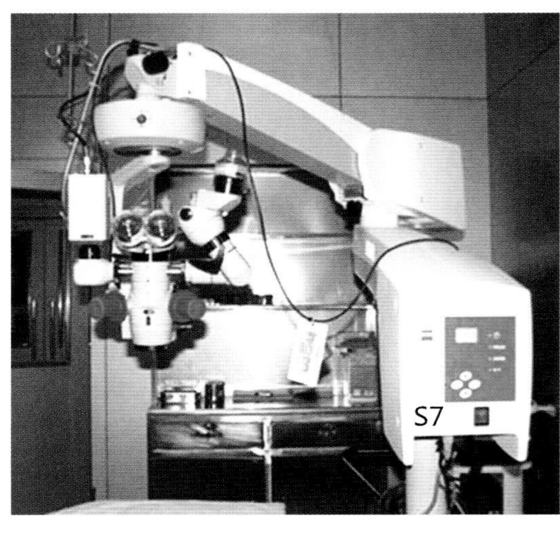

图 3-1　OPMI® VISU 150p 蔡司眼科手术显微镜

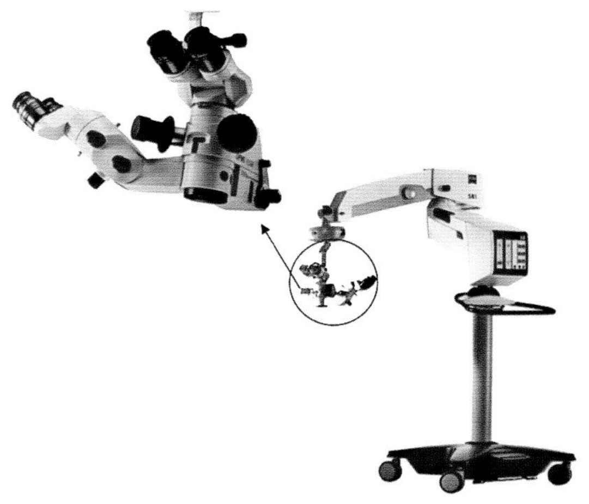

图 3-2　OPMI® VISU 200p 蔡司眼科手术显微镜

表 3-2 OPMI® VISU 200p 蔡司眼科手术显微镜主要技术参数

显微镜	防反光多涂层复消色差光学系统 电动变倍系统,倍率 1∶6, γ=0.4~2.4 调焦范围:50mm 双目镜筒:0~180°倾角可调(选配 45°斜式双目镜筒) 目镜:12.5 倍(选配:10 倍) 物镜:f=200mm(选配:f=175mm) DeepView 景深智能管理系统
X-Y 水平移动	调节范围:40mm×40mm 用于 X-Y 水平移动和聚焦复位按键
照明系统	BrightFlex™ 照明系统: 6 度照明,亮度连续可调 +2 度照明,专为红反射而设计
内置裂隙照明	垂直:宽度 2.5mm 水平:宽度 2.5~5mm,可移动 内置 408nm 无色防紫外线滤波片 旋入式 GG475 滤波片,减少蓝光部分 悬挂系统中旋入式 KK40 日光滤波片 巩膜防眩光滤波片
选配	旋入式荧光滤波片
光源	具有自动切换功能的 12V 100W 卤素灯 Superlux 眼科专用氙灯(可选件)
12.5 倍目镜 / 物镜 f=200mm/ 放大倍数:4.3~25.5/ 视野直径:8.6~51.8mm 10 倍目镜 / 物镜 f=200mm/ 放大倍数:3.4~20.4/ 视野直径:10.0~60.6mm	
悬挂系统	S88 落地式支架(S81/S8 悬吊式支架)

3. S8 蔡司眼科手术显微镜(图 3-3) 除具备以上功能外,还配置了中控锁系统和图像采集系统。

4. 悬吊式手术显微镜(图 3-4) 悬吊于天花板上,节约地面空间。

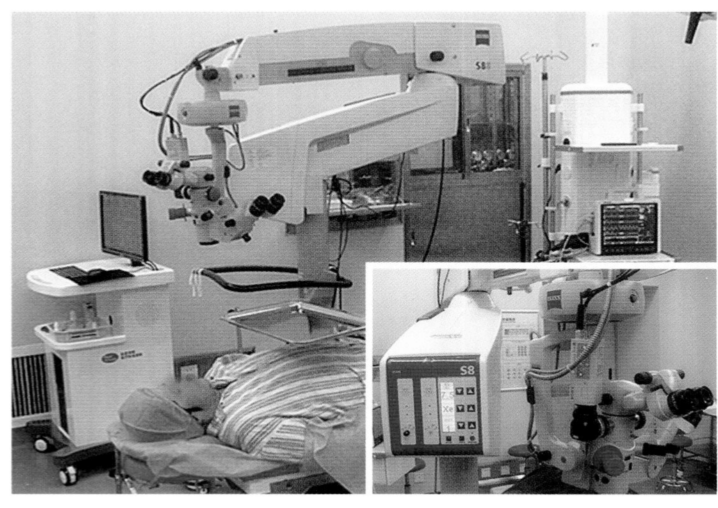

图 3-3 S8 蔡司眼科手术显微镜,配置了图像采集系统

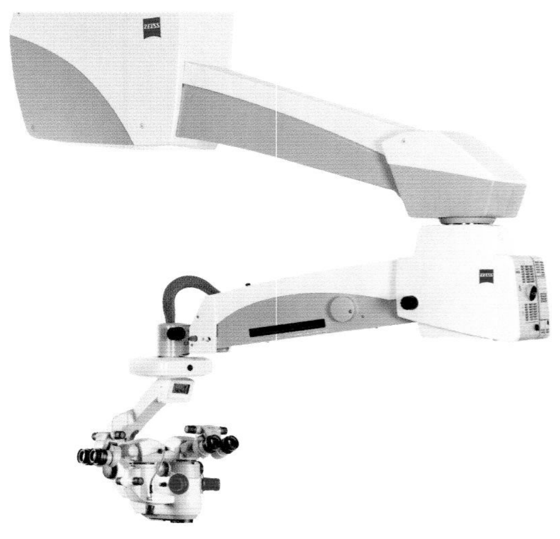

图 3-4 悬吊式蔡司眼科手术显微镜

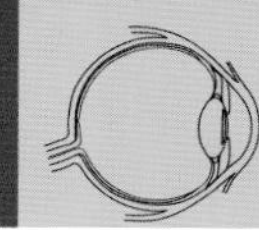

二、LEICA M 系列眼科手术显微镜

由瑞士 WILD 公司生产，用于眼科的主要有 Leica M844 F40 和 Leica M820 F19。

1. Leica M844 F40（图 3-5）　第一代 Leica M840 系列眼科手术显微镜于 20 世纪 90 年代中期推出，成为当时眼科领域最先进的手术显微镜之一。Leica M844 F40 继承并发扬了第一代产品的优点，同时又开创了更高的标准。Leica OptiChrome™、QuadZoom™、OttoFlex™ Ⅱ 等技术及新的 F40 落地支架。APO OptiChrome™ 即复消色差技术，所谓的复消色差是指对某三种颜色的光校正色差。通过复消色差技术可获得更清晰、更明快的镜下图像。QuadZoom™ 技术是由四个具有共同调焦变倍系统的单独光路组成的四光路系统，能够同时为主刀及助手提供具有复消色差成像品质的立体视觉效果。同时，由于主刀与助手的光学路径穿过共同的调焦变倍系统，所以二者始终具有完全同步的视野范围。OttoFlex™ Ⅱ 是一种内置的独立的照明系统，采用两个灯泡和两个棱镜，可获得立体的三维照明，即使在低亮度水平也能够映射出清晰、锐利和照明均匀的图像。此外，OttoFlex™ Ⅱ 的光照直径从 4mm 到 35mm 连续可调，从而保证医生根据需要获得最佳照明效果。Leica M844 F40 的主要技术参数如表 3-3 所示。

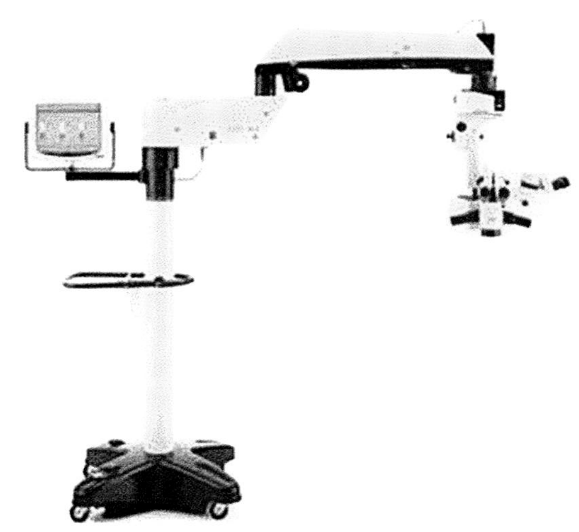

图 3-5　Leica M844 F40 手术显微镜

表 3-3　Leica M844 F40 型手术显微镜主要技术参数

显微镜	
放大倍率	APO 6：1 变倍比，电动调节，专利四光路设计 3.5×~21×（工作距离 175mm，10× 目镜）
光学系统	复消色差系统
视场直径	7~80mm
工作距离	175mm、200mm、225mm
聚焦范围	54mm，电动调解，可自动复位
目镜	宽阔视野目镜，适用于佩戴眼镜者（8.33×、10×、12.5×） 屈光度调整 +/-5，眼杯可调
物镜	Leica OptiChrome™，工作距离 175mm，APO Leica OptiChrome™，工作距离 200mm，APO Leica OptiChrome™，工作距离 225mm，APO
照明系统	
易于切换的灯架	两个 12V/50W 卤系灯
滤光片	IR 滤光片、UV 滤光片，两个空余内置滤片位置
支架	
类型	四电磁落地支架，备选：吊顶式支架 Leica M844 C40 以及可电动升降式吊顶式支架 Leica M844 C40
平衡方式	线性连续可调的气压弹簧
最大载荷	最大加载 12.2kg 的显微镜附件
支架最大跨度	1496mm
上 / 下移动范围	846mm
最小运输高度	1949mm
不含显微镜重量	约 330kg
X-Y	电动调节，移动范围 58×58mm，可自动复位

续表

光学头倾斜	电动调节，+15°/–50°
手动开关 / 脚踏开关	16 或 12 功能横向或纵向控制脚踏开关 12 功能手动开关
控制器	两用显示器，控制面板和视频监视器合二为一。电子控制系统能够连续控制所有马达驱动功能和光强。触摸式液晶显示屏，对比度和亮度可调。ISUS™ 智能设置系统的菜单选择基于独特软件，满足用户个性化参数设置，并且具有电子自动诊断和用户支持功能。开放式设计，支持软件升级
附件	
0°- 助手镜	保证 100% 立体感的同时，具有与主刀完全一致的放大倍数，内置摄像适配，能够左右更换助手镜（适于颞侧操作），含内置微调焦旋和双目镜筒旋转环。
双翼式示教镜连接	保证三人双目同时观察
视频 / 摄影	视频 / 摄像 Leica2D 摄像系统，Leica2D 数字摄像系统，徕卡专利变焦(35~100mm）摄像适配器，照相 / 摄像双接口，f=60/85/107mm，适用于视频；f=250/350mm，适用于 35mm 相机；视频接口 f=107mm；照相接口 f=250/350mm。 BIOM，EIBOS
非接触广角镜	AVI，SDI，OIVSL，ROLS
倒相器	可连接激光，适配器由激光供应商提供
激光	徕卡生产，电动控制 +/–23°检查范围，裂隙宽度 0.01~15mm，裂隙长度 3~15mm，可 180°旋转，
裂隙灯	快速灯泡更换装置
无菌保护	所有旋钮均配有可消毒帽，应用其他厂家提供的无菌罩
电源	90<265V，50/60H
功率能耗	300 伏安（VA）

2. Leica M820 F19（图 3-6）　Leica M820 F19 亦采用了 8- 系列复消色差光学系统（APO OptiChrome™），可获得明快、清晰的图像。此外，该显微镜还采用了双光源、双反射棱镜，可获得稳定的红光反射和三维图像。其主要技术参数如表 3-4 所示。

表 3-4　Leica M820 F19 型手术显微镜主要技术参数

显微镜	
放大倍率	APO 6∶1 变倍比，电动调节，双光路 3.5×~21×（工作距离 175mm，10× 目镜）
光学系统	复消色差（APO）光学系统
视场直径	7~80mm
工作距离	175mm、200mm、225mm
聚焦范围	54mm，电动调解，可自动复位
目镜	宽阔视野目镜，适用于佩戴眼镜者（8.33×、10×、12.5×） 屈光度调整 +/–5，带可调眼杯
物镜	Leica OptiChrome™，工作距离 175mm，APO Leica OptiChrome™，工作距离 200mm，APO Leica OptiChrome™，工作距离 225mm，APO
照明系统	
可快速更换的灯架	带两个 12V/50W 卤系灯
滤光片	IR 滤光片、UV 滤光片，两个空余内置滤片位置

续表

支架	
类型	阻尼制动落地支架 也可选择：电磁制动 F40 落地支架，吊顶支架 Leica M820 C40 以及可电动升降的吊顶支架 Leica M820 CT40
平衡方式	连续可调气压弹簧
最大载荷	11.5kg 的显微镜附件
最大伸展距离	1309mm
支架垂直移动范围	652mm
最小运输高度	
不含显微镜重量	1949mm
X-Y	约 270kg
光学头倾斜	电动调节，移动范围 58mm×58mm，可自动复位
手动开关 / 脚踏开关	电动调节，+15°/–50° 16 或 12 功能横向或纵向控制脚踏开关 12 功能手动开关
控制器	二合一显示器，控制和视频显示合二为一。最新式电子控制器，用于连续监控所有马达功能和照明强度。触摸式液晶显示屏，对比度和亮度可调。ISUS™ 智能设置系统的菜单选择基于独特软件，满足用户个性化参数设置，并且内置电子自动诊断和用户支持功能。开放式设计，支持软件升级
附件	
助手镜	体视助手镜
分光器	50/50% 或 70/30%
摄像 / 照相	Leica2D 摄像系统，Leica2D 数字摄像系统，Leica 变焦（35~100mm）摄像适配器，照相 / 摄像双接口，f=60/85/107mm（摄像）；f=250/350mm（35mm 相机）；视频接口 f=107mm；照相接口 f=250/350mm。
非接触广角镜	BIOM，EIBOS
倒相器	AVI，SDI，OIVSL，ROLS
激光	可装配，适配器由激光供应商提供
裂隙灯	徕卡生产，电动控制 +/–23° 检查范围，裂隙宽度 0.01~15mm，裂隙长度 3~15mm，可 180°旋转，快速灯泡更换装置
无菌保护	所有旋钮均配有可消毒帽，应用其他广家提供的无菌罩。
电源	90~265V，50/60Hz
功率能耗	300 伏安（VA）

三、Topcon OMS 系列眼科手术显微镜

日本株式会社拓普康（Topcon co.，Japan）于 1932 年创立，隶属于日本东芝（TOSHIBA）集团公司。其生产的眼科手术显微镜主要有：OMS-600 型、OMS-610 型、OMS-650 型及 OMS-85 型等眼科手术显微镜，其光学性能优良，同时具有操作简便、视觉舒适等特点。

1. OMS-600 型眼科手术显微镜（图 3-7）　主要特点是采用可变角度的双目镜筒，术前只需一次性调好焦距即可满足所有倍率的清晰观察，并可见红光反射。其主要参数如表 3-5 所示。

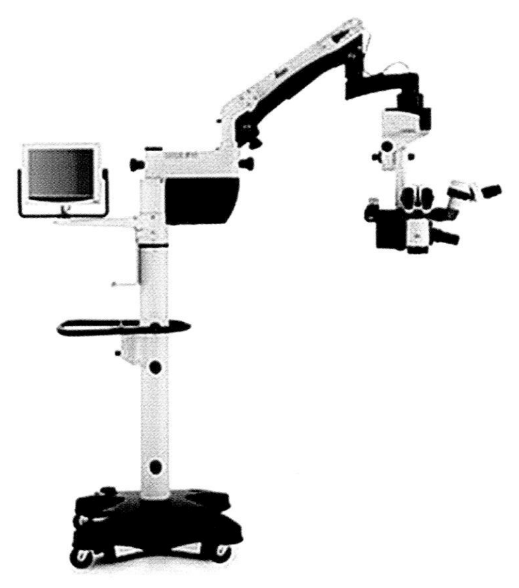

图 3-6　Leica M820 F19 手术显微镜

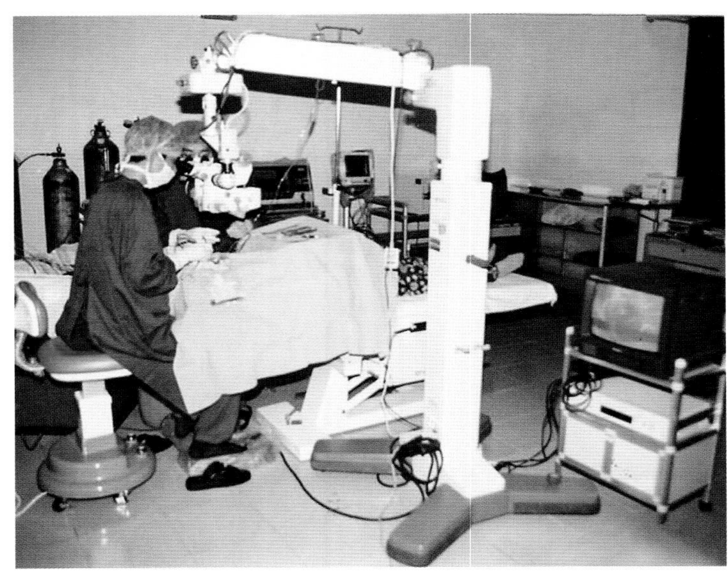

图 3-7　OMS-610 型眼科手术显微镜

2. OMS-800 系列眼科手术显微镜　OMS-800 系列眼科手术显微镜包括 OMS-800 OFFISS、OMS-800 Pro 和 OMS-800 Standard 三种(图 3-8)。其中 OFFISS 为免光导玻璃体手术系统,该设计使玻璃体手术时不需要眼内光导,医生可双手操作,真正实现“双手玻璃体手术”。三种类型主要的技术参数如表 3-6 所示。

表 3-5　OMS-610 型眼科手术显微镜主要技术参数

显微镜	双目镜筒,f=175~400mm 同焦点无级变倍,倍率 5~25× 工作距离:187mm 操作距离:405mm
支架系统	落地式支架,高度:1810mm,横臂长度:1374mm
照明系统	同轴照明:照明范围:直径 25~46mm 照度 120 000lx 倾斜照明:照明范围径可达 34.5mm 设有同轴照明与倾斜照明转换开关 内置 UV/IR 滤光片
选配	分光器 TV 电视接口 单目示教镜 35mm 相机接口镜 X-Y 微动 0°助手镜

表 3-6　OMS-800 系列眼科手术显微镜主要技术参数

		OMS-800 OFFISS	OMS-800 PRO	OMS-800 Standard
放大选择		伽利略型		
目镜		12.5×		
物镜		f=200mm		
放大率		4.2/5/6/7/8/9/11/13/15/17/19/21		
总放大率		4.2×~21×		
第一臂长度		375mm		
第一臂旋转角度		300°		
第二臂长度		990mm		
第二臂旋转角度		300°		
聚焦范围		600mm		
机臂最大负荷		6~18kg	6~18kg	9~21kg
输入电压		AC100~120/220~240V 50/60Hz 280VA		
尺寸	基座	720mm(W)×720mm(D)		
	高度	1.865mm		
重量		249kg	247kg	244kg
OFFISS		√	-	-
电磁锁		√	√	-

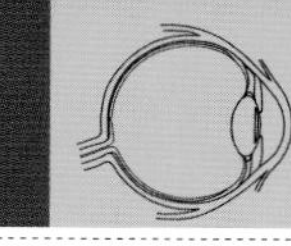

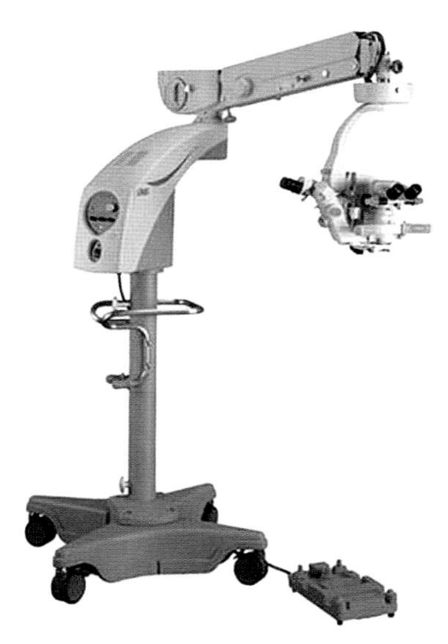

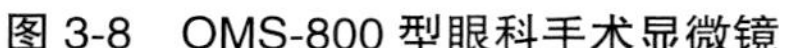

图 3-8　OMS-800 型眼科手术显微镜

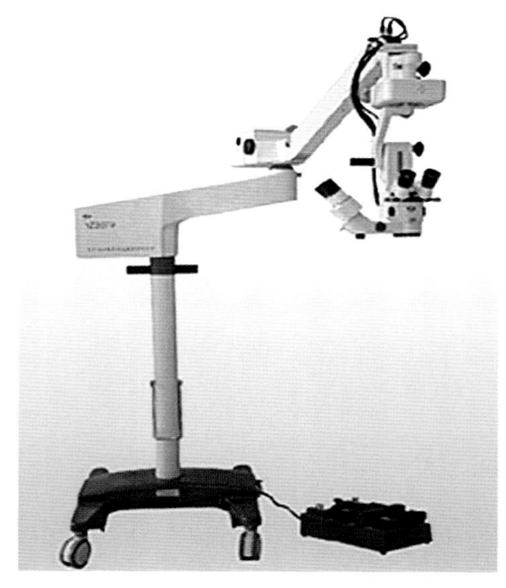

图 3-9　YZ20T9 手术显微镜

四、YZ 系列眼科手术显微镜

由苏州医疗器械厂生产，包括 YZ20T9、YZ20P5 等，主要技术参数如下：

1. YZ20T9（图 3-9）　它是 YZ20T8 的升级产品，采用了复消色差和系统全局优化设计技术，提高产品整体性能；主镜 5 挡变倍，副镜 3 挡变倍。独立的副镜光学微调装置，确保与主镜一致的清晰度；运用光学平衡技术，成像的色彩还原度佳，降低术中疲劳感；提高双目融合误差标准，术中双眼易于融合，立体感强；采用德国光学玻璃制作镜片，降低主、副镜的光学畸变，清晰度和景深显著提高；运用多层镀膜、防霉、防反射技术，增强环境适应性；斜照明可作裂隙照明，裂隙宽度可调；X/Y 移动器可自动复位；采用独立的电气控制箱，具有故障自诊断功能，维修方便。主要技术参数如表 3-7 所示。

表 3-7　YZ20T9 手术显微镜主要技术参数

目镜倍率	12.5×/18B
物镜焦距	200mm
工作距离	190mm
主镜放大倍率	4×、6×、10×、16×、25×
副镜放大倍率	6×、10×、14×
视场直径	Φ58mm、Φ38mm、Φ23mm、Φ14mm、Φ9mm
视度调节范围	±5D
瞳距调节范围	50~70mm
照明光源	12V/100W，冷反射医用卤钨灯泡
照明类型	6°+0°冷光源同轴照明和 20°斜照明。斜照明可作裂隙照明，裂隙宽度可调
同轴照明物面照度	≥30 000lx
斜照明物面照度	≥15 000lx
横臂伸展半径	1240mm
垂直调节范围（地面至大物镜）	850~1350mm

续表

微调焦速度及行程	≤2mm/s，≥50mm
X/Y 坐标器移动速度及范围	≤2mm/s，50mm×50mm
电压	AC220V±10%/50Hz±1Hz、AC110V±10%/60Hz±1Hz
功率	330VA
保险丝	AC250V T4.0A、AC125V T8.0A
电气安全标准	执行标准 IEC601-1、Ⅰ类 B 型
整机外包装体积及箱数	0.786m^3，5 箱
整机重量	213kg

2. YZ20P5（图 3-10）　为便携式眼科手术显微镜，显微镜 3 挡变倍。支臂内装有弹簧平衡系统，手术显微镜可以上下随意移动；所有镜片运用多层镀膜、防霉、防反射技术，增强环境适应性，整机结构小巧、轻便，特别适合流动医疗。主要技术参数如表 3-8 所示。

表 3-8　YZ20P5 手术显微镜主要技术参数

目镜倍率	12.5×
物镜焦距	200mm
工作距离	190mm
主镜放大倍率	5.3×、8×、12×
视场直径	Φ38mm、Φ25mm、Φ17mm
视度调节范围	±5D
瞳距调节范围	50~70mm
照明光源	12V/100W，冷反射医用卤钨灯泡
照明类型	6°+0°冷光源同轴照明
同轴照明物面照度	≥20 000lx
横臂伸展半径	870mm
垂直调节范围（地面至大物镜）	700~1100mm
微调焦行程	30mm
电压	AC220V±10%/50Hz±1Hz、AC110V±10%/60Hz±1Hz
功率	120VA
保险丝	AC250V T1.25A、AC125V T2.5A
电气安全标准	执行标准 IEC601-1、Ⅰ类 B 型
整机外包装体积及箱数	0.2m^3，1 箱
整机重量	41kg

可选附件：

（1）视频装置（1/2"或 1/4" CCD、转接口、分光器及连接线等）；

（2）直筒双目镜筒、万向接头（用于 ENT）；

（3）五种规格的物镜：f175mm、f250mm、f300mm、f350mm、f400mm（12.5× 目镜使用）（表 3-9）；

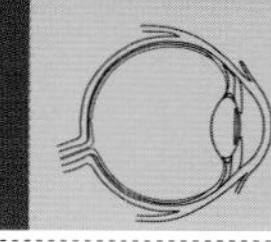

表 3-9　物镜规格

大物镜规格	f175m	f250mm	f300mm	f350mm	f400mm
总放大倍率	6×、9×、14×	4.2×、6.4×、9.6×	3.5×、5.4×、8×	3×、4.6×、6.8×	3×、4×、6×
视场直径（mm）	Φ33、Φ22、Φ15	Φ47.5、Φ31、Φ21	Φ57、Φ38、Φ25	Φ67、Φ44、Φ30	Φ76、Φ50、Φ34

（4）10× 目镜；

（5）台式安装部件（夹持架、分体式立柱）；

（6）便携式包装。便携式包装共分三只帆布包、一个行李车（根据用户需要选配）。

3. SOM2000D（图 3-11） 是 SOM2000C 的升级产品，光学系统运用复消色差和系统全局优化设计技术，提高产品整体性能；主镜无级变倍，术中可随意调整倍率和清晰度；副镜 3 挡变倍，其独立的光学微调装置，确保与主镜一致的清晰度；运用光学平衡技术，成像的色彩还原度佳，降低术中疲劳感；提高双目融合误差标准（高于国际水平），术中双眼易于融合，立体感强；采用德国光学玻璃制作镜片，降低主、副镜的光学畸变，清晰度和景深显著提高；所有镜片运用多层镀膜、防霉、防反射技术，增强环境适应性；X/Y 移动器、调焦操作均可自动复位；电动倾摆可设置术面特殊观察角度；独有的物镜保护装置，可长久保持物镜的清洁；采用独立的电气控制箱，具有故障自诊断功能，维修方便。其主要技术参数如表 3-10 所示。

表 3-10　SOM2000D 型手术显微镜主要技术参数

参数	数值
目镜倍率	12.5×/18B
物镜焦距	200mm
工作距离	170mm
主镜放大倍率	4×~25×
副镜放大倍率	6×、10×、16×
视场直径	Φ50~Φ9mm
视度调节范围	±5D
瞳距调节范围	50~75mm
照明光源	12V/100W，冷反射医用卤钨灯泡
照明类型	6°+0°冷光源同轴照明和 26°斜照明
同轴照明物面照度	≥35 000lx
斜照明物面照度	≥30 000lx
横臂伸展半径	1230mm
垂直调节范围（地面至大物镜）	880~1420mm
微调焦速度及行程	≤2mm/s，≥ 50mm
X/Y 坐标器移动速度及范围	≤2mm/s，50mm×50mm
电压	AC220V±10%/50Hz±1Hz AC110V±10%/60Hz±1Hz
功率	170VA
保险丝	AC250V T3.15A、AC1250V T6.3A
电气安全标准	执行标准 IEC601-1、Ⅰ类 B 型
整机外包装体积及箱数	0.756m^3，5 箱
整机重量	215kg

可选附件：示教装置（示教镜、分光器），视频装置（1/3" CCD、转接口、分光器及连接线等）

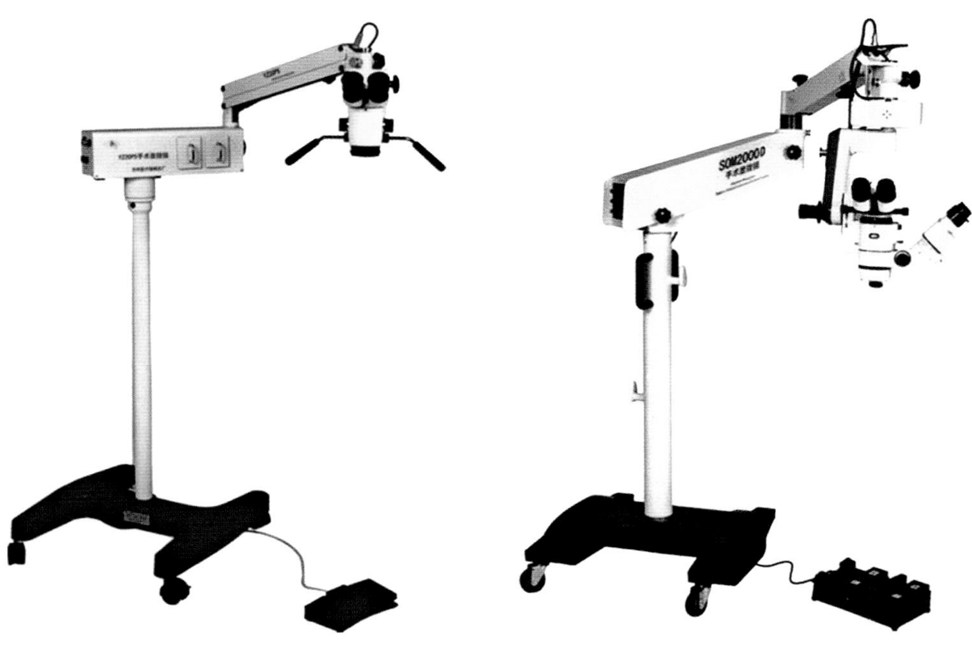

图 3-10 YZ20P5 手术显微镜

图 3-11 SOM2000D 型手术显微镜

参考文献

1. 宋琛．手术学全集·眼科卷．北京：人民军医出版社，1994：9-17
2. 杨朝忠，柳林．现代角膜移植学．北京：人民军医出版社，1998
3. 高一林．手术显微镜介绍．中华显微外科杂志，1989，12：225-228
4. 王荣兰，鲁丽燕．眼科手术显微镜及显微手术器械的使用与保养．天津医科大学学报，1998：499-100
5. Southern SJ, Ramakrishnan V, et al. Video microsurgery: early experience with an alternative operating magnification system. Microsurgery, 2001, 21: 63-69
6. Barraquer JI. The history of the microscope in ocular surgery. J Microsurg, 1980, 1: 288-299
7. Miller D. A new microsurgical corneal trephine.Ophthalmic Surg, 1979, 10: 55-58
8. Peyman GA, Sanders DR, et al. A new operating microscope with increased illumination efficiency and a stereoscopic assistant viewer. Ophthalmic Surg, 1977, 8: 51-3
9. Taneda M, Kato A, Yoshimine T, et al. Endoscopic-image display system mounted on the surgical microscope.Minim Invasive Neurosurg, 1995, 38: 85-86
10. Sergienko NM, Solodkii N, Hamard H, et al. New technique for knife and radial keratotomy.J Refract Surg, 1995, 11: 56-59
11. Au YK, Reynolds MD, Chadalavada RC. A study of the optical micrometer, the coin gauge, and the diamond knife micrometer in diamond knife calibration.Refract Corneal Surg, 1991, 7: 299-302
12. Huebscher HJ, Goder GJ, Lommatzsch PK. The sharpness of incision instruments in corneal tissue.Ophthalmic Surg, 1989, 20: 120-123
13. Galbavy EJ. Use of diamond knives in ocular surgery. Ophthalmic Surg, 1984, 15: 203-205
14. Schor P, Rocha E, Cheema DP, et al. Calibration of trephine blade depth. J Refract Surg, 1997, 13: 89-90

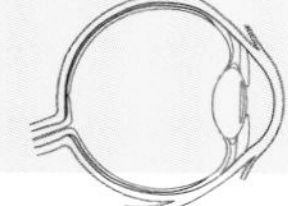
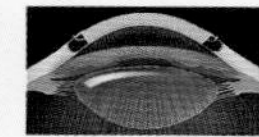
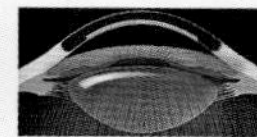
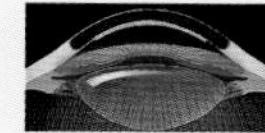
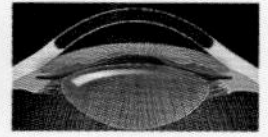

第四章 手术材料

第一节 显微缝针和缝线

在现代角膜显微手术中，高质量的无损伤缝针和缝线是不可缺少的器材，也是角膜显微手术成功的重要保障。

一、缝针

按针体截面的形态，可分为圆体针及切割针两大类，后者主要包括三角形针、反三角形针和铲形针。显微手术缝针常用铲形针。

1. 圆体显微手术缝针　具有不切割组织的特点，主要用于缝合结膜、虹膜、睫状体、羊膜 睑缘等组织。眼用带 10-0 尼龙线的圆体针，它的针体直径为 75~100μm（图 4-1）。

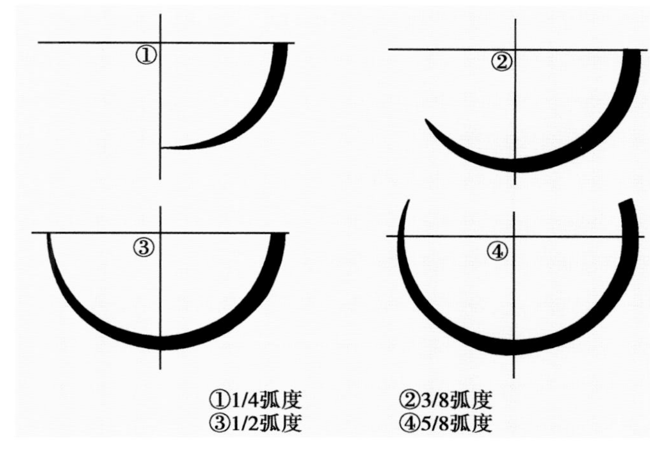

图 4-1　圆体显微手术缝针

2. 微尖铲形针　微尖铲形针（micro-point spatular cutting）外形薄而扁平，针体的截面呈倒置的扁梯形，以 1/4 和 3/8 环针常用，针体 100~220μm（图 4-2、图 4-3）。因针体薄而扁平，极易穿透角膜和巩膜组织，多用于角膜移植及白内障手术缝合。

3. 微尖 X 铲形针　微尖铲形针（micro-point X spatula）的设计与微尖铲形针相同，但针体的切刃部分加长，并采用先进的搪磨技术加工，十分锋利，大大增强了它的穿透组织能力，并提高了重复使用率。

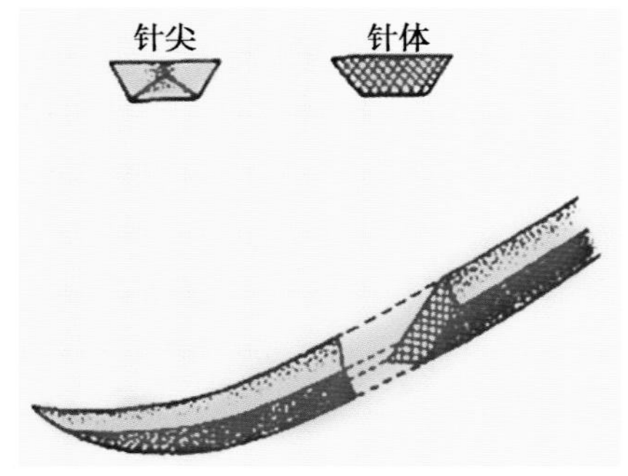

图 4-2　微尖铲形针

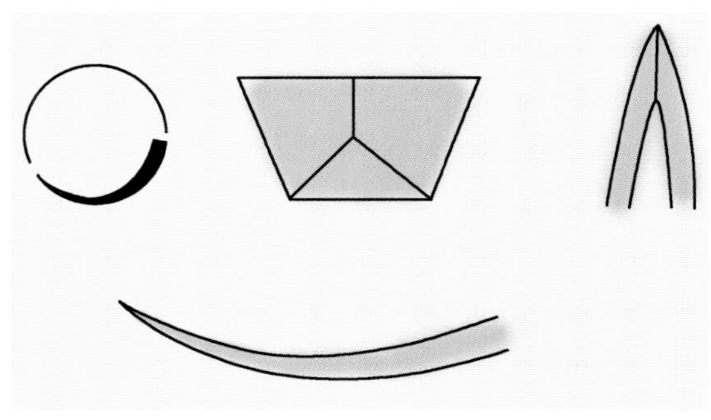

图 4-3　微尖铲形针

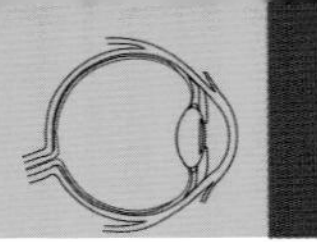

4. 铲形针　铲形针(spatula)针体的截面与微尖铲形针相似,主要用于需要加固缝合又不切割组织的情况。

5. 微尖复合针　针体弯曲或独特的几何形状,以便能准确地缝合角膜缘等特殊解剖部位。

6. 微尖针　针体扁平部直径极细,针尖极锐利有良好的穿透性,且针体具有不切割组织的优点。

眼科缝针除针体截面的形状不同外,缝针整体外形也有很大区别,临床上常用的缝针外形有直针、1/4周长弯针、3/8周长弯针、1/2周长弯针、5/8周长弯针,丁形(鱼钩形)针及复合弯针。

二、缝线

眼科缝线可分为天然及合成材料两大类,每一类又可按其在组织内存留的时间及性质分为可吸收和不可吸收缝线。在选择缝线前,必须根据不同手术方式、解剖部位、缝线的特点选择最适宜的缝线。

角膜显微手术缝线

(1) 单丝尼龙线:即聚酰胺6及66缝线(monofilament polyamide 6,66),为人工合成的单丝缝线,极细,表面光滑,不利于细胞生长,有较好的弹性及抗张强度,并能在组织中保留较长时间后发生降解。现代角膜移植多采用10-0及11-0尼龙线(直径119~220μm)。

(2) 单丝聚丙烯缝线:聚丙烯缝线(monofilament polypropylene)为人工合成的单丝缝线,不受组织酶的影响,在体内不吸收、不发生排斥反应,组织反应极轻微,质软易弯曲,易牢固打结。目前认为能保持永久性抗张强度,维持线结的牢固性较其他人工合成的单丝线强。因此,能长时间固定维持伤口和固定植入组织,主要用于无后囊支持的人工晶状体固定的标准缝线,亦可用于角膜移植。

(3) 编织聚酯线(braided polyester):是由纯聚酯纤维编制成的,表面光滑、均匀,外表涂一层Polybutilate润滑剂,使缝线容易穿过组织,易于打结,在体内能长久维持其抗张力强度,且不受湿度及组织环境的影响,在体内有较好的耐受性,适用于角膜移植及人工晶状体固定。

(4) 手术丝线(surgical silk):由蚕丝编织制成,在体内极为缓慢的被吸收,1年后失去抗张强度,2年后被吸收,因其容易操作而广泛使用。可用于角膜缝合、白内障手术、巩膜手术及巩膜牵引。

现代角膜移植所用的缝针缝线多为一体,可为一针一线及双针一线,由于线被压挤在针体尾部,从而减少了组织损伤和穿针的麻烦。

第二节　黏弹剂

一、概述

黏弹剂亦称为黏弹性物质(viscoelastic materials),主要用于保护角膜内皮细胞。在内眼手术中向前房内注入黏弹剂,能降低对角膜内皮的创伤性损害。Meyer和Palmer于1943年从牛眼玻璃体中首先分离出透明质酸(hyaluronic acid,HA),拟用于眼科手术。其钠盐系由葡萄糖醛酸钠和乙酰氨基己糖组成的双糖聚合物,属黏多糖类物质。Balaz(1971年)应用高纯化透明质酸钠(分子量达2万以上)通过猴眼实验,指出高纯化的高分子透明质酸钠溶液在猴眼内无致炎反应。1977年,Miller在动物实验中应用透明质酸钠,用于眼前段手术获得成功。Balazs于1979年将透明质酸钠用于代替人的玻璃体,并取得较理想的结果。1980年从公鸡冠中提取的透明质酸钠,以其商品名Healon在国际市场出售。1983年,Fechner将2%甲基纤维素试用于眼科手术。

用于眼科显微手术的黏弹剂必须无菌、无毒、无致热原、无炎性反应和无免疫原,不干扰与其接触的细胞的正常代谢。凡有潜在免疫原,可引起肉芽肿或囊肿形成、刺激细胞、干扰上皮形成和血液凝固的物质均不能用于眼内。黏弹剂化学性稳定、电解质平衡与角膜、房水有相同的渗透压和胶体渗透压;缓冲pH,可溶于水;高纯度无微粒、透明、易于注入和清除;贮存期长,可于室温保存。

理想的作用为保护眼内组织细胞,避免术中机械性损伤;分离组织和粘连时,能形成空间,以利手术操

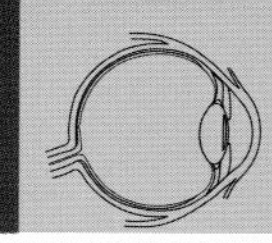

作，并能防止术后组织粘连；压迫止血；增加润滑作用，以减少术中摩擦，利于人工晶状体植入等；可取代玻璃体。因此，理想的黏弹剂必须是生物学与眼组织相适合的高分子聚合物，具有黏聚力、透明和可渗透性，术中易从眼内清除，或从组织中迅速非代谢地廓清，不影响眼压且价格低廉。

黏弹剂注入眼内，有时可引起正常组织移位。注入黏弹剂时用力过大，量过多，可引起晶状体后囊膜破裂、晶状体脱位或玻璃体脱失。由于羟丙基甲基纤维素具有高黏性，不仅难以注入眼内，而且不易从眼内清除，若残留于眼内可损害眼内组织。残留于眼内的黏弹剂，被房水稀释、溶解后，经小梁网排出，部分黏弹剂可机械性阻塞小梁网，影响房水排出而导致眼压升高。尤其是小梁已有变性、水肿或纤维化者，其廓清速度明显减慢，炎性反应加重。羟丙基甲基纤维素内含沉淀物。不提倡重复使用剩余的黏弹剂，以免发生变质而引起感染、炎症或大泡性角膜病变。

二、黏弹剂

用于角膜显微手术的黏弹剂：现就常用的（包括部分新品种）介绍如下。

1. 透明质酸钠（sodium hyaluronate，Na-HA，SH） 透明质酸钠系从鸡冠、人脐带中、生物细胞培养或细菌发酵等方法分离提取出的高分子化合物。瑞典 Pharmacia & Upjohn 公司（Pharmacia & Upjohn Co.，Sweden）从鸡冠中提取出的透明质酸钠，商品名为 Healon（喜郎）。Healon 是一种不致热、不致炎、无抗原性及具有高纯度的黏弹剂，是由葡萄苷键联成的重复双糖组成的多糖，分子量为 400 万，pH 为 7.0~7.5。其可存在于玻璃体及房水中，在角膜内皮细胞表面有透明质酸结合点（HABS），故 Healon 可与其结合，因而具有保护性涂敷作用。前房内 Healon 逐渐被房水稀释并溶解，术后 6 天内经 Schlemm 管缓慢排出。人眼对 Healon 有极好的耐受性。Healon 易抽吸并易注射于眼内。在猴眼中实验证明，Healon 注入玻璃体内，渗入前房后被房水稀释并溶解，然后排出眼外；玻璃体内的 Healon 约 60~70 日方能完全消失。

20 世纪 80 年代末，瑞典 Pharmacia & Upjohn 公司研制出 1.4% Healon GV。此系新一代黏弹剂，亦从鸡冠中提取的高分子化合物，分子量为 500 万，较 Healon 更具有黏滞性、弹性（约强 10 倍）、刚性、假可塑性及内聚性；其动力学黏度，在低剪切率时为最大，而在高剪切时则较低，主要用于晶状体超声乳化及折叠式人工晶状体植入术等。Madsen 等于 1989 年已证明，透明质酸钠的分子量越高，其与角膜内皮细胞的亲和性也越高；在自然状态下，角膜内皮细胞表面处于透明质酸钠覆盖之下。

Healon 注入眼内，覆盖于组织表面而形成一层保护膜，能有效地起到保护角膜内皮或其他组织的作用；能形成、扩大并维持一定空间，以利手术操作，减少或避免机械性、化学性损伤及防止组织粘连；具有良好的润滑作用，便于人工晶状体植入眼内；能有效地阻止切口处房水流出或玻璃体脱出，对较小出血点有止血作用；并能起到衬垫作用。1% Healon 的黏稠度比房水高 20 万倍。用于白内障囊外摘除术、晶状体超声乳化术、人工晶状体植入术、青光眼手术、穿透性角膜移植术、虹膜手术及某些眼前段再造术等，有助于维持正常前房深度，利于手术操作，减少或避免对角膜内皮及周围组织的损伤。亦可用于眼外伤临时止血、堵塞伤口及眼内异物摘除术。 但在个别患者，尤其在糖尿病患者无晶状体眼内施行手术时，倘若大剂量注入 Healon. 可导致术后短期眼压升高。眼压升高的峰值在术后 7~48 小时。据推测，引起术后眼压暂时性升高的机制，是由于 Healon 对小梁网机械性阻塞所致。通常眼压 <3.99kPa（30mmHg）。如果眼压较高，并有眼胀痛症状，滴 0.5% 噻吗洛尔及口服乙酰唑胺，可使眼压恢复正常。

2. 羟丙基甲基纤维素（hydroxypropyl methylcellulose，HPMC） 此系合成的高分子化合物。HPMC 的葡萄糖分子链较长，其侧链羟基的氢被甲氧基和羟丙基取代。嗜水性大于甲基纤维素。分子量为 8.6 万。广泛存在于棉花和树木中，而不存在于人或动物。溶于水，其溶解度随温度而改变。可进行高压消毒并能在高温下贮存。由于它不是从动物体内提取，因此在眼前段内代谢不充分，容易阻塞小梁网。在前房内的排出速度取决于分子量、浓度及黏度。不发生醇的降解作用，故产生致炎作用引起细胞线粒体改变。其特性：羟丙基甲基纤维素只有黏性，没有弹性，分子量低，因此难以维持前房深度。羟丙基甲基纤维素黏性大，很难挤出针头，需用较大的冲洗针头，难以控制注射量及其速度。如果有少量的羟基甲基纤维素残留于前房内，术后可引起眼压升高。因此手术结束前，应将眼内的所有残留羟丙基甲基纤维素冲吸出，但由于其黏性很大，冲洗时的手术操作相当困难。若使用羟丙基甲基纤维素代替玻璃体时，可引起较明显的炎症反应，甚至导致失明。低纯度 HPMC 禁用于内眼手术。

3. 硫酸软骨素（chondroitin sulfate，CS）　CS 又称为硫酸软骨质。主要从白鲨鱼鳍提取软骨。系由较硬的哺乳类动物结缔组织中的主要成分构成，它存在于软骨、骨、腱、韧带、肌膜、血管壁及角膜内，属酸性黏多糖类物质及人细胞外基质的一部分。在天然情况下，以蛋白—多糖分子（含蛋白多糖）形式存在。分子量约为 2.5 万，链长约为透明质酸钠的 1/200。浓度为 20% 时，黏性低，保持空间和分离组织作用差，仅有涂敷作用。浓度为 50% 时，黏性增加，但呈高渗，可导致角膜内皮细胞脱水和损害。与 Healon 相比，硫酸软骨素所带的负电荷较大，易黏附在手术器械或人工晶状体的表面；黏弹性衬垫功能强；分子量明显小于 Healon，如溶液的浓度过大，则渗透压大，脱水作用明显。因此，高浓度 CS 不宜用于内眼手术。浓度的 CS 的黏性，弹性均小于 Healon，在维持眼内空间、分离粘连等方面均比 Healon 差。

4. 维斯科特（Viscoat）　由美国 Alcon 眼科产品有限公司生产。Viscoat 是一种无菌、无致热原的黏弹剂，由 3% 透明质酸钠（分子量为 50 万）与 4% 硫酸软骨素（分子量为 2.5 万）合成，含有 3 个负电荷，黏度为 4 万　± 2 万 CPS（剪切率为 2/s 时，25℃），渗透压为（325 ± 40）mOsm/kg，pH 为 7.2 ± 0.2。用于内眼手术，其手术指征同 Healon。在 2~8℃冰箱内保存，贮存时应避光、避冷冻；取出后在室温下 8 小时内再置入冰箱。

三、作用与用途

1. 维持前房深度　将 Healon 或其他黏弹剂注入前房，能形成并维持前房一定深度，利于手术操作。由于羟丙基甲基纤维素黏滞性低，常难以维持前房应有的深度。

2. 保护角膜内皮　Healon、Occucoat、Viscoat 及 Provisc 等均有涂敷和保护角膜内皮的作用，可减少或避免机械性和化学性损伤，避免冲洗溶液与其直接接触。Healon 表面带强负电荷，可以中和人工晶状体或手术器械表面上的正电荷，从而降低角膜内皮细胞损伤的机会，其效果显著优于平衡盐溶液等。

3. 润滑作用　向前房及囊袋内注入 Healon 或其他黏弹剂，利于晶状体核娩出、人工晶状体植入或取出。内眼手术中，在角膜表面滴 Healon 后，不仅能保持角膜透明、光滑和湿润，而且可通过 Healon 观察前房角及周边前房，以确保人工晶状体植入理想位置。

4. 伤口愈合作用 Healon 等黏弹剂属黏多糖类物质，具有促进伤口愈合的作用。

5. 止血作用 Healon 对眼内小出血点可起到机械性压迫作用，以达到止血效果。尤其在虹膜出血或血自创口渗入前房时，Healon 或其他黏弹剂有止血作用，并可使出血局限化。Healon 注入前房可对抗玻璃体压力，以减少或避免脉络膜出血的发生。

6. 眼外伤手术　在眼外伤手术中，透明质酸钠可用作维持前房深度，利于分离虹膜；阻止小异物入侵和止血；亦可用作固定眼内异物，以便夹住并取出异物；能缩小和堵塞伤口，以阻止房水流出或玻璃体脱出。伤口缝合后，应将黏弹剂清除。

参考文献

1. 宋琛 . 手术学全集·眼科卷 . 北京：人民军医出版社，1994：9-17
2. 杨朝忠，柳林 . 现代角膜移植学 .　北京：人民军医出版社，1998
3. 高一林 . 手术显微镜介绍 . 中华显微外科杂志，1989，12：225-228
4. 王荣兰，鲁丽燕 . 眼科手术显微镜及显微手术器械的使用与保养 . 天津医科大学学报，1998，499-100
5. Southern SJ，Ramakrishnan V，et al. Video microsurgery：early experience with an alternative operating magnification system. Microsurgery，2001，21：63-69
6. Barraquer JI. The history of the microscope in ocular surgery. J Microsurg，1980，1：288-299

第五章　显微手术器械

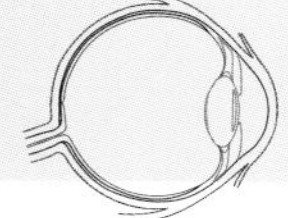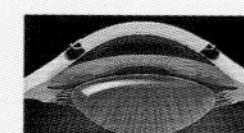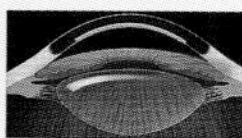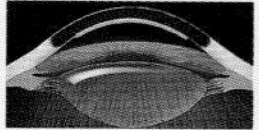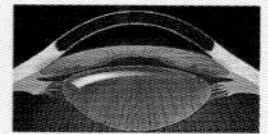

要做好角膜显微手术，除上述的手术显微镜外，显微手术器械也是必备条件之一。显微手术器械的材质多为不锈钢和钛合金。下面就角膜显微手术所需的显微手术器械的基本要求及其特殊点作一简单介绍。

第一节　常用的角膜显微手术器械

一、显微持针器

显微持针器（microsurgical needle holder）的总体长度一般不超过120mm，前端为夹持部分分为直形和弯形两种，钳口对合紧密，边缘应圆钝以防割线，可满意夹紧10-0尼龙针线（图5-1、图5-2）。其咬合口分为无齿槽和有齿槽。常用的有Titanium持针器、Barrquer持针器、Castroviejo持针器等。

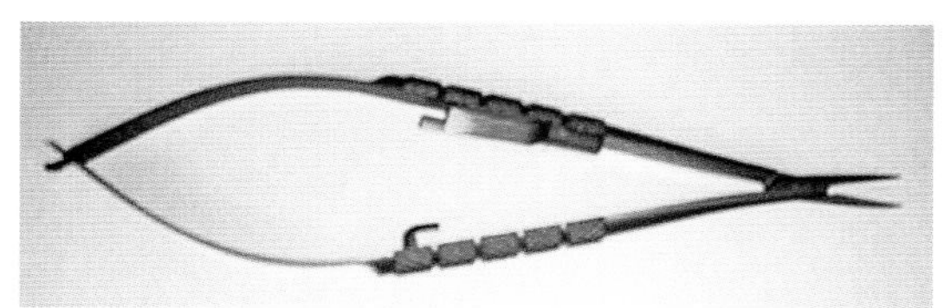

图5-1　Barrquer 持针器，带锁扣

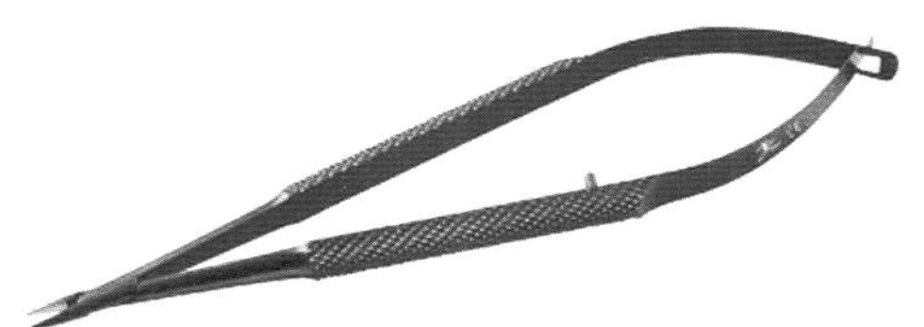

图5-2　直无锁持针器

二、显微手术镊

角膜显微手术中常用的显微镊包括角膜镊、有齿镊、结扎镊、缝合固定镊等，其他联合手术（如联合人工晶状体、玻璃体切除等）所需的镊子此处就不一一列举。

1. 角膜镊　此镊的顶端内侧面有半圆形切口，直径0.12mm。特点是夹持角膜组织牢固，且不产生副损伤。常用的有Pierse角膜镊（图5-3）、Pierse-Colibri角膜镊（图5-4），可分为直头和弯头两种。

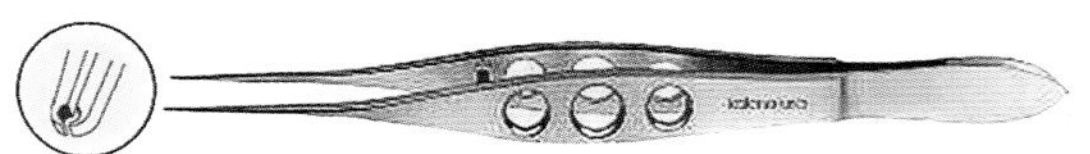

图5-3　Pierse 角膜镊

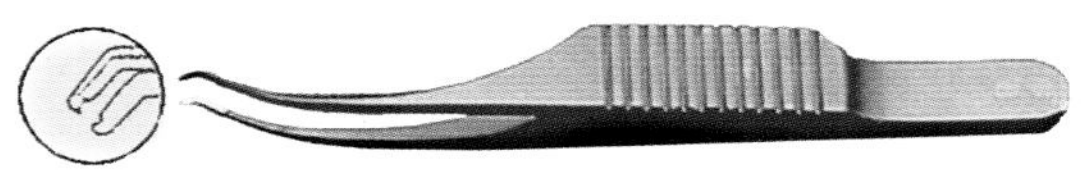

图5-4　Pierse-Colibri 角膜镊

2. 带结线平台的有齿镊　有齿镊分直、弯两种，镊体细长，尖有齿，可有效地夹持精细组织。其后有结线平台，可作线镊使用，可夹持10-0和11-0的尼龙线，使用时可减少更换器械，提高工作效率（图5-5~图5-9）。如Harms-Colibri式、Dyson-Colibri式等。

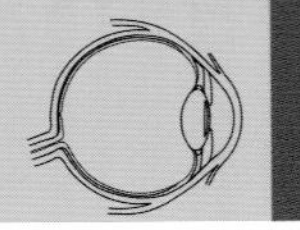

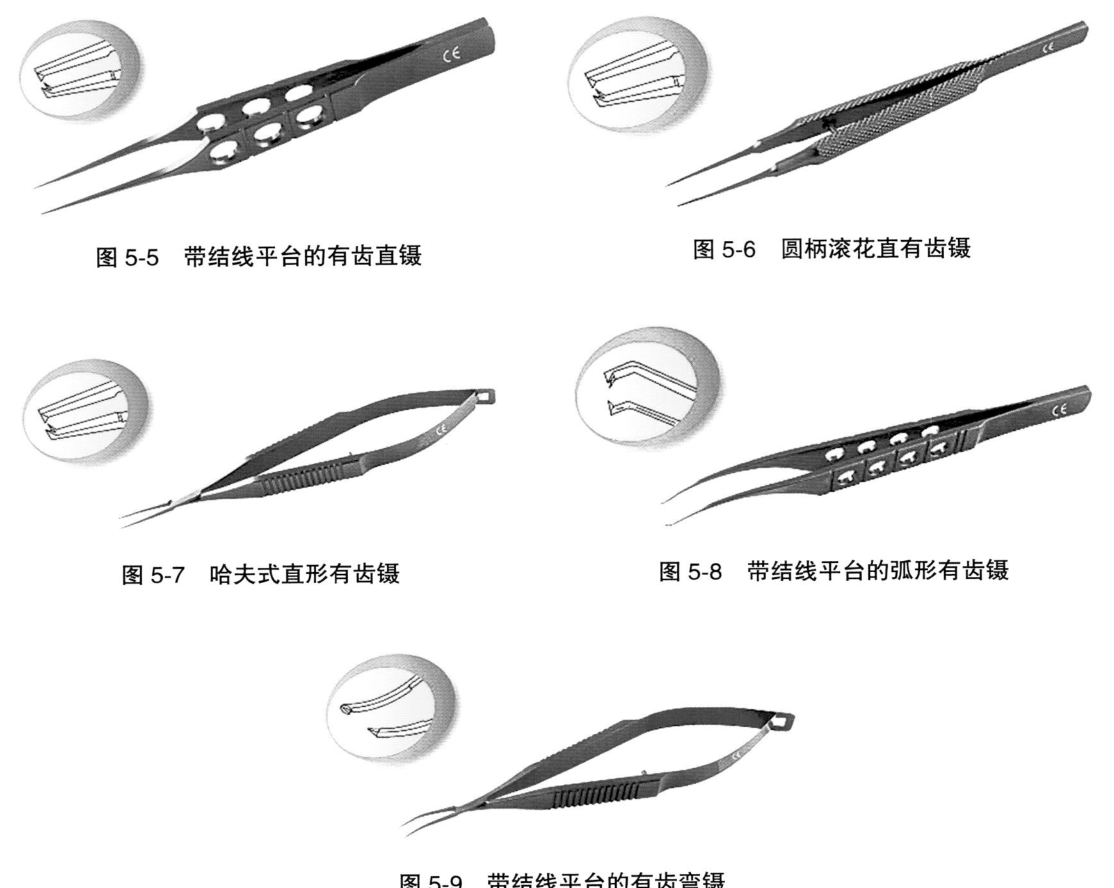
图 5-5　带结线平台的有齿直镊

图 5-6　圆柄滚花直有齿镊

图 5-7　哈夫式直形有齿镊

图 5-8　带结线平台的弧形有齿镊

图 5-9　带结线平台的有齿弯镊

3. 结扎镊　结扎镊有直、弯两种。顶端无齿，平台长约 5mm，对合严密，边缘稍钝。可夹持 8-0~10-0 尼龙线进行显微缝合结扎（图 5-10、图 5-11）。

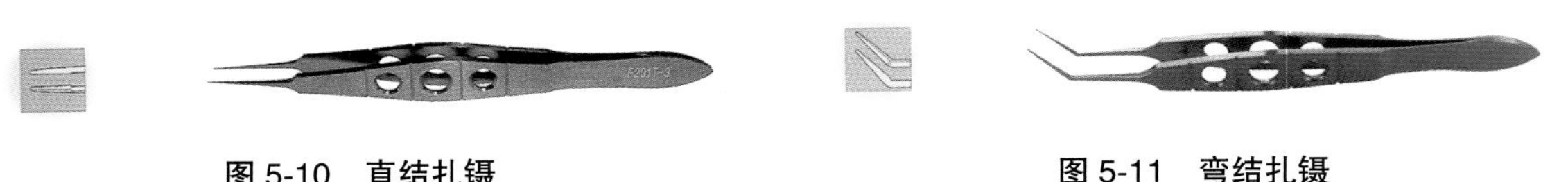
图 5-10　直结扎镊

图 5-11　弯结扎镊

4. 角膜缝合固定镊　是一种专为角膜移植手术中植片缝合第一针所设计的，其顶端设有一对齿，其内侧面有半圆形缺口，两点之间有一 1~3mm 的空隙，缝针在此空隙穿越。此镊最大的优点是夹持游离角膜植片缝合时，缝针不会斜行穿越角膜（图 5-12~ 图 5-14）。

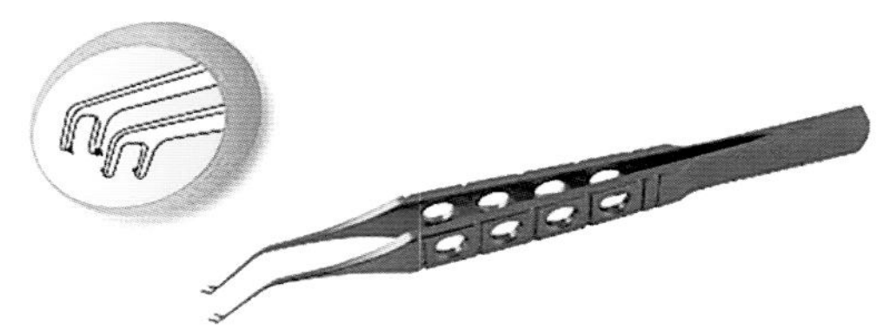
图 5-12　角膜缝合固定镊

三、显微剪

1. 线剪（scissors）　有直头剪和弯头剪两种。可准确剪断缝线，留有线尾约 0.5mm，以便线结容易埋藏（图 5-15）。

2. 角巩膜剪（corneoscleral scissors）　用于角膜深板层切开已完成全层角巩膜片的制作，左右方向各一。头圆钝以防损伤虹膜组织，刃部具有一定的弧度，以适应角膜巩膜缘的解剖学特点。常用的有：Castroviejo 角巩膜剪（图 5-16）、Barraquer 角巩膜剪、Troutman-Castroviejo 角巩膜剪等。

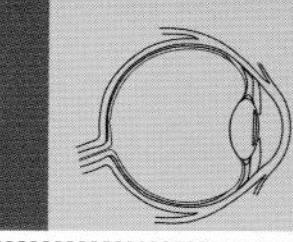

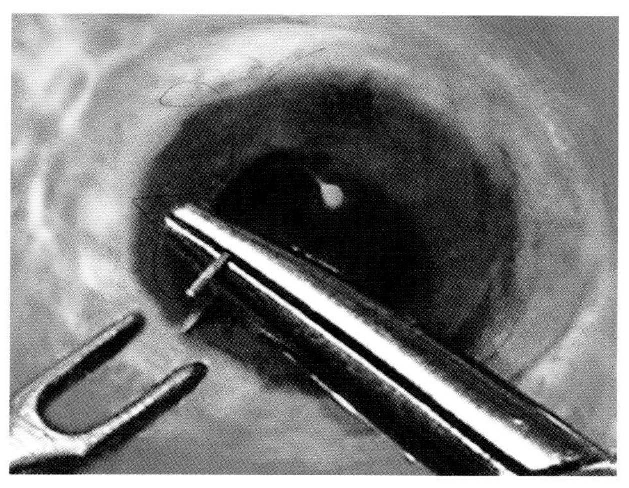

图 5-13　角膜缝合固定镊，植片缝合第一针

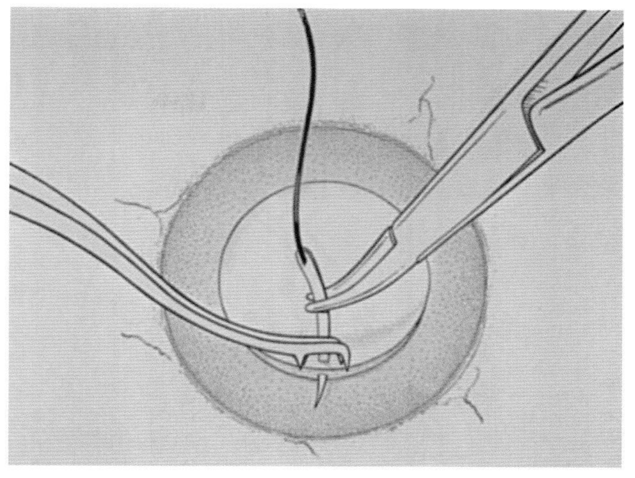

图 5-14　角膜缝合固定镊固定角膜植片缝合示意图

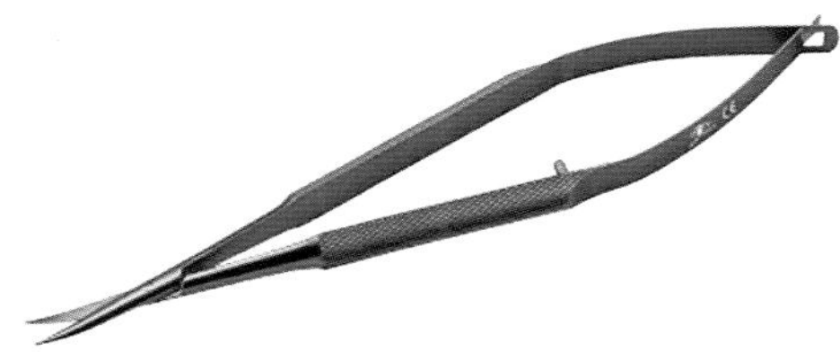

图 5-15　直头线剪

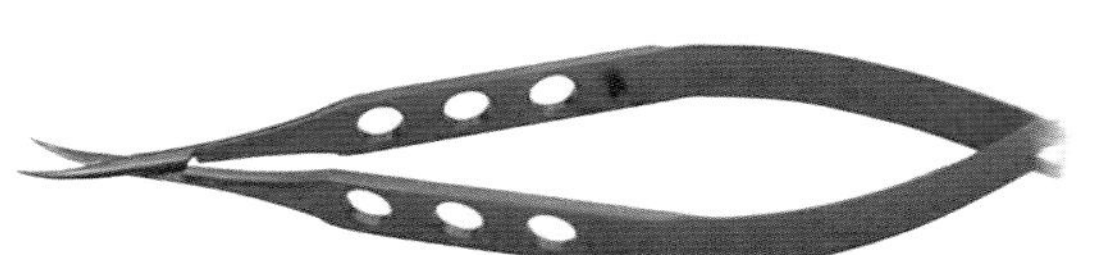

图 5-16　Castroviejo 角巩膜剪

3. 角膜剪(corneal scissors)　分左、右方向角膜剪(图 5-17、图 5-18)。头部较圆钝，以防虹膜损伤。刃部有一定弧度，主要用来剪除角膜片。有的角膜剪两叶呈一长一短，下叶较长，剪切角膜时如嵌入虹膜，不易损伤虹膜。

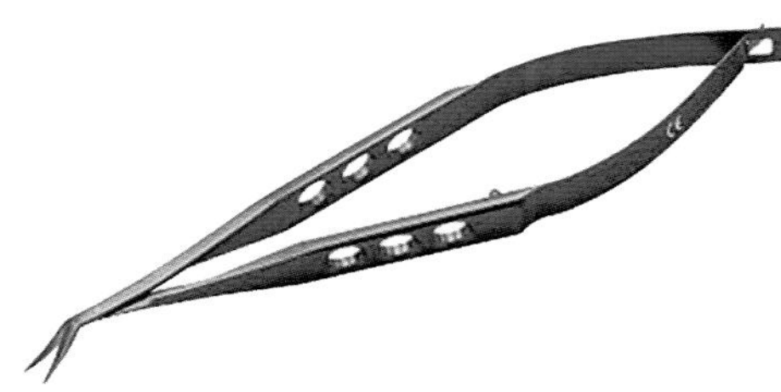

图 5-17　左方向角膜剪

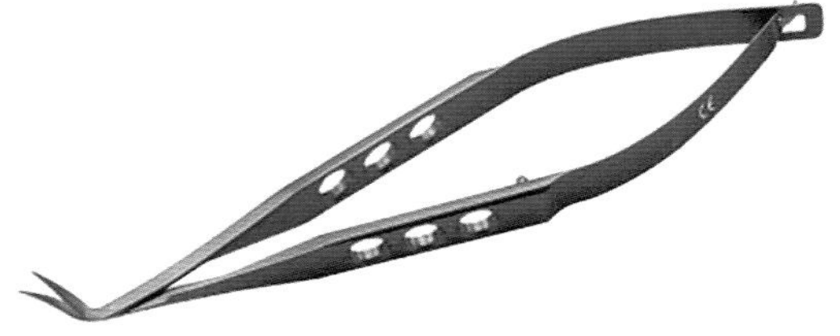

图 5-18　右方向角膜剪

4. 囊膜剪(capsulotomy scissors)　最常用的是 Vannas 囊膜剪，此外，尚有 GillsWelsh 囊膜剪，刃部锋利纤细，适于在前房内操作(图 5-19、图 5-20)。

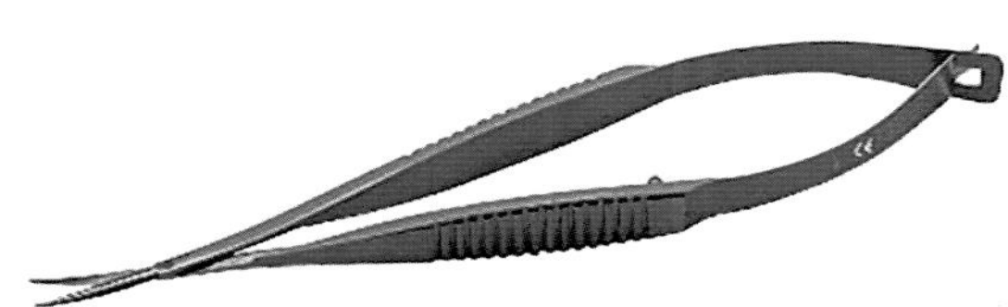

图 5-19　Vannas 囊膜剪

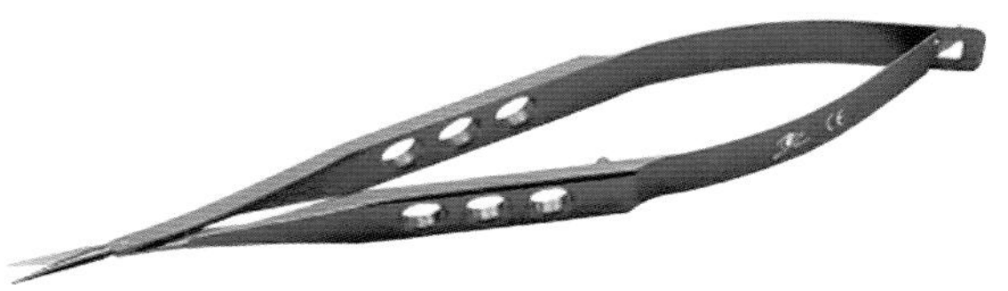

图 5-20　直尖囊膜剪

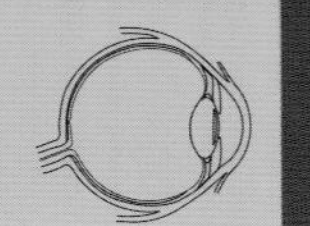

四、开睑器

开睑器（speculums）一般要求对眼球压力很小，不会产生挂线。现在临床使用较多的有：

1. 钢丝开睑器　其结构简便，对眼球无加压作用，不会挂线。如 Barraquer 开睑器，与硬质开睑器相比，其主要不足是不能调整睑裂的宽度（图 5-21、图 5-22）。

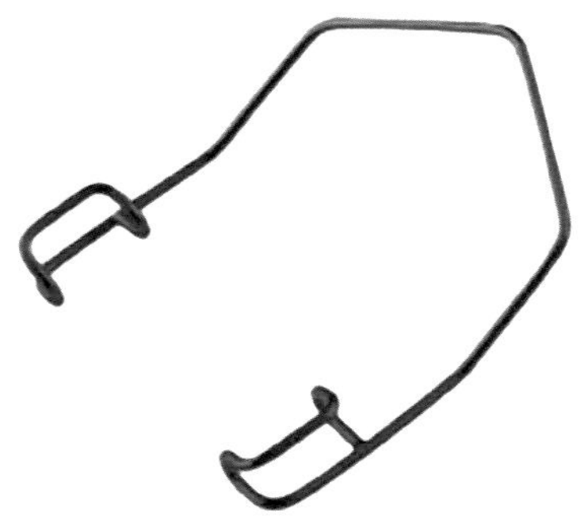
图 5-21　钢丝开口开睑器

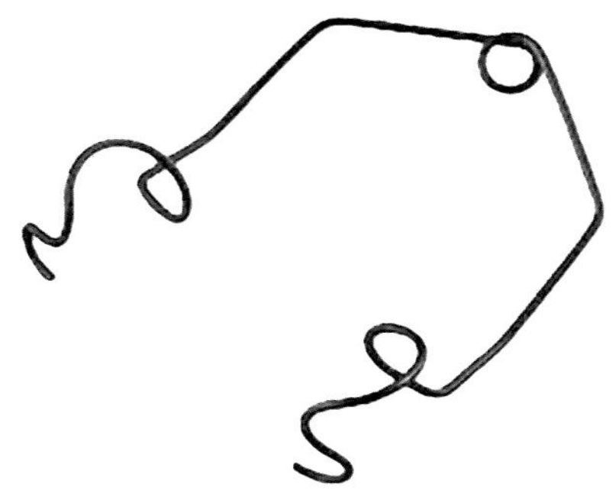
图 5-22　钢丝封口开睑器

2. 螺旋撑杆式开睑器　其开睑部分和撑杆为两个部分，对眼球无压力，开睑程度可以根据需要任意调节（图 5-23~ 图 5-26）。另有注吸式可调撑杆开睑器，可吸除结膜囊的凝体（图 5-27）。

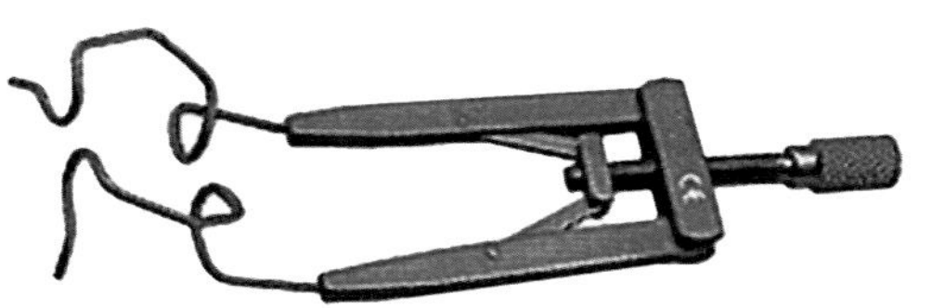
图 5-23　螺旋撑杆式开睑器

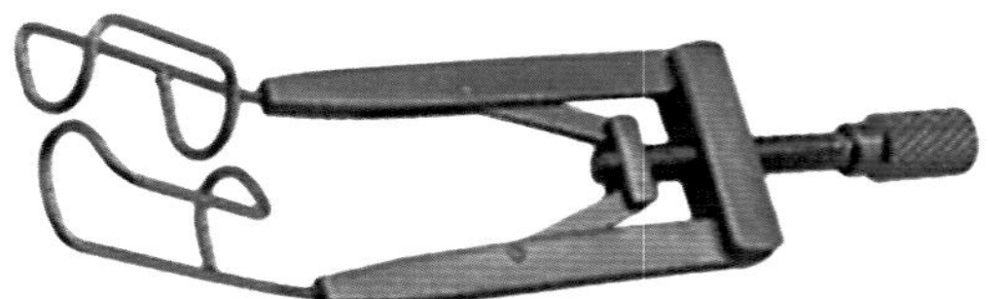
图 5-24　可调开睑器

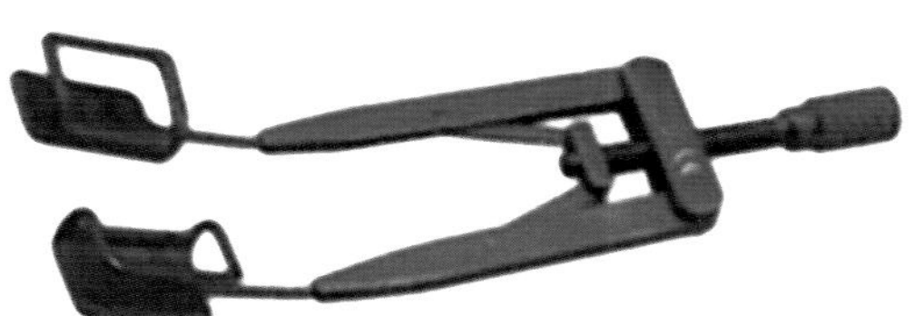
图 5-25　可调丝状开睑器，带睫毛挡板

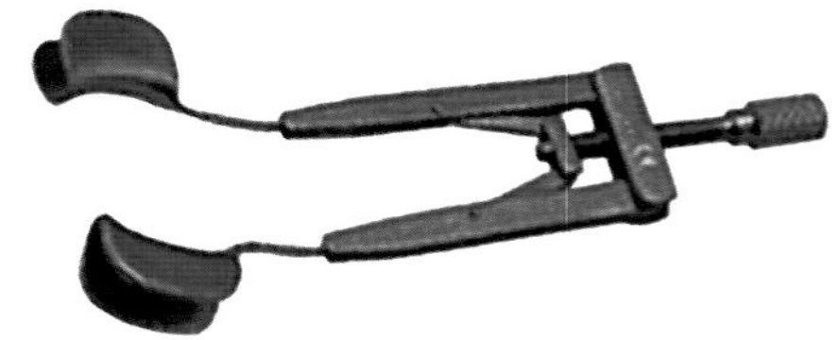
图 5-26　可调丝状开睑器，带睫毛挡板

3. 滑杆式开睑器　主要靠滑杆来调节开睑宽度（图 5-28、图 5-29）。

4. 小儿开睑器　见图 5-30。

5. 多功能开睑器　杨朝忠发明了一种专为角膜移植而设计的开睑器（专利号 IL 92219444.0）（图 5-31、图 5-32），其优点在于：①开睑与固定眼球同时完成；②开睑以眶缘为支撑不压迫眼球，并可通过角膜环调节螺旋轻提眼球，从而避免了术中眼压升高和眼内容脱出。理想的开睑器应为医生提供良好的眼球暴露，同时不对眼球产生压力或很

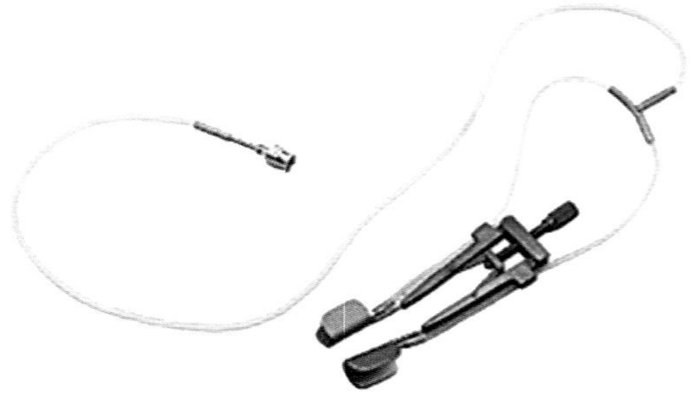
图 5-27　注吸式可调开睑器

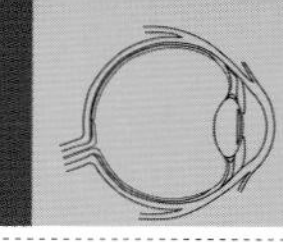

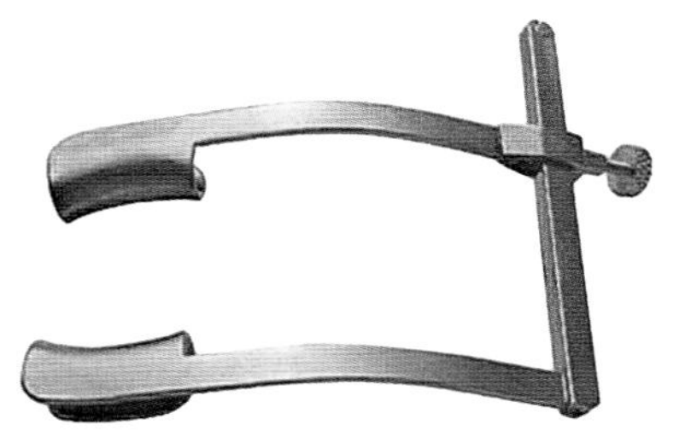
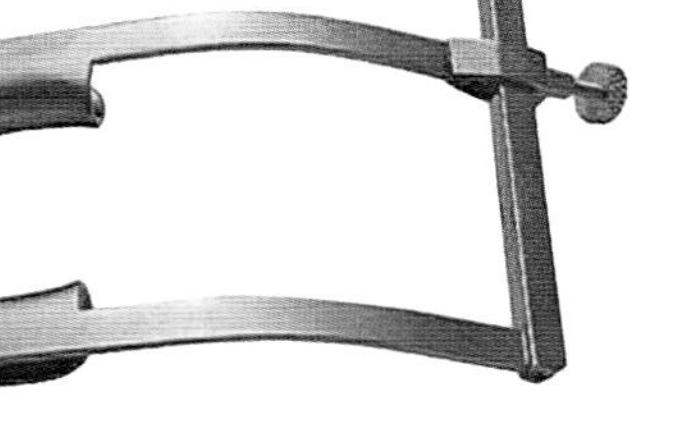

图 5-28　右滑杆式开睑器

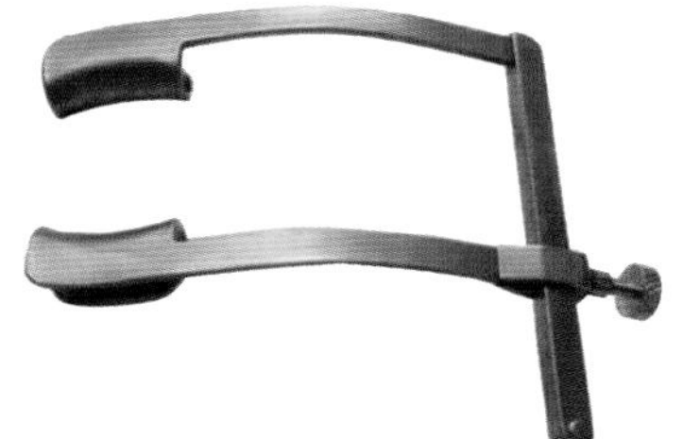

图 5-29　左滑杆式开睑器

图 5-30　儿童开睑器

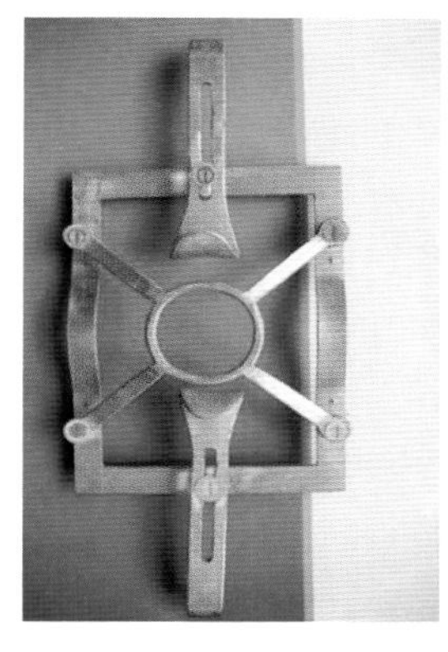
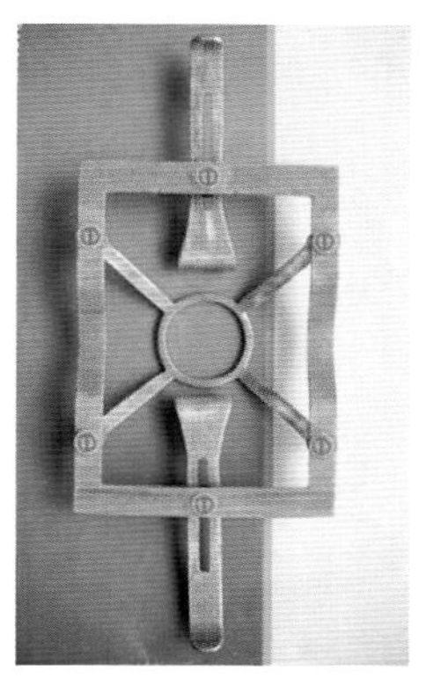
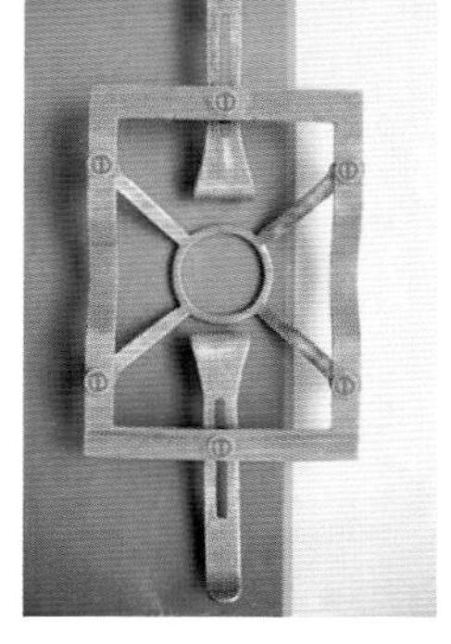

图 5-31　杨朝忠发明的多功能开睑器，开睑与固定眼球于一体

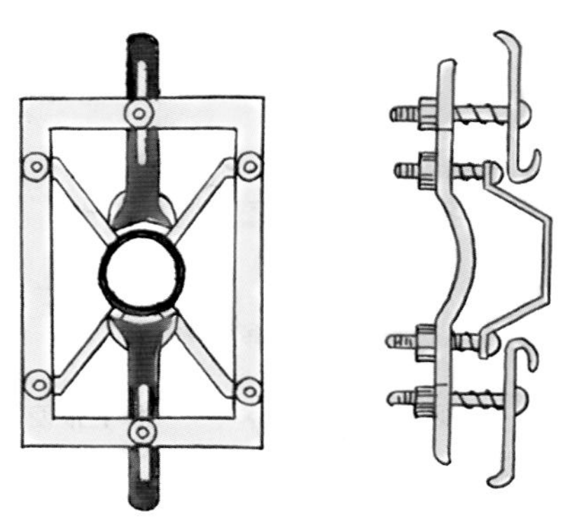

图 5-32　杨朝忠发明的多功能开睑器，开睑与固定眼球于一体，并可调节提升眼球

少产生压力，且又不会产生挂线。

五、角膜环

角膜环（corneal ring）是一组不同直径和型号的金属环，穿透性角膜移植术中缝环的目的是为了防止眼球塌陷和角膜切缘的变形，尤其是在联合白内障手术、玻璃体切割术时。眼环应缝合固定于巩膜浅层，每象限各 1 针，至少缝合 4 针。

1. McNeil-Goldman 眼睑牵开环　又称眼球固定环，由大 - 小两层环组成，分大、中、小号。成人用的上环直径为 17mm，下环直径为 24mm；儿童用的上环直径为 14mm，下环直径为 23mm。附于上环上的耳环作为牵开眼睑用（图 5-33）。

2. Flieringa 环　由不锈钢丝制成，其直径大小，根据角膜的大小和不同手术方式选用。用 5-0 或 7-0 缝线缝合固定于浅层巩膜上（图 5-34）。

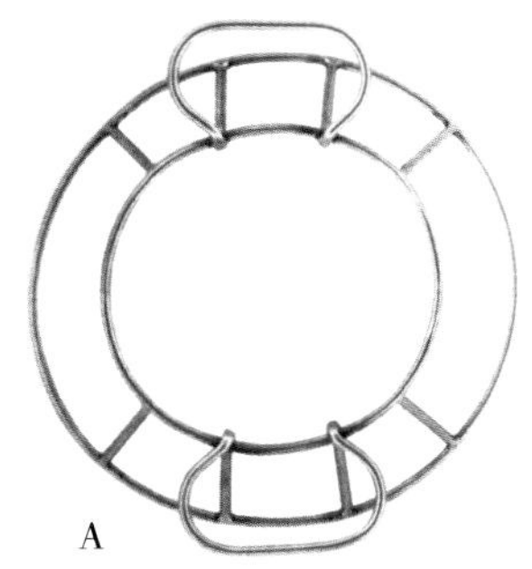

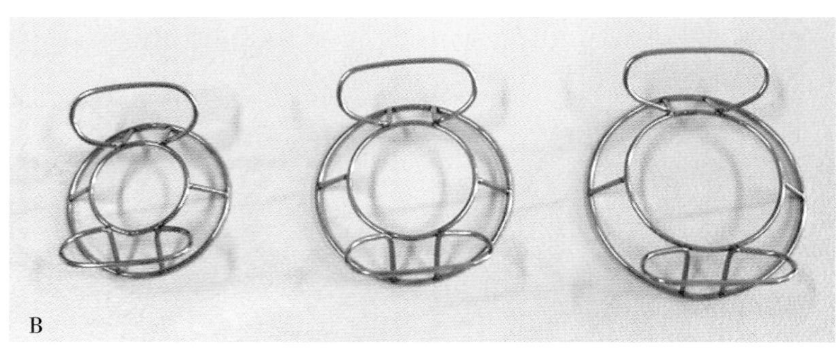

图 5-33　McNeil-Goldman 眼睑牵开环

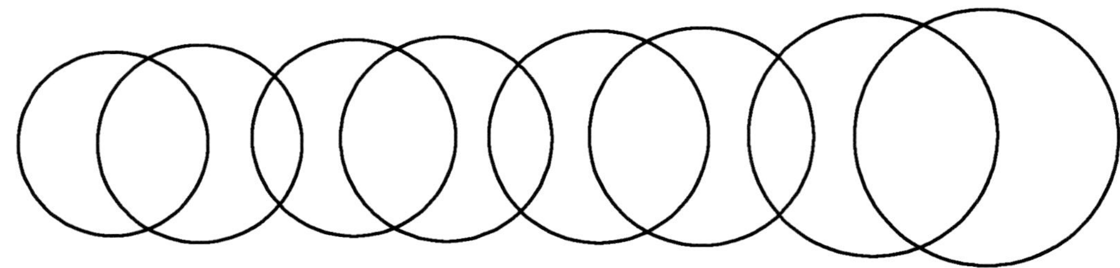

图 5-34　Flieringa 环

六、角膜环钻

角膜环钻(corneal trephine)是角膜移植术必不可少的特殊器械。1905 年,德国眼科学者 Zirm 应用 Von Hippel 环钻第一次做了人眼穿透性角膜移植术,以后又经过许多学者的创新和改进,环钻已有多种类型。

圆形环钻多以改进者的名字命名,如 Castroviejo、Drews、Donaldso、Miller、Doughman 型等。其主要特点是可以通过环钻中空看清角膜组织;环钻手柄和环钻切割头可以分离,便于切割头更换;环钻刃锋利,不会在角膜上造成扭曲,可以减少术后散光。常用的有:

1. Storz 万用环钻(图 5-35)

(1) Storz 万用环钻手柄:有可调节指状末端的圆形滚花压纹手柄,这些指状末端支撑有槽沟的一次性环钻刀头,总长度为 49mm。

(2) Storz 一次性环钻:环钻的大小为 6~9.5mm,其梯度值为 0.25mm。

2. 国产一次性环钻　大小从 5.5~9.0mm,以 0.25mm 的增加值递增(图 5-36)。

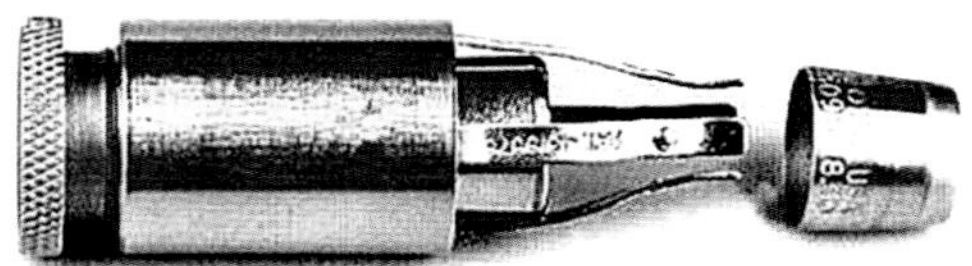

图 5-35　Storz 万用环钻

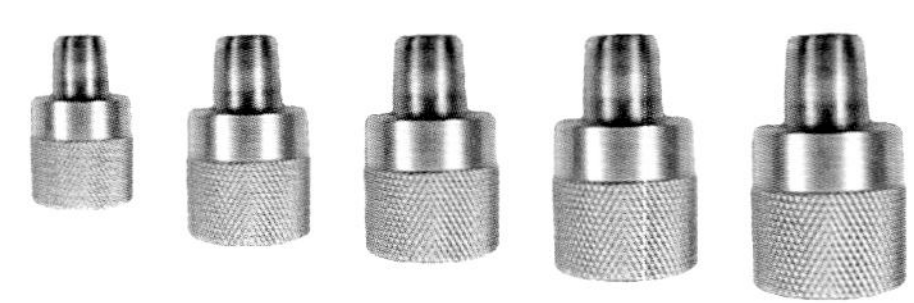

图 5-36　国产一次性环钻

3. Hessburg-Barron 负压环钻　由 Hessburg-Barron 发明,由外部超固定作用的吸附环和内部的环形切口组成,连有弹簧式可调注吸器造成负压,吸附固定在角膜上皮面,为垂直切割提供了保证,并且利用柄端的可转动轮控制切割深度。因此是进行板层或穿透性角膜移植的理想器械,主要在完整眼球上完成供体和受体的角膜植片、植床的制作(图 5-37、图 5-38)。

使用方法:

(1) 使用前先让环钻刀从真空室内壁缩回。

(2) 将注射器的内栓用力完全压下并固定于该处,然后将环钻放在理想的位置,并轻轻将环钻压紧角

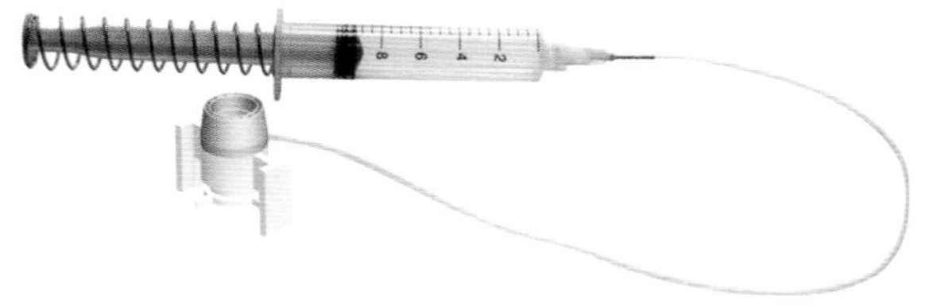

图 5-37　Hessburg-Barron 负压环钻(受体)

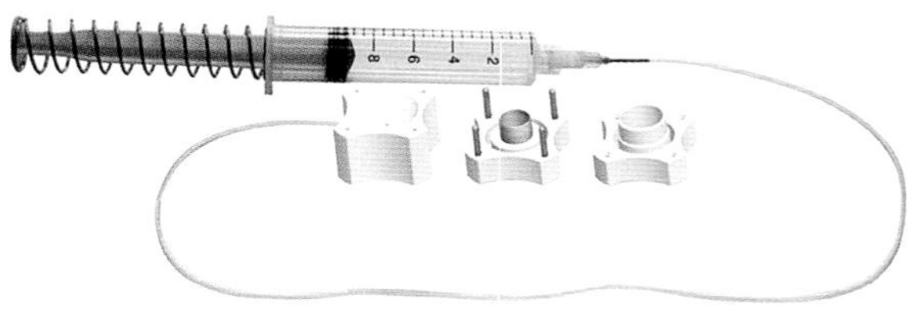

图 5-38　Hessburg-Barron 负压环钻(供体)

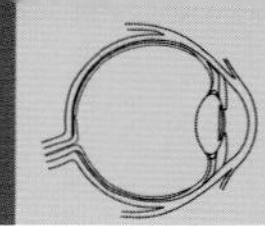

膜，同时迅速放松注射器的内栓。

(3) 等候约30秒，待真空环钻适当吸住角膜后，轻轻提起角膜，待恢复角膜的曲率后，开始向下转动环钻刀，环钻刀每转动1/4周（1轮辐）环钻向下移动0.0635mm，转动1周则下移0.254mm，逐渐穿透角膜；

(4) 一旦角膜穿透或发现房水外溢，即停止转动；

将注射器内栓往下压，消除环钻的吸附作用，并以通常方式完成角膜植床。

七、显微刀具

1. 刀片及刀柄　常用的弹簧式刀柄，以剃刀改制成的尖片作为刀具。制作时需要把剃刀片对半折断，以45°斜角将刀片折断成小片，每片具有4~6mm的锋刃，夹于刀柄的刀片钳口内，其尖端为刀尖（图5-39）。

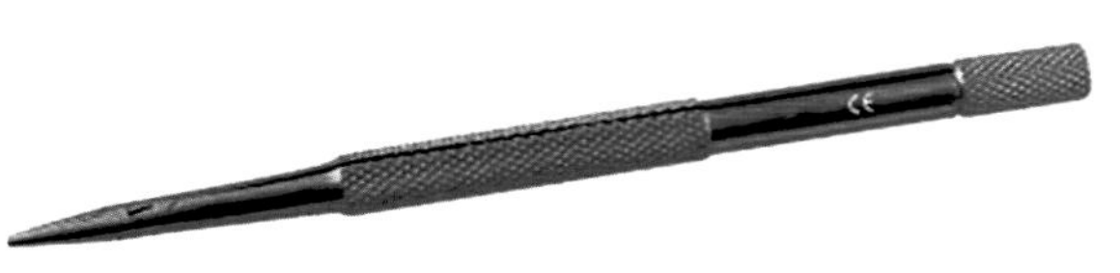

图5-39　弹簧式刀片夹持器

2. 可调钻石刀　由钻石刀和刀柄组成（图5-40）。钻石刀的宽度有1~3mm等规格。厚度0.2~0.5mm。刀柄由优质金属制作，通常为钛合金。刀柄前端有钻石刀片固定装置和刀锋保护装置。后部为带有刻度的刀锋调节装置。末端有推压杆与钻石刀相连。当轻压推压杆的末端，刀锋即暴露，处于使用状态。如需要设置刀锋长度，使刀柄垂直，推压末端，旋转调节螺旋于0位，此时，刀锋尖端与保护套回齐，然后每调节螺旋至第一个刻度环，推压末端，刀锋退回保护装置内。刀锋长度应定期用校正器校正，使钻石刀刀锋使用长度精确无误。

3. 一次性侧切刀　该刀为一次性使用，较锋利（图5-41）。

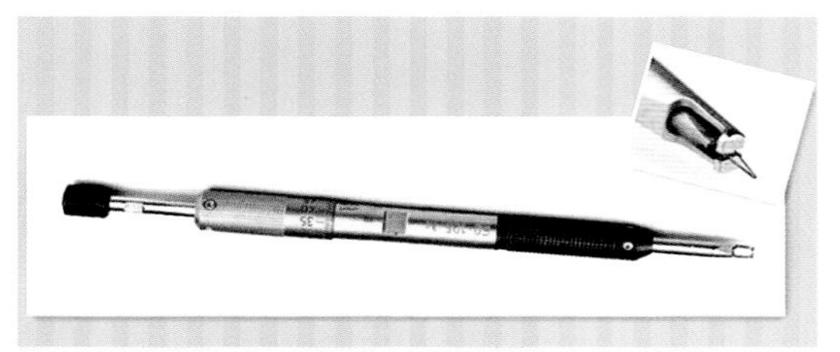

图5-40　可调钻石刀

图5-41　一次性侧切刀

八、角膜铲（刀）

角膜铲（corneal shovel）又称角膜刀，是一种角膜板层分离器具，形状各异。做板层植片及植床时，多用平直的分离铲，做角膜环形潜行分离（表层角膜镜片术）时宜用圆形角膜铲（图5-42）。

九、角膜上皮刮刀

角膜上皮刮刀（corneal epithelium scraper）主要用于刮除角膜上皮，如表层角膜镜片术时，可用刮刀刮除手术区域的角膜上皮。角膜上皮刮刀头部有不同形状（图5-43、图5-44）。

十、角膜印模

角膜印模（corneal moulage）常用于标记角膜中心和缝线预标记（图5-45）。

十一、角膜移植托板

角膜移植托板（corneal transplantation plate）用于托移供体角膜移植片，使内皮面朝上，并涂黏弹性物质以保护之（图5-46）。

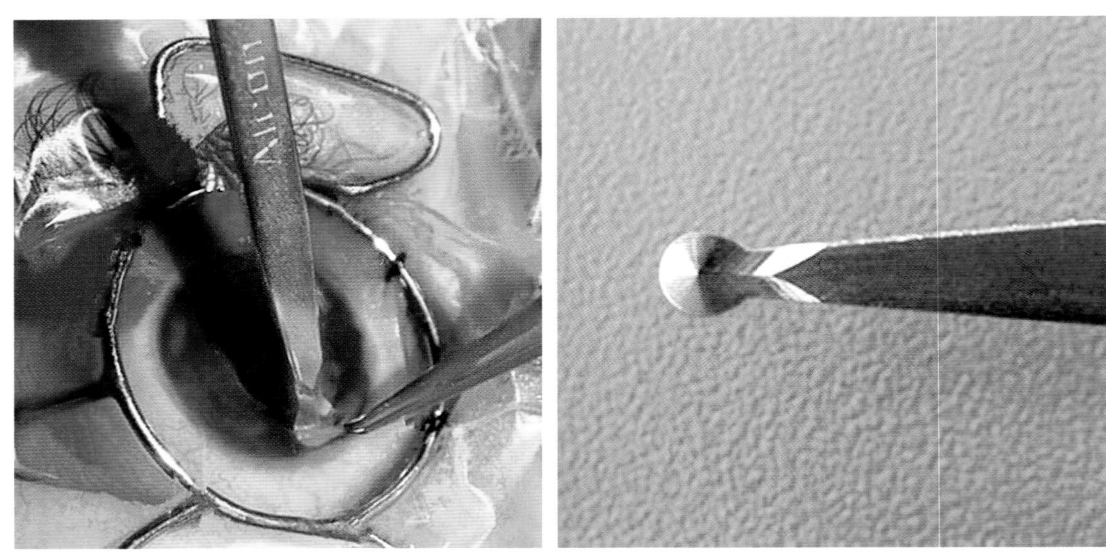

图 5-42　圆形角膜铲，做角膜环形潜行分离

图 5-43　角膜上皮刮刀，反推头

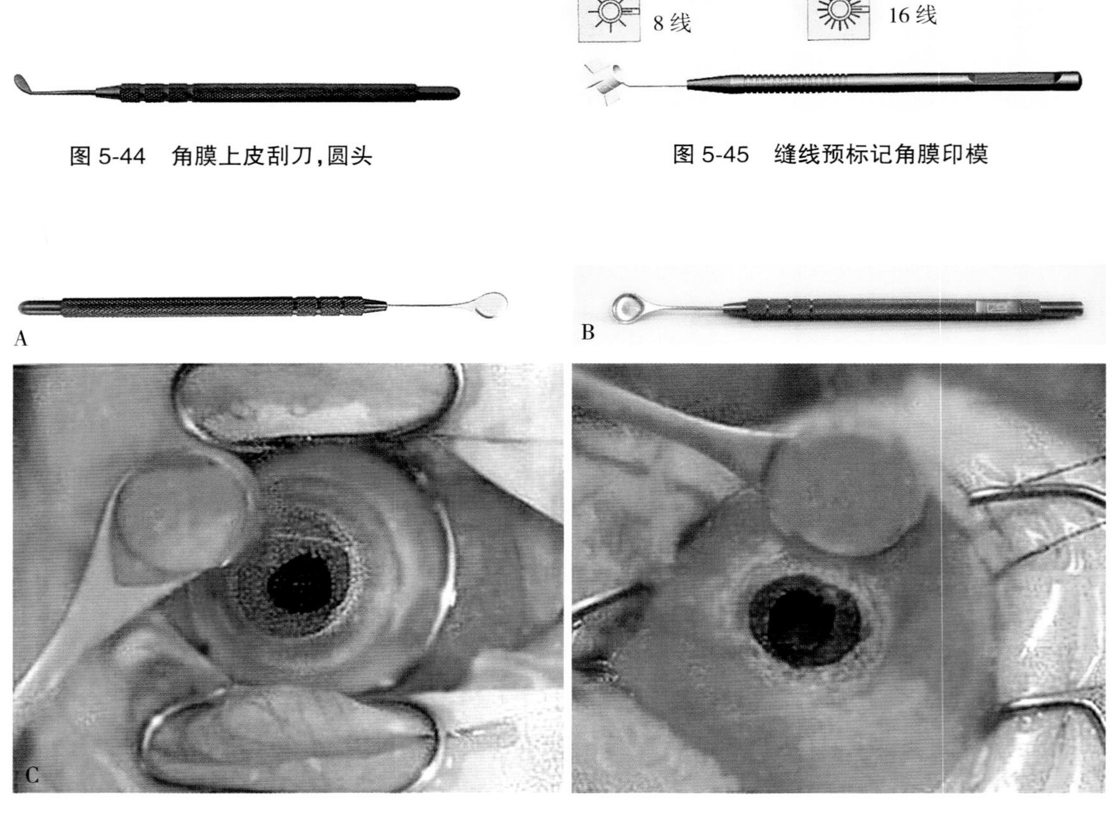

图 5-44　角膜上皮刮刀，圆头

图 5-45　缝线预标记角膜印模

图 5-46　角膜移植托板，用于角膜移植片的转移，使角膜内皮得以保护

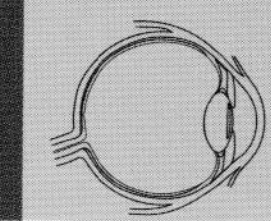

十二、角膜上皮酒精罩

表层角膜镜片术需先去除受体角膜上皮，用酒精罩法效果较好（图 5-47）。

十三、角膜上皮环锯

角膜上皮环锯（corneal epithelium ring saw）带刀刃，用于切开角膜上皮（图 5-48）。

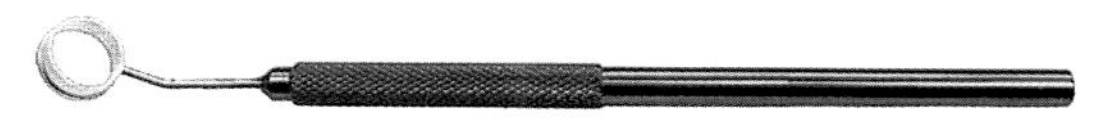

图 5-47　角膜上皮酒精罩

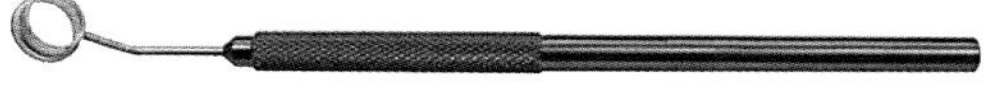

图 5-48　带刀刃角膜上皮环锯

十四、角膜刻切器

角膜刻切器（corneal engraved cut machine）用于制作供体角膜移植片，曾有多种款式（图 5-49~ 图 5-53）。杨朝忠研制两种角膜刻切器，取得了较好效果（图 5-54、图 5-55）。

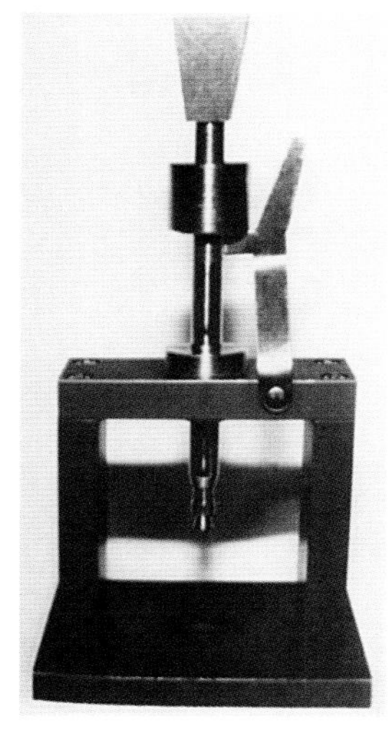

图 5-49　角膜刻切器

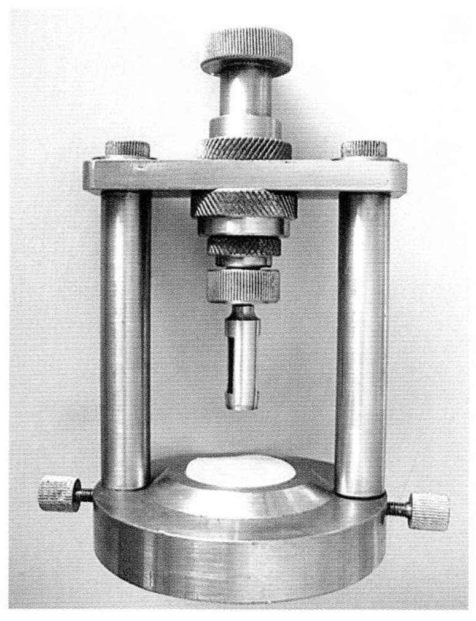

图 5-50　角膜刻切器

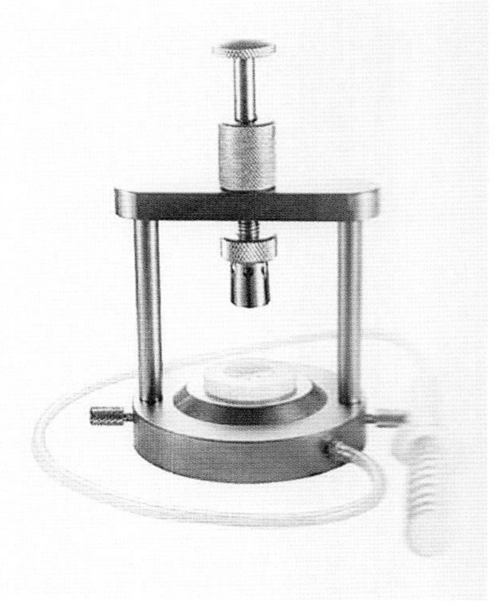

图 5-51　角膜刻切器 - 带负压吸引

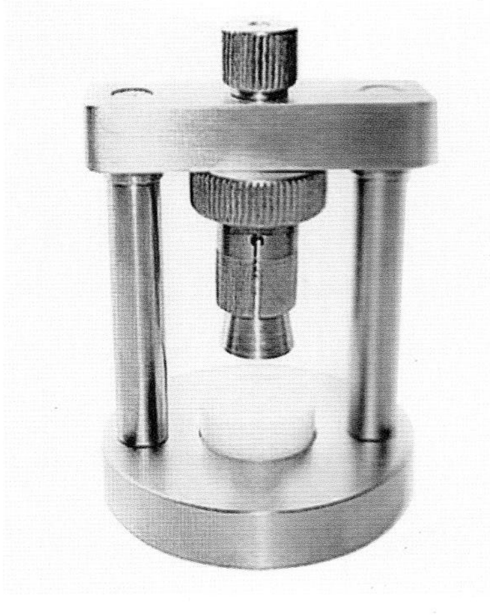

图 5-52　角膜刻切器

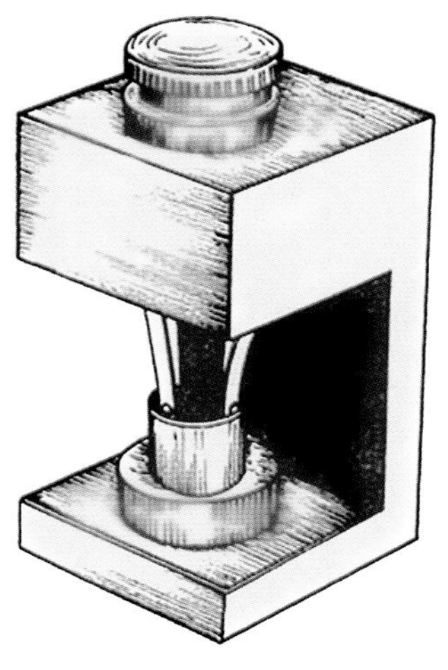

图 5-53　Storz 万用环钻角膜刻切器

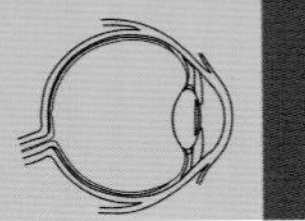

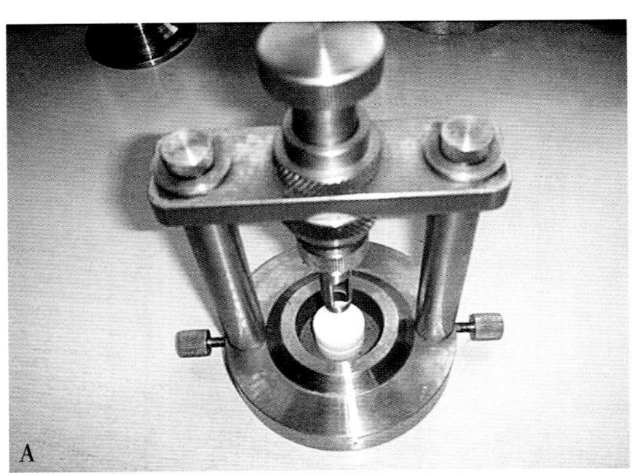

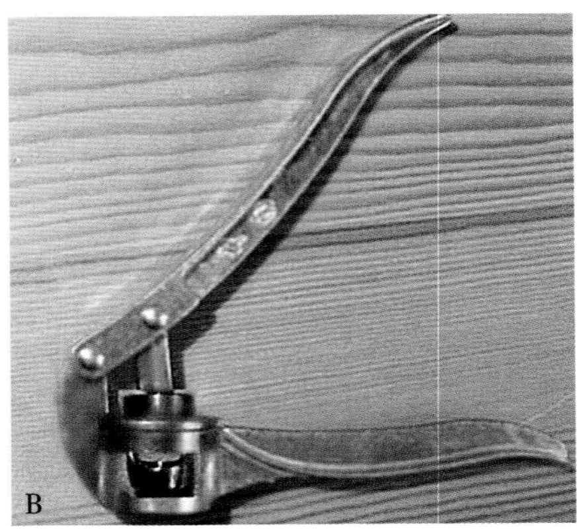

图 5-54 杨朝忠研制的角膜刻切器

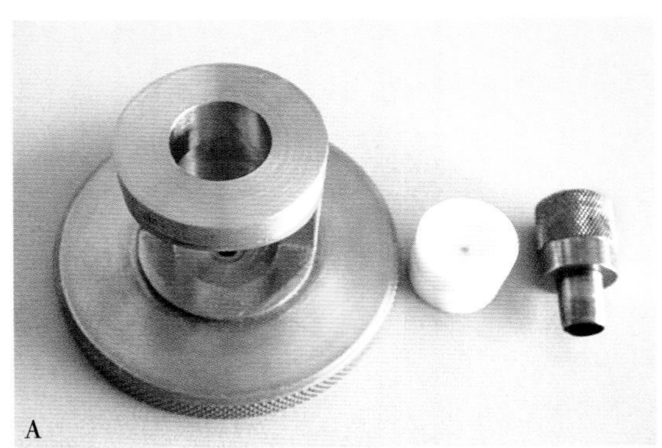

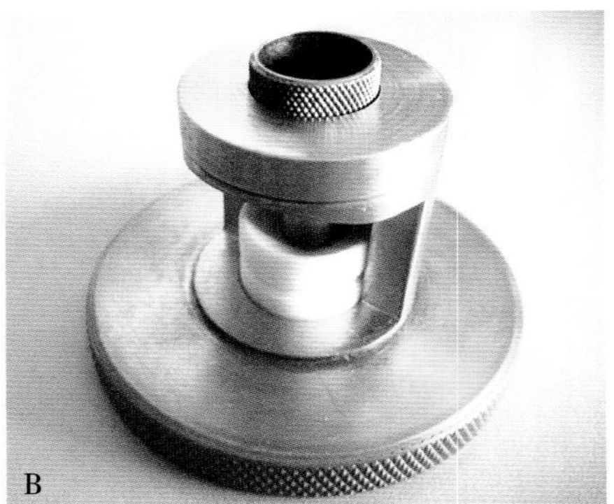

图 5-55 杨朝忠研制的角膜刻切器

十五、角膜枕

角膜枕(corneal pillow)分正向和反向,前者用于供体为角膜片时的移植片制作;后者主要用于铆钉形移植片制作(图 5-56~ 图 5-61)。

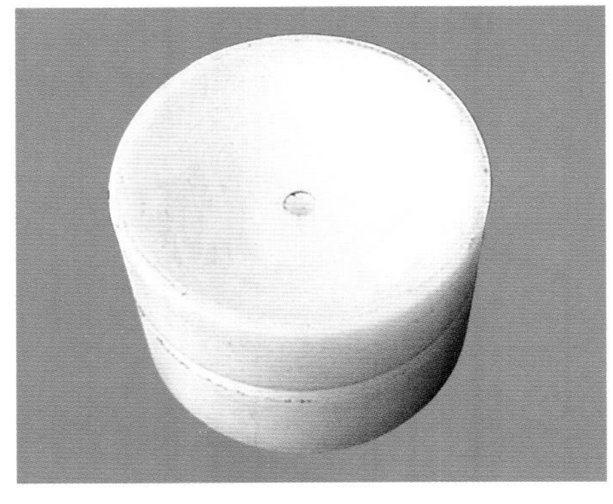

图 5-56 角膜正向刻切枕

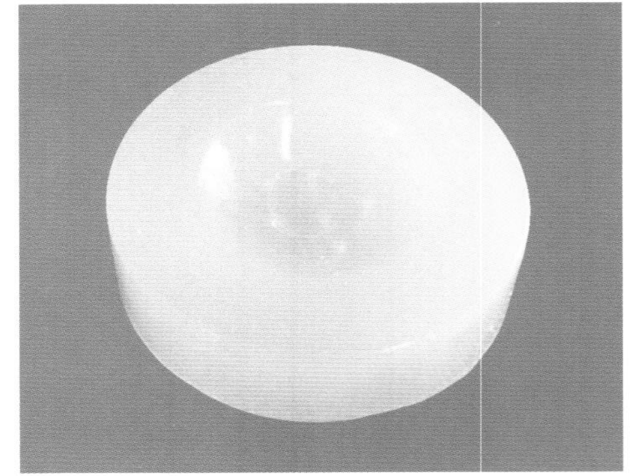

图 5-57 角膜正向刻切枕 - 硅胶

十六、角膜投影器

角膜投影器(corneal projector)(图 5-62)手术中主要用于检查角膜散光状态,如投影为正圆形,说明角膜无明显散光;如为不规则投影,说明有乱散光,应仔细调整缝线,以减少散光(图 5-62)。术中投影情况可用角膜散光照相机(图 5-63)拍照。

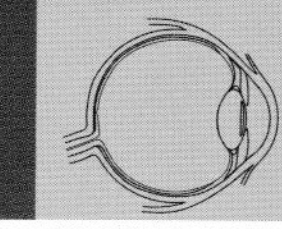

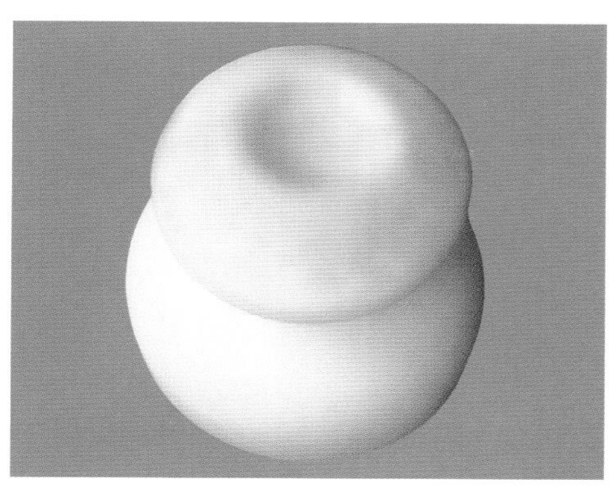

图 5-58　杨朝忠研制的正向角膜刻切枕

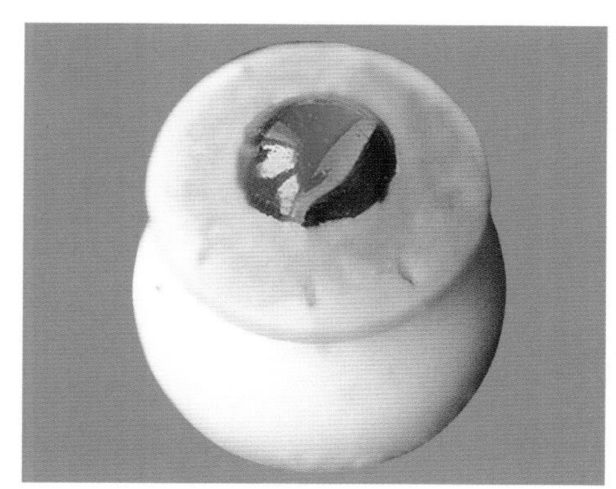

图 5-59　杨朝忠研制的反向角膜刻切枕

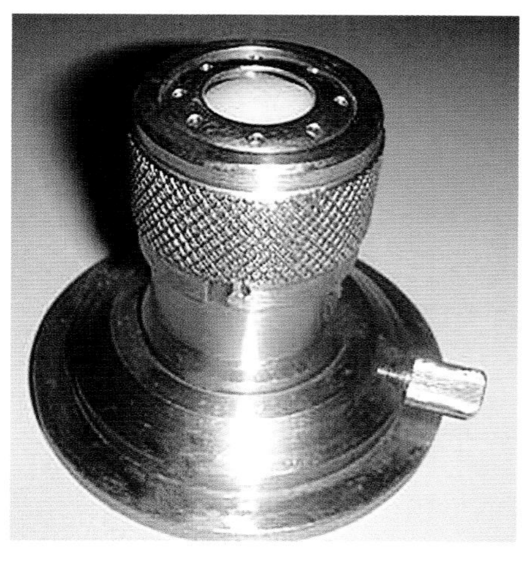

图 5-60　杨朝忠研制的反向角膜刻切枕

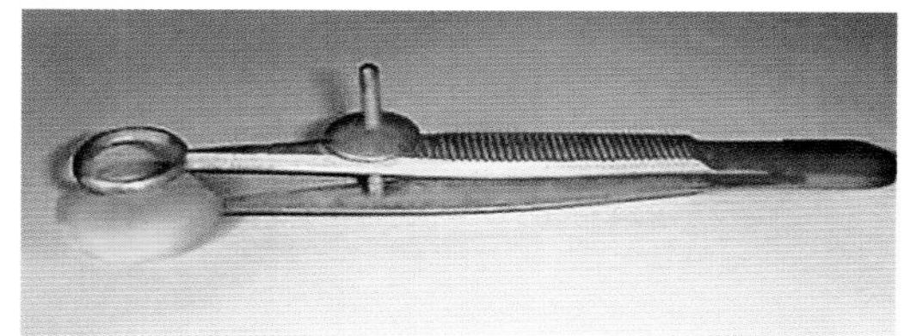

图 5-61　杨朝忠研制的反向角膜刻切枕

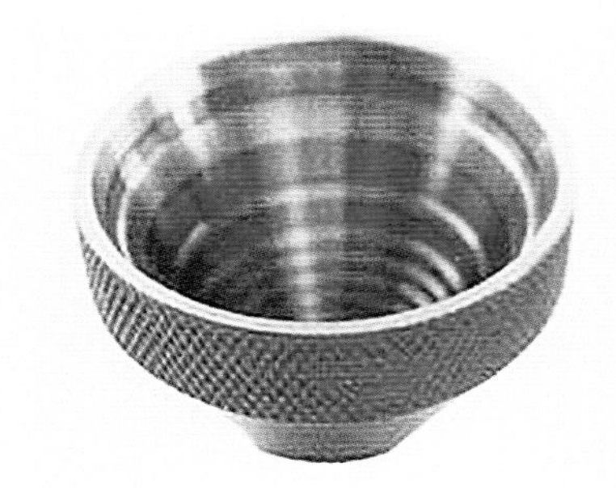

图 5-62　角膜投影器

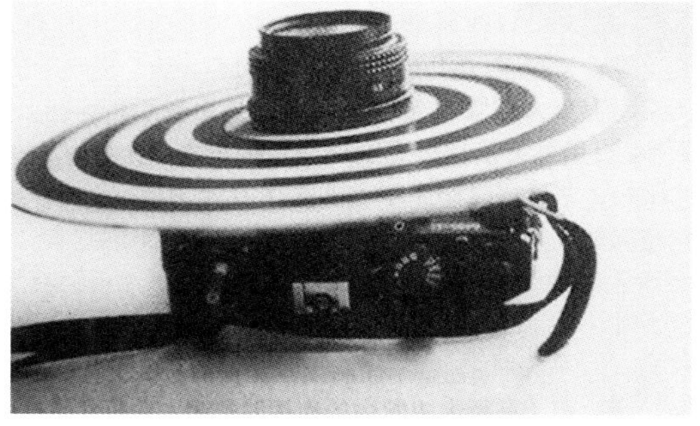

图 5-63　杨朝忠自制的角膜散光照相机

十七、白内障、人工晶状体器械

角膜移植联合白内障 + 人工晶状体植入时可能使用到晶状体核旋转器、晶状体圈匙、囊膜镊、囊膜剪、人工晶状体镊等，此处不作叙述。

十八、玻璃体切割手术器械

角膜移植联合玻璃体切割手术时，可能会用到视网膜镊、视网膜剪、滴针等特殊器械，此处亦不作叙述。

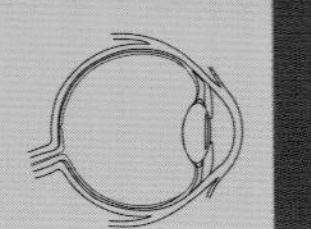

参考文献

1. 宋琛．手术学全集·眼科卷．北京：人民军医出版社，1994：9-17
2. 杨朝忠，柳林．现代角膜移植学． 北京：人民军医出版社，1998
3. 高一林．手术显微镜介绍．中华显微外科杂志，1989，12：225-228
4. 王荣兰，鲁丽燕．眼科手术显微镜及显微手术器械的使用与保养．天津医科大学学报，1998：499-100
5. Southern SJ，Ramakrishnan V，et al. Video microsurgery：early experience with an alternative operating magnification system. Microsurgery，2001，21：63-69
6. Barraquer JI. The history of the microscope in ocular surgery. J Microsurg，1980，1：288-299
7. Miller D. A new microsurgical corneal trephine.Ophthalmic Surg，1979，10：55-58
8. Peyman GA，Sanders DR，et al. A new operating microscope with increased illumination efficiency and a stereoscopic assistant viewer. Ophthalmic Surg，1977，8：51-3
9. Taneda M，Kato A，Yoshimine T，et al. Endoscopic-image display system mounted on the surgical microscope.Minim Invasive Neurosurg，1995，38：85-86
10. Sergienko NM，Solodkii N，Hamard H，et al. New technique for knife and radial keratotomy.J Refract Surg，1995，11：56-59
11. Au YK，Reynolds MD，Chadalavada RC. A study of the optical micrometer，the coin gauge，and the diamond knife micrometer in diamond knife calibration.Refract Corneal Surg，1991，7：299-302
12. Huebscher HJ，Goder GJ，Lommatzsch PK. The sharpness of incision instruments in corneal tissue.Ophthalmic Surg，1989，20：120-123
13. Galbavy EJ. Use of diamond knives in ocular surgery. Ophthalmic Surg，1984，15：203-205
14. Schor P，Rocha E，Cheema DP，et al. Calibration of trephine blade depth. J Refract Surg，1997，13：89-90

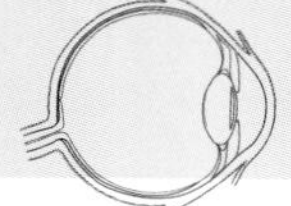
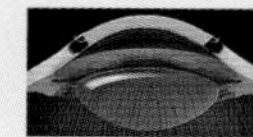
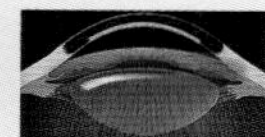
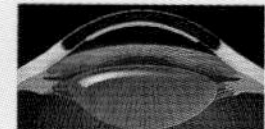
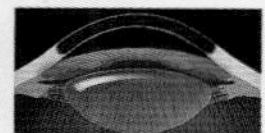

第六章 手术床和椅

第一节 手 术 床

角膜显微手术，要求术者保持舒适的坐位，以便在术中灵活操作而又不易疲劳。由于受手术显微镜的限制，故对手术床及手术椅的规格和调整的机械性能均有特殊要求。一般显微手术，要求手术床能作上、下、左、右、倾斜调节，特别是低位调节应达到足够程度。通用性手术床，一般较高，即使将手术显微镜调至最高点，亦调不出焦点平面。此时常需调整床位，使病人呈头下倾位，以降低术野平面，病人感到极不舒适。一般情况下，病人躺到手术床上后，其眼平面，应与术者肘平面持平。即术者取坐位后，前臂平伸恰与病人面部持平（图 6-1）。

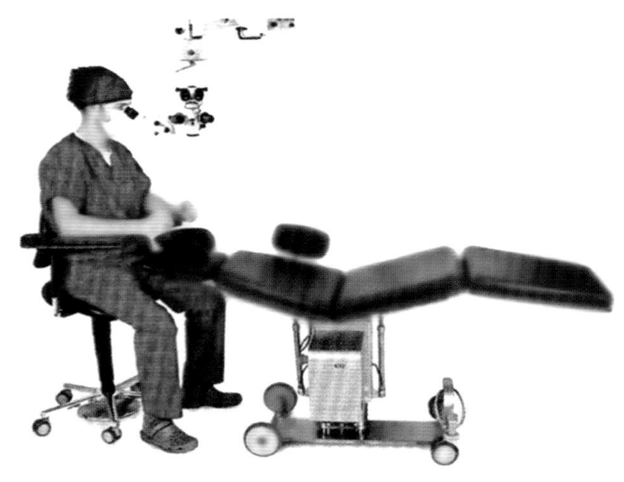

图 6-1 术者坐位与手术平面的关系

眼科手术床的升降调节是最基本的功能，一般为电动调节（图 6-2~ 图 6-21）。

在特殊情况下，对手术床有特殊要求。比如复杂性视网膜脱离，玻璃体手术，根据视网膜脱离情况，要求病人采取相应的特殊体位，如侧卧位，甚至俯卧位等。在这种情况下，手术床仅有水平升降和左右倾斜功能已远不能满足临床需要。一种专为复杂玻璃体手术设计的特殊手术床，已在临床使用。它除具上述基本功能外，还可作前后倾斜调整及 360° 的旋转（图 6-22）。

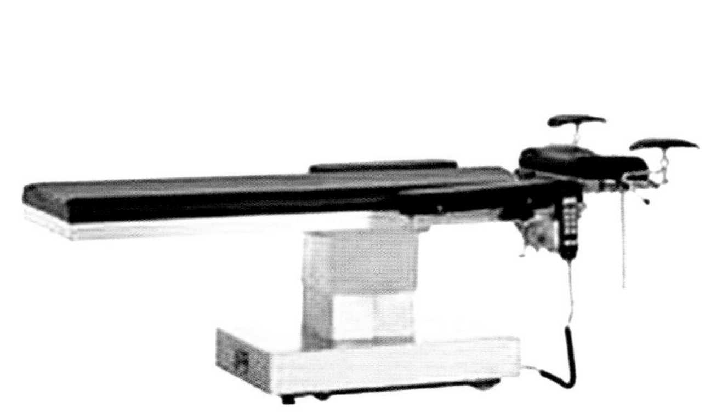

图 6-2 眼科电动手术床

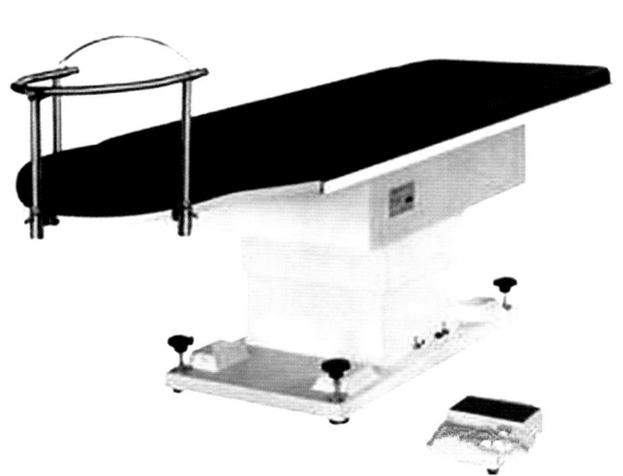

图 6-3 眼科电动手术床

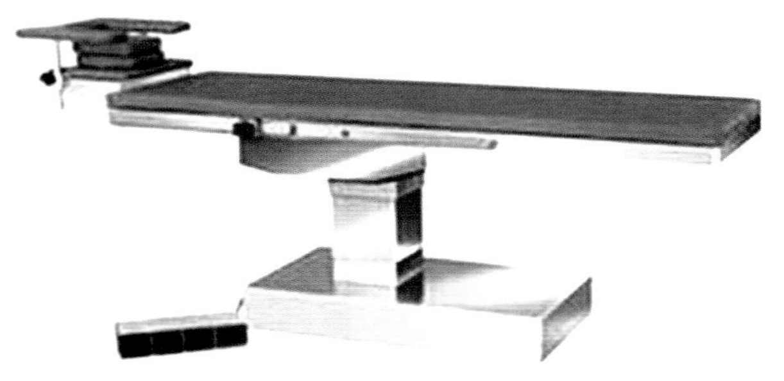
图 6-4 眼科电动手术床

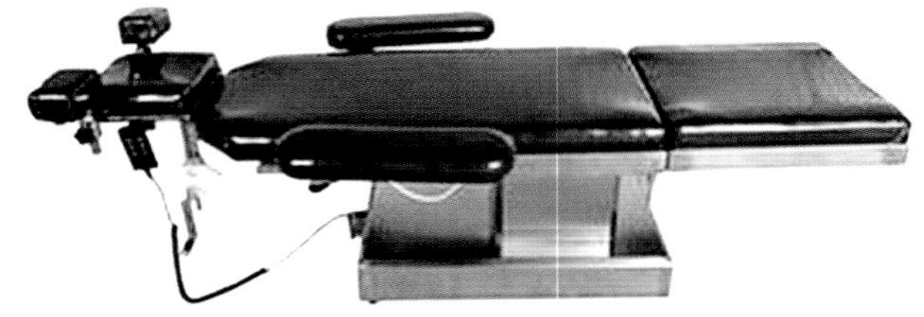
图 6-5 眼科电动手术床

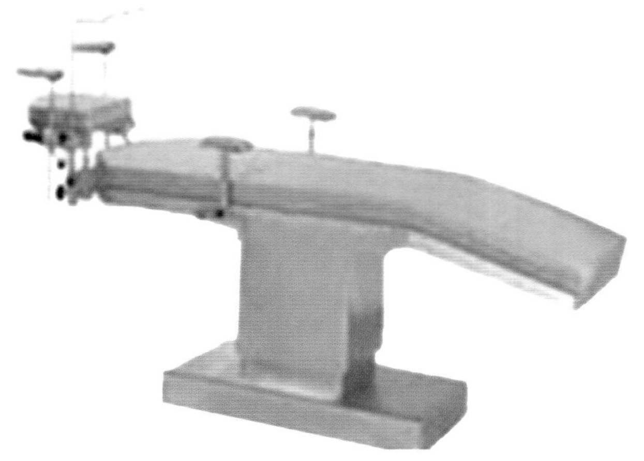
图 6-6 眼科电动手术床

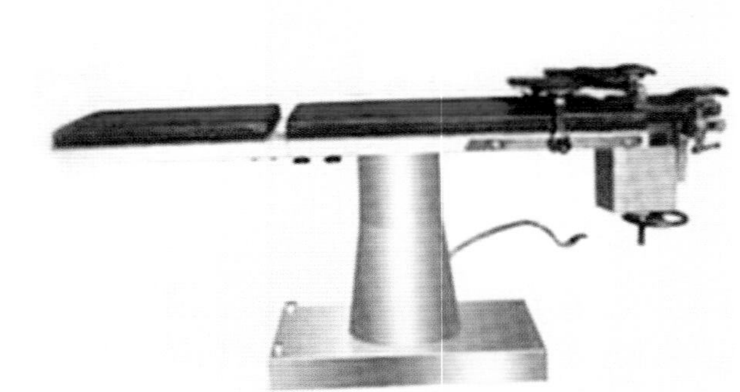
图 6-7 眼科电动手术床

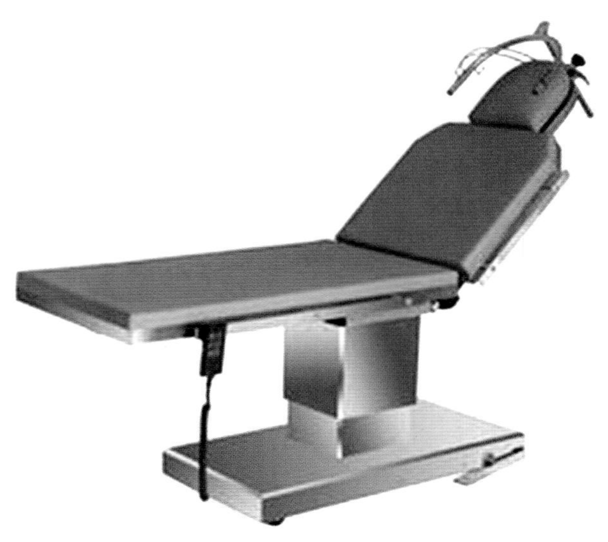
图 6-8 眼科电动手术床

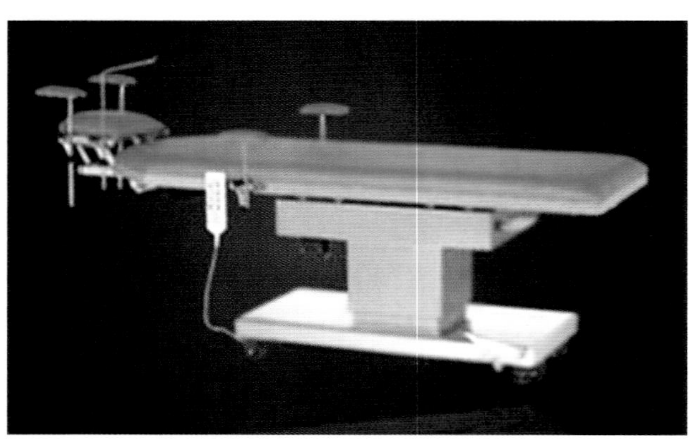
图 6-9 眼科电动手术床

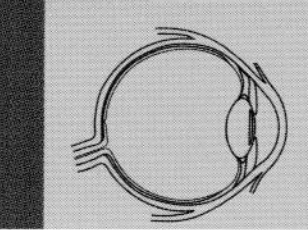

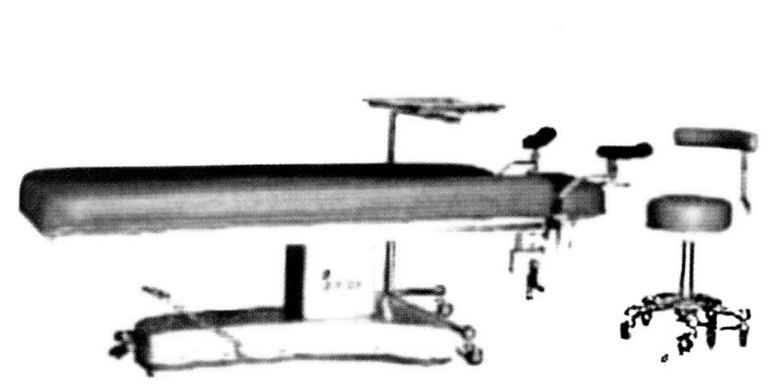

图 6-10　眼科电动手术床

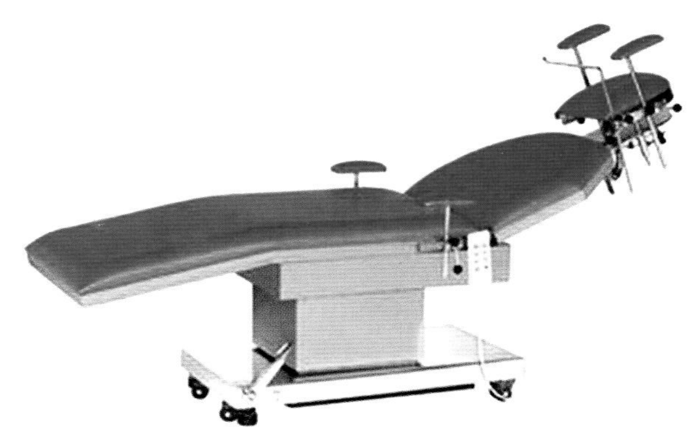

图 6-11　眼科电动手术床

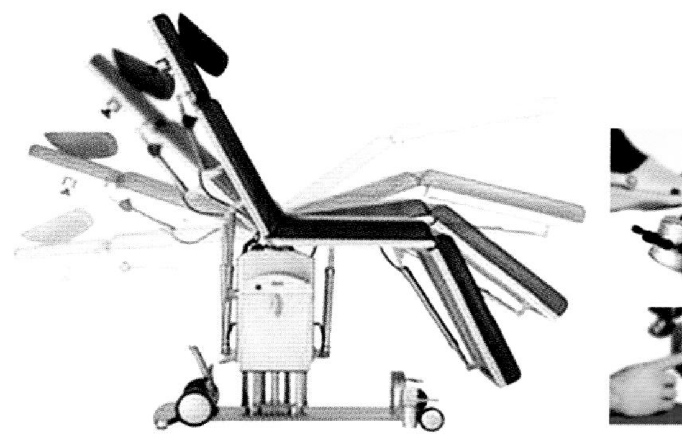

图 6-12　眼科电动手术床

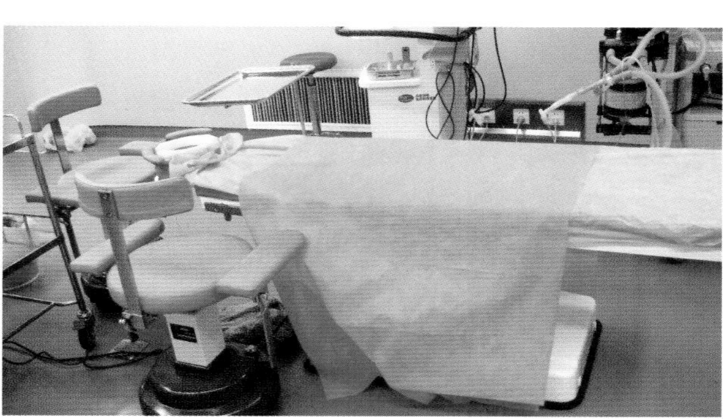

图 6-13　眼科电动手术床

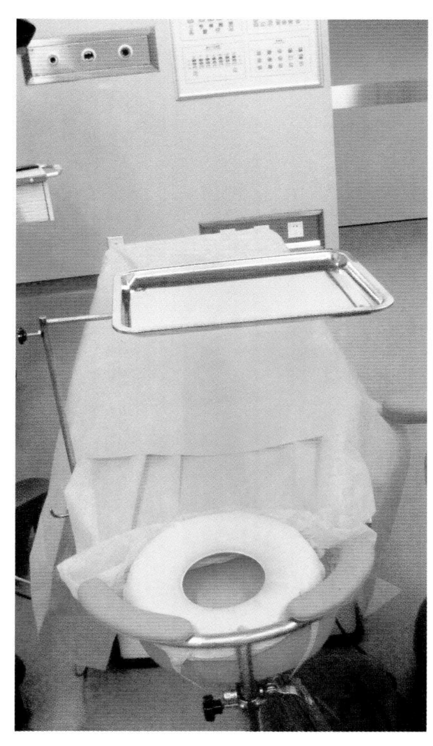

图 6-14　眼科电动手术床

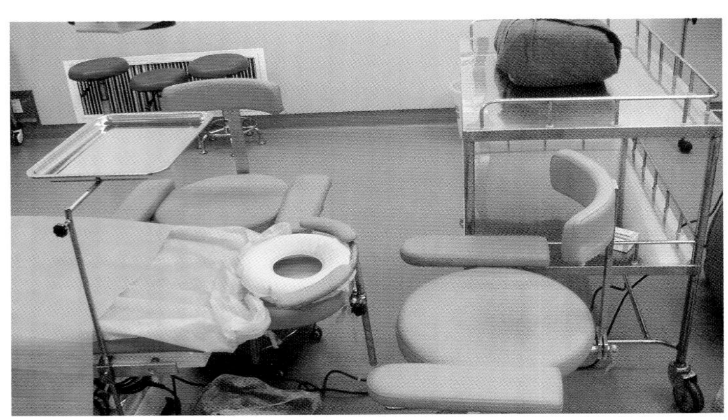

图 6-15　眼科电动手术床

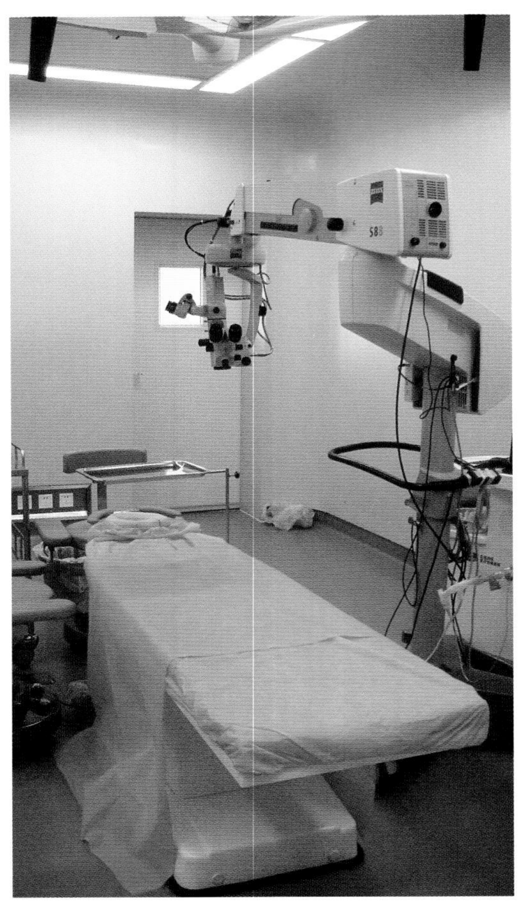

图 6-16　眼科电动手术床

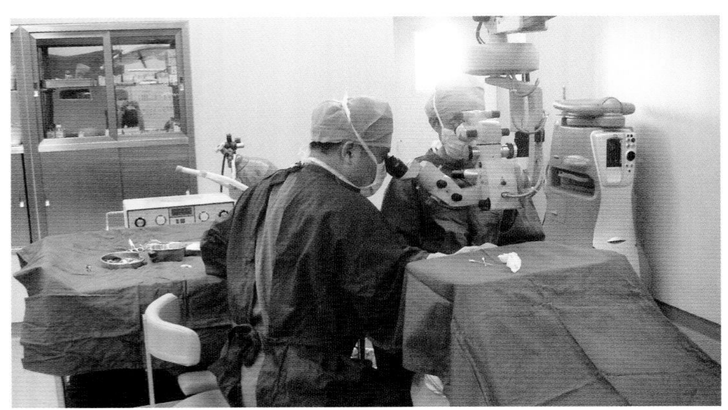

图 6-17　眼科电动手术床 - 应用中

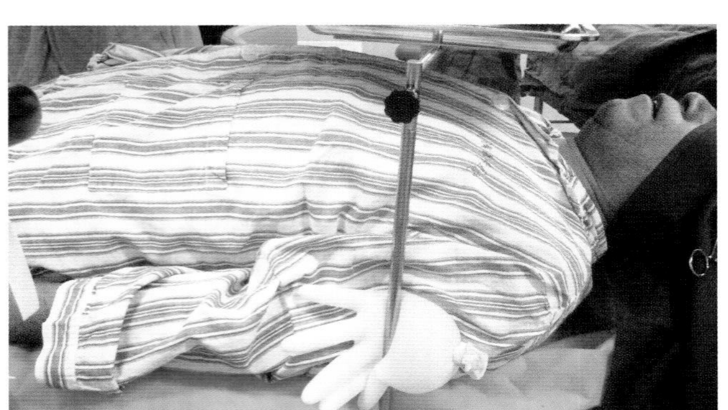

图 6-18　眼科电动手术床 - 应用中

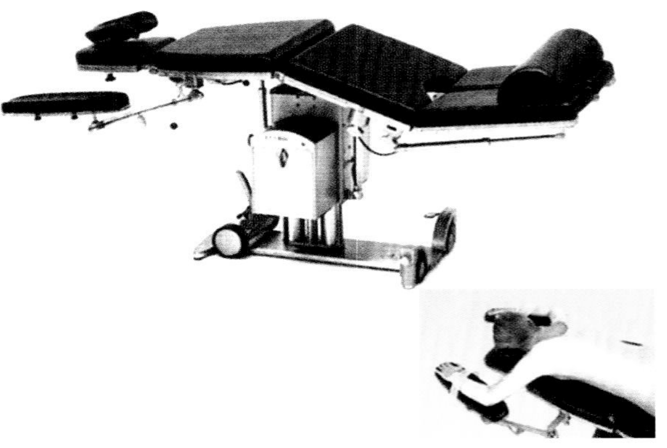

图 6-19　眼科电动手术床

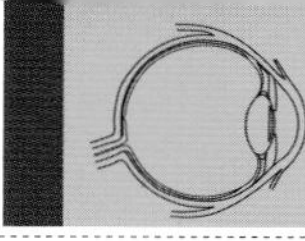

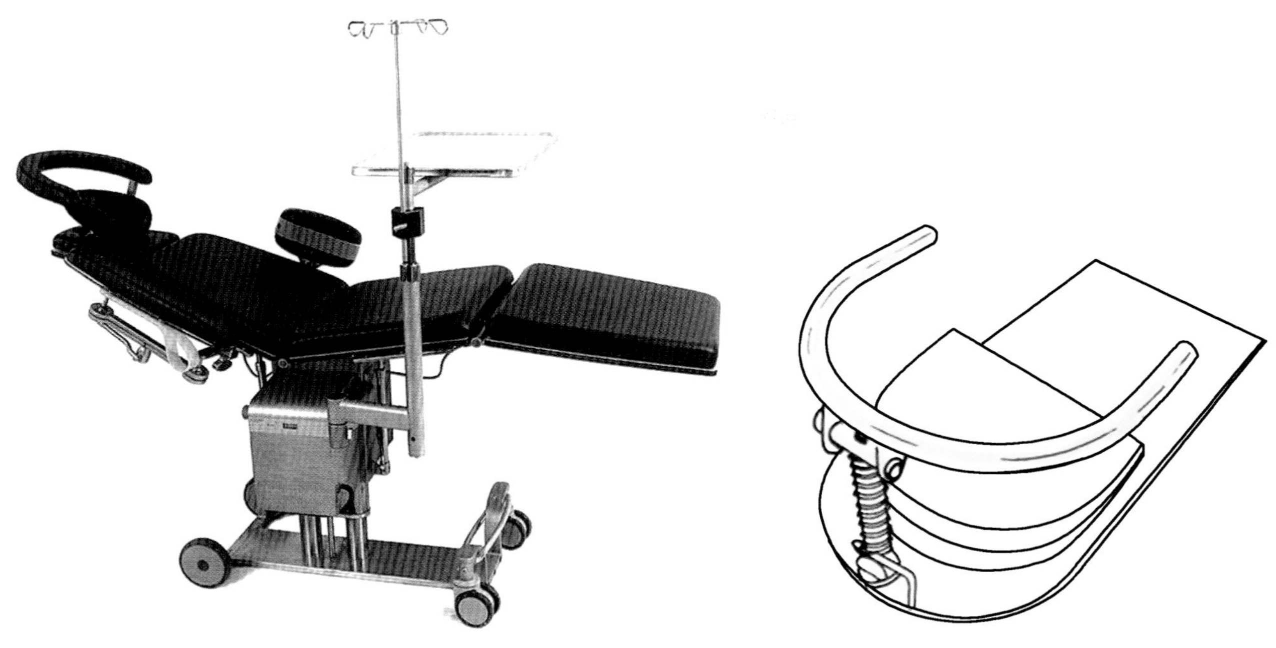

图 6-20　眼科电动手术床

图 6-21　眼科电动手术床 - 腕托

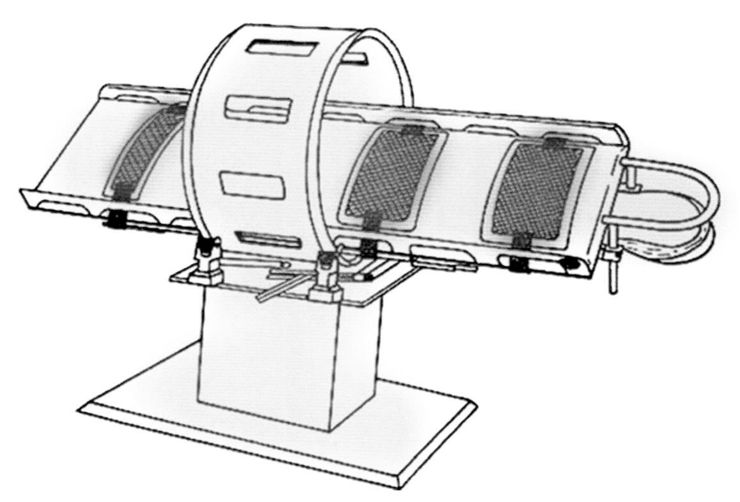

图 6-22　旋转式手术床

复杂性视网膜脱离，玻璃体手术时，可作前后倾斜调整及 360°的旋转

病人仰卧于手术台上，用皮带固定，其头部亦用皮带固定。固定病人的支架可在环形导轨中作上下、左右、前后及旋转运动，以使病人及头部处于任意体位。

第二节　手　术　椅

对手术椅则要求能作升降调节及前后移动，以便随意调出术者的最佳手术姿态。在可能的条件下，手术椅如安装可调式扶手，对初学者将更为方便。当术者坐定调整好位置后，将扶手拉出前伸，直至病人头部两侧稍低于面部，可作为术者的腕托，以增加手术的稳定性。也可以使用特制的分离式腕托，置于病人枕下固定，作为术者在术中的依托（图 6-23~ 图 6-27）。

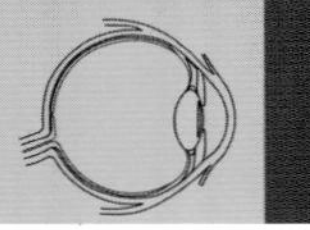

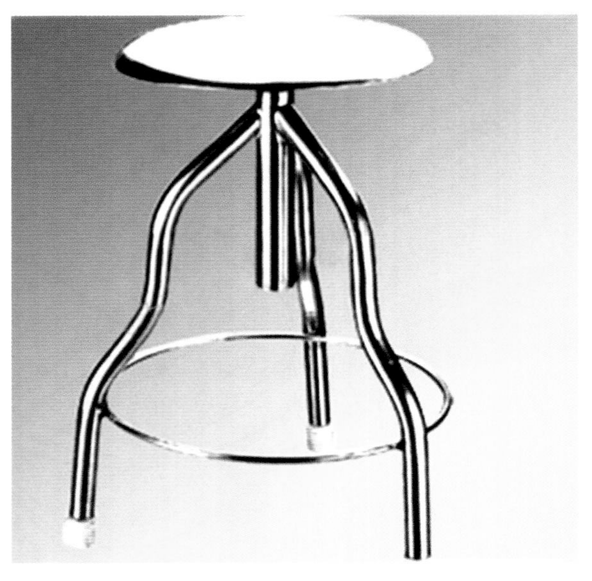

图 6-23　普通手术椅，可旋转升降

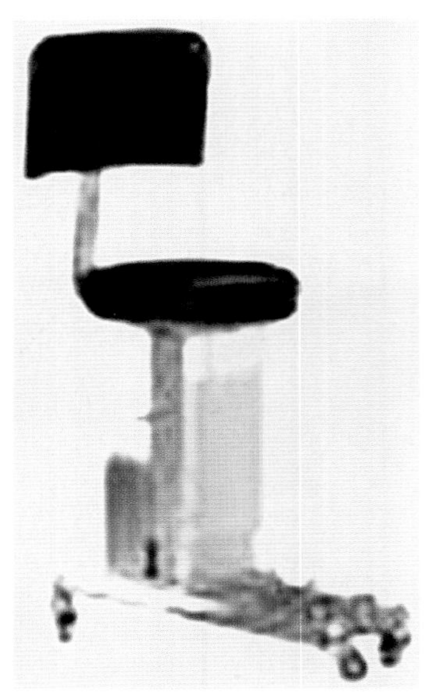

图 6-24　电动手术椅，无扶手

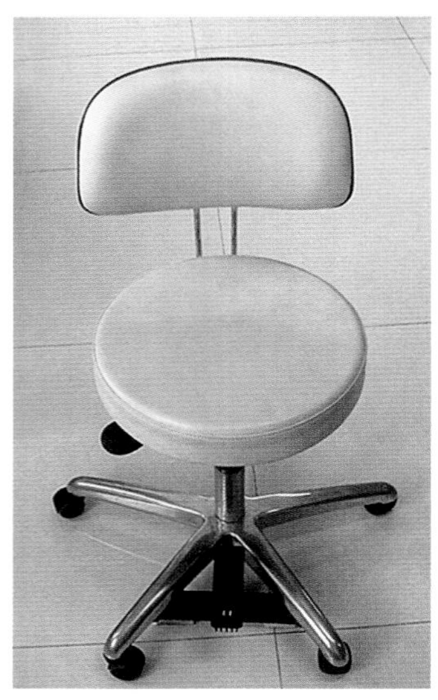

图 6-25　气动手术椅，无扶手

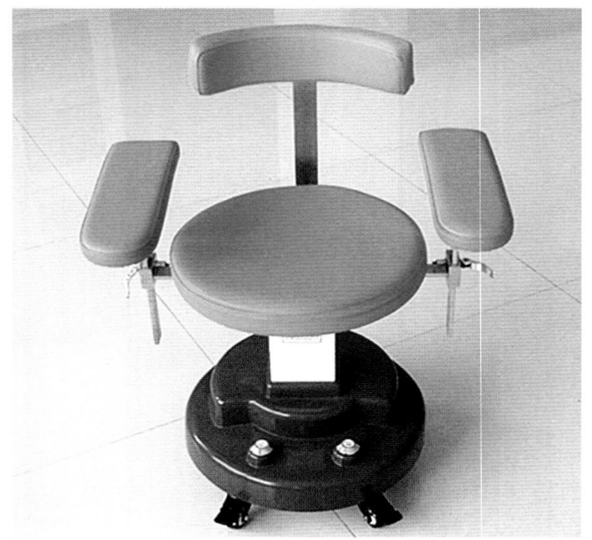

图 6-26　电动手术椅，带扶手

显微手术椅的一般尺寸：椅子宽 500mm，展平长 1620mm，头枕宽 260m，椅坐最低高度 600mm（包括椅垫厚度 50mm），升降高度在 600~800mm，可任意调整（电动），头枕可以前后调整，调整角度为 80°（关 35°，后 45°），椅体左右侧翻（手动），椅背与腿板在正常位置上可调整为 180°左右的躺姿（电动）。

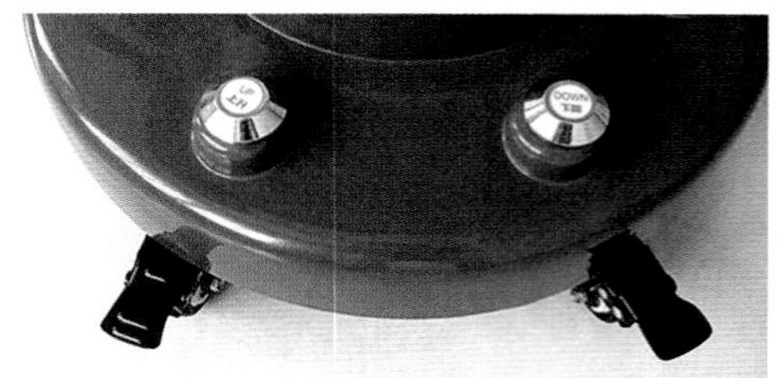

图 6-27　电动手术椅脚踏升降

参考文献

1. 李春武，奚寿增．眼科显微手术学．上海：上海科学技术文献出版社，1999：17-22.
2. 何守志，眼科显微手术．北京：人民军医出版社，1994：16-17.

第七章 角膜显微手术相关仪器

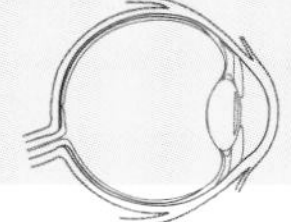
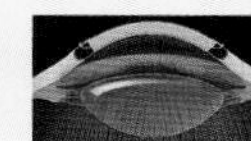
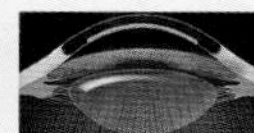
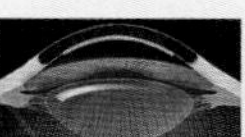
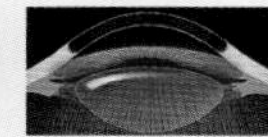

第一节 飞秒激光近视治疗仪

飞秒激光是一种以脉冲形式发射的激光，其波长为1053nm，持续时间只有几飞秒（1飞秒 = 千万亿分之一秒），是目前人类在实验条件下所能获得的最短脉冲。飞秒激光已用于角膜屈光手术，被誉为“屈光手术的又一次革命”。

一、全飞秒激光角膜屈光手术治疗系统

全飞秒激光角膜屈光手术治疗系统是近年来新发展的一种高端、精准技术。参见第十五章。

二、半飞秒激光屈光手术治疗器

该飞秒设备是指在角膜屈光手术中仅能制作角膜瓣，其屈光度数的消减仍由准分子激光治疗仪来完成。故该飞秒设备可称为板层角膜飞秒激光器。参见第十五章。

第二节 准分子激光器

准分子激光（excimer laser）自1971年问世以来得到了迅速发展。1981年，Reed曾用氟化氪（KrF）准分子激光作角膜上皮切削。1983年，Trokel与IBM公司合作用193nm ArF准分子激光在牛眼角膜上进行“屈光性手术”试验研究，同年在《美国眼科学杂志》上发表193nm准分子激光屈光性角膜切削术报道。嗣后，美国Columbia大学眼科亦用准分子激光分别在兔眼及猴眼角膜上进行试验，也取得良好结果。1985年4月，德国Seile，于柏林（Berlin）将其用于散光治疗；同年9月，在盲眼角膜上作“T”形切削；不久，在恶性黑色素瘤的角膜上试作屈光矫正术；1987年1月，在人眼上作“准分子激光屈光性角膜切削术（PRK）”。1988年，北美洲McDonald在人眼上作PRK，术后患眼视力提高到20/20，并称获得成功；同年，法国L'Esperance报道用准分子激光作角膜中央3.5mm直径范围的切削，用以矫正 -2.50~-3.00DS的近视，术后角膜透明。1991年3月，美国食品与药品管理局（Food and Drug Administration，FDA）允准将准分子激光用于人体试验，术后随访时间应至少2年。此项人体试验第3阶段的计划规定，凡拟作PRK的患者年龄应在18岁以上，近视度数为 -1.00~-6.00DS. 而术前矫正视力必须在0.5以上及近视散光度数 <-1.00DC。美国FDA于1995年10月已正式批准由Summit技术公司制造的SVS Apex准分子激光系统（SVS Apex excimer laser system）用作人眼屈光不正矫正术。截至1992年7月，美国Summit技术公司生产的193nm波长准分子激光器已作PRK 18 531例，对于 <-7.00DS的近视矫正效果及其稳定性较可靠。

准分子激光是二聚体被激活后所产生的高能光子束，每个光子束的能量为6.4eV。它的生成与解离分为：①激光气体的激励过程；②准分子生成过程；③准分子解离发光过程。其工作物质为惰性气体、卤化物

和金属蒸气。不同的惰性气体与不同的卤素分子结合可产生不同波长的准分子激光(表 7-1)。其光子束能把角膜组织中的分子化学键打开,并迅速将长链分子分解成小碎片而汽化。波长越短,光子能量越大,而对切口周围组织热损伤的范围越小;反之,波长越长,光子能量越小,而对切口周围组织热损伤的范围则越大。这种效应被称为切削性光分解效应(ablative photodecompositioneffect)。对角膜的切削,系根据屈光度数选用激光释放系统按能量图形进行切削。如矫正近视,应以角膜中央切削为最深,越往角膜周边越浅。对于近视散光的矫正,切削角膜最深的位置应在散光最"陡"处的子午线上,大多采用圆枕状切削法(elliptical module)或连续切削法(sequential module),其中以圆枕状切削法较好。但圆枕状切削法只用于近视球镜度数≥散光度数时,否则应采用连续切削法。采用圆枕状切削法时,近视球镜度数与散光度数应同时治疗。而采用连续切削法时,则先治疗近视散光度数,然后治疗近视球镜度数。

常用准分子激光器有多种,而且,随着科学技术的发展,准分子激光器在不断更新换代,目前已是第六代产品(详见有关章节)。

第三节　晶状体超声乳化仪

1966 年 4 月,美国 Kelman 首先将晶状体超声乳化仪(ultraemulsifier)用于动物实验;翌年,将超声乳仪用于白内障摘除。其基本原理是通过约 2.4~3.2mm 长的切口,将超声乳化头伸入前房,利用超声波的高频振动对晶状体核及皮质进行粉碎、乳化、吸除(图 7-1)。

晶状体超声乳化仪的主要功能:

1. 灌注/抽吸(IRR/ASP)　按灌注/抽吸键(IRR/ASP),用脚踏控制下中央脚踏板的 0~30% 时为灌注,30%~100% 为抽吸。愈往下踏中央脚踏板,抽吸力愈大。

2. 超声乳化(phacoemulsifi)　有线性、脉冲及固定 3 种乳化模式

3. 前段玻璃体切除(anterior vitrectomy):当晶状体后囊膜破裂后,玻璃体流入前房时应启用玻璃体切除键(简称玻切键,VITRECTOMY)。玻切键含有灌注/抽吸功能。可根据需要调节玻切频率和抽吸力。玻切频率以 30 次/分为一个单位,从 30 次/分可调到 600 次/分。

4. 电凝(electrocoagulation)　双极电凝器安全绝缘,有水时能达到良好的电凝效果。

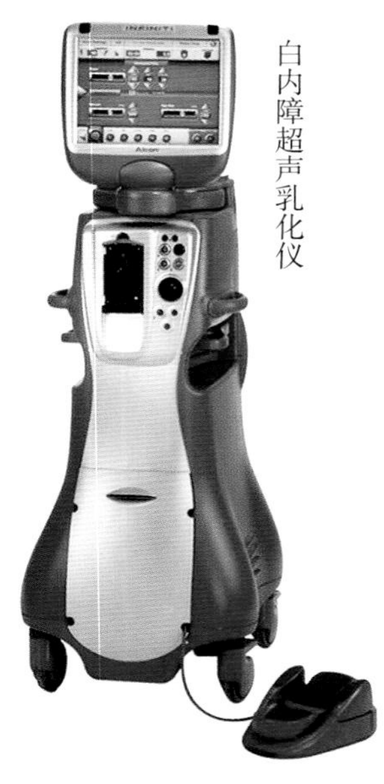

图 7-1　Alcon 晶状体超声乳化仪

第四节　玻璃体注吸切除器

1968 年,Kasner 试作开放式玻璃体切割术,从而引起人们的关注。此后,许多不同类型的玻璃体手术器械和仪器相继问世,其手术适应证也相应扩大,从而使玻璃体切割术得到迅速发展。

玻璃体切除器的基本结构及其性能(basic structure and its stokes)

1. 动力系统(dynamic system)　由微型马达、直流电磁场及气压系统等构成动力系统。为防止术中马达的惯性,以免造成不必要的损伤,常在玻璃体注吸切除器中装置齿轮和弹簧,便于立即制动。玻璃体切割术中抽吸时的负压,依赖于动力系统的维持。

2. 切除系统(cutter system)　切除功能靠玻切头的机械剪切作用和动力的驱动力完成,玻切头的机械剪切部分分为旋转式和往返式两类。旋转式玻切头一般是由内外两根金属细管组成,外管上有一缺口,在负压下吸入待切物质;内管上有刀刃(刀刃为圆孔或为其他形状的刀刃),通过旋转产生剪切作用。旋转式玻切头分为单向旋转式和双向旋转式两种。单向旋转式是向同一个方向旋转时内管产生剪切力,在工艺

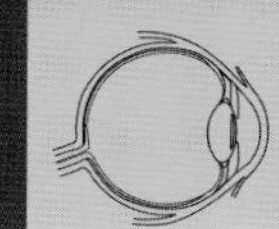

上“自动磨刀”，但组织易缠绕在刀刃上。双向旋转式切除器头是来回旋转内外管产生剪切力。为了克服组织缠绕刀刃的缺点，人们设计了往返式玻切头，往返式玻切头分为前进式及后退式两种，系通过内管的前后往返运动与外管产生剪切作用。

3. 灌注系统（infusion system；irrigation，IRR，I）　将液体注入眼内，维持玻璃体切除手术过程中的眼压，同时，稀释眼内碎屑、血液或其他混浊物，便于抽吸。灌注压大多依靠输液瓶的高低来调整。灌注系统分为整合式和分离式两类，大多为独立系统，亦可套在玻切头或抽吸系统上。用于闭合式或开放式玻璃体切割术的灌注方法，常有所不同。

4. 抽吸系统（suction system；aspiration，ASP，A）　抽吸作用完全是依靠动力系统产生的负压。要求小巧、制动敏捷及压力调整准确。负压产生的抽吸作用在于使组织变形或把混浊物吸入玻切头内，以便将吸入的血凝块、玻璃体混浊、机化物及其他小块组织予以切除，并吸出切除下的碎屑。吸入组织的量，取决于眼压与抽吸管内压之间的压力差。

5. 眼内照明系统　分为两种：

(1) 将导光纤维套在玻切头上照明；

(2) 将导光纤维作为独立照明。

由于前者于玻璃体内照明不够灵活方便，且增加玻切头的直径，故趋于淘汰。后者于玻璃体内照明灵活方便，现大多采用此法。导光纤维主要是冷光源，可减少对眼内组织的灼伤。

Alcon 玻璃体视网膜手术系统（Alcon vitreoretinal surgery systems）是美国 Alcon 眼科产品有限公司研制的由 5 个微处理器控制的玻璃体视网膜手术系统（图 7-2），用作前后段玻璃体切除、晶状体切除等手术。目前切割速率为 100~1700 次 / 分。

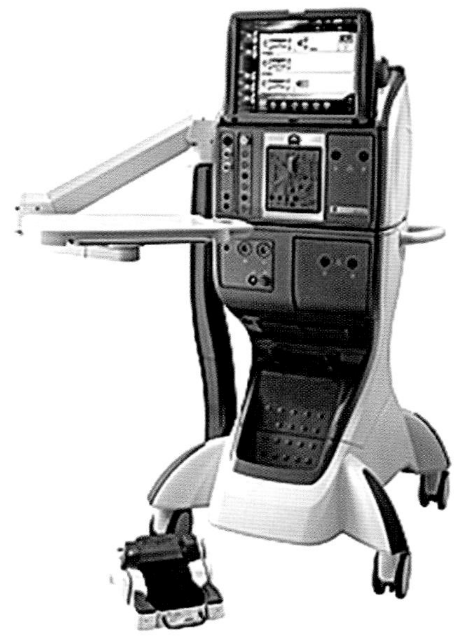

图 7-2　Alcon 玻璃体视网膜手术系统

参考文献

1. 卢信义 . 激光眼科学 . 北京：人民卫生出版社，1981：26-42.
2. 秦家楠 . 激光医学 . 北京：科学出版社，1988：111-156.
3. 李春武，奚寿增 . 眼科显微手术学 . 上海：上海科学技术文献出版社，1999：176-181.
4. Wattman SR，Keates RH，Hoyt CS，et al. Surgery of the eye. New York：Churchill Livingstone，1988：41-55.
5. Burtto I，Ferrari M，Rama P. Excimer laser intrastromal keratomileusis. Am J Ophthalmol，1992，113：291.
6. Taylor HR，Guesr CS，Kelly P，et al. Comparison of excimer laser treatment of astigmatism and myopia. Arch Ophthalmol，1993，111：1621.

第八章 麻 醉

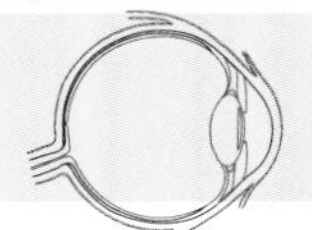
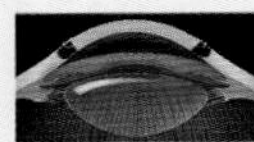
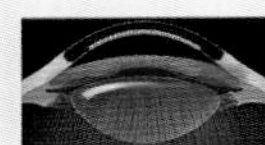
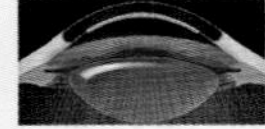
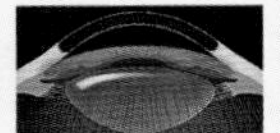

角膜显微手术对麻醉要求较高，理想的麻醉效果是：止痛完全、眼压稳定、眼外肌和眼轮匝肌松弛、眼球正位固定、生命体征稳定。要达到上述目的，必须充分做好术前准备，正确选择麻醉剂和麻醉方式，保证角膜显微手术顺利完成。

第一节 手术前访视

角膜显微手术一旦确定，麻醉医师应首先了解手术目的、范围、难易、时间长短、出血程度及其他危险性，做好术前对患者的访视工作。指导患者熟悉有关的麻醉问题，消除患者顾虑，取得患者的信任和合作。这对局麻下手术的老年患者尤为重要。可通过语言解释或图形示意，使患者及其家属了解所施行手术的大体情况，积极鼓励患者及其家属对手术产生信心，消除顾虑，让患者及其家属有充分的思想准备。

此外，还应交流有关术前治疗和术后护理，包括用药、活动限制及术后视力可能恢复的程度等问题。了解患者对拟用的局麻药有无过敏史，对特异质患者应提高警惕。术前需做皮肤过敏试验，对某种麻药有过敏史的患者，应改用其他麻醉药或麻醉方法。

第二节 术 前 准 备

为了保障麻醉安全，使手术取得预期良好效果，患者入院后即应开始术前准备，包括思想准备和技术准备。全身体格检查及实验室常规检查。老年患者均应作胸部X线透视及心电图检查。详细了解病史和病情，尤其要注意有关的内科疾病情况。因为有些眼科疾病实质上是全身疾病在眼部的表现，如重症肌无力、Marfan综合征、Hallermann-Streiff综合征、甲状腺功能亢进、糖尿病、高血压等。尤其应注意患者有无中枢神经系统、呼吸系统、心血管系统和凝血系统的功能异常。遇有呼吸系统慢性感染者，术前应禁止吸烟并应用抗生素、支气管解痉药和祛痰药，必要时体位引流以控制感染，减少呼吸道内分泌物，改善呼吸功能，以减少术中及术后并发症。术中应防止咳嗽，以免导致眼压增高而引起手术并发症。对高血压患者，应适当控制血压。对糖尿病患者的空腹血糖应控制在正常范围，同时纠正其水电解质失衡。前列腺肥大的老年患者，术后排尿困难可影响眼压，术前应进行治疗。冠心病患者心肌缺血应予改善，并治疗心律失常和预防心衰。

对以上患者术前用过的或仍在应用的药物，要详细询问、复查所用药物的反应和疗效，以便酌情停止或继续治疗。常用的强心药、利尿药、β受体阻滞剂、降血压药、降血糖药、皮质类固醇等，有些药物与术中用药可同时产生全身作用和药物相互作用。利尿药，如氯噻嗪(chlorothiazide)、乙酰唑胺(acetazolamide)增加K^+释出，因而可强化去极化肌松药作用。降血压药，如胍乙啶对交感神经的阻滞作用较明显；长期服用利血平可使儿茶酚胺耗竭，麻醉时易致低血压。可乐定(clonidine)可加强巴比妥类药对中枢神经的抑制

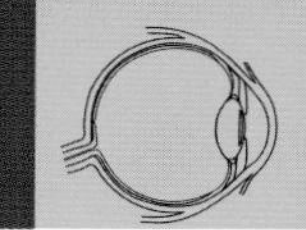

作用，因而可直接或间接使升血压药的作用增强，突然停药往往诱发严重高血压反跳。用于治疗心绞痛、心律失常、β 受体阻滞剂者，也不主张在术前停药；而应在术中或术后酌情继续应用，以免突然停药可能引起的内源性肾上腺素和去甲肾上腺素敏感性增高，出现血压骤升、心动过速，甚至心肌缺血。使用洋地黄已达洋地黄化后，术中使应琥珀胆碱（scoline）可能出现一过性高血钾，引起室性心律失常，严重者可发生心搏骤停，长时间服用皮质类固醇药物者，围术期患者的应激反应削弱，术前应予补充。

对儿童要注意其家族史、发育营养状况、有无畸形等。对脱水、酸中毒患儿，应纠正脱水和酸中毒后，方可进行麻醉。

对高眼压的患者，术前尽量使其降低或接近正常，有人主张在麻醉前口服碳酸酐酶抑制剂，如乙酰唑胺 0.25g 或双氯磺胺 25mg；也可静脉滴注 20% 甘露醇溶液 250ml 静脉滴注。但肾脏功能和心脏功能减退的患者应慎重。

关于禁止饮食 局麻病人可正常饮食，但由于一般病人因畏惧手术，精神紧张，故术前应半流质饮食，不易吃固体食物。对于全麻病人，一定禁饮食 6 小时以上。

第三节 麻醉前给药

麻醉前给药的主要目的在于使患者情绪稳定和配合，减少恐惧，提高痛阈，减少麻醉药用量及其副作用，消除不利反射，从而使麻醉和手术过程平稳。

一、抗胆碱能药

抗胆碱能药（anticholinergics）能阻断节后胆碱能神经支配的效应器上的胆碱受体，松弛平滑肌，抑制腺体分泌，能减少呼吸道黏液和唾液的分泌，便于保持呼吸道通畅，是各种麻醉时所不可省的。常用药有阿托品和东莨菪碱。全麻手术术前用阿托品 0.01mg/kg 肌注，可减轻呕吐，减少泪腺分泌，抑制眼心反射（oculocardiac reflex），并使瞳孔散大，静注可增加心率。因此闭角型青光眼和角膜移植患者禁用，可改用东莨菪碱 0.01mg/kg 肌注。

二、镇静药

巴比妥类药物，其有镇静、催眠和抗惊厥作用。常用的有戊烷巴比妥 2~4mg，口服。近年来多用苯二氮䓬类药，如地西泮，剂量为 0.15mg/kg，于麻醉前 1 小时口服；或用咪达唑仑（midazolam）0.05~0.1mg/kg 起，于麻醉前半小时肌注。地西泮毒性小，有抗焦虑、镇静、遗忘等作用，但剂量超过 10mg，可引起瞳孔散大，眼内压升高，不宜用于闭角型青光眼、穿透性角膜移植患者。咪达唑仑同样可产生镇静、抗焦虑、嗜睡，抗惊厥和遗忘作用，效果明显优于地西泮。

三、镇痛药

可增强各种麻醉效果，从而减少麻醉药用量。常用的镇痛药有吗啡 0.1~0.2mg/kg 或哌替啶 1~2mg/kg。吗啡在产生镇痛的同时，可消除患者的焦虑、紧张等情绪反应。哌替啶的作用与吗啡相似，但镇痛作用约为吗啡的 10%。两者虽有良好镇痛作用，但有导致呕吐的副作用，对眼压高的患者不利。因而临床上常与神经安定镇痛药(neuroleptics)合用。若与异丙嗪 5mg 同时肌注，不但有良好的镇静作用，而且能预防呕吐。如合用氟哌利多（droperidol）5mg 肌注，可增强巴比妥类和镇痛药的效应，同时有神经安定和抗呕吐作用。

苯基哌啶类药，如芬太尼，其镇痛强度为吗啡的 75~125 倍，可抑制呼吸，但不抑制心肌收缩力。芬太尼可引起恶心、呕吐等。芬太尼 0.05~0.1mg+ 氟哌利多 2.5~5mg，按 1∶50 组成芬氟合剂，其镇静、镇痛和镇吐的效果良好。

总之，麻醉前给药应根据患者具体病情“选择性给药”，对小儿、体弱、老年患者剂量应酌减，防止过量应用镇静、镇痛药，以免引起呼吸抑制或深睡不醒。

第四节　麻 醉 选 择

在保证患者安全的条件下，选择最合适的麻醉药和麻醉方法，并尽可能满足手术者和患者的意愿。麻醉方法的选择主要取决于病情特点、手术要求、麻醉医师的经验、设备条件等因素。

一、局部麻醉

局部麻醉（local anesthesia）简称为局麻。系指患者神志清醒状态下所实施的眼睛局部的麻醉。使眼球运动和手术区域的感觉神经传导功能暂时被阻断，既不产生组织损害，又完全可逆。眼科显微手术常用的局麻包括表面麻醉、浸润麻醉、区域阻滞麻醉、神经阻滞麻醉等。

理想的局麻药应为起效快，麻醉时间长，全身毒性低，且完全可逆。

临床上常用的局麻药如下：

1. 利多卡因（lidocaine）　属于酰胺类中效局麻药。麻醉作用强，起效快，弥散广，血液吸收或静脉给药对中枢神经系统有明显的抑制作用。单独用作神经周围注射后，麻醉作用可持续 60~75 分钟；若加入肾上腺素，其麻醉作用可持续 2 小时。当其血液浓度低时，患者表现为镇静和嗜睡，痛阈也提高，并能有效地抑制咳嗽反射。

利多卡因具有迅速有效而较安全的抗室性心律失常作用，因而亦可用于治疗室性心动过速，但对原有室内传导阻滞者应慎用。眼科手术常用作浸润麻醉、神经阻滞和气管内表面麻醉。

2. 布比卡因（bupivacaine）　此属于酰胺类长效局麻药。麻醉作用强，比利多卡因约强 4 倍，用药后 15~25 分钟后达麻醉高峰，可维持 5 小时。若用舒芬太尼（sulfentanil）20~30μg，可使 0.75% 布比卡因的作用延长 50%。主要在肝内代谢，代谢后大部分由肾脏排泄。其毒性与丁卡因相似，心脏毒性症状出现较早，循环虚脱与惊厥往往同时发生。可用作局部浸润麻醉和神经阻滞麻醉。

3. 辛可卡因（cinchocaine）　此药又名为地布卡因（dibucaine），属喹啉类衍生物长效局麻药。其麻醉强度约为普鲁卡因的 15 倍，麻醉作用持续时间约为普鲁卡因的 3 倍。作用起效开始较慢（5~10 分钟），持续时间约 2~6 小时。

4. 丁卡因（dicaine）　系长效酯类局麻药。麻醉强度大，其麻醉效力约为普鲁卡因的 10 倍，起效慢，穿透性强，可用作表面麻醉。对心肌的抑制作用较强，因而对心脏毒性较大。丁卡因亦由血浆胆碱酯酶水解，代谢产物由肾脏排泄。常用作角、结膜表面麻醉。

二、表面麻醉

将渗透作用强的局麻药直接滴到结、角膜表面，使其感觉神经末梢产生麻醉。一般用 0.5% 丁卡因、0.4% 盐酸奥布卡因或 2% 利多卡因溶液滴眼，1~2 滴，每隔 2~5 分钟滴 1 次，共 2~3 次。手术开始前先用 0.5% 丁卡因、0.4% 盐酸奥布卡因溶液滴眼，术中用 2% 利多卡因溶液滴眼作补充表面麻醉。

临床常用于测眼压、角膜和结膜异物取出、拆去角膜缝线等。忌用过高浓度。

三、　浸润麻醉

1. 区域浸润麻醉（regional infiltrative anesthesia）　系指将局麻药注入手术部位的组织中，使神经末梢产生麻醉。眼睑、结膜、角膜、泪器、眼外肌等手术中多被采用。无禁忌证时可加 0.1% 肾上腺素液 1~2 滴，以延缓吸收、延长麻醉时间和减少出血。

球结膜下浸润麻醉：角膜显微手术需作球结膜下浸润麻醉以增强麻醉效果。进针时针尖应背向角膜，针与结膜面呈一定角度进针后，注入少许麻醉药，然后变针体平行于结膜，边推进边注药，使结膜呈球状隆起，轻按摩使药液弥散开（图 8-1）。

2. 球后麻醉（retrobulbar anesthesia）　适用于角膜移植、人工角膜、角膜移植联合手术等。用 2% 利多

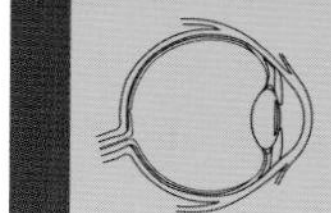

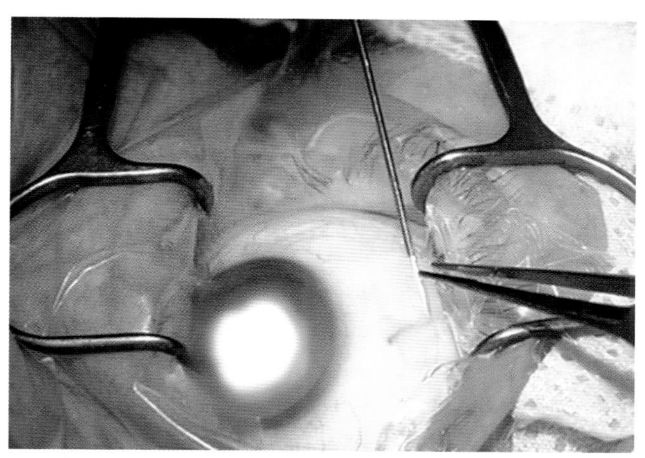

图 8-1 球结膜下浸润麻醉：进针时针尖应背向角膜

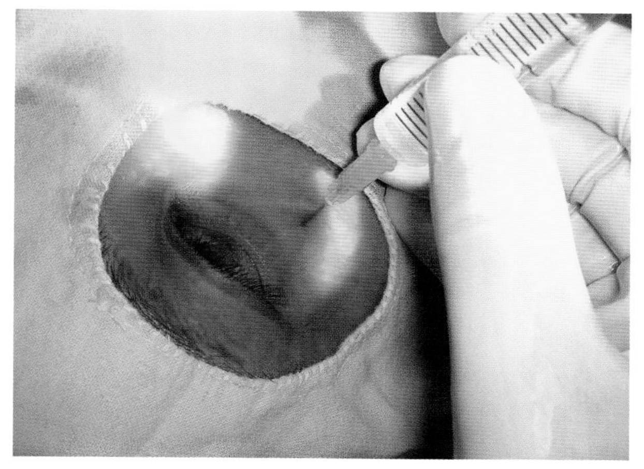

图 8-2 球后阻滞麻醉
术眼向鼻上方注视，于眶下缘外 1/3 与中内 2/3 交界处，自眼睑皮肤面进针，垂直于皮肤

卡因与 0.75% 布比卡因等量混合液按每毫升内加透明质酸酶 15U。令患者术眼向鼻上方注视，于眶下缘外 1/3 与中内 2/3 交界处，自眼睑皮肤面进针，垂直于皮肤，再向眶底方向进针约 3~3.5cm 时，回抽无血，注入麻醉药液 2ml，然后按摩至少 10 分钟，以充分降低眼内压后方可施行手术（图 8-2、图 8-3）。

3. 眼球周围麻醉（peribulbar anesthesia） "眼球周围麻醉"简称为"眼周麻醉"。此法由 Davis 和 Mandel 于 1986 年报道，后经 Kelman 等采用并予改进。将局麻药液注入肌锥外，自肌锥外浸润到肌锥内，以麻醉眼外肌、眼轮匝肌及其神经（第Ⅲ、Ⅳ、Ⅴ、Ⅵ脑神经及睫状神经节）。不仅可起到眼球后神经阻滞麻醉的效果；而且能避免眼球后神经阻滞麻醉时的并发症。

方法：0.75% 布比卡因与 2% 利多卡因等量混合液内每毫升加透明质酸酶 15U。①先令患者术眼向鼻上方注视，于眶下缘外 1/3 与中内 2/3 交界处，自眼睑皮肤面进针，垂直于眶缘深至眶底（自皮肤至眶底约 2.5~3cm）时，注入麻醉药液 4~5ml。②然后，于眶上缘内 1/3 与中外 2/3 交界处，自眼睑皮肤面进针，垂直刺入深处约 2.5~3cm 时，注入麻醉药液 3~5ml（图 8-4、图 8-5）。1991 年 Bloomberg 将其改良为仅在眶下缘注射麻醉药液 6~8ml，常可收到良好的麻醉效果。进针时应避开眼球壁，并注意有无回血，以免损伤眼球和血管。注入麻醉药液后按摩至少 10 分钟，方可施行手术。此法常用于角膜移植及联合角膜移植手术。

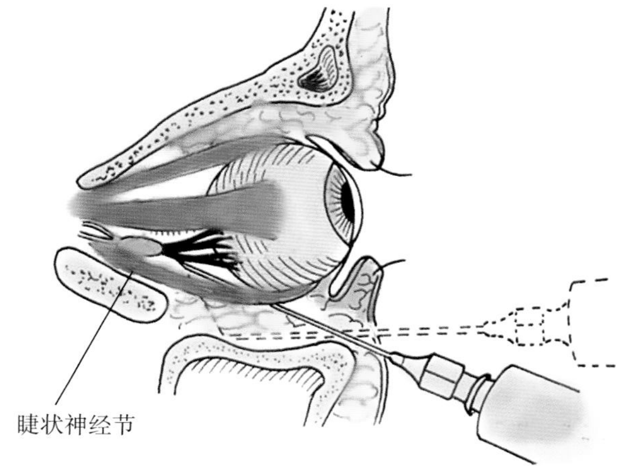

图 8-3 球后麻醉
垂直进皮后再向眶底方向进针约 3~3.5cm 达肌圆锥内近睫状神经节处，回抽无血，注入麻醉药

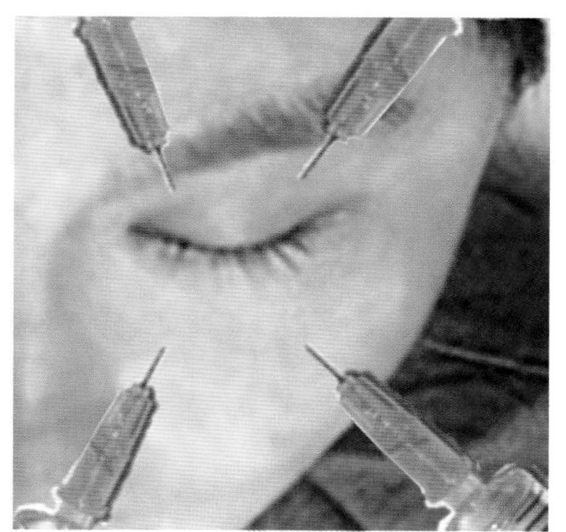

图 8-4 眼周麻醉示意图，进针位置

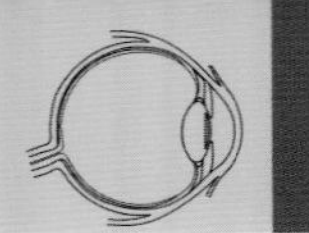

4. 眼球筋膜下浸润麻醉(sub-Tenon capsule infiltrative anesthesia)　此法由 Steven 于 1992 年介绍。眼球筋膜(fascia bulbi)亦称为 Tenon 囊(Tenon capsule),前起自角膜缘后 1~2mm 处的球结膜下,后至视神经周围。在眼球赤道前方,直肌分别由后向前穿过眼球筋膜;而在眼球赤道后方,眼球筋膜则将锥内脂肪与眼球壁分隔开,靠许多小梁与巩膜相贴附。2% 利多卡因与 0.75% 布比卡因等量混合液按每毫升内加透明质酸酶 15U 的比例混合。

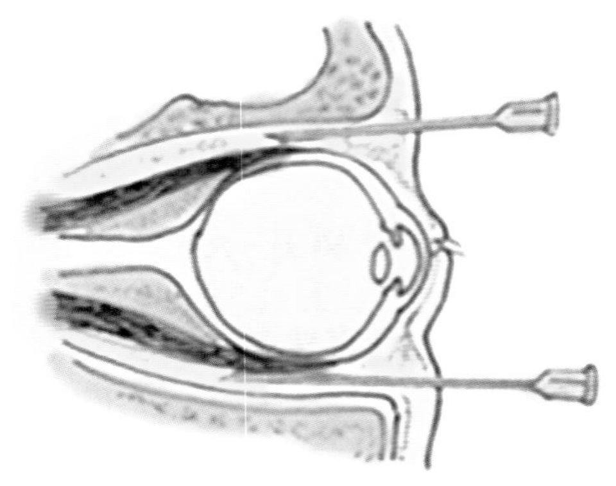

图 8-5　眼周麻醉示意图,进针深度

方法:贴巩膜表面,将麻醉药液注入 Tenon 囊 2~3ml;或先在球结膜下注入少许麻醉药;将球结膜及其下 Tenon 囊作一小切口,Tenon 囊下间隙插入钝性探针(probe),然后注入麻醉药液 2~3ml。此法安全有效,可用作角膜移植手术的辅助麻醉。

5. 神经阻滞麻醉(nerve blocks)　为取得神经阻滞麻醉的较好效果,应熟悉和掌握有关眼及其附属器的神经分布和支配,详见图 8-6、图 8-7。

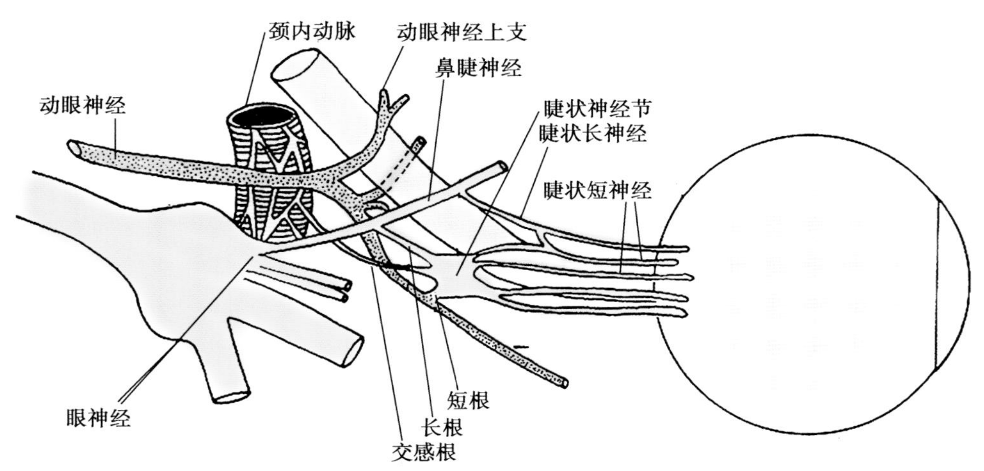

图 8-6　眼神经、动眼神经、睫状神经节

眼的感觉神经全部来自三叉神经的两个分支:即眼神经和上颌神经。

神经阻滞麻醉的优点是无局部浸润麻醉时的局部解剖变异,麻醉药用量亦少。

(1) 眼球后神经阻滞麻醉(retrobulbar nerve block):此法由 Knapp 于 1884 年介绍。欲使角膜显微手术成功,用麻醉药液阻滞支配各条眼外肌及眼睑的运动神经,使眼睑和眼球固定不动是关键。如阻滞动眼神经(Ⅲ)、展神经(Ⅵ)、Ⅳ和Ⅵ脑神经,可使眼睑和眼球固定不动,便于角膜显微手术的顺利完成。

方法:通常用 4~5cm 长针头,先在眼眶下缘外 1/3 交界处穿过下眼睑皮肤或由相应的穹窿部进针约 1cm,嘱患者注视内上方,使眼球下侧面转向前,以便穿刺针通过眼球下面而不损伤眼球,然后向内上方朝向眶尖进针,待针尖进入肌肉圆锥内接近睫状神经节,一般约需进入 3.5cm,抽吸无回血,将 2% 利多卡因或 2% 利多卡因与 75% 布比卡因等量混合液,每毫升

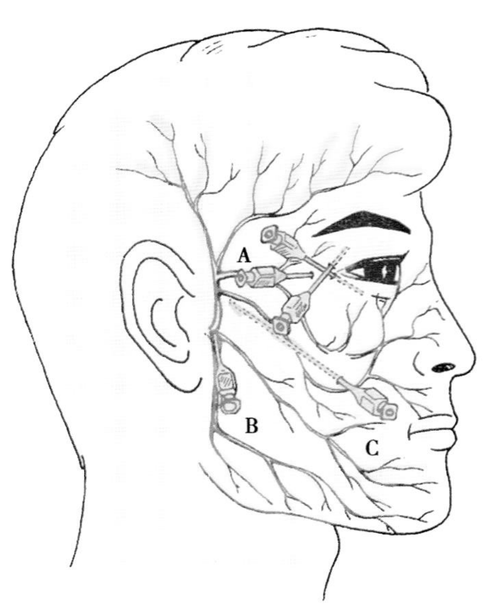

图 8-7　面神经分布及麻醉进针点

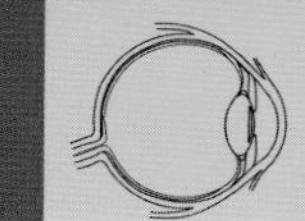

麻醉药液加透明质酸酶 15U，缓慢注射麻醉药液 3~4ml（图 8-4、图 8-5）。拔出针后闭合眼睑，轻轻按压眼球及眼睑进针处，以使药液扩散并预防眼球后出血。当上述脑神经及睫状神经节阻滞后，眼外肌麻痹，眼球运动减弱或停止，并可使眼压降低。

此法有时会引起涡静脉或睫状动脉损伤出血、眼心反射、视神经损伤或眼球穿孔等并发症。一旦发生并发症，立即停止手术，并对症处理。

（2）眶上裂神经阻滞麻醉：眶上裂有动眼神经、滑车神经、展神经等穿行。阻滞该处神经可增强球后麻醉的效果（图 8-8）。

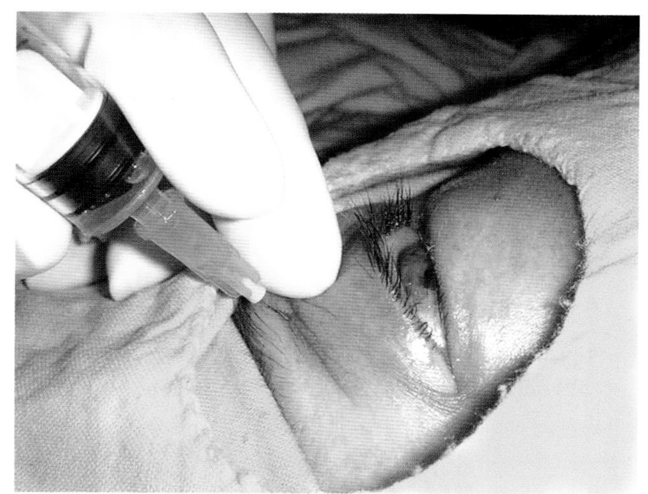

图 8-8　眶上裂神经阻滞麻醉

（3）面神经阻滞麻醉（facial nerve blocks）：面神经的颧神经分为上支和下支，分别支配上下睑眼轮匝肌，可用较高浓度麻醉药，如 2% 利多卡因作面神经的颧支、额支及颊支阻滞，以使眼轮匝肌松弛，术中可避免眼内容物溢出。主要适用于角膜移植术、角膜或巩膜裂伤缝合术、白内障摘除术等。

1）van Lint 法：此法由 van Lint 于 1914 年介绍，主要用作阻滞麻醉面神经的颧支和额支。

方法：从眶外缘垂直向下的延长线与眶下缘水平向颞侧的延长线相交点颞侧 1cm 处，即相当于眼轮匝肌外侧缘进针深达眶骨，沿眶外缘骨膜向上，边进针边注入 2% 利多卡因与 0.75% 布比卡因等量混合液（麻醉药液每毫升内加透明质酸酶 15U）2~4ml；然后将注射针退至原进针点眼轮匝肌下，并转向眶下缘直至其中央，注射麻醉药液 2ml；注射麻醉药液时，针尖不要接近眼睑，以免眼睑肿胀影响手术（图 8-9）。注射完毕数分钟后眼睑即不能随意闭合，如眼轮匝肌仍有力量，表明麻醉不够充分，故应再注射麻醉药。

2）Atkinson 法：此法由 Atkinson 于 1928 年所介绍，主要用作阻滞麻醉面神经的颧支和颊支。注射位置比 van Lint 法远离眼睑，标志易于找到。

方法：用长 3.5cm 的注射针头，在眶外缘向下延长线与颧弓下缘水平线相交点后方 1cm 处进针，先沿颧弓下缘向后直达耳屏前，边进针边注射麻醉药液。注意紧贴骨膜，勿伤及颞浅动脉。然后将针头退到原进针点皮下，再向耳廓上极与前述注射线呈 30° 方向注射麻醉药液，直达发际前。此法效果好，不会引起眼睑肿胀。一般注入 3~5ml 麻醉药，能充分使眼轮匝肌完全松弛(图 8-10)。麻醉效果良好的标志是，用力睁眼，眼睑睁不开，用力闭眼，眼睑闭不上。

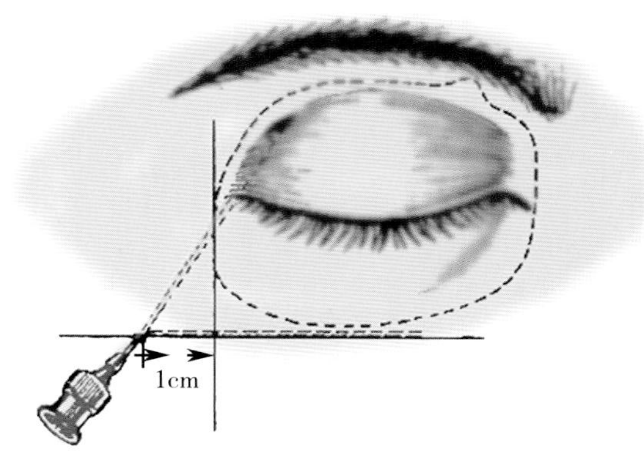

图 8-9　van Lint 麻醉法

3）O'Brien 法：此法由 O'Brien 于 1927 年介绍，主要阻滞麻醉面神经的颞支，以达到麻醉眼轮匝的目的。方法是嘱患者张口、闭口，用手指按压耳屏前，可触及到下颌骨的髁状突前凹陷区，为颧弓与髁状突的交界处。先让患者张口，后在该处将注射针垂直刺入 1cm 至骨膜，回抽无回血，即注入 1%~2% 利多卡因和 0.75% 布比卡因等量混合液（麻醉药液每毫升内加透明质酸酶 15U）2~3ml。而后，将注射针部分抽回，并向上及向前进至 2.5cm 颧弓以注入麻醉药液 2~3ml（图 8-11）。拔出注射针后，在此处用手指向深部按摩加压 5~10 分钟，以使麻醉药液扩散，并可达到压迫止血的目的。

此法的优点是麻醉较彻底，仅需注入少量麻醉药液，并有利于暴露术野。缺点是常因同时麻醉了面神经的颧支、颊支及下颌支，而暂时影响同侧颜面、上唇和下颌关节运动；有时将麻醉药液误注入颌关节囊

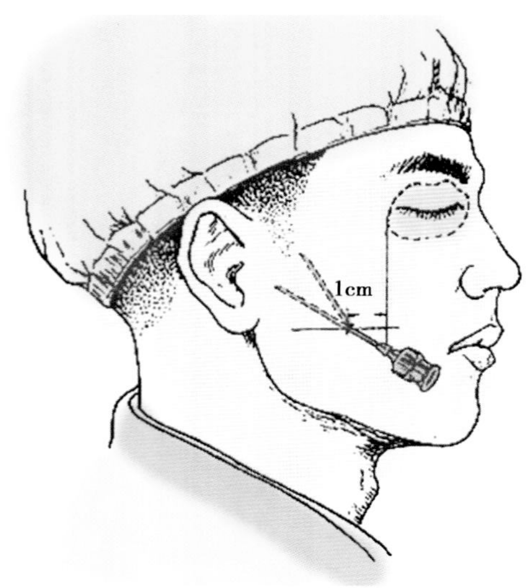

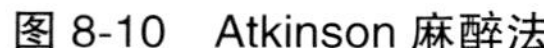
图 8-10 Atkinson 麻醉法

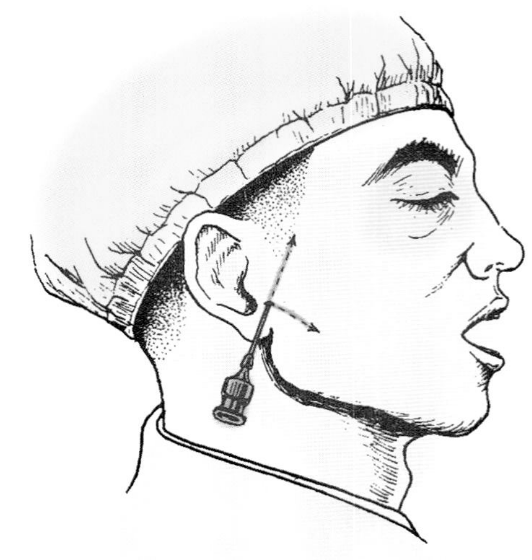

图 8-11 O'Brien 麻醉法

内;由于面神经经过的途径变异,其麻醉效果有时并不满意。因此,临床上已较少采用此法。

第五节 全身麻醉

由于患者年龄、病情、精神状态、手术需要等因素,而需采用全身麻醉。全身麻醉(以下简称全麻)是指由于麻醉剂产生的可逆性全身痛觉消失和意识消失的状态。过去认为,全麻药对中枢神经系统产生可逆的、可控的抑制作用。

首先是抑制大脑皮层,其次是抑制皮层下中枢和脑桥,继而作用于脊髓。后来,发现脑干网状结构特别是其中上行激活系统,是维持觉醒的必要条件,因而认为全麻药首先阻抑脑干网状结构而产生麻醉状态。近年来,一些新型全麻药的应用和作用机制的研究,对"麻醉状态"这一概念又赋予新的认识。认为全麻时机体反应性降低或消失,不只是体内中枢神经系统的抑制。如氯胺酮作用于大脑联络通路和丘脑-新皮层系统,抑制与疼痛有关的部分边缘系统,产生镇痛的同时,对其余边缘系统和锥体外系亦产生不同程度的兴奋,以致患者出现僵直状态。因此,全麻概念仍在不断发展中。目前认为理想的全麻状态应包括:意识消失、无痛、肌肉松弛、不诱发不良反射,能抑制异常应激反应,保持机体内环境的稳态,具有遗忘作用。

根据药物进入体内的途径不同,全麻可分为静脉全麻、吸入全麻等。临床上现多作静吸复合全麻,以小儿常用。

一、静脉麻醉

静脉麻醉(intravenous anesthesia)是指将麻醉药物经注射入静脉,通过血液循环作用于中枢神经系统而产生全身麻醉的方法。静脉麻醉,因其诱导迅速、对呼吸道无刺激、患者舒适、无污染及操作方便而受到欢迎。但存在肌肉松弛效果较差、麻醉深度难以控制、进入体内的药物不能及时消除等缺点。

1. 硫喷妥钠静脉麻醉(thiopentone intravenously) 其优点是方法简单、操作方便、麻醉诱导迅速及患者舒适,能在短时间内安静入睡。但硫喷妥钠无镇痛、肌松作用,易诱发喉头痉挛,特别是药物直接注入血液循环,很快随血流进入心血管舒缩中枢和呼吸中枢,万一注入过量或速度过快,易出现呼吸和循环抑制。因此,对年老、体弱、久病或心功能不全患者,应控制硫喷妥钠用量和注射速度。对患有血卟啉症(血紫质)者严禁使用硫喷妥钠,否则可引起血卟啉症复发。

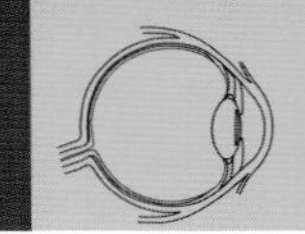

方法：将硫喷妥钠配成 2.5% 溶液。开始麻醉时，一般以每 5~10 秒静注 1ml，直至睫毛反射消失；而后每隔 3~5 分钟按需追加 1~2ml，以维持较长的麻醉时间。为了保证患者安全，麻醉中应置心前听诊器或心电监护仪，以便随时了解呼吸和心跳情况，并应常规备有急救药品及设备。

如用作全麻诱导，患者情况尚好，可以 1 次注入 250~500mg，同时给氧通气去氮 2~3 分钟，而后静注肌松药以利气管内插管。一次用量一般不超过 1g。用于较大儿童麻醉时，浓度宜再稀释 1 倍，并加强观察有无呼吸抑制。若作为小儿基础麻醉，可于臀部深层肌内注射 2.5% 溶液，用量按 20mg/kg 计算，多可在 10 分钟内入睡。

2. 氯胺酮静脉麻醉（ketamine intravenously） 静脉注射或静脉滴注氯胺酮可引起唾液分泌增多，术前应用阿托品可减少其分泌。静脉注射法适用于成人短时间手术，首次剂量为 2mg/kg，注射速度应缓慢，剂量过大或注射速度过快可抑制呼吸，甚至呼吸暂停。注入后 1~2 分钟起作用，可维持 15~30 分钟麻醉。需延长麻醉时间时，可重复注入首次用量的一半或全量。总量最好不超过 6mg/kg。于单次静注诱导后，也可以 0.1% 溶液持续静脉滴注维持麻醉。时间较长的手术，宜联合应用地西泮、芬太尼等药物，以减少用药总量。儿童可肌注给药，剂量为 4~5mg/kg，1~5 分钟起效，可维持 15~30 分钟。

氯胺酮可使肌张力增加，引起眼压和血压升高，亦易发生眼球震颤。所以，穿透性角膜移植术、青光眼手术、白内障摘除术及人工晶状体植入术等一般不用氯胺酮麻醉。

二、吸入性麻醉

吸入性麻醉（inhalation anesthesia）是通过肺通气将麻醉气体或麻醉蒸气吸入体内，从而产生全身麻醉。吸入麻醉药在体内代谢、分解较少，大部分以原形从肺排出体外。所以吸入麻醉容易控制，比较安全、有效，是临床麻醉中常用的一种方法。吸入性麻醉开始前需要诱导麻醉，要求安全、平稳及迅速。常用的方法有：先给静脉全麻药及麻醉性镇痛药，继而给肌松药，接着作气管插管，尔后吸入全麻制剂。静注少量静脉全麻剂后，待患者入睡，再吸入全麻药，达一定麻醉程度，加用肌松药，接着行气管内插管。如患者病情十分危重，不能耐受任何药物诱导，先行咽喉喷雾予以表面麻醉，然后插入气管导管，接着吸入全麻药。

无论上述何种方式，均先常规面罩高流量吸氧 2~3 分钟，即所谓给氧“去氮”（denitrogenation）。在插入气管导管前，使肺泡内充满纯氧，可预防低氧血症。

为了加强镇痛和肌松，减少全麻药用量，维持较浅的全麻，在维持麻醉中合用 N_2O、O_2 和肌松药，并根据需要加用麻醉性镇痛药或镇静安定药。目前多用新吸入麻醉药，如氟烷、恩氟烷、异氟烷、七氟烷和地氟烷。全麻维持可根据患者反应、手术要求、加深或减浅麻醉，以保障患者安全和满足手术要求。需用激光进行的手术，要预防易燃物起火。

吸入性麻醉所用麻醉装置，目前多采用低流量（新鲜气流 <1000ml/min）或小流量（新鲜气流 < 500ml/min）紧闭式麻醉。强麻醉中需要加强监测，包括吸入 O_2 浓度、N_2O 浓度、全麻药蒸汽浓度、无创脉率血氧饱和度、呼吸气 CO_2 监测等。随时观察血压和心电图变化（图 8-12）。

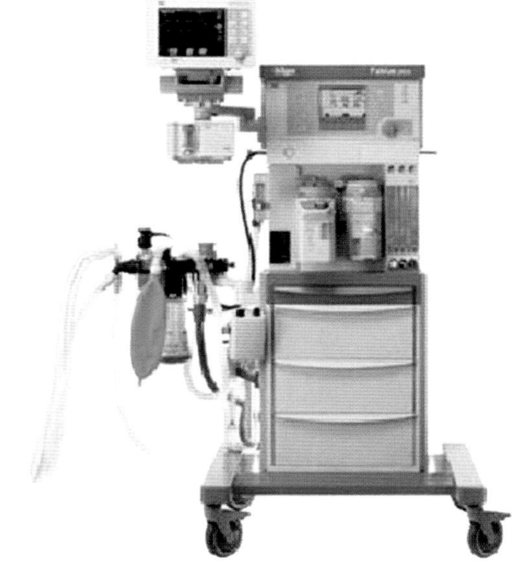

图 8-12 综合麻醉机

小儿麻醉可以通过面罩吸入，或用鼻导管自咽部吹入氟进行吸入全麻；婴幼儿可用 Ayre T 形管法（图 8-13）。体重 <14kg 儿童多用 Jackson-Rees 装置（图 8-14），其优点是呼吸回路内无活门，阻力小，可辅助或控制呼吸。但新鲜气流量需 2~2.5 倍于其分钟通气量，以防止 CO_2 蓄积，保持眼压接近正常。

手术接近结束时，停止吸入麻醉，继续吸氧，尤其合用 N_2O 麻醉者，体内贮量大，停止吸入麻醉后最初几分钟，体内大量 N_2O 迅速从血液进入肺泡，可使肺泡内氧被大大稀释，造成所谓“弥散性缺氧（diffusion hypoxia）”。故停吸 N_2O 后，

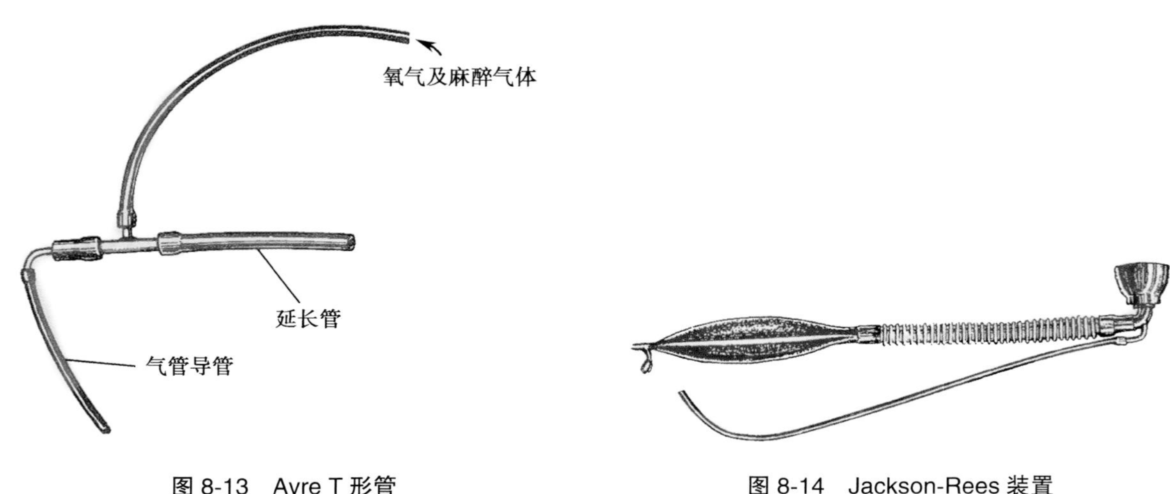

图 8-13 Ayre T 形管

图 8-14 Jackson-Rees 装置

尤应继续吸氧 5~10 分钟。术毕各项保护性反射恢复，自主呼吸有力，循环稳定，可考虑拔出气管导管。但对重危患者或呼吸恢复未达到足够通气量者，可保留导管送往 ICU 继续予以呼吸支持，等到患者呼吸满意及完全清醒时，可以拔出气管导管。

因全麻影响全身生理功能，所用装置和药物亦较复杂，故要求麻醉医师有渊博的基础和毒麻知识，了解患者病理生理改变，熟悉所用麻醉药药理和所用麻醉机、呼吸机的性能，了解所施行手术的性质和步骤，以及有较高的麻醉技术和管理水平。近年来，新型的吸入全麻药、新型麻醉机、呼吸机、监测仪以及其他静脉全麻药、镇痛药、肌松药不断问世，全麻实施方法得到不断改进，减少了盲目性，从而使全麻的安全更有保障。

第六节 麻醉并发症

近年来麻醉及其监测手段日臻完善，手术与麻醉的安全性比以往大有提高。但迄今为止，尚未能杜绝麻醉并发症或严重意外的发生。原因大致分为两类：①麻醉技术上的失误：如操作错误，机器失灵，用药不当或过量，观察病情粗疏和处理不当等。在较大医院，随着麻醉设备的改善和麻醉医师业务水平的不断提高，这类失误已渐少见。②麻醉本身的危害：如对麻醉药物过敏、恶性高热、心血管意外等。新型麻醉药的应用，以及新型监测仪持续动态监测，可使麻醉并发症降低。

一、局麻并发症

1. 眼组织的损伤 角膜显微手术范围较局限，所用麻醉药量不大，较少引起严重并发症。局麻发生的并发症，多发生在注射药局部。

(1) 浸润麻醉，用药过多易致眼睑和球结膜水肿，解剖层次不清而影响手术等。

(2) 因用药过量或大量局麻药注入血管内，可导致全身毒性反应，但极少见。

(3) 眼球后神经阻滞麻醉时损伤眼球后血管，多见涡静脉或后睫状动脉损伤而引起眼球后出血，造成血肿。

(4) 球后神经阻滞麻醉进针时误伤眼球，可引起视网膜、脉络膜损伤而出现玻璃体积血和视网膜裂孔。

(5) 球后神经阻滞麻醉时刺破视神经周围硬脑膜，误将局麻药注入蛛网膜下腔者，虽属个别病例，但后果极为严重。由此可造成暂时失明，或引起视神经萎缩，导致视力不可逆的减退。

(6) 局麻药中加用肾上腺素，可引起视网膜中央动脉或视神经供养动脉暂时或较长时间痉挛性收缩。

以上并发症关键在于预防。凡遇损伤眼球或视力突然丧失时，应根据眼球穿通伤、视神经损伤、视网

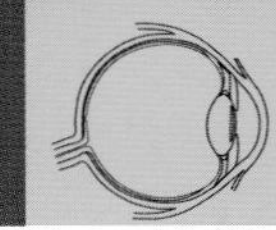

膜中央动脉阻塞及视网膜、视神经缺血性病变等情况不同，及时处理。如一旦发现眼球后出血、眼球突出或眼压增高，应暂停手术。因药物过敏或误入血管可引起全身中毒反应，应及时治疗。

2. 局麻药中毒反应

(1) 在角膜显微手术中，局麻用药量少，引起全身毒性反应很少见。可卡因所引起的全身反应与变态反应有关。所谓的变态反应是由于抗原 - 抗体相互作用所致的过敏反应（anaphylaxis），或由于直接释放化学介质（主要为组胺），而不存在抗原 - 抗体相互作用的类过敏反应（anaphylactoid），以及由于补体系统被激活所致的反应。变态反应发生率占局麻药全身反应的 2%。

因局麻药导致的许多严重全身反应，主要原因是单位时间内血药浓度过高引起中毒所致，如：①一次用药量超过最大剂量；②局麻药误注入血管；③注射部位血管丰富或有炎性充血，或未加肾上腺素因而局麻药被吸收过快；④患者病情严重，体质衰弱，对局麻药的耐受性差；⑤患者肝功能受损，局麻药代谢障碍，血液中药物浓度增高。据统计，局麻药中毒反应约占全身中毒性反应的 98%。

(2) 临床表现

1）中枢神经系统早期有精神症状，如眩晕、多语、嗜睡或烦躁不安。随后可有眼球震颤和面部肌肉颤动，甚至发展为四肢抽搐以致全身惊厥。严重者可发生昏迷。

2）循环系统早期出现面色潮红、血压升高、脉率增快或脉压变窄。随后面色苍白、出冷汗、血压降低，脉搏细弱并趋向缓慢、心律失常。严重者心力衰竭或心脏停搏。

3）呼吸系统由于肌肉不协调的痉挛而造成呼吸运动障碍。患者感觉胸闷、气短、呼吸困难或抑制。惊厥时出现发绀，严重者可发生呼吸停止或窒息。

(3) 预防

1）了解局麻药的一次最大用量，对老年、小儿、体弱、肝功能不全、低蛋白血症、贫血及营养不良患者，要适当减量。血管丰富区或麻醉部位有炎性充血，药量应酌减。

2）注射药前先回抽，观察有无血液抽出，以防止局麻药误注入血管内。

3）无禁忌时（如高血压、心脏病等），局麻药中可加用少量肾上腺素，以减轻局麻药的扩血管作用，减慢药物吸收。

4）局麻药应采用较低的有效浓度。浓度越大，吸收越快，中毒机会也越多。

5）警惕毒性反应的先驱症状，如惊恐、突然入睡、不语或多语、肌肉抽动等，此时应停止给药，并给氧吸入。

6）缓慢给药是最主要的安全措施，即使误注入血管内，也不会立刻使血药浓度升高，因此，应早期诊断并及时停止注射药液，以免引起全身严重反应。

一般应用非抑制量的巴比妥类药物（1~2mg/kg）作为麻醉前给药，可达到预防反应的目的。有效的预防药物应是地西泮和其他苯二氮草类药物，其优点是对惊厥有较好的控制作用。实验表明，地西泮剂量仅达 0.1mg/kg 时就能提高惊厥阈，可减少毒性反应的发生率。

(4) 局麻并发症治疗

1）立即停止注入局麻药。

2）发生惊厥时，注意保护患者，避免发生意外损伤。

3）立即吸氧，并进行辅助或控制呼吸。

4）建立静脉通道补给液体，维持循环稳定。用地西泮 5~10mg 作肌内或静脉注射。

5）抽搐、惊厥时，可缓慢静注 2.5% 硫喷妥钠 3~5ml。不能制止或效果不佳时，可静注琥珀胆碱 50~100mg，气管内插管控制呼吸。

6）呼吸、循环支持疗法，包括辅助或控制呼吸、升压药的应用及输血输液等。

7）对心搏停止者，当即进行心肺脑复苏。

3. 局麻药变态反应　局麻药引起的过敏反应比较少见。由于局麻药本身并非蛋白质，不具抗原性；但其或其代谢物可作为一种半抗原（hapten）与蛋白或多糖结合后可构成一种产生抗体的抗原，第二次使用该药时便可产生抗原抗体反应。

过敏性药物主要为脂类中的普鲁卡因，而胺类局麻药发生过敏反应则极为少见。由于脂类局麻药大多含有对氨苯甲酸这一基本结构，因此可发生交叉过敏。如对普鲁卡因过敏者，若用丁卡因也可发生过敏，但对酰胺类中的利多卡因不产生过敏。

过敏反应可立即发生，也可延迟发生，主要表现在皮肤黏膜与呼吸循环系统，如皮肤发红、荨麻疹、结膜及鼻黏膜充血、咽喉水肿、支气管痉挛与水肿引起的窒息往往随着过敏性休克而同时发生。长时间的支气管痉挛可导致低氧血症，甚至循环衰竭。

治疗：

(1) 吸氧。

(2) 肌内注射肾上腺素 25~50mg，或苯海拉明 10~ 50mg 肌内注射，或口服阿司咪唑（息斯敏）10~20mg。

(3) 输液：有支气管痉挛者，可静脉滴注氨茶碱 250~500mg；同时应用大量皮质类固醇激素，如地塞米松 30~50mg 静脉滴注。

二、全麻并发症

全身麻醉并发症可发生于全麻诱导期、维持期或恢复期，并可涉及多系统、多器官。

麻醉诱导期可能会发生咳嗽、屏气、挣扎等，应选用刺激性小的全麻药，使诱导插管平稳并一次插入成功，及时加深和维持合适的麻醉程度。可静注适量芬氟合剂，减轻插管可能引起的心血管副作用，使心率、血压不致过分升高。遇有哮喘病史者，选用有支气管扩张作用的全麻药氟烷，可防止支气管痉挛的发生。

诱导期发生的并发症，对一般手术及心功能良好者并不招致严重损害，但对角膜显微手术中眼内压影响较大，故麻醉中维持循环稳定和保证呼吸道通畅非常关键，同时进行合适的机械通气，尽力防止缺氧或 $C0_2$ 蓄积。

预防胃内容物反流，胃内容物反流可致支气管痉挛或发生吸入性肺炎。一旦发生胃内容反流，应当及时吸除干净，并应用抗生素预防和治疗肺部感染。

术后恢复期可发生胃肠道功能紊乱，表现为恶心、呕吐，甚至不能及时进食。应及时对症治疗。

三、眼心反射

眼心反射（oculocardiac reflex）由 Bernard 等于 1908 年描述。局麻或全麻下牵拉眼外肌时均可能发生眼心反射。其发生原因是眼球受压或牵拉眼外肌引起迷走神经过度兴奋所致，导致心动过缓，心肌收缩力降低。有时强力压迫眼球可使心脏停搏于舒张状态。实验证明：眼心反射传入弧为三叉神经，传出弧为迷走神经。压迫刺激三叉神经的眶支，偶尔也可引起眼心反射。在全麻下较清醒状态尤易产生，且较严重，可能与全麻下产生的高碳酸血症和低氧血症增强心脏应激性有关。氟烷可增强心肌应激性，因此氟烷麻醉时尤应注意。

防治：国内外曾介绍多种方法以抑制或消除眼心反射，其主要方法为减少对眼外肌的牵拉刺激和用药降低迷走神经兴奋性，但尚无足够的证据表明是可靠的。有主张术前 30 分钟静注阿托品可降低其发生率，但也有人认为并无肯定效果。眼球后神经阻滞麻醉对防止眼心反射的作用仍有争议，眼球后神经阻滞麻醉本身的刺激也可引起眼心反射，并有眼球后出血和视神经损伤的危险。肌松药如三碘季铵酚（flaxedil）2mg/kg，因有解除迷走神经的兴奋作用，可降低心动过缓的严重性及其发生率，但需在气管内全麻下于选用肌松药时，方可考虑应用三碘季铵酚。因眼心反射导致的心动过缓，甚少发展为心搏停止，加上许多预防措施本身带有各自的危险因素，故许多麻醉医师不主张将此药作为常规应用。强调心前放置听诊器或心电图，于术中持续监测呼吸和心率。遇有迷走神经过分活跃，心电图显示起搏点下移、心脏神经传导阻滞，常为严重意外情况发生的前兆。一旦出现心动过缓、心律失常，特别是伴有血压下降时，应立即中止手术；并给氧吸入，检查患者通气情况，待心率和心律恢复正常（一般几分钟即可）后，方可继续进行手术。如心动过缓持久存在时，可静注阿托品 0.01mg/kg，以便心率和血压恢复正常。

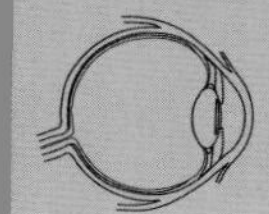

四、心肺脑复苏

心搏停止(cardiac arrest)是指心脏突然停止跳动,而不能排出血液。

1. 原因 引起心搏停止的原因很多。主要由于冠状动脉灌注不足,心肌抑制或心肌应激性增高,而这些又与低血压、低氧血症及迷走神经反射有关。眼科手术中发生的眼心反射与迷走神经有关。在高碳酸血症和低氧血症的基础上,迷走神经反射更易被激惹。

2. 诊断 患者意识突然消失、脸色灰、无脉搏、无血压及无心音,表明患者心搏已停止,瞳孔散大及对光反射消失,可作为临床诊断的主要依据。局部浸润或神经阻滞麻醉手术,患者如出现激动、恐惧、焦虑和烦躁不安,不要轻易认为这是"情绪"波动,而应将其视为可能是局麻药中毒或缺氧的早期征象。应及时吸氧,查明原因。心搏停止在心电图上表现为心搏停止、心室颤动、电机械分离。

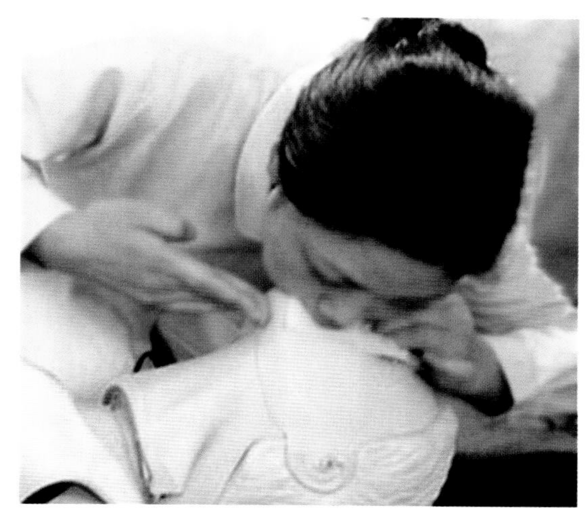

图 8-15 口对口人工通气

3. 初期复苏 包括基础生命支持(basic life support)和进一步生命支持(advanced life support)。前者主要包括开放气道、人工呼吸和人工循环。将患者头向后仰,将其下颌前推,使舌根离开咽后壁开放气道,接着口对口人工通气和胸外心脏按压(图 8-15、图 8-16)。在此基础上,可应用急救药、心肌除颤器等,作进一步生命支持。

1992 年欧洲复苏理事会根据心搏停止分三种类型:即室颤、无脉、室速型,心搏停止型和电机械分离型,并制订了一套进一步生命支持准则(图 8-17)。

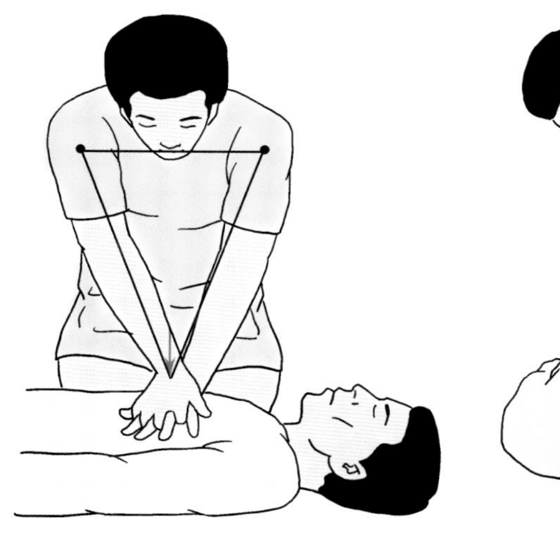

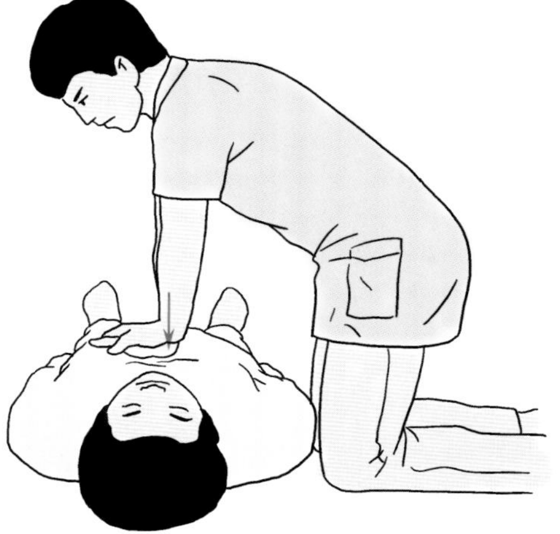

图 8-16 胸外心脏按压

本准则强调早期除颤的重要性,资料表明获得除颤和长期效果的最佳时机,是在心搏停止 90 秒内进行。即使怀疑,也可试用除颤。其次是强调肾上腺素的应用。

胸内心脏按压大多用于初期复苏无效具有适应证时,如遇有胸廓或脊柱畸形、张力性气胸或心脏压塞等。

4. 脑复苏(brain resuscitation) 心搏呼吸恢复不等于复苏成功,重要的是脑复苏,故自始至终都要考虑到如何发现和妥善处理脑复苏问题。心搏呼吸恢复后,仍需继续维持有效血液循环和呼吸,以及肾功能的恢复,尤其需加强对脑缺氧与脑水肿的防治,直至患者神志恢复清醒(图 8-18)。

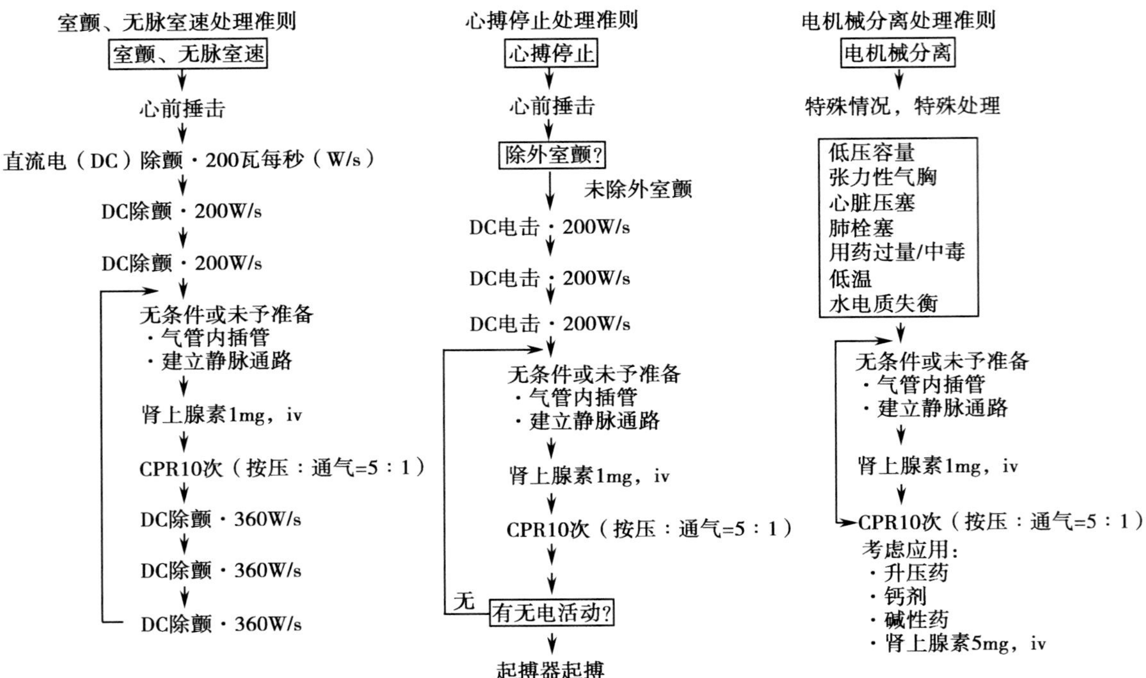

图 8-17 进一步生命支持的处理原则

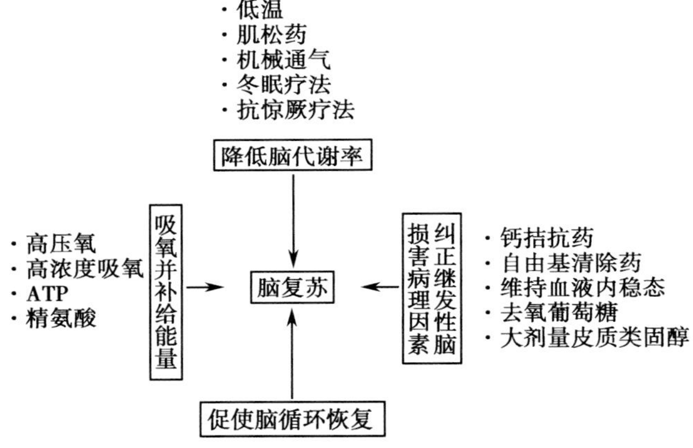

图 8-18 复苏综合治疗

参考文献

1. 尹维航 . 眼科麻醉 . 北京：人民卫生出版社，1981：26-62，96-145.
2. 刘俊杰，赵俊 . 现代麻醉学 . 北京：人民卫生出版社，1987：669-673.
3. 王兰 . 球周麻醉 . 国外医学：眼科学分册，1993，17：105.
4. [美]美国医学会 . 临床药物大典 . 王贤才，主译 . 青岛：青岛出版社，1995：121-170.
5. Atkinson WS. Local anesthesia in ophthalmic surgery. JAMA，1928，90：8.
6. Duncalf D，Rhodes DH. Anesthesia in clinical ophthalmology. Baltimore：Williams & Wilkins Co. 1963：3-27.

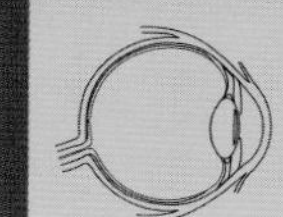

7. Waltman SR, Krupin T. Complications in Ophthalmic Surgery. J B Lippincott Company, 1980: 2-8.
8. Leopold IH. Advances in anesthesia in ophthalmic surgery. Ophthalmic Surg, 1974, 5: 13.
9. Smith RB. Anesthesia in ophthalmology.Int Ophthalmol Clin, 1973, 13: 2.
10. Bartlett JD, Jaanus SD. Clinical ocular pharmacology. Boston: Butterworth Publishers. 1984: 131-149.
11. Hamilton Rc. Brain sterm anesthesia following retrobulbar blockade. Anesthesiology, 1985, 63: 688 .
12. Feibel RM. Current concepts in retrobulbar anesthesia. Surv Ophthalmol, 1985, 30: 102-110.
13. Morgan CM, Schatz H, Vine AK, et al. Ocular complications associated with retrobulbar injections. Ophthalmology, 1988, 95: 660-665.
14. Nagle F, Cooper RL. Nasal secretions in ocular surgery under general and local anesthesia. Ophthal Surg, 1993, 24: 13-15.
15. Segev F, Voineskos AN, Hui G, et al. Combined topical and intracameral anesthesia in penetrating keratoplasty. Cornea, 2004, 23 (4): 372-376.
16. Brookshire GL, Gleitsmann KY, Schenk EC. Life threatening complication of retrobulbar block: a hypothesis. Ophthalmology, 1986, 93: 1476-1478.

第九章　角膜手术相关解剖及生理学知识

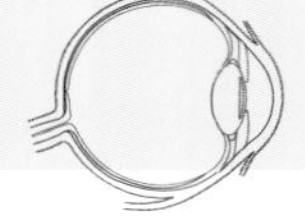
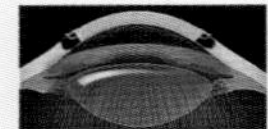
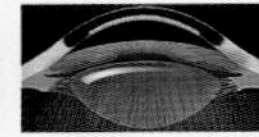
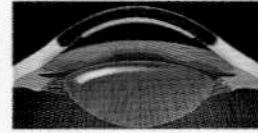
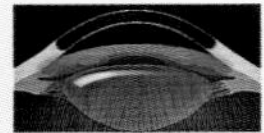

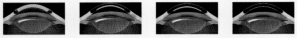

第一节　角膜的解剖及生理

一、角膜的解剖

正常角膜(cornea)位于眼球前端,约占眼球壁的前1/6(图9-1、图9-2),成年人角膜水平直径为11.5~12.0mm,竖径为10.5~11.0mm,3岁以上儿童的角膜直径接近成年人。

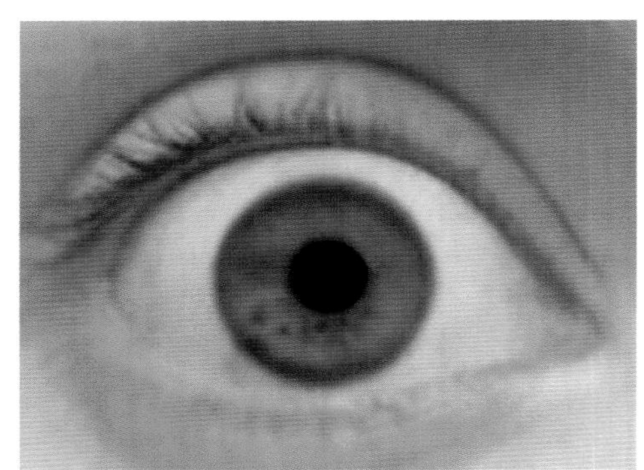

图9-1　正常人角膜

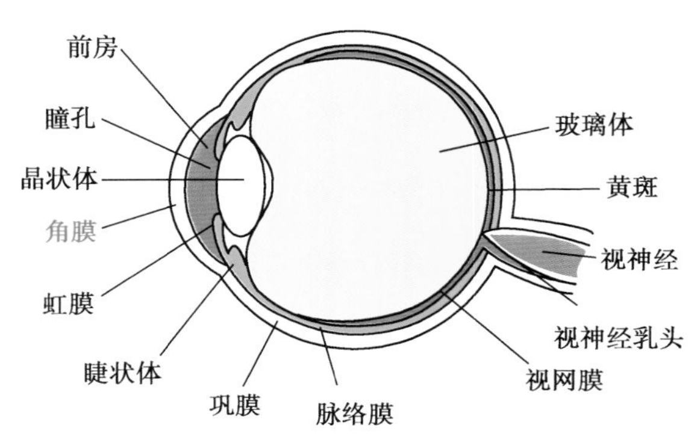

图9-2　成人角膜及眼球结构

正常角膜无色透明,相当于照相机的镜头,在成像过程中起着重要的屈光作用,角膜的屈光力约占整个眼球的70%(图9-3、图9-4)。角膜前表面曲率半径约7.8mm,后表面曲率半径约6.8mm。角膜中央最薄,厚度0.50~0.59mm,周边厚度0.7~1.0mm(图9-5)。

角膜具有下列生理特点:①透明性:无角化层,无血管,细胞无色素,保证外界光线透入。②无血管:其营养主要来源于角膜缘血管网和房水。③感觉神经丰富:第V对脑神经的眼支密布于上皮细胞之间,无髓鞘,感觉敏感,对保护角膜和眼球具有重要作用。④角膜与邻近的结膜、巩膜及虹膜组织密切联系,一些疾病常互相影响。

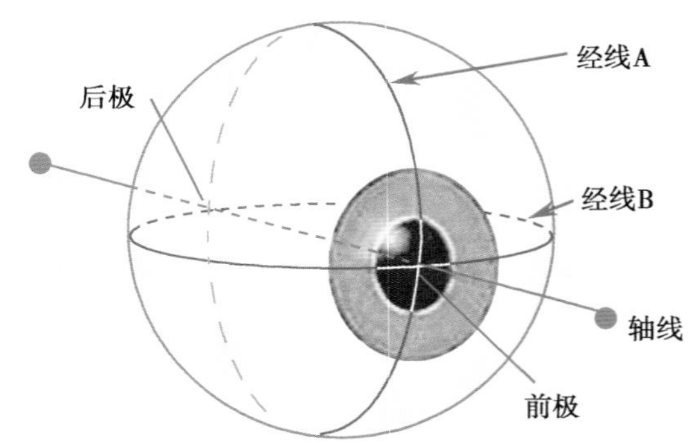

图9-3　眼球与角膜的屈光示意图(经线A与经线B垂直)

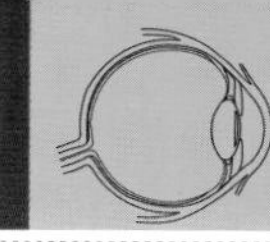

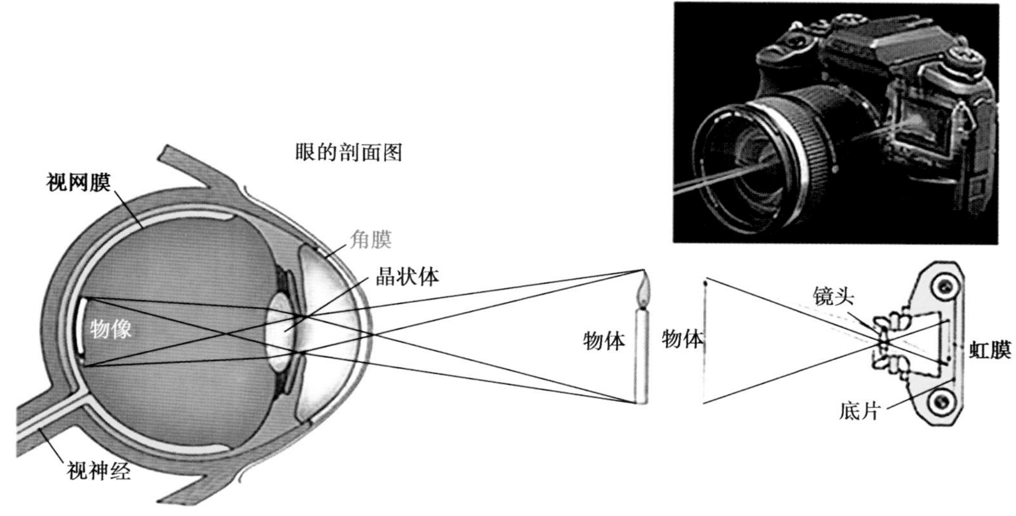

图 9-4　眼睛及角膜成像原理

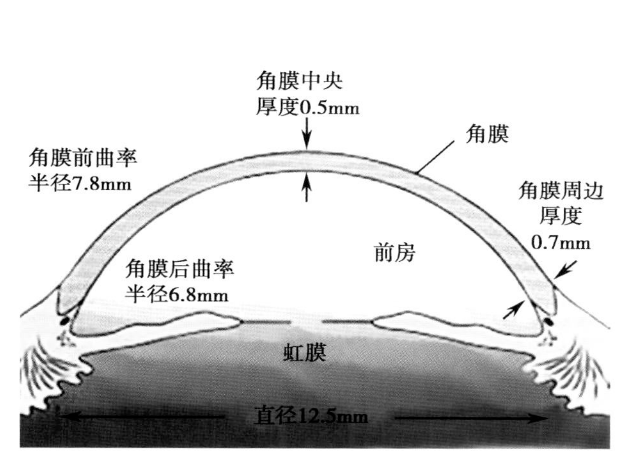

图 9-5　成人角膜正常值

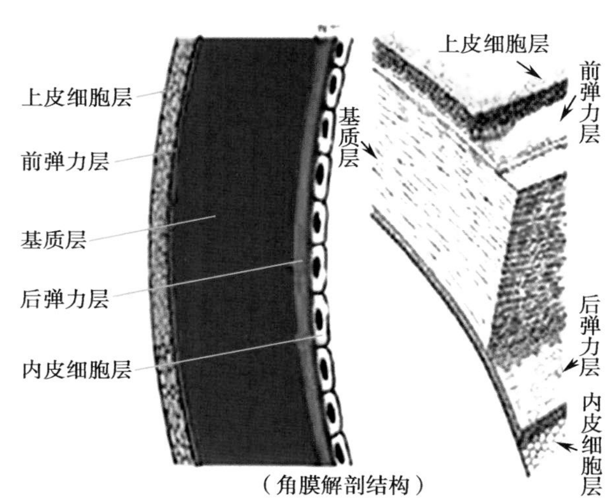

图 9-6　角膜的组织学结构

二、角膜的组织学结构

角膜的组织学结构分五层：从前到后依次为角膜上皮层、前弹力层、基质层、后弹力层和内皮细胞层（图 9-6）。

角膜上皮细胞层为复层鳞状上皮细胞，主要由基底细胞、翼状细胞和表层细胞组成，富含 Langerhans 细胞，并间有淋巴细胞和吞噬细胞。角膜上皮细胞对细菌有较强的抵抗力，再生能力强，损伤后修复快，不留瘢痕。

前弹力层又称为 Bowman 膜，是一层均匀无结构的透明薄膜，由胶原纤维组成，主要起到机械屏障作用，损伤后不能再生。

角膜实质层（基质层）约占角膜全厚的 90%，由 200 余层排列整齐的纤维薄板构成，板层间互相交错排列，与角膜表面平行，板层由胶原纤维构成，其间有固定细胞和少量淋巴细胞、巨噬细胞和吞噬细胞，以及丰富的透明质酸和一定量的黏多糖。此层损伤后不能完全再生，而由不透明的瘢痕组织所代替。

后弹力层又名 Descemet 膜，是一层富有弹性的透明薄膜，质地坚韧、抵抗力较强，可抵御各类化学物质和病原微生物的侵犯，损伤后可迅速再生。

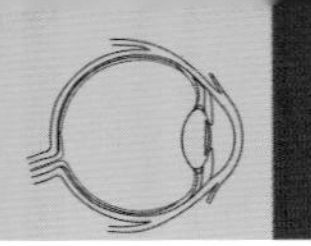

内皮细胞层为一单层六边形细胞，紧贴于后弹力层后面，具有角膜 - 房水屏障作用，损伤后不能再生，缺损区依靠邻近的内皮细胞扩展和移行来覆盖。

角膜内没有血管，以维持其透明性。其营养来源于角膜缘丰富的血管网组织和房水。

角膜缘的淋巴样组织具有局部淋巴结功能，是眼前部的免疫活动中心。在病理情况下，各种免疫细胞及其炎性细胞因子仅来自角膜缘，然后经角膜纤维间隙进入角膜病变部位。

影响角膜透明度的任何疾病均可导致视力下降，各种眼部炎症可引起角膜内皮失代偿，角膜血管翳可导致角膜混浊以及角膜沉着物（带状角膜病变）等，导致角膜水肿和视力下降。

角膜内皮细胞可维持角膜基质的健康和透明性，角膜内皮细胞不能再生，内皮细胞丢失后由邻近的内皮细胞增大来填补。内皮细胞的持续丢失或损害，无法保证角膜基质层的水分转运，就可导致角膜水肿，最终可致整个角膜水肿。

角膜上皮的水肿可破坏角膜上皮与基底膜之间的半桥粒连接，可形成大泡（bullae），大泡破裂后由纤维血管样组织覆盖缺损部位，继而形成角膜瘢痕。长期慢性炎症可导致钙质沉积于 Bowman 膜和基质层前部，形成带状角膜病变，多见于儿童患者，特别多见于幼年关节炎伴发的葡萄膜炎。

三、角膜的免疫学特点

角膜组织作为屏障阻隔外环境与眼内组织的接触，角膜组织的无血管性使其具备了免疫赦免特性；角膜中央组织中缺乏免疫细胞，形成了免疫赦免区域；但角膜缘含有丰富的可表达 HLA- Ⅱ类分子的树突状细胞，这些细胞具有抗原递呈功能，并可移行到角膜中央，引起免疫性炎症。角膜组织中含有一些非特异性抑制因子，可抑制细菌或病毒的生长繁殖，并具有不易于让致病微生黏附于角膜的特点。

角膜防御体系：角膜中央因缺少淋巴管和免疫细胞，是免疫缺乏区域。角膜缘有抗原递呈作用的 Langerhans 细胞，具有加工抗原功能。角膜外伤、手术或感染后，角膜上皮细胞和成纤维细胞可分泌炎症因子和趋化因子，免疫细胞（Langerhans 细胞、淋巴细胞、中性粒细胞、嗜酸性粒细胞）在趋化因子的作用下从角膜周边部移行到角膜中央，发生免疫性炎症。另外，也可趋化中性粒细胞和嗜酸性粒细胞到角膜中央。

四、角膜缘

角膜巩膜缘为角膜与巩膜的移行区（图 9-7、图 9-8），是指从透明角膜到不透明巩膜之间的灰白色连接区。前房角（angle of anterior chamber）位于前房的边缘部内，由角膜缘、睫状体及虹膜根部围绕而成，其前壁为角膜缘，后面为虹膜根部，两壁在睫状体前面相遇，构成房角隐窝。

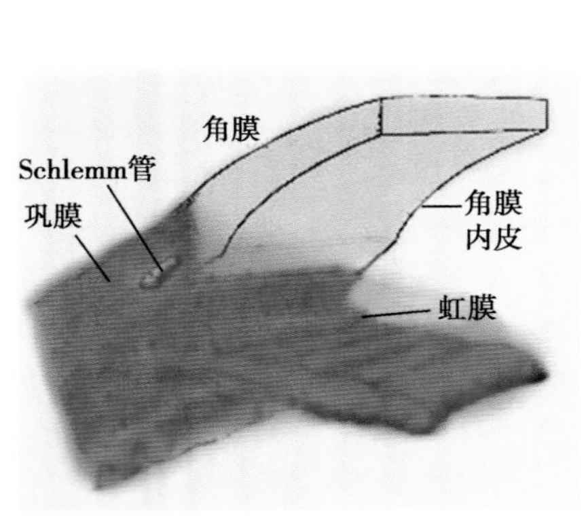

图 9-7　角膜巩膜缘主要组织结构

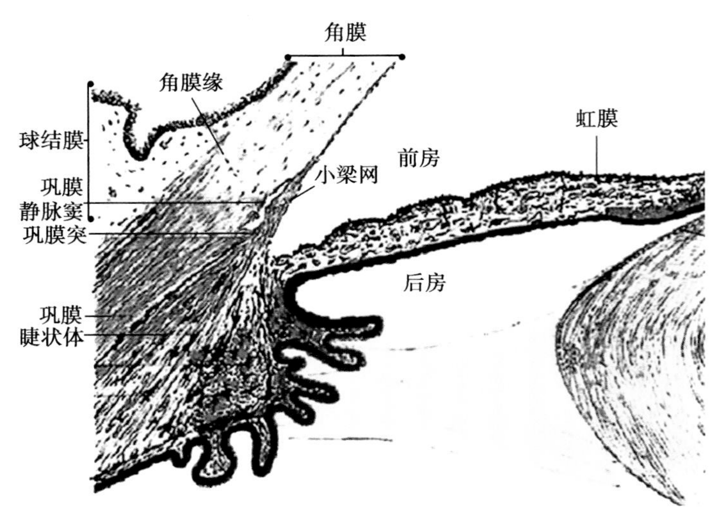

图 9-8　角膜巩膜缘组织结构

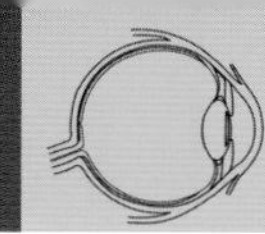

第二节　泪液及泪膜

泪液自泪腺（包括主泪腺和副泪腺）分泌经排泄管进入结膜囊（图 9-9~ 图 9-11），依靠瞬目运动和泪小管虹吸作用，向内眦汇集于泪湖，而后进入泪小点，通过泪道排出鼻腔，一部分泪液则随暴露部分而蒸发（图 9-12）。泪液具有润滑眼球、眼表抗菌、供氧和保持角膜光学界面的作用。当有外因受到刺激时，大量泪液分泌可冲洗和排除微小异物。正常情况下，16 小时内分泌泪液约为 0.5~0.6ml。在睡眠状态下，泪液的分泌基本停止，在疼痛和情绪激动时则大量分泌。

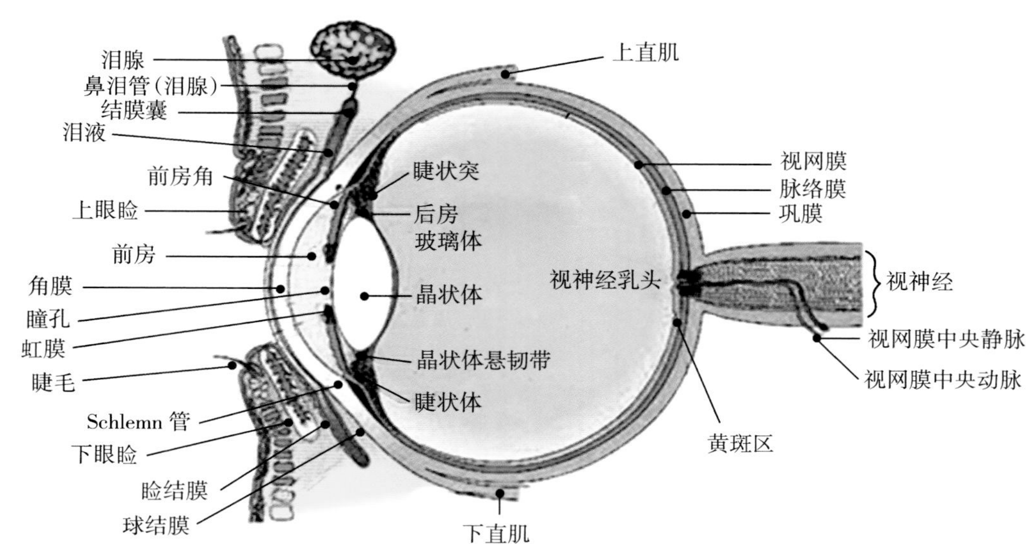

图 9-9　主泪腺

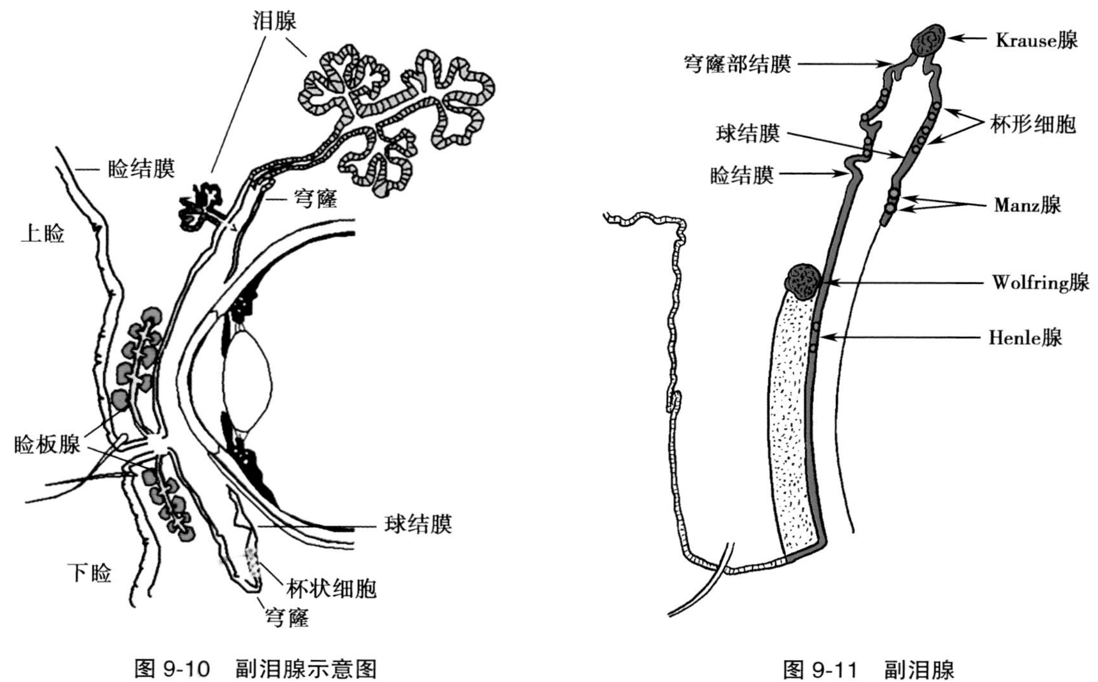

图 9-10　副泪腺示意图

图 9-11　副泪腺

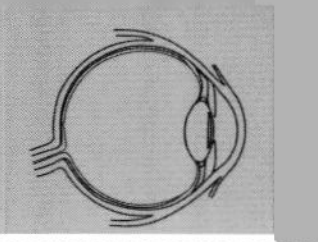

泪液经瞬目在角膜表面形成泪膜，是一层液性薄膜(图 9-13)。泪膜从外向内分为三层，最外层为脂质层，中间层为泪水层，最内层为黏液层(图 9-14~ 图 9-16)。正常情况下，泪膜结构完整，厚度均匀。随着对泪膜结构和功能的深入研究，发现泪膜成分和功能非常复杂。泪膜的主要功能是为眼睛的屈光系统提供一个平滑的界面，维持结膜和角膜上皮的健康，组成抗微生物感染的第一道防线。

（一）脂质层

泪膜的最外层为脂质层，由脂质和胆固醇组成；主要作用是在泪膜表面形成一道屏障，以防止泪液的过度蒸发，为角膜提供一个光滑的屈光界面，并可抵御外界微生物感染。近年来研究发现脂质层可分为非极性层(外层)和极性层(内层)，非极性层主要由蜡质、胆固醇酯和甘油

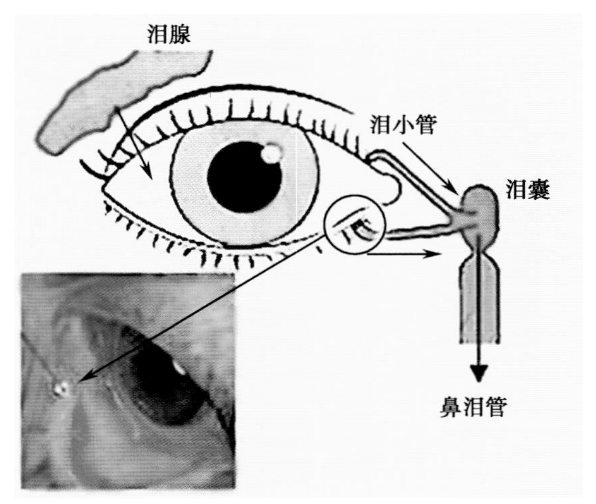

图 9-12　泪液循环

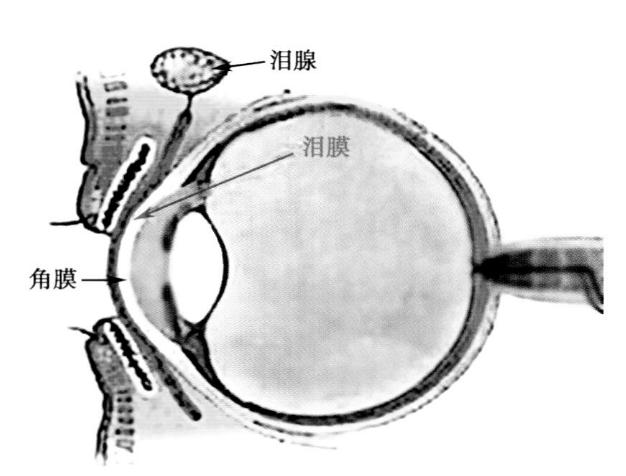

图 9-13　泪膜示意图

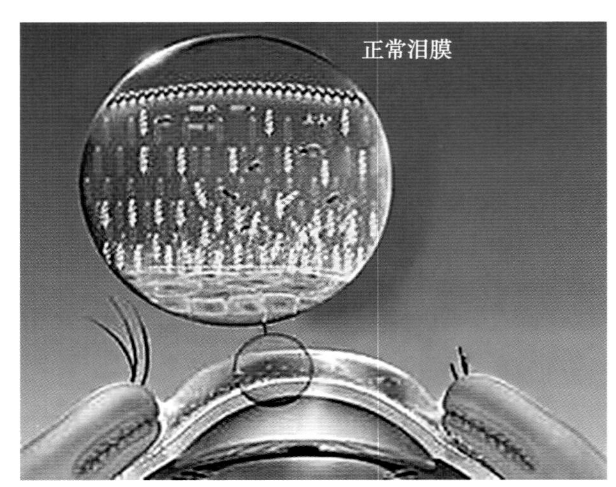

图 9-14　泪膜示意图

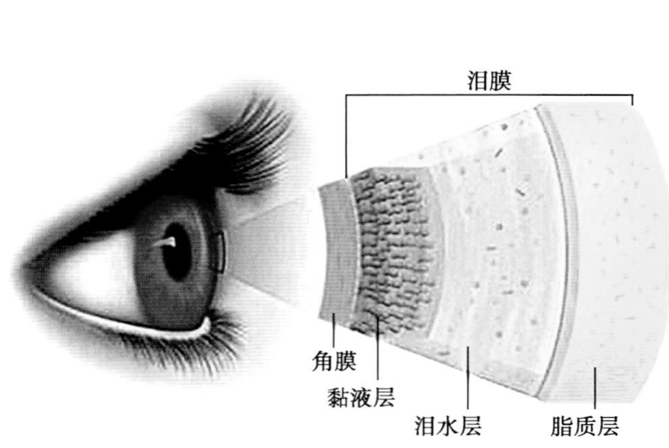

图 9-15　泪膜结构示意图

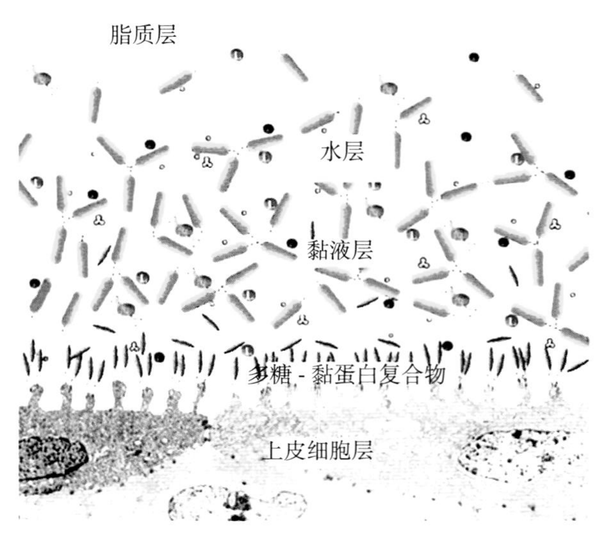

图 9-16　泪膜结构示意图

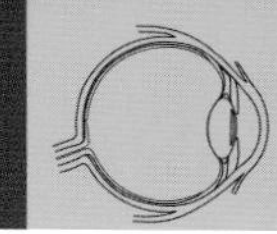

三酯组成，作用是减少泪液蒸发和防止泪液溢出眼外；极性层主要由磷脂和糖脂组成，在水层和非极性层之间提供一道屏障。泪液蒸发的速度取决于泪膜脂质层的厚度，脂质层厚度降低可导致蒸发性干眼。

（二）泪水层

泪膜的中间层为泪水层，主要由水、无机盐、蛋白质、免疫球蛋白、生长因子、细胞因子、维生素和酶类组成，其中水分占98%以上。主要电解质有钠、钾、镁、钙、氯和磷等，主要功能是维持泪膜的渗透压和pH值。电解质作为缓冲液维持泪液pH值的正常水平，在维持上皮完整性中起重要作用。在干眼病患者泪液中电解质浓度增高，通过触发炎症反应而损伤。干眼综合征的特征是渗透压增加，并通过引发炎症，直接或间接损害眼表组织。泪液中的蛋白质成分有60多种，主要有白蛋白、免疫球蛋白、金属蛋白、补体、组胺、蛋白酶原活化剂、前列腺素、蛋白酶、抗微生物物质等。结膜表面的非角化上皮和丰富的血液供应有利于微生物的生长，但结膜表面含有丰富的抗微生物物质和严密的防御体系，可抵御病原微生物的侵犯。眼表主要的非特异性抗菌物质有溶菌酶、乳铁蛋白、β溶素、补体、防御素、磷脂酶A_2和一些特异性免疫物质，如分泌型IgA（sIgA）。在干眼症患者中，溶菌酶、乳铁蛋白和sIgA等成分下降，易于造成眼表组织感染。

（三）黏液层

泪膜的最内层为黏液层，覆盖于角膜上皮和结膜上皮表面，主要由黏液组成，其他成分还有免疫球蛋白、尿素、无机盐、糖、酶、白细胞和细胞碎片等。黏液内富含糖蛋白，具有高亲水性，有助于泪水的均匀分布。黏蛋白为一组高分子量的糖蛋白家族，目前人类基因组定位计划已发现了20余种黏蛋白基因。黏蛋白分为膜相关性黏蛋白和分泌型黏蛋白，后者又分为大分子凝胶状黏蛋白和小分子可溶性黏蛋白。膜相关性黏蛋白在上皮细胞和泪膜之间形成一道致密的多糖-蛋白质复合物（glycocalyx），成为抗击微生物通过的重要屏障。分泌型黏蛋白具有“清洁爪”（cleaning crew）样作用，通过眨眼动作把眼表杂质带入鼻泪管排出。黏蛋白主要来源于结膜杯状细胞分泌。

泪膜的主要功能有湿润眼球前表面；提供光滑的光学面，使物像在视网膜上清晰成像；保护角膜，抵抗感染；是角膜上皮供氧的主要来源；为角膜提供一定的营养物质。

泪膜异常有多种病因所引起，泪膜异常常表现为泪膜破裂时间缩短，严重者表现为干眼症（图9-17~图9-19）。泪膜异常可用泪膜分析仪进行检测（图9-20），裂隙灯荧光素或虎红染色检查简便快捷（图9-21~图9-23）。泪液分泌实验通过检测泪液量的变化可以评估泪膜的质量（图9-24）。

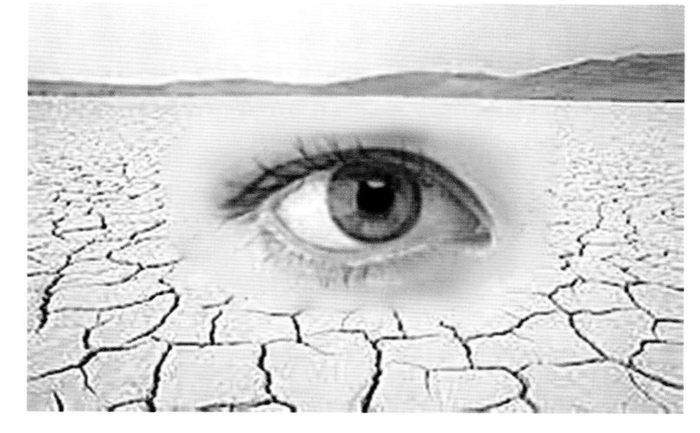

图9-17　干眼示意图

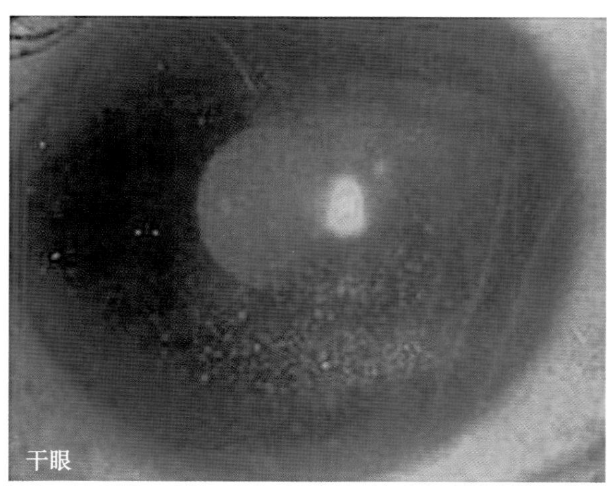

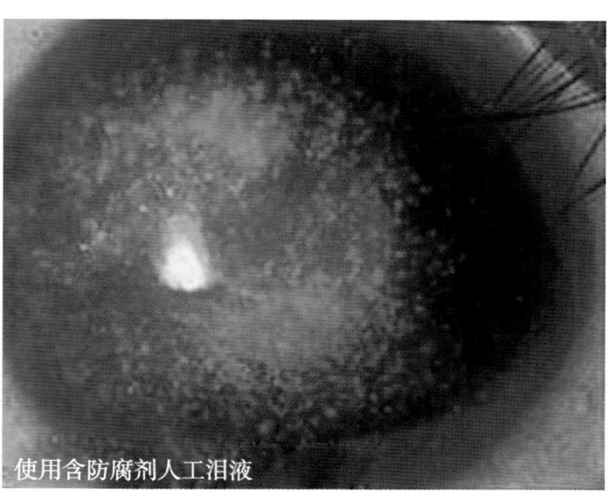

图9-18　干眼－荧光素角膜染色

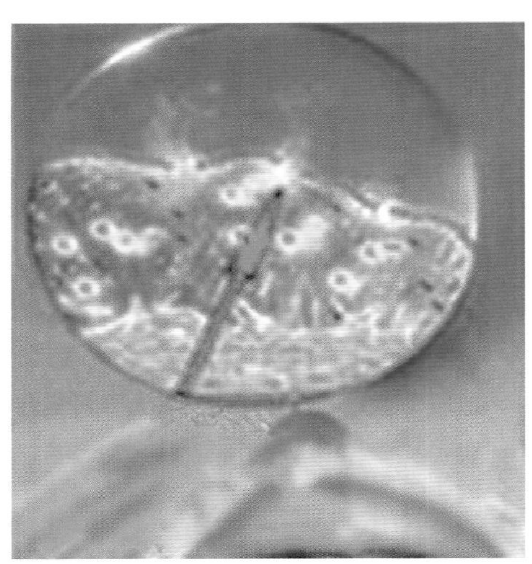
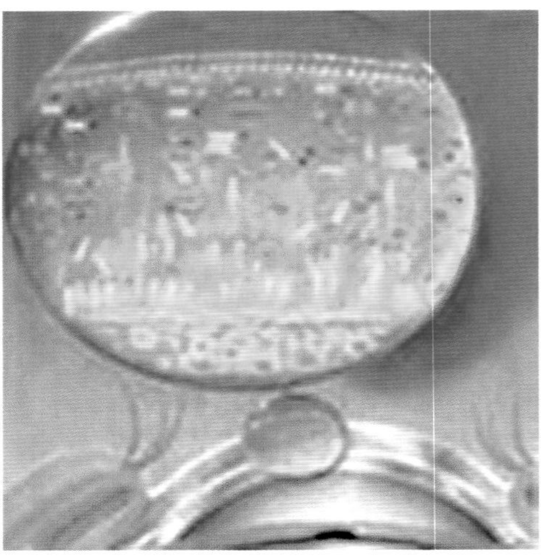

图 9-19　泪膜破裂时间缩短

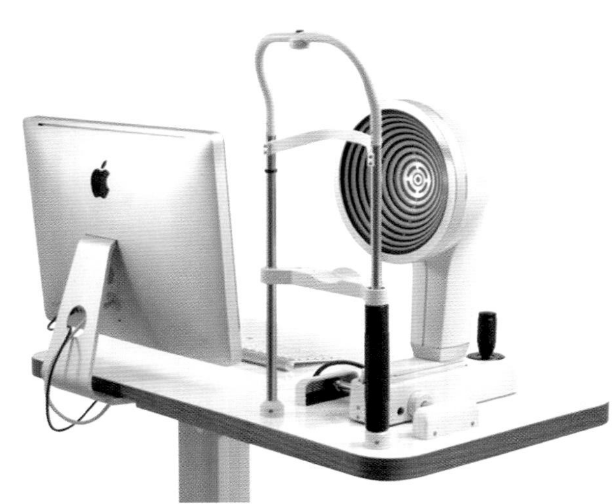

图 9-20　泪膜分析仪

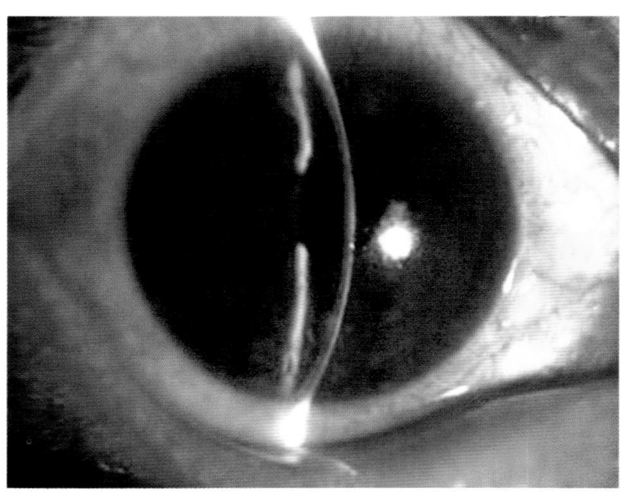

图 9-21　泪膜不稳定（裂隙灯检查）

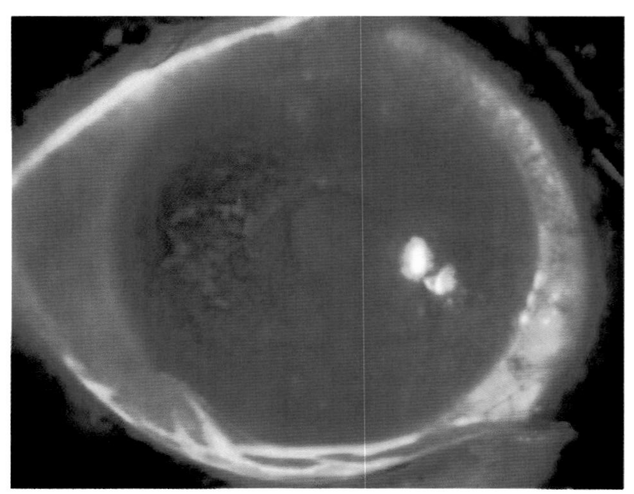

图 9-22　荧光素染色 - 泪膜不稳定

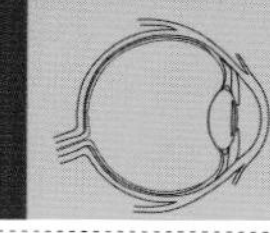

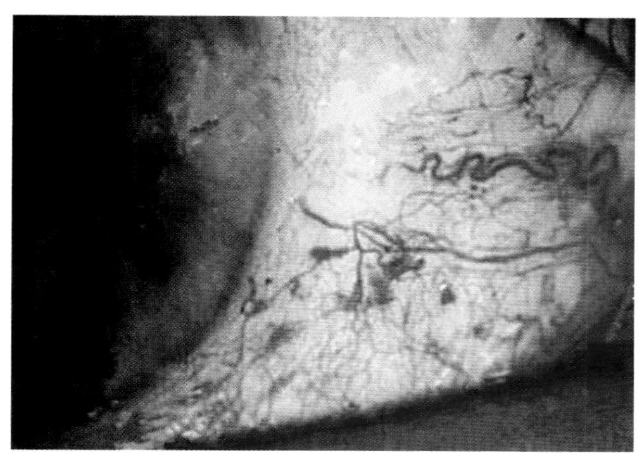

图 9-23 泪膜虎红染色

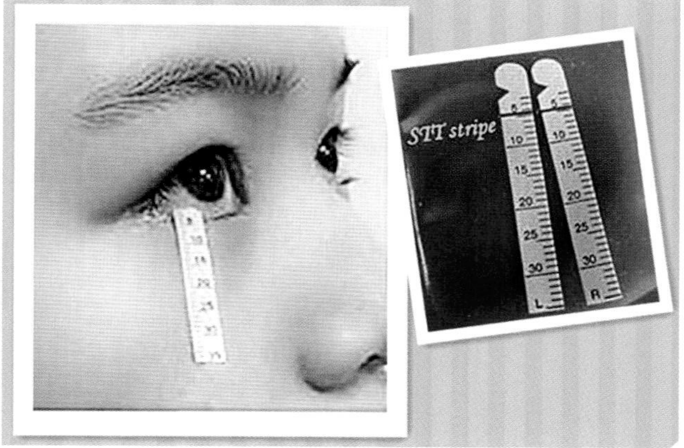

图 9-24 泪液分泌试验

参考文献

1. 杨朝忠,耿燕,姚晓明.眼表移植学.北京:军事医学科学出版社,2008:20-87
2. 杨朝忠,柳 林.现代角膜移植学.北京:人民军医出版社,1998:13-27
3. 柳 林,翟新玲,杨朝忠.现代眼屈光手术学.北京:人民军医出版社,1995
4. 杨朝忠,马升阳,杨尊之.眼科免疫学.天津:天津科学技术出版社,1989,
5. 杨朝忠,孙为荣,王传富.角膜免疫学.香港:金陵书社出版公司,1993,9-15
6. 杨朝忠.临床眼科免疫学.北京:人民卫生出版社,2012,5:8-10
7. Sano Y,Ksender BR,Streilein Jw. Fate of orthotopic corneal allograft in eyes that cannot support anterior chamber-associated immune deviation. Invest Ophthalmol Vis Sci,1995,36:211-218
8. Fink N,Rapoza P,Smith RE,et al. Effectiveness of histocompatibility matching in high risk cornealtransplantation:a summary of results from the collaborative corneal transplantation studies. Ophthalmology,1994,50:3-12
9. Sano Y,Streilein JW,Ksender BR,Murine orthotopic corneal transplantation in high-risk eyes.Rejections dictated primarily by weak rather than strong alloantigens.Invest Ophthalmol Vis Sci,1997,38:1130-1138
10. Jager MJ,Vos A,Pasmms S,et al. Circulating cornea-specific antibodies in corneal disease and corneal transplantation. Grafes Arch Clin Exp Ophthalmol,1994,232:82-86
11. Hirsch N. M ü ller RW,Rochels R,et al. HLA typing in high risk keratoplasty. Ophthalmology,1993,90:174-177
12. Ksender BR,Sano Y,Streilein Jw. Ro1e of donor-specific cytotoxic T cells in rejection of corneal allograft 1n normal and high-risk eyes. Transpl Immunol,1996,4:49-52
13. Yao YF,Inove Y,Miyazaki D,et al. Corelation of anterior chamber-associated immune deviation with Suppression Of corneal epithelial rejection in mice. Invest Ophthalmol Vis Sci,1997,38:292-300

第十章 角膜显微手术基本操作技术

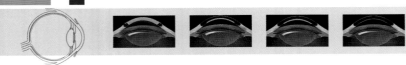

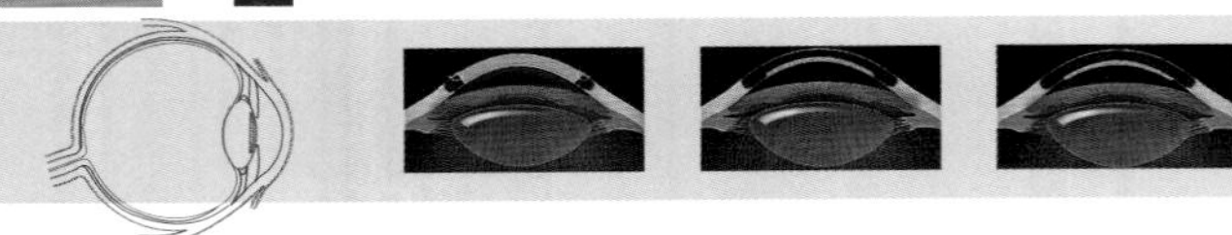

第一节 概 述

眼科显微手术是显微外科学的一个分支，起源于欧洲，不久传入美国和日本等国。眼科显微手术的三个基本条件是：①借助光学放大工具（包括手术放大镜和手术显微镜）和使用显微手术器械；②用显微技术进行精细手术；③有显微手术基础理论指导。在上述三个基本条件下，进行眼部组织的分离、切割、缝合、结扎、移植等，都属于眼科显微手术的范畴。显微手术技术的应用和发展，使眼科及角膜手术操作由宏观进入微观，手术的精确度和手术效果明显提高。一些过去在肉眼下无法进行的手术，经用显微手术技术而获得成功。

Harms在1953年首次将双目手术显微镜用于眼科手术，但在20世纪60年代末至70年代初，国外很多眼科专家仍旧认为眼科显微手术操作费时，仪器设备费用高，甚至认为眼科手术不需要显微技术，没有显微技术照样可以做好眼科手术。然而，视觉器官解剖和功能的复杂性、精细性和重要性，决定了眼科手术尤其是角膜手术必须具有高度的精确性。70年代后期，通过大量的显微手术临床操作实践，人们逐步认识到要提高手术质量及手术疗效，必须采用显微手术技术。目前，世界上先进国家的眼科手术已完全进入了显微手术时代。我国在显微眼科手术，以及眼科手术显微镜与显微手术器械的研制、生产等方面也得到了较迅速的发展。特别是近几年来，我国白内障囊外摘除和人工晶状体植入术的广泛开展，也促进了眼科及角膜显微手术在我国的应用与推广。当今只有掌握宏观、微观两种手术技能，才能称得上较全面的、合格的眼科医生。

眼科及角膜显微手术发展到今天，技术水平已有了明显提高，国内外先进国家的眼科手术几乎都是在显微镜下进行的，我国的眼科手术已进入了显微手术时代。目前显微手术在眼科手术的应用及优势主要有：

1. 眼睑和泪器手术　尤其有助于寻找并准确吻合泪小管。

2. 结膜手术　如有助于分层解剖，避开潜在的出血点。

3. 角膜手术　在显微镜下操作，可以看见切口的准确深度，有利于准确地修复角膜创口。显微手术技术的应用还为穿透性和板层角膜移植及放射性角膜切开等屈光手术带来了极大的成功，并使角膜移植联合青光眼小梁手术、联合白内障囊外摘除及后房型人工晶状体植入成为可能；显微技术的应用还使角膜异物的剔除和缝线的拆除更为精确。

4. 青光眼手术　目前所有青光眼手术都是在显微镜下进行的，显微镜的应用有助于正确识别Schlemm管等房角组织，使Schlemm管切开、小梁切开、小梁切除等手术得以更精确、更安全地进行。而且，在显微镜下的细致操作，大大减少了联合手术（如小梁手术联合白内障摘除术、联合角膜移植术、人工晶状体植入术等）的危险性。

5. 虹膜手术　在显微镜下应用显微器械可以分离虹膜粘连和做括约肌切开而不损伤晶状体囊膜，可以进行虹膜板层分离。

6. 晶状体手术　现代白内障囊外摘除加人工晶状体植入术，由于采用了显微手术技术，使手术的质

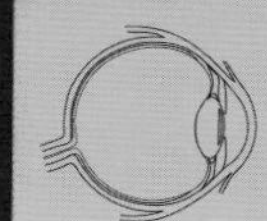

量大大提高，大多数病例能恢复到正常视力。

7. 玻璃体视网膜手术　可以说，没有显微手术技术，就没有现代玻璃体视网膜手术的发展。闭合式眼科显微手术是在显微镜直视下，应用新型眼科显微手术器械，通过角膜缘或睫状体扁平部的密闭切口进入眼内，在前房存在、眼压维持正常，眼球形态几乎不改变的状态下，进行各种高难度的眼内显微操作如逐层切割玻璃体、分离并切除视网膜前膜及其他增殖膜、电凝或光凝视网膜新生血管、排放视网膜下液、封闭视网膜裂孔、取出眼内异物、甚至进行视网膜移植手术。

8. 展望性手术　利用显微技术可以在切断眼外肌时保留睫状前血管（目前已有开展）。若利用显微镜的血管吻合技术，也许可以进行视网膜 - 眼眶血管吻合术、视网膜 - 视网膜血管吻合术，从而可以恢复被阻塞的视网膜血液循环。

总之，在眼科手术显微镜下（或放大镜下），使用特制的眼科显微手术器械及显微缝合针线，可对精细、娇嫩而复杂的眼组织进行细致的显微切开、缝合、打结、止血等操作。

第二节　显微手术操作的基本原则

显微眼科手术通过手术显微镜的放大作用和精细的显微器械下的准确操作，以及眼手术显微解剖学等理论的指导，使宏观眼科手术操作提高到了微观的精细手术操作，要求做到稳、准、精、细。这样，过去在肉眼自然视力下无法实施的精细手术，在显微条件下获得了成功。眼显微手术的诞生和发展，给传统的眼手术基本操作技术带来了变革，使肉眼宏观下的基本操作技术几乎都不能适应显微手术操作的需要。例如肉眼下用普通持针器和手指打结的方法就不适用于显微镜下操作，而手腕旋转进行缝合的操作动作也不能用于显微镜下缝合。因此，显微外科技术虽然是从眼外科的基本技术中发展而来，但它又比普通眼手术的操作更加精细，不论是分离、切开、缝合、结扎等操作都较肉眼直视下更加相同。因而，初学显微眼科手术者，必须像初学外科和眼外科基本功一样，从基本技术学起，刻苦训练，才能逐渐习惯于显微镜下操作，成为一名熟练的眼显微手术医生。

显微眼科技术的基本要求和操作要点就是在手术显微镜下，使用精细的显微器械，进行各种精细操作，所有操作都必须做到稳、准、轻、巧。对组织的切开、切除、去留等要以毫米计算，对组织的修复要做到对位准确、修复精细，从而使组织的损伤减少到最低限度，达到“显微无创”的操作要求。这样，使组织的修复尽量恢复其解剖和功能位置，提高其愈合和功能效率。为此，眼科医生在做显微手术前及手术过程中必须掌握以下显微眼科手术的基本原则和操作技巧。

一、影响眼科显微手术成功的因素

眼科手术常以精巧著称，而眼科显微及角膜手术则更为精准细致。显微手术器械是术者双手的延伸，显微镜则使术者双眼“视力”增进。显微手术的整个操作过程都需要在显微镜下进行，手术的成功与否常取决于下列因素：

1. 术者的手术操作技术；
2. 手术助手和护士的配合；
3. 患者的配合；
4. 显微镜的质量及其正确使用；
5. 显微手术器械的质量及其使用；
6. 缝针、缝线的质量；
7. 其他因素如无菌技术、暴露技术、器械的安置和管理等。

二、基本训练原则

眼科显微手术的基本训练对每一个眼科医生来说都是非常重要的。由传统手术操作过渡到显微手术操作是一个重大转折，在此转变过程中，初学显微手术者应遵循显微手术操作训练的基本原则：

1. 熟悉眼科手术显微镜、显微手术器械和缝合材料　显微手术仪器设备的基本构造、组成、性能、使用及操作方法是每个初学眼科显微手术的医生应首先熟悉和掌握的知识，只有这样，才能在使用时得心应手。

2. 注意理论学习，培养严谨的态度和严格的作风　只有认真学习，掌握了现代显微眼科手术的基础理论才能进一步掌握显微眼科基本技术。首先要认真学习和研究显微眼科解剖及组织学方面的知识，熟练掌握视觉器官尤其是眼球各部位的显微应用解剖学知识。必须懂得，过去的大体解剖和局部解剖学知识只能作为基础，但远远不能满足眼科显微手术的需要。此外，培养自己严谨的科学态度和严格的工作作风，提高手术者的心理素质对一例成功的显微手术来说也是相当重要的。眼科及角膜显微手术要求精细程度高、准确性强，一针一线的操作不当都将造成不良后果，甚至会导致整个手术的失败；因此，无论在动物还是人体上操作，必须养成一丝不苟、严格谨慎的作风。

3. 勤于实践，反复训练　显微镜下操作和肉眼操作有很大的差别，未经训练的医生直接在病人眼上进行显微操作，容易引起术中和术后并发症，所以要求初学者或以往未涉足过显微手术的医生进行显微手术练习是绝对必要的。对刚参加临床工作的年轻医生，一开始就要求在显微镜下操作，这样就直接进入显微手术领域，免得走弯路。对习惯于传统肉眼手术的高年资医生来说，由传统手术改为显微手术是一个重要的飞跃过程，也是一个非常困难的过程，需要花一定的精力和时间才能逐步掌握显微手术技术，而要彻底改变传统的操作习惯，手和眼形成新的显微协调动作并成为习惯，要勇于反复实践才能完成。训练时可以首先从动物实验（如猪眼）开始，进行正规的显微镜下切开、分离、缝合、打结等基本操作技术，经过反复的动物实验，然后逐步过渡到临床，做一些外眼手术的间断缝合、翼状胬肉切除等，以不断提高操作的熟练程度，并总结经验和改进操作方法，使自己的手术技能渐趋娴熟，从简单的手术再逐步向复杂的内眼手术过渡。

4. 循序渐进，自然过渡　习惯于肉眼下操作的医生初在显微镜下操作时，常感到视野狭小，光线暗淡，手眼不能协调，针线常常弯曲折断，加之强迫姿势，时间久了常出现头晕眼花，甚至心烦意乱，许多人在开始时十分不习惯，难以坚持显微镜下操作。有时会使手术者留恋传统的操作方法，觉得裸眼操作反而得心应手。因此，初学显微镜下操作时，不可急于求成，可以采取循序渐进、逐渐适应的方法，然后才可在较好的显微眼科技术的基础上，较快地提高显微外科操作技术，逐渐达到熟练操作水平。否则，欲速则不达。初期显微镜操作训练不当所致的不良反应，如不及时纠正，常给术者造成不良印象，甚至一看到手术显微镜就感到不愉快，产生畏难情绪，这样十分不利于掌握显微手术技术。所谓循序渐进，是指在显微镜下操作的训练初期，没有必要强制性地改变其习惯的手术方法和技巧，可先把某些操作仍放在肉眼下进行，以后逐步适应显微环境，把越来越多的操作放在显微镜下进行。在开始训练时，所使用的显微镜放大倍数、施行的组织大小及缝合针线，应由低到高、由大到小、由粗到细。避免一开始就使用放大倍数较高、很细的缝针缝线进行操作而产生不良反应。手术者经过一段时间的由低到高、由粗到细的逐渐适应，操作水平自然会提高，而且还会深刻认识到显微手术操作的优点，会自愿地逐步采用显微手术方法。硬要求手术者在一开始就用复杂的显微手术操作方法，反而会增加术者的心理负担，产生畏难情绪而最终用消极态度对待显微手术新技术的学习。此外，还应注意，如果没有确切的优点，术者不要轻易改变自己最熟悉的手术方法。

三、准确操作原则

（一）基本原则

要达到操作准确、到位，术者必须遵守下列基本原则：

1. 操作要轻巧，避免对眼球的压迫和牵拉；

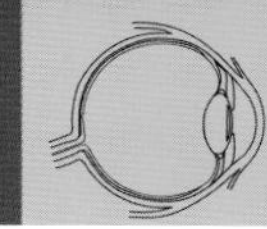

2. 选用精细的显微器械；

3. 在显微镜直视下操作，最好在视野中央区域操作；

4. 操作时要始终利用可见线索．避免仅凭感觉来操作；

5. 根据需要及时调节手术显微镜的焦点，使每一操作都在最清晰的视野下进行，如有可能应在高倍视野下操作。

（二）尽量使用较低的放大倍数

如前文所述，较高的放大倍数会造成狭窄的视野和较小的景深，因而增加了操作的困难。至于使用什么样的放大倍数最为适宜，目前尚没有一个统一的答案，一般应以便于准确、方便地操作和术者的习惯为度。只有在积累经验和操作熟练后才能在高倍放大镜下操作自如。一般说来，缝线打结选用4~6倍，角膜或角膜缘切开或缝合时可选用10倍，而在很小范围内剖切时可选用15倍左右的放大率。总之以选用较低放大倍数为好，常规眼前段手术一般不要超过10倍。因为4~6倍的放大率可以获得一个35~50mm的良好手术野范围，而视野越大，光线越好，便于适应手眼协调配合训练。4~6倍时还可得到一个合理的景深。而过高的放大倍率时手术野和景深都很小，术者的手指的正常生理颤动也会被充分放大，这样都会影响手术操作。放大倍率太高还会增加手术时间，因此在显微手术操作中应尽量使用低放大倍数的显微镜。

四、术者与助手密切配合的原则

术者与助手的配合好坏，直接影响显微手术的质量和速度。为保证二人密切配合，术前应使术者和助手的显微镜目镜视度、瞳距都调到最佳使用位置和使用效果，以获得视觉上的同步，特别要注意调节瞳距以消除复视。只有术者和助手有一个共同清晰的手术野才能做到两人相互之间密切配合。当然，助手也应像术者一样，必须进行过严格的显微手术基本训练，熟练掌握眼科显微手术操作技能。术者的任务主要是制订具体手术方案，完成各种手术操作，而助手则应参加手术方案的制订，当好参谋，并明确手术全过程的操作程序，了解术者的意图，提醒术者的错误操作，以协助术者顺利完成手术。平时，术者和助手就应多进行协调操作训练，熟悉并适应各自的操作风格和操作常规，使两人之间的配合主动、默契，达到提高手术质量和缩短手术时间的效果。若两人相互不了解，配合不默契，反而妨碍操作。有时手术者不愿使用助手，什么事都自己做，这样既费时费力，又达不到显微手术效果（术者视线不断离开视野去取器械、找针找线等）。有时术者用显微镜进行手术，而助手因未经显微手术训练而用裸眼进行手术配合，这种显微与肉眼的配合通常不能达到预期效果，有时助手反而妨碍了手术者操作，自己却还不察觉。可见显微手术通常需要一名训练有素的助手协助术者操作。在整个手术过程中，助手应在显微镜下主动、及时、有效地做好牵线、暴露、冲洗、擦血、吸引、协助打结和剪线等工作。良好而默契的配合，不仅可以缩短手术时间，而且可使组织达到精密的缝合，使手术获得预期效果。否则，术者与助手之间如缺乏协调的配合，常可导致组织不必要的损伤或缝针缝线发生弯曲、变形、折断，组织的对合和缝合不能获得显微技术的精确要求，费时又费力，最终达不到较肉眼下缝合更满意的效果。

五、显微器械操作的原则

（一）显微手术器械的放置方法

做显微眼科手术时，要求手术台上要保持安静、平稳、清洁、整齐，沾血的纱布，用过的器械甚至棉球、线头都会影响显微镜下操作。因此，在显微手术开始之前，必须将手术台上整理妥当，多余的器械放到器械桌上，最好手术桌上再铺上干净的无菌单，创面周围的血迹擦净，四周盖上湿纱布，只显露镜下操作的手术野。手术器械可放在病人胸前的托盘上，持针器和剪刀放在右侧，组织镊和棉签放在左侧，缝针缝线放在中央，这样在镜下缝合、打结、剪线等操作时，顺手即可拿取。手术中更换器械时，术者一般不应将视线离开目镜及手术野，而由助手递给器械。如果没有一名很好的助手，术前器械应放在术者身边的上述合理位置上。术中器械的放置也应有合理位置，且应相对固定，以便随时取用。例如，每缝完一针打结时，应将缝针放在视野内，这样在缝合下一针时即可很容易地在直视下夹持缝针，不必费力寻找。每缝合完一针剪断线之后，有两种方法重新找针夹持后继续缝合：一种是将针放在显微镜视野内，将线剪断之后，眼睛可以

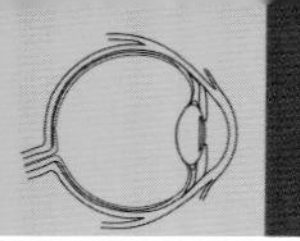

不移开显微镜而直接夹针继续缝合，但由于针线盘曲，常影响视线或在剪线后沾水过程中将针线带走；另一种方法是将针放在显微镜视野之外，即手术者正前方洞巾的纱布上，当剪断之后，右手持针器所夹的连针的线尾不要放松，而直接提起，将此线顺着用水湿过的左手示指腹滑过，当针滑在指腹上时，持针器再放开夹线，然后持针器在指腹上轻轻一压，夹住缝针的前中 1/3 交界处，不必调动即可继续缝合。这样寻针夹持方法，对初学者更为适合，因为每缝合完一针打结剪线后，眼睛可以移开镜头稍稍休息片刻，避免眼睛疲劳，同时找针夹针都较方便，针线上如沾有血迹棉絮等可在指腹上滑动过程中擦掉而保持针线干净。

（二）显微镜下手脚运动的基本原则

1. 要始终保持手稳和器械稳。可利用腕托、臂托放松手臂的张力，以加强手的稳定性；也可将小指固定在患者的额头上，以减少操作中手的颤抖。

2. 手较大幅度旋前和旋后运动的操作完成要可靠。

3. 可靠手指的环状运动完成小幅度的操作。

4. 每次操作仅移动一个器械。

5. 利用直视线索进行手术，避免仅靠感觉线索的操作。

6. 及时调节手术显微镜的焦点，为了更准确地操作，最好赤脚控制脚踏开关。

7. 及时利用脚踏开关调节显微镜的放大倍数及视野的大小。

8. 必要时调整 x-y 轴，以平稳移动手术视野。

（三）显微器械操作原则

一般来说，在显微镜下操作显微器械的原则是：

1. 手持器械状如握笔，轻而舒展，有充分的活动余地（图 10-1~ 图 10-3）。

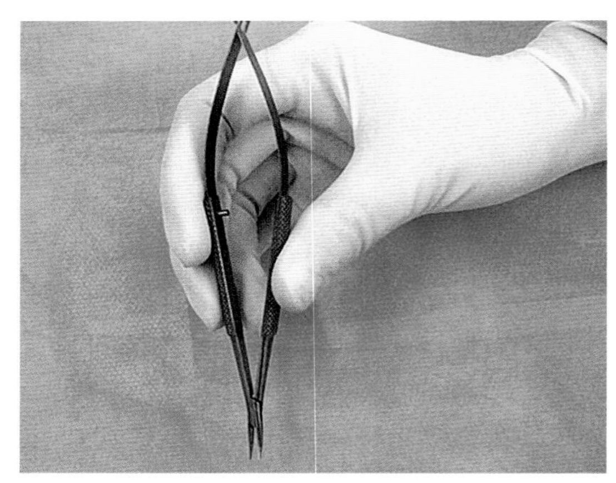

图 10-1　握笔法手持显微持针器

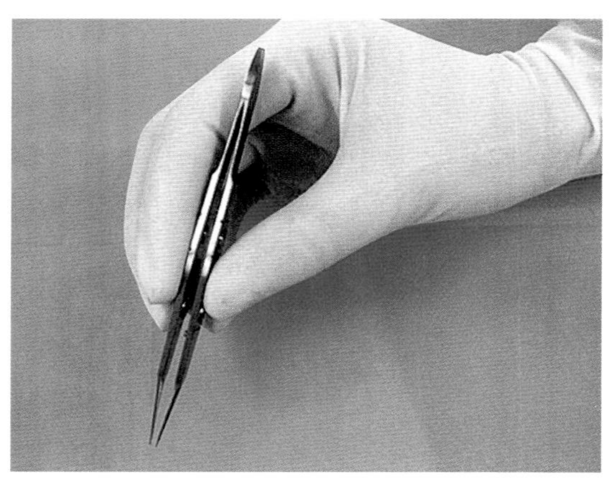

图 10-2　握笔法手持显微镊

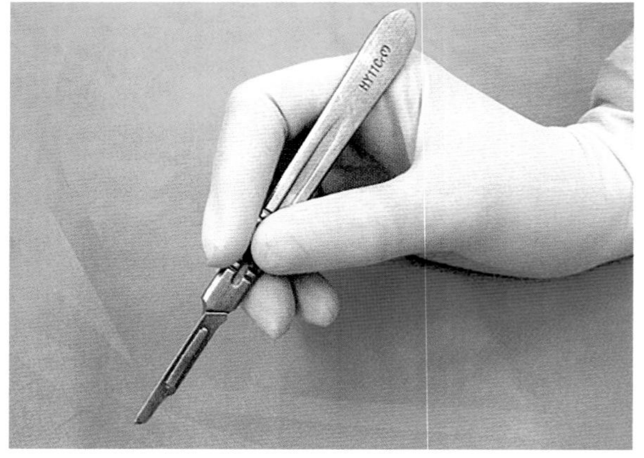

图 10-3　握笔法手持手术刀

2. 显微镜下操作任何手部颤动或抖动，都将引起器械相当大的动作移位。因此，为了对手腕部有可靠的支持，最简单的方法是用无名指和小指支撑于病人额部，如有必要可采用带扶手和腕托的座椅；

3. 持针器、刀和剪由优势手（大多数人为右手）掌握，而镊子由非优势手（大多数人左手）掌握，但要强调，作为熟练的手术者，要求在显微镜下，左右手应有同样的灵活性和随意性，这要在相当多的实践经验积累的基础上才能做到。

4. 双手同时操作时，要有相当满意的协调性，双手器械的工作部分始终在同一视野内，而手部却始终不能进行视区。

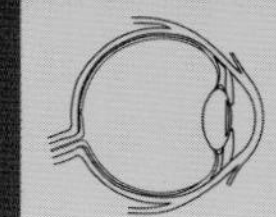

5. 如无经验丰富的助手，台上器械摆放一定要定位。右手持的器械放在右边，左手持的器械放在左边。缝线放在两者中间，使手术中更换器械时目光始终不离开显微镜。

6. 任何进入前房的器械必须采取同虹膜表面平行的径路、顶端到位后，方可改变方向。

7. 景深受到放大倍数的限制，因此手术器械活动范围相当受限，特别应避免少做上下运动的动作。在这方面尤其注意动作规范化的培养，使得操作器械的每一基本动作都有一固定模式，由此可迅速提高动作的熟练程度。

8. 显微镜下正确掌握显微器械的操作技巧，是一个十分长期而艰苦的训练过程。初学者可以在立体显微镜下练习缝合和打结，逐渐过渡到低倍显微镜下，最后方能尝试高倍镜下的协调的精细动作。

（四）手术显微器械的传递

角膜显微手术中要求手术显微器械的传递应轻、准，一步到位，一般原则是传递过程快捷、准确，保护尖和刃，避免污染（图 10-4~ 图 10-14）。

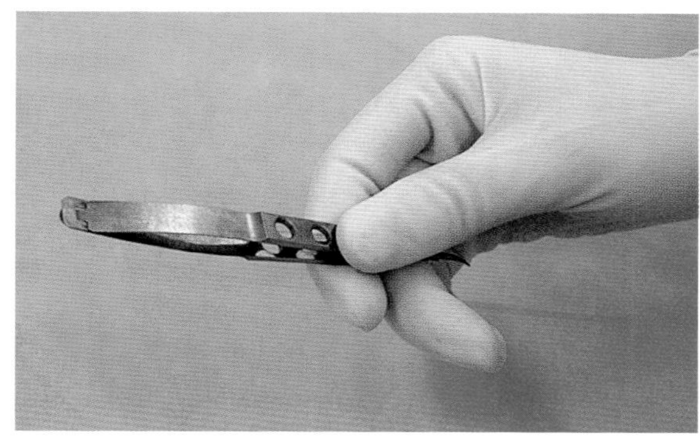

图 10-4　助手递送显微持针器，保护持针器头部

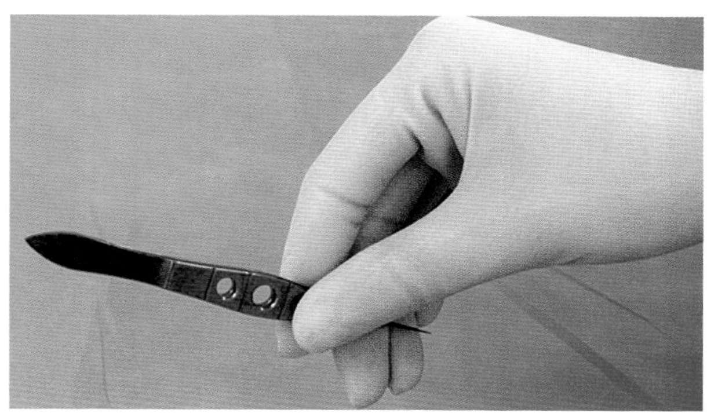

图 10-5　助手递送显微镊，保护头部

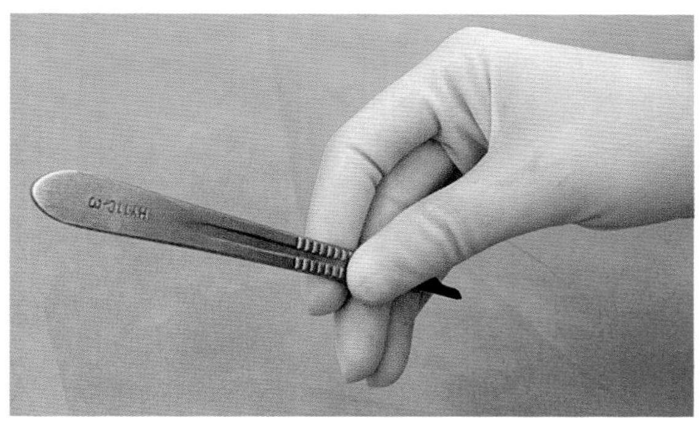

图 10-6　助手递送手术刀，保护刀片

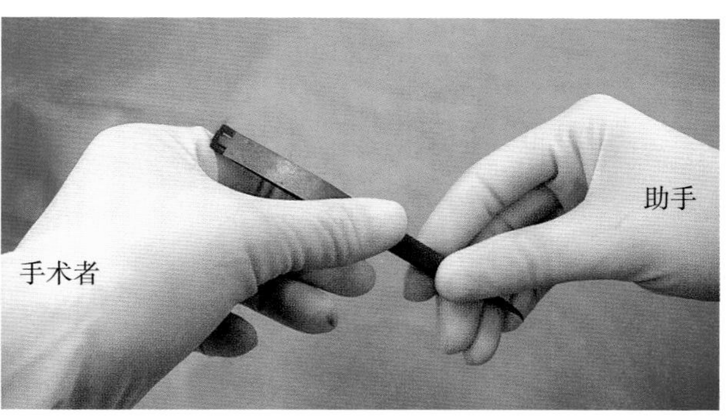

图 10-7　传递送显微持针器

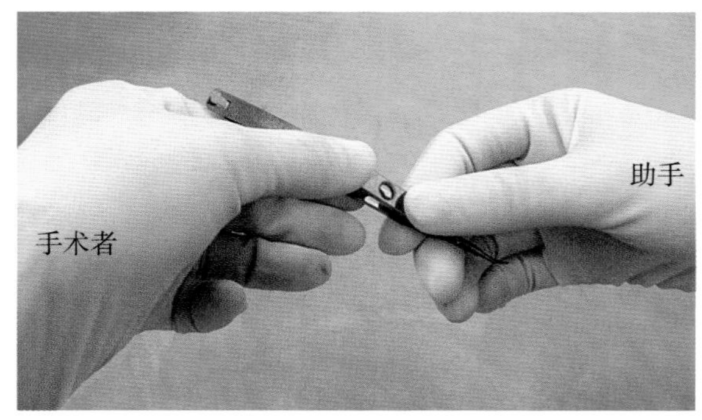

图 10-8　传递送显微剪刀

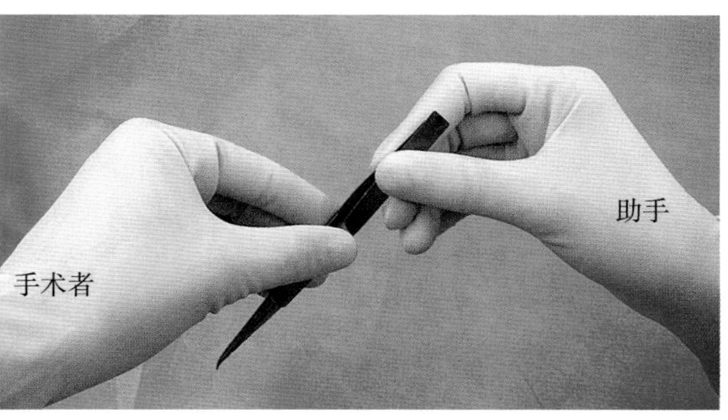

图 10-9　传递送显微持针器

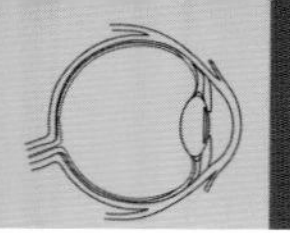

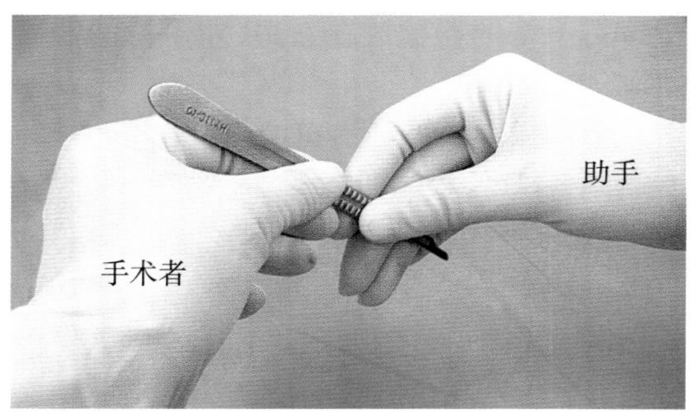

图 10-10　传递送手术刀

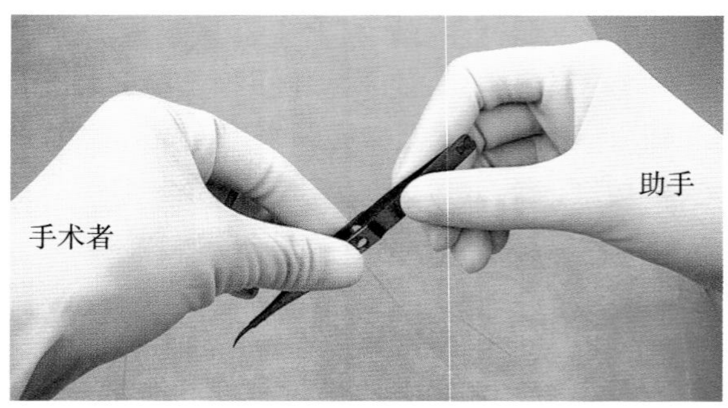

图 10-11　传递送显微剪刀

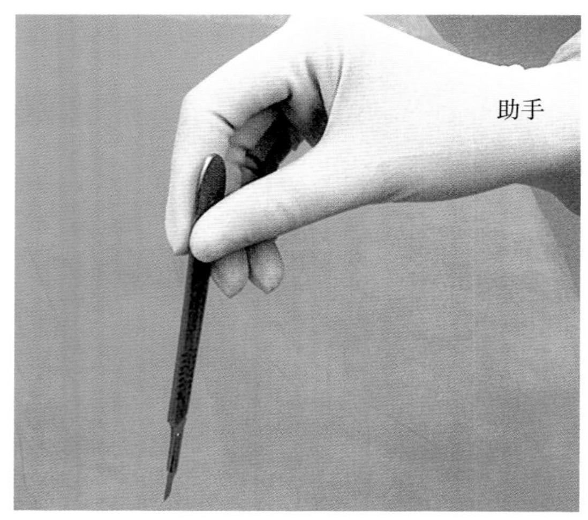

图 10-12　助手递送手术刀，刀刃得不到保护

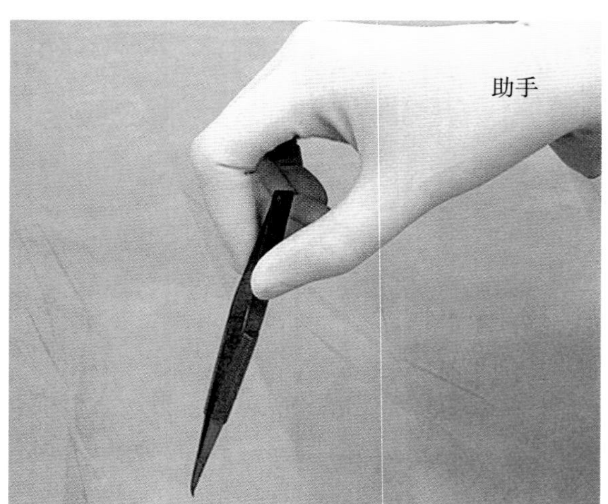

图 10-13　助手递送显微持针器，头部得不到保护

六、显微手术操作中常见的错误及纠正方法

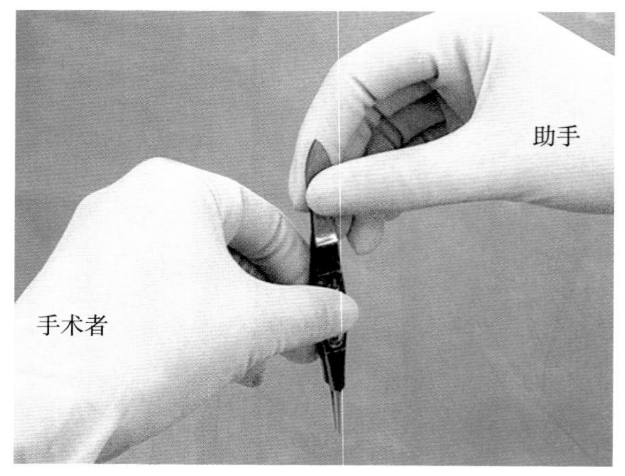

图 10-14　传递显微镊，头部得不到保护

手术显微镜下操作有其特殊的规律性，即使肉眼下有一定手术经验的医生，如不经过训练，在刚开始做显微手术时，使用显微镜很不习惯，易犯以下错误：如使用显微镜时身体姿势不正确；未养成双眼同时看手术显微镜的习惯，操作幅度过大；器械定位不准，用力不当、手指抖动等。开始时，常常出现手和眼的不协调情况，当眼睛通过目镜看清视野时却看不见自己的器械，辨不准方位，无法进入手术区。初学者常先在肉眼下把手术器械放入视野内，再看显微镜的目镜，这样的动作有时要重复多次。在操作时不习惯在放大的情况下使用显微器械，对持针器、小镊子等器械的握持力量可能掌握不均。力量过小，容易引起针的偏歪，线夹不住而脱落；力量过大，针又出现容易被折断、变形、弯曲或拉断缝线等情况。动作幅度过大时，针线超过视野看不到，偏离焦距，则视物不清。动作粗暴时甚至可撕破和损伤重要组织。这种焦距对不准，操作视野小，使用显微器械不习惯等情况，费时费力，有时使手术者留恋肉眼操作的老方法，甚至推开显微镜仍旧进行肉眼下操作。

为纠正上述常见错误与不当，最基本的方法是多练习、多操作、多实践，在实践中掌握正确的显微手术操作方法。例如为减少较长时间手术所致的疲劳，可以适当调整座椅、手术台及显微镜三者的高度，颈部

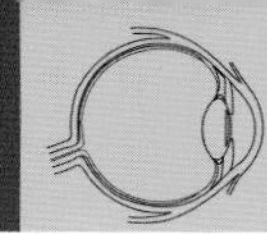

与腰部保持自然放松，两肘分开与臀部呈三点支撑以稳定躯干。初学显微手术者一开始就训练双眼观察的习惯，并特别注意调节好瞳距，这样在显微镜下视物有立体感，操作准确性好，减少组织及缝线的损伤。操作时术者手的动作应在焦距清晰的平面上进行，也可以将手术器械先在物镜与手术平面之间晃动，一旦目镜中看到器械的模糊影像，即将器械放低，这样就能准确到达操作平面，但不可做大幅度的上下或左右移动。手指抖动是由于情绪紧张和上肢位置不当所造成的。纠正的方法除消除紧张情绪外，应注意将肘部和腕在手术台上及病人的头额部找到合适的位置，并为无名指和小指找一个支撑点，尽量多使用拇指、名指和中指握持手术器械。如此经过一段时期的训练后基本上可以克服初学者手抖动的毛病。为使眼手在显微镜下协调一致，应使眼和手在显微镜放大的条件下建立动作定型反射，这样就可逐渐地在显微镜下准确定位手术器械。

第三节　手术显微镜的基本操作

一、手术显微镜的操作

（一）手术显微镜的术前准备

手术者及助手进入手术室后，在洗手和消毒手术眼前，需对手术显微镜进行调整，以使在手术过程中始终处于最佳工作状态。

1. 具体调整步骤如下

（1）安置手术显微镜：将可放松的调节旋钮调到中位处，并以手术眼的角膜为中心，将照明光线调到手术野区。

（2）调节高度：包括调整显微镜、手术床和座椅的高度，使三者关系适当，术者稳坐稳做。

（3）0位调整：首先按下显微镜中心位按钮，使之运动到中心起始位置，目的是使通过X-Y轴调整系统调整视场时，向各方向运动有充分的余地。其次是聚焦调节归0，使在手术中随时可对焦距作双向调节。

（4）调节视度环：这是一项十分重要的工作，往往被忽略。包括双目镜调整和主镜与助手镜调整。如术者为正视，一般可调至0位，如有屈光不正可作相应调整，且必须是双眼分别进行调整。术者调整后，在同一条件下助手按同样步骤调整视度环，使术者和助手看到的同一画面都十分清晰。

（5）以上过程可用低倍镜，聚焦于虹膜表面，或角膜缘附近小血管，直至看到非常清晰为止。

（6）调整瞳孔距离：如双眼同时观察，其中一侧画面不在中心，应调整瞳孔距离旋钮，直至获得双眼单视及良好的立体视觉。

（7）到高倍镜：如20×，反复聚焦调节，直至能清晰看到虹膜纹理，且瞳孔在中心位置，尔后再调回到低倍镜状态，备用。此外，如有教学镜及摄像录像设备安装，手术前同样进行同步视度调整，以取得最佳示教效果。

2. 倍率选择　放大倍数是手术显微镜的一个重要参数，放大倍数不同，可见视场直径大小及景深也不同，这将直接影响手术效果。故在实际应用中，必须根据手术种类不同选择适当的放大倍率。

手术显微镜的综合放大倍率与目镜和物镜焦长有关。

放大倍率越小，视野所及范围越大，反之亦然。4× 放大倍率，其视场包括所有眼睑，上及眉弓，下至颧突（约50mm直径范围）。8× 视场可包括内眦角（约30mm直径范围），10× 视场可包括整个眼球，即开睑时所有结膜暴露部分（约22mm直径范围）；20× 视场恰好包括整个角膜（约11mm直径范围）；而25× 视场仅包括虹膜中周部以内（约7mm直径）范围。对以上不同倍率所及范围应有明确概念，以便在手术中根据手术部位和操作步骤作随意调整。

在实践中应牢记这样一个原则，即放大倍率越高，视野越窄，景深越小，操作亦越显困难。特别是初学者，高倍率下操作，常有顾此失彼的感觉。一般说来，低倍镜下适于动作幅度较大或涉及组织较宽的操作，如在（4~6）× 条件下，剪开结膜瓣，结扎缝线等比较合适；而在高倍镜下，则适于活动很小的精细动作，比如

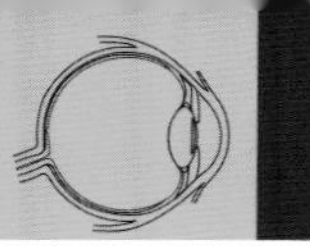

截囊、后囊膜抛光等，需在(10~12)× 条件下操作，经过一段时间的适应性训练，取得经验后逐渐提高放大倍数，最后作到得心应手。

（二）术中调节显微镜

1. 在不同层次的操作时，应及时调节显微镜的焦距，使焦点准确地落在正进行手术操作的组织上(如前囊膜上)，使手术始终在最清晰的视野下进行。

2. 根据手术组织的大小不同，及时调节显微镜的放大倍率。

3. 根据手术需要调节显微镜的倾斜度。如冲吸晶状体皮质时，为获得最佳的红光反射，应将显微镜的光线垂直射入眼底。不需要在红光反射下操作时，应及时改变显微镜的倾斜度，避免光线垂直射入眼底而损伤黄斑。

4. 术者在自己的视线离开手术野之前，应先将手拿开，以免器械等误伤术眼。

二、手术显微镜的维护

手术显微镜的光学系统、照明系统和电器线路组成复杂，结构精确，内部结构均十分严密。因此，平时应注意正确使用、维护和保养，发现问题应及时解决。

1. 经常注意防尘。非使用时应用防尘套罩住整个显微镜。

2. 注意防止潮湿、高温、温度剧变和含有酸碱性的空气污染显微镜的室间。

3. 防止振动和撞击。每次使用完毕后收拢各节横臂，拧紧制动旋钮，锁好底座的固定装置。

4. 保持光学系统的清洁。透镜表面定期用软毛掸笔或橡球将灰尘掸除或吹去，然后用脱脂棉蘸95 ∶ 5的乙醚和无水乙醇混合液，轻轻抹拭镜头表面，操作时应从中央到周边反复进行，直至干净为止。仅清洁目镜和物镜的表面，切勿抹拭镜头的内面，以免损坏透镜。平时每天用拭镜纸抹拭镜头表面即能达到清洁的目的。

5. 注意保护导光纤维和照明系统。导光纤维和照明系统是手术显微镜的重要部分。如保护不良和使用时间过久光通量下降，会严重影响光照强度。使用时切勿强行牵拉和折叠，用毕后注意理顺，不要夹压或缠绕于支架。导光纤维的两端需定期清洁，防止污染和灰尘沉积。

6. 保持各部件的密封性。防止仪器曝晒、火烤，严禁随意拆卸目镜、示教镜等可卸部分，拆卸后立即加防护盖。如仪器保管不良，密封性破坏，外界的潮湿气流进入仪器内，可造成仪器内部发霉、生锈。

7. 保持仪器的干燥性。保持手术间相对湿度不超过60%~65%，暂不使用的光学部分应放置于干燥箱或干燥瓶内，同时加入硅胶干燥剂。如果镜筒内受潮，将目镜、物镜和示教镜等卸下，置于干燥箱内干燥后再用。

8. 手术显微镜大多数功能均受脚控开关控制，使用时切勿猛踏快踩或用力太大。快慢转换和上下反向运动应有一定的时间间隔，以保证电机的正常功能。各部件勿随意拆卸，需要装卸时，按照说明书或请仪器维修人员进行。不可使用暴力或盲目装卸，以免损坏或装错。

第四节　显微手术基本操作技术与技巧

显微眼科手术不仅需要手术显微镜，而且需用显微手术器械及缝合材料，才能进行精细的切开、止血、缝合、结扎等显微手术操作。如在显微镜下仍旧使用一般手术器械，则显得粗大而笨拙，无法进行手术。比如，普通的眼科持针器在镜下像虎钳一样粗大，最小的三角针，看起来亦犹如一把利剑，即使在肉眼下应用的最细的5-0缝线，也如缆绳一样粗大，用这些器械是无法进行显微手术操作的。所以，要求具备一套特殊的、适合于显微镜下操作得心应手的精细显微手术器械。

一、眼科显微手术器械的基本要求

眼科显微手术器械的基本要求包括：

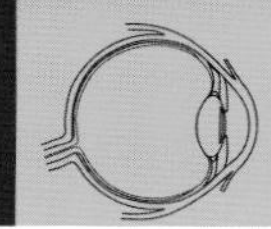

1. 器械应小型化或微型化，轻巧而纤细，不宜过长，以免阻挡显微镜的光路或妨碍手术操作。总长度一般不宜超过 120mm，直径 5~8mm，以便在显微镜最小工作距离（166mm）下有充分活动的余地；但也不能太短，太短不仅操作不便，而且使双手进入视野，这是最忌讳的。

2. 结构简单，使用方便。做精细的显微手术操作时，手腕必须相对固定，绝大多数操作仅需手指的转动来完成各种动作，故多用执笔式来握持器械，也可仅用拇、食指握持。

3. 具有一定的弹性和韧性，过软则夹持组织无力，过硬则操作上易使手疲劳。

4. 器械表面不反射光线

5. 器械的柄部做成圆形，使手术器械能沿其纵轴转动，以便术者手指转动即可完成各种动作。

6. 器械柄上制有粗细不同的滚花，以增加摩擦力，便于稳固握持并有良好的手感。

7. 手柄处具有良好的鳃部及关节，以便器械两叶片能准确地关闭。

8. 采用弹簧装置或弹簧式把柄，在弹簧放松时，手可得以休息，这样可在较长时间的显微操作手术中减轻手部的疲劳；弹簧不能过紧，不然拇收肌及第一背侧骨间肌很容易疲劳，而手部过于疲劳会导致指腕抖动，不利于进行精细手术；弹簧太松也不行，不然握持器械时容易脱落，不利于稳固夹持。弹簧必须具有一定的弹性，使用后器械的头端可自动回到张开的位置。

9. 结线镊、持针器等器械头部闭合严密，但边缘应光滑圆钝不致切断缝线，这一点十分重要，否则将影响手术进行。

10. 囊膜剪等锐性器械要保持咬口紧密，刃部锋利，手柄长度应适合手持操作。

11. 有的器械则要求用特殊材料制成，如钻石、特殊金属、无磁性材料等。

二、　缝针缝线

眼科手术种类繁多，涉及几乎各种组织结构。特别是在现代显微手术中，缝针、缝线和其他显微器械一样，在很大程度上制约着新手术的开展。根据针体的结构、形状和缝线的性质分为若干种类型。这里仅就眼科手术有关的缝针、缝线作一简要介绍：

1. 缝针　圆针（round bodies）：可避免软组织纤维在缝合时被割裂。眼科主要用于眼睑缘、结膜、眼外肌等的缝合。普通切针（cutting needle）：包括普通切针、超级切针、逆向切针（反三角针）等，主要用于较坚韧组织的缝合，如眶骨膜、睑板等。用于眼科的特种针体称为微尖针（micro-point）。常用的微尖针种类为：①微尖逆向切针（micro-point reverse cutting）；②微尖铲形针（micro-point spatula curved）；③微尖 X 铲形针（micro-point X spatula）；④抹刀型针（spatulated needle）；⑤微尖复合针（micro-point compound curve needle）；⑥微尖针（micro-point）。

以上针型中，以逆向切针和铲形针应用最为普遍。根据弯曲程度分为 1/4 环形针和 1/2 环形针，前者常用。针体纤细固然增加其锐度，但过细也会因针道狭细而使线结埋藏困难，选择时应加以注意。

2. 缝线　①尼龙线（nylon）：即为埃瑟肯缝线，为人工合成不吸收的单丝缝线，具有很高的抗拉强度和极低的组织反应。但应用中反映质地较硬，打结易滑脱。有文献报道，在组织中存留时间较长后可降解，故主张做人工晶状体缝合时不用此类缝线。尽管如此，尼龙缝线作为传统缝线材料在临床上仍被广泛应用。眼科用 10-0 缝线所带铲形针有 4.62mm、5mm、6mm 等规格。②美丝林缝线（Mersilene）：由纯聚酯的细长纤维编织而成，表面光滑、均匀，具有高拉强度，其强度不受湿度或组织影响，在体内有很好的耐受性，最近已有 11-0 和 10-0 缝线供眼科使用。③普罗林缝线（Prolene）：为人工合成单丝聚丙烯缝线，在体内不吸收、不发生排斥反应，柔软而易弯曲，同其他单丝比较，能牢固打结，而且手感好。由于经过特殊处理，在组织不受酶的影响，故在组织中具有较长时间的抗拉强度，能长时间固定维持伤口和固定植入组织。眼用铲形针为 6mm 规格，有 10-0、9-0 缝线供选择。④埃瑟邦缝线(Ethibond)：即涤纶缝线，采用聚酯长纤维编制成，表面有少量聚丁烯酯涂层，使缝合时具有一定的润滑性，眼科可采用与 8mm 铲形针相连的 5-0 缝线，做巩膜外加压缝合及直肌牵引缝合。⑤纽罗龙缝线（Nurolon）：为紧密编织的聚酰胺 66 单纤维和蜡工艺结合的产物，是人工合成的不可吸收缝线，表面光滑而均匀，柔韧而有弹性，易于打结。最细规格为与 15mm 角针相连的 6-0 和 5-0。适用于污染及感染伤口的缝合。⑥美尔丝缝线（Mersilk）：采用特殊工艺除去生丝中外来杂质，尔后紧密编织在一起。它既不浸吸液体又不失去弹性或变脆。有与6mm铲形针相连的8-0、7-0缝线规格。⑦涂层(Polyglactin 910 Vicryl)缝线：是由乙醇酸和乳酸的聚合物编织成的可吸收缝线，外表涂层是乙交酯和丙交酯的共聚物与等量的硬脂酸钙混合而成的物质，在体内不会影响缝线的生物性质。有较大的抗拉强度和极少的组织反应，特别是在伤口愈合期间，具有极优异的组织留存强度。21天时仍保留原强度的20%。60~90天内可完全被吸收。主要用于斜视手术中的肌肉缝合。在皮肤和黏膜下可能引起发臭，如果保留超过10天密切随访，必要时取出。

此外，尚有普通肠线、铬制肠线、亚麻线、丝线等不同规格，可根据手术种类进行选择。

三、眼科显微手术器械的操作要领

(一) 显微镜下器械操作的基本方法

显微镜下手术训练的重要内容之一是使用显微器械。如显微组织的缝合，在手术显微镜放大的条件下，要通过显微器械精细操作来完成，持针器与镊子是显微器械中最常用、最重要的器械。在显微镜下，它们代替医生双手的动作，一般术者右手拿持针器，左手拿镊子。持针器的主要用途是夹针、拔针、打结。运用持针器末端1mm的夹持部位进行操作最为方便。持针器应夹在针的中、后1/3的部位以便持针稳健、操作方便、对针线无损。持针部位偏前，则不能缝合较厚的组织；持针于尾部，则针的方向不稳，容易弯曲和折断。手指持针力量不足，可引起针的偏歪或脱落；手指持针力量过大，又可导致针的弯曲和断裂。训练手指主要是拇指、食指、中指的三指协同操作及持针器应呈执笔式，夹于拇指、食指之间，放在中指之上。执针力量应适当，做到持针稳健，且方向可以随时调节。

镊子主要用于分离、夹持组织，并协助进针与出针，夹线打结。由于显微镊尖细而尖，使用时动作要轻柔、不要损伤重要的眼组织。夹线时力量要恰当，不要侧折，否则容易损坏缝线或引起缝线滑脱与断裂，持针器与镊子的协同动作是在显微镜下打结。打结是缝合中最多的动作，每缝合一针要打三个结。持针器与镊子协同幅度过小时，往往不容易形成套结；幅度过大时容易超出显微镜的视野与景深，甚至将线尾拉脱。如打结不牢、会影响组织对合，导致漏水。所以打结的速度和质量是衡量显微技术熟练程度的一个重要指标。另外，要养成在镜下及时找到缝针、缝线的习惯，而不要每缝合一针，就得离开目标找针一次，这样不但费时且易引起眼睛的疲劳。找针的方法有两种：一种为顺式找针，即每缝合一针后，手术者应将针放在视野内，在缝合下一针时，可直接找到，但针放的位置不应妨碍打结的操作；另一种为逆式找针法(图10-15)，即手术者在缝合一针后，如针拉出视野，而未放在视野内，在打好三个结剪线后，应用镊子夹住缝线的尾部牵拉，使线在持针器中滑移，找到针后，用持针器夹住。这样手术者两眼可以在不移开目镜的条件下连续操作，节省缝合时间，缩短整个手术过程。而要达到这一点，必须经过刻苦训练。

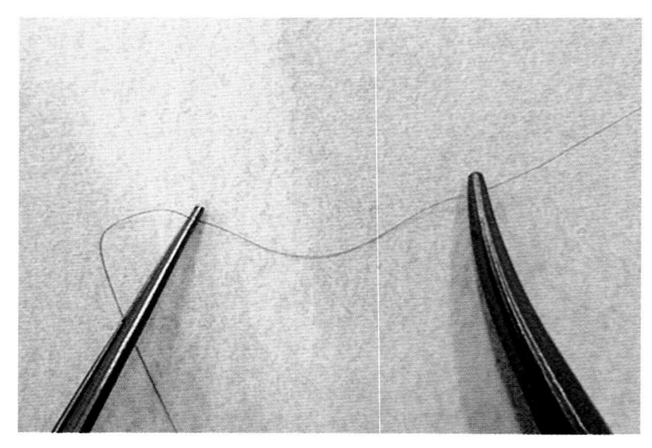

图10-15　逆行找针法

(二) 显微手术基本操作要点

显微眼科手术基本操作要点，概括起来说就是稳、准、轻、巧。因为显微手术操作与既往在肉眼下手术操作大不相同。肉眼下的手术基本操作，例如切开、剪切、分离、缝合、打结等，都是用手或较粗的眼科手术器械进行，而且多是通过手腕、前臂等动作来完成的。然而显微手术由于受手术显微镜的视野(只有2~3cm)和较小的操作空间的限制，大部分手术操作都是通过手指活动来完成，手腕以上几乎不参加动作，如动作稍大，就会移出视野而无法进行操作。同时显微镜下进行的手术，都是细小、薄弱的组织，要求手术做得精细、准确。这些都决定了显微手术操作必须是稳、准、轻、巧，才能获得理想的效果。否则手术中稍有粗糙、笨拙、牵拉、挤压等，均可造成组织损伤甚至眼内组织脱出，甚至一针一线的操作不当都可导致不良后果，甚至可致手术失败。

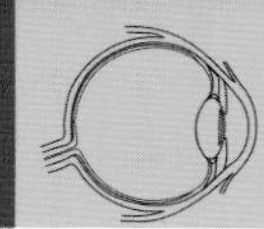

1. 稳　稳就是在手术显微镜下的每一个手术动作都要稳健。因此，手术者的前臂尤其双手必须稳妥地放置在病人头额部适当的位置，最好坐着手术，坐凳要牢稳，双上臂自然下垂，双肘略下沉，精神不要紧张，自然呼吸。显微镜下各种操作要用力得当，因势利导，手不颤抖，不可粗暴迁就。此外，助手的各种动作亦要稳妥。因此，助手一方面要保持眼手术部位于显微镜的视野范围稳定，稍有偏移要作及时轻稳的调整；另一方面，助手还要协助手术者缝合、打结、剪线和冲洗等操作。这每一种操作都必须动作稳妥、符合术者的要求。剪线要准确稳妥，手不能抖动、摇摆，线头一般留 0.2~0.3mm，不可过长过短，尤其是要看清线已剪断以后，再拿开剪子。

2. 准　就是要求术者的每一手术操作都要准确无误。由于眼科显微手术是在小范围细小薄弱的组织上进行操作，因此操作必须做到精细而准确，细小的误差都可影响手术质量。例如，缝合时每一针的刺入点要准确，并且要求一针完成，避免反复刺针而增加眼组织的损伤。

3. 轻　要求显微镜下操作要敏捷轻快。镜下操作，应避免粗笨、不必要的重复和不顺手的动作。特别是不可过度牵拉、夹捏、挤压细小的组织，以免造成医源性损伤。

4. 巧　显微镜下操作要求做到灵活轻巧。术者手中的镊子、持针器等显微器械，常以执笔式捏在拇指、食指和中指之间，使各种操作能够变得灵活。例如，缝合角膜缘切口时，右手执持针器，夹住针的中、后1/3 交界处，当针尖垂直轻巧地刺透巩膜板层时，执持针器的右手指应灵巧地做轻微旋转动作，使缝针顺其弧形自然穿过切口组织。当针尖已从切口边缘内穿出后右手即放开持针器、轻压针尾部，针尖翘起；左手用镊子与针的纵轴平行夹住前端，三个手指以屈伸动作，顺针的弧形将针拉出切口外。如此操作可以减少针弧度的阻力。缝合显微组织，最好不用反手进行或用手指打结，也不可用镊子交叉打结，更应避免强拉硬扯地拔针。提线和打结也必须轻巧，以避免损伤组织和缠线。

一台显微手术就像雕刻家手术的一件工艺品，需要轻巧自如地进行精雕细刻。因此，要求显微手术者要重视显微手术的基本功训练，使每一个手术操作都能做到稳、准、轻、巧。只有坚持刻苦的练习，细心体会，经过一段时间训练，方可逐渐达到熟练操作的程度。

四、显微眼科手术基本操作技术

（一）切开

眼科显微手术应用切开的组织主要有角膜、角膜缘及巩膜等。在手术显微镜下影响切开准确性的因素有：手术刀的锋利程度、术者的技术水平及经验、所切开组织的特性。此外，还应注意：①切开应做到切口整齐，深度准确；②切开时最好使用钻石刀或一次性小尖刀片完成，争取一次性切开切口全长，避免拖扯拉锯；③拟做不同的切口时，应选择相应的显微手术刀；④掌握每次切开的深度，若分层切开时，应注意仍沿原切面下刀，逐渐在同一切面上加深切口深度，直至切透全层；⑤在较高倍的放大倍数下操作可提高切开的准确性。

随手术种类不同有不同的切口方式，就眼球而言，可分板层切开，全层切开，板层剥离等。就部位而言可分为角膜切口、角膜缘切口、巩膜切口等。就其组织而言可有虹膜切除、前囊膜切开及玻璃体切割等。而整形手术中各种类型的皮肤切口更是千变万化。事实上没有一个适合于任何情况的切口原则。然而对各种类型切口的全面了解，将有助于提高显微手术的基本技能。切口的基本类型有：

1. 垂直切口　要求切面与组织表面垂直，切口整齐，深浅一致。比如角膜移植时，环钻切开要求与角膜垂直，使环切口径一致。

2. 倾斜切口　与组织表面成一定角度切开，以增加组织断面。比如白内障手术中的角膜缘斜切口。

3. 梯形切口　采取三平面切口方式，使切口断面呈阶梯形，用于要求闭合程度较高的切口。

4. 板层剥离切口　板层切开后，作层间剥离，尔后在另一位置作深板层切开，如双瓣小梁切除术。这一切口方式要求板层切开深度适宜、板层剥离厚度要均匀。

5. 穿刺　也是切开的一种，比如前房穿刺，玻璃体切割时的三通道准备等。要求穿刺刀十分锋利，特别是作扁产部穿刺时，如刀尖（或穿刺针）钝圆，则会推压睫状体及视网膜而使之脱离。

为完成理想的手术切口，除有高质量的刀具外，切不可忽视基本手技的训练。如持刀姿势、刀刃与切面的合适角度、运刀方向等，这些都需要在实践中不断摸索，用心体会。

（二）显微缝合（图 10-16、图 10-17）

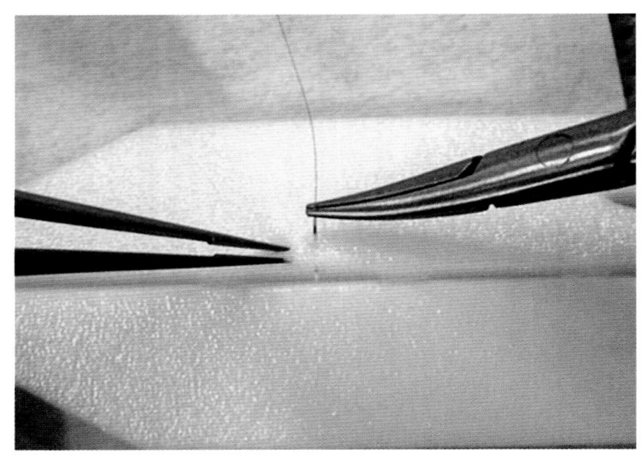

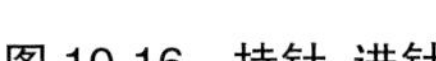
图 10-16　持针，进针

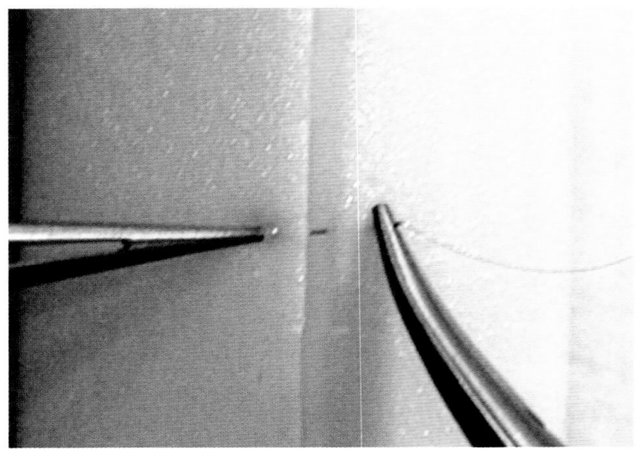

图 10-17　穿切口，出针

显微缝合是眼科手术操作重要的基本功之一，正确掌握显微缝合技术，对于组织最佳愈合、减少术后散光是至关重要的。显微手术缝合多采用带 10-0 尼龙缝线的 5~6mm 长铲形缝针，而且要使用显微持针器夹持缝针针身的中、后 1/3 部。缝合组织前，应在高倍显微镜下检查被夹持的针尖及其两侧面的针锋是否有缺损，以减少对组织的损伤。显微持针器有直头和弯头两种，并有手柄带锁扣或不带锁扣的。若缝合较深部或有一定弧度的切口，应选用弯头持针器。持针器闭合后，其圆形手术柄应握持在拇指与食指之间。

如欲灵活自如地掌握直径仅 220mm、长仅 6mm 的显微缝针，除必须有相当扎实的显微手术技术的基本功外，还要了解显微缝合技术的基本原则：

1. 持针　持针器应夹持针体中、后 1/3 处，针与持针器纵轴成直角。夹取方法有两种，均应在显微镜下完成。一种是提起缝线使缝针下垂，顶端恰触在角膜或结膜表面，然后以持针器夹持正常部位；另一种是以镊子夹住针体使其固定后再用另一手拿持针器夹取。后一种采用双手交换动作，准确可靠。还有一种方法，如运用得当，会感到更为便利省时，方法是：缝合组织出针时，即以持针器夹持正确部位，然后将针拉出，再缝合下一针，以此类推。此方法是借助组织固针体，针体与组织表面有一定的角度，更便于选择和修正夹持点。

2. 进针　关闭切口的第一针特别重要，正确方法是：先将针尖垂直放置于距切口一侧边缘约 1~2mm 处，针尖与表面垂直进针，将位于拇指与食指间的持针器柄作轻微的旋转动作，缝针将沿其弧度向前推进，穿过约 2/3 厚从断面出针。此时，可先将持针器放松，检查缝针的位置是否恰当。

3. 出针　当证实进针位置正确后，术者将持针钳重新夹持缝针中部，自切口另一侧断面同样深度进针，并同样用手指的旋转动作，令针沿其弧度自行推进，从距切口对侧缘约 1~2mm 处的表面出针。待针尖外露 2mm 长后，用持针器将缝针及缝线拉出，并留下 1.5~2cm 长的缝线末端在进针位置的外面，以便于打结时易于夹持该缝线末端。注意缝合过程中应始终牢记，持针器绝不可夹持针尖及侧刃，以免损伤针的锋锐度。

4. 缝合方向　应与切口垂直，如若切口为弧形，则设置缝线应注意放射状排序，比如在穿透性角膜移植片，白内障切口缝合等。

5. 缝线距离　随切口种类不同而有差异，最小间距可为 1mm。一般角膜移植片缝合 16~20 针；白内障和人工晶状体植入时缝合 5~7 针，针距可宽至 2.5~3mm。

6. 缝线跨度　不同组织，切口两侧跨度下同。如角膜切口两侧跨度为 0.5~1mm，皮肤切口为 1~2mm，斜形切口的跨度应大些，偏厚切口侧跨度要小些。角膜缘切口或巩膜缩短术之板层切口，分离层宽的跨度要宽，分离层窄的或不分离的跨度要小。

此外，连续缝合时，起针可以从切口一侧断面进针，再从对侧相对的断面出针，在切口之间结扎。而后

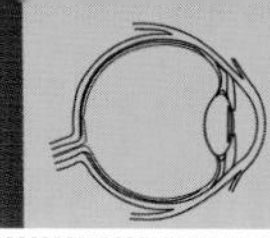

再从断面进针，自表面出针，按连续缝合方法依次缝合。结束时，最后线环也按相同方法将线结安置在切口间。另一种是反转连续缝合，即自切口一侧断面进针表面出针，按连续缝合方法依次关闭切口，缝至对侧尽端时仍按连续缝合方法返回，至起始点时仍从对侧表面进针，自断面出针，与游离线端结扎。连续缝合结扎之前，必须以线镊依次整理拉紧每一环线，使切口对合。在缝合和整理过程中如将线弄断，则可在显微镜下按外科结扎方法接合，可继续使用。

7. 注意事项

(1) 最好在较高倍下缝合切口，以便准确操作。

(2) 缝合前先恢复切口的正常解剖关系，避免切口周围组织上下左右错位。

(3) 选择大小合适、针尖锋利、弧度恰当的缝针进行操作。

(4) 进针、运针、出针时均应顺应缝针的弯曲度，避免折断缝针并可减少组织的阻力。

(5) 操作中密切观察针尖的位置，始终控制缝针的运动方向。

(6) 用显微固定镊等固定创缘，防止切口组织移动，增加创口的可切性，以便顺利进出针，同时还可防止切口周围组织变形、错位。

(三) 打结

改良的外科结(图 10-18~ 图 10-22) 分三个步骤，首先，左手持直无齿镊夹住距切口约 4cm 的一段缝线、右手持弯无齿镊与被直无齿镊夹住的缝线呈 30°夹角关系，并将缝线放在弯无齿镊前端缠绕两圈，作一个二环的接近线圈。接着让弯无齿镊前端略张开并夹住留在角膜外的 1.5~2cm 长的缝线末端，并用两把镊子轻轻牵拉两端缝线进行结扎，使接近线圈收紧令切口两侧边缘接合。注意结扎缝线要适宜，

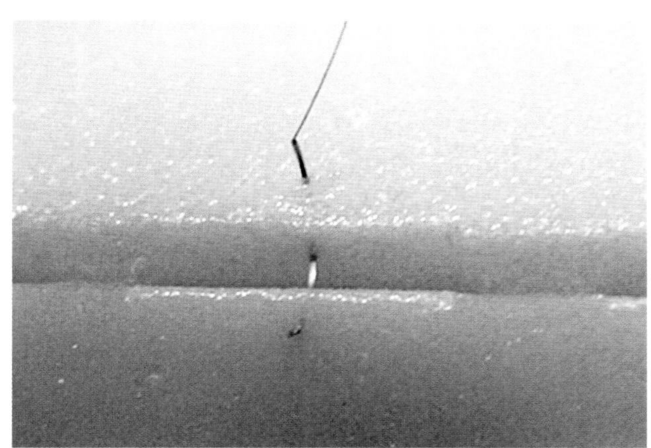

图 10-18　改良的外科结，结扎第三个固定线

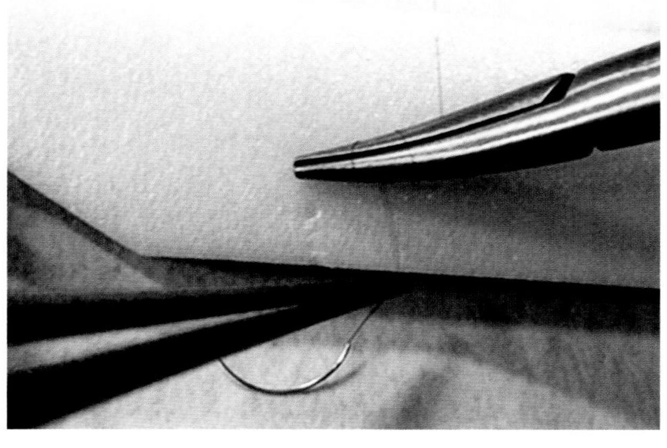

图 10-19　改良的外科结，将缝线放在无齿镊前端缠绕两圈

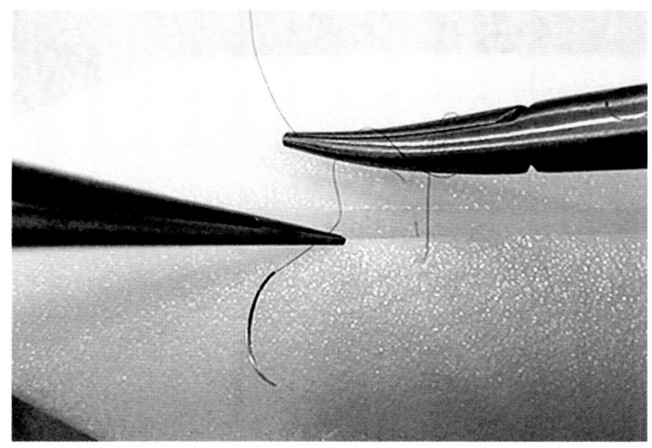

图 10-20　改良的外科结，将缝线放在无齿镊前端缠绕两圈

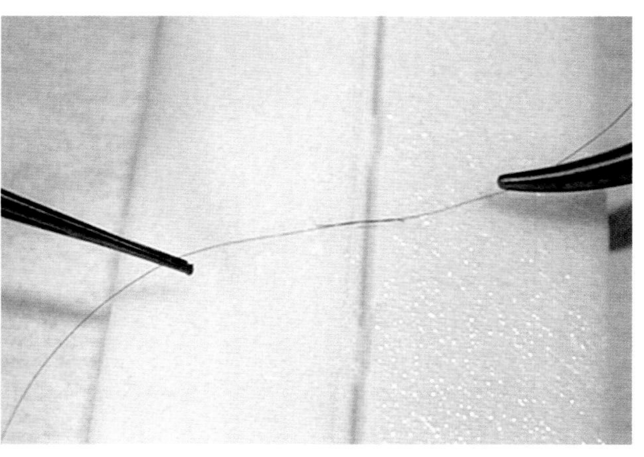

图 10-21　结扎缝线要适宜

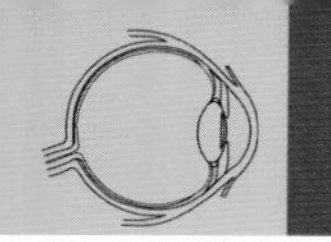

这是切口最佳愈合的条件。如果过紧，可见角膜放射状皱折或其他变形，导致术后散光发生。过紧还可出现切口创缘内口裂开，愈合不良，甚或出现组织坏死，缝线脱落。如果结扎过松，可出现切口闭合不良、对合移位等，其直接结果可能会出现前房积血（或外渗血溢入前房）、房水漏出、浅前房、虹膜或玻璃体嵌顿切口等并发症；晚期则易出现上皮下生（epithelial down- growth）或植入性囊肿。其次，在接近线圈结扎完毕后，术者无需放松左手的直无齿镊，只需将缝线放在右手弯无齿镊的前端缠绕一圈，然后夹住留下的缝线末端，采用与接近线圈相反的方向结扎固定线圈，使接近线圈的位置得到初步的固定。由于单丝尼龙线具有一定弹性，故在结扎接近线圈和固定线圈之间不宜太紧，以在高倍镜下见到两者之间存在少许透光的裂隙为宜。最后，做第二个方向相反的固定线圈，具体操作方法同前，但结扎线圈时缝线的牵拉方向恰好相反。注意：结扎第二个固定线圈时要逐渐扎紧，且越紧越好，以防止缝线剪断时线结滑脱或散开。（图 10-23~ 图 10-25）

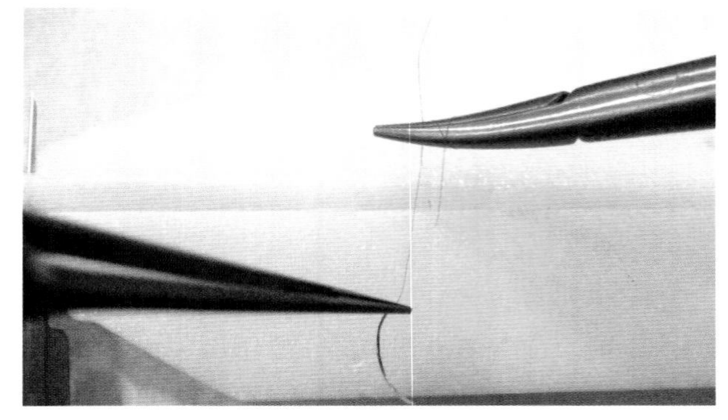

图 10-22　改良的外科结，结扎第三个固定线圈时要逐渐扎紧

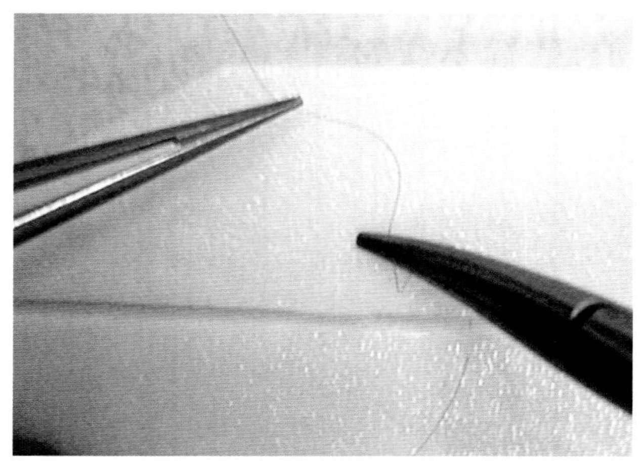

图 10-23　显微缝合

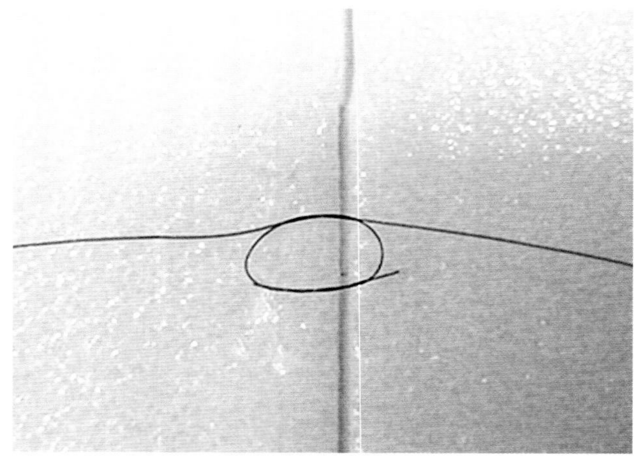

图 10-24　显微缝合，第二圈为单结

使用某些人工合成材料制成的缝线，如聚酯、聚丙烯等时，由于所打的第三个线结常易滑脱，故需再加第二个固定线圈，打第四个结。

缝线的深度和结扎力度要合适，缝线过浅，不到角膜厚度的 1/2 时，结扎后深层裂开（图 10-26、图 10-27）。

（四）剪线

可用显微剪，如 Vannas 剪，也可用锐的刀片切断，但要适当靠近线结，因为线头留得太长，容易滑出线道穿破上皮而裸露，引起刺激症状。

（五）线结的处理

因为上皮可以覆盖 9-0 或 10-0 尼龙线，但却不能覆盖线结。一般方法是将线结埋藏到线道内。

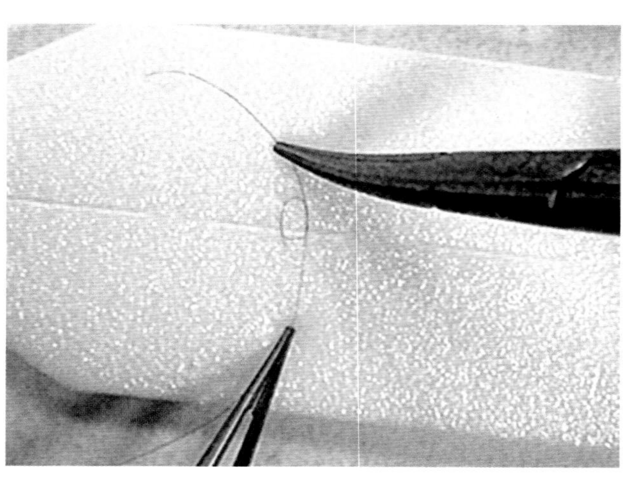

图 10-25　显微缝合

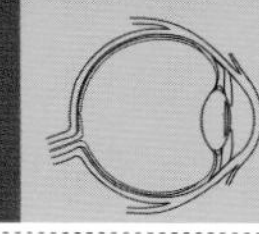

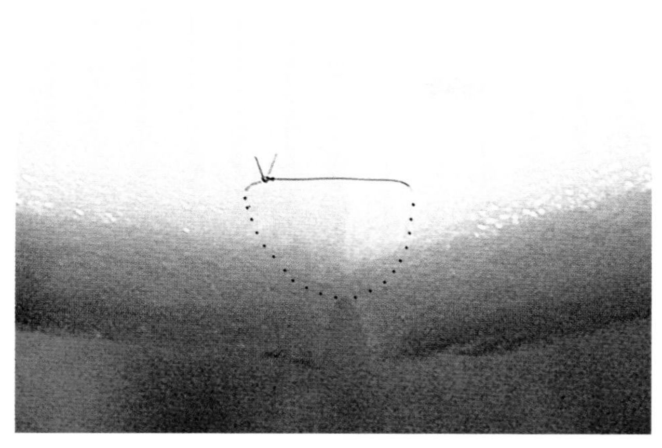

图 10-26　缝合深度 1/3 时，深层裂开

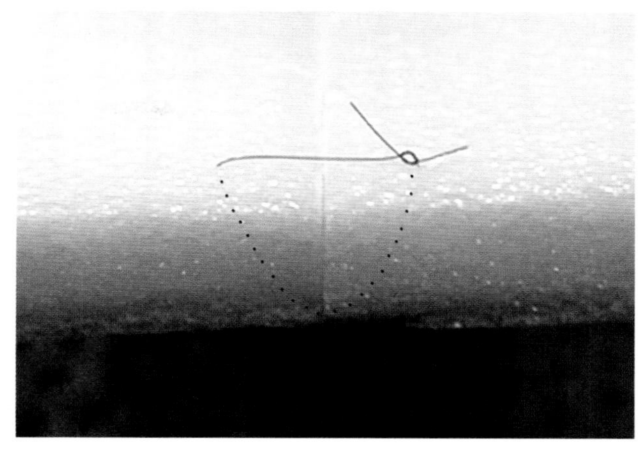

图 10-27　缝合深度合适，创缘对合良好

具体操作步骤为，以线镊夹持线结对侧线端，轻轻提起，向线结方向移动，这一动作产生两个力，一个是拉线结，一个是推线结，使线连同线结在线道内旋转运动，直至将线结引入线道内埋藏。一旦线结已完全进入线道内，尚需向相反方向轻轻牵拉线圈，以便线结退回到上皮层下，且令线结上残留的缝线末端改变方向，以便日后容易拆线。埋线结除取决于技术动作外，还与线结质量、缝线及针的粗细有关。前者需要在实践中细心揣摩，反复练习；后者则需在选择针型时加以注意。

如果不宜作线结埋藏时，则缝线的末端应留下 5mm 长，以便它能平置于组织表面，减少刺激。

（六）剪开

角膜及角膜缘的剪开：白内障等手术角膜缘切口的剪开常用双手操作完成。首先从切口中全层切开的部位将弯的角膜剪的一叶斜行伸入前房并沿周边前房推进，使刀叶面平行于虹膜面，在切口外的另一刀叶沿预先的角膜缘板层切口位置放置。在切开时先将剪刀叶转为垂直于切口，然后用力将切口剪开。注意每次不要剪开太多的角膜缘组织，以免剪刀张开过大损伤眼内组织，同时要避免剪尖刺伤虹膜组织或角膜内皮。角膜移植剪除植片时，要注意剪刀的刀叶要与切开部位的表面保持垂直，并且不要损害角膜内皮。

五、常规手术基本操作技术

（一）开睑

用金属开睑器撑开眼睑的方法（图 10-28），简便易行。但有时因结膜囊狭小，（睑球粘连）放不进去；有时为避免术中压迫眼球，致内容物脱出。为此，在内眼手术、角膜移植手术以及不能安放开睑器时，都采用缝线开睑法。具体操作方法为：在上、下睑缘附近的皮下作浸润麻醉后，距上睑缘 3mm，缝针自外 1/3 皮肤穿入，中 1/3 皮肤穿出，再穿入，在内 1/3 处穿出。注意要点：操作时缝线过于靠近睑缘，牵拉时易使眼睑外翻；过远时，不能使睑裂充分开大。下睑缝线在中央，距睑缘 3mm 处，穿一针缝线，其穿入和穿出点间之距离为 8~10mm。缝线完毕，将上睑缝线中央剪断，使缝线分成左右两段。将上睑牵引缝线中央两根互相交叉，拉紧上、下睑缝线，用血管钳固定于消毒巾上，借缝线的牵引力来分开眼睑。

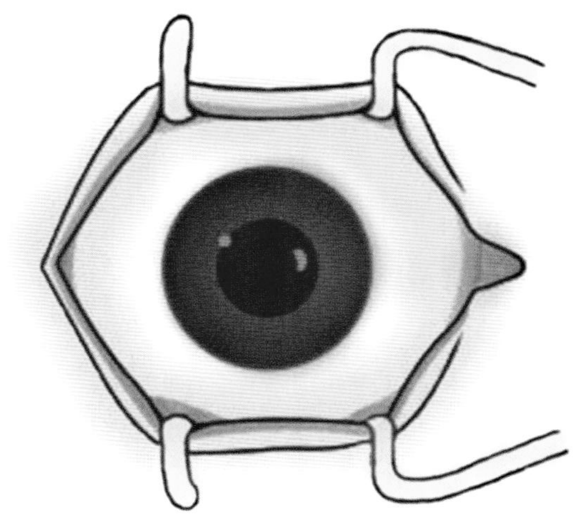

图 10-28　开睑器撑开眼睑

（二）结膜的剪开与缝合

1. 剪开　球结膜和穹窿结膜因质薄且移动性大，故不宜用刀切开，而需用剪刀剪开。为此，手术时不应在结

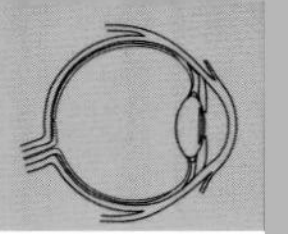

膜下注入过多麻醉药，以免结膜高度隆起而导致剪开位置错误。关于这一点在做抗青光眼过滤手术时尤显重要，当剪开位置过低会影响过滤手术效果。所以，在结膜下注射麻醉药后，应用棉签或扁平的器械将麻醉药向外周推散，待结膜平坦确定结膜准确切开位置后，再用无齿镊子在该处将结膜和眼球筋膜同时捏成一小褶，接着用剪刀尖紧贴镊子旁并压向巩膜面，把结膜及眼球筋膜同时剪开。最后，将剪刀一页的尖端伸入剪开口内，顺巩膜表面推进分别向两侧扩大剪口。这样切口的组织不会错乱，缝合时切口整齐且瘢痕少。

如单为采取结膜瓣作移植用，则应将麻醉药注射到结膜与眼球筋膜之间，使结膜隆起，以便用细镊子或穿过的牵引线将结膜提起，再用剪刀剪开。

由于结膜经过剪开和分离后，容易与巩膜发生粘连。当需用结膜瓣遮盖伤口表面等治疗时，必须考虑将来是否要利用该范围的结膜作为抗青光眼过滤手术。

2. 缝合　结膜的再生能力强且移动性大，故较小的切口或缺损面可以自行愈合。较大的切口通常用5-0丝线将其连同眼球筋膜一起作间断或连续缝合，但注意勿使眼球筋膜组织外露或嵌顿于切口内。行抗青光眼过滤手术时，应将结膜和眼球筋膜作分层缝合。球结膜及穹窿部结膜虽然移动性大，但本身较脆弱，故移动结膜覆盖缺损面时，应先充分游离两侧的结膜再行缝合，否则容易发生切口崩裂。在做结膜瓣移植时，应做细致的间断缝合，且缝合时要穿过该处的浅层巩膜组织，使植片能在固定的位置上生长。通常结膜的间断缝线可于术后5天拆除，否则将于1~2周内自行脱落。

（三）上直肌牵引缝线

白内障摘出术、抗青光眼等内眼手术，常须在角膜上缘作眼球切口。为了便于手术操作，需要作上直肌牵引缝线，使眼球下转，充分暴露手术野并固定眼球，这是眼球手术的一项很重要的基本操作。具体操作为：

在12∶00方位角膜缘后8mm处结膜下作浸润麻醉后，用0.7mm粗的尖端闭合有齿镊沿12:00方位的球结膜面向角膜缘后滑到上直肌止点缘2~3mm处，然后将镊子尖端张开并垂直紧压向眼球表面，同时闭合镊子抓住上直肌止缘稍后处，用镊子将眼球引向下转位，使被夹持的上直肌止缘位置外露于睑裂范围。此时，即可用带4-0丝线的5×14三角针尖从上直肌旁进针，然后紧贴巩膜表面缓慢滑行，最后经上直肌另一侧缘穿出球结膜外并将针拔出。此时向12:00方位牵拉上直肌牵引缝线，眼球若向下转动表示已达到预期目的，否则应重作上直肌牵引缝线。

在操作中切忌过针太急、针尖过分锐利及进针方向不当，否则极易引起眼球穿孔等严重并发症。

一旦不慎穿破眼球壁，需立即检查穿破的位置。若针尖已达眼球内，需行局部冷凝或电凝及巩膜外加压术，以避免日后继发视网膜脱离。

（四）置角巩膜大切口预置缝线

在完成大的角巩膜板层切口时，宜放置2针6-0丝线的预置缝线，然后才全层切穿切口。这样可以更精确、安全及容易地完成大的手术切口，又能达到切口最准确复位。通常作预置缝线的板层切口，要比预置缝线的进针深度略深。缝针以垂直方向从切口旁的组织表面进入，达预期深度即轻轻转动针身，使针尖从切口内穿出少许，待在切口内看见针尖才从同一深度穿过切口对侧，接着将针尖转向上穿出切口旁的组织表面。最后，用前端光滑的打结镊的尖端伸入切口并夹出切口内的缝线，既作为牵引切口用，又可充分暴露切口。待手术行将结束或切口缝合已完成，才将预置缝线拆除。

（五）前房穿刺术

在行大部分眼球内手术时，若在手术开始初期作一无房水渗漏的前房穿刺口对手术将有很大帮助。它将有利于术中用平衡盐溶液或空气恢复前房、冲洗前房及保持正常眼压。有时，这种切口甚至可使濒临失败的手术转为成功的结果。因此，大部分眼球内手术，均应作前房穿刺术。

前房穿刺术的操作方法：行前房穿刺术必须有良好的照明及手术显微镜，在×8放大倍率下进行，以保持操作的安全性及准确性，穿刺用的利器其口径应比作为冲洗前房用的针头口径略大。前房穿刺术成功的关键是用作穿刺的器械，应于术前检查其尖端必须锋利，不能有弯曲、破损或带有存积物。

穿刺过程中应牢固地固定眼球，固定的部位一般选择在前房穿刺位置对侧巩膜；穿刺口的选择应在角

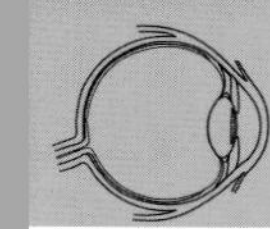

膜缘内 2mm 刺入角膜。固定眼球的器械可选用手柄结实的 0.1mm 有齿镊。

当眼球已得到牢固的固定时，将穿刺刀或针头平行虹膜面刺入角膜，待其尖端已进入角膜组织内，持固定眼球镊子的手需向刀的方向缓慢牵拉眼球，使刀尖在角膜组织内逐渐进入 2mm 后才进入前房，这样所得的穿刺口方可避免房水渗漏。识别刀尖已进入前房的方法是：在手术显微镜下观察，穿刺器械尖端的颜色发生改变。当证实穿刺刀尖端已完全进入前房，则可缓慢退刀。

（六）角膜及巩膜的切开与缝合

角膜及巩膜的切开必须慎重，特别是前者，原则上要求切口整齐，避免不必要的损伤，更不要随便牺牲组织；切口的缝合必须对位准确，使术后尽可能不影响其透明度和屈光状态。由于手术比较精细，术时最好能在手术放大镜或手术显微镜下操作。

1. 刀具　角膜及巩膜的韧度较大，用作切开的刀具必须薄而锋利，使用前宜经过仔细检查。垂直的切口可按切口的形态分别选用尖刀片或环钻。水平剖切要求较高，除了使用特制的刀具外，可采用尖刀片作植床剖切。但做角膜全板层移植时，用小刀片很难剖出均匀整齐的植片，且比较费时，最好能用电动角膜刀。角膜穿刺所用的刀具，务必锋利尖细，并以刀进入前房时能保待房水不向外渗漏为佳。

2. 切开方法　常用的切开方法有以下几种：

(1) 划切切开：它是自外切开角膜及巩膜的常用方法，使用刀分次由表面切开至所需深度以至全层切开。但必须注意，每次重复下刀时，须准确按照首次下刀位置，才能得到整齐的切口，如用剪完成角膜切开，很难作成垂直切口，往往造成切面倾斜或切口参差不齐。为此，切开时，应适当固定眼球，以防眼球突然转动而发生切口移位。无论作穿透或非穿透切开，都要准确控制进刀的深度，以防伤及眼内组织或出现意外的眼球穿破。故切开时，须根据刀的锋利程度而用不同的切开力量，第一次下刀用力宜较轻，作为试验性切开，以便能较准确掌握刀的切开能力与用力大小的关系。

(2) 环钻切开：使用有内芯的环钻必须预先调旋内芯以控制进刀的深度。如作穿透环钻，可将内芯调至 2mm 的环钻深度。使用无内芯的环钻应格外小心，宜先用较轻的力量先旋转数圈，以观察环钻的锋利程度，防止误伤晶状体。检查环钻切口深度时，可用小镊子拨开切口观察，然后将环钻准确放回原来切口，否则将形成双重切口的被动局面。操作时，环钻必须垂直放置于角膜表面，环钻的旋转幅度宜大，但不要左右倾斜。当临近穿破时，应减少向下压力，而多用旋转切割刀，以便穿透时环钻不致突然下陷损伤眼内组织。此外，也有在临近穿破角膜时特意在一侧增加压力，先钻穿一侧．然后用角膜剪将剩余部分剪开。但无论如何，在用环钻操作期间，术者应将注意力集中于环钻与角膜，以及前房与眼压的关系上，一旦感到抵抗力降低或发现房水渗出，即应撤离环钻。

(3) 水平板层剖切：要顺着角膜和巩膜的板层结构，才能获得平整的剖切面。首先在垂直的划界切口上，用细有齿镊抓住划界切口的内缘，露出切口底部，另用尖刀片尖以倾斜的划切动作，从切口底部划出一水平面，然后沿该平面剖切扩大剖切面。注意在剖切时，镊子要不断变换位置牵引已剖切出的角膜瓣，使剖切面保持一定的张力，利于用刀尖以半切半拨的弧形运刀动作将其切断。切记：运刀时刀刃不要垂直于角膜剖切面，也不要像垂直切开那样作直线操刀，这样才可剖出一个平整的剖切面。

如须加深剖切平面，可先用线状刀或小刀片尖在预定剖切的角膜深度表面水平刺入挑起一薄的角膜板层；或用划切法轻轻在待加深处边缘垂直划出一浅沟，再用细有齿微提起切口组织，进行剖切。当顺着该板层平面剖切到稍越过原来划界切口时，再用刀尖顺划界位置垂直切断新剖切的薄板层组织，便可得到整齐而垂直的部切边界。

(4) 缝合：角膜及巩膜切口的缝合要求高度的准确性，以免缝合后出现组织扭曲或切口两侧边缘高低错位。全层穿透切口的缝合，必须要达到气密（不漏气）或水密（不漏水）状态，使前房迅速恢复原有深度。切口缝合时，入针及出针点应距切口约 1mm，缝合深度约达角膜厚度的 3/4~4/5，且两侧必须一致。如缝合过浅则切口的内口会裂开；过深则在缝线引起组织反应时造成房水渗漏。

缝合方法最常用是作垂直于切口的间断缝合，缝线间隔约 2.5~3mm。结扎缝线时不要过紧，以免角膜

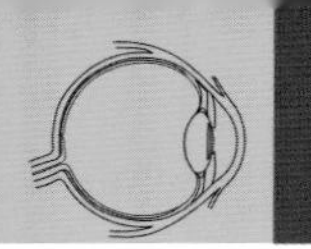

出现皱褶及增加切口内口裂开的可能性,但又不能过松,务必达到切口边缘紧密贴合,对较长且无曲折的切口,可作连续缝合,以减少线结引起的刺激及各缝线间结扎时张力分布不规则现象。作连续缝合时,可先作 2~3 针间断缝合,使切口位置相对稳定后才作连续缝合。连续缝合的入针和出针点可距切口边缘稍远,并且入针与出针的方向应与切口边缘呈约45°角的倾斜度。这样可避免收紧缝线时发生角膜组织扭曲。在完成连续缝合后,可将预置的间断缝线拆除。

(七) 眼球固定

1. 缝线固定 一肌固定,多为上直肌,两肌固定为上、下直肌或其他眼肌固定,如眼球内异物摘除术,玻璃体切割术。眼肌固定时,缝线必须缝在肌腹上,避免牵拉缝线眼球变形,甚至使角膜伤口裂开、眼球内容脱出。

2. 缝环周定 适用于角膜移植同时施行白内障摘除,虹膜睫状体肿物切除术等。

(1) Meneill 巩膜环开睑器:为一种平行并列的双环,环上附两耳性开睑环,当把固定环缝在巩膜上时,开睑环也起开睑作用。

(2) Fleiringa 固定环:为两个大小不同的圆环。

(3) 特制固定环:根据手术需要设计的多种形态的固定环。还有以眶架为牵引的固定架,以便眼球固定环在上提的情况下,保证对眼球无压力的条件下进行手术。

(4) 拆线:内眼显微手术缝线,如白内障摘除术,角膜移植术等,一般都不需拆线。因为 10-0 尼龙缝线头都是埋在组织内的,病人无任何不适之感。只有在术后长时间(半年以上)某根线头冒出组织,病人有异物感及流泪时,拆除之。而没外露的缝线一律不拆。

若因缝线或埋线技术不当,线头于术后 1~2 周过早外露,刺激术眼,必须拆除。此时拆线是一项精细的基本操作,如果操作不当,可能引起严重的并发症。应严格执行无菌操作并作好麻醉。应事先告诉病人,使之思想有所准备,并取得合作。

具体操作:0.5% 丁卡因 1 分钟点 1 次,共点 3 次,在手术显微镜下,左手持显微线镊夹住线头,右手用锋锐刀尖割断线环,立即将缝线抽除,拆后点 0.3%妥布霉素眼液。

如果病人紧张,配合不好,或麻醉不充分不要硬拆,可再加点一次麻药,等病人放松,等能配合时再拆。否则常可发生前房积血、创口裂开或虹膜脱出等严重并发症。由于埋线技术不当过早拆除缝线者,往往在拆线处需重缝 1~2 针。

器械护士的配合:显微镜下操作,术者不能自取器械,需由器械护士根据操作步骤需要,及时直接递给术者手中,保证术者双眼目光始终不离显微镜目镜,使手术操作不停。也避免反复调焦,可缩短手术时间,也保证手术质量。

第五节 角 膜 切 开

手术切开角膜一般需借助于专用手术器械完成。

一、角膜上皮切开和去除

上皮瓣下准分子激光角膜原位磨镶术(laser-assisted subepithelial keratomileusis,LASEK)、表层角膜镜片术等一般需借助于专用手术器械先行角膜上皮切开,然后去除部分角膜上皮(图 10-29~ 图 10-34)。

二、角膜板层切开

(一) 普通刀片角膜板层切开法

一般用小圆形或尖刀片切开角膜板层(图 10-35、图 10-36),该法仅适用一般角膜手术,其切割的深度、长度和创缘整齐度难以控制。

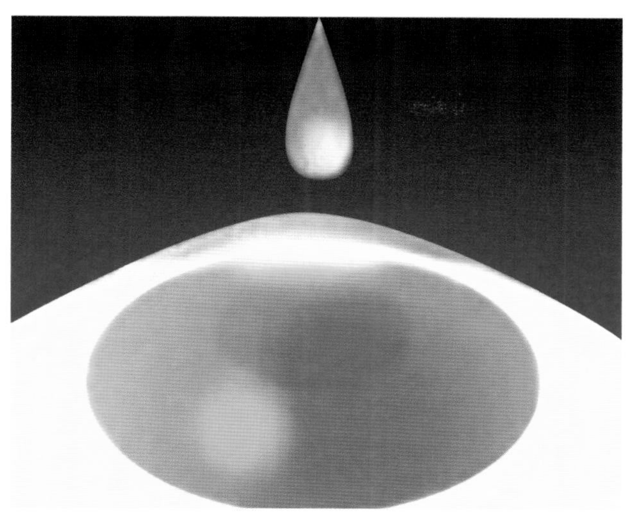

图 10-29　LASEK 切开角膜上皮步骤 1:滴表面麻醉剂

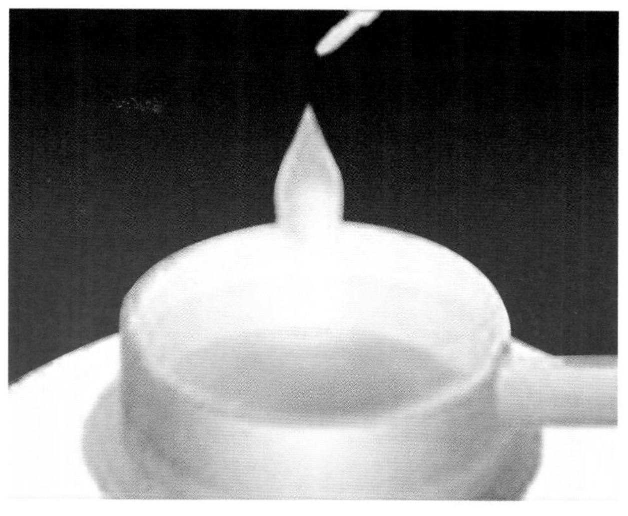

图 10-30　LASEK 切开角膜上皮步骤 2:20% 酒精滴入酒精罩

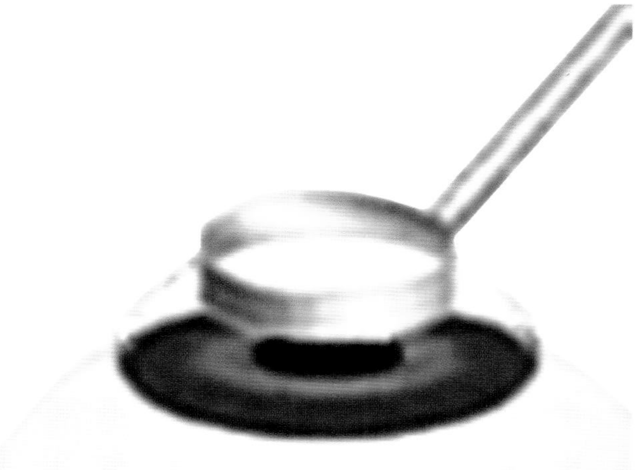

图 10-31　LASEK 切开角膜上皮步骤 3:切开角膜上皮

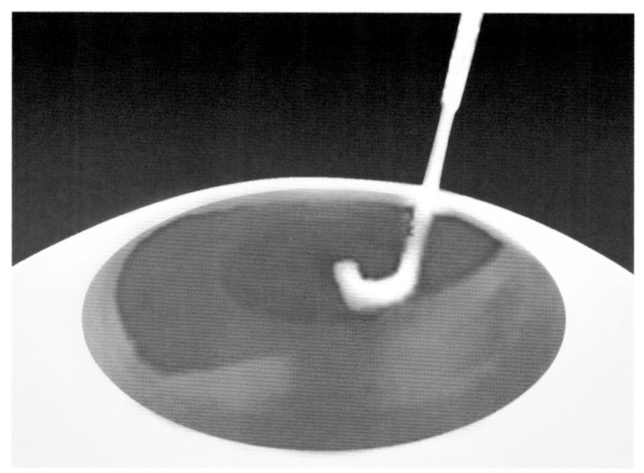

图 10-32　LASEK 切开角膜上皮步骤 4:用角膜铲做角膜上皮瓣

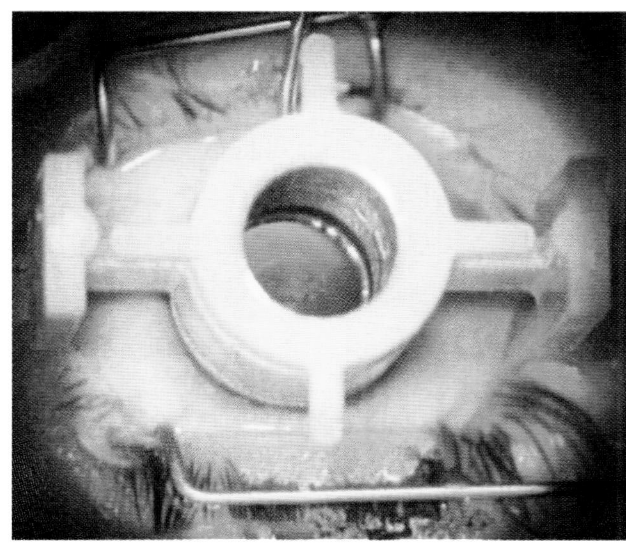

图 10-33　表层角膜镜片术:用刻度角膜环钻旋转切开角膜上皮

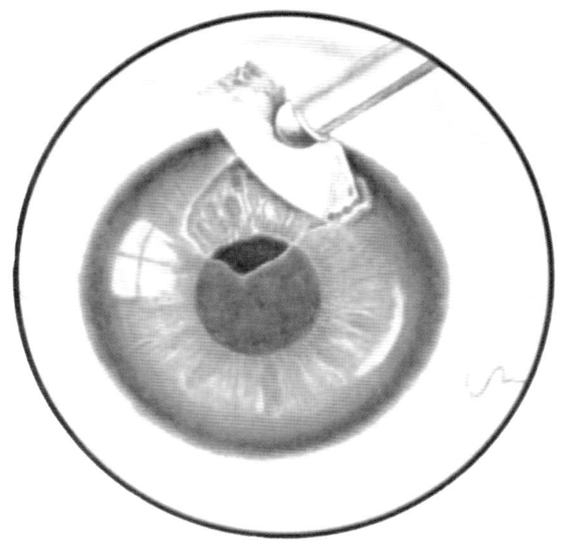

图 10-34　表层角膜镜片术:擦除手术区角膜上皮

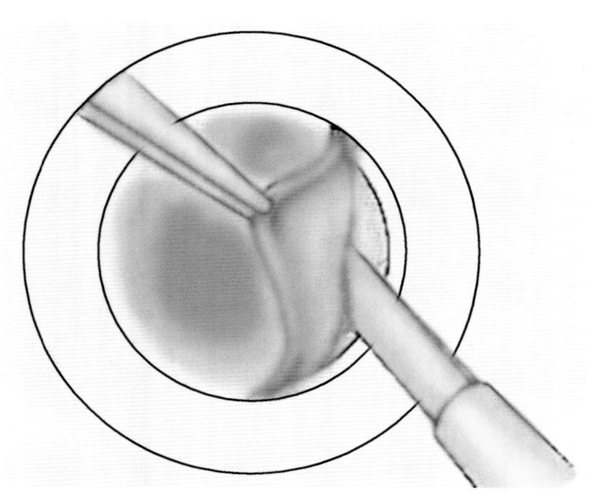

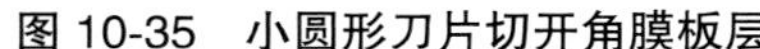
图 10-35　小圆形刀片切开角膜板层

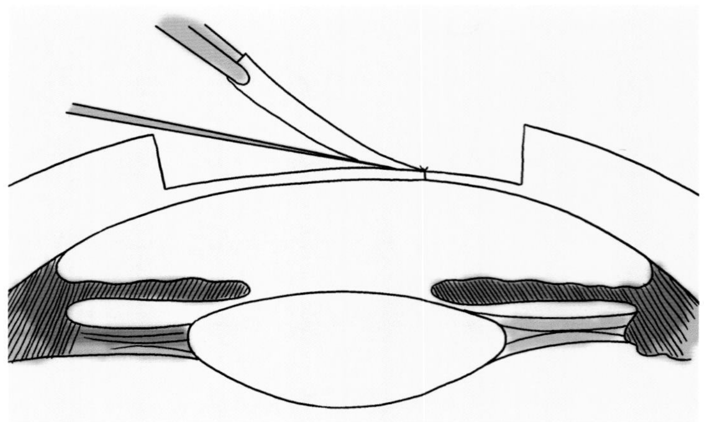

图 10-36　小尖形刀片切开角膜板层

(二) 宝石刀角膜板层切开法

宝石刀(图 10-37)锋利而且坚固耐用,切缘比较整齐。

(三) 放射状角膜切开

用可调深度钻石刀行放射状角膜切开比较精准,垂直切开深度达 90%~95%(图 10-38~ 图 10-41)。

(四) 角膜切开

多借助于环钻完成角膜钻切(图 10-42~ 图 10-45)

(五) 板层角膜切除

板层角膜混浊或瘢痕,行板层角膜移植手术时需先行板层角膜切除,即切除部分混浊及病变板层角膜组织,一般用刀片即可完成此操作。

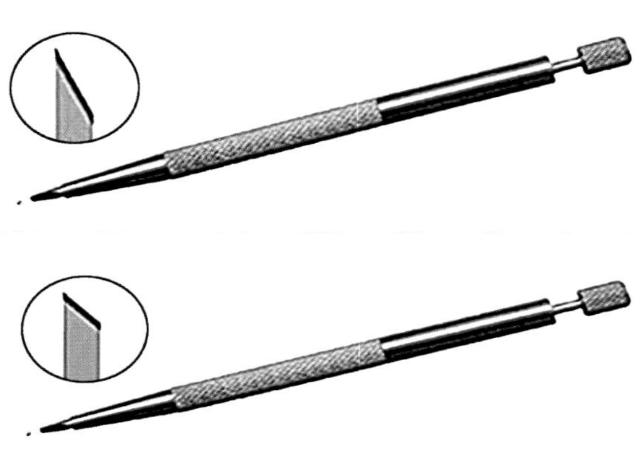

图 10-37　三角形宝石刀

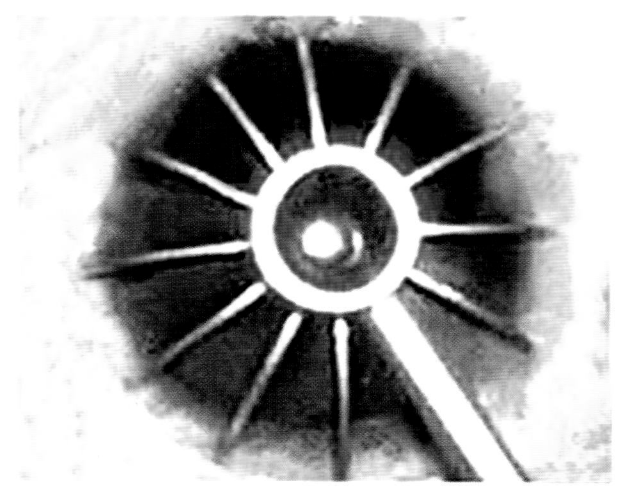

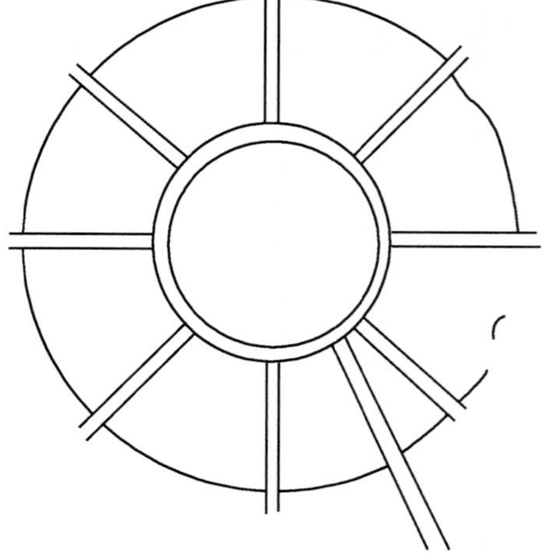

图 10-38　钻石刀放射状角膜切开前,先行角膜标记

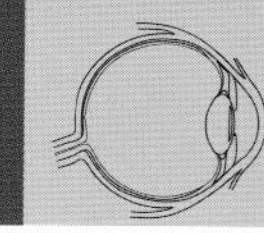

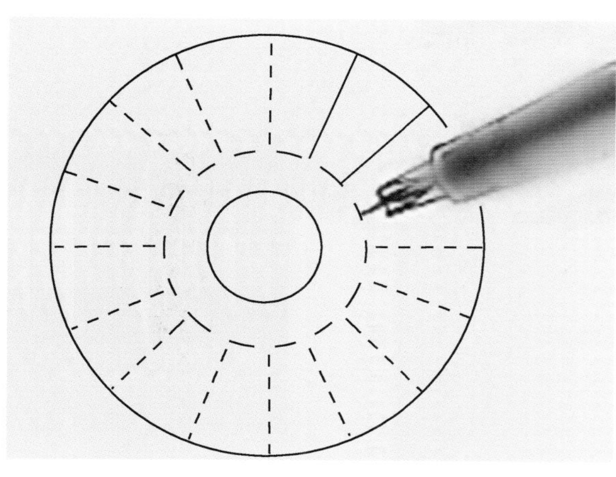

图 10-39　钻石刀放射状角膜切开

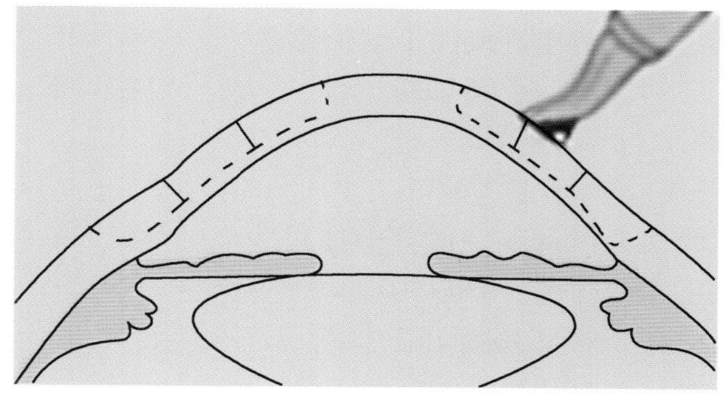

图 10-40　钻石刀行放射状角膜切开，垂直切开深度达90%~95%

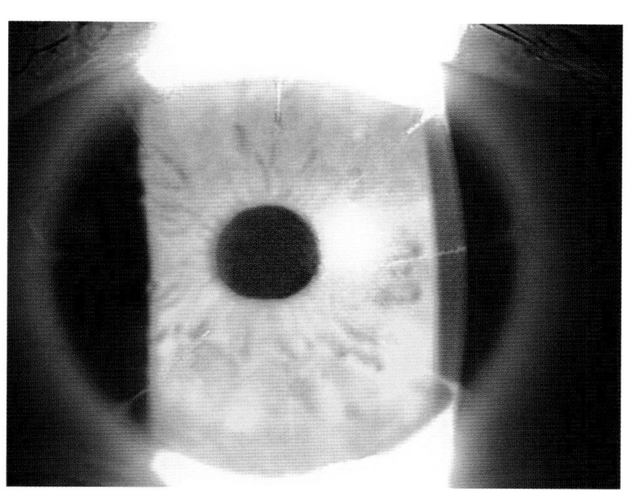

图 10-41　钻石刀放射状角膜切开手术后 10 年，裂隙灯下见放射状瘢痕形成

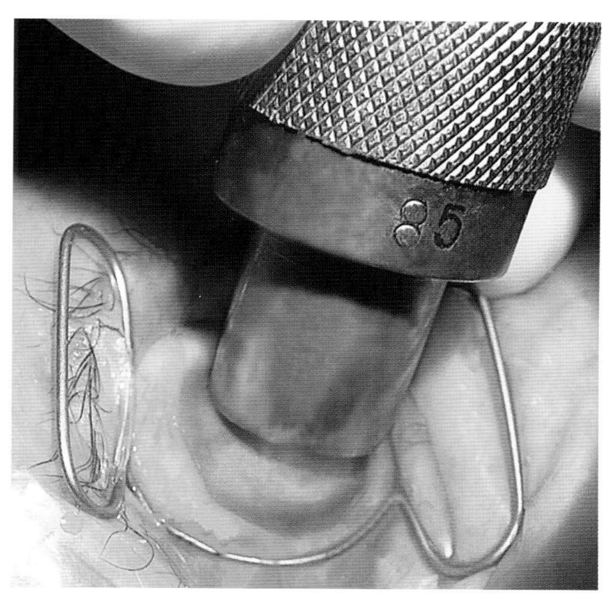

图 10-42　部分穿透性角膜移植，环钻全层钻切角膜

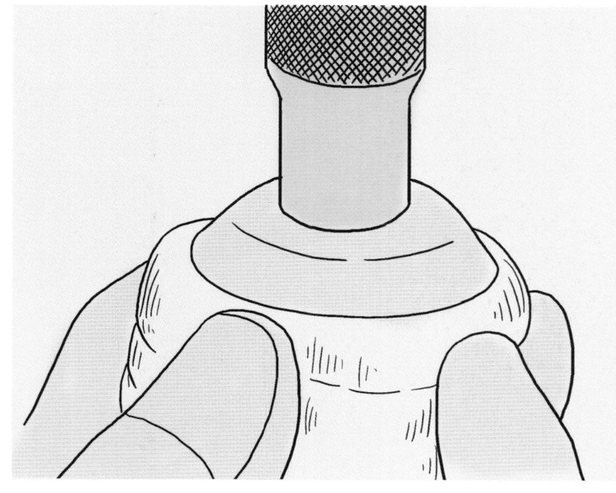

图 10-43　环钻钻切角膜示意图

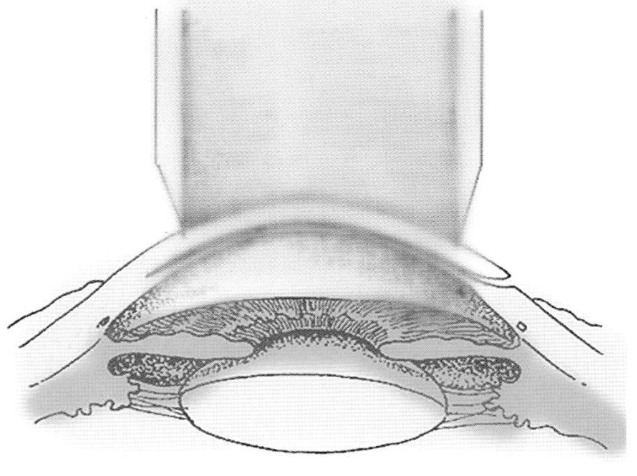

图 10-44　环钻钻切角膜剖面示意图

（六）角膜板层刀制作板层角膜瓣

准分子激光手术一般应用板层角膜刀制作完好的板层角膜瓣，厚度在 110~130μm（图 10-46、图 10-47）。

（七）飞秒激光制作板层角膜瓣

飞秒激光制作角膜瓣更快、更安全，可制更薄的角膜瓣，约 110μm（图 10-48、图 10-49）。

（八）全层角膜切除

借助角膜环钻完成部分穿透性全层角膜切除是角膜移植的重要步骤（图 10-50）。

（九）深板层角膜切取

角膜内皮移植手术需切取深板层供体角膜（含内皮细胞层）。

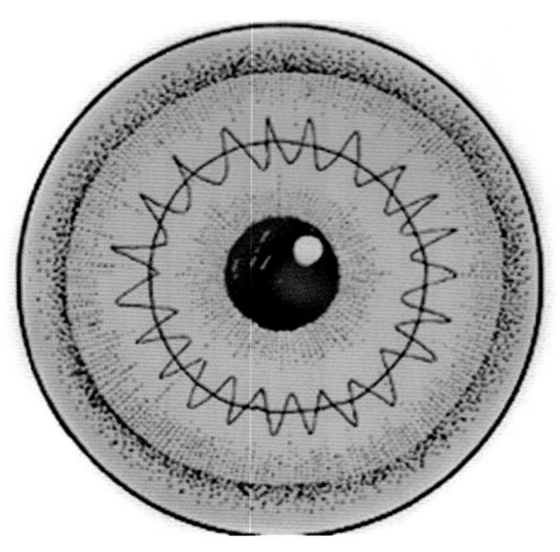

图 10-45　PKP- 角膜移植示意图

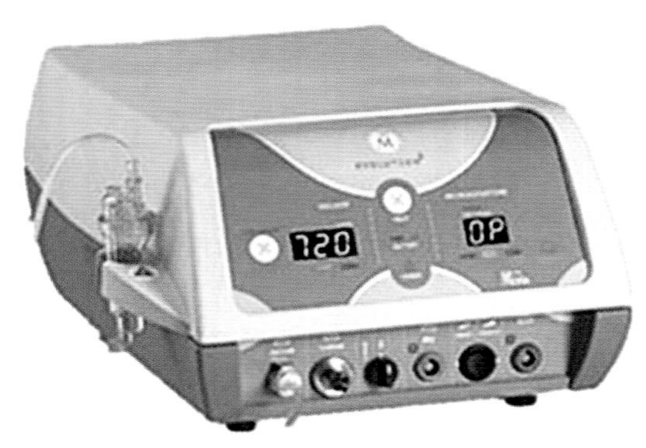

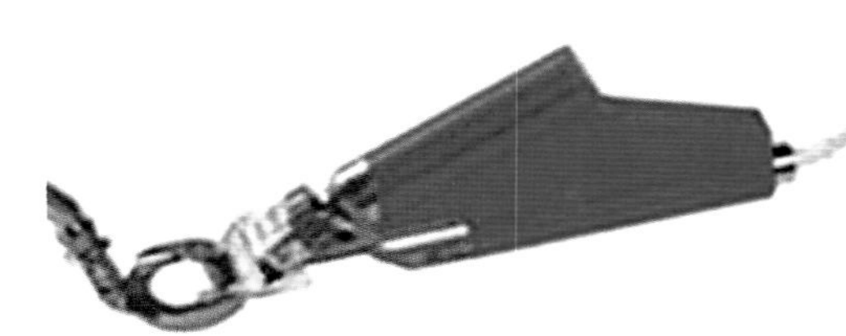

图 10-46　自动角膜板层刀

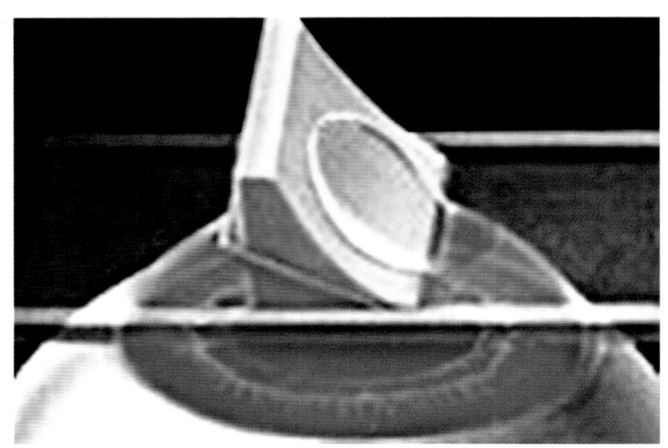

图 10-47　角膜板层刀切削角膜，制作板层角膜瓣示意图

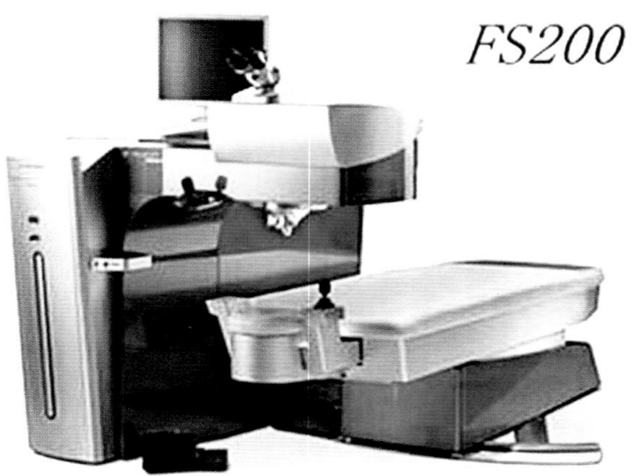

图 10-48　飞秒激光器

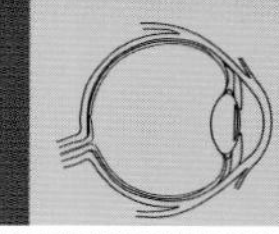

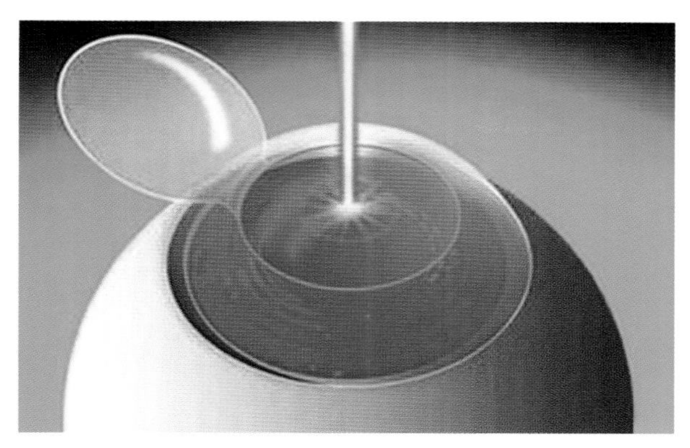

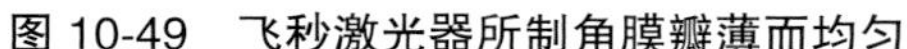

图 10-49　飞秒激光器所制角膜瓣薄而均匀

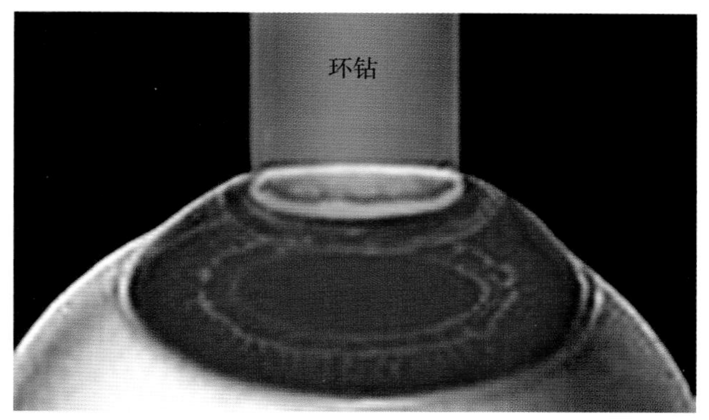

图 10-50　角膜环钻完成部分穿透性全层角膜切除

第六节　显微缝合技术

显微缝合是指在手术显微镜下进行的显微针线缝合技术，主要操作要点如下：

一、手术显微镜设置

放大倍数 6~10 倍，10-0 尼龙线或聚丙烯缝线一般为 10 倍，7-0 可吸收线可调至 6~8 倍。

二、持针

持针器夹持显微缝针的中后 1/3 交界处扁平部，针与持针器呈 90°垂直（图 10-51）。

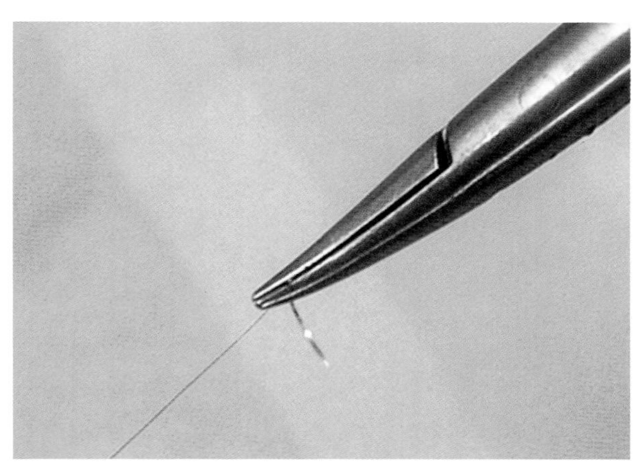

图 10-51　针与持针器呈 90°垂直

三、角膜缝合

缝合要点：角膜全层切口或伤口大于 2mm 时，一般要求用 10-0 尼龙线缝合，跨度为 0.5~1.0mm，针距 1.5~2.0mm，深度为角膜厚度的 90%~95%。角膜伤口不整齐或有组织缺损时可以密缝。

1. 间断缝合　单针缝合，结扎，埋线结（图 10-52、图 10-53）。

2. 连续缝合　一般为单程连续缝合（图 10-54），也可双层连续缝合（图 10-55）。

3. 离心缝合　角膜移植圆形创缘多采用离心缝合法，即由角膜中心侧进针，背离角膜中心，在角膜周边侧出针，呈放射状缝合过程（图 10-56）。

4. 对称缝合　线形或不规则角膜伤口多采取对称缝合法，即第一针先缝伤口中部，向两边均匀对称缝合（图 10-57、图 10-58）。

5. 交叉缝合　角膜伤口有缺损时可采用交叉缝合法，即以伤口为中心，跨中心多次收紧缝合。

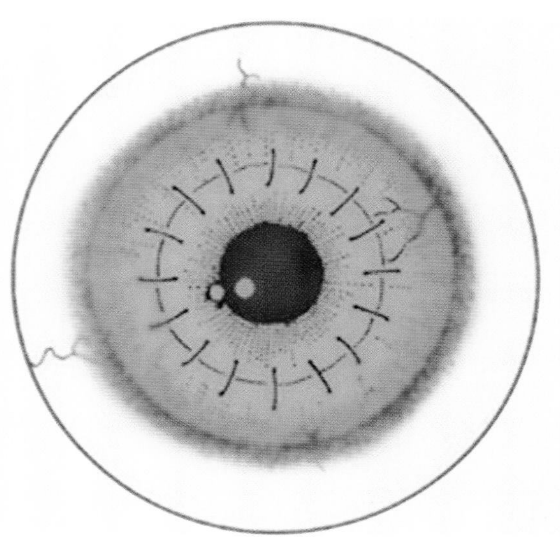

图 10-52　部分穿透性角膜移植，间断缝合示意图

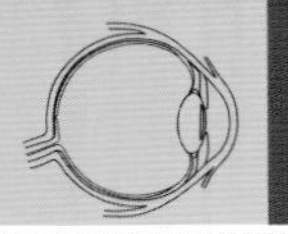

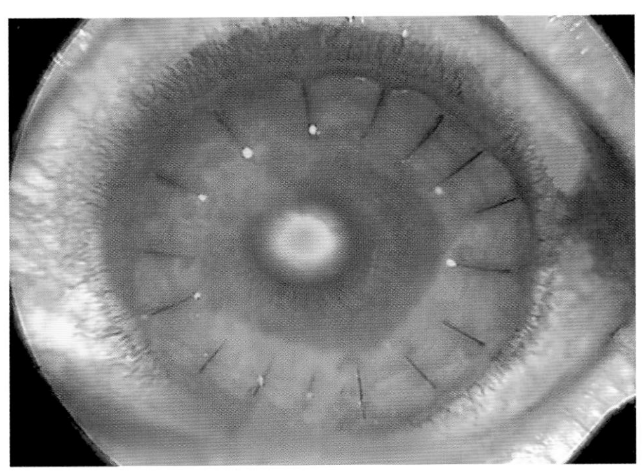

图 10-53　部分穿透性角膜移植，间断缝合

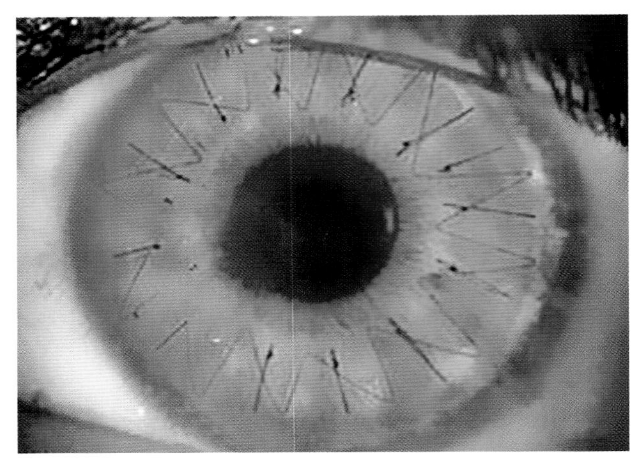

图 10-54　部分穿透性角膜移植，单程连续缝合

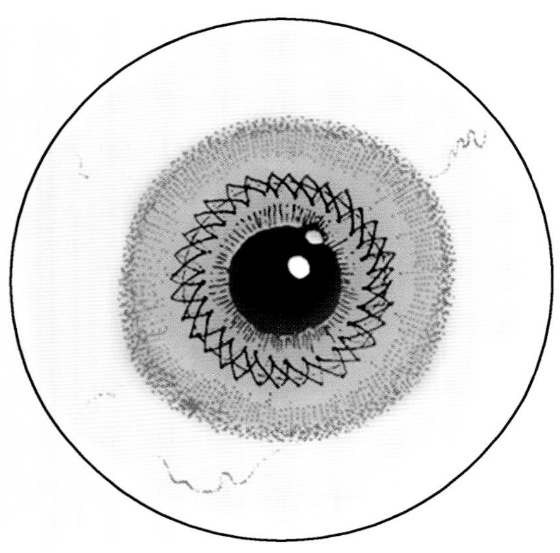

图 10-55　双程连续缝合示意图

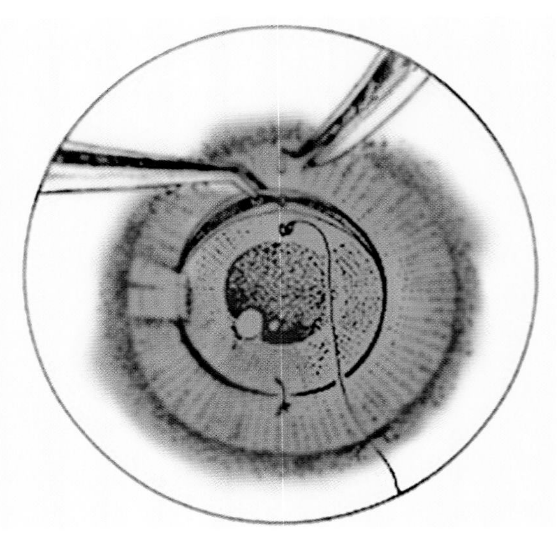

图 10-56　角膜移植，离心缝合

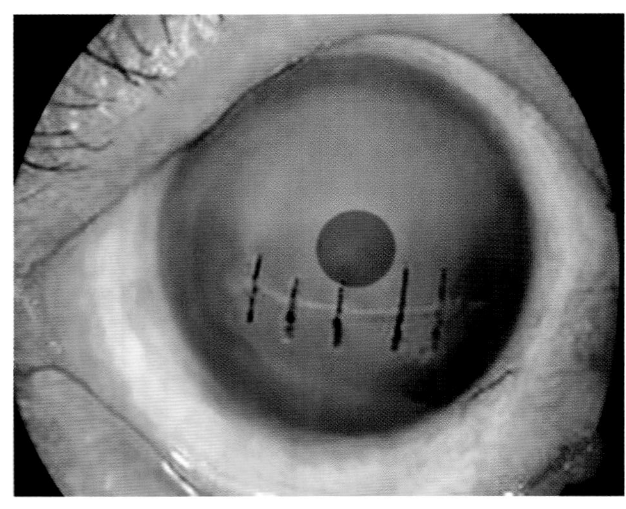

图 10-57　不规则角膜伤口，对称缝合法

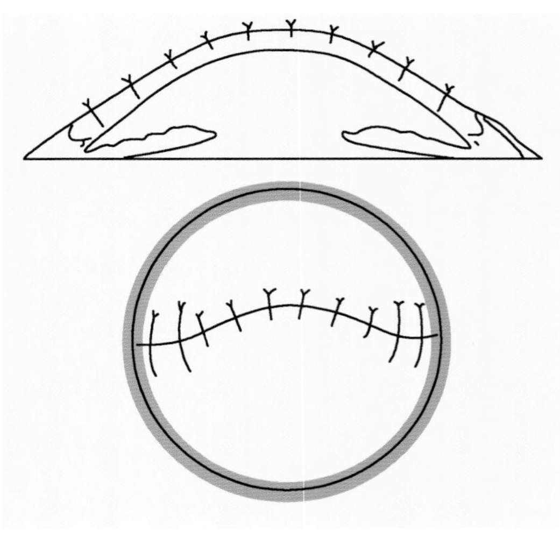

图 10-58　不规则角膜伤口，对称缝合示意图

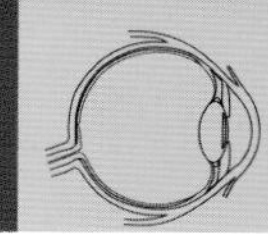

6. “8”字缝合法　5mm 左右的角膜或角巩膜缘伤口或切口可采用“8”字缝合法，并调整埋藏线结。

7. 荷包缝合　角膜星状伤口可用荷包缝合法使伤口闭合（图 10-59）。

8. 压线缝合法　小直径板层角膜移植可采用压线缝合法以固定植片（图 10-60）。

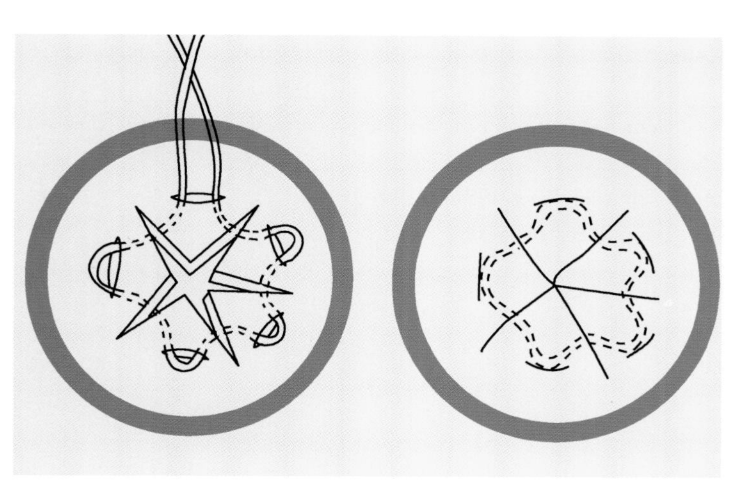

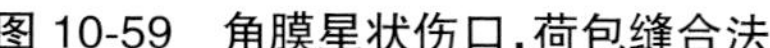

图 10-59　角膜星状伤口，荷包缝合法

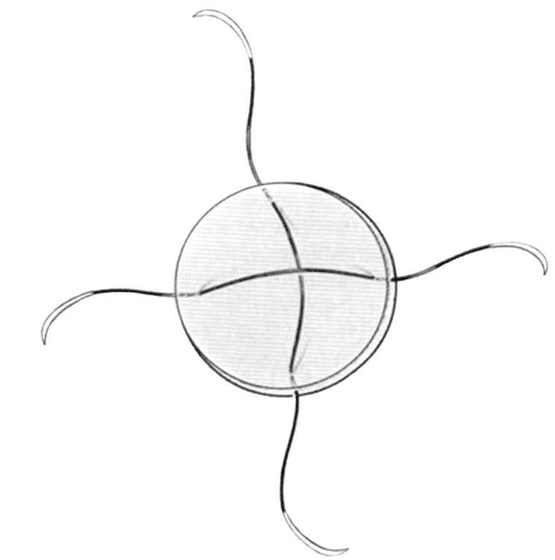

图 10-60　压线缝合法

四、打结

显微手术要求在显微镜下用显微器械打结，操作过程中眼睛不能离开显微镜，双手要稳，打结器械均在显微镜视野中操作。

1. 间断缝合打结法　单丝尼龙或聚丙烯缝线第一结为 2 个套环，第二、三结为单套环。

2. 连续缝合打结法　角膜移植连续缝合打结法：离心缝合结束时结扎，为单线三结法，并需调整埋藏线结

五、剪线与埋线

1. 剪线　剪线一般由手术助手完成，打完第一个结时助手即准备剪线，剪线时剪刀两叶张开 2~3mm 即可，不宜张开过大，以免影响观察。为避免剪得太短，可将剪刀倾斜 45°，然后剪线，保留线头 0.5~1.0mm 为宜。

2. 埋线　角膜缝线原则上要埋藏线结，即将线结埋藏在角膜基质内，以避免线头暴露刺激角膜产生不适症状。

六、拆线

1. 拆间断缝线　先用尖刀片分段挑断缝线，再用线结镊或显微持针器夹取缝线，于植床侧抽出。

2. 拆连续缝线　先用尖刀片分段挑断缝线，再用线结镊或显微持针器夹取缝线，于植床侧抽出。抽出线结时注意巧妙用力，顿挫取出。

参考文献

1. 杨朝忠，柳林．现代角膜移植学．北京：人民军医出版社，1998：69-77

2. 宋琛 . 手术学全集·眼科卷 . 北京:人民军医出版社,1994:20-15
3. 管怀进 . 现代眼科手术操作技术 . 北京:人民军医出版社,1994:34-70
4. 李绍珍 . 眼科手术学 . 第 2 版 . 北京:人民卫生出版社,1997 :86-95
5. The operating microscope guided by a neuronavigation system:a technical note. Minim Invasive Neurosurg,1998,41:141-143
6. Musikant BL,Cohen BI,Deutsch AS. The surgical microscope,Not just for the specialist. N Y State Dent J,1996,62:33-35
7. Marchese AL,Olijnyk I,Kelertas A,et al. Near disasters with the operating microscope and a solution.Ophthalmic Surg,1981,12:897-899
8. Bodian M. A combined needle holder-scissors for ocular surgery. Trans Sect Ophthalmol Am Acad Ophthalmol Otolaryngol,1975,79:404-405
9. Vajpayee RB,Angra SK,Sandramouli S,et al. Direct scleral fixation of posterior chamber intraocular lenses using a special needle-holder. Ophthalmic Surg,1992,23:383-387
10. Nasisse MP. Principles of microsurgery.Vet Clin North Am Small Anim Pract,1997,27:987-1010
11. Miller D. A new microsurgical corneal trephine.Ophthalmic Surg,1979,10:55-58
12. Peyman GA,Sanders DR,Koziol J,et al. A new operating microscope with increased illumination efficiency and a stereoscopic assistant viewer.Ophthalmic Surg,1977,8:51-53

第十一章　术前检查与准备

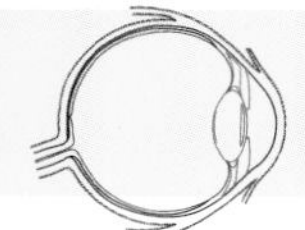
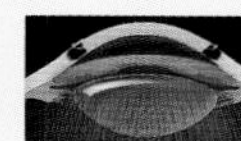
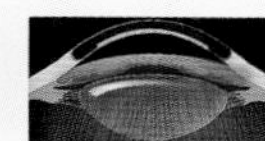
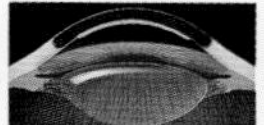
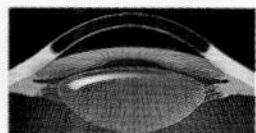

第一节　角膜移植术前检查与准备

一、穿透性角膜移植术前检查与准备

（一）术前检查

术前应详细询问既往的眼病史及全身病史，角膜病变前的视力，发病情况及病情经过，用药及药物过敏情况等，还应询问眼部过去是否行过其他手术（如白内障摘除、人工晶状体植入等）及全身情况。并按内眼手术进行眼部及全身检查确定病人是否适合手术，既要考虑病人患眼的条件，又要结合病人全身的情况以及患者本人对视力的要求，手术前应着重进行以下检查：

1. 全身检查

（1）常规检查体温、脉搏、呼吸和血压等基本生命体征：如术前发现病人有发热、腹泻、月经期等，应推迟手术，并寻找病因，对症治疗。对于发热患者，不要热退后即刻手术，否则，因机体的病毒感染或过敏状态尚未结束，会造成术后严重并发症，甚至使手术失败。此外，还应注意病人的营养状况、精神状态和合作程度等。

（2）检查有无全身感染病灶，若有结核、胶原血管性疾病、风湿、慢性扁桃腺炎、鼻窦炎和龋齿等，应先进行治疗。

（3）进行胸部透视、心电图、肝功、肾功、血糖、乙肝五项、抗 HIV 等项目检查，了解患者心、血管、肝、肾功能，有无高血压和糖尿病等，以便在应用某些药物如皮质类固醇、抗生素、高渗剂时避免引起副作用。

（4）老年患者应常规检查心电图，发现问题及时请内科医生会诊。心电图严重异常，而病人坚决要求手术，手术时必须有内科医生的心电监护。高血压患者，术前收缩压宜控制在 150mmHg 以下方可手术，否则术中、术后容易出血。

（5）对于糖尿病患者，术前应将血糖控制在 6.7mmol/L 左右，最高不能超过 8.3mmol/L，否则易于出血和感染。对于注射胰岛素的糖尿病病人，因手术日进食少或禁食，所以用胰岛素或降糖药的剂量宜适当减少或术日晨停用，否则易出现低血糖。

（6）对咳嗽、便秘患者应先治疗。防止因剧烈咳嗽、便秘使胸、腹压增高而导致眼压升高对植片伤口产生影响。

（7）对精神病患者及对本手术恐惧者，不应勉强手术；对视力恢复有不符合病情的过高期望者，应慎重考虑是否手术。

（8）术后应用激素时，应考虑对结核、溃疡、糖尿病及骨质疏松症的影响；胶原病、过敏体质常是术后持续性炎症反应的主要原因。

（9）对有系统性疾病，仍要求手术者，如重度糖尿病、心、肾功能欠佳，心脏病有慢性心衰者，肺气肿咳嗽，过敏体质或精神神经异常等，只要术前诊断明确，措施得当，病人及家属谅解，选择操作熟练的术者，选

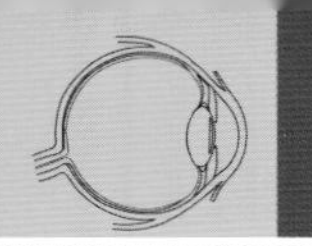

择损伤最轻、时间最短的手术方法，手术时有内科医生监护，术后严密观察，积极主动治疗，达到预期手术目的是有可能的。

2. 眼科检查

(1) 视力：检查应包括裸眼视力、扩瞳后视力、针孔视力及矫正视力，如果视力因角膜混浊而低于 0.1 者，可考虑手术。独眼患者，即使视力低于 0.1，对是否手术问题亦应全面慎重考虑决定。要排除病人是否为斜视、弱视及眼底病变引起视力障碍。对视力只有光感者要做光定位检查及色觉检查，以帮助判断预后。

(2) 眼压：术前应准确了解患眼的眼压，用压陷、压平或气流眼压计测量眼压。对于有角膜病变的眼球，由于角膜水肿及瘢痕，表面不光滑，不规则及眼球壁硬度改变等因素，用一般的压陷眼压计很难准确测量其眼压，目前较普遍采用的 Goldmann 眼压计也不准确。可采用气流眼压计或笔式眼压计测量，指测眼压也有一定的参考价值。高眼压者，应查明原因，术前尽量控制在正常范围；若有青光眼，应先做抗青光眼手术，术后观察 3 个月，若眼压保持正常方可行手术；近年来也有人采用 PK 联合抗青光眼手术。低眼压者，可能有眼球萎缩的趋势，说明预后较差。

(3) 外眼及眼附属器检查：应注意患眼是否有倒睫、睑内翻、睑外翻、眼睑闭合不全、急、慢性结膜炎、睑球粘连，睑缘炎和睑部瘢痕、慢性泪囊炎等泪道疾病。如病变严重者，则需先药物或手术治疗处理这些疾病后再行角膜移植手术。

(4) 泪道检查：术前常规行泪道检查，包括挤压泪囊、泪道冲洗或探通。对慢性泪囊炎泪囊有脓者，应冲洗后行泪囊鼻腔吻合或泪囊摘除术；泪囊无积液者，可行泪小点封闭术。

(5) 泪液功能检查：应做 Schirmer 试验、泪膜破裂时间测定、边缘泪液测定等检查，以确定泪液的量和质是否正常，如为严重干眼病，原则上不应施行角膜移植。因为移植片的透明需要有正常的角膜上皮及泪膜的保护，在严重的角膜化学伤、干眼症等时，患眼的结膜上皮不正常，特别是碱性化学伤的结膜上皮已毁坏，使移植片上皮的修复变得困难，移植片形成溃疡。另外，泪液缺乏或泪液成分不正常，致移植片无泪膜保护，移植片也易发生溃疡，甚至最终穿破，往往需作睑缘缝合才能挽救眼球(图 11-1~ 图 11-6)。

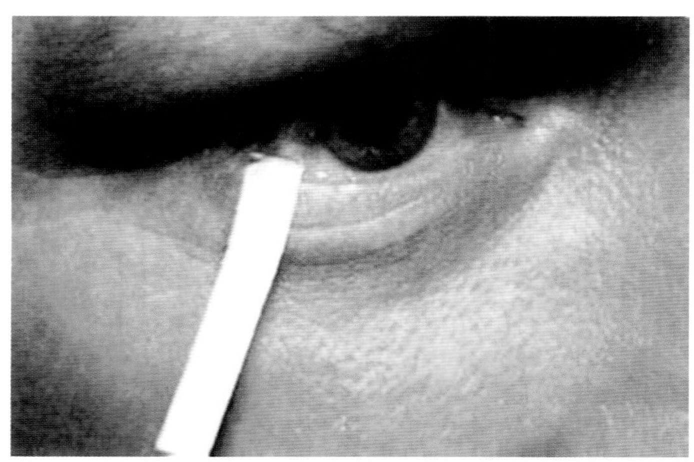

图 11-1　Schirmer 试验

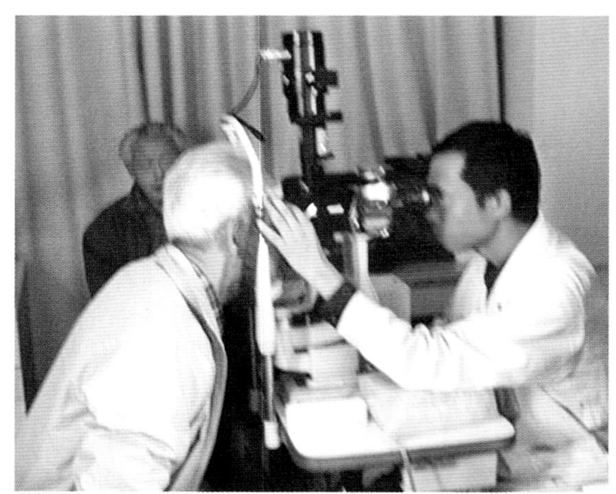

图 11-2　泪膜破裂时间检查

(6) 角膜检查：术前应详细检查角膜，了解角膜是否变薄或增厚、穿孔，角膜混浊及水肿的原因，详细记录角膜白斑及其病变范围，病变与光轴的关系，病灶的深浅，新生血管的多少及分布范围等。根据这些情况来决定植片的大小及手术方式。如为角膜内皮营养不良或失代偿，应行角膜内皮照相检查或计数，如为圆锥角膜要作角膜曲率检查、Placido 盘检查及角膜地形图检查。

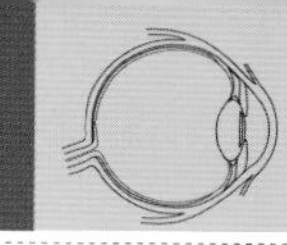

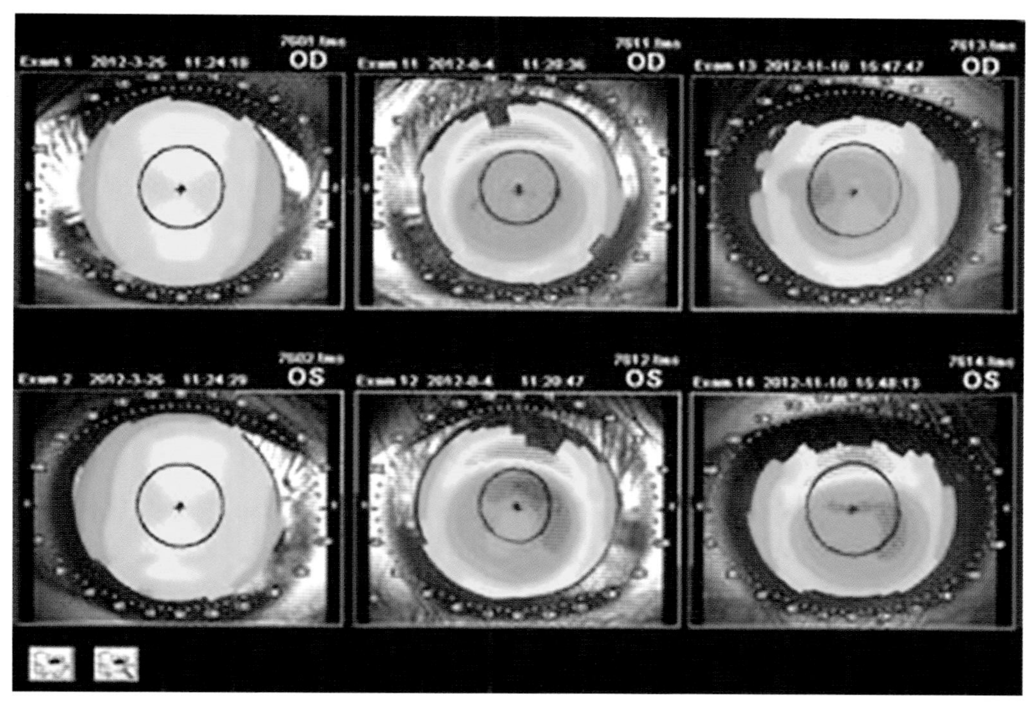

图 11-3　泪膜破裂时间

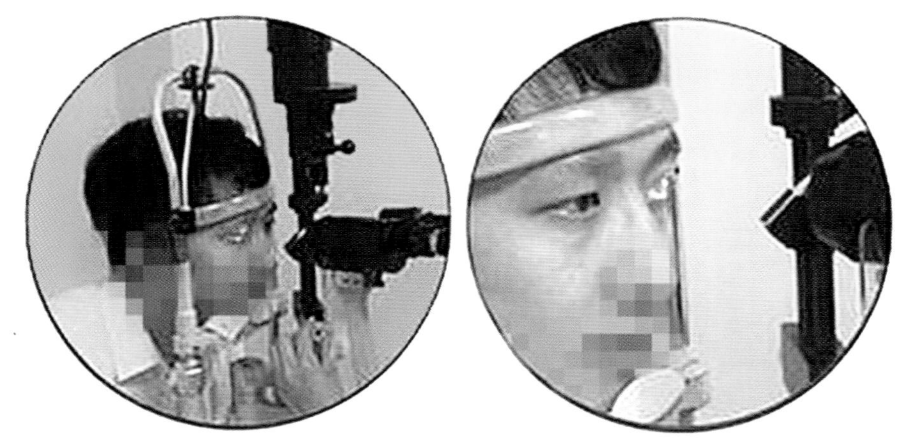

图 11-4　泪膜破裂测定

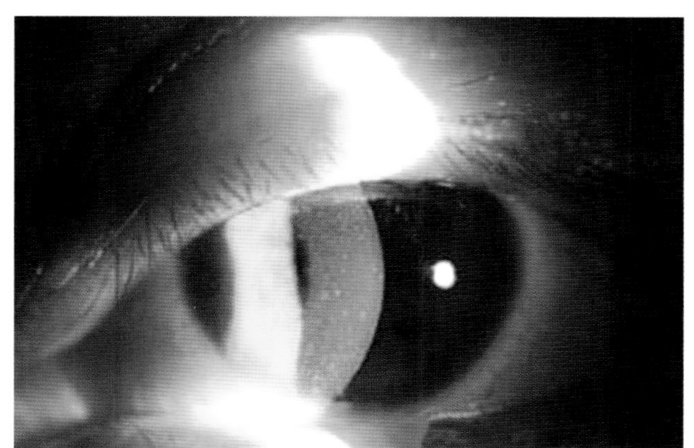

图 11-5　泪膜破裂时间

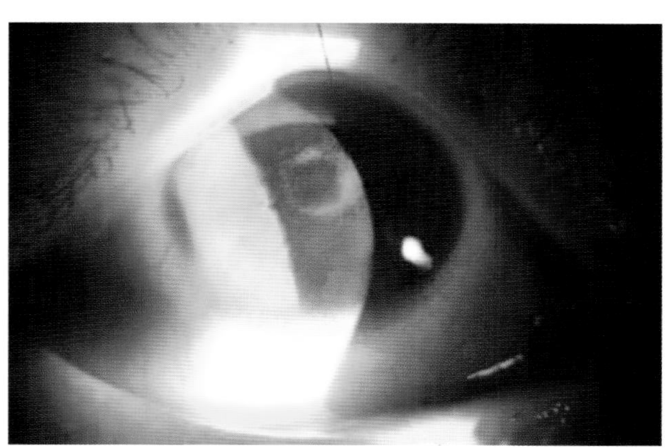

图 11-6　泪膜破裂

下方 3 条纵行条纹为破裂时的瞬间表现

(7) 前房检查：要注意房水是否混浊、有无前房积脓、前房的深浅、虹膜的状态、是否有虹膜前后粘连及既往是否作过周边虹膜切除术，虹膜是否有新生血管等。

(8) 晶状体检查：扩瞳检查晶状体，如有晶状体明显混浊需作白内障摘除才能提高视力者，可在角膜移植同时摘除晶状体，白内障摘除以囊外方式较好。如以前曾行晶状体摘除，还应注意白内障的术式，晶状体后囊及玻璃体前界膜是否完整，以决定角膜移植同时是否需行玻璃体切割手术。如原来已做人工晶状体植入，则应注意术式及是否需更换人工晶状体。

(9) 玻璃体、视网膜及视神经情况：如角膜混浊面积小，可扩瞳检查眼底，如晶状体透明，可以窥见部分眼底情况。如角膜大面积致密混浊，或合并晶状体混浊，不能看清眼底，应做超声波检查了解玻璃体及视网膜情况，确定有否玻璃体混浊或视网膜脱离。另外，也可做视网膜电流图（ERG)、视觉诱发电位（VEP)、眼电图（EOG）检查，了解视网膜及视神经的功能。

(10) 眼轴长度测量：用 A 超测量眼轴长度，有助于了解患者屈光状态，计算人工晶状体度数，指导眼表移植。

3. 实验室检查

(1) 常规检查：三大常规、血小板计数、出凝血时间及血沉等。注意有无出、凝血时间延长及白细胞增多；条件许可者，可行血型及 HLA 抗原检查，以进行移植原的配型，减少术后排斥反应。

(2) 血清学检查：旨在了解患者机体的免疫功能状态，估计术后免疫排斥反应可能发生的几率。

(3) 肝、肾功能及血糖等检查：以了解肝肾功能状态，充分估计肝肾功能不全对手术的影响。

以上检查在正常值范围，全身具备进行眼部手术的良好状态时，可以进行眼表移植手术。

具有下列情况之一时，均暂不宜手术：

1. 血红蛋白低于 100g/L；
2. 白细胞数大于 10×10^9/L；
3. 血小板低于 90×10^9/L；
4. 血沉超过正常值 2~3 倍；
5. 谷丙转氨酶 30IU/L 以上；
6. 尿素氮超过 7.5mmol/L。

(二) 术前准备

眼科手术的术前准备同手术本身一样重要，特别是对于复明手术尤为如此。临床上，由于术前检查和准备工作粗疏，给手术造成很大障碍或留下隐患的例子并不鲜见。而忽略对重要脏器疾病的详细检查和有效处理，致手术中断甚或出现生命危险亦多有报道。

手术前的准备即包括病人的准备、医生及手术器械的准备。

1. 医生的准备

(1) 手术者应保持充足的精力，清醒的头脑，对手术部位的解剖、病理情况应十分熟悉。术前亲自详细询问病史和认真查体，检查病人是否已完全具备手术条件，根据病情正确设计手术方案。必要时进行病例或术前讨论，以集思广益，拿出最佳的治疗方案。对于手术的每个步骤和可能发生的问题，应和助手进行深入的研究，使助手能主动地配合好，术中尽量不要讲话，因为局麻下手术，病人意识完全清醒，可能增加病人的不安和猜疑。

(2) 手术助手应熟悉手术的基本操作程序和每个手术步骤的目的及要求，术中要全神贯注配合手术，协助手术者顺利完成手术。每一重要手术的圆满完成，均是手术者及手术室参与人员全体劳动和互相配合的结果。

(3) 手术者的消毒：进行眼表移植手术，术者应先更衣，戴上帽子及口罩，再按外科洗手常规洗手消毒。

2. 病人的准备

(1) 精神准备：手术前要重视做患者的思想工作，应向病人及家属交代病情、手术目的及手术前后注意事项，解除患者的顾虑，排除紧张或恐惧心理，以取得术中充分合作。在询问病史、检查病情和谈话中，可以了解患者的思想状况，针对存在的问题给予解决。此外，有关术中术后并发症及全麻意外，均应向本人

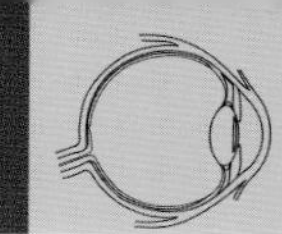

及家属交代清楚，取得理解并签字。

(2) 术眼准备：①术前1周用抗生素眼液滴眼，术前3天行结膜囊培养。细胞培养及药物敏感试验如有致病菌，应根据不同菌种选用敏感的药物积极治疗，炎症控制后再行细菌培养证明无菌后，方可手术。②术前1天剪睫毛。剪睫毛时，先在剪刀的一侧刀刃上涂些抗生素眼膏，油膏面向上剪睫毛，使剪下的睫毛黏在刀刃上，便于清除。睫毛应自根部剪除，不应参差不齐，剪完后应作一次结膜囊冲洗。③术前1天和术前1小时可用抗生素溶液冲洗泪道。

(3) 术前给予镇静药物：①使患者得到充分镇静，消除对手术的恐惧和紧张心理，提高麻醉的安全性。②提高痛阈，增加止痛作用，增强麻醉效果。③降低患者的基础代谢和神经反射的应激性，减少麻醉药用量。④预防和对抗某些麻醉药的不良反应，如适量的巴比妥类药可预防或减轻各种局麻药中毒反应；阿托品能预防呕吐，减少呼吸道和唾液腺、泪腺分泌，抑制眼心反射。常用的术前镇静药物有巴比妥和地西泮两种。巴比妥(鲁米那)是较好的镇静催眠剂，由于它很少引起恶心、呕吐，所以最适合内眼手术，成人常用剂量是0.06~0.1g，儿童2mg/kg。地西泮具有镇静、催眠、抗惊厥作用，是治疗局部麻药所致抽搐的一种有效药物，应用治疗剂量对呼吸、循环的影响较小，在角膜移植术前晚及术前4小时，成人常口服5mg。

(4) 缩瞳：术前1小时用0.5%~1%毛果芸香碱缩瞳2~3次，瞳孔缩小可减少环钻植孔时损伤晶状体的危险性，也有利于制作移植床时的中央定位，还有利于术毕注气或注液以重建前房。对于拟做角膜移植联合白内障手术者，可根据情况是否缩瞳。

(5) 术前降眼压：为使手术中眼压稳定，术前要降眼压，特别是联合白内障摘除或玻璃体切割手术者，应施行良好的球后麻醉、眼轮匝肌麻醉，压迫眼球降压，软化眼球，必要时作外眦切开。手术前2小时口服乙酰唑胺(diamox)0.5g，术前0.5小时静脉滴注20%甘露醇250ml。

(6) 应用止血剂：如角膜新生血管较多，或同时做眼前段组织的整复及重建手术，如分离虹膜前后粘连、缝合虹膜缺损以及重建瞳孔等复杂操作，术前应充分应用止血剂，如肌注血凝酶(立止血)等。

(7) 术前眼部消毒：病人躺在手术台上，术者洗手后便可正式消毒眼部。一般用1%苯扎溴铵酊涂抹眼部皮肤，先从睫毛根部开始，离心式(角膜有感染灶则应向心式)绕睑裂向四周扩展，上至眉弓上1.5cm，下到鼻尖，上唇及口角，内侧略过鼻中线，外侧达颞部发际前，然后用75%酒精涂抹2次。睑缘及内外眦部可再用1%苯扎溴铵酊涂抹2次。全麻者由于暴露口鼻，消毒范围可以扩大至整个面部，包括鼻孔及口唇处。

上述操作要轻柔，眼睑、眉毛、睫毛、内外眦部是消毒的重点。涂抹时应顺皮纹方向反复进行2~3次。睫毛是否剪除目前仍有争议，剪者易于消毒和手术操作；不剪者可用黏合膜粘贴之。笔者认为，剪睫毛弊多利少，只要注意消毒该部，术中开大睑裂，一般不影响操作。因为剪睫毛者，术后因睫毛生长，常产生明显刺激症状，对植片上皮愈合不利。

(8) 铺巾：包括：①包头巾：将两块四角巾展平重叠(底巾充分展开，上巾可折叠)，用食指、拇指及中指、无名指分别夹住上、下两巾的两角，让病人抬起头部，全麻者由别人将病人头部托起，先将四角巾铺于病人头颈后的手术枕上，放开底巾作为枕部的垫巾，上巾向上包裹病人头部(单眼手术时包覆整个非手术眼、前额及双耳际部；双眼手术时仅包裹额部及双耳际部)，左右斜折叠两次后，用巾钳固定之。②铺洞巾大单：用双层大单铺覆于面至胸腹部，大单为双洞或单洞，仅暴露术眼。铺巾后应给病人留有足够的呼吸空间，以保证患者的氧供应。对有肺心病、肥胖的老年患者，可加口鼻呼吸罩，并通低流量供氧管，或将供氧管固定于鼻孔下方(图11-7、图11-8)。

二、板层角膜移植术前检查与准备

(一) 术前检查

板层角膜移植术前检查的内容基本同穿透性角膜移植术，术前应详细询问过去的眼病史及全身病史，角膜病变前的视力，发病情况及病情经过，用药及药物过敏情况等，特别是有无眼部过敏情况。重点检查病变在角膜的部位、大小、深度及新生血管的分布情况。

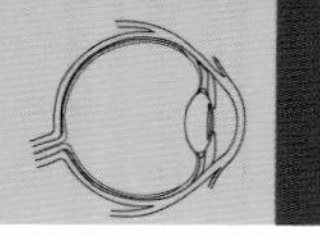

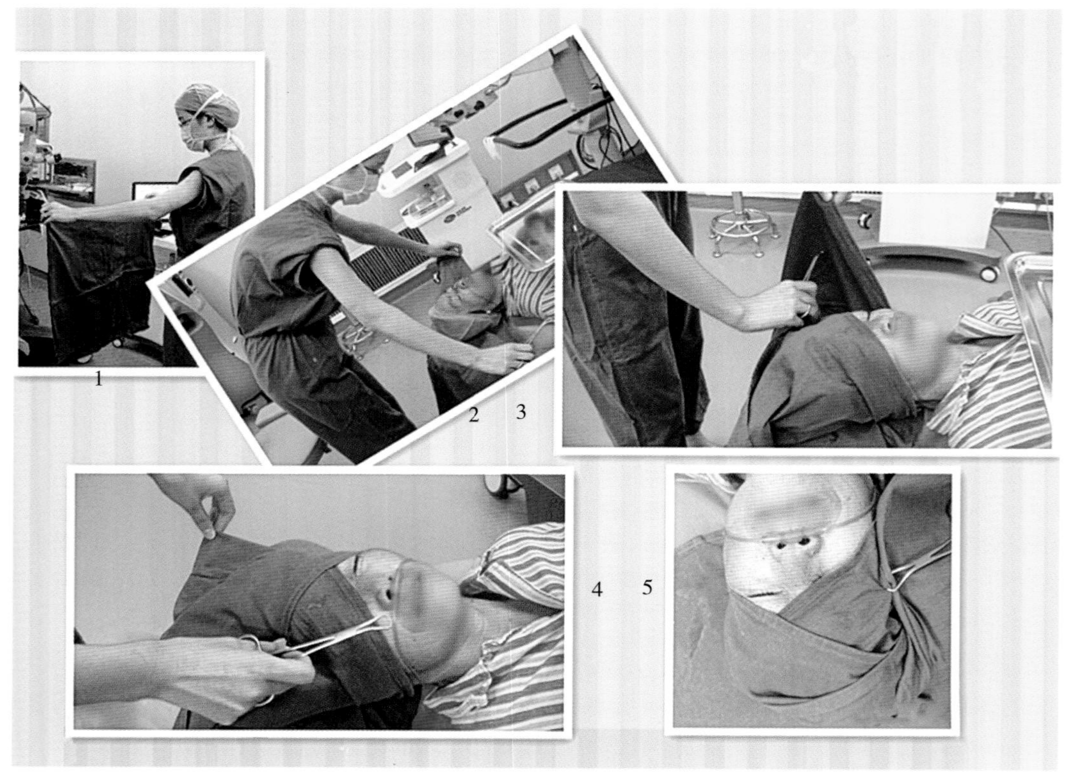

图 11-7　包头巾

1. 全身检查

(1) 进行全面细致的全身检查(具体见穿透性角膜移植术前检查)。

(2) 进行术前常规化验室检验(具体见穿透性角膜移植术前检查)。

2. 眼科检查

(1) 视力:检查应包括裸眼视力、扩瞳后视力、针孔视力及矫正视力,对视力只有光感者要做光定位检查及色觉检查,以帮助判断预后。

(2) 眼压:由于角膜病变的影响,角膜水肿及瘢痕,角膜表面不规则及眼球壁硬度改变等因素,用一般的压陷眼压计很难准确测量其眼压,可采用气测眼压计测量,指测眼压也有一定的参考价值。

(3) 外眼及眼附属器检查:应注意患眼是否有倒睫、睑内翻、睑外翻、眼睑闭合不全、急、慢性结膜炎、睑球粘连,睑缘炎和睑部瘢痕、慢性泪囊炎等泪道疾病。如病变严重者,则需先药物或手术治疗处理这些疾病后再行角膜移植手术。

(4) 泪液功能检查:应做 Schirmer 试验、泪膜破裂时间测定、边缘泪液测定等检查,以确定泪液的量和质是否正常。

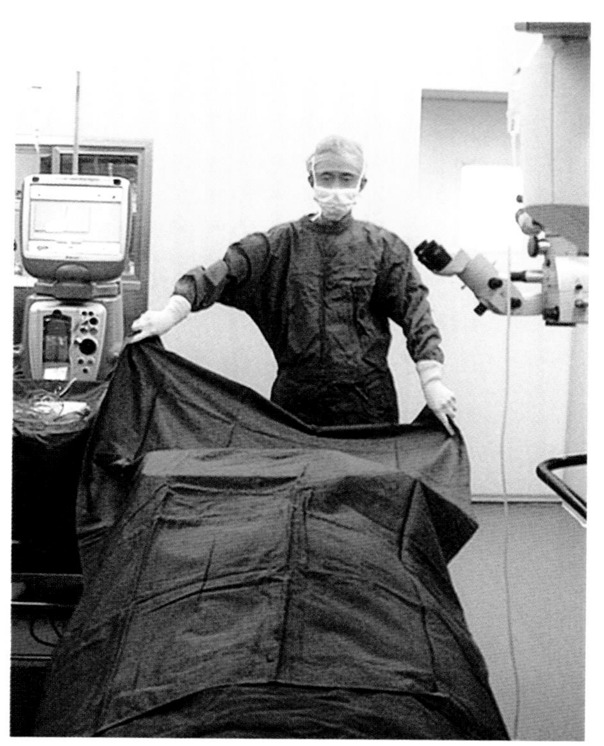

图 11-8　铺洞巾大单

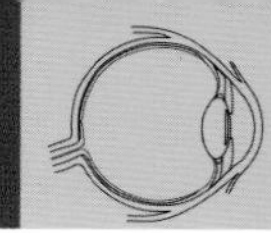

(5) 角膜检查：术前应详细检查角膜，特别注意检查以下几点：①病变在角膜的部位、大小、形状、深度，病变与光学区的关系。②新生血管的数目、深浅、分布范围。③病变周围特别相邻的角膜缘及巩膜的情况等。根据这些情况来判定所需板层植片的厚度、大小、形状。对于病变较深、术中剥切容易穿透植床的，还要做好改行穿透性角膜移植的各种术前准备。

(6) 前房检查：要注意前房的深浅、虹膜的状态、是否有虹膜前后粘连及是否有新生血管等。

(7) 超声波检查：如角膜大面积混浊，应做超声波检查了解晶状体、玻璃体及视网膜情况，确定有无晶状体、玻璃体混浊或视网膜脱离。

(8) 视网膜电生理检查：做视网膜电流图(ERG)、视觉诱发电位(VEP)检查，了解视神经功能。

(二) 术前准备

1. 术前向病人说明病情、手术的目的、必要性及各种预后情况，解除病人的思想顾虑，取得病人的理解与配合。

2. 积极治疗全身疾病，控制好血压、血糖水平，使全身情况处于较好的状态。

3. 按内眼手术术前常规准备，术前点抗生素眼液，晚上点抗生素眼膏。

4. 术前剪睫毛、冲洗泪道及结膜囊。

5. 除特殊情况外，一般不需要散缩瞳孔。

6. 对眼压偏高者，手术前 2 小时口服乙酰唑胺 0.5g，术前 0.5 小时静脉滴注 20% 甘露醇 250ml。

7. 如角膜新生血管较多，术前应充分应用止血剂，如肌注血凝酶等。

8. 因植片不需要有活性的内皮细胞，供体材料可从 -70℃保存的尸体眼球解冻复温后或新鲜眼球上采取，也可从 -20℃甘油或干燥保存复水后的角膜上采取。

第二节　结膜移植术前检查与准备

一、术前检查

术前应详细询问既往病史，发病情况及病情经过，药物治疗效果及药物过敏情况等；询问是否做过其他手术(如白内障摘除、板层或穿透角膜移植，结膜瓣遮盖及口唇黏膜移植术等)；还应询问全身情况，如有无糖尿病及全身胶原血管性疾病等。

(一) 全身检查

常规全身查体并进行胸部透视、心电图、肝功、肾功、血糖、乙肝五项、抗 HIV 等项目检查，了解患者有无高血压和糖尿病等，血压应控制到正常或接近正常范围，糖尿病患者应先控制血糖。如果采用异体结膜移植，供体也要进行乙肝五项、抗 HIV 等项目检查。

(二) 眼科检查

1. 视力　检查应包括裸眼视力、矫正视力，对视力只有光感者要作光定位检查及色觉检查，以帮助判断预后。

2. 眼压　术前应准确地了解患眼的眼压，由于眼表面疾病的存在，表面不规则及眼球壁硬度改变等因素，一般的压陷眼压计很难准确测量眼压，可采用气眼压计测量。指测眼压也有一定的参考价值。

3. 外眼及眼附属器检查　应注意患眼是否有倒睫、睑内翻、睑外翻、眼睑闭合不全、急、慢性结膜炎、睑球粘连，睑缘炎和睑部瘢痕、慢性泪囊炎等泪道疾病。如病变严重者，则需先药物或手术治疗处理这些疾病后再行结膜移植手术。

4. 泪液功能检查　应做 Schirmer 试验、泪膜破裂时间测定、边缘泪液测定等检查，以确定泪液的量和质是否正常，如为严重干眼病，原则上不应施行结膜移植。

5. 眼表面检查　术前应详细检查眼表面，了解角膜是否变薄或溃疡、穿孔以及病变的原因、深浅等；

了解角膜缘是否正常,受损范围和程度;了解周围结膜是否有瘢痕组织增生和睑球粘连;以准确估价所需结膜移植片的大小和来源,同时可帮助判断手术预后。

6. 超声波检查　如眼表疾病常合并角膜大面积致密混浊,或合并晶状体混浊,应做超声波检查了解玻璃体及视网膜情况,确定有无玻璃体混浊或视网膜脱离。

7. 视网膜电生理检查　必要时做视网膜电流图(ERG)、视觉诱发电位(VEP)检查,了解视神经功能。

二、术前准备(preoperative preparation)

1. 术前应向患者及家属说明手术目的、注意事项及预后;特别是需要采取自体健康眼或亲属的结膜植片者应说明其必要性和无害性,解除顾虑,取得患者或家属的合作。

2. 术前点抗生素眼液 4 天,晚上涂抗生素眼膏。

3. 术前患眼应按内眼手术术前准备,冲洗泪道且洗眼,供体眼也应冲洗泪道及洗眼。

4. 术前应该对结膜及眼表疾患作出准确诊断,对于感染性疾患,必须进行组织活检和细菌、真菌或棘阿米巴培养,以帮助确诊。

5. 如眼表面新生血管较多,或需要分离睑球粘连者,术前应充分应用止血剂,如肌注血凝酶等。

第三节　黏膜移植术前检查与准备

一、术前检查

术前应详细询问过去的病史、外伤史,发病情况、受伤经过,治疗恢复情况及药物过敏情况等;还应询问全身情况,如有无高血压、糖尿病及是否为瘢痕体质等

(一) 全身检查

常规全身查体,了解患者有无高血压和糖尿病等,血压应控制到正常或接近正常范围,糖尿病患者应先控制血糖。常规进行胸部透视、心电图、血常规、出凝血时间、肝功、肾功、血糖、乙肝五项、抗 HIV 等术前检查项目。

(二) 眼科检查

1. 视力　检查应包括裸眼视力、矫正视力,对视力只有光感者要作光定位检查及色觉检查。

2. 眼压　术前应准确地了解患眼的眼压。一般可用压陷眼压计测量眼压,由于睑球粘连、眼睑瘢痕、结膜瘢痕等影响,常规压陷眼压计有时无法测量,可采用非接触性气流眼压计来准确了解眼压情况,另外指测眼压也有一定的参考价值。

3. 眼睑及泪器的检查　应注意患眼是否有倒睫、睑内翻、睑外翻、眼睑闭合不全、睑球粘连、睑缘炎、睑部瘢痕、眼睑是否缺损、慢性泪囊炎等情况,注意病变的位置、大小、面积以及毗邻组织的健康程度,正确估计所需何种黏膜植片,需要多大面积的、什么形状的植片等数据,以便准确切取恰当部位的黏膜植片。

4. 结膜、角膜及眼表的检查　术前应详细检查眼表面,了解结膜是否有瘢痕组织增生、睑球粘连、结膜囊缩窄;了解角膜缘是否正常;了解角膜是否炎症、溃疡以及病变的原因、深浅等。

5. 泪液功能检查　应做 Schirmer 试验、泪膜破裂时间测定、边缘泪液测定,以确定泪液的量和质是否正常。

6. 内眼检查　详细检查前房、虹膜,散瞳检查晶状体及眼底,必要时超声波检查或视觉电生理检查。

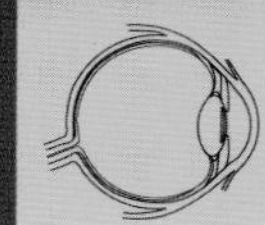

二、术前准备

1. 术前应向患者说明手术的目的，注意事项及预后；特别对需要从口唇、鼻腔等部位采取黏膜植片的必要性进行说明，解除顾虑，取得患者理解和合作。

2. 术前控制结膜炎症，点抗生素眼液，晚上点抗生素眼膏。

3. 术前患眼应按内眼手术术前准备，冲洗泪道且冲洗结膜囊。

4. 口腔内不能有任何炎性病灶，术前3天清洗口腔，餐后用1∶5000呋喃西林液漱口，早晚刷牙。

5. 如眼表面新生血管较多，或需要分离睑球粘连者，术前应充分应用止血剂，如肌注血凝酶等。

第四节　羊膜移植术前检查与准备

一、术前检查

应详细询问过去的病史、外伤史，发病情况及病情经过（有无穿孔病史），药物治疗效果等；应询问是否进行过其他手术（如白内障摘出、板层或穿透角膜移植，结膜瓣遮盖及口唇黏膜移植术等）；还应询问全身情况，如有无呼吸系统疾病、糖尿病及全身胶原血管性疾病等。

（一）全身检查

常规全身查体，常规进行胸部透视、心电图、血常规、出凝血时间、肝功、肾功、血糖、乙肝五项、抗HIV等术前检查项目。了解患者呼吸系统疾病所致的咳嗽、有无高血压和糖尿病等。预防呼吸道感染，防止咳嗽，血压应控制到正常或接近正常范围，糖尿病患者应先控制血糖。

（二）眼科检查

1. 视力　检查应包括裸眼视力、矫正视力，对视力只有光感者要作光定位检查及色觉检查。

2. 眼压　术前应准确地了解患眼的眼压。一般可用压陷眼压计测量眼压，可采用非接触性气流眼压计来准确了解眼压情况，另外指测眼压也有一定的参考价值。

3. 眼睑及泪器的检查　应注意患眼是否有睑内翻或外翻，眼睑闭合不全，倒睫，睑球粘连及睑部瘢痕。如这些病变严重者，术前应充分矫正之后再行眼表面重建术。

4. 泪液功能检查　应做Schirmer试验、泪膜破裂时间测定、边缘泪液测定，以确定泪液的量和质是否正常。

5. 眼表面检查　术前应详细检查眼表面：①了解角膜是否变薄或增厚、穿孔，角膜血管翳性混浊的原因、深浅等。②了解角膜缘是否正常，受损范围和程度，周围结膜是否有瘢痕组织增生和睑球粘连。

6. 内眼检查　详细检查前房、虹膜，散瞳检查晶状体及眼底，必要时超声波检查或视觉电生理检查。

二、术前准备

1. 术前耐心做好健康指导，详细向患者讲明手术目的、麻醉方法、羊膜移植术的优点及手术的效果，让患者了解自己的病情及治疗方法，从而取得患者理解和合作，消除患者的思想顾虑，接受手术。

2. 术前预防呼吸道感染，防止咳嗽。有高血压、心脏病、糖尿病患者对症治疗。

3. 术前晚口服镇静药，保证休息和睡眠，术前0.5小时肌注苯巴比妥钠。

4. 术前控制角膜或结膜炎症，点抗生素眼液，晚上点抗生素眼膏。术前患眼应按内眼手术术前准备，剪睫毛、冲洗泪道且冲洗结膜囊。

5. 降眼压：对眼压较高者，术前要降眼压，可在术前2小时口服乙酰唑胺0.5g，术前0.5小时静脉滴注20%甘露醇250ml等。

6. 如眼表面新生血管较多，或需要分离睑球粘连者，术前应充分应用止血剂，如肌注血凝酶等。

7. 羊膜取材及制备　羊膜从剖宫产的健康人（产前母体行血清学检查，排除含有人类免疫缺陷性病毒、乙肝病毒、丙肝病毒及梅毒螺旋体）产后的无污染、无钙化、新鲜的胎盘立即采取，可在低温下保存较长时间，以下介绍 2 种方法：①将羊膜剪成 2cm × 2cm，用 4.0×10^9IU/L 庆大霉素液清洗，放入 900g/L 甘油瓶中，脱水 24 小时后，转移至另一甘油瓶中，密封放入 4℃ 冰箱中保存或 -20℃冰箱冷冻保存。使用时用生理盐水冲去甘油，在 4.0×10^9IU/L 庆大霉素 BSS 液中复水 30 分钟后使用；②在层流罩下，用含 50mg/L 青霉素、50mg/L 链霉素、100mg/L 新霉素、2.5mg/L 两性霉素 B 的 Earle 平衡液清洗胎盘。取其羊膜，平铺于带有 0.45μm 微孔的硝酸纤维素滤纸上，将覆有羊膜的滤纸修剪为 3cm × 4cm 的小片，在术前贮藏于 -80℃、含有 Dulbecco 改良的 Eagle 基质和甘油（二者比例为 1∶1）的无菌瓶内备用，使用前解冻复水步骤同前。另外也可采用专门公司生产、无菌干燥保存的成品生物羊膜。

第五节　生物膜移植术前检查与准备

除羊膜、结膜可移植修复眼表结角膜受损区外，各种生物膜主要是作为体外培养角膜上皮或内皮细胞的载体，应用于培养的角膜上皮或内皮细胞移植术中。细胞培养并移植成功的关键是拥有理想的培养载体，大量试验研究已证明，角膜基质、后弹力层、羊膜、胶原基质、可降解的聚合物如：聚左旋丙交酯（PLLA）和聚（乳酸 - 羟基乙酸）共聚物（PLGA）等都可作为载体。然而，角膜基质和后弹力层都存在同种来源有限、异体移植后排斥反应难以避免的问题，而且后弹力层极薄，培养及移植操作难度高；羊膜能为内皮细胞生长提供良好的基底膜，有较好的应用前景，但仍需较长时间的研究和试验；其他多数载体仍为异物，移植后难以自行吸收，长期存在可能引发免疫排斥反应。近年，国内耿燕等将可吸收多糖生物膜（polysaccharide biomembrane，PSBM）微载体悬浮培养的细胞 72 小时后植入兔角膜层间，术后 2~3 个月时，角膜水肿逐渐消退，植入物基本吸收。证明 PSBM 具有很好的生物相容性及可吸收性，是内皮细胞培养及移植的良好载体。

生物膜移植的术前检查与准备，可以参照本节羊膜移植的术前检查与准备相关内容，由于生物膜及培养细胞生长的特殊要求，更应注重为其提供良好的眼表局部生存环境和全身条件。

第六节　角膜缘干细胞移植术前检查与准备

一、术前检查

（一）询问病史

准确了解病史是基本的步骤。最重要的是发病原因，如热烧伤、化学伤、接触放射线、严重眼部过敏、眼部感染、高热及相关的全身疾病、干眼症、复发性翼状胬肉、长期配戴接触镜、多次眼部手术等。充分了解详细的病史有利于判定是否存在干细胞的缺乏、缺乏的程度。也有利于判断采取的手术移植方式是否能解决现有的眼部问题，以及干细胞供体选用自体健眼还是同种异体或是培养的干细胞。这些都需要详细的病史资料为依据。

（二）眼科检查

1. 视力　视力不仅有利于判断干细胞缺乏对眼表及视功能的损害程度，对手术方式的选择也是一种参考。眼表损害轻者视力常较好，手术方式往往比较单纯。眼表损害严重则视力较差甚至为光感，可能还要联合角膜移植等其他手术，合并白内障等情况影响视力严重也可能在角膜移植联合干细胞移植同时再联合白内障摘除或人工晶状体植入等。

2. 眼睑　眼睑有无异常，如眼睑闭合不全，内、外翻畸形及倒睫和睑球粘连等，这些不仅直接影响眼表而且还可能影响手术方式选择及手术后恢复，必需要注意到眼睑的情况并做适当的处理，尽可能恢复眼睑对眼球的保护功能，减少泪液的丢失、改善眼部的微环境，为移植干细胞的成活与功能建立创造有利条件。

3. 泪道　泪道的阻塞和炎症直接对眼球及手术造成威胁，如发现有炎症或阻塞，如泪囊炎时需治疗。而干眼症严重时也可考虑封闭泪点等处理。

4. 裂隙灯显微镜　术前用裂隙灯显微镜对眼表及眼前节情况进行详细的检查，如结膜有无充血，有无异常分泌物，血管是否丰富。角膜透明程度，上皮健康程度及有无破损以及有无新生血管等。有无白内障、玻璃体及视网膜疾病等。

5. 眼压　在化学伤、烧伤等情况下内眼可能也受到损伤，存在病理变化致眼压升高，因此要测量眼压，特别是拟行角膜移植等联合手术者测量眼压就更为重要。但由于眼表疾病的存在，眼表面不规则及眼球壁硬度改变等一般眼压计难于准确测量眼压，非接触眼压计较有参考价值，指测眼压也有一定意义。

6. 瞬目反射　瞬目作用能防止外界异物的侵袭，避免过强的光线，对泪液膜在眼球表面的均匀展开以及泪液排泄都有重要作用。瞬目反射的检查包括感觉瞬目反射、光觉瞬目反射及瞬目反应。此项检查不仅有利于深入了解病情、估计愈后情况很有意义。异常者也能提示医生和患者术后注意术眼的防护，并指导临床用药。

7. 泪液相关检查

(1) 泪液分泌试验(Schirmer test)：Schirmer Ⅰ试验主要测试基础泪液分泌，小于 10mm 表示基础分泌和反射性分泌功能减退，水性泪液分泌不足。Schirmer Ⅱ试验测量最大反射性泪液分泌量，可作为鉴别 Sjögren 综合征和其他干眼症的依据。Sjögren 综合征时 Schirmer Ⅰ试验和 Schirmer Ⅱ试验无明显差别，而其他干眼症 Schirmer Ⅱ试验值会有明显增加。

(2) 新月池泪液量测定：在下睑和眼球之间的新月池部位可存留眼表泪液的 75%~90%，故可一定程度上反映泪液的总分泌量。

(3) 泪液清除率：此项检测反映泪液的排泄功能。

(4) 泪液功能指数：即 Schirmer Ⅰ试验值与泪液清除率之比，大于 100 正常，干眼症时低于 96，Sjögren 综合征时低于 34。

(5) 泪膜稳定性测定：泪膜破裂时间(BUT)是反映泪膜是否稳定的指标，正常值为 15~45 秒，干眼病患者及 Sjögren 综合征患者均降低。

(6) 泪液溶菌酶测定：测量值平均 1700μg/ml，小于 1200μg/ml 可作为干性角结膜炎的诊断标准。

8. 虎红及荧光素活体染色　虎红主要着染已死亡的失去活性或变性的和表面缺乏黏蛋白覆盖的细胞，而荧光素只着染上皮破损处。一般认为将 1% 虎红滴入结膜囊并瞬目 3~5 分钟后进行裂隙灯检查，角结膜出现 4 个以上红点为阳性。干燥性角结膜炎以及各种原因所致的杯状细胞功能下降，角膜黏蛋白缺乏均可有阳性反应。该方法不仅可检查泪膜黏蛋白的完整性也可着染细胞连接的破坏。而荧光素染色作用则较局限。

9. 角膜缘 Vogt 栅栏检查　Vogt 栅栏区是指角膜缘呈放射状排列，长约 1mm 的色素线，每 1mm 宽度约有 4 根。因角膜缘干细胞存在于栅栏区的乳头状结构中，因而对此区的观察有利于了解干细胞功能，无论对于受体眼与供体眼这样的检查都是有意义的。

10. 共焦显微镜检查　共焦显微镜可对角膜各层细胞的大小、形态、细胞数进行分析处理。通过 Z-scan 功能测量角膜厚度、基质的混浊程度及基质混浊的深度，可准确显示任一图像的深度。角膜缘缺乏的愈合角膜上皮大小不等，形态不一，上皮的厚度从 1 层到 6 层不等，基底膜不平，有的区域深层的上皮细胞与基质细胞混合并延伸到基质层，有时可见新生血管，正常上皮愈合无这些现象。该检查不仅有助于诊断和全面了解眼表的损害程度，也可用于术后治疗效果的监测和评价。

11. 角结膜印迹细胞检查　角结膜印迹细胞检查是测定结膜杯状细胞数量和角膜上皮层是否存在杯状细胞，从而判定角膜结膜化的程度和干眼症的程度。球结膜杯状细胞密度小于 350 个 /mm^2

时提示眼表异常，如眼化学伤、干燥性角结膜炎等，不仅杯状细胞减少，结膜上皮细胞扩大、扁平化、核固缩。而角膜一旦有杯状细胞出现则表示角膜结膜化开始，杯状细胞的数量可间接反映结膜化的程度。

12. 供体检查　自体健康眼或亲属眼作为供体时供体眼要行全面的检查，要注意排除双眼性病变及相对健康眼为亚临床病变状态的供体眼，不适当地选用此类供体可造成供体眼视力不可逆的下降，是难于被医患双方接受的。同时移植眼也难于收到预期效果。自体移植还要检查干细胞的供区或供眼情况，干细胞的质量、能否提供足够的干细胞。对术后供眼的影响，以及移植眼可能恢复的状况有一初步的估计。异体移植主要者考察干细胞的质与量。尸体眼作为供眼时还应注意其年龄、新鲜程度及保存方式是否能够很好地保存了角膜缘干细胞活性和角膜上皮的完整性。人工培养的干细胞移植做特征及活性鉴定。

二、术前准备

（一）一般准备

术前向患者及家属说明手术的目的、方式、注意事项及可能的预后。当供体为自体健眼或亲属的干细胞时，要说明其必要性和可行性，以及可能对供眼的影响。自体健康眼或亲属眼作为供体时同样要做术前准备，术前患眼与供体眼均应滴用不含防腐剂的抗生素眼液，结膜囊和泪道均要冲洗，预防感染。眼压高者要控制到较低水平，必要时口服降眼压药或静滴甘露醇。眼表新生血管较多时，为减少术中出血影响手术和术后愈合，应合理使用止血剂。必要时先行改良基地的手术或同时行羊膜或生物膜移植术。积极控制患眼的炎症，特别是急性炎症，尽快控制，及时手术，化学伤一般争取在2~3个月内进行。

（二）特殊准备

1. 干眼症的眼部环境准备　术前数周用自体血清或不含防腐剂的人工泪液滴眼以“软化基地”。病人配戴特制眼镜，保持与眼表接触的空气湿润。眼表炎症可在术前2个月试服氨苯砜25~50mg，3/d，并联合局部滴糖皮质激素眼液，4/d。

2. 睑板腺炎控制加服四环素联合局部涂四环素眼膏。

3. 自体角膜缘组织培养的干细胞移植要在术前2~3周取材培养，待细胞生长良好可用时再安排患者住院手术。取自体干细胞进行体外培养，要选择合适的载体如接触镜、羊膜及其他生物膜等。移植前做干细胞活性鉴定等相关检查，如间接免疫荧光细胞化学染色，AE1免疫反应较强或AE5染色阳性证明培养细胞为角膜来源；Anti-PCNA阳性证明细胞具有增殖能力，4G10.3染色证明含有增殖分化潜能强的原始细胞。目前该方法还处于探索阶段，还有许多问题需要解决。

4. 对于高排斥反应风险的患者如严重的眼表新生血管化、多次移植等，或联合异体角膜或巩膜等移植者尽可能选用HLA-DR抗原相同或相近者，以减少或避免移植排斥增加手术治疗的成功率。

参考文献

1. 杨朝忠，耿燕，姚晓明 . 眼表移植学 . 北京：军事医学科学出版社，2008：319-335
2. 杨朝忠 . 临床眼科免疫学 . 北京：人民卫生出版社，2012：716-1001
3. 孙秉基，贺炎 . 现代角膜移植及角膜激光手术 . 天津：天津科学技术出版社，1999：6
4. 谢立信 . 角膜移植学 . 北京：人民卫生出版社，2000
5. 刘祖国 . 眼表疾病学 . 北京：人民卫生出版社，2003
6. 李凤鸣 . 眼科全书（中）. 北京：人民卫生出版社，2002
7. 宋琛 . 手术学全集：眼科卷 . 北京：人民军医出版社，1994
8. 杨朝忠，柳林 . 现代角膜移植学 . 北京：人民军医出版社，1998
9. 郑莎综述，谢汉平审校 . 羊膜移植在眼科的应用进展 . 眼科新进展，2006，26：71-73

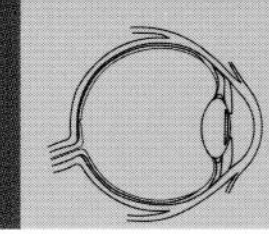

10. 何守志 . 眼科显微手术 . 北京:人民军医出版社,1994:45-56
11. Williams KA, Muehlberg SM, Lewis RF, et al. How successful is corneal transplantation? A report from the Australian Corneal Graft Register. Eye, 1995, 9:219-227
12. Marsh RJ, Cooper M. Ocular surgery in ophthalmic zoster. Eye, 1989, 3:313-317

第十二章　术后检查与处理

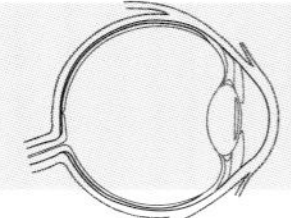
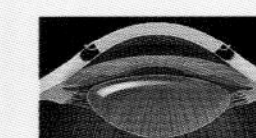
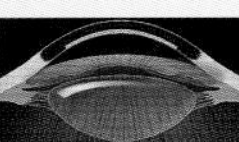
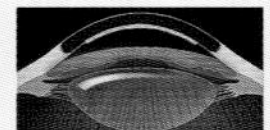
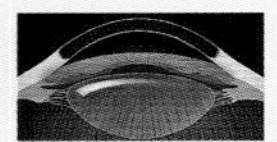

第一节　术后常规护理

术后常规与护理是取得手术成功不可缺少的重要环节，随着显微手术的广泛开展和临床术后护理技术的提高，这些环节发生了很大的变化，因此，要以积极的、科学的态度不断革新术后的护理工作，使患者得到良好的恢复。

1. 饮食　术后饮食，除注意避免坚硬、多骨及带刺激性的食物外，可由患者自选。

术前、术后应适当给患者增加蛋白质及维生素对切口愈合是有帮助的，特别是身体较弱及贫血的患者。无明显全身疾病的患者，由于眼部手术切口较小，都能良好的愈合，不必使用贵重药物或营养品，以避免浪费。

2. 排尿困难　目前，患者在术后较少需要绝对卧床，因此，不需要在床上大小便。如需卧床或术后因前列腺肥大，出现排尿困难时可用导尿法处理，服用乙酰唑胺的患者，要注意尿结石、尿血和排尿困难的可能。

3. 呕吐　全麻术后、局部麻醉后、术后疼痛、高眼压以及术中使用黏弹剂等均可因术后一过性眼压升高而导致术后恶心、呕吐等自主神经反应。儿童全麻术后尤其应注意预防呕吐引起窒息，手术完毕后最好在复苏室观察，等待患者完全清醒后再送回病房；局部麻醉后和术后疼痛可临时给予镇痛药物口服等处理；高眼压所致的呕吐可给予降眼压药物。

4. 切口检查及处理　眼表移植术后常规于术后第1天作裂隙灯检查，主要目的是检查切口有无感染、切口是否裂开、缝线有无松脱、眼内有无出血等。

5. 卧床及包扎　绝大多数患者在手术过程中精神较为紧张，加之术后疼痛，因此，术后适当的休息及包扎术眼是必要的。由于现代显微手术技术及显微缝线的缝合，切口达到水密状态，故多数眼表手术后不用绝对卧床休息。

对创面不大的非穿通眼表手术如板层角膜移植，术后经过数小时的休息即可让患者适当活动，术后第1天打开术眼换药并开放滴眼药水，观察1~2天即可出院。

穿透性角膜移植术后应作单眼包扎，待术后上皮长好后开放滴眼，1周左右可以出院。

6. 大面积的植皮术　术后如取皮及植皮区过度活动，对皮瓣生长及取皮区愈合不利。通常术后1周内宜多休息，但不一定卧床。包扎物不应过早更换，否则反会影响伤口及皮瓣生长。

第二节　包眼与敷料的更换

术后使用敷料包眼，具有预防感染、保护创面、吸收分泌物、固定眼睑、避免创伤的多种作用，为严密观察切口及术后可能出现的合并症，需要每日换药或隔日换药。

1. 眼垫包眼　眼垫必须柔软，有吸水性，并经过消毒。最常用外层为细纱布的棉垫。眼垫不宜太小，厚度要适中，其长、阔、厚约为6.5cm×5.5cm×1cm。包扎时可用2条胶布自前额斜向外下侧固定颧颊部，必要时加一条过颞部及鼻梁的胶布。胶布条不宜太窄，否则容易脱落。对胶布过敏者，可改用四头带代替（图12-1~图12-8）。

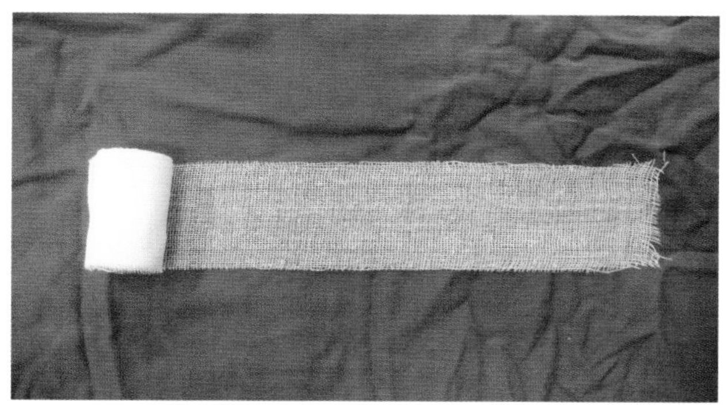

图12-1　眼科四头带制作

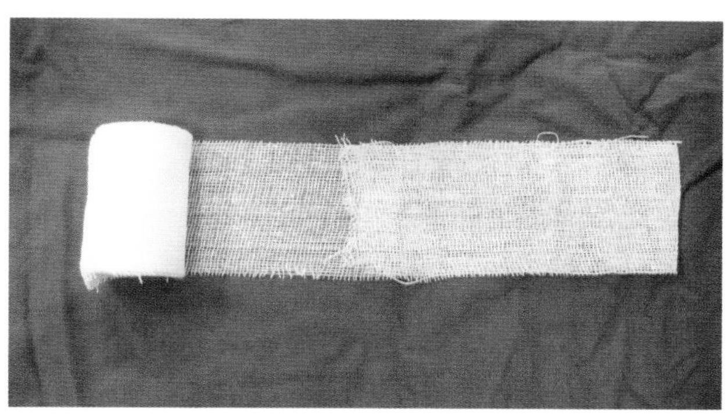

图12-2　眼科四头带制作

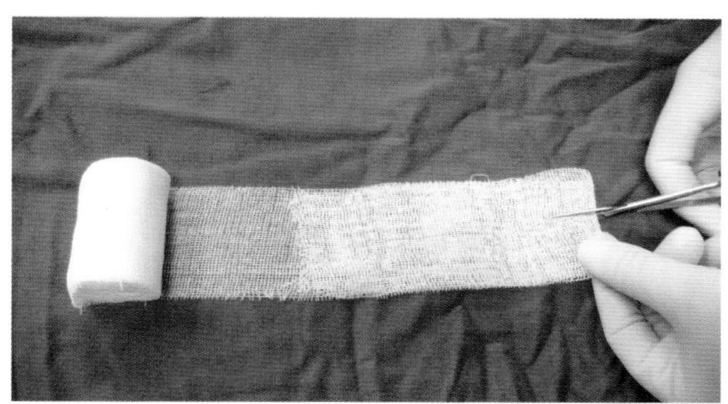

图12-3　眼科四头带制作

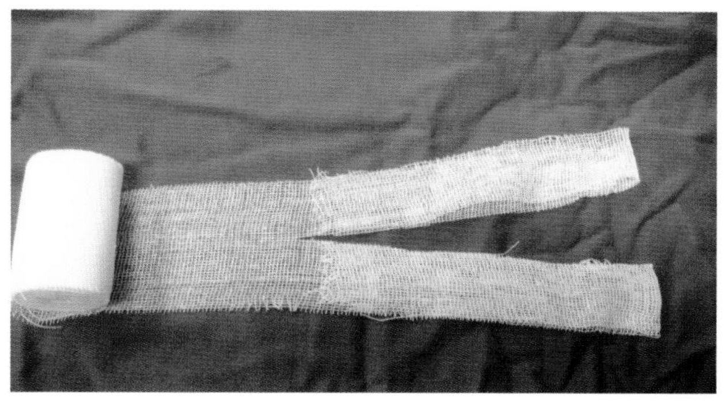

图12-4　眼科四头带制作

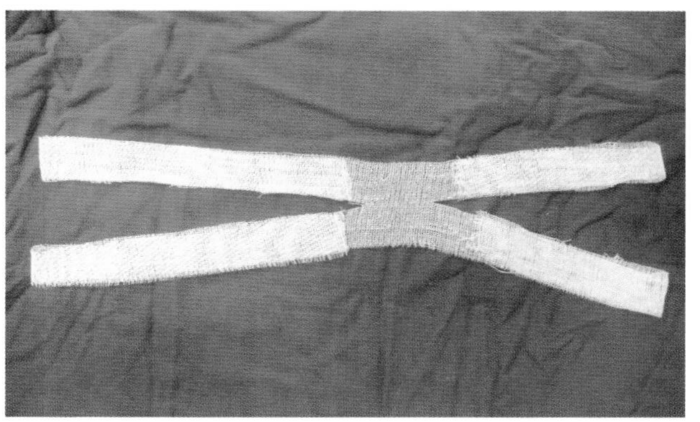

图12-5　眼科四头带制作

术后通常单用一个眼垫包眼，但如要求达到固定眼睑的目的，则需加厚眼垫。为预防术后术眼遭受碰撞伤，眼垫外应另加铝质或塑料制的眼罩，特别是晚上睡眠时。

2. 绷带包扎　在眼垫外加绷带包扎，对眼部施加一定压力，可以更好地固定眼睑，并有防止术后水肿及出血的作用。一般眼表术后绷带只要有轻度的压力便可以达到固定眼睑的作用；植皮手术需要中度压

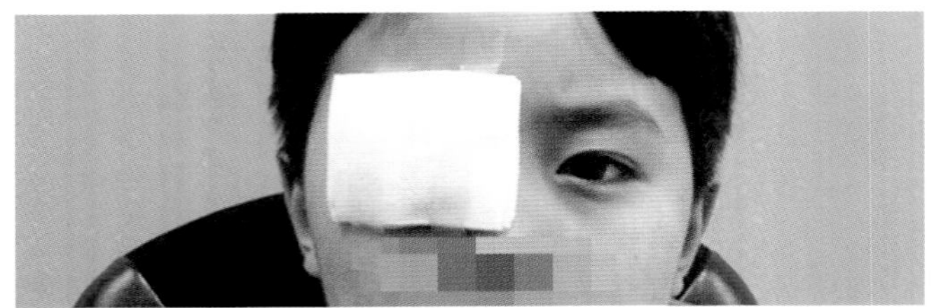

图 12-6 眼垫包眼

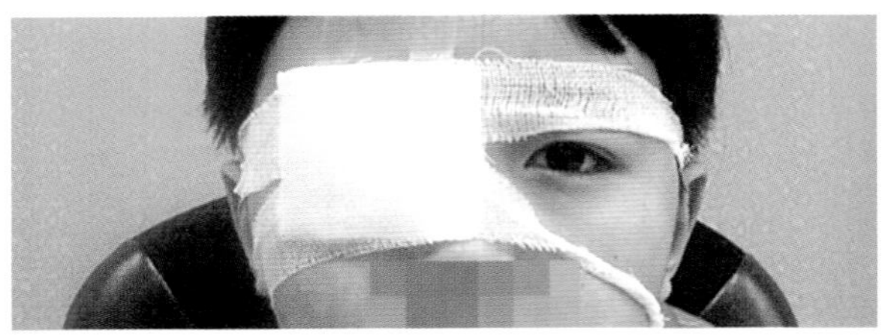

图 12-7 四头带包眼

力包扎，使皮瓣紧贴于植床，但不应过紧以免妨碍其血液循环。眼科通常使用的绷带为棉纱绷带，亦有使用弹力绷带。一般眼科用的绷带以 5cm 宽度较为合适。

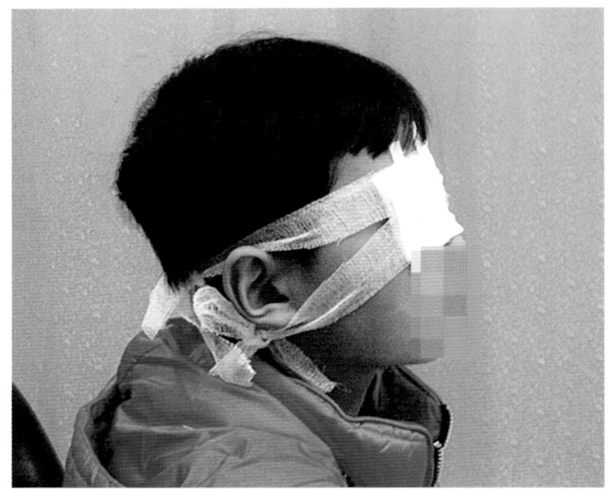

图 12-8 四头带包眼（侧面）

(1) 单侧绷带包扎：先以绷带经前额与枕后绕头一周，在前额正中垂直放置一条 20cm 长纱布条，再把绷带绕头一周包住此纱布条；然后绷带自前额一侧斜向患侧耳垂下，并反复经眼部及枕后由下到上以复羽式缠绕 3~5 次，使眼部受到均匀的压力，耳廓侧让其露出。结尾时再绕前额与枕后 1~2 周。绷带末端向里复折，用胶布条固定于前额绷带上。最后，将前额预置的纱布条收紧打结，使绷带不致妨碍对侧眼视线（图 12-9~ 图 12-11）

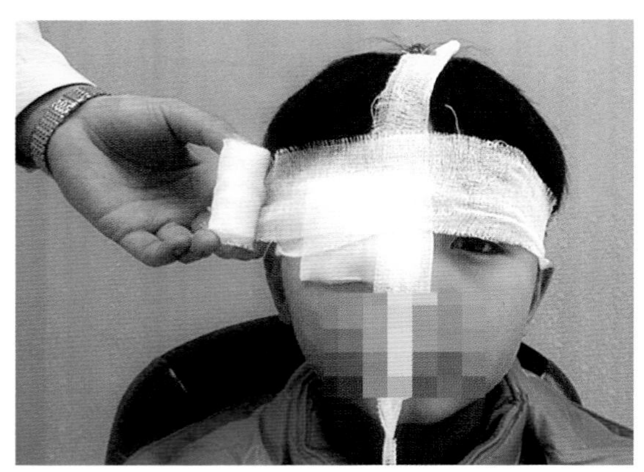

图 12-9 单眼绷带包扎法

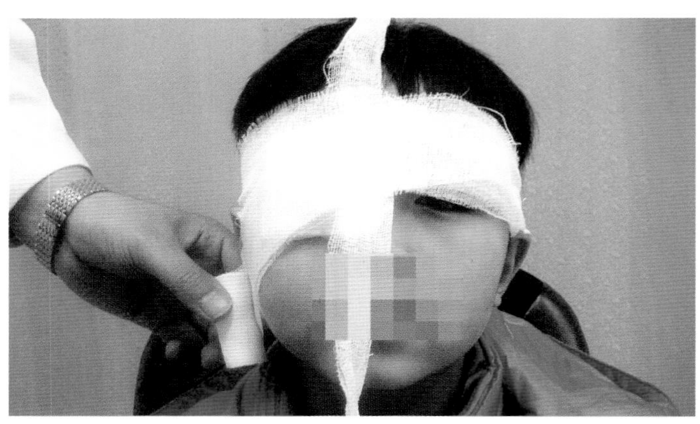

图 12-10 单眼绷带加压包扎法

(2) 双眼绷带加压包扎：此种露出耳廓包扎的方式，在睡眠时容易松脱，如连耳壳一并包扎，则较有保证。但包扎时需用棉垫垫好耳廓的前、后部以减少耳廓被压迫的不适感。双眼同时包扎的方式与单眼相同，只是作左、右侧交替复羽式的眼部缠绕，交叉点在前额正中。如要在术眼加上防护罩，则在包扎过程置上并由缠绕的绷带将其固定。

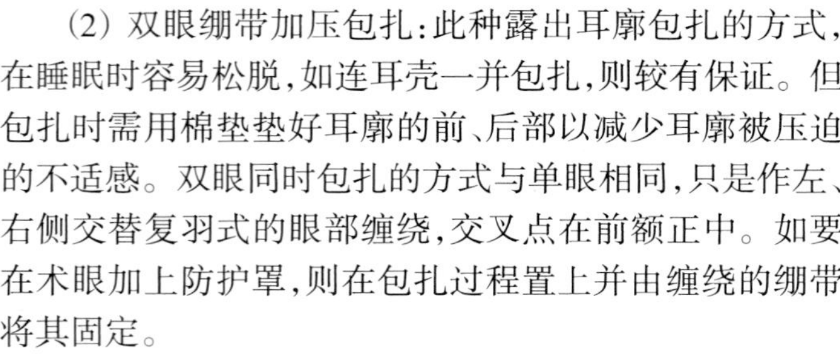

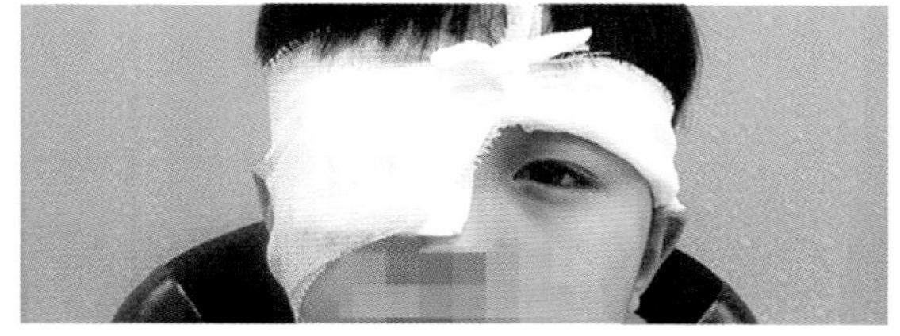

图 12-11 单眼绷带加压包扎法

3. 更换敷料 术后为了观察切口及手术情况，需每日更换敷料，但植皮术宜在术后 5 天换敷料，因过早更换反会妨碍伤口愈合及引起出血。更换敷料之前，应先嘱咐患者勿用力闭眼，以防切口受压出血，撕开眼垫胶布时动作应轻柔，以免引起患者痛苦和不适，幼儿患者尤其应注意。当有血凝块和分泌物与敷料、

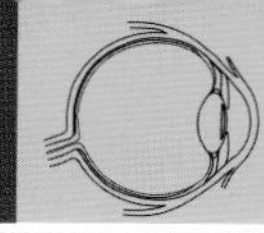

睫毛、缝线粘连时，应先用生理盐水或过氧化氢溶液（双氧水）将其软化后再慢慢揭开敷料，切勿使用暴力去除敷料，以免引起切口裂开和出血。

揭去眼垫后，嘱患者暂时不要睁眼，用生理盐水的湿棉签顺着睫毛方向旋转，拭去分泌物，再清洁睑皮肤，然后才让患者轻轻睁眼。通常患者在稍适应室内光线后，即可自然张开。切忌过急用手指强行拨开眼睑检查或用强光照射，如发现患者有较强烈的刺激症状时，最好先轻轻拨开下睑，滴入表面麻醉药，待刺激症状减轻后再检查。

检查角膜伤口时，可用消毒后的棉签轻轻接触上睑缘，提起上睑缘，直至达到眶上缘处，才轻轻拉开下睑，并嘱患者向下注视，使切口暴露。亦可用消毒棉签横置于上睑，旋转棉签，使上睑皮肤跟着向上移动以观察切口。但无论用何种方法，都不应压迫眼球，需用光照检查时，宜先使光源从侧方稍远处照射，再渐次移近，使患者能逐渐适应。

检查所用的药物均需定期消毒或更换。用于化脓病灶患者的药物，不应再用于其他患者。使用眼药时，滴管或眼药膏管口不应接触眼球、眼睑和睫毛。用药后，重新用眼垫包眼。通常在开放滴眼后，即停止常规换药及用眼垫封眼。但夜间睡眠前，为防止误伤术眼，应继续使用眼垫和眼罩包眼。

第三节　术后常规用药

1. 包眼期间术眼涂含有激素的抗生素眼膏；
2. 3 天后可局部滴含有激素的抗生素眼液或眼膏；
3. 术后全身静滴抗生素及糖皮质激素，自体移植时激素应在 1 个月内逐渐减量并停药；
4. 每天清洁换药；
5. 拆线时间一般为 6~7 天；
6. 干眼症术前 1 天开始口服环孢素（CsA）并维持 1 个月，术后联合 0.5%CsA 点眼，同时术后 1 周静滴地塞米松。手术后 CsA、地塞米松、抗生素点眼持续 6 个月，同时滴人工泪液或自体血清，配戴保湿眼镜，随病情好转可逐渐减少。
7. 同种异体移植术后要应用免疫抑制剂，如口服泼尼松 1mg/(kg.d)，1%CsA 滴眼，0.05% 地塞米松抗生眼液滴眼等。泼尼松要逐渐减量，至 3 个月左右停药。激素眼液可用至 1 个月左右，1%CsA 滴眼则要用至术后 1 年以上。有移植排斥反应倾向时及时处理，必要时激素冲击疗法进行治疗，并加强局部滴用 1%CsA 和含糖皮质激素眼液。
8. 联合角膜移植或羊膜移植等手术时，要加强免疫抑抑制剂的应用，有条件时也可口服 CsA，同时术后也应参照相关移植的术后处理。
9. 自体角膜缘组织培养的干细胞移植针对不同载体相应处理，如以接触镜为载体需使培养的干细胞在受体上生长 2 周以上再去除接镜的辅助，以羊膜或其他生物膜为载体时参照相关移植的处理。
10. 部分病例可用自体血清、表皮生长因子（EGF）及成纤维细胞生长因子（FGF）等。

第四节　角膜移植术后检查与处理

一、穿透性角膜移植术

（一）术后检查

1. 早期每日换药，行裂隙灯检查　其间患者如有眼痛、头痛、恶心、呕吐、剧烈咳嗽、便秘、活动过多等异常应及时检查术眼。术后随诊 6~12 个月。
2. 查视力、测眼压　因角膜植片表面不规则，主要参考非接触眼压计和指测眼压结果。

3. 定期验光　术后1周、2周、1个月、3个月、6个月、1年时，可根据角膜曲率和角膜地形图选择性拆线。散光表也可辅助检查散光轴向，简单易行。

4. 怀疑切口渗漏者可行荧光素染色。

5. 微生物学检查法　怀疑合并感染者行角膜刮片、微生物培养加药敏试验。

6. 泪液功能检查　包括裂隙灯下检查泪湖宽度、Schirmer试验、泪膜破裂时间、虎红活体染色等。

7. 角膜内皮显微镜、超声角膜测厚仪、共焦显微镜检查　可检查植片内皮状态和判断排斥反应程度。

（二）术后处理与护理

术后每日换药，行裂隙灯检查时注意观察以下方面：

1. 眼睑肿胀程度，结膜充血程度，分泌物的多少及色泽等　要密切注意结膜和浅表巩膜充血程度、泪膜是否完整、上皮更替情况、内皮水肿程度、植片厚度和透明度、有无后弹力层皱褶等，密切观察有无排斥迹象出现，有无合并感染、复发及原发性供体衰竭等。

2. 伤口有无漏水和缝线状况　伤口漏水多见于缝线结扎过松、分布不均致切口未达水密状态或进针深度不当，缝线穿透内皮致房水沿缝线隧道渗漏。表现为前房变浅、低眼压，荧光素染色可见房水沿切口或缝线隧道渗漏。如不能及时控制，病情进展可导致虹膜前粘连和继发性青光眼致角膜内皮严重受损，需手术处理对合不良处并重建前房。目前眼科显微手术技巧已较成熟，该并发症已较少见。

连续缝合的缝线多很快被上皮覆盖，刺激症状轻微。间断缝线若松动或线结埋藏不完全会产生明显刺激症状，导致局部充血、新生血管长入，最终引发排斥反应，应及时拆除。缝线的松紧度与角膜的屈光状态密切相关，未松动的缝线不应随便拆除，宜在不同的随访时间根据术眼屈光状态选择性拆线，以免随意改变角膜曲率导致视力下降。

3. 上皮修复程度　穿透性角膜移植术后常规取平卧位，双眼四头带加压包扎，多在术后2~4天植片上皮即可由植床上皮修复或更替完毕。保留植片上皮者在此过程中可查见浅灰白色更替线。上皮完全修复后便可打开点眼或戴软性角膜接触镜。完整的角膜上皮是维持角膜透明度、保持良好视力、抵御外来影响的重要屏障，对于术后植片的存活质量至关重要。角膜上皮修复迟缓或持续缺损者会导致内皮水肿、基质混浊、溃疡形成等，甚至导致最终穿孔，所以需高度重视，及时处理。这多见于Steven-Johnson综合征、碱烧伤或倒睫睑内翻患者，因泪液量或成分异常、角膜缘干细胞受损严重、角膜上皮受到持续摩擦而出现修复困难，严重者可大面积持续缺损。长期应用激素和部分角膜营养不良的病人也可表现上皮修复迟缓。

4. 植片厚度与透明度　穿透性角膜移植术后初期，裂隙灯下检查角膜植片多较正常轻度增厚，但透明度好，后弹力层没有或仅少量皱褶。该种植片水肿增厚为术后正常反应，一般会随时间推移而逐渐好转，大约术后2周左右即可恢复到正常角膜厚度。如随时间推移，发现植片厚度显著增加，透明度较差，后弹力层皱褶较多，内皮面呈浅灰白色混浊，说明内皮损伤较重或功能较差。经积极处理后如植片水肿可渐减轻，预后常较好。超过1周以上仍无好转迹象者，植片多难以恢复透明。部分植片在术后即呈灰白混浊水肿，后弹力层见明显皱褶，并呈不可逆性进展，称为原发性供体衰竭，多发生于术后10天内，需考虑立即更换角膜植片。临床上应与植片排斥反应区别，后者多发生于术后10天后，裂隙灯下可查见相应特殊体征，行抗排斥治疗有效。

5. 有无虹膜前、后粘连　术中缝合时缝线挂住虹膜，或后房压力较高致虹膜嵌顿于切口内，或术后切口渗漏致前房变浅甚至消失均可导致手术后不同程度的虹膜前粘连。前粘连范围小时可不予处理，但大范围虹膜前粘连不仅易继发青光眼，还会大大增加移植排斥反应的发生机会，需及时手术分离粘连的虹膜组织。术中如发现虹膜被缝线挂住，则单纯分离术无效，必须拆除该处缝线重新缝合。

部分外伤后虹膜有萎缩或再移植患者术后前房内炎性渗出较重，可引发虹膜后粘连，同样需引起重视，应及时以弱、中效散瞳剂活动瞳孔，阿托品应用较少。

6. 眼压变化　术后以继发性青光眼多见，也是导致移植失败的重要原因。因继发高眼压会明显加重内皮细胞的丢失，持续高眼压还会压迫视神经，引发视野缺损甚至致盲，所以术后可予以预防性降眼压治疗，如一旦发现眼压升高及时应用甘露醇、醋甲唑胺、马来酸噻吗洛尔等药物降眼压治疗。眼压升高常见于：明显的眼前节炎性反应、黏弹剂滞留于前房堵塞房角、广泛周边虹膜前和（或）后粘连，无晶状体眼玻璃

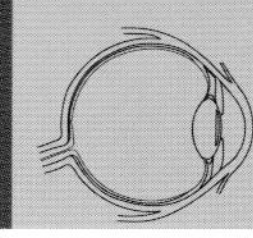

体嵌顿于瞳孔、眼局部长期应用糖皮质激素、术前已有继发性青光眼等。应仔细分析，根据不同原因决定药物或手术治疗方案。术后驱逐性脉络膜出血极罕见，但一旦发生，眼压可急剧升高，患者出现术眼剧烈疼痛、恶心及呕吐，严重时缝线可断裂，眼内容物脱出，预后极差。

术后低眼压原因，常见于切口渗漏或脉络膜脱离。由切口渗漏引起者，以荧光素染色可见房水沿切口或缝线隧道渗漏。如怀疑有脉络膜脱离，可行眼部B超或检眼镜检查确诊。

7. 屈光状态　穿透性角膜移植术后初期不规则散光成分多，一般电脑验光、检影难以验出，可插片法粗略确定大致屈光状态。随时间推移，不规则散光成分减少，验光难度下降，可验出确切屈光度。术后患者常有较大散光，以2~6D多见，高度散光也不少见。在及时拆除松线前提下应定期复查并验光，术后6~12个月时可结合角膜曲率计、角膜地形图结果，根据“角膜弹性半球定律”设计选择性拆线轴向、拆线数量。

8. 角膜新生血管　术前角膜已有新生血管长入的患者，在手术切除原发病变后，新生血管一般不再发展，甚至会逐渐消退。但松动的缝线、持续的上皮缺损、未及时控制的免疫排斥反应、不合适的角膜接触镜等诸多因素反而会促进新生血管生长，目前对于消除新生血管尚无特效治疗方法，因此，发现上述异常应积极采取措施，以免刺激新生血管生长。

9. 原发病复发　原因与原发病灶未能切除干净和原发病的类型有关。真菌性角膜炎复发多发生在术后2周内。致病性真菌在角膜内的生长方式大致可分为表层水平生长、局灶性板层生长、弥漫性垂直和斜向生长三种类型，第3种类型病灶常弥漫性生长，菌丝侵袭力强，部分可穿透后弹力层进入前房，导致术中病灶难以彻底清除。单纯疱疹病毒性角膜炎患者即使术中切除所有可见病灶，但因病毒可潜伏于三叉神经节和角膜内，术后也可复发。另有报道角膜营养不良术后也有复发，且复发率可高达20%~40%，确切机制尚不清楚。术后复发可查见原发病的病变特征，主要须与免疫排斥反应鉴别。

二、板层角膜移植术

（一）术后检查

1. 每天换药，行裂隙灯检查，术后随访3~12个月。
2. 查视力、测眼压。
3. 定期验光　术后3~6个月考虑拆线。巩膜上缝线可稍早拆除，角膜缝线可酌情延后。
4. 泪液功能检查　包括裂隙灯下检查泪湖宽度、Schirmer试验、泪膜破裂时间、虎红活体染色等。
5. 微生物学检查法　合并感染者考虑行角膜刮片、微生物培养加药敏试验。

（二）术后处理与护理

与穿透性角膜移植比较，板层角膜移植不会发生虹膜前粘连、前房消失等问题，继发性青光眼、免疫排斥反应等也较少见，因此术后并发症一般少而轻。术后观察内容主要包括泪膜完整性和上皮修复程度、植片和植床对合是否紧密、有无层间积液、新生血管、缝线是否松动、有无排斥反应、有无原发病复发和感染等。

1. 泪液功能和上皮修复程度　部分板层移植术后角膜上皮多很快愈合，上皮修复迟缓常发生于全板层角膜移植后。最多见于化学烧伤、干眼症或睑内翻倒睫引起泪膜异常、角膜缘干细胞严重受损的患者。与穿透性移植相同，完整的角膜上皮可维持角膜透明度，抵御外来侵略，有利植片长期存活。术后角膜上皮持续缺损同样会导致溃疡形成，病情进展溃疡可逐渐加深直至角膜穿孔，后果严重，因此严重干眼症患者不适宜行角膜移植。

2. 植片植床对合紧密程度和层间情况　板层角膜移植术后初期植片和植床间易存在间隙，术中适当的缝合张力和术后加压包扎可使间隙消失，植片保持透明。但若植片、植床大小匹配不良或术时植床被剖穿而渗漏房水，术后即可引起层间积液。量少时可自行吸收，如积液较多会出现双前房状态，严重影响植片透明度和视力恢复。可根据层间裂隙面积大小采取延长加压包扎或手术引流等方法治疗。

3. 免疫排斥反应　板层移植因不带内皮层，术后排斥反应发生率远低于穿透性移植，据报道仅为4%~5%。如新生血管化角膜术后植床血管残留过多，或术后新生血管长入层间，容易发生排斥反应。患者可有视力下降、畏光流泪、睫状充血，临床上以上皮排斥线多见，表现为波浪状起伏的荧光素染色线，可由周边向中心部发展，数天内消失，不留痕迹。基质型排斥反应较少见，表现为基质层水肿混浊，可自靠近血管区进展至全部植片，后果严重，必须及时控制。

4. 新生血管和层间积血　板层移植术后新生血管多不再继续发展，但有时可沿植片植床界面长入层间。有时植床基质深层新生血管手术难以剖净，术后可在层间继续生长。新生血管的存在易导致术后层间积血，也大大增加了排斥反应的发生机会。

5. 原发病复发　各种感染性角膜炎和某些角膜营养不良等，行板层角膜移植术后均有复发可能。多因不能明确病灶的确切边界或病变较深，板层移植无法彻底切除病灶，如单纯疱疹病毒性角膜炎、角膜深部受累的营养不良等。复发病灶具有原发病的相应体征，容易识别。

6. 感染　少见。多发生于术后 2~4 天内，在植片植床交界面可见化脓性浸润灶，常伴前房积脓、严重充血。因后果严重，一旦发现必须立即手术。取下的植片行细菌或真菌刮片、培养和药敏实验。

第五节　结膜及黏膜移植术后检查与处理

一、结膜移植术

（一）单纯修复结膜缺损和遮盖角膜或巩膜创面的结膜移植术

这种手术术后需双眼包扎至少 24 小时，以避免眼球运动牵拉植片，每天换药，在裂隙灯下需要观察：创缘对合是否良好、缝线有无松脱、植片的在位情况、水肿程度、血运状态及有无感染、复发等。异体结膜移植者还需观察有无排斥反应发生。

因结膜下的纤维组织可以回弹性收缩，导致结膜伤口边缘卷缩，而球结膜薄而透明，所以如缝合伤口时未能找出真正的结膜创缘，会发生球结膜与筋膜或筋膜与筋膜间的错误对合，术后检查可见植片边缘回缩，与植床对合不良。有时因植片面积明显小于创面，或缝合时未挂住球筋膜或浅层巩膜，或自体转位结膜移植使植片受牵拉张力较大，术后还容易发生缝线松脱。无论何种原因，如植片受累面积小，移位程度轻，可双眼包扎限制眼球活动，避免植片进一步损伤移位，预后仍良好。如植片明显卷缩移位，应及时手术重新缝合固定植片。

（二）游离结膜移植术

这种手术后植片有时可明显水肿增厚，色偏淡黄，此为术后正常反应，一般应用激素、非甾体类消炎药点眼后水肿即可逐渐消退。

球结膜血管丰富，静脉数量远多于动脉，且静脉与静脉、动脉与动脉、静脉与动脉间均可形成吻合支，因此，即使是游离结膜瓣移植，术后植片血供也能很快恢复，罕见发生缺血坏死。同时因位置表浅，术后易于观察处理，结膜移植术后较少合并感染。取结膜瓣后的创面不需缝合，结膜上皮可很快自行恢复。

结膜移植应用于睑球粘连修复术时，需要利用球结膜修补创面并形成穹窿。术中需紧密缝合结膜固定于浅层巩膜，还需放置眼模，所以术后早期不宜每日换药，应加压包扎 5 天，以免因眼球运动牵拉植片，影响黏膜组织生长愈合。

目前，同种异体结膜移植已广泛应用于临床并取得了比较满意的效果，其来源丰富，可以取自尸眼、同胞和父母的健康结膜，解决了自体结膜植片来源不足的问题。术后初期，同种异体结膜植片的炎性反应较自体植片明显，但可逐渐恢复至正常结膜形态，植片也不会出现收缩现象。但同种异体结膜移植术后最易出现的是排斥反应，应用糖皮质激素和免疫抑制剂可以减少其发生。

二、黏膜移植术

（一）唇黏膜移植术

唇黏膜替代结膜移植于眼表，已在睑球粘连、眼睑成形、眼窝再造等手术中广泛应用。唇黏膜瓣移植后最容易发生植片挛缩变小，取材时黏膜瓣的面积要比结膜囊狭窄区大至少 1/3，缝合时应将黏膜固定于

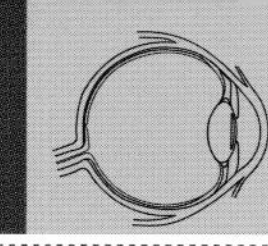

巩膜上，术毕放置眼模充分伸展黏膜瓣及缝合睑缘、绷带加压包扎等都是对抗移植组织收缩，利于新穹窿形成的重要措施。所以术后一周内不要换药，如绷带松脱重新包扎即可，以免因黏膜植片活动或植床渗血而妨碍黏膜植片生长，甚至导致移植片坏死。绷带加压包扎 3 周，睑缘缝合最少持续 3 个月以上。

术后还应注意观察眼部有无合并感染，如发现感染迹象即应拆除睑缘缝线，加强局部及全身抗生素的应用。移植片最终坏死者，待感染控制后再作移植。

移植的唇黏膜瓣不能带腺体组织，上皮面向上放置，术后眼球多可良好耐受。

取唇黏膜的创面，除剖切较深者一般不需缝合，用纱布局部加压即可，注意口腔清洁，进流质或半流质饮食，一般 1 周内创面基本愈合。

（二）硬腭黏膜移植术

在眼睑缺损的修复手术中，睑板的重建是极为重要的，睑板不仅起着支持和保护作用，同时也是眼睑的动力传导结构。在睑板的替代物中，硬腭黏膜以其特有的优点和其与睑板的相似性，近年来备受推崇。硬腭黏膜移植常与转位或游离皮瓣移植结合以修复上下眼睑全层缺损，眼睑前层皮肤的良好血液供应是硬腭植片成活的关键。因此硬腭黏膜移植术后眼部需加压包扎 5 天，方可第一次打开换药，共包扎 10 天。加压包扎要适度，不宜过紧或过松，以植片紧贴为原则，换药时动作要轻，不要活动植片，否则不易成活。睑缘缝线 10 天拆除，3~6 个月行睑缘切开。

硬腭黏膜坚韧，上层为复层鳞状上皮，其下结缔组织结构致密，胶原纤维排列整齐，密度与睑板相似，移植后可以替代睑板的支架作用，术后植片收缩率小于 10%；柔韧性良好，能很好地贴附于眼球，顺应眼球表面的弧度，适应眼球的功能性活动；修复上睑缺损时，植片上方与上睑提肌断端缝合还可恢复上睑上举功能；移植的硬腭黏膜面朝向眼球，表面光滑湿润，可同时代替睑结膜，不需另行结膜瓣移行遮盖，眼球可良好耐受；硬腭黏膜上皮下结缔组织中存在少量淋巴细胞和浆细胞，使其具有抵御细菌侵袭的能力，不易感染，而且为自体组织无排斥反应，因此术后一般无植片移位、挛缩畸形、感染或坏死等不良反应，眼睑外观及功能改善满意。

术后同样需注意口腔清洁，进流质或半流质饮食，5~7 天拆除硬腭黏膜创面缝线，2 周时肉芽组织覆盖创面，供区无并发症。

第六节　羊膜及生物膜移植术后检查与处理

一、羊膜移植术

羊膜移植的术后观察与换药程序一般与结膜移植相同。术后早期，羊膜移植片轻度水肿增厚，眼部刺激症状明显。3~5 天后，植片逐渐恢复透明，厚度渐趋正常，眼部刺激症状明显减轻直至消失。因羊膜具有抗微生物性，移植后发生感染的风险小，本身也没有抗原性，不会诱发免疫反应，所以术后羊膜植片一般无溃烂和溶解，可保持与巩膜或角膜表面紧密相贴，植片表面保持湿润。羊膜移植后能够提供一个正常的基底膜，促进结膜和角膜上皮增生分化并移行于羊膜表面，最终可重建结膜及恢复正常的角膜上皮表型。术后 2~3 周后可观察到羊膜细胞逐渐消失，代之以结膜或角膜上皮，结膜创面平整，眼球运动基本恢复正常，角膜上皮缺损或无菌性溃疡修复愈合，透明度明显改善。3 个月后羊膜完全吸收。

羊膜移植成活的关键条件是重建区域的植床无缺血且边缘残存正常球结膜和结膜下基质，因此患眼术前睑球粘连程度、干眼程度、是否有正常结膜残存和植床的炎性状态将显著影响羊膜移植重建眼结膜和角膜表面的远期疗效。严重睑球粘连和干眼症患者经常需要进行多次移植或联合行角膜缘移植手术才能取得较好效果。

二、生物膜移植术

除羊膜可单独移植修复眼表结角膜受损区外，各种生物膜主要是作为体外培养角膜上皮或内皮细胞的载体，应用于培养的角膜上皮或内皮细胞移植术中。

人角膜内皮细胞属终末细胞，正常情况下无分裂再生能力，且细胞数量随年龄增长呈递减趋势。为得到足够数量的角膜内皮细胞以用于移植，有学者利用基因转染方法将SV40或T抗原转入人角膜内皮细胞可获得“永生化“细胞系，这些基因调控的内皮细胞不但可在体外大量增殖，同时保留了正常内皮细胞的形态、结构和功能，在体外可形成多角形的单层内皮层，且细胞表达内皮细胞的连接标志ZO1和整联蛋白 β1，尤其是角膜内皮细胞的泵功能亦可检测到。

角膜内皮细胞培养并移植成功的关键是拥有理想的培养载体，这种载体不仅能促进内皮细胞的黏附、生长及融合，还应具有良好的生物相容性、无抗原性、通透性、透明性、较薄且机械性强，适合移植手术操作，且在一定时间后可降解吸收等特性。大量试验研究已证明，角膜基质、后弹力层、羊膜、胶原基质、可降解的聚合物PLLA和PLGA等都可作为载体，兔、牛或人角膜内皮细胞经培养并通过^{3}H-BrDU标记，行同种异体移植或异种异体移植，术后角膜可保持透明，角膜厚度 <0.5mm。放射自显影结果显示，植片上内皮细胞内有放射性标记物，说明新的内皮细胞层是移植的细胞而非自体内皮细胞的增殖或移行。然而，角膜基质和后弹力层虽是内皮细胞的天然载体，但都存在同种来源有限、异体移植后排斥反应难以避免的问题，而且后弹力层极薄，培养及移植操作难度高；羊膜能为内皮细胞生长提供良好的基底膜，有较好的应用前景，但仍需较长时间的研究和试验；多数载体仍为异物，移植后难以自行吸收，长期存在可能引发免疫排斥反应。

国内耿燕等通过将可吸收多糖生物膜（polysaccharide biomembrane，PSBM）的不同制剂给予大白鼠口服，悬浮培养仓鼠肾（BHK21）细胞行兔角膜层间植入，结果发现PSBM无全身毒性，其微载体悬浮培养72小时后植入兔角膜层间，术后2~3个月时，角膜水肿逐渐消退，植入物基本吸收。证明PSBM具有很好的生物相容性及可吸收性，是内皮细胞培养及移植的良好载体。

各种生物膜移植术后检查与观察内容除了前述其他组织移植术后的内容外，重点需要观察组织的替代效果、治疗效果以及可能出现的各种不良反应，如免疫反应、局部刺激作用、移植物是否溶解、所承载的细胞成活与增殖情况等。

第七节　角膜缘干细胞移植术后检查与处理

干细胞移植的术后观察与处理程序也与结膜移植大致相同，同时根据以下三种移植方式的特点各有其检查和观察重点。

一、自体角膜缘干细胞移植术

角膜缘基底部的干细胞是角膜上皮细胞增殖的源泉，角膜缘移植术后受损的角膜上皮很快修复愈合，角膜透明度改善，有利于视力提高，新生血管生长也受到抑制，可以巩固角膜移植的手术效果。印迹细胞学检查显示再生上皮为角膜表型，无杯状细胞。移植组织是自体来源，术后也不会发生免疫排斥反应。应注意的是健眼继发性角膜缘缺陷症，有报道健康角膜缘组织可取2/3周仍保持正常，但一般取材范围不宜超过1/2周。还需排除供眼可能存在的亚临床型角膜缘缺陷症。自体角膜缘干细胞移植临床效果良好，但因取材来源有限，应用范围受到了限制。

这一手术的术后检查与观察重点就在于组织是否成活，角膜缘功能是否恢复。

二、同种异体角膜缘干细胞移植术

适宜于亚临床型角膜缘缺陷者或双眼广泛角膜缘缺陷无自体缘部组织可利用者。可以活体亲缘或尸眼作供体。术后初期，异体角膜缘组织成活良好，角膜上皮修复完整。但异体角膜缘移植术后最大的问题是很容易发生排斥反应，因为角膜缘部具有特殊的组织学与免疫学特征，即含有丰富的血管网及大量的Langerhans细胞，使其丧失免疫赦免地位，而移植的异体角膜缘不断产生新的异体角膜上皮，因此术后的

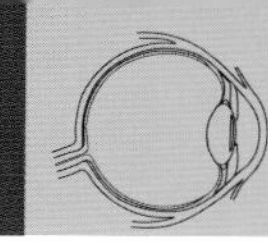

排斥反应发生率很高，发生时间早，表现为移植角膜缘组织暗红色充血，周围结膜明显水肿，植床新生血管怒张等。联合角膜移植时，可以很快继发角膜植片的排斥反应，难以控制。单纯局部免疫抑制剂治疗反应差，需要接受全身免疫抑制剂治疗，口服环孢素或环磷酰胺，方可能获得较好的眼表稳定性及视功能的恢复。多项研究表明，异体角膜缘移植后异体来源的角膜上皮细胞长期存活率较低，异体细胞通过其所含的细胞因子和生长因子，起到促进受体残存健康干细胞增殖分化，从而促进创伤修复的作用，最终完全被受体上皮取代。

这一手术的术后检查与观察重点除了自体移植的观察内容外，重点还在于免疫排斥反应的监控。

三、培养的角膜缘干细胞移植术

培养的角膜缘干细胞移植后，能够迅速恢复正常的眼表结构，抑制急性期的眼表炎症的发展。自体移植时避免了异体移植的排斥反应，异体移植时因抗原性降低，可能不引起或引起较小的排斥反应。培养的细胞可以冻存，用于二次移植。至今，培养的角膜缘干细胞移植术面临的最大问题是寻找到合适的细胞载体。目前的实验与临床研究结果中，羊膜基质和人工培养合成的角膜基质都可以为干细胞的黏附、生长、分化提供一个比较接近生理代谢的生长环境，而且无血管，无抗原性，是较为理想的细胞培养载体。但二者都存在透明度和抗拉力性差的缺陷，即使移植成功，也无法恢复角膜的正常透明度，必须二期行板层或穿透性角膜移植术以使患者获得较好的视力恢复。吴静等选取脱水保存去上皮的浅层角膜基质作为培养载体，移植术后上皮细胞黏附生长多数良好，植片保持透明，10 个月后组织切片显示供体基质与受体基质融合。

培养的角膜缘干细胞移植术是眼表干细胞移植领域的发展趋势，今后仍需在较多方面进行进一步研究，以便早日在临床上推广应用。

参考文献

1. 杨朝忠，柳 林．现代角膜移植学．北京：人民军医出版社，1998：101-242
2. 李绍珍．眼科手术学．第 2 版．北京：人民卫生出版社，1997：276-280
3. 李冬梅，秦毅，陈涛，等．硬腭粘膜移植联合眉上转移皮瓣修复上睑全层缺损．首都医科大学学报，2005，26：283-285
4. Lee SH，Tseng SCG. Amniotic membrane transplantation for persistent epithelial defects with ulceration. Am J Ophthalmol，1997，123：303
5. Tseng SC，Prabhasawat P，Lee SH. Amniotic membrane transplantation for conjunctival surface reconstruction. Am J Ophthalmol，1997，124：765
6. Shimazaki J，Shimazaki N，Tsubota K. Transplantation of amniotic membrane and limbal autograft for patients with recurrent pterygium associated with symblepharon.Br J Ophthalmol，1998，82：235
7. Azuara-Blanco A，Pillai CT，Dua HS，et al.Amniotic membrane transplantation for ocular surface reconstruction. Br J Ophthalmol，1999，83：399
8. Mejia LF，Acosta C，Santamaria JP. Use of nonpreserved human amniotic membrane for the reconstruction of the ocular surface. Cornea，2000，19：288
9. 周世有，陈家祺，陈龙山，等．羊膜移植重建静止期眼结膜表面的远期疗效分析．中华眼科杂志，2004，40：745-749
10. 陈家祺，周世有，黄挺，等．新鲜羊膜移植重建严重瘢痕期和炎症期眼表的临床研究．中华眼科杂志，2000，36：13-17
11. Tsubota K，Satake Y，Ohyama M，et al. Surgical reconstruction of the ocular surface in advanced ocular cicatricial pemphigoid and Stevens-Johnson syndrome.Am J Ophthalmol，1996，122：38-52
12. Shimazaki J，Yang HY，Tsubota K. Amniotic membrane transplantation for ocular surface reconstruction in patients with chemical and thermal burns.Ophthalmology，1997，104：2068-2076
13. 耿燕，杨朝忠，刘万顺．多糖生物膜细胞载体特性的实验研究．眼科研究，2003，21：501-504
14. Jumblatt MM，Maurice DM，Schwart BD. A elatin membrane substrate for transplantation of tissues cultured cells.Transplantation，1980.29：498

15. Lange TM, Wood To, Mclanghlin BJ. Corneal endothelial cell transplantation using Descemet's membrane as a carrier.J Cataract Refract Surg, 1993.3:232
16. Mohay J, Lange TM, Soltan JB, et al. Transplantation of corneal endothelial cell using a cell carrier device.Cornea, 1994.13:173
17. 傅瑶综述 . 体外培养角膜内皮的研究进展 . 国外医学:眼科学分册, 2005, 29:232-235
18. Kenyon KR, Tseng SGG. Cultivation of corneal epithelium. Ophthalmologica, 1989, 96:709
19. Kinoshita S. Ocular surface reconstruction by tissue engineering. J Nippon Ganka Zasshi, 2002, 106:837
20. Tsubota K, Toda J, Saito H, et al. Reconstruction of the corneal epithelium by limbal allograft transplantation for severe ocular surface disorders.Ophthalmologica, 1995, 102:1486
21. Pellegrini G, Traverso CE, Franzi AT, et al. Long-term restoration of damaged corneal surface with autologous cultivated corneal epithelium. Lancet, 1997, 349:990
22. Koizumi N, Inatomi T, Quantock AJ, et al. Amniotic membrane as a substrate for cultivating limbal corneal epithelial cells for autoligous transplantation in rabbits.Cornea, 2000, 19:65
23. Schmazaki J, Yang HY, Tsubota K, et al.Limbal autograft transplantation for recurrent and advanced petrygia. Ophthalmic Surg Lasers, 1996, 27:917
24. He YG, Alizadeh H, Kinoshita, et al. Experimental transplantation of cultured human limbal and amniotic epithelial cells onto the corneal surface. Cornea, 1999, 18:570
25. Koizumi N, Inatomi T, Sanzuki T, et al. Cultivated corneal epithelial stem cell transplantation in ocular surface disorders. Ophthalmology. 2001, 108:1569

第十三章　现代角膜移植术

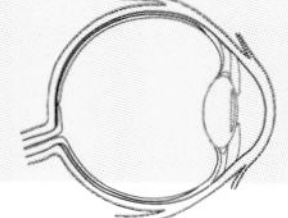
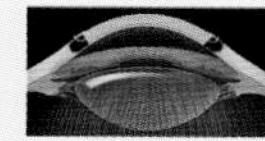
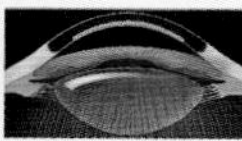
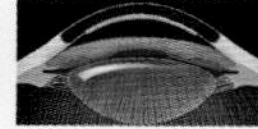
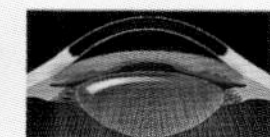

自 1835 年 Stilling 首例部分穿透性角膜移植手术始至今已经历了实验、临床和发展阶段；况且，随着基础和临床医学的不断进步，角膜移植手术亦不断演义和现代化。

第一节　手 术 分 类

一、按手术目的分类

- 光学性角膜移植
- 屈光性角膜移植
- 治疗性角膜移植
- 改良基地性角膜移植
- 结构性角膜移植
- 美容性角膜移植

1. 光学性角膜移植　光学性角膜移植是指为达到光学目的（即透明）所施行的角膜移植手术。手术原理是通过手术方法，钻取或切除受眼混浊之角膜，包括板层和全层混浊或白斑，如角膜白斑、角膜溃疡、角膜变性、角膜营养不良、角膜内皮失代偿、角膜移植术植皮内皮慢性失功等。以透明（光学性能好）的供体角膜片取而代之，使受体角膜恢复透明和屈光性能（图 13-1~ 图 13-19）。这时光线可通过角膜进入眼内到达视网膜，引起视神经冲动，形成视觉，使丧失的视力得以恢复。

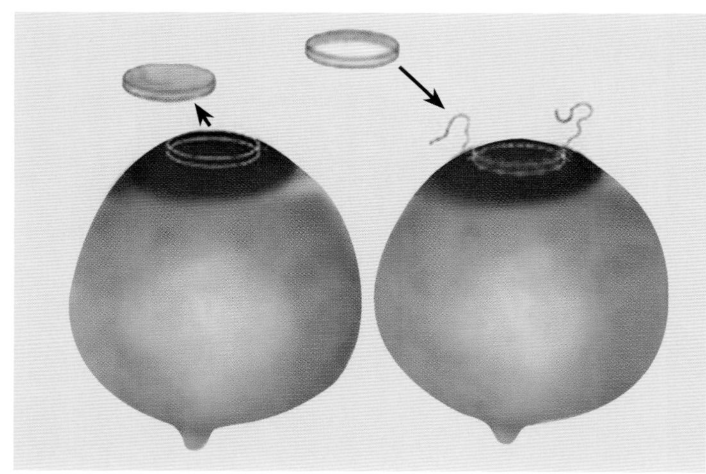

图 13-1　光学性角膜移植示意图

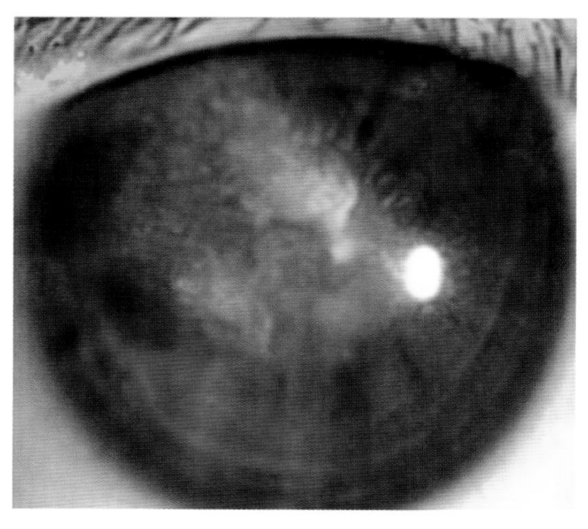

图 13-2　角膜白斑 - 穿透性角膜移植术前

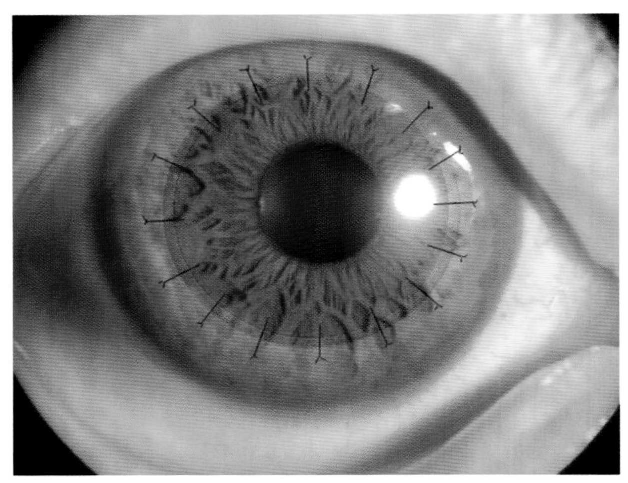

图 13-3　穿透性角膜移植示意图

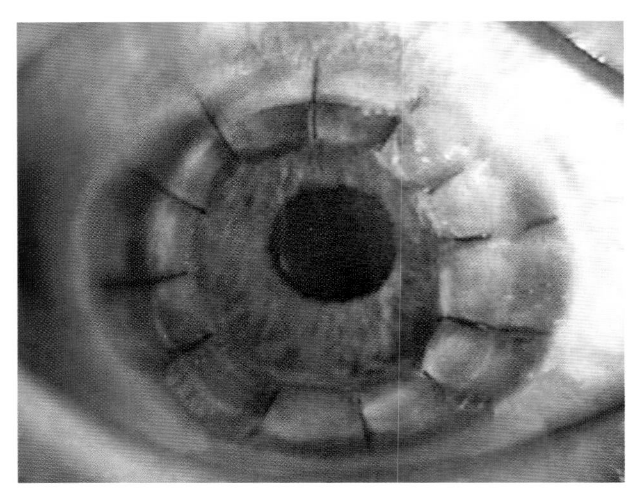

图 13-4　光学性角膜移植术后 5 天

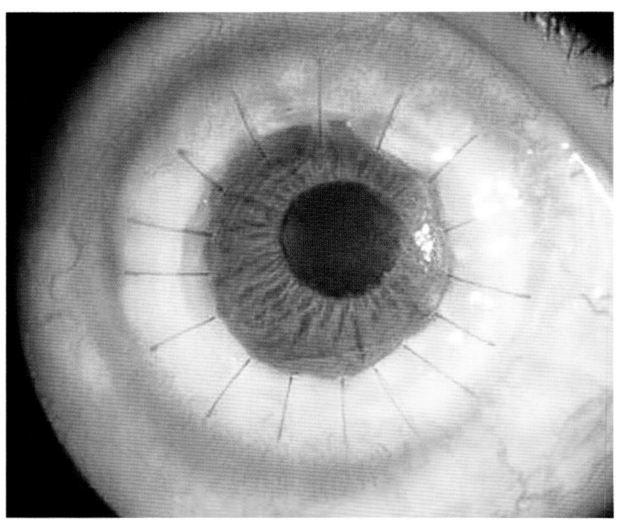

图 13-5　光学性角膜移植术后 7 天

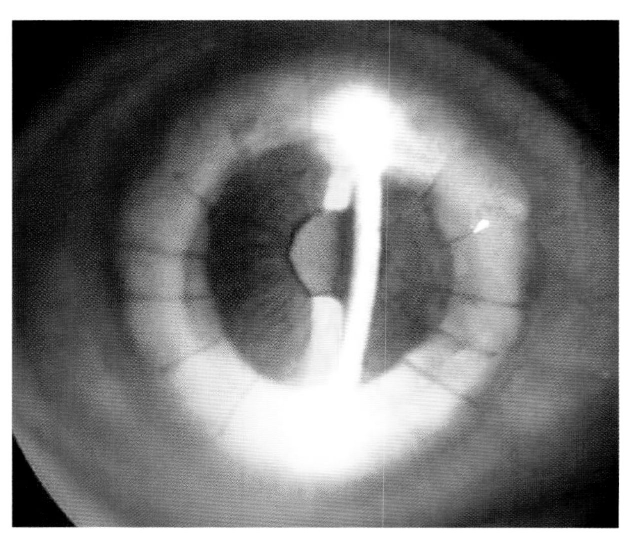

图 13-6　光学性角膜移植术后 7 天(裂隙照相)

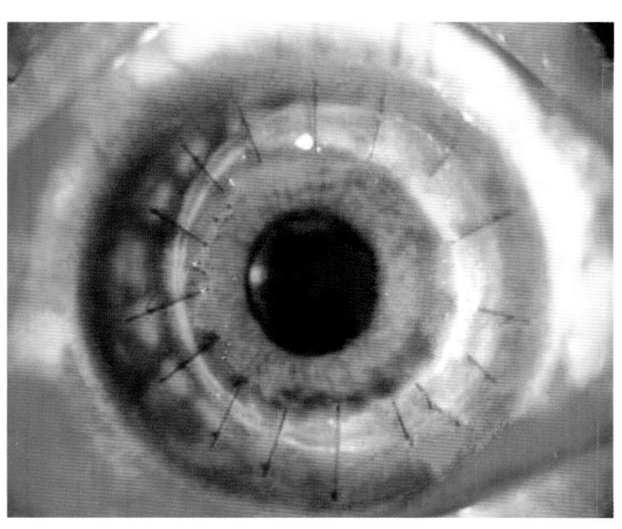

图 13-7　光学性角膜移植术后 60 天

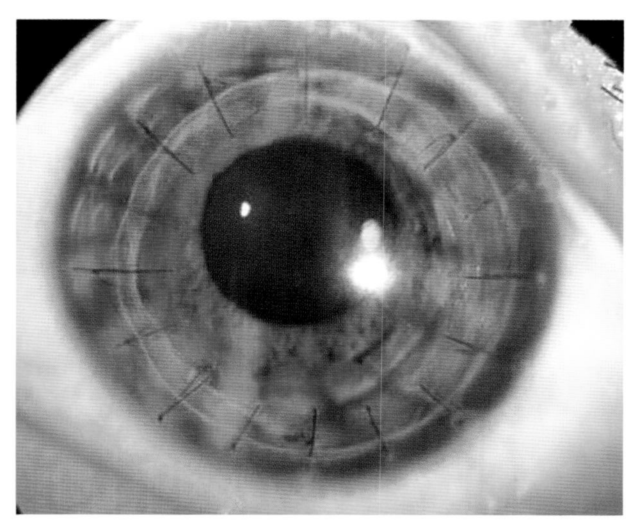

图 13-8　光学性角膜移植术后 1 年

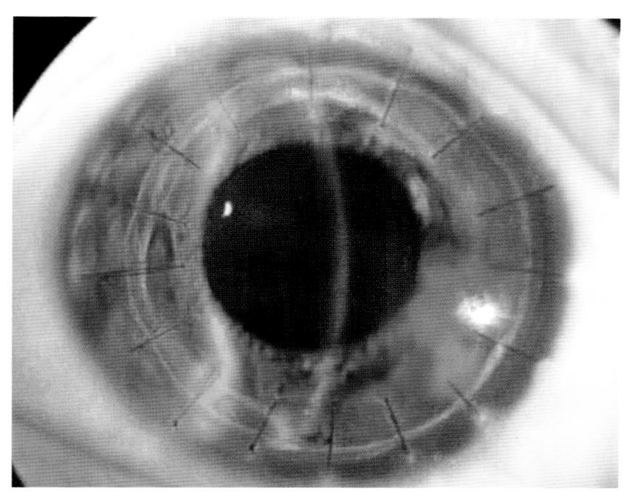

图 13-9　光学性角膜移植术后 1 年（裂隙相）

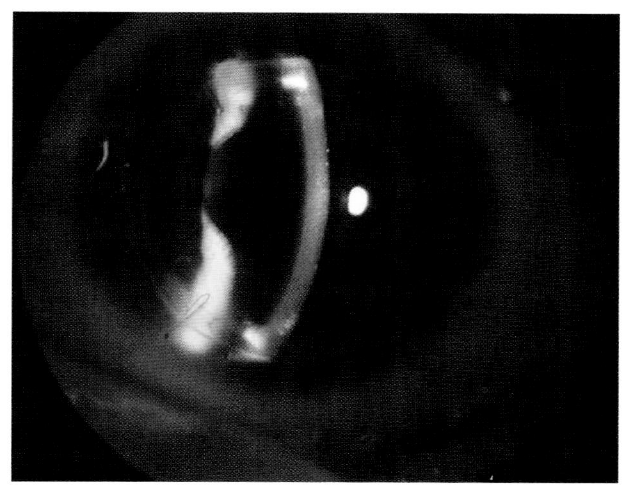

图 13-10　光学性角膜移植术后 1 年（无背景光裂隙相）

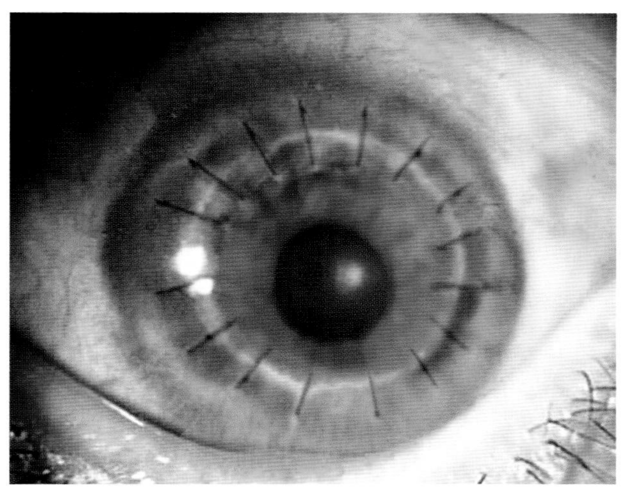

图 13-11　光学性角膜移植术后 2 年

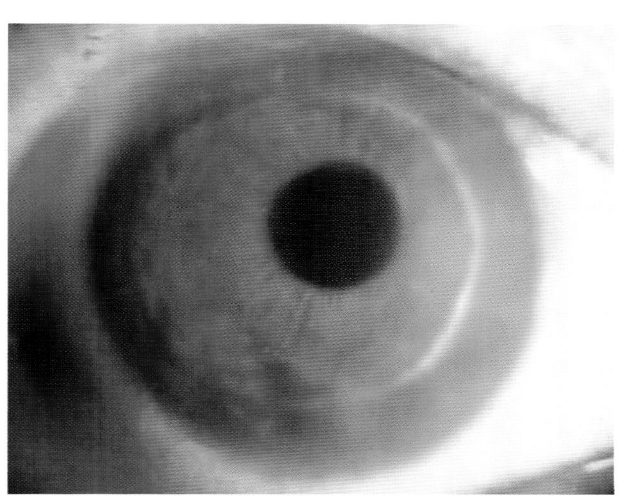

图 13-12　光学性角膜移植术后 10 年

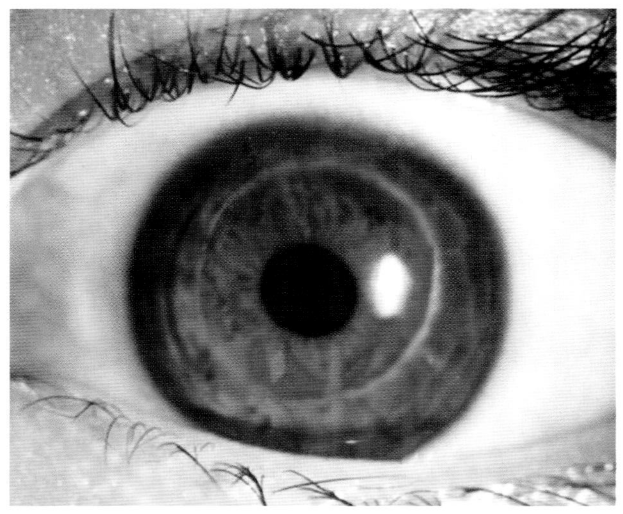

图 13-13　光学性角膜移植术后 16 年

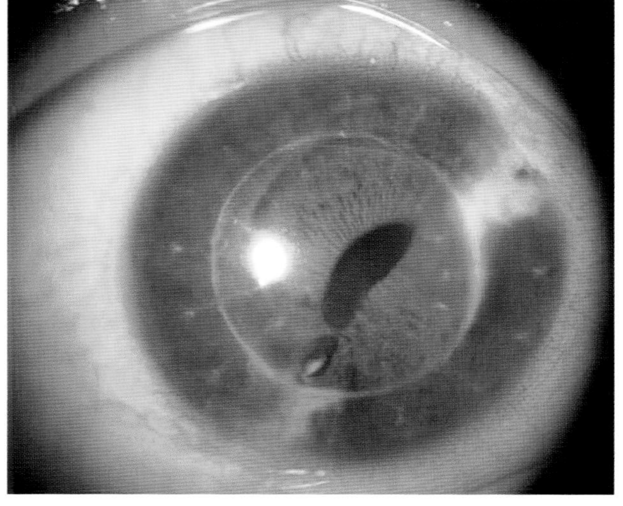

图 13-14　外伤性角膜白斑，光学性角膜移植术后 12 年，制片透明

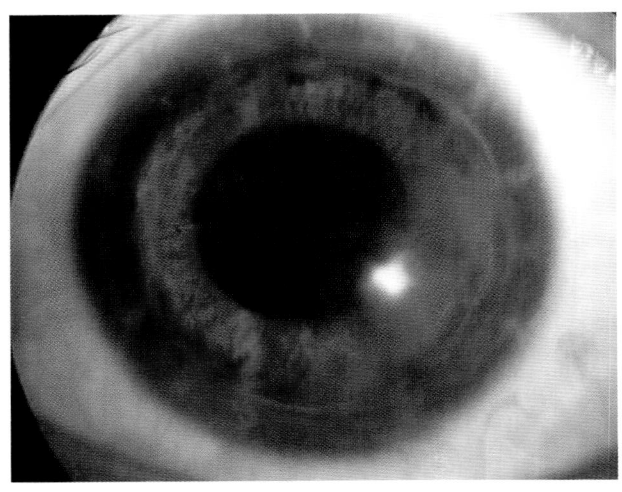

图 13-15　光学性角膜移植术后 10 年，局限性排斥反应控制后植片大部分透明

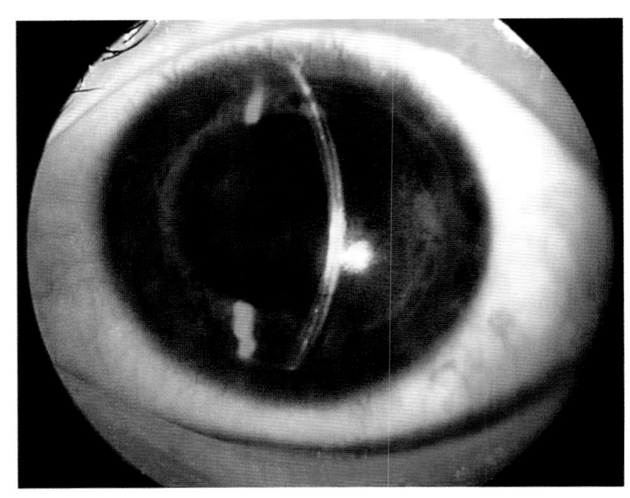

图 13-16　光学性角膜移植术后 10 年，局限性排斥反应控制后植片大部分透明(裂隙相)

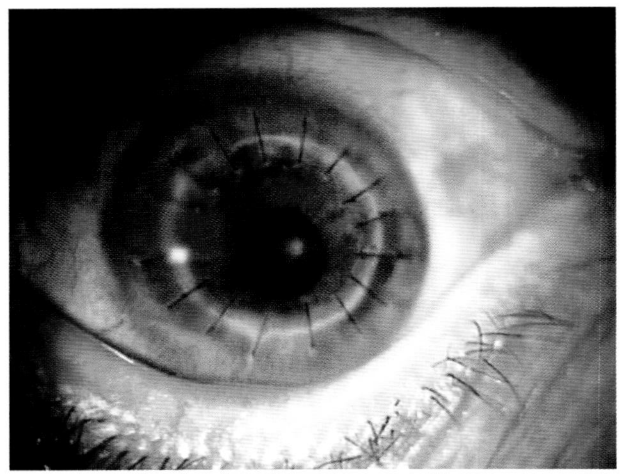

图 13-17　光学性角膜移植术后 2 年，制片透明

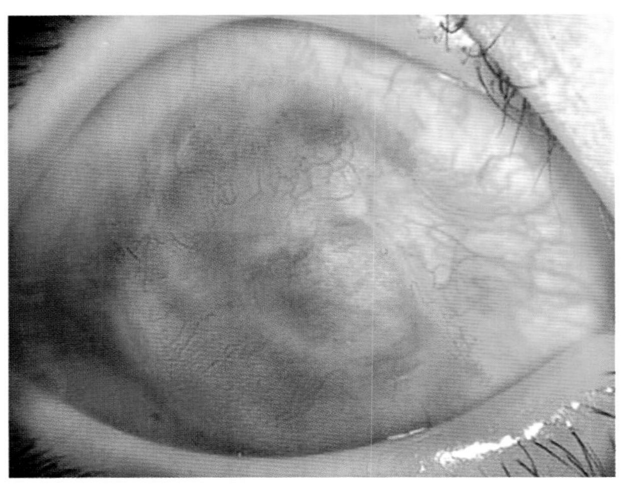

图 13-18　眼前节重建手术前，角膜碱性化学伤，角膜血管化

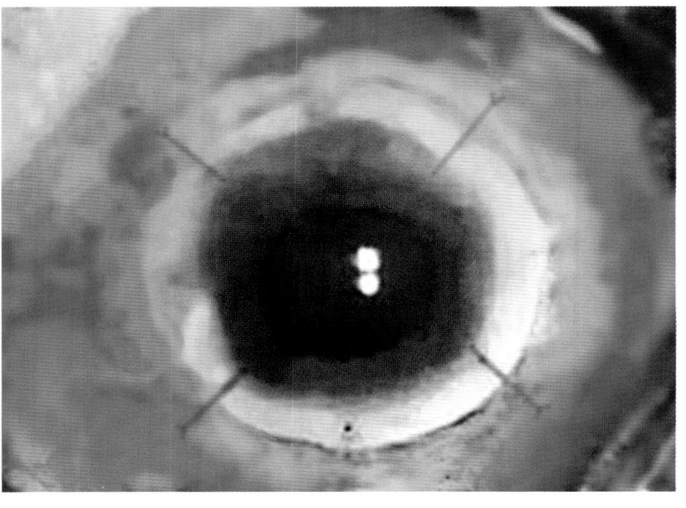

图 13-19　眼前节重建手术

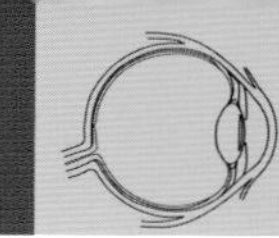

单纯光学性角膜移植要求角膜以外的屈光间质无混浊，视网膜、视神经及视中枢功能正常。对合并有白内障者可联合晶状体摘除或联合人工晶状体植入术（图 13-20）。玻璃体混浊者可联合玻璃体切割术。合并视网膜脱离者，一般应先行光学性角膜移植，而后再手术治疗视网膜脱离。合并牵引性视网膜脱离或有视网膜增殖者，可在临时性人工角膜辅助下完成玻璃体切割及视网膜复位，然后拆除临时性人工角膜，再行穿透性角膜移植术。

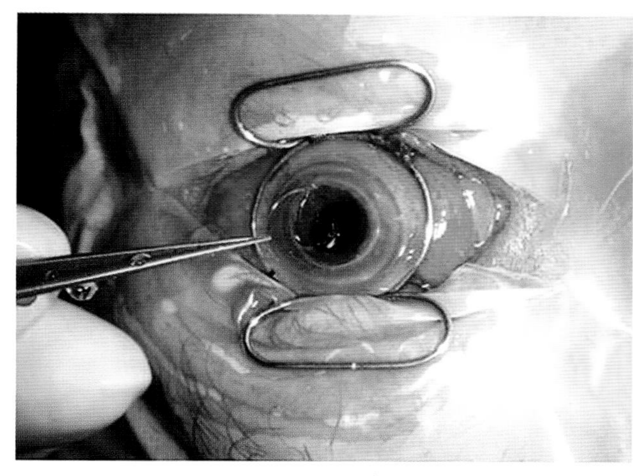

植入人工晶体

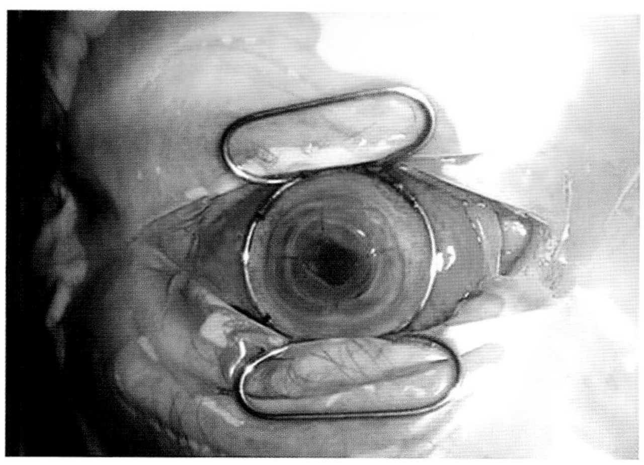

缝合植片

图 13-20　角膜移植联合人工晶状体植入术

光学性角膜移植包括板层和穿透性光学角膜移植。前者可用新鲜或保存的板层角膜材料，后者则必须使用新鲜或活性保存的角膜材料。

由于适合光学性角膜移植者其植床无新生血管或很少新生血管，又何况多为部分板层和部分穿透性光学角膜移植，抗原量亦较少，故移植术后免疫反应较轻甚至不发生免疫排斥反应。

2. 屈光性角膜移植　通过角膜移植而达到屈光矫正目的的手术称为屈光性角膜移植术，如表层角膜镜片术（图 13-21、图 13-22）、角膜磨镶术等能矫正受眼的近视、远视和散光。角膜内镜可治疗外科无晶状体眼及远视性屈光不正。使用超常量大植片或新生儿角膜（曲率半径小，屈光力较强）可改善无晶状体眼的屈光状态。

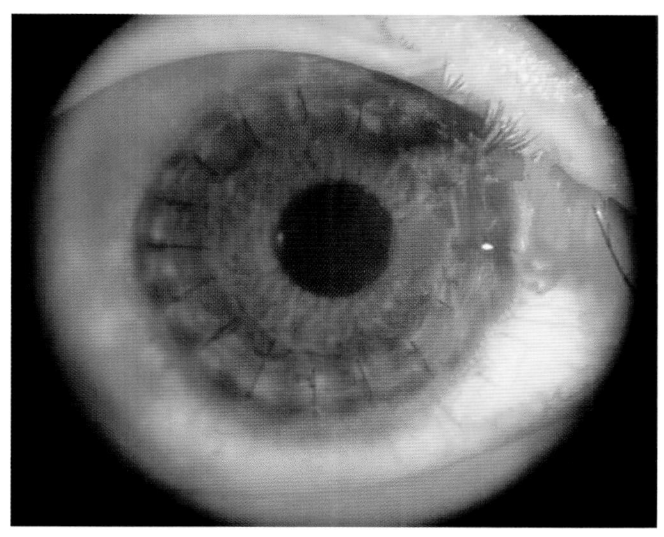

图 13-21　表层角膜镜片术后 1 周，植片透明

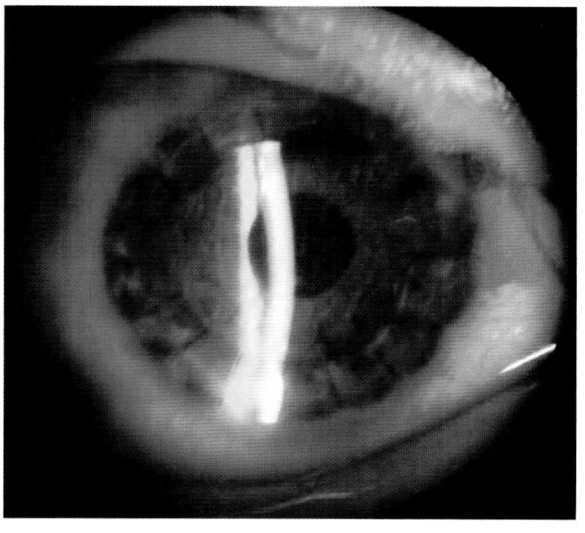

图 13-22　表层角膜镜片术后 1 周，植片透明（裂隙相）

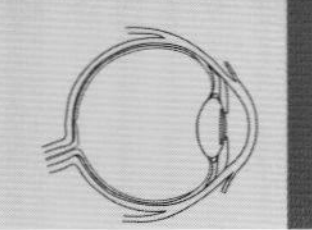

由于适合屈光性角膜移植者其植床无新生血管，所以移植术后不易发生免疫排斥反应。

3. 治疗性角膜移植 手术原理：用以治疗角膜瘘、溃疡性角膜穿孔等角膜病变的角膜移植术称为治疗性角膜移植。角膜瘘或角膜穿孔者需行穿透性角膜移植。角膜皮样瘤、蚕食性角膜溃疡等可行板层角膜移植治疗之。如无新鲜角膜材料时，深低温保存或甘油冷冻保存的角膜材料亦可进行急症治疗性角膜移植，有时也取得较好的效果（图 13-23~图 13-27）。

由于治疗性角膜移植者其植床新生血管较多或炎症反应较重，并且植片较大或带巩膜环全角膜植片，抗原量亦较多，故移植术后免疫反应较重甚至发生植片溶解。

4. 改良基地性角膜移植 手术原理：在角膜严重化学伤或烫伤后，眼表及角膜表面常有浓厚或肉

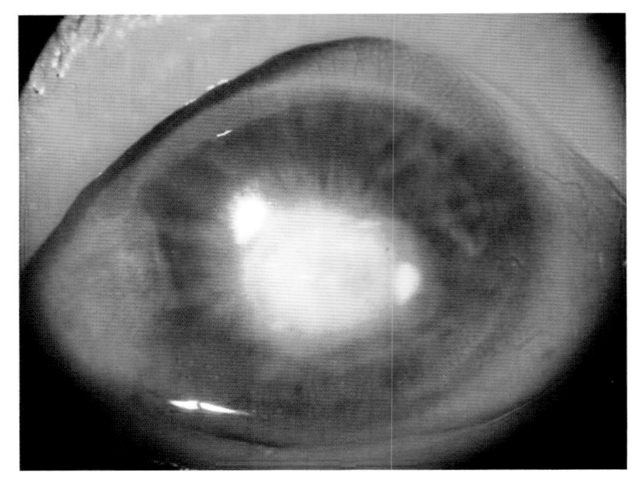

图 13-23 治疗性角膜移植术前，盘状角膜炎

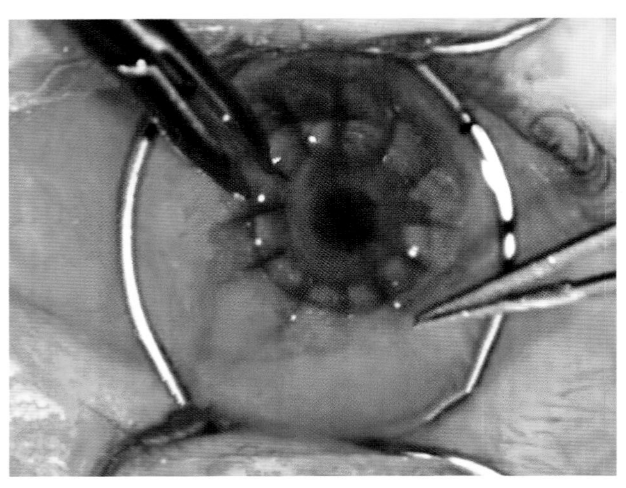

图 13-24 治疗性角膜移植术毕

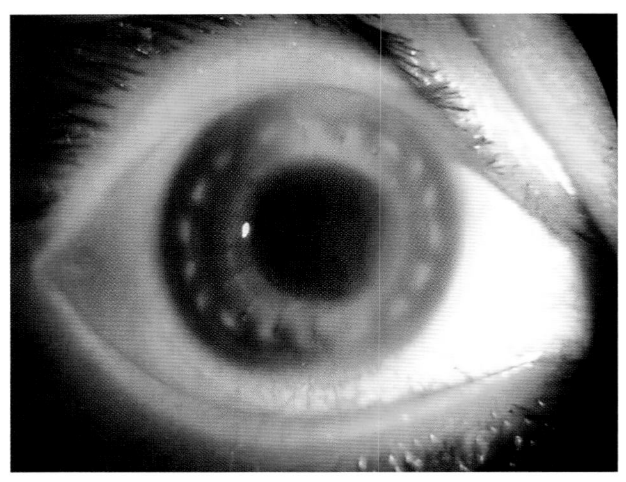

图 13-25 深低温冷冻保存角膜材料行穿透性角膜移植术后 1 年，植片基本透明

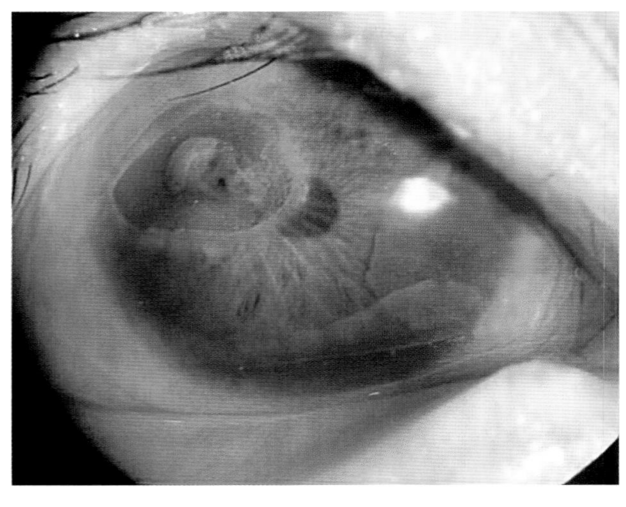

图 13-26 角膜溃疡穿孔，虹膜嵌顿

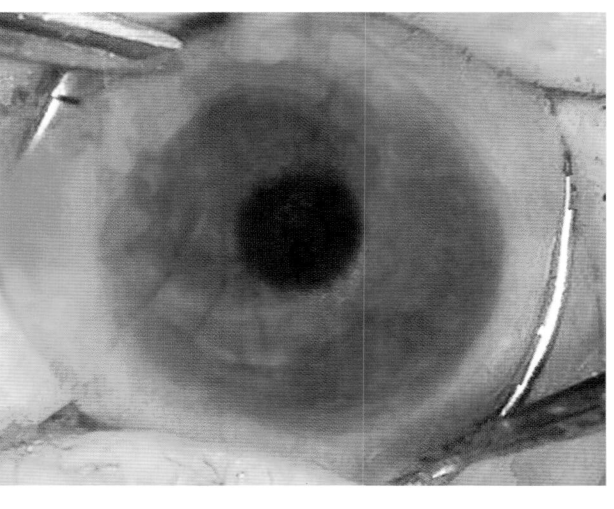

图 13-27 偏心移植，间断缝合

样血管组织，为了清除和减少角膜表面的新生血管组织，需先行板层角膜移植，以改良角膜基地，从而为以后光学性角膜移植创造良好条件，提高手术成功率。

此类植床为严重血管化，移植后免疫排斥反应较重，排斥反应的结果多为植片混浊。

5. 结构性角膜移植　手术原理是用板层或表层角膜组织片移植于受体角膜表面以增加或改变角膜厚度及其弯曲度的手术称为结构性角膜移植。如圆锥角膜早期，可行表层角膜镜片术以增加角膜厚度和改变角膜曲率。偏心圆锥角膜，可行板层角膜移植；后弹力膜膨出者，亦可用去上皮全板层角膜片来增加角膜的厚度，恢复角膜的组织结构。

由于适合结构性角膜移植者其植床无新生血管，所以移植术后不易发生免疫排斥反应。

6. 美容性角膜移植　手术原理：美容性角膜移植是以美容为目的的角膜移植手术，主要目的是改善角膜外观。如失明眼球的角膜白斑染色、板层移植 + 层间角膜染色、美容性表层角膜镜片术等（图 13-28、图 13-29）。

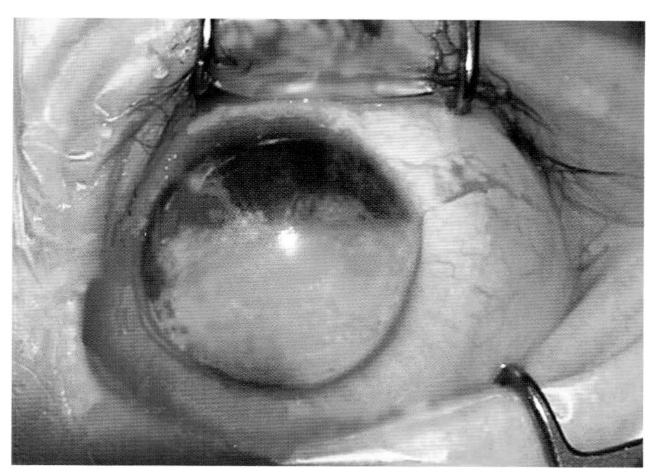

图 13-28　美容性角膜移植术前

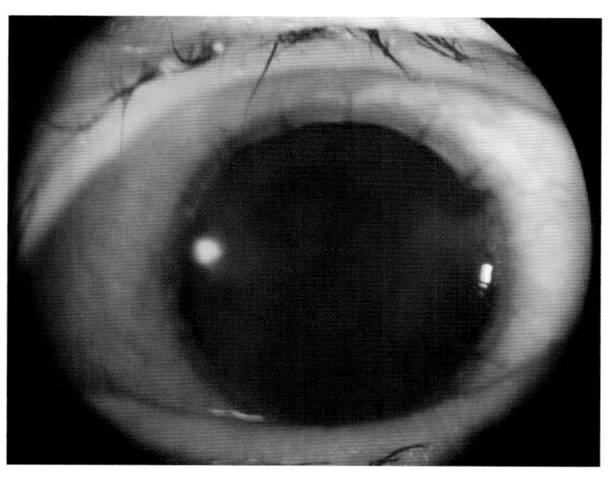

图 13-29　美容性角膜移植术后 15 天，美容效果好

由于适合美容性角膜移植者其植床多无新生血管，所以移植术后不易发生免疫排斥反应。但少数偏心植床或血管化植床者，移植术后亦可发生免疫排斥反应。

二、按供体材料来源分类

- 自体角膜移植
- 同种异体角膜移植
- 异种角膜移植
- 人工角膜
- 生物表层角膜镜片术
- 人工角膜内镜术

1. 自体角膜移植　利用自体角膜进行受眼角膜移植术，即在同一个体身上进行的角膜移植手术，称为自体角膜移植。包括同眼角膜移植和他眼角膜移植。前者是指在同一角膜上所进行的角膜移植，即取非病变部位的角膜移植于角膜病变部位，即换位移植（图 13-30）。后者则指一眼角膜白斑或病变，用另一眼角膜作为供体（常为该眼因严重外伤视力无希望恢复或由于其他原因失明而角膜完好者）进行移植。

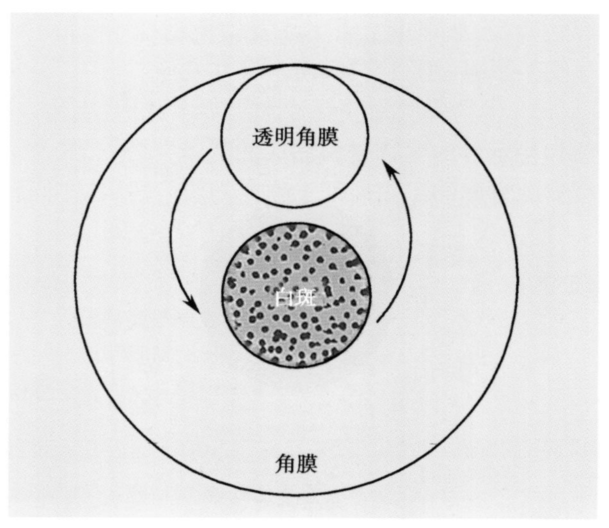

图 13-30　转移性自体角膜移植示意图

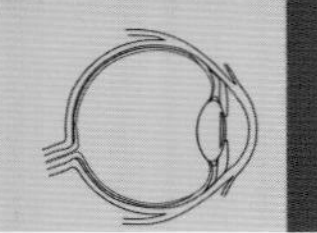

由于自体角膜移植抗原性无差别，故手术后不发生免疫排斥反应。

2. 同种异体角膜移植　目前，绝大多数患者所施行的角膜移植多属同种异体角膜移植，即多采用尸眼角膜进行的角膜移植。实践证明，由于角膜处于无血管和无淋巴的“免疫赦免”特区，故临床角膜移植成功率较高，排斥反应较少。

同种角膜移植包括活体供眼角膜移植和尸体供眼角膜移植。前者临床应用较少，因外伤摘除眼球或行眼内容剜除者，若角膜完整即可作为供体用于角膜移植。由于这些材料都有程度不同的损伤，尤其是角膜内皮细胞的损伤，常影响术后透明度，故多用于治疗性角膜移植。尸眼角膜移植已为临床广泛应用，在某些国家（如斯里兰卡等），摘尸眼已受到法律保护，角膜移植因而开展较好。在我国，由于风俗习惯的影响，加之尚未立法，摘尸眼在很大程度上受到限制。但在一些单位，经过努力，还是能经常不断地得到尸眼，使角膜移植得以长期持续开展。

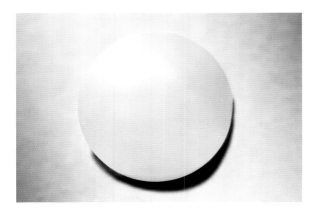
图 13-31　脱细胞猪角膜

3. 异种角膜移植　异种角膜移植即动物角膜移植，指用动物角膜作为供体所施行的角膜移植手术。目前用于人眼角膜移植之动物角膜有猪、鸡、鱼、鹅、猴角膜等，多为板层角膜移植（图 13-31）。有报道曾取得较好的近期效果，但远期效果尚有待研究。

异种角膜移植最后多以失败而告终，由于异种组织抗原性差别较大，手术后免疫排斥反应剧烈而严重，排斥反应的结果是植片溶解。故异种角膜移植只能作为一种临时的抢救角膜穿孔的措施，待有同种材料时应及时更换。

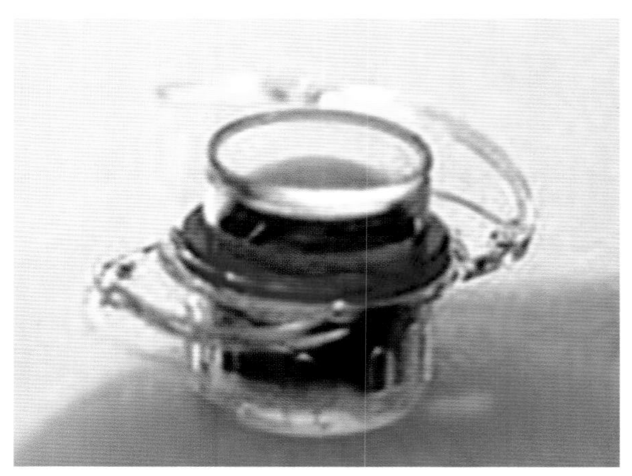
图 13-32　人工角膜

4. 人工角膜　手术原理是用人工合成材料制作的具有一定形状和光学性能的透镜，可以达到光学角膜移植的临床效果。在我国，人工角膜仍不失为光学角膜移植的补充。目前，人工角膜已取得较好临床效果（图 13-32）。

由于人工角膜材料的不断改进和完善，其生物相容性较好，从理论上讲不易发生免疫排斥反应，但可发生支架暴露、组织溶解、漏水等并发症。

5. 生物表层角膜镜片术　手术原理：生物表层角膜镜片术是采用具有良好光学性、生物相容性、渗透性和稳定性的生物材料制成的透镜，移植于角膜表面以达到光学矫正作用或美容效果（即美容性表面镜）。目前此方面的工作尚处于临床初级阶段，许多问题有待进一步研究。

三、按手术方式分类

- 板层角膜移植
  - 表层角膜移植
  - 层间角膜移植
  - 中厚及全厚板层移植
- 穿透角膜移植
  - 部分穿透角膜移植
  - 亚全穿透角膜移植
  - 角巩膜移植
- 复合性角膜移植
  - 桥状角膜移植
  - 板层穿透全角膜移植
  - 双重植片角膜移植
  - 内垫内皮的板层角膜移植

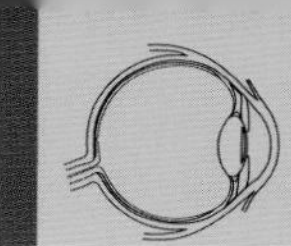

1. 板层角膜移植　手术原理：板层角膜移植是指在切除受体板层角膜后移植相当厚度的植片，以达到切除病灶、恢复视力之目的。板层角膜移植的种类较多，主要有以下几种。

(1) 按治疗目的分类

- 治疗性板层角膜移植
- 光学性板层角膜移植
- 屈光性角膜移植
- 改良基地性角膜移植
- 美容性角膜移植

(2) 按供体材料来源分类

- 自体板层角膜移植
- 同种异体板层角膜移植
- 异种板层角膜移植
- 表层角膜镜片术

(3) 按植床深浅分类

- 深层移植（>2/3 角膜厚度）
  - 全厚植片板层角膜移植
  - 厚板层植片角膜移植
- （1/2 角膜厚度）
  - 层间角膜移植
  - 中层移植
  - 中厚板层角膜移植
- 表层移植
  - 表层遮盖性角膜移植
  - 表层角膜镜片术

(4) 按植片形态分类

- 圆形植片
- 半月形植片
- 扇形植片
- 梭形植片
- 三角形植片
- 指环形植片
- 不规则形植片

2. 穿透性角膜移植　手术原理：穿透性角膜移植是指钻除或切除全层受体病变角膜，移植一透明而健康的全层角膜片。

由于植床多无血管，又是部分穿透，故术后免疫反应较轻，或不发生免疫排斥反应。

- 穿透性角膜移植
  - 部分穿透性角膜移植
  - 亚全穿透性角膜移植
  - 角巩膜移植（眼前节重建）

3. 复合角膜移植　手术原理：系板层和穿透复合术式，如铆钉形角膜移植、指环形角膜移植等。此类角膜移植术后免疫排斥反应发生率很高，尤其是严重血管化植床，术后几乎 100% 发生免疫排斥反应。近年来不少学者对传统手术进行改良，有效减少了免疫排斥反应的发生，进而提高复杂角膜移植的成功率。杨朝忠等对带巩膜环全角膜移植手术进行改良，使手术后的并发症和免疫排斥反应明显减少。

第二节　穿透性角膜移植

一、部分穿透性角膜移植

手术原理：单纯性中央角膜白斑、局限性角膜溃疡穿孔、局限性角膜葡萄肿及圆锥角膜等，都是部分穿透性角膜移植的适应证，用健康透明的角膜代替病变角膜，以达到复明之目的，手术后的免疫排斥反应较少。

1. 外科技术

（1）麻醉：一般 10 岁以下的儿童和不合作的患者采用全麻。全身麻醉避免使用升高眼内压的药物，如氯胺酮等。可用硫喷妥钠静脉注射。硫喷妥钠镇痛效果差，需同时加用局麻。

对 15 岁以下欠合作的患者可行局部麻醉 + 强化麻醉，这样既可顺利完成手术，又能避免全麻并发症。

12 岁以上的患者或成人多采用局部麻醉。一般用 2% 利多卡因 +0.75% 布比卡因 + 透明质酸酶 150U 行球后阻滞（图 13-33）或球周麻醉、眶上裂阻滞麻醉（图 13-34）、球结膜下麻醉和眼轮匝肌浸润麻醉。麻醉药总量分配如下：球后注射 2~3ml，球周注射 4~6ml，球结膜下注射约 0.5~1ml，眼轮匝肌注射约 4ml，一般总量不要超过 8ml。注射完毕后，压迫眼球 5~15 分钟，指测眼压降低后，检查眼球固定、眼睑启闭情况，便可手术。

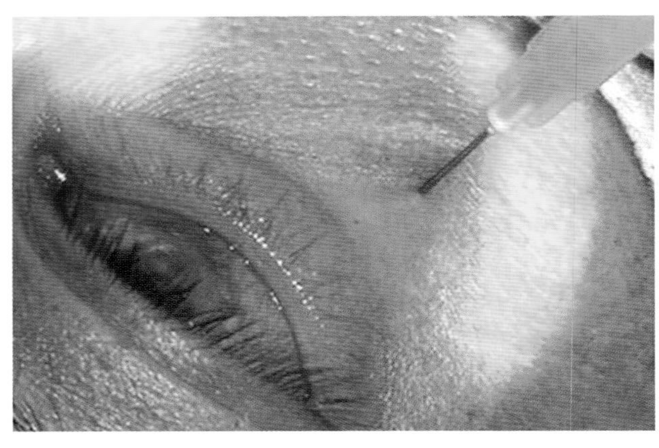
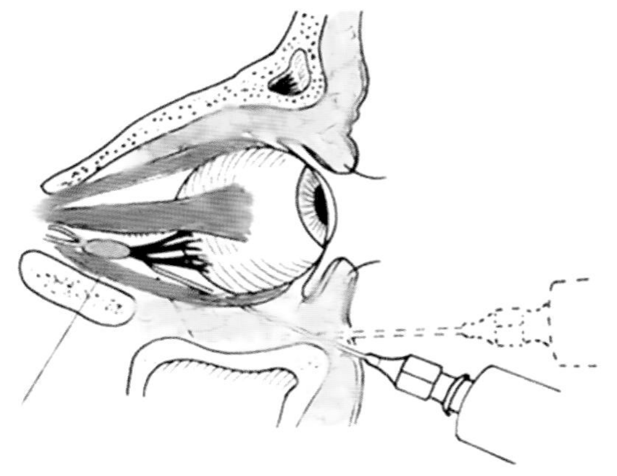

图 13-33　球后阻滞麻醉

（2）开睑：可采用开睑器开睑，亦可缝线开睑。前者有眼球压迫作用，杨朝忠发明一种多功能开睑器，集开睑与眼球固定于一体，使用时以上下眶缘为支撑点，避免了对眼球的压迫。睑裂过小时，可行外眦剪开（图 13-35A、B），以利于手术操作，术毕不缝合。

（3）固定眼球：眼球固定非常有利于手术操作，而且可减少手术并发症，缩短手术时间。一般采用上、下直肌缝线固定法（图 13-36）。调整上下缝线张力，使眼球呈正位固定。也可使用眼球固定器固定眼球，对眼位不正者，可以用四条直肌缝线固定（图 13-37）。

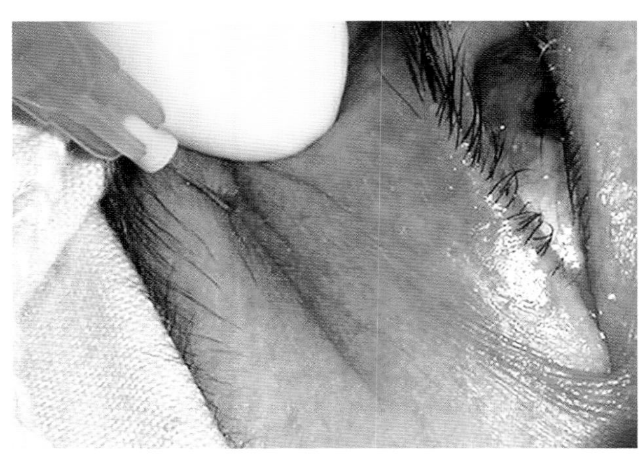

图 13-34　眶上裂阻滞麻醉

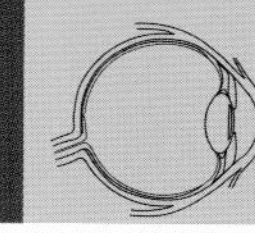

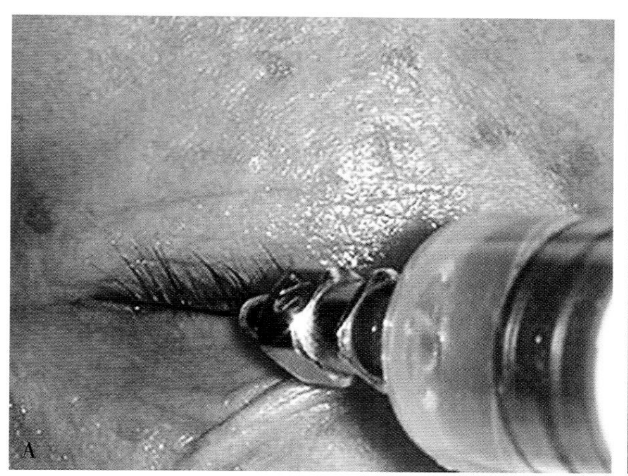

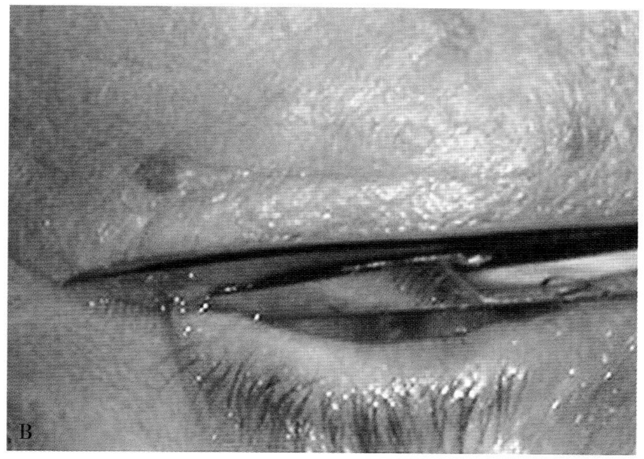

图 13-35　剪开外眦
A. 外眦部麻醉；B. 剪开外眦

图 13-36　上、下直肌缝线固定

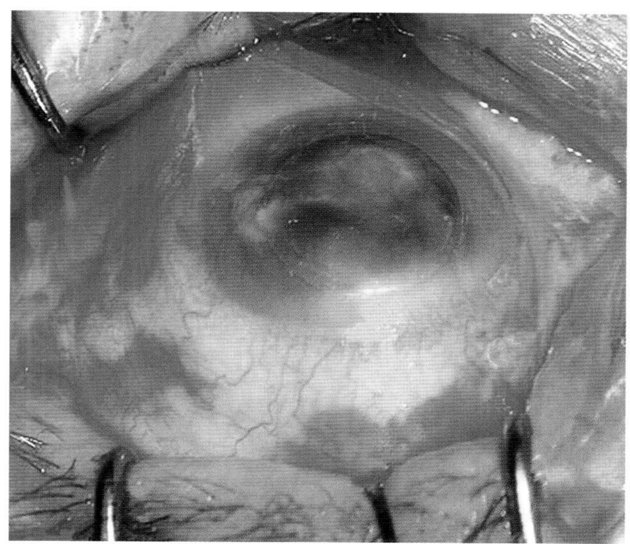

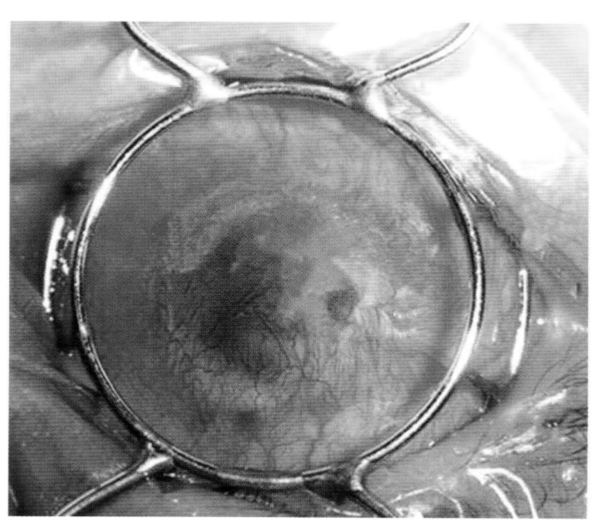

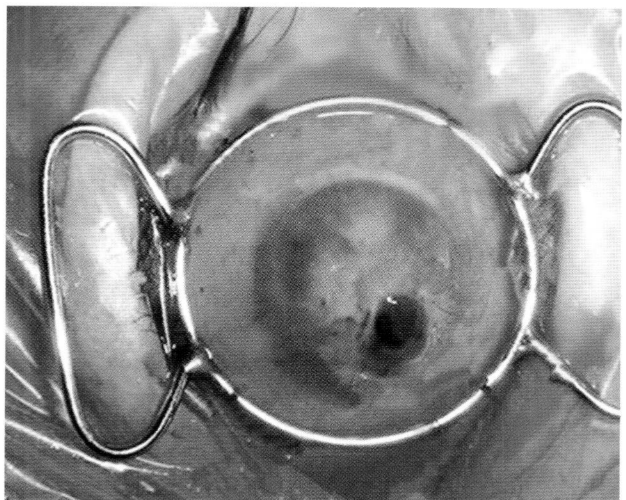

图 13-37　缝眼球固定器

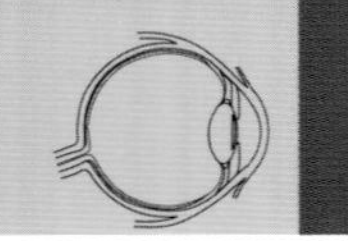

(4) 缝固定环:对无晶状体眼或准备施行白内障摘除和人工晶状体植入术者,为防止环钻角膜时玻璃体脱出,眼球变形,甚至脉络膜驱逐性出血或视网膜脱离,常使用巩膜固定环以支撑眼球外形,杨朝忠发明的多功能开睑器(专利号:92219444.0)(图 13-38),可调节,对眼球有提升作用,避免术中并发症的发生。

(5) 选择环钻:环钻直径的大小应视角膜病变范围大小而定,且钻口要锐利(图 13-39、图 13-40)。部分穿透角膜植床一般应包括病变组织,尤其是治疗性角膜移植,对角膜白斑患者施行光学性角膜移植时,原则是以光学区为中心,不一定将所有白斑组织都切除。取供体植片时,环钻直径应稍大于植床约 0.25~0.50mm。无晶状体眼等高度远视屈光不正患者,植片可大于植床 0.75~1.5mm。

锐利的环钻可减少对角膜组织的创伤,减少角膜抗原的暴露和释放,进而减轻术后免疫反应。

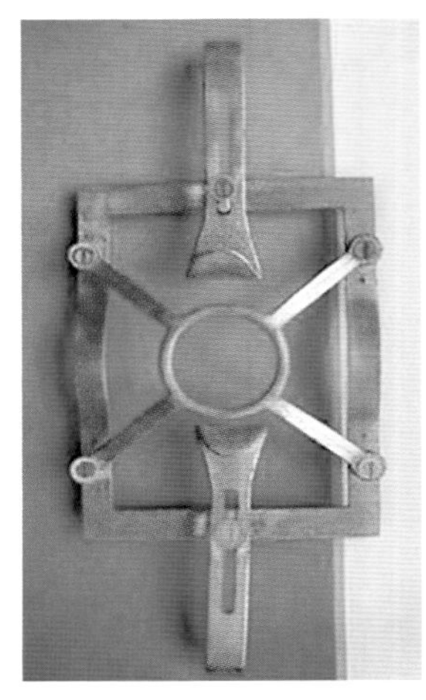

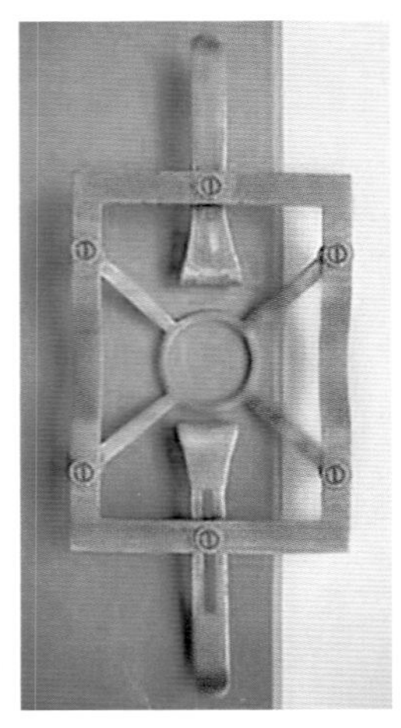

图 13-38 杨朝忠发明的多功能开睑器(专利号:92219444.0)

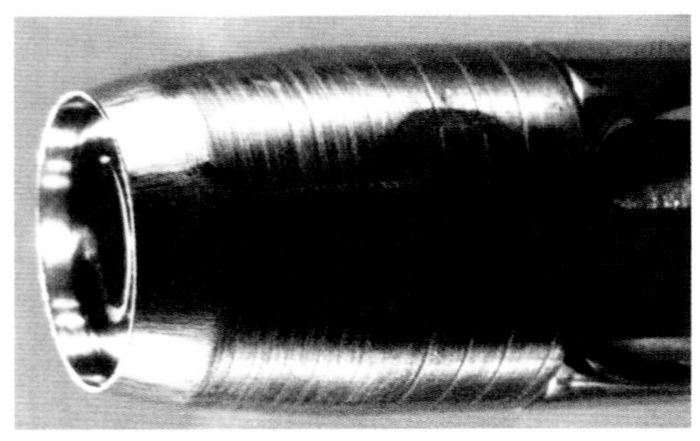

图 13-39 角膜环钻

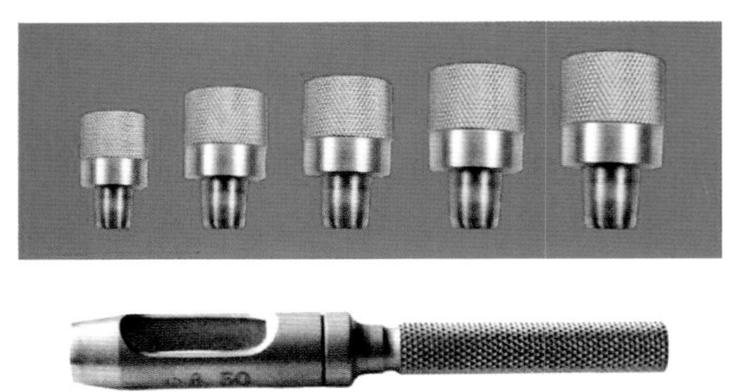

图 13-40 角膜环钻

(6) 取供体角膜片:完成受体眼球固定和缝环后,先放松睑裂缝线,用无菌湿纱布遮盖术眼,便可转入取供眼角膜移植片。用角膜环钻在供体眼球上钻取所需大小之角膜移植片,或先取下全角膜,再用角膜刻切器制取所需大小之角膜移植片(图 13-41~ 图 13-46)。杨朝忠研制的反向角膜枕(图 13-47、图 13-48)可用于制作铆钉形角膜植片。

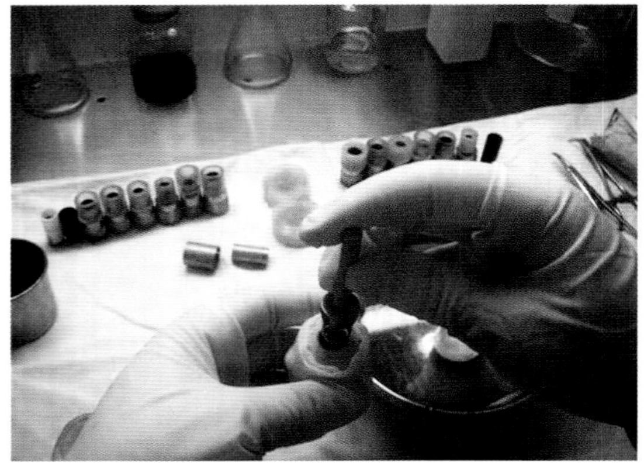

图 13-41 角膜环钻钻取供体全层角膜植片

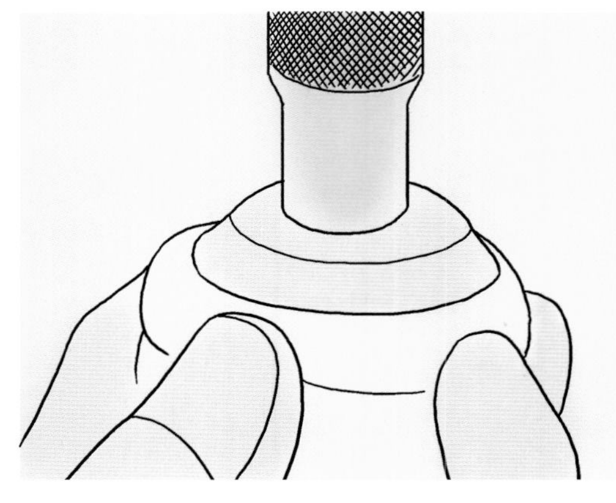

图 13-42 供体眼球钻取角膜片示意图

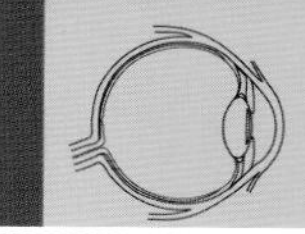

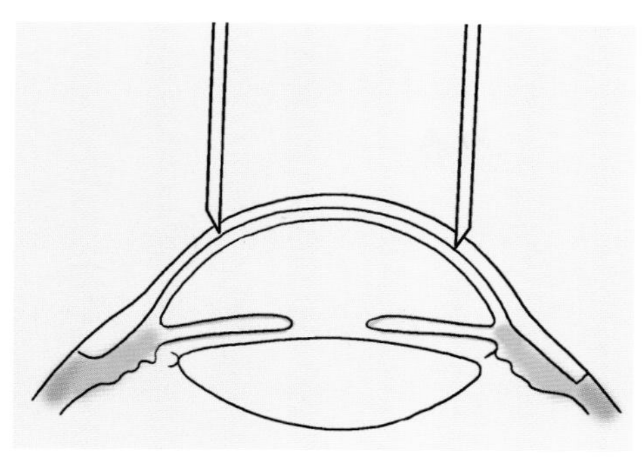

图 13-43　钻取角膜片示意图，各方深度一致

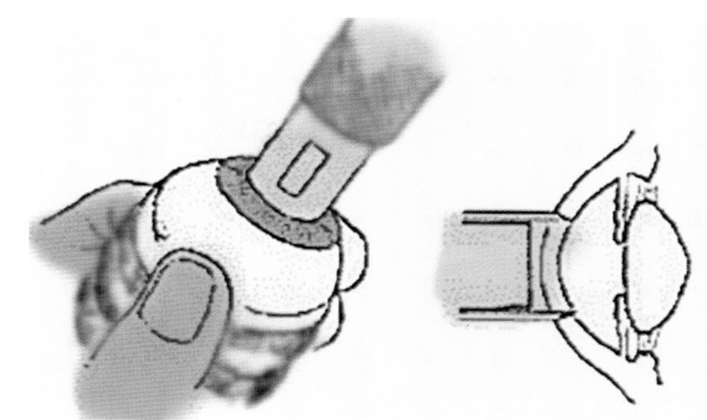

图 13-44　钻取供体角膜片示意图

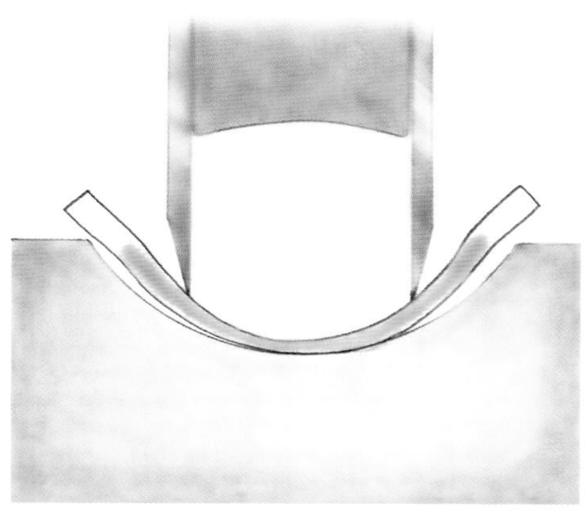

图 13-45　刻切角膜片

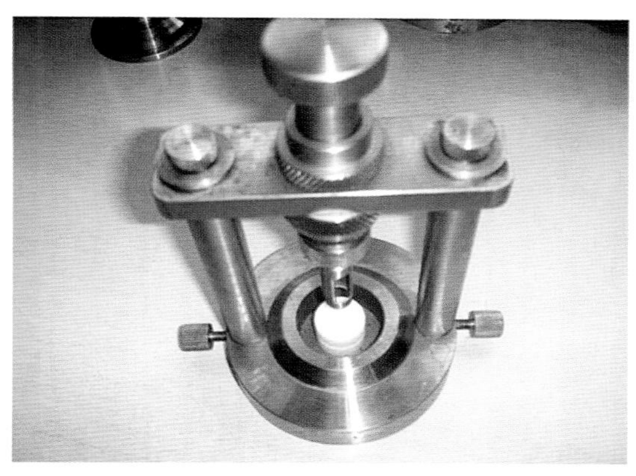

图 13-46　杨朝忠研制的角膜刻切器

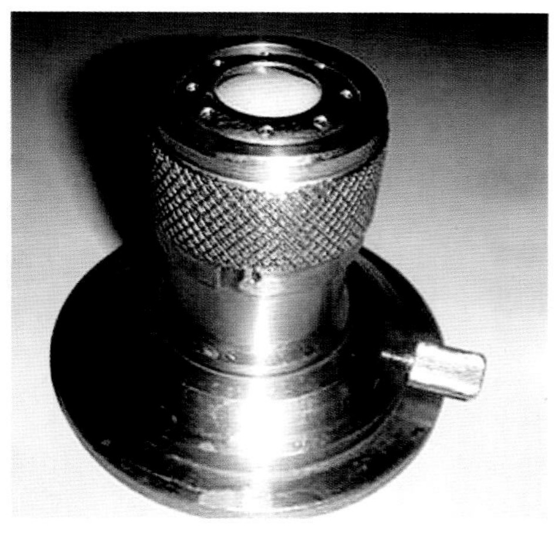

图 13-47　杨朝忠研制的反向角膜枕，用于制作铆钉形角膜植片

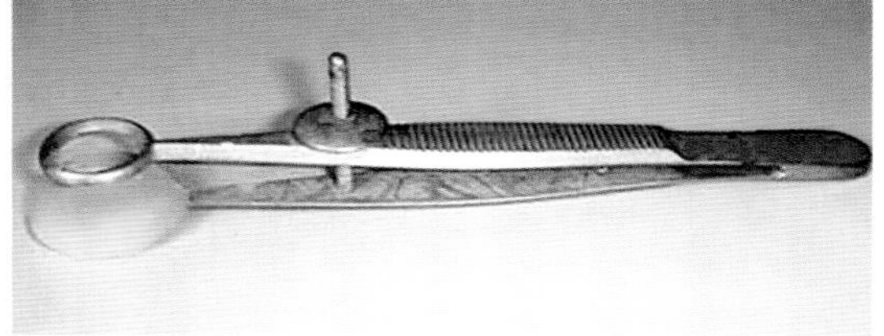

图 13-48　杨朝忠研制的反向角膜枕

近年上市的飞秒激光制作角膜移植片更加精确，损伤更小。

（7）制作受体植孔：取好供体角膜植片并将其放置临时湿房。转做受体植孔。固定妥眼球，调整好植孔位置，再定环钻深度，一般为 1mm。先用所选角膜环钻在受体角膜上压痕（图 13-49），将环钻置于压痕上，加压旋转环钻（图 13-50、图 13-51），手下有落空感或见有房水溢出时停止，说明已钻穿角膜全层，应立即停止加压和旋转，迅速退出环钻，检查是否有未钻穿的地方，用剪刀完成植孔（图 13-52）。

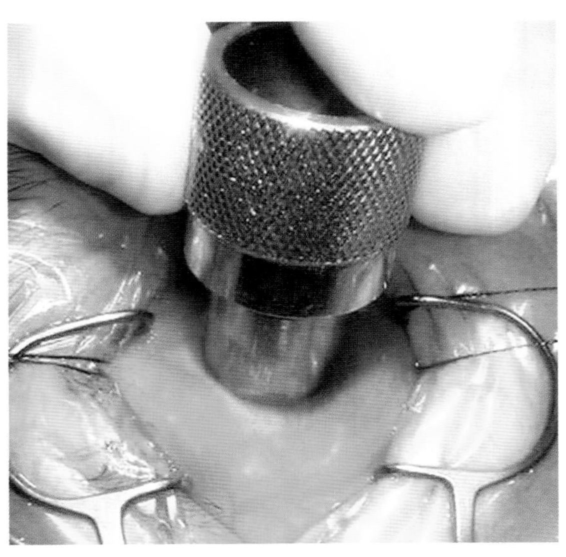
图 13-49　环钻压痕

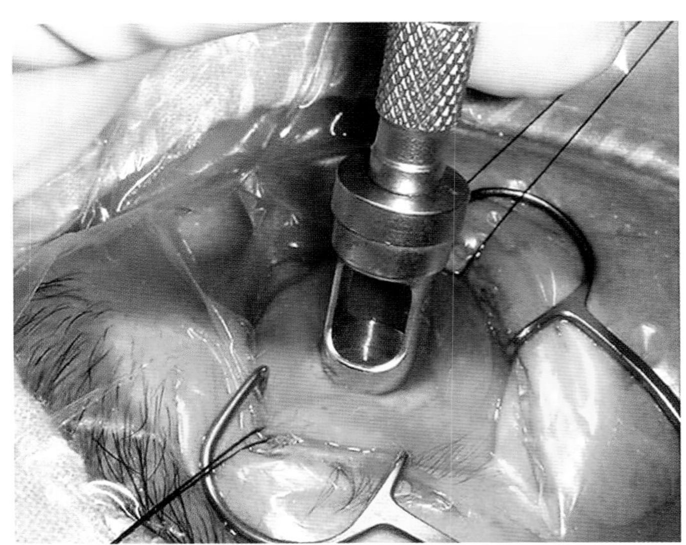
图 13-50　加压旋转钻切植床

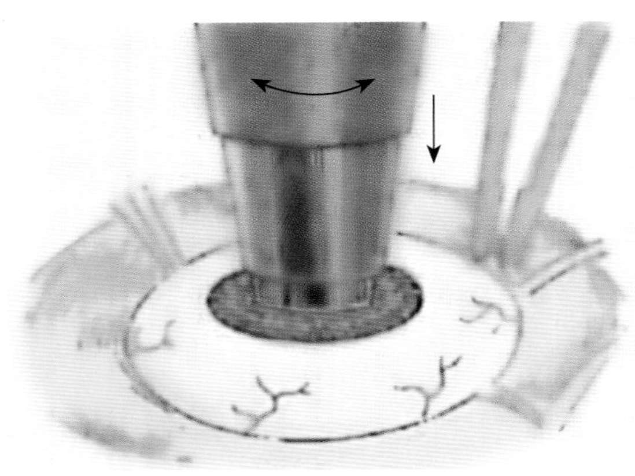
图 13-51　加压旋转钻切植床示意图

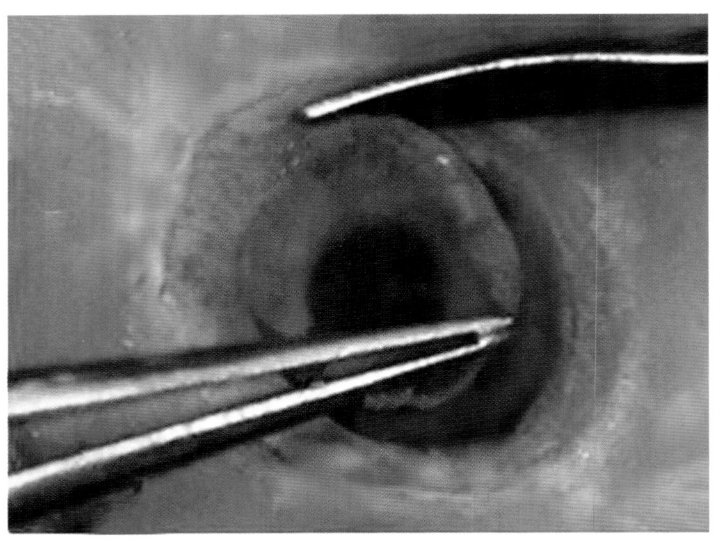
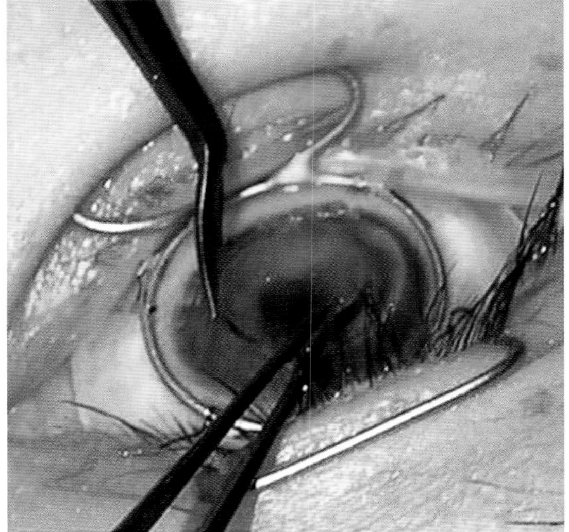
图 13-52　剪刀完成植孔

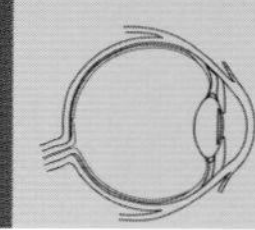

若植孔内角膜与虹膜粘连，应小心提起角膜片，用显微剪刀沿角膜侧仔细剪分粘连的虹膜组织（图13-53）。植孔周围的虹膜粘连可从植孔内注入黏稠剂后，用虹膜回复器小心分离。如术前虹膜前粘连、浅前房，或植片直径超过8.0mm者，应在完成植孔后行周边虹膜切除术(图13-54)，以防止术后继发性青光眼。

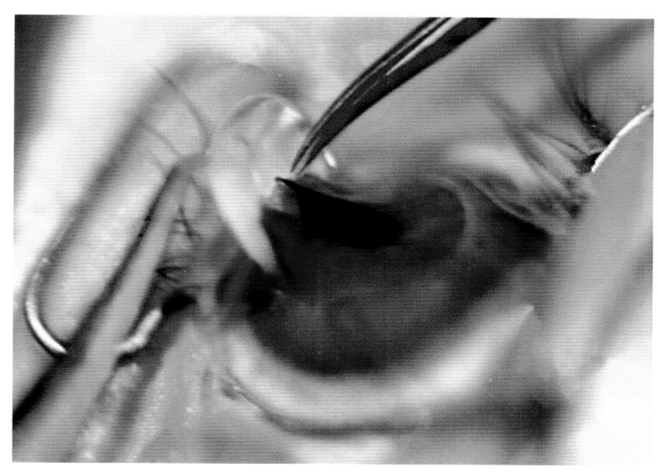
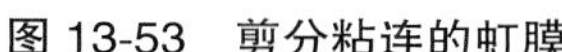
图13-53　剪分粘连的虹膜

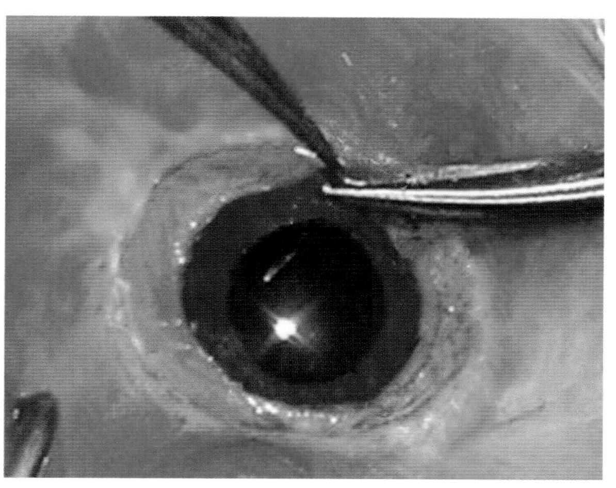
图13-54　切除周边虹膜

合并白内障者，可在完成植孔后行白内障囊外摘除或联合人工晶状体植入术。如晶状体缺如（术后无晶状体眼），做植孔时有玻璃体脱出，应剪除之，以防止玻璃体与角膜植片内皮粘连。

（8）缝合植片

1）间断缝合法：用角膜托板将植片放置于植孔（图13-55），然后用10-0尼龙线缝合。将角膜植片盖于植孔上，助手用角膜镊夹住6点处植片边缘，术者于12点处缝合首针，距角膜植片创缘1mm进针，在穿过植片厚度的90%处出针，再从植孔角膜创缘的90%厚度进针，距离创缘1mm处穿出（图13-56）。初学者可先打一活结，以便调整缝合的松紧度，有经验者可直接结扎，一般打3个扣（即外科结）。依次缝合6、3、9点处并结扎。用吸水海绵吸除植片表面的液体，这时可见植片正方形皱褶(图13-57)，说明各缝线松紧适宜、均匀。若皱褶不呈正方形，边缘明显隆起，提示各缝线不对称或松紧不均，应调整缝线。因这四针是固定植片的关键，故应仔细缝合和调整。然后每个象限增加补充缝线3~4针，共16~20针（图13-58、图13-59）。缝合时应垂直于创缘，各子午线对称缝合，各缝线应呈放射状排列。而且缝合深度要一致，针距要均匀，结

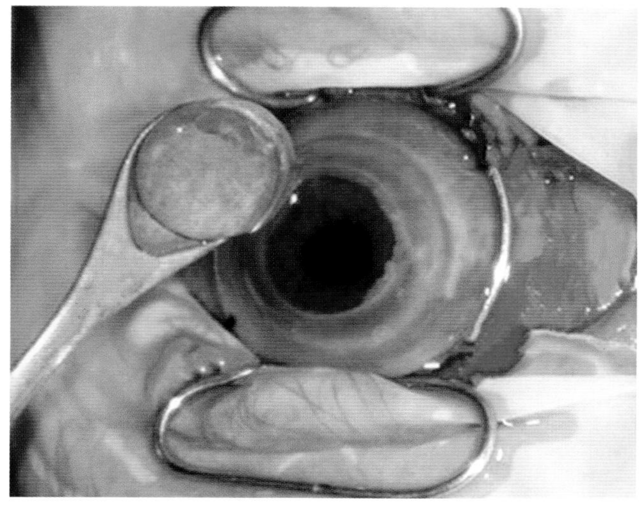
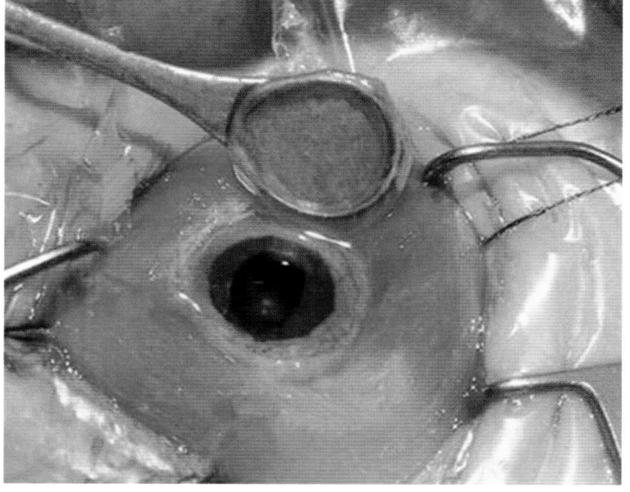
图13-55　用角膜托板将植片放置于植孔

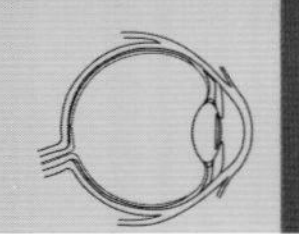

扎张力不应有明显差别。否则,易引起术后散光。另外,还需要注意的是缝针不要重复穿刺组织,以免造成不必要的组织损伤,若组织损伤严重,角膜抗原暴露增加,无疑会增加术后的免疫反应,甚至排斥。

完成缝线后,应将线结埋入受体角膜基质内(图 13-60),以避免线结刺激。

2）连续缝合法:完成 12、6、3、9 点处间断缝合后(图 13-60),以每个象限 4~6 针的密度连续缝合一周(图 13-61),此为单程连续缝合(图 13-62,图 13-64);亦可行双程连续缝合(图 13-63),只是每一个单程的针距要大。完成连续缝合并结扎后,可拆除间断缝线,或在术后 2 周拆除。

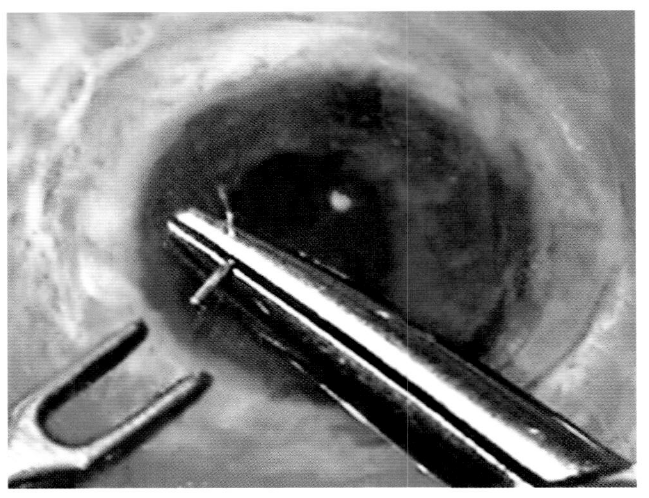

图 13-56　植片缝合第一针

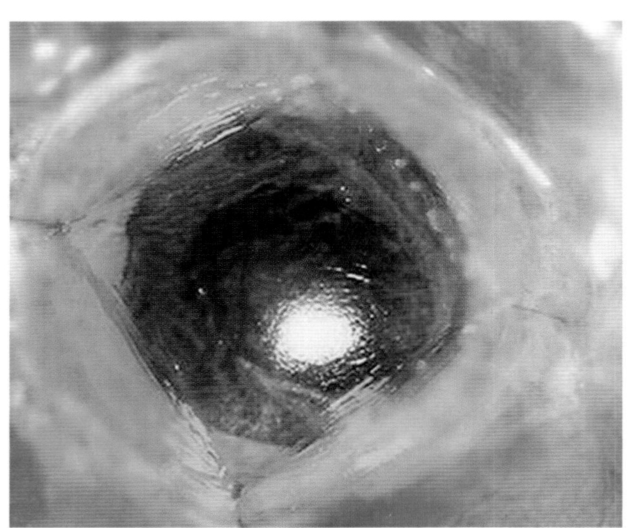

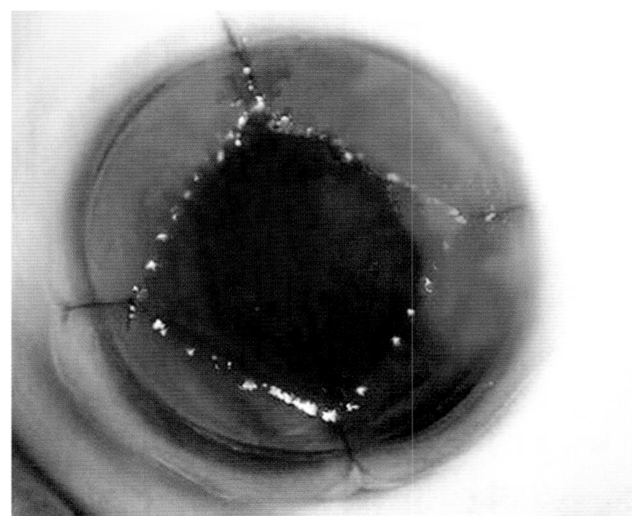

图 13-57　间断缝合 4 针后植片皱褶呈正方形

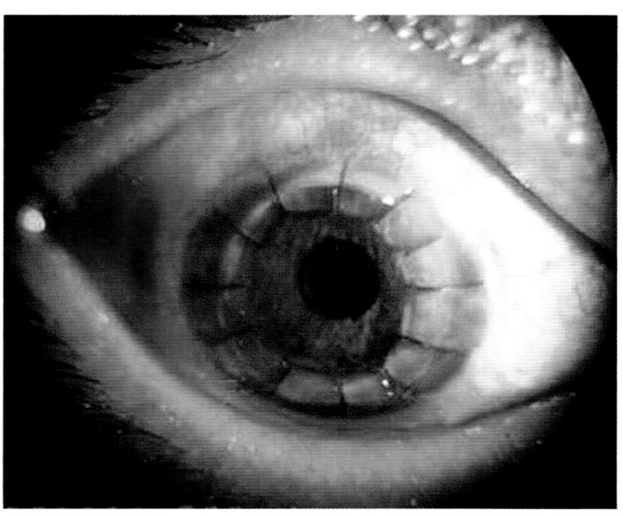

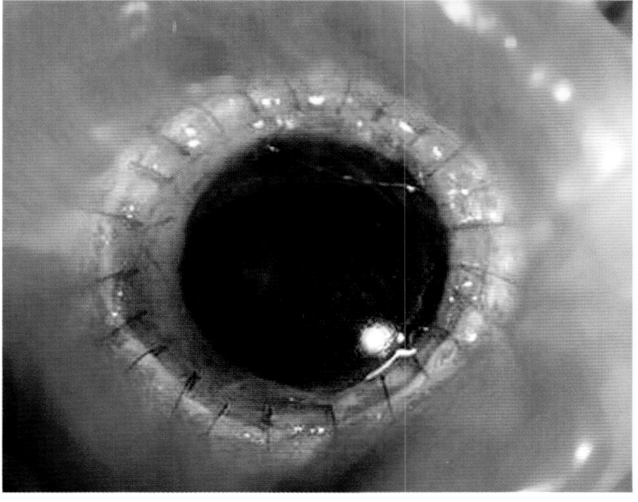

图 13-58　间断对称补缝至缝合 16 针

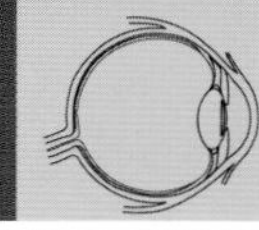

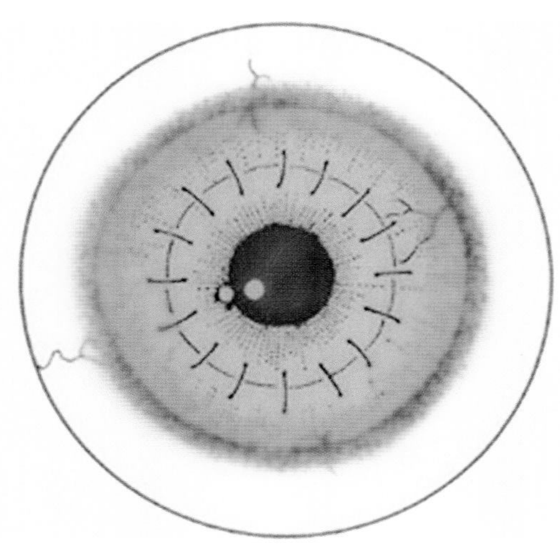

图 13-59　间断缝合示意图

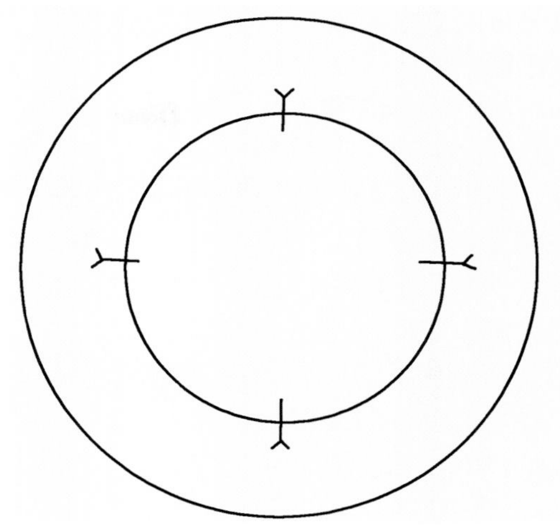

图 13-60　连续缝合前先预置间断缝合 4 针

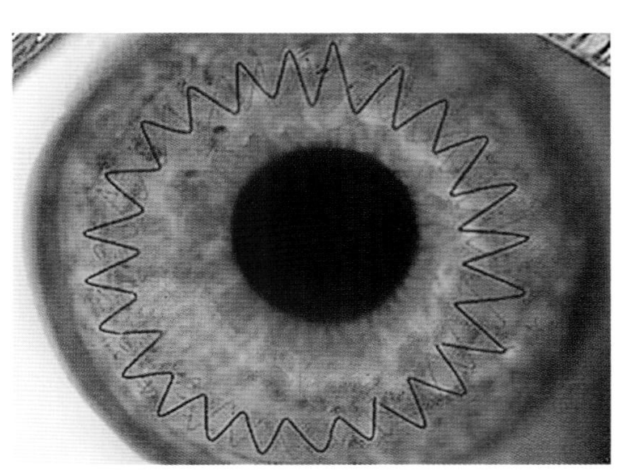

图 13-61　单程连续缝合

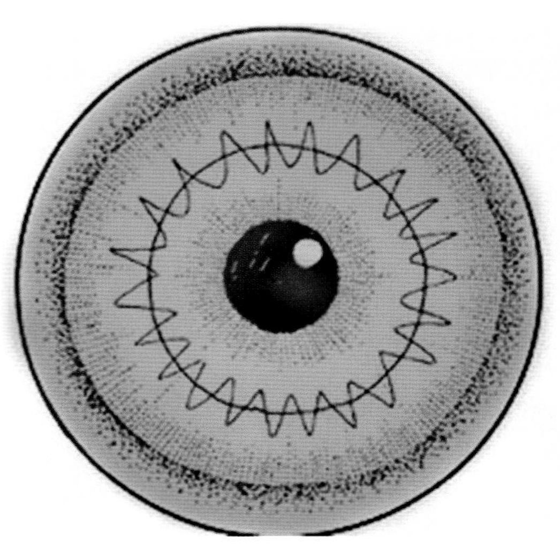

图 13-62　单程连续缝合示意图

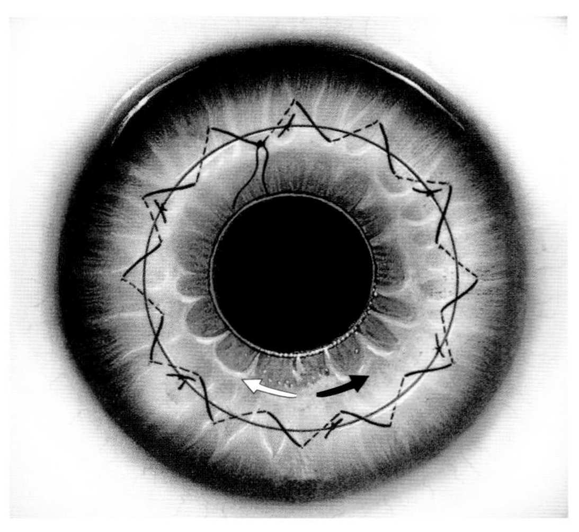

图 13-63　双程连续缝合

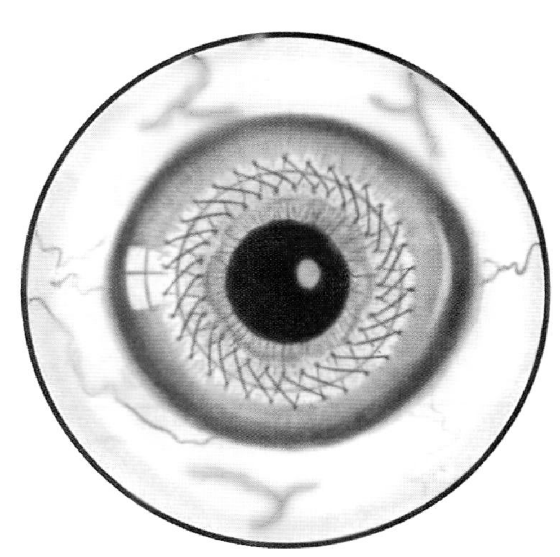

图 13-64　单程连续缝合法示意图

连续缝合具有许多优点：如线结少、刺激症状轻、组织反应小、术后散光亦小。但缝合难度较大，要求术者有较熟练的手术技巧、针距要均匀、深浅要一致，组织内缝线应呈放射状排列、调整缝线时要使各象限张力均，缝合过程不能断线。

(9) 重建前房：完成植片固定后应立即重建前房。可用消毒空气、过滤空气、林格液、复合营养液、高分子化合物、平衡盐溶液及黏弹性物质等。目前多采用消毒空气和平衡盐溶液。用消毒空气的具体方法是：用连有钝针头(4#针头磨钝)的1ml注射器，抽取经酒精灯火焰灭菌的空气，待针头冷却后，将其从植孔的创缘刺入前房。快速推动针芯，使气体连续迅速进入前房，一旦气泡充满前房，立即拔出针头，以免气体逸出(图13-65)。注气后若发现气体进入后房，应立即放出，不然，气体可将虹膜向前推，使前房形成更加困难。反复注气前房重建失败者，应认真查找原因，有否缝线太松导致漏气、眼压是否太高、虹膜有无嵌顿等。发现问题，及时做出相应处理，如重新缝合、回复虹膜等。 经处理后不能重建前房者，可考虑穿刺抽取部分玻璃体。以促进前房形成。

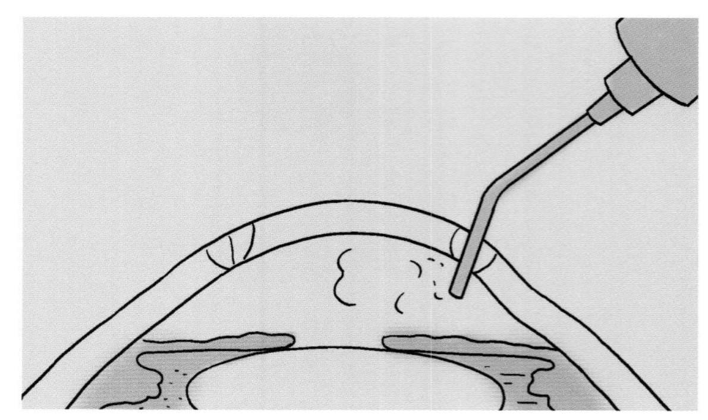
图 13-65　注气重建前房示意图

用空气重建前房具有取材方便、可重复进行等优点，但对角膜内皮有一定的损害，且术后空气可进入后房，产生并发症，故可被平衡盐溶液取代。应用平衡液重建前房的方法与空气相似，但对缝合要求较高。

(10) 散光检查：重建前房后，用角膜散光计(图13-66)检查散光状态，若投影呈同心圆形，说明各子午线缝线张力均匀，无散光或散光很小；若投影呈非同心圆形，说明各子午线缝线张力不均匀，有散光，应通过调整缝线减少散光。

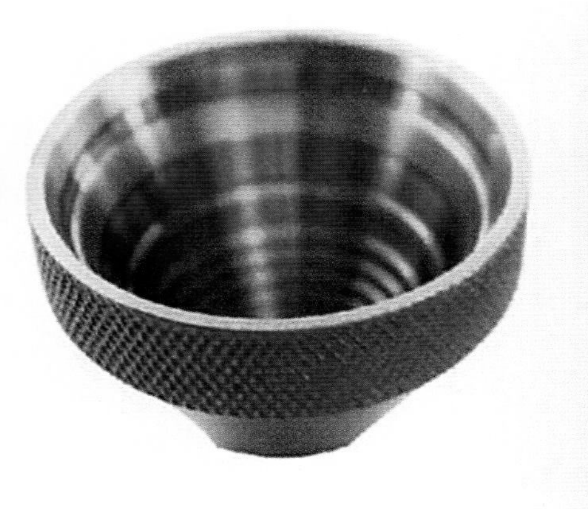
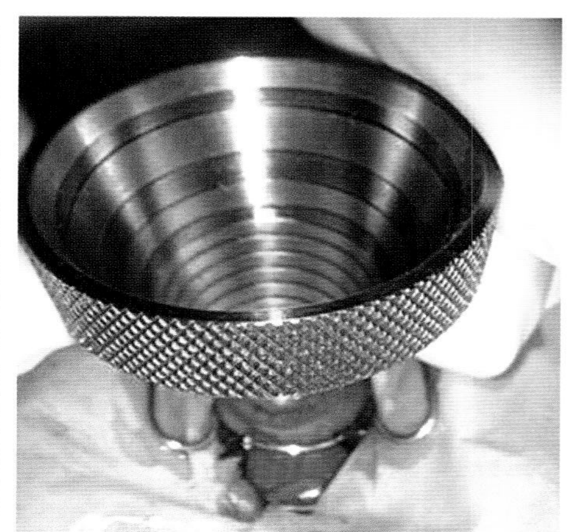
图 13-66　角膜散光计及术中应用

(11) 术毕

1) 拆除眼球固定缝线及去掉固定环，结膜囊内涂妥布霉素 + 地塞米松(典必殊)眼膏。

2) 植片直径大于8mm者，术毕时一般不应散瞳；植片较小者，术毕即时可予散瞳。

3) 取下开睑器或拆除开睑缝线，双眼绷带包扎。

4) 手术当日给予抗生素 + 糖皮质激素静滴，或口服环孢素(cyclosporine A，CsA)。当晚可给予盐酸氯丙嗪(冬眠灵)25~50mg肌内注射，以镇静。

2. 术后处理

(1) 换药：一般术后48小时首次换药，以后每天换药一次。术后有术眼剧痛等情况时应随时打开检查。

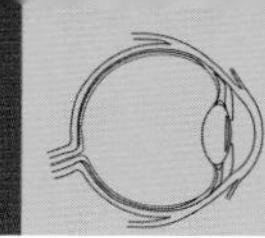

4 天后如上皮愈合良好，可改单眼包扎，1 周后可开放点眼。每次换药应注意观察术眼反应、分泌物、植片透明度、缝线有无崩脱、创缘对合情况、前房深浅、瞳孔大小、晶状体有无混浊、人工晶状体位置、视力情况、眼压情况等，并详细记录。

换药时，动作要轻，勿粗暴揭去纱布，有时分泌物可使睫毛及眼睑皮肤与纱布粘贴在一起，需先用生理盐水或抗生素眼液湿润后再轻轻揭下，擦除睑缘分泌物时亦应轻柔，反复几次，切忌压迫眼球。

术后 3 天左右，前房气泡基本吸收，便可行裂隙灯检查，以更清楚地观察植片、房水及晶状体的情况。而术后 3 天内，应少活动，不宜俯卧，以防气泡进入后房。

（2）术后用药：每次换药时予抗生素眼液或眼膏滴眼或涂眼，待上皮愈合后，可加用糖皮质激素眼药，如妥布霉素 + 地塞米松、四环素可的松眼膏滴眼及涂眼，或将 2mg 地塞米松加入 10ml　0.25% 氯霉素滴眼液中滴眼。植片较小者，常规散瞳，可用去氧肾上腺素（新福林）、托吡卡胺（美多丽）、后马托品等。发现瞳孔区有渗出时，应用阿托品或散瞳合剂球结膜下注射。

为预防术后感染，术后可静脉滴注抗生素如青霉素或头孢霉素 3~4 天。治疗性角膜移植或有感染征象者，应延长抗生素使用时间，或根据药敏结果更换有效抗生素。为减轻术后反应和预防排斥反应，术后当日即开始使用糖皮质激素或其他免疫抑制剂（CsA、FK-506 等）口服或静滴。术后发现排斥反应，应增加免疫抑制剂用量，同时联合球结膜下注射，可用林可霉素 2 万 U+ 地塞米松 2mg，隔日一次。待病情控制后逐渐减量。术后有眼压升高时，可加用 20% 甘露醇静滴，乙酰唑胺口服。此外，术后应辅以足量维生素 A、B、C 等，以促进上皮及植片愈合。

（3）拆线：拆线的一般原则是：植片愈合良好，缝线松脱，或有新生血管向植片长入。拆线的时间一般掌握在手术后 3~6 个月。

拆线时，应先充分表面麻醉，开睑器开睑，在放大镜或裂隙灯显微镜下进行，令病人注视目标不动，左手用有齿镊固定眼球，右手持尖刀片或针头，将缝线挑起切断之，刀片用力方向朝向植床，切忌挑向植片方向，以防拉裂创口（图 13-67、图 13-68）。间断缝合者，应间断、对称、分次拆除，先拆新生血管处；连续缝合者先隔针切断或剪断，然后将线拉出。拆线后涂抗生素眼膏，加压包扎 1 天，口服乙酰唑胺 0.25g，2/d，共 3~5 天。拆线第 2 天裂隙灯显微镜观察，若无房水外溢、创缘裂开，上皮愈合好，可开放点眼。

3. 随访　术后 1~2 周，如无不良反应及并发症，可出院观察，定期随访。一般 3 个月内每 2 周复查一次，以后每月复查一次。1 年后酌情随访。在随访期间，如出现红痛、视力下降等，应及时复诊。

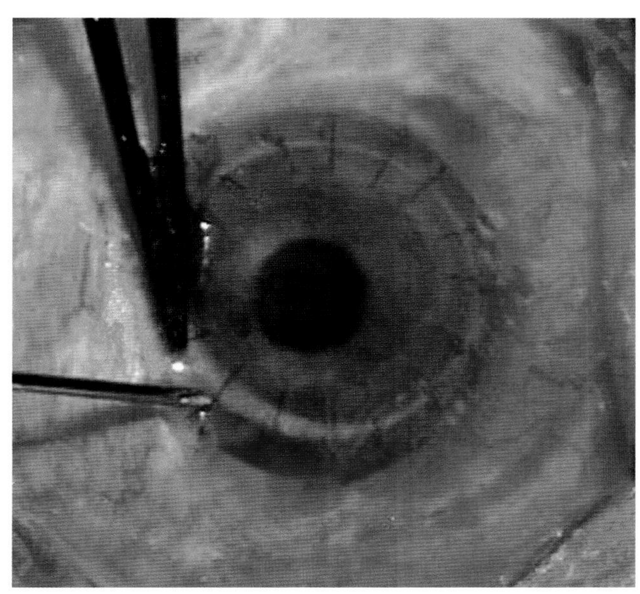

图 13-67　裂隙灯显微镜下拆线，用注射针头侧刃割断缝线

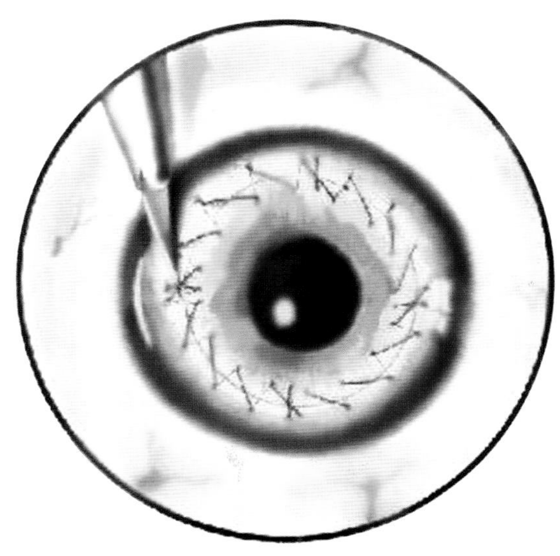

图 13-68　拆线示意图

4. 并发症及处理

(1) 术中并发症及处理

1) 用普通环钻做植片时，环钻滑行、用力偏斜等均可引起切口斜切和植片变形。环钻不锋利或钻穿时用力过度，可致后弹力膜撕裂和内皮损伤。剪切时可造成植片不整齐。用真空环钻可避免这些并发症。环切角膜时，环钻与角膜面保持垂直，开始时稍用力，将要穿透时忌用力过度，钻穿时有落空感，应立即退出环钻，未钻穿部分，仔细用角膜剪剪切，力求使切缘垂直和整齐。

2) 做植孔时可发生以下并发症：①植孔偏离中心：钻切前定位不佳或环切时移位均可致植孔偏离中心，进而可影响术后光学效果。术前缩瞳，术中仔细对角膜光学中心定位，采用真空环钻，可防止发生植孔偏离中心。②植孔不正：环切时，环钻倾斜，致植孔边缘斜切(图 13-69、图 13-70)，严重者影响植片愈合，造成散光。若在未钻穿前发现斜切严重，应更换较大直径的环钻重做植孔。③环钻切断新生血管时可引起出血，一般出血可自行停止，若出血较多或持续时间较长，可电凝或烧灼新生血管，禁在植孔创缘烧灼。未钻穿时，可用肾上腺素滴在环切口处，亦有助止血。较多血进入前房时，应迅速冲洗以防血凝。为预防术中出血，术前对新生血管可行放射、电凝、烧灼等，以使新生血管闭锁，避免术中出血。

患者有糖尿病及出凝血时间异常者应积极控制血糖，待血糖降至正常且稳定后再考虑手术。

3) 虹膜损伤：环钻切透角膜后过度用力下压环钻，钻刃伤及虹膜，可引起出血。一般出血量不多，多可自止，也可滴肾上腺素助止。环切经验较多者，此并发症完全可以避免，即刚钻透时立即退出环钻，未钻透部分用剪刀完成。

4) 晶状体脱位或损伤：术前未缩瞳或因炎症散瞳者，钻穿后用力过度，钻刃可伤及晶状体，损伤晶状体前囊膜引起白内障。环钻较钝时，钻切时下压过度可致晶状体脱位。前脱位者，可顺势摘除之；后脱位者应捞出晶状体或行玻璃体切割；晶状体前囊破裂时可行囊外摘除术，或联合人工晶状体植入。

做到以下几点可有效防止晶状体损伤：①手术前充分降低眼内压，局麻后按摩眼球；②做好眼轮匝肌麻醉，避免眼轮匝肌收缩致眼内压增高；③术前缩瞳；④钻切角膜时用力适当，尤其是切穿时勿用力过度，前房变浅时应立即将环钻退出；⑤缝合时动作必须轻巧，避免过度牵拉眼球和触碰晶状体。

5) 玻璃体脱出：无晶状体眼行穿透性角膜移植时，术中常发生玻璃体脱出。故无晶状体眼行穿透性角膜移植者，应术前常规静脉滴注 20% 甘露醇 250ml，术中使用眼球固定环(图 13-71)，或采用预置缝线法等以预防玻璃体脱出。

6) 脉络膜上腔出血：穿透性角膜移植发生脉络膜大出血的机会虽然不多，但一旦发生，眼球保存的希

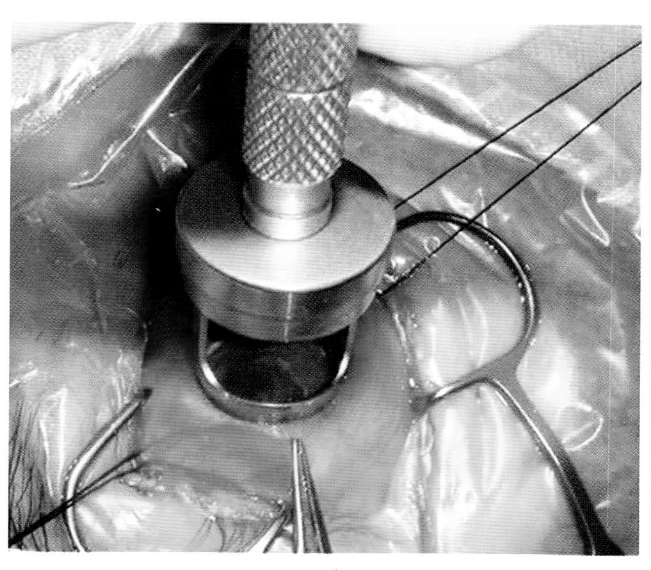
正确

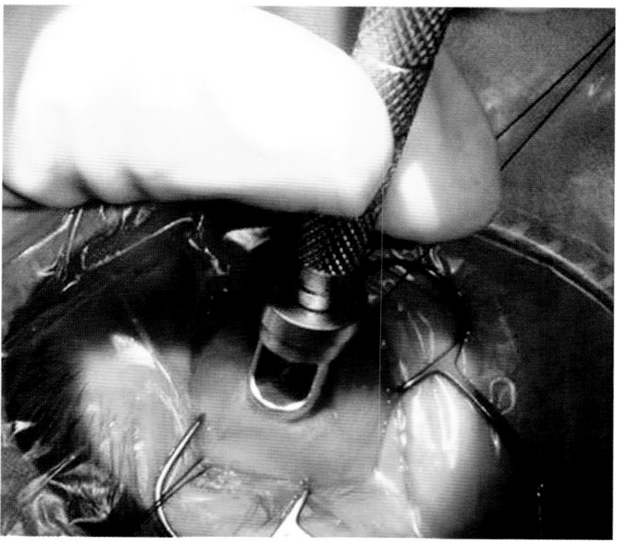
斜切

图 13-69　植床斜切

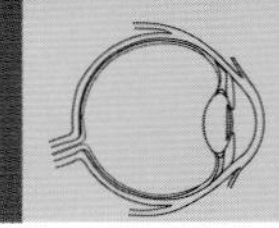

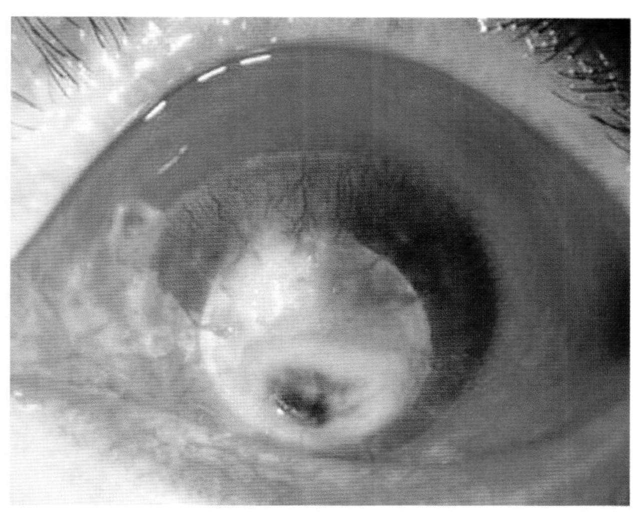

图 13-70　偏心移植

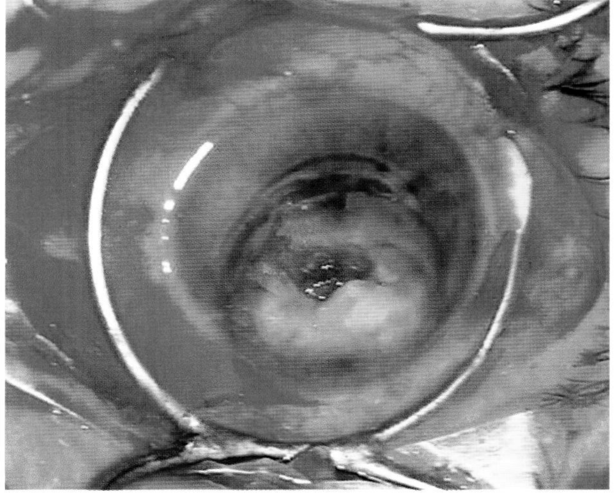

图 13-71　置眼球固定环

望很小，多需行眼内容剜除术。采取以下措施可有助减少本并发症的发生：①术前充分降低眼内压；②出凝血时间不正常者，应查找原因，积极治疗，直至出凝血时间正常后再安排手术；③环切角膜时，切忌用力过度，应适度加压，轻轻钻穿角膜，使房水缓慢流出，切忌使房水流出过快，眼内压突然降低。脉络膜血管被动扩张导致血管破裂，引起脉络膜上腔大出血；④避免玻璃体损失过多，玻璃体脱出过程可牵引视网膜及脉络膜向前，可增加脉络膜上腔大出血的机会。

7）内皮损伤：缝合植片时，反复牵拉植片，使内皮与晶状体、虹膜摩擦，甚至植片跳出植孔与角膜摩擦，可使内皮严重受损。预防方法：初学者可采取预置缝线法，应用锋利缝针。

8）缝线不均：缝合针距和跨度不均匀时可引起术后散光，间断缝合时发现缝线不均，应拆除重缝。

9）缝合深浅不一致：缝合植片和植床时深浅不均，可致缝合创缘高低不平，即对合不良，将严重影响植片愈合，故应拆除重缝。

10）气泡进入后房：用消毒空气形成前房时，由于瞳孔大，虹膜前粘连等原因，注气于前房后，气体可进入后房，推虹膜前移关闭房角，从而继发青光眼。故发现气体进入后房，应立即放出，重新注气，或注射其他物质形成前房。

11）前房形成困难：眼内压高、缝线过疏或太松，致创缘漏水或漏气，气泡不能在前房存留，前房难以形成。处理方法：缝合不良者，调整或重新缝合至水密；瞳孔大者，应缩瞳；眼压高者，予 20% 甘露醇静滴；降眼压不理想者，可考虑放出部分玻璃体。

(2) 术后并发症及处理

1）感染：术后感染是穿透性角膜移植最严重的并发症之一，可因植片污染或角膜病灶扩展所致，多发生在术后 1 周内。临床表现为术眼剧痛、畏光流泪、混合性充血、球结膜水肿，可有脓性分泌物、植片周边浸润、前房积脓、瞳孔区渗出等。术后发现感染征象，应立即给予广谱抗生素或联合应用抗生素。3~5 天感染未被控制者，可考虑更换植片，清除前房积脓，有眼内炎者可行玻璃体切割术。

预防：预防为主在角膜移植术中显得非常重要，有时完全可以通过采取一些预防措施，杜绝术后感染的发生：①严格消毒供眼，摘除尸眼要严格按眼球摘除术无菌操作，摘除的尸眼应置于含有抗生素的湿房或营养液中保存，用时用 2000U/ml 庆大霉素生理盐水冲洗角膜及眼球表面，忌冲洗角膜内皮面。②彻底清除术眼感染灶，原则上环钻应稍大于病灶。前房有积脓及渗出者要彻底清除之。术后足量使用有效抗生素。③手术时，严格无菌操作，杜绝术中污染。

2）前房积血：受体角膜有新生血管者，做植孔时环切止血不彻底，出血入前房形成前房积血（图 13-72、图 13-73）。分离虹膜前粘连时损伤虹膜，亦可引起前房积血。积血的多少可用 +、++、+++、++++ 表示，少量积血即 ++ 以下者，可自行吸收。较多的积血，可辅助用药，如口服维生素 K、三七片、云南白药等；肌内

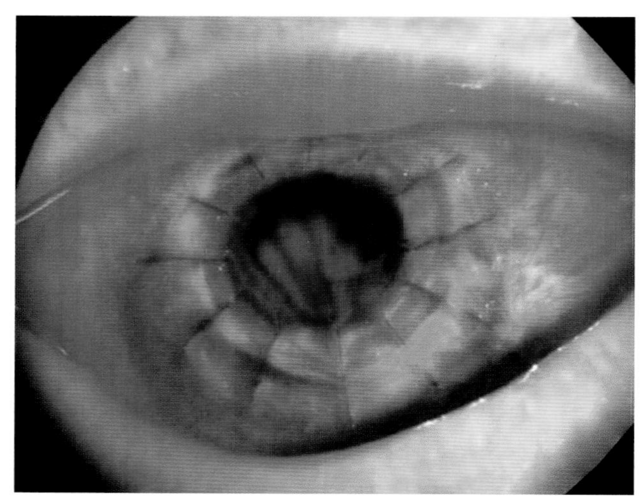

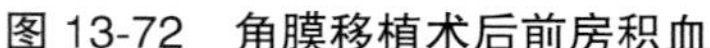
图 13-72　角膜移植术后前房积血

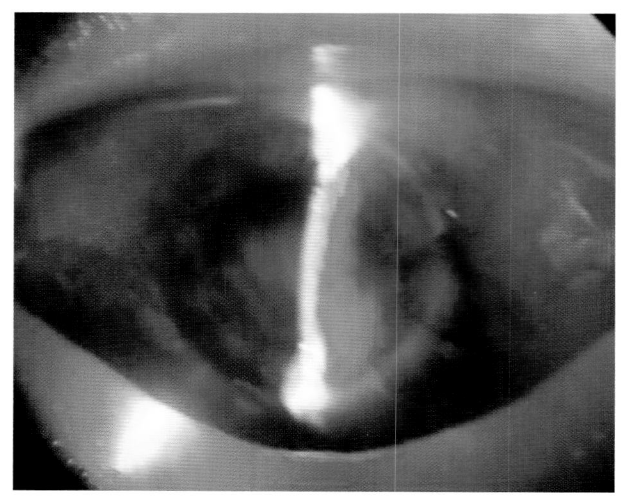
图 13-73　角膜移植术后前房积血（裂隙相）

注射普罗碘铵及尿激酶，静滴透明质酸酶等可促进吸收。用药 1 周仍不能吸收者，可行前房冲洗术。一方面可冲出陈旧性积血，另一方面还可防止角膜血染。

3）前房消失：术后前房已经形成，但术后几天又渐消失。可能的原因有：崩线、伤口裂开、创缘漏气或漏水、气泡进入后房、脉络膜脱离等。

防治：崩线及伤口裂开者，应重新缝合。创缘漏气或漏水者，应密缝。气泡进入后房者，应立即手术放出，重新形成前房。发生脉络膜脱离时，要迅速散瞳、加压包扎、口服乙酰唑胺、静脉滴注 20% 甘露醇等。经以上处理无效时，应再次手术重建前房。

4）虹膜嵌顿或脱出：缝线崩脱、伤口裂开，多因咳嗽或呕吐致眼压突然升高致房水冲出创口，虹膜随即脱出或嵌顿。

处理方法：①对症处理：止咳、止呕。②降低眼内压：口服乙酰唑胺，静滴 20% 甘露醇。③手术回复虹膜，回复有困难者可剪除之，并重新缝合。

5）虹膜炎及虹膜粘连：光学性穿透角膜移植术后无菌性虹膜炎症反应并不少见，可能与手术操作刺激虹膜有关。表现为角膜后沉着物（KP）、虹膜纹理不清、房水混浊，严重者有较多纤维素性渗出，甚至前房积脓（无菌性）。炎症控制不及时者，可发生虹膜前、后粘连。

处理原则：早期虹膜炎者，给予大剂量糖皮质激素静滴，球结膜下注射地塞米松，同时配合足量抗生素；口服非甾体消炎药如吲哚美辛、非普拉宗等，也有助于控制炎症。及时强力散瞳可有效预防虹膜后粘连；前房浅或消失并有虹膜前粘连倾向者，应重建前房；已经发生虹膜前粘连，且导致青光眼发作者，应在 2 周内行虹膜分离术。

6）术后低眼压：缝线崩脱、创口裂开、漏气或漏水、虹膜炎、视网膜脱离及脉络膜脱离者常有低眼压征。低眼压可使角膜内皮营养障碍、植片水肿混浊。术后发现低眼压，应及时查找原因，对因处理，促进眼压恢复。

7）继发青光眼：术后因前房形成不良，或气泡进入后房致前房变浅甚或消失，发生虹膜前粘连及房角粘连时，房水引流不畅，导致眼压升高（图 13-74、图 13-75）。表现为眼痛，伴同侧头痛、恶心、呕吐，一度好转的视力又下降；检查发现结膜混合性充血、角膜水肿、植片隆起、指试眼压高。

处理原则：一旦发现眼压升高，首先给予降眼压药，如静脉滴注 20% 甘露醇，口服 50% 甘油、乙酰唑胺等。若眼压恢复正常，可停药观察。效果不佳者，要仔细查找原因，必要时手术放出后房的气体、分离虹膜前粘连，或行小梁切除术。

8）植片并发症：术后植片的命运是角膜移植成功与否的重要标志。术后仔细查体，可早期发现植片并发症。若能及时处理，多能拯救植片。

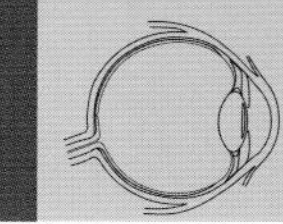

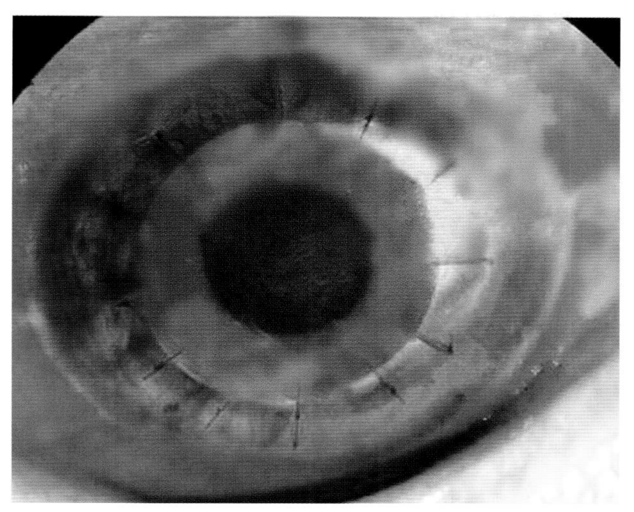

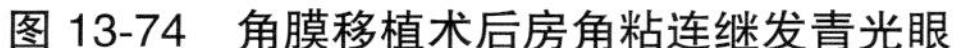

图 13-74　角膜移植术后房角粘连继发青光眼

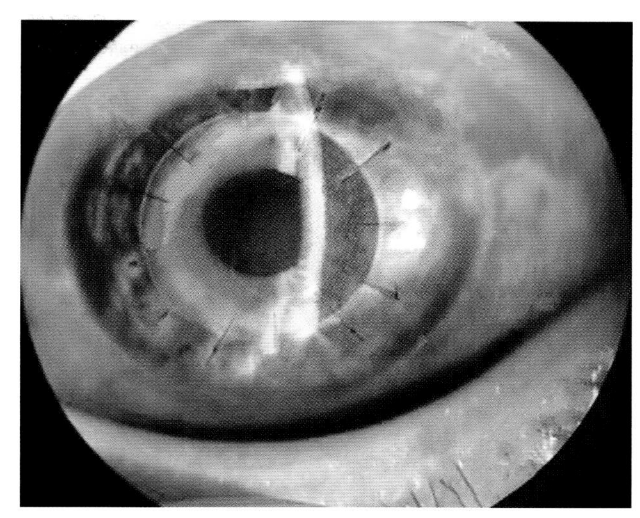

图 13-75　角膜移植术后房角粘连继发青光眼（裂隙相）

植片并发症主要有以下几种：

①早期植片混浊：优质的角膜材料术后不久便恢复透明。但若供体材料不良（如角膜内皮数量少、死亡时间太长、保存方法不当等）、手术过程内皮损伤严重、前房不能形成或消失等，均可在术后早期出现角膜片水肿及混浊，表现为内皮及后弹力膜皱褶，植片高度水肿。处理：如系手术损伤引起，术后经适当处理可逐渐好转，若是植片材料严重不良，则很难使其恢复透明；如前房已正常，植片在 10 天内全混浊，可考虑更换植片。②植片后膜：为术后出现在植片内面的渗出或机化膜。主要原因有：内皮损伤重、植片与植床厚度不一致。膜形成早期，可给予糖皮质激素、吲哚美辛等治疗，同时可加用超声波治疗，一般可以使后膜变薄，甚至消失。若膜形成厚而不透明，可严重影响视力，药物一般效果不明显，必要时可更换植片。③植片糜烂：植片与植床厚度一致。植片高起时，发生营养不良，导致糜烂，常先发生于植片边缘。如及时处理，可使植片恢复透明。效果不明显者，应重新缝合或更换植片。④排斥反应（图 13-76~ 图 13-80）：角膜移植排斥反应是手术失败的主要原因之一，多发生在术后 2 周至数年。其临床表现及处理详见有关章节。⑤原发病复发：对于治疗性角膜移植，术前系化脓性角膜溃疡、单纯疱疹病毒性角膜炎、角膜基质炎及角膜营养不良等，术后可能出现原发病复发。如果用保守疗法不能控制，应彻底切除病灶并用较大移植片再做移植。

9）散光：角膜移植透明愈合后对患者视功能影响最大的因素就是角膜散光，一般多在 3.0~4.0D 左右，

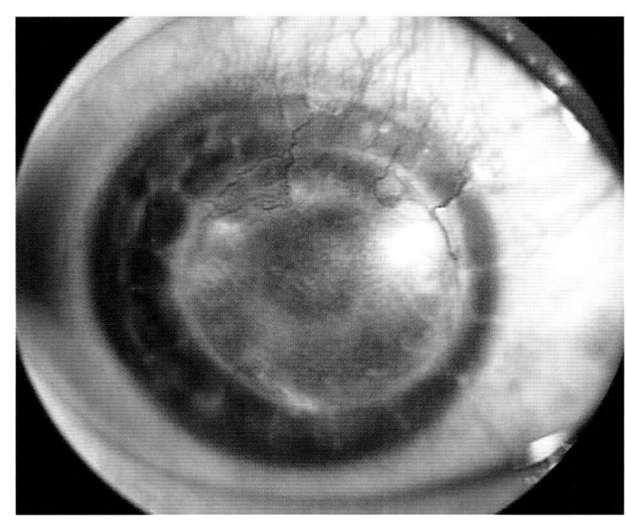

图 13-76　角膜移植术后 5 年发生排斥反应：血管新生，植片混浊

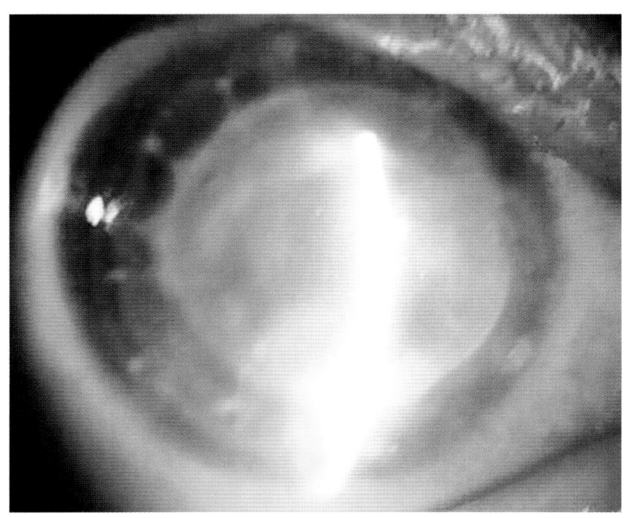

图 13-77　角膜移植术后排斥反应：植片水肿

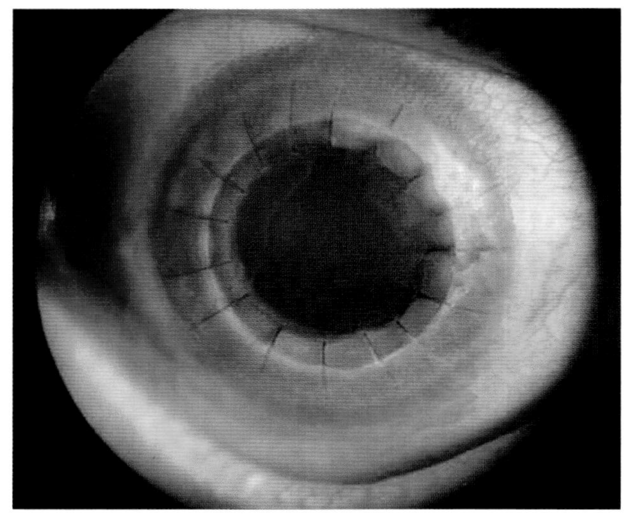

图 13-78　角膜移植术后排斥反应：可见内皮排斥线

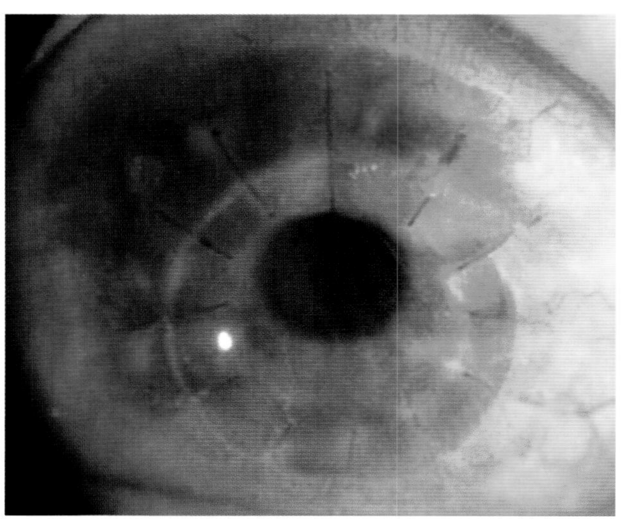

图 13-79　偏心角膜移植术后排斥反应，易发生在近角膜缘侧

严重者可达 10.0D 以上。散光的量与手术技巧密切相关，特别是在钻取植片与缝合过程中影响最大。散光超过 6.0D 需用硬性角膜接触镜加以矫正，如不能奏效，则应在角膜地形图仪或角膜曲率计指导下尽早拆除角膜强子午线的间断缝线；若仍不能奏效，则应在伤口不会漏水的前提下行散光强子午线切开松解术或散光弱子午线缝合术或散光弱子午线楔形切除和张力缝合术或者行联合手术。

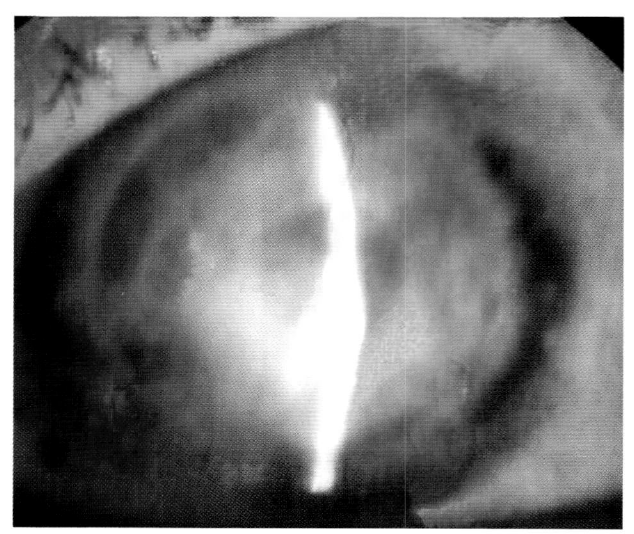

图 13-80　角膜移植术后 8 年排斥反应，血管新生

二、亚全穿透性角膜移植

手术原理：亚全穿透性角膜移植是指 7.5~10mm 直径的全层角膜移植。主要用于角膜溃疡大穿孔时的治疗性角膜移植。由于植片大，接近角膜缘，易发生排斥反应。

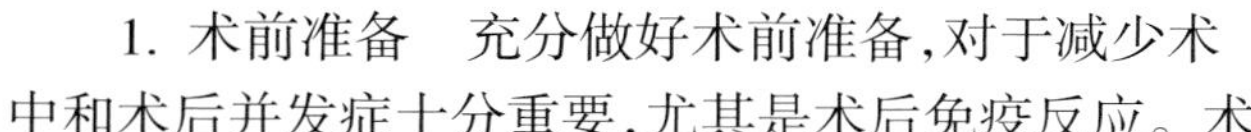

1. 术前准备　充分做好术前准备，对于减少术中和术后并发症十分重要，尤其是术后免疫反应。术前准备大致同部分穿透角膜移植。

2. 外科技术　亚全穿透角膜移植术的手术技巧大致同部分穿透角膜移植，但必须注意以下几点：

(1) 植片须大于植床 0.25~0.50mm，防止张力过大，影响创口对合及愈合。

(2) 为预防术后虹膜前粘连和继发青光眼，术中可行多象限周边虹膜切除。

(3) 植片要密缝，达到气密或水密状态，术毕必须重建前房。

(4) 术中、术后必须缩瞳。

3. 术后处理　亚全穿透角膜移植的术后处理与部分穿透角膜移植基本相同，但要强调以下几点：

(1) 术后常规应用降眼压药，如口服乙酰唑胺，必要时可静脉滴注 20% 甘露醇 250ml。

(2) 术后缩瞳，不要散瞳。

4. 并发症及处理　亚全穿透角膜移植的术中并发症较部分穿透性角膜移植容易发生，如术中出血、重建前房困难等；术后并发症出现早而严重，如虹膜炎症反应常较部分穿透角膜移植严重，发生虹膜粘连的机会较多，术后无前房或继发青光眼的发生率亦较高，免疫排斥反应和植片血管新生也较易发生。上述并发症的处理和预防详见部分穿透角膜移植。

三、全角膜移植

手术原理:全角膜移植由于植片需带 2~3mm 的板层巩膜环,故又称角巩膜移植或称之为眼球前节重建。该手术主要用于全角膜溃烂、角膜穿孔或全角膜葡萄肿,以拯救眼球及改善外观。杨朝忠曾为一例铜绿假单胞菌性角膜溃疡大穿孔病人行角巩膜移植术,不仅保住了眼球,而且还获得指数 /30cm 的视力。

1. 术前准备

(1) 足量使用有效抗生素:最好在细菌培养和药敏试验的指导下使用。来不及做药敏者可根据临床表现或经验酌情选用广谱抗生素静脉点滴。

(2) 充分降低眼内压:术前应常规静脉滴注 20% 甘露醇、静脉推注 50% 葡萄糖 + 呋塞米,口服 50% 甘油或乙酰唑胺等。

(3) 常规准备 Fleiring 环或杨氏多功能开睑器。

2. 外科技术

(1) 消毒、麻醉:与部分穿透角膜移植相同,只是更要强调在操作时动作要轻柔,避免对眼球施压的一切动作。

(2) 开睑:可采用缝线及杨氏开睑器开睑,不宜用普通开睑器开睑。角膜溃疡穿孔者常伴有眼睑水肿,即使采取缝线开睑,也不同程度地对眼球产生压迫作用。我们体会到使用杨氏多功能开睑器,能使开睑与上提眼球于一体,可减少术中并发症。

(3) 眼球固定:使用杨氏多功能开睑器,可在开睑的同时实现眼球固定;也可安放 Fleiring 环后牵引上下直肌以固定眼球。

(4) 做植片:沿供眼角膜缘剪开球结膜,距角膜缘 2~3mm 环形板层切开巩膜,深约 1/3~1/2 巩膜厚,用刀片或隧道刀板层分离至巩膜缘,然后切穿角膜,沿巩膜缘环形剪下植片(图 13-81),用 2000U/ml 庆大霉素生理盐水溶液漂洗,湿房保存备用。

(5) 做植床:沿角膜缘剪开球结膜,向后分离,暴露巩膜约 5mm,用刀片距角膜缘 2~3mm 做板层剖切,深约 1/3~1/2 巩膜厚。分离至角膜缘并切穿角膜,沿角膜缘剪除病变组织尽量保留滤帘组织,少破坏房角。虹膜粘连者可切除之。角膜葡萄肿者,可将虹膜全部切除,甚至摘除晶状体。

(6) 缝合植片:用 7-0~9-0 尼龙线间断缝合角巩膜瓣,先缝合 12、6、3 及 9 时,然后每象限增加 4~6 针,共 20~28 针(图 13-82)。

(7) 间断缝合球结膜于供体巩膜上,共 4 针。

(8) 消毒空气重建前房。

(9) 术毕球结膜下注射庆大霉素 2 万 U+ 地塞米松 2mg。

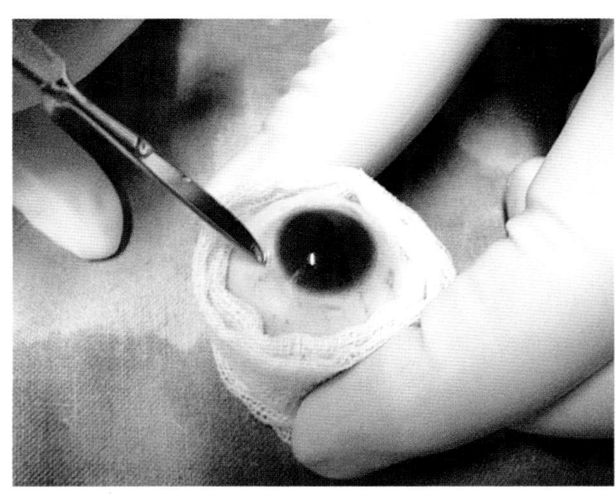

图 13-81　角巩膜植片制作法

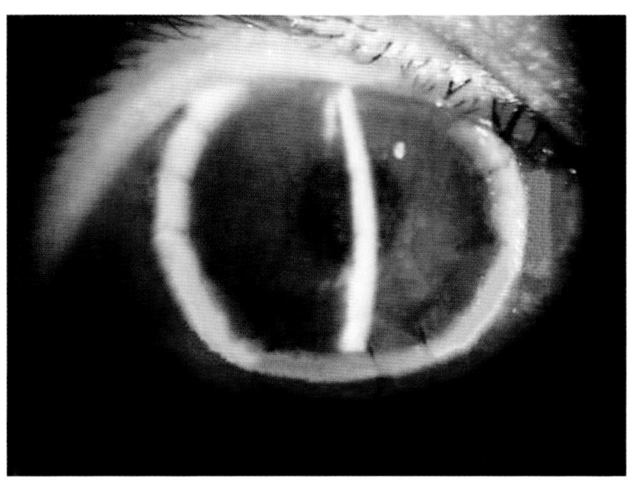

图 13-82　角巩膜植片缝合

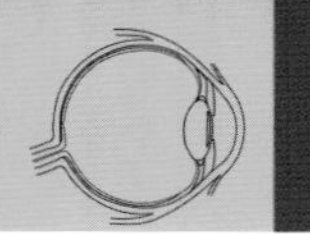

3. 术后处理

(1) 常规应用止血剂：如可用止血芳酸静脉点滴，维生素 K_4 口服等。

(2) 常规应用免疫抑制剂：以预防排斥反应，如可用地塞米松与 ACTH 交替静脉点滴或用 CsA 及 FK-506 等，同时配合足量抗生素预防感染。

(3) 降低眼内压：可口服乙酰唑胺，局部点用噻吗洛尔等。眼压明显增高者，可静脉滴注 20% 甘露醇，或口服 50% 甘油。

(4) 其他处理同部分穿透性角膜移植。

4. 并发症及处理

(1) 术中出血：可烧灼止血。虹膜出血者，可局部应用肾上腺素以止血。术后少量出血不必处理，可自行吸收。大量出血者，若止血剂不能控制，超过 5 天仍不吸收者，应手术冲洗，防止角膜血染。

(2) 术后感染：全角膜移植者多为角膜感染并穿孔者，术后感染机会多，且不易控制，故术中应彻底去除病灶。前房积脓者，可用抗生素溶液冲洗，虹膜及瞳孔区的渗出物要清除干净。术后足量使用有效抗生素静脉滴注和球结膜下注射。若感染仍不能控制，植片有溃烂倾向者，可更换植片。

(3) 排斥反应：全角膜移植由于植片大，且带有巩膜组织移植，再加上角膜缘血管丰富，术后排斥反应极易发生，故术后应在常规大量使用有效抗生素的同时，使用糖皮质激素、CsA 等(参见有关章节)。

(4) 继发青光眼：全角膜移植术后易继发青光眼。这主要是由于房角组织的破坏、虹膜前粘连等所致。术后常规使用乙酰唑胺等降眼压药。药物不能控制者，择期行小梁切除术。

(5) 其他并发症及其处理详见部分穿透角膜移植。

第三节　板层角膜移植

一、治疗性板层角膜移植

手术原理是以治疗角膜病变为主要目的的板层角膜移植。多用于久治不愈的中浅层角膜溃疡、异物、肿瘤等。板层角膜移植术后排斥反应较轻，主要与抗原量较少、抗原性较低有关。精心的手术前准备和娴熟的外科技术将进一步减少术后免疫排斥反应的发生。

1. 术前准备

(1) 洁净结膜囊：角膜异物、肿瘤者，最好术前 1 周开始用抗生素眼液滴眼，术前可用 1/8000 砷汞溶液冲洗结膜囊。

(2) 积极抗感染治疗：对角膜炎、角膜溃疡者，应积极治疗原发感染，应用有效抗生素，待病情基本控制且稳定后再手术。

(3) 术前一般不用降眼压药，角膜后弹力膜层膨出者，术前可酌情使用降眼压药。

2. 外科技术

(1) 消毒铺巾、麻醉同穿透性角膜移植。

(2) 开睑：可用开睑器开睑或缝线开睑。

(3) 固定眼球：一般采用上、下直肌缝线固定眼球。

(4) 剖切植床：根据病变大小及深浅先行划界，一般采用环钻划界，也可用刀片对不规则病灶进行划界，划界应包括全部病灶，而且要超过病灶 0.1~0.3mm 为宜(图 13-83)。用环钻划界者，最好选

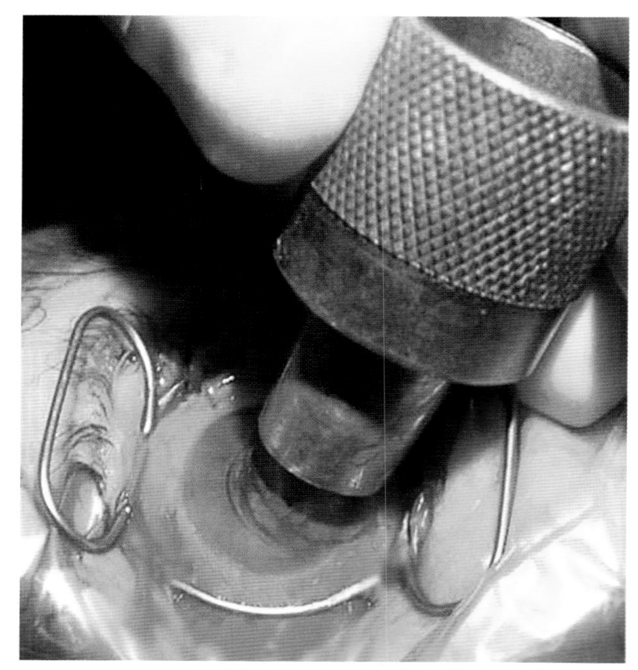

图 13-83　环钻划界并钻切

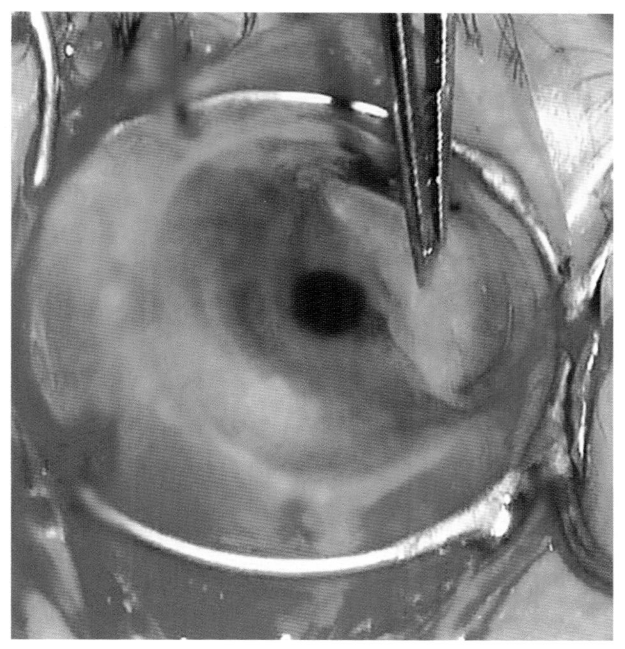

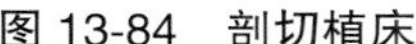

图 13-84　剖切植床

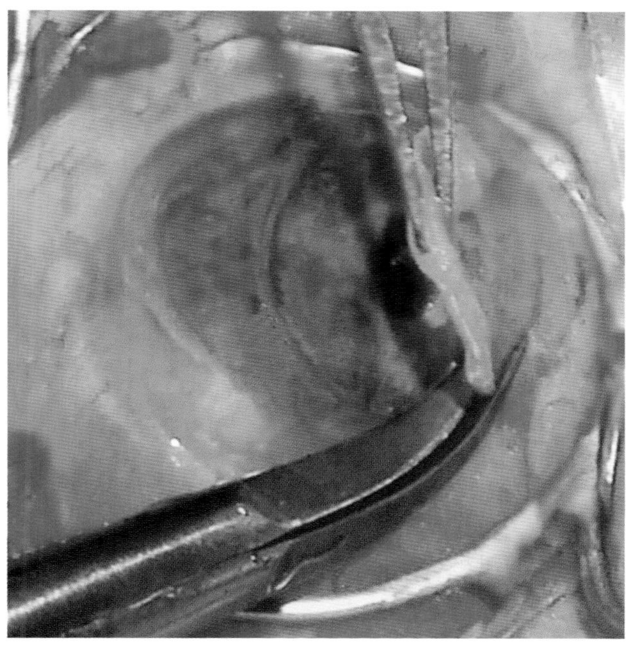

图 13-85　剪除病变组织

用可调整刻度环钻，根据病变深浅调定环钻深度，钻切时要保持与角膜面垂直；用刀片划切时，亦应如此。然后进行剖切植床，用显微有齿镊抓住界内组织边缘，轻轻向剖切方向牵拉，用小刀片小心剖切、分离和剪除病变组织（图 13-84、图 13-85）。有经验者，剖切可一次完成。初学者可逐次完成，避免一次切除过深穿破角膜。病变较深者，更应专心剖切，直至全部切除病灶。对全厚板层角膜移植之植床，可采用以下方法：

1）角膜层间注气分离法：本法由 Archila（1985）首先报道，赵东卿等（1994）应用该方法行 15 例全厚板层角膜移植，取得了良好效果。方法：用预定口径的角膜环钻在受眼角膜上垂直钻切，深达 2/3 角膜厚度。用角膜镊夹起 3 点钟处环切创缘，用 4 号注射针头，斜面向下平行刺入角膜基质中，缓慢注入消毒空气，可见小气泡扩散至角膜基质层间（图 13-86），使之变白、膨胀变厚。用角膜板层刀或剃须刀片做板层剖切，直到无小气泡一层即为后弹力膜。然后将全厚植片覆盖于植床上，用 10-0 尼龙线做间断或连续缝合，埋藏线结，术毕。

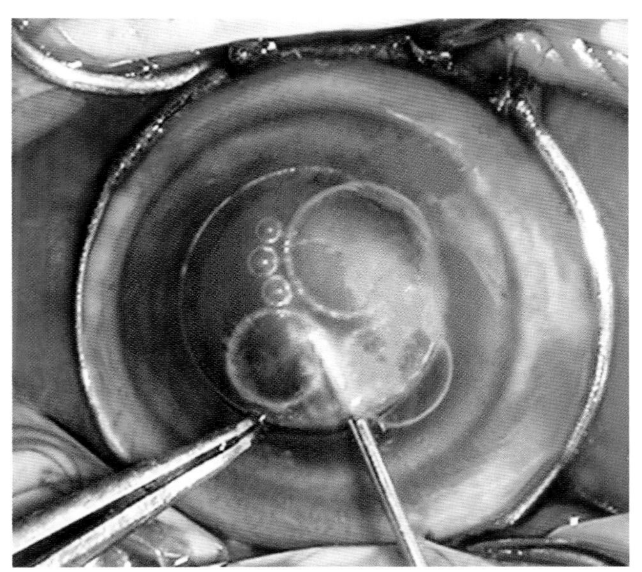

图 13-86　角膜层间注气分离法

2）角膜层间注射黏弹性物质分离法：该方法由孙秉基等（1995）报道。具体方法是：用预定口径的角膜环钻在术眼角膜中央做垂直环形切开，深度约 0.3mm，于环钻切口的深处将 27G 针头平行刺入角膜基质深层，针尖缓慢推进，注入黏弹性物质（2% 甲基纤维素或 Healon），直到角膜颜色变白或膨胀变厚为止（图 13-87）。用原口径环钻继续钻切至基质深层（勿切穿角膜），然后将已分离的基质层去除掉，用角膜板层刀或剃须刀片仔细剖切残留在后弹力膜上的基质组织，直到露出光滑的植床表面为止。然后将擦去内皮的全厚植片覆盖于植床上，10-0 尼龙线间断缝合，埋藏线结至受眼角膜组织中。

以上两种方法的主要优点是：①病变角膜组织剖切彻底；②术中穿孔率低；③对受眼损伤小，安全、易行、并发症少；④植片与植床之间界面光滑，术后散光明显减轻，具有较好的增视效果。

手术注意事项及禁忌证：手术中要有良好的麻醉，环钻划界要准确，切口要垂直，深度达后弹力层。注气或黏弹性物质时，尽量减少进针次数或进针过猛穿破角膜。一旦发生角膜穿孔，一般不做处理，可另换一方向进行。全角膜深层异物累及后弹力层者不宜行该手术分离植床。

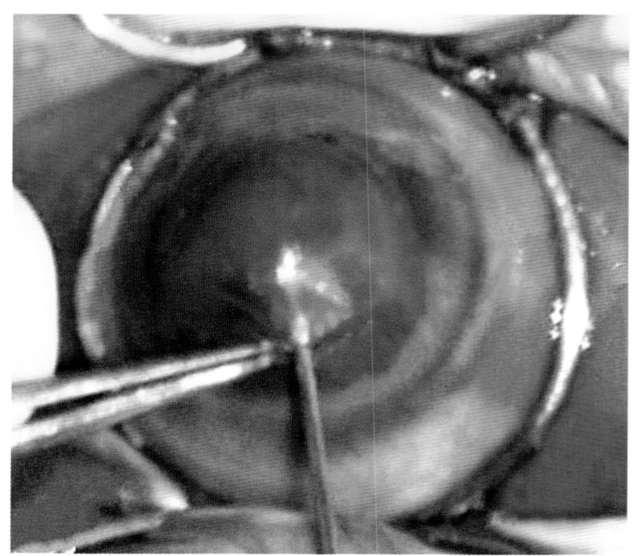
图 13-87　角膜层间注射黏弹性物质

(5) 制取植片　根据植床大小及形状，先在供眼角膜上划界，若植床大于 8mm 直径，植片最好能大 0.25~0.50mm，避免缝合时张力过紧，术后易崩线。制作植片的操作主要有以下几种：

1) 用刀片取植片法：先在角膜缘做一板层切口，深浅视植床深浅而定，然后由有齿镊协助，用小刀片小心分离全角膜，注意分离厚度要均匀，最后将游离的板层角膜片复位，10-0 尼龙线对称缝合 4~8 针，再用划界之环钻钻取植片，争取一次完成。若一次不能完成者，可用角膜剪完成。

2) 虹膜回复器分离法：先在角膜缘做一板层切口，深浅视植床深浅而定，然后由有齿镊协助，用虹膜恢复器小心分离全角膜，注意分离厚度要均匀，最后将游离的板层角膜片复位，10-0 尼龙线对称缝合 4~8 针，再用划界之环钻钻取植片，争取一次完成。若一次不能完成者，可用角膜剪完成。

3) 电动角膜刀取植片法：根据植床深浅，定好刀深，便能快速取下植片。

4) 角膜车床切削法：杨朝忠用自己研制的角膜冷冻切削车床切削板层角膜植片，取得了较好效果(图 13-88~ 图 13-90)。切削方法：先将游离角膜片置角膜冷冻盘冷冻变硬，再启动车床马达，进刀进行点状切削，切削半径与角膜前曲率一致。根据需要，可预先切削不同厚度的系列植片，脱水干燥保存，用时复水，刻切植片。

(6) 固定植片：主要固定方法有：

1) 间断缝线法：用 10-0 尼龙线先在 12 时、6 时、3 时及 9 时间断缝合 4 针，然后每象限对称补充缝合 3~4 针，共 16~20 针，并将线结埋入植床(图 13-91)。

2) 连续缝线固定法：先用 10-0 尼龙线间断缝合 12、6、3、9 时，再行连续缝合 16~20 针，缝毕拆除间断缝线(图 13-92)。

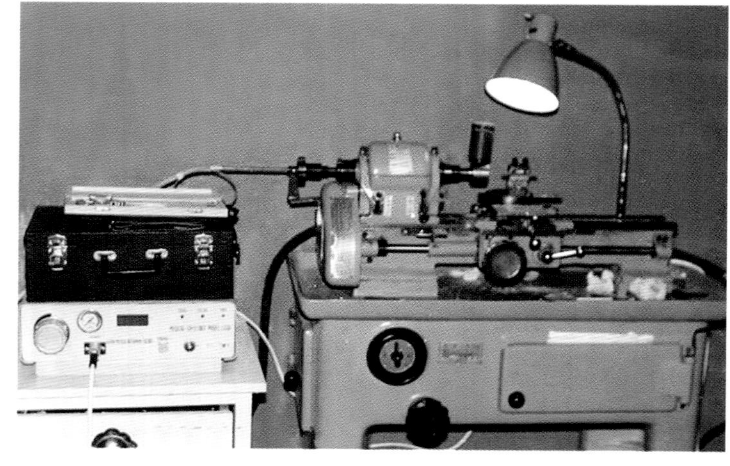
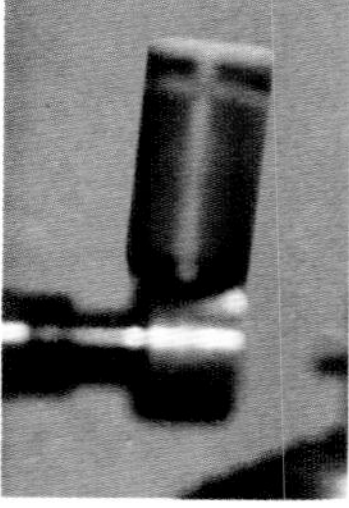
图 13-88　杨朝忠改装的角膜冷冻切削车床及角膜冷冻盘

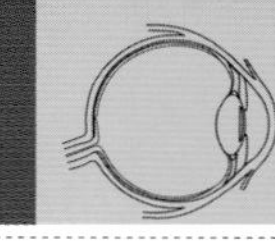

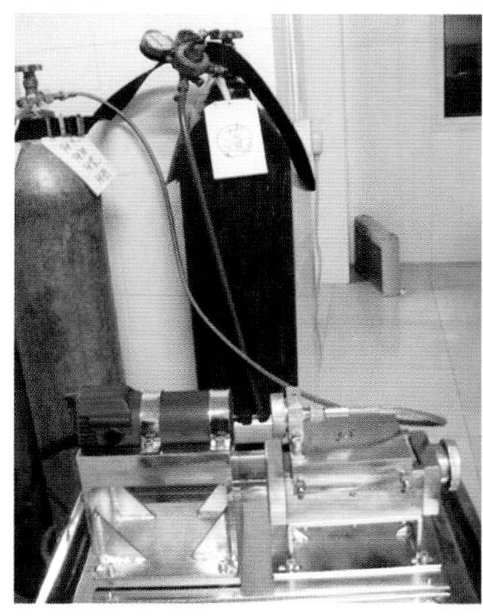

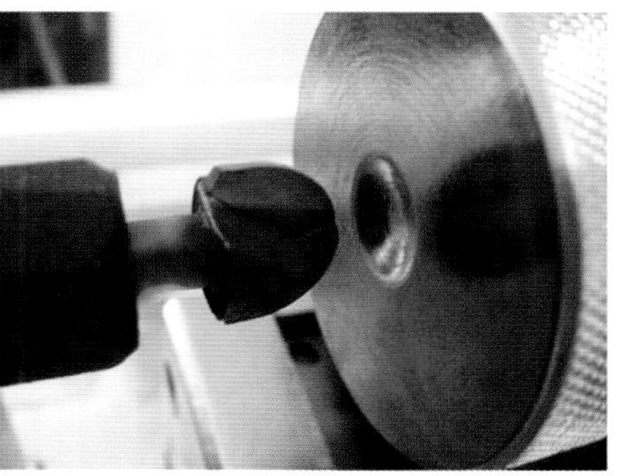

图 13-89　杨朝忠研制的角膜冷冻切削车床及角膜冷冻盘，(制冷源:二氧化碳)

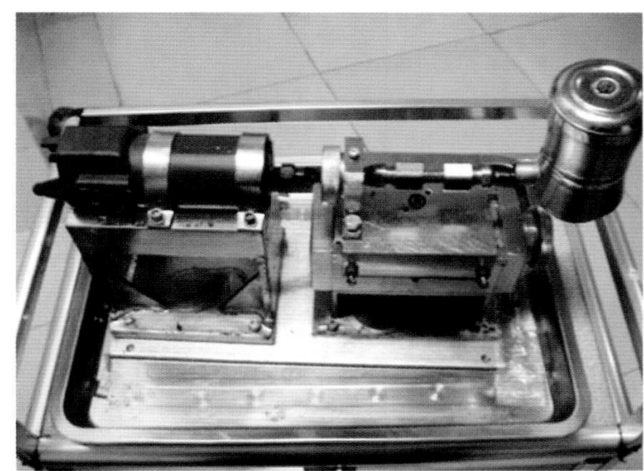

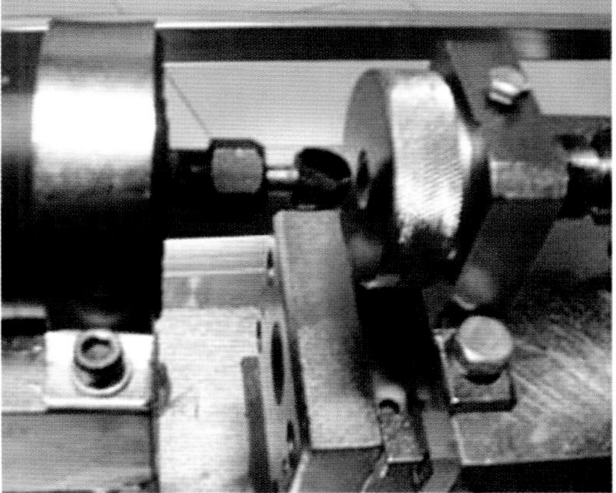

图 13-90　杨朝忠研制的角膜冷冻切削车床(制冷源:液氮)

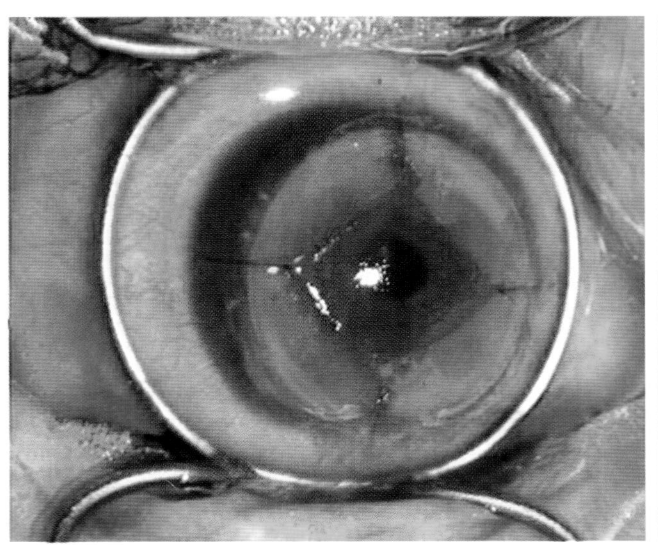

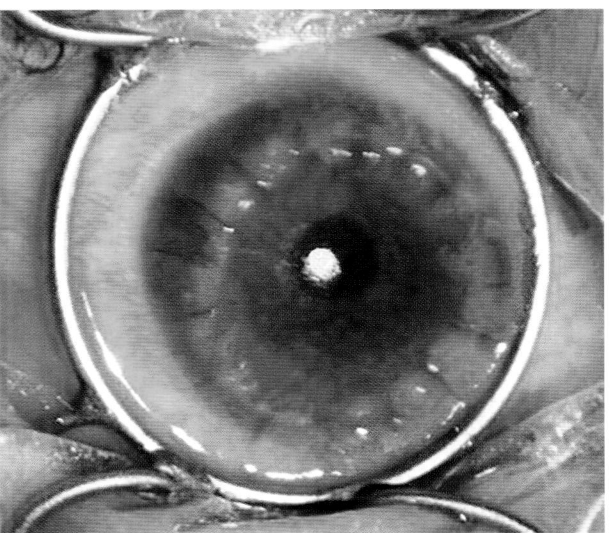

图 13-91　间断缝线固定法

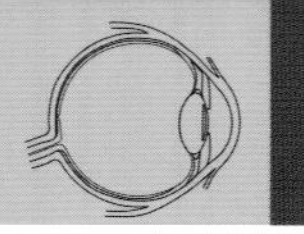

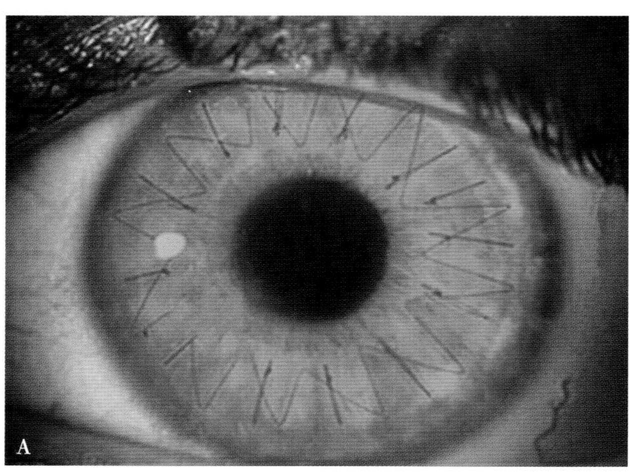

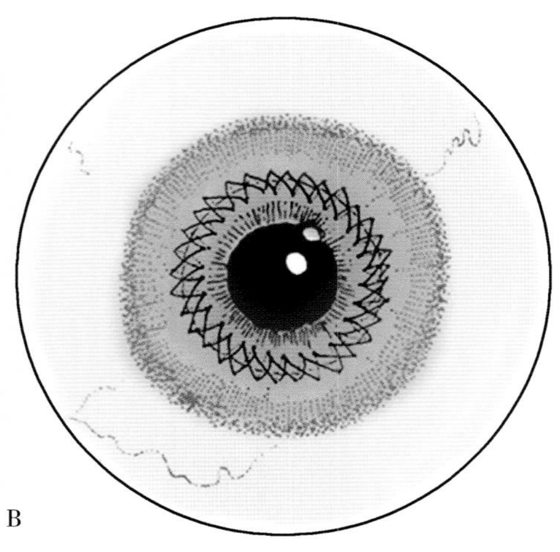

图 13-92　连续缝线固定法

3）压线固定法：浅板层角膜移植可采用此法将植片压在植床上。缝线可用 7-0 尼龙线，一般缝合 2 组即可，也可单程线连续缝合固定之。

3. 术后处理

（1）术毕结膜囊内涂妥布霉素 + 地塞米松（典必殊）眼膏。

（2）术后加压包扎术眼，隔日换药一次，待上皮愈合后可放开点眼。上皮化前禁用糖皮质激素点眼，上皮化后视植片情况可加用糖皮质激素，以减轻植片水肿，预防排斥反应。

（3）在使用足量抗生素的同时加用糖皮质激素。

（4）拆线　一般术后 3~6 个月可拆除缝线。临床拆线指征：缝线变松血管新生。拆线时，操作要轻柔，切忌粗暴牵拉，以免撕脱植片。可一次或分次拆线。

4. 并发症及处理

（1）术中并发症及处理

1）植床穿破：这是剖切植床时最严重的并发症。穿破口小者，可继续完成植床剖切；穿破口大者，应终止手术，待伤口愈合后再行手术。若病变较深且已穿破后弹力膜，如有新鲜材料，可改为穿透角膜移植术。

2）植床深浅不一致：用刀片剖切植床，经验不足者很难使植床深浅一致。植床凹凸不平，可造成术后层间积液及层间广泛机化。故术中应仔细剖切植床，尽可能使其深浅一致。

3）植片厚薄不均：用角膜切削车床和电动角膜刀加工的植片较均匀平滑。而用刀片或虹膜恢复器分离植片时，其厚度较难掌握，分离面较粗糙，故分离时要仔细操作，正确估计分离部分的厚度，分离结束后若发现厚度不均，应及时调整，尽量使厚薄一致。

4）植片大小不合适：一般认为植床大于 8mm 直径时，植床常有扩大趋势，故所需植片应稍大于植床 0.25~0.50mm 为宜。如果植片太大，植片张力小，植片不能紧贴植床，层间易发生积血，严重影响植片愈合。植片太小时，创缘因不能严密对合，致使延迟愈合或瘢痕过大。

5）层间积血：全板层角膜移植和出凝血时间异常者，术毕易发生层间积血。少量积血，可以自行吸收；出血多者，则不能吸收，甚至造成血染或机化，严重者需更换植片。故积血早期，应手术清除之，并加压包扎。

6）层间异物：手术过程中，可能将滑石粉、棉花纤维、睫毛等异物留于层间，日后可引起严重的炎症反应，甚至感染。故术中、术毕应仔细检查，发现异物及时取出，并冲洗层间。

7）病变剖切不彻底：术中对病变浸润深度估计不足，致使病变组织不能被彻底切除，术后易复发，常需再次手术。因此，剖切植床时应仔细观察，每剖切一层就用生理盐水湿润剖切面，显微裂隙灯光下检查，直至彻底切除病变组织为止。

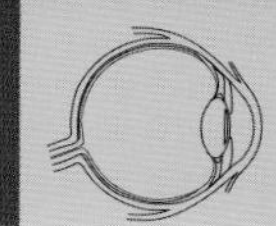

(2) 术后并发症及处理

1) 感染:这是治疗性板层角膜移植术后较常见的并发症之一。因为手术时多数病情未被控制,术中如清除病灶不彻底,术后病情继续发展。由于植片污染或手术过程发生感染者,需充分估计和正确判断感染性质,及时给予有效抗生素,必要时更换植片。

2) 层间积血:亚全或全板层角膜移植,因植床大,尤其是炎症时角膜缘血管充血或增生,手术损伤易发生出血引起术后层间积血。积血不易吸收者,应手术清除之,以防血染及机化。

3) 层间积液:术中植床穿破、内皮失代偿者,可发生层间积液。少量积液可加压包扎,如不能消失或积液量较多,应拆除 1~2 条缝线,放出层间积液,仍不成功者,可改行全厚板层角膜移植或穿透性角膜移植。

4) 崩线:缝线崩脱常见以下情况:①植片小,张力大;②植片水肿;③缝线跨度小,结扎太紧。发现崩线应及时重新缝合,调整张力。

5) 新生血管:治疗性板层角膜移植常因局部炎症明显,组织水肿;尤其是大病灶或近角膜缘者,术前可能已有新生血管,故术后新生血管可迅速生长进入植片。此外,缝线刺激也是血管新生的一个原因,近角膜缘的缝线易刺激血管新生;丝线较尼龙线刺激性大,粗线较细线反应重。术后早期使用糖皮质激素滴眼、适时拆除缝线可有助于控制新生血管。早期表浅的新生血管可在植床侧烧灼止血,使血管闭合。

6) 排斥反应(参见第 167 页内容)

附:全厚板层角膜移植术

手术原理:全厚板层角膜移植术是采用保留上皮与内皮的全厚角膜植片,通过板层角膜移植的方法,达到增厚角膜组织的一种新的术式。由于新鲜供体全厚板层角膜组织抗原性相对较多,术后免疫排斥反应较一般板层角膜移植发生率高,故应用干燥和脱水保存的角膜材料术后免疫排斥反应很少发生。笔者统计 100 只眼甘油保存材料全板层移植术后无一例发生排斥反应。

1. 供体要求　要求用新鲜角膜或用营养液保存的有活性的角膜。这样的供体,能够提供比较完整的组织结构,术后成形效果好,因上皮基底膜完整,术后上皮化迅速。

2. 外科技术

(1) 术前准备:麻醉同一般板层角膜移植术。

(2) 置开睑器:上下直肌缝线固定眼球。

(3) 制作受体植床:①沿角膜缘环形剪开球结膜,并使其后退。②角膜缘后 2~3mm 处巩膜切开 1/2 板层,并由切开处向角膜缘方向分离去除。③有时角膜菲薄处仅存角膜上皮和后弹力膜,故将角膜上皮刮除即可。

(4) 制作供体角膜植片:将供眼制成带 2~3mm 环形板层巩膜的全厚角膜植片。制作供体植片保留角膜上皮的目的是为了术后能尽快上皮化,未经处理的植片内表面光滑,抵抗力较强。

(5) 固定供体角膜植片,用 10-0 尼龙线间断固定 4 针,继则连续缝合。

(6) 将后退的球结膜复位并固定,这样对术后角膜上皮修复有促进和补充作用。

(7) 结膜下注射皮质激素和抗生素。

3. 术后处理

(1) 隔日换药,双眼绷带加压包扎 3~5 天,对上皮完全愈合者,局部滴皮质激素和抗生素眼液。

(2) 注意术后眼内压变化,并予以积极处理。

(3) 由于植片大且为全厚,为避免术后排斥反应,可适当应用 CsA 眼液滴眼。

4. 优点

(1) 供体角膜植片提供了结构完好的角膜组织,故对于菲薄的角膜成形效果良好,对日后再施行穿透性角膜移植提供了良好的角膜厚度及弧度。

(2) 保留了角膜上皮、上皮基底膜及角膜缘干细胞,术后上皮化迅速。保留完好的角膜内皮,术中剖切植床,万一穿破供体角膜内皮能够发挥正常生理作用。

(3) 带巩膜的角膜植片,固定在巩膜,较安全可靠。

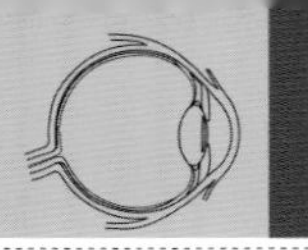

二、光学性板层角膜移植

手术原理：主要指治疗板层角膜白斑、恢复角膜透光性，以改善视力为目的的板层角膜移植。光学性板层角膜植片一般不超过 8mm。其手术步骤及术后处理与治疗性角膜移植基本相同。但尚需注意以下几点：

1. 一般采用圆形植片，少用方形、梯形、三角形等植片。
2. 剖切植床要彻底，避免瘢痕组织残留。
3. 剖切面要平整光滑，植片最好用电动角膜刀和角膜切削车床加工。剖切植床可用板层角膜刀或飞秒激光完成。
4. 新生血管性白斑应烧灼止血 + 彻底切除血管膜，术后早期应用糖皮质激素和 CsA，以预防移植排斥反应发生。

三、屈光性板层角膜移植

用于屈光矫正的板层角膜移植术包括表层角膜镜片术、角膜磨镶术以及其他几种手术（参见有关章节）。

四、改良基地性板层角膜移植

改良基地性板层角膜移植是指对弥漫性角膜新生血管翳进行广泛板层切除，移植一个具有正常上皮和基质的角膜板层片，以利于日后部分穿透植片在较好的周围环境中生长和愈合，达到光学矫正之目的。但是，血管化植床术后易发生免疫排斥反应，故术后应及时、足量应用免疫抑制剂。

1. 外科技术

(1) 消毒铺巾、麻醉、开睑同治疗性角膜移植。

(2) 做植床前可先行角膜缘表浅血管烧灼或电灼，然后行亚全或全角膜表层及浅板层切除，切除组织应包括全部新生血管组织。

(3) 做植片：厚度与植床深度一致，植床大于 8mm 者，植片应稍大于植床 0.25~0.50mm。

(4) 植片固定　多采用 10-0 尼龙线间断缝合，线结埋藏。

术毕结膜囊内涂妥布霉素 + 地塞米松眼膏。

2. 术后处理　常规使用糖皮质激素、止血药等。

3. 并发症及其处理

(1) 植床深浅不均是一种术中常见并发症。由于植床面积大，血管不均，故剖切植床时应仔细操作。

(2) 植片厚度不等：用电动角膜刀或角膜切削车床加工板层植片可避免发生。

(3) 出血：浓厚的新生血管组织虽经烧灼处理，但术中、术后仍易出血，出血可积于层间。少者，可冲洗；量多者，需手术清除之。

(4) 血管再生：由于植片大，创缘有较多的新生血管，故术后极易发生血管再生，但远较术前少。术后早期滴用糖皮质激素可望有助于控制血管新生。

(5) 其他并发症：如植片穿破、感染、排斥反应等亦可发生，其防治详见光学性角膜移植。

五、结构性角膜移植

手术原理是通过移植板层角膜片，使角膜的厚度或曲率得以恢复和改善。主要用于圆锥角膜、角膜变性、角膜葡萄肿等。

本手术操作与治疗性角膜移植大致相同，但需注意以下几点：

1. 以变薄处角膜厚度为准均匀剖切植床，相邻病灶可剖切成一个较大植床。植床边缘尽量避开或包括瞳孔区。
2. 植片质量要好，剖切或切削面要光滑，以保证光学性能。
3. 植片厚度与植床深度一致。
4. 并发症及处理　参见光学性板层角膜移植。

六、美容性板层角膜移植

手术原理：对视力恢复无望的角膜白斑，为改善外观，可行板层角膜移植联合染色技术。其术式主要有以下两种（图 13-93~ 图 13-98）。

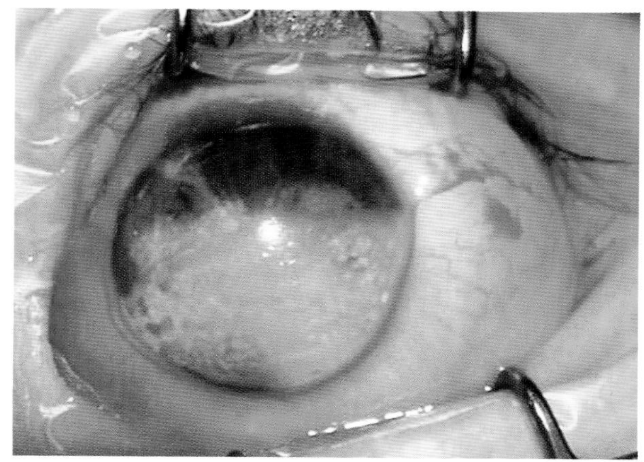

图 13-93 美容性板层角膜移植术前 - 角膜变性

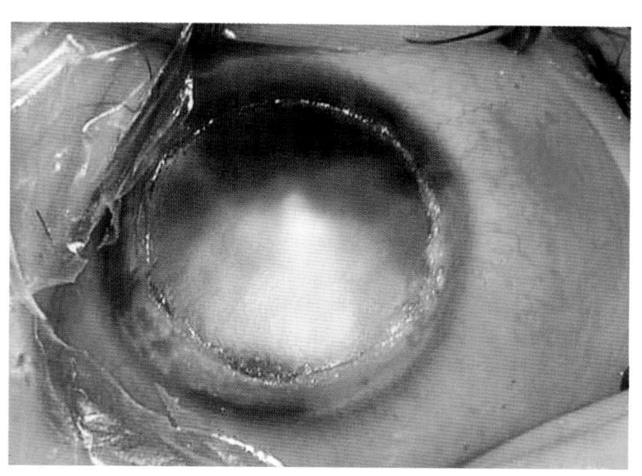

图 13-94 分离并切除混浊板层角膜，深层仍混浊

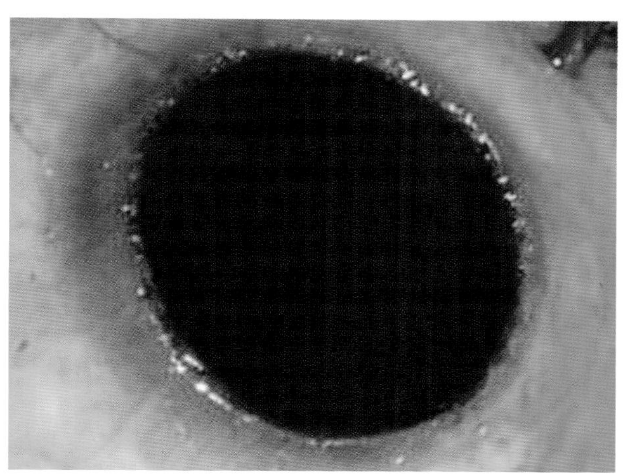

图 13-95 植床染色

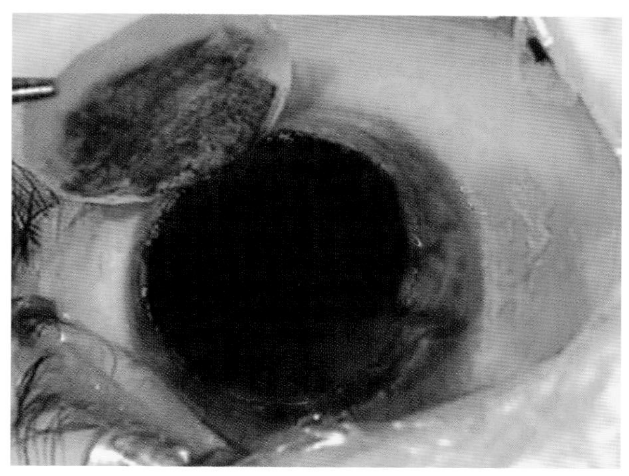

图 13-96 美容性板层角膜移植术中

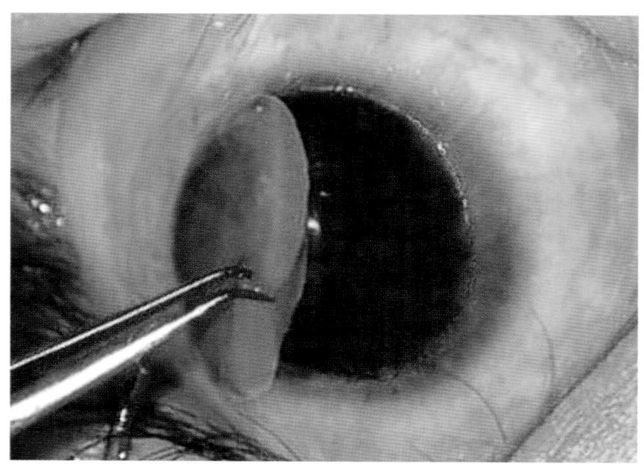

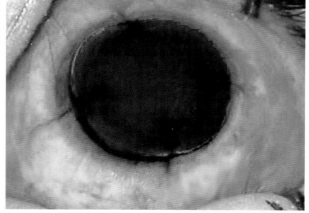

图 13-97 移植板层角膜片

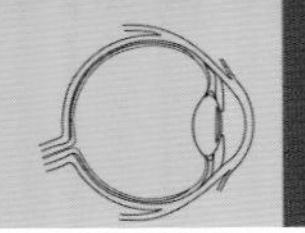

1. 板层角膜移植 + 层间染色

(1) 外科技术

1) 消毒、麻醉、剖切植床等步骤同光学性角膜移植。

2) 植片染色：做好板层植片后，吸干植床面水分，用墨汁或黑烟均匀涂于内面，待干后将植片缝到植床上，从而达到遮盖深层白斑，改善外观之目的。

(2) 并发症及处理：染色用墨汁应彻底灭菌消毒；黑烟染色时应在手术台上进行，防止污染，否则易发生术后感染。术后褪色的患者可重复染色或改做美容性穿透性角膜移植术。

其他并发症及其处理见光学性角膜移植。

2. 美容性表层角膜镜片术　参见有关章节。

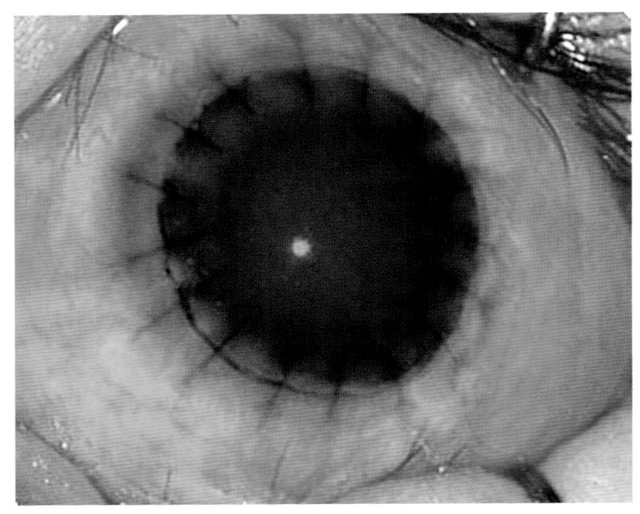

图 13-98　缝合板层角膜片

第四节　复合性角膜移植

手术原理：复合性角膜移植是指在同一受眼上同时施行板层移植和穿透性角膜移植等两种以上的手术。手术比较复杂，手术后免疫反应亦各异。

一、桥状穿透性角膜移植

手术原理：桥状穿透性角膜移植由于其植片形如蘑菇状或铆钉状，故又称蘑菇状或铆钉状角膜移植。主要为角膜中央全层混浊而周边为板层混浊或角膜混浊之角膜白斑患者所设计。杨朝忠设计一种美容性光学桥状瓣角膜移植术，取得了较好效果(图 13-99~ 图 13-109)。

由于蘑菇状或铆钉形角膜植片为新鲜同种异体组织，而且中央为全层角膜，含有抗原性较强的内皮细胞；所以，手术后免疫排斥反应发生率较高。如果有娴熟的外科技术，术后及时应用免疫抑制剂，术后免疫排斥反应可被控制和预防。

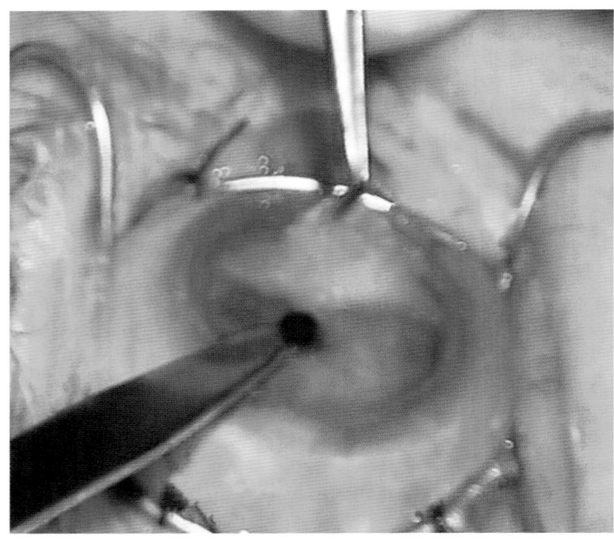

图 13-99　美容性光学桥状瓣角膜移植术 - 切除板层角膜

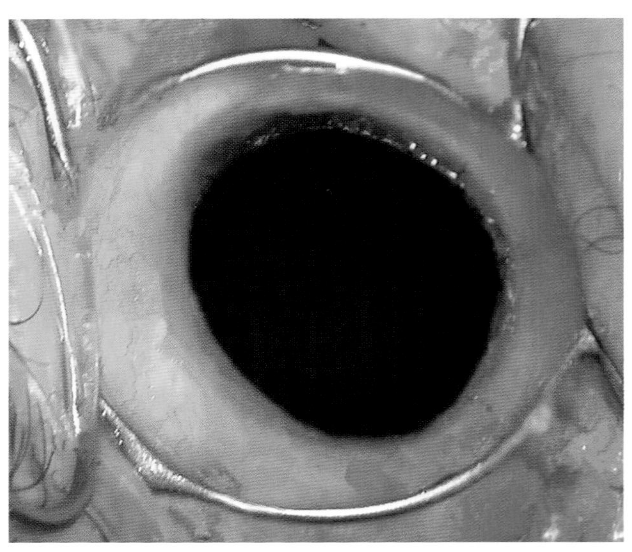

图 13-100　美容性光学桥状瓣角膜移植术 - 板层染色

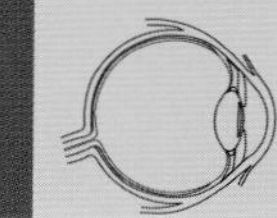

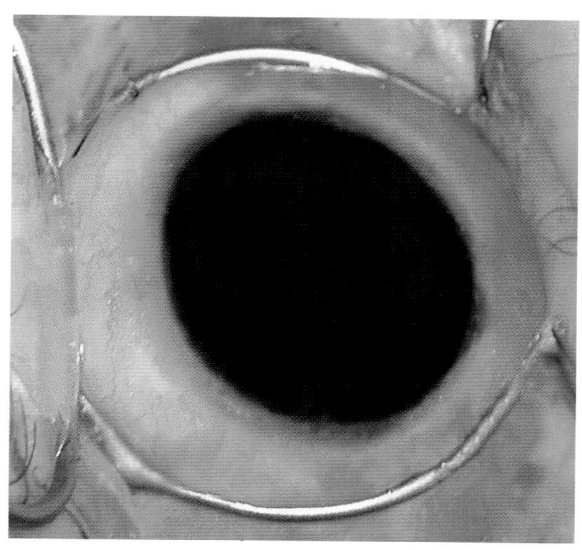

图 13-101　美容性光学桥状瓣角膜移植术 - 板层染色

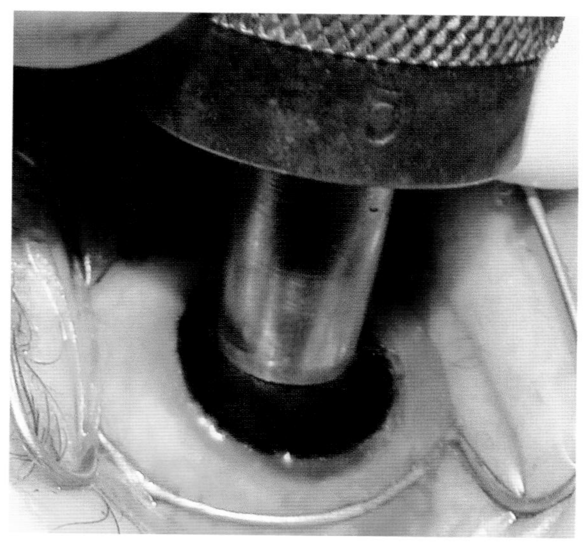

图 13-102　美容性光学桥状瓣角膜移植术 - 钻切中央深板层

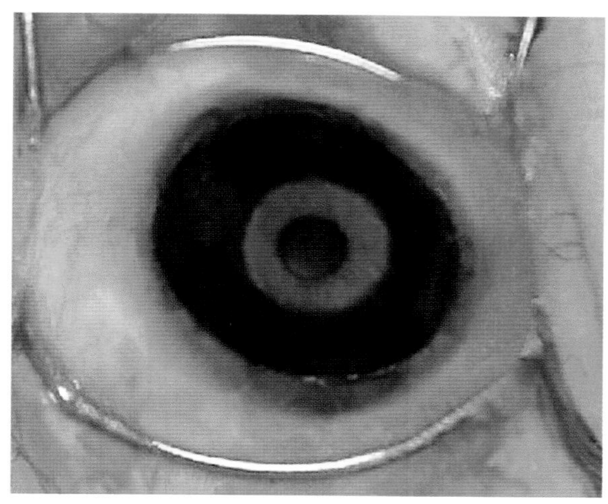

图 13-103　美容性光学桥状瓣角膜移植术，中央为全层切除，暴露瞳孔区

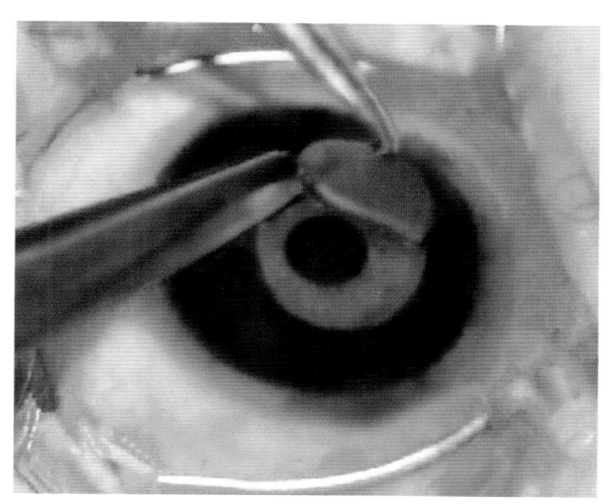

图 13-104　美容性光学桥状瓣角膜移植术 - 剪刀完成中央植孔

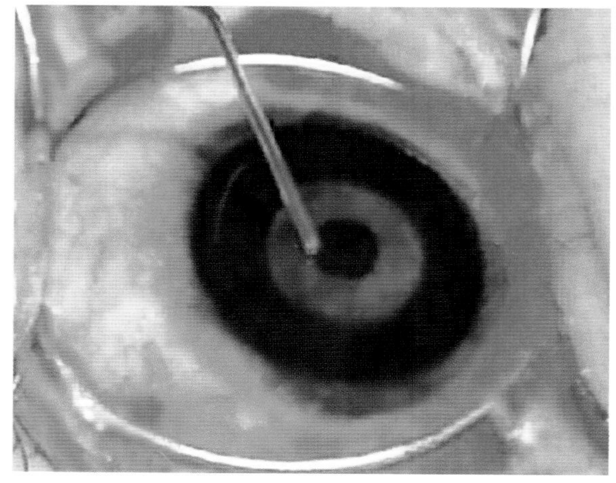

图 13-105　美容性光学桥状瓣角膜移植术 - 注入黏弹剂

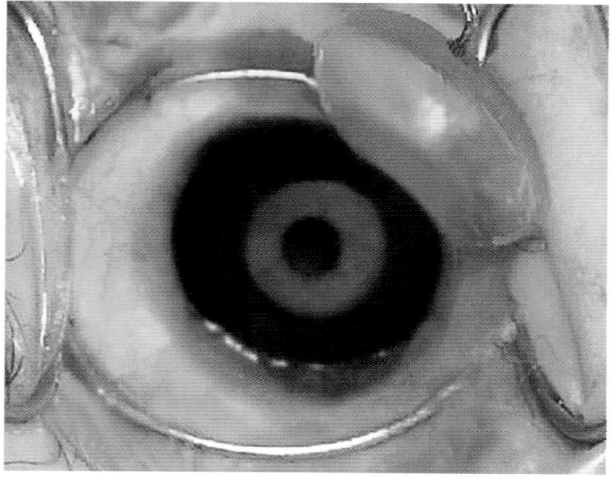

图 13-106　美容性光学桥状瓣角膜移植术 - 移植铆钉角膜片

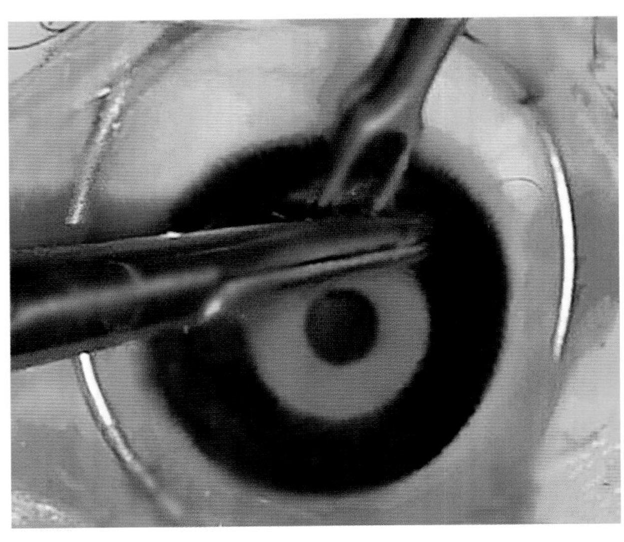
图 13-107 美容性光学桥状瓣角膜移植术 - 缝合铆钉形角膜片

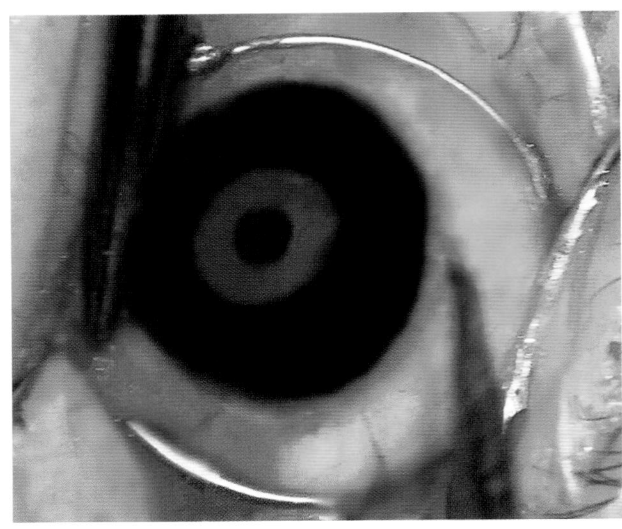
图 13-108 美容性光学桥状瓣角膜移植术 - 移植铆钉形角膜植片

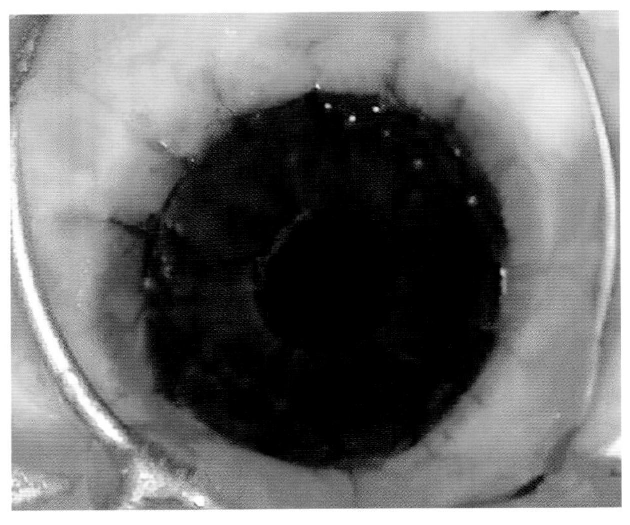
图 13-109 美容性光学桥状瓣角膜移植术 - 移植铆钉角膜片 16 针，查无双前房形成，术毕

1. 术前准备 同穿透性角膜移植。

2. 外科技术（Mushroom 移植法）

(1) 由助手协助，剪取带 3~5mm 巩膜的全角膜片。

(2) 将带巩膜的游离角膜片内皮朝上夹在特制的反向角膜枕上，用预选的环钻（适合于切除中央混浊角膜）在角膜中央内皮面环切板层，深度与周边板层植床适配。沿环切口向周边做板层分离至角膜缘。最后用较大环钻（ 准备用来做术眼板层切除的环钻）钻切余下之板层角膜，便得到中央全厚、周边板层的桥状角膜片，又称铆钉状植片，置湿房备用。

(3) 做植床：用选择的较大环钻做板层环切，并剖切板层角膜，包括全部白斑组织，即形成板层植床，然后再用较小的环钻（做桥状片所用）做深层角膜钻切，形成穿透植孔。这样就完成了中央穿透而周边为板层的植床。

(4) 固定植片：将预先制妥的桥状角膜片盖在植床上，使穿透部分吻合后，用间断或连续缝合法固定之，一般 16~20 针，并埋藏线结。

(5) 重建前房：用特制的弯钝针头在板层间潜行，至穿透植床边缘时转向将针头插入前房，快速推注消毒空气，形成前房后迅速退出针头。查无层间积气或积血，术毕球结膜下注射庆大霉素 20 000U+ 地塞米松 2mg。

3. 术后处理 详见穿透性角膜移植。

4. 并发症及处理

(1) 植片与植床吻合不良：做植片及植床时，对病变深度估计误差，致使植片内皮面水平高或低于植床内皮面，从而导致术后植片对合不良，出现水肿。

(2) 板层愈合不良：穿透部分吻合不良时，前房气体及房水易经创口进入层间，影响愈合。

(3) 其他并发症及处理请参见穿透和板层角膜移植。

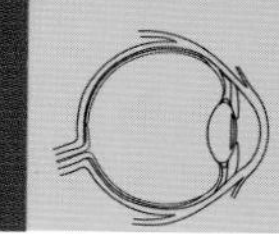

二、板层-穿透性植床全角膜移植

手术原理：在全板层角膜移植过程中，如果植床穿破较大或有晶状体脱入前房时，板层移植后常因植片水肿而失败。为了减少术后植片水肿，可在全板层植床中央区剪一透明区，直径约6mm，然后将带有2~3mm巩膜的全角膜植片盖于植床上，用10-0尼龙线间断固定植片。此外，角膜溃疡穿孔大于5mm者，亦可行该手术。

1. 手术步骤

(1) 术前准备：同穿透性角膜移植。

(2) 做植片：巩膜环钻钻切1/2板层巩膜(距巩膜缘2~3mm)，分离至巩膜缘，切穿后环形剪下植片(图13-110)。见全角膜移植。

(3) 做植床：巩膜环钻钻切1/2板层巩膜，用隧道刀或角膜铲做巩膜板层及全角膜板层剖切。如发生植床穿破，剖切困难时，可自破口处向前房注射Healon，以保护晶状体和虹膜。然后用角膜剪在植床中央剪出直径约6mm的孔。若为溃疡穿孔，尽量将病变组织切除。

(4) 缝合植片：将角膜巩膜片盖于移植床上，10-0尼龙线间断缝合20~24针(图13-111)。

(5) 重建前房：用消毒空气、Healon或BSS形成前房，尤注意周边虹膜是否平复。

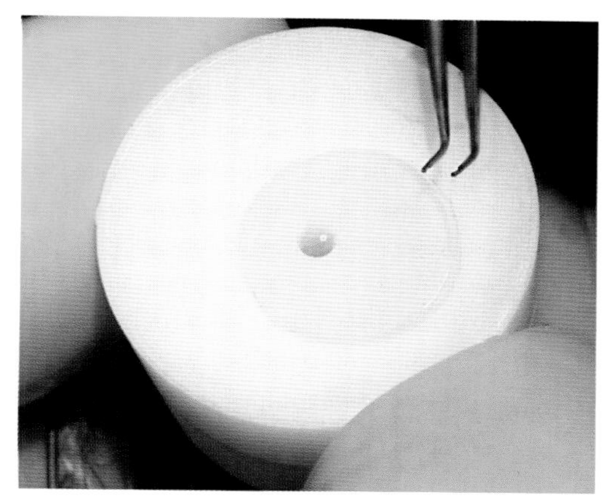

图13-110 板层-穿透植片制作

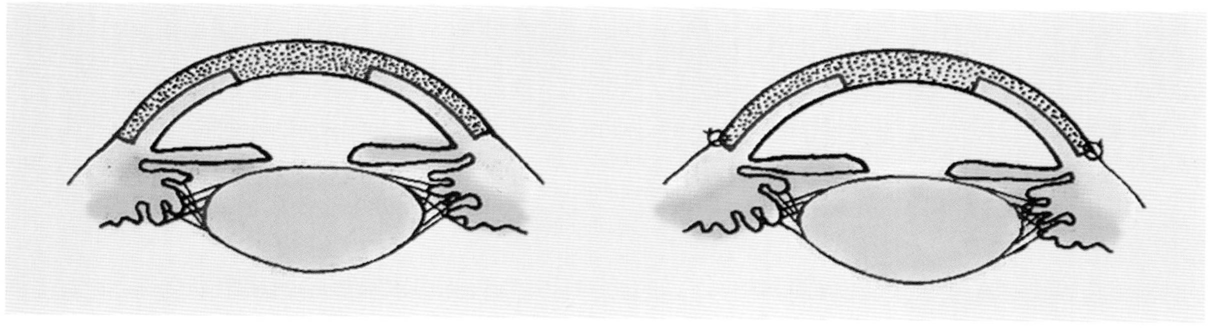

图13-111 桥状或铆钉状角膜移植示意图

(6) 术毕结膜囊内涂妥布霉素+地塞米松眼膏。

2. 术后处理 同全角膜移植。术后加压包扎，足量使用抗生素。角膜溃疡穿孔者，最好在药敏指导下使用有效抗生素。

3. 术后并发症及处理

(1) 双前房：部分病例术后可形成双前房，为房水进入植片植床间隙所致，若植片和植床曲率差别较大，吻合面间留有潜在间隙，房水因眼压作用便进入间隙形成双前房。但随着时间推移，板层植床逐渐与供体内皮面粘连，保持中央透明。少数病人可长期双前房不消失，而植片仍保持透明。

预防：术前检查供、受体角膜曲率半径，以了解供受体移植面术后吻合的程度。供受体角膜曲率相差较大者，术后双前房的机会较多。术中做植床时应考虑吻合面问题，采取浅剖切或深剖切方法以减少其差别，可降低双前房的发生率。术后适当加压包扎，有利于供、受体角膜紧密相贴，减少及消除潜在间隙。

处理：一般局限性双前房不必处理，术毕注气所致者，可用虹膜恢复器将层间气体放出。术后早期双前房可通过适当加压包扎、降低眼内压等措施以促进其消失。长期不消失的双前房，若植片透明，亦不必处理。但要密切观察有无发展趋势，对严重影响植片愈合而致植片混浊者，可行部分穿透性角膜移植。

(2) 继发青光眼：见穿透性角膜移植。

(3) 排斥反应：由于移植片大，且带有 2~3mm 的板层巩膜环，故极易发生免疫排斥反应，故术后应早期大剂量应用免疫抑制剂，并适时减量维持（详见穿透性角膜移植）。

(4) 其他并发症：见穿透性角膜移植。

第五节　转移性自体角膜移植术

手术原理：转移性自体角膜移植术是在同一角膜上将病变组织和健康组织做位置的调换，以达到增视和治疗为目的的手术。

临床上将转移性自体角膜移植分为自体板层角膜移植和自体穿透性角膜移植两种，现分述如下：

一、转移性自体板层角膜移植

自体板层角膜移植主要适用于复发性翼状胬肉、角膜皮样瘤术后假性胬肉或角膜中央板层混浊的斑翳。

1. 手术的优点

(1) 经转位的健康板层角膜植片置于角膜创面，可以阻止胬肉的复发。

(2) 因为是自体角膜移植，无需考虑植片的排斥反应。

(3) 取材方便，无需同种异体角膜。

2. 手术方法

(1) 麻醉：同板层角膜移植术。

(2) 开睑：开睑器开睑，上下直肌固定缝线。

(3) 分离胬肉：同时清除相应处变性筋膜组织，其方法是从胬肉头部分离出筋膜囊，把肌肉止点前的筋膜囊除去，再将胬肉头颈部剪除。

(4) 球结膜间断缝合：以巩膜暴露区为中心，沿角膜缘上下剪开球结膜 180°，分别在结膜缺损处做球结膜间断缝合。

(5) 用相应的角膜环钻先在胬肉一侧角膜上（至少包括 2mm 健康角膜）做弧形划界（深达 1/3~1/2 层角膜厚度），然后用尖刀在角膜缘一侧划界。

(6) 用角膜镊提起切口边缘，尖刀从切口底部开始剖切，直到划界内板层角膜赘生片去除。

(7) 在角膜另一侧，采用同样的方法，分别以同样直径的角膜和刀片划界，取同样大小厚度之自体板层角膜植片。

(8) 将两块板层角膜片相互对换，先用 10-0 尼龙线将植片固定两针，然后用 10-0 尼龙线做连续缝合，同时拆除固定缝线。

3. 术后处理

(1) 术眼绷带加压包扎，隔日换药。

(2) 3 天后做角膜上皮染色，如角膜植片不着色说明上皮愈合，局部滴抗生素、皮质激素。

(3) 拆线：近角膜缘可在 2 周左右拆线，近中央端则延迟拆线。

二、转移性自体穿透性角膜移植术

1. 手术的优点

(1) 转位性自体穿透性角膜移植术后视力恢复好。

(2) 材料取自自体，术后无移植片排斥反应。

(3) 无需同种异体角膜材料和眼库设施。

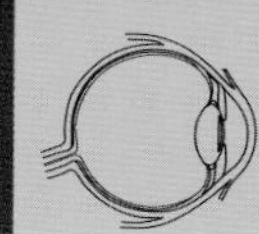

2. 手术方法

(1) 术前准备、麻醉同部分穿透性角膜移植术。

(2) 开睑器开睑,上下直肌固定缝线。

(3) 根据角膜白斑的位置,选择合适直径的角膜环钻,取下角膜植片,其中健康透明的角膜,必须大于整个角膜的1/2范围。

(4) 将取下的角膜植片,其最大范围的透明区域转位至角膜中央(瞳孔区)。

(5) 固定角膜植片4~6针,用10-0尼龙线做连续缝合。

(6) 用平衡液形成前房。

(7) 如直径大于8mm,同时行虹膜周边切除或切开。

(8) 结膜下注抗生素和糖皮质激素。

3. 术后处理

(1) 术眼绷带加压包扎,隔日换药。

(2) 3天后给予角膜上皮染色,转阴性后说明上皮愈合,局部滴抗生素和糖皮质激素眼液3~4次/天。

(3) 拆线时间同部分穿透性角膜移植术。

4. 注意点

(1) 角膜环钻切取的透明角膜范围必须大于整个角膜植片的1/2。

(2) 手术操作时仍需注意保护好角膜内皮细胞。

(3) 植片的边缘修剪必须垂直整齐。

第六节　角膜上皮移植

一、概述

角膜上皮移植术(keratoepithelioplasty,KEP)是20世纪80年代创立的一种新术式,主要用于治疗陈旧性眼部化学烧伤或热烧伤后行角膜移植术后发生的持续性角膜上皮缺损(persistent corneal epithelial defect,PCED)。该手术是将患眼表面病变清除后,从健康供眼取角膜上皮小片,移植于受眼角膜缘或巩膜上以作为角膜上皮细胞的来源,上皮细胞便从上皮移植片沿角膜表面向心性扩散生长,使眼表面恢复完整性,并可限制表面新生血管的侵入。况且,修复后的眼表面更接近于其自身的生理光学特性,形成的眼表面也更稳定,具有良好的光学性能,促进双眼表面疾病患者视力恢复。

二、手术原理

1983年,Thoft首次提出了维持角膜上皮的x、y、z构想,认为角膜表层上皮的丧失,是由角膜基底上皮细胞的增殖来加以补充,后者则来源于角膜缘基底上皮细胞的向心性移行。周边部角膜基底上皮细胞的供给一旦发生障碍,必将引起角膜上皮细胞持续衰竭,最终导致角膜上皮缺损。Cheng和Kruse等(1991)的动物实验研究证明完全切除角膜缘上皮可导致角膜新生血管及假性胬肉的侵入。Andrew等(1991)的研究亦发现缺乏角膜缘上皮者角膜上皮愈合延迟,同时伴有广泛的角膜新生血管形成或复发性角膜上皮糜烂。临床的观察也证明,角膜缘处的创伤修复常伴有角膜假性胬肉和新生血管的侵入,或表现为复发性角膜上皮糜烂。

上述事实均说明,假性胬肉、新生血管及复发性角膜上皮糜烂的形成与角膜缘角膜基底上皮细胞有关。Tseng(1989)称此种能提供角膜上皮的角膜缘基底细胞为角膜上皮干细胞(Stem Cell,SC)。在SC严重损伤或缺乏的受眼上移植供眼角膜及角膜缘上皮片,可以通过植片基底上皮细胞的增殖、移行,使角膜表面得以修复,并可限制假性胬肉及新生血管的侵入。临床结果显示,KEP术后形成的角膜表面稳定,新生血管及假性胬肉明显减少。

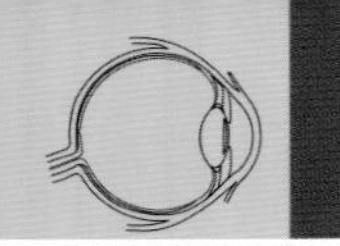

自体角膜缘上皮干细胞移植一般不发生免疫排斥反应；而异体角膜缘上皮干细胞移植则可发生免疫排斥反应，术后应注意预防。

三、外科技术

1. 麻醉　局部麻醉或全身麻醉。局部麻醉以表面麻醉、球结膜下浸润、球后及球周麻醉为主。小儿应全身麻醉。

2. 供体材料选择及保存　供眼年龄在 2~60 岁者均可用，离体时间最好在 6 小时以内，冬季 6~12 小时离体者仍可酌用。摘除后立即营养液保存，24 小时内使用。

3. 制备植床

(1) 角膜板层切除：Desmarre 角膜劈开器钝性分离可完成板层均匀分离；但多数病例因既往的手术创伤，角膜组织的溶解或严重瘢痕收缩，使角膜凹凸不平，厚薄不均，给手术操作带来困难，这时则需用角膜切开刀仔细地剖切病变组织。笔者利用普通剃须刀片制作的三角形刀片行角膜板层剖切，仍可获得一个无血管、无溃疡、无瘢痕的干净植床。板层切除深度视病变而定，要尽可能完全清除角膜溃疡的坏死组织及瘢痕组织，植床力求平整光滑，以利于上皮细胞的移行和修复。

(2) 环状结膜切除：完成角膜表层切除后，沿角膜缘做一 360°、宽约 5mm 的环状结膜切除，并清除结膜下瘢痕组织，使暴露的巩膜面平整且光滑。

4. 角膜上皮移植片的制作及种植　纱布包裹眼球，左手紧握之，右手持 Graefe 刀，像剥苹果一样自角膜缘至中周边切取 4mm × 6mm 大小之豆状含薄层基质的角膜上皮移植片数个。将取下的角膜上皮移植片角膜缘侧朝向角膜中央平铺于暴露的巩膜上，然后用 10-0 尼龙丝无创缝线缝合固定两针（图 13-112~图 13-114）。最后，盖以亲水性软性角膜接触镜，以保护上皮移植片。

5. 术后处理　术后常规应用抗生素及糖皮质激素。术后 4~14 天，上皮逐渐完成修复，局部炎症反应也迅速减轻，这时可停用抗生素。糖皮质激素多选用 1mg/ml 地塞米松眼药水，早期每 2 小时滴眼一次，逐渐减至 2~4 次 / 天，持续一年以上。有学者推荐用 CsA 滴眼，2 次 / 天，以防免疫排斥反应发生。

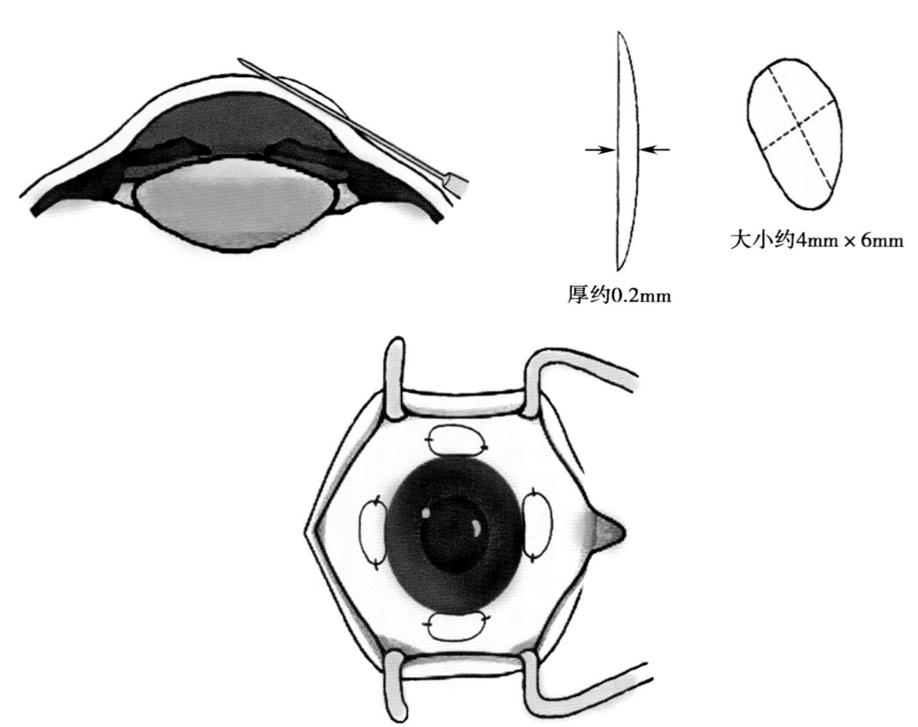

图 13-112　角膜上皮移植术

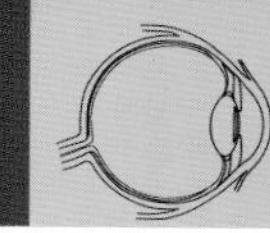

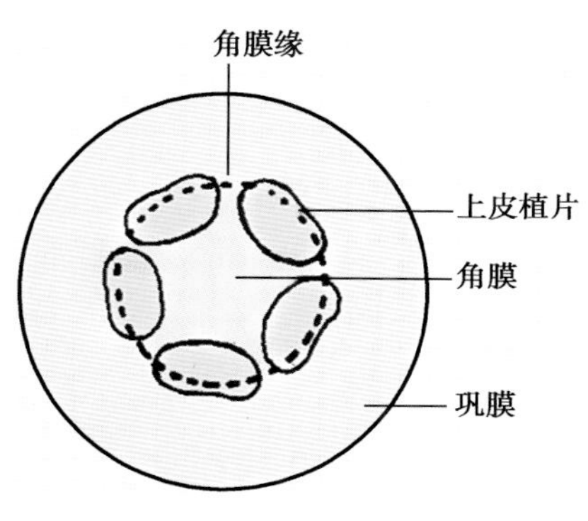

图 13-113　角膜上皮移植术

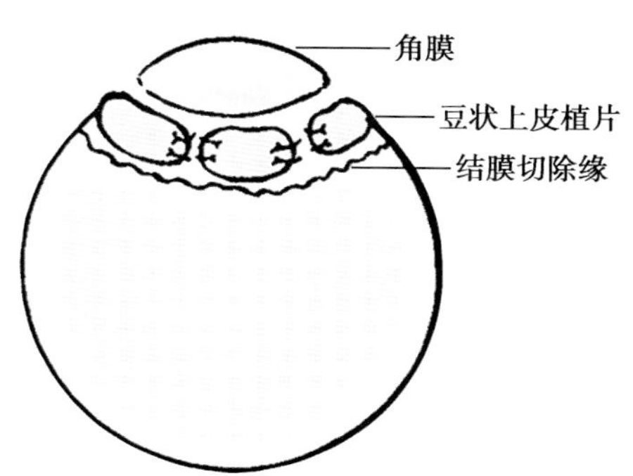

图 13-114　角膜上皮移植术

四、术后护理

KEP 术后护理基本同角膜移植。但需注意以下几点：

1. 角膜接触镜的位置　有时接触镜嵌入角膜上皮移植片与巩膜之间，影响上皮修复。
2. 戴镜时间　一般不少于 1 个月。因角膜基底膜再生需数周才能完成。
3. 拆线时间　一般于术后 1~2 个月内拆除；植片愈合不良时，可适当延长拆线时间。
4. 排斥反应　术后 1~8 个月注意观察有无移植排斥反应发生。一旦发生，及时处理。

五、并发症

1. 术中并发症

(1) 剖切植床不平滑：由于角膜刀质量及术者技巧问题，角膜植床常深浅不一，表面粗糙不平，影响上皮植片愈合。

(2) 上皮植片边缘不锐利：这不利于上皮细胞向周围扩散性生长和移行。故做上皮移植时，注意要使其边缘薄而锐利，使上皮层与植床充分接触和吻合，利于上皮细胞生长和移行。

(3) 上皮移植片种植距离过大：种植后上皮移植片不能密切接触，日后假性胬肉及新生血管便经此侵入角膜。

(4) 上皮细胞损失过多：制作上皮移植片时，操作不慎，可使上皮细胞损失太多，或上皮片状脱落，必然会影响日后的上皮修复。若切除的植片上皮边界不明确，可用 2% 荧光素钠染色以助辨认。近边缘处上皮缺损者，应适当修剪后再种植。如果植片大面积严重缺损，应弃之不用。

2. 术后并发症

(1) 上皮再生和贴附不良：临床观察发现，眼表面活动性炎症期行 KEP，术后常出现植片上皮再生困难或复发性上皮剥脱。此外，倒睫、睑内翻、泪液分泌不足及术后早期局部放射线照射等均可造成上皮不良角化、再生障碍。

KEP 术后再生角膜上皮与下层牢固贴附常需数周时间。但有时由于缺乏上皮基底膜，再生上皮则很难与其下层建立牢固的联系，致使贴附不良，影响手术效果。

(2) 结膜下增殖组织的再侵入：KEP 术后结膜下组织可增生、肥厚，并向心性增生，越过植片进入角膜。该并发症的主要原因是角膜上皮移植片间接合不良，或角膜上皮移植片不能提供上皮使其失去屏障作用。另外，近结膜侧上皮植片边缘较薄，结膜下组织切除不完全等都可能是结膜下组织增殖、再侵入的原因。

(3) 移植排斥反应：KEP 后免疫排斥反应的发生时间一般在术后 1~8 个月。临床表现为改善的视力又下降，可见上皮排斥线，随着上皮排斥线的移行，供体上皮渐被受体上皮替换。多在第 2~6 周随排斥反应的控制，排斥线逐渐变薄、消失。联合手术亦可发生实质型及内皮型排斥反应，其临床表现、诊断及治疗详见第十九章。

触发移植排斥反应的原因尚未完全明了，可能与下列因素有关：①HLA 组织配型差别较大；②上皮移

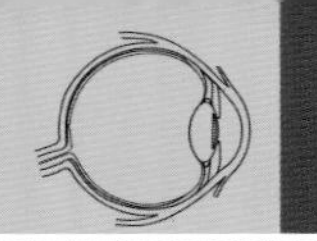

植位于 Langerhans 细胞高密度区内，即周边部角膜、角膜缘和结膜。

免疫排斥反应的防治以局部应用糖皮质激素为主，如可用 1mg/ml 地塞米松滴眼液或 0.3% 妥布霉素 + 地塞米松滴眼液滴眼，每日 2~3 次。近年来，新免疫制剂的应用取得了较好效果，如 CsA、FK-506 预防 KEP 手术后免疫排斥反应效果较好。

(4) 高眼压：KEP 术后高眼压可能与局部长期应用糖皮质激素有关。1987 年木下茂等曾报道 6 例眼部化学伤行 KEP 术后 2 例应用该药而发生高眼压，递减剂量后眼压被控制。

六、临床过程及效果

KEP 的主要目的是使上皮修复。木下茂等(1987)对 KEP 术后上皮修复过程进行了详细观察，并将其修复过程分为三个阶段。

1. 供眼角膜上皮在受眼角膜上修复和存在的阶段　KEP 术后移植片的上皮细胞快速再生，呈向心性移行修复角膜表面。随着上皮的修复眼前部炎症渐消退。

2. 上皮型排斥反应发生阶段　一般为 KEP 术后 1~8 个月。发生排斥反应时即可见到上皮排斥线(rejection line)，早期从一端开始，逐渐行进，供体上皮逐渐消失或部分残留；此后，排斥线便慢慢变薄、消失，排斥反应缓解，受体上皮逐渐被结膜上皮替代。

3. 角膜上皮替换阶段　KEP 术后 6~18 个月供眼上皮逐渐被受眼结膜上皮细胞所替换，替换从周边向中央缓慢进行，角膜表面保持安静。在此过程中，初期置换的受眼结膜上皮与供眼角膜上皮混在一起，并保持角膜上皮的性状。上皮置换过程可能是一种组织化生(methaplasia)过程，首先置换的结膜上皮向角膜上皮转化，发生组织化生，置换后的上皮细胞附着于供眼角膜上皮形成的基底膜上。1992 年西田幸二等的实验研究证实了上皮置换过程，术后第 5 天角膜表面为角膜上皮；第 14 天，即便有排斥反应发生，在排斥线以内为角膜上皮，排斥线以外则为结膜上皮；术后第 20 天，排斥反应结束，结膜上皮覆盖全角膜。木下茂等(1987)的临床观察发现，KEP 术后第 1~2 周内角膜上皮即完成修复，术后 1~8 个月发生排斥反应，随着排斥线的移行角膜上皮被结膜上皮代替，但仍可见到角膜上皮岛状残存；若角膜上皮完全被结膜上皮置换所形成的角膜表面则较粗糙、不稳定，周边部表面且有轻度血管新生，因此认为角膜上皮岛的残留可能是术后表面长期稳定、安静的基础。

鉴于上述基础研究和临床观察，临床效果毋庸置疑。自 1984 年 Thoft 报道用 KEP 治疗眼部化学伤经角膜移植术后发生的 PCED 后，日本学者们用此手术对多种顽固性眼表面疾病进行尝试，尤其在陈旧性眼部化学、热烧伤、复发性胬肉、Mooren 角膜溃疡等疾病的应用，取得了可喜的效果。1984 年 Thoft 首先报道了 4 例 KEP，其中 3 例获得长期愈合，视力改善。木下茂(1987)等报道 6 例眼部化学伤行 KEP，术后 50%(3/6)患者脱盲。1989 年，熊炎俊一等报道了 13 例 13 眼 KEP 结果，其中沙眼 3 例，复发性胬肉、角膜炎、角膜单疱、眼部碱烧伤及角膜肿瘤各 3 例，术后随访 3~36 个月，平均 12 个月。单纯行 KEP 术的 5 例中有 2 例视力提高(40%)，KEP 联合部分穿透性角膜移植或深层板层角膜移植术 8 例中有 6 例(75%)视力得到改善。1990 年 Paul 等报道了 5 例化学伤或热烧伤、3 例无虹膜、2 例 Steven-Johnson 综合征、2 例特应性疾病和 1 例良性遗传性上皮内角化不全共 13 例，其中 8 例伴有 PCED 者中 5 例(62%)获得治愈，视力得以提高。1991 年，Kinoshita 等对 20 眼 Mooren 角膜溃疡患者行 KEP，术后 18 眼迅速治愈，2 只眼经全身或局部给予糖皮质激素后治愈。6~12 个月内无复发，后来复发的 7 例再加用糖皮质激素、结膜切除和(或)KEP，全部治愈。平均随访(3.1 ± 1.9)年，18 眼表面保持安静。1989 年，山口达夫等应用 EKP 治疗 3 例复发性胬肉，术后随访 16 个月以上无复发。他认为，角膜上皮移植片间的互相密切接合，植片结膜侧边缘垂直及植床表面光滑是防止胬肉复发的保证。

七、KEP 联合角膜移植

手术原理：角膜上皮移植的主要目的是提供早期角膜上皮细胞来源和防止结膜下组织向角膜侵入。而临床上所遇病例不单纯是角膜浅表层病变，往往病变可累及实质深层，甚至内皮层。这可通过联合板层及穿透性移植来达到复明目的。

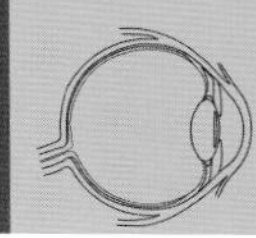

1. KEP 联合板层角膜移植术　根据角膜病变或瘢痕情况先行板层角膜移植术，包括全板层或部分板层角膜移植术。然后，于角膜缘外巩膜上移植角膜上皮片。单纯角膜周边部病变者，可部分板层切除角膜，进行特殊形态的板层角膜移植，接着于原病变处角膜缘外移植上皮移植片。

KEP 联合板层角膜移植术后免疫反应相对于单纯板层角膜移植要多。

2. KEP 联合穿透性角膜移植手术

(1) 适应证：严重的眼表面病变伴有全层角膜结构破坏，甚至内皮层已被破坏者，应选择本联合术式。

(2) 手术经过：先切除周围结膜下瘢痕组织；然后钻除混浊之角膜，移植一具有健康内皮和良好光学性能的角膜片；最后，在近角膜缘外 2mm 处移植角膜上皮片。

(3) 术后免疫反应：理论上讲，KEP 联合穿透性角膜移植术的供体抗原性较多而强，术后免疫排斥反应亦较重。

3. KEP 联合表层角膜镜片术　严重眼表病变伴无晶状体眼、圆锥角膜者可施行此联合手术。手术时，切除周围结膜下瘢痕组织；常规行表面镜片移植，最后行角膜上皮移植。由于角膜缘常受损，术后易受新生血管侵犯，亦有发生免疫排斥反应的可能。

八、培养的角膜上皮之 KEP

手术原理：由于供体材料的短缺，常使临床 KEP 的开展受到限制，故用体外培养的角膜上皮进行 KEP 不失为较有发展前途的方法。

手术方法：首先体外培养角膜上皮，然后接种上皮，术毕放置软性角膜接触镜。术后处理同 KEP。

1985 年 Gipson 曾将 9mm 直径的异体角膜表层上皮接种、浸泡于充满组织培养液的角膜表面 3 小时，而后放置软性接触镜。若受眼角膜上皮基底膜存在，所形成的角膜表面更稳定。1987 年 Friend 等利用体外培养的角膜缘上皮薄片种植于角膜表面，使眼表面得以修复。

由于培养的角膜上皮有一定抗原性，手术后及时应用免疫抑制剂，多能控制免疫排斥反应。

第七节　角膜内皮移植

一、概述

手术原理：角膜内皮细胞具有主动泵水功能，这对维持角膜的透明性及正常厚度起着重要作用。由于人类角膜内皮细胞无再生能力，损伤后只能由邻近的内皮细胞移行及增大来填补缺损区。临床上许多疾病均可引起内皮细胞层损伤，诸如大泡性角膜病变、Fuchs 角膜营养不良、人工晶状体植入术后、穿透性角膜移植术后排斥反应等，均可导致角膜内皮失代偿，而角膜上皮和基质层无异常，理论上讲，仅移植内皮便可达到治疗目的。

用传统技术，从供体角膜片获得单层内皮细胞十分困难，尤其是获取大面积内皮细胞。2004 年 Melles 等提出了后弹力层撕除技术（descemetorhexis），此后，相继出现了后弹力层撕除角膜内皮细胞移植术（Descemet stripping with endothelial keratoplasty，DSEK）、自动化后弹力层撕除角膜内皮细胞移植术（Descemet stripping automated endothelial keratoplasty，DSAEK）、飞秒激光角膜内皮移植术等，使角膜内皮移植手术（endothelial keratoplasty，EK）不断完善和应用。李绍伟曾用飞秒激光制瓣行角膜内皮移植获得成功（图 13-115~ 图 13-124）。

二、培养之角膜内皮细胞移植

手术原理：有研究发现，离体培养的人角膜内皮细胞具有形成单层细胞，并出现细胞间连接结构的能力，这为角膜内皮移植提供了依据。

用培养的角膜内皮细胞取代不健康内皮的设想首先由 Maurice 于 1972 年提出。1979 年，McCully 等用

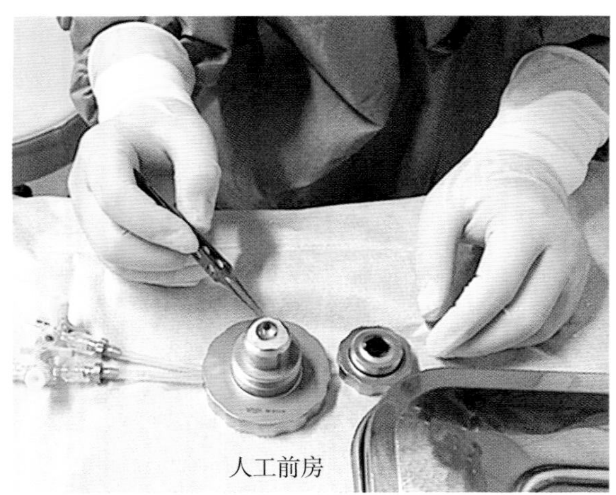

图 13-115　供体角膜植片安置于人工前房上面

使用飞秒激光方法制作供体角膜内皮植片

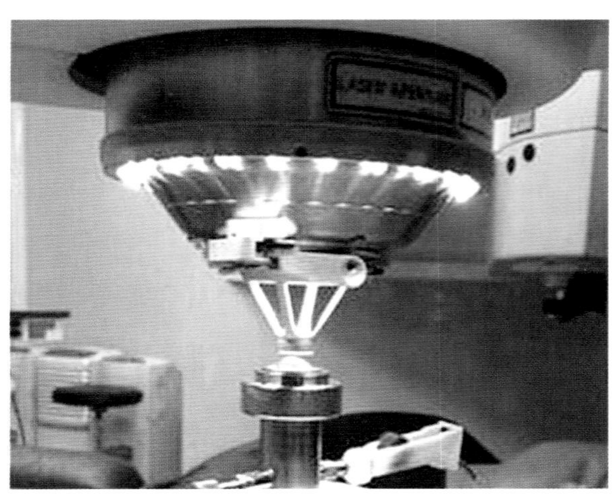

图 13-116　飞秒激光切割制作带角膜基质的供体角膜内皮植片

飞秒激光可以制作厚度为 110~130μm 超薄供体内皮植片，其直径大小根据需要设定（李绍伟提供）

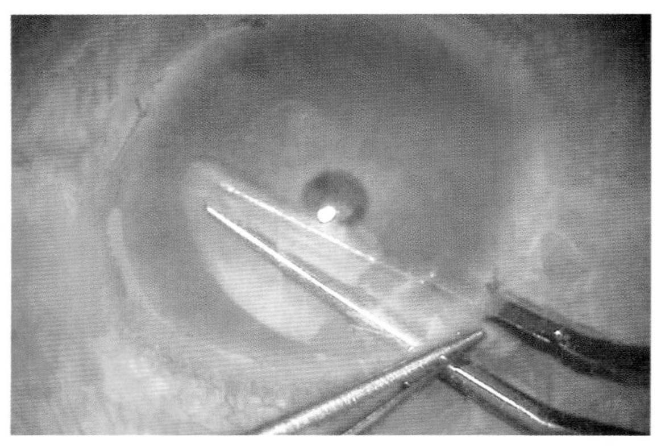

图 13-117　角膜内皮专用植入镊植入供体角膜内皮植片

将供体角膜内皮植片内皮面朝上放置，均匀涂一层黏弹剂，按照 4∶6 大小比例以角膜内皮细胞面朝里方向对折，然后使用专用植入镊植入到前房中（李绍伟提供）

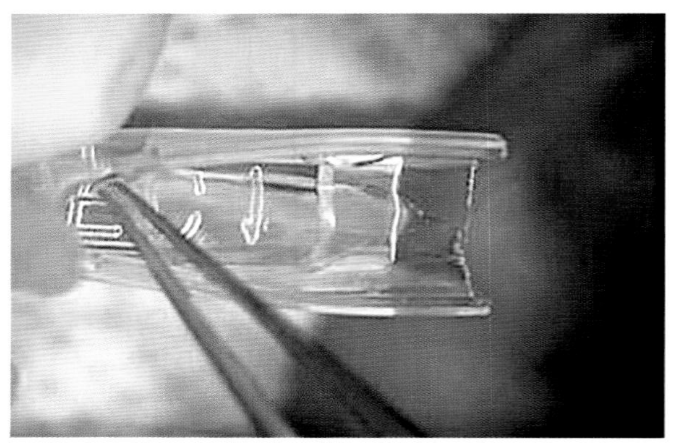

图 13-118　将供体角膜内皮植片安放到 ICL 推注器中

供体角膜内皮植片也可以采用推注器进行植入，其中 ICL 推注器常被用于角膜内皮植片的植入（李绍伟提供）

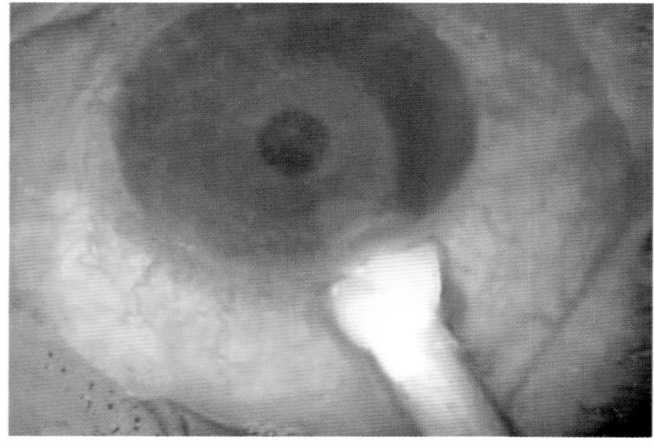

图 13-119　将供体角膜内皮植片通过 ICL 推注器推注到前房中（李绍伟提供）

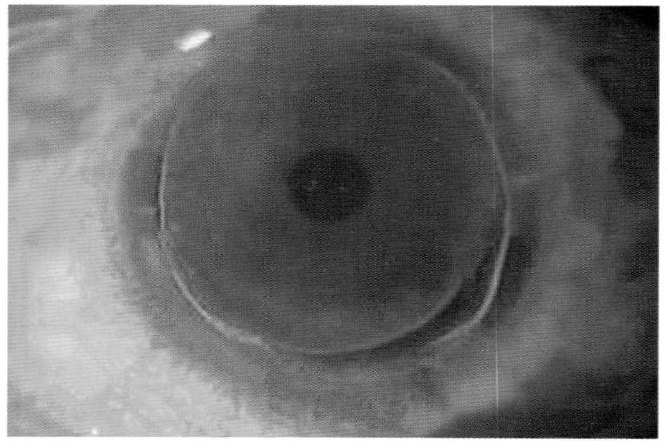

图 13-120　前房中注入无菌气体顶压供体角膜内皮植片

在前房中将供体角膜内皮植片展开，并注入无菌气体将其充分顶压到受体角膜后表面，4~6 小时后释放部分气体，以防止瞳孔阻滞性青光眼的发生（李绍伟提供）

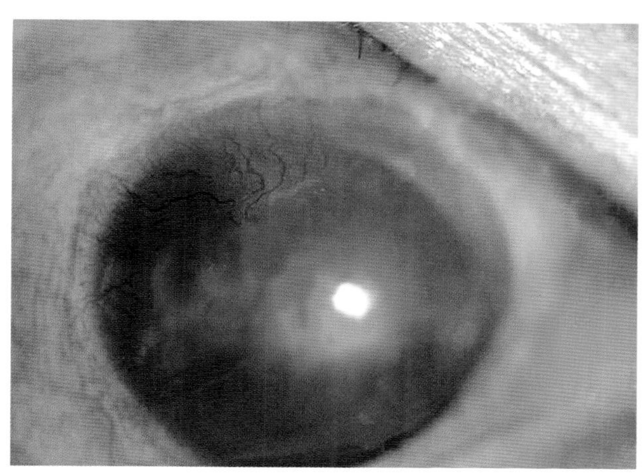

图 13-121　大泡性角膜病变患者术前角膜裂隙灯照片
该患者为白内障术后人工晶状体眼性大泡性角膜病变患者，术前角膜上皮水肿混浊，周围有新生血管长入（李绍伟提供）

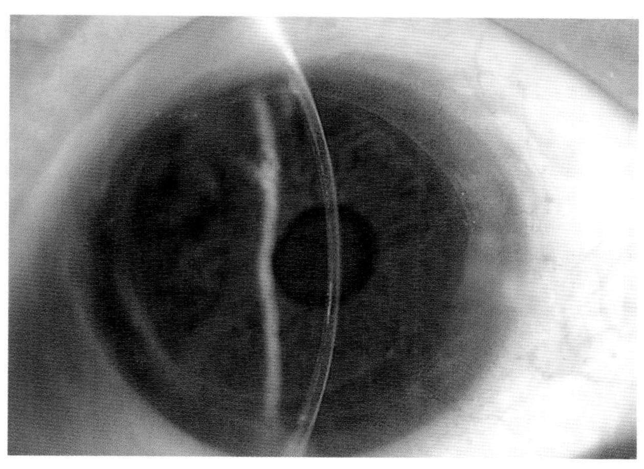

图 13-122　图 13-121 患者术后 6 年的角膜裂隙灯照片。不撕除后弹力膜的角膜内皮移植术，术后 6 年角膜依然保持透明，角膜内皮植片贴附良好（李绍伟提供）

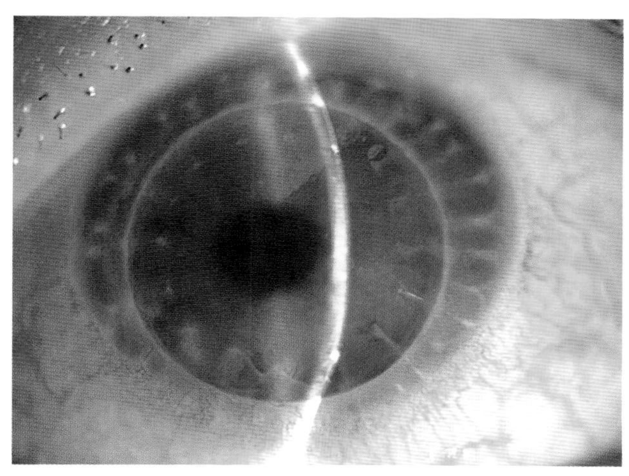

图 13-123　两次穿透性角膜移植术后排斥患者角膜裂隙灯照片
圆锥角膜患者先前共行 2 次穿透性角膜移植术，第二次术后 5 个月角膜再次发生排斥。视力由术前的 0.02 术后恢复到 0.6（李绍伟提供）

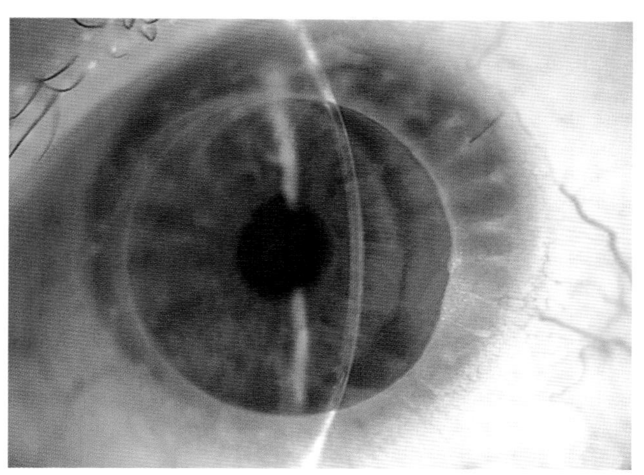

图 13-124　图 13-123 患者角膜内皮移植术后 3 个月的角膜裂隙灯照片
行不撕除后弹力膜的角膜内皮移植术，术后 3 个月角膜恢复透明，角膜内皮植片贴附良好。视力由术前的 0.1 术后回复到 0.5（李绍伟提供）

苄烷铵注入兔前房，使内皮损伤，由于内皮缺乏，兔角膜很快出现水肿；然后将内皮细胞悬液注入前房（图 13-125），结果发现内皮细胞可贴附于后弹力膜上，而在虹膜及晶状体表面亦有贴附。1978 年 Maurice 等用培养方法获得单层内皮细胞，并将其移植于兔眼，成功率达 80%。1981 年，Schwartz 和 McCulley 设计了以明胶膜为载体对兔角膜内皮细胞进行培养，待内皮贴附于明胶膜上后移植于兔角膜后弹力膜上（用生物黏合剂丁基氰丙烯酸酯涂抹黏合）或粘贴于后基质层（撕去后弹力膜后），结果 48%~78% 的内皮细胞得以保留（图 13-126、图 13-127）。1986 年，Insler 用人角膜片为载体培养人角膜内皮细胞，形成单层细胞后移植于恒河猴，观察 5 个月，62% 维持透明。1990 年，McLaughlin 等将接种培养的人角膜内皮细胞首次接种于人 Fuchs 角膜内皮变性及大泡性角膜病变，结果形成了单层内皮细胞，使角膜恢复透明。杨朝忠等于 1998 年成功培养了胎儿角膜内皮细胞，并在培养板上形成单层细胞。2005 年杨朝忠等以壳聚糖生物膜为载体进行兔角膜内皮细胞培养，形成单层后进行载体移植，植片透明率达 60%（图 13-128~ 图 13-130）。2008 年杨朝忠等又尝试了用双联胶将培养的兔内皮细胞黏附于去细胞角膜内表面，角膜透明率达 63%（图 13-131）。

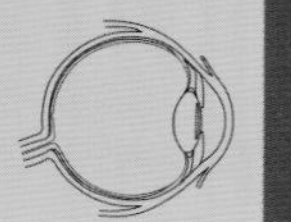

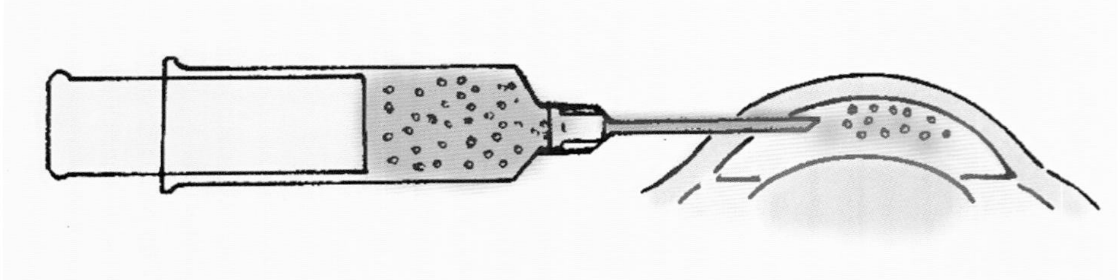

图 13-125　前房注射内皮细胞

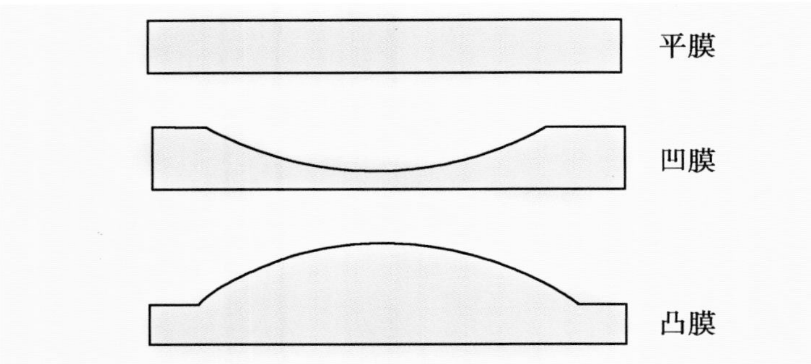

图 13-126　明胶膜为载体

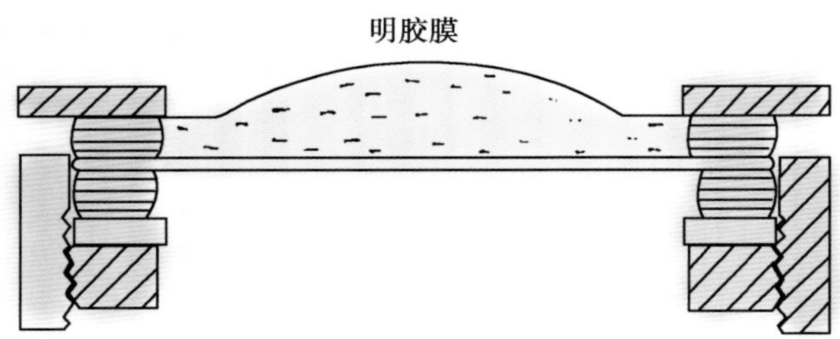

图 13-127　明胶膜载体支架对兔角膜内皮细胞进行培养

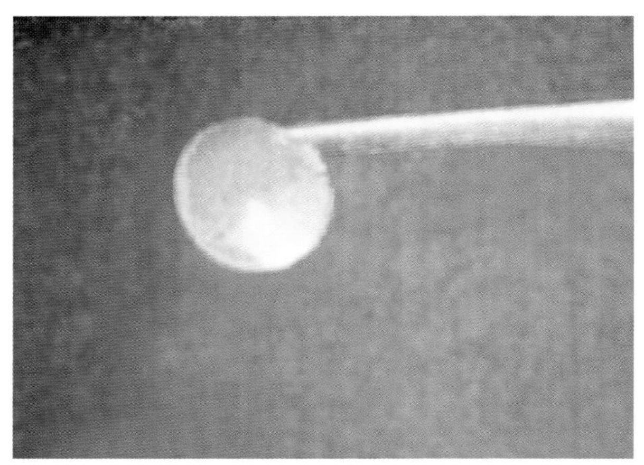

图 13-128　壳聚糖共混膜

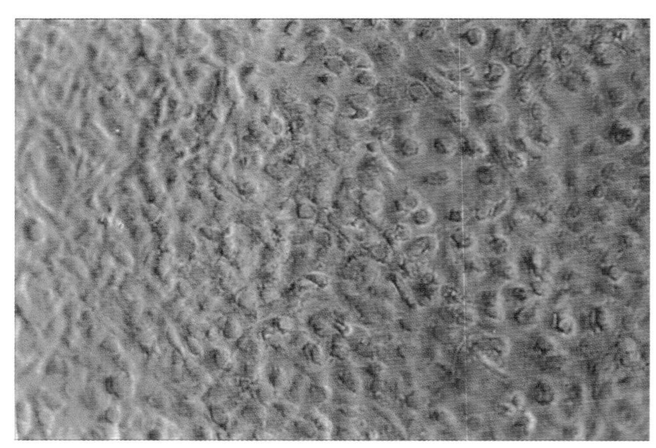

图 13-129　壳聚糖共混膜为载体进行兔角膜内皮细胞培养，形成单层细胞

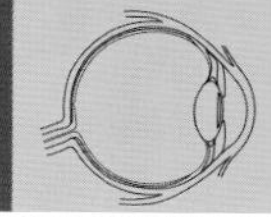

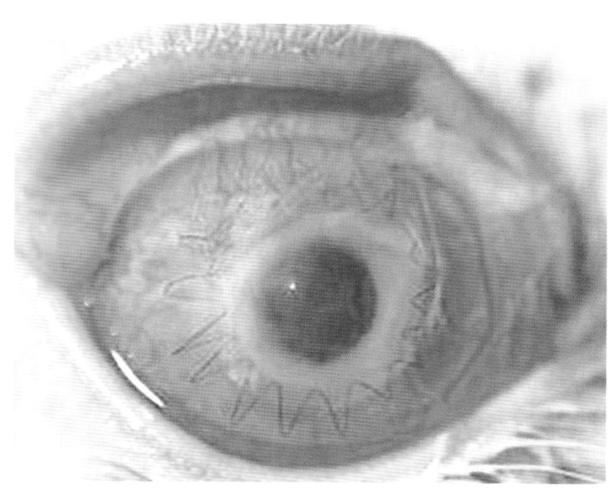

图 13-130　壳聚糖生物膜为载体移植后植片透明

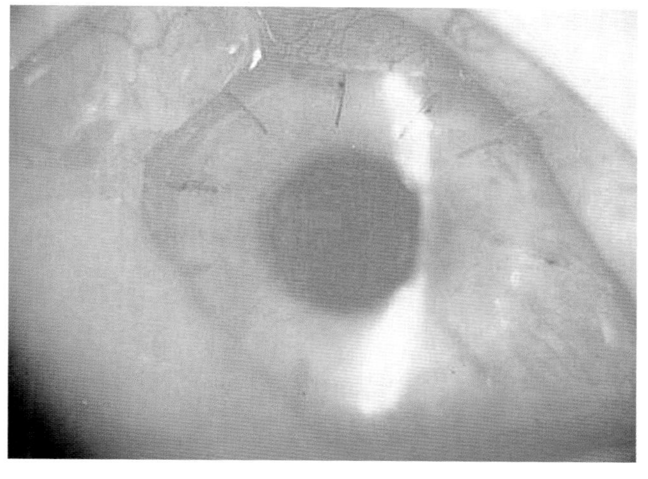

图 13-131　用双联胶将培养的兔内皮细胞黏附于去细胞角膜内表面，术后角膜透明率达 63%

三、外科技术

1. 角膜内皮培养技术

(1) 实验室培养法：即用培养瓶、皿进行培养，培养后的内皮细胞可制成细胞悬液，用前房注射法进行移植。但由于注射后内皮细胞贴附不牢，还可贴附于虹膜、晶状体等表面，也可能在房角堆积影响眼内压，故仅作为早期动物实验方法。

(2) 明胶载体法：该法用明胶膜作为载体，使内皮细胞在载体上形成单层，然后用于移植。

1) 明胶成膜：用 3% 的明胶溶液 5ml 左右，在 29~31℃下成膜。自然干燥后用 12% 戊二醛蒸气固定 30 分钟，再浸入戊二醛溶液中过夜，用前用培养液漂洗数次。制成厚约 1μm、无皱、透明之薄膜，或使成一定造型，该膜对水和其他溶剂有一定渗透性。

2) 将该膜贴于一种特制的玻璃房中央或置于玻片上，再将其固定于特制的培养架上。

3) 在玻璃房中央加入内皮细胞悬液，进行培养，使内皮细胞种植到明胶膜上，当内皮细胞密度达到 2500 个 /mm^2 时，便可用于移植。

(3) 壳聚糖衍生物载体培养法：杨朝忠等(2005)用海洋生物材料在角膜组织工程学的应用研究中将壳聚糖衍生物成膜，该膜具有透明、无毒、可吸收、生物相容性好等特性，以此膜为载体进行兔角膜培养内皮细胞培养，形成单层细胞后进行移植，在动物实验中取得了一定的效果。

(4) 异体角膜载体培养法：Gospodarowicz 和 Alvarado 的研究发现，种植内皮细胞于 Descemet 膜 60 分钟后便形成单层细胞，并全部覆盖表面，72 小时后内皮细胞之间的连接结构接近正常，并具有完整的屏障功能。

将异体角膜片刮去内皮层，放置于角膜内皮细胞培养液中，内皮面朝上。然后注入角膜内皮细胞悬液进行培养，内皮细胞借重力作用沉着于后弹力膜上，并形成单层细胞，细胞密度达 2500 个 /mm^2 时可环钻取片用于移植。

(5) 异体载体二次接种培养法

1) 用无菌湿棉签机械去除不良的内皮，然后以 MEM 液(含 5% 低分子右旋糖酐)冲洗内皮面。

2) 将内皮细胞悬液缓慢离心 2 分钟，去上清，用无血清 MEM 液稀释至 7.5×10^5 个细胞 /ml 浓度。

3) 吸取上述细胞悬液 100μl，注到无内皮的角膜片上，37℃培养 1 小时，倾去未黏附的细胞液。

4) 再次接种 100μl 内皮细胞悬液，目的是增加内皮细胞密度，促进单层细胞及细胞连接形成。

5) 将二次接种的内皮细胞继续培养 48 小时，倾去培养液。

2. 手术步骤

(1) 明胶载体内皮移植

1) 常规消毒铺无菌巾，麻醉同穿透性角膜移植。

2) 做植床及植片，去植片（自体）不健康内皮或撕去后弹力膜。

3) 于后弹力膜及后部基质面上涂黏合剂，将已培养好的明胶载体膜贴上，剪去多余的明胶膜。

4) 将植片缝回植床。

(2) 同种异体角膜载体内皮移植

1) 消毒、铺巾、麻醉同穿透角膜移植。

2) 做植床，约小于角膜载体片0.25mm。

3) 将带有单层内皮细胞的异体载体片盖于植床并缝合之。

(3) 二次接种同种异体载体内皮移植　手术步骤基本同同种异体角膜载体内皮移植术。

(4) 培养的角膜内皮移植　培养的角膜内皮细胞为同种异体细胞，具有一定的抗原差异性，故术后亦会发生免疫排斥反应。

四、后弹力层撕除——角膜内皮移植

后弹力层撕除术具有以下优点：①不必切除基质，很多角膜内皮功能失代偿的疾病其基质并无病变，故可保留角膜基质；②选择性撕除后弹力层可快速、无损伤地制作植床；③植床表面光滑，基质无损伤，有利于提高视觉质量；④由于角膜内皮有一定的抗原性，又何况不损伤受体上皮和基质，故术后免疫排斥反应较穿透性角膜移植明显降低，如果植片较大时术后亦会发生免疫排斥反应。2006年，Gorovoy首次用微型角膜刀切去供体角膜的前基质，制作角膜植片，从而避免了手工分离角膜基质板层的操作，降低了手术难度，并能获得光滑的界面，而且可控制植片的厚度，有利于视力的快速恢复。

适应证：目前DSEK/DSAEK主要用于各种原因导致的角膜内皮失代偿，如Fuchs角膜内皮营养不良、大泡性角膜病变、虹膜—角膜内皮综合征、穿透性角膜移植术后内皮慢性失功等。

手术技术要点　为了减少手术并发症，要求手术者必须具备娴熟的眼科显微手术技术。

1. 供体植片的制备　常规EK均是术中制备供体植片，由于费时，且如果出现失误可能不得不暂停手术，故有人提出在眼库中预切植片，从而节省了手术时间。而且还可以做角膜内皮细胞计数和健康状态评估。

DSEK和DSAEK的区别在于供体植片的获取方法不同，DSEK主要是手工分离角膜板层，DSAEK则是利用微型角膜刀去除供体角膜前基质，并环钻剩余的后基质得到光滑植片。Price等（2006）的结果显示使用微型角膜刀可降低供体角膜穿孔的发生率，DSAEK不改变角膜的球镜当量，视力恢复较DSEK快。由于飞秒激光切削组织精密度高，对周围组织热损伤小，对角膜生物力学影响小，目前已被应用于角膜基质切削手术。Sarayba等（2007）利用飞秒激光切割不同深度、不同直径的角膜基质，均获得准确深度、直径和光滑的基质床。Cheng等（2007）利用飞秒激光在400μm水平对基质进行切割，其内皮细胞计数与对照组（同一供体对侧眼）无显著性差异，说明该技术对内皮细胞损伤较轻。Cheng等（2007）报道了首例用飞秒激光制作供体植片的DSEK，术后角膜透明，视力恢复良好，未出现并发症；并指出飞秒激光将会使DSEK更加标准化和自动化。

2. 供体植片植入方法

(1) 镊子植入法：用镊子植入供体植片是最普通的方法，常用的镊子有2种：一种是直腿镊子，如Kelman-McPherson镊，其优点是植入后镊子容易取出，缺点是对植片夹持面积大，内皮细胞损伤严重。另一种是类似于人工晶状体植入镊，镊子尖端接触，中间有一定的空间，所以对内皮损伤小，如Goosey forceps和Rosenwasser供体植片植入镊。尽管镊子植入比较便捷，但植片容易跟着镊子移出前房，且手术切口较大，前房密闭性差。

(2) 缝线+拖拉技术：2007年Bradley等首先报道了缝线+拖拉技术，即将植片对折放在Rosenwasser铲上，然后用10-0 Prolene线全层穿过植片远端顶点，缝线从切口对侧穿出，然后用镊子拖拉缝线使植片在

Rosenwasser 铲上滑入前房。

（3）滑入器植入法：Mehta 等（2007）将滑板伸入前房并托住植片，再用 21G Kawai 撕囊镊从对侧将植片顺着滑板拖入前房，该技术亦可减少内皮损伤，无需折叠植片，前房内的操作较少，能避免切口下虹膜对内皮的损伤。2008 年 Busin 设计的 Busin 滑入器可以使角膜植片通过小切口（4.2mm 或 3.2mm）拖入前房，植片亦无须折叠，在前房内能自行展平，在前房浅或不稳定的情况下更安全。

（4）推注系统植入法：最近，Macaluso 设计了密闭式推注系统，与人工晶状体推注头相似，植片自动卷曲，通过 4~5mm 切口进入前房，但仍需缝线、同轴镊或显微钩将植片拖入前房，使其居中。

3. 受体植床制备　目前均常规行后弹力层撕除术。对于角膜严重水肿的患者，后弹力层撕除术等眼内操作均比较困难，Inoue 等（2008）利用 25G 或 27G 的眼内辅助光源使这一问题得到较好解决。此外，Mehta 等（2008）在前房注入空气，也能增加角膜的透明度，并利用气液界面的表面张力可更好地控制松动的后弹力层。

4. 角膜植片的展平、贴附　在植片进入前房后可利用 BBS 液将其展平，再注满消毒空气进行贴附，按摩、平滑角膜表面有利于界面间的液体排出。5~10 分钟后抽出大约 50% 的气体以免瞳孔阻滞。为使植片不出现脱落，始终保持前房恒定的压力会使植片贴附更好，为此，Meisler 等（2007）设计了前房恒压气液交换系统，可持续有效的压贴植片，明显减少了术后植片脱落。

5. 手术并发症

（1）植片脱落：植片脱落是最常见的手术并发症，文献报道约 40%~50%。引起植片脱落常见的原因有板层间积液 / 积气。患者挤揉眼球，此外，还与植片和植床的制备及医师的学习曲线有关。Terry 等(2008) 认为后弹力层撕除术产生光滑的植床不利于植片贴附，建议刮刻植床周边 1.5mm 区域，使基质纤维和植片纤维融合，促进植片贴附。

（2）内皮细胞损伤：是 EK 不可避免的并发症，Gorovoy 首次报道 DSEK 术后 10 个月内皮细胞丢失率为 40%，Terry 等（2008）的结果显示 DSEK 和 DSAEK 术后 6 个月和 12 个月内皮细胞损失率无明显差异，约为 34%。

（3）免疫排斥反应：发生率 2%~20%。关于 EK 术后排斥反应较大样本的专题研究，目前仅见 Allan 等和 Jordan 等（2009）的报道，其发病率分别为 9% 和 9.5%，尽管大部分可通过药物控制，但在排斥反应的患眼中约 7.6% 的会导致植片失败而需再次手术。对应 PKP 组术后排斥反应发生率为 13%，其中移植失败率为 28.3%。

高危因素：在 DSEK 排斥反应高危因素的研究中，研究发现非洲、美洲患者的发病率是高加索人的 5 倍，提示人种与发病率明显相关。术前并发青光眼或激素性高眼压的患者的发病率是眼压正常者的 2 倍，而患者年龄、性别、角膜原发病与排斥反应的发生率关系不大。有资料显示，EK 术后排斥反应的发生与术后激素滴眼液的剂量和用药时间有关系，并强调应重视 EK 排斥反应的发生，并长期规范用药加以预防。尽管 Prakash 等曾在 2007 年提出假设：与 PK 相比，DSAEK 可以大大减少同种异体免疫排斥反应，但临床上并无可靠证据加以证实；此外，临床报道显示 EK 术后角膜排斥反应程度轻于 PKP，但 EK 术后所需滴用糖皮质激素眼液的时间明显长于 PKP 术，这也可能是 EK 术后排斥反应发生率低且程度轻的原因之一。

临床表现：Jordan 等（2009）报道的 598 例 DSEK 术眼中共 48 人（54 眼）发生排斥反应，其中术后 1 年发病率为 7%，2 年为 12%，在这些患者中 69% 临床表现为角膜后 KP，11% 表现为弥漫性角膜水肿，20% 的患眼两者均有，除了 4 眼（7%）需要再次行 DSEK，其余均可用药物控制。众所周知，角膜内皮排斥线（posterior Khodadoust line）是 PKP 术后出现排斥反应的重要特征，但 Jordan 等（2009）和以往与 EK 排斥反应相关的报道均未发现角膜内皮排斥线，而最近 Saelens 等（2011）却报道了 1 例出现角膜内皮排斥线的 DSAEK 排斥反应患者。可见 EK 排斥反应的临床特征目前仍未完全了解，需进一步研究。

（4）其他：偶可引起瞳孔阻滞、视网膜脱离、黄斑囊样水肿、上皮植入等。

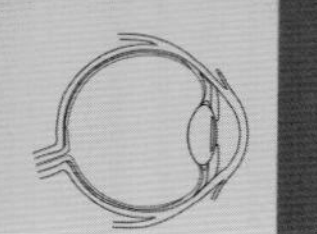

第八节 角膜缘移植

一、角膜缘干细胞缺乏与角膜疾病

角膜缘干细胞缺乏按病因可分为遗传性和获得性两类（表 13-1）。原发性角膜缘干细胞缺乏是指无确切的外界致病因素时，角膜缘干细胞缺乏足够的微环境支持所致的缺乏。继发性角膜缘干细胞缺乏是指由外界致病因素导致角膜缘干细胞坏死引起的缺乏。角膜缘干细胞缺乏表现为上皮形成不良（持续缺

表 13-1 角膜缘干细胞缺乏性角膜疾病

临床疾病	干细胞损伤性丢失	角膜缘基质床改变
遗传性无虹膜 （anirida）		+
多发性内分泌缺失相关的角膜炎 （keratitis associated with multiple-endocrine deficiency）		+
表皮细胞发育不良（缺指（趾）- 外胚层发育异常 - 唇腭裂综合征） ［epidermal dysplasia（ectrodactyly-ectodermal dysplasia clfting syndrome］	+	
获得性化学性或热烧伤 （chemical or thermal burns）	+	
Steven-Johnson 综合征，中毒性表皮坏死松解症 （Steven-Johnson syndrome，toxic epidermal necrolysis）	+	
角膜缘多次手术或冷冻治疗 （multiple surgeries or cryotherapies to limbus）	+	
角膜接触镜所致的角膜病 （contact lens-induced keratopathy）	+	
累及角膜缘的严重感染 （severe microbial infection extending to limbus）	+	
使用抗代谢药物（5-FU 或丝裂霉素） ［antimetabolite uses（5-FU or mitomycin C）］	+	+
放射线损伤 （radiation）	+	+
慢性角膜缘炎（春季性、特应性或小疱性） ［chronic limbitis（vernal，atopy，phlyctenular）］		+
周边溃疡性角膜炎（Mooren 溃疡） ［Peripheral ulcerative keratitis（Mooren ulcer）］		+
神经营养性角膜病 （neurotrophic keratopathy）		+
慢性大泡性角膜病 （chronic bullous keratopathy）		+
翼状胬肉 （pterygium）	+	+
原发性疾病 （idiopathic）	?	?

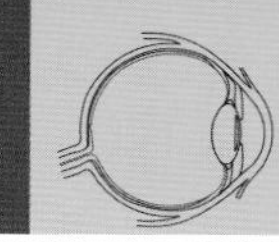

损或复发性糜烂），慢性基质炎症，角膜新生血管化及结膜上皮侵入（角膜上皮结膜化）。根据角膜缘病变的性质不同，严重的病变是由角膜缘干细胞原发性损伤所导致的完全缺乏，这种损伤可由化学或热损伤、Steven-Johnson 综合征、角膜缘的多次手术或冷冻治疗等引起。此外，角膜接触镜相关的角膜病，角膜接触镜配戴时的损伤或角膜接触镜护理液的毒性作用均可导致角膜缘干细胞的损伤。较轻的病变是由干细胞的逐渐缺失或者干细胞分化成瞬时扩充细胞不良等原因所致。

二、角膜缘移植术的分类

角膜缘移植术是由 Thoft 于 1977 年首创的结膜移植术及 1984 年首创的角膜上皮成形术演变而来，这些手术的目的并不是移植角膜缘干细胞。1989 年，Kenyon 等在角膜缘干细胞理论基础上，应用自体的角膜缘上皮替换受损或功能障碍的角膜缘组织，创立了角膜缘上皮移植术（limbal keratoepithelioplasty），又称为角膜缘移植术。临床上，目前已有许多基于移植角膜缘干细胞理论的手术方式被应用于严重眼表疾病的眼表重建，文献报道中采用了不同的名称，如：自体结膜移植（autologous conjunctival transplantation）、同种异体结膜移植（allograft conjunctival transplantation）、角膜缘结膜自体移植（limbal conjunctival autograft）、角膜缘移植（limbal transplantation）、角膜缘同种异体移植（limbal allograft transplantation）、同种角膜缘干细胞移植（homotransplantation of limbal stem cells）、同种异体角膜缘移植（allograft）等。这些手术的不同之处在于供体组织的来源及移植干细胞的载体，但都是以稳定眼表为目的。Holland 和 Schwartz 以供体组织的来源（自体和异体）和载体来分类（表 13-2）。

表 13-2　角膜缘干细胞移植手术分类

手术名称	缩写	供体	移植组织
结膜角膜缘自体移植（conjunctival limbal autograft）	CLAU	自体健眼	角膜缘 / 结膜
亲属结膜角膜缘异体移植（living related conjunctival limbal allograft）	Lr-CLAL	亲属活体健眼	角膜缘 / 结膜
角膜缘同种异体移植（keratolimbal allograft）	KLAL	供体眼保存材料	角膜缘 / 角膜
体外扩增角膜缘自体移植（ex vivo expanded limbal autograft）	Ex-LAU	自体健眼	体外扩增培养的角膜缘干细胞
亲属体外扩增角膜缘异体移植（living-related ex vivo expanded limbal allograft）	Lr-Ex-LAL	亲属活体健眼	体外扩增培养的角膜缘干细胞

三、自体结膜 - 角膜缘移植

自体结膜 - 角膜缘移植术（conjunctival limbal autograft，CLAU）中参与角膜上皮重建的 LSC 来源于自身，对于治疗小范围的 LSC 缺乏疾病如复发性翼状胬肉有较好的疗效，但只适用于尚有一眼存在完整 LSC 的患者。Kenyon 和 Tseng 于 1989 年首次报道了 21 例结膜角膜缘自体移植手术病例，手术方法是在 Thoft 的结膜移植术基础上，将球结膜移植片向透明角膜方向延伸约 0.5mm，从而获得角膜缘干细胞。术后 20 只眼获得了稳定的眼表，另有 7 例 7 只眼成功进行了穿透性或板层角膜移植术。

该手术主要的术后不良反应是供体眼的角膜缘干细胞缺乏。动物实验表明，部分或全层去除角膜缘上皮时，可导致持续性角膜缘干细胞缺乏的临床表现，伴有角膜上皮损伤愈合延迟或异常。如果供体眼表健康，且所取移植片小于 50%，这种不良反应的发生率很低。

自体结膜 - 角膜缘移植术已被广泛地应用于单侧角膜缘干细胞缺乏，其最大的优点是没有移植排斥反应，因此不需要使用全身抗免疫排斥药物。此外，它还提供了健康的结膜上皮及角膜缘干细胞。但是该手术无法应用于双侧疾病的患者。

1. 适应证　化学/热损伤性部分或全角膜缘干细胞缺失症、角膜接触镜导致的角膜病、复发性翼状胬肉、医源性角膜缘干细胞缺乏、肿瘤切除术后角膜缘干细胞缺乏等。

2. 术前准备　做好充分的术前准备，对减轻手术反应、提高手术成功率具有重要意义。

(1) 常规全身与眼部检查，并排除手术禁忌的疾病。

(2) 说明取对侧健眼移植片的优点，消除患者的恐惧心理，取得患者的配合。

(3) 供体来自对侧健眼，因此必须排除供体眼无角膜缘干细胞缺失症，因为有些损伤通常是双侧性的，而且临床表现不明显。详细的检查常可发现 Vogt 栅栏轻度损伤，提示可能有角膜缘干细胞的损伤。Basti 等报道了 3 例角膜缘自体结膜移植术后进行性结膜血管化的病例，其原因可能是角膜缘干细胞功能的渐进性衰减。他们认为应重视病例的筛选。他们的报道中，有一例患者供体眼发生了假性胬肉，该例患者具有双眼化学损伤病史，但供体眼无角膜缘干细胞缺失的临床表现。目前，自供体眼可取的植片的大小尚无统一的标准，建议最多不应超过 6 个时钟范围，以免发现急性角膜缘干细胞缺失症。谨慎的供体选择及围术期皮质类固醇激素的应用是有必要的。培养的角膜缘干细胞移植，亦能降低供体眼发生医源性角膜缘干细胞缺失的危险性。

(4) 术前检查

1) 泪液的检查：进行泪液分泌试验、泪膜破裂时间测定等，评价泪液的质和量是否正常，以排除严重干眼病。

2) 视功能检查：对于指数及以下视力的患者，术前查光定位及色觉或激光视网膜视力。

3) 眼附属器检查：术前矫正严重的睑内、外翻、倒睫、睑裂闭合不全及睑球粘连等。

4) 手术准备：同常规内眼手术。

3. 麻醉方法　采用表面麻醉及手术区局部浸润麻醉。不合作者应用全身麻醉，或基础麻醉联合局部浸润麻醉。

4. 手术步骤

(1) 植片的制备

1) 标记上下角膜缘，角膜侧距角膜缘约 0.5~1mm，结膜侧距角膜缘 2mm，植片大小约 4 个钟点位(3mm × 10mm)，对于伴有结膜/巩膜缺血坏死或需行穹窿重建的患者，植片可为 10mm × 15mm(图 13-132、图 13-133)。

2) 应用划痕器，首先自透明角膜切开，然后沿结膜缘切开。先从透明角膜切开可避免因出血而导致的术野模糊。

用结膜剪自移植片的结膜部分开始潜行分离球结膜，应尽量少带 Tenon 囊和表层巩膜组织；最后向角膜缘分离。

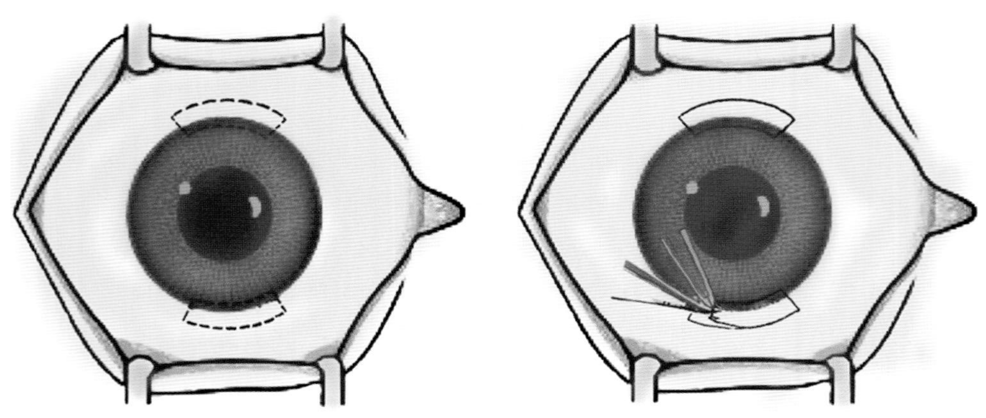

图 13-132　上、下方植片的制备

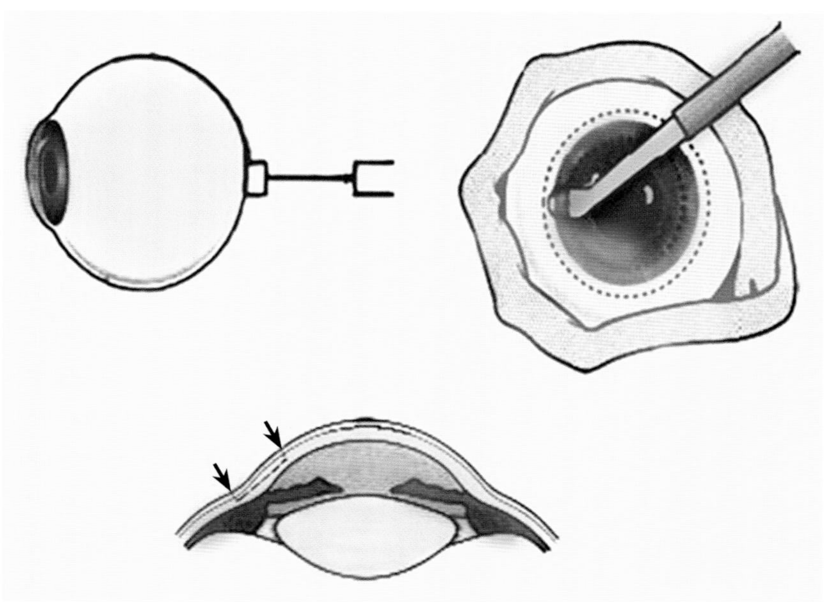

图 13-133　供体为整个眼球时全周植片的制备

4）供体部位可不作缝合，或用 8-0 Vicryl 可吸收缝线缝合 2 针；

（2）植床的制作

1）距角膜缘约 2mm 环状切开球结膜，彻底清除表层的血管瘢痕组织；

2）电凝法彻底止血，对于伴有慢性炎症的患者，也可局部应用肾上腺素和凝血酶进行止血；

3）将角膜表面的异常上皮及纤维血管翳钝性分离，或者用刮铲刮除；

4）清理平整角膜基质表面，以利于移植片的贴附及愈合。

（3）植片的植入

1）将制备好的移植片置于受眼相应的位置，通常为 12、6 点位置；

2）角膜缘侧以 10-0 尼龙线间断缝合，结膜缘侧以 8-0 Vicryl 可吸收缝线间断缝合；

3）术毕眼球结膜下注射抗生素和地塞米松，涂抗生素眼膏包扎术眼，或配戴软性角膜接触镜以保护移植片，且利于上皮的增殖、分化和移行。

5. 术后处理　患眼包扎至全角膜上皮缺损区完全愈合为止。眼部适当滴用抑制炎症、预防感染的滴眼液。

（1）术后应用糖皮质激素滴眼 1 个月，然后逐渐减量。

（2）抗生素滴眼 1 年左右。

（3）必要时应用睫状肌麻痹剂，人工泪液等。

（4）角膜缝线可于术后 1 个月拆除，巩膜缝线可以在术后第 2 周拆除。

四、亲属结膜 - 角膜缘异体移植

亲属结膜 - 角膜缘异体移植术由 Kenyon 等于 1995 年首次报道，其手术技术与结膜角膜缘自体移植术相似，只是供体组织来源于亲属而不是自体健眼。术前应行 HLA 配型，在所有可供选择的供体中找到 HLA 表型最相近的供体。有青光眼病史及长期配戴角膜接触镜者，应予排除。此外，还应行 HIV、乙肝病毒、丙肝病毒等检测。该手术的优点在于提供健康的结膜组织和角膜缘干细胞的同时，还具有一定的组织相容性。但是，术后仍有发生免疫排斥反应的可能，需给予抗免疫排斥药物。

五、角膜缘同种异体移植

1. 适应证　角膜缘同种异体移植术适用于角膜缘干细胞缺乏所致的双侧严重眼表疾病。对于单侧病变，为防止以健眼作为供体时可能对其造成损害，亦可采用此手术。如果没有亲属供体时，角膜缘同种异体移植术是唯一可选的手术方式。如果原发疾病只累及了角膜缘而未累及结膜时，角膜缘同种异体移植术是最为理想的手术方式，例如无虹膜症。同样，角膜缘同种异体移植术也适用于医源性角膜缘干细胞缺乏。医源性角膜缘干细胞缺乏时，不管是完全性还是部分性，结膜通常是正常的。完全性角膜缘干细胞缺乏时，需要行 360° 角膜缘同种异体移植术，而部分性角膜缘干细胞缺乏时，仅需行部分性角膜缘同种异体移植术。对角膜缘干细胞缺乏伴轻度或中度结膜疾病时，角膜缘同种异体移植术亦可应用。角膜缘同种异体移植术还应用于轻型 Steven-Johnson 综合征及眼瘢痕性类天疱疮，术前控制炎症后，手术成功率将进一步提高。

伴结膜炎症时，角膜缘同种异体移植术的成功率降低。角膜缘干细胞缺乏伴严重急性结膜炎症时见于重症 Steven-Johnson 综合征、眼瘢痕性类天疱疮和近期的化学性烧伤。在这些疾病中，角膜缘干细胞的缺乏常伴有结膜的炎症和瘢痕形成，泪膜中黏液和水分减少，眼表的角质化明显。

2. 术前准备　做好充分的术前准备，对减轻手术反应和术后免疫反应具有积极意义。

导致包括角膜缘同种异体移植术在内的眼表重建手术失败的主要因素之一是缺乏健康和稳定的泪膜。因此，当泪膜异常时，术前应通过纠正眼睑异常、神经失养性角膜暴露、严重的泪液缺乏等以维持正常泪膜。眼睑异常如：兔眼、倒睫、眼睑位置异常等应于角膜缘同种异体移植术前或手术结束时给予矫正。伴有瞬目异常或无瞬目的患者，应慎行角膜缘移植术，因为可能导致持续性上皮缺损并继发瘢痕形成及感染。伴有反射性流泪减少的水样液缺乏性干眼病是角膜缘同种异体移植术的相对禁忌证，因为这类患者的泪液常缺乏必要的成分如维生素 A 和表皮生长因子等。对这类患者施行手术时，术后定期给予自体血清可提高手术的成功率。眼表有明显角质化时，手术的成功率也会降低。目前的研究表明，结膜上皮与角膜上皮分别来源于不同的干细胞群，因此，对于弥漫性眼表角质化的患者，单纯行角膜缘同种异体移植术不足以改善由结膜干细胞和角膜缘干细胞共同缺乏所导致的眼表病变。另外，急性炎症也是角膜缘移植术不良预后的一个因素。虽然其确切的机制尚不清楚，但是炎性因子如 γ- 干扰素等可主调 Fas 或 HLAⅡ类抗原，促进上皮细胞的凋亡。炎症状态时上调的 Fas 或 HLAⅡ类抗原还可增加免疫致敏性，促进免疫排斥反应的发生。这些资料表明，炎症可降低角膜缘移植术的成功率，因此术前积极地控制炎症具有重要意义。

3. 手术步骤　按常规手术步骤操作，可减少手术创伤和手术反应，亦可减轻手术后免疫排斥反应。

(1) 植片的制备：角膜缘同种异体移植术的目的是向受体移植健康的角膜缘干细胞。由于角膜缘干细胞位于狭小而脆弱的角膜缘区域，因此必须依附于更为健壮的载体上进行移植。临床上可采用周边角巩膜组织作为载体进行移植。目前尚无标准的制备方法，不同的供体组织来源常采用不同的方法。

1) 供体组织来源于眼库提供的全角膜片时，具体的制备过程如下：①将眼库提供的全角膜片经 BSS 液轻轻漂洗后，以内皮面朝上置于角膜冲切器的切割枕上，并确认角膜中心与切割枕的中心重合；②用拇指将环钻快速压下，使植片被快速切下；③重新提起环钻，移植片被遗留在切割枕上，其中中央角膜部分可用于穿透性或板层角膜移植，而角巩膜环被用于角膜缘同种异体移植；④用角巩膜剪去除多余的巩膜组织，直至距角膜缘 1mm 左右；⑤在手术显微镜下，用圆形刀片将角巩膜移植片进行板层分离，去除后 1/2 或 2/3 部分；⑥尽量去除多余的组织，最后制备成含有角膜缘干细胞的菲薄圆形角膜缘组织移植片。

以前，常将制备的中央角膜植片同时移植到受体，临床结果表明，角膜缘同种异体移植术的同时行穿透性角膜移植术可增加角膜移植片的免疫排斥反应。因此，Holland 等建议角膜缘同种异体移植术后至少 3~4 个月方可行穿透性角膜移植术。

2) 供体组织来源于整个眼球时，植片的制备方法如下：①将尸体眼于死后立即取出，置于 4℃贮存 24 小时以上；②经视神经向眼球内注入 1~2mm 空气，使眼球保持适当张力；③用湿纱布绕眼球赤道包裹眼球，固定；④用直径较角膜直径小 3mm 左右的负压环钻，环切 1/4~1/5 角膜厚度（约 150μm），注意环钻中心应与角膜中心相一致，而获得宽度一致角膜缘；⑤采用圆形角膜刀板层分离角膜缘，并向角巩膜方向延伸，直至角膜缘外 1mm 左右。如果有结膜，可保留 1~2mm 的结膜组织；⑥将角膜缘环剪开，用弯剪沿外缘环形剪下，制备成一开环的角膜缘移植片。

(2) 植床的准备

1) 开睑器开睑，上、下直肌牵引固定缝线。必要时行外眦切开；

2) 同时行角膜移植术时，可使用 Flieringa 环固定眼球；

3) 在近角膜缘处行 360°球结膜环状切开，将新生血管化的结膜向周边推移约 5~6mm，以暴露角膜缘及其周围的巩膜；

4) 行表层角膜切除术，去除异常的角膜上皮及纤维血管组织。

(3) 移植

1) 将制备好的“开环”移植片置于受体植床上，移植片的内缘位于受体角膜缘，从而使供体角膜缘较受体角膜缘位置略后。

2) 用 10-0 尼龙线间断缝合移植片的内外缘。通常先在内缘（角膜侧）缝合 6~8 针，方法是从移植片向角膜基质缝合，但不穿透角膜。然后在外缘（巩膜侧）相对应的位置缝合相同针数（图 13-134）。剪线、埋结。

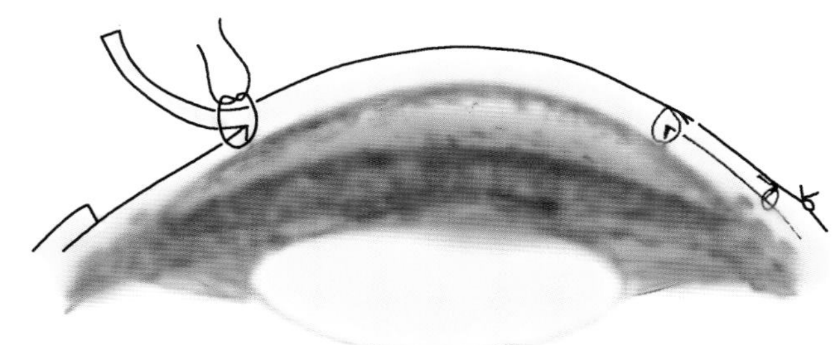

图 13-134　移植片的缝合

3) 这种手术方式会在开环移植片两端间留有一小间隙（约 5~8mm），此间隙可通过取同一供体的角膜基质片或角膜缘组织进行填充；

4) 将受体结膜于近角膜缘处，用 8-0 Vicryl 缝合；

5) 术毕球结膜下注射抗生素或结膜囊内涂妥布霉素 + 地塞米松眼膏。

4. 术后处理

(1) 术后 1 个月内应用 0.5% 的妥布霉素滴眼液，4 次 / 天；

(2) 术后 3 个月内应用 0.1% 地塞米松滴眼液，4 次 / 天，并逐渐减量至 1 次 / 天维持，如眼压升高则停用；

(3) 适量应用人工泪液等；

(4) 自身血清滴眼，每小时一次，直至上皮化（通常是术后 1 周左右）；

自身血清滴眼液的制法：抽取 50ml 静脉血，1500 转离心 5 分钟。在无菌环境中，用生理盐水配成 20% 的血清溶液。将配制好的血清溶液装入无菌管形瓶中，-20℃冷冻保存，使用前解冻；

(5) 术后应用抗免疫排斥剂，至少 18 个月。

六、体外扩增角膜缘移植

目前，培养的人表皮和口腔上皮也成功地应用于自体移植，因此，人们也对培养的人角膜上皮移植进行了研究，取得了初步的成果。由于体外扩增属于自体组织移植，故术后一般不发生免疫排斥反应。但规范的手术操作和娴熟的手术技巧可减少手术创伤，进而减少创伤及免疫反应。

早在 1982 年，Friend 等就以基质作为载体体外培养上皮干细胞，首先进行了动物实验，试验结果并没有取得成功，其原因可能是因为所取的组织标本未含足够的干细胞。1985 年，Gipson 等将兔角膜上皮细胞直接移植到角膜伤口时，可于 60~90 分钟内黏附，但 24 小时后即脱落。同年，Geggel 等以胶原蛋白为载体移植角膜上皮细胞，使上皮细胞的黏附时间长达 13 天。1997 年，Pellgrini 等以角膜接触镜作为载体，用 1~2mm^2 组织块进行体外扩增，将传代培养的上皮细胞移植到患眼上，成功地修复了患眼角膜表面。其具体方法如下：

1. 角膜缘干细胞的培养

(1) 同种异体角膜缘干细胞培养

1) 自供体（同种异体）眼表取 1~2mm^2 角膜上皮全层活体标本（包括角膜缘、透明角膜和球结膜组织）。

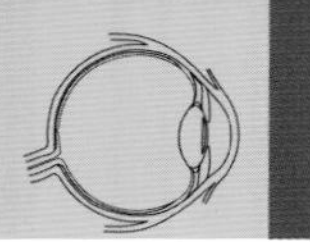

2）将组织标本切碎，加入 0.05% 胰蛋白酶 +0.91% 依地酸，置 37℃恒温箱中消化 3 小时。

3）将细胞加入含有 3T3-J2 细胞（2.4×10^4%）的培养液，于 37℃、5%CO_2 环境中培养。培养液的配制方法为：Dulbecco-Vogt Eagle 液 /Ham F12 液（3∶1），加入 10% 胎牛血清、胰岛素（5mg/ml）、转铁蛋白（5mg/ml）、腺嘌呤（0.18mmol/L）、氢化可的松（0.4mg/ml）、霍乱毒素（0.1nmol/L）、三碘甲状腺原氨酸（2nmol/L）、表皮生长因子（10ng/ml）、谷氨酰胺（4mmol/L）、青 - 链霉素（50IU/ml）。

4）将未汇合的原代培养细胞以 4×10^3~1.3×10^4 个 /cm^2 浓度传代培养，方法同原代培养。

5）组织学检查方法：以 Susa 固定剂固定，石蜡包埋，过碘酸染色及 K3 特异性抗体 AE5 细胞免疫组织化学染色。

（2）自体角膜缘干细胞培养

1）于手术显微镜下，自健眼角膜缘取 1mm^2 组织块。

2）体外培养，方法同上。

3）将未汇合的原代培养细胞用胰蛋白酶 + 依地酸处理后，加入六孔板中继续培养，每孔加 4×10^4 个细胞，另取部分细胞冻存。

4）传代培养 19 天左右，用中性蛋白酶（2.5mg/ml，37℃，45~60 分钟）将细胞自培养皿中消化下来。

5）将细胞置于凡士林纱布或软性角膜接触镜的凹面上，总数约为 2.0×10^6。

2. 植床的准备（同结膜角膜缘自体移植术）

3. 移植片的植入（图 13-135）

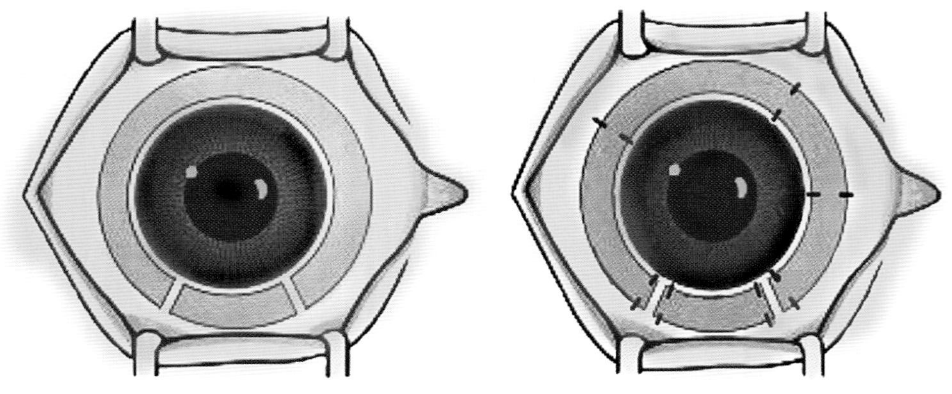

图 13-135　培养的角膜缘干细胞移植片的植入（示意图）

（1）以凡士林纱布为载体时，将移植细胞小心覆盖在受体植床上后，立即将纱布去除。然后，配戴软性角膜接触镜。

（2）以软性角膜接触镜为载体时，将移植细胞覆盖于受体植床上，并保留角膜接触镜。

4. 术后处理

（1）局部应用糖皮质激素和抗生素眼液，2 次 / 天，用 10 天；

（2）人工泪液，4 次 / 天，滴眼；

（3）14 天后去除软性角膜接触镜。

5. 临床应用　1999 年，Schwab IR 分别以角膜基质、Ⅰ型胶原、软性角膜接触镜、羊膜等为载体用于自体角膜缘干细胞培养移植，以羊膜为载体用于同种异体角膜缘干细胞培养移植。该项研究中自体移植共有 18 例，同种异体移植 1 例。其中有 1 例体外培养未成功，剩余 17 例中 13 例有效，1 例显效，3 例无效，1 例（同种异体移植）疗效尚未判定。

Schwab IR. 的手术方法如下：

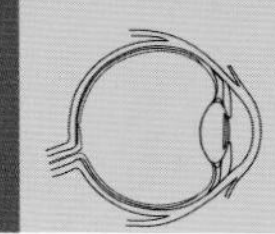

(1) 培养的角膜缘干细胞移植片的构建：移植片的构建可分为两步，其中第二步根据载体的不同方法有所不同。

1) 第一步：①取 $2mm^2$ 角膜缘组织块，送至细胞培养实验室；②以 DPBS-CMF 液(加青、链霉素)5ml 清洗组织块，每次 5 分钟，共 3 次；③用胰蛋白酶 /EDTA 溶液，置于 37℃、5%CO_2 环境中孵育 30 分钟。用含 10% 胎牛血清溶液中止。3200r/min 离心 5~7 分钟；④将分离的细胞以 1.0×10^6 浓度加入含 3T3 细胞的培养皿中，置于进行培养 37℃、5%CO_2 培养箱中培养。(采用 GM 培养液：DMEM 液 + 胎牛血清 + 表皮生长因子 +ABAM+ 氢化可的松 + 霍乱毒素)；⑤3 天后即可见小克隆形成，此时将培养液换成角质细胞生长液(154 培养基 +ABAM+KGM)；⑥细胞生长达 40%~50% 汇合时，进行传代培养。

2) 第二步：以胶原为载体：①以 10 × GM 将胶原蛋白配制成 0.5mg/ml 液，然后加入 0.1mol/L 的 NaOH，将溶液的 pH 值调为 7.4(加入 0.1M 的 HCl 或 0.1mol/L 的 NaOH)；②在 35mm 的培养板中，每孔加入 2ml 配制好的胶原蛋白溶液，置于 37℃、5%CO_2 的培养箱中贮存备用；③当培养的细胞达 40%~50% 汇合时用胰蛋白酶消化，以 3.0×10^6 浓度备好的 35mm 胶原蛋白培养皿中，每 1~3 天更换培养液。2~7 天内可用于移植。如果 7 天内尚未移植，细胞将从胶原蛋白上脱落。

以软性角膜接触镜为载体：①当细胞达 40%~50% 时，用胰蛋白酶消化，以 1×10^6 浓度加入 35mm 培养皿中培养，每孔中加入 2ml GM，48~72 小时后细胞即可达到汇合；②将汇合后细胞用 DPBS-CMF 液洗 3 次，每孔加入热解素 2ml(150μg/ml)，置于 37℃、5%CO_2 温箱中孵育 20 分钟；③弃热解素，DPBS-CMF 液洗 3 次，加入 2ml DMEM 液，将细胞片自培养皿分离；④将软性角膜接触镜置于 60mm 培养皿中，凹面朝上。将细胞片以基底面向下滑入角膜接触镜中。然后加入 1mm DMEM(不含添加剂)。2~3 小时后即可用于移植。

以羊膜为载体：①羊膜的准备：取健康产妇胎盘，以钝性分离将羊膜自胎盘分离，用生理盐水冲洗 3 次，剪成 $40mm^2$ 大小，放入保存液中置于－ 80℃冰箱冻存备用。用前解冻，以胰蛋白酶消化 15 分钟，用钝镊轻轻刮去上皮层，PBS 清洗，用网筛切成 1.5cm × 1.5cm 大小，置于培养皿底；②将细胞加入置有羊膜的培养皿中，培养方法同前所述，培养 14 天左右即可用于移植，移植前 2 天将培养液换为不含 ABAM 及霍乱毒素的培养液。

(2) 植床的准备(同结膜角膜缘自体移植术)

(3) 移植片的植入：将移植片覆盖于植床上，配戴软性角膜接触镜以保护移植片。

体外培养的角膜缘干细胞移植术虽然在动物实验及临床中均取得了一定的成绩，但尚有些问题没有解决，如移植的技术、移植的载体、上皮细胞在植床的移行及黏附等。如果这些问题都解决了，也将解决角膜缘移植供体来源不足的问题；更为重要的是，采用自体组织来源的角膜缘上皮细胞进行移植，还可解决同种异体移植带来的免疫排斥反应的难题。

七、相关研究进展

根据结膜转分化的概念，Thoft 于 1977 年首次将结膜移植(conjunctival transplantation)应用于化学损伤。所谓的结膜转分化是指在累及角膜缘的全角膜上皮缺损愈合过程中，结膜上皮细胞向角膜表面迁移并转变成具有角膜上皮细胞形态的过程。一些学者的研究表明，这种形态的转变是化生的结果而不是形成了真正的角膜上皮表型。此外，值得注意的是结膜转分化只能发生于无新生血管的角膜。目前尚不能证明结膜上皮细胞是否真的能够转分化成角膜上皮细胞，即存在着共同的干细胞，或者只是特殊条件下发生的化生。

由于结膜移植后，部分角膜出现了进行性新生血管化和脂肪性角膜病变，推测其真正的角膜表型上皮细胞已丢失，重建的上皮表型为结膜上皮而不是角膜上皮，因此，重建的角膜上皮不能形成光学平面。

1984 年，Thoft 首创了角膜上皮成形术(keratoepithelioplasty)，应用于 4 例眼部化学伤角膜移植术后持续性角膜上皮缺损的患者，结果有 3 例获得了长期治愈，视力改善。这是首次采用同种异体移植的方法治疗严重的眼表疾病。其主要的手术步骤为：首先，对受体眼行球结膜环型切开术，暴露巩膜至角膜缘外 5mm，同时行表层角膜切除术，以去除不正常的上皮、上皮下新生血管及前部混浊基质。有时还需行表层抛光术及板层角膜移植术。取自 24 小时内新鲜保存且上皮保存良好的尸体眼制备角膜移植镜片。用 Graefe 刀从角膜上皮分离出 3~5 片大小约 4mm × 6mm，厚约 0.2mm，呈椭圆形的角膜移植片。然后，将角

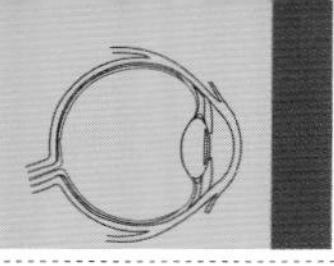

膜移植镜片移植于受体眼，每个象限各一片，用10-0尼龙线间断缝合于受体角膜基质，注意不要遮挡视轴。术毕配戴软性角膜接触镜以保护角膜移植镜片。

最初的手术方式是从尸体供体中取不包括角膜缘上皮细胞的角膜片。1990 年，随着对角膜缘干细胞概念的认识，Thoft 等对角膜上皮成形术的手术方式进行了修改，即取移植片时包括了角膜缘上皮。1994 年，Tsai 等将 Thoft 的角膜上皮成形术改称为角膜缘同种异体移植术。此后，许多学者对角膜缘同种异体移植术的疗效进行了研究。

1995 年，Tsubota 等以一个贮存的巩膜角膜缘环为供体行角膜缘同种异体移植术。接着，Holland 等以两个贮存的巩膜角膜缘环为供体行角膜缘同种异体移植术，这样可移植的角膜缘更多，同时可以在受体上移植连续的移植环，而不留空隙，因此，可以作为结膜侵入性生长的屏障。

虽然角膜缘同种异体移植术取得了较好的临床效果，但长期的随访发现，移植片难以维持较长期的存活。2002 年，Tseng 等报道了 31 例（39 只眼）角膜缘同种异体移植联合羊膜移植的病例，其中有 23 只眼同期行穿透性角膜移植术。术后平均随访 34 个月，其中术后 1 年的成活率为 77%，3 年为 47%，5 年仅为 24%。他们还发现同期行穿透性角膜移植术可降低角膜缘同种异移植的成活率。Ilari 等报道了一组（23 只眼）角膜缘同种异体移植术病例，术后平均随访 60 个月，术后 1 年的成活率为 54%，2 年为 33%，3 年为 27%。

随着培养的人表皮和口腔上皮成功应用于临床，以及角膜缘干细胞体外培养技术的成熟，一些学者开始对体外培养的角膜缘干细胞移植的可行性、有效性进行了研究。1997 年 pellegrini 等首先以软性角膜接触镜为载体，对 2 例碱烧伤的病例行传代培养的自体角膜缘部上皮细胞移植术，成功地修复了患眼角膜表面，其中一例还成功地施行了二期穿透性角膜移植术。2000 年，Tsai 等报道了 6 例(6 只眼）以羊膜为载体，体外培养自体角膜缘干细胞移植的病例，全部病例均于 4 天内完成上皮化，并且在第 15 个月时仍维持了稳定的角膜上皮。Schwab 等的报道亦取得了类似的效果。他们共进行了 14 例手术，其中自体移植 10 例，同种异体移植4例，同种移植者术后给予全身抗免疫排斥药物。术后随访6~19个月，均获得了稳定的眼表。然而，也有相反的报道。2002 年，Shimazaki 等的报道了一组（共 13 只眼）完全性角膜缘干细胞缺乏，行培养的角膜缘干细胞移植的病例。所有病例均为同种异体移植，除 1 例外，术后均给予 CsA。结果：8 只眼(61.5%）于 20 天内完成上皮化，但其中有 3 只眼伴有部分结膜侵入，2 只眼继发了上皮缺损。最后一次随访时，6 只眼获得了角膜上皮形成，5 只眼发生了结膜上皮化，1 只眼发生表皮上皮化，1 只眼无上皮化。并发症有：角膜穿孔（4 只眼）、感染性角膜炎（2 只眼）。因此，他们认为，以羊膜为载体，培养的同种异体角膜缘上皮细胞移植与传统的角膜缘及羊膜移植相比，疗效相似。

总之，虽然目前的研究结果表明，角膜缘移植术具有良好的临床效果，但仍有许多问题尚未解决。比如：角膜缘干细胞移植后长期成活率较低；移植的载体；能保持角膜缘干细胞生物学特性的体外培养技术，角膜缘干细胞的鉴定，同种异体移植术后免疫排斥反应等。总之，角膜缘移植的相关问题仍将是未来眼科学界研究的热点，角膜缘移植术亦将为眼表疾病的治疗带来新的希望。

第九节　其他形状角膜移植术

前述诸节均为圆形植片对圆形植床的角膜移植术。本节将阐述非正圆形角膜移植(包括椭圆形、方形、梭形、三角形、半月形、指环形、不规则形）以及联合其他类手术的角膜移植。

其他形状角膜移植属于非常规角膜移植，由于缺乏相应的手术器械，所以手术创伤较大，手术后的创伤和免疫反应亦较重。娴熟的手术技巧可明显减少手术后的创伤和免疫反应。

一、椭圆形角膜移植

手术原理：椭圆形角膜移植包括椭圆形植片对圆形植孔或植床、椭圆形植片对椭圆形植孔或植床的角膜移植。前者主要用于严重散光的光学矫正；后者则主要用于椭圆形角膜病变的角膜移植。

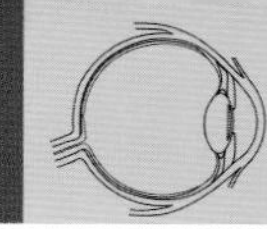

目前，尚缺乏椭圆形角膜环钻，笔者研制了一种椭圆形角膜环钻，植片的刻切较容易，而植床的制作则只能打印，然后用角膜刀小心操作，以尽可能减少手术创伤。

1. 外科技术特点

(1) 做植床及植孔：根据病变范围及散光轴向，用椭圆形环钻在受体角膜上打印，然后用钻石刀沿印记做板层或全层切开，切除板层病变或完成植孔。

(2) 做植片：椭圆形角膜环钻的环切口设计与普通环钻设计不同，故刻切时应同时刻切出片子。一般植片大于植孔约 0.25mm。

(3) 缝合

1) 连续缝合：用 10-0 尼龙线连续缝合，注意针距应分布均匀(参见穿透角膜移植)。

2) 间断缝合：10-0 尼龙线间断缝合 16~20 针。在角膜曲率计指导下调整缝线，减少散光。

(4) 重建前房：同穿透性角膜移植。

(5) 术毕及术后处理：同穿透性角膜移植。

2. 术中术后并发症及处理

(1) 散光、过矫或欠矫：本手术主要为高度散光而设计，术后易发生过矫及欠矫。术前正确估计和设计椭圆片长径与短径的比例有助于提高矫正精度。

(2) 免疫排斥反应：参见穿透性角膜移植。

二、方形角膜移植

包括正方形和长方形角膜移植。又分为板层和穿透性方形角膜移植，主要为角膜的方形病灶或植床而设计。

目前，尚缺乏方形角膜环钻，笔者研制了一种方形角膜环钻，植片的刻切较容易，而植床的制作则只能打印后用角膜刀小心操作，以尽量减少手术创伤。

1. 方形板层角膜移植　板层方形角膜移植主要适于方形及长方形板层角膜白斑。为彻底切除病灶而又不过多损伤正常角膜组织，在具备方形角膜刻切器的情况下方可施行该术。

(1) 外科技术特点

1) 做植床：视病变及白斑形状及范围选择合适的方形刻切器头打印，之后用钻石刀定量切开角膜板层，并切除板层病灶。要求边缘整齐，深度均匀，保证无病变残留。

2) 做植片：先在供体眼球上做与植床深浅相一致的板层分离(见板层角膜移植)，将板层角膜片平铺于角膜枕上，用与植床相一致的方形刻切器刻出植片。

3) 缝合：先用 10-0 尼龙线对称缝合 4 个角，然后 4 边间断对称补缝 12~16 针。

(2) 术后处理：同板层角膜移植。

(3) 术中、术后并发症及处理：同板层角膜移植。

2. 方形穿透角膜移植　主要用于方形全层角膜病灶。一般临床上很少采用此术式，而是用常规的部分穿透移植代之。

(1) 外科技术特点

1) 做植床：方形刻切器印痕划界，钻石刀切开角膜全厚的 4/5，然后在某一边切透之，角膜剪完成植孔，注意 4 个角的处理。

2) 做植片：将全角膜片置于角膜枕，用大于植床 0.25mm 的方形角膜刻切器刻切出植片。

3) 缝合：10-0 尼龙线先行 4 个角对称缝合，然后间断对称补缝 4 边，共约 14~16 针。

(2) 术后处理：见穿透角膜移植。

(3) 术中、术后并发症及免疫排斥反应：参见部分穿透性角膜移植。

三、半月形角膜移植

手术原理：半月形角膜移植主要用于蚕食性角膜溃疡的治疗。植片的形状及厚度根据植床而定。目前尚无半月形刻切器，主要依病变范围、形状，根据术者的经验，原则上要彻底切除病变组织。

目前，尚缺乏半月形角膜环钻，笔者研制了一套半月形角膜环钻，植片的刻切较容易，而植床的制作则只能打印后用角膜刀仔细剖切，以尽量减少手术创伤。

1. 术前准备　准备烧灼及电凝止血器，用于角膜缘止血。因蚕食性角膜溃疡病灶多在周边，呈潜行发展，角膜缘处血管充盈，剖切植床时易出血。

2. 外科技术

(1) 做植床：半月形角膜环钻印记，距病灶边界 0.5~1.0mm 板层切开角膜，做半月形植床，高倍镜下仔细切除病变组织，使边缘整齐，基底平整。

(2) 做植片：半月形角膜环钻刻切板层植片，大于植床 0.25~0.5mm。没有半月形角膜环钻时，用印记法修剪植片，使与植床吻合，一般大于植床 0.25~0.5mm。

(3) 缝合：10-0 尼龙线先行半月形，两侧角缝合，然后对称缝合。

3. 术后处理

(1) 一般处理见板层角膜移植。

(2) 治疗原发病：蚕食性角膜溃疡者，应早期足量使用免疫抑制剂。

4. 术中、术后并发症及免疫排斥反应　参见板层角膜移植。

四、指环状角膜移植

手术原理：指环状角膜移植系指环状板层角膜移植。该术式主要为周边角膜变薄性病变所设计。如蚕食性角膜溃疡侵及全周角膜时，周边角膜明显变薄，即为本手术适应证。

1. 术前准备　准备不同直径的环钻，视病变侵犯范围，适当选择内、外环环钻。若不易估计，可多准备些不同规格的环钻备用。

2. 外科技术

(1) 做植床：根据病变范围选择内环环钻，直径一般不小于 5mm。外环环钻视病变侵犯角膜及巩膜情况而定，若已侵及角膜缘或巩膜，则应做环形板层巩膜切除，但勿超过 1/2 巩膜厚，否则可损伤 Schlemm 管等结构。

(2) 做植片：在异体眼球上做带有 2~3mm 板层巩膜的全板层角膜分离，然后，将板层角膜片置角膜枕上，选相应环钻刻切之，即完成指环状植片。

(3) 缝合：内环可行间断或连续缝合，一般 12~16 针。外环缝合多用间断缝合，一般 16~20 针。

(4) 球结膜缝合：内、外侧球结膜的缝合，使球结膜覆盖植片巩膜缘。

3. 术后处理　参见全板层角膜移植。

4. 术后免疫反应及处理　参见全板层角膜移植。

五、不规则植片角膜移植

多为板层角膜移植，主要为不规则角膜病灶而设计。包括三角形、梭形、多边形及其他不规则形等。为操作方便，临床上多简化为圆形角膜移植。

本术的特点：根据病灶先剖切植床，避免损伤过多正常角膜组织。再依印记法剪取植片，10-0 尼龙线间断缝合之。注意创缘要对合严密。

术后免疫反应及处理参见板层角膜移植。

第十节　重复角膜移植

对各种原因导致初次角膜移植失败的患者，若条件允许，可再次行角膜移植手术（图 13-136）。如因免疫排斥反应失败而行再次移植者，其手术后免疫排斥反应发生率可能会更高。

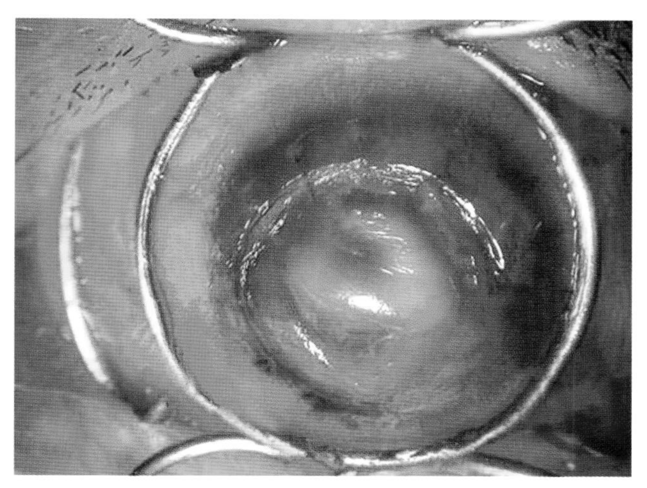
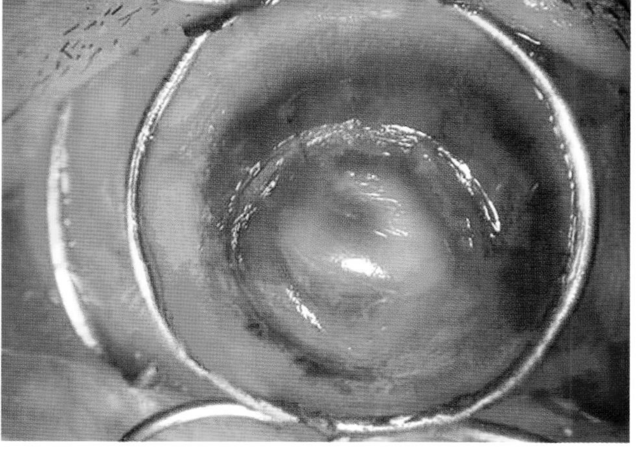

图 13-136　角膜移植术后感染复发，可再次角膜移植

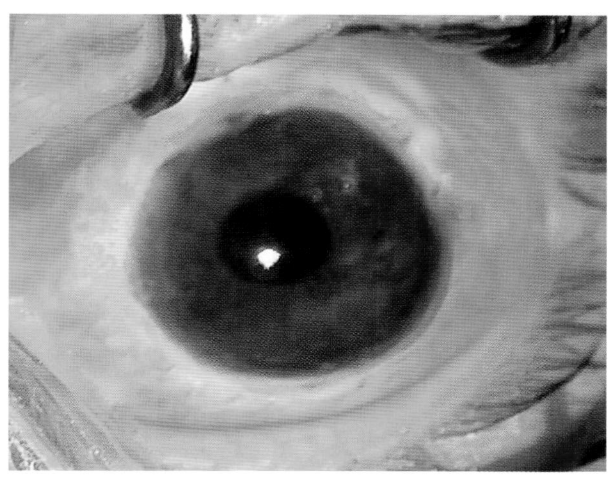

图 13-137　眼前段重建术

再次与初次移植大同小异。但实施中要注意掌握以下三个原则：

1. 植片的切缘大小应合适。无论是在受体或在原供体角膜上做植床，其切缘均应在最正常的角膜组织上。

2. 植片的边缘不能达到受体角巩膜缘。

3. 再次角膜移植应尽量避免无限制地增加供体植片的直径。如果首次角膜移植术的受体植床已做了一个足够大直径的植片，再次穿透性角膜移植可在原供体植片的边界内进行。如果治疗性角膜移植术后感染复发，再次手术时应采用足够大直径的植片或行眼前节重建术（图 13-137）。

第十一节　异种角膜移植术

在临床角膜移植中，由于人眼角膜材料来源困难，开发和利用异种角膜移植具有重要意义。

许多学者曾报道利用兔、鸡、鹅、猴、鱼、狗、猪等动物角膜给人移植成功的病例，但多为板层角膜移植，或为治疗性角膜移植。Crisblm（1888）用兔角膜给人移植，植片保持透明 2 周。Lesser（1908）曾用兔角膜给人行板层角膜移植，植片 3 个月仍保持透明。山西医学院（1978）首次报道了国内异种角膜移植成功的病例，他们用公鸡角膜给人行板层移植全部成功。杨朝忠于 1988 年曾用鲤鱼角膜成功用于人角膜溃疡穿孔病例，2 个月仍保持透明，后替换为同种异体角膜，既控制了感染，保住了眼球；又恢复了部分视力。此后不少学者又成功报道了鸡、猴、鱼角膜移植于人眼。最近，国内有学者用脱细胞猪角膜对人进行移植，取得了近期透明的结果。但由于动物角膜组织及形态结构的差别，目前还仅限于板层角膜移植，或仅作为临时抢救眼球的急症措施。笔者认为，开展异种角膜移植应注意以下几点：

1. 具有前弹力膜的动物角膜给人移植后易于成功或透明愈合。鸡、鸭、鹅、兔、狗、猴、鱼角膜具有前弹力膜结构。

2. 板层角膜移植易于成功，穿透移植易于失败。这可能主要与以下因素有关：①组织抗原性强；②角膜内皮细胞功能障碍；③角膜曲率差别大；④角膜厚度不一致。

3. 通过干燥保存或冷冻干燥法保存的角膜材料，其抗原性明显降低，可增加植片的透明愈合，减少免疫排斥反应。

4. 狗角膜是良好的板层材料，透明愈合率高，而且不被单纯疱疹病毒感染，对单疱性角膜炎进行移植有抗复发作用。

第十二节　现代角膜移植手术的技术改良

高危患者（high-risk cases）角膜移植是指眼表新生血管化、持续性炎症、两次以上角膜移植、角膜结膜化学伤等需要大植片移植的病例。这些患者即使进行术前HLA配型和术后局部或全身应用免疫抑制性药物，术后植片的存活率仍低于35%。为此，包括作者在内的一些眼科医生试图通过采用新的术式来降低排斥反应的发生率，取得了一定的疗效。

一、铆钉型角膜移植术

1989年，Kenyon和Tseng首先进行自体角膜缘移植术重建角膜表面，获得良好视力。之后，Tsai和Tseng进行异体角膜缘移植术并取得了较好效果。作者在桥式穿透性角膜移植术、穿透角膜移植联合环行角膜缘移植和角膜上皮移植术等术式的基础上倡用了铆钉型穿透角膜移植（rivetoid penetrating keratoplasty，RPK）。由于供体制作成中央全层及周边角膜缘板层呈一铆钉状，植入时与植床形成镶嵌关系，故称其为铆钉型角膜移植术。与之相比，桥式穿透性角膜移植术植床剖切范围不包括角膜缘，植片不包括新鲜角膜缘和结膜上皮板层，供体角膜内皮细胞数较多，术后的排斥反应亦较高。

王智崇等研究发现，细胞免疫按等组织厚度计算，角膜内皮、上皮和基质各占全角膜免疫原性的比率为70.75%、27.63%和1.62%。在无血管和高度血管化的角膜，角膜移植排斥率分别为9%~12%和70%，说明角膜的新生血管使“免疫赦免”状态遭到破坏，有利于移植物抗原诱发受体致敏并使免疫活性细胞和淋巴因子直接到达植片参与排斥反应。Hori等的研究表明，完整的角膜上皮能够抑制角膜植片的非特异性炎症反应和角膜植片新生血管的形成，从而一定程度上减轻了角膜植片基质排斥反应和内皮排斥反应的发生。Stramer也发现，完整的角膜后弹力层具有促进角膜修复的作用。正常情况下，角膜缘干细胞可阻止结膜上皮侵入角膜。当各种损伤因素直接或间接影响干细胞局部微环境，使其增生和分化功能严重受损时，将影响角膜上皮结构的重建，导致结膜上皮及血管翳移行于角膜表面，可能带来更多的抗体，大大增加排斥反应的机会。由于铆钉型角膜植片保持了完整的上皮层和后弹力层，在穿透性角膜移植的同时修补角膜缘组织缺损和恢复干细胞数量，重建眼表面正常组织结构，形成角膜缘细胞屏障和免疫屏障，在一定程度上降低了高危患者的排斥反应率。完整的上皮层还为维持眼表正常和稳定的泪膜提供了组织学基础，而后者对于抑制和杀灭病原微生物十分重要。

1. 手术适应证和手术时机的选择　RPK适用于高危角膜的患者，包括眼化学伤所致角膜全层混浊，病毒性、细菌性、真菌性角膜溃疡伴新生血管，角膜混浊直径6~8mm的患者。

RPK术前，对急性细菌性或真菌性角膜溃疡应首先进行药物治疗，积极控制炎症，一旦急性炎症期静止就应尽早手术。对眼化学烧伤所致角膜中央区全层混浊的病例，应争取3个月内进行手术。早期手术可促使异体角膜缘细胞表现型的转变，加快上皮修复。而延迟手术时间，将加剧植床血管化和瘢痕化，增加手术难度。

2. 手术方法

（1）手术植床的剖切：将角膜和角膜缘后2~2.5mm的新生血管、瘢痕及胬肉样组织剖切干净，深度达1/3~1/2角膜厚度。

（2）铆钉型角膜植片的制作：标记角膜中心，用比植孔大0.5mm的环钻在供体角膜上皮面轻压划界，由角膜缘后2~2.5mm沿划界标记线向角膜缘内作1/3~1/2巩膜和角膜厚度的板层剖切，再于角膜缘后2~2.5mm作全层透切，用剪刀剪下带角膜缘的供体角膜片，内皮面向上置于钻枕上，将Hessburg-Barron真空环钻的十字中心与植片中心的标记对齐，旋转钻刃使其钻切深度达0.25~ 0.3mm，在剪刀的帮助下制成一包括中央全层角膜、全周板层角膜、角膜缘及其后巩膜的铆钉型植片。用环钻钻切植床中央，形成植孔。

（3）植床与植片的缝合：显微镊夹持植片12点角膜缘巩膜板层，助手夹持6点角膜缘，用10-0尼龙线缝针在12点植片中央穿透角膜部分边缘上皮侧进针，上提12点板层植片，缝针穿经3/4厚度角膜出针，再穿过相应植床结扎缝线，照此，间断缝合中央穿透角膜部分 8 针，植片巩膜缘与植床巩膜的对位间断缝合 16~20 针，10-0 可吸收聚乙醇酸缝线连续缝合植片结膜与植床结膜。吸除前房内残余黏弹剂，注入 BSS 重建前房，达到水密状态（图 13-138）。

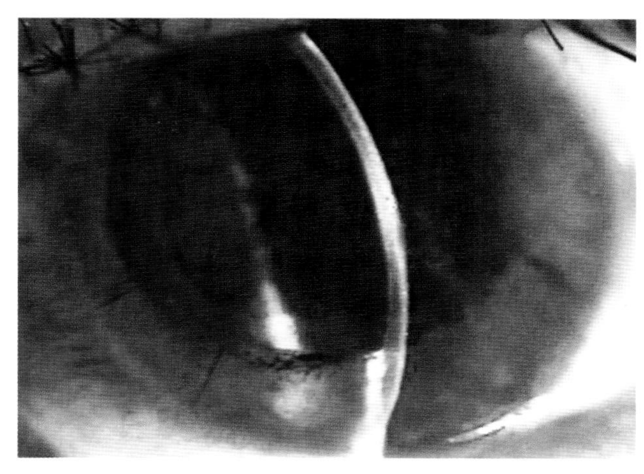
图 13-138　RPK 术后

（4）术后观察与处理：术后加压包扎至上皮愈复，一般为 1~2 天。全身静滴地塞米松 10mg 3 天，之后改口服泼尼松 30mg，渐减量，维持 2 周。局部滴妥布霉素 / 地塞米松（典必殊）滴眼液，6 次 / 天，人工泪液，4 次 / 天，1 周后开始滴用 1%CsA 眼液，4 次 / 天，持续半年。对于真菌性角膜溃疡患者，术中用氟康唑、先锋铋稀释液冲洗前房，术后结膜下注射 0.2% 氟康唑 0.5ml。术后 1~2 周拆除结膜缝线，术后 2 个月拆除植片穿透部分缝线。术后 6~12 个月，根据情况间断拆除角膜缝线。如出现排斥反应，给予全身或（和）局部激素冲击治疗，并联合局部应用非甾体类及免疫抑制剂 1%CsA 和 0.05% FK-506。

3. 手术技巧及注意事项（参见有关章节）

（1）制作铆钉型植片：制作铆钉型植片时，需先用尖刀在角膜缘后 2~2.5mm 做巩膜板层划界，为保证铆钉型植片板层部分的厚度一致，应选用可调节深度的钻石手术刀划界，并做上皮环形标记与巩膜板层划界间同一界面的板层剖切。当剖切至上皮环行压迹下方时，即用尖刀透切巩膜缘，并用剪刀剪下带角巩膜缘的植片。用 Hessburg-Barron 真空环钻由内皮面钻切时，应把持手柄下压双环固定植片，以避免环钻滑动。

（2）剖切植床：剖切植床板层时应参照 Hessburg-Barron 真空环钻钻切植片板层部分的厚度，以使植片与植床紧密对合，减轻术后散光，植孔完成后应尽快缝合植片以减少植床“开天窗”后眼内容脱出的危险。

（3）联合白内障摘出和人工晶状体植入：植床血管化或角膜白斑直径较大时难以发现白内障，术中完成植孔后一旦确认晶状体混浊即应摘除，并根据不同情况决定是否植入人工晶状体。缝合植片中央穿透部分 8~12 针后，注入黏弹剂，经透明植片直视下截囊，拆除上方缝线后，按照常规术式娩出晶状体核和(或）植入人工晶状体。

（4）缝合：由于植片中央全层和周边板层部分分次缝合，加之植片和植床板层瓣接触面积大，因此，缝合 8~12 针可基本达到水密状态。术后若出现浅前房，则难以发现房水渗漏部位，故缝合进针时应尽可能深，确保植片穿透部分与植床环行板层瓣的良好对合，这对防止房角塌陷十分重要。该步骤完成后，需在颞上或鼻上方周边植床穿刺进前房，用 BSS 置换出黏弹剂并恢复前房，上掀植片板层瓣，确认无房水渗漏后再缝合植片和植床板层瓣及结膜。

4. 术后主要并发症的处理

（1）术后植片上皮愈合不良和溃疡：术前化学伤结膜异常，泪液分泌不足或成分异常，术中损伤供体角膜缘，均可导致植片上皮缺损、溃疡形成甚至穿孔。除术中保护植片角膜缘外，术毕用新鲜羊膜覆盖于铆钉型植片之上有利于改善植片上皮生存环境、延缓植片表面鳞状上皮化、重建结膜表面。术后，新鲜羊膜很快恢复透明，不影响对植片的观察。对术后角膜上皮长期愈合不良的患者，亦可配戴软性接触镜，局部滴不含防腐剂的人工泪液。

（2）术后排斥反应：术后应早期局部应用免疫抑制剂，一旦发生排斥反应，应给予全身或（和）局部皮脂类固醇激素冲击治疗并局部应用非甾体类免疫抑制剂 1%CsA 和（或）0.05%FK-506。

（3）术后继发性青光眼：剖切植床时，如果剖切的巩膜过宽过深，则有可能损伤小梁，破坏房水排出通道。姚晓明曾报道 RSK 术后发生虹膜前粘连，导致继发性青光眼的病例，采用拆除颞上或鼻上象限植片环行板层瓣缝线，穿刺前房后，分离虹膜粘连，术后联合应用抗青光眼药物滴眼可以控制眼压。由于植片的角巩膜缘取代了植床的角巩膜缘，针对小梁的术式选择将受到限制，因此，当药物不能控制青光眼时，可选择睫状体光凝或前房人工引流物植入等手术。

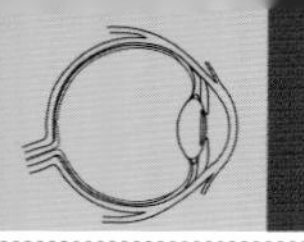

尽管 RSK 对操作技巧要求较高，但因其能促进植片上皮愈合，减少术后散光，降低角膜移植排斥反应的发生率，仍不失为一种有效的眼前段重建手术的改良方法，值得在临床推广应用（图 13-139）。

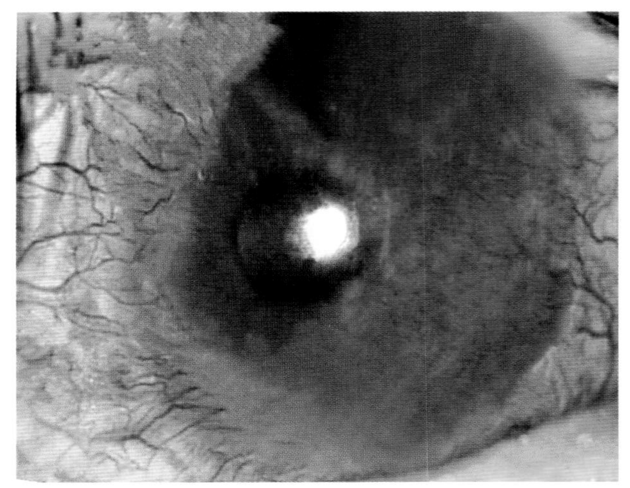

图 13-139　RPK 术后 2 年，中央植片透明

二、穿透性角膜移植联合扇形角膜缘移植

手术原理：角膜无血管及淋巴管，处于相对的免疫赦免地位，使得中央区部分穿透性角膜移植（penetrating keratoplasty，PKP）的透明成功率达 90% 以上。但如果新生血管由植床侵入植片，就会破坏这种免疫赦免优势，使免疫排斥的机会大大增加。以往对新生血管采取单纯切除、激光烧灼等方法，但均不能有效阻止其复发，最终可能因术后排斥反应导致移植失败。随着对角膜缘干细胞功能了解的不断深入，角膜缘组织移植已成为抑制 PKP 术后排斥反应的一种辅助手段。

Kenyon 和 Tseng 于 1989 年首推角膜缘移植术，以重建角膜表面，减少角膜新生血管形成。Schermer 等提供测定角膜特异的 K64 角蛋白的表达，首次提出角膜上皮干细跑存在于角膜缘，充当角膜上皮干细胞的是部分角膜缘上皮基底细胞。扇形角膜缘移植术（fan-shaped limbal transplantation，FLT）就是用同种异体的扇形角膜缘组织替换受损伤或功能不足的角膜缘组织，通过供体干细胞的增殖、分化和细胞的向心性移行达到修复、稳定受损角膜表面，阻止局部新生血管的侵入及假性胬肉形成之目的。角膜缘移植组织含有较多的 Langerhans 细胞，可以增加排斥反应发生的危险性。PKP+FLT 可减少移植角膜缘的面积，既能重建眼表的角膜缘干细胞组织，减少角膜新生血管的形成，还能有效减少移植角膜缘组织的 Langerhans 细胞，减少排斥反应发生的几率。

1. 手术适应证及手术时机的选择　各种原因所致的角膜中央白斑，侵入白斑中央的角膜新生血管（neovascularization，NV）≤180° 范围，其中眼部活动性炎症均控制 3 个月以上。在急性炎症期应先行羊膜移植，防止角结膜溶解及角膜穿孔，减少新生血管形成和防止睑球粘连，待眼表保持稳定 3~6 个月后再行 PKP+FLT 术。

角膜缘干细胞移植术时机选择的一个关键因素是眼表局部炎症程度，尤其是角膜基质的炎症程度，而不在于角膜是否处于化学伤的急性期、亚急性期抑或慢性期。由于角膜基质是角膜缘干细胞增生分化的微环境，干细胞是否成活与局部炎症程度密切相关，因此，局部炎症程度越重手术成功率越低。陈家祺等利用羊膜修复眼结膜和角膜缺损区的创面，为创面愈合提供一个理想的基底膜，也为其后的增视性手术创造了条件。PKP 和 FLT 在眼表重建中所起的作用各有所不同。前者以增视为主，主要治疗角膜基质混浊或变性，而后者旨在恢复角膜上皮增生能力，重建角膜缘屏障功能，治疗角膜缘功能衰竭。此外，术后来自供体的细胞在角膜表面的存活时间不同，后者明显长于前者。PKP 和 FLT 仅行一次手术，减少了分期手术对角膜缘干细胞的损伤，且由于穿透植片与角膜缘供体同源，可相对降低免疫排斥反应的发生率。

2. 手术方法

（1）制作 PKP 植片：取 4℃湿房保存的死亡 6 小时内的新鲜尸眼或角膜片，根据病变情况选择环钻直径，由内皮面刻切植片，内皮面滴黏弹剂数滴，置玻璃皿中待用。供体角膜缘干细胞数量及其活性是影响手术成功的关键因素，因此，我们强调供体年龄不应超过 30 岁，供体死亡、摘取眼球至手术时间不超过 12 小时。

（2）剖切 FLT 植床：用于穿透植片直径相同的环钻在患眼角膜划界，并钻切 1/3~1/2 植床厚度，由此切缘以相同深度向外作两条与角膜缘垂直的划切，FLT 植床范围：鼻侧至植床缘；颞侧至角膜巩膜缘；上下方一般超过 NV 0.5mm。

（3）制作 FLT 植片：将植片穿透环钻后剩余的周边部分进行板层剖切，分离出带有 1mm 巩膜和结膜的前板层角膜植片。

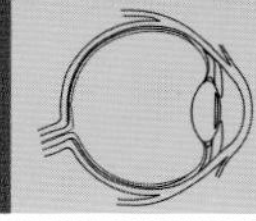

(4) 缝合植片：先将穿透角膜植片在 12、6、3、9 点用 10-0 尼龙线间断缝合 4 针，再将角膜缘植片置于植床上与穿透植片间断缝合。

(5) 术后处理：术毕球结膜下注射抗生素和激素，涂眼膏，绷带包扎术眼 3~5 天，以促使植片和植床间紧密贴合。植片上皮修复后，局部滴抗生素、激素和免疫抑制剂。如植片无 NV（neovascularization，新增血管）侵入，缝线一般在术后 3~6 个月拆除，如 NV 侵入植片，则早日拆除缝线。

3. 术中、术后的注意事项

(1) 有效控制眼内压：术前口服降眼压药物及术前静滴 20% 甘露醇以确保眼压控制良好。球后麻醉时，应充分按摩软化眼球，以有效控制眼压。

(2) 注意保护角巩膜缘：手术中应特别注意保护角膜上皮及角膜缘栅栏结构，尽量避免缝线的牵拉刺激，术中可以在角巩膜缘滴涂黏弹剂保护角巩膜缘的栅栏状结构。

(3) 角膜植床尽量剖切干净：严重眼表损伤者角巩膜多变薄，但也应尽量剖切干净新生血管组织，剖切中应注意不要过深，以防角膜穿孔。也可以进行角膜缘前房穿刺放液，降低眼压，以减少角膜穿孔的可能性。

(4) 分离房角以减少继发性青光眼的发生：术中应用黏弹剂分离房角，分离应充分，有利于减少术后继发性青光眼的发生率。

(5) 术后用药的注意事项：除常规应用皮质类固醇滴眼外，提倡早期使用 CsA 和 FK-506 滴眼液，同时避免应用含防腐剂的滴眼液。

4. 术后主要并发症的处理

(1) 术后免疫排斥反应：术后早期局部应用免疫抑制剂有利于预防排斥反应。一旦发生排斥反应，应给予全身或(和)局部激素冲击治疗，并联合局部应用非甾体类及免疫抑制剂 1%CsA 和(或)0.05% FK-506。

(2) 植片新生血管和上皮愈复不良：术前化学伤结膜异常，泪液分泌不足或成分异常，术中损伤供体角膜缘，均可导致植片上皮缺损、溃疡形成甚至穿孔。除注意术前选择合适病例，术中保护植片角膜缘外，术毕采用新鲜羊膜移植于铆钉型植片之上有利于改善植片上皮生存环境、延缓植片表面鳞状上皮化、重建结膜表面。术后，新鲜羊膜很快恢复透明，不影响对植片的观察。对术后角膜上皮长期愈合不良的患者，可配戴软性接触镜，局部滴不含防腐剂的人工泪液。

5. 远期疗效的评价　在治疗以角膜缘干细胞缺乏或功能障碍为特征的疾病中，角膜缘移植术可以促进角膜愈合，稳定角膜表面，修复角膜上皮糜烂和持续性角膜上皮缺损，减少角膜新生血管侵入，阻止假性胬肉形成，所以被认为是提高角膜移植成功率的有效治疗手段。Tsai 等通过动物实验比较了眼表层创伤后角膜缘移植术与结膜移植术的效果，发现在促进眼表面损伤愈合，减少角膜新生血管长入和假性胬肉形成等方面，角膜缘部移植优于结膜移植（图 13-140、图 13-141）。他实施了 16 眼同种异体角膜缘移植，随访

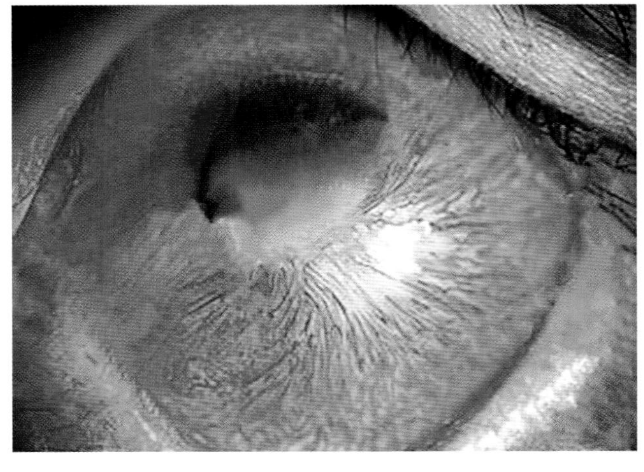

图 13-140　角膜化学伤后，大量新生血管

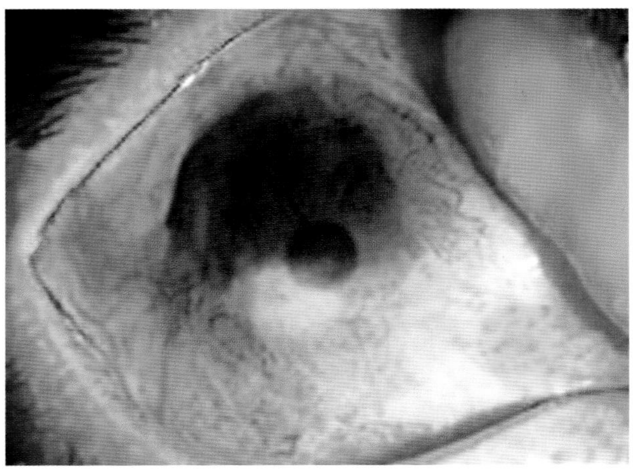

图 13-141　上例患者 PKP+FLT 术后 1 年，角膜植片部分透明

6~25 个月，13 眼视力增进，10 眼植片上皮化时间缩短，12 眼角膜新生血管消失，4 眼新生血管减少。

三、复合塑胶片在角膜交换移植中的应用

临床上有时可以发现部分患者，其一眼角膜白斑有恢复视力的可能，对侧眼完全失明而角膜正常。对于这类患者，可将其对侧失明眼的透明角膜作为供体与白斑进行交换移植以恢复视力。通常是在钻取失明眼透明角膜后用异体角膜植片临时缝合于植孔，以防止眼内容脱出。但当缺乏异体角膜时，自体角膜交换移植术受到限制。临时人工角膜以往仅仅在角膜混浊时，进行前后段联合手术中采用，制造工艺复杂、造价昂贵，其临床应用受到限制。

自体角膜交换移植术是治疗角膜白斑最安全有效的手段。异体角膜移植抗原性虽然减少，但仍可发生免疫排斥反应。而自体角膜移植术后几乎不发生免疫排斥反应。以往的自体角膜移植仅仅限于自体角膜转位术、自体角巩膜缘移植术。以往的自体角膜交换术是钻取失明眼透明角膜后用异体角膜临时缝合于植孔，以防止自体植片交换缝合过程中发生眼内容脱出。但我国角膜供体匮乏，多数医院无法提供新鲜或保存的角膜，限制了自体角膜交换移植术的开展。作者倡用塑胶片制成的临时人工角膜替代异体角膜植片，进行自体角膜交换手术，术后角膜内皮细胞密度下降程度与深板层角膜移植术者相似。该复合塑胶片较好弹性和较高强度，较为透明，可直视前房，缝合时不会有豁裂之虞。术前不必缝合 Flieringa 环。与异体角膜相比，尽管塑胶片缝合后水密性差，但因其为临时替代物，加之有黏弹剂保护，如不联合实施白内障等其他内眼手术，对水密性无特殊要求的必要。具有取材方便、操作简易、内皮细胞损伤轻微等优点。

1. 手术适应证　单眼角膜白斑，对侧眼无光感，而角膜透明，内皮细胞密度 >2000 个 /mm^2 者。

2. 手术方法

(1) 手术麻醉：成人采用球周麻醉，降低眼压，小儿患者采用基础麻醉加局部麻醉或氯胺酮复合全身麻醉。上、下直肌牵引缝线。

(2) 临时人工角膜的制备：取集液袋，剪下一 12mm × 12mm 塑胶片，并将其与相同大小的粘胶膜重叠相贴后，置于 Teflon 钻切枕上，用大于植孔 0.5mm 的环钻钻取制成复合塑胶片。

(3) 手术操作：先钻取失明眼透明角膜，内皮面滴黏弹剂保存于玻璃皿内备用，用 10-0 尼龙线将圆形复合塑胶片间断缝合于失明眼植孔，再用与透明角膜植片等大的环钻钻切白斑角膜，将透明角膜植片缝合于白斑眼植孔，最后取下塑胶片，将白斑眼植片连续缝合于失明眼植孔（图 13-142~ 图 13-145）。

(4) 术后处理和观察：术后局部应用皮质类固醇眼药水和眼膏。

3. 手术技巧及注意事项　为提供足够的内皮细胞储备，供眼透明角膜植片直径大于 8.5mm，植孔较大，若遇瞳孔永久性扩大、虹膜较大缺损、无晶状体眼等，眼内容较易脱出。因此，除术前充分降低眼压、缝

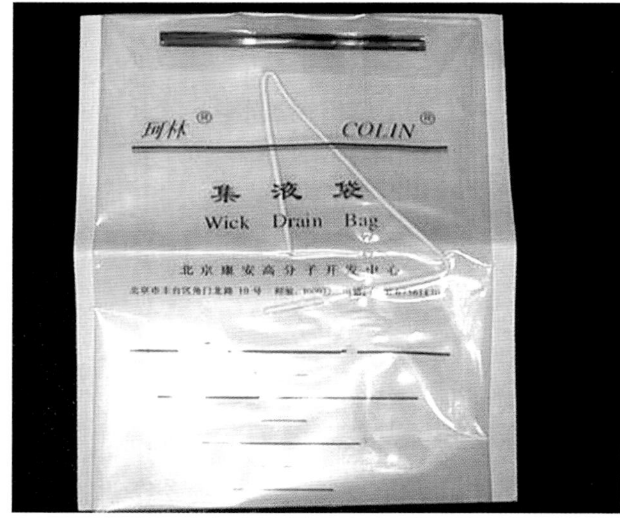

图 13-142　制作复合塑胶片的集液袋

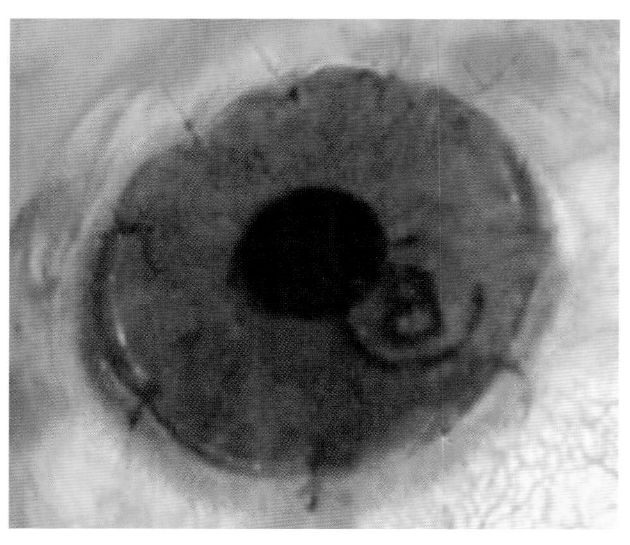
图 13-143　取下正常角膜，植入临时复合塑胶片

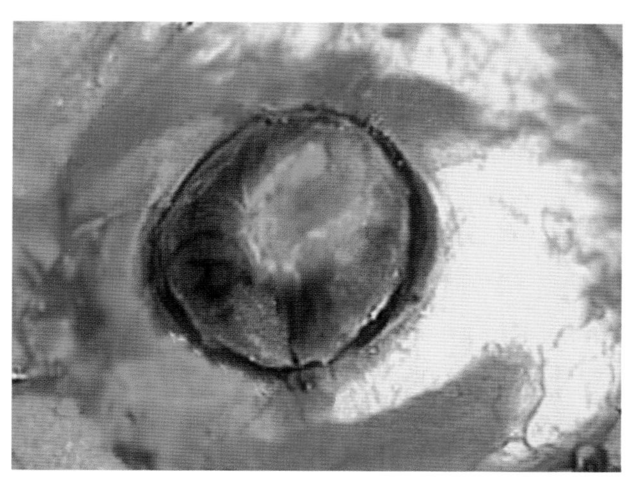

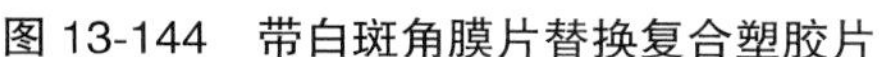

图 13-144　带白斑角膜片替换复合塑胶片

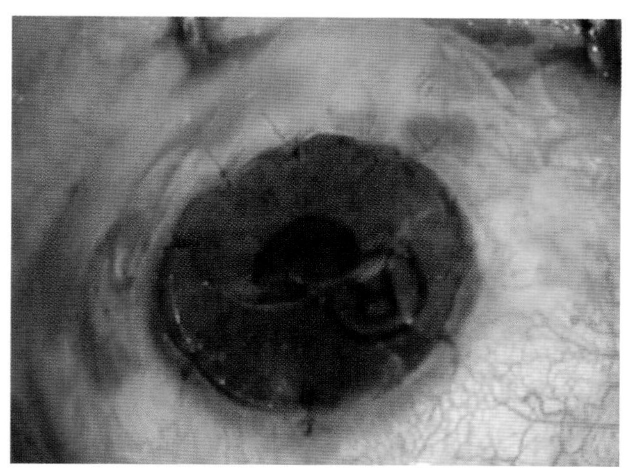

图 13-145　用透明角膜替换复合塑胶片

合 Flieringa 环外，还可在做 3/4 深度环切后，分别在 12、6、3 和 9 点做长 2mm 穿透切口，用 10-0 尼龙线将圆形复合塑胶片分别缝合于 12、6、3 和 9 点植孔缘，再逐一透切上述四针缝线之间尚未穿透的切缘，将角膜植片从复合塑胶片下方轻轻拉出。缝合植片时在复合塑胶片表面滴黏弹剂，植片置于其上方，缝合 6、3、9 点三针后，再将复合塑胶片由上半周角膜植缘下方轻轻拉出，继之常规连续缝合植片。

四、改良双板层角膜移植术

手术原理：角膜异物、溃疡、化学伤、变性或排斥反应等均可导致角膜溶解和穿孔。治疗措施包括保守治疗和手术治疗。保守治疗包括：绷带加压包扎、氰基丙烯酸酯黏合剂填塞、佩戴角膜接触镜等；手术治疗包括：坏死组织切除联合结膜瓣遮盖、羊膜移植等，其目的是修复穿孔，恢复眼球完整性和生理功能，对中央穿孔的修复行二次光学性角膜移植提供必要条件。有时，生物胶黏合和配戴治疗性软性接触镜虽可治疗角膜穿孔，但不能及时清除病灶，最终发展为眼内感染，严重者甚至摘除眼球。生物黏合剂易诱发新生血管向角膜生长，增加二次光学性角膜移植术后免疫排斥反应的几率，部分患者可能形成粘连性角膜白斑、继发性青光眼甚至发展为角膜葡萄肿。

对于角膜中央的穿孔，有条件的医院往往采用穿透性角膜移植进行治疗，效果较好。但是对于接近角膜缘部的周边部角膜溃疡导致的角膜穿孔，多伴有虹膜嵌顿，治疗相当棘手。对大的中央穿孔，如行单纯的板层角膜移植术，术后容易出现层间积液（双前房）、虹膜前粘连导致继发青光眼或瞳孔不圆等并发症，且板层植片直接浸浴于房水中，可持续水肿，或植片溶解，若改行大直径穿透性角膜移植术，则术后免疫排斥反应率可高达 90% 以上。近年有人采用改良双板层角膜移植手术（double lamellar keratoplasty，DLKP）治疗边缘部角膜穿孔，取得较好效果。

1. 手术适应证　各种原因引起的边缘部或中央部角膜溶解穿孔。

2. 术前准备　术前 0.3% 氧氟沙星滴眼剂滴术眼，20% 的甘露醇 250ml 静脉滴注，乙酰唑胺 0.25g、碳酸氢钠 0.5g 术前 0.5 小时口服降眼压。未穿孔者用 1% 毛果芸香碱滴眼剂缩瞳。为避免或减少术中分离粘连虹膜时出血，术前肌注止血药物。

3. 手术方法

(1) 剖切植床：用比病灶直径稍大约 0.5~1.0mm 的环钻划界，然后剖切病变组织。穿孔后眼压低，用环钻或普通的刀片很难在角膜上切下规则的切口，若加大切削力度，极易发生眼内容脱出等严重并发症，而应用钻石刀剖切可减少对眼球的压力，周边植床作弧形划界，弧的圆心朝向角膜中心；中央植床作圆形划界。有时病变累及角巩膜缘，往往需要剖切至巩膜，以保证彻底清除病灶。

(2) 外板层角膜瓣的制备和缝合：采用新鲜供体制作和植床一致的弧形板层角膜移植片。在急诊的时候也可以采用保存角膜片进行手术，如果植床已剖切至巩膜，则外层角膜瓣需带有相应大小的角膜缘板层巩膜和结膜。10-0 尼龙线间断缝合植片。如果植片靠近瞳孔区，缝线应与瞳孔外缘呈“八”字形相切，不一定要垂直缝合。

（3）内板层角膜瓣的制备和缝合：根据穿孔的大小，将剖切外板层角膜瓣后的含内皮层的板层部分作为内板层角膜瓣，用显微角膜剪将其修剪至适当的大小，植片比植床大约 0.5~1mm，厚约 0.5mm，翻转后使后弹力层朝向前房覆盖于穿孔处，10-0 尼龙缝线间断缝合，以达到水密状态为原则（图 13-146、图 13-147）。

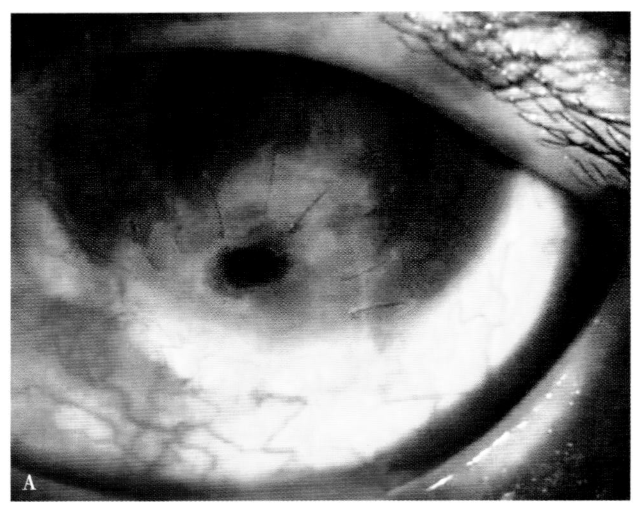

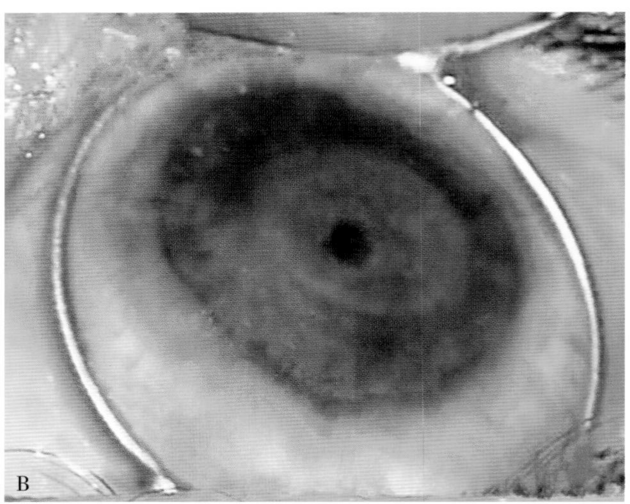

图 13-146　角膜穿孔行单纯 LK 术后再次穿孔

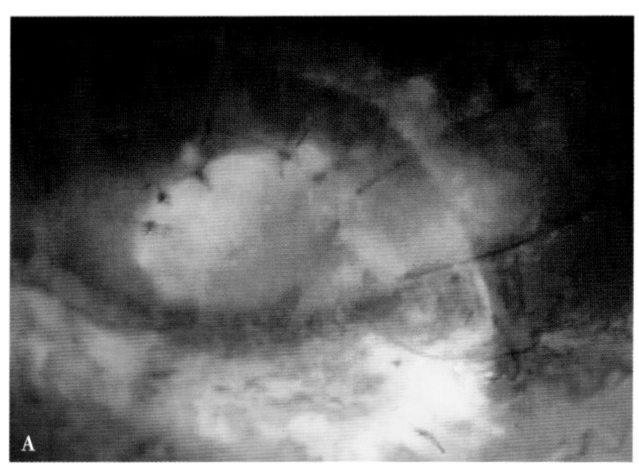

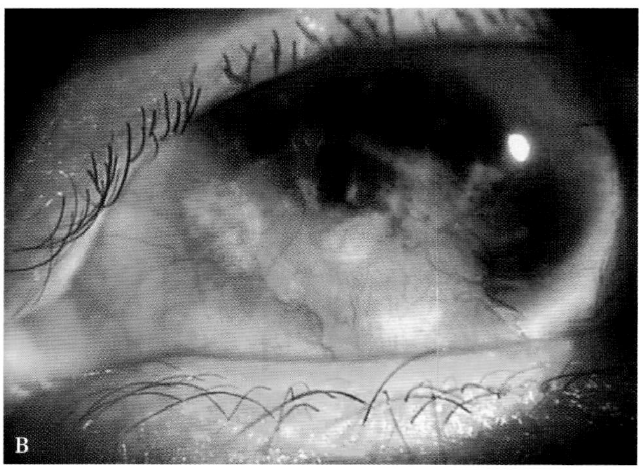

图 13-147　双板层角膜移植术后，水密，前房形成

（4）重建前房：用隧道刀从穿孔的对侧角膜缘做隧道切口，注入黏弹剂形成前房，回纳嵌顿的虹膜，分离粘连的虹膜和房角。双腔管抽吸前房黏弹剂并恢复前房。8-0 的可吸收缝线连续缝合球结膜。林可霉素注射液 + 地塞米松注射液 0.2ml 球结膜下注射。

（5）术后治疗和观察：术后免疫排斥反应的诊断标准以及抗免疫排斥反应的治疗方案按板层角膜移植术后的常规进行，术后注意观察层间愈合情况、前房深度、虹膜粘连、继发青光眼、植片排斥反应和视力等。

4. 术后并发症及处理

（1）术后一过性高眼压：黏弹剂残留、房角分离不完全、虹膜反应等可能引起一过性高眼压，可以局部及全身应用降眼压药物。

（2）层间积液和积血：内板层植片缝合水密的患者，不会发生术后层间积液或积血。一旦发生，可前房

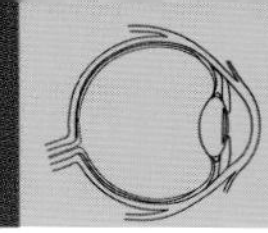

注气或注入黏弹剂，多数可以取得良好效果。如前房注入黏弹剂，则应注意控制眼内压。

5. 术中注意事项

（1）制作角膜瓣：角膜后弹力层厚约 10~12μm，具有较大韧性，对化学物质和病理损害的抵抗力强，同时其光滑表面有利于受体角膜内皮移行，故一般采用后板层角膜作为修补穿孔的材料。穿孔区周围角膜植床一般较薄，剖切时应尽可能将不健康的组织切除，植床与外层角膜瓣的大小应一致，弧形植床与外层角膜瓣的圆心应朝向角膜中心，以最大限度的保存靠近瞳孔区的角膜组织。植床应留有足够的厚度，如果太薄则在缝合内板层植片时极易豁裂，房水进入层间。将带前弹力层的角膜前板层翻转后使之上皮面侧朝向前房，封闭穿孔，与采用后板层角膜者无显著差别，需要注意的是，缝合角膜前板层要将其上皮层刮除以免上皮植入，同时保护植片的前弹力层。

（2）重建前房：嵌顿的虹膜可以暂时封闭裂孔，起到维持眼压的作用，缝合内板层角膜瓣后，就可前房注入黏弹剂恢复前房，回纳并分离嵌顿和粘连的虹膜，分离房角。如虹膜与穿孔周缘前粘连且增视预后差，则可不必分离粘连。缝合外层角膜瓣时缝线不一定要完全垂直于缝合口，可以稍微倾斜，避开瞳孔区以减少散光。

（3）角膜中央大范围穿孔的手术方式：曾有学者提出采用自体角膜瓣翻转封闭瘘口后，再联合板层角膜移植的手术方式。其优点是术后排斥反应的机会小，缝线相对较少，术后光学效果较好。但自体翻转角膜瓣较小较薄，如角膜溃疡较深，剖切的自体角膜瓣会较薄，术后易出现层间积液。如果穿孔较大，制取的自体翻转角膜瓣也会相应较大，易累及瞳孔区而影响视力。因此，仅适用于溃疡较浅、穿孔较小的周边角膜病变。角膜中央穿孔最好行穿透角膜移植，既能切除病灶，又能恢复部分有用的视力。但在没有新鲜供体角膜时可用保存的角膜行 DLKP，然后在适当时间用新鲜角膜更换；如果植片与角膜缘之间有 3mm 的透明角膜，则可在术后 1 年后行转位角膜移植。

五、Doll 形角膜移植术

角膜缘干细胞是角膜上皮生发的源泉，不仅具有与组织干细胞寿命长、增生力、分化程度低等相似的特点，还有防止结膜上皮细胞及血管侵入角膜的屏障功能。角膜缘干细胞缺失，可使角膜上皮增殖能力丧失，屏障功能下降，从而导致持续性角膜上皮糜烂、结膜组织长入和新生血管形成。因此，对高危角膜患者实行角膜缘重建被认为是提高术后植片成活率的关键。

临床上常遇到角膜中央白斑伴 1~2 个象限角膜缘新生血管的情况，如仅行中央区穿透性角膜移植，则多因植床新生血管侵入植片而致移植失败。而采用中央穿透移植联合周边扇形带角膜缘板层移植术操作复杂，不易控制术后散光。作者采用带缺口的一次性环钻，制作中央穿透联合周边带角膜缘板层的一体化植片，较前述方法可减少术中的眼表损伤和缝线数量，缩短手术时间，降低术后散光的发生率，提高了高危病例的移植成功率（表 13-3）。由于植片外形像玩偶，故称之为 Doll 形角膜移植术（Doll-shaped keratoplasty，DSK）。

表 13-3　DSK 与传统的中央穿透联合板层角膜移植术的比较

比较	Doll 形角膜移植	中央穿透 + 周边板层角膜移植
植片形状	Doll 形，一体化	中央穿透、周围板层
中央与周围连接处	一体化	缝线连接
手术时间	短	长
手术难度	低	较大
对植床损伤	较少	较多
术后散光	较小	大
术后排斥反应的发生率	较低	较高

手术方法

（1）自制带缺口的角膜环钻：根据角膜白斑的大小选用相应直径的一次性角膜环钻，测量周边部新生血管的长度，用牙科钻将角膜环钻磨出一光滑的缺口，其弧长为周边部新生血管的范围，深度 1mm。

(2) Doll 形植片的制作：用比植孔大 0.25~0.5mm 的环钻在新鲜尸眼角膜表面轻压作标记，并自压迹起沿新生血管区的两端向角膜缘做放射状板层切开，在角膜缘后 2mm 巩膜作略大于植床新生血管范围的板层分离，切取整个角膜片并使内皮朝上置于钻枕上，先用 Hessburg-Barron 环钻作 1/2 或 1/3 厚度的钻切，再将环钻缺口对准板层分离区，全层透切，剪断后板层与中央全层之间的角膜纤维联系，制成 Doll 形植片。

(3) 植床的剖切：选择合适的 Hessburg-Barron 环钻做中央白斑的 2/3 厚度的钻切，以该划界为起点，在新生血管区的两端向角膜缘做放射状板层切开。剖切新生血管区的板层角膜，其后界达角膜缘后 2mm，再将该板层角膜切除，随后用环钻透切中央角膜白斑，在角膜剪的辅助下切除白斑，完成植孔。

(4) 缝合：10-0 尼龙线间断缝合植片中央穿透部分数针。缝合板层部分时，上提板层植片，由靠近板层的全厚角膜进针，深度达 3/4 角膜厚度，在中央部分与周边板层结合处出针后，再穿过相应径线的后板层植床，结扎缝线，植片巩膜缘与植床巩膜对位间断缝合，8-0 可吸收聚乙醇酸缝线连续缝合板层植片结膜与植床结膜（图 13-148）。吸除前房内残余黏弹剂，注入 BSS 重建前房。

(5) 术后观察与处理：术后包扎至上皮愈合。术后 5~7 天开始局部滴 1%CsA 和人工泪液。曾患真菌性角膜溃疡者，术后滴氟康唑滴眼剂至少半年。术后 2 周拆除结膜缝线，术后 2~3 个月拆除扇形植片的穿透部分缝线。以后可在角膜地形图的指引下逐渐拆除中央角膜植片的缝线。

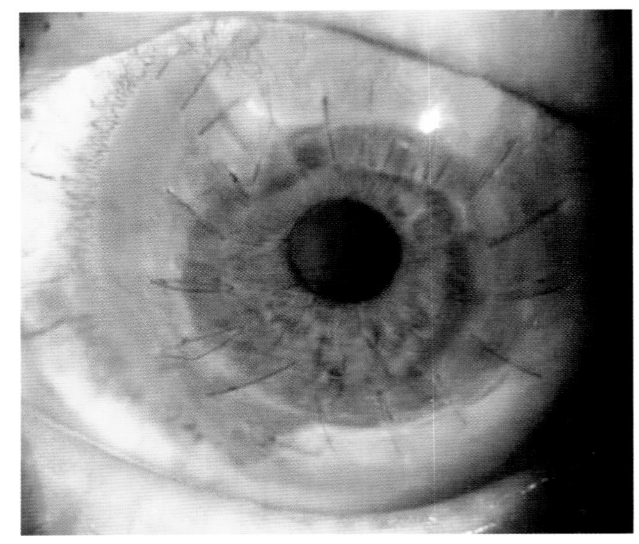

图 13-148　Doll 形角膜移植后

第十三节　眼前节重建术

手术原理：眼前节重建术（anterior segment reconstruction，ASR）包括眼前段表层、板层和全层组织重建手术，是指对经药物治疗无效的严重眼前段病变进行的手术，旨在恢复眼前段组织结构的相对完整性、挽救眼球或保存部分视功能。

从 20 世纪初期开始，人们发现单纯的角膜移植手术对很多严重的眼表疾病和损伤无效，许多眼球被迫摘除。为了挽救濒危的眼球，临床医生开始对眼前段重建术进行初步的尝试，但多数以眼球萎缩而告终。自 20 世纪 90 年代以来，随着现代显微手术器械和显微技术的不断改进以及新的强效抗免疫排斥药物的应用，眼前节重建手术成功率有了很大提高。

眼前节重建手术的成败主要取决于重建所用材料的抗原性和生物相容性。抗原性越小，生物相容性越好，其术后免疫排斥发生率就越低，手术成功率越高。此外，还与手术方式的选择、手术技巧、术后护理等因素有关。

一、手术的选择

严重的眼前段损伤，患者的光感、光定位及色觉正常，不合并眼后段感染或其他严重病变，经药物或其他手术治疗无效时，均可采用眼前段重建术进行治疗；对部分合并眼后段病变的病例，可在临时人工角膜下进行玻璃体手术后进行眼表重建术。

手术原则

眼前节重建术的原则是尽量保存患者自身组织，尽可能保留或部分恢复眼前节结构的完整性。

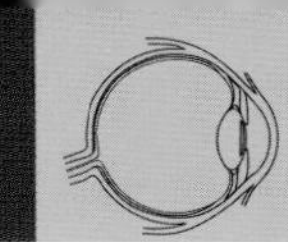

眼表重建手术原则：

1. 角膜缘受毁范围≤1/2 周，且角膜表面无明显溃烂，切忌行角膜或角膜缘清创，应避免使用或少用对角膜上皮有毒性的滴眼剂，可采用不含防腐剂、毒性低的抗生素滴眼剂、眼膏防治感染，使用润滑剂及含促进上皮细胞生长的生长因子等滴眼剂，还可以联合应用自身血清滴眼或结膜下注射治疗。药物治疗效果不佳时，可采用双眼绷带包扎或佩戴角膜接触镜治疗。局部保守治疗无效，则可考虑行羊膜覆盖术，术后继续双眼绷带包扎或佩戴角膜接触镜治疗，直至角膜上皮化。

2. 角膜缘受毁范围≥ 2/3 周，相应角膜长期不能上皮化，无溃疡，但新生血管侵入角膜，可以刮除受损区角膜表面侵入的血管性肉芽组织，行部分异体角膜缘移植术或自体培养的角膜缘上皮移植术，术后双眼绷带包扎，上皮化后局部使用环孢素（cyclosporin A，CsA）或 FK-506 滴眼剂预防排斥反应。

3. 角膜缘全周受损，角膜不能上皮化，但无角膜溃疡，角膜缘全周有新生血管侵入，可以切除入侵角膜的血管性肉芽组织，行异体全周的角膜缘移植术，术后双眼绷带包扎直至角膜上皮化，局部使用 CsA 或 FK-506 滴眼剂预防排斥反应，并使用对角膜缘上皮无毒性或少毒性的润滑剂。

4. 角膜缘全周受毁，角膜已发生弥漫性溶解溃烂，有迅速变薄穿孔的趋势，可行全角膜清创，刮除坏死组织，后徙球结膜，显露全周巩膜，施行角膜创面的羊膜移植，并充分缝合固定羊膜植片（尽量使用新鲜有活性的羊膜），术后双眼绷带包扎直至角膜上皮化后开放点眼。此法可制止角膜穿孔，且为二期光学性角膜移植作预备。

5. 角膜缘全周受毁，角膜弥漫性溶解变薄深达角膜厚度的 3/4 以上，应小心刮除角膜坏死组织，全周球结膜后徙 5mm，行带有活性角膜缘的全板层角膜移植术（移植片角膜缘的结膜组织要与术眼结膜创缘缝合），术后双眼绷带包扎直至角膜上皮化，局部使用 CsA 或 FK-506 滴眼剂预防排斥反应，并使用对角膜缘上皮无毒性或少毒性的润滑剂。

6. 如上述病变发生在局部象限的角膜组织，则可行部分带角膜缘的板层角膜移植术，术后处理同上。

7. 对于严重的眼表损伤，如同时合并眼睑的严重损毁，闭睑不全，需高度重视，及时进行相应的处理，包括湿房保护，暂时性睑缘缝合及眼睑植皮重建术等。

二、手术时机的选择

原则上，各种病变的静止期是进行眼前节重建术的最好时机，手术操作难度相对较小，术后反应相对较轻，长期效果也较好。但当病情发展迅速，药物或其他方式无法阻止眼前段病情发展时，为了最大限度地保留眼球或者保存视功能，需要根据具体情况及时手术。

三、术前准备

有些患者除角膜的病变外，还合并有眼前、后段病变。术前需结合病史，对伤眼行 B 超、UBM、CT 或磁共振成像等影像学检查，详细了解眼前、后段病变情况，排除眼内异物，防止医源性手术创伤。

对严重的眼睑畸形或者严重的内翻倒睫、闭睑不全应事先矫正或在手术同时矫正，部分患者可以在眼前节重建术后行眼睑缝合术。

四、手术方式的选择

对于仅限于眼表、未累及前房或前房病变可药物控制的患者，可以仅考虑眼表的重建术；如果病变已累及前房，且药物控制无效时，除了需要眼表重建外，往往还要联合眼前段的其他手术方式，以恢复眼前段的相对完整性。根据累及前房病情的轻重不同，又可以采取不同的手术方式。对于病程短、角膜病变范围广泛、眼前段炎症较轻者（如细菌性角膜炎、严重的单纯疱疹性角膜基质炎、各种药物治疗无效的严重角膜溃疡、严重的角膜破裂伤、眼表化学伤、爆炸伤等）可选择全角膜带指环状板层巩膜瓣移植手术；在角膜濒临穿孔前或穿孔后及时手术，避免或减少虹膜前粘连的发生，部分病例还可保留透明晶状体从而获得相对较好的视力。

该术式的移植片与植床仅在巩膜环游离缘缝合，术后免疫性排斥反应及新生血管生长率较直接缝合者相对较低。但由于角巩膜缘缺乏健康的栅状结构，术后易发生持续性上皮缺损和植片溶解。

对于病程较长，眼前段炎症严重者（如真菌性虹膜炎）应选择亚全穿透性角膜移植术联合眼前段手术。该手术将虹膜大部分或全部切除、摘除晶状体及切除前段玻璃体。其优点是手术比较彻底，感染性病变复发率低，由于没有虹膜前粘连和玻璃体前移的干扰，移植片可保持较长时间的透明，同时由于保留了部分角巩膜缘干细胞区，有利于眼表重建。主要缺点是破坏性较大，术后眼球萎缩发生率较高。

五、手术技巧

1. 前房角和虹膜的处理　眼前节重建术中前房角和虹膜的处理非常重要，处理不当可造成虹膜前粘连和继发性青光眼的发生甚至导致手术失败。笔者认为患者一般都有或轻或重的房角粘连，术中应常规分离房角，以减少继发性青光眼的发生率。对于病程短、眼前段炎症较轻者，如果虹膜括约肌完整，可有效地阻挡玻璃体，只需做 2~4 个周边虹膜切除，以有效防止瞳孔堵塞的危险。病程较长、眼前段炎症重者，术后可能发生广泛虹膜前粘连，因此，需将虹膜大部分或全部切除。术后应充分散瞳，以减轻手术反应，避免虹膜粘连。

2. 玻璃体切割术　目的是将创口和前房内残留玻璃体尽量清除干净，防止因炎症反应而发生虹膜粘连和房角关闭。若玻璃体前界膜保持完整或玻璃体未突出于虹膜的前面，不必行玻璃体切割术。若玻璃体已经脱出或病变波及前段玻璃体者，少量简单的玻璃体脱出可用剪刀剪除。复杂的患者则根据具体情况，采用三种不同的玻璃体手术：①常规三通道闭合性玻璃体切割术；②开放式玻璃体切割术；③临时人工角膜下玻璃体切割术。

3. 恢复眼球体积　闭合性玻璃体手术中，由于有灌注液维持眼内压，眼球体积可即时恢复。开放式玻璃体切割后，眼球明显塌陷变形，为使眼球恢复正常体积，减少并发症的发生，在移植片固定缝合 4 针后，应及时向眼内注入玻璃体代用品。早期曾有人使用空气、平衡盐液和 BSS 液，虽然对眼内组织损伤较轻，但易被吸收，不能很好维持眼内压和保持眼球体积。目前常使用 1% 透明质酸钠或 2% 甲基纤维素，临床应用取得较好效果，不但能保护角膜内皮，还可起到暂时将玻璃体和内皮隔开的作用，防止术后玻璃体和角膜粘连。

第十四节　角膜表面重建

手术原理：根据植片的来源和性质，角膜表面的重建可分为角膜上皮的眼表重建，板层角膜移植的眼表重建，穿透性角膜移植的眼表重建，以及板层角膜移植联合穿透角膜移植的眼表重建（又称铆钉型角膜移植术），下面我们一一介绍。

一、角膜上皮移植术重建角膜表面

1. 目的　角膜上皮移植术（keratoepithelioplasty，KEP），是为了提供健康、可分化的角膜上皮细胞，以迅速使角膜创面上皮化，重建角膜表面，防止角膜溶解和穿孔。该角膜上皮移植手术在临床上又称为角膜上皮成形术。该手术最先是由 Thoft 应用于眼部化学伤角膜移植术后持续上皮缺损的患者，取得一定疗效后，临床上很多学者相继采用此方法使一些陈旧性化学伤或热烧伤的角膜白斑、假性胬肉、持续性角膜上皮缺损、蚕食性角膜溃疡等病变得到了改善。角膜上皮移植术，一般都带有角巩膜缘组织，实际是一种扩展了的角巩膜缘移植手术。

2. 手术适应证　翼状胬肉、角膜急性和慢性化学伤、热烧伤、接触镜导致的角膜病变、因多次手术导致的眼表衰竭、Steven-Johnson 综合征等遗传性或获得性角膜缘干细胞缺乏性疾病。

角膜上皮移植术所采用的植片为一菲薄的上皮层（可能含前弹力层和有少量浅基质）。该植片来源于新鲜供体的健康角膜，所含短暂扩充细胞，而不是完整的角膜缘干细胞。

3. 取材方法　将线状刀从角膜缘前界稍内向角膜中心刺入表浅实质层内，平行角膜表面推进，进刀

3~4mm 后，从角膜表面穿出刀尖，像削苹果皮一样切下带浅实质层的角膜上皮植片，剪成 4mm × 6mm 大小备用。

供体可为自体或异体，一般带有部分结膜或巩膜。单眼角膜热烧伤可取对侧健眼组织，但应警惕健康眼组织缺损引起的损害。双眼角膜热烧伤可取异体组织，一般使用 4℃，湿房保存下、24 小时内的供体。因角膜缘含大量的干细胞，如为全板层角膜移植，应采用新鲜角膜供体且勿损伤供体的角膜缘，以保证干细胞的来源。

有学者强调逆转供眼组织的方向，使植片角膜缘侧朝向受眼角膜中心，移植的角膜上皮植片之间应相互连接，以阻止假性胬肉和新生血管的侵入。

4. 术后处理　常规使用皮质类固醇或（和）CsA、FK-506 滴眼剂等，否则植片将在 1 个月内发生排斥反应。大量文献证实了角膜缘移植可有效阻止角膜新生血管的发生、恢复角膜表面的正常上皮化。但也有研究发现，用 PCR 技术在术后 20 周时供体来源的细胞消失，代替的是受体细胞。

手术时机，有研究认为角膜缘移植术在烧伤后早期（1~2 个月）和中期（3~4 个月）效果肯定，而在烧伤后 9~11 个月手术则效果差，其成功率取决少基质的微环境。也有人在烧伤后早期行自体角膜缘移植并获得上皮化的眼表，减轻烧伤损伤程度，但严重急性的眼组织炎症可能影响其远期效果。

二、板层角膜移植术重建角膜表面

对于角膜病变达到基质层又未累及后弹力层，角膜缘上皮细胞及内皮细胞功能正常的患者，可以行板层角膜移植术（lamellar keratoplasty，LKP）重建角膜表面。如合并角膜缘上皮细胞的功能障碍，应联合相应范围的角膜缘移植术或采用培养的角膜缘上皮细胞行移植手术，可同时联合羊膜覆盖术，术后双眼绷带包扎直至角膜上皮化，局部使用 CsA 滴眼剂或 FK-506 滴眼剂预防排斥反应，并使用对角膜缘上皮无毒性或少毒性的润滑剂。

三、穿透性角膜移植术重建角膜表面

手术原理：对于角膜病变累及基质全层，或合并有角膜内皮细胞功能障碍的患者，可以行穿透性角膜移植术（penetrating keratoplasty，PKP）重建角膜表面。同样，如果病变累及了角膜缘，造成角膜缘上皮细胞的功能障碍，应根据条件行穿透性角膜移植联合相应范围带角膜缘的板层角膜移植术（在手术中要仔细保护角膜缘上皮细胞），或行全角膜移植术。也可同时联合羊膜覆盖术。

全角膜移植术后非常容易排斥，远期效果较差，因此，姚晓明设计了一种新的板层角膜移植联合穿透角膜移植的眼表重建术，又称铆钉型角膜移植术（rivet-shaped keratoplasty，RSK）。由于铆钉形角膜植片保持了完整的上皮层和前弹力层，在穿透性角膜移植的同时修补角膜缘组织缺损和恢复干细胞数量，重建眼表面正常组织结构，形成角膜缘细胞屏障和免疫屏障，在一定程度上降低了高危患者的排斥反应率。同时完整的上皮层还为维持眼表正常和稳定的泪膜提供了组织学基础，而后者对于抑制和杀灭病原微生物十分重要。这种植片可以更好地重建眼表，同时降低了排斥反应率，详见有关章节。

第十五节　结膜表面重建

结膜表面的重建，根据材料的不同，可以分为自体结膜移植重建结膜表面，异体结膜移植重建结膜表面，唇黏膜移植重建结膜表面和羊膜移植重建结膜表面。主要目的是重建眼表免疫屏障结构。

一、结膜移植重建结膜表面

手术原理：对于顽固性眼表疾病的患者，病变范围常累及角巩膜缘和结膜，如行单纯的眼表病变切除或角膜移植术，角膜植片很难维持长期的透明，常常因角膜新生血管、假性胬肉和持续性角膜上皮缺损而导致手术失败。

结膜上皮和角膜上皮在形态学上有很大不同。实验结果显示，结膜上皮具有化生为角膜上皮的能力，此过程发生在角膜上皮被完全去除后。角膜表面的正常新生上皮是从周围的角巩膜缘上皮、结膜上皮移行分化而来的。Thoft 和 Frirnd 推测，在角膜上皮缺损时，结膜上皮可能具有缓慢、持续、逐渐向心性移行的能力，穿过角膜缘以帮助维持角膜表面的上皮细胞群，他们的这种推测被后来的角膜缘创伤愈合实验所证实。

严重眼化学伤、热烧伤等可引起异常的结膜增生、假性胬肉、睑球粘连和角膜血管翳性混浊等，异常的结膜表面是这类疾病难于治疗的根源之一。早在 20 世纪中期，就有人提出自体结膜移植（conjunctival autograft，CAU）重建相对正常结膜表面的治疗方法，不但可提供新来源的上皮组织，还能防止异常结膜增生和新生血管侵入，促进持续性角膜上皮的愈合。自体结膜移植不会发生免疫排斥反应，术后结膜上皮有助于转化为正常的角膜上皮，从而形成相对稳定的角膜及结膜表面。

二、自体结膜移植术

1. 适应证　单眼陈旧性化学伤和热烧伤引起的角膜血管翳性混浊，健康角巩膜缘保留 50% 以上。翼状胬肉、结膜囊成形、各种慢性炎症和某些手术后的持续性上皮缺损。

2. 手术方法

(1) 麻醉：常规行眼部的局部麻醉（表面麻醉、球后麻醉或球结膜下浸润麻醉），小孩可用全身麻醉。

(2) 植床剖切：沿角膜缘环行切除约 5mm 的结膜及结膜下瘢痕组织，暴露光滑、平整的巩膜面，然后切除角膜表层增生的假性胬肉和新生血管等病变组织，直至露出下方的透明角膜，切面尽量整齐、光滑，以利于上皮细胞移行修复。

(3) 角膜移植：剖切血管化的病变角膜组织后，根据剖切的深度，必要时联合全板层角膜移植或穿透性角膜移植；若病变仅为表层，可以仅单纯切除。

(4) 植片制作：于自体对侧健康眼的球结膜，取下 4 片（3mm × 4mm）的菲薄结膜植片，上皮面朝上，平铺于 BSS 液浸湿的纱布上，并滴上少量透明质酸钠备用。

(5) 植片缝合：将结膜植片分别置于角膜的四个象限，基底在角膜缘，10-0 尼龙线间断缝合固定，使植片与角膜紧贴。

(6) 术后涂抗生素眼膏，绷带加压包扎 7~10 天，或佩戴高透氧角膜接触镜至角膜上皮完全修复，滴用不含防腐剂的人工泪液和上皮生长因子滴眼液。

三、异体结膜移植术

1. 手术适应证　主要适于双眼的陈旧性化学伤和热烧伤等引起的角膜血管翳性混浊或大面积热烧伤、化学伤的患者，无自体眼结膜可取时。

2. 供体的选择　可以采用亲属的球结膜，如非亲属术前可行交叉配血或 HLA 配型，可以降低术后的排斥反应。

3. 手术方法

(1) 麻醉：常规行局部麻醉（表面麻醉、球后麻醉或球结膜下浸润麻醉），小儿可用全身麻醉。

(2) 植床剖切：沿角膜缘环行切除约 5mm 的球结膜及结膜下瘢痕组织，暴露光滑、平整的巩膜面，然后切除角膜表层增生的假性胬肉和新生血管等病变组织，直至显露出下方透明的角膜，切面尽量整齐、光滑，以利于上皮细胞移行修复。

(3) 植片制作：于自体对侧健康眼的球结膜，取下 4 片（3mm × 4mm）的结膜植片，上皮面朝上，平铺于 BSS 液浸湿的纱布上，并滴少量透明质酸钠备用。

(4) 植片缝合：将结膜植片分别置于角膜的四个象限，基底在角膜缘以 10-0 尼龙线间断缝合固定，使植片与角膜紧贴。

(5) 术后涂抗生素眼膏，绷带加压包扎 7~10 天，或佩戴高透氧角膜接触镜至角膜完全上皮修复，滴用不含防腐剂的人工泪液和上皮生长因子滴眼液。

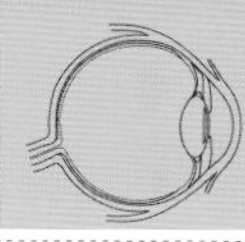

(6) 术后局部应用免疫抑制剂如 CsA 滴眼液、FK-506 滴眼液、糖皮质激素滴眼液等，以预防和减轻免疫排斥反应的发生。

四、唇黏膜移植重建结膜表面

手术原理：口腔颊黏膜和唇黏膜移植重建结膜表面，分为部分厚度和全厚植片移植。眼表重建多用部分厚度的唇黏膜，而化学伤和有过度纤维增殖者，选用全厚植片能够减轻纤维增殖。

取部分厚度植片时，可用 Castroviejo 黏膜刀切取，球结膜表面重建一般取 0.3mm 厚，植片须比植床大 25%~30% 以预防术后植片收缩及巩膜暴露的影响，术后抗生素眼膏绷带加压包扎 7~10 天或配戴高透氧角膜接触镜，滴用不含防腐剂的人工泪液和上皮生长因子滴眼液。

对于严重的睑球粘连需要形成穹窿部的患者，术后应常规放置眼环和做通过眼睑眶缘下的加强提吊缝线，以防止穹窿部收缩变窄。但对大的球结膜缺损，全厚口唇黏膜移植术后将发生逐渐肥厚、持续性品红色外观和腺样化，影响外观。

口唇黏膜移植仅适用于缺损较小区域，而且在移植后期黏膜脱落，创面仍容易出现粘连。自体结膜不会发生免疫排斥反应，同时血供丰富、易存活，但材料来源受限。已证实，改进取材及处理方法后的新鲜羊膜和用液氮保存的羊膜，其表面的羊膜上皮细胞可在宿主组织上存活相当长的时期。羊膜获取容易，有较强的抗粘连作用和抗病原微生物功能，使用不受限，成活率高，有利于泪膜的形成和减少干眼症的发生。

五、羊膜移植重建结膜表面

羊膜应用于皮肤和烧伤创面已近一个世纪。早在 1940 年，De Rotth 首先将羊膜移植引入眼科临床，用于修复结膜缺损。Sorsby 等在 1947 年用羊膜治疗眼部热烧伤。Rotth 将新鲜活体胎膜(羊膜连同绒毛膜)移植到眼球表面，6 例病人仅 1 例成功，当时，人们认为这种新鲜胎膜组织内含有大量异体抗原，术后不可避免出现免疫排斥反应。此后这种带绒毛膜的羊膜一直未在眼科应用。直到 1992 年，多米尼加的 Juan Battleyisheng 才重新捡起这一技术应用于眼科，制备了不带绒毛膜的羊膜应用于眼科，常规地用于治疗一些眼表疾病。由于临床效果显著，又逐渐地为广大眼科医生所接受，应用范围也日益广泛，采用羊膜重建眼表已成为一项新技术在国内外眼科临床普遍应用。

羊膜因其含有较厚的基底膜和大量的生物活性成分，同时，移植到眼表后可起到良好的生物胶原支架作用。作为生物材料重建结膜表面，一方面可以作为基质替代物来修复坏死结膜切除后裸露的创面，减轻炎症和抑制瘢痕形成的作用；另一方面也可作为移植片或敷料修补角膜的缺损。保存羊膜也有促进结膜上皮和角膜上皮在其基底膜面增殖和分化的作用。

羊膜具有以下生物学特性：羊膜与胎盘相连、包裹胎儿，是一种透明、有一定韧性、无血管神经和淋巴管的组织。羊膜无毒、无菌、无刺激性，具有抗微生物的特性，能降低术后感染。

羊膜移植重建结膜表面后，可促进上皮再生，抑制炎症、瘢痕及新生血管的形成，不诱发免疫排斥反应，容易“成活”形成新的表面，保护所覆盖的组织，减少纤维母细胞增生及瘢痕形成，具有轻度非特异性的抗病毒和抗细菌作用，周围的细胞还可长入羊膜表面，起到“桥梁”作用。

羊膜供体的筛选：羊膜的选材严格遵循供体医学标准：①为避免污染，必须是顺利的剖宫产胎盘；不用羊膜破裂及新生儿溶血(母子 RH 血型不符)之羊膜。②母亲的梅毒、HIV、乙肝和丙肝等传染性疾病的血清学检查结果阴性者。

羊膜植片制备的操作流程：胎盘和羊膜取下后立即放入无菌袋内，送往实验室或眼库进行处理：①在无菌条件下，将胎盘置于超净工作台内，用无菌生理盐水反复冲洗血块和胎盘残渣；②钝性分离羊膜与绒毛膜组织，将分离的羊膜用含有抗生素(50μg/ml 青霉素、100μg/ml 硫酸妥布霉素和 25μg/ml 两性霉素 B)的平衡盐 BBS 缓冲液冲洗浸泡 5~10 分钟。

羊膜保存：取出浸泡消毒后的羊膜，按不同要求剪成 2~3cm 大小直接放入无菌纯甘油中置于 −20℃冰箱冷冻保存；或上皮面朝上贴在无菌的硝酸纤维滤膜或无菌手术滤巾置于灭菌的 DMEM 营养液甘油中，

立即放入 -80℃冰箱内保存。作者将新鲜羊膜放入角膜保存液 4℃条件下保存，可保持羊膜生物活性 5 天以上。程序降温后放入液氮可长期保存。

羊膜的使用：①使用前将羊膜解冻，将羊膜从保存的甘油中取出，用含有抗生素的 BBS 液漂洗，上皮面朝上，盖在患眼上；②羊膜在植床上展平，用 9-0 可吸收缝线或 10-0 尼龙线将羊膜植片的边缘与周围结膜连续缝合。

羊膜移植重建结膜尽管具有上述优点，但对于角巩膜缘受损严重的患者，特别是在非常严重的干眼患者，羊膜移植重建眼表往往失败，羊膜移植并不能完全替代角膜缘移植。即使是带有健康上皮的新鲜羊膜移植其上皮也会逐渐被宿主细胞所代替，若角膜缘损害范围广泛或角膜太薄，单纯的羊膜移植并不能形成真正上皮化眼表，故应联合角膜缘移植或带健康角膜缘的全板层角膜移植。

第十六节　角膜巩膜缘重建

研究表明，角巩膜缘是干细胞的“发源地”，它的重建对于维持整个眼表的完整性和发挥正常的眼表功能具有重要意义。

角膜缘为角膜、巩膜和结膜交会处，在组织学上角膜缘为 Bowman 膜的终止处，为联系角膜和结膜的移行区，其基质层疏松并有血管分布。角膜缘宽约 1mm，此处仅有上皮层和基质层，其上皮细胞层超过 10 层，排列不规则，细胞呈小的圆柱状，深部基底细胞为一层小圆柱状或立方形细胞，细胞核为卵圆形，与表面平行，在基底部形成特殊的“栅栏”（limbal palisades of Vogt），其中含有色素和丰富的血管网，并与基底膜联系紧密。角膜缘干细胞存在定位于角膜缘上皮层基底部，Davanger 也提出角膜缘的乳头状结构发挥着角膜上皮细胞再生的作用。角膜缘基底膜主要由Ⅳ型胶原的 α1、α2、α5、多肽链和粘连蛋白的 α2、β2 多肽链构成，是构成干细胞增生分化微环境的重要组成部分。

各种损伤因素，如严重的眼外伤，包括化学伤和热烧伤、自身免疫性疾病等损伤角巩膜缘后，角膜缘干细胞缺乏或生存环境受影响，使角膜缘干细胞增生和分化功能严重受损，功能障碍甚至失代偿，原正常的角膜上皮被结膜上皮侵占和替代，临床出现角膜表面结膜化、血管化、慢性炎症、持续性溃疡、基底膜的破坏和纤维细胞的侵入等，最终导致整个眼表遭受破坏。

手术原理：角膜缘移植术是用自体或同种异体的健康的角膜缘组织替换受损伤或功能不良的角膜缘组织，通过供体干细胞的增殖、分化及细胞的向心性移行来修复、稳定受损角膜表面，阻止新生血管的侵入及假性胬肉的形成，恢复角膜透明性，重建眼表面。

重建角巩膜缘表面可以根据所用材料的不同分为自体角巩膜缘移植重建、异体新鲜角巩膜缘重建、深低温保存的角巩膜缘重建和体外培养的角膜缘干细胞移植术。

一、角巩膜缘移植术的适应证

角巩膜缘部受损或功能不良所致的复发性角膜上皮糜烂和上皮缺损延迟愈合，均可应用角膜缘移植术。对于广泛角膜缘纤维血管向内生长引起假性胬肉的形成及新生血管的侵入的患者，要在已持久或复发达 7 个月以上的角膜上皮疾病，一般才考虑手术。主要包括：

1. 中、重度化学烧伤或热烧伤；
2. 慢性接触镜相关角膜上皮病；
3. 角膜皮样瘤；
4. 假性胬肉、翼状胬肉、复发性翼状胬肉；
5. Steven-Johnson 综合征的表层角膜炎；
6. Terrien 边缘角膜变性；
7. 慢性复发性角结膜炎；
8. 持久性角膜上皮缺损；

9. 多次角膜缘术后角膜表层瘢痕。

二、供体的选择

1. 自体移植 适用于单眼病变患者,取另一眼上方或下方角膜缘组织,但应警惕健康眼组织缺损引起的损害。

早在1989年,Kenyon等首次进行了自体角膜缘移植手术,他们将单侧眼表疾病患者的自体健眼角膜缘组织移植到患眼受损的角膜缘,明显减少了角膜新生血管形成,促进眼表愈合,术后获得了良好视力。自体角巩膜缘移植术后不会发生免疫排斥反应,手术成功率高。此后Nishiwaki Dantas等对5例严重单眼碱烧伤的部分角巩膜缘缺陷的患者,实施患眼同侧角膜缘转位移植手术,术后也取得了明显的效果。

严重眼表疾病的急性炎症期和严重缺血的患者,行自体角巩膜缘移植手术成功率较低。当取自体供眼角膜缘组织大于2/3周时,可造成供眼的眼表疾病。如果自体相对健康眼的角巩膜缘处于亚临床状态,也会加重供眼疾病,引起视力下降。此外,双眼有角膜缘疾病患者也不适合自体角膜缘移植术。因而有学者提出了采用同种异体角巩膜缘进行干细胞移植的手术方式。

2. 同种异体移植 供体为健康的亲属,父母兄弟等。

Espana最早对1例双眼严重化学伤患者行异体角巩膜缘移植及羊膜移植,取得明显效果。这种同种异体角巩膜缘移植供体来源虽较丰富,却面临着免疫排斥反应,而降低其成功率。此后,Daya等用HLA抗原相配的亲属活体的角巩膜缘组织行异体角膜缘移植,术后应用免疫抑制剂,疗效有了一定提高,并降低了免疫排斥反应的发生率,却仍不能完全解决这一问题。有学者认为:角膜缘移植失败的重要因素包括免疫排斥、急性炎症反应及慢性持续的炎症。为了寻求既能解决自体干细胞来源有限的问题,又避免异体间移植排斥的方法,有人又提出了干细胞培养和移植的手术方式。

3. 体外培养的角膜缘干细胞移植术

(1) 自体角膜缘干细胞体外培养移植术:1997年Pellegrini等使用$1mm^3$大小的自体角膜缘组织经体外实验室培养扩增后移植到患眼,实现了眼表的重建。此后Schwab等以羊膜为载体对10例患者进行自体角膜缘干细胞培养后移植,Tasai等对6例患者进行了自体角膜缘干细胞体外培养移植术,术后均取得较好效果。由于将自体健眼的角膜缘干细胞体外培养形成的细胞层移植到患眼角膜表面重建眼表,既解决了自体干细胞来源有限的问题,又避免了异体间的排斥反应,故该术目前被认为是较理想的角膜缘干细胞移植术。

(2) 异体角膜缘干细胞体外培养移植术:潘志强等和Shimazaki等采用培养的同种异体角膜缘干细胞羊膜移植片治疗角膜缘功能障碍,也取得一定疗效。体外培养的同种异体角膜缘干细胞植入受体,虽然其免疫原性可随培养时间增加而降低,却不能从根本上避免免疫排斥反应的发生。

三、手术技巧

1. 病灶清除、植床准备 根据病灶大小,清除缺血的角膜缘结膜及结膜下瘢痕组织,暴露2mm巩膜,去除角膜表面不正常上皮组织,新生血管组织和角膜瘢痕组织,使角膜创伤面尽量平滑,避免角膜实质层的切除,以利于角膜上皮细胞的移行。清除角膜组织时,剖切不应太深,以免角膜穿孔。

2. 角巩膜缘植片的制备 根据植床的大小,制备相应大小的角巩膜缘植片,植片要较相应的植床大0.5~1mm左右,以免术后组织收缩。在操作过程中应特别注意对角膜缘组织的保护,尽量减少缝线的牵拉,并可用黏弹剂保护角巩膜缘组织。

3. 植片与植床的缝合 用10-0尼龙线间断缝合植床和植片,注意,应尽量少在靠近瞳孔缘处缝合,且缝线方向尽量避开瞳孔区,以减少术后的散光。8-0的可吸收缝线连续缝合球结膜。

4. 术毕 配戴角膜接触镜可保护植片,有利于角膜上皮的增殖、分化和移行。术后应用皮质类固醇类滴眼液或免疫抑制剂,如1%CsA或FK-506滴眼剂预防排斥反应,但在长期应用皮质类固醇类滴眼液时应注意检测眼压,并注意继发性青光眼、白内障等并发症。

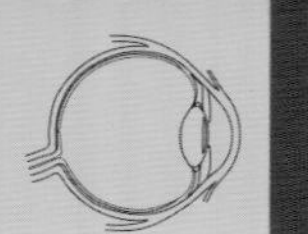

需要强调的是，眼表是一个整体的概念。在重建眼表时，应充分考虑眼睑、泪腺、角膜、结膜和泪膜之间的相互影响，同时也要考虑眼表上皮的来源和移植床的微环境状况。

参考文献

1. 杨朝忠，耿燕，姚晓明．眼表移植学．北京：军事医学科学出版社，2008：358-510.
2. 杨朝忠，柳林．现代角膜移植学．北京：人民军医出版社，1998
3. 柳林，翟新玲，杨朝忠．现代眼屈光手术学．北京：人民军医出版社，1995
4. 杨朝忠，马升阳，杨尊之．眼科免疫学．天津：天津科学技术出版社，1989：241-244.
5. 杨朝忠，孙为荣，王传富．角膜免疫学．香港：金陵书社出版公司，1993
6. 杨朝忠．临床眼科免疫学．北京：人民卫生出版社，2012：698-1024.
7. 杨朝忠．实用眼科遗传学．郑州：河南科学技术出版社，1992
8. 李凤鸣．眼科全书．北京：人民卫生出版社，1996
9. 李绍珍．眼科手术学．第 2 版．北京：人民卫生出版社，1998
10. 李贺诚．实用角膜移植．广州：广东科技出版社，1985
11. 何守志．眼科显微手术学．北京：人民军医出版社，1995
12. 朱志忠，周道伐，黎勉勤．角膜病学．北京：人民卫生出版社，1986
13. 孙秉基，徐锦堂．角膜病的基础理论与临床．北京：科学技术文献出版社，1994
14. 徐锦堂，孙秉基，方海洲．眼表疾病的基础与临床．天津：天津科学技术出版社，2002
15. 刘祖国．眼表疾病学．北京：人民卫生出版社，2003
16. 陈家祺．表面角膜镜片术．广州：广东科学技术出版社，1993
17. 孙为荣．眼科病理学．北京：人民卫生出版社，1996
18. 谢立信．角膜移植学．北京：人民卫生出版社，2000
19. 陈松．现代眼科检查方法与进展．北京：中国协和医科大学出版社，2000
20. 宋琛，等．眼组织电镜图谱．北京：人民军医出版社，1988
21. 杨连洲．角膜内皮细胞层发育及其临床病理学意义．国外医学：眼科学分册，1985，9：149
22. 陈剑．角膜干细胞及其临床意义．闽外医学眼科学分册，1992，16：340
23. 孙秉基．角膜移植治疗感染性角膜溃疡．中华眼科杂志，1986，22：85
24. 杨朝忠．复发性单疱病毒性角膜炎患者红细胞免疫功能初步研究．中华眼科杂志，1995，31：43
25. 杨朝忠．泪液免疫学研究．眼科研究，1988，6：52
26. 周德湖．表层角膜镜片术．国外医学：眼科学分册，1988，12：65
27. 刘祖国．表层角膜镜片术的进展．国外医学：眼科学分册，1990，14：1
28. 赵东卿，孙秉基，贺炎．角膜层间注气法在全厚板层角膜移植中的应用．中华眼科杂志，1994，30：150
29. 孙秉基．黏弹性物质层间分离用于全厚板层角膜移植治疗大泡性角膜病变．中华眼科杂志，1995，31：142
30. 陈家棋，杨斌．异体角膜磨镶术治疗伴角膜白斑无晶体眼的临床观察．中华眼科杂志，1994，30：351
31. 周健，译．用生物粘合剂行实验性表层角膜镜片移植术．国外医学：眼科学分册，1989，13：110
32. 陈家祺，等．表面角膜镜片术治疗圆锥角膜初步报告．中华眼科杂志，1991，27：342
33. 李贺诚．正常人角膜内皮细胞密度、细胞形态与年龄的关系．中华眼科杂志，1985，3：152
34. 朱志忠．角膜内皮及其临床意义．国外医学：眼科学分册，1984，1：1
35. 陈刚，等．穿透性角膜移植与白内障摘除及人工晶体植入三联手术的探讨．眼科研究，1994，12：99
36. 王传富，鞠明诚，石珍荣，等．简易法深低温保存角膜的实验和临床评价．眼科研究，1990，8：206-209
37. 林宁，等．人角膜内皮移植的初步实验研究．眼科学报，1988，1：159
38. 王传富，等．深低温长期保存穿透性角膜移植的研究．中华眼科杂志 1990，26：17
39. 杨朝忠．等．角膜带环形板层巩膜瓣移植术的研究．中华眼科杂志，1990，26：17
40. 杨朝忠．张军，华山，等．细胞凋亡与角膜移植免疫反应关系的初步研究．中华现代眼科学杂志，2005，2：292-295
41. 徐克萍．上皮移植治疗严重的眼表疾患．国外医学：眼科学分册，1998，22：43
42. 刘红山．角膜上皮移植术．国外医学：眼科学分册，1993，17：202-205

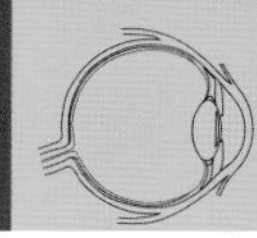

43. 龚向明，刘红山，钟兴武，等．角膜缘上皮移植联合角膜移植治疗眼化学热烧伤．中国实用眼科杂志，1998，16；472-475
44. 孙明霞，陈家祺，陈龙山，等．真菌性角膜炎治疗性角膜移植术后局部应用 FK-506 的临床评价．眼科研究，2005，23：640-643
45. 李瑾，范先群．RNA 干扰治疗角膜新生血管，中国实用眼科杂志，2006，24：349-351
46. 张晗，黄一飞．角膜移植的免疫学研究进展，中国实用眼科杂志，2006，24：357-361
47. Thomas A，Daniel J.Corneal Grafting. London：W.B.Saunde compary，1988
48. Sano Y，Ksender BR，Streilein Jw. Fate of orthotopic corneal allograft in eyes that cannot support anterior chamber-associated immune deviation. Invest Ophthalmol Vis Sci，1995，36：211-218
49. Fink N，Rapoza P，Smith RE，et al. Effectiveness of h1stocompatibility matching in high risk cornea1transplantation：a summary of resu1ts from the collaborative corneal transp1antation studies. Ophthalmology，1994，50：3-12
50. Sano Y，streilein JW，ksender BR，Murine orthotopic corneal transplantation in high-risk eyes.Rejectionis dictated primarily by weak rather than strong alloantigens.Invest Ophthalmo1 Vis Sci，1997，38：1130-1138
51. Jager MJ，Vos A，Pasmms S，et al. Circulating cornea-specific antibodies in corneal disease and corneal transplantation. Grafes Arch Clin Exp Ophthalmol，1994，232：82-86
52. Hirsch N. Müller RW，Rochels R，et al. HLA typing in high risk keratoplasty. Ophthalmology，1993，90：174-177
53. Ksender BR，Sano Y，Streilein Jw. Ro1e of donor-specific cytotoxic T cells in rejection of corneal allograft 1n normal and high-risk eyes. Transpl Immunol，1996，4：49-52
54. Yao YF，Inove Y，Miyazaki D，et al. Corelation of anterior chamber-associated immune deviation with Suppression Of corneal epithelial rejection in mice. Invest Ophthalmol Vis Sci，1997，38：292-300
55. Foulks GL，Perry HD，Dohlman CL. Oversized corneal donor grafts in penetrating keratoplass. Ophthalmology，1997，86：490-495
56. Dans MR，Yamade J，Strellein JW. Topical Interleukin-1 receptor antagonist protect corneal transplant survival. Transplantation，1997，63：1501-1507
57. Fronterre A，Potesani GP. Comparison of epikeratoplasty and penetrating keratoplasty for keratoconus.Refract Corneal Surg，1991，7：167-170
58. Doyle SJ，Harper C，Marcyniuk B，et al. Prediction of refractive outcome in penetrating keratoplasty for keratoconus. Cornea，1996，5：441-445
59. Serdarevic O，Renard GJ，Pouliquen Y. Randomized clinical trial of penetrating keratoplasty. Ophthalmology，1995，102：1497-1503
60. Salgado J，Tavares MA，Allreu D，et al. Morphorlogical and biochemical assessment of the cornea in a Gowcherdiseasc carrier with keratoconus. Eur J Ophthalmol，1995，5：69-74
61. Macasai M，Maguen E，Nucci P. Kcratoconus and Turner's syndrome. Comea. 1997，16：534-536
62. Thalasselisa A. Thalasselis syndrome and genetic theories on keratoconus，J Am Optom Assoc，1995，66：495-499
63. Sassani JW，Smith SG，Rabinowitz YS.Keratoconus and bilateral lattice-granular corneal dystrophies Cornea，1992，11：343-348
64. Holland EJ，Daya SM，Stone EM，et a Avellino corneal dystrophy：clinical manifestations and natureal history. Ophthalmology，1992，99：1564-1568
65. Akova YA，Kirkness CM，McCartney AC，et al. Recurrent macular cornea1 dystrophy following penetrating keratoplasty. Eye，1990，4：698
66. Panjwani N，Rodrigue MM，Free K，et al. Lectin receptors of amyloid in corneas with lattice dystrophy. Arch Ophthalmol，1987，105：688-692
67. Bishop PN，Bonshek RE，Jones CJ，et al. Lectin bind1ng sites in normal，scarred，and lattice dystrophy corneas. Br J Ophthalmol，1991，75：22-26
68. Stock EL，Feder RS，O' Grady RB，et al. Lattice corneal dystrophy type ⅢA：clinica1 and histopathologic correlations. Arch Ophthalmol，1991，109：354-359
69. Freddo TF，Polack FM，Leibowitz HM. Ultrastructural changes in the posterior layers of the cornea in Schnyder s crystalline dystrophy. Cornea，1989，8：170-174
70. Johnson AT，Folberg R，Vrabec MP，et al. The pathology of posterior amorphous corneal dystrophy. Ophthalmology，1990，97：104-107
71. Busin M，Arlla RC，McDonald MB. et al. Intraocular lens removal during penetrating keratoplasty for pseudophakic bullous keratopathy .Ophthalmology，1987，94：50

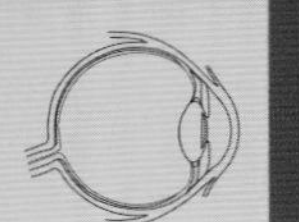

72. Sugsr A.An analysis of corneal endothelium and graft Survival in PseudoPhakic bullous keratoPathy. trans Am Ophthalmology, Soc,1989,87:762-76
73. Sugsr A,Meyer RF,Heldellann D. Specular microscopic follow-up of corneal grafts for pseudophakic bullous keratopathy. Ophthalmology,1985,92:325-329
74. Speaker MG,Lago M,Lalbson PR,et al.Penetrating keratoplasty for pseudophakic bullous keratopathy.Ophthalmology,1988,95: 1260-1264
75. Waring GO 3rd. The 50-year epidemic of pseudophakic corneal edema.Arch Ophthalmol,1989,107:657-662
76. Hayashi K,Hayashi H,NaKao F. et al. Corneal endothelial cell less in phacoemulsification surgery with silicone intraocular lens implantation. J Cataract Refract Surg,1996,22:743-748
77. Wilson SE,Kaufman HE. Graft failure after penetrating keratoplasty.Surv Ophalmol,1990,34:325-356
78. Kosrirukvongs P,Wanachiwanawin D,Visvesvara GS.Treatment of acanthamoeba keratitis with chlorhexidine. Ophthalmology, 1999,106:798-802
79. Hill JC.The use of cyciosporin in high-risk keratoplasty. Am J Ophthalmol,1989,107:506-510
80. Krachmer JH.Alldredge OC.Subepithelial infiltrates probable sign of corneal transplant rejection.Arch Ophthalmol,1978,96: 2234-2237
81. Khodadoust AA,Silverstein AM.Transplantation and rejection of individual layers of the cornea. Invest ophthalmol Vis Sci,1969, 8:180-195.
82. Price FW,Whitson WE,Collins KS,et al. Five year corneal raft survival. A large single-center patient cohort .Arch Ophthalmol, 1993,111:799-801
83. Hill JC.Systemic cyclosporin in high-risk keratoplasty. Ophthalmology,1994,101:128-133
84. Alldredge OC,Krachaer JH.Clinical types of corneal transplant rejection Their manifestation frequency,preoperative correlates and treatment. Arch Ophthalmol,1981,99:599-604
85. Mvsch DC,Meyer RF.Risk of endothelial rejection after bilateral penetrating keratoplasty.Ophthalmology,1989,96:1139-1143
86. Kandarakis AS,Page C,Kaufman HE. The effect of epidermal growth factor on epithelial healing after pene trating keratoplasty in human eyes. Am J Ophthalmol,1984,98:411-415
87. Beyer CF,Byrd TJ,Hill JM,et al.Herpes sim plex virus and persistent epithelial defects after penetrating keratoplasty.Am J Ophthalmol,1990,109:95-99
88. Kim T,Palay DA,Lynn M:Donor factors associated with epithelial defects after penetrating keratoplasty. Cornea. 1996,15:451-456
89. Steren EW. Kaufman HE.Graft failure after penetrating Keratoplasty. Surv Opthalmol,1990.34:325-35
90. Rozenman J,Arentsen JJ.Laibson PR.Corneal transplant allograft reactions in unilateral double corneal transplants.Cornea,1985, 4:25-29
91. Steinemann TL,Koffler BH,Jennings CD.Corneal allograft rejection following immunization.Am J Ophthalmol,1988,106:575-578
92. Tsai RJF,Tseng SCG. Effect of stromal inflammation on the outcome of limbal transplantation for corneal surface reconstruction. Cornea,1995,I4:439-449
93. Carla AM,Hans JS,Martine JJ. Corneal neovascularization in rats as a model for Photothrombotic therapy using bacteriochlorin and an argon laser. Craefe' s Arch Clin Exp Ophthalmol,1995,233:435-440
94. Coh,Apel AJG,Saville BA,et al.Local efficacy of cyclosporin in corneal transplant therapy. Curr Eye Res,1994,13:337-343
95. Mills RA,Jones DB,Winkler CR,et al. Topical Fk-506 prevents experimental corneal allograft rejection. Cornea,1995,14:157-160
96. Yamagami S,Tsuru T,Zsobe M.et al.The role of cell adhesion molecules in allograft rejection after penetrating keratoplasty in mice clinical and immunohistochemical study. Graefe' s Arch Clie Exp Ophthalmol,1996,234:382-387
97. Thomas H,Mader MD,Doyle SM. Technique for the Removal of Limbal dermoids.Cornea,1998,1:66
98. Panton RW,Sugar J.Excision of limbal dermoids. Ophthalmic Surg,1991,22:85-90
99. Pellegrini G,Traverso CE,Franzi AT,et al.Long-term restoration of damaged corneal surfaces with autologous cultivated corneal epithelial. Lancet.1997,349:990-995
100. Soong HK,Farjo AA .Central lamellar keratoplasty for optical indications. Cornea,1999,18:249-250
101. Soong HK,Farjo AA,Katz D.et al.Lamellar corneal patch grafts in the management of corneal melting.Cornea 2000,19:126-130

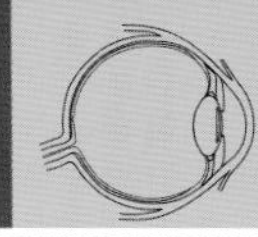

102. Holland E, Schwartz G. The evolution of epithelial transplantation for severe ocular disease and a proposed classification system. Cornea. 1996, 15: 549-554

103. Sbimazaki J, Kaido M, Sbinozaki N. et al. Evidence of long-term survival of donor-derived cells after limbal allograft transplantation. Invest Ophthalmol Vis Sci, 1999, 40: 1664-166

104. Pellgrini G, Traverso CE, Franzi AT, et a1. Long-term restoration of damaged corneal surfaces with autologous cultivated corneal epithelium. Lancet, 1997, 349: 990-995

105. Sony P, Sharma N, Vajpayee RB, et al. Therapeutic keratoplasty for infectious keratitis: a review of the literature. CLAO, 2002, 28: 111-118

106. Dana MR, Streilein JW. Loss and restoration of immune privilege in eyes with corneal neovascularization. Invest Ophthalmol Vis Sci, 1996, 37: 2485-2494

107. Chang JH, Gabison EE, Kato T, et al. Corneal neovascularization. Curr Opin Ophthalmol, 2001, 12: 242

108. Völker-Dieben HJ, Claas FH, Schreuder GM, et al. Beneficial effect of HLA-DR matching on the survival of corneal allografts. Transplantation, 2000, 70: 640648

109. Völker-Dieben HJ, Schreuder GM, Claas FH, V et al. Histocompatibility and corneal transplantation . Dev Ophthalmol. 2003, 36: 22-41

110. Reinhard T, Bohringer D, Enczmann J, el al. HLA class Ⅰ and Ⅱ matching improves prognosis in penetrating normal-riskkratoplasty. Dev Ophthalmol, 2003; 36: 42-49

111. Angenieux C, Salamero J, Fricker D, et al. Characterization of Cdle, a third type of CD1 molecule expressed in dendritic cells. J Biol Chem 2000, 275: 37757-37764

112. Liu Y, Hamarah PZhang Q, et al. Draining lymph nodes of corneal transplant hosts evihibit evidence for donor8 major histocompatibility complex (MHC) class Ⅱ-postive dendriticcells derived from MHC class Ⅱ-negative grafts. J Exp Med, 2001, 95: 259-268

113. Cursiefen C, Cao J, Chen L, et al. Inhibition of hemangiogenesis and lymphangiogenesis after normal-risk corneal transplantation by neutralizing VGEF promotes graft survival. Invest Ophthalmol Vis Sci, 2004, 45: 2666-2673

114. Walunas TL, Bakker CY, Blugstone JA. CTLA-4-ligation blocks CD28-dependent T cell activation. J Exp Med, 1996, 183: 2541-2550

115. Richard M, Comer William J. King, Navid Ardjomand et al. Effect of Administration of CTLA4-Ig as Protein or cDNA on Corneal Allograft Survival. Investigative Ophthalmology and Visual Science, 2002, 43: 109; 101-103

116. Kirk ad, Burkly LC, Batty DS, et al. Treatment with humanized monoclonal against CD154 prevents acute renal allograft rejection in nonhuman prima. Nat Med, 1999, 5: 686-693

117. Wibanks GA, Streilein JW. Study on the induction of anterior chamber associated immune deviation (ACAID), 1, Evidence that an antigen-specific, ACAID-inducing, cell-associated signal exists in the eripheral blood. J immunol, 1991, 146: 2610-2617

118. Sonoda Y, Streilein jW. Ompaired sell-mediated immunity in mice bearing healthy orthotopic corneal allografts. J Immunol, 1993, 150: 1727-1734

119. Pickerson P, Steurer W, Steiger J, et al. Cytokines and the Th1/Th2 paradigm in transplantation, Curr Opin Immunol, 1994: 6: 757-764

120. Qin S. Cobbold SP, Pope H, et al. infectious transplantation tolerance. Science, 1993, 259: 974-976

121. Kato H, Ritter T, Ke B, et al. adenovirus-mediated gene transfer of IL-4 prolongs rat corneal allograft survival and inhibits the p21 (ras) activation pathway, Transplant Proc, 2000, 32: 245-246

122. Smiley. S. T, Kaplan H, Crusby J. Immunoglobulin E pro-duction in the absence of interleukin4-secreting CD1-dependent cells. Science, 1997, 275: 277

123. Sato Y, Ajiki T, Inoue S. Gene silencing in rat-liver and limb grafts by rapid injection of small interference RNA. Trasplantation, 2005, 79: 240-243

124. Kim Es, Serur A, Huang J, et al. Potent VEGF blockade causes regression of coopted vessels in a model of neuroblastoma. Poc Natl Acad Sci USA, 2002, 99: 11399-11404

125. Wu PC, Yang LC, Kuo HK, et al. Inhibition of corneal angiogenesis by local application of vasostatin. Mol Vis, 2005, 11: 28-35

126. Yang D, Buchholz F, Huang Z. et al. Short RNA duplexes produced by hydrolysis with Escherichia coli Rnase Ⅲ mediate effective RNA interference in mammalian ce1ls. Proc Natl Acad Sci USA, 2002, 99: 9942-9947

127. Price MO, Price FW Jr. Descemet stripping with endothelial keratoplasty for treatment of iridocorneal endothelial syndrome.

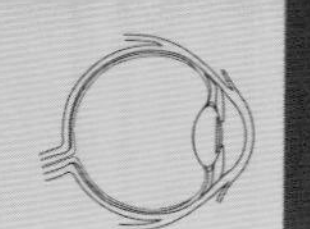

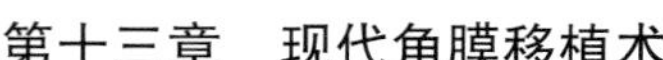

Cornea 2007;26(4):493-497.

128. Bahar I, Kaiserman I, Buys Y, et al. Descemets stripping with endothelial keratoplasty in iridocorneal endothelial syndrome. Ophthalmic Surg Laers Imaging, 2008, 39(1):54-56.

129. Suh LH, Yoo SH, Deobhakta A, et al. Complications of Descemets stripping with automated endothelial keratoplasty survey of 118 eyes at one institute. Ophthalmology, 2008, 115(9):1517-1524.

130. Price MO, Baig KM, Brubaker JW, et al. Randomized, prospective comparison of precut us surgeon-dissected grafts for Descemet stripping automated endothelial keratoplasty. Am J Ophthalmol, 2008, 146(1):36-41.

第十四章　角膜移植联合手术

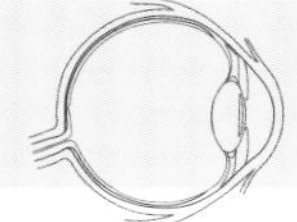
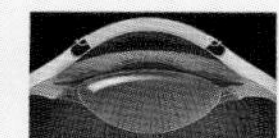
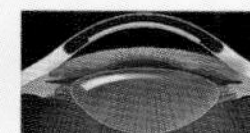
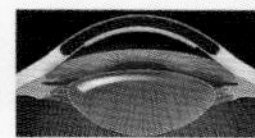
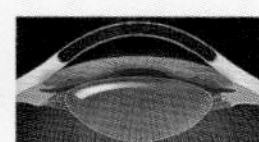

第一节　角膜移植联合小梁切除术

角膜白斑、角膜外伤继发青光眼，或角膜白斑合并原发性青光眼者可行联合手术。

一、板层角膜移植联合小梁切除术

手术原理：板层角膜白斑合并闭角型青光眼时可行板层角膜移植联合小梁切除术，这样可一次性解决板层角膜白斑所导致的视觉障碍和高眼压问题。

1. 术前准备　术前应及时控制眼内压，并使其稳定，角膜水肿消失，瞳孔缩小。

2. 外科技术。

(1) 先行板层角膜移植术：见板层角膜移植术。

(2) 再行小梁切除术：完成板层角膜移植术后，拆除直肌固定线，保留上直肌固定线。于鼻上或颞上象限行小梁切除术。以“L”形结膜切开暴露巩膜，烧灼止血，做板层巩膜瓣 3.5mm × 4mm，呈梯形、舌形、方形或三角形，切除深层角巩膜缘组织(含滤帘及 Schlemm 管)1.5mm × 2.0mm，剪除虹膜根部少许，回复虹膜，缝回巩膜瓣及结膜。

3. 术后处理　同板层角膜移植。

4. 术中、术后并发症

(1) 角膜移植并发症：如免疫排斥反应等，参见板层角膜移植。

(2) 小梁切除并发症：包括出血、感染、浅前房及滤过口粘连、闭塞等。

二、穿透性角膜移植联合小梁切除术

手术原理：眼外伤性房角后退、粘连性角膜白斑、角膜血染等继发青光眼者，可行穿透性角膜移植联合小梁切除术(图 14-1~ 图 14-8)。既可以解决视觉通路障碍；又有效地控制眼内压，保护视神经，且一次完成手术。为便于理解，请参见手术示意图(图 14-9~ 图 14-18)。

1. 术前准备　眼内压被控制且稳定后方可手术。

2. 外科技术

(1) 先行小梁切除术：见板层角膜移植联合小梁切除术。

(2) 再行穿透性角膜移植术：完成小梁切除术后，缝巩膜环，下直肌固定缝线，角膜移植操作同部分穿透性角膜移植术。

3. 术后处理　同部分穿透性角膜移植。

4. 术中术后并发症及处理

(1) 小梁切除并发症：见板层移植联合小梁切除术。

(2) 穿透移植并发症：如免疫排斥反应等，同部分穿透性角膜移植。

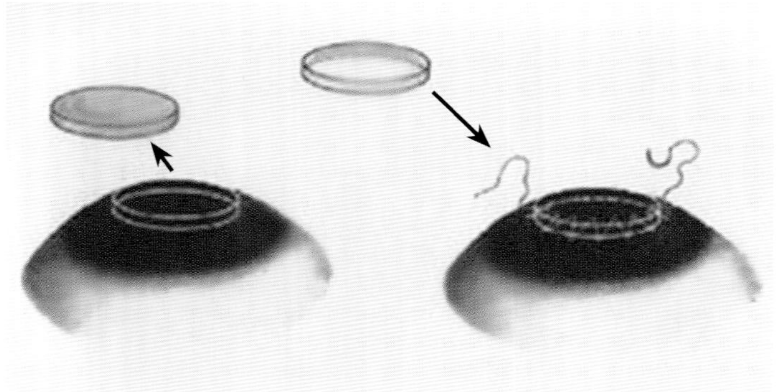

图 14-1　外伤性房角后退继发青光眼角膜内皮失代偿，拟行光学穿透性角膜移植联合抗青光眼手术示意图

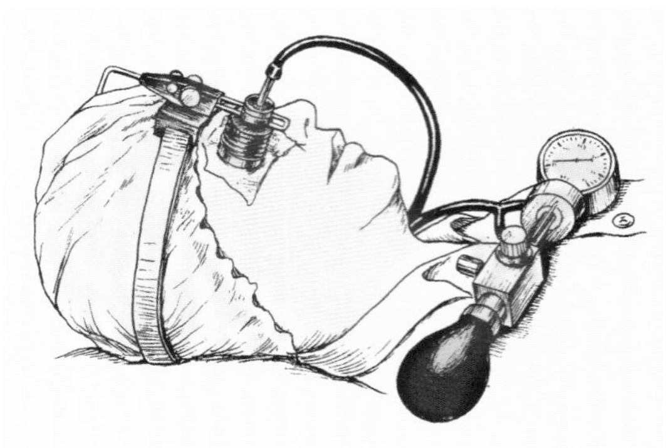

图 14-2　Deutschman Geuder 气球压迫眼球法，以充分降低眼内压

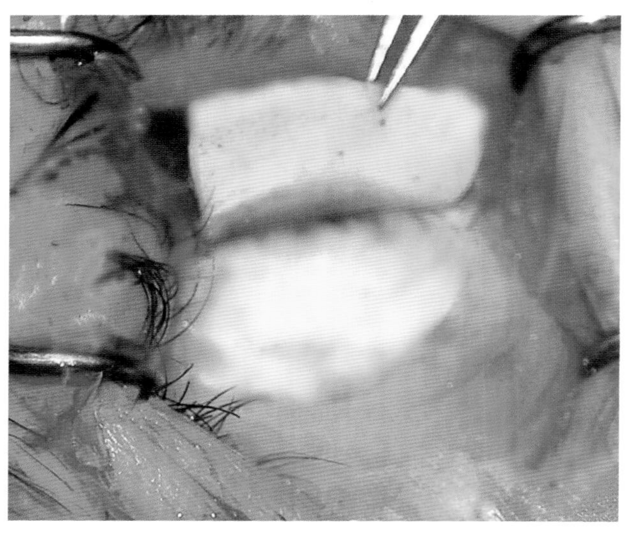

图 14-3　角膜移植联合小梁切除术 - 制作梯形板层巩膜瓣

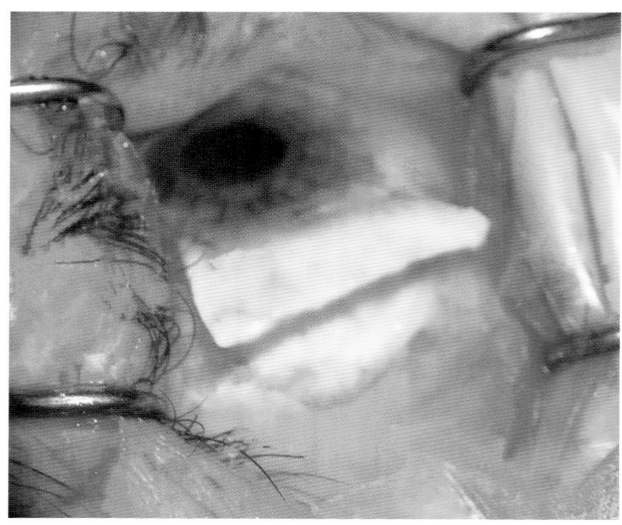

图 14-4　角膜移植联合小梁切除术 - 完成角膜移植后，制作梯形板层巩膜瓣

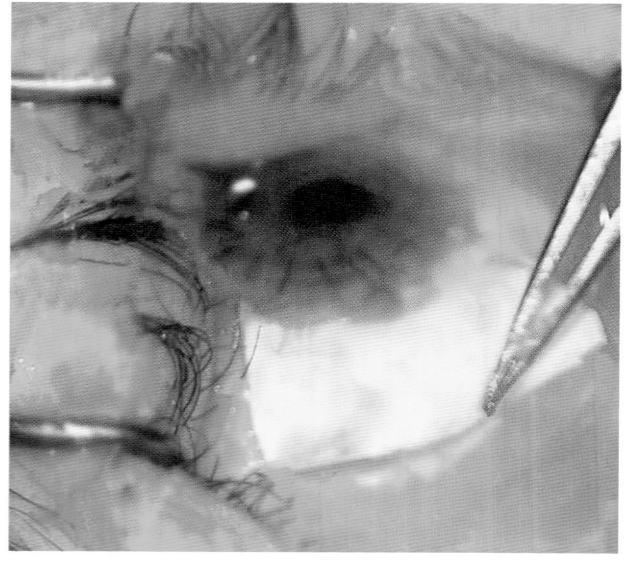

图 14-5　角膜移植联合小梁切除术 - 制作梯形板层巩膜瓣

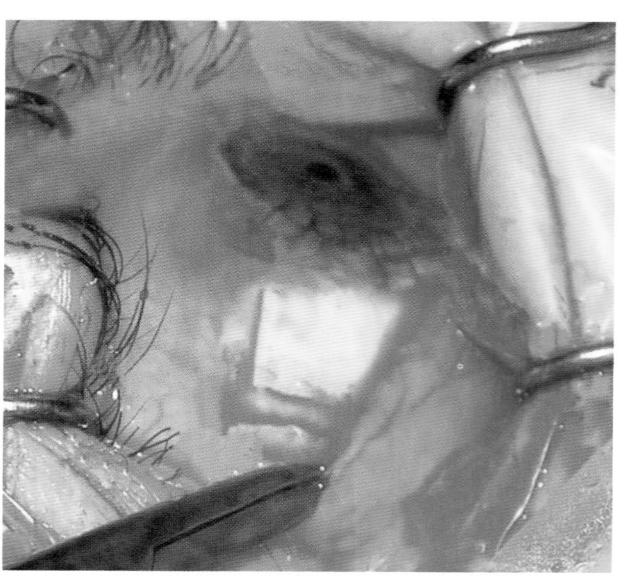

图 14-6　小梁切除后缝合板层巩膜瓣

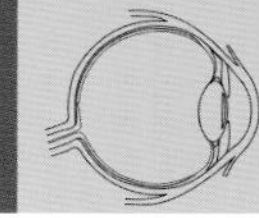

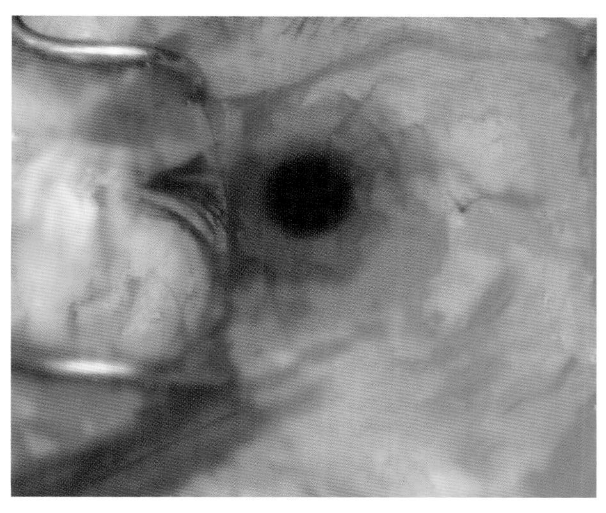

图 14-7　角膜移植联合小梁切除术 - 缝合结膜瓣

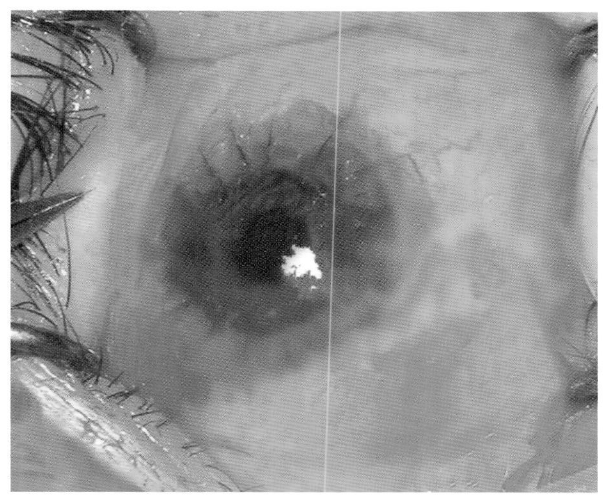

图 14-8　角膜移植联合小梁切除术 - 缝合结膜瓣

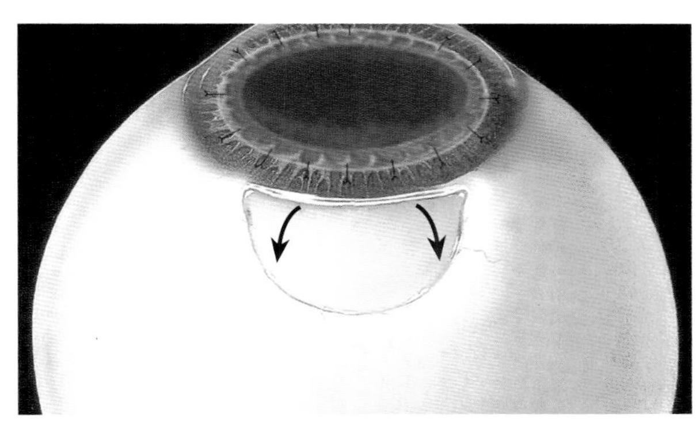

图 14-9　角膜移植联合小梁切除术示意图

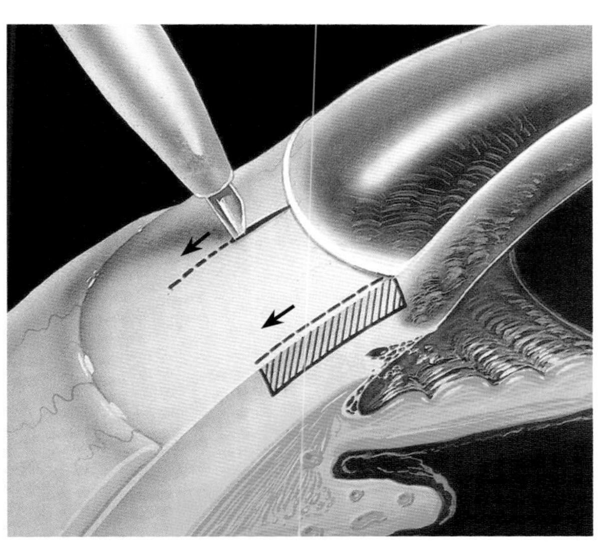

图 14-10　PKP 联合小梁切除术示意图 - 切开板层巩膜

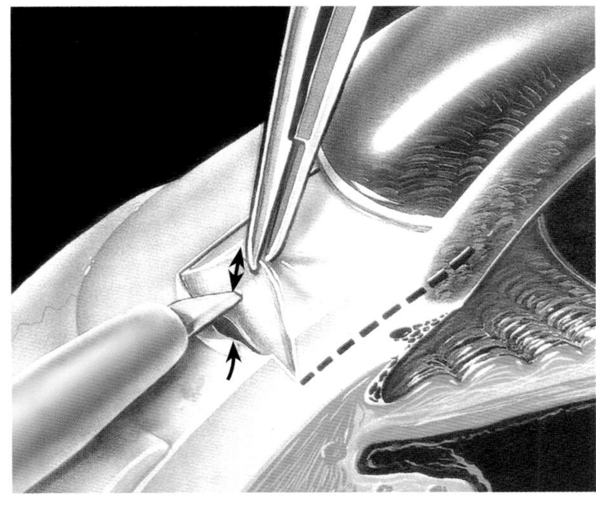

图 14-11　PKP 联合小梁切除术示意图 - 制作板层巩膜瓣

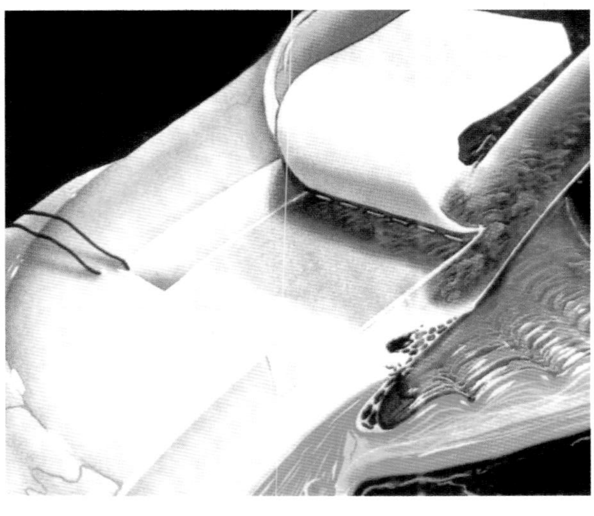

图 14-12　PKP 联合小梁切除术示意图 - 完成巩膜瓣制作

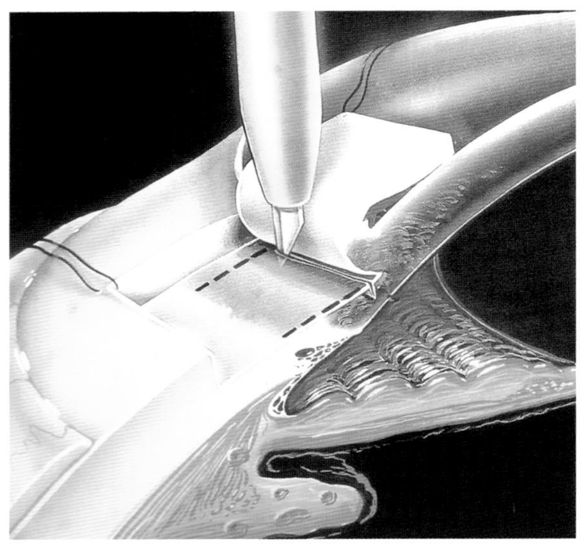

图 14-13　PKP 联合小梁切除术示意图切除深层角巩膜，含小梁组织

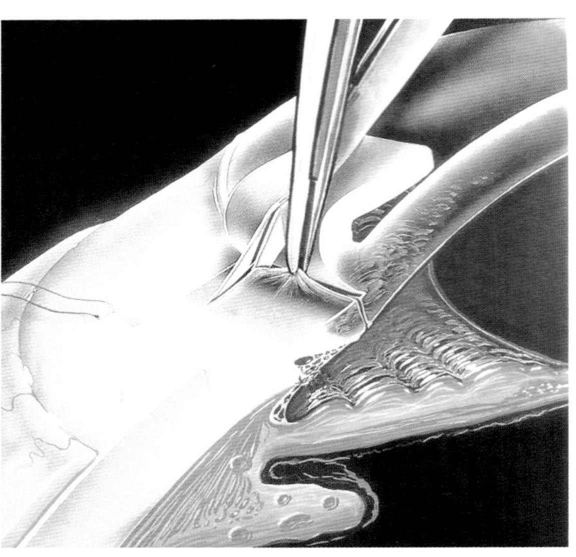

图 14-14　PKP 联合小梁切除术示意图 - 小梁切除

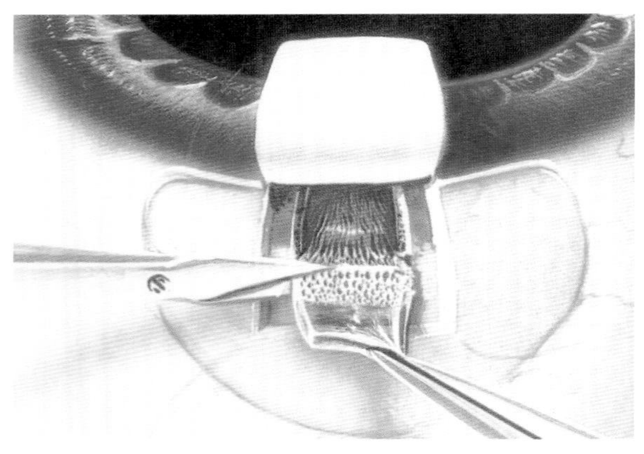

图 14-15　PKP 联合小梁切除术示意图 - 切除深层角巩膜，含小梁组织

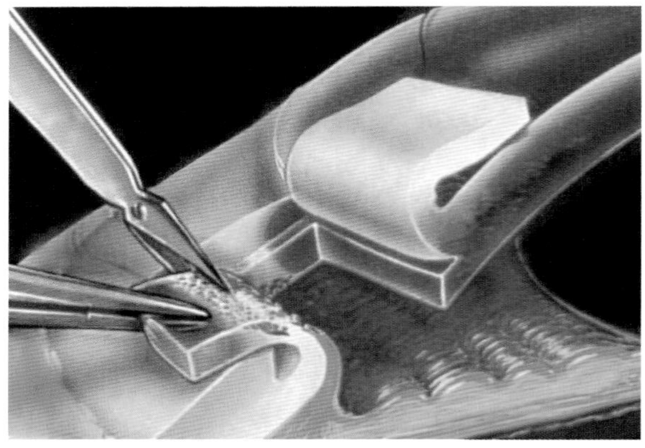

图 14-16　PKP 联合小梁切除术示意图 - 剪除小梁

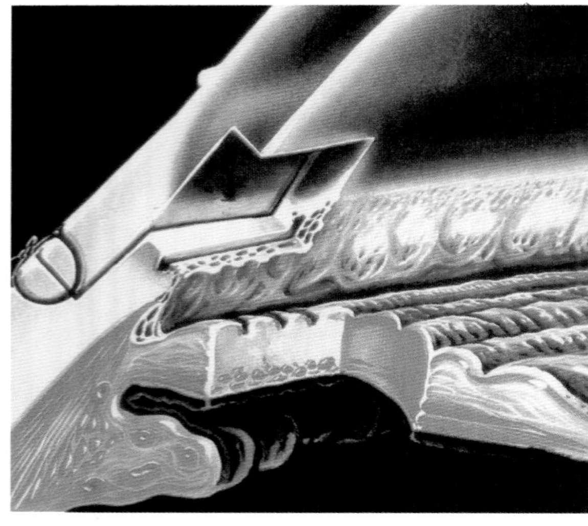

图 14-17　PKP 联合小梁切除术示意图 - 缝合巩膜瓣

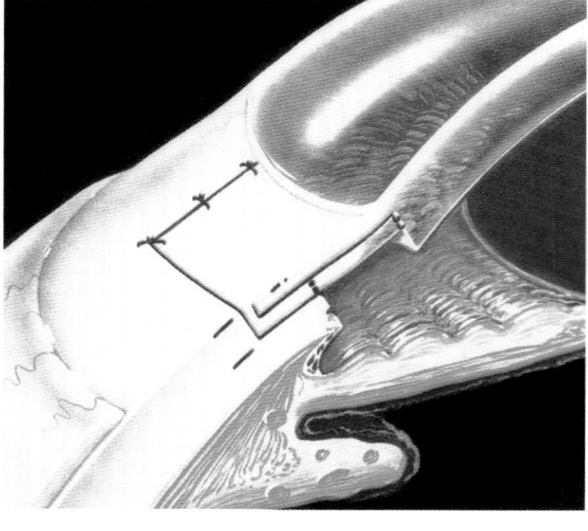

图 14-18　PKP 联合小梁切除术示意图 -10-0 尼龙线缝合巩膜瓣

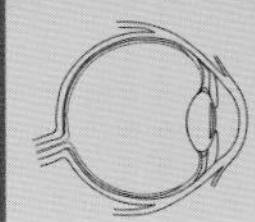

第二节　角膜移植联合白内障摘除及人工晶状体植入术

手术原理：角膜白斑合并白内障时可行穿透性角膜移植联合晶状体囊外摘除和人工晶状体植入术（图 14-19~ 图 14-34）。既可以解决白内障导致的视觉通路障碍；又有效地控制眼内压，保护视神经，且一次完成手术。

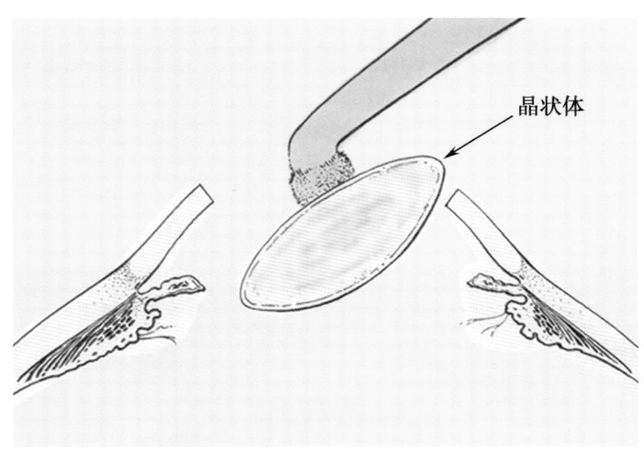

图 14-19　PKP 联合白内障囊内摘除手术示意图

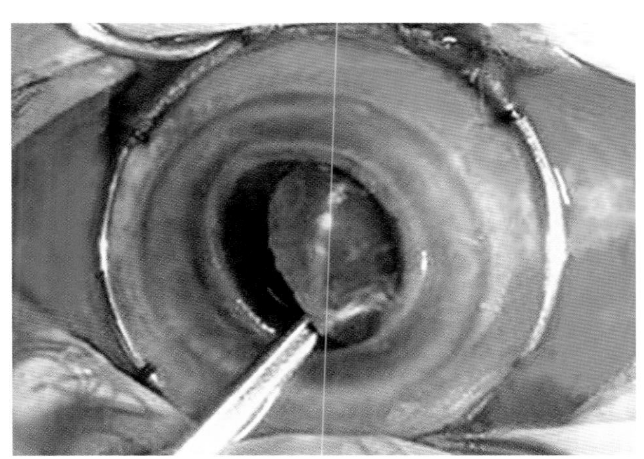

图 14-20　经植孔直接取出晶状体

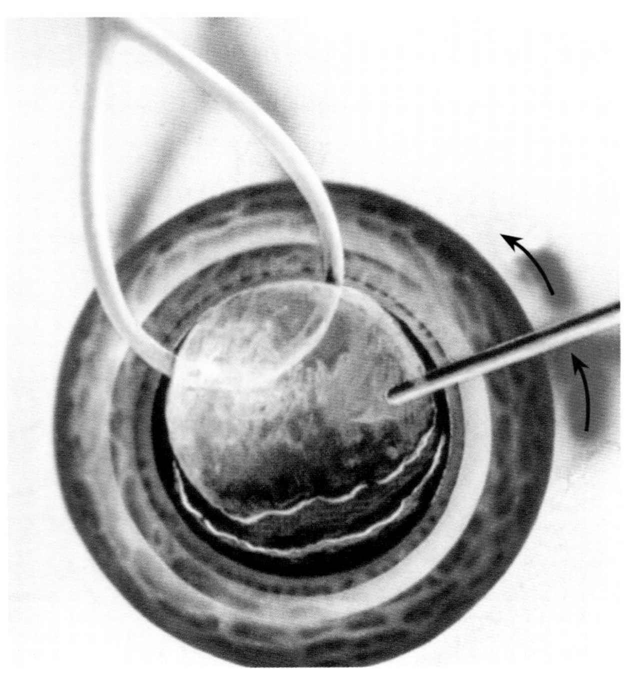

图 14-21　PKP 联合白内障囊外摘除手术 - 经植孔直接取出晶状体核

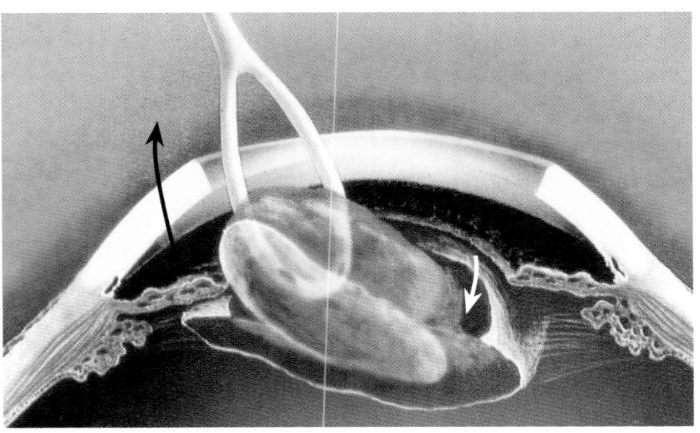

图 14-22　PKP 联合白内障手术 - 经植孔直接取出晶状体

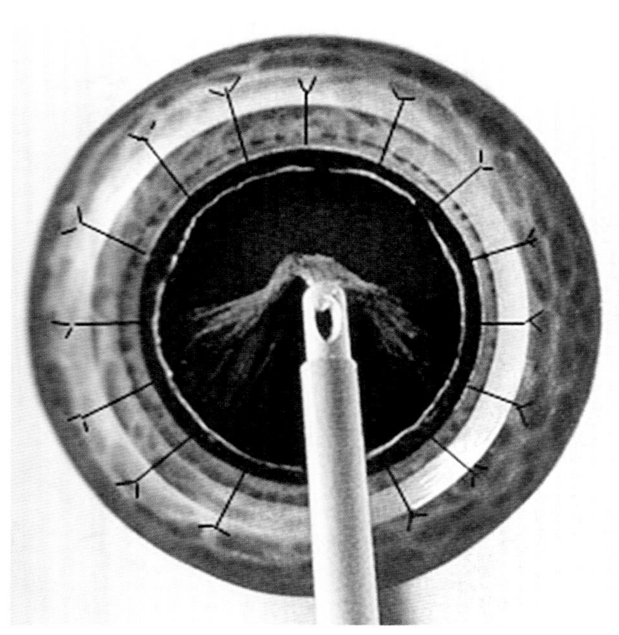

图 14-23　PKP 联合白内障手术 - 注吸晶状体皮质

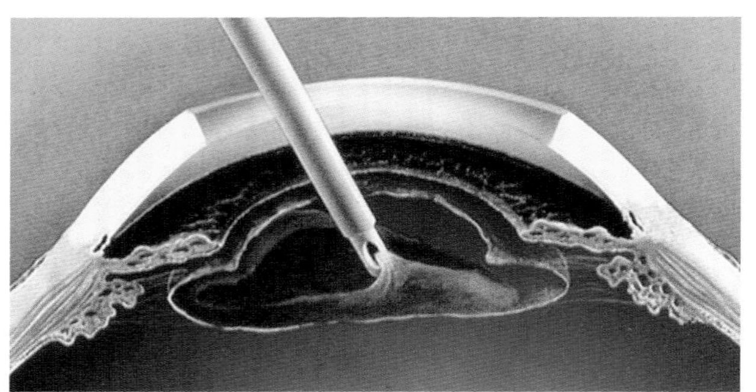

图 14-24　PKP 联合白内障手术 - 注吸晶状体皮质

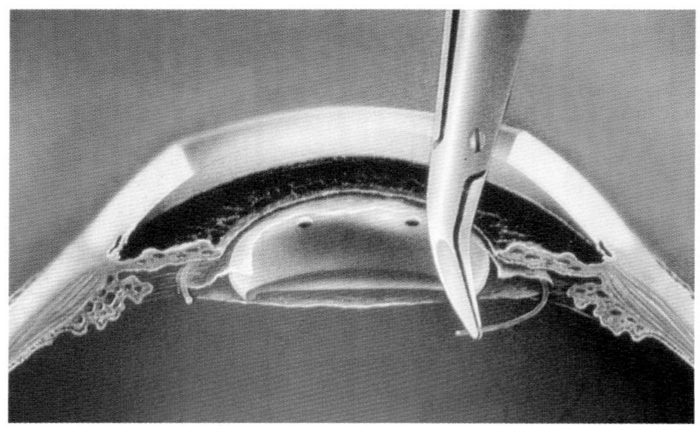

图 14-26　PKP 联合白内障手术 - 植入人工晶状体于囊袋内

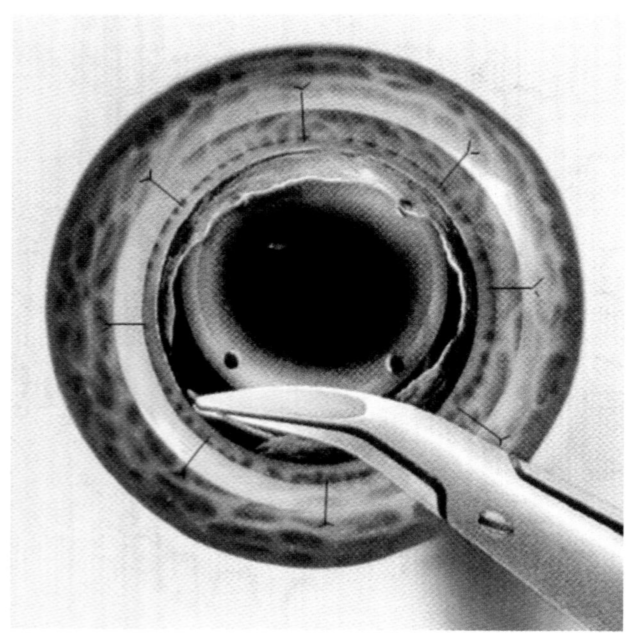

图 14-25　PKP 联合白内障手术 - 植入人工晶状体

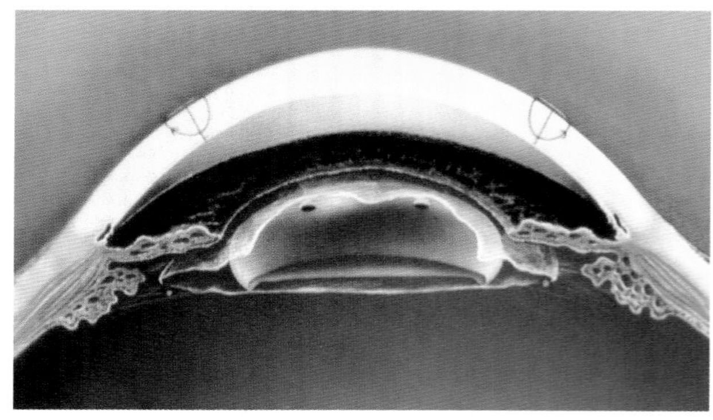

图 14-27　PKP 联合白内障手术 - 植入后房型人工晶状体

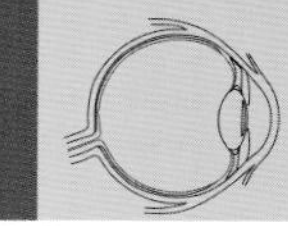

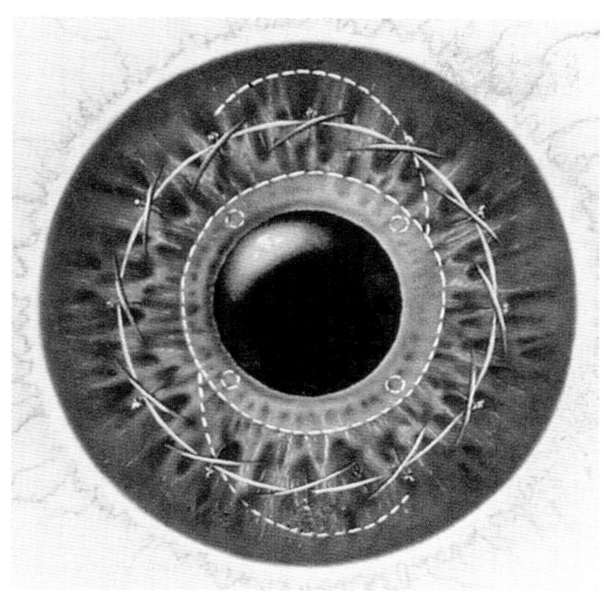

图 14-28　PKP 联合白内障摘除 - 人工晶状体植入手术示意图

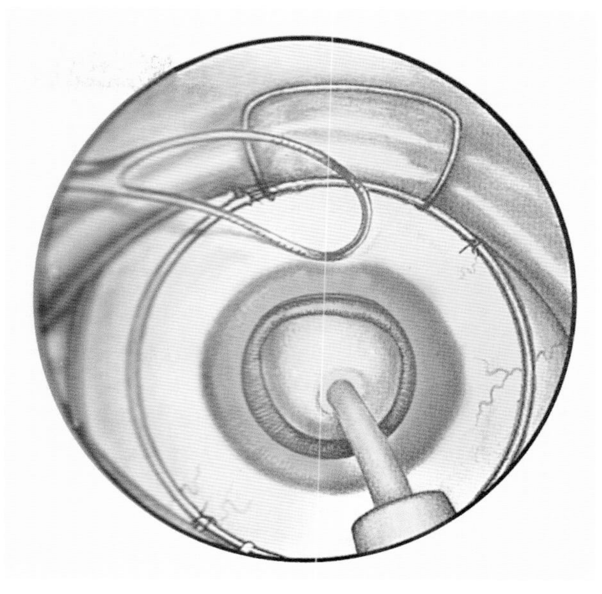

图 14-29　PKP 联合白内障囊内摘除手术 - 冷冻娩出晶状体

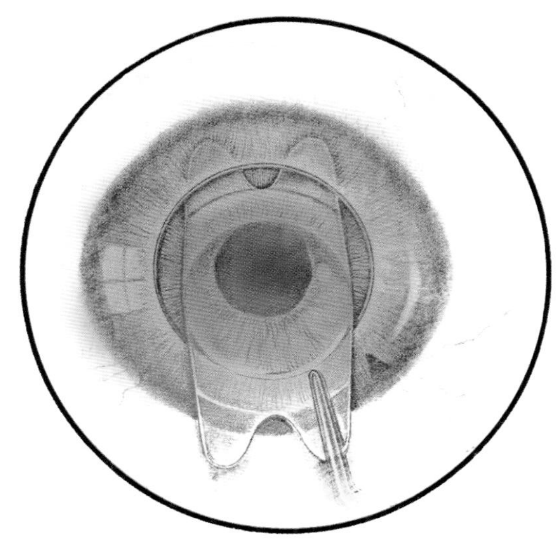

图 14-30　PKP 联合白内障手术 - 植入前房型人工晶状体

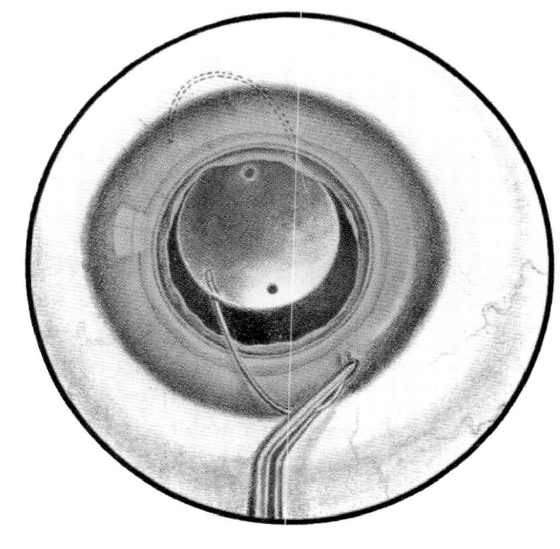

图 14-31　PKP 联合白内障手术 - 植入后房型人工晶状体

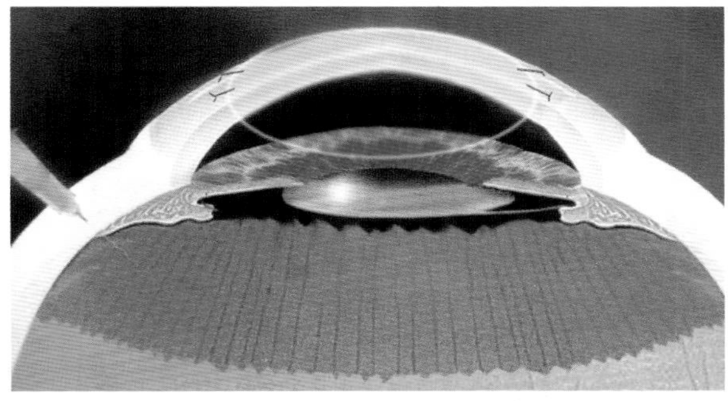

图 14-32　PKP 联合白内障手术 - 植入后房型人工晶状体

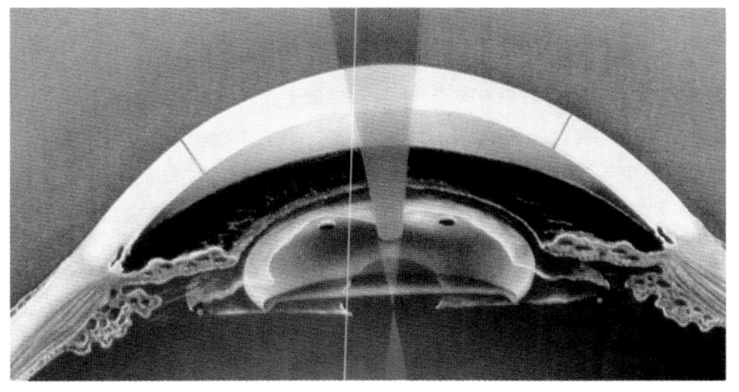

图 14-33　PKP 联合白内障手术 - 后发障激光治疗

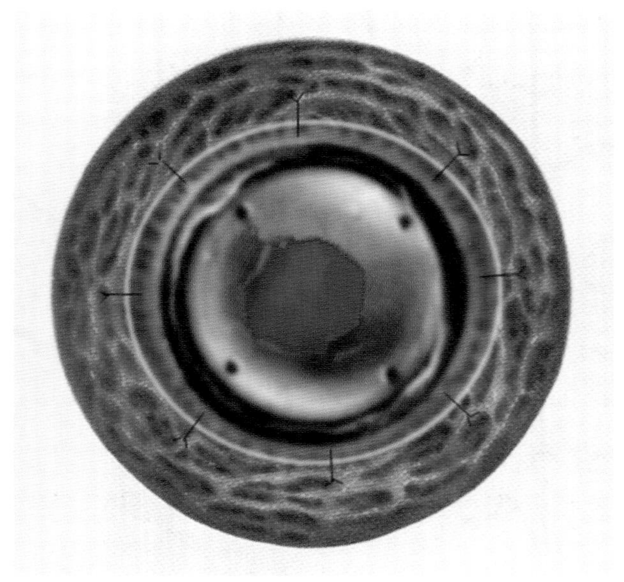

图 14-34　PKP 联合白内障手术 - 后发障激光治疗后，后囊被打开

一、外科技术特点

1. 做植孔　植孔一般大于 6mm 才能顺利经植孔植入人工晶状体，因人工晶状体光学部分直径通常为 5.5~6.0mm，使用软性人工晶状体时，植孔在 5mm 直径时亦能植入。

2. 摘除晶状体　连续环形撕去前囊或用剃须刀片切开前囊然后用剪刀剪除前囊约 6mm，水分离核，用晶状体圈托出，由虹膜回复器协助取出晶状体核，由植孔冲吸皮质。植孔较小时，较大和较硬的晶状体核不易直接取出，可用超声乳化将晶状体核劈成两半，然后分别取出。杨朝忠曾在临时人工角膜下完成白内障超声乳化摘除晶状体，一期顺利植入人工晶状体，最后拆除临时人工角膜，移植异体角膜植片(图 14-35~ 图 14-37)。植孔在 5.5mm 左右时，可直接进行超声乳化摘除晶状体，植入后房型人工晶状体(图 14-38~ 图 14-40)。

3. 植入人工晶状体　由植孔植入人工晶状体于囊袋内，直视下确认人工晶状体在囊袋内后，调整使其位正，快速缩瞳。若虹膜前粘连重，致瞳孔变形或瞳孔领断裂，瞳孔散大者，可用 10-0 聚内烯缝线使瞳孔成形。

4. 做植片　剖切植片同部分穿透角膜移植。

5. 缝合　间断或连续缝合，参见部分穿透性角膜移植。

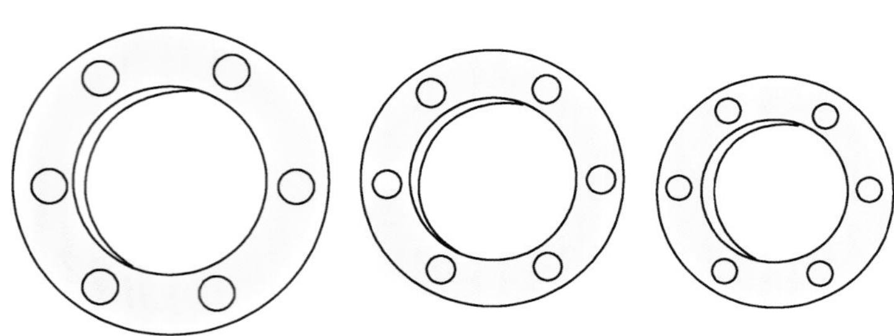

图 14-35　临时人工角膜

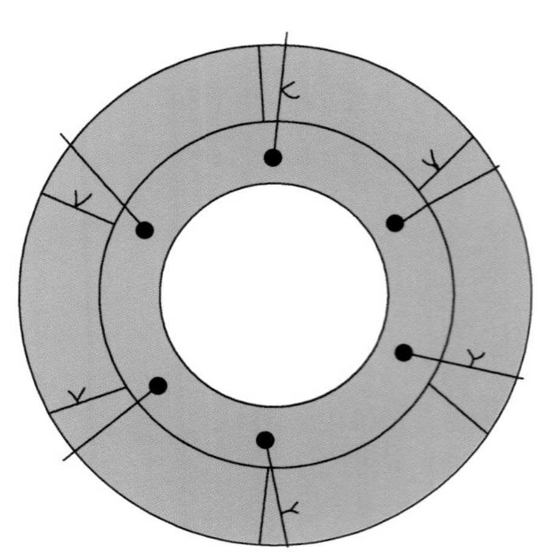

图 14-36　Landers 临时性人工角膜

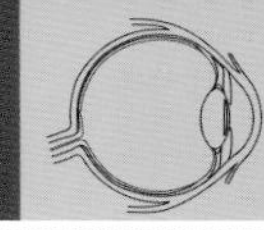

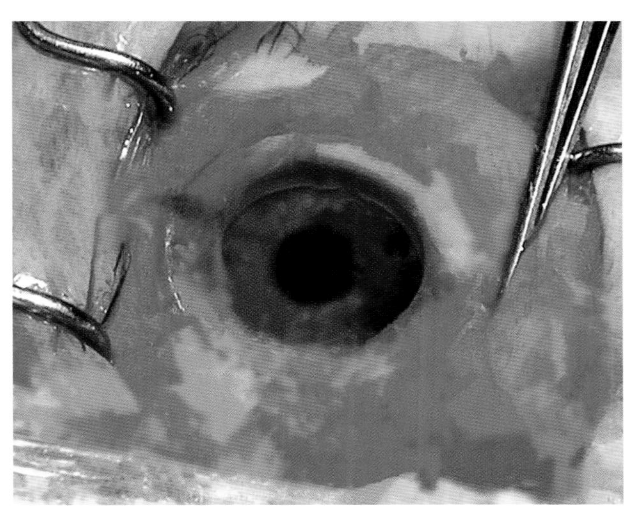

图 14-37　临时人工角膜下完成白内障摘除，然后植入人工晶状体

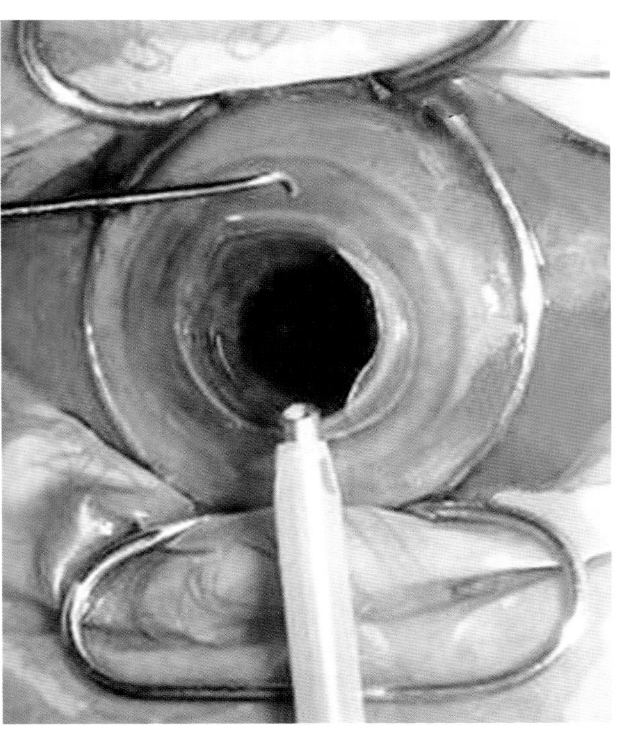

图 14-38　经植孔超声乳化摘除晶状体

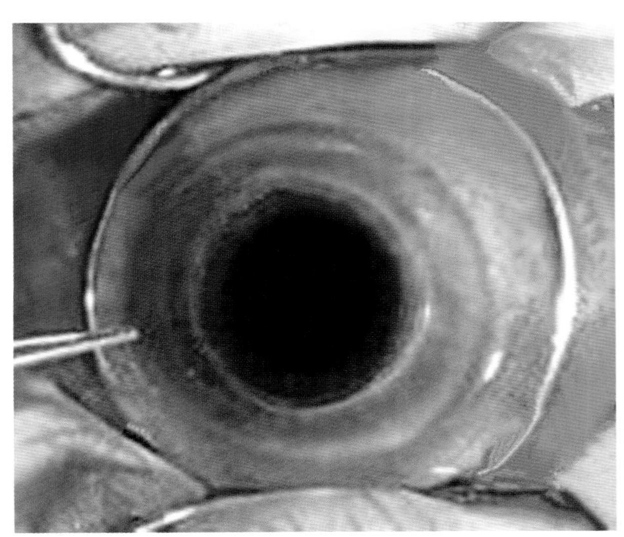

图 14-39　角膜移植联合人工晶状体植入术

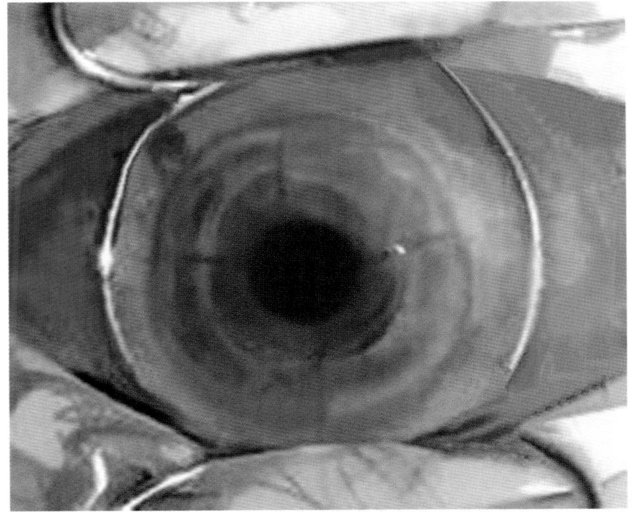

图 14-40　角膜移植联合人工晶状体植入术 - 缝合植片

二、术后处理

在使用抗生素的同时，早期使用糖皮质激素，以减轻炎症反应。

三、术中、术后并发症及处理

1. 受体角膜内皮损伤　由于摘除晶状体和植入人工晶状体均经植孔进行操作，若器械反复触及植孔缘，可能对受体内皮干扰较大，损失较多，致术后植片混浊，或内皮失代偿。

2. 人工晶状体偏位　由于直视下植入，人工晶状体偏位机会不多。
3. 角膜移植并发症　免疫排斥反应等详见穿透性角膜移植。

第三节　角膜移植联合小梁切除 + 白内障摘除及人工晶状体植入术

手术原理：外伤性角膜白斑合并青光眼及白内障时，可行角膜移植联合小梁切除 + 白内障摘除及人工晶状体植入术一次性完成（图 14-41~ 图 14-53）。既可以解决白内障导致的视觉通路障碍，植入人工晶状体后可恢复眼球的屈光状态；又有效地控制眼内压，保护视神经，且一次完成手术。

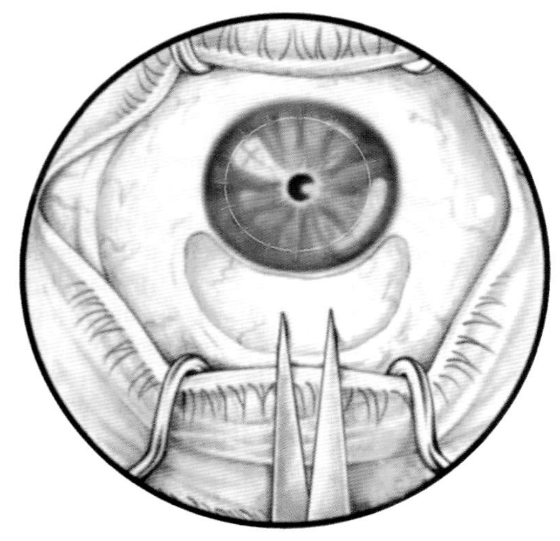
图 14-41　PKP+ 小梁切除联合白内障手术 - 标记巩膜切口位置

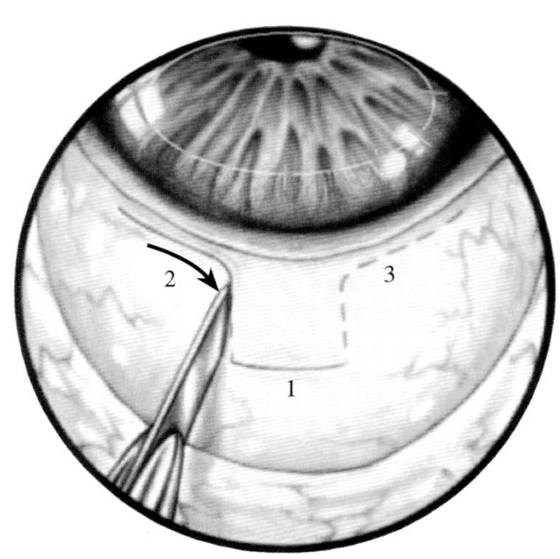

图 14-42　PKP+ 小梁切除联合白内障手术 - 巩膜切口

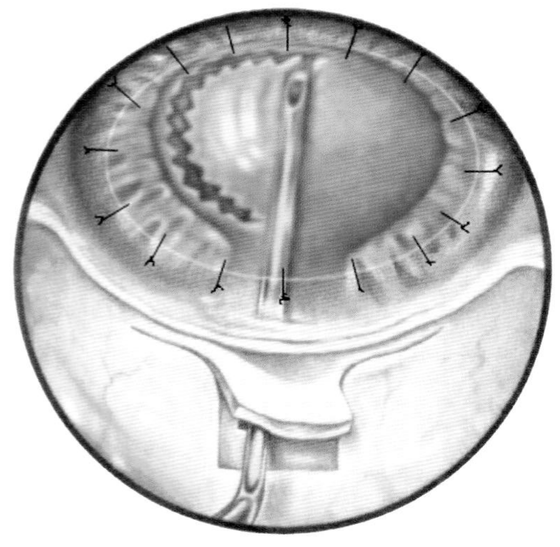
图 14-43　PKP+ 小梁切除联合白内障手术 - 开罐式截囊 - 示意图

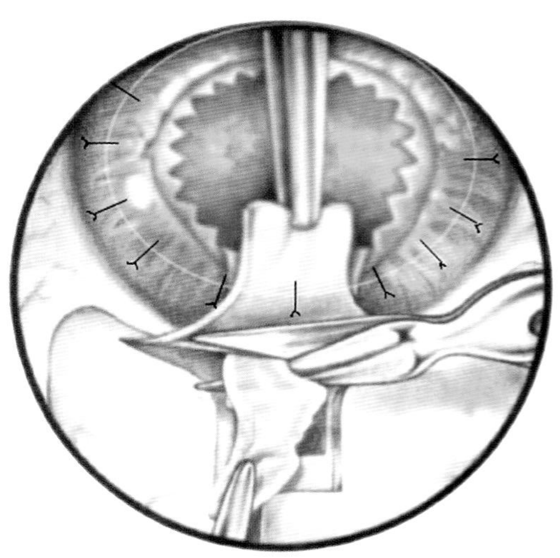
图 14-44　PKP+ 小梁切除联合白内障手术 - 取出前囊膜

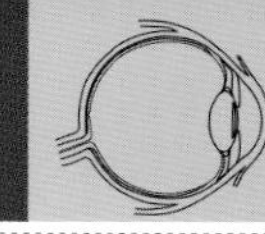

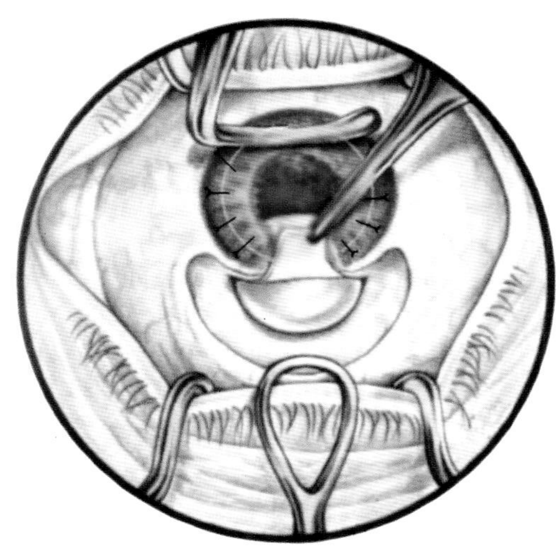

图 14-45　PKP+ 小梁切除联合白内障手术 - 娩出晶状体核

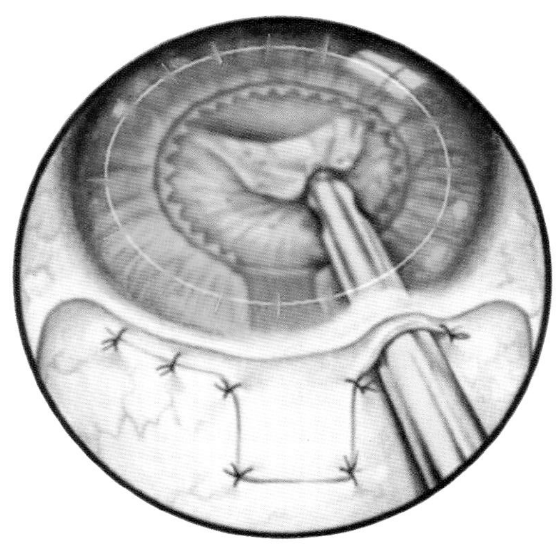

图 14-46　PKP+ 小梁切除联合白内障手术 - 注吸皮质

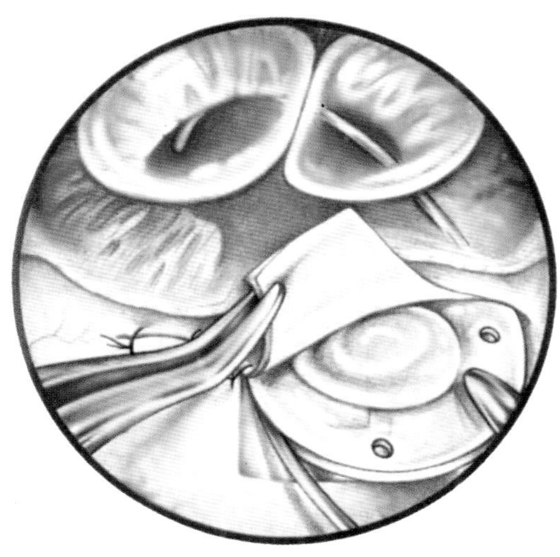

图 14-47　PKP+ 小梁切除联合白内障手术 - 植入人工晶状体

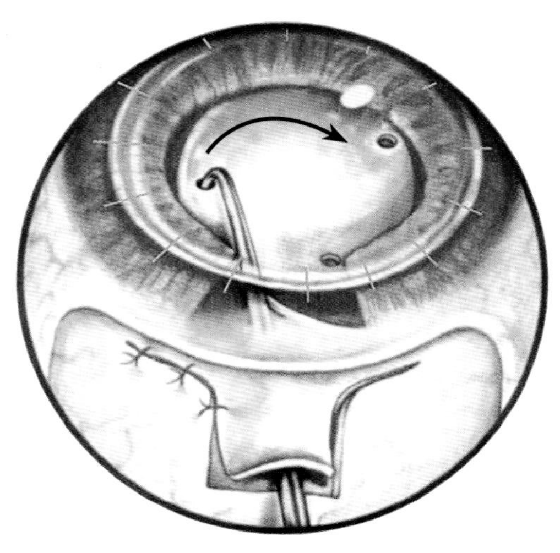

图 14-48　PKP+ 小梁切除联合白内障手术 - 调整人工晶状体位置

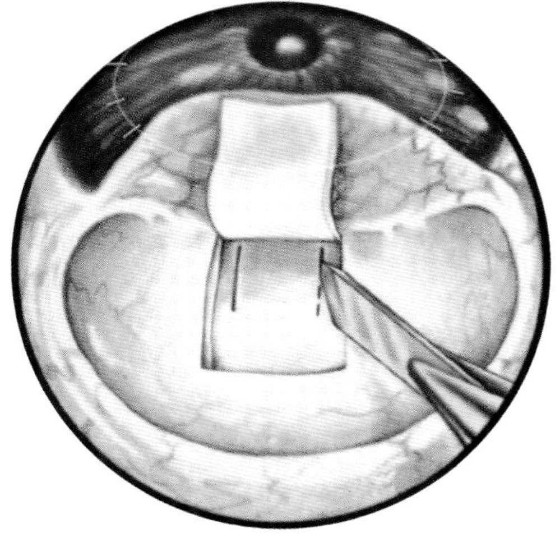

图 14-49　PKP+ 小梁切除联合白内障手术 - 切除小梁

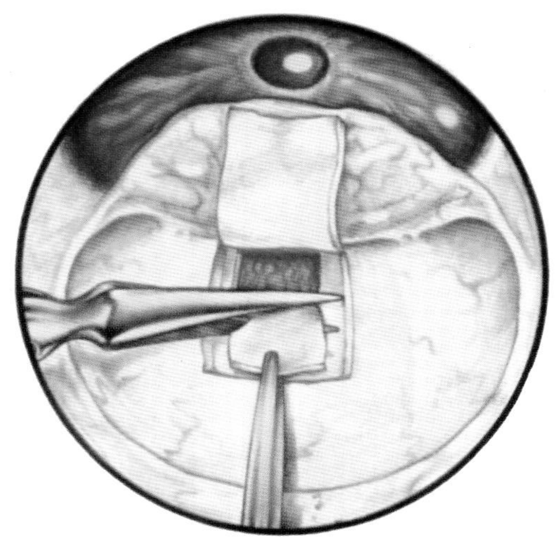

图 14-50　PKP+ 小梁切除联合白内障手术 - 切除深层巩膜含小梁

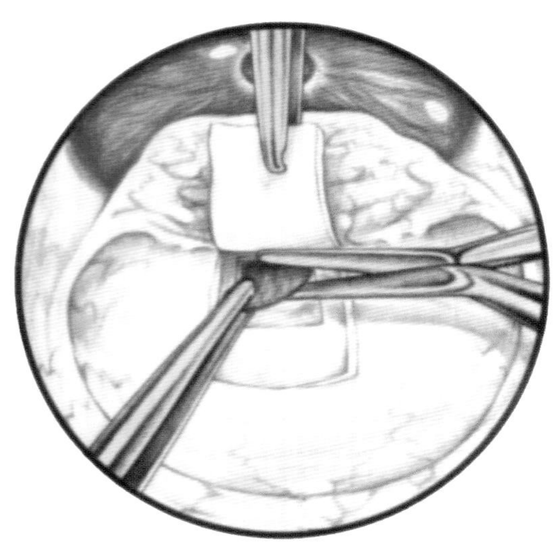
图 14-51　PKP+ 小梁切除联合白内障手术 - 剪除虹膜根部少许

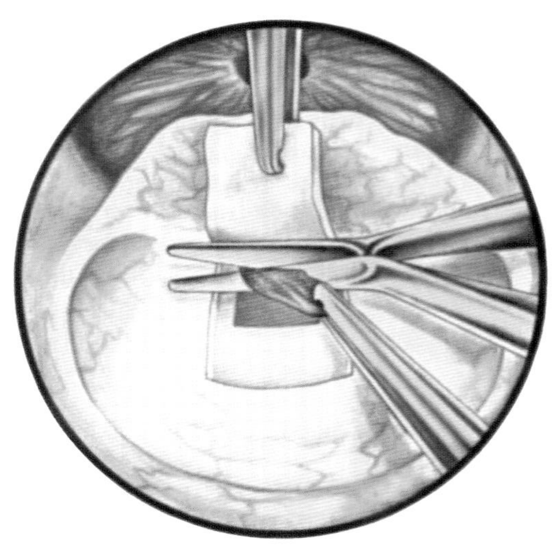
图 14-52　PKP+ 小梁切除联合白内障手术 - 剪除虹膜根部少许

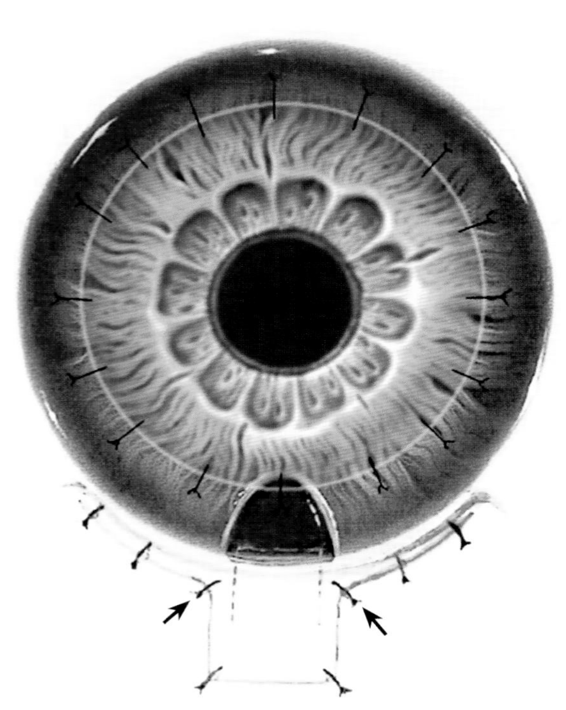
图 14-53　PKP+ 小梁切除联合白内障手术 - 示意图

第四节　角膜移植联合玻璃体切割术

手术原理：角膜白斑、血染合并玻璃体出血、视网膜脱离时，可在穿透角膜移植的同时行玻璃体切割术（图 14-54~ 图 14-61）。该手术既解决了角膜白斑、血染、玻璃体积血等病变所导致的屈光介质不透明问题；又可使脱离的视网膜复位及功能恢复。

由于玻璃体切割术严重破坏了眼内微环境，尤其是硅油填充后，角膜植片的命运常会受到严重影响。

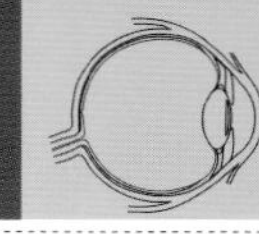

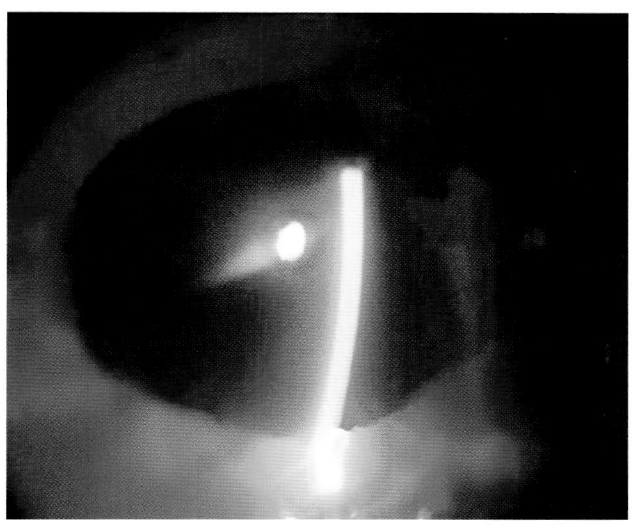

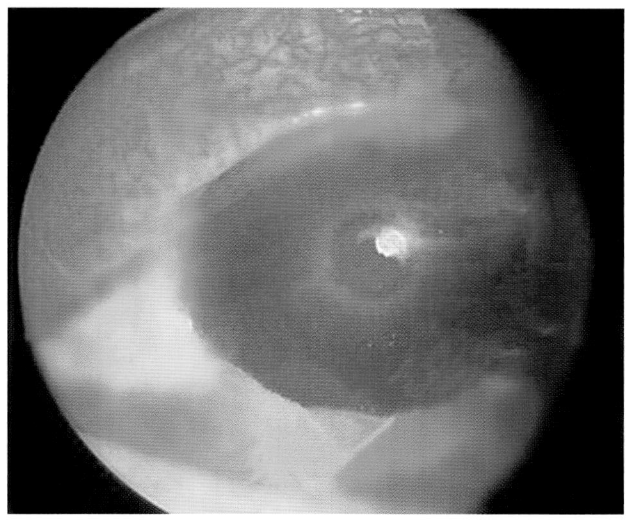

图 14-54　眼外伤后角膜血染 -PKP 联合玻切术前

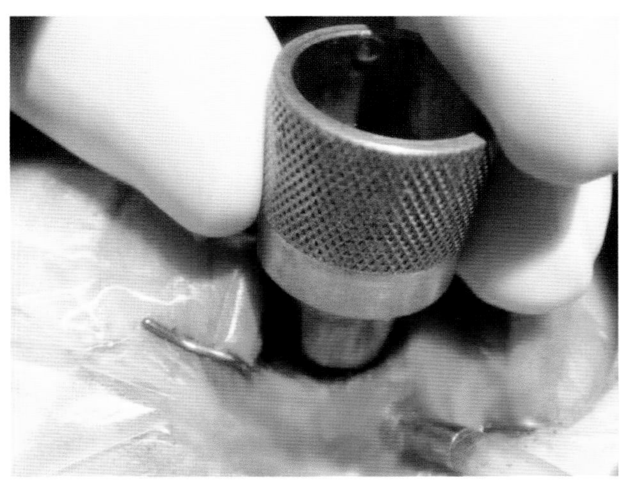

图 14-55　钻切血染的角膜

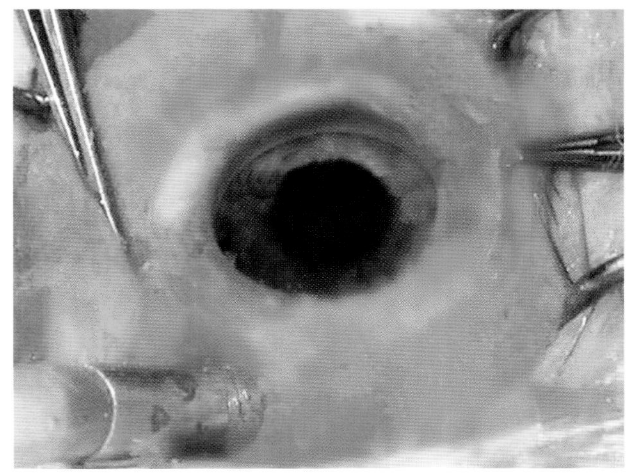

图 14-56　缝置临时人工角膜

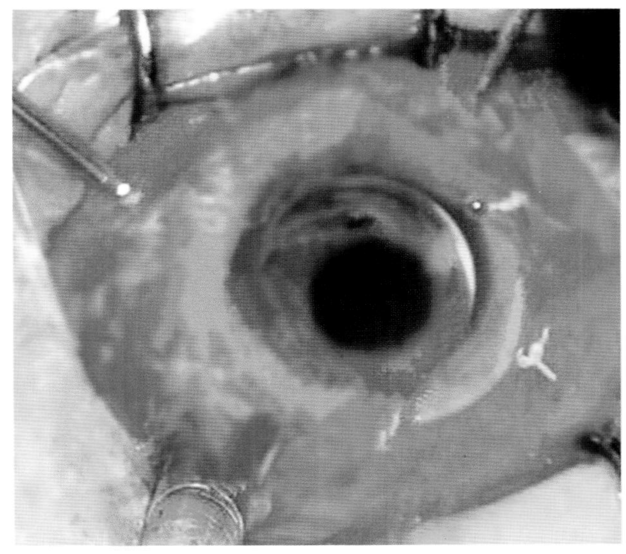

图 14-57　三通道切除玻璃体积血

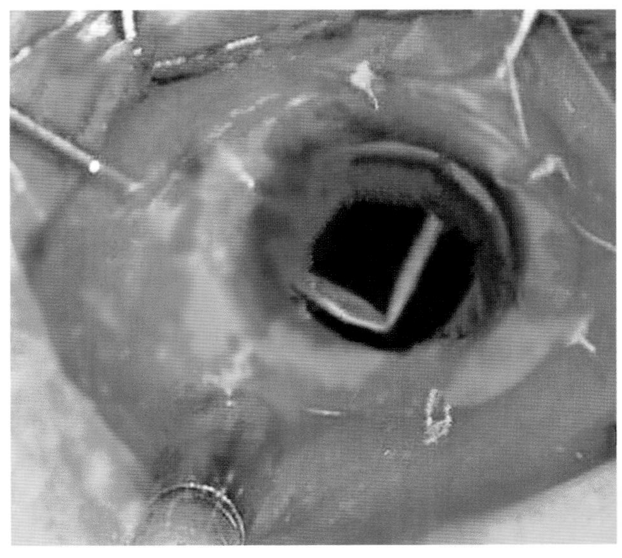

图 14-58　切除玻璃体积血

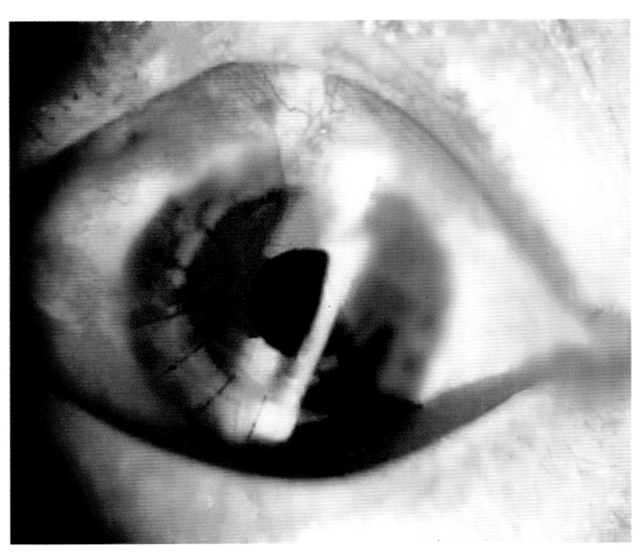
图 14-59　三联手术后 6 个月，视力 0.4

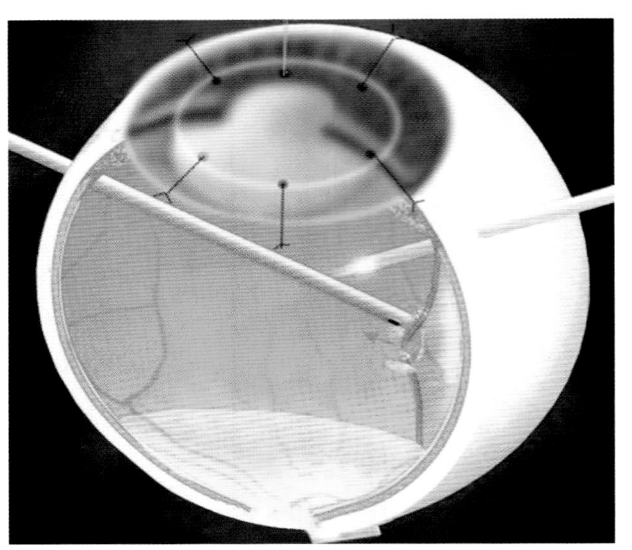
图 14-60　三联手术示意图

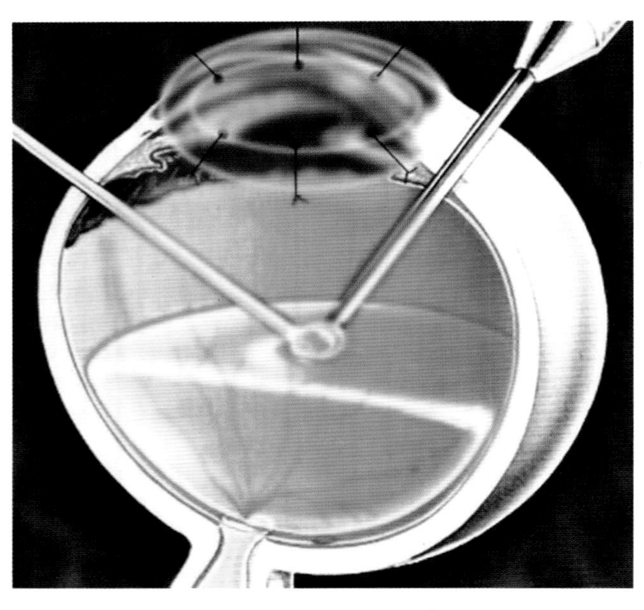
图 14-61　三联手术示意图

一、外科技术特点

1. 做植孔　视白斑面积大小选合适环钻钻切植床完成植孔。

2. 移植暂时性人工角膜　根据植孔大小安装人工角膜，以便于玻璃体切割的直视操作。待后节手术完毕，用异体角膜片取代人工角膜，完成手术。

3. 伴有白内障者，完成植孔后先摘除晶状体，安装人工角膜后再行玻璃体切割术。完成玻璃体切割后可行人工晶状体缝线悬吊，最后用异体角膜片取代人工角膜，间断或连续缝合，形成前房，术毕。

4. 植入人工晶状体后可使用缩瞳剂。

二、术后处理

1. 术后早期使用糖皮质激素等免疫抑制剂，如可用地塞米松 10mg 静滴，以减轻炎症反应。

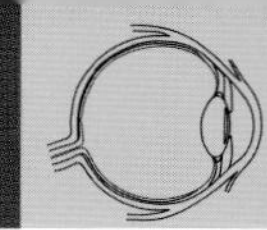

2. 余处理见穿透性角膜移植。

三、术中、术后并发症及处理

1. 角膜移植并发症　见穿透性角膜移植。

2. 人工晶状体并发症　见穿透角膜移植联合人工晶状体植入术。

3. 玻璃体切割并发症

(1) 玻璃体出血：在玻璃体切割过程中或术后常发生玻璃体出血及积血，出血可来自巩膜切口、葡萄膜、视网膜等。术中的出血应继续切除玻璃体，寻找出血点，明确的出血点可用水下电凝止血。术后大量出血视病情择日再行玻璃体切割术。

(2) 视网膜损伤：玻璃体切割时若操作不慎，可损伤视网膜，甚至将视网膜切除，人为形成视网膜裂洞，为避免此并发症的发生，除操作者具有丰富的玻璃体手术经验外，还必须拥有高质量的手术显微镜和先进的手术器械。

(3) 免疫排斥反应：由于此联合手术较为复杂，手术创伤较重，手术后反应和免疫排斥发生率较高，尤其是填充硅油后，角膜植片更易受损伤而导致失败。

第五节　角膜移植联合干细胞移植术

手术原理：眼表疾病(ocular surface disease，OSD)是当今眼科界面临的相当棘手的疾病之一，而且其发病率也很高，尤其是角膜缘干细胞遭到破坏后所导致的眼表功能异常，表现为角膜新生血管化、结膜上皮侵入角膜、持续性角膜上皮缺损、瘢痕、溃疡、甚至角膜穿孔、角膜的慢性炎症、基底膜的破坏、假性胬肉的形成等。传统的治疗方法包括单纯浅表角膜血管翳、纤维膜的切除，板层或穿透性角膜移植，但是常常因为角膜再次新生血管化而失败。因此许多学者针对此类眼表疾病进行了大量的研究，创新了许多手术方式，其中不乏通过角膜缘干细胞移植术治疗眼表疾病，以达到治愈和控制病情的目的。

1986 年 Schermer 等证实了角膜干细胞的设想；基于干细胞的新概念，1989 年 Kenyon 等首创了角膜缘干细胞移植术，他们应用自体角膜缘组织进行移植，这样只适用于单眼受损或双眼角膜缘局限性受损的患者；以后 Tsai 等成功地应用同种异体角膜缘干细胞移植术，临床上取得了较好的疗效；现在又对培养的角膜缘上皮细胞移植进行了大量研究，在动物实验方面取得了一定进展，并且已经有应用于临床的报道。

目前临床上将角膜缘干细胞缺失所导致的眼表疾病分为两类：一类具有明确的致病原因，患者有角膜缘干细胞受损的病史，包括：眼部化学伤、热烧伤、长期配戴接触镜导致的角膜病变、医源性角膜缘干细胞缺失、Steven-Johnson 综合征、抗代谢药的毒性作用、严重的微生物感染等。另一类则由于角膜缘干细胞基质微环境的异常，干细胞随时间而逐渐减少所致，包括：复发性胬肉、先天性无虹膜的角膜表层病变、神经麻痹性角膜炎、慢性复发性角膜结膜炎、边缘性角膜炎或溃疡、放射线所致的角膜病等。

临床上对合并有角膜缘干细胞缺乏和角膜基质损伤(混浊、白斑)的患者，行角膜缘干细胞移植联合板层或穿透性角膜移植以期达到重建眼表和提高视力的目的。相比联合手术而言，角膜缘干细胞移植术后二期行角膜移植术，一方面由于角膜基质内致密的新生血管可增加角膜植片发生排斥反应的危险度，另一方面，第二次手术可导致移植的角膜缘干细胞受损，数量大幅度减少，影响眼表的稳定性，降低手术的成功率。

一、板层角膜移植联合角膜缘干细胞移植

自体角膜缘干细胞移植可以成功重建眼表，异体板层角膜移植联合自体角膜缘干细胞移植也已取得

了一定的临床疗效，而一些双眼角膜化学伤或全身病所致的眼表疾病，缺乏自体健康的角膜缘干细胞，此时就需要行异体板层角膜移植联合异体角膜缘干细胞移植。异体干细胞可由眼库尸眼提供或者由患者的家属提供，目前还可以由实验室培养提供自体或异体干细胞。

自体角膜缘干细胞移植术后一般不需要免疫抑制剂的治疗，但是就移植的干细胞的数量及“阻挡”纤维组织侵入角膜的有效性而言，异体角膜缘干细胞移植术优于前者。有报道称自体角膜缘干细胞移植术术后角膜上皮化进度快于异体移植术，且极少长期全身应用免疫抑制剂带来的副作用，所以较为推崇自体角膜缘干细胞移植术。

1. 手术适应证

(1) 复发性翼状胬肉，热烧伤或爆炸伤后 >1/4 象限的假性胬肉合并角膜非全层混浊。

(2) 单眼的角膜和结膜化学伤，可采用带新鲜上皮的异体板层角膜移植联合自体角膜缘干细胞移植。

(3) 双眼化学伤，可采用带新鲜上皮的异体板层角膜移植联合异体角膜缘干细胞移植，也可以联合培养的自、异体角膜缘干细胞移植。

(4) 合并有结膜严重外伤、结膜囊狭窄的患者，可以在上述基础上再联合羊膜移植。

2. 手术方法

(1) 带新鲜上皮的异体板层角膜移植联合自体角膜缘干细胞移植

1) 植床的制备：沿角膜缘剪开受体眼全周结膜，剥离角膜表面被覆的纤维血管组织，去除异常的上皮组织，板层剖切至角膜深层，尽量将角膜混浊切除干净。清除结膜下的瘢痕组织，暴露平整的巩膜表面，术前结膜囊狭窄者，尽量让结膜后退以加深穹窿，剪除部分结膜至角膜缘外 4~5mm 宽的巩膜暴露区。有学者将板层角膜剖切至后弹力层或近后弹力层，行深板层角膜移植术（deep anterior lamellar keratoplasty，DALKP 或 DLKP）。

2) 板层角膜植片的制备：取眼库提供的死亡 6 小时以内湿房保存的新鲜尸眼，剖制板层角膜植片（比植床大 0.25~0.5mm），尽量保护角膜植片的上皮免受损伤。

3) 自体角膜缘干细胞植片的制备：用刀片在对侧健眼上方或下方角膜缘处，于角膜缘前 0.5mm 处透明角膜上作一弧形的角膜板层切开，在相应角膜缘后 1mm 处巩膜上作相同深度的巩膜板层切开，然后尽可能薄的板层剖切出角膜缘组织，植片约 1/3 圆周长、2.5~3mm 宽（包括透明角膜）；供体伤口不予缝合，让其开放自愈。或者在同侧患眼角膜缘未受损部位，如上所述剖制相应大小的角膜缘干细胞植片。

4) 植片的植入方法：将带有新鲜角膜上皮的板层角膜植片置于受体眼球的植床上，10-0 尼龙线缝合固定。将自体对侧健眼角膜缘干细胞植片均分为三份，分别置于受体眼的上方或鼻上、鼻下、颞下角膜缘处，或者将同侧患眼的角膜缘干细胞植片置于相应的角膜缘植床处，植片的角膜缘侧要紧靠植床的角膜缘，10-0 尼龙线间断缝合角膜侧，8-0 可吸收缝线缝合巩膜侧。最后缝合固定于周围松解的球结膜。Fogla 等提出将干细胞植片仅移植于受体上方角膜缘处，他们提出上眼睑遮盖上方角膜缘可较好地保护干细胞植片，术后用药的局部药物毒性及术后泪膜中炎症介质在下角膜缘处多于上角膜缘处，因此下方角膜缘处干细胞的受损大于上方。术毕眼筋膜囊注射抗生素 + 地塞米松，并涂抗生素眼膏包扎单眼或配戴软性接触镜以保护植片，利于角膜上皮化。

(2) 带新鲜上皮的异体板层角膜移植联合异体角膜缘干细胞移植

1) 植床的制备：同上述方法。

2) 板层角膜植片的制备：眼库提供的新鲜尸眼必须保留 2mm 角膜缘组织，余取材方法同上。

3) 异体角膜缘干细胞植片的制备：用大小合适的环钻在供体眼球角膜缘前 0.5mm 处透明角膜上作适当深度的板层角膜环形刻痕，用刀片在角膜缘后约 1mm 处巩膜上作相同深度的环形巩膜刻痕，然后剖出带有浅层基质的角膜缘上皮移植片数片。

4) 植片的植入方法：同上述方法。

(3) 异体板层角巩膜缘和干细胞环形移植术：如患眼的角膜缘干细胞已全部被破坏，可以板层切除角

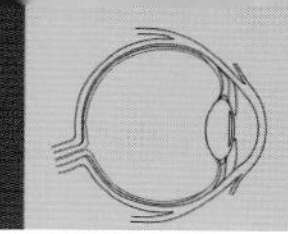

膜血管膜性组织,同时切除 3~5mm 宽的变性角膜缘纤维组织,取带有 2~3mm 宽角膜缘的供体角膜,9mm 直径环钻切除中央部分角膜,形成角巩膜指环,再制成板层植片,置于植床上,内外缘间断缝合固定,表面可再覆盖一层羊膜,缝合固定于结膜上,戴接触镜 48 小时,羊膜缝线于术后 1 周左右拆线。

如果采用培养的异体或自体干细胞,应当把带有干细胞的环形羊膜缝合在角膜缘部位,前缘覆盖角膜板层 2mm,后缘位于角膜缘后 2mm,总宽度为 5~6mm,再把受眼结膜复位缝合到角膜缘区,使得部分干细胞植片在角膜缘前方暴露,部分在结膜下覆盖。

3. 术后处理

(1) 患眼最好包扎至角膜完全上皮化为止,临床上发现术后配戴透氧率较高的软性亲水性接触镜片可以代替较长时间的绷带包扎。

(2) 术后全身应用糖皮质激素,用药维持时间及剂量应根据病种及植片的大小来决定。联合异体角膜缘干细胞移植的患者,可考虑术后口服泼尼松片 1mg/(kg·d),逐渐减量,3 个月左右停药。

(3) 眼局部术后用糖皮质激素滴眼液(1 个月左右可停药)、1% 环孢素(CsA)滴眼液(用至术后 1 年以上),抗生素滴眼液,术前眼表破坏严重者应加用人工泪液滴眼或 20% 自体血清滴眼液。若术后发现充血、视力下降、植片混浊水肿等免疫排斥现象,可用糖皮质激素冲击治疗。有学者采用全身静脉滴注,但临床上发现仅眼局部冲击疗法亦可达到良好疗效,包括球旁注射甲泼尼龙 20mg 可每周 1~2 次,局部可加用 FK-506 滴眼,1% CsA 滴眼液。

(4) 部分患者术后暂时性眼压升高,排除术前合并青光眼,只要眼局部滴抗青光眼滴眼液或适当短期口服乙酰唑胺(diamox)即可。

(5) 植片的拆线一般可于术后 3~6 个月时进行,角膜上的缝线可以稍晚拆,巩膜上的缝线可以稍早拆。若术后发现有新生血管长入植片,可以及时拆除该处缝线。拆线可以诱发排斥反应的发生,在拆线时可以加大抗排斥反应药物的用量。

4. 手术并发症及其处理

(1) 后弹力层穿孔:这是术中最严重的并发症,易发生在深板层角膜移植术时,若破孔较小可继续完成植床的制作;若破孔较大可改为穿透性角膜移植术。术中一旦发生后弹力层穿孔,可采用前房注气恢复前房;也可用黏弹性物质形成前房。

(2) 术后双前房:首先采用加压包扎,同时可口服 Diamox。若观察 1~2 周无效,应尽早考虑行穿透性角膜移植术。

(3) 层间积血或异物存留:少量积血可以缓慢吸收,但会最终导致类脂质结晶的形成,影响视力。若术后层间积血较多,可以拆除 1~ 2 根间断缝线,将层间积血冲洗干净后再重新缝合。预防此并发症发生的关键是彻底切除植床血管,若切除困难,可灼烙封闭血管。层间异物的发生常常是手术中残留下来的,应在缝合植片以前彻底冲洗植床,确保无异物残留。若发生上皮植入层间,可拆除缝线将层间上皮刮除,再缝合植片或再行板层、穿透性角膜移植术。

(4) 缝线松脱:术后 1 个月内发生缝线松脱,往往会造成较高的散光,原则上可重新进行缝合。

(5) 层间积液:可因植床植片大小不相适应,层间存在间隙所致,也可能是术毕时冲洗层间的液体未完全引流出造成。一般非穿孔引起的层间积液,1~2 天即可自行吸收,如果积液较多,可考虑用虹膜恢复器在植床边缘稍加压进行引流。

(6) 植片新生血管:易发生于化学伤及热烧伤的患眼。新生血管长入植片与植床间,可应用皮质类固醇激素治疗。早期拆线可能阻止新生血管的发展,β 线照射角膜缘新生血管也可抑制其发展。

(7) 植片感染:缝线处可能出现小的脓肿,可将缝线拆除,给予抗生素治疗。如果在植片与植床间发现黄白色点状菌落灶,有时伴有植床溃疡及前房积脓,可在 3~5 天内波及全植片。大量抗生素局部及全身应用不能控制感染,植片感染范围扩大时可考虑更换植片;若感染来自植床,可考虑改行穿透性角膜移植术。

(8) 排斥反应:带新鲜上皮的异体板层角膜移植联合自体角膜缘干细胞移植术较联合异体角膜缘干细胞移植术发生免疫排斥的风险小。主要以上皮型排斥为主。对前者经糖皮质激素、CsA 等药物治疗预后较好；而针对后者发生的排斥反应，异体角膜缘组织不断产生新的异体角膜上皮，角膜缘组织含有大量的抗原递呈 Langerhans 细胞，所以免疫反应易于发生，且发生时间较早，排斥较难控制，疗效不甚满意。目前采用培养的角膜缘干细胞移植治疗严重 OSD，不仅可以提供大量干细胞来源，而且经培养的细胞可降低其抗原性，用于异体移植时可有效降低排斥率。

二、穿透性角膜移植联合角膜缘干细胞移植

对于角膜缘干细胞缺乏合并角膜全层混浊和白斑者，行穿透性角膜移植联合角膜缘干细胞移植术，一方面，移植一个具有健康角膜内皮和良好光学性能的角膜植片，达到增视目的；另外一方面，利用角膜缘移植片的健康干细胞提供上皮来源，修复、稳定角膜上皮表面，同时阻止结膜组织及新生血管侵入角膜植片，可以在短时间内达到稳定眼表和提高视力的目的。

1. 手术适应证

(1) 单眼的角膜和结膜化学伤、热灼伤、爆炸伤，在清除角膜血管翳后，角膜中央≥ 5mm 全层混浊或白斑，但角膜边缘厚度基本正常，可行穿透性角膜移植联合自体角膜缘干细胞移植术。

(2) 双眼的角膜和结膜化学伤、热灼伤、爆炸伤，在清除角膜血管翳和假性胬肉后，如角膜中央≥ 5mm 全层混浊或白斑，则行穿透性角膜移植联合亲属、异体角膜缘干细胞移植或培养在羊膜上的异体干细胞移植术。如患眼周边植床较薄者，则联合异体指环状干细胞移植术。

2. 手术方法

(1) 植床的制备：沿角膜缘剪开受体眼全周结膜，切除角膜表面被覆的纤维血管组织，去除异常的上皮组织，清除结膜下的瘢痕组织，暴露平整的巩膜表面；术前结膜囊狭窄者，尽量让结膜后退以加深穹窿，剪除部分结膜作成角膜缘外 4~5mm 宽的巩膜暴露区。压迫止血，尽量避免烧灼止血及用含肾上腺素的棉球止血，因为后者导致瞳孔散大不利于穿透性角膜移植术。选用适当大小的环钻在角膜上实施环钻钻切，经验丰富的医师可以用环钻直接在颞下或鼻下位置直接钻穿角膜，经验少的医师可以钻切达 3/4 角膜厚度时，改用锋利的尖刀在颞下或鼻下穿刺进入前房。先向前房内注入 0.01% Carbachol 缩瞳，待瞳孔缩小至 1~2mm 大小再经穿透处向前房内注入黏弹剂，当前房重新恢复后，用角膜剪从穿透处沿逆时针方向剪下 1/2 圆周，然后再沿顺时针方向剪下另外 1/2 圆周角膜，剪切时注意剪刀与角膜面垂直，避免损伤虹膜组织。

有学者采用板层 - 穿透性角膜移植(lamellar-penetrating keratoplasty，L-PKP)联合干细胞移植术，即周边是板层植片，中央为穿透性植片。

(2) 植片的制备

1) 角膜植片的制备：用眼库提供的全角膜片，经 BSS 液轻轻漂洗后放置在角膜冲切器的切割枕上，内皮面朝上，确定角膜中心与切割枕中心重合后，用拇指快速压下环钻，切下植片，提起环钻，用角膜片托板轻轻从上皮面托起，放置在已制备好的植孔上。

2) 角膜缘干细胞植片的制备：自体、异体角膜缘干细胞植片的制备方法同板层角膜移植联合角膜缘干细胞移植中所述。

(3) 植片的植入方法：先用 BSS 液轻轻冲洗植孔中的黏弹剂和残存的缩瞳剂，然后重新把黏弹剂注入植孔内，用托板将植片放在植孔上，第一针先间断缝合 12 点处，再依次间断缝合 6、3、9 点，4 针缝好之后吸去植片表面液体，在显微镜下可以见到角膜植片上一正四边形痕迹，瞳孔位于正四边形的中心。用 10-0 尼龙线间断补缝或连续缝合角膜植片，缝合深度约 4/5 角膜厚度以上，缝线跨度在 3mm 左右。缝合完成后，用 23 号钝性针头从缝线中插入前房，注入约 0.2ml BSS 液，形成水密前房，注意观察是否漏水、是否有虹膜前粘连。然后将角膜缘干细胞植片置于受眼角膜缘相应部位，供体角膜缘侧要紧靠受眼的角膜缘，10-0 尼龙线间断缝合角膜侧，8-0 可吸收线缝合巩膜侧。若角膜缘植片不足，则将其植于新生血管与假性胬肉最严重的部位。手术完毕结膜下可注射抗生素和地塞米松，戴软性接触镜保护植片，包扎单眼。

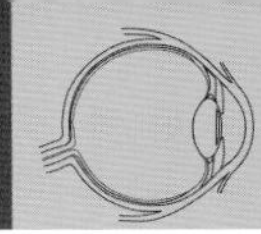

3. 术后处理

(1) 全身用药：术后可全身应用糖皮质激素，口服泼尼松片 1mg/(kg·d)，逐渐减量，3 个月左右停药。有学者在术后不主张常规全身应用糖皮质激素，如果术后随访发现有免疫排斥现象发生，口服 CsA 胶囊，50mg/d，可口服至术后 6 个月以上，但是一定要密切观察是否有全身副作用的发生。

(2) 局部用药：应用抗免疫排斥药物 FK-506 滴眼液，可以较长时间应用，也可于 2~3 个月后改用 1%CsA 滴眼液。眼局部应用糖皮质激素滴眼液，术后 1 个月内点药 4~6 次 / 天，以后逐渐减量，应密切观察是否并发眼压升高，予以对症处理。术后常规应用人工泪液滴眼，促进植片上皮化。若术后发现充血、视力下降、植片混浊水肿等免疫排斥现象，可采用糖皮质激素冲击疗法。临床上发现仅眼局部冲击疗法亦可达到良好疗效，包括球旁注射甲泼尼龙 20mg，局部加用 FK-506 滴眼液，频点糖皮质激素或 1% CsA 滴眼液。

(3) 术后拆线：一般术后 1 年以后拆除穿透性角膜植片的缝线，除非随访中发现有缝线松动或缝线周围有感染，此时必须立即拆线；术后 1 个月后发现缝线处有新生血管，可考虑拆除缝线。拆线可以诱发排斥反应的发生，在拆线时可以加大抗排斥反应药物的用量。

4. 手术并发症及其处理

(1) 术中眶内压过高：术前麻醉不当，注入眶内麻药过多或发生球后出血均会导致眶内压过高，从而导致眼内压相对升高，这种情况下进行穿透性角膜移植，在制备植床后，虹膜和晶状体均会向前突，增加缝合植片的难度，发生虹膜前粘连及眼内容脱出的风险。因此，一旦发现术前麻醉后眶内压过高，应该较长时间间歇加压按摩，使眶内压下降，眼压也会随之下降，如果不能控制好眶压和眼内压，可终止手术或延期手术。

(2) 术中植床出血：环钻切断角膜植床上的新生血管可导致出血，可以应用透明质酸钠注入到出血部位，等待数分钟后可以止血，或者可以进行压迫止血，禁止应用肾上腺素止血及灼烙止血。

(3) 虹膜损伤：环切时压力过大突然钻透角膜而导致虹膜损伤，或在剪切角膜时剪刀剪破虹膜，若发现虹膜断裂或破洞，可以用 10-0 聚丙烯缝线缝合虹膜伤口，尽量保持瞳孔呈圆形。

(4) 晶状体损伤：环钻钻透虹膜组织损伤晶状体囊膜，导致外伤性白内障，一旦发生即行晶状体囊外摘除术，可二期植入人工晶状体。

(5) 眼内出血：突然钻透角膜后眼压快速下降导致眼内出血。不发生在黄斑区的视网膜片状出血一般不会影响视力；比较严重的是发生脉络膜上腔出血，当穿透角膜组织房水溢出后，发现虹膜逐渐贴紧角膜，在穿透切口处有虹膜脱出，感到眼压不断升高，应当考虑到此并发症，立即间断缝合关闭切口，暂停手术，待用药病情稳定后可行手术。如果发生暴发性脉络膜出血，则预后较差，也应当立即关闭切口，经过药物治疗及各项必需检查后，根据病情行二次手术或其他恢复视功能的手术。

(6) 供体内皮细胞损伤：制备植片、术中缝合植片、术毕形成前房时反复前房内注气、注水均有可能损伤供体角膜内皮细胞，严重者术中即可导致植片混浊水肿，直接影响到术后角膜植片的透明性。

(7) 术后感染：发生术后感染需行涂片、角膜溃疡刮片、结膜囊细菌培养，进行病原学检查及药敏试验。根据病原学检查结果用药，如果病原学检查无明显结果可根据临床表现进行用药。若用药 3~5 天视力继续下降，发生角膜溃疡 >5mm 且有增大的趋势或趋于穿孔，应密切观察病情，准备手术治疗。

(8) 术后早期上皮剥脱：伴有基底膜损伤的角膜上皮损伤，在受损后 6 周以内再生的上皮组织黏附并不牢固，新生的上皮组织容易受到轻微的刺激即发生成片剥脱。一般术后可以行睑缘缝合或配戴软性接触镜，有利于上皮细胞的移行，防止上皮剥脱发生。术后检查时应当动作轻柔，防止机械性损伤导致上皮剥脱。

(9) 植片排斥反应：行穿透性角膜移植联合角膜缘干细胞移植术的患者，均为高危移植范畴，异体干细胞的排斥往往比穿透性移植来得快，而一旦发生干细胞的排斥，则通常会诱发穿透性移植发生排斥。一般干细胞发生排斥会表现为角膜缘呈暗红色充血，其周围球结膜水肿明显，植床新生血管怒张，此时应当及时加大用药量，控制排斥反应，否则短期内即可发生中央角膜植片的排斥。

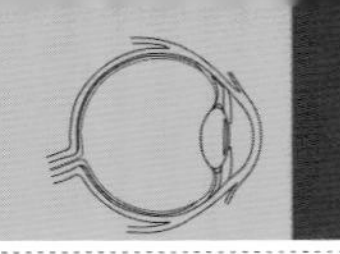

Shimazaki 等报道穿透性角膜移植联合异体角膜缘干细胞移植术，术后 45 眼中有 16 眼(35.6%)发生了的内皮型排斥反应。一般高危穿透性角膜移植术患者，全身应用 CsA 后发生内皮型排斥反应率为 16.7%~48.8%。Shimazaki 等发现中央角膜植片发生内皮型排斥反应期间或之后，许多干细胞植片并没有发生任何异常改变，即使中央角膜植片和角膜缘干细胞植片均来自同一供体，甚至发生该排斥反应时，绝大多数中央角膜植片的上皮也没有异常，这可能归结于免疫排斥反应的传入与传出路径的不同。发生内皮型排斥时，淋巴细胞经由虹膜血管到达角膜内皮，而结膜血管可能与淋巴细胞浸润角膜缘植片有关。

第六节 角膜移植联合结膜移植术

手术原理：采用角膜移植联合结膜移植术可解决临床上较常见的累及角膜的眼部烧伤、胬肉等病变，并能取得较好的效果。

眼部烧伤是临床上常见的眼外伤之一，持续性角膜上皮缺损和新生血管、假性胬肉形成是其病变的特征。角膜移植手术成了治疗这些疾病的唯一手段，但是术后并发症的发生使得眼部烧伤成为单纯角膜移植术中效果最差的一种，应用角膜上皮移植术联合角膜移植术治疗这些疾病取得了较好的效果。结膜上皮和角膜上皮在形态学上是不相同的，但实验结果显示结膜上皮具有化生为角膜上皮的能力，此过程在角膜上皮完全被去除后即会发生。Thoft 和 Friend 推测在角膜上皮缺损时，结膜上皮可以逐渐穿过角膜缘，逐渐向心性移行，帮助维持角膜的上皮细胞群，他们的推测后来在角膜缘创伤愈合的实验中被证实。

翼状胬肉也是一种眼科常见疾病，单纯胬肉切除后复发率较高，联合角膜缘干细胞移植术、羊膜移植术虽然能降低翼状胬肉术后的复发率，但由于异体移植材料的来源及异体移植的排斥反应，自体角膜缘干细胞取材后会影响以后其他手术的实行。故目前临床上在基层医院翼状胬肉切除后行角膜移植联合结膜移植术可以推广并可取得较好的效果。

一、手术适应证及手术特点

1. 眼部烧伤后角膜上皮缺损、表面瘢痕、血管化、严重睑球粘连等。

眼部化学伤(碱烧伤、酸烧伤)、热灼伤导致持续性角膜上皮缺损、角膜新生血管化、角膜混浊、睑球粘连等，其特点为受伤数年后仍不能消除。眼烧伤晚期的重度睑球粘连，多合并假性胬肉、穹窿收缩变浅、消失以及睑缘畸形等，严重影响患者视功能和美观，单纯行结膜囊成形术或角膜移植术均不能一次性达到理想的治疗效果。

近年来有学者采用了穿透性角膜移植联合自体球结膜移植术、新鲜供体板层角膜(带或不带角膜缘组织)移植联合球结膜(带或不带角膜缘干细胞)移植术治疗睑球粘连，甚至有的学者术中保留了假性胬肉部分替代自体球结膜重建了结膜囊，取得了较好的临床效果。对于重症睑球粘连者，分离角结膜表面的假性胬肉，将带有板层瘢痕角膜组织的假性胬肉反转作为睑结膜，既可代替睑板起到一定的支撑作用，又可修补睑结膜的创面。

2. 翼状胬肉或复发性翼状胬肉　翼状胬肉切除联合自体术区对侧(颞上方)部位纯角膜上皮和纯球结膜组织移植术治疗初发患者取得了良好效果。单纯羊膜、结膜移植术造成术后角膜创面修复时间较长，创面修复的快慢与胬肉复发有密切的关系。取术眼健康角膜上皮移植创面的修复快于结膜上皮修复，起到了栅栏屏障作用对预防角膜新生血管及翼状胬肉纤维的长入起到了良好效果。

对于复发性翼状胬肉，采用全板层角膜移植联合球结膜移植术也可取得良好疗效。全板层角膜移植可以减少因部分板层角膜移植手术造成的创缘愈合瘢痕，从而减少了术后散光，同时全板层角膜移植术后创缘愈合瘢痕位于角巩缘部位，外观上有一定的改善。

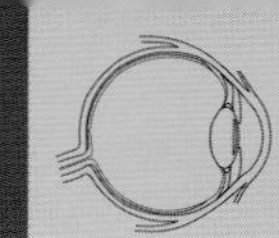

二、手术方法

1. 角膜移植联合自体球结膜移植术

(1) 植床的制备：沿角膜缘剪开球结膜，于结膜下向赤道方向潜行分离，切除瘢痕组织，将游离的结膜固定于角膜缘后 5mm 的巩膜表层；或者自角膜将假性胬肉连同混浊的浅层角膜组织剥离，剖切分离至穹窿部，保留板层角膜及假性胬肉的上皮层，剪除胬肉下的结缔组织。然后将病变区混浊角膜作板层剖切直至暴露透明角膜组织或行穿透性角膜植床的制作，具体手术步骤见角膜移植章节。

(2) 植片的制备

1) 角膜植片的制备：取眼库提供的死亡 6 小时以内湿房保存的新鲜尸眼，剖制板层角膜植片（比植床大 0.25~0.5mm），尽量保护角膜植片的上皮免受损伤。或者用眼库提供的全角膜片，经 BSS 液轻轻漂洗后放置在角膜冲切器的切割枕上，内皮面朝上，确定角膜中心与切割枕中心重合后，切取植片。

2) 球结膜植片的制备：在同侧眼或对侧眼（多选颞上方）的表层结膜下、眼球筋膜之上注入少许麻醉剂，尽可能实现表层结膜的分离，可以采用预置缝线，用剪刀取菲薄的球结膜植片，大小以暴露的巩膜范围为准，注意勿伤及其下的筋膜组织，然后将其缝合于巩膜植床上。如果取下的球结膜植片较大，可以将其上皮面朝上置于饱和平衡盐溶液纱布上，再制成若干个大小合适的结膜瓣备用。

(3) 植片的植入方法

1) 角膜植片的缝合：将带有新鲜角膜上皮的板层角膜植片置于受眼植床上，10-0 尼龙线缝合固定。或者将黏弹剂滴入穿透性角膜植孔内，用托板将穿透性角膜植片放在植孔上，依次间断缝合 4 针，用 10-0 尼龙线间断缝合或连续缝合角膜植片，缝合深度约 4/5 角膜厚度以上，缝线跨度在 3mm 左右。缝合完成后，用 23 号钝性针头从两缝线中间插入前房，注入约 0.2ml BSS 液，形成水密前房，注意观察是否漏水、是否有虹膜前粘连。

2) 结膜植片的缝合：将结膜植片上皮面朝上，平铺于暴露的巩膜上，用 10-0 尼龙线间断缝合于浅层巩膜上，并与受眼的球结膜吻合，对于严重睑球粘连的患眼，穹窿部与分离退后的假性胬肉吻合。供眼结膜创面可根据大小无需缝合或缝合，术毕结膜下注射抗生素 + 地塞米松，结膜囊涂眼膏绷带包扎患眼。

2. 带角膜缘的板层角膜移植联合带角膜缘干细胞的自体球结膜移植术

(1) 植床的制备：首先分离睑球粘连，解除眼球束缚，分离并保留假性胬肉。若患眼为Ⅲ度睑球粘连，即一侧穹窿广泛睑球粘连，伴角膜大面积粘连（累及角膜缘内 >2mm），但未累及全角膜，有 3 个以上眼位存在复视或眼球活动受限，行带角膜缘的部分板层角膜移植术。如果瞳孔区受累，则用环钻跨瞳孔区并避开对侧健康角巩膜缘作角膜切痕，用可调钻石刀沿切痕切开 1/2~3/4 厚度的角膜；如果瞳孔区未受累，则可用可调钻石刀在正常和病变角膜组织间直线切开 1/2~3/4 厚度的角膜，然后逐层切除角膜变性组织和新生血管，尽可能使角膜植床透明。Ⅳ度睑球粘连，即一侧穹窿广泛睑球粘连，累及全角膜，或上下穹窿均广泛粘连伴角膜粘连（累及角膜缘内 >2mm），9 个眼位眼球活动均不同程度受限，则行全板层角膜移植术，术中切除角膜变性组织及新生血管，但是要保留植片全周角巩膜缘组织。

(2) 植片的制备

1) 角膜植片的制备：取湿房保存少于 24 小时的供体尸眼，根据植床制作相应形状、大小的板层角膜植片（比植床大 0.25~0.5mm），要同时保留相应部位的角膜缘组织。

2) 球结膜植片的制备：在对侧眼（多选颞上方）的表层结膜下、眼球筋膜之上注入少许麻醉剂，尽可能实现表层结膜的分离，可以采用预置缝线，用剪刀取菲薄的带角膜缘球结膜植片，大小以暴露的巩膜范围为准，一般不超过健眼全周 1/4，注意勿伤及其下的筋膜组织。

(3) 植片的植入方法

1) 角膜植片的缝合：植床充分冲洗干净、止血，将带有新鲜角膜上皮的板层角膜植片置于受体植床上，10-0 尼龙线缝合固定。

2) 结膜植片的缝合：将已分离的假性胬肉后徙，10-0 尼龙线缝合固定于浅层巩膜，将球结膜植片按解剖关系覆于患眼结膜创面，带角巩缘侧对应受眼角膜缘，10-0尼龙线缝合固定于巩膜。如果结膜创面过大，不能用自体球结膜完全覆盖，则可以用常规处理过的羊膜或组织工程羊膜覆盖残余结膜表面和角膜植片，10-0尼龙线间断缝合固定于巩膜。术毕球结膜下注射抗生素＋地塞米松。

3. 自体角膜上皮移植联合自体球结膜移植术（该术式多针对翼状胬肉进行治疗）

（1）植床的制备：胬肉局部注入适量麻醉剂，使结膜与其下增生的纤维组织分离。用显微镊子夹住胬肉头部，用15号圆刀沿胬肉头部包括角膜变性区前0.5mm处切开角膜达至浅实质层，提起头部向角膜缘方向仔细剖切胬肉组织，使角膜创面干净平滑。钝性分离胬肉颈部和体部至半月皱襞，再分离胬肉与表面结膜组织，切除增生的胬肉组织，注意不要损伤内直肌，使暴露的巩膜创面光滑并进行烧灼止血。

（2）植片的制备

1）角膜上皮植片的制备：在同眼健康角膜部位滴1%丁卡因2次，或者取一片含0.5%丁卡因的湿棉片贴敷于术眼颞上方健康角膜上，待角膜上皮苍白水肿时，用15号圆刀与角膜约成45°角将所需大小的角膜上皮组织切取下来。手术中应注意角膜上皮在靠近角膜缘处分裂增生能力很强，但是此处粘连紧密不易分离，所以切取时一定要仔细，尽量切取靠近角膜缘的上皮。

2）球结膜植片的制备：在术眼的颞上象限表层球结膜下、筋膜之上注入少量麻醉剂，取相应大小的纯球结膜植片（不要连带筋膜组织），稍大于剪除的胬肉范围。

（3）植片的植入方法

1）角膜上皮植片的移植：顺利切取角膜上皮植片时，会在刀片上形成折纸样皱褶，此时将刀片移到角膜植床部位，沿着角膜缘向角膜创面方向将上皮直接覆盖其上，并将角膜缘与手术创面角膜缘相贴，无需缝合。注意先将植床上的血迹清理干净，才能达到良好的贴合。若上皮植片小于角膜植床，则以角膜缘为重点进行覆盖。

2）结膜植片的缝合：将取下的球结膜植片沿半月皱襞覆盖巩膜裸露区，距角膜缘约2~3mm，用10-0尼龙线将球结膜植片间断缝合于术眼结膜创缘，并固定于浅层巩膜上，靠近角膜缘部位不缝合。术毕结膜下注射抗生素及地塞米松，涂眼膏双眼包扎。也有学者主张术毕结膜囊内禁涂眼膏防止角膜上皮植片移位脱落，单眼加压包扎。

三、术后处理

1. 烧伤患者的术后处理　可根据眼烧伤的角膜移植用药方案进行治疗，局部应用糖皮质激素滴眼液、1%CsA滴眼液及人工泪液，对于移植异体角膜缘组织者可以加服CsA胶囊。

2. 翼状胬肉患者的术后处理　局部应用糖皮质激素滴眼液4次/天、上皮细胞保护剂（贝复舒、易贝等）4次/天。

3. 术后拆线　术后7~10天拆除球结膜缝线，3~6个月拆除板层角膜植片缝线，1年后拆除穿透性角膜植片缝线。

四、手术并发症

1. 术后双前房　首先采用加压包扎，同时可口服乙酰唑胺。若观察1~2周无效，应尽早考虑行穿透性角膜移植术。

2. 层间积血或异物存留　少量积血可以缓慢吸收，但会最终导致类脂质结晶的形成，影响视力。若术后层间积血较多，可以拆除1~2根间断缝线，将层间积血冲洗干净后再重新缝合。预防此并发症发生的关键是彻底切除植床血管，若切除困难，可灼烙封闭血管。层间异物的发生常常是手术中残留下来的，应在缝合植片以前彻底冲洗植床，确保无异物残留。若发生在上皮植入层间，可拆除缝线将层间上皮刮除，再缝合植片或行板层、穿透性角膜移植术。

3. 持续性角膜上皮缺损（persistent corneal epithelial defect，PCED）　有报道角膜移植联合自体球结膜移植术后PCED发生率为25%（5/20），其中4例为板层角膜联合术后，所以术中一定要注意保护角膜植片

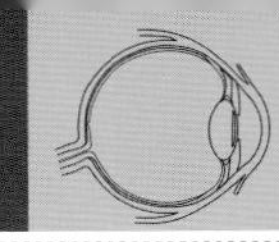

的上皮细胞避免受损。如果发生了角膜上皮缺损，可以包扎双眼，局部涂抗菌眼膏，或者戴软性接触镜促使角膜上皮愈合；若为 PCED 则可行暂时性或永久性睑裂缝合术。

4. 新生血管复发　易发生于化学伤及热烧伤的患眼。新生血管长入植片与植床间，可应用皮质类固醇激素治疗，早期拆线可能阻止新生血管的发展，β 射线角膜缘新生血管也可抑制其发展。

5. 睑球粘连复发　可以依据复发情况，在 1~3 个月后再次行睑球粘连分离联合自体球结膜移植，自体球结膜尽量取自患眼相对健康的穹窿部结膜。对于大面积睑球粘连，如果一次性将粘连完全分离，往往没有足够的替代物修补创面，术后难免会出现粘连复发，而且创伤较大，术后炎性反应重，不利于组织修复。所以手术不一定完全分离睑球粘连，而是尽可能分离至眼球活动和眼睑闭合无明显受限。术后残存或复发的部分睑球粘连如果对视功能无影响，可以不必再处理；如果眼球活动仍然明显受限，则可再次手术治疗。

6. 损伤内直肌　术中分离胬肉组织时，一定要避免损伤内直肌及其肌肉腱鞘。在剪除胬肉组织前，夹住胬肉体部，嘱患者转动眼球，确保不是内直肌组织再予以剪除。

7. 翼状胬肉复发　翼状胬肉是眼科常见病、多发病，其复发率可高达 20%~70%。采用翼状胬肉切除后自体角膜上皮移植联合结膜移植，复发率为 0~17.6%，复发病例均在术后 2~3 个月内发生。彻底切除角膜上及巩膜上病变组织，避免胬肉组织残留，同时抑制细胞外基蛋白沉积和纤维血管组织增生，改善和恢复角膜创面上皮早期修复，减少结膜组织缺损，是防止翼状胬肉复发的关键。

8. 排斥反应　带角膜缘板层角膜移植联合带角膜缘干细胞自体球结膜移植治疗烧伤后重度睑球粘连患者，术后 3~6 个月有 6 只眼(23%) 发生免疫排斥反应，均为化学伤患者。经过局部及全身免疫抑制剂、糖皮质激素治疗，有 3 只眼角膜植片恢复透明。

第七节　角膜移植联合羊膜移植术

手术原理：该联合手术利用结构和功能与损伤部位相似或相同的多种相应活性组织，从解剖和功能上修复眼表组织损伤，可收到良好的治疗效果。

羊膜是胎膜的最内层，由一层厚厚的基底膜和无血管的基质组成。1940 年 De Roth 用人的新鲜胎膜（包含羊膜和绒毛膜）移植行结膜重建术，结果失败，其原因可能是由于胎膜含有抗原性强的绒毛膜，从而导致移植片排斥而溶解。1981 年 Akle 等指出单纯的人胎盘羊膜抗原性极低，他将羊膜植入志愿者的皮下，7 周后羊膜及其细胞未发生因受体免疫攻击而受毁的现象。1995 年 Kim 和 Tseng 报道用保存羊膜重建眼表获得成功，并制作了商品化长期保存的羊膜供医疗使用。

单纯的羊膜移植术在一些病例中往往不能解决共存的角膜损伤问题，例如严重眼烧伤，角结膜广泛受损。由于结膜、角膜缘及角膜结构与功能不同，且在维持正常眼表时密切相关，因此这种多组织、多层次的损害，单纯某一种修复手术很难奏效。联合手术利用结构和功能与损伤部位相似或相同的多种相应活性组织，从解剖和功能上修复损伤组织。目前临床上多数学者采取了角膜移植联合羊膜移植的手术方式，获得了良好的手术效果。

一、手术适应证

1. 严重眼烧伤急性期或病情稳定期　重度眼烧伤（包括酸碱化学伤和热灼伤）造成眼组织严重破坏，角膜、角膜缘及结膜广泛坏死，角膜基质溶解、穿孔。常规角膜移植虽然可能保全眼球，但最终结局是植片纤维血管化、严重的睑球粘连。积极的早期手术，清除坏死组织，阻断继发损伤，以带上皮活性组织恢复眼表结构，使创面尽快化，避免睑球粘连和角膜血管化。对于晚期眼烧伤患者，全角膜瘢痕混浊，角膜表面全部覆盖新生血管膜，角膜缘干细胞大部分或全部受损，瞳孔及虹膜看不清，球结膜瘢痕化、睑球粘连等。这些患者（除外明显的眼干燥及眼睑闭合不全者）采用带活性角膜缘的全板层角膜移植联合新鲜羊膜移植可取得较好疗效。

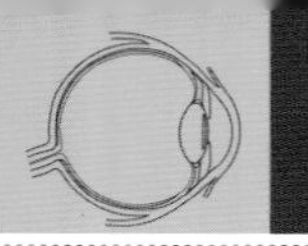

2. 巨大翼状胬肉　胬肉的形成与角膜缘干细胞缺乏以及功能下降有关，研究发现翼状胬肉患者位于角膜缘的基底细胞表达角质蛋白 K3，提示局限性角膜缘干细胞缺失。单纯胬肉切除手术会加重角膜缘干细胞的损害，功能进一步下降，致使术后复发率增高。巨大翼状胬肉行胬肉切除、板层角膜移植联合羊膜移植术，可以大大减轻创面的炎症反应，减少新生血管的侵入机会，促进角膜缘修复和角膜上皮愈合，降低胬肉术后复发率。

3. 蚕食性角膜溃疡（Mooren ulcer）　蚕食性角膜溃疡是一种慢性、疼痛性角膜溃疡，以进行性角膜周边基质的环形破坏为特征，逐步向角膜中央区发展，最终侵犯整个角膜，基质厚度明显变薄，同时视功能受损，具有特征性的溃疡潜掘性边缘。目前一种分段式治疗方法得到了推荐：局部应用皮质类固醇激素，无效时行球结膜切除术，再无效时全身应用免疫抑制剂或角膜移植术，恢复期也要治疗。对于呈恶性进行性发展或复发性蚕食性角膜溃疡，采用以手术为主的综合治疗可以减少复发。进行常规的板层角膜移植，术后极可能在短时间内复发，而板层角膜移植（带角巩缘的全板层或部分板层）联合羊膜移植是目前多数学者采用的手术方式。联合羊膜移植可以通过抑制新生血管长入而减少免疫反应细胞的来源，也可能由于羊膜的免疫隔离作用而使病灶邻近区域活跃的免疫细胞不能到达角膜缘，推测可以降低该疾病的复发频率。

4. 角膜溃疡、角膜穿孔　非感染性角膜溶解症（Terrien 边缘性角膜变性）、药物难以控制的感染性角膜溃疡（病毒性、细菌性）以及重症眼部烧伤导致的角膜基质坏死，角膜移植是治疗的有效方法，但是若合并有不稳定的眼表，单纯板层角膜移植术容易植片结膜化导致功能丧失，联合羊膜移植可以改善基质环境，促进眼表上皮愈合，减轻炎症反应及血管化，抑制瘢痕增生。周边部角膜溃疡合并穿孔，对于病灶面积较大且浸润较深的病例，治疗比较困难。谢立信等认为传统的球结膜瓣覆盖术，影响视力及美观；生物胶只能封闭较小直径的穿孔，而且是暂时性的；如果行小植片偏中心穿透性角膜移植，则容易导致免疫排斥反应的发生并影响视力的恢复；如果行大直径的移植，则发生排斥反应的可能性更大。板层角膜移植的排斥反应较少发生，而且不需要活性角膜供体，但是单纯板层角膜移植存在术后双前房和植片混浊的可能性，采用板层角膜移植联合层间羊膜移植治疗角膜溃疡穿孔取得了良好的临床效果。

二、手术方法

1. 带活性角膜缘的全板层角膜移植联合新鲜羊膜移植术治疗严重眼烧伤

(1) 植床的制备：对于急性期烧伤患者，首先沿角膜缘剪开并切除苍白区球结膜及筋膜组织，直至切缘有微量出血为止。用刀片彻底刮除或切除角膜溶解、坏死组织，尽量显露透明的健康基质组织，清除缺血坏死的角膜缘、结膜（包括球结膜、穹窿结膜及睑结膜）及浅层巩膜组织，使其形成一个光滑的巩膜裸露面并烧灼止血，如果羊膜下积血则会导致其贴附不良而溶解坏死。植床制备完毕后，用大量含维生素 C 生理盐水反复冲洗创面。如果是病情稳定期患者，沿角膜缘全周剪开球结膜，用剃须刀片在角膜缘后 2mm 处作全周浅层板层巩膜切除达角膜缘，然后作全角膜板层剖切，要求彻底清除混浊组织和新生血管；若为全厚板层角膜移植，则剖切到接近后弹力层，使植床透明、平整、光滑，同时去除角膜缘新生血管及瘢痕组织。切除瘢痕化的球结膜，暴露出巩膜面，对有睑球粘连者则应分离睑球粘连，切除粘连的纤维组织及瘢痕组织，恢复眼球的正常活动度。

(2) 角膜植片的制备：取眼库提供的 4℃湿房保存死亡仅 4~6 小时的新鲜尸眼，或保存的供体角膜，于角膜缘后 2~3mm 处，作带 1/2 板层巩膜环的全板层角膜，根据植床的深度，角膜板层厚度可达 3/4~4/5 的角膜厚度。植片表面可以滴透明质酸钠保护上皮组织，上皮面朝上，放入消毒杯中备用。

(3) 羊膜植片的制备：新鲜羊膜的制备步骤：取排除肝炎病毒、艾滋病病毒、巨细胞病毒及梅毒螺旋体的健康产妇剖宫产的新鲜胎盘，在无菌条件下，用生理盐水冲洗干净，然后用含青霉素、链霉素、新霉素和两性霉素 B 的生理盐水浸泡 10 分钟。钝性分离羊膜，剪成适当大小，上皮面朝上贴于纸上，4℃湿房保存，24 小时内使用。由于移植供体的准入标准存在一定的缺陷，很难完全排除供体为某些病毒的潜伏期携带者。目前商品化的羊膜可以提供更加安全的供体材料。

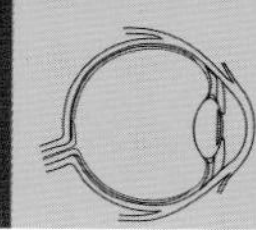

(4) 植片的植入方法：用生理盐水彻底冲洗植床，确保没有异物残留，将角膜植片覆盖在植床上，用10-0尼龙线间断缝合板层巩膜缘，共16~24针。取一片保存的新鲜羊膜置于含4mg/ml庆大霉素的生理盐水中轻轻洗涤2次后，上皮面朝上，平铺覆盖于角巩膜植床表面，若睑结膜、穹窿结膜也同时有损伤，可在穹窿部将羊膜反折覆盖于睑结膜面，用10-0尼龙线分别在角膜缘内外侧经浅层角膜、巩膜连续缝合固定，并在穹窿部加固缝合确保术毕时穹窿深度8~10mm，浅层睑板连续缝合固定，睑缘处将羊膜修剪整齐对位再形成睑缘。务必使羊膜展平，与其下组织密切接触，缝合时可能会引起出血，此时应结扎缝线，辅以轻压，待出血停止后引流羊膜下积血，再缝合羊膜。羊膜与残存结膜及移植角膜缘交汇处，羊膜均铺于下方，其少量重叠部分共同固定于下方组织。术毕球结膜下注射抗生素及地塞米松，涂糖皮质眼膏加压包扎。

2. 板层角膜移植联合羊膜移植术治疗巨大翼状胬肉

(1) 植床的制备：距胬肉头部1mm处角膜用环钻或直接徒手用刀片作板层角膜切除，与胬肉头部一起剥离至角膜缘，钝性分离胬肉组织，剪去所有结膜下增生的纤维组织，避免损伤内直肌。剪去变性的球结膜，暴露巩膜，使植床平整、光滑，并适当烧灼止血。

(2) 角膜植片的制备：在供眼角膜上制备相应大小、厚度的板层植片，具体方法见角膜移植章节。

(3) 羊膜植片的制备：见带活性角膜缘的全板层角膜移植联合新鲜羊膜移植术治疗严重眼烧伤操作。

(4) 植片的植入方法：将角膜植片用10-0尼龙线间断缝合在角膜植床上，覆盖暴露的角膜和角膜缘组织。剪取适当大小的羊膜组织，上皮面朝上，覆盖于暴露的巩膜区，10-0尼龙线间断缝合于浅层巩膜上，使羊膜紧贴于巩膜面。术毕涂抗生素眼膏，加压包扎。

3. 板层角膜移植联合羊膜移植术治疗蚕食性角膜溃疡

(1) 植床的制备：环形切除病变周围的球结膜5mm，切除范围要超过溃疡两端2mm，同时切除结膜下筋膜组织，范围要大于相应的球结膜2~3mm，如果角膜溃疡范围超过2/3周，则全周切除球结膜，暴露巩膜面6~8mm，烧灼角膜缘血管网。用角膜环钻在角膜表面划痕，超过病变区2mm，作角膜前基质板层切开，彻底切除角膜缘及角膜溃疡的病变组织、巩膜浅层的炎症组织，尤其是溃疡的潜行缘，力求切除干净。但是病变部位角膜组织溶解，基质层很薄弱，易穿通，故该部位仅用刀片将病灶表面的炎症组织轻轻刮去即可，避免角膜穿孔。

(2) 角膜植片的制备：根据病灶切除面的大小和形状制作部分板层或带巩膜缘的全板层角膜植片，植片厚度与植床深度相当。如果病灶范围<2/3圆周，尚未累及瞳孔区者，采用半圆形或新月形植片；当病灶范围>2/3圆周，但瞳孔区尚健康者，采用指环形植片；如果病变已累及瞳孔区，则采用全板层角膜移植。

(3) 羊膜植片的制备：见带活性角膜缘的全板层角膜移植联合新鲜羊膜移植术治疗严重眼烧伤。

(4) 植片的植入方法：如果蚕食性角膜溃疡已经穿孔，则取较穿孔部位大1~2mm的羊膜铺平伸展，以11-0或10-0尼龙线固定于穿孔周围3针，并保持一定张力，同时利用黏弹剂帮助回纳脱出的虹膜组织；羊膜上皮面朝上，平铺于巩膜创面和角膜创面上，羊膜的大小与角巩膜创面相一致。剪除多余的羊膜。巩膜侧用8-0可吸收缝线连续缝合将其固定在巩膜上。角膜创面用10-0尼龙线间断缝合将其固定在角膜上。将板层角膜植片间断缝合于植床。将结膜缝合固定在巩膜表面，覆盖部分羊膜，距角膜缘约5mm。术毕结膜下注射抗生素和地塞米松，结膜囊涂眼膏，加压包扎。

4. 板层角膜移植联合羊膜移植术治疗角膜溃疡、角膜穿孔

(1) 植床的制备：利用环钻或手术刀划痕，根据病灶范围，新月形或半月形板层切除病变区角膜组织，一般超出病变组织0.5~1mm。如果病灶范围过大，则将包括角膜缘的病变组织及相应球结膜清除。前房内注入缩瞳剂，利用黏弹剂尽量还纳脱出的虹膜组织。

(2) 角膜植片的制备：根据植床范围，制作直径大于植床0.25~0.5mm的板层角膜植片或全板层角膜植片。

(3) 羊膜植片的制备　详见带活性角膜缘的全板层角膜移植联合新鲜羊膜移植术治疗严重眼烧

伤操作。

(4) 植片的植入方法：取较穿孔区直径大 2~3mm 的羊膜组织（单层或多层），平铺于穿孔区植床，周围 10-0 或 11-0 尼龙线间断固定于穿孔表面，然后将角膜植片间断缝合于植床，确保羊膜在层间平伏于穿孔区之上。如果此时虹膜组织仍然嵌顿于穿孔部位，则在角膜对侧作小的透明角膜切口，前房注入黏弹剂，分离嵌顿的虹膜组织，形成前房。还有的术者制备好植床后，先将板层角膜植片间断缝合于植床上，再将羊膜上皮面朝上平铺于板层角膜植片上，并覆盖球结膜缺损区，交界处羊膜均置于结膜下方，缝合固定于巩膜及球结膜上。术后戴软性接触镜或绷带加压包扎。

三、术后处理

1. 带活性角膜缘的全板层角膜移植联合新鲜羊膜移植术治疗严重眼烧伤　对于眼烧伤的急性期患者，术后予以 1 周维生素 C 2g、糖皮质激素（地塞米松 10mg）及抗生素静脉滴注，换药后眼局部用糖皮质激素滴眼液、10% 维生素 C、2%EDTA-2Na、乙酰半胱氨酸等滴眼液 2~3 周，1%CsA 滴眼液 6 个月以上，有条件可用 FK-506 滴眼液。对于稳定期接受手术的患者，治疗同角膜缘干细胞移植，局部用抗生素滴眼液、糖皮质激素滴眼液、FK-506 滴眼液或 1%CsA 滴眼液、人工泪液滴眼液。

若术后发现充血、视力下降、植片混浊水肿等免疫排斥现象，可用糖皮质激素冲击疗法治疗。有学者采用全身静脉点滴，但临床上发现仅眼局部冲击疗法亦可达到良好疗效，包括球旁注射甲泼尼龙 20mg（可 1/w 或 2/w），局部加用 FK-506 滴眼液，频点糖皮质激素、1% CsA 滴眼液。

术后 3~4 个月以后可以拆除板层角膜缝线。若术后发现有新生血管长入植片，可以及时拆除该处缝线。拆线可以诱发排斥反应的发生，在拆线时可以加大抗排斥反应药物的用量。

2. 板层角膜移植联合羊膜移植术治疗巨大翼状胬肉　术后 24 小时换药，然后开放点抗生素、糖皮质激素、促角膜上皮生长因子或人工泪液滴眼液，用药 1 个月左右。14 天左右拆除羊膜缝线，1 个月以后拆除角膜缝线。

3. 板层角膜移植联合羊膜移植术治疗蚕食性角膜溃疡　术后眼局部用抗生素、糖皮质激素、FK-506 滴眼液或 1%CsA 滴眼液、人工泪液滴眼液，2 个月以后逐渐减量，1%CsA 滴眼液可以持续用药 6 个月至 1 年。若术后发现充血、视力下降、植片混浊水肿等免疫排斥现象，可采用糖皮质激素冲击疗法治疗。有学者采用全身静脉点滴，但临床上发现仅眼局部冲击疗法亦可达到良好疗效，包括球旁注射甲泼尼龙 20mg（可 1/w 或 2/w），局部加用 FK-506 滴眼液，频点糖皮质激素、1% CsA 滴眼液。

术后 3~4 个月以后可以拆除板层角膜缝线。若术后发现有新生血管长入植片，可以及时拆除该处缝线。拆线可以诱发排斥反应的发生，在拆线时可以加大抗排斥反应药物的用量。

板层角膜移植联合羊膜移植术治疗角膜溃疡和角膜穿孔，术后根据眼部情况，可以给予全身抗生素、糖皮质激素静脉点滴 3~7 天，也可以仅眼局部加强用药，予抗生素滴眼液、糖皮质激素滴眼液、1% CsA 滴眼液，逐渐减量，维持用药 3 个月左右。对于角膜溃疡患者，对并存的原发眼病进行相应的治疗。

术后 3~4 个月以后可以拆除板层角膜缝线。若术后发现有新生血管长入植片，可以及时拆除该处缝线。拆线可以诱发排斥反应的发生，在拆线时可以加大抗排斥反应药物的用量。

四、手术并发症

1. 后弹力层穿孔　这是术中最严重的并发症，易发生在深板层角膜移植术时，若破孔较小可继续完成植床的制作；若破孔较大可改为穿透性角膜移植术。术中一旦发生后弹力层穿孔，可采用前房注气恢复前房，也可用黏弹性物质形成前房，但要注意前房气体不可多于 50%，以免眼压升高。而过多的黏弹性物质可扩大后弹力层撕裂。如果本来眼球已经穿孔病例，可以在开始制备角膜植床时，安放 Flieringa 环，以支撑巩膜。

2. 术后双前房　首先采用加压包扎，同时可口服乙酰唑胺。若观察 1~2 周无效，应尽早考虑行穿透性角膜移植术。

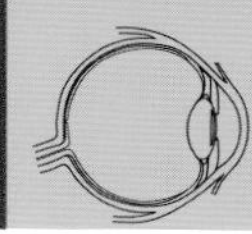

3. 持续性角膜上皮缺损（persistent corneal epithelial defect，PCED）　术中一定要注意保护角膜植片的上皮细胞以避免受损。如果发生了角膜上皮缺损，可以包扎双眼，局部涂抗菌眼膏，或者戴软性接触镜促使角膜上皮愈合；若为 PCED 则可行暂时性或永久性睑裂缝合术。

4. 角膜层间新生血管　易发生于化学伤及热烧伤的患眼，有报道术后在角膜植片与植床层间发生新生血管增殖者为 16.7%（3/18 眼）~60.9%（14/23 眼）。新生血管长入植片与植床间，可应用皮质类固醇激素治疗，早期拆线可能阻止新生血管的发展，β 射线照射角膜缘新生血管也可抑制其发展。

5. 翼状胬肉复发　翼状胬肉是眼科常见病、多发病，其复发率可高达 20%~70%。有报道板层角膜移植联合羊膜移植术治疗巨大翼状胬肉 12 眼，术后随访 6~20 个月，无 1 眼复发，而单纯行羊膜移植术的对侧 12 眼，有 3 眼复发。

6. 排斥反应　带活性角膜缘的全板层角膜移植联合新鲜羊膜移植术治疗严重眼烧伤，术后发生的排斥反应多为上皮型排斥反应，于术后 1~6 个月发生，可以见到典型的上皮排斥线，排斥反应发生率在 16.7%（3/18 眼）~26.7%（4/15 眼），羊膜植片未见排斥反应发生。

板层角膜移植联合羊膜移植术治疗蚕食性角膜溃疡，术后辅以糖皮质激素、1% CsA 滴眼液眼局部治疗，随访 10~18 个月，15 例（16 眼）均未见复发，无排斥反应发生。

板层角膜移植联合羊膜移植术治疗角膜溃疡、角膜穿孔，国内报道未见有角膜植片及层间羊膜组织发生排斥反应。

参考文献

1. 李凤鸣．眼科全书．北京：人民卫生出版社，1996.
2. 刘红山，龚向明，李献华，等．自体结膜移植术联合角膜移植术在眼部烧伤治疗中的临床应用．临床眼科杂志，1997，5：132-134.
3. 徐风芹．翼状胬肉切除自体角膜上皮和结膜移植观察．眼外伤职业眼病杂志，2005，27：454-455.
4. 韩梅，武桂芳，林锦庸．自家纯角膜上皮移植术在翼状胬肉手术中的应用．中国实用眼科杂志，1995，4：214-217.
5. 祝磊，孙秉基，贺炎，等．新鲜羊膜联合带活性角膜缘的全板层角膜移植治疗早期严重眼烧伤．中国实用眼科杂志，2001，19：901-903.
6. 吴晓民，连洁，林朝斌．全板层角膜移植联合羊膜移植重建眼表．眼外伤职业眼病杂志，2001，23：444.
7. 熊贞燕，周辉，张倩，等．羊膜联合板层角膜移植治疗巨大翼状胬肉．眼科新进展，2004，24：297.
8. 吴文灿，王平宝，刘双珍．全板层角膜移植联合羊膜移植治疗 Mooren 病并多发性穿孔．中国实用眼科杂志，2003，21：559-560.
9. 王亚冬，陈永汉，梁慷．板层角膜移植联合羊膜层间植入治疗重症蚕蚀性角膜溃疡．国际眼科杂志，2003，3：51-53.
10. 贾桂芹，穆祥云，冯金玲．板层角膜移植联合羊膜层间充填治疗角膜溃疡．中国实用眼科杂志，2003，21：655-656.
11. 王玉宏，赵东卿，孙秉基．部分板层角膜移植联合层间羊膜填垫术治疗穿孔性角膜溃疡．眼科研究，2003，21：519-520.
12. Thoft RA，Friend J. The X，Y，Z hypothesis of corneal epithelial maintenance. Invest Ophthalmol Vis Sci，1983，24：1008.
13. Kruse FE. Conjunctival transdifferentiation is due to incomplete removal of limbus basal epithelium. Invest Ophthalmol Vis Sci，1990，31：1903-1909.
14. Kim JC，Tseng SCG. Transplantation of preserved human amniotic membrane for surface reconstruction in severely damaged rabbit corneas. Cornea，1995，14：473-484.
15. Abrahan S，Daniel M，Pinnita P. Amniotic membrane grafts for nontraumatic corneal perforations，descemetoceles and deep ulcers. Ophthalmology，2002，109：694-702.
16. Schermer A，et al. Differentiation-related expression of a major 64K corneal keratin in vivo and in culture suggests limbal loation of corneal epithelial stem cells. J cell Biol，1986，103：49.
17. Kenyon，et al. Limbal autograft transplantation for ocular surface disorders. Ophthalmology，1989，96：709.
18. Tsai，et al. Human allograft limbal transplantation for corneal surface reconstructions. Cornea，1994，13：389.
19. Tsubota K，Satake Y，Kaido M，et al. Treatment of severe ocular-surface disorders with corneal epithelial stem cell transplantation. N Engl J Med，1999，340：1697-1703.

20. Fogla R, Padmanabhan P. Deep anterior lamellar keratoplasty combined with autologous limbal stem cell transplantation in unilateral severe chemical injury. Cornea, 2005, 24: 421-425.
21. Yao YF, Zhang B, Ping Z, et al. Autologous limbal grafting combed with deep lamellar keratoplasty in unilateral eye with severe chemical or thermal burn at late stage. Ophthalmology, 2002, 109: 2011-2017.
22. Hiti B, Tost F, Clemens S. Optical lamellar-penetrating keratoplasty with stem cell transplantation in high-risk cases. Ophthalmologe, 2006, 103: 523-528.
23. Shimazaki J, Maruyama F, Shimmura S, et al. Immunologic rejection of the central graft after limbal allograft transplantation combined with penetrating keratoplasty. Cornea, 2001, 20: 149-152.
24. Hill JC. Systemic cyclosporine in high-risk keratoplasty. Short-versus long-term therapy. Ophthalmology, 1994, 101: 128-133.
25. Hill JC. Systemic cyclosporine in high-risk keratoplasty: long-term results. Eye, 1995, 9: 422-428.

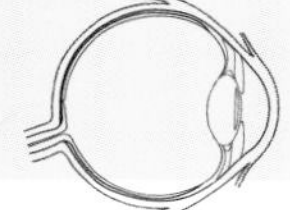
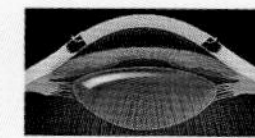
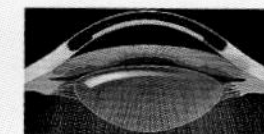
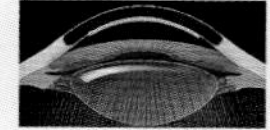
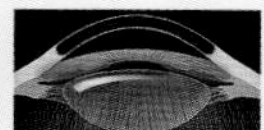

第十五章　屈光性角膜手术

手术原理：屈光性角膜手术是指通过实施角膜手术方法改变角膜组织的屈光状态的原理，以达到矫治眼屈光不正（近视、远视、散光）的目的。包括近视性、远视性、散光性和光学性角膜手术，如表层角膜镜片术、角膜内镜植入术、角膜磨镶术、放射状角膜切开术、准分子激光角膜手术、飞秒激光屈光性角膜手术等（图 15-1～图 15-8）。

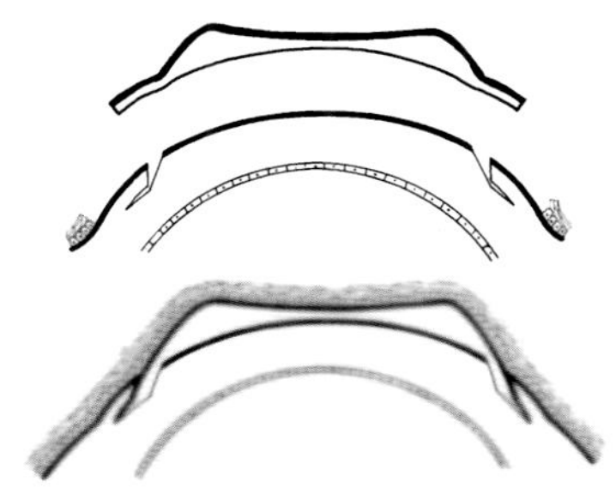

图 15-1　近视性表层角膜镜片术示意图

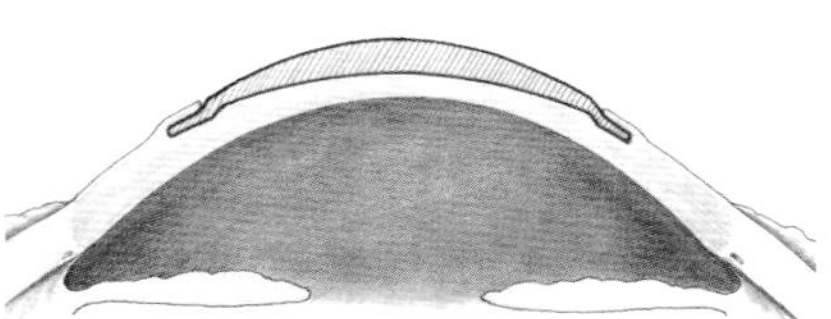

图 15-2　远视性表层角膜镜片术示意图

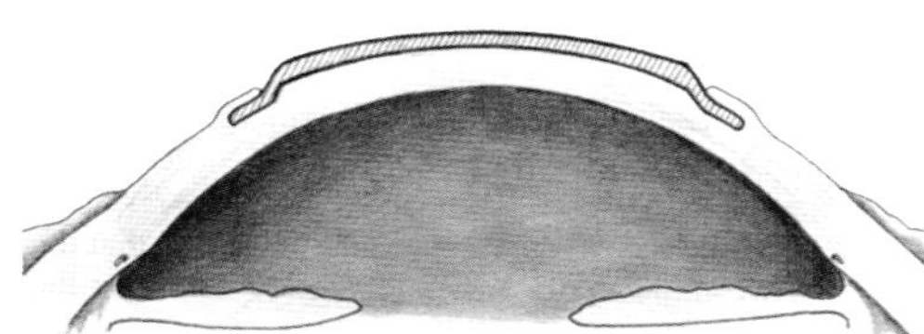

图 15-3　屈光性角膜手术示意图 - 平光表层角膜镜片术

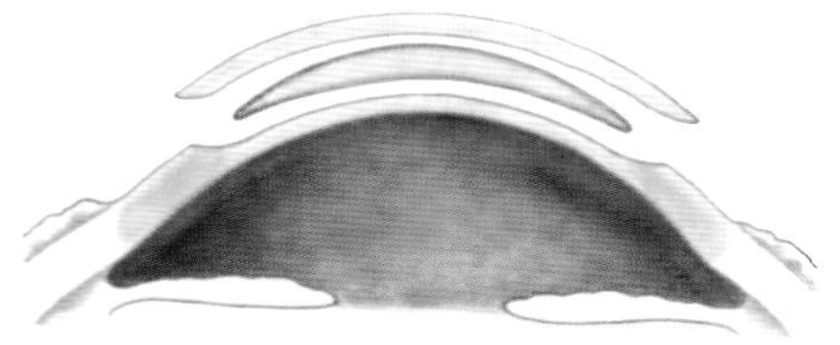

图 15-4　角膜屈光手术 - 角膜内镜植入术示意图

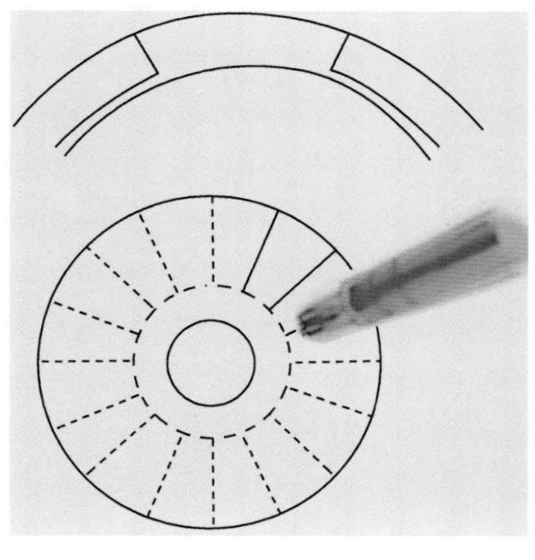

图 15-5　放射状角膜切开术

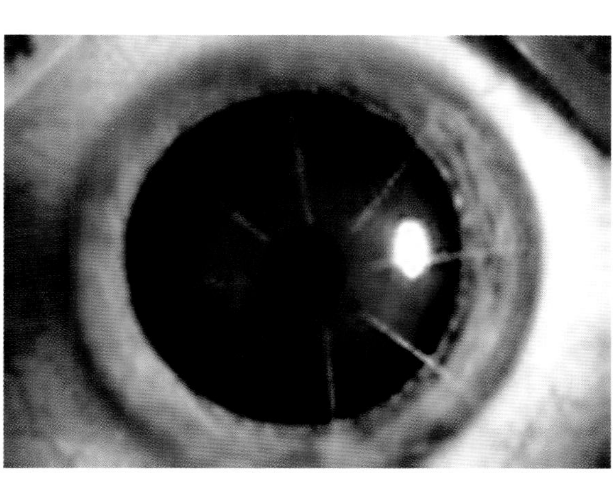

图 15-6　放射状切开

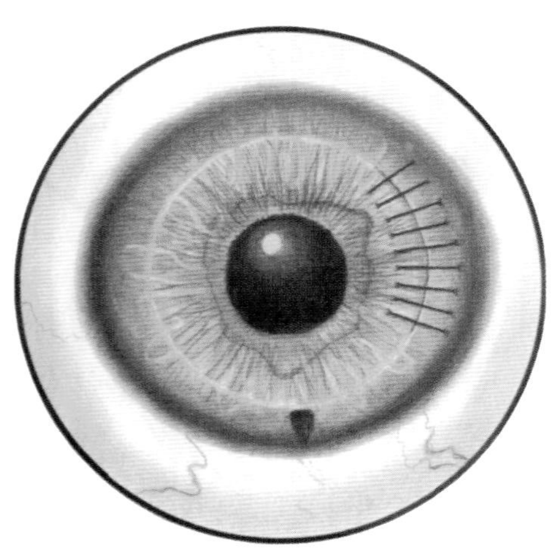

图 15-7　角膜散光手术示意图

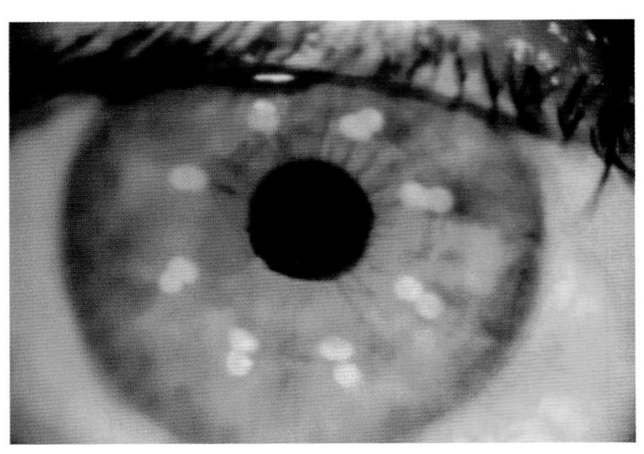

图 15-8　角膜热成形术 - 治疗老视眼

第一节　表层角膜镜片术

手术原理：表层角膜镜片术实属屈光性板层角膜移植术的一种。主要通过改变角膜曲率达到治疗和矫正圆锥角膜、无晶状体眼等所导致的屈光不正（图 15-9）。由于植床条件较好，一般无新生血管，植片多为去活细胞材料，故手术后不易发生免疫反应。

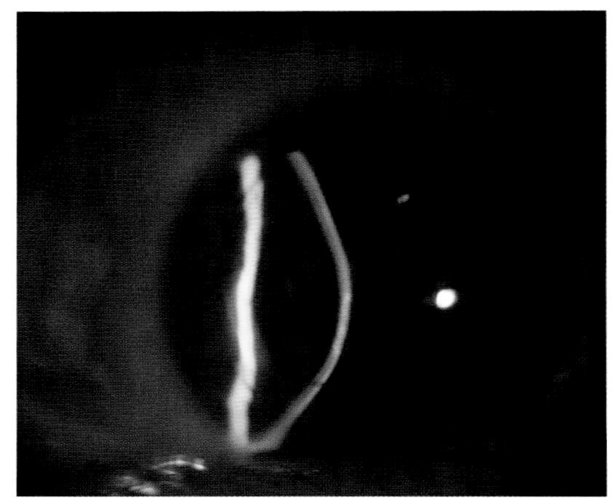

图 15- 9　圆锥角膜手术前

一、外科技术

1. 缝线固定法

(1) 术眼常规消毒铺无菌巾。

(2) 麻醉及开睑：局麻者用 2% 利多卡因和 0.75% 布比卡因对半加少许肾上腺素行球后麻醉及球结膜下浸润麻醉。开睑器或缝线开睑，缝环固定眼球或牵引固定上、下直肌。

(3) 表面角膜镜片复水：将选择的保存表面角膜镜片，连同涤纶或纱布垫取出，放入盛有 10 000U/ml 庆大霉素平衡盐溶液中，复水 15~20 分钟，镜片即变柔软并恢复透明。

(4) 定光学中心：令患者注视注视靶心，用标记器标记角膜视觉中心（图 15-10）。然后以此为中心用环钻定光区。镜片为 8mm 时，其光区一般定为 6.5mm 直径；镜片为 8.5mm 时，光区则为 7.0mm 直径。

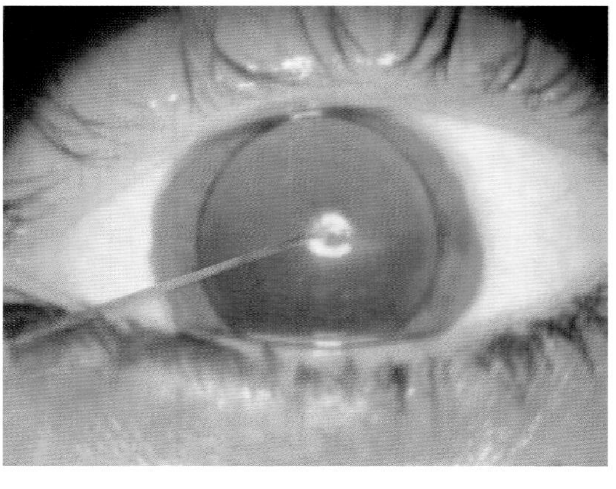

图 15-10　术中视觉中心标记

(5) 去除受体角膜上皮

1) 直接擦除或刮除角膜上皮：结膜囊滴入 1% 丁卡因，待上皮已轻度水肿，可用角膜铲或虹膜回复器直接刮除角膜上皮；也可用小海绵块直接擦除角膜上皮。直接去除角膜上皮时要注意勿损伤前弹力膜，尤其是刮除时，动作要轻，宜顺角膜弧度进行，勿呈切线方向。

2) 酒精去除上皮：剪一薄棉片或者滤纸，大于或等于光区，贴于角膜上皮表面。40% 酒精浸渍棉片或滤纸，以不向周围流注为度，约 30 秒后去掉，林格液冲洗，即见覆盖区上皮明显水肿且呈灰白色，用小海绵块很容易将上皮擦除。或用酒精槽法去上皮，一般浸泡 25~40 秒即可用角膜上皮铲去除上皮(图 15-11~ 图 15-13)。

3) 4% 可卡因去除上皮：方法大致同无水乙醇。由于可卡因作用较无水乙醇弱，因此时间略长，一般需 4~5 分钟方见覆盖区上皮水肿，用小海绵块擦除即可。本法术后反应较轻，上皮化时间短。

去除上皮的面积以等于或稍大于光区为宜，在保证光区无上皮残留的前提下，尽量减少非光区上皮损失，以利于术后上皮修复。

(6) 光学区板层环形切开：一般选择小于表面角膜镜片 1.2~1.5mm 的环钻定光区，环切深度为 0.2~0.3mm(图 15-14)。钻毕，用虹膜回复器检查切口深度是否均匀一致。检查时用镊子夹住对侧角膜缘球结膜组织以固定眼球，用虹膜回复器向角膜中心轻轻压切口内侧，即可暴露切口深度，依次探查全周切口。过浅或仅有印痕者，应补钻加深。太深的部位，在做潜行分离时，不要从切口基底部分离，要用刀片做板层切开并潜行分离。如果发现切穿前房，一般需延期手术，切穿范围超过 2 个钟点者应行显微缝合并推迟手术。如穿破口小于 2 个钟点或在 1.5mm 以下，有经验的医师可继续完成手术。钻切不均或偏位，术后易引起散光或眩光。

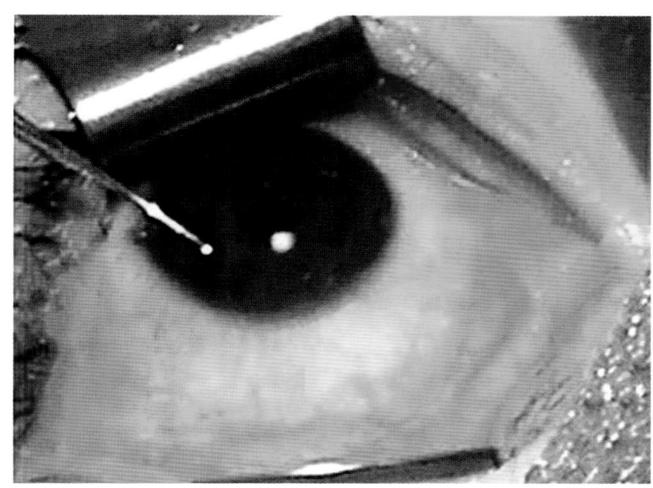
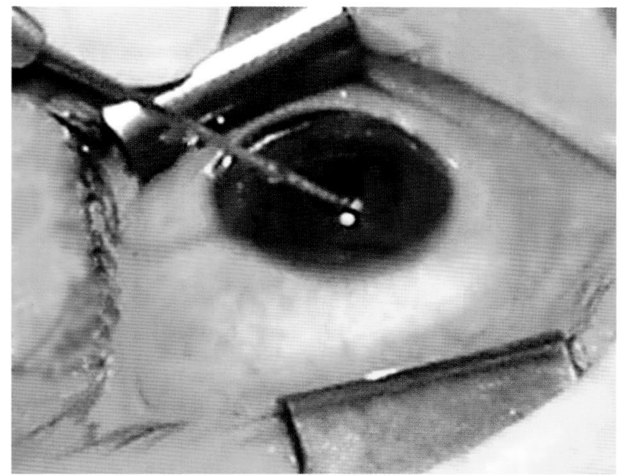

图 15-11　用角膜上皮刀去上皮

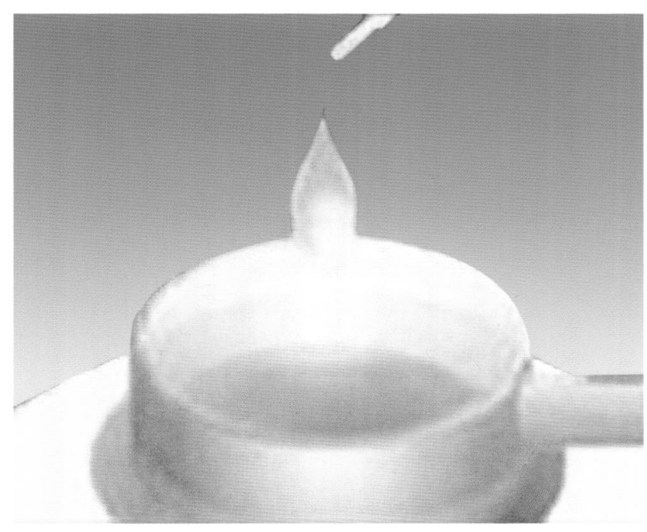

图 15-12　20% 酒精滴入酒精罩

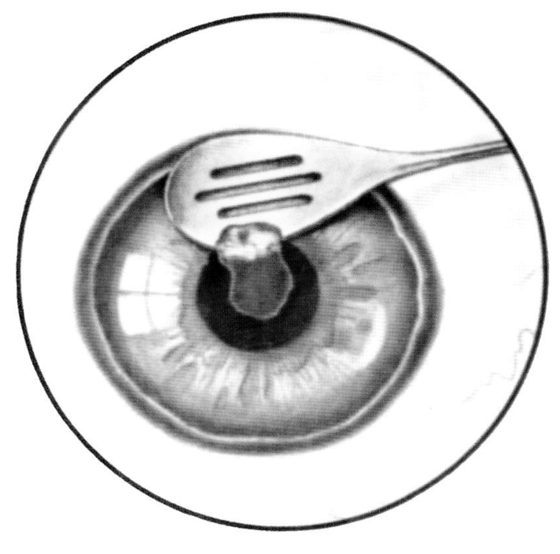

图 15-13　上皮铲去除角膜上皮示意图

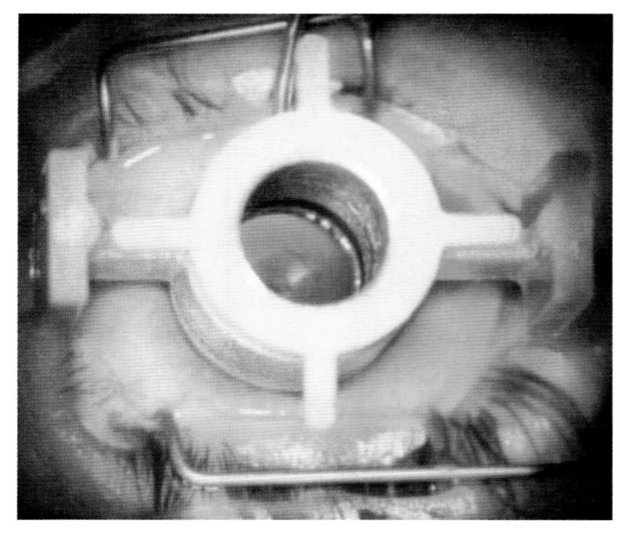
图 15-14　光学区板层环形钻切

上述诸多切口问题在使用普通环钻时或角膜手术经验不足时容易发生，使用带有可调环钻芯的环钻较普通环钻安全得多。定好深度后均匀加压环切，切忌用力过猛，以免穿破角膜。Hessburg-Barron 真空环钻是一种较理想的钻切工具，该环钻为双层真空系统，外环套与内环刀共同起吸附固定作用。内环刀与环钻手柄相连，并有刻度，每顺时针旋转一周环切深度为 0.25mm。用该环钻钻切的角膜切口深度均匀一致，不易偏斜，可减少术后散光。使用本环钻时应稍加训练，体会产生负压时环钻与角膜连动的力量。一般由助手持与环钻相连的注射器，先将注射器活塞推到底，待手术者将环钻定位于角膜上后，稍加压使角膜呈环状均匀下陷，助手快速抽吸注射器活塞，使环钻形成真空与角膜吸附，这时稍放松环钻即有被吸于角膜并与角膜连动之感觉，稍倾斜时一侧被压陷，另一侧将角膜提起，说明环钻已被吸附，此时助手也感到注射器活塞有一种回弹力，旋转环钻手柄达预切深度后，让注射器活塞弹回，负压消失，取下环钻，检查切口深度。

双钻口环钻也可用于表层角膜镜片术，该环钻为相差 0.5mm 同心圆双钻口，一次可钻出两个角膜板层环切口，以便作为两同心圆间的楔形切除，利于镜片固定，似能增加矫正量。目前已少用该法，因环状楔形切除常导致切除不规则，术后产生明显散光。

(7) 角膜板层潜行分离：潜行分离板层角膜主要是为了嵌入角膜镜片翼边，可用圆形角膜刀或分离铲完成(图 15-15)。潜行分离距离为 0.5~1.0mm。分离时，一手用镊子夹住环形角膜切口外唇或相应处角膜缘，以固定眼球并使切口张开，另一手用刀片或分离铲沿环形角膜板层切口底部向外做潜行分离，分离深度与环切深度相同，分离方向与角膜表面平行。分离过深，易引起低矫；分离太浅，易引起过矫；分离深度不均，则易导致术后散光。

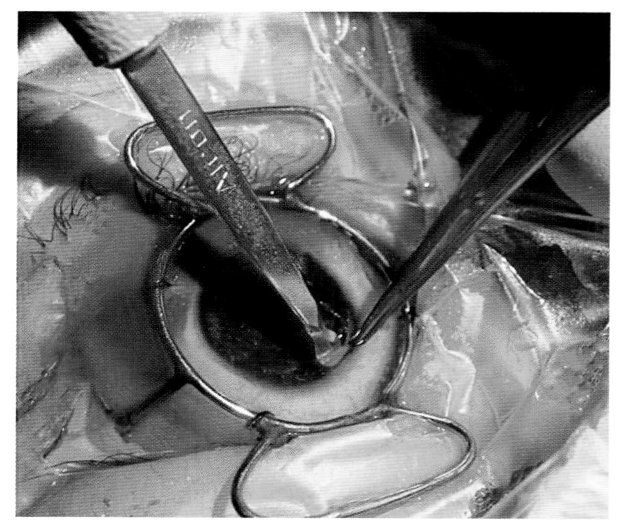
图 15-15　潜行分离

在潜行分离过程中，尤其是用刀片分离时，刀刃始终要与角膜平面平行。刀刃上翘，会使切口变浅；过度上翘则可切透周边板层角膜环切缘，致嵌入镜片翼边后上翘裂开，影响愈合，引起散光。裂口较大时，翼边则不易嵌入。如刀刃向下倾斜，则使切口加深，刀尖的过度倾斜易切穿深层角膜，引起房水外溢。如果穿孔较大，需延期手术，并缝合相应处环切口；破口较小，有较多角膜手术经验者，可继续完成手术。

在用分离铲做潜行分离时，切忌用力过猛和分离过远，以免造成不必要的损伤。分离时，铲柄与分离部位的角膜环切线成 15°~30° 夹角，勿呈 90° 角，因垂直分离，作用力为刺入作用，不易掌握深浅及剥离距离。

完成角膜板层潜行分离后，用虹膜回复器检查分离深度及距离是否均匀，然后一边轻轻翘起分离瓣，一边用平衡盐液冲洗，或用 18 号钝针头(冲洗针头)直接伸入层间冲洗，避免残存的上皮细胞滞留层间。

(8) 缝合：将完全复水的表面角膜镜片展平并置于植床上，再仔细检查镜片质量，看翼边是否完整，切削面是否光滑，有无纤维及异物附着，凹透镜者是否周边厚中央薄。如无差错，用 10-0 尼龙线间断缝合镜片。先用双脚镊固定并缝合 12 时处，然后依次缝合 6 时、3 时、9 时，再行子午线对称补缝至 16 针。最后

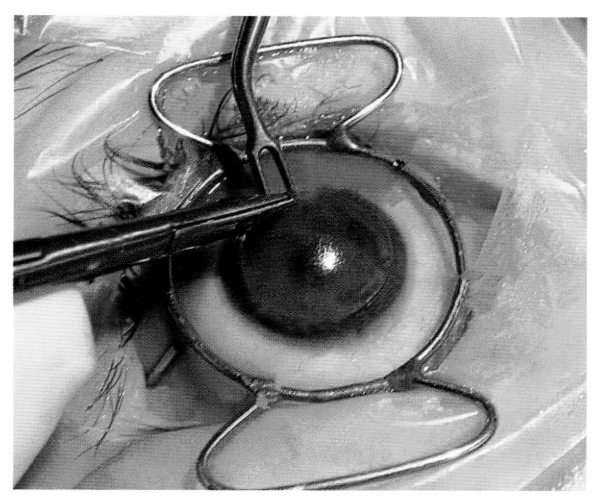
图 15-16　表面镜片手术 - 缝合第 1 针

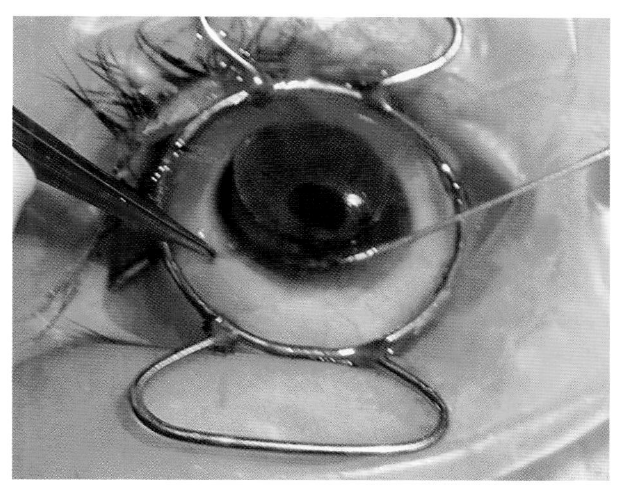
图 15-17　穿刺前房，降低眼内压，便于缝合和压平圆锥

用虹膜回复器展平镜片并嵌入角膜分离板层间，将线结埋入（图 15-16~ 图 15-18）。

缝合技巧：距镜片翼边 0.5~0.75mm 进针，穿过翼边组织（不穿过全层），于角膜环切口外侧 0.5~0.75mm 处即潜行分离底部出针，结扎三扣。缝合在各子午线上对称进行，结扎的拉力均匀一致，以避免手术源性散光。如果术前存在散光，应在屈光力较大的经线上结扎松一些，在屈光力较低的经线上结扎紧一些，此法只能矫正部分散光；如果散光度数较高，可联合角膜松解切开术以矫正之。缝线完成后，应将线结埋藏。埋藏线结的方向为由角膜镜片面拉入，使线结穿过角膜组织镜片达受体角膜浅层。这样一方面便于拆线，另一方面可防止由受体面拉入时将上皮细胞带入层间形成上皮囊肿。

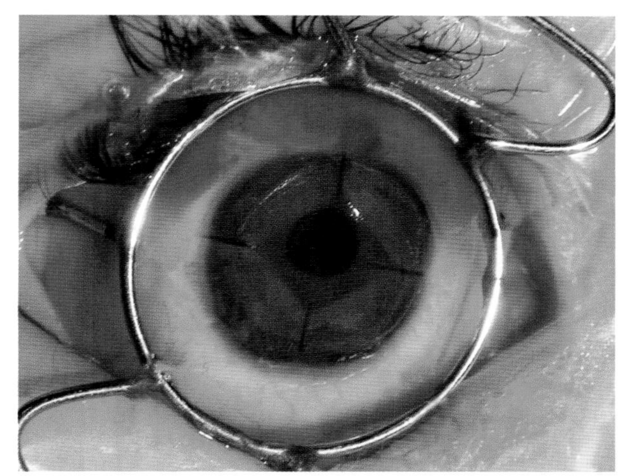
图 15-18　缝合第 4 针后植片皱褶呈正方形，圆锥被压平

(9) 嵌入角膜镜片翼边：缝线完成后，需将镜片嵌入分离的角膜层间，以利于镜片的固定和上皮化。常用的方法有以下两种。

1) 虹膜回复器法：用显微虹膜回复器置 2 根缝线之间，先向角膜中央扒压镜片翼边，暴露环切口时再将回复器前推，使其进入板层分离间隙内，轻上翘，待翼边进入层间分离袋后，左右活动回复器以展平镜片翼边（图 15-19）。

2) 镊子嵌入法：合拢显微线结镊于相邻两缝线间，轻轻扒压镜片翼边，翘起环切口板层角膜使镜片翼边弹入层间分离袋，此时松开镊子，靠弹力张开的镊子可展平角膜镜片翼边，缝线处也可用镊子进一步展平翼边。如因缝合或分离袋过近而致翼边卷曲，应拆除缝线，重新缝合或加深层间袋后再缝。

(10) 调整缝线：植片靠张力缝合将圆锥压平，而张力缝合难免会出现散光，调整缝线的目的在于减轻或消除散光，可用以下 3 种方法完成。

1) 手术角膜曲率计：此为安装在手术显微镜上的投射装置，启用后可在角膜上投照两个圆圈。调整两圆圈的距离，使二者相切时即为该经线之屈光力。先调水平位（180° 轴），再调垂直位（90° 轴），并记录其值。比较二者屈光力，存在参差时，说明有散光存在，将角膜曲率计调整于任子午线方位，使两经线屈光度读数相等，然后调整缝线松紧，使角膜曲率计中两圆相切为止。

2) 微型角膜曲率计：此为手持小型角膜曲率计。缝线完成后，手持角膜曲率计，使平置于显微镜同轴光下，调整与角膜的距离，直至角膜上出现清晰的环形投影为止，观察投影环是否规则，并通过调整缝线使其变规则。

3）微型 Placido 盘：此盘与上述小型角膜曲率计原理相似，都是通过投影环来反映角膜屈光状态的。如果投影正圆而规则，说明无明显散光；若投影为椭圆形，说明有规则性散光，调整相应缝线可矫正之；如果投影不规则，提示有不规则散光，应调整多条缝线方可矫正。

（11）手术结束：手术结束时结膜下用药、加压包扎等参见有关章节。

2. 无缝线固定法　上述的缝线法固定表面角膜镜片常存在以下问题：①缝线费时，术者需有熟练的显微手术技巧。②缝合创伤重。③缝合的松紧对屈光影响较大，可致低矫、过矫及散光。④缝线刺激可影响上皮愈合及血管新生，有时上皮细胞可沿缝线长入基质或层间。⑤缝合应力太大时，还可引起角膜后弹力膜皱褶及内皮细胞减少。⑥需拆线。拆线时再次引起创伤，而且有撕脱镜片的危险。

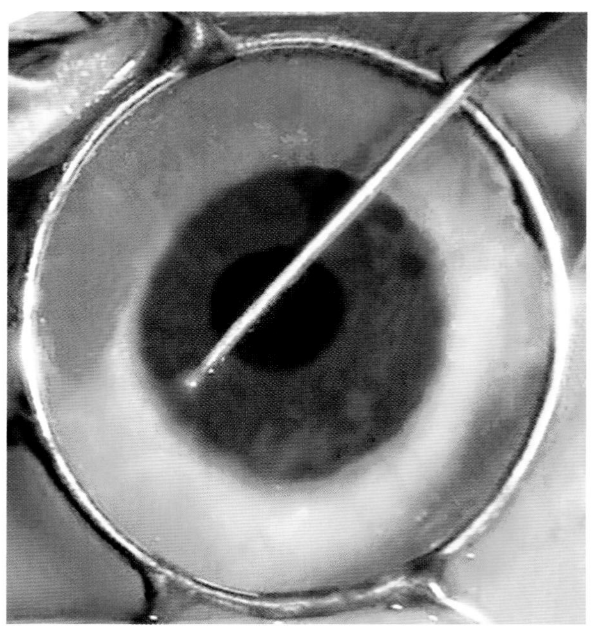

图 15-19　将角膜镜片翼边嵌入

为了克服上述缺点，许多学者设想不用缝线，而是用黏合剂、激光等方法将镜片固定，并进行了大胆的尝试，取得了一定效果。

（1）黏合剂固定法

1）生物黏合剂：1988 年，Rostorn 等曾用市售的生物黏合剂进行实验研究，使 80% 的植片得到了保留。Tisseel 生物黏合剂是由经低压冷冻干燥的人血浆蛋白提纯制得，主要含纤维蛋白原和凝血酶。使用方法：用前先进行预防性热处理，一般为 60℃ 30 小时，主要目的是灭活病毒，以减少病毒传染机会。使用时将黏合剂滴在已完成的环状切开处、潜行分离袋及去除了上皮的受眼角膜表面，涂匀后将镜片盖上，并使翼边嵌入分离袋内，翼边前后面均应有黏合剂与受体组织接触，以保证粘连牢固。术毕戴接触镜或角膜盾，也可暂时行睑裂缝合。

2）天然黏合剂：MAP 是一种重复加氨基酸聚合物的黏合剂。该黏合剂使用后 72 小时方可产生足够的黏合力，故手术时仍需暂时缝线使镜片固定 72 小时，等黏合剂发挥作用后再行拆除。该方法虽然需要缝合，但这种缝合远较一般表层角膜镜片术为少，通常为 8 针。Robin 等（1988）在表层角膜镜片术中应用 MAP 及氧化酶交互连接剂（COX）滴在植床上及环切口内，涂匀后缝合 8 针，术后 72 小时拆线，15 例中 11 例镜片得到保留，而对照组则全部脱落。

理想的黏合剂应具备以下条件：①生物黏合力强，发生黏合时间短，持续时间长；②生物相容性好，抗原性低或无，不引起免疫排斥反应；③易消毒保存，无疾病传染危险；④光学性能好，屈光指数接近角膜组织；⑤性质稳定，不易被生物酶类（脂肪酶、蛋白酶等）降解。

（2）激光固定：应用激光使两分离的组织接合又称激光的生物焊接作用，主要是利用激光的热效应使角膜组织接合在一起。常用的焊接激光为 CO_2 激光。在表层角膜镜片术中应用 CO_2 激光束对表面角膜镜片翼边进行封闭焊接，可使镜片较牢固地固定于植床上，从而省去缝线。手术时，先将表面角膜镜片翼边展平，用 CO_2 激光束均匀地封闭镜片边缘。可封闭一周，也可穿插封闭 2 周，使用的能量为 100~200mW，以使镜片边缘轻微变白或收缩为适度，切勿焦化或炭化。

无缝线表层角膜镜片术是一种较有前途的手术方法，主要适合于无张力的表层角膜镜片术，它的简便易行已引起许多学者的关注，目前已有多篇实验报告，但临床报道尚少，有待进一步研究。

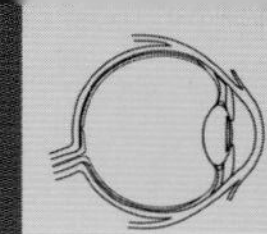

二、术后处理

1. 术后常规用药　按角膜移植术后常规用药。手术当天给予抗生素静脉滴注，以预防感染，共4天。同时给予地塞米松5~10mg静滴，4天后减量，1周后改为口服糖皮质激素，维持3~6个月。可同时口服维生素C、维生素B_2、鱼肝油丸等。

2. 球结膜下注射　术后常规行结膜下注射地塞米松2mg+林可霉素0.2ml，隔日一次，共3次。

3. 术眼包扎　术后双眼包扎至上皮完全修复。上皮修复前一般不用糖皮质激素滴眼，只用抗生素眼液及眼膏。上皮修复一般需3~7天，荧光素染色无缺损为上皮化完全，此时可用糖皮质激素及CsA点眼，维持1个月。

术后戴角膜接触镜或角膜盾者，只需包扎术眼即可。待上皮完全修复后，即可去掉接触镜及角膜盾，滴用糖皮质激素及抗生素眼药。

4. 换药　术后第3天开始换药，以后每天换药，换药时注意观察伤口愈合及缝线情况。上皮修复后，水肿消退，缝线变松，说明组织愈合，可拆除缝线。拆线时间，一般在术后3~6个月，遇有新生血管长入时，应随时拆除该处缝线。

行睑裂缝合者，术后5天可拆除缝线，如上皮化良好可开放点眼，若仍未上皮化，可再度缝合睑裂或戴接触镜。

5. 术后检查

(1) 视功能：一般从术后3天开始查视力并记录。术后1周（上皮化后）可行角膜曲率测量。若视力久不恢复，应认真查明原因，及时处理。小儿弱视治疗应在拆线后2周进行。术后3个月视力基本稳定，若出现欠矫或过矫，可通过配镜矫正，也可应用准分子激光调整。

(2) 角膜知觉：角膜的感觉是由睫状神经（三叉神经鼻睫支）支配的。睫状神经从角膜实质层的中间水平进入周边角膜，呈放射状向前穿过前弹力膜，分布于角膜上皮层。表层角膜镜片术是在去除了上皮的受体角膜表面移植具有一定屈光度的镜片，一般所采用的表面角膜镜片系经干燥保存之组织片，镜片基质内角膜细胞均已失去活性。术后尽管由受体上皮修复，宿主的角膜细胞逐渐进入镜片基质，但镜片的神经支配情况如何，目前尚缺乏研究。事实上术后角膜感觉有相当程度的减退，随着时间推移，角膜的敏感性逐渐恢复，从而提示宿主的角膜神经能够支配供体角膜镜片。Beuerman等（1982）的组织学研究发现，表面角膜镜片内有少许的神经轴突长入。

Koenig等（1983）对供体镜片的角膜上皮敏感性及其类型进行了研究，指出表层角膜镜片术后角膜的敏感性是减退的，其恢复时间约2~21个月。杨朝忠应用自己发明的非接触性角膜感觉仪（专利号：91211949·7）（图15-20）对表层角膜镜片术后的角膜知觉进行测量，发现术眼感觉减退，随着时间的增加逐渐恢复，平均时间为3~5个月。 这和Koenig等的结果基本一致，说明表层角膜镜片术后角膜敏感性与角膜镜片的厚度无关。

(3) 表面镜片：术后镜片的命运事关手术的成败，故应详细记录上皮修复情况、镜片水肿情况及镜片翼边愈合情况。术后第3天即可在裂隙灯下行荧光素染色检查上皮化情况。

(4) 角膜层间：裂隙灯下观察层间有无混浊、积血、囊肿生长等，发现问题及时处理，严重者应更换镜片。

(5) 受体角膜：检查前弹力膜是否有损伤、基质水肿否、后弹力膜有无皱褶、内皮有无水肿等；必要时行内皮照相，观察其形态及数量变化，并与术前比较。角膜圆锥消失(图15-21~(图15-29)。

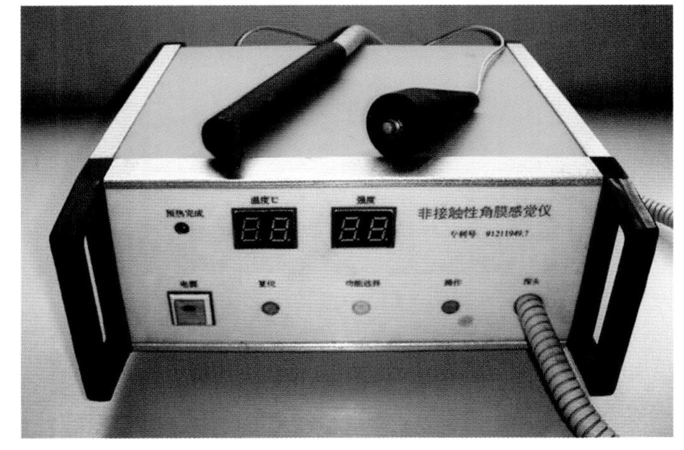

图15-20　杨朝忠发明的非接触性角膜感觉仪

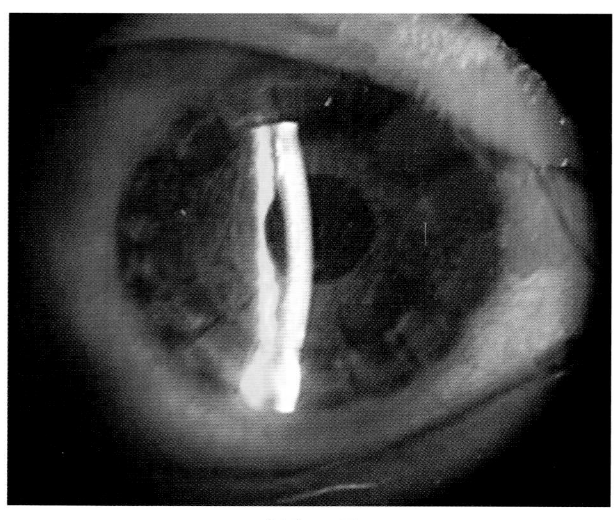

术后 15 天

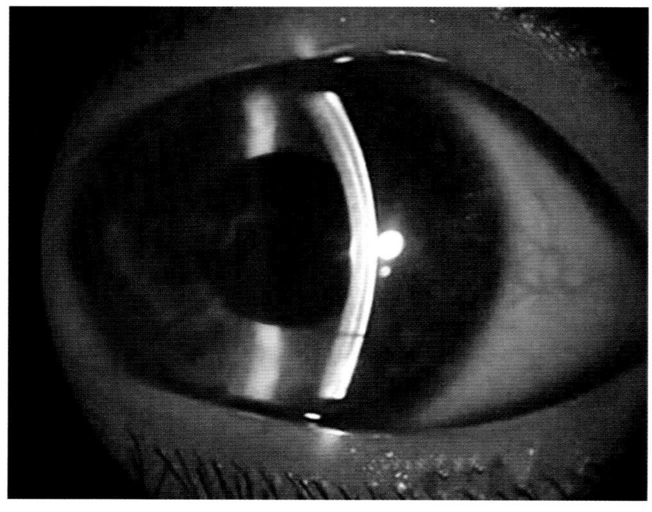

术后 1 个月

图 15-21　表层角膜镜片术后(裂隙相)

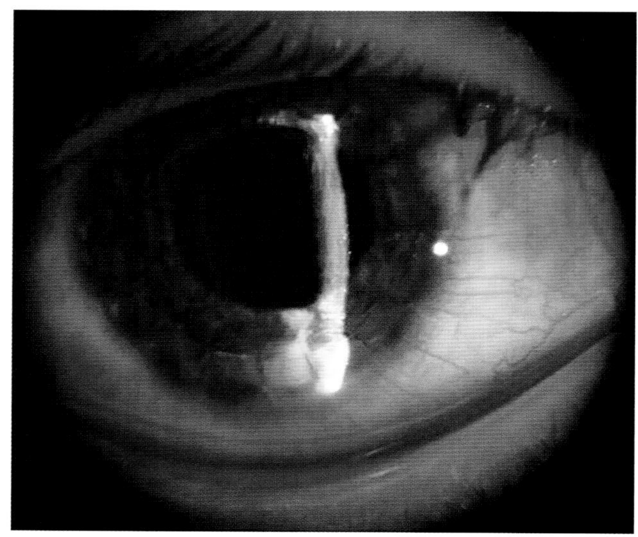

图 15-22　表层角膜镜片术后 3 天,圆锥消失,无双前房

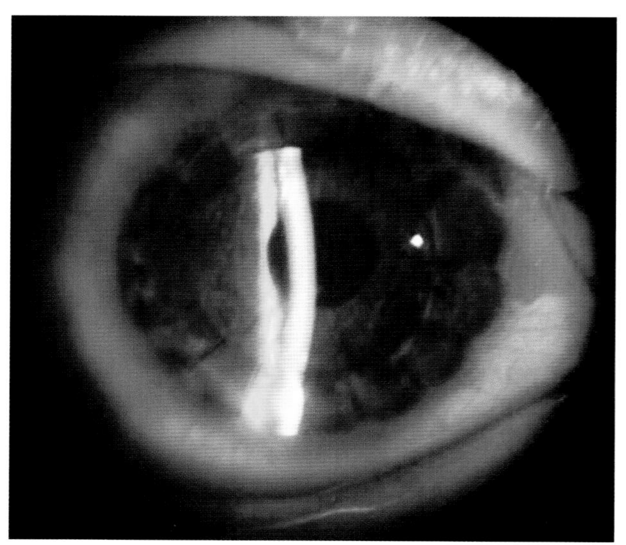

图 15-23　表层角膜镜片术后 5 天,植片透明,圆锥消失

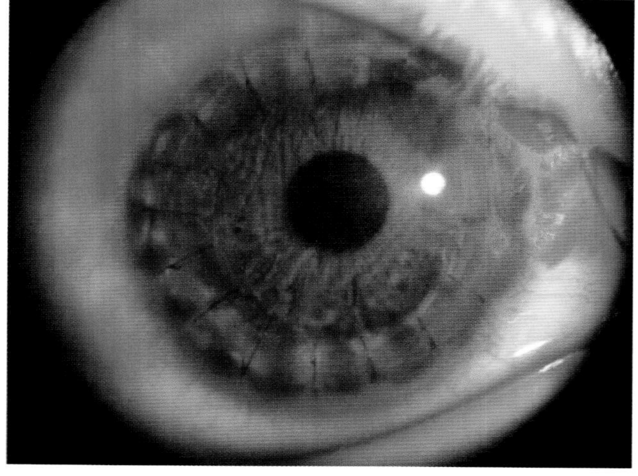

图 15-24　表层角膜镜片术后 1 周,圆锥消失

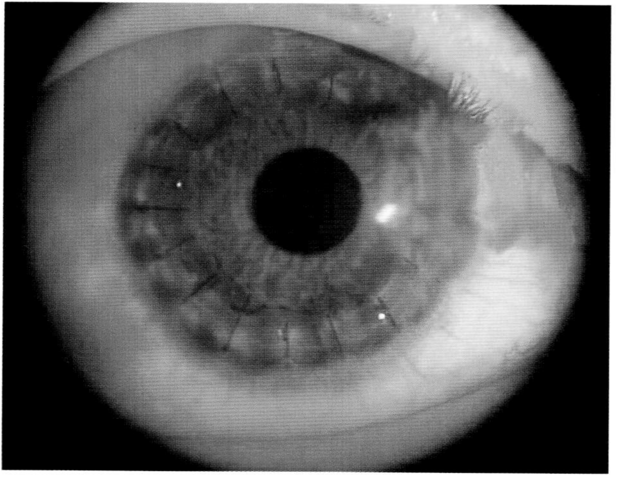

图 15-25　表层角膜镜片术后 10 天,植片透明,视力 0.3

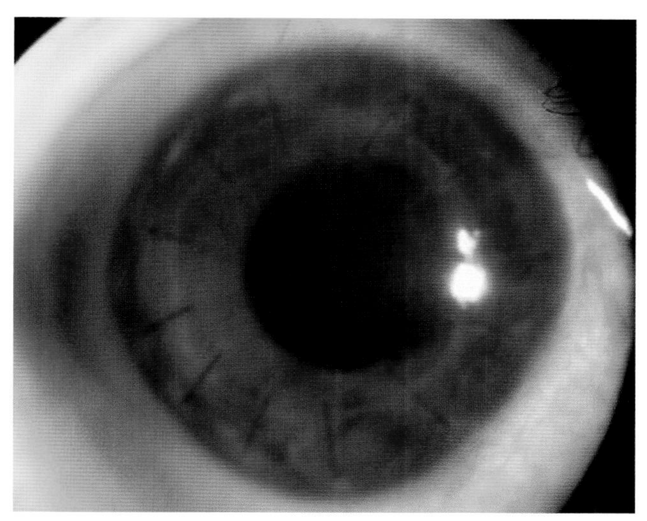

图 15-26　EP 治疗圆锥角膜术后 1 年，视力 0.8

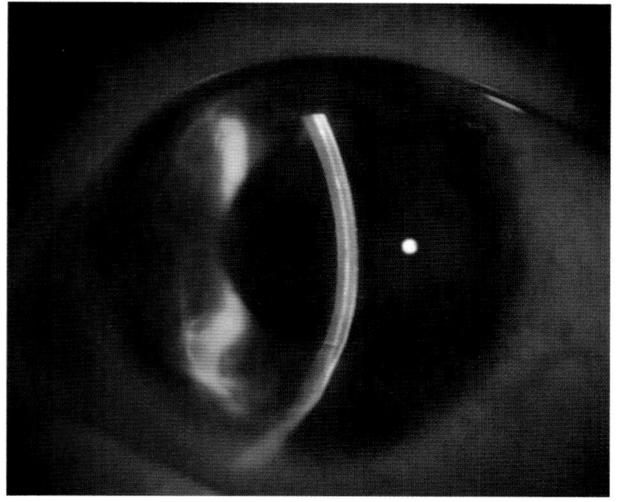

图 15-27　EP 治疗圆锥角膜术后 1.5 年，视力 1.0

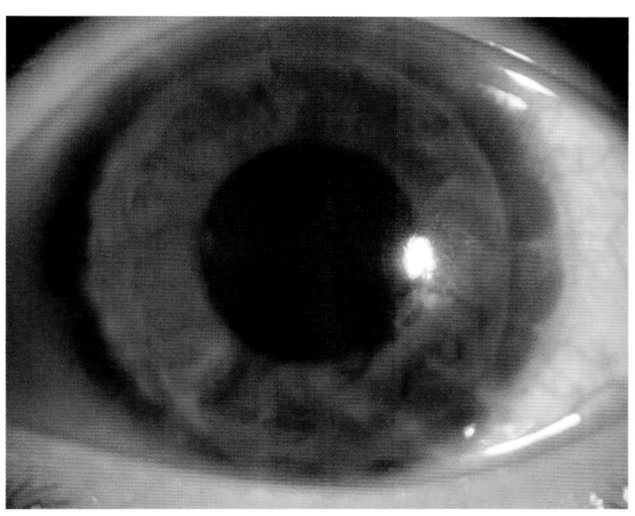

图 15-28　EP 治疗圆锥角膜术后 2 年，视力 0.8

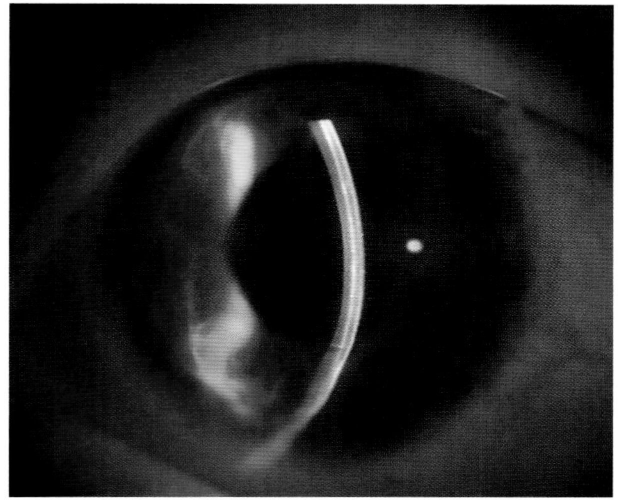

图 15-29　EP 治疗圆锥角膜术后 2 年，植片愈合良好，圆锥消失，视力 0.8

(6) 眼底：对表层角膜镜片术后视力差或视力曾一度提高而又下降的病例，应散瞳仔细检查眼底，注意有无视网膜脱离发生。杨朝忠于 1993 年曾遇一例表层角膜镜片术后 2 个月发生视网膜脱离，认为其可能与无晶状体眼有关。

(7) 眼压：表层角膜镜片术因在受体角膜表面进行，对眼内压的影响甚微。Olson 等(1983)用 Mackay-Marg 眼压计对灵长类动物表层角膜镜片术后的眼压做了研究，发现眼压在 20mmHg 以上时，所测值不受影响；以 Perkins 压平眼压计测量的眼压也不受影响。从而说明表层角膜镜片术后，角膜中央厚度虽然增加，但不会改变角膜的液压学特性，一般情况下亦不影响眼内压的测量结果。

三、并发症及其处理

1. 前弹力膜损伤

(1) 原因：手术去除受体角膜上皮时，尤其是用虹膜回复器或角膜铲刮除上皮时，因用力过猛或器械粗糙以致前弹力膜划痕损伤。

(2) 预防：去除角膜上皮前应检查所用器械是否钝滑，发现问题及时更换或改用镊子夹小海绵擦除上皮。勿用棉球擦之，以免残留棉花纤维。

2. 环切口深浅不均

(1) 原因:使用普通环钻钻切角膜环状切口易发生环状切口各象限深浅不均。

(2) 处理:一旦发现浅处不及 0.2mm,应用刀片或钻石刀加深至 0.2mm。若环切口超过 0.3mm 深,无需特殊处理,待做潜行分离时控制分离深度即可。

3. 角膜穿破　环切过深可穿破角膜全层。小于 1.0mm 的小破口不需缝合,经验较多者可继续完成手术;大于 1.5mm 大破口可致房水流出过多,前房变浅,应显微缝合之,2~3 个月后再行手术。

4. 潜行分离不规则　潜行分离后的前、后板层厚度受环切口深度影响,一般与环切口深度一致,故在环切口深浅不均时,应用刀片仔细剖切后再向周边分离,尽量使前后板层均匀一致,以减少术后散光。用刀片剖切时,过深可破入前房,太浅或运刀上翘可切破或撕破前板层角膜组织。一旦出现前板层角膜组织撕破,此区的潜行距离要足够,缝合镜片时,在破口处两侧密缝以保证翼边嵌入良好。此外,板层潜行分离距离亦要足够且均匀。潜行距离太短,镜片翼边不能展平而堆叠,影响切口愈合;潜行距离太长,则造成不必要的损伤;分离距离不均匀,镜片易偏位,造成散光。因此,做潜行分离时,要认真仔细,均匀用力,确保足够深度和距离。

5. 感染　术后发生细菌或真菌感染是表层角膜镜片术的严重并发症。故应早期发现,及时处理。

(1) 原因

1) 术前消毒不严格,术中不注意无菌操作。

2) 表面镜片、手术器械、敷料污染。

3) 患者局部及全身抵抗力下降或局部有感染灶。

(2) 临床表现:细菌感染时,常在术后 24~48 小时发病。早期表现为镜片基质及受眼角膜基质发生灰白色点状浸润,迅速扩大形成化脓灶,继之前房混浊甚至积脓,伴睫状充血及睫状压痛,球结膜明显充血及水肿。真菌感染潜伏期较长,起病缓慢,一般在术后 1~2 周后发生,症状亦较轻,表现为已恢复的视力逐渐下降,眼痛不著,角膜镜片及受体角膜呈灰白色片状混浊,初期无前房积脓,后期可有前房积脓。

(3) 预防

1) 术前严格消毒,术中严格无菌操作。

2) 摘除尸眼及取角膜时严格无菌操作。

3) 镜片切削过程要严格无菌,切削车床要整机消毒,镜片保存时要防止污染。

4) 术后局部及全身常规应用广谱抗生素。

5) 术眼局部附近有感染灶者或者受体有使抵抗力下降的全身病者不宜手术。

(4) 处理:一旦发现感染,应立即手术拆除表面角膜镜片并清除病灶,送细菌或真菌培养及药物敏感试验,同时投予足量抗生素。药敏结果出来前先大量使用广谱抗生素,待药敏结果出来再改用有效抗生素。每天抗生素静脉滴注及球结膜下注射,局部滴抗生素眼液或眼膏。药物控制不佳者应行病灶切除,或行板层角膜移植,严重者或有穿孔倾向者应行穿透性角膜移植术。前房积脓 ++ 以上者应行前房穿刺术。

6. 上皮化障碍　术后角膜上皮愈合是手术成功的重要标志。正常角膜上皮修复时间一般为 3~4 天,5~10 天修复者为上皮延迟修复,上皮修复超过 10 天者为上皮修复障碍或称上皮修复困难。

(1) 原因

1) 受体角膜上皮损失过多。

2) 表面镜片前弹力层损伤。

3) 镜片翼边嵌入不良或未嵌入。

4) 植床前板层撕裂。

5) 环切穿破处房水渗漏。

6) 术眼睑结膜瘢痕(沙眼、化学伤等)、内翻倒睫、干眼症等。

7) 某些全身病如糖尿病、尿毒症、维生素 A 缺乏等。

(2) 预防

1) 详细询问病史,认真查体,发现上述疾病,积极治疗,待病情稳定后方可考虑手术。眼睑内翻倒睫

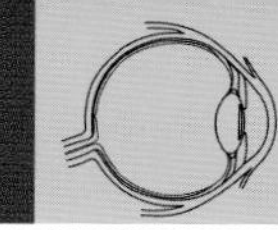

者，先行内翻矫正；泪液分泌减少或不足者，应慎行手术；干眼症者，禁忌手术。

2）睑结膜较多瘢痕者，术毕应缝合睑裂以减少眼睑运动对上皮愈合的影响。亦可戴用软接触镜或角膜盾，直至角膜上皮愈合。

3）角膜上皮损失过多者，术后避免使用糖皮质激素类眼药水，并口服维生素 A 及 B_2，或戴软接触镜及角膜盾，以促进上皮修复。为了预防上皮损失过多，做植床时环切口以内的上皮去除之，环切口以外的上皮应少去或不去，这样术后上皮修复较易。

4）由于环切角膜前板层撕裂致镜片翼边嵌入不良或未嵌入者，应在裂口两侧加缝 2 针，以确保翼边嵌入角膜分离袋内。

5）环切口穿破者，此处受体潜行分离距离要足够，使翼边充分展开，必要时加缝一针。

(3) 治疗：任何原因引起的上皮延迟愈合超过 2 周者，应即行睑裂缝合术。经上处理，上皮修复仍有困难者，即上皮灶性缺损长期存在，荧光素着色阳性，此时应考虑更换镜片或去掉镜片。

7. 上皮植入

(1) 原因

1）处理受体角膜上皮时有残留或上皮嵌入切口中。

2）缝合不紧时留有潜在间隙，或上皮沿缝线道长入层间。

(2) 临床表现：1 个月出现层间乳白色病灶，初始呈乳白色斑点，逐渐扩大发展为团块状。裂隙灯下见上皮团块将角膜镜片推起使局部膨隆，也可见小囊状改变。有时位于环切口处，也可发生在翼边下，向中央视区发展可影响视力，出现视力下降。

(3) 预防

1）去上皮时应仔细将上皮擦除干净，并用平衡盐液反复冲洗，确保无上皮残留。

2）镜片与植床之间缝合时不要留有间隙。

3）缝合时，缝针宜从镜片一侧进入，不要从受体侧进入。

(4) 处理：植入位于周边或环切口处者，可手术清除之，即拆除相应处缝线，挑出翼边，用角膜铲、虹膜回复器或小刀片轻轻刮除上皮，边刮边冲洗，彻底清除后重新缝合之。靠近中央区的上皮植入，用此法不易去除干净，且易损伤光区组织，而应考虑更换镜片。

8. 角膜镜片翼边嵌入不良或脱出

(1) 原因

1）环切口潜行分离距离不均，一侧过远，另一侧过近。

2）环切口前板层切破或撕裂。

3）镜片缝合偏位，翼边缝合过少不易嵌入。

4）镜片翼边缺损。

(2) 预防：钻切角膜时，环切口力争均匀，分离距离均等，勿切破或撕裂前板层，缝合的距离及深度一致，勿使镜片偏位。缝合完成后发现翼边嵌入不良或不能嵌入时，应拆除此处及相邻缝线，重新缝合，直至镜片翼边嵌入为止。

(3) 处理：发现翼边脱出，应立即手术处理。

9. 免疫排斥反应　表层角膜镜片术与板层角膜移植一样，亦可发生免疫排斥反应，只是由于受体及供体前弹力膜的存在，免疫排斥反应发生率很低。笔者开展此项手术 20 多年来，尚未见一例免疫排斥反应的报道。

10. 层间积血　角膜基质有血管翳者，环形切开角膜及行板层潜行分离时易损伤新生血管，导致出血。如止血不彻底，术后渗血至前弹力层与表面镜片之间形成积血。术后发现积血应及时处理，拆除 1~2 根缝线，冲洗干净即可。新鲜出血易冲洗干净，陈旧性血肿机化者要借助手术器械清除之。长时间积血可致镜片血染，影响透明度，重者应考虑更换镜片。

11. 无菌性溃疡

(1) 原因：溃疡主要由角膜细胞分泌的胶原酶及炎症细胞释放的蛋白酶引起，这两种酶可使角膜基质

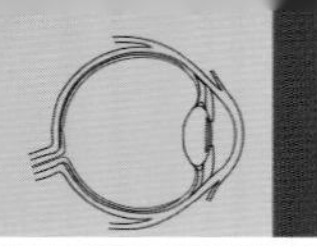

变性、坏死、溶解,形成溃疡。

(2) 临床表现:上皮缺损处发生,环切缘处及嵌顿不良的翼边处常见。如不及时控制,溃疡面积扩大,严重者可致缝线崩脱,镜片脱落。

(3) 预防:处理环切口及翼边,上皮化完全可预防本并发症发生。

(4) 处理:溃疡经清创处理后如上皮愈合好,可控制病情。若病情未得到控制,应更换镜片。

12. 术后欠矫、过矫及散光　鉴于角膜允许加工的厚度有限,术后欠矫较常见。

(1) 原因

1) 欠矫:切削加工的角膜镜片屈光度不足,缝线结扎过紧等。

2) 过矫:环切口过深,镜片屈光度大,缝线结扎太松。

3) 散光:环切口深浅不均,环切偏位,潜行分离距离不对称,缝线应力不均,翼边嵌入不良或局部脱出等均可导致术后散光。

(2) 预防

1) 提高切削加工精度。

2) 正确验光和计算所需表面镜片屈光度。

3) 正确手术操作,保证环切深度均匀,环切深浅不均时可用刀片或可调钻石刀加深浅处或通过调整缝线以矫正之。

4) 在角膜曲率计及 Placido 盘指导下,通过调整缝线矫正散光。

第二节　角膜磨镶术

手术原理:角膜磨镶术是指通过对角膜前板层组织进行磨镶以达到改变角膜屈光状态的一种板层角膜移植手术。下面仅对其做一般性简介(图 15-30~ 图 15-32)。

一、外科技术

1. 角膜中心区定位　通常采用的方法是角膜环钻法,即以角膜光学中心为中心轻按环钻使其在角膜表面留下浅痕,或加用染色剂标记。

2. 吸引环的应用　这是一特制充气环连接于真空抽吸泵。当该环被置放于角膜时,启动真空泵可产生一定压力,使眼压升高。这可使角膜向正前方突出,以利于切取的角膜片厚度一致,这是切取角膜片是否成功的关键。

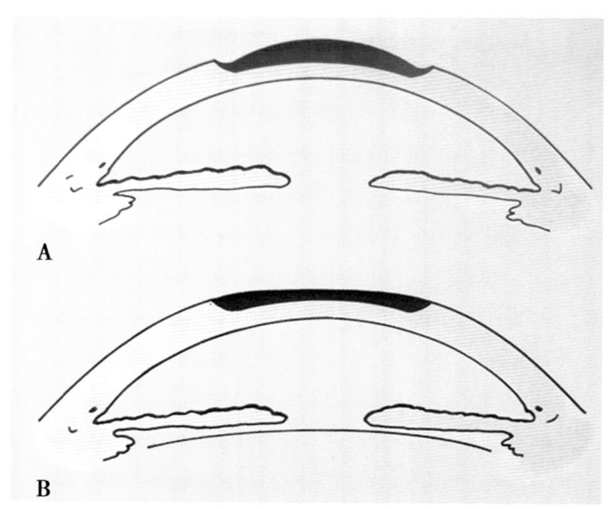

图 15-30　表面角膜镜片磨镶术 - 屈光性角膜手术示意图
A. 远视性角膜磨镶术;B. 近视性角膜磨镶术

现行的吸引环有大小不同十种型号(即 4~13 号),数字代表环的宽度。数字越大,环的宽度越大,而允许角膜突出的面积越小;相反,数字越小,环的宽度越小,暴露出的角膜面积越大。环的大小决定了角膜片切取的直径大小,并不影响切除角膜的厚度。近视眼角膜片切取的厚度约为 0.3~0.35mm,直径约 7.25mm。术前患眼角膜屈光度为 42.0~44.5D 者,一般用 7 号环即可,眼压的升高程度为 65mmHg。

3. 自体角膜片的切取　当眼压上升至上述所需要的水平后,将角膜显微刀置于突出预定要切取角膜处,此时即刻按下角膜切刀的控制开关,手术者只需稳稳轻压角膜显微刀,约 2~3s 角膜片的切取便可完成。一旦切除完毕,马上关闭角膜刀控制开关及真空泵,切下的角膜板层应放入 KM-26 溶液中(一种组织

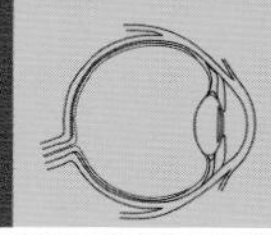

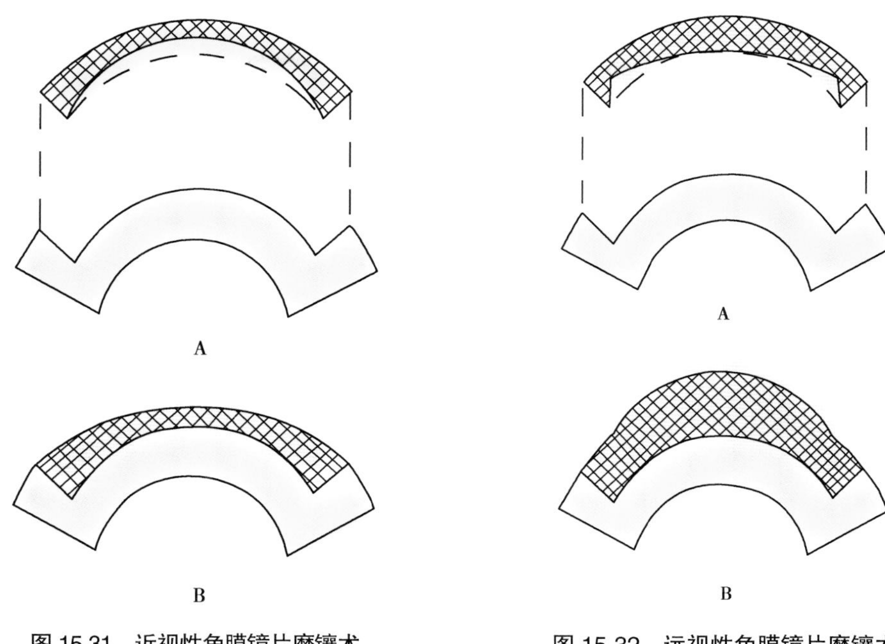

图 15-31　近视性角膜镜片磨镶术

图 15-32　远视性角膜镜片磨镶术

营养液)。

4. 冷冻切削角膜片　在做冷冻切削前,应将所有的参数,例如病人的屈光状态、角膜屈光度、预计要矫正的度数、角膜片的厚度、直径等输入计算机,参照这些指数,就会得出角膜片的切削指数,以获取一个有屈光指数的光学晶状体。当然,这种切削是由特制的冷冻车床在计算机的控制下来完成的。切取的角膜放入冷冻磨削机中(-20℃),这种低温是靠 CO_2 干冰维持。一旦机器启动,整个低温下的切削只需约 1.5 分钟。磨削后的光学区不应小于 6mm,角膜基质厚度至少应在 0.12mm 左右,以便能维持稳定的屈光状态。磨削主要在角膜基质进行。杨朝忠研制一种角膜冷冻磨削车床,可对角膜片进行加工(图 15-33)。

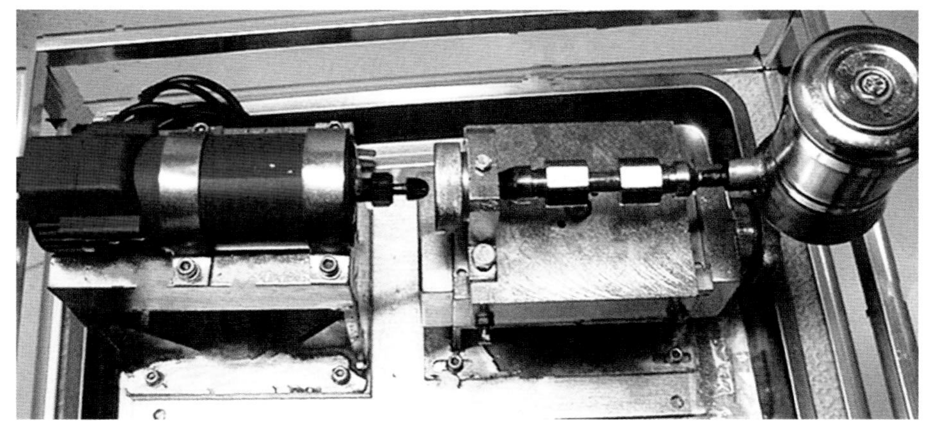

图 15-33　杨朝忠研制的角膜冷冻磨削车床

5. 缝合　缝合前,受体角膜前面应用无菌生理盐水彻底冲洗,以便去除任何残留的异物。缝合时,首先于 12、6、3、9 时各固定一针,再行连续缝合,线结埋于受体角膜一侧,最后拆除固定缝线。

6. 手术结束　术后结膜下注射林可霉素 0.2ml 及地塞米松 2.5mg,并将眼睑缝合 2 针,绷带双眼包扎。

二、术后处理

术后 24~48 小时做第一次术眼检查，2 天后拆除眼睑缝线，术眼绷带包扎直至角膜上皮完全愈合。绷带解除后，局部滴抗生素和糖皮质激素类眼药水至少 3 周，角膜缝线可根据角膜片的愈合情况在 3~6 个月左右拆除。

三、并发症

1. 术中并发症

(1) 角膜穿孔：穿孔多发生于切除角膜板层片的过程中，这是角膜磨镶术的严重并发症。如果穿孔发生，应立即停止切除角膜片，并将其缝合于原位；若是伤及晶状体，则需做囊外摘除术。

(2) 负压吸引环松脱：此情况发生于角膜片的切取过程中，亦应停止切取，把角膜片缝于原处，6 个月后再考虑手术。因为吸引环一旦松脱，很难切取均匀一致的角膜片。

(3) 角膜片穿孔：发生于冷冻切削过程中，常是因为角膜片与磨削机载片台之间有空气或液体存留所致。小的穿孔愈合后并不会产生严重并发症，过大的穿孔则意味着手术的失败。

(4) 其他：切片过薄、切片过厚、取片不规则等都有可能发生。

2. 术后并发症

(1) 不规则散光：这是术后最常见的并发症，据报道发生率约为 14%。不规则散光发生的原因是受体角膜基底不规则，或是术前有圆锥角膜而没有注意到。矫正的办法是戴角膜接触镜或是二次手术，也可视患者情况采用其他办法补救。

(2) 上皮大泡：是相对较普遍的并发症，如果发生于角膜周边则无需特殊处理，若发生于角膜中央且较广泛，可用刮除的办法。

(3) 屈光方面的并发症：有矫正不足、过度矫正和散光增加等。

(4) 免疫排斥反应：角膜磨镶术属于自体板层角膜移植，手术后不会发生免疫排斥反应，亦无免疫排斥反应的报道。

(5) 其他：包括丝状角膜炎、前弹力膜坏死、层间上皮化、层间异物残留、瘢痕形成、内皮细胞减少、感染等。

手术并发症可来自角膜显微手术操作、冷冻磨削、术后处理不当等原因。如果切片过薄，可导致矫正不足；角膜片过厚可能会留下一个很薄的植床，容易导致穿孔。切片不规则发生率在 1.8%~11%。角膜片的损伤，综合各方报道约为 1%。随着手术技巧与器械的改进，这种并发症会降低至最少。术后较严重的并发症为层间上皮增殖，发生率为 2%，常需手术刮除。至于角膜内皮细胞的减少，有报道平均减少约 13%，个别的病例高达 26%。

四、角膜磨镶术进展

1. 仪器的改进　早期角膜磨镶术的计算是依赖于带有打印机的小型计算器，其程序是由 Barrequer 所设计。应用时需输入平均角膜半径、所需矫正屈光度、角膜片的厚度、冷冻后的角膜片厚度。现在角膜片处理的有关数据均来自计算机对原始资料的处理，输入的资料除上述之外，还包括病人年龄、角膜直径、光学区直径等，这些因素被计算机处理后就会得出最佳手术参数，从而提高了手术的准确性。

2. 冷冻磨削的改进　早期的冷冻磨削是机械性手工操作，不易掌握准确性；而现代则是在微型电子计算机控制下的磨削，大大减少了误差。其次，现在磨削头为高级不锈钢制成，因此切削更趋光滑与均匀。另外，早期角膜冷冻时间较长，可增加角膜厚度而使磨削准确性下降。现在，角膜冷冻时间已降至 60~90 秒。所有这些改进，既提高了手术准确性又增加了角膜基质细胞的存活率而使手术效果更好。

3. 微型角膜手术刀的改进　早年虽然有较初级的微型角膜刀，但仍是徒手操作，难以避免深浅不一及偶然的角膜穿孔。自 Luis 等人发明了自动角膜微型手术刀后，角膜片的切取有了一个大的发展，使手术切取角膜更趋标准化。临床使用自动角膜刀切取的角膜片光滑而规则，另外也可根据需要改变切取角膜片的直径，而不需变更吸引环。

4. 多孔吸引环的应用　在切取角膜片的过程中，由于老式单孔吸引环有时可能阻塞而使手术终止，目前单孔吸引环已被多孔吸引环替代。

5. 冷冻保存液的改进　在冷冻磨削之前，角膜片要放入保存液中约 1 分钟。保存液主要有以下几种成分：8% 甘油、4%DMSO（dimethyl sulfoxide）、0.25% 染色剂以及无菌蒸馏水。当然其他用做细胞培养的营养液亦可作为冷冻保存液之用。

6. 新的手术种类

（1）同种异体角膜片角膜磨镶术：通过临床实践，Bright 认为，采用同种异体角膜片能获得与自体角膜片同样的效果，即将异体角膜片按需要磨削后存于实验室，手术时再供给受体。这种改进相对维持了受体角膜的厚度与光学直径，因此有较好的矫正效果。

同种异体角膜片具有一定抗原性，在磨削和保存过程中，其抗原性大大降低，故术后很少发生免疫排斥反应，术后只要适当应用免疫抑制剂，完全可以预防免疫排斥反应的发生。

（2）联合手术：虽然近视眼角膜磨镶术预测情况较好，但假如术后矫正不足，也可在术后 6~12 个月再行放射状角膜切开术，以矫正残余的屈光不正，而达到最大限度接近正视眼的屈光状态。

（3）非冷冻角膜磨削机：这种新仪器是由 Swinger 和 Krumeich 发明的，全名为 Barraquer-Krumeich-Swingerdevice（简称 BICS）。此磨削机系统的最大优点是避免了冷冻对角膜组织的损伤，可整机灭菌，术后患者眼部反应轻微，视力恢复也快。

（4）原位角膜磨镶术：此技术是由 Ruiz 最初发明的。手术的要点是不用冷冻及 BKS 技术制作角膜片，而是做两次角膜板层切除。第一次切取的角膜片较薄，切下后放入无菌容器中，第二次是在第一次切取角膜板层后的角膜基质上，再切取一个凸透镜式的角膜板层组织（直径约 3~5mm），最后将第一次切取的角膜片缝合于原位来矫正近视眼。虽然这种新技术有成功的报道，但毕竟技术操作复杂，未能普及。

（5）激光原位角膜磨镶术：这种手术是在激光角膜表面屈光性切削术和原位角膜磨镶术基础上发展起来的新型术式。手术方法：先用自动板层角膜刀在角膜表面切开直径约 7.2mm、厚度约 160μm 的鼻侧带缔的角膜瓣，然后在角膜中心用准分子激光将中层角膜基质做屈光性切除，之后将带缔的角膜瓣复位，不需缝合。此手术由于是角膜基质内切除，不破坏角膜上皮和前弹力层，因而术后角膜混浊轻微，且矫正近视的范围较大，可从 –2.0D~–20.0D。从目前的临床结果观察，这种术式是矫正近视眼的较好的方式之一。尽管手术难度较大，技术要求较高，同时也有一些术中和术后并发症，但有理由相信，随着技术的不断完善及医生经验的不断积累，激光原位角膜磨镶术将成为矫正近视眼的主要术式。

7. 角膜磨镶术中几个仍需探讨的问题

（1）屈光度的矫正：角膜磨镶术最高可矫正 –20.0D 的近视，但是医生们一般认为矫正度数不要超过 –15.0D，平均 –13.5~–12.0D。因为要获得高度数的矫正，势必需切除更多的角膜基质使整个角膜变薄，这就难以保证不发生角膜膨出、角膜穿孔、内皮损害等并发症。

（2）准确性：如同其他屈光矫正术一样，角膜磨镶术的准确性也是人们考虑的重点之一。据统计，以术后验光来检验角膜磨镶术的准确率为 94.1%，而用角膜曲率计测量其准确率为 67.2%。总的来讲，术后随访 17 个月，93% 的原有近视度已被矫正，6 年后其矫正效果仍维持在 57.8%。

（3）视力的矫正结果：回顾性调查表明，67% 的患者戴镜视力比术前提高了 6 行，但也有人报道 6% 的人矫正视力不及术前。术后矫正视力不佳的主要原因是散光，术后视力恢复的快慢个体差异较大。一般而言，术后要达到最佳视力需 3~12 个月。据 Barraqer 报道，角膜磨镶术后一年，平均视力为 0.7。

第三节　准分子激光角膜切削术

准分子激光角膜切削术（photorefractive keratectomy，PRK），手术的原理为应用准分子激光切削角膜中央组织，使角膜前表面的曲度发生改变，曲度减少可以矫正近视性屈光不正。

眼球的总屈光力为 +58.64D，角膜的屈光力为 +43.05D，占眼总屈光力的 70%，其中角膜前面的屈光力

为 +48.83D，角膜后面的屈光力为 -5.88D。可见，眼球的屈光力主要取决于角膜，而角膜的屈光力主要取决于角膜前表面的折射力及曲率半径，因此，通过改变角膜前表面的曲率半径来矫正眼睛的屈光力是一种行之有效的方法。

准分子激光是一种脉冲激光，是受激二聚体所产生的激光，其波长为 193nm 紫外光。通过准分子激光光脉冲准确地击中组织的分子键，从而实现精准气化，对角膜进行切削。准分子激光是一种冷激光，所以对被照射部位旁边的组织不产生热效应，对眼球内组织无影响。

一、准分子激光角膜屈光手术

准分子激光（excimer laser）自 1971 年问世以来得到了迅速发展。1981 年，Reed 曾用氟化氪（KrF）准分子激光作角膜上皮切削。1983 年，Trokel 与 IBM 公司合作用 193nm ArF 准分子激光在牛眼角膜上进行“屈光性手术”试验研究，同年在《美国眼科学杂志》上发表 193nm 准分子激光屈光性角膜切削术报道。而后，美国 Columbia 大学眼科用准分子激光分别在兔眼及猴眼角膜上进行试验，也取得良好结果。1985 年 4 月，德国 Seile，于柏林（Berlin）将其用于散光治疗；并在盲眼角膜上作“T”形切削；不久，在恶性黑色素瘤的角膜上试作屈光矫正术；1987 年 1 月，在人眼上作“准分子激光屈光性角膜切削术（PRK）”。1988 年，北美洲 McDonald 在人眼上作 PRK，术后患眼视力提高到 20/20，并称获得成功；同年，法国 L'Esperance 报道用准分子激光作角膜中央 3.5mm 直径范围的切削，用以矫正 -2.50~-3.00DS 的近视，术后角膜透明。1991 年 3 月，美国食品与药品管理局（Food and Drug Administration，FDA）允准将准分子激光用于人体试验，术后随访时间应至少 2 年。此项人体试验第 3 阶段的计划规定，凡拟作 PRK 的患者年龄应在 18 岁以上，近视度数为 -1.00~-6.00DS. 而术前矫正视力必须在 0.5 以上及近视散光度数 <-1.00DC。美国 FDA 于 1995 年 10 月已正式批准由 Summit 技术公司制造的 SVS Apex 准分子激光系统（SVSApex excimer laser system）用作人眼屈光不正矫正术。截至 1992 年 7 月，美国 Summit 技术公司生产的 193nm 波长准分子激光器已作 PRK 18 531 例，对于 <-7.00DS 的近视矫正效果及其稳定性较可靠。

准分子激光是二聚体被激活后所产生的高能光子束，每个光子束的能量为 6.4eV。它的生成与解离分为：①激光气体的激励过程；②准分子生成过程；③准分子解离发光过程。其工作物质为惰性气体、卤化物和金属蒸气。不同的惰性气体与不同的卤素分子结合可产生不同波长的准分子激光（表 15-1）。其光子束能把角膜组织中的分子化学键打开，并迅速将长链分子分解成小碎片而汽化。波长越短，光子能量越大，而对切口周围组织热损伤的范围越小；反之，波长越长，光子能量越小，而对切口周围组织热损伤的范围则越大。这种效应被称为切削性光分解效应（ablative photodecompositioneffect）。对角膜的切削，系根据屈光度数选用激光释放系统按能量图形进行切削。如矫正近视，应以角膜中央切削为最深，越往角膜周边越浅。对于近视散光的矫正，切削角膜最深的位置应在散光最“陡”处的子午线上，大多采用圆枕状切削法（elliptical module）或连续切削法（sequential module），其中以圆枕状切削法较好。但圆枕状切削法只用于近视球镜度数≥散光度数时，否则应采用连续切削法。采用圆枕状切削法时，近视球镜度数与散光度数应同时岩疗。而采用连续切削法时，则先治疗近视散光度数，然后治疗近视球镜度数。

表 15-1　不同波长的准分子激光

激光介质	激光波长（nm）	激光介质	激光波长（nm）
氟（F）	157	氟化氯（CIF）	285
氟化氩（ArF）	193	氯化氙（XeCI）	308
氯化氪（KrCI）	222	氮（N）	337
氟化氪（ KrF）	249	氟化氙（XeF）	351
溴化氙（XeBr）	282		

193nm 准分子激光是一种较为理想的用作角膜切削的激光。对角膜组织切削的阈值为 50~70mJ/cm^2，常用的辐射能为 160mJ/cm^2。在此种辐射能下，每一脉冲切削角膜的深度为 0. 25μm。经电子显微镜观察

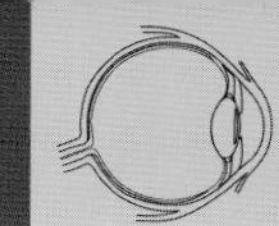

及组织病理学证实，此对角膜的切缘整齐、平滑，而对切缘周围的组织损伤仅为0.1~0.2μm，对邻近组织的影响宽度约为60~200nm。因其波长短、能量大、脉冲宽而短、光子束性能好、精确度高及重复性好，可用作准分子激光屈光性角膜切削术、激光原位角膜磨镶术（laser in situ keratomileusis.LASIK）、放射状角膜切开术（radial keratotomy，RK）、横向线性角膜切开术（transverse linear keratectomy，TLK）、散光屈光性角膜切削术（ photoastigmatic refractive keratectomy，PARK）、角膜环钻术（circular trephination）、穿透性角膜移植术（penetrating keratoplasty，PK）及自动板层角膜成形术（automated lamellarkeratoplasty，ALK）等，其中以施行PRK及LASIK例数为最多。若用308nm准分子激光辐射人眼，在眼球后极部可见到蓝色氟光，这意味着辐射能穿透整个眼球；而用193nm准分子激光，则无此现象。在实验中发现，249nm准分子激光可导致兔眼许多角膜内皮细胞丧失。

二、准分子激光的工作原理

准分子激光器出现于1971年，经过较长时间的研究和发展，显示出极强的生命力。早期的准分子激光器以液态氙（Xe）为工作物质，自1972年以来气体准分子激光器得到迅速发展。

当基态的惰性气体原子被激发时，核外电子被激发到更高的轨道上面改变了电子壳层全部填满的状态，使它和其他原子形成短寿命的分子。这种处于激发态的分子称为受激准分子，简称准分子。准分子激光的产生可以分3个过程：即激光气体的激励过程；准分子生成反应过程；准分子解离发光过程。准分子激光器的工作物质可分为：惰性气体、卤化物和金属蒸气。其激励方式有电子束激励、放电激励、光激励、微波激励和质子束激励等5种。不同活性物质产生不同波长的准分子激光。一般为紫外、远紫外和真空紫外波段；不同波长的准分子激光，其切割阈值亦不同。眼科临床最有实际应用价值的准分子激光，为氟化氩准分子激光，波长为193nm，最先由Trokel等（1983）对新鲜尸体牛眼角膜组织进行切割。

脉冲准分子激光对人体组织作用机制与一般激光的热效应不同。准分子激光作用于组织表面，其极表浅组织（1.0μm左右）吸收紫外光，其中每一光子携带能量约为6.4eV，此能量足似打断组织内部的化学键，长链分子会被打碎成挥发性碎片，然后从表面烧蚀消除，这一过程称为光化学切割机制（photo chemical ablation）整个过程未达到热扩散所需要的时间，因此不产生热损伤。该激光切割组织极为精细，当脉冲频率为50Hz时，1MJ /cm^{2}的功率可穿透1.0μm组织深度。病理切片证实，切口周围组织无明显热烧灼痕迹。对角膜组织切割后病理检查证实，整个切口的实质层及切口底部显示规整的组织结构，切口呈直角。

近年来，准分子激光治疗仪不断被改进和完善，技术也不断提高，性能更加稳定。新推出的准分子激光治疗仪如下：

美国ALCON新型鹰视EX500准分子激光治疗系统（图15-34），该系统可与FS200飞秒激光系统无缝连接，数据共享（图15-35）。

德国SCHWIND公司SCHWIND AMARIS阿玛仕准分子激光手术系统（图15-36~图15-38）。

阿玛仕准分子激光手术系统是新一代准分子激光机，可进行屈光性和治疗性角膜屈光手术，用于矫治各种类型的屈光不正和治疗异常角膜。它还可以进行个体化角膜屈光手术，如矫正角膜或者全眼的高阶像差。

阿玛仕的激光治疗频率为500Hz，在2010年推出切削速度为750Hz阿玛仕家族产品——750S，同时还有自动能量密度水平调节功能，每一次激光切削过程的前80%在高能量密度水平（high fluence，HF）模式下进行，采用高速切削以缩短治疗时间，后20%则在低能量密度水平（low fluence，LF）模式下进行精细切削，以获得极为平滑的角膜表面。

阿玛仕配备了全密闭的激光光路，避免激光能量

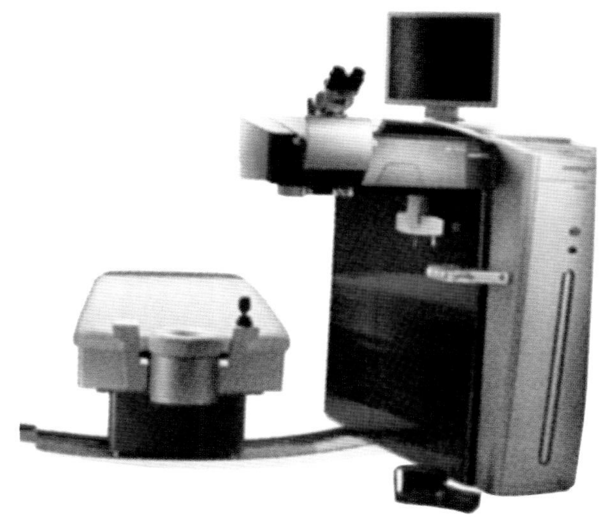

图15-34 鹰视EX500准分子激光治疗系统

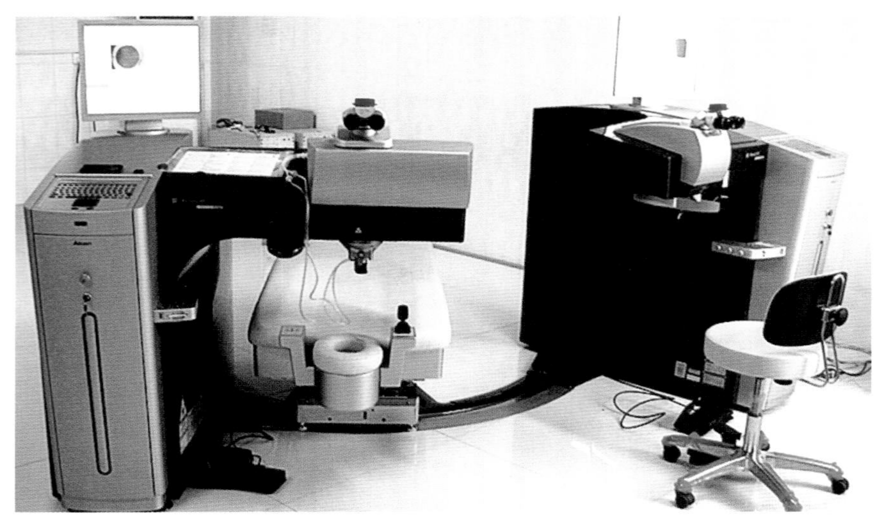

图 15-35　鹰视 EX500 准分子激光 +FS200 飞秒激光治疗系统

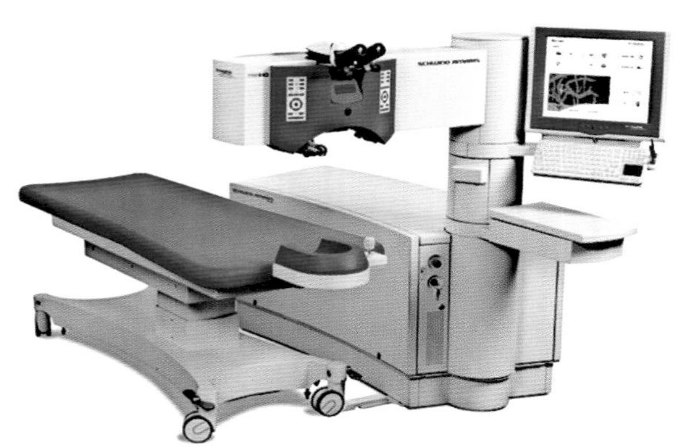

图 15-36　AMARIS 阿玛仕准分子激光手术系统

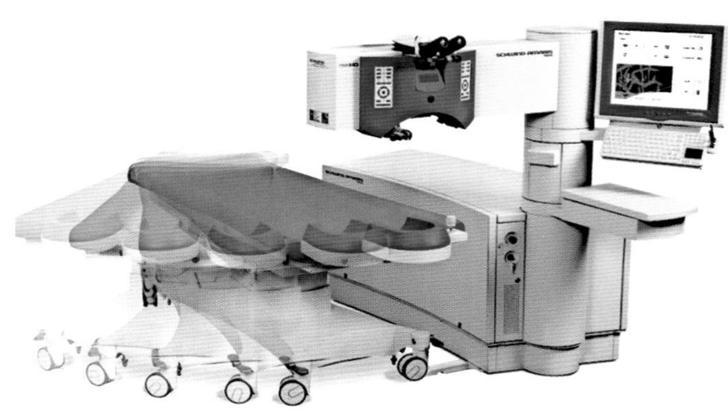

图 15-37　AMARIS 阿玛仕准分子激光手术系统，手术床可转动

衰减，极大地节省了工作气体，亦无需氮气或压缩空气冲洗。阿玛仕采用直径仅为 0.54mm 的超高斯分布微小光斑，提高了激光切削的有效性，获得光滑的角膜表面。同时，最小的激光光斑也有助于实现精确矫正全眼和角膜的高阶像差。

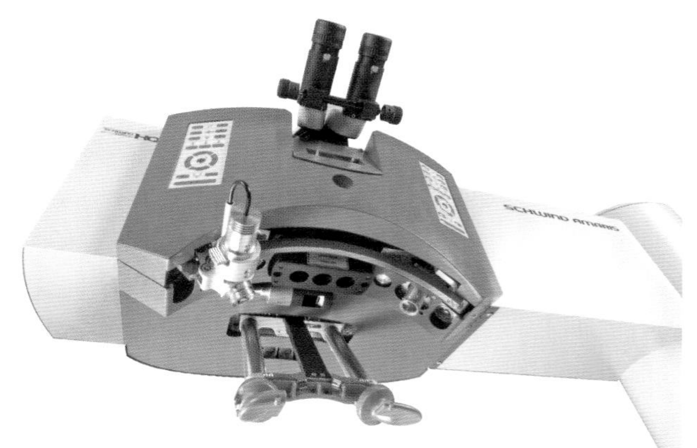

图 15-38　AMARIS 阿玛仕准分子激光手术系统，微粒抽吸系统　仰视图

眼球跟踪系统的频率高达 1050Hz，以确保任一时刻眼球的微小运动都被捕捉并传递到激光发射系统，得以及时调整激光的发射位置。阿玛仕五维眼球跟踪系统具有虹膜识别定位和角巩膜缘跟踪功能，它不仅能够跟踪眼球在水平和垂直方向上的平移，还能对眼球水平旋转、垂直旋转和自旋进行跟踪和补偿。亦可选配六维跟踪模块，可以对眼球在 Z 轴上的移动进行实时跟踪。全面跟踪眼球在各个维度上的运动，避免激光发射偏位，有效地避免了过矫、欠矫和术源性高阶像差的产生，明显提高患者术后的视觉质量。

为确保手术安全，还配备了实时角膜厚度测量模块，在治疗前、治疗中和治疗结束后非接触、精确测量中

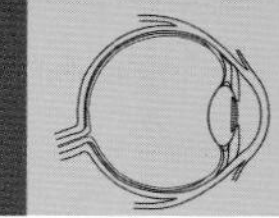

央角膜厚度，全程记录角膜初始厚度、掀瓣后角膜厚度、残余角膜基质厚度等，便于医生及时调整手术方案。

微粒抽吸系统采用水平涡旋气流移走激光切削过程中产生的微粒，不直接吹向角膜表面，避免角膜干燥。智能化热效应控制利用局部频率控制和动态变化的保护区双重控制角膜热效应，避免术后角膜混浊（haze）的产生。

阿玛仕采用“无像差”非球面切削模式，通过 ORK-CAM 软件设定治疗方案，不引入高阶像差；对于存在影响视觉质量的角膜或全眼高阶像差的患者可以采用个体化切削模式，通过与角膜波前像差分析仪或全眼波前像差分析仪的检查结果联机制定治疗方案。新近推出的 PresbyMax 老视矫正模块可以同时矫正近视、远视和散光，以实现“双眼单视”为目标，经过激光切削获得多焦点、双 - 非球面的角膜表面。

阿玛仕具有全面的人体工程学设计，触摸式显示屏方便医生和助手操作；五挡变倍 Leica 手术显微镜系统 14 度的立体视角清晰、立体地显示手术野，还配有可旋转目镜筒，适合不同高度的医生使用；工作距离为 235mm，方便医生使用各种角膜板层刀及其他手术器械；可旋转激光臂既节省空间，亦能实现与飞秒激光联用。

蔡司 90 准分子激光手术系统（图 15-39、图 15-40）

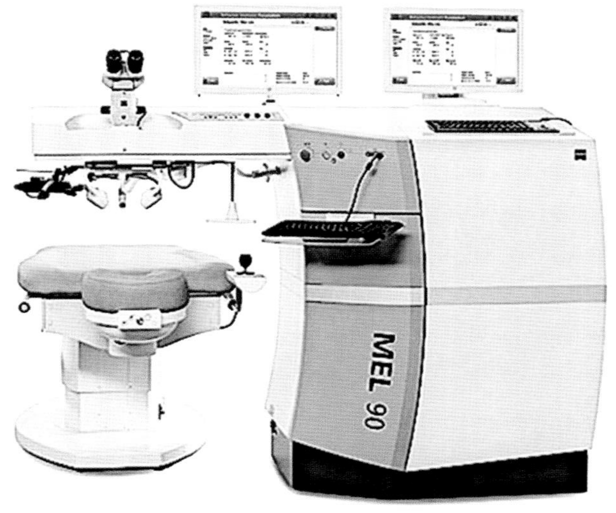

图 15-39　蔡司 90 准分子激光手术系统

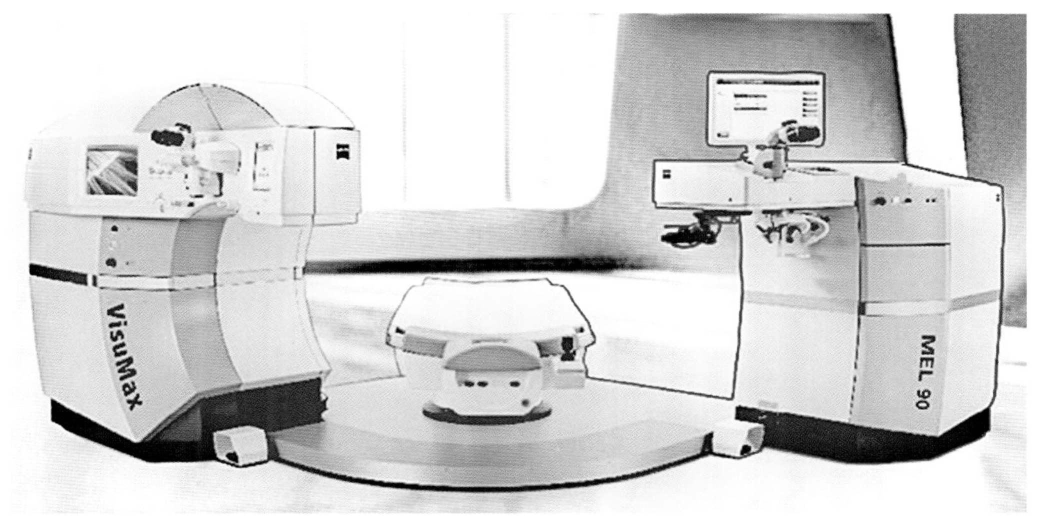

图 15-40　蔡司 90 准分子激光手术系统可与飞秒激光联机

三、适应证

手术前的咨询在各种屈光手术中大同小异，必须让病人充分衡量手术将带来的便利或伤害，可以通过宣传手册、网页的对谈或录像带的方式来缩短咨询的时间。病人的年龄、职业及心理因素都是很重要的因素，应避免造成病人期望值过高。咨询过程可采用权威性或轻松的对谈方式。

病人经常提的问题包括手术的成功率、屈光度数是否回退或回复，术后可否不用再戴眼镜、视力可否达到 1.0 或多久才可工作、何时才能夜间开车等问题。手术医生应准备充分，并详尽地与患者讨论，建立良好的医患关系。只有在病人充分理解和合作的情况下才进行手术。

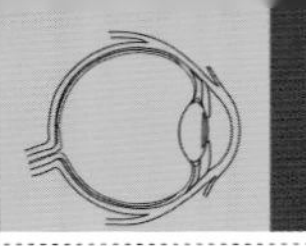

1. 年龄　接受近视手术者年龄最好在18~50岁。年龄小于18岁者，眼球尚未停止发育，屈光度数不稳定，屈光不正程度有发展和加深倾向，如在此阶段施行手术，预测性将很差。50岁以上者，眼睛的老年性改变增多，如白内障、黄斑变性等不适合手术。对接近40岁或以上者要充分考虑可能出现的老视。

2. 职业　详细了解病人的职业十分重要，许多病人是由于在职业工作环境中近视眼的诸多不便来就诊的。有些病人需要在风雪中、潮湿的环境下或水蒸气弥漫的空间里工作，近视手术对他们是一个良好的选择。术后必须立即投入较长期精细近距离工作者，较难适应术后一段时期的视力和屈光度波动，而且术后角膜和眼球屈光均处于不稳定状态，过早投入近距离注视，由于调节将使屈光长期处于近视状态。RK术后角膜完全修复需要一段时间，即使完全愈合其牢固性也不如从前，遇严重的眼球钝挫伤会导致角膜切口处破裂，因此，对易受钝力打击的职业如拳击、足球、跳水运动员，防暴警察等施行RK应谨慎。对驾驶员施行RK，应充分考虑术后眩光可能导致驾驶困难而出现交通事故。

3. 心理因素　对大多数近视病人而言，手术的目的是美观或工作方便。即使不做手术，配戴眼镜同样可获得较好的矫正视力。因此，病人对手术的期望值普遍较高，虽然各类屈光手术均有较好的预测性，但由于人体的特殊性，每个病人的个体差异，使手术不可能有100%的预测准确性。对怀有不同心理的病人，要做好充分的解释，让病人充分理解手术疗效及可能的并发症，然后做出能否手术的选择。总之，接受近视手术的病人必须具有健康的心理状态，对手术期望值过高的病人不宜手术。

四、禁忌证

1. 眼部炎症，如角膜溃疡、角膜炎、泪囊炎、急性结膜炎、眼球筋膜炎、活动性葡萄膜炎、交感性眼炎、眼内炎、脓毒血性视网膜炎、急性视网膜坏死、眼睑丹毒或脓肿、急性巩膜炎症、眶部急性炎症及其他眼内外炎症。

2. 全身感染性或传染性疾病，如肺炎、急性传染性肝炎、麻疹、单纯疱疹、天花、流行性乙型脑炎、流行性出血热、获得性免疫缺陷综合征（AIDS）、败血症、鼠疫等。

3. 圆锥角膜、角膜营养不良等。

4. 薄角膜。

5. 瘢痕体质。

6. 青光眼体质或有青光眼家族史。

五、术前检查

术前检查的目的是选择出病人有无手术的适应证，能否手术，并根据检查结果，设计手术方案，了解术后效果。

1. 全身检查　体温、血压测量，血糖、尿糖检查等，排除影响伤口愈合的全身病，提高手术耐受性，防止术中发生意外。

2. 眼部检查

（1）屈光检查：复方托品酰胺扩瞳，睫状肌充分麻痹后客观验光再行主觉插片，并做适度增减，特别是高度近视、散光及混合散光的40岁以下病人。但客观验光后的度数只能做参考，激光矫正度数最后仍需以插片度数为准。根据近视度数的不同，将病人分为三组：轻度近视：-3.00D以下；中度近视：-3.00D~-6.00D；高度近视：-6.00D以上。角膜和晶状体屈光手术只能降低近视度数，不能阻止近视的发展，所以1年内度数发展不超过1.0D，且稳定1~2年才能考虑施行手术。戴角膜接触镜会影响角膜的弯曲度和厚度，使角膜变平，厚度增加，取下接触镜2~8周后才能恢复。因此，如病人在2周内曾用过角膜接触镜，角膜屈光度与厚度的检查都不会准确，必须至少停用角膜接触镜2周后才能考虑手术。

（2）视力检查：包括远近裸眼视力和矫正视力。检查裸眼视力时应避免病人眯眼。要注意同样的屈光度，视力可不完全相同。对于矫正视力低于0.5的病人不主张施行近视手术。

（3）瞳孔大小：包括暗室及一般照明下两项数值，假设一人的瞳孔直径较大，最好在术前讲明屈光手术后发生眩光、光晕及夜间开车困难的可能性较大，对该类病人，除非高度近视，否则可设计较大的光学区激光加以克服。

(4) 裂隙灯检查：此部分应包括眼组织检查、泪液层评估及眼压测量。泪液检查应包括 Schirmer 试验和泪液膜破裂时间。若检查结果发现极度异常时，应怀疑有胶原性疾病和干眼症的可能。眼压范围 11~21mmHg（1.47~2.79kPa）。

(5) 眼底检查：眼底视网黄斑区及周边区都应详细检查，如发现有视网膜病变，应告诉病人视网膜剥离的可能性较大，在屈光手术前，先行视网膜激光或冷冻术预防或治疗后再施行手术。

(6) 角膜厚度检查：超声波角膜厚度检查对屈光手术是绝对必需的，应反复多点测量。

(7) 角膜地形图：术前及术后的角膜地形图在屈光手术中起重要作用。通过电脑，可将角膜表面做质与量化的分析，排除不适合屈光手术的角膜疾病。

此外，条件允许的情况下，可行角膜知觉等检查。

六、手术过程

1. 洗眼
2. 表面麻醉（图 15-41）
3. 开睑
4. 板层刀作角膜瓣
5. 掀瓣
6. 激光镭射
7. 角膜瓣复位
8. 盖眼罩

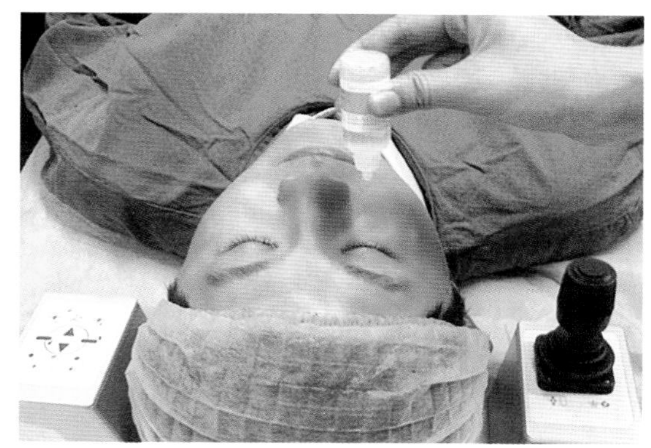

图 15-41　滴表面麻醉剂

七、手术并发症及处理（surgical complications and treatment）

1. 角膜瓣位置异常、皱折或折叠　通常在 LASIK 后 24 小时内发生。及时处理一般不留后遗症。

2. 中心小岛　角膜中心 1.5mm 的区域内，有 1.5D 以上的陡化现象，即定义为 central islands。手术后 1 个月，角膜可能会有中心陡化的趋势形成中心小岛（central steepening），可有单眼双影症状。

3. 不规则散光　手术后两三天内一般会有不规则散光，原因包括，不规则角膜瓣、角膜瓣不吻合、上皮内生、及激光切割偏位不规则，这些都会引起不规则散光。

4. 矫正不足或过度矫正　手术后仍残留近视，或是超过预期的矫正度数变成远视，视情况可于度数稳定后再次矫正。

5. 眩光或复视　手术初期较常见，尤其夜间瞳孔变大时明显，大部分会慢慢消失。

6. 角膜瓣下异物或表皮侵入　轻微者不影响视力，严重者须掀开角膜瓣将其清除。

7. 感染　发生几率很低，因手术或术后不无菌所致。

8. 泪液分泌减少　术后泪水分泌会减少，可能产生干眼症状或使得原本干眼的人症状加重，须补充人工泪水治疗。

第四节　飞秒激光角膜屈光手术

飞秒激光是一种以脉冲形式发射的激光，其波长为 1053nm 之激光，持续时间只有几个飞秒（1 飞秒 = 千万亿分之一秒），是目前人类在实验条件下所能获得的最短脉冲。飞秒激光已用于角膜屈光手术，被誉为“屈光手术的又一次革命”。

一、飞秒激光角膜屈光手术原理

1. 飞秒激光具有非常高的瞬时功率，可达到百万亿瓦。它能聚焦到比头发的直径还要小的空间区域，使电磁场的强度比原子核对其周围电子的作用力要高数倍。飞秒激光能聚焦到比头发的直径还要小得多空间区域，用来进行精细和精准手术。

2. 飞秒激光手术的原理有两个，一个是光传输原理，二是光爆破原理。

手术前医生将患者的基本信息资料和手术数据输入电脑（包括激光聚焦的深度，也就是锥镜镜片底部到激光聚焦点的距离；角膜瓣的直径、蒂的大小和宽度；激光切削的能量等）。手术中医生操作飞秒激光机，用锥镜将角膜固定，从而保持激光头到角膜组织中激光聚焦点的精确距离。激光聚焦的深度，也就是锥镜镜片底部到激光聚焦点的距离，飞秒激光机按照医生设定的模式传输激光脉冲，在角膜上进行各种靶向切削。简要地说，飞秒激光的光传输具有光传输的精确定向性和精确定位性。

3. 飞秒激光手术的光爆破原理　激光脉冲聚焦到角膜组织中，产生光爆破；每一个脉冲的光爆破，产生一个微离子，每一个微离子，蒸发大约1μm的角膜组织；蒸发角膜组织产生扩展的水泡和CO_2气泡，水泡和气泡被角膜组织吸收，角膜组织因此被分离。电脑控制的光学传输系统产生成千上万的激光脉冲，成千上万的激光脉冲按照密集的等宽度和等间距的篱笆墙式的光栅模式，在同一深度聚焦，产生光爆破，在角膜组织中形成一层微小直径的气泡，使角膜组织分离，形成相应的分离面，也就是飞秒激光的切削面。LASIK手术中制作角膜瓣就是运用的这种切削模式形成水平的分离面和垂直面。激光脉冲还可以在角膜组织中进行任何角度和任何范围的堆砌聚焦，形成角度不同，范围不同的组织分离，所以，飞秒激光可以在角膜移植手术和LASIK手术中对角膜进行片状切削，制作精美的植片和角膜瓣；也可以在角膜基质环植入手术中对角膜进行点状雕琢，制作隧道。

二、全激光角膜屈光手术

手术原理：全激光角膜屈光手术又称半飞秒激光角膜屈光手术，是指全程使用激光技术完成的角膜屈光手术。即先用飞秒激光设备制作角膜瓣，其屈光度数的消减仍由准分子激光治疗仪来完成。故该飞秒设备又可称为板层角膜飞秒激光器。

（一）板层角膜飞秒激光器

目前有3个型号，即WaveLight鹰视酷眼FS200、INTRALASE飞秒激光设备和达芬奇Ziemer飞秒激光设备。

1. WaveLight鹰视酷眼FS200　WaveLight鹰视高频屈光手术系统是目前全球最快的屈光手术平台，整合了WaveLight鹰视EX500准分子激光和WaveLight鹰视FS200飞秒激光。WaveLight鹰视屈光手术系统集成WaveNet计算机网络，实现患者数据从诊断设备至WaveLight鹰视EX500准分子激光和WaveLight鹰视FS200飞秒激光的无缝传递（图15-42、图15-43）。

WaveLight鹰视FS200飞秒激光作为科医人新一代的顶尖设备，是目前最先进、最安全的近视手术方式，它仅需6秒就能制作出高质量的角膜瓣，该角膜瓣厚薄均匀，趋于完美，为近视患者获得更好的视觉质量提供了安全保证，真正实现了全程无刀。

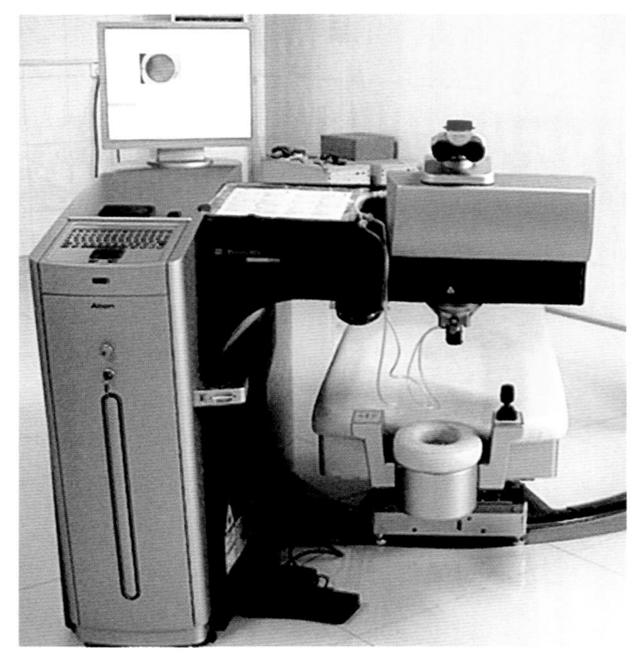
图15-42　WaveLight鹰视FS200飞秒激光设备

鹰视FS200飞秒激光优势：

（1）激光频率最快：鹰视FS200飞秒仅需6秒就能完成制瓣全过程，并且以0.25μm进行增减，是当今世界上最快的飞秒设备（传统的飞秒激光制瓣约20秒）。

与传统的飞秒激光相比，制作完成角膜瓣后不需要患者起身更换手术台进行角膜切削，从而避免了在更换手术台的过程中可能出现其他影响手术的突发情况，可以在同手术床上完成制瓣和近视度数切削，无需患者更换手术床，真正实现了“全激光”手术平台（图15-43）。

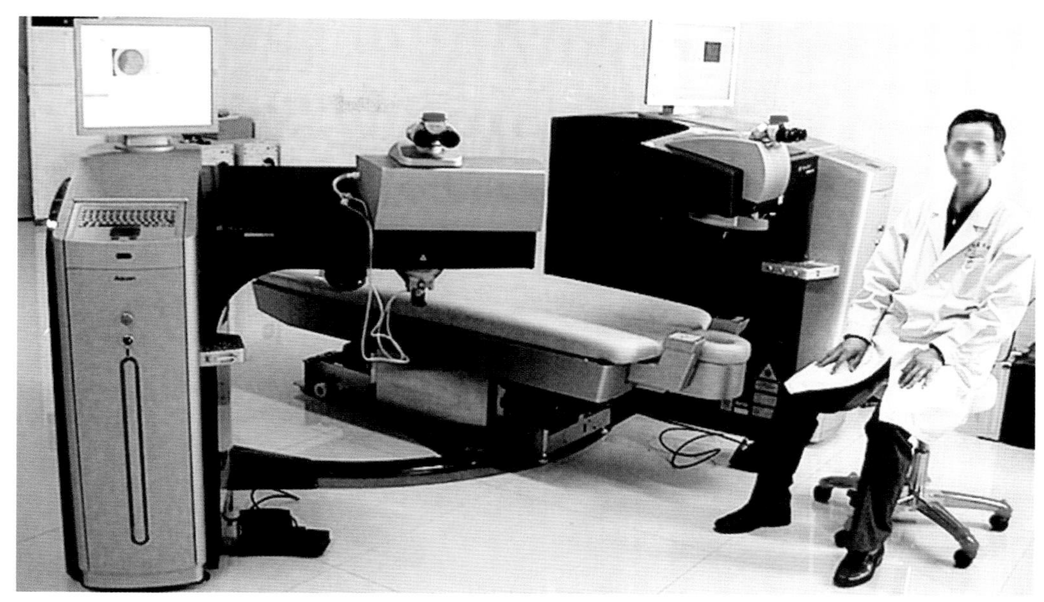

图 15-43 实现患者数据从诊断设备至 WaveLight 鹰视 EX500 准分子激光和 WaveLight 鹰视 FS200 飞秒激光之间的无缝传递

(2) 治疗范围更广：以往有很多患者因为近视度太深、角膜太薄等原因而无法接受传统 LASIK 激光近视手术，鹰视 FS200 飞秒激光设备可设计个性化参数，进行精准切削角膜，能制作更薄更完美的角膜瓣，扩大了近视治疗的范围，以前因为眼裂小、角膜直径小、角膜薄、角膜平的患者，而无法用机械角膜板层刀完成制作角膜瓣，而今均可用 FS200 飞秒激光设备顺利完成。

(3) 视觉质量更好：传统飞秒激光不具备个性化技术，而鹰视 FS200 飞秒激光设备可提供全面的个性化方案，可根据医生需要和患者的具体情况制作圆形、椭圆形角膜瓣；制作角膜瓣直径最大至 10mm、最薄至 90μm，蒂的位置及大小可任意设置；定位环位置及大小可调，角膜瓣大小，形状及切入角度可视，可以为每只眼睛“量身定制”最适合的个性化近视矫治方案，术中全程自动追踪眼球，减少了术后高阶像差的增加，减轻了术后因雾天、雨天以及夜晚开车等出现的眩光、模糊等情况，提高术后的视觉质量。嵌入式制瓣技术使角膜复位更牢固、愈合更快、并发症更少，术后视觉质量和舒适度好。

(4) 更多的制瓣功能：通过程序设计和制作用于板层角膜移植的不同厚度的角膜瓣、角膜内皮移植片、表面角膜镜片等。

2. 美国 INTRALASE 飞秒激光设备

INTRALASE 飞秒激光设备是一种精密眼部手术激光设备，用于进行 LASIK 手术以制作角膜瓣或可用于角膜成形所要求的初始角膜切除，或角膜再生或角膜环植入的隧道成形中。

INTRALASE FS 激光设备的传输系统用于连接可用的 INTRALASE FS 一次性患者界面装置。此设备由消毒吸气环装置和消毒扁平透镜组成，专人使用。

INTRALASE FS 激光设备只能由经过培训有激光设备安全证书或 INTRALASE FS 激光设备使用证书的医生操作或在他们的直接监控下操作。

INTRALASE 激光特点：

(1) 使瓣的厚度更加精确：与传统机械角膜板层刀相比，INTRALASE 飞秒激光的精度要超过传统角膜刀 100 多倍，使得 LASIK 手术更加安全，而且实际上消除了由于使用机械角膜刀而引发威胁到视力水平的严重并发症的可能性。这为角膜瓣较薄的患者提供了一个平台来实现最大的激光视力矫正效果和最佳的视觉质量。

(2) 不受角膜曲率的影响，切削的角膜瓣厚度均匀一致克服了机械板层刀切削的角膜瓣厚度不均匀，旁边厚、中央薄，有时会出现纽扣瓣等。使一些因曲率偏高的患者也能安全的接受手术。

(3) INTRALASE 飞秒激光制瓣能彻底消除角膜板层刀经常发生的感染：INTRALASE 飞秒激光使 LASIK 手术进入“无刀角膜成形术”时代，真正实现了激光手术的“全激光”。避免了传统手术因刀片因素导致的交叉感染，有效地避免了传统手术发生交叉感染的可能。

(4) 飞秒激光使手术范围广：飞秒激光制瓣薄，可多矫 2.00D 的屈光度。

(5) 手术更安全：过去 90% 的屈光手术的事故，来源于角膜刀在制作角膜瓣时发生，如角膜穿孔、角膜瓣异常、直切口、切割不完全、角膜瓣脱离、纽扣瓣等。INTRALASE 能顺利完成薄、曲率高、小直径或扁平角膜的瓣制作。

(6) 能够做成任何角度有瓣的边缘：这样可大大减少手术中对泪腺神经的切断，可有效减少术后干眼的发生。

3. 瑞士达芬奇 Ziemer 飞秒激光设备　达芬奇 Ziemer 飞秒激光全称为 Ziemer Femto LDV，简称为 LDV 飞秒激光、Ziemer 飞秒激光或 Z-LASIK 飞秒激光。其特点如下：

(1) 小光斑、低能量：对周围组织影响较小，切削面产生的气泡较小。

(2) 掀瓣后气泡立即消失，无需等待立即进入准分子手术程序。

(3) 角膜瓣厚度均一，提高术后修复速度及术后视觉质量。

(4) 不残留任何组织连接，能轻松掀起角膜瓣。

(5) 操作便利：Ziemer 飞秒激光可适配任何准分子激光设备，无需转换手术床位。

(6) 应用范围广：既可用于准分子激光手术角膜瓣制作，也可完成板层角膜移植及角膜下基质环植入所需的角膜瓣切削。

(二) 全激光手术步骤

1. 先用飞秒激光设备制作角膜瓣(图 15-44~ 图 15-49)。

2. 再用准分子激光治疗仪完成屈光度数的消减(图 15-50~ 图 15-66)。

三、全飞秒激光角膜屈光手术

所谓全飞秒激光角膜屈光手术是指全程应用飞秒激光进行无瓣小切口角膜微透镜摘除术。

飞秒激光是一种角膜穿透性激光，可以聚焦激光能量于角膜基质层间进行爆破，从而实现对角膜组织的切削。其水合作用小于其他常规激光，而且不受周围环境的影响，切割精度极高，预测性好，因此用于手术治疗屈光不正的安全性更高。在激光矫治屈光不正手术中，运用飞秒激光可以精确地爆破分离角膜组织以制作屈光透镜，具有较高的精确性和安全性。

2010 年 4 月，蔡司 VisuMax 全飞秒激光手术系统正式推出 ReLEx 全飞秒手术方式，并在美国波士顿举行了全球发布会(图 15-67)。VisuMax 全飞秒激光手术系统成为一种角膜屈光手术工作站，不仅可以应用于眼角膜瓣的制作，还可以进行角膜移植和全飞秒屈光手术，是蔡司提供给角膜屈光手术专家的最新技

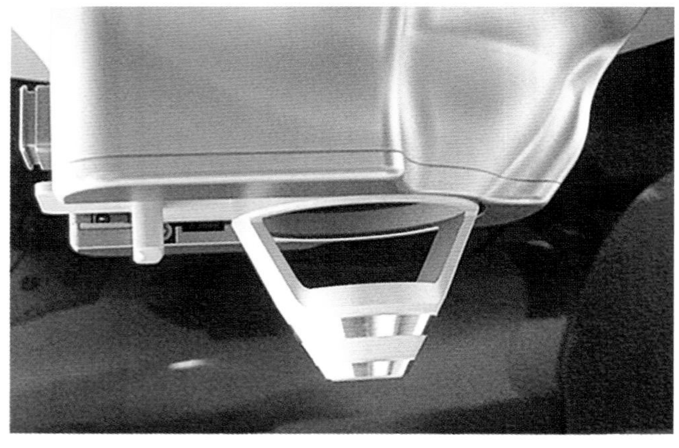

图 15-44　全激光手术步骤：置压平锥，进行飞秒制瓣

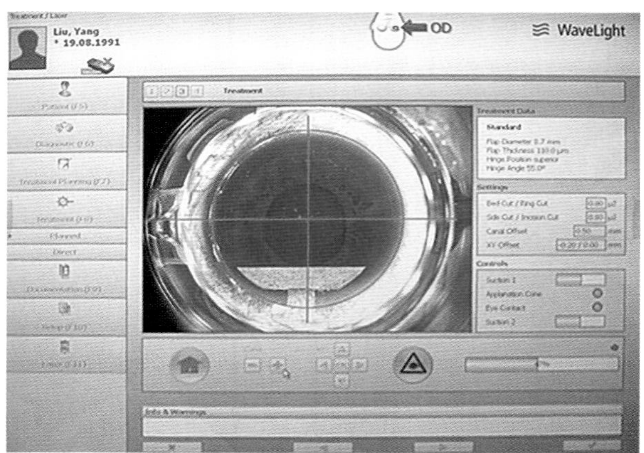

图 15-45　飞秒制瓣开始

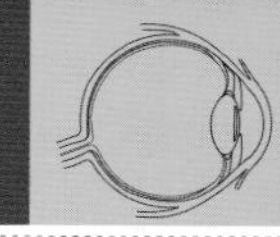

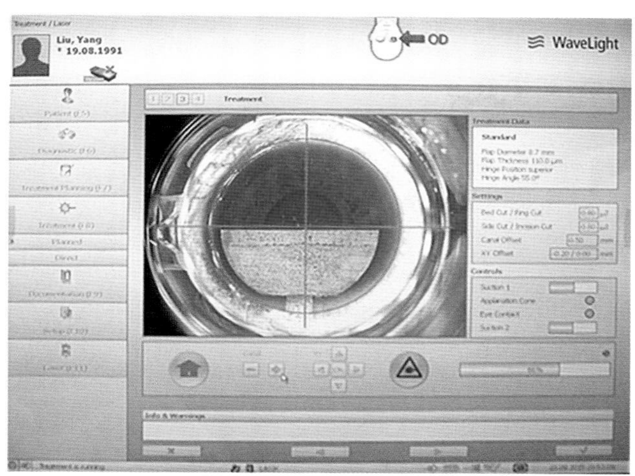

图 15-46　飞秒制瓣，约完成 50%

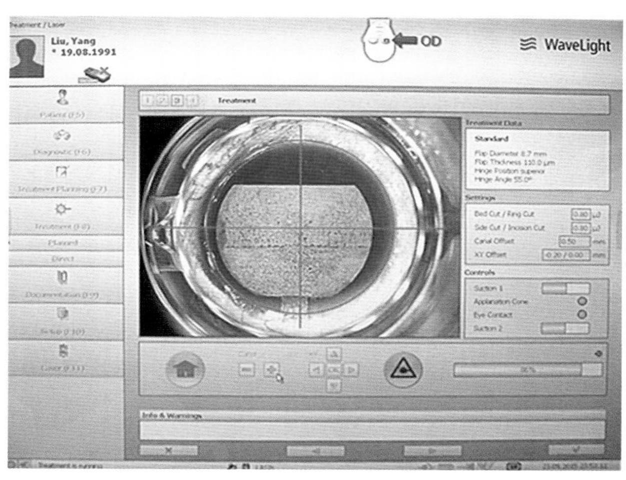

图 15-47　飞秒制瓣，约完成 80%

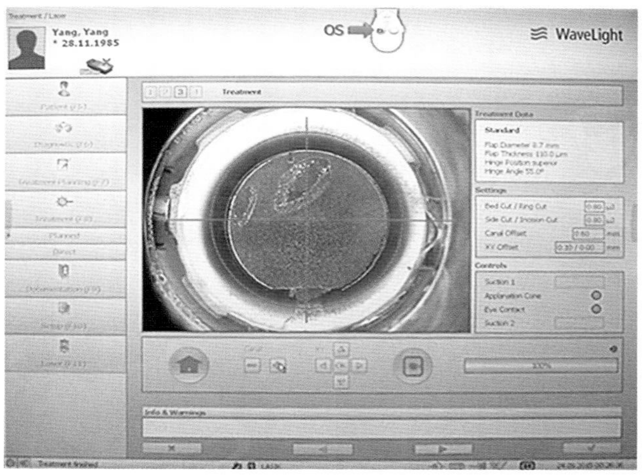

图 15-48　飞秒制瓣

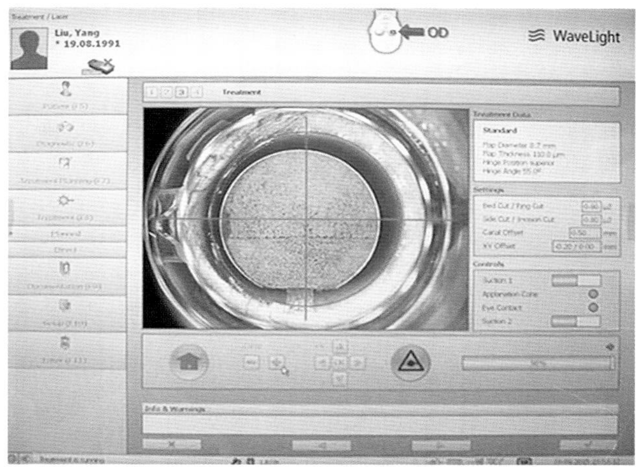

图 15-49　飞秒制瓣完成

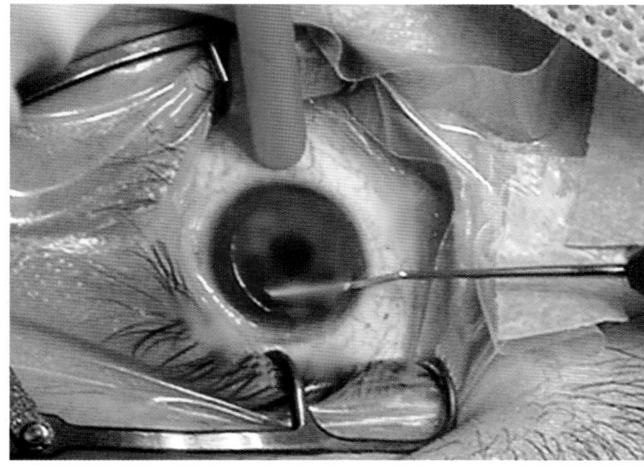

图 15-50　用显微虹膜回复器启开角膜瓣

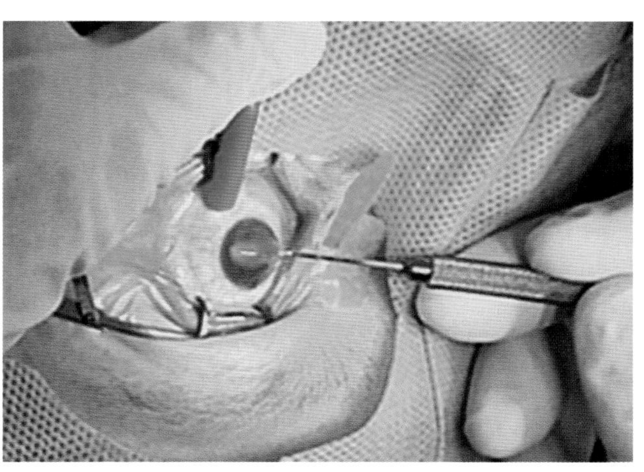

图 15-51　推开角膜瓣

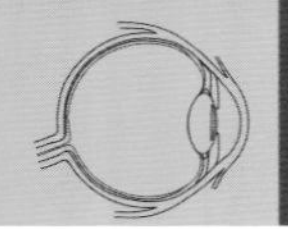

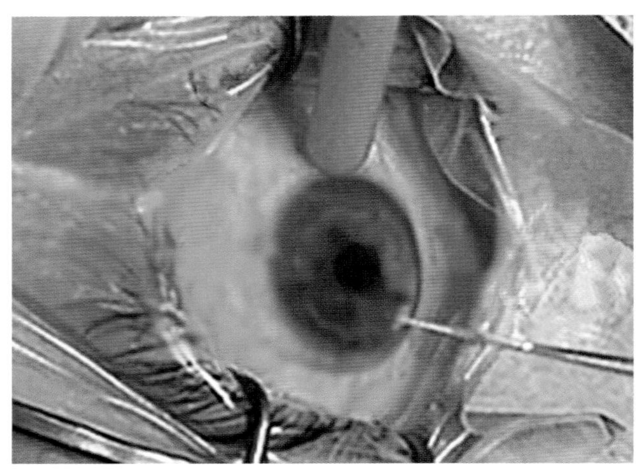

图 15-52　推开角膜瓣时，用海绵柄对抗

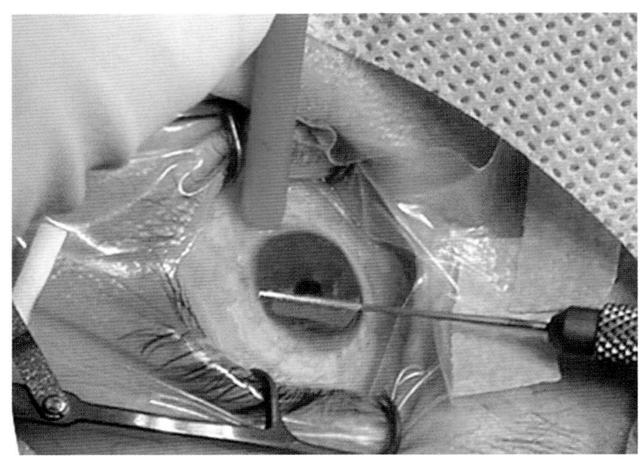

图 15-53　推开角膜瓣时，用力不宜过猛

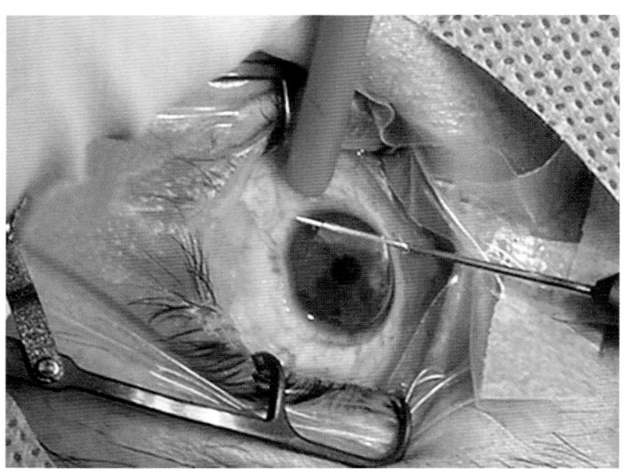

图 15-54　推开角膜瓣

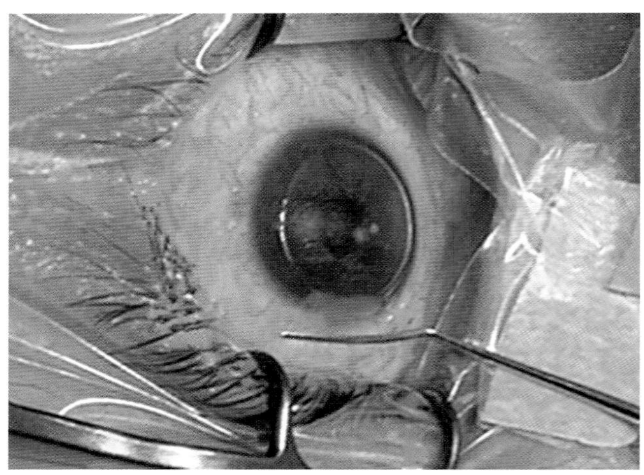

图 15-55　将角膜瓣对折在蒂部

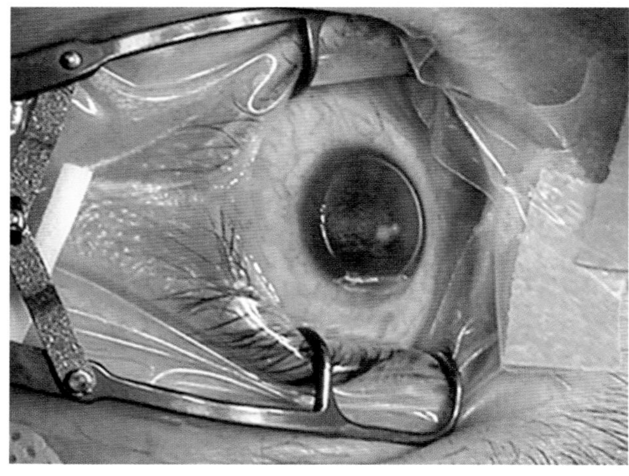

图 15-56　调整瞄准光

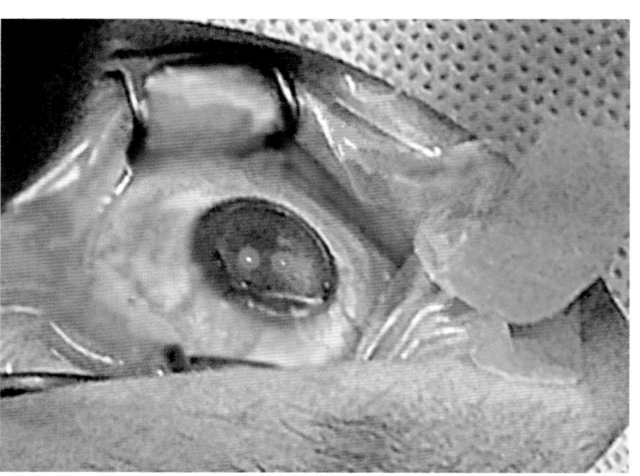

图 15-57　准分子激光镭射

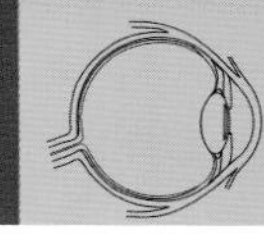

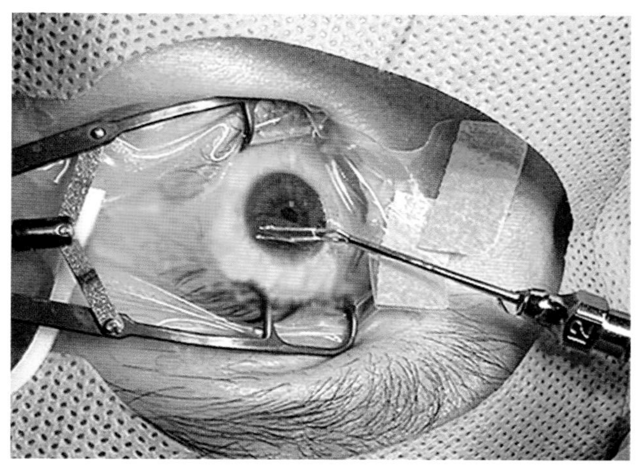

图 15-58　冲洗角膜床

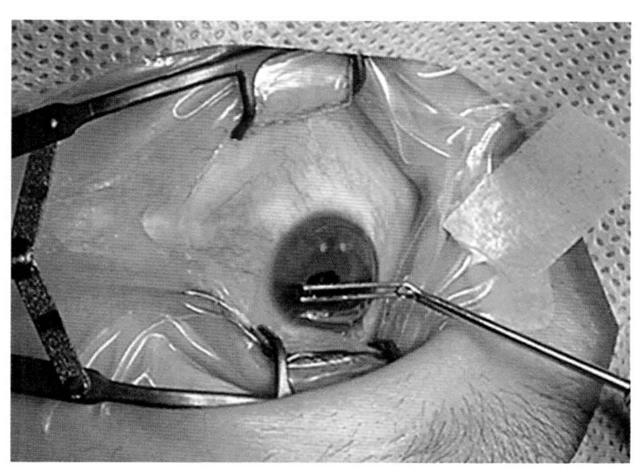

图 15-59　将角膜瓣复位并在瓣下冲洗

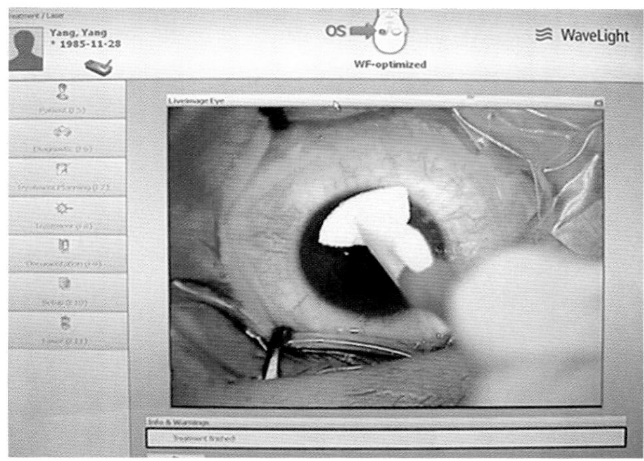

图 15-60　用吸水海绵进一步使角膜瓣复位

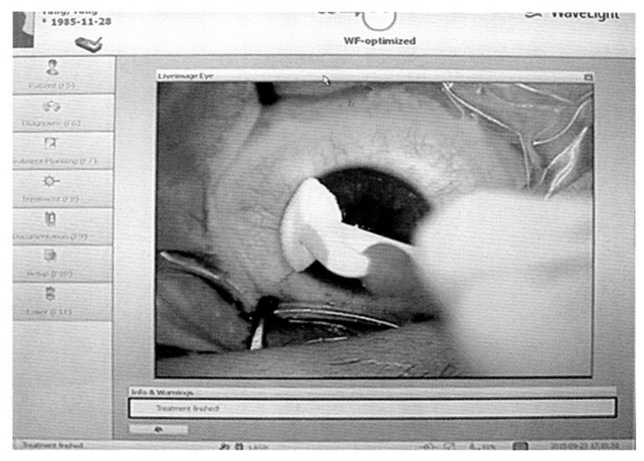

图 15-61　各方位使角膜瓣复位

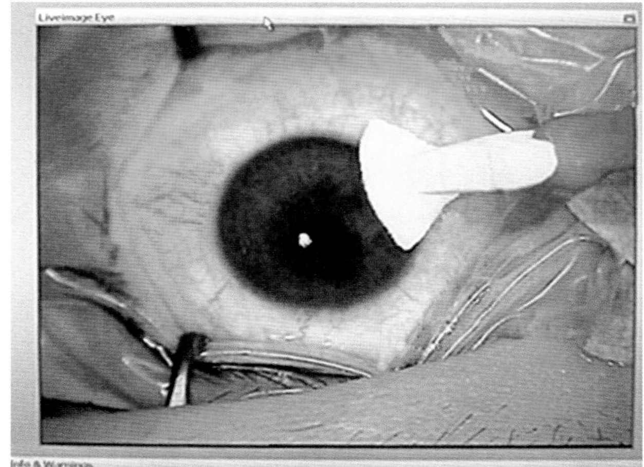

图 15-62　角膜瓣复位

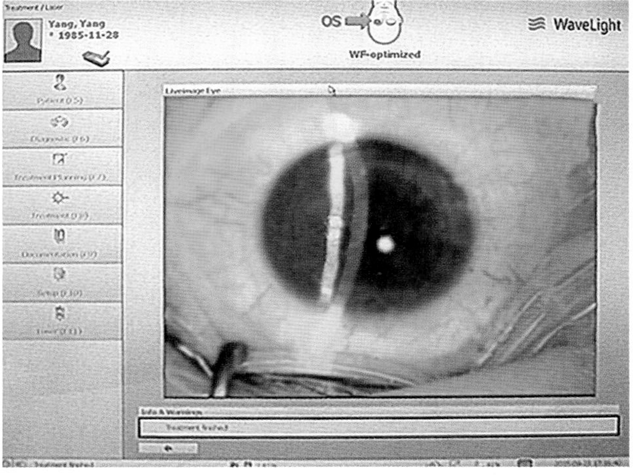

图 15-63　即时裂隙检查角膜瓣复位情况

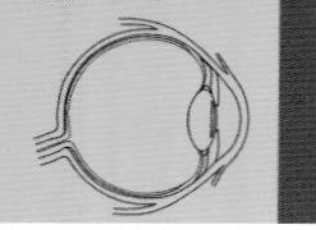

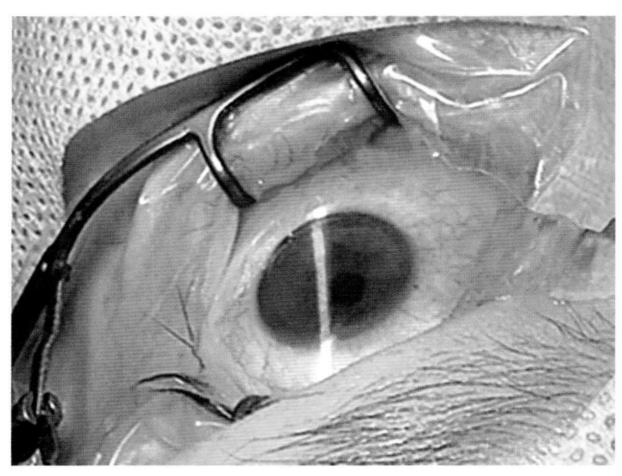

图 15-64　即时裂隙检查,注意有无异物残留

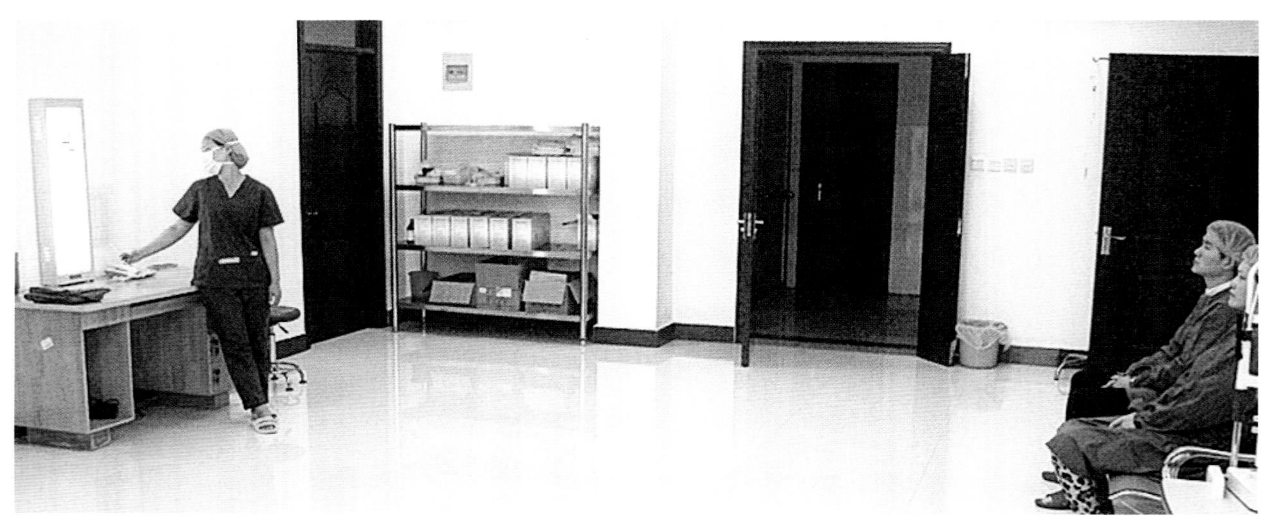

图 15-65　术后查视力,可马上提高

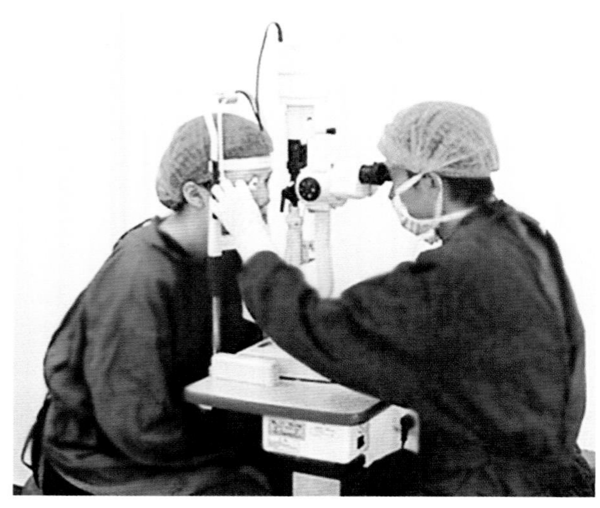

图 15-66　术后裂隙灯检查瓣的位置

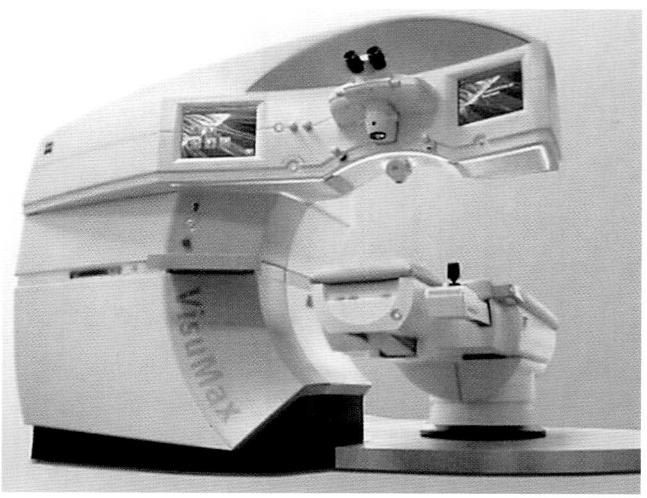

图 15-67　蔡司全飞秒激光治疗仪

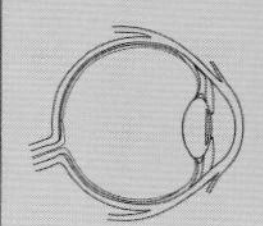

术平台，诠释了“全飞秒屈光手术”的新理念。2011 年 9 月 18 日在维也纳 ESCRS 上正式上市的 ReLEx SMILE 无瓣小切口微透镜摘除术，对于屈光性激光手术的发展具有革命性的意义，有着非常广阔的发展前景。该项技术使手术更精确，更安全，更轻柔。蔡司 VisuMax 全飞秒激光手术因其微创无瓣。全飞秒激光手术有着非常广阔的市场前景。

蔡司 VisuMax 将专业的光学技术和复杂的制造工艺整合在一起，保证了更精确的治疗。其特点如下：

1. 低能量高脉冲，精确切削　能量低于 170nJ，发射频率 500kHz 的低能量高频率激光，通过高精度的光学系统聚焦，在角膜基质层进行精确的切割，产生平滑的角膜基质界面，而对周边组织几乎无损伤（图 15-68）。

2. 三维立体切割　弧形角膜接触环设计，手术中不需要压平角膜，即可在基质层中进行精确的三维立体切割（图 15-69）。负压低，眼内压升高小，患者术中舒适。直观的软件可以方便地调整治疗参数，进行个体化的治疗设计。

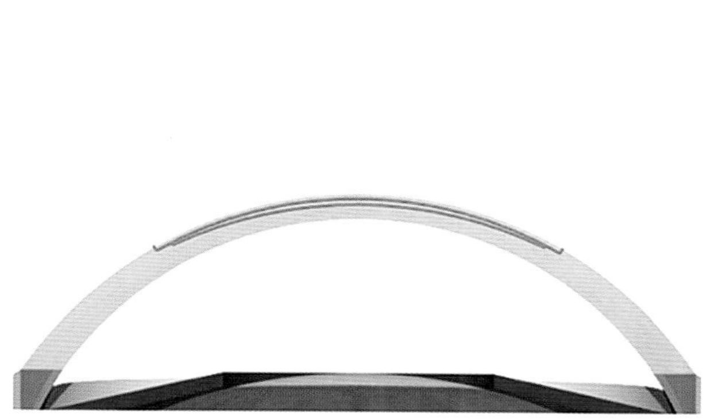

图 15-68　能量低于 170nJ，发射频率 500kHz 激光，精确切割，界面平滑

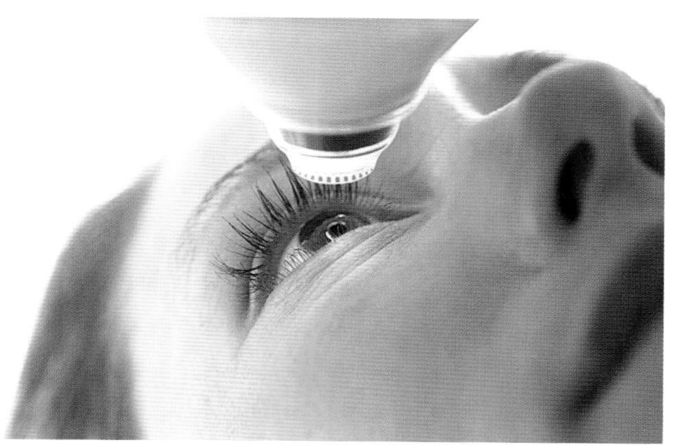

图 15-69　弧形角膜接触环设计

3. 操作轻柔，负压吸引时间短　参考患者视轴，进行精确的中心定位，弧形负压环与角膜接触完全接触后，启动与主机一体化的吸引系统进行负压吸引，并立刻开始发射激光。负压时间短，眼内压升高小，整个过程中患者舒适可见（图 15-70）。

4. 符合人体工程学的设计　操作者使用具有互动引导功能的触摸屏，操作方便，易于消毒。整个手术过程，在全视野显微镜下操作，内置的裂隙灯可以随时进行手术评价和观察（图 15-71）。

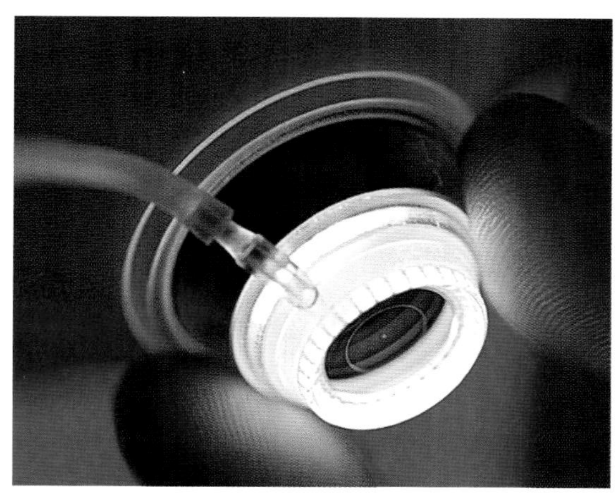

图 15-70　弧形负压环，负压时间短

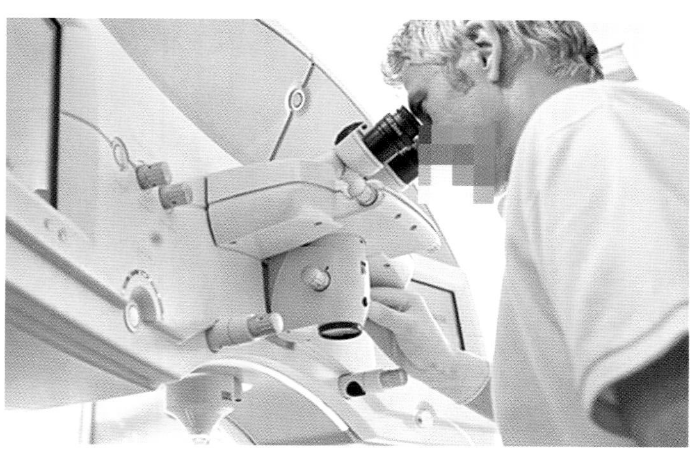

图 15-71　人体工程学的设计，触摸屏，内置的裂隙灯

第五节　放射状角膜切开术

日本学者 Sato 在 20 世纪 40 年代末和 50 年代初首先建议用手术切开角膜后表面法来治疗近视和散光，术后早期收到了一定的效果，但由于手术对角膜内皮细胞的严重损伤，最后致使患者因角膜水肿及大泡状角膜病变而失明。

前苏联 Fyodorov（1972）偶尔从一个外伤的患者中，发现角膜创口愈合后，其原有的近视明显降低，故创立了初始的放射状角膜切开术（radial keratotomy，RK）。美国 Bores（1978）也开始将此用于临床，其后在苏联和美国建立了系列化的实验和临床研究，使手术日臻完善。

一、手术原理

对角膜的前表面旁中央区及周边区作深层的放射状层间切开，使该区域承受正常眼内压力的作用减弱，从而使角膜中央部分变得扁平，眼球的屈光力降低，近视状态随之减轻或完全被矫正。

二、适应证

1. 屈光状态　最适宜的屈光度是 -2.00~ -6.00D，手术效果较好。超出该范围的手术病例也有报道，但高度近视者有回退现象。

2. 年龄　20 岁以上且近两年来未再加深的病例。20 岁以下者，不但近视易于发展，角膜组织也较软，手术效果相对较差。

3. 职业　虽然大部分患者手术并不是出于职业的原因。但对从事飞行、消防、领航、工艺、会计等，需要特别良好视力的患者，必须在术前特别说明手术的利害关系。

4. 眼部情况　应是无角膜病、干眼症及其他外眼感染性眼病患者。如有进行性白内障、低眼压或严重眼内病变，均不宜手术。

三、术前检查

1. 系统的眼部检查，包括屈光检查、眼球运动检查、外眼检查、眼压测量、裂隙灯显微镜和眼底检查等。
2. 角膜曲率及角膜地形图检查。
3. 角膜厚度检查。应使用超声角膜厚度计（ultrasonic pachymeters）为宜。
4. 眼轴长度检查。
5. 角膜内皮细胞、前房深度、巩膜硬度及角膜知觉检查等。

四、手术的基本器械

完成 RK 手术必须具有良好的器械：

1. 角膜光学中心定位器。
2. 光学区定位标记器，直径 3~5mm，每相差 0. 25mm 为一组。
3. 切线标记器，能在角膜上印出 6~8 条切线的标记。
4. 固定镊子。
5. 冲洗针头。
6. 切开刀，目前多用钻石刀，且配有可调切开深度的旋钮以防止切口倾斜的脚板，同时应配备角膜切口深度校正器。
7. 缝合器材，以防角膜有小穿孔时缝合。

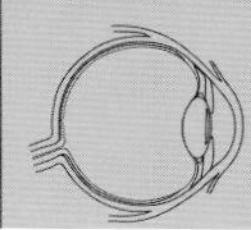

五、手术量的估计

要使 RK 手术得到最佳效果，必须先了解足以影响到手术效果的各种因素，如患者的年龄、角膜状态、眼压等均与手术效果有关。在手术时，又与光学区大小、切口深度、长度、切线数目等有关。故术前应先作详细检查，根据具体情况判定手术量。手术时，尽管有角膜厚度测定数据及控制刀的切开深度装置，但用力大小、持刀方法不同，也会影响到切口深度及均匀性。因此，需要术者经过较长时间基本功的训练，逐渐完善操作技术，做到各切口反复切开均能达到相当一致的水平。在此基础上，结合所定的光学区大小、切口数目与患者本身条件、术后所得的矫正量，逐渐形成一套行之有效的手术定量参数，才能使本手术达到预期的效果。目前，根据许多学者的手术经验，已经研制出多种计算机软件，将术前测得的各种数据输入计算机系统，可较准确计算出需要的最佳光学区直径、切口数量等各种手术量参数。

在术前估计手术量时应注意以下事项：

1. 光学区直径　至少要有 3mm。角膜直径小于 12mm 时，光学区直径应缩减 0.25mm。角膜直径大于 13mm 时，光学区直径可加大 0.25mm。角膜屈光力为 42D 或以下者，光学区直径应缩减 0.25mm。角膜屈光力在 45D 以上者，先学区直径可增大 0.25mm。

2. 切口数目　3D 以下低度近视以 4 条切口最好。一次手术宜在 8 条切口以内。切口过多则眼球变软，达不到应有的深度。欠矫者可在 3 个月后再手术。

3. 青年人稍微过矫，往往感到更好　40 岁以上则以略欠矫为佳，可以方便阅读。青年人术后第一天过矫 20%，40 岁以上者过矫 10%，则在水肿消退后可望能得到理想矫正。

4. 切口深度　以 90%~95% 角膜厚度为佳，因可保留较大的光学区及减少切口，术后眩光及视力波动也可因之减少。也有人主张切 80%~85%，但浅切口易发生屈光回退。

5. 以超声波测厚度时，选用 1640 声频并以小的实性尖形探头为佳，可作出包括中央及周边角膜厚度图，有利于发现某部位存在的变薄角膜，或避免在加深周边部切口时发生穿破。

6. 角膜中央较薄，每距视轴 0.5mm 增加 2.0nm 厚度。如光学区定为 3mm，则其边缘处应比轴厚 60nm。如要在离视轴 3mm 处作加深切开，则应估计角膜厚度比视轴加深 120nm。在这方面，术者要从实践中得出自己调整刀具深度的参数。

六、手术操作要点

术前口服地西泮，眼部消毒，2% 匹罗卡品缩瞳以便定视轴。术前 15 分钟作眼轮匝肌阻滞麻醉，抑制术中瞬目，术前 15 分钟点抗生素 1 次。

1. 表面麻醉药可用 0.5% 丁卡因或 4% 盐酸利多卡因，开睑器开睑。

2. 令患者注视显微镜灯光，用钝针头按压反光点，显示视轴位置。

3. 以视轴为圆心，用光学区定位器定位。

4. 切口定位器定切口数目及位置。

5. 切开前角膜时不能过干或过湿，否则会导致上皮脱落或角肿水肿。宜用棉棒吸去多余泪液，使切口痕迹显露。切开前宜先抹湿刀具的脚板，以免磨损上皮并减少阻力。

6. 用镊子固定眼球，牵动眼球以便于运刀作垂直切开，必要时可令患者改变头位，以便下刀。

7. 自光学区边缘或角膜缘入刀，刀尖下压并稍停，以便达到足够深度，并观察有无房水漏出情况。房水如溢出即应停止，以免破口扩大；如无房水流出，则缓缓运刀向角膜缘或光学区边缘，完成切口前稍停顿再退刀。切口顺序为对称切开。由于最易在颞侧或颞下侧切穿角膜，故宜最后安排此处切开（图 15-72）

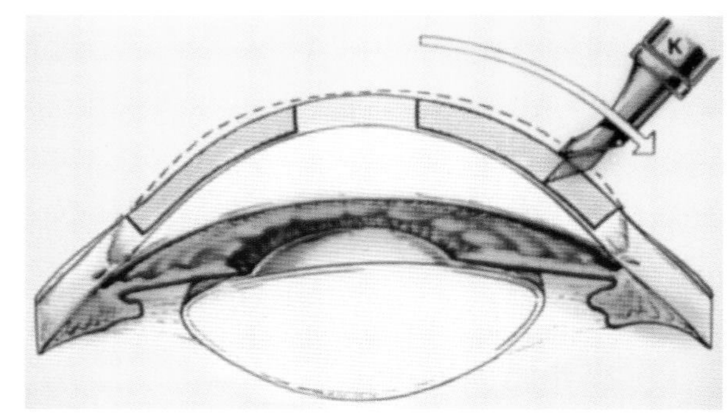

图 15-72　角膜放射状切开位置和方向

8. 所有切口完成后，用平衡盐液冲洗切口，除去上皮残屑。用创口开张器检查每个切口深度，或了解是否存在小穿孔。细小破口可自愈，如不能自行恢复前房时，则应缝合。有出血时，不要用电凝止血以防组织变形。术毕结膜下注射庆大霉素 2 万 U 和地塞米松 2.5mg，加眼垫包眼，有条件者可以在角膜表面放置含有上皮生长因子的胶原膜，24 小时后再更换 1 次。

七、术后处理

如术中无弃孔，术后可用睫状肌麻痹剂以减轻睫状肌痉挛所致疼痛。术后可用止痛镇定剂 2~3 天。每日换药，检查眼部情况及视力，可粗试镜片有无欠矫或过矫。如有近视，可作加压包扎并用皮质类固醇点眼。如过矫，用眼罩而不用眼垫。明显过矫可用匹罗卡品或噻吗洛尔点眼，用眼罩保护至少 1 个月。日间可用有色眼镜保护。如有穿破，术后不宜用接触镜，以免增加感染机会。

八、手术并发症

（一）术中并发症

1. 切破　发生率为 5%~35%，术前未检查角膜厚度或切口深度未掌握好，用力不均，刀倾斜等易致术中穿破。微小穿破可在数分钟内自行封闭，较大的破口，眼压下降，即不宜再手术，更大的破口要缝合，缝线 2~3 周拆除。

2. 切歪　要保持角膜稍干，以便看清切口痕迹，且易于发现切穿角膜时漏出的房水，切开时手的运动位置不应受障碍。切口越出角膜缘外，也是运刀不当所致。

（二）术后并发症

1. 眩光及视力波动　术后早期出现此症状是由于角膜水肿、眼压变动、瞳孔大小变化时，通常在半年内消失。切口数多且光学区小者更为明显，且可能难以消退。

2. 感染　手术时穿破或换药时不注意消毒，术眼原有炎症等均可导致感染。

3. 欠矫与过矫　均为手术量计算不当或操作不当所致。早期发现欠矫，可加压包眼及胆固醇点眼，以后可再手术。再手术时同样的手术量会产生比第一次手术时要小的效果。

4. 不规则散光　切口不均匀、光学区过小、视轴定位不准及过多切口等均会发生。

第六节　其他屈光性角膜移植术

一、异体自动板层角膜成形术

自动板层角膜成形术（automated lamellar keratoplasty，ALK）是近年出现的一种新型板层屈光性手术。ALK 手术设备为极高精度的自动式机械切削装置，主要结构为：角膜成形切削刀头、启动马达、固定环、压平镜和控制器等。手术可分为近视 ALK、远视 ALK、异体 ALK 及 ALK 与准分子激光联合手术四类。

手术原理：屈光不正及伴角膜浅层混浊的浅层多发性角膜异物患者，可单行异体 ALK。方法是用 ALK 刀在患眼角膜中央做一帽状板层角膜切削，去除混浊角膜组织及异物，然后移植同直径及厚度的尸眼透明角膜帽。若患眼伴有近视，特别是高度近视者，可先用 ALK 刀在患者角膜中央区做一厚度为 0.13mm 或 0.16mm、直径平均 7.5mm 的切削，在角膜创面上，再根据患者所需矫治的近视屈光度，在表格上查出所需的切削面积、深度及厚度等三个参数，调刀后进行第二次屈光性切削，最后移植尸眼的透明角膜帽。

异体 ALK 术后免疫反应一般较轻，一是异体板层材料抗原性少而弱，尤其是保存的角膜材料；二是 ALK 刀对组织的创伤较小，创伤免疫反应较轻。手术后适当应用免疫抑制剂，即可预防术后免疫排斥反应的发生。

二、角膜内镜片术

角膜内镜片术（corneal internal lenses）又称角膜层间成形术。其原理是将预制具有一定屈光度的镜片

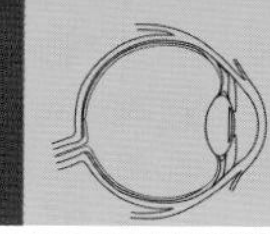

植入受体角膜层间以矫正屈光不正。

1. 外科技术

(1) 球后及球结膜下浸润麻醉,上下直肌牵引缝线固定眼球呈正位。

(2) 角膜光学中心定位。

(3) 用 8mm 环钻蘸染料压印划界,做光区定位。

(4) 做袋形植床 自上方角膜缘板层切开角膜,深约 1/2 基质,切口长约 4mm,用虹膜回复器进行板层分离,以 8mm 环钻印痕为界做一袋形植床,然后扩大切口至 7mm(图 15-73)。

(5) 植入内镜:用平台镊或人工晶状体植入镊将选择好的角膜内镜片送入切口,借助虹膜回复器使其植入囊袋内,调整镜片位置至光学中心与视轴一致(图 15-74)。

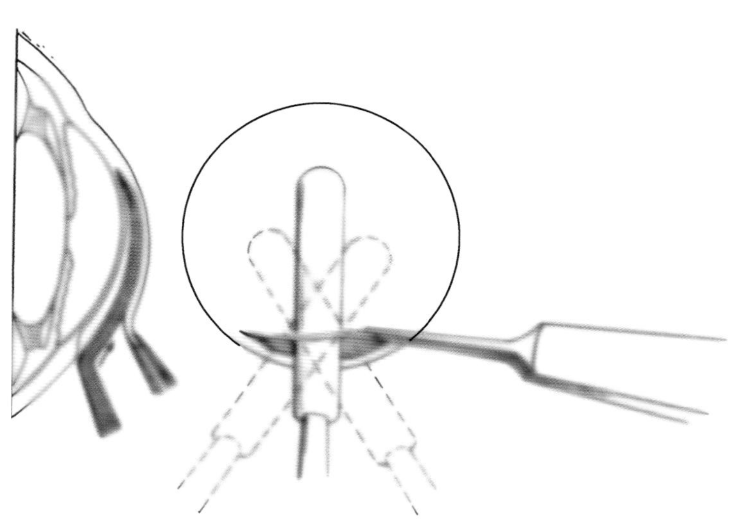

图 15-73 做袋形植床

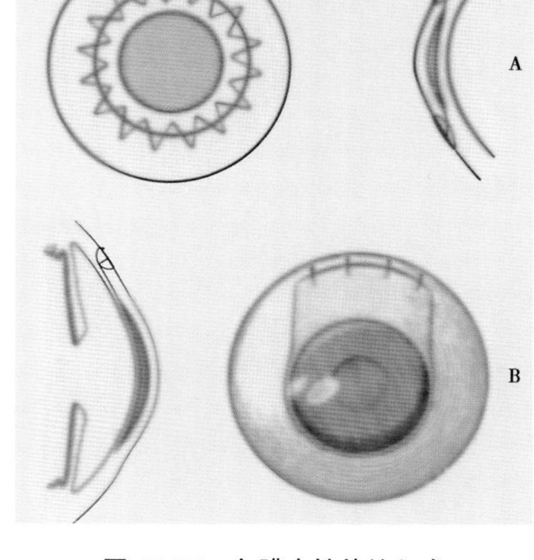

图 15-74 角膜内镜片植入术

(6) 缝合切口:用 10-0 尼龙线间断缝合或连续缝合,埋藏线结。

(7) 手术结束:球结膜下注射庆大霉素 20 000U+ 地塞米松 2mg。绷带包扎术眼。

2. 术后处理

(1) 术后常规应用抗生素预防感染。

(2) 术后第 2 天换药,以后每天换药一次。换药时注意内镜的位置、透明度、角膜弯曲度改变、房水情况、视力及眼压情况等,并详细记录之。

(3) 植入异体角膜组织镜片者,术后应常规足量使用免疫抑制剂(如地塞米松、CsA、FK-506 等),以预防免疫排斥反应的发生。

(4) 拆线:由于缝线张力较大,故拆线不宜过早,一般术后半年至一年拆线。植入近视性角膜内镜后,角膜旁中央部变陡,而角膜盘的拱形长度保持恒定,在角膜切口处形成一个小缝隙。缝隙的宽度因角膜前表面曲率改变不同而异,即屈光力增加越多,缝隙越宽,这可通过几何学计算求出。如角膜前表面屈光力增加 12.0D 时,切口缝隙约为 125μm。因此,缝合切口时使缝线保持一定的张力,才能有利于切口的组织愈合。

3. 并发症及处理

(1) 分离不在同一板层:用虹膜回复器做袋形板层分离时,由于用力不均及方向不正确而使分离不在同一板层,即有深有浅。这样势必影响光学界面的光滑度和透明性,术后易形成散光。

(2) 穿破前房:这是一种严重的术中并发症。做层间分离时,虹膜回复器前端过度下压,分离力量过大或呈穿刺样动作,易向深层分离,甚至穿孔。发现房水溢出应停止分离,缝合切口,延期手术。

(3) 穿破前板层角膜:术中做层间分离时,尤其是经验不足者唯恐分离过深,回复器前端过度上翘,分

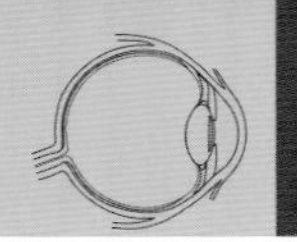

离逐渐变浅，甚至穿破上皮层。若穿破孔小，可改变分离角度，调整用力大小继续向前分离，并完成手术。如破口较大，超过 3mm，则应停止手术，加压包扎。

(4) 层间囊袋过深：板层切开及层间囊袋深度以 1/2 基质为适当，过深或超过 1/2 基质时，因后板层或囊袋后壁薄弱，抵抗力低，以致术后向前房面突出，影响屈光矫正。

(5) 切口大：角膜切口的大小以能容内镜植入为度。太小不易植入内镜；太大内镜易偏心或移位，产生散光。一般先做 4mm 左右的小切口，完成 8mm 直径的囊袋分离后，再扩大切口至 7mm，这时植入 5mm 直径的内镜片较顺利。

(6) 感染：内镜片的污染及手术过程的污染均可引起术后感染。可表现为层间混浊、浸润、前房积脓等。发现感染征象应及时足量使用抗生素，必要时拆线取出内镜片，抗生素冲洗层间袋，同时行细菌或真菌培养并行药敏试验，以筛选有效抗生素。

(7) 镜片移位：多因切口及分离面积过大所致。镜片偏位主要引起散光，应及时手术处理。方法：拆除 1~2 根缝线，以能进出虹膜回复器为当，用虹膜回复器将镜片推至或调至中央，然后退出回复器，查镜片位正时，方可缝合切口。有条件者可在切口方向的镜片边缘或接近边缘处行激光焊接 2~3 个点，以免镜片再移位。

(8) 层间积血：植床有血管新生者，分离板层时引起出血。止血不妥，术后易发生层间积血，久之可形成血染。故发现积血应及时手术清除之，彻底止血后方可缝合切口。

(9) 上皮植入：做板层分离时，器械将切口处上皮细胞被带入或植入镜片时由镜片带入，均可发生上皮植入，形成浸润或囊肿，应手术彻底清除之。

(10) 上皮营养障碍或再生不良：角膜内镜植入后，由于镜片有一定厚度，凹镜者镜片周边较厚，渗透性较中央部差，可使该处前层角膜发生营养障碍，上皮细胞代谢受影响，再生不良。处理：更换渗透性良好的镜片。

(11) 角膜后突：层间袋过深时，术后角膜后层及后弹力膜向后突入前房，使中央前房变浅，内皮可出现皱褶及水肿，内皮细胞减少，同时发生低矫。

处理原则：轻者不必处理，严重者应早期取出镜片，改行其他屈光手术。

(12) 免疫排斥反应：从理论上讲，异种或异体角膜组织内镜片植入后可引起宿主免疫排斥反应，但可能由于镜片在加工、保存过程中，其抗原性已大大削弱甚至消失，故目前尚未见有关免疫排斥的报道。

三、同种异体角膜片角膜磨镶术

这种手术是将异体角膜片按需要磨削后存于眼库，手术时移植于受体角膜上，从而维持了受体角膜的厚度和光学直径。通过临床实践，Bright 和 Bill 认为采用同种异体角膜镜片能获得与自体角膜片同样的结果。

手术原理：多发性角膜异物往往合并有外伤性白内障及虹膜、瞳孔损伤，对于不宜行人工晶状体植入者，可行该术式，既对混浊角膜及异物有清除作用，又使无晶状体眼得到了视力矫正，条件是角膜内皮细胞需有良好的储备功能。

1. 角膜组织镜片的准备　按 SRK 角膜接触镜公式计算异体角膜组织镜片的屈光度：

角膜组织镜片屈光度＝ 85.8–1.87L–0.67K

L 为眼轴长度（mm），K 为角膜曲率计平均读数（D）。

通过计算机数据处理，将异体角膜组织用冷冻车床加工切削成所需度数的角膜组织镜片，镜片直径一般为 8~8.5mm，切削后置无水氯化钙中干燥保存，使用时用含 1 ∶ 2000 庆大霉素的林格液复水约 20 分钟。

2. 外科技术　麻醉后开睑器开睑，上、下直肌牵引缝线，确定角膜光学中心。用与镜片同口径的 Hessburg-Barran 真空环钻做 0.2~0.3mm 深度的角膜环形切开，再用角膜板层震荡剖切刀将角膜中心做板层切除，力求尽可能切除角膜前层混浊及异物，并尽可能使植床基底表面光滑。若异物及角膜混浊位置较深，亦可应用上述板层角膜移植中植床制作方法，然后将复水的异体角膜组织镜片置于植床，用 10-0 尼龙

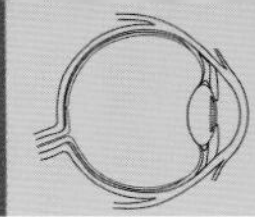

线间断缝合 16 针，线结转入受眼角膜内。缝合过程中，用手术角膜曲率计或微型 Placido 盘检查，调整缝线松紧以避免散光。术毕结膜下注射地塞米松 2.5mg+ 庆大霉素 2 万 U。

3. 术后处理　双眼包扎至上皮完全修复。术后 1 周内滴用促进上皮愈合的药物(如素高捷疗眼膏或纤维结合蛋白)，上皮修复后滴用妥布霉素地塞米松眼液，2~6 次 / 天，维持 1~2 个月。术后 2~3 个月拆线，可根据角膜地形图或角膜曲率检测指导拆线，如缝线松动或出现新生血管，则随时拆除。

同种异体角膜材料具有一定的抗原性，在加工过程中，其抗原性进一步减弱，故术后较少发生免疫排斥反应，若术后适当应用免疫抑制剂，即可预防免疫排斥反应的发生。

四、角膜上皮磨镶术

1. 角膜环制作　角膜环需要在用电子计算机程序控制的冷冻切削车床上加工成形。

角膜材料一般选用新鲜人眼角膜或经湿房保存 12~24 小时的角膜，也可选用经 M-K 溶液或 K 溶液保存的尸体角膜。

加工成形的角膜环基质层表面与 Bowman 膜相平行，厚度均匀，一般为 0.1~0.25mm，边缘部逐渐变薄，以利于上皮再生和移行。环的外径为 7~8mm，内径为 4~5mm，环宽 3mm。通过改变角膜环的厚度、内外径的大小，可调整矫正度数。

由于角膜上皮磨镶术采用的是新鲜异体角膜材料，具有一定的抗原性，手术后有发生免疫反应的可能。又何况该屈光手术植床无血管，故手术后不易发生免疫排斥反应。

2. 外科技术

(1) 常规消毒，局部麻醉。

(2) 开睑器或缝线开睑，上下直肌缝线固定眼球。

(3) 标记角膜光学中心。

(4) 以角膜光学中心为中心，用环钻压出环形旁中央区，并使之与角膜环一致。

(5) 用蘸有 4% 可卡因的环形棉花片覆盖旁中央区，待上皮水肿呈灰白色环形区出现时，再用海绵棉签去除上皮。

(6) 去除 Bowman 膜：用包被有钻石屑的擦除器可擦除 Bowman 膜，使其成环状浅沟。

(7) 植入角膜环：将预制好的角膜环置于受体角膜的环状浅沟内，用 10-0 尼龙线连续缝合固定。

术毕加压包扎。

3. 术后处理

(1) 常规静脉滴注抗生素及糖皮质激素，预防感染及排斥反应。待上皮化完全，可酌情使用糖皮质激素及 CsA 点眼。

(2) 术后 3~5 天可完全上皮化。对上皮化困难者，可行眼睑缝合术或戴软性角膜接触镜及角膜盾，直至上皮愈合。

(3) 上皮栓形成：在角膜环上皮化完成后，角膜环内外两边缘与受体环状植床边缘之间的缝隙尚需一段时间才能被增生的上皮栓填平。彻底消除供、受体交界处的“小台阶”，约需 10 周时间。在此期间，近视度数逐渐减轻，而视力稳定则需术后 2 个半月。如果发现术后上皮栓形成不良，供、受体间的“台阶”不能消除，应及时处理或缝合睑裂，或戴接触镜，停用糖皮质激素，以利于上皮增生。

(4) 拆线：拆线时间为术后半年至 1 年，若角膜环愈合良好，缝线变松或有新生血管长入时，应提前拆线。

4. 手术并发症及处理

(1) 术中并发症

1) 去除 Bowman 膜时，损伤面积大，深浅不均可致术中上皮化不良及散光，故使用擦除器时用力要均等，避免擦伤环钻印前界外组织。

2) 缝合角膜环时，由于边缘较薄，易撕裂；缝受体角膜太浅，易崩线。故缝合时要仔细，掌握好入针和出针方向。

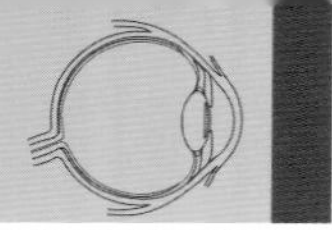

(2) 术后并发症

1) 上皮植入:上皮细胞滞留于环状植床或术后上皮长入角膜,均可引起上皮植入。发现上皮植入,即行清除术,将上皮细胞刮除,冲洗干净。

2) 上皮化不良:角膜环厚而窄、植床宽而浅时,因边缘部缝隙太大,又因该处植床 Bowman 膜缺如,故上皮不易修复。超过 1 周仍无上皮化者,应采取措施,或缝合睑缘,或戴接触镜及角膜盾。

3) 欠矫、过矫及散光:角膜环的大小及厚薄与术后屈光矫正效果有关。角膜环大而薄者,易欠矫;小而厚者,易过矫;角膜环厚薄不均、环内侧缘不整齐或不对称者,易致散光。

4) 角膜环脱落 :手术后上皮化不良或因外伤或缝线崩脱时,皆可导致角膜环脱落。角膜环脱落后应及时再次手术。手术时避免发生脱落的有关因素。

5) 感染:除上皮和前弹力膜,可使受体角膜失去了局部屏障,故角膜环的污染及手术过程的污染可引起术后感染。一旦发生术后感染,应及时应用足量广谱抗生素,同时取局部脓性物行细菌培养 + 药物敏感试验,筛选有效抗生素。

五、角膜基质内角膜环植入术

手术原理:角膜基质内角膜环植入术即是将环状植入物植入角膜层间,使周边角膜表面变陡峭,中央变扁平,形成凹镜状,以矫正屈光不正。调节环的直径可矫正不同强度的屈光不正。如扩大角膜环直径,使前房角变大,中央前房变浅,角膜中央曲率减少,眼轴缩短,可矫正近视;将角膜环缩小,则使前房角变小,中央前房加深,角膜中央曲率增加,眼轴延长,可矫正远视。

1. 外科技术

(1) 闭合式角膜环植入法:此法需用环钻板层环切角膜,并行板层分离 360°后将环埋入其间,间断或连续缝合。由于该手术损伤重,且受缝线影响大。

(2) 开放式角膜环植入法

1) 消毒、麻醉同其他屈光性角膜手术。

2) 环钻蘸荧光素压印。

3) 角膜板层放射状切开,在预定植入角膜环的上方相应角膜做一放射状或小斜形切口,长约 2mm,深约 2/3 角膜基质。

4) 用螺旋状遂道分离刀沿环钻印痕左右分离板层角膜 360°,使成环形遂道。或在负压定向器的引导下完成 360°的环形遂道分离。

5) 植入开放式角膜环,先将角膜环插入端涂少许 Healon,用显微手术镊将角膜缓缓推进隧道,钩住角膜环插入端的小孔,两手配合将插入端拉出切口,缝合固定头尾两端,埋入隧道,间断缝合角膜切口 1 针,术毕。

2. 影响手术效果的因素

(1) 角膜环

1) 角膜环的形状、厚度和宽度:这对手术效果有较大影响,故设计时要规格齐全,以便根据受矫者的屈光度选择合适的角膜环。如较宽厚的角膜环,可矫正较高度数的屈光不正;窄而薄者,相对矫正较少。

2) 角膜环的材料:一种理想的材料应具备以下标准:①良好的光学性能;②富于弹性;③有一定可塑性;④无抗原性。PMMA 具有上述优点,动物实验中已取得较好效果。

(2) 隧道扩张

1) 隧道成形时要注意深度一致,弧形对称,完成 360°分离后应呈正圆,否则,分离过深会穿破前房,太浅可穿破上皮面。小孔可重新分离,继续完成手术。分离不对称常致术后散光,故术中在环钻印痕指导下仔细分离,可避免之。发现分离不对,应补充分离隧道外壁或内壁使成正圆。

2) 用角膜环扩张隧道:在同一角膜上反复用角膜环扩张隧道和植入较大直径的角膜环将对角膜基质产生剪切力。角膜环直径越大,所产生的剪切力越大,这种剪动力可使隧道外壁扩张,从而降低角膜曲率。

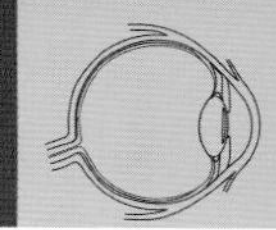

相反，角膜环越小，对角膜基质的切割力越大，使隧道内壁切割角膜曲率增加。

由于角膜环材料抗原性较小或无抗原性，故手术后免疫反应很轻或不发生免疫排斥反应。

六、凝胶注射角膜成形术

手术原理：凝胶注射角膜成形术是指将凝胶注入角膜层间隧道内，以改变角膜中央的曲率，通过控制凝胶注入量，可调节屈光矫正量。

由于凝胶材料的生物相容性较好，故手术后不易发生免疫反应。

1. 外科技术

(1) 消毒、麻醉、开睑同角膜环植入术。

(2) 标记角膜光学中心，在距视轴 5mm 处标记 2 点，分别测量角膜率及角膜厚度（手术显微镜上装有角膜曲率计及厚度测量仪），并记录之。

(3) 于 12 时处垂直切开角膜 0.8mm，深为角膜厚度的 70%~80%，伸入一 0.9mm 宽、3mm 长、0.02mm 厚的不锈钢导向器，将特制的螺旋铲置于其下方，以角膜光学中心为中心，环形分离角膜基质，使成角膜隧道。

(4) 注射凝胶：自角膜切口注射丙烯基硅氧烷凝胶于环形隧道内，然后轻轻按摩角膜，使凝胶均匀分布于隧道中，测量角膜曲率，调整凝胶注射量，或挤出多余的凝胶，直到预定矫正值为止。

2. 术后处理

(1) 术毕球结膜下注射庆大霉 20 000U+ 地塞米松 2mg。

(2) 术毕盖术眼，勿加压包扎，以免凝胶溢出影响屈光矫正。

(3) 术后常规静脉应用抗生素，小剂量使用糖皮质激素。

(4) 术后每天换药，点用抗生素及糖皮质激素眼药。注意角膜表面曲率改变及角膜切口情况，若切口有凝胶嵌顿，则影响切口愈合，应及时处理，清除多余之凝胶，必要时用 10-0 尼龙线间断缝合切口。

3. 手术并发症及处理

(1) 术中并发症及处理

1）角膜隧道部垂直切口过长、过深或过浅。一般切口长 0.8mm，深为角膜厚度的 70%~80%。切口过长时，凝胶易使其哚开，不易愈合，需缝合之。切口深度比较难掌握，无把握最好使用可调钻石刀，根据术前所测角膜厚度定量切开角膜。切割太深易穿破前房，若穿破口较小，角膜手术经验丰富者，可继续完成。超过 1.5mm，则用尼龙线间断缝合。

2）角膜隧道深浅不均、不对称或宽窄不等。上述情况可产生散光。在隧道成形时，切忌穿破前房。一旦穿破，即停手术，因注射凝胶时可经穿孔处进入前房。

3）注射凝胶时用力不均匀，或过多、过少导致低矫或过矫。注射凝胶时，要注意应边注射边按摩，以使凝胶均匀分布。注射太多可致过矫，挤出过多易致低矫。

(2) 术后并发症及处理

1）感染：凝胶的污染及手术过程中的污染均可导致术后感染。发现感染，应足量使用抗生素，必要时抽吸或挤出凝胶，抗生素冲洗隧道，控制良好者，可二期手术。

2）积血：角膜隧道成形时，新生血管处易出血，术后可形成隧道积血。发现积血，应及时清除之，必要时挤出凝胶，反复冲洗隧道至血止。

3）上皮植入：上皮细胞由切口进入隧道可致上皮植入。故隧道成形时，先冲洗一下切口；完成隧道后，再彻底冲洗全隧道，避免上皮细胞滞留或附壁。

4）欠矫：注射凝胶较少或挤出过多，均可致术后低矫。故在术中应在角膜曲率计指导下调整注入凝胶的量，直至达到预矫正之屈光度为止。

5）过矫：与欠矫相反，注射凝胶较多或挤出过少，使术后过矫。

6）散光：注射凝胶分布不均或隧道不对称均可引起术后散光。轻度散光可通过按摩使其得到矫正。中、重度散光则需通过挤出过多的凝胶和调整隧道来矫正。

第七节　药物对屈光手术后角膜修复的影响

角膜的屈光力占眼球全部屈光力的3/4，改变角膜的屈光力可极大地影响眼的屈光状态。用手术改变角膜的屈光状态来矫正眼的屈光不正称为屈光性角膜手术。屈光性角膜手术可对角膜造成不同程度的创伤，角膜创伤修复是一个复杂的生物学过程，本节重点阐述药物对屈光手术后角膜修复的影响。

一、角膜创伤的愈合

（一）上皮及前弹力膜创伤的愈合

角膜上皮受伤后，附近细胞变形，开始以阿米巴运动向创面移动，横过暴露的基底膜，形成新的单层上皮，覆盖缺损区。随后通过有丝分裂恢复到正常的5~6层上皮细胞。上皮修复的初期。细胞排列不整齐，细胞间的结合也不紧密，虽然上皮细胞在伤后24小时即可分泌形成基底膜的物质，但在初期基底膜并不完善，细胞间的连接还未牢固，因此新生上皮层很容易剥脱或被水肿所分离。一般在数周之后上皮细胞才能与基底膜牢固黏着，由于上皮可以再生，故单纯上皮损伤不会留有瘢痕。

前弹力膜无再生能力，当它受外伤造成缺损时，初期由上皮细胞向下生长填补，以后则由角膜细胞（基质层）所分泌的胶原或由成纤维细胞所充填。所以在创伤愈合之后，多少要留下一些永久性的角膜混浊。

（二）基质层创伤的愈合

创伤波及基质层时，创伤处的基质吸收水分而出现水肿，上皮细胞出现有丝分裂和移动，多形核细胞和巨噬细胞从角膜缘血管网游走到创伤处，与此同时创缘角膜细胞失去突起，出现核小体，酶活性亢进，原来相对惰性的角膜细胞变得细长，呈纺锤形，出现新的成纤维细胞，然后相继出现前胶原和胶原形成，有时角膜上皮细胞迅速地填满创伤处，造成创伤愈合的假象，由于上皮细胞不能产生胶原组织和给予创伤很强的拉力，此时如不注意，伤口容易裂开。此后，炎症反应减轻，创伤进入重建阶段，纤维组织逐渐添满缺损区，新的胶原纤维排列很不规则，所以角膜瘢痕一般是不透明的。

（三）后弹力膜及内皮创伤的愈合

后弹力膜破裂，由于结构的关系，它的创缘常常卷曲，附近角膜内皮开始变大、移行、遮盖内皮缺损区。新的内皮细胞开始分泌，1-6个月后，重新形成一层新的后弹力膜，卷曲的后弹力膜可以残留终生。角膜内皮一般不能再生，缺损区要依靠附近的内皮细胞扩大和移行，慢慢将创伤处覆盖。

二、药物对屈光手术后角膜修复的影响

各种屈光性角膜手术均可对角膜造成不同程度的创伤。准分子激光屈光性角膜切削术（PRK）是角膜屈光手术的一项重大进展，临床资料证实，PRK术稳定性较好，预测性较强，是一种较安全有效的屈光性手术方法，但多年的观察发现，该手术后仍存在一些难以克服的问题，其中最主要的是在角膜修复过程中出现的上皮下雾状混浊（haze）和屈光回退，影响了手术疗效，甚至使病人视力障碍，在此重点以PRK为例探求屈光手术后角膜修复的机制及药物对其影响。

（一）雾状混浊和屈光回退的发病机制

雾状混浊一般出现于术后2周至1个月，3~4个月达高峰，6个月时逐渐减轻。资料统计表明，约92%的PRK患者术后角膜前基质发生不同程度的混浊，1年时0.5级和Ⅰ级混浊的发生率分别为5%和0.7%，影响视力的雾状混浊发生率为2.8%。屈光回退多发生在术后2~8个月，且与雾状混浊伴行。

1. 角膜创伤愈合机制　PRK术后雾状混浊形成和屈光回退与角膜组织创伤后愈合修复反应有关。正常情况下，角膜上皮细胞约5~6层，基质纤维排列规则，角膜处于平衡的水合状态，保持其透明性。角膜组织受到准分子激光的光化学切削作用后，产生一系列复杂的愈合修复的生物学过程。

（1）创伤愈合组织病理学：Lohmann等报道，术后切削区上皮过度增生，基质细胞活化增殖，产生Ⅰ型、Ⅲ型、Ⅳ型等新的胶原和空泡，纤维连结蛋白、黏蛋白等细胞外基质沉积。超微结构显示，上皮基底细胞

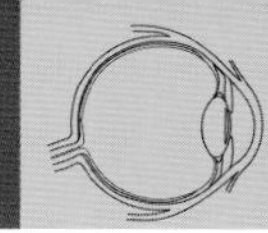

内有空泡形成，基底膜不完整，可见半桥粒、锚状细丝和锚状斑；基质细胞内粗面内质网丰富，表明有活跃的合成功能。Fitzsimmons 等发现 PRK 术后角膜基质中透明质酸含量平均增加了 28 倍，改变了水分平衡，影响了角膜的厚度、曲率及折光力，而且透明质酸的存在为细胞分裂提供一个有利环境，构成成纤维细胞的支架，促进胶原纤维的合成和增生。新生胶原粗大且排列紊乱，空泡内容物不均匀，造成光线的散射，形成雾状混浊；而屈光回退与成肌纤维细胞合成的细胞骨架、黏附分子及细胞纤维连接蛋白等所致的瘢痕收缩有关。研究表明，雾状混浊发生和屈光回退的程度与欲矫正的屈光度、切削深度和时间及光束能量呈正相关，还与伤口愈合的个体差异、切削形态有关。

(2) 创伤愈合的分子水平调节：许多实验研究表明，上皮生长因子（EGF）、转化生长因子 -α（TGF-α）、转化生长因子 -β（TGF-β）和一些蛋白水解酶等在角膜伤口愈合及修复过程中起重要作用，其相应受体受刺激后激活，进而促进上皮 、基质细胞的增生移行和分化，增加胶原和纤维连接蛋白的合成及其活性，控制细胞外基质的合成和修饰。上述肽生长因子可来源于角膜上皮、基质细胞、结膜细胞及炎性细胞等。最近研究证实，泪腺中亦存在 EGF、TGF-α 、TGF-β1、肝细胞生长因子(HGF）及血管内皮生长因子(VEGF）等生长因子及其受体的表达，且在 PRK 术后由于泪腺中表达上调以及受损基质释放使泪液中上述生长因子含量显著增加，至上皮愈合后逐渐恢复术前水平，可见泪液对雾状混浊形成和屈光回退有着不容忽视的影响。

2. 凋亡机制

(1) 角膜细胞凋亡是创伤愈合的启动因素：30 年前 Dohlman 等曾报道角膜上皮擦伤后，其下的前基质细胞消失这一现象，当时认为是角膜细胞受到机械损伤、暴露于空气或渗透性改变所致。20 世纪 80 年代，此现象再次被 Nakayasu 等观察到。90 年代初，Campos 等在灵长类动物也发现同一现象。最近，Wilson 等阐明角膜上皮擦伤后前基质细胞消失这一反应是由凋亡介导的，他们通过原位缺口末端标记法（TUNEL)、电镜及电泳技术，在兔角膜上皮擦伤后即刻观察到前基质细胞发生具有凋亡特征的改变，4 小时左右达高峰。角膜细胞凋亡可深达 50~200μm。凋亡的角膜细胞可在几天内由后层及周围的角膜细胞通过增生和迁移来代偿。活化的角膜细胞产生大量排列紊乱的胶原和其他成分，同时表达大量的肝细胞生长因子及其他生长因子，后者刺激角膜上皮细胞增殖并抑制其晚期分化，导致上皮过度增生。鉴于角膜细胞凋亡是继上皮损伤后所观察到的基质中的最早变化，Wilson 等提出很有意义的假说，即角膜细胞凋亡是角膜愈合反应的启动因素。

(2) 角膜细胞凋亡的相关性调节因子：角膜细胞凋亡是由多基因控制的生物学过程，其中 Fas、P53、ICE 基因（IL-β 转化酶）可促进凋亡；bcl-2 基因可抑制凋亡，其基因家族成员常以二聚体形式发挥作用，bcl-2/bax 和 bcl-2/bcl- Ⅹ1 抑制凋亡，而 bad/bax、bax/bax 和 bcl-2/bcl- Ⅹ5 则促进凋亡；*c-myc* 基因具有促进细胞增殖和凋亡的双重作用，且与 bcl-2 表达密切相关，当后者缺乏时，细胞发生凋亡，而当后者存在时，细胞进入增殖。TGF-β 家族成员骨诱导蛋白 BMP2 和 BMP4 可介导神经嵴起源细胞的凋亡及分化，角膜基质细胞及内皮细胞均起源于神经嵴，Chen 等已在角膜细胞中检测到可触发角膜成纤维细胞凋亡的 BMP2、BMP4 及其受体的表达。Marco 等发现，用显微角膜手术刀切割上皮可触发受损处周围的局部基质细胞凋亡，推测上皮层受损时释放介导凋亡的细胞因子，而且上皮—基质间通过信号传递相互作用。研究表明，上皮受损后释放白细胞介素 1(IL-1）及可溶性 Fas 配体(s-FasL)，与基质细胞相应受体结合触发凋亡，前者还可诱导具 Fas 受体的细胞表达 FasL 继而执行自分泌性死亡。其他细胞因子还有碱性成纤维细胞生长因子（bFGF)、角质细胞生长因子（KGF)、HGF 及 IL-8 等。上述细胞因子在角膜创伤修复中参与上皮的生长与分化，介导前基质细胞的凋亡，是影响 PRK 术后雾状混浊形成和屈光回退的重要因素。

（二）雾状混浊和屈光回退的药物治疗

1. 减弱角膜创伤愈合反应的药物

(1) 皮质类固醇：目前 PRK 术后普遍局部应用皮质类固醇以减轻雾状混浊发生和屈光回退。其作用机制主要是减少 DNA 合成，在分子水平上发挥控制蛋白质合成的作用。其次，具有抗代谢作用，使角膜细胞活性降低，减少胶原纤维的合成。另外，减少花生四烯酸的释放，抑制前列腺素 A_2 产生，减轻炎性反应，从而阻止成纤维细胞的产生和快速增长，并降低 PRK 术后基质中由成纤维细胞及上皮细胞所产生的透明

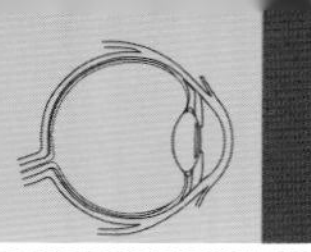

质酸的含量。Talamo 等给兔角膜做 PRK 手术，中央深 100μm，术后局部应用磷酸地塞米松，每日 2 次共 14 天，与对照组比较，角膜混浊明显减轻，表现在新生上皮下仅有轻度、散在的局灶性前基质角膜细胞密集的瘢痕，而对照组角膜上皮下有过多的细胞性瘢痕组织形成，在损伤区域新的瘢痕组织与原基质交错排列。Tuft 等观察到局部应用皮质类固醇激素可使兔角膜混浊明显减轻，上皮下胶原层厚度减少。

自从 PRK 手术开展以来，Seiler 等曾提出术后头 3 个月局部应用皮质类固醇激素并根据混浊程度调整用药次数。Carones 等观察到 PRK 术后停用地塞米松点眼，6 只眼中有 2 眼角膜混浊加重，从 0 级到Ⅰ级，重新用药，并每日 4 次，至少 15 天后，角膜混浊减轻，恢复到 0 级。Tengroth 等提出，皮质类固醇在 PRK 术后不同时期有不同的疗效。

有些学者进行了前瞻性、随机双盲实验，提出在人类角膜中氨基葡聚糖占主要成分，胶原蛋白相对缺乏，皮质类固醇的作用可能与水合作用有关，其减轻雾状混浊和屈光回退的作用实际上是非常有限和短暂的。

PRK 术后是否应用皮质类固醇的问题仍然有争议，其焦点在于实验性研究反映的是角膜损伤愈合与抗炎治疗之间的差别。然而，目前 PRK 术后局部应用皮质类固醇仍为多数人接受。皮质类固醇的主要副作用是长期应用可引起激素性高眼压，若及时停药并用噻吗心胺点眼可使眼压恢复正常，其他如角膜上皮糜烂、白内障等较少见。

(2) 非类固醇抗炎药物：此类药物可抑制炎性介质释放、降低前列腺素浓度、减少花生四烯酸的产生、阻止成纤维细胞的生长和快速增殖，有人提出双氯芬酸是抑制成纤维细胞增生的最有效制剂。

Nassaralla 等在 PRK 术后用 0.1% 双氯芬酸每日 4 次点眼，持续至术后 1 个月，第 2 个月减为每日 2 次，发现术后第 8 周，治疗组与对照组的角膜混浊有明显差异，而皮质类固醇与双氯芬酸合用组无进一步减少混浊的作用，由此提示局部应用非类固醇抗炎药对减轻角膜混浊有潜在性的预防作用。Shinoff 等提出双氯芬酸与皮质类固醇能更好地控制屈光回退，有报道认为二者在降低 PGF2 水平及多形核白细胞计数方面具有互补性。然而　Hersh 等应用氟吡洛芬和双氯芬酸后发现，早期可减少角膜切削区上皮再生，而对基质修复无明显作用。

(3) 抗代谢药：常用氟尿嘧啶(5-FU)和丝裂霉素(MMC)。前者是作用于细胞周期 S 期的特异性药物，后者是细胞周期非特异性药物，它们抑制增殖的角膜细胞和成纤维细胞 DNA 的复制、细胞 RNA 和胶原蛋白的合成。MMC 还具有使 DNA 解聚的作用。Bergman 等在兔 PRK 术后局部使用 5-FU，每日 2 次，发现 2 周时治疗组与非治疗组的角膜混浊程度有明显的差别，而术后 6 周时无差别，这说明 5-FU 对角膜混浊的减轻作用是短暂的。Talamo 等在兔 PRK 术后局部用 MMC 和皮质类固醇调节创伤愈合，每日用药 2 次，共 14 天，经组织病理学检查，与单用或不用皮质类固醇比较，MMC 与皮质类固醇合用，能明显减少角膜上皮下胶原和基质厚度。有人随访 20 例局部应用 MMC 者 24 个月，未发现血液及其他系统的毒性反应，偶可引起浅层点状角膜炎、轻度前房炎症等局部副作用。其给药方法、浓度及时间尚待进一步探讨。

(4) 纤维蛋白溶酶抑制剂：Lohmann 等用免疫组化分析证明 PRK 术后切削部位有纤维蛋白溶酶原活性，提出纤维蛋白溶酶原活化剂 / 纤维蛋白溶酶系统调节着角膜的创伤愈合过程。非活化的蛋白溶酶原前体被活化剂激活为纤维蛋白溶酶，后者使基质蛋白如纤维连接蛋白(FN)、膜蛋白、活化酶如前胶原蛋白酶和巨噬细胞弹性硬蛋白酶降解。而 FN 对于上皮与基底膜、基底膜与基质间的黏附起重要作用。FN 具有黏附细胞表面糖蛋白的功能。在角膜修复中 FN 通过诱导使上皮细胞在胶原和糖蛋白细胞外基质上迁移，从而形成连续的细胞层并降解黏附成分。因此，纤维蛋白溶酶抑制剂通过维持愈合过程中组织的消融和再生的不平衡，来阻止创伤的基质区新胶原蛋白和氨基葡聚糖的沉积减轻角膜混浊。

O' Brart 等采用前瞻性、随机双盲的实验方法，在 PRK 术后局部应用纤维蛋白溶酶抑制剂——抑肽酶(从牛肺组织提取)，选择 86 例近视患者，分 -3.00D 和 -6.00D 两组。PRK 术后即刻用药至术后 3 周，每日滴眼 5 次。结果，-6.00D 治疗组术后 9 个月和 12 个月时与对照组比较角膜混浊度的客观测量具有明显的统计学意义；-3.00D 组在术后 3 个月，-6.00D 组在术后 6 个月时角膜混浊最为明显，而治疗后混浊度均降低。

(5) β 受体阻滞剂：MacRobert 等临床观察到眼压与雾状混浊程度呈正相关，认为降低眼压可以减轻角膜板层“绷紧”状态造成的角膜细胞迁移，从而阻抑角膜创伤愈合反应的强度，减轻角膜混浊。他

们给 -6.00D 以上的 PRK 术后患者局部应用皮质类固醇和 β 受体阻滞剂，使眼压降至 16mmHg 以下，这些患者角膜混浊的发生率明显降低。

2. 阻断或减少角膜细胞凋亡

（1）锌制剂：研究表明，锌可阻止细胞凋亡。已知锌在许多酶系统中起作用，并且与钙依赖性蛋白有亲和力。有人推测其抑制凋亡的机制为阻断 Ca^{2+} 内流、DNA 裂解及抑制 Ca^{2+}/Mg^{2+} 依赖性核酸内切酶的活性。Giannakis 等发现锌缺乏的动物组织及体外培养去除锌的细胞极易凋亡，加入锌后，则结果逆转，这一现象同时支持锌可抑制凋亡的论断。Kuo 等对兔角膜去上皮后，24 小时之内分别以不同频率局部应用 $ZnCl_2$ 滴剂，组织学显示角膜基质细胞随用药频率增加而增多，且仅在每 30 分钟一次的高频率组中有表层基质细胞保留。可见大剂量的锌制剂能在很大程度上阻止前基质细胞的丢失，而且有益于保存最表层的基质细胞，这些细胞的保留可以阻止反应性的过度增生，避免 PRK 术后雾状混浊形成。因此进一步研究锌制剂的应用，有望为临床减轻 PRK 术后并发症提供一条经济便捷的解决途径。

（2）Caspase 抑制剂：大量的事实证明，凋亡发生是一个复杂的由 Caspase 家族成员介导的蛋白酶级联反应过程。半胱氨酸蛋白酶 Caspase 是参与细胞凋亡最终共同通路的关键酶，可在底物 Asp-x 处切割肽键，将胞质、胞核及细胞骨架的重要蛋白质降解失活而导致细胞死亡。其抑制因子能有效地阻止由各种刺激所启动的细胞凋亡。最近 Wilson 等在兔角膜上皮擦伤前 5 分钟表面应用 Caspase 抑制剂，发现可以明显减少基质细胞凋亡。

（3）细胞因子调控：研究表明，α - 干扰素能明显减轻 雾状混浊且作用长久。Timo 等推断，干眼状况下，使生长因子绝对量降低，或通过阻塞泪点增加眼中泪液，使其生长因子含量相对降低，从而抑制角膜基质细胞凋亡，可能会减少 PRK 术后并发症发生。目前，学者们正致力于开发研究外源性细胞因子、细胞因子及其受体的中和抗体、抑制剂，以及特殊设计与修饰的生长因子等，如 IL-1 及 FasL 细胞因子拮抗剂、生长因子抑制剂，可以抑制介导凋亡的细胞因子，这将为减少雾状混浊形成和屈光回退提供广阔的研究前景。

参考文献

1. 杨朝忠 . 临床眼科免疫学 . 北京：人民卫生出版社，2012：724-842
2. 杨朝忠，耿燕，姚晓明 . 眼表移植学，北京：军事医学科学出版社，2008：358-541
3. 严密 . 眼科学 . 第 4 版 . 北京：人民卫生出版社，1996：4-11
4. 张金嵩 . 眼屈光手术学 . 郑州：河南科学技术出版社，1996：56-95
5. 徐广第编著 . 眼科屈光学 . 北京：军事医学科学出版社，1995：26-32
6. 柳林 . 现代眼屈光手术学 . 北京：人民军医出版社，1995：1-9，36-44，54-68
7. 刘家琦，李凤鸣 . 实用眼科学 . 第 2 版 . 北京：人民卫生出版社，1999：598~608
8. 廖克，等 . 角膜地形图概论 . 北京：科学出版社，1985
9. 陈跃国，朱秀安，吕玉环 .LASIK 治疗近视术后光学切削区偏中心的临床研究 . 中国实用眼科杂志，1997，15：355-358
10. 赵晓辉，喻长泰，张宁，等 .PRK 切削中心偏离的临床观察 . 中国实用眼科杂志，1998，16：212-213
11. 武国恩，等 . 准分子激光角膜切削术后肌性视疲劳与切削偏心的关系 . 眼科，1998，7：73-75
12. 赵晓辉，喻长泰，张宁，等 .PRK 后角膜地形图类型与视力关系的临床观察 . 中国实用眼科杂志，1999，17：611
13. 武国恩，谢立信，周洪冰，等 . 准分子激光屈光性角膜切削术后角膜屈光力改变 . 中华眼科杂志，1999，35：151
14. 陆培荣，潘承恩，李龙标，等 . 准分子激光原位角膜磨镶术后角膜前表面曲率变化与临床屈光度变化的关系 . 眼科研究，1999，17：171
15. Wayne，金红颖，准分子激光屈光性角膜削融术后的视力表现一项前瞻性的研究 . 美国医学会眼科杂志(中文版)，1997，9：154-162
16. 齐虹，等 . 角膜地形图对亚临床期圆锥角膜筛选的作用 . 眼科研究，1999，17：195
17. 周跃华，等 . 圆锥角膜与近视角膜地形图比较 . 中国实用眼科杂志，1997，15：297
18. 陆文秀 . 准分子激光屈光性角膜手术学 . 北京：科学技术文献出版社，2000：92
19. Koch DD，HAFT EA. Introduction to corneal topography.Arch Ophthalmol，1989，107：512

20. Bogan SJ. Classification of normal corneal topography based on computer-assisted videokeratography. Arch Ophthalmol, 1990, 108:945
21. Krachmer JH, Feder RS, Belin MW. Keratoconus and related noninflammatory corneal thinning disorders. Surv Ophthalmol, 1984, 28:293
22. O'Bratt DPS, Saunders DC, Corbett MC, et al. The corneal topography of keratoconus. Eur J Implant Ref Surg, 1995, 7:20
23. Rabinowitz YS, Mcdonnell PJ. Computer-assisted corneal topography in Reratocnus.kefract Corneal Surg, 1989, 5:400
24. Amano S, Tanaka S, Shimizu K. Topographical evaluation of centration of excimer laser myopia photorefractive keratectomy. J Cataract Surg, 1994, 20:616
25. Cavanaugh TB, Durrie DS, Riedal SM, et al, Centration of excimer laser photorefractive keratectomy relative to the pupil. J Cataract Surg, 1993, 19(suppl):144
26. Doane JF, Cavanaugh TB, Durrie DS, et al. Relation of visual symptoms to topographic ablation zone decentration after excimer laser photorefractive keratectomy. Ophthalmology, 1995, 102:42
27. Schwartz-Goldstein BH, Hersh PS. Corneal topography of phrase Ⅲ excimer laser photorefractive keratectomy.Ophthalmology, 1995, 102:963
28. Milind P, Hillman JS. Optical zone centration in keratorefractive surgery. Ophthalmology, 1993, 100:1230
29. Lin DTC. Corneal topographic analysis after excimer laser photorefractive keratectomy. Ophthalmology, 1994, 101:1432
30. Krueger RR, Saedy NF, McDonnell PJ. Clinical analysis of steep central islands after excimer laser photorefractive keratectomy, Arch Ophthalmol, 1996, 114:377
31. Hersh PS. A standardized classification of corneal topography after laser refractive surgery. J Refract Surg, 1997, 13:571
32. Hersh PS., et al. Corneal topography of photorefractive keratectomy versus laser in situ keratomileusis. Ophthalmology, 1998, 105:612
33. Rabinowitz YS, et al. Videokeratography of the fellow eye in unilateral keratoconus. Pphthalmology, 1993, 100:181
34. 陆文秀．准分子激光屈光性角膜手术学．北京:科学技术文献出版社,2000:92

第十六章　人工角膜手术

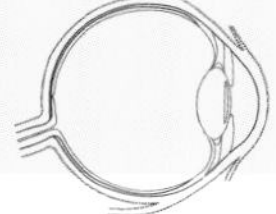
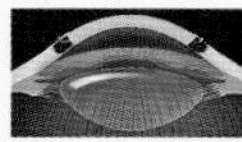
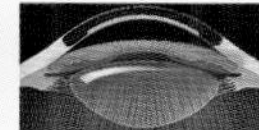
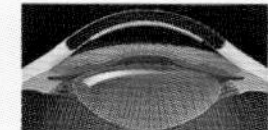
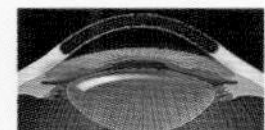

手术原理：角膜是眼屈光系统的重要组成部分，其透明性的丧失将严重影响视力，而目前对不可逆性角膜混浊的治疗，主要是通过角膜移植手术达到增视的目的。近年来因为眼表重建方法的进步，新的更有效的抗免疫排斥药物的出现等，使角膜移植手术的成功率有了进一步提高。但仍有部分严重的角膜病病人，角膜移植的预后极差，尤其是对某些化学或热烧伤引起的严重角膜结膜瘢痕血管化、无法恢复的眼睑或结膜囊功能严重损害（如完全性闭锁性睑球粘连）、严重终末期眼干燥症如 Steven-Johnson 综合征、多次角膜移植排斥伴有严重植床新生血管化等情况，可能无法或不能通过角膜移植获得成功。自从 Quengsy（1789 年）提出用人工材料替代混浊角膜的概念以来，学者们从材料、设计、手术方法及免疫学等方面进行了许多研究和尝试，取得了很大成绩。目前，对于角膜移植手术难于获得成功的病例，永久性人工角膜（Keratoprosthesis）是可供选择，并能够用来替代病变角膜，发挥其光学作用，获得较长期的复明效果（图 16-1、图 16-2）。

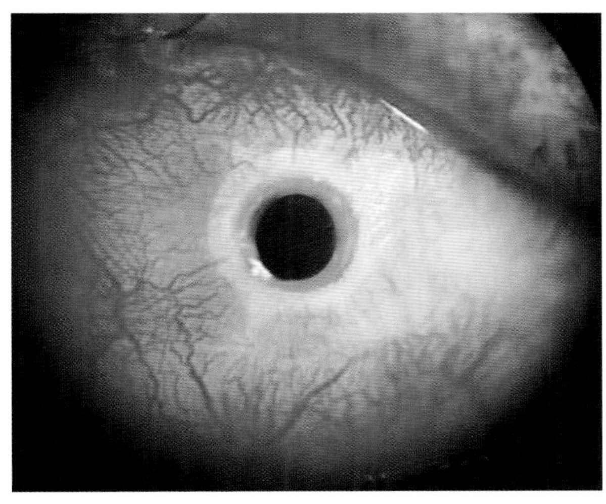

图 16-1　人工角膜术后 1.5 年，视力 0.5

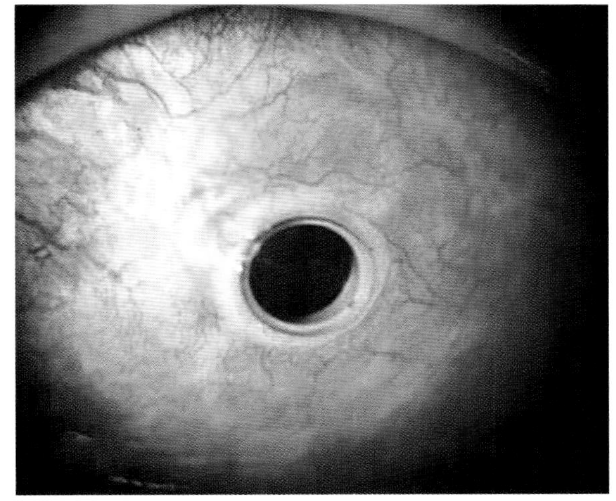

图 16-2　人工角膜术后 2 年，视力 0.5

第一节　概　　述

Guillaume Pellier de Quengsy 通常被认为是第一个提出用人工角膜概念的人。1789 年，他在 Didot 出版社（巴黎）出版的名为 *Précis ou cours d'opérations sur la chirurgie des veux* 的书中建议用薄的带银边的双凸玻璃板作为人工角膜，并详尽地描述了植入该物所需的手术器械，虽然没有资料证实他曾做过这种移植手术。但当时并没有人采纳他的建议。直到 60 年代后，德国的 Nussbaum 才将玻璃做的人工角膜植入兔眼：

他先在兔体内植入小片的木头、玻璃、铁片和铜片等不同材料，经过观察，最终得出只有玻璃不引起刺激反应的结论。继该实验之后，Nussbaum 制作了一个玻璃人工角膜并将其植入兔的角膜内；起初，玻璃直径过大不到 2 周就被自动排出；他设计的第二个人工角膜的尺寸明显缩小并呈椭圆形，植入兔眼后十分成功；随后他决定把它应用于患者。1856 年，这项成果刊登在现今几乎难以找到的一本小册中（Die Behandlung der Hornhaut_Trübungen mit besonderer Berücksichtigung der Einsetzung einer künstlichen Hornhaut_Cornea artificialis，München，1856）。根据其他作者的报道，Nussbaum 的新模型在兔眼中保持了 3 年，人眼中保持了 7 个月。Nussbaum 的初步成功促使美国的眼科学家开始制造玻璃人工角膜假体装置，而在欧洲却遭遇冷淡。法国的医学月刊编辑称 Nussbaum 的手术是“德国人大脑的产物”，忽视了法国人最先提出的人工角膜的建议。

首先效仿 Nussbaum 的是瑞士医生 Heusser，他将一水晶人工角膜植入一位盲女孩的眼中，6 个月后该人工角膜仍在位，患者的视力有很大程度的提高。但未再看到该病例的更远期报道。1862 年，Abbate 在巴黎召开的世界眼科年会上公布了他的研究，并于次年发表于会刊上。一篇关于角膜手术的早期评述对 Abbate 的工作做了详细的描述。他采用的人工角膜中部为玻璃盘，周围为两个连接环构成的边缘。第一个环用杜仲胶粘连玻璃盘，第二个环用酪蛋白相黏。所有这些材料均为天然多聚物：杜仲胶是从马来亚的天然橡胶 *Palaquium* 和 *Payena* 属橡胶树的渗出物中提炼出来的同分异构体，而酪蛋白是从牛奶或奶酪中沉淀出的一种磷蛋白混合物。植入狗和猫的角膜后仅存留了 1 周就被排出。虽然假体周缘材料的选择并不是十分合适，如酪蛋白脆性大，而杜仲胶暴露于光线和空气中时脆性亦增大，但是这种设计已表明 Abbate 注意到需要一种不同于玻璃的材料来做假体的周缘部分，从而促进假体与宿主更好的结合。之后的 10 年，Von Hippel 尝试将水晶置于金环中制成人工角膜，但未获成功。1886，美国医生 Baker 为一名角膜和眼睑酸烧伤的患者植入了一片玻璃人工角膜；术后视力部分提高，尽管后来假体边缘的组织发生溶解，但该人工角膜在患者眼中存在了近 2 年。德国的 Salzer 是 19 世纪最后一位致力于研制功能性人工角膜的眼科学家，经过大量在动物角膜上的实验，他改进了水晶假体的模型，用带叉的铂金属环做外围，并且将其植入 4 名患者眼中，其中的 3 例假体分别在第 9 周、第 9 个月以及 1 年时被排出，1 名患者维持了 3 年。即使用现在的标准评价，该效果也十分显著。其后，Salzer 提出了两个革命性建议，一是人工角膜应该用轻于玻璃的材料制作，二是假体边缘应采用可与宿主组织结合成一体的材料。

由于玻璃或水晶人工角膜的成功率较低，其在 20 世纪上半叶的应用已逐渐减少，受到首次穿透性角膜移植成功的鼓舞，眼科学家的注意力又从人工角膜植入转移到异体角膜移植，这亦是人工角膜的发展在 20 世纪 50 年代出现断代的原因之一。从这一时期极少的研究成果来看，Hess 的实验值得关注，他将一周缘为铂环的盘形水晶角膜假体植入兔眼中并维持了 1 年，但研究并未继续。Sommer 在 3 名患者植入了玻璃人工角膜，术后假体与宿主组织连接紧密，视力显著提高，但 1 个月后，所有的假体均被排出。1951 年，O'Anderson 提出周缘材料的性质可能是以往成功率低的重要因素，他建议用钽金属制作，并将人工角膜设计成中心为凸形玻璃盘周缘为钽金属支架的结构。20 世纪 90 年代，新西兰的 Worst 重新开始了玻璃人工角膜的研究。他们设计的第一个原形是玻璃为光学区，周缘为金属铂或铬 - 镍合金支架的蘑菇形人工角膜，周缘的 4 条不锈钢线固定于巩膜上。最后只有铂 - 玻璃人工角膜在动物实验中取得了成功（维持 7 个月）。继后的假体形状如“香槟酒瓶塞”，没有金属支架，有多于 8 条的不锈钢线固定于巩膜。这种香槟酒木塞角膜假体又被称为 Worst-Singh-Andel 人工角膜，在印度的 Punjab 已移植给数百名患者。据说成功率较高，但从不锈钢线导致神经血管损伤以及术后极低的临床随访率来看，其结果是令人怀疑的。

上个世纪末的主要成就是用不同于玻璃或水晶的材料制作人工角膜。Dimmer 用 0.1mm 厚的明胶板制作出一个状如帽子的人工角膜。明胶是一种以硝化纤维素（含有低氮基）、樟脑以及稳定剂结合的分子复合物。但明胶并非生物相容材料的最佳选择，术后 3~17 周，由于感染和脱出等并发症而不得不摘除。Dimmer 将明胶作为角膜假体材料的实践触发了该材料在头颅成形外科中的应用，这不仅是人工聚合材料制作角膜假体的开始，而且也成为多聚材料应用于生物功能性假体装置的标志。50 年代，由于异体角膜

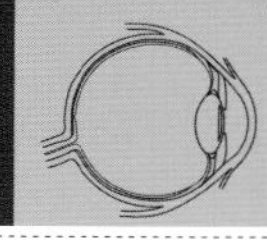

移植的限制性，人们对人工角膜进行深入研究的需求变得迫切起来。在继应用其他人工合成的聚合材料之后，聚甲基丙烯酸甲酯的应用启动了人工角膜的新时代。

第二节 人工角膜材料及其抗原性

根据所选用材料的不同，目前的人工角膜可大致分为3个类别：有机材料类、混合材料类和生物材料类。有机材料类指用PMMA和PHEMA等有机材料单独或嵌合制成的人工角膜，前者如PMMA基质内人工角膜，后者如Alphacor（亲水性PHEMA）人工角膜。混合材料类指由有机材料和金属或其他材料制成的人工角膜，如MIKOF（PMME+钛支架）、Cardona（PTFE+涤纶网或骨膜）和Strampelli（PMM+自体牙齿）人工角膜。生物材料类指生物工程构建的人工角膜，目前尚不成熟，有待进一步的研究。

以上材料均有一定的异物原性和抗原性，但其生物相容性较好。植入后以异物刺激和机械损伤为主，免疫排斥反应较少发生。

一、人工角膜的镜柱材料及抗原性

1. 聚甲基丙烯酸甲酯 聚甲基丙烯酸甲酯（polymethyl methacrylate，PMMA）是广泛用于制作人工角膜的人工合成聚合材料。多数人认为最先将PMMA应用于人工角膜制造材料的是美国外科医生William Stone Jr。第二次世界大战期间，英国的Ridley和美国的Stone均发现一些在空战中战机挡风玻璃被敌军火力击碎的飞行员眼中存留有条状PMMA碎片。这些眼似乎并不受这些PMMA碎片的影响而仍保持稳定视力。这一现象使Ridley想到用PMMA作为假体材料来替换不透明的眼内晶状体，而Stone则考虑用其作为人工角膜的材料。1949年，Ridley首次将PMMA作为眼内镜植入患者眼中，由此开创了将聚合材料应用于人体的安全的手术方法的新时代。但1953年，Stone和Herbert撰述了一篇文章称，早在1947年他们就用PMMA制作的人工角膜植入到兔眼中。该假体形似纽扣，其中一些带有周边钽网或粗糙边缘。这种装置以穿透角膜移植的方式被植入，2周内排出。1949年，研制出在周边区域打孔的人工角膜假体，植入角膜层间后，在兔角膜中保持3年之久，效果较好。

严格地说，在Stone之前，已有应用PMMA行人工角膜移植的其他报道发表。1942年，匈牙利医生Györffy将一种PMMA人工角膜植入一名严重碱烧伤的患者，该装置在两周内排出。1946年，Sommer将PMMA人工角膜植入动物眼中。1947年Franceschetti做了相似的工作。Macpherson和J. Anderson亦将一个全厚PMMA人工角膜装置植入一名角膜盲患者眼中，视力显著恢复，并持续到术后2年以上。

经考证，第一位应用PMMA人工角膜的外科医生应为德国的Gottfried Wünsche，1943年，他将从飞机残骸上得到的PMMA碎片植入兔眼。为研究该物质的稳定性，他将聚合物样品浸入浓缩的氯化钠溶液，之后Wünsche将一小片PMMA植入自身皮下观察6周，以检验机体对PMMA的耐受性。1944年，这种当时在守备军工厂中制作出的人工角膜被移植入10只兔眼中，其中一只动物人工角膜植入眼在无并发症状态下维持了近2个月，说明PMMA的抗原性较小，生物相容性较好。然而，由于德国纳粹的溃退，该实验被迫停止。

20世纪50年代，许多国家又重新启动了对人工角膜的研究，由于其生物学相容性、稳定性好等特点，PMMA成为人工角膜材料的首要选择。应用PMMA作为角膜假体材料的眼科学家，除了以上所提及的，还有法国的Baron和Vanysek，捷克斯洛伐克的Dreifus，匈牙利的Forgacs，美国的Tudor、Thomas、Hertha、Rudolph、Binder，比利时的Dorzee以及日本的Kuwabara等。

2. 人工角膜“核心-支架”结构 20世纪50年代，出现了一种围绕PMMA镜柱核心的层间支架结构，即人工角膜“核心-支架”结构。PMMA周缘结构可以是有孔的或是穿孔的，或是由网状组织构成的，起初周缘结构仅用PMMA材料制作，以后采用不同材料。近代角膜病外科医生Cardona和Dohlman制作的人工角膜均采用PMMA，并移植到相当数量的患者眼中，其中少数病例的人工角膜维持了近18年，但多数病例维持的时间相当短。具有代表性的例子是 Cardona“穿透—穿透”的人工角膜,包括中央部分的 PMMA 镜柱(周边涂以色素用来防止旋光)和多孔的聚四氟乙烯(PTFE)周缘板,该板用聚四氯乙烯(Dacron)以及自体组织(常为取自同一患者胫部的骨膜)制作的网状结构加固。由于该假体需穿过眼睑,因此手术需时较长,手术步骤包括晶状体的摘除,虹膜、玻璃体的部分切除,眼睑肌肉的切除以及眼睑的缝合。虽然从美学上看,这是一种毁容手术且仅提供不到 30°的视野,但它毕竟为那些长期角膜盲的患者提供了一个视力提高的机会。少数复杂的人工角膜移植,即便是 PMMA 镜柱的前表面被黏膜结膜或颊黏膜覆盖,手术亦会取得成功。另一些人工角膜假体采用自体组织(如骨和牙齿)围绕 PMMA 镜柱周围而制成。

3. 聚 2- 羟乙基 - 甲基乙烯酸酯水凝胶　已证明聚 2- 羟乙基 - 甲基乙烯酸酯(2-hydroxyethyl methacrylate, PHEMA)水凝胶与角膜有良好的生物相容性,并成为角膜移植成形术中角膜内镜的材料。角膜移植成形术包括在角膜基质层间放置一水凝胶微透镜用以改变角膜的屈光度,Mester 等设计了一种由 PHEMA 制作的人工角膜,将其植入两组实验动物眼中;虽然无脱出或 2 年内无主要并发症出现,但是没有后续的实验报道。

1961 年,Bowen 等将硅氧烷聚合物角膜基质层间植入狗角膜,观察 4~6 周,仅有 1/2 的实验动物角膜保持透明。基于角膜组织具有水渗透膜功能可正常脱水的假设,Dohlman 小组用硅酮植入物植入患有严重角膜水肿患者的角膜基质中,发现仅有小部分患者角膜保持透明 22 个月。此后,Dohlman 等又研制出一种“人工角膜内皮”,包括用透明的硅橡胶膜(Silastic MDX)缝于患者角膜或供体角膜后表面,当角膜内皮细胞破坏时,可提供防止角膜水肿的液体屏障作用。其中三分之一的患者维持两年以上。Ruedemann 研制的硅酮人工角膜具有“飞碟”外形,其周缘分别为带孔的盘形支架结构或是涤纶编织物,最新的设计为“卫星”形。他将两种带有涤纶编织物周缘的人工角膜植入了 27 名患者。其中 12 只眼术后维持 2 年以上,2 只眼维持了 7 年,大多数术眼均出现术后并发症,妨碍了视力恢复。为了增加细胞与硅酮橡胶表面的黏附,Hsiue 等通过胞质聚合作用制成 PHEMA 薄膜,低密度和中密度的 PHEMA 可促进细胞的黏附和生长。PHEMA 与硅酮橡胶盘采用全厚人工角膜移植方法一同植入动物眼,3 周内盘的前表面就被角膜上皮完全覆盖。

4. 聚氨基甲酸乙酯　在 Szycher 从 4,4′- 甲基双环二异氰酸盐、聚环丁烷多糖以及乙烯氧三元维生素 K_3(作为一条扩展链)提取聚氨基甲酸乙酯之前,聚氨基甲酸乙酯并不被认为是一种潜在的人工角膜材料。后来,Pennings 等从低分子量的环六亚甲基二异氰酸酯(hexamethylene-1,6-diisocyanate, HDI)中研制出透明且具有高度交叉网状结构的聚氨基甲酸乙酯,并制作为盘形或是“香槟酒瓶塞”形人工角膜分别植入 3 只和 1 只兔眼角膜,没有观察到不良反应。

5. 聚乙烯醇水凝胶　由 Ikada 小组研制的可吸收聚乙烯醇(polyviny alcohol, PVA)水凝胶是 PVA 在水或二甲基亚砜混合液中进行彻底的溶解置换后在低温条件下结晶形成,具有较好的机械性和光学特性,可用于接触镜的制作。PVA 具有特殊的生物惰性,细胞不能在其表面黏附或增殖。通过细胞间黏附蛋白(胶原、纤维结合素)以及它们表面的 RGDS 肽链的共价固定。在体外水凝胶与角膜上皮也有亲和性。近来研究发现,PVA 水凝胶与含有双胍类的聚合物结合可形成一种具有高度细胞亲和力的物质。Ikada 等将改良的 PVA 水凝胶应用于屈光角膜成形术以及人工角膜,将角膜上皮细胞培养在胶原固定的 PVA 盘上,然后缝于兔眼角膜。很快角膜呈现水肿,宿主的角膜上皮细胞和炎症细胞均侵入水凝胶盘下的空隙中。在进一步的实验研究中,将 PVA 表面改建,接种于 PVA 上的角膜上皮细胞通过板层角膜移植植入兔眼的前角膜基质中,维持了仅 3 周,所有的术眼均出现了严重的并发症:混浊、血管化、上皮下生、接种的细胞替换宿主角膜上皮失败、感染和植片排出。在另一研究中,将改良的 PVA 盘、胶原 - 固定的 PVA、多聚乙烯 - 乙烯基以及聚砜盘分别植入兔角膜中央基质层。在观察期末(10~65 天),大多数眼发生严重溃疡和血管化。多聚乙烯 - 乙烯基和聚砜盘均被排出,而 PVA 盘仅少数被排出。这说明 PVA 的生物相容性较好,但是单纯 PVA 凝胶并不是人工角膜理想的候选材料,目前 Ikada 小组正在致力于应用聚氨基甲酸乙酯作为人工角膜材料。

6. 其他聚合材料　例如 Worst-Singh-Andel 研制的人工角膜,部分采用聚碳酸酯制作。在植入 35 例患者眼后 5 个月，20 例患者视力得到满意提高。不过，该组报道结果令人质疑。Pefojo 合成了多聚丙三基甲基丙酸纯水凝胶，将其作为制作人工角膜材料，这种多聚丙三基甲基丙酸纯水凝胶盘含水量 88%。植入兔角膜基质后不到 14 周的时间，约近一半被排出，但在猫眼 2 年内无一例排出，炎症反应极轻。Perez 等研制出一种双层复合型水凝胶，基底层为小牛角膜基质与聚乙烯氧化物（分子量 5kDa）交联共价结合。他设计了一项角膜伤口愈合的实验以评估双层水凝胶作为角膜上皮细胞愈合移行支持物的可行性。将切除的角膜片上皮面向下置于水凝胶盘中央部表面，细胞在凝胶上向外呈持续性放射移行，在 2~3 周内覆盖整个表面。显然多层角膜上皮在凝胶面与角膜面的表现近似。

二、人工角膜的支架材料及抗原性

尽管人们尝试采用多聚物、陶瓷、金属以及自体同源组织等不同材料制作“核心 - 支架”结构的人工角膜的边缘支架，但并不能显著地降低术后人工角膜脱出的发生率。实验证明，支架部分应具备支持固定光学部的功能，亦具有良好的生物相容性利于与角膜组织产生生物愈合。既往被用来制作人工角膜周边部支架的材料有：羟基磷灰石、陶瓷、钛钽合金、纯金、聚四氟乙烯（polytetrafluoroethylene，Teflon）、膨体聚四氟乙烯、达可纶（Dacron）、自体牙（osteo-odonto-keratoprosthesis，OOKP）、自体软骨等。甲基丙烯酸羟乙酯（HEMA）、聚乙烯醇共聚体水凝胶[poly（2-hydro-xyethyl-methacrylate），PHEMA]开始用于医学界后，眼科界也不失时机地将后者用于人工角膜的研究，制作成功了一种新型软性一体型人工角膜，称为 Chirila 人工角膜，即 AlphaCor 人工角膜。总之，人工角膜的两部分材料必须具备以下特性：在眼内理化性质稳定，耐用性强，无生物降解以及无致炎性、无毒、无抗原性；而且理想的人工角膜还要求光学中心前表面利于角膜上皮的黏附、增殖，以形成稳定连续的角膜上皮层，避免材料本身的机械刺激，并起到阻止胶原酶与角膜基质的接触，预防角膜溶解的发生。

1. 碳化合物周缘支架材料　Kain 等倡用的人工角膜中央采用透明的硅胶为核心，周缘围绕碳化合物。与其他碳多聚物相似的是，碳纤维形成带有丝状孔的多孔结构，能与大量的基质纤维融合，支架结构植入后 1 个月再植入硅胶核心，但这两种结构如何连接不得而知。

2. 聚乙烯多孔支架材料　美国的 Trinkaus-Randall 小组与 Kain 小组选用聚丁烯 / 聚丙烯（80/20）熔解合成具有纤维结构的材料，制成含有 10~100μm 孔径大小的微孔边缘支架。体外和体内实验均证明这种材料可被基质纤维侵入，当基底膜蛋白侵入边缘结构时，角膜细胞增殖、合成细胞外间质蛋白质（Ⅰ、Ⅳ型胶原蛋白、层粘连蛋白、纤维连接蛋白）或基质胶原母细胞侵入以及伤口的愈合速度增加。这种聚乙烯羟基纤维结构由美国圣保罗 3M 公司生产。首先，将三氟乙烯基乙酸与乙酸乙酯或马来酐聚合成为多聚物，制作成环形光柱核心，用丙酮作为熔解剂，将其与聚乙烯多孔支架相连。在中心部与支架连接前，需用氢氧化胺甲醇或二乙亚胺甲醇溶液进行酶解，以去除中央部聚合物亲水成分。在植入前，人工角膜光学中心必须亲和角膜上皮细胞，周缘支架需进行纤维蛋白亲和处理。研究结果显示该人工角膜可成功地存在于兔眼中，但是术后追踪观察时间为 3 周 ~3 个月，对评价最终结果相对较短。

3. 聚四氟乙烯（polytetrafluoroethylene，PTFE）支架　PTFE 是目前最常用的制作多孔人工角膜支架的材料。最先考虑将这种多孔 PTFE 材料用于角膜植入的为 Proplast®。该材料是碳纤维与 PTFE 的混合物，具有直径 100~500μm 大小的微孔。外观黑色并且易吸水。Lamberts 和 Grandon 证明 Proplast® 盘植入兔角膜后 30 天内就有宿主组织侵入以及部分血管化，没有显著的异物反应，70 天后也无移植物排出。Barber 等观察到，Propast® 支架植入的兔角膜，大量的胶原纤维、新生血管以及表层上皮细胞侵入并长入聚合物中，而聚合物盘如未被结膜瓣覆盖时，所有植入物都在 4 周内被排出。仅有 18% 的植入猫角膜中的人工角膜在 6 个月后被排出。10 年后，White 和 Gona 设计了一种具有 PMMA 光柱以及 Propast® 支架（孔径 80~400μm）的人工角膜，二者可在术中用氰基丙烯酸酯黏合或在植入中央预制螺纹的 Propast® 支架后 2 个月再将 PMMA 光柱旋入。假体在一些动物维持 3 年，中央部分透明，有较少血管，未发生感染，在支架植入的前 4 周中胶原纤维充分侵入。Girard 曾将 Propast® 人工角膜植入人眼(139 眼)，早期的结果令人满意，32% 的术眼术后视力显著提高。Caldwell 以及 Jacob-LaBarre 设计了一种通过有六个叉的支架可牢固固定于巩膜上的人工角膜。他们认为最适合的支架材料为多孔的 PTFE，孔径 15-90μm，商品名 Gore-Tex®（美国弗莱格斯达夫 W.LGore 联合公司制造)，聚氨基甲酸乙酯弹性体可作为最佳的光柱材料。两部分聚合物的连接可通过围绕着 PTFE 支架的中央孔边的聚氨基甲酸乙酯的聚合作用完成而实现。该装置植入猫角膜保留 1 年以上，该人工角膜植入人眼后也保留了 1 年以上。Caldwell 与 Py 合作最终制作出了具有多孔支架和光学核心的聚氨基甲酸乙酯材料人工角膜，植入 28 例患者眼中，8 例随访 1~3 年取得了令人鼓舞的疗效。

巴黎的 Legeals 及其同事将 PTFE 与 PMMA 光学中心边缘进行咬合夹持并用钛环将这两种聚合物联为一体。在兔眼角膜的实验中，具有多孔 PTFE（IMPRA®，IMPRA 有限公司，Ttempe. 美国）支架的人工角膜与 Proplast® 和 Gore-Tex® 生产的多孔 PTFE 相比在临床和组织病理方面均取得了良好的结果：所有的 Proplast® 材料均于植入后 4 周内排出，一半的 Gore-Tex® 植入体于术后 3 个月排出，而没有 1 例 IMPRA® 材料在观察的 4 个月内排出。Gore-Tex® 和 IMPRA® 不同点在于不同的硬度和纤维走向，两种材料的孔径分布相同（均为 18~22μm）。Legeais 小组取得的另一项惊人研究结果是不透明的疏水性多孔 PTFE 材料，当植入于角膜板层间时，由于基质胶原纤维的侵入，材料的透明度和亲水性增高。一种以 PMMA 为核心，用 PMMA 制成周边嵌合密封圈系统固定厚度为 200μm 的多孔 PTFE 支架（孔径 80μm，盘形）的人工角膜植入 24 例患者，并用颊黏膜加固，随访 4~28 个月，仅 5 例失败，70% 的患者视力提高。该小组研制的第二代人工角膜核心由包裹了聚乙烯吡咯基聚合物的聚硅氧烷制成，支架采用经表面非暴露处理的多孔 PTFE 材料，两种聚合物间的连接采用化学方式，可能通过将聚硅氧烷渗透于 PTFE 的孔隙中。在动物实验的基础上，作者将该种人工角膜植入 5 例患者眼中，并用结膜瓣加固。据报道术后 3 个月无一例发生人工角膜排出，4 例患者视力得以恢复。Ikada 小组研制出一种“核心 - 支架”人工角膜，支架由日本 Kanebo 有限公司生产的非织物聚氨基甲酸乙酯织品制作。该纤维材料有 90% 的孔隙率。在用其制作的两种人工角膜中，一种是将 250μm 厚聚硅氧烷核心周边围绕 250μm 厚的聚氨基甲酸乙酯纤维支架，后表面涂 50μm 厚的聚硅氧烷层，另一种是所有部分均由聚氨基甲酸乙酯制成，并在前表面覆盖 30μm。不同的聚合物之间部分可通过胶合方式结合。第一种人工角膜植入 8 只兔眼后，4 周内全部排出，前部聚硅氧烷层剥离。第二种人工角膜植入 7 例兔眼角膜中，在 2 个月观察期内，大多数人工角膜的前后表面出现不透明的胶原纤维细胞膜生长，但无 1 例排出，大量的宿主角膜组织长入纤维支架。

科罗拉多的福特茨摩斯军事医疗中心的一研究小组曾用一种多孔聚乙烯材料（Medpor®，Porex Surgical. College Park. USA）作为人工角膜的支架。环状支架（直径 8mm，800μm 厚，中央 3mm 直径孔）为植入 10 只兔眼角膜板层间。3 个月内有 4 例排出，其余维持 6 个月。2 例采用 Dohlman “螺栓 - 螺母”结构的 PMMA 人工角膜，其镜柱植入聚乙烯支架的中央小孔中。

三、其他人工角膜周缘材料及免疫原性研究

人们在实践中发现，以往的“核心 - 支架”人工角膜存在两个与聚合物属性有关的问题。第一，由于这两种聚合物的化学结构以及物理性质各不相同，致使周边多孔聚合物支架与中央透明聚合物的黏附较为困难。第二，多孔支架材料并不能促进上皮化，且其与周围组织的黏合力低，有可能引发感染。

1. 聚 2- 羟乙基 - 甲基乙烯酸酯（2-hydroxyethyl methacrylate，PHEMA）互穿网络材料　1990 年，西澳大利亚珀斯的 Chirila 小组研制出一种新型的人工角膜（图 16-3），该装置的所有结构均由 PHEMA 构成。支架由 PHEMA 海绵制成。由于 PHEMA 不溶于水，可推断当其在单体混合物中集聚时，产生了一种不纯的水凝胶，半透明度取决于材料的含水量。这种水凝胶的孔隙率比单一性质水凝胶的孔隙率高得多。通过改变单体混合凝胶中的含水量，可得到不同孔隙率的凝胶海绵。体内和体外实验

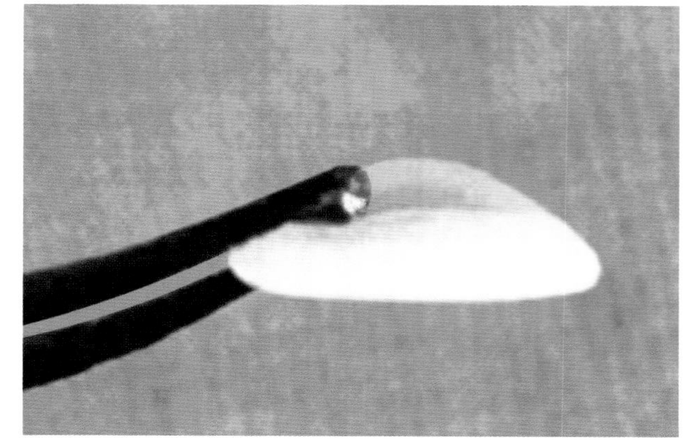

图 16-3　Chirila 人工角膜（核 - 裙结构均为 PHEMA）

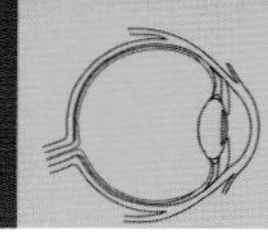

证明，在单体混合物中该海绵可与大于75%的水化合，产生的孔径大于10μm（一般为20~30μm），在饱和胶原纤维以前通过细胞入侵或长入可实现生物一体化。人工角膜的光学中心材料可应用于任何一种同性的、透明的HEMA同聚物或共聚物。

两种成分边缘之间通过互穿多聚体网络作用（interpenetration polymer networks，IPNs）可形成牢固的连接。电镜证实了两种聚合物在分子水平的交互渗透作用。Caldwell人工角膜的连接过程与其相似，将单体Ⅱ填满聚合物Ⅰ的腔隙之后，聚合作用产生，聚合物Ⅱ与聚合物Ⅰ形成牢固铰合。聚合物Ⅰ为PTFE，不能被单体Ⅱ渗透。这种铰合是不持久的。如果单体Ⅱ能够扩散入聚合物Ⅰ中，最终完成聚合作用，在这一过程中产生了分子水平的扩散，这种铰合是永久的。

Chirila人工角膜已被用作兔和猪的角膜板层或全层移植片。手术方法是：板层剖切上半周宿主角膜，环钻钻切中央后板层圆孔5mm，将人工角膜植片置于前后板层之间，光学区对准圆孔，缝合上半周角膜缘，2个月后钻切前板层中央5mm圆孔。对25例兔眼的研究中，80%保持其人工角膜，术后12~22个月获得满意的临床效果，最长观察为2年（2只动物）。在另一组30例兔的研究中，人工角膜存留的2周到6个月，几乎无并发症。该装置植入猫角膜保留1年以上，取得了成功。1997年行第1例临床试验，保留1年以上。

2. 纳米羟基磷灰石材料　聚乙烯醇（polyvinyl alcohol，PVA）凝胶具有良好的生物相容性，已在生物医学领域得以广泛应用。但聚乙烯醇凝胶无生物活性，不能与角膜基质形成生物性结合，无法在眼内长久固定。羟基磷灰石（hydroxyapatite，HA）具有良好的生物相容性，纤维血管等软组织能长入有孔的HA材料中。Leon利用HA制作人工角膜支架，可与角膜基质形成生物性结合。但HA脆性大，难以承受术中术后的一般外力。纳米羟基磷灰石（nano-hydroxyapatite，NHA）与普通的HA粒子相比具有不同的理化性能：如溶解度较高、表面能较大、生物活性更好、对异常组织（如癌细胞、新生血管等）具有抑制作用，而对正常组织没有抑制作用。2005年，李玉宝和许凤兰使用一种新的设计，由柔韧透明的PVA水凝胶共聚物作为光学中央部分，以环绕它的有类似化学组成、柔韧的NHA/ PVA多孔复合水凝胶作为支架部分，二者之间通过互穿网络结构实现永久连接。该复合材料可以改善HA材质过硬、过厚、机械顶压和不易加工的缺点，提高复合水凝胶材料的生物活性，促使人工角膜支架和宿主角膜基质的生物性结合。此外，NHA还增加复合材料的强度。姚晓明和邓宏伟等采用NHA/PVA人工角膜进行了动物实验，表明，NHA/ PVA多孔复合水凝胶人工角膜支架既具有良好的组织相容性，又具有较好的生物活性，能够抑制新生血管的形成、异常角膜上皮细胞、内皮细胞等的长入，从而在一定程度上提高人工角膜的组织相容性，减少术后并发症的发生。

实验结果显示，NHA/ PVA多孔复合水凝胶人工角膜具有较好的临床应用前景，该材料较其他多孔聚合物具有一定的优越性，进一步的实验尚在研究中。

四、理想的人工角膜

理想的人工角膜应具备下列特性，但目前尚没有任何人工角膜能满足这些条件。随着材料和工艺的改进，手术方法的进步，人工角膜会有更良好的应用前景。

1. 良好的组织相容性，人工角膜能与角膜呈生物性愈合状态；
2. 光学效果良好，且光学区足够大，并有开阔的视野，便于观察眼底；
3. 外观美观自然，人工角膜表面上皮化，允许方便准确地测量眼压；
4. 进入眼内的光线对视网膜无损害；
5. 手术简单安全，并发症少，易于处理。

第三节　人工角膜的类型

广义地讲，任何用人工材料制作、替代角膜某些功能的装置均可称为人工角膜，甚至可以包括组织工程体外构建的有生物活性的人工角膜。如果将脱细胞角膜基质前后表面分别构建上皮和内皮细胞层，就更加接近生物角膜，并可能使抗原性大大降低，减少免疫排斥反应，使人工角膜与生物角膜更接近。根据是否穿透角膜全层，人工角膜可分为非穿透式、穿透式和贯通式三大类。

一、表面人工角膜

角膜病影响视力的主要问题是表面不规则、血管化的上皮和血管翳等。去除这些组织，其下的角膜有时相当透明。采用无毒性的黏合剂，可将大直径 PMMA 接触镜黏合到裸露的角膜表面，此称为表层人工角膜（epikeratopros-thesis）或人工角膜上皮（artificial epithelium）。此方法短期视力改善非常显著，但界面上皮的侵入和炎症，最终会使视力降低。现在，许多适用于表面人工角膜的病变，完全可以用软性角膜接触镜（bandage soft contact lenses）代替。使需用本法的适应证范围大大缩小，例如：干眼症引起的慢性上皮缺损、严重化学烧伤时防止角膜基质溃疡等。今后可能将表层人工角膜制作成美容目的的镜片，在角膜混浊需要改善外观的病人发挥作用。

二、基质内人工角膜

采用透明、生物相容性良好的材料，如 PMMA 和硅胶等，可阻止水分子透过。用这种材料制成薄片，植入大泡性角膜病变等角膜深层基质中，可阻断液体向前移动，加之角膜表面的蒸发作用，使前部角膜脱水并变得透明。但其后方的深基质会变厚并发生混浊，限制了其应用。对无感光功能的大泡性角膜病变，今后能否用来改善疼痛等症状有待研究。

三、后表面人工角膜

将硅胶片缝合固定在角膜内皮面上，又称人工角膜内皮（artificial endothelium）。它可以克服后部基质混浊的缺点。但这些试图通过屏障作用阻止水分前移的装置，需要足够大的面积，因此也可能产生其他方面的问题，如房水中的营养物质难于到达前面的基质和上皮。远期可发生角膜中央区域的营养性角膜病变。

四、后部穿透式人工角膜

是将基质内人工角膜后部增加一个后突的圆柱体，突入到前房中。它可以治疗后部角膜混浊的病例，也能像基质内或后表面人工角膜一样，阻止水分前移，治疗大泡性角膜病变。由于去除了后基质和内皮，不会发生后部基质混浊。同样，如果前部角膜基质混浊而后基质透明，也可做成前部穿透式人工角膜。由于穿透性角膜移植手术的成功率提高，常规板层角膜移植的安全性，以及新近发展了深板层内皮移植术（DLEK），即用带有健康的内皮、后弹力层和后基质的植片替代病变组织，术后视力恢复快，散光小，并发症少，特别适合无晶状体眼或人工晶状体眼的角膜内皮失代偿。目前，角膜移植开始向单纯去除和替代病变组织的方向发展；因此，临床上适合上述几种人工角膜的情况大为减少。

五、贯通式人工角膜

即贯通角膜全层，是目前最常用的人工角膜。有两种基本类型。最常使用的类型是由中心透明光学部和把光学部固定在角膜层间的周围支架构成（图 16-4~ 图 16-7）。另一种类型，像三明治一样，由前后两片材料将角膜夹在中央，中心有光学柱镜相连接。最近采用亲水性 PHEMA 材料制作的一体式软性人工角膜（如 AlphaCor），与以往人工角膜不同，其前后表面均未突出角膜平面。因此，手术时可避免许多附带的眼内操作。

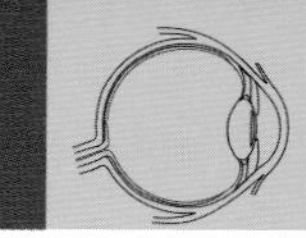

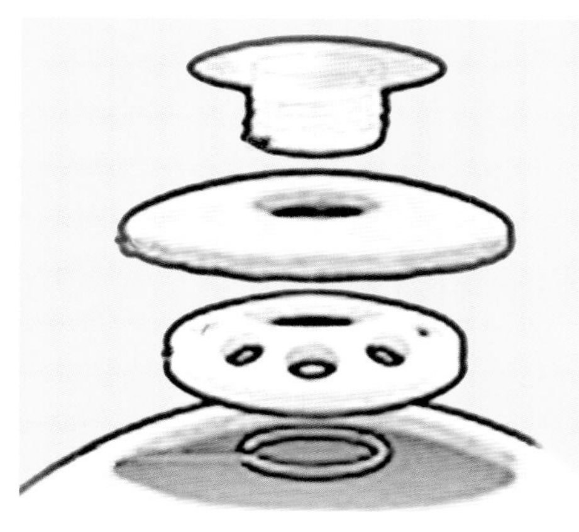

图 16-4　一种贯通式人工角膜示意图

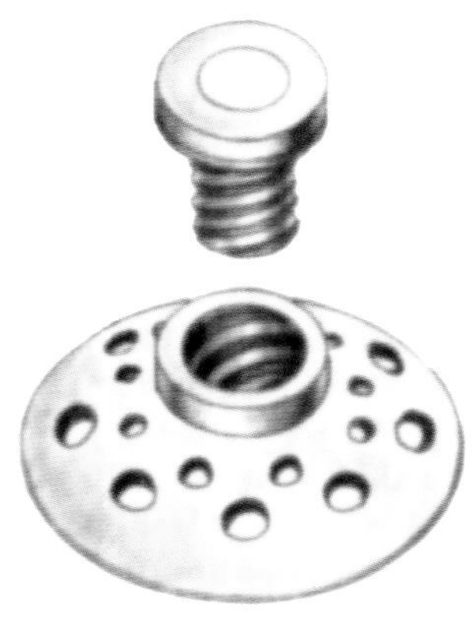

图 16-5　贯通式人工角膜

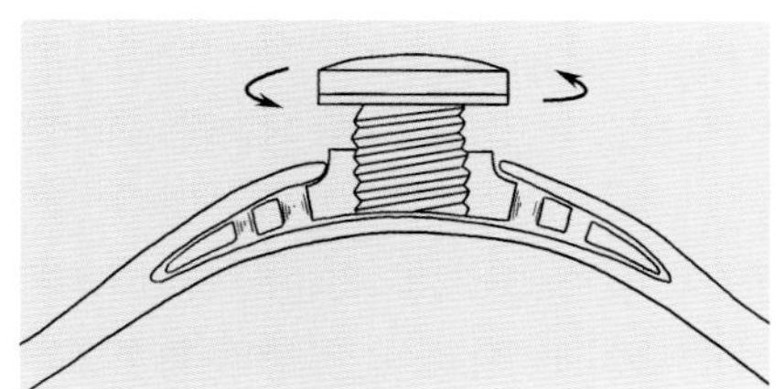

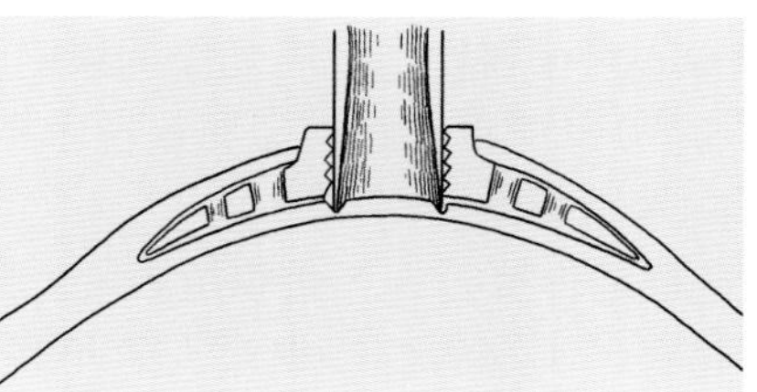

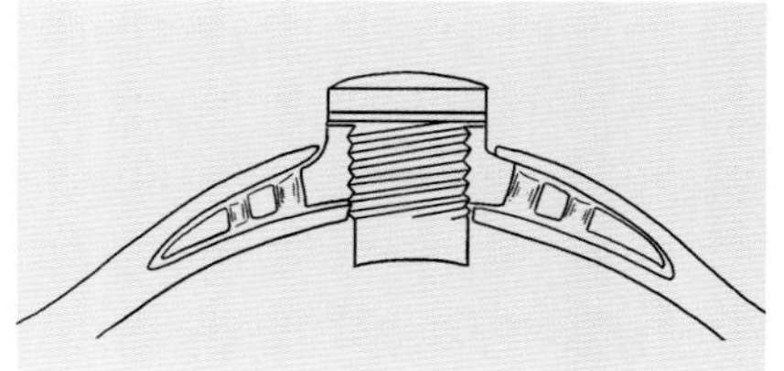

图 16-6　贯通式人工角膜

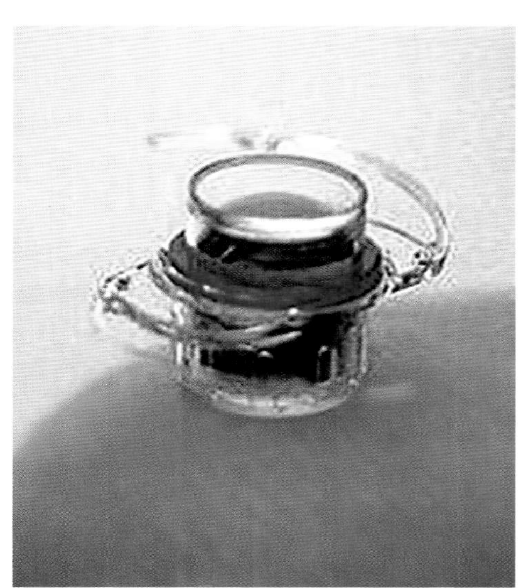

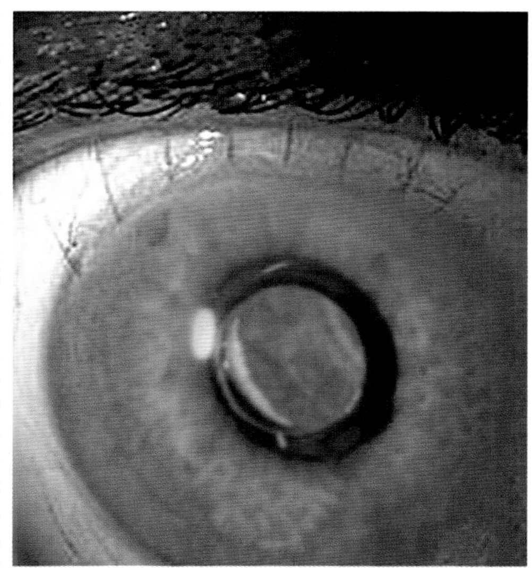

图 16-7　贯通式人工角

第四节　手术适应证和禁忌证

人工角膜主要用于复明之目的，不同的人工角膜类型可能有其自身的适应证和特点，因此很难笼统地给出人工角膜的适应证。随着人工角膜技术的进步，可能以往适合角膜移植来复明的病人，也适合用人工角膜来复明。同样，随着眼表疾病治疗的进步和抗排斥反应手段的丰富，对某些以往用标准角膜移植术无法或难于成功的病人，也可能用常规角膜移植获得成功。植入人工角膜的光学效果可能大大优于角膜移植，但如果仍有成功的机会，还是要首先尝试角膜移植。人工角膜应作为最后的选择和针对那些非常复杂的病例。

一、适应证

人工角膜植入手术适用于常规角膜移植失败或属于高危角膜移植的双眼角膜混浊性失明的病人，包括：

1. 双眼盲或独眼，光感、光定位准确。

2. 严重眼表病变且难以通过任何类型的异体角膜移植术获得有用视力，如眼表化学伤、新生血管化角膜白斑、睑球粘连、异体角膜移植失败等。

3. 眼表无活动性炎症。

4. 眼压、视神经和视网膜的功能正常或基本正常。

为预测手术预后，需要对患者中心视力及周边视力，色觉、声像学、检眼镜检查、眼压及眼压描计等检查。

新生血管化的角膜白斑患者光定位不准确可能与角膜白斑较厚或结膜组织增厚有关，而并非表明视网膜和视神经完全处于严重病理状态。同样，有蓝、红和绿色觉异常的新生血管化角膜白斑亦是该手术的相对适应证，故视网膜和视神经的电生理检查十分必要。严重的烧伤钙化型角膜白斑可能影响视野检查的结果，通过移动人工角膜眼的光学中心可使目标达到有功能的视网膜区域。对弱视患者，了解其失去正常视力的年龄十分重要。儿童期(2~5岁)患严重角膜白斑导致视力丧失或患有先天性角膜白斑将不可避免地发生弱视，这将在很大程度上影响术后视力。

一眼具有良好视力的患者另一患眼是否接受人工角膜植入术？我们认为，由于该手术后较难获得最佳视力和建立双眼视功能，因此，不建议该类患者急于植入人工角膜，可配戴隐形眼镜美容片改善外观。但随着科技的发展，人工角膜的适应证将会扩大，为了恢复立体视和同时视，并获得美容效果，也为可能发生的正常眼意外伤害提供有视力的备用眼，单眼患者也可进行人工角膜移植。

因为该手术术后并发症比较严重，手术操难度较大，故能够行常规角膜移植的患者不宜选用人工角膜植入术；单眼角膜混浊性失明，另一眼视力良好者也不宜选用该术式。

二、AlphaCor 手术

1. 晚期干眼患者　因为该人工角膜材料的缘故需要患眼有一定的“湿度”，否则应该选用其他传统类型的人工角膜。

2. 眼部单纯疱疹病毒(herpes simplex virus，HSV)感染病史 Hicks 等报道 40 个接受 AlphaCor 人工角膜植入术的患者中有 8 例有眼部单纯疱疹感染的病史，结果有 75%(6/8 眼)发生了角膜溶解，3 眼需要取出人工角膜并用异体角膜移植以恢复眼球的完整性；人工角膜在位的患者术后最佳矫正视力比术前降低了 0.3 行。而无眼部单纯疱疹感染病史的患者中，只有 18.8%(6/32 眼)发生角膜溶解；人工角膜在位的患者术后最佳矫正视力比术前提高了 1.4 行。他们认为在进行人工角膜手术时广泛的板层角膜分离可能激发了潜在的单纯疱疹病毒感染，发生了炎症反应，导致人工角膜前方的角膜基质发生溶解。

第五节　术前检查和准备

除常规采集病史，进行眼部和全身检查外，还要做一下准备：

一、重点了解患眼情况

1. 有无角膜穿孔史，穿孔大小。

2. 做过何种手术(如板层或穿透角膜移植术、晶状体摘除术、抗青光眼手术等)。

3. 眼压评价和控制：眼压增高过没有，持续多久；如果无法用常规方法测量眼压，只能靠指测方法。如果有条件，可采用笔式眼压计测量，印证指测的结果，特别是对眼睑瘢痕较硬的病例。对于伴青光眼者，如无法进行外引流手术，可采用睫状体冷冻或二极管激光睫状体光凝手术。

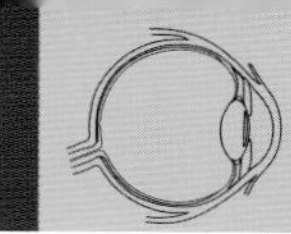

4. 评价拟手术眼的病变是否已稳定，如物理性或化学性损伤效应已经消除。

5. 视功能评价：除光定位、红绿色觉、电生理检查结果也有一定参考价值；瞳孔对光反应往往因角膜病变严重难以观察。

6. 超声波检查：主要了解眼后节情况，排除视网膜脱离。评价玻璃体混浊程度，以决定术中玻璃体切除的范围。采用超声生物显微镜（UBM）测量角膜厚度，对术中角膜板层分离的深度具有重要参考意义。同时还可以了解包括房角等眼前节结构。

二、人工角膜度数的选择

正视眼的屈光系统总屈折力约为 58D，角膜的屈折力约为 43D，因此，通过眼轴长的测量或询问以往的眼屈光状态，便可大致估计所需人工角膜的度数。对于眼轴正常的无晶状体眼或拟在术中需要摘除晶状体者，一般选用 +58~62D。眼轴长每增或减 1mm，度数相应减或增 3D。对不需摘除晶状体的人工角膜如 AlphaCor，其屈光度选 +42~44D。

第六节 手术操作技术

目前临床上使用的贯通式人工角膜有多种，光学部多为 PMMA 材料，由于贯穿混浊角膜全层，光学效果满意。手术一般采用局部麻醉。对非常复杂的病例采用全身麻醉。下面仅对有代表性的人工角膜手术植入方法加以介绍。

一、角膜层间固定方式

此种固定方式的人工角膜有多种设计，一般情况下手术分两次完成比较安全。一期手术植入支架，约 3 个月左右，周围组织已将支架牢固包绕后再手术植入光学镜柱，因而术后漏水等并发症相对较少，由于镜柱是通过螺纹固定在支架上的，当术后镜柱高度与周围组织表面的高度不合适、屈光度误差和镜柱前或后表面增殖膜等，可通过镜柱高度的调整、替换和拆装等加以解决。

以俄罗斯生产的 MIKOF® 人工角膜为例。

1. 人工角膜支架植入（一期手术）

（1）上方或颞上方沿角膜缘剪开球结膜约半周，暴露角膜缘。

（2）沿角膜缘切开角膜板层，深达全厚的 2/3 或 3/4。用板层刀向角膜内分离角膜，制成板层口袋。角膜支架的尺寸为 8mm × 5.5mm，因此板层口袋的大小要略大于该尺寸，并保证支架植入后能居于角膜中央。对于角膜有过穿孔史或瘢痕重等情况，为防止板层分离时穿入前房，可在分离板层时适当扩大切口，将角膜瓣掀起，在直视下分离板层更为安全。如果角膜非常薄，应当先全周剪开球结膜，分离球筋膜，将角膜和角膜缘的上皮完全刮除（可用无水乙醇棉棒反复擦拭表面，防止上皮残留）。然后再分离角膜板层，要保证角膜后板层有足够的厚度(约为正常角膜的 1/2~1/3 厚)，在支架植入后，用自体骨膜(取自胫骨前内侧，约 2cm × 2cm）覆盖在角膜表面，再用球结膜和球筋膜将角膜全部覆盖，以加强角膜前面的组织。对角膜移植失败病例，角膜有大量的深浅层新生血管，要将角膜表面上皮刮除，在手术结束时用球结膜和球筋膜将全部角膜遮盖。

（3）将人工角膜支架植入角膜板层内，支架光学部位置应在角膜中央。有时，由于病变严重，解剖标志不清，应仔细辨认角膜缘位置。

（4）角膜缘和结膜切口分别用 8-0 可吸收线间断缝合。对角膜表面用自体骨膜覆盖的病例，在结膜缝合前，用黑丝线在相当于支架中央的骨膜上缝一线结，备在二期手术时易于辨认定位。术毕球旁注射庆大霉素 20 000U 和地塞米松 2.5mg，局部涂 0.5% 四环素眼膏，单眼包扎。

2. 人工角膜镜柱植入（二期手术）

（1）先沿角膜缘剪开结膜，向后分离暴露巩膜，按玻璃体手术常规在睫状体平部（一般在颞下方）放置

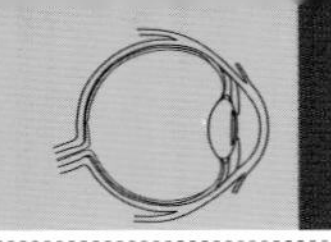

6mm 灌注针，开通 BSS 灌注。

(2) 用 2.5mm 环钻钻除中央前板层角膜组织，以专用扳手拧除支架中央添芯，再用 2.2mm 环钻钻除后角膜板层。

(3) 将选定的镜柱旋入支架中，以镜柱表面与角膜平齐或略高为止。

(4) 经睫状体平部用玻璃体切割头切除虹膜、晶状体和前部玻璃体。如果晶状体核较硬，可在镜柱安装前，用巩膜穿刺刀尖，经角膜孔轻轻旋转可将晶状体核粉碎，通过眼内灌注压力作用，较容易地处理硬核晶状体。

(5) 用 6-0 和 8-0 可吸收缝线分别缝合巩膜和结膜切口。

(6) 对于眼睑闭合不全、眼干燥或睑裂较大者均常规行外 1/3 睑裂永久性缝合术。术毕球旁注射庆大霉素 20 000U 和地塞米松 2.5mg，局部涂 0.5% 四环素眼膏，单眼包扎。

二、角膜前后夹心固定方式

螺栓 - 螺母(nut and bolt)式人工角膜为两片式设计。镜柱前板呈蘑菇状，直径达 8.5mm，表面绘有虹膜纹理，除增视，还可起到美容作用，外观较自然。此种固定方式的人工角膜，可一次完成植入手术，手术步骤如下。

1. 上方或颞上方剪开球结膜，暴露巩膜缘。

2. 用 9mm 环钻在角膜表面打印，再将角膜上皮彻底刮除。

3. 用 3.5mm 环钻在角膜中央全层钻通。为防止眼压过低或眼内容物脱出，可向前房注入黏弹剂，加深前房。也可用特制塑料塞临时塞住植孔。

4. 根据角膜后固定螺母板的直径做角膜缘切口。如果有晶状体需将其摘除。

5. 用特制的镊子夹住人工角膜后固定螺母经角膜缘切口送入前房，去除植孔的塑料塞，将前板的螺栓柱插入植孔，并旋入螺母板中直到拧紧为止。在后固定螺母板送入前房后，镊子始终要夹住。否则，因为角膜混浊，一旦松脱需要重新夹持，并有掉入玻璃体的危险。有人建议可先在螺母上置一缝线，以防万一。

6. 10-0 尼龙线间断缝合切口，BSS 冲洗前房，缝合结膜。术毕球旁注射庆大霉素 20 000U 和地塞米松 2.5mg，局部涂 0.5% 四环素眼膏，单眼包扎。

三、领扣式人工角膜

多为一片式设计，用 PMMA 材料制成。以 Dohlman 的为代表，前板为 7mm 直径的圆盘，可减少泪液蒸发造成的角膜损害。后板直径达 10.5mm，有一些小孔，以保证营养物质的扩散。较大的后板有可能减少后膜的形成和排出的几率。有用于湿眼和干眼两种类型。干眼型人工角膜前板中央光学部向前突出一圆柱体，可经眼睑皮肤暴露于外，特别适合有严重干眼症(如晚期的类天疱疮)、广泛睑球粘连或眼睑闭锁的病例。

1. 沿角膜缘剪开全周球结膜，刮除全部角膜上皮。

2. 根据镜柱的直径和后板的大小，分别用环钻在角膜中央钻孔，在角膜缘做全层切口。并通过一直切口将中央孔和角膜缘切口相连。如果有晶状体需将其摘除，同时切除全部虹膜。应用黏弹剂来维持前房，并减少后续操作可能对眼内组织的损伤。

3. 后板经角膜缘切口滑入前房，同时人工角膜镜柱经垂直切口到达角膜中央。

4. 10-0 尼龙线间断缝合角膜切口，BSS 冲洗前房。

5. 结膜覆盖全部暴露的角膜表面，用 8-0 可吸收线缝合固定。术毕球旁注射庆大霉素 20 000U 和地塞米松 2.5mg，局部涂 0.5% 四环素眼膏，单眼包扎。可以先将人工角膜镶入植片中，再将其缝合到原位。这种方法还可以用于修复人工角膜前的组织溶解和人工角膜的排出。

对于结膜瘢痕重，难于分离并覆盖到角膜表面的病例，可以用自体唇黏膜覆盖人工角膜表面。对泪液分泌功能差，瞬目不能者，应该用干眼型人工角膜。术中去除包括角膜和结膜的全部上皮。最好将含有毛

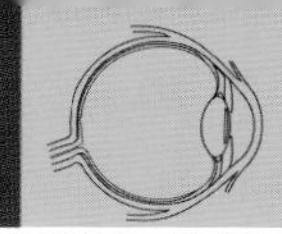

囊的睑缘、含有睑板腺的睑板切除。用眼睑皮肤遮盖人工角膜表面，仅暴露中央镜柱部分。为减少眼球转动对人工角膜稳固性的影响，可将内、外直肌切断。

四、角膜前固定人工角膜

以 Cardona 人工角膜为代表，用于固定光学镜柱的周边支架（聚四氟乙烯圆盘）位于角膜前表面。再用涤纶网（Dacron mesh）和骨膜等材料放在其前面加强固定，这样可大大降低人工角膜的排出率。但手术耗时，最好全身麻醉下进行。

1. 取胫骨前内侧上 1/3 处骨膜(2.5cm ×5cm)，用湿盐水纱布包起备用。皮下组织用 3-0 肠线间断缝合，皮肤用 5-0 丝线间断缝合。

2. 沿角膜缘全周剪开球结膜，并在 3 和 9 点钟做水平切开。向后分离球结膜和筋膜。如果镜柱不经眼睑穿出，用虹膜恢复器或刀片刮除全部角膜上皮。需用蘸有无水乙醇的吸血海绵反复用力擦拭角膜表面，再用 BSS 彻底冲洗，保证无上皮细胞的残留。如果镜柱需经眼睑穿出，则切除全部结膜、睑板和睑缘部，并切断内和外直肌。

3. 如果为有晶状体眼，无论混浊与否，均应经角膜缘切口行常规囊内摘除术，或经睫状体扁平部的晶状体切除术。如果玻璃体完整，应行前部和轴心深部玻璃体切割术。

4. 用 9-0 聚丙烯缝线在角膜中央 4mm 外做对称的两针深板层预置线。

5. 用 3.5mm 环钻在角膜中央钻孔，再用 Vannas 剪刀或穿刺刀将未完全钻透的部分切开。

6. 光学镜柱旋入聚四氟乙烯圆盘的中央孔，再经角膜钻孔穿入前房。将预置的聚丙烯缝线穿过聚四氟乙烯圆盘的中周部大孔，结扎缝线，使角膜与圆盘紧密相贴。

7. 取涤纶网覆盖在圆盘支架上，用 9-0 聚丙烯缝线将其缝合固定在巩膜上。

8. 用备好的骨膜（中央钻除 3.5mm）覆盖在涤纶网上面，中央镜柱穿过骨膜中央孔。用 8-0 可吸收缝线间断缝合固定靠近直肌附近的巩膜面上。在镜柱四周，用 9-0 聚丙烯缝线将骨膜与其下的涤纶网缝合在一起。

9. 用 8-0 可吸收缝线，将四周的球筋膜和结膜分层缝合，将骨膜完全覆盖。

如果镜柱经眼睑穿出，将上睑向下牵拉，完全遮盖住人工角膜后，在镜柱的相应部位标记，然后在眼睑该处做 4mm 的横行穿透切口。让镜柱从该切口穿出。用 5-0 尼龙线或丝线褥式缝合上下睑缘。如果上睑瘢痕或缺损，为避免张力过大，可让镜柱经睑裂穿出。

10. 调整镜柱高度，使镜柱略高于结膜面或眼睑的皮肤面（如果是经眼睑穿出）。经眼睑穿出的方式，术后可能因组织水肿使镜柱埋没。可在术毕让镜柱高出多些，待水肿消退后再旋入到合适的高度。

五、角膜层间固定人工角膜

这类人工角膜采用与正常角膜的空间结构更接近的方式，采用软性材料（如：亲水性 PHEMA）制作一体式人工角膜。中央光学部和周边多孔裙边均为同一种材料。Chirila 人工角膜有Ⅰ型和Ⅱ型两种。人工角膜的屈光度均为 42.0D。Ⅰ型的直径为 9mm，植入方法与穿透性角膜移植术十分相似。裙边周围的角膜组织可与人工角膜形成“生物性”愈合状态。Ⅱ型比Ⅰ型稍小，需要将其植入角膜板层内。不仅裙边与受体角膜组织可形成良好愈合，同时也增加了人工角膜的稳定性。由于光学部前后表面均未突出角膜平面。手术时不用像其他人工角膜植入术那样，切除虹膜、摘除晶状体、切除玻璃体等。另外一个优点是手术为可逆性的，如果发生并发症，可以重新更换一个或用角膜植片来替换。并且，适应证条件也不一定要双眼均盲目，因为术后有可能两眼同时使用。

1. 以 Chirila 人工角膜Ⅰ型为例

(1) 环周剪开球结膜并分离；

(2) 彻底刮除全部角膜上皮；

(3) 8mm 或 8.5mm 环钻钻除中央全层角膜，用黏弹剂保护虹膜和晶状体。

(4) 用 10-0 聚丙烯缝线间断缝合，将人工角膜多孔裙边固定在植床上，达到水密。操作技术与穿透性角膜移植相似，但更要轻柔，以免缝针将人工角膜裙边划破。如需冲洗前房，可在角膜缘另做切口。

(5) 用结膜将角膜表面全部遮盖，8-0 可吸收线间断缝合。待完全愈合后（一般要 1 个月），再手术将中央光学部前面的结膜切除。

2. 以 Chirila 人工角膜Ⅱ型为例（澳大利亚有注册产品称为 AlphaCor）。

(1) 沿角膜缘剪开上方球结膜，分离暴露巩膜。

(2) 上方角膜缘外巩膜板层切开 180°（1/2 巩膜厚度），分离角膜板层，下半角膜潜行分离。

(3) 用 3mm 环钻钻除中央后板层角膜，与前房相通。

(4) 将人工角膜植入角膜层间，中央正对角膜钻孔。8-0 可吸收线间断缝合巩膜切口。

(5) 结膜瓣复位，缝合固定于角膜缘，遮盖住巩膜切口。为加强角膜前面的组织，也可将结膜瓣遮盖角膜表面。一般在 4 个月后，再次手术将中央光学部前面的组织切除，使人工角膜发挥其光学作用。

第七节　术后常规处理及并发症处理

一、常规处理

术后 3~5 天每天换药，并常规静脉给予抗生素和地塞米松(5~10mg)。而后长期抗生素开放滴眼，3~4/d，睡前抗生素眼膏。注意定期换用不同种类抗生素，防止细菌耐药。一般情况局部不用糖皮质激素类药物，尤其不能长期使用。对有非特异性炎症者，可用1% 甲孕酮悬液滴眼，既可抗炎，又有防止组织溶解的作用。为减少局部刺激和增加润滑作用，可长期滴用人工泪液。对有高眼压病史者，局部可滴用降眼压药物。术后第 1 天检查裸眼视力，矫正视力，记录视乳头情况。每 1~3 个月复查一次，包括视力、裂隙灯、检眼镜、指测眼压、视野等。必要时做 B 型超声波检查。

二、手术并发症及处理

1. 术中并发症

(1) 角膜穿孔：多在术中分离角膜板层时发生。如果穿入前房，造成房水大量流出，使眼球变软，有时使继续手术发生困难。穿孔小且能完成板层分离者，只要后层角膜组织有足够强度，一般不影响人工角膜的植入。但角膜缘切口必须水密缝合。术后加压包扎 2~3 天，并酌情口服乙酰唑胺以减少房水分泌。预防措施除术中细心操作外，还包括术前测量角膜厚度，了解有无角膜穿孔史。板层角膜分离深度适宜，不要用过于锋利的板层角膜刀。对分离有困难的病例，扩大角膜缘切口，在直视下分离角膜板层，可有效避免角膜穿孔的发生。如果穿孔过大，无法支持人工角膜，应终止手术，待组织完全愈合稳定后再择期手术。

(2) 晶状体皮质残留：由于多数人工角膜光学部直径较小，如果经睫状体扁平部行晶状体切除，有时周边部会残留一些晶状体皮质。术后有可能遮挡视轴区影响视力。如果量少，可自行吸收。必要时需要再次手术清除。术者应当权衡利弊，要保证术中清除全部晶状体核物质，但不要强求彻底清除皮质，以免造成不必要的眼底周边部损伤。因为一旦发生视网膜脱离，处理比较困难。

(3) 出血：可以是由术中眼前节结构损伤引起，也可能是眼后部的出血。术中操作轻柔、尽量维持稳定的眼压等有助于防止此并发症发生。

2. 术后并发症　人工角膜手术中并发症比较少。术后并发症一旦发生，大多比较严重，影响视功能的恢复。Legeais 等对 24 例病例随访 28 个月的结果显示：术后前 6 个月并发症的发生率最高，约占 95%；术后第 1 年的失败率最高，累计达 21%。术后再次手术率高，部分文献报道有 80% 的患者需要再次或多次手术治疗并发症。 Hicks 等比较了 5 种类型的人工角膜，严重并发症（植入物取出或异位、人工角膜后增殖膜、眼内炎或视网膜脱离）的累积发生率为：Cardona 人工角膜术后随访 35.0 个月，并发症为 99.0%；Dohlman 人工角膜术后(均接受 MPG 治疗)随访 17.5 个月，并发症为 109.2%；BioKP Ⅱ人工角膜术后随访 6.0 个月，并发症为 38.5%； Seoul-type 人工角膜术后随访 25.6 个月，并发症为 85.7%；AlphaCor 人工角膜术后

(非单纯疱疹性疾病患者)随访16.0个月,并发症为51.2%。

(1) 晶状体皮质残留:人工角膜光学部直径一般较小,加之角膜其他部分完全混浊,术中晶状体皮质很难清除彻底。术后数天内,残留皮质水化膨胀,可能遮挡视轴区而影响视力。如果皮质残留较多,需经睫状体扁平部用玻切头清除之。而少量皮质可不处理,经局部抗炎和适当应用睫状肌麻痹剂,多能自行吸收。不要强求术中彻底清除晶状体皮质,否则,可能引起严重的眼内并发症。随着新技术(如眼内镜)的应用,渴望能避免此类情况的发生。

(2) 人工角膜前增殖膜:镜柱或光学部比周围组织稍微高出一点比较理想。如果过低,分泌物或组织碎屑积聚在表面。周围上皮组织增生,可将光学区部分或全部遮盖(图16-8、图16-9)。两种情况均可严重影响视力。如果过高,在瞬目时人工角膜会反复刮擦眼睑,不仅产生刺激症状,还可能造成镜柱的移动。局部的长期微创损害也可能是造成角膜溶解的启动因素。如果镜柱是通过螺纹固定在支架上的,在一定范围内可以调整其高度。如果周围组织增生过厚,可手术切除,也可使用超高频美容仪削除增生组织,操作精确、简单、快捷。

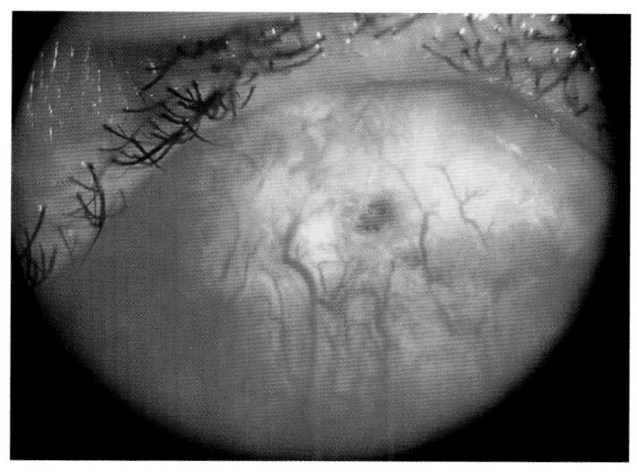

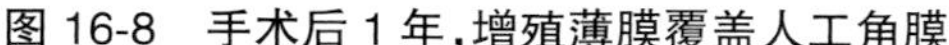
图16-8 手术后1年,增殖薄膜覆盖人工角膜

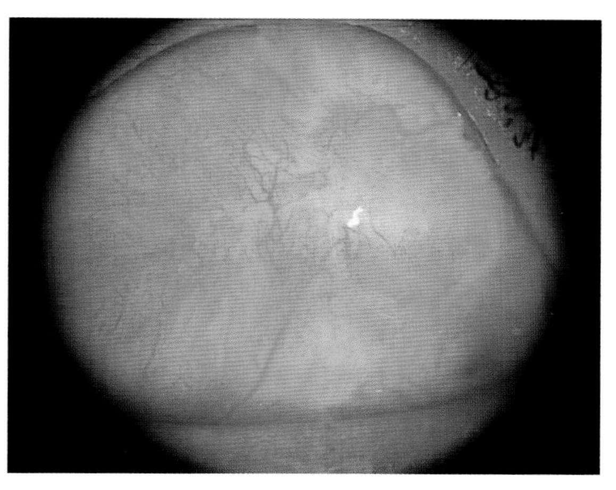

图16-9 手术后1.5年,增殖膜完全遮盖人工角膜

(3) 人工角膜后沉着物:往往是炎症引起,临床表现与人工晶状体表面沉着物相似。一般不影响视力,无须处理。

(4) 人工角膜后膜形成:人工角膜后膜形成后,明显降低光学面的光学效果,且很容易在纽扣型人工角膜上形成,在早期类型的人工角膜也容易形成。根据以往文献报道,人工角膜后膜形成在术后3周~1年的发生率为1.3%~60%。Girarf等(1969)认为人工角膜后膜形成的病理机制较为复杂,术后炎症反应是一个激发过程,给予糖皮质激素和抗生素可以阻止RPM形成。葡萄膜炎后玻璃体内物质浓缩是形成RPM的另一原因,角膜基质细胞内生是形成人工角膜后膜的第三个原因。

Cardona(1962)认为增加人工角膜光学柱面的长度可避免其陷入前房,并防止人工角膜后膜形成,他建议将人工角膜光学柱面的长度从1.5mm增加到6.0mm。Iserle(1962)认为光学柱面应陷入前房2.5mm。Choyce(1969)认为4.0mm最适宜。光学柱面越长,越不容易形成人工角膜后膜;但过长可引起视野过窄,并需摘除晶状体。采用Fyodorov-Zuev型人工角膜,光学柱面增加到2.0mm,可使人工角膜后膜的发生率在角膜营养不良的角膜白斑患者降至6.4%,在血管化角膜白斑的患者降至10%。

人工角膜后膜形成的相关性。Binder和Binder研究了18例发生人工角膜后膜的患眼,此类患者更易发生人工角膜脱出,人工角膜后膜的牵拉和对眼内压的影响之间存在直接的相关性。在人工角膜后膜的细胞内可发现较多的嗜银细胞性纤维,免疫组化提示是粗面染色质,透明质酸、硫酸软骨素A、酸性黏多糖等。膜上有中性黏多糖的强阳性反应。

Ronkina和Glazko(1980)对外伤或化学伤所至角膜白斑之人工角膜术后1.5周到6~8个月所行形成的人工角膜后膜进行病理学检查。结果发现人工角膜后膜的厚度随生长时间的不同而各异,从

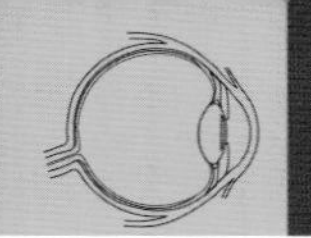

0.052mm ± 0.0015mm 到 0.78mm ± 0.0012mm 之间。人工角膜后膜主要是由胞质中含大量团块状色素的成纤维细胞和巨噬细胞组成的束状纤维结构。术后早期（1~2 周）出现的人工角膜后膜中成纤维细胞排列混乱，随着时间的延长，细胞逐渐生长，1.5~2 个月时，纤维结构排列规则，成纤维细胞也与角膜表面平行。免疫组化研究可见成纤维细胞胞质中 RNA 呈强阳性，电镜下可见胞质中有大量线粒体结构和粗面内质网，并有 1~2 个核仁。电镜检查发现人工角膜后膜中的胶原纤维厚度从 13nm 到 45nm，在膜中也能发现血管和退化组织。分裂成纤维细胞中的线粒体水肿、细胞嵴破坏，巨噬细胞中的色素颗粒脱出。除了增生反应外，在较厚的人工角膜后膜中观察到了退行性变，这些反应可促使人工角膜后膜的形成。

虽然在人工角膜后膜中发现了成纤维细胞和巨噬细胞，但没有发现任何内皮细胞和后弹力层结构，这提示严重的眼外伤累及角膜的各层结构，最终以瘢痕组织替代正常组织。Matsuda 等（1973）发现，局部化学伤的角膜，角膜后膜是由内皮细胞和纤维细胞组成，而全角膜化学伤的角膜后膜则是连续性的组织。

治疗人工角膜后膜唯一有效的方法是手术切除，可以采用开放性或闭合性的手术。在非拆卸式的人工角膜，可通过角巩膜缘的穿刺切口摘除人工角膜后膜，用双刃刀插入光学柱面的后面切除人工角膜后膜，用刀刃剥离人工角膜后膜的边缘，然后逐步暴露人工角膜的光学面。将人工角膜后膜从人工角膜的后表面和角膜剥离后可以用显微钩取出。在可拆卸式人工角膜，可通过环钻口取出人工角膜后膜。拧出光学镜柱后，用双刃刀、眼内剪、虹膜镊等通过开放方式剥出人工角膜后膜。术后球结膜下给予抗生素和皮质类固醇激素注射。

（5）角膜上皮前房植入：角膜上皮通过环钻口长入前房将造成瘘道，房水渗漏可引起眼内感染，最终造成眼球萎缩。根据 Girard 等（1969）的报道，这种并发症的发生率是 16%~30%。大体形态上可见人工角膜外的角膜上皮厚度不均匀，上皮通过人工角膜的光学柱面和支架进入前房，并形成一层组织结构包裹人工角膜。另外临床和病理资料发现上皮植入对在人工角膜外层的继发性变性中起着重要作用。上皮植入后促进房水渗漏入角膜层间。房水可以引起白斑化角膜的继发性变性。上皮在植入过程中可以产生胶原酶，可使变性角膜基质中的胶原纤维溶解。

治疗上，轻度者可用不同方法加以修补。最好的方法就是彻底切除渗漏区，用角膜植片代替，再用结膜覆盖。对于情况更严重的患者，建议更换人工角膜或穿透性角膜移植，以避免更严重的并发症，可取出人工角膜的光学柱面，植入临时性的塞子，刮除植入角膜白斑和环钻口的上皮组织，采用自体组织加强角膜白斑。如果上皮组织没有清除干净，则很容易复发。

（6）人工角膜偏位：一般轻度偏位多不影响视力。但光学区明显偏中心，尤其是有虹膜遮挡，可严重影响视功能。因此，术中要详细辨认角膜边界，使植入的人工角膜尽量居中，并充分切除虹膜。如果术后因虹膜遮挡影响视力，可行 YAG 激光虹膜切开术。

（7）房水渗漏：无论采用什么型号的人工角膜和手术方式，都不能避免房水渗漏的并发症。当环钻切口的边缘与人工角膜对合不紧密时，机械因素和眼压的影响均可导致房水渗漏。房水渗漏的发生率是 12%~70%。Bedilo 认为这种情况是由于人工角膜支架的曲率半径与角膜不匹配所造成，虽然这是一个非常重要的因素，但我们认为做环钻口时角膜分层是发生前房渗漏的主要因素。当采用二期手术时，前房渗漏发生率很低。采用非拆卸式人工角膜在一期手术后较易发生前房房水渗漏（图 16-10）。

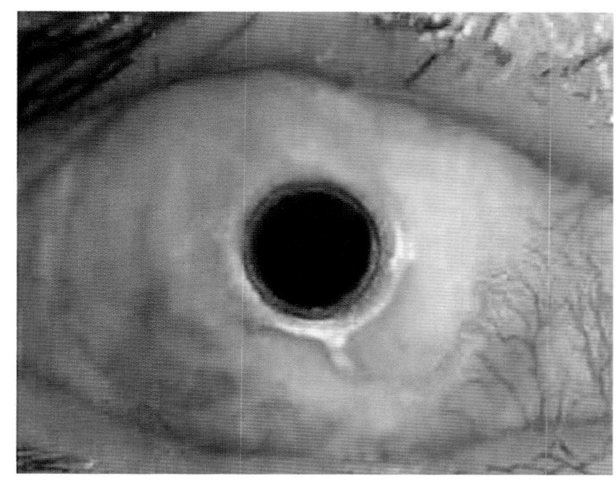

图 16-10 人工角膜术后房水渗漏

采用可拆卸式人工角膜后，该并发症的发生率降至 5.5%（血管化角膜白斑的患者）和 2.7%（角膜白斑继发性营养不良的患者。其植入技术与上述的二期手术方法有较大的差异，术后前房渗漏减少的主要原因是在人工角膜支架周围形成了一个紧密包绕的组织结构（术后 2 个月左右）。这层组织结构在角膜层间植入塑料支架后 10 天开始形成，距角膜越远形成越快，植入正式的支架后，角膜组织可以长入包绕组织的空隙,使人工角膜连接紧密。

前房渗漏的主要体征是低眼压和视力减退,有时由于光学柱面的影响很难将前房渗漏与脉络膜脱离相鉴别,特别是术后早期。在结膜囊内滴入荧光素钠后按压眼球,裂隙灯下可见房水从渗漏口漏出。前房渗漏的患者常常抱怨眼睛总是湿润的,早晨起床后视力较好,但 2~3 小时后就开始流泪,眼球变软、视力下降,每天如此。主观症状加上客观检查(荧光素试验)可以确诊,在这种病例超声很难发现前部的脉络膜脱离。术后早期出现前房渗漏应绷带包扎双眼,制动,如果继续渗漏则需前房注入空气。晚期前房渗漏则需用自身组织加强漏口。

在二期手术时,使环钻直径比人工角膜光学柱面小一些可以避免这种并发症(如 2.5mm 的环钻,2.8mm 的人工角膜光学柱面)。

(8) 角膜组织无菌性坏死和人工角膜脱出 支架前的角膜组织坏死,可引起人工角膜脱出(图 16-11)。

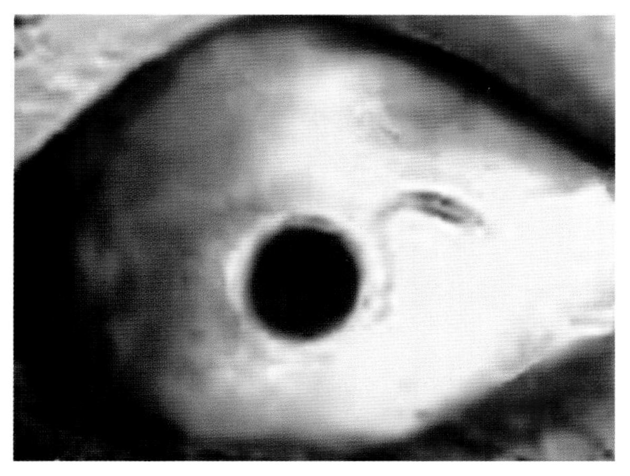
图 16-11　支架前角膜组织坏死

KIim 等(1962)认为,房水是角膜重要的营养来源,角膜层间植入人工角膜后,阻断了房水对角膜表层的营养供应,造成无菌性坏死。Stone 等(1953)认为,人工角膜表层的角膜组织脱水化是造成角膜无菌性坏死的主要原因。Barraquer(1965)认为,人工角膜支架对角膜组织的持续性压力可导致角膜组织的无菌性坏死。

人工角膜术后 1 个月 ~10 年脱出的发生率是 7.8%~78.5%。Stone 等(1965)认为,人工角膜手术预后与以下 3 个因素有关:①严格选择病例;②术前准备充分;③根据病情采用不同的手术方法。人工角膜的曲率应与角膜的曲率尽量一致,否则由于人工角膜对角膜组织的压力不均匀而造成其脱出。

Dohlman 和 Refojo(1968)发现当眼睑闭合不全时,眼内压增高与角膜表面的泪液蒸发增强,二者与人工角膜的脱出密切相关;泪液蒸发过强可使正常的前层角膜脱水化。Castroviejo(1969)在大量研究的基础上得出结论:在人工角膜与角膜组织连接处发生的无菌性坏死一般是在术后 2 个月 ~2 年。Choyce(1973)注意到人工角膜脱出的病例在糖尿病患者中的发生率较高。Puchkovaskaya(1979)报道了 215 例人工角膜术后 3~10 年的随访结果。发现,术后 1~4 年人工角膜脱出的发生率是 7.3%(20 例),其中 16 例术后 1~2 年内由于前层角膜无菌性坏死而脱出。Brown 和 Dohlman(1965)研究了水肿角膜层间植入人工角膜对角膜的影响,认为植入后眼表应维持液体流动和蒸发(睁眼时)之间的平衡,以维持人工角膜前层角膜组织的正常水合作用。莫斯科眼科研究所通过临床和病理检查证明人工角膜支架应该尽量少分开角膜层间组织并有较大的孔径。化学伤后血管化角膜白斑的患者植入 Choyce-Cardona 型非拆卸式人工角膜,术后 3 个月 ~2 年几乎所有的人工角膜都脱出。角膜变性、营养不良的角膜白斑植入人工角膜效果较好,16 例脱出,7 例在眼内保留了 3~7 年。15 例植入支架上带有 4 个孔的 Choyce Ⅰ型人工角膜,其中 8 例术后 6~7 个月脱出,其余的术后 3 年才脱出。虽然采用了自体或异体组织加固,但均因前层角膜无菌性坏死而脱出。6 例采用 Choyce-Cardona 型人工角膜患者由于支架前的组织广泛坏死,最后行穿透性角膜移植术,病检证实,所有人工角膜前角膜上皮完整性发生改变,外层的角膜变薄、结构致密,部分成纤维细胞核完全破裂,大量的淋巴细胞和浆细胞浸润。可见带有小孔、厚度为 0.15mm 的 PMMA 支架可导致病变的角膜组织层间明显分开,障碍了房水的通过,引起前层角膜营养不良。人工角膜脱出后,如果坏死面积较大或暴露的人工角膜支架较大(1/2、3/2),不应再次植入人工角膜,而应采用异体角膜填补环钻口,或采用自体或异体组织加固角膜,1~1.5 年后再二次植入人工角膜。

轻度的角膜溶解可用自体骨膜、阔筋膜、异体巩膜等覆盖于角膜与人工角膜表面,其上再覆盖结膜或者其他黏膜组织(图 16-12)。而严重的角膜溶解应彻底去除坏死组织,用全层的异体角膜支持人工角膜。如果合并有植入物移位或者脱出者,应再次手术,更换新的人工角膜或者做同种异体角膜移植。

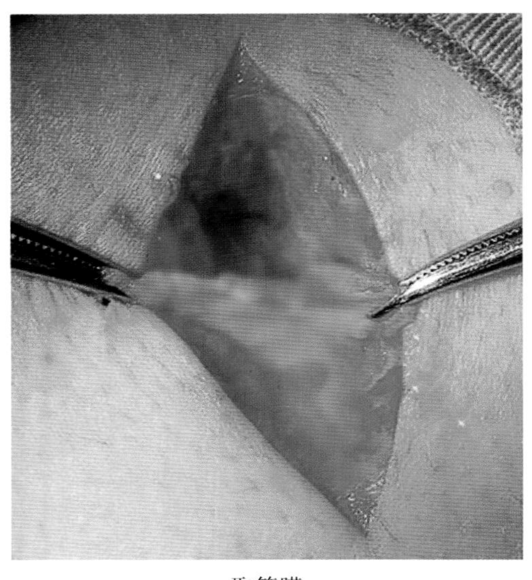
取筋膜

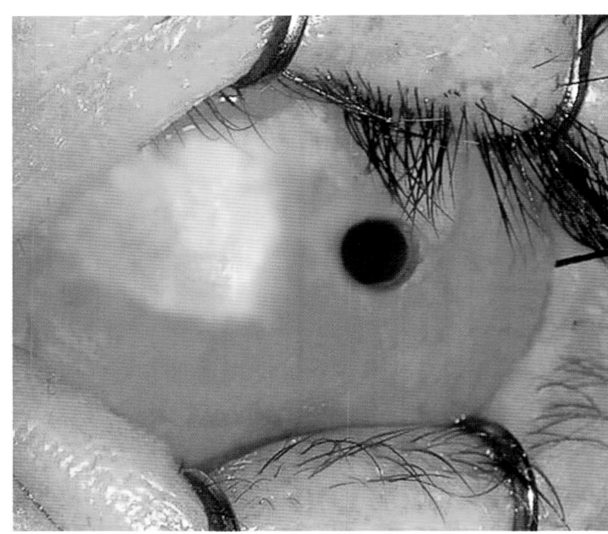
将筋膜覆盖于人工角膜支架部

图 16-12　自体阔筋膜覆盖于人工角膜支架部

预防此并发症的措施：①光学镜柱不要高出周围组织过多，避免材料的机械磨损。②术后早期使用皮质类固醇激素，抑制炎症。③局部长期合理使用抗生素。④局部长期使用甲孕酮和四环素类药物，可抑制胶原酶活性，同时具有抗炎和抗菌的作用。⑤改善病变角膜营养状况。角膜溶解往往发生在相对较干燥、营养不良的角膜。因此在植入人工角膜时应根据病变角膜的状况来选择人工角膜的类型及术式，必要时用其他组织遮盖。⑥促进人工角膜上皮化。上皮的完整可以降低胶原酶的产生和激活，并能阻止胶原酶与角膜基质接触。采用生物胶阻止上皮或泪液与前层角膜接触可以预防其发生。

(9) 感染或眼内炎：眼内炎是非常严重的并发症，常常导致眼球毁坏。眼内炎可以发生在人工角膜术后 1~7 年。致病微生物通过人工角膜支架的缝隙进入眼内引起化脓性炎症。表现为眼压轻度降低，裂隙灯下可见人工角膜的支架凹陷于角膜表面，并伴有巩膜无菌性坏死。突出的人工角膜支架可以引起感染性眼内炎，瞬目时上睑挤压突出的人工角膜支架，造成微生物（葡萄球菌、铜绿假单胞菌等）进入眼内引起化脓性炎症。部分病例伴有体温升高和鼻咽部炎症，裂隙灯检查未发现人工角膜附近有明显的巩膜坏死，人工角膜的前表面与自体角膜植床齐平或突出 0.1~0.2mm（图 16-13），眼压正常。这种眼内炎可能是内源性感染所致。

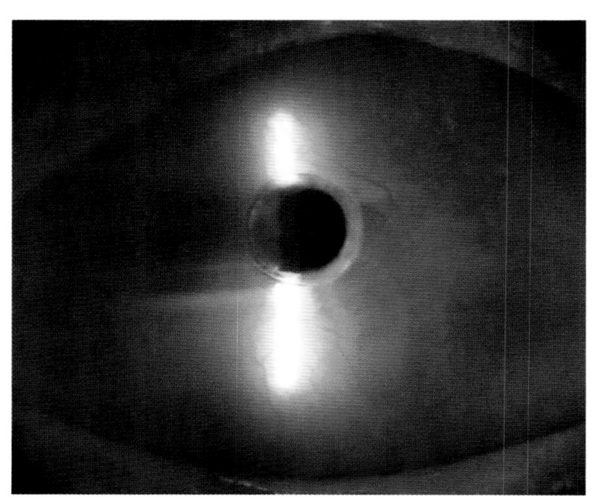
图 16-13　人工角膜的前表面与自体角膜植床齐平或突出 0.1~0.2mm

一旦确诊眼内炎应尽快处理。如果是可拆卸人工角膜，可拧开人工角膜光学柱，用含抗生素的生理盐水冲洗玻璃体腔，一般冲洗 5~6 遍，同时局部和全身应用大剂量抗生素和皮质类固醇激素。

Girard（1977）回顾分析 12 年的结果，其化脓性眼内炎的发生率是 4.2%，Puchkovskaya（1979）报道的是 1.8%，Volkov 和 Ushakov（1979）报道的是 6%。所有的患者几乎都没有视功能。

(10) 玻璃体混浊：多由于术中出血进入玻璃体腔或术前术后炎症造成。通过止血、抗炎等治疗，一般可以有显著的吸收或减轻。如果为浓重的混浊或发生眼内炎，必要时行玻璃体切割术。

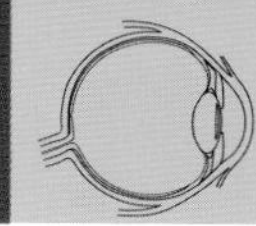

（11）视网膜脱离：术后视网膜脱离的发生率为 1%~14%，房水渗漏等原因造成眼压降低、眼内炎等造成的玻璃体萎陷或牵引均可以造成视网膜脱离。为预防和消除玻璃体的牵拉、可在人工角膜植入术的同时进行玻璃体切割术。尽管伴有视网膜脱离的人工角膜眼可以行视网膜复位术，但十分困难，预后也较差。如果人工角膜光学区太小，无法观察眼底，需要去除人工角膜，在临时人工角膜下，通过巩膜外顶压能看清视网膜裂孔者，行冷凝巩膜外加压手术仍有成功可能。否则，应行玻璃体切除，眼内视网膜复位手术。

（12）青光眼：Strampelli 等报道，人工角膜术后继发性青光眼的发生率为 27%~43%。而 Girard 等报道的青光眼发生率为 1.4%~10%。Butyanich 观察到，粘连性角膜白斑人工角膜术后约 25%~52.3% 发生继发性青光眼。病毒、外伤或烧伤引起的角膜白斑，人工角膜术后继发性青光眼的发生率最高。粘连性角膜白斑的患者术后眼内压增高主要是由于瘢痕引起房角阻滞所致。慢性虹膜睫状体炎和葡萄膜炎一般伴有广泛的房角后粘连，也极易引起眼压增高。

术后继发性青光眼如不能用药物控制常可导致不可逆的盲，因此应尽可能控制眼压。最好在术前或一期手术后就进行降眼压治疗。可以行常规的抗青光眼手术，如巩膜咬切术或巩膜咬切联合周边虹膜切除术。巩膜咬切术，剪开结膜后，首先在角巩膜缘做一 5mm × 5mm 大小的巩膜瓣，约 1/2 厚度。在深层巩膜做一个三角形的板层巩膜切除，与前房沟通。如果玻璃体进入前房与角膜接触，可以做前段玻切。巩膜咬切联合周边虹膜切除术一般做在下方，剪开结膜后，首先做一 5mm × 5mm 大小的巩膜瓣，约 1/3 厚度，然后做一同样大小的中层巩膜切除，靠近角巩膜缘，穿刺入前房做一虹膜周切口。将切除的巩膜瓣回复，使其前缘进入前房，再回复第二个巩膜瓣，间断缝合 2 针固定，连续缝合球结膜。多数粘连性角膜白斑的患者，由于房角结构改变，常规的抗青光眼手术无效。

对抗青光眼术失败的病例，可施行房角引流手术。所应用的引流材料包括聚酰胺纤维、硅胶、聚四氟乙烯、丙烯酸酯、聚氨基甲酸乙酯和聚乙烯。术中剪开球结膜，做一 3mm × 5mm 大小的板层巩膜瓣，穿刺入前房行虹膜周切，将引流管水平置于前房，阀门部分固定于巩膜表面，恢复巩膜瓣，间断缝合固定。房水主要引流到脉络膜上腔及结膜下。

（13）眼球萎缩：可继发于眼内炎导致眼球萎缩。往往植入人工角膜的眼，多有外伤或多次手术史，常伴有低眼压。

（14）眼睑蜂窝织炎：多见于经眼睑的人工角膜患者。如果是由眼睑皮肤包裹人工角膜光学部表面，应及时将组织切除，防止异物性刺激和保证分泌物及时排出。同时可局部和全身应用抗生素。

（15）其他：例如巨乳头性结膜炎、带状角膜变性等。

参考文献

1. 殷晓棠，孙旭光．人工角膜材料的研究进展．国外医学：眼科学分册，1999，23：217-221
2. 梁丹，陈家祺，龚向明．人工角膜植入术的研究进展．国外医学：眼科学分册，1997，21：265-274
3. 蒙艳春，黄一飞综述．人工角膜孔隙性支架材料的研究．眼科研究，2002，20：469-471
4. 蒙艳春，黄一飞．兔角膜植入改性 HEMA 人工角膜支架材料的实验研究．军医进修学院学报，2002，23：150-52
5. 黄一飞．人工角膜植入术 // 朱志忠．实用眼表病学．北京：北京科学技术出版社，2004：490-503
6. 杨朝忠，耿燕，姚晓明．眼表移植学．北京：军事医学科学出版社，2008
7. 杨朝忠．临床眼科免疫学．北京：人民卫生出版社，2012，903-926
8. Sommer G. Problems and developments in keratoprosthetics. Klin Monatsbl Augenheilkd，1979，175：851-856
9. Cardona H. Prosthokeratoplasty in chemical burns and ocular pemphigoid.Can J Ophthalmol，1976，11（2 Suppl）：35-37
10. Mester U，Stein HJ，Meier J. Permeability of hydrogel plastics（PHEMA）to different substances of corneal metabolism（author' s transl）. Albrecht Von Graefes Arch Klin Exp Ophthalmol，1978，22 ；205：207-212.
11. Dudenhoefer EJ，Nouri M，Gipson IK，et al.Histopathology of explanted collar button keratoprostheses：a clinicopathologic correlation.Cornea，2003，22：424-428
12. Ruedemann AD Jr..Silicone keratoprosthesis.Trans Am Ophthalmol Soc，1974，72：329-360

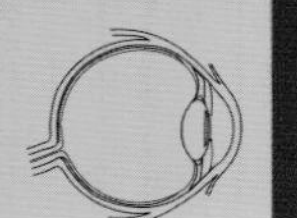

13. Hsiue GH, Lee SD, Wang CC, et al.The effect of plasma-induced graft copolymerization of PHEMA on silicone rubber towards improving corneal epithelial cells growth.J Biomater Sci Polym Ed, 1993, 5: 205-220
14. Bruin P, Meeuwsen EA, van Andel MV, et al. Autoclavable highly cross-linked polyurethane networks in ophthalmology. Biomaterials, 1993, 14: 1089-1097
15. Yang CF, Yasukawa T, Kimura H, et al.Experimental corneal neovascularization by basic fibroblast growth factor incorporated into gelatin hydrogel.Ophthalmic Res, 2000, 32: 19-24
16. Gokay O, Ayhan H. Synthesis of diagnostic test kits for syphilis with polymeric particles.J Biomater Sci Polym Ed, 2005, 16: 597-610
17. Perez-Gomez I, Hollingsworth J, Efron N.Effects of benoxinate hydrochloride 0.4% on the morphological appearance of the cornea using confocal microscopy. Cont Lens Anterior Eye, 2004, 27: 45-48
18. Drubaix I, Legeais JM, Malek-Chehire N, et al.Collagen synthesized in fluorocarbon polymer implant in the rabbit cornea. Exp Eye Res, 1996, 62: 367-376
19. Legeais JM, Renard G.A second generation of artificial cornea (Biokpro Ⅱ).Biomaterials, 1998, 19: 1517-1522
20. Chirila TV, Chirila M, Ikada Y, et al.A historical review of artificial cornea research in Japan. Jpn J Ophthalmol, 2005, 49: S1-13
21. Lee JH, Wee WR, Chung ES, et al.Development of a newly designed double-fixed Seoul-type keratoprosthesis.Arch Ophthalmol, 2000, 118: 1673-1678
22. Hicks CR, Chirila TV, Clayton AB, et al.Clinical results of implantation of the Chirila keratoprosthesis in rabbits. Br J Ophthalmol, 1998, 82: 18-25
23. Ilhan-Sarac O, Akpek EK. Current concepts and techniques in keratoprosthesis. Curr Opin Ophthalmol, 2005, 16: 246-250
24. Chirila TV, Crawford GJ. A controversial episode in the history of artificial cornea: the first use of poly (methyl methacrylate). Gesnerus, 1996, 53: 236-242
25. Bleckmann H, Holak S. Preliminary results after implantation of four AlphaCor artificial corneas. Graefes Arch Clin Exp Ophthalmol, 2006, 244: 502-506
26. Yaghouti F, Nouri M, Abad JC, et al. Keratoprosthesis: preoperative prognostic categories. Cornea, 2001, 20: 19-23
27. Falcinelli G, Falsini B, Taloni M, et al. Modified osteo-odonto-keratoprosthesis for treatment of corneal blindness: long-term anatomical and functional outcomes in 181 cases. Arch Ophthalmol, 2005, 123: 1319-1329
28. Liu C, Paul B, Tandon R, et al. The osteo-odonto-keratoprosthesis (OOKP). Semin Ophthalmol, 2005, 20: 113-128
29. Girard LJ, Hawkins RS, Nieves R, et al. Keratoprosthesis: a 12-year follow-up. Trans Sect Ophthalmol Am Acad Ophthalmol Otolaryngol, 1977, 83: 252-267
30. Hille K, Grabner G, Colliardo P, et al. Standards for modified osteoodontokeratoprosthesis (OOKP) surgery according to Strampelli and Falcinelli: the Rome-Vienna Protocol. Cornea, 2005, 24: 895-908
31. Hicks CR, Crawford GJ, Tan DT, et al. Outcomes of implantation of an artificial cornea, AlphaCor: effects of prior ocular herpes simplex infection. Cornea, 2002, 21: 685-690
32. Hicks CR, Crawford GJ, Lou X, et al. Corneal replacement using a synthetic hydrogel cornea, AlphaCor: device, preliminary outcomes and complications. Eye, 2003, 17: 385-392
33. Cardona H. Keratoprosthesis: Acrylic optical cylinder with supporting intralamellar plate. Am J Ophthalmol, 1962, 54: 284
34. Cardona H. Keratoprosthesis with a plastic fiber meshwork supporting plate: Report of an experimental and comparative histological study. Am J Ophthalmol, 1967, 64: 228
35. Castroviejo R, Cardona H. Present status of prosthokeratoplasty. Am J Ophthalmol, 1969, 68: 613
36. White JH, Gona O. "Proplast" for keratoprosthesis. Ophthalmic Surgery, 1988, 19: 331
37. Slettberg O, Hovding G.Keratoprosthesis. Results obtained after implantation of 27 dismountable two-piece prostheses. A retrospective, follow-up study. Acta Ophthalmol, 1990, 68: 375
38. Polack FM, Heimke G. Ceramic keratoprosthesis. Ophthalmology, 1980, 87: 693
39. Hicks CR, Crawford GJ. Melting after keratoprosthesis implantation: the effects of medroxyprogesterone. Cornea, 2003, 22: 497-500
40. Crawford GJ, Hicks CR, Lou X, et al. The Chirila Keratoprosthesis: phase Ⅰhuman clinical trial. Ophthalmology, 2002, 109: 883-889
41. Hicks CR, Crawford GJ, Tan DT, et al. AlphaCor cases: comparative outcomes. Cornea, 2003, 22: 583-590
42. Nadal J, Barraquer J. A new Lens for vitreous and retinal surgery in Osteo-Odonto-Keratoprostheses patients. An Inst Barraquer

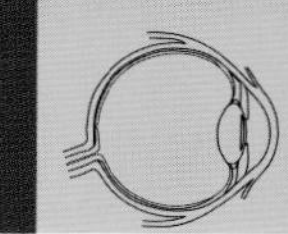

(Barc),2001,30:71-74
43. Ray S,Khan BF,Dohlman CH,et al. Management of vitreoretinal complications in eyes with permanent keratoprosthesis. Arch Ophthalmol,2002,120:559-566
44. Khan B,Dudenhoefer EJ,Dohlman CH. Keratoprosthesis:an update. Curr Opin Ophthalmol,2001,12:282-287
45. Hille K,Landau H,Ruprecht KW. Improvement of the osteo-odonto-keratoprosthesis according to Stramplli:influence of diameter of PMMA cylinder on visual field. Graefes Arch Clin Exp Ophthalmol,1999,237:308-312

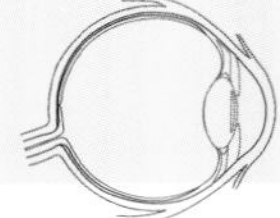
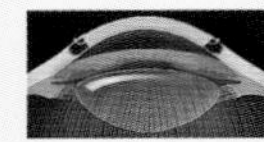
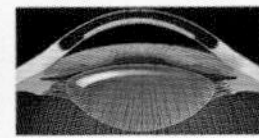
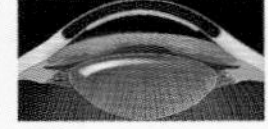
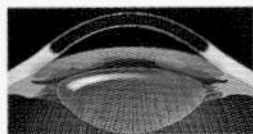

第十七章　美容性角膜手术

手术原理：美容性角膜手术是指以美容为目的的角膜手术，手术的原理和主要目标是改变角膜的色泽和改善角膜外观。如失明眼球之角膜白斑染色术、板层移植＋层间角膜染色术、美容性表层角膜镜片术等（图 17-1～图 17-3）。

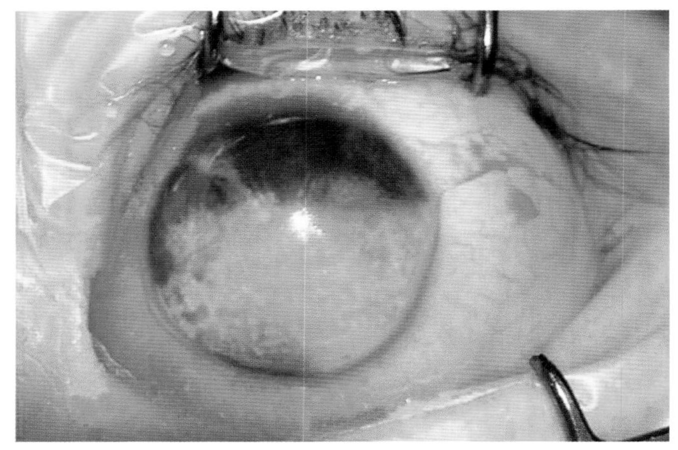

图 17-1　美容性角膜移植术前

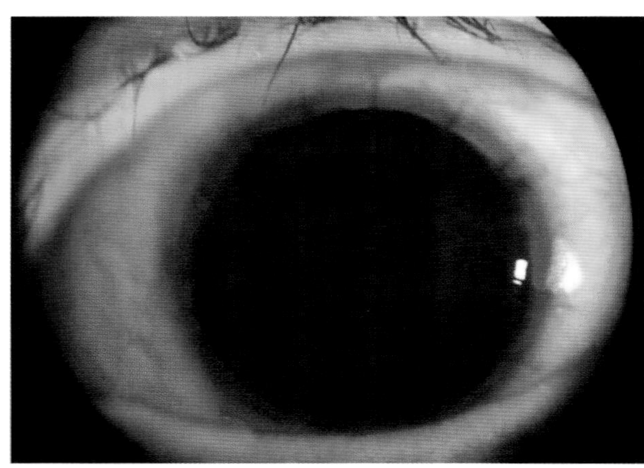

图 17-2　美容性角膜移植术后 15 天，美容效果好

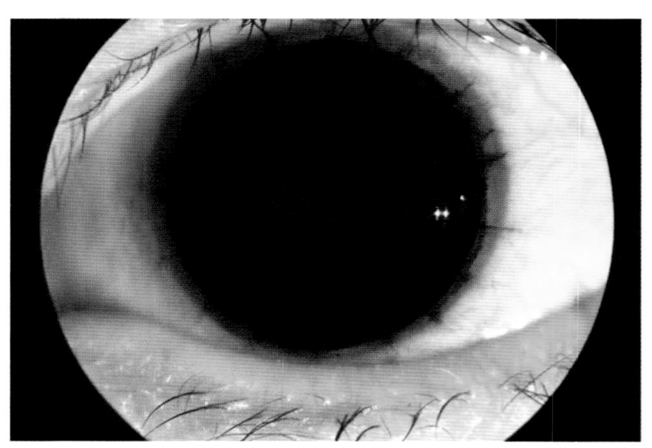

图 17-3　美容性角膜移植术后 60 天，美容效果好

第一节　角膜染色术

手术原理：一般是指将角膜白斑直接墨染呈黑色，以改善角膜外观（图 17-4）。

一、手术适应证

1. 视力恢复无望的角膜白斑（图 17-5）
2. 非光学区角膜白斑（图 17-6）

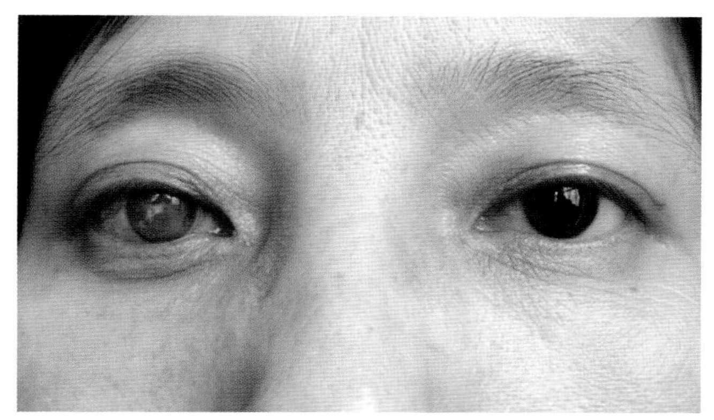

图 17-4　角膜白斑

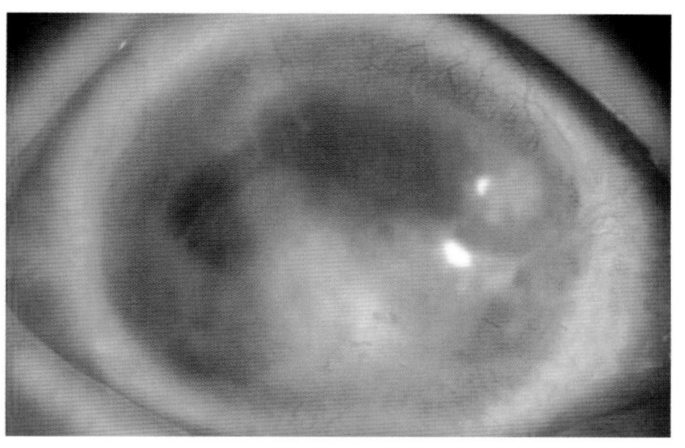

图 17-5　角膜白斑

二、手术方法

1. 麻醉同板层角膜移植术
2. 去除角膜上皮：1%~2% 丁卡因棉片湿敷角膜上皮 5~10 分钟，待角膜上皮水肿混浊时，用角膜铲或虹膜恢复器刮除角膜上皮。
3. 针刺角膜浅层至前基质层，边刺边加消毒之墨染剂，直至角膜白斑被染成黑色。
4. 术毕覆盖角膜接触镜。

三、手术效果

角膜染色近期效果尚可，由于表浅染色易褪色，远期效果不理想。

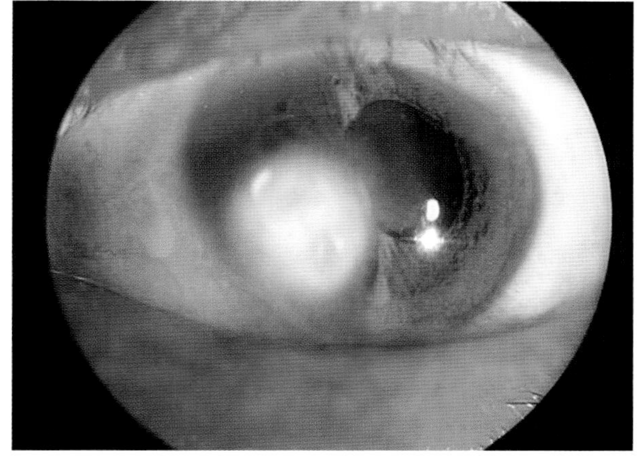

图 17-6　非光学区角膜白斑

第二节　角膜层间染色术

手术原理：将角膜板层分离，在层间进行墨染，以改善角膜外观。

一、手术适应证

1. 视力恢复无望的角膜内皮失代偿之角膜大泡（图 17-7）
2. 穿透性角膜移植之角膜内皮慢性失功，又不能再行复明手术者（图 17-8）。

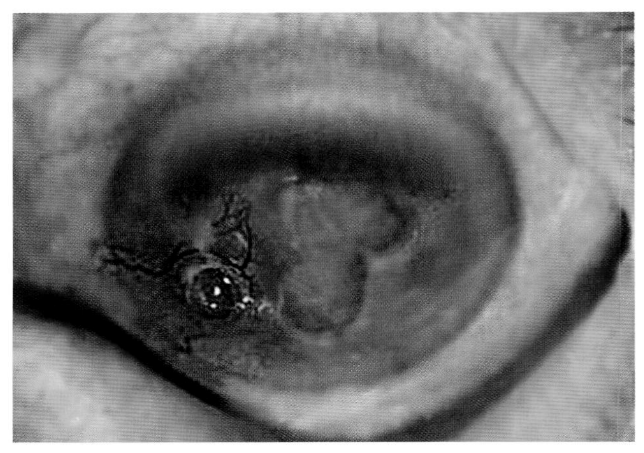

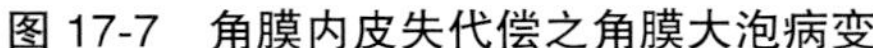
图 17-7　角膜内皮失代偿之角膜大泡病变

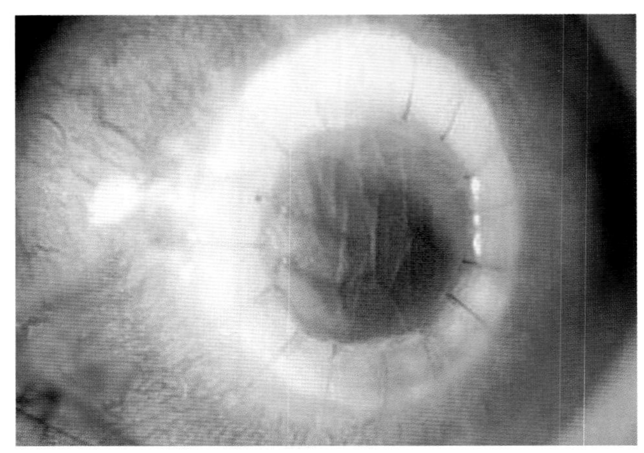

图 17-8　穿透性角膜移植后角膜内皮慢性失功

二、手术方法

1. 麻醉同板层角膜移植术
2. 根据角膜混浊面积选择环钻，在上方 9-3 时钻切板层角膜约 1/2，潜行分离。
3. 层间灼烙，重点灼烙深板层。

基质层间墨染，直至角膜白斑被染成黑色。

4. 10-0 尼龙线间断缝合切口，术后加压包扎。

三、手术效果

角膜间层染色效果较好，远期亦可褪色。

第三节　美容性板层角膜移植手术

手术原理：对视力恢复无望的角膜白斑，为改善外观，可行板层角膜移植联合层间染色技术。其术式主要有两种。

一、板层角膜移植＋层间染色

1. 外科技术（图 17-9~ 图 17-20）

（1）消毒、麻醉、剖切植床等步骤同光学性角膜移植。

（2）植片染色：做好板层植片后，吸干植床面水分，用墨汁或黑烟灰均匀涂于内面，待干后将植片缝到植床上，从而达到遮盖深层白斑，改善外观之目的。

2. 并发症及处理　染色用墨汁应彻底灭菌消毒；黑烟染色时应在手术台上进行，防止污染，否则易发生术后感染。术后褪色的患者可重复染色或改做美容性穿透性角膜移植术。

二、美容性指环状角膜移植

手术原理：较大面积的角膜白斑，为减少大植片穿透性角膜移植术后的免疫排斥反应，采取中央部分穿透和旁中央及周边板层 + 层间染色之方法，既达到光学移植效果，又改善了外观（图 17-21、图 17-22）。

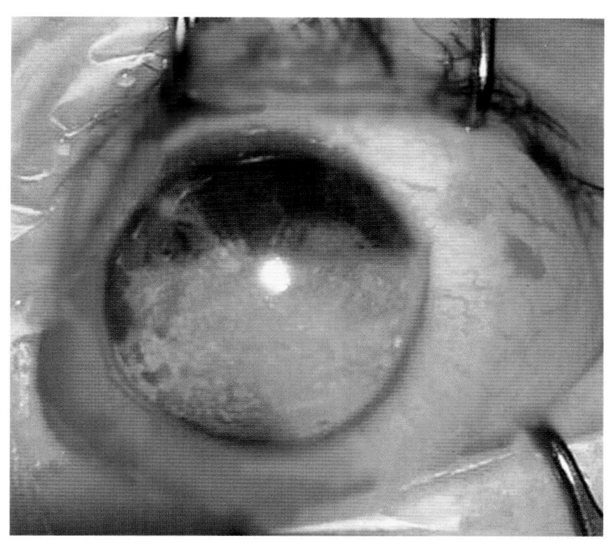
图 17-9　美容性板层角膜移植术前

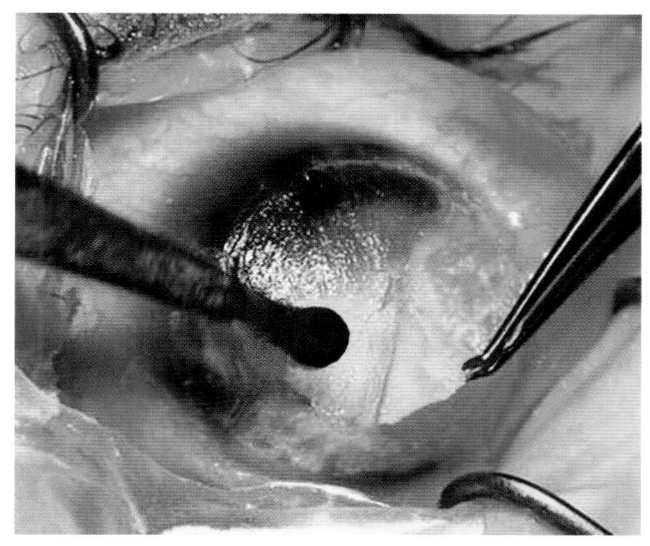
图 17-10　分离并切除板层角膜白斑

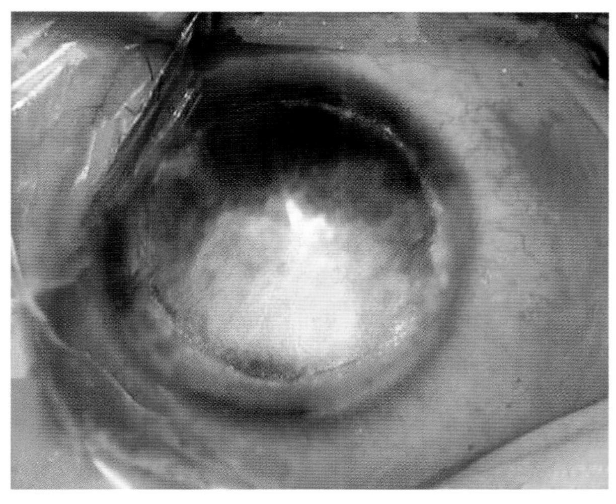
图 17-11　分离并切除板层后,深层仍混浊

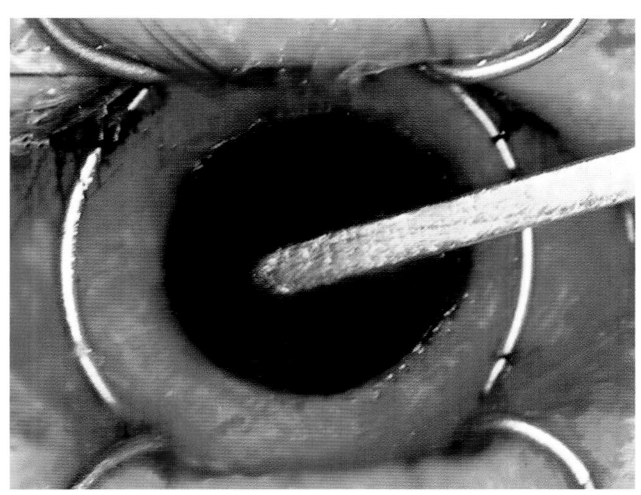
图 17-12　植床染色

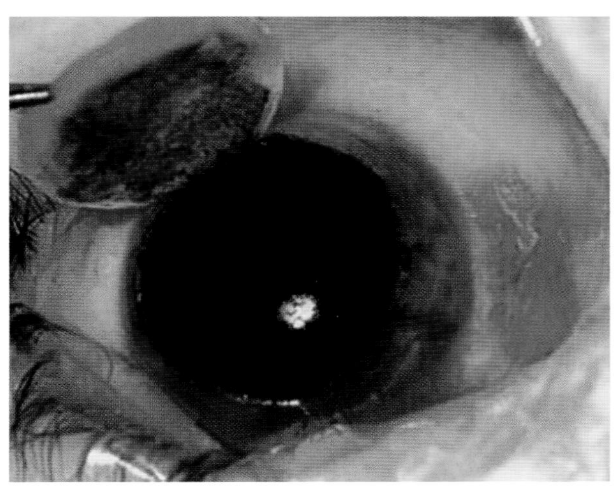
图 17-13　美容性板层角膜移植术

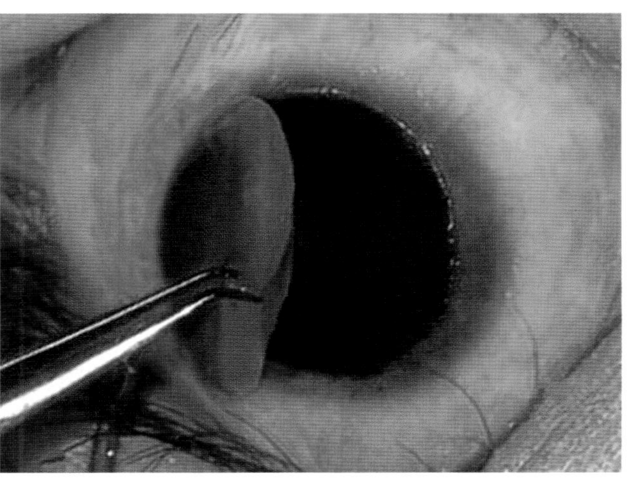
图 17-14　移植板层角膜片

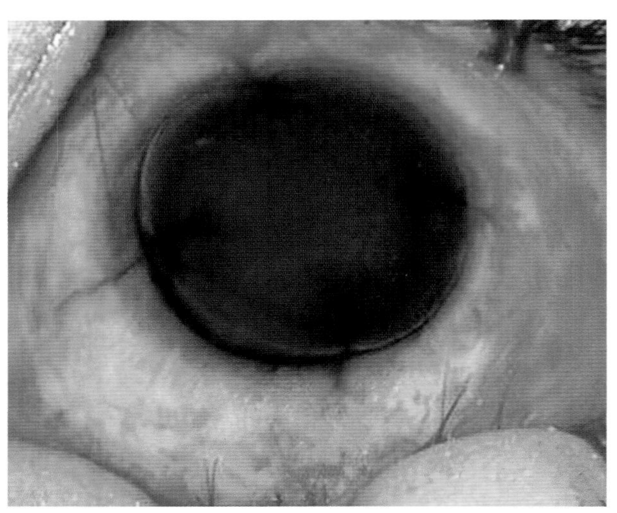
图 17-15 缝合板层角膜片

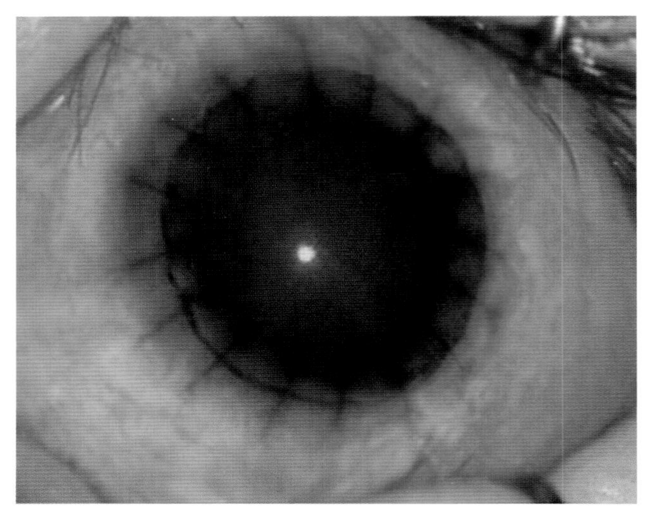
图 17-16 完成板层角膜片缝合

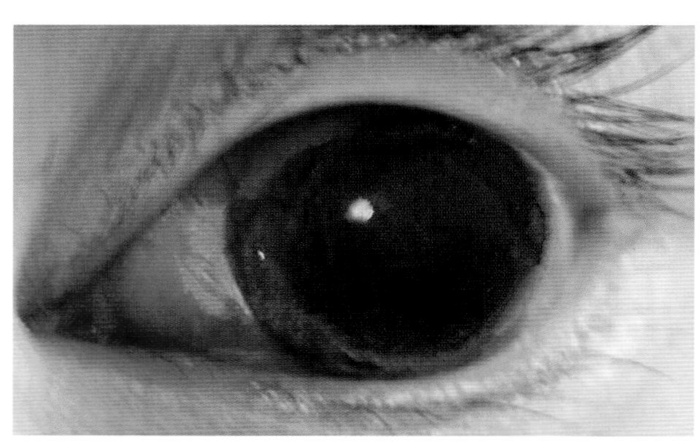
图 17-17 板层角膜移植 + 层间染色术后 1 个月

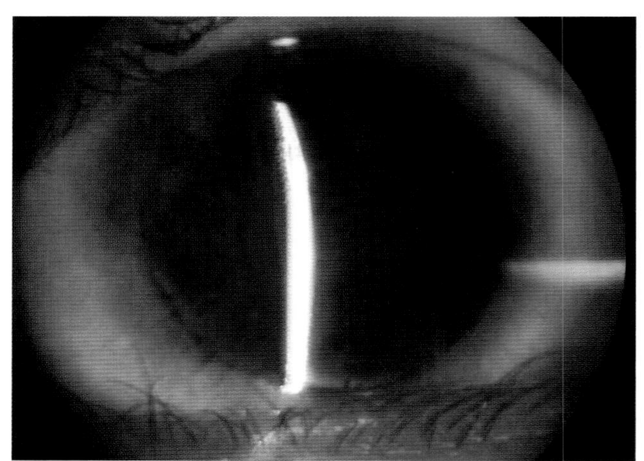
图 17-18 板层角膜移植 + 层间染色术后 8 个月（裂隙相）

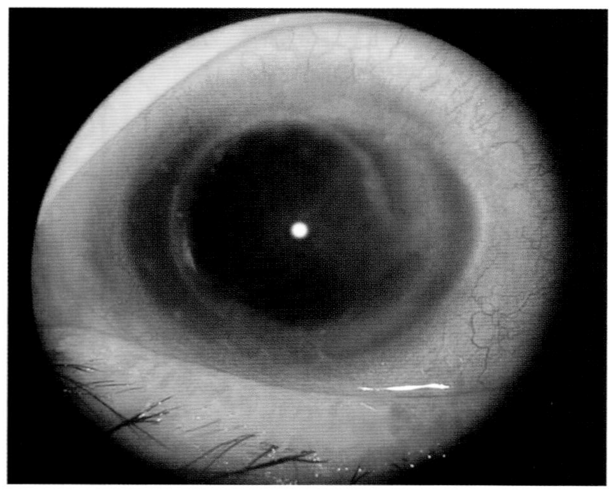
图 17-19 板层角膜移植 + 层间染色术后 18 个月

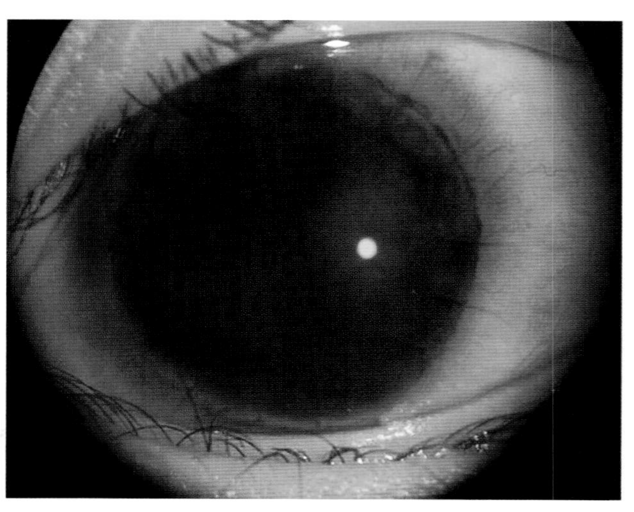
图 17-20 板层角膜移植 + 层间染色术后 12 个月

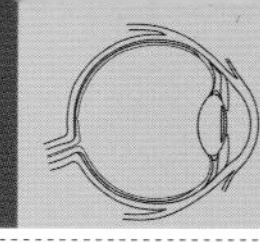

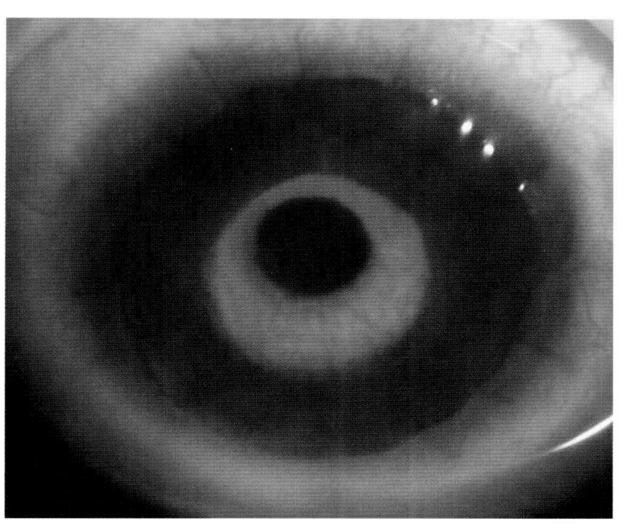

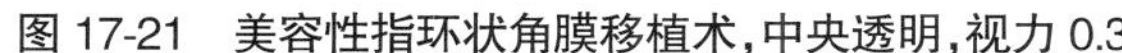
图 17-21 美容性指环状角膜移植术，中央透明，视力 0.3

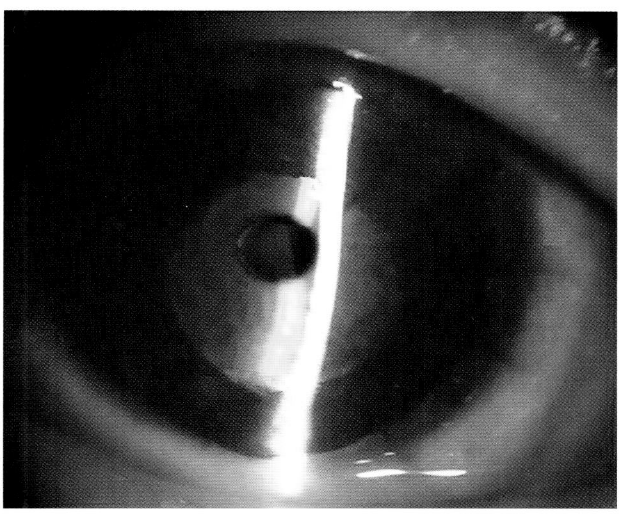
图 17-22 美容性指环状角膜移植术（裂隙相）

第四节 美容性表层角膜镜片术

手术原理：美容性表面角膜镜片适合于薄角膜之美容性角膜手术。该手术既加固了角膜；又改善了外观，起到了美容效果。

一、外科技术

1. 缝线固定法

（1）术眼常规消毒铺无菌巾。

（2）麻醉及开睑：局麻者用 2% 利多卡因与 0.75% 布比卡因对半加少许肾上腺素行球后麻醉及球结膜下浸润麻醉。开睑器或缝线开睑，缝环固定眼球或牵引固定上、下直肌。

（3）表面角膜镜片加工及复水：利用杨朝忠研制的角膜冷冻切削车床加工表面角膜镜片（图 17-23、图 17-24）。或将选择的保存表面角膜镜片，放入盛有 100μg/ml 庆大霉素平衡盐溶液中，复水 15~20 分钟。

（4）镜片染色：将复水之表面角膜镜片基质面涂烟灰染成黑色，备用。

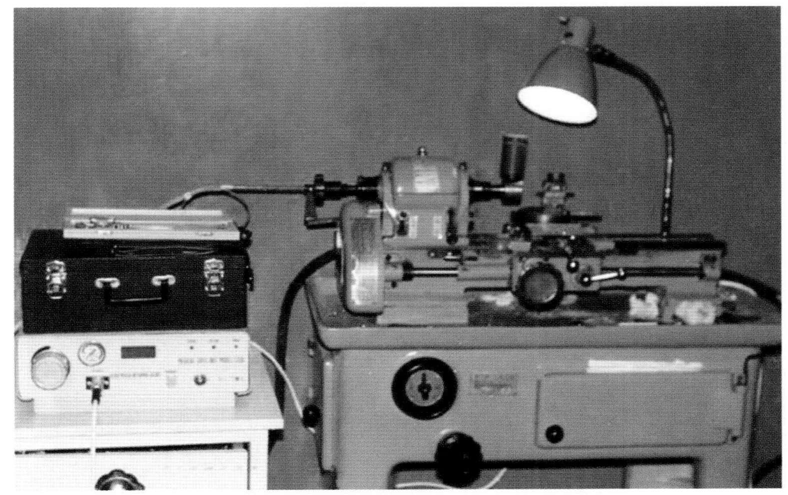

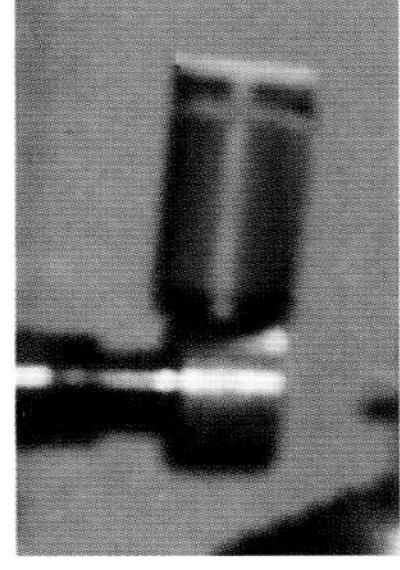

图 17-23 杨朝忠改装的角膜冷冻切削车床及角膜冷冻盘

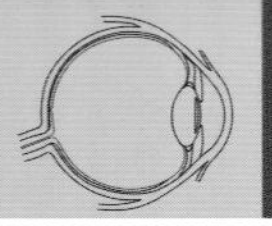

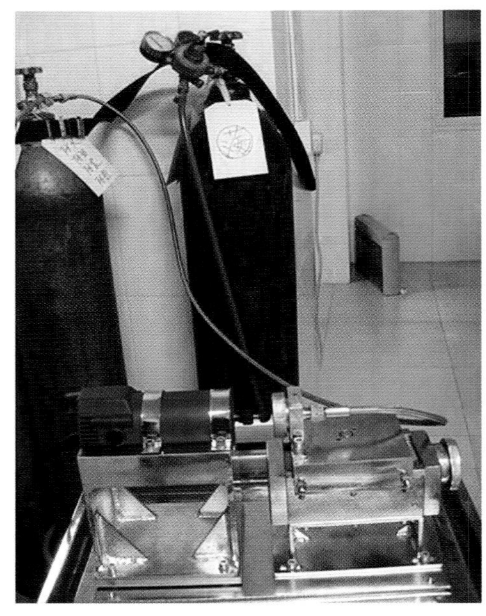
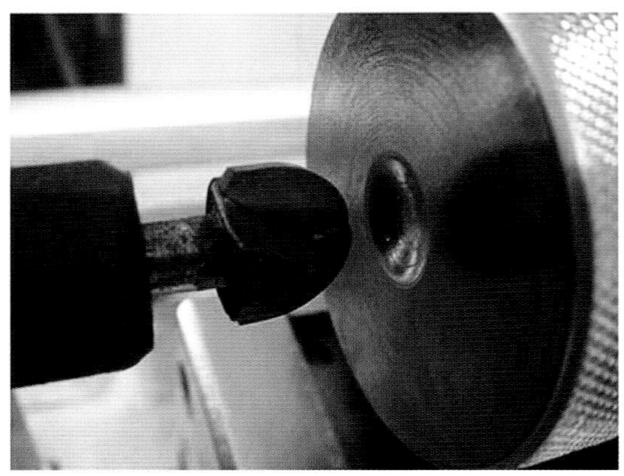

图 17-24　杨朝忠研制的角膜冷冻切削车床及角膜冷冻盘（制冷源：二氧化碳）

（5）定角膜中心：令患者注视靶心，用标记器标记角膜中心。然后以此为中心用钻切。镜片为 8mm 时，其光区一般定为 6.5mm 直径；镜片为 8.5mm 时，光区则为 7.0mm 直径。

（6）去除受体角膜上皮

1）直接擦除或刮除角膜上皮：结膜囊滴入 1% 丁卡因后，上皮已轻度水肿，可用角膜铲或虹膜回复器直接刮除角膜上皮；也可用小海绵块直接擦除角膜上皮。直接去除角膜上皮时要注意勿损伤前弹力膜，尤其是刮除时，动作要轻，宜顺角膜弧度进行，勿沿切线方向。

2）酒精去除上皮：剪一薄棉片或者滤纸，大于或等于光区，贴于角膜上皮表面。40% 酒精浸渍棉片或滤纸，以不向周围流注为度，约 30 秒后去掉，林格液冲洗，即见覆盖区上皮明显水肿且呈灰白色，用小海绵块很容易将上皮擦除。或用酒精槽法去上皮，一般浸泡 25~40 秒，用角膜上皮铲去除上皮。

3）4% 可卡因去除上皮：方法大致同无水乙醇。由于可卡因作用较无水乙醇弱，因此时间略长，一般需 4~5 分钟方见覆盖区上皮水肿，用小海绵块擦除即可。本法术后反应较轻，上皮化时间短。

去除上皮的面积以等于或稍大于光区为宜，在保证光区无上皮残留的前提下，尽量减少非光区上皮损失，以利于术后上皮修复。

（7）中央区板层环形切开：一般选择小于表面角膜镜片 1.2~1.5mm 的环钻定光区，环切深度为 0.2~0.3mm。钻毕，用虹膜回复器检查切口深度是否均匀一致。检查时用镊子夹住对侧角膜缘球结膜组织以固定眼球，用虹膜回复器向角膜中心轻轻压切口内侧，即可暴露切口深度，依次探查全周切口。过浅或仅有印痕者，应补钻加深。太深的部位，在做潜行分离时，不要从切口基底部分离，要用刀片做板层切开并潜行分离。如果发现切穿前房，一般需延期手术，切穿范围超过 2 个钟点者应行显微缝合并推迟手术。如穿破口小于 2 个钟点或在 1.5mm 以下，有经验的医师可继续完成手术。

上述诸多切口问题在使用普通环钻时或角膜手术经验不足时容易发生，使用带有可调环钻芯的环钻较普通环钻安全得多。定好深度后均匀加压环切，切忌用力过猛，以免穿破角膜。Hessburg-Barron 真空环钻是一种较理想的钻切工具，该环钻为双层真空系统，外环套与内环刀共同起吸附固定作用。内环刀与环钻手柄相连，并有刻度，每顺时针旋转一周环切深度为 0.25mm。用该环钻钻切的角膜切口深度均匀一致，不宜偏斜，可减少术后散光。使用本环钻时应稍加训练，体会产生负压时环钻与角膜连动的力量。一般由助手持与环钻相连的注射器，先将注射器活塞推到底，待手术者将环钻定位于角膜上后，稍加压使角膜呈环状均匀下陷，助手快速抽吸注射器活塞，使环钻形成真空与角膜吸附，这时稍放松环钻即有被吸于角膜并与角膜连动之感觉，稍倾斜时一侧被压陷，另一侧将角膜提起，说明环钻已被吸附，此时助手也感到注射器活塞有一种回弹力，旋转环钻手柄达预切深度后，让注射器活塞弹回，负压消失，取下环钻，检查切口深度。

双钻口环钻也曾用于表层角膜镜片术，该环钻为相差 0.5mm 同心圆双钻口，一次可钻出两个角膜板层环切口，以便作为两同心圆间的楔形切除，利于镜片固定，似能增加矫正量。目前已少用该法，因环状楔形切除常导致切除不规则，术后产生明显散光。

(8) 角膜板层潜行分离：潜行分离板层角膜主要是为了嵌入角膜镜片翼边，可用刀片或分离铲完成。潜行分离距离为 0.5~1.0mm。分离时，一手用镊子夹住环形角膜切口外唇或相应处角膜缘，以固定眼球并使切口张开，另一手用刀片或分离铲沿环形角膜板层切口底部向外做潜行分离，分离深度与环切深度相同，即分离方向与角膜表面平行。分离过深，易引起低矫；分离太浅，易引起过矫；分离深度不均，则易导致术后散光。

在潜行分离过程中，尤其是用刀片分离时，刀刃始终要与角膜平面平行。刀刃上翘，会使切口变浅；过度上翘则可切透周边板层角膜环切缘，致嵌入镜片翼边后上翘裂开，影响愈合，引起散光。裂口较大时，翼边则不易嵌入。如刀刃向下倾斜，则使切口加深，刀尖的过度倾斜易切穿深层角膜，引起房水外溢。如果穿孔较大，需延期手术，并缝合相应处环切口；破口较小，有较多角膜手术经验者，可继续完成手术。

在用分离铲做潜行分离时，切忌用力过猛和分离过远，以免造成不必要的损伤。分离时，铲柄与分离部位的角膜环切线成 15°~30° 夹角，勿呈 90° 角，因垂直分离，作用力为刺入作用，不易掌握深浅及剥离距离。

完成角膜板层潜行分离后，用虹膜回复器检查分离深度及距离是否均匀，然后一边轻轻翘起分离瓣，一边用平衡盐液冲洗，或用 18 号钝针头（冲洗针头）直接伸入分离层间冲洗，避免残余上皮滞留层间。

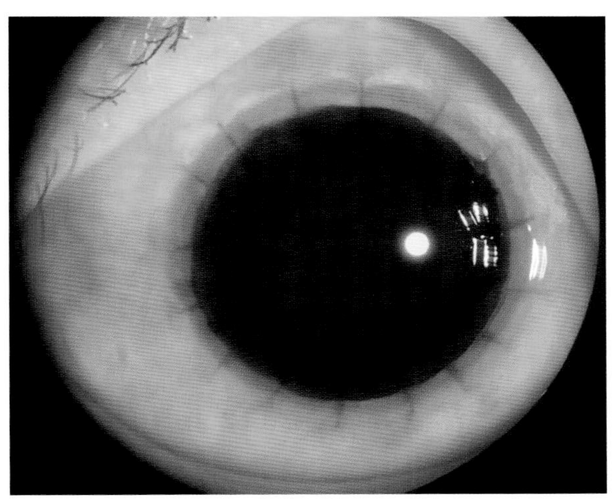
图 17-25　美容性表层角膜镜片术，美容效果明显

(9) 缝合：将完全复水的表面角膜镜片展平并置于植床上，再仔细检查镜片质量，用 10-0 尼龙线间断缝合镜片。先用双脚镊固定并缝合 12 时处，然后依次缝合 6 时、3 时、9 时，再行子午线对称补缝至 16 针。最后用虹膜回复器展平镜片并嵌入角膜分离板层间，将线结埋入（图 17-25）。

二、术后处理

1. 术后常规用药　按角膜移植术后常规用药。手术当天给予抗生素静脉滴注，以预防感染，共 4 天。同时给予地塞米松 5~10mg 静滴，4 天后减量，1 周后改为口服糖皮质激素，维持 3~6 个月。可同时口服维生素 C、B_2、鱼肝油丸等。

2. 球结膜下注射　术后常规行球结膜下注射地塞米松 2mg+ 林可霉素 0.25ml，隔日一次，共 3 次。

3. 术眼包扎　术后双眼包扎至上皮完全修复。上皮修复前一般不用糖皮质激素滴眼，只用抗生素眼液及眼膏。上皮修复一般需 3~7 天，荧光素染色无缺损为上皮化完全，此时可用糖皮质激素及 CsA 点眼，维持 1 个月。

术后戴角膜接触镜或角膜盾者，只需包扎术眼即可。待上皮完全修复后，即可去掉接触镜及角膜盾，滴用糖皮质激素及抗生素眼药。

4. 换药　术后第 3 天开始换药，以后每天换药，换药时注意观察伤口愈合及缝线情况。上皮修复后，水肿消退，缝线变松，说明组织愈合，可拆除缝线。拆线时间，一般在术后 3~6 个月，遇有新生血管长入时，应随时拆除该处缝线。

三、并发症及其处理

1. 角膜穿破　环切过深可穿破角膜全层。小于 1.0mm 的小破口不需缝合，经验较多者可继续完成手术；大于 1.5mm 大破口可致房水流出过多，前房变浅，应显微缝合之，2~3 个月后再行手术。

2. 潜行分离不规则　潜行分离后的前、后板层厚度受环切口深度影响，一般与环切口深度一致，故在环切口深浅不均时，应用刀片仔细剖切后再向周边分离，尽量使前后板层均匀一致，以减少术后散光。用刀片剖切时，过深可破入前房，太浅或运刀上翘可切破或撕破前板层角膜组织。一旦出现前板层角膜组织撕破，此区的潜行距离要足够，缝合镜片时，在破口处两侧密缝以保证翼边嵌入良好。此外，板层潜行分离距离亦要足够且均匀。潜行距离太短，镜片翼边不能展平而堆叠，影响切口愈合；潜行距离太长，则造成不必要的损伤；分离距离不均匀，镜片易偏位，造成散光。因此，做潜行分离时，要认真仔细，均匀用力，确保足够深度和距离。

3. 感染　术后发生细菌或真菌感染是表层角膜镜片术的严重并发症。故应早期发现，及时处理。

(1) 原因

1) 术前消毒不严，术中不注意无菌操作。

2) 表面镜片、手术器械、敷料污染。

3) 患者局部及全身抵抗力下降或局部有感染灶。

(2) 临床表现：细菌感染时，常在术后 24~48 小时发病。早期表现为镜片基质及受眼角膜基质发生灰白色点状浸润，迅速扩大形成化脓灶，继之前房混浊甚至积脓，伴睫状充血及睫状压痛，球结膜明显充血及水肿。真菌感染潜伏期较长，起病缓慢，一般在术后 1~2 周后发生，症状亦较轻，表现为已恢复的视力逐渐下降，眼痛不著，角膜镜片及受体角膜呈灰白色片状混浊，初期无前房积脓，后期可有前房积脓。

(3) 预防

1) 术前严格消毒，术中严格无菌操作。

2) 摘除尸眼及取角膜时严格无菌操作。

3) 镜片切削过程要严格无菌，切削车床要整机消毒，镜片保存时要防止污染。

4) 术后局部及全身常规应用抗生素。

5) 术眼局部附近有感染灶者或者有使抵抗力下降的全身病者不宜手术。

(4) 处理：一旦发现感染，应立即手术拆除表面角膜镜片并清除病灶，送细菌或真菌培养及药物敏感试验，同时投予足量抗生素。药敏结果出来前先大量使用广谱抗生素，待药敏结果出来再改用有效抗生素。每天抗生素静脉滴注及球结膜下注射，局部滴抗生素眼液或眼膏。药物控制不佳者应行病灶切除，或行板层角膜移植，严重者或有穿孔倾向者应行穿透性角膜移植术。前房积脓 ++ 以上者应行前房穿刺术。

4. 上皮化障碍　术后角膜上皮愈合是手术成功的重要标志。正常角膜上皮修复时间一般为 3~4 天，5~10 天修复者为上皮延迟修复，上皮修复超过 10 天者为上皮修复障碍或称上皮修复困难。

(1) 原因

1) 受体角膜上皮损失过多。

2) 表面镜片前弹力层损伤。

3) 镜片翼边嵌入不良或未嵌入。

4) 植床前板层撕裂。

5) 环切穿破处房水渗漏。

6) 术眼睑结膜瘢痕（沙眼、化学伤等）、内翻倒睫、干眼症等。

7) 某些全身病如糖尿病、尿毒症、维生素 A 缺乏等。

(2) 预防

1) 详细询问病史，认真查体，发现上述疾病，积极治疗，待病情稳定后方可考虑手术。内翻倒睫者，先

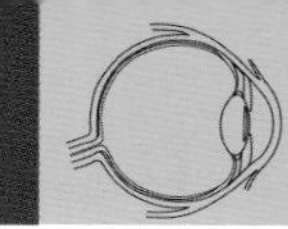

行内翻矫正；泪液分泌减少或不足者，应慎行手术；干眼症者，禁忌手术。

2）睑结膜较多瘢痕者，术毕应缝合睑裂以减少眼睑运动对上皮愈合的影响。亦可戴用软接触镜或角膜盾，直至角膜上皮愈合。

3）角膜上皮损失过多者，术后避免使用糖皮质激素眼药水，并口服维生素 A 及 B_2，或戴软接触镜及角膜盾，以促进上皮修复。为了预防上皮损失过多，做植床时环切口以内的上皮去除之，环切口以外的上皮应少去或不去，这样术后上皮修复较易。

4）由于环切角膜前板层撕裂致镜片翼边嵌入不良或未嵌入者，应在裂口两侧加缝 2 针，以确保翼边嵌入角膜分离袋内。

5）环切口穿破者，此处受体潜行分离距离要足够，使翼边充分展开。必要时加缝一针。

(3) 治疗：何原因引起的上皮延迟愈合超过 2 周者，应即行睑裂缝合术。经上处理，上皮修复仍有困难者，即上皮灶性缺损长期存在，荧光素着色阳性，此时应考虑更换镜片或去掉镜片。

5. 上皮植入

(1) 原因

1）处理受体角膜上皮时有残留或上皮嵌入切口中。

2）缝合不紧时留有潜在间隙，或上皮沿缝线过道长入层间。

(2) 临床表现：一个月出现层间乳白色病灶，初始呈乳白色斑点，逐渐扩大发展为团块状。裂隙灯下见上皮团块将角膜镜片推起使局部膨隆，也可见小囊状改变。有时位于环切口处，也可发生在翼边下，向中央视区发展可影响视力，出现视力下降。

(3) 预防

1）去上皮时应仔细将上皮擦除干净，并用平衡盐液反复冲洗，确保无上皮残留。

2）镜片与植床之间缝合时不要留有间隙。

3）缝合时，缝针宜从镜片一侧进入，不要从受体一侧进入。

(4) 处理：植入位于周边或环切口处者，可手术清除之，即拆除相应处缝线，挑出翼边，用角膜铲、虹膜回复器或小刀片轻轻刮除上皮，边刮边冲洗，彻底清除后重新缝合之。靠近中央区的上皮植入，用此法不易去除干净，且易损伤光区组织，而应考虑更换镜片。

6. 免疫排斥反应　表层角膜镜片术与板层角膜移植一样，亦可发生免疫排斥反应，只是由于受体及供体前弹力膜的存在，免疫排斥反应发生率很低。开展此项手术近 20 年来，尚未见一例免疫排斥反应的报道。

7. 层间血肿　角膜基质有血管翳者，环形切开角膜及行板层潜行分离时易损伤新生血管，导致出血。如止血不彻底，术后渗血至前弹力层与表面镜片之间形成血肿。术后发现血肿应及时处理，拆除 1~2 根缝线，冲洗干净即可。新鲜出血易冲洗干净，陈旧性血肿机化者要借助手术器械清除之。长时间积血可致镜片血染，影响透明度，重者应考虑更换镜片。

第五节　美容性部分穿透性角膜移植术

手术原理：部分穿透性角膜移植治疗角膜白斑，既可起到光学治疗作用；又能达到美容效果（图 17-26、图 17-27）。

一、手术适应证

1. 角膜白斑的光学治疗 + 美容效果。
2. 单纯以美容为目的治疗角膜白斑。

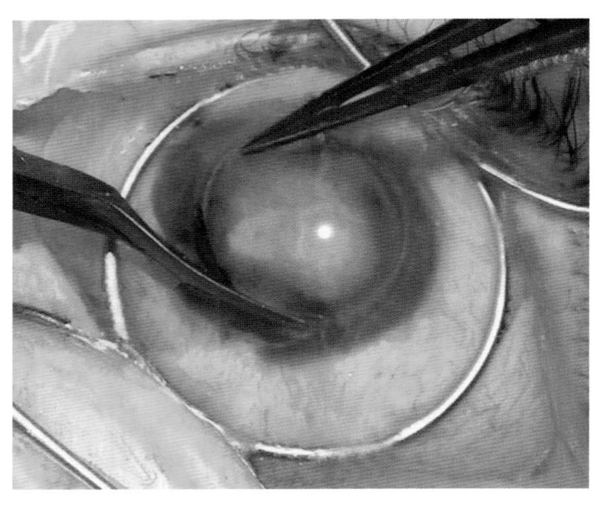
图 17-26　美容性部分穿透性角膜移植术前，角膜白斑

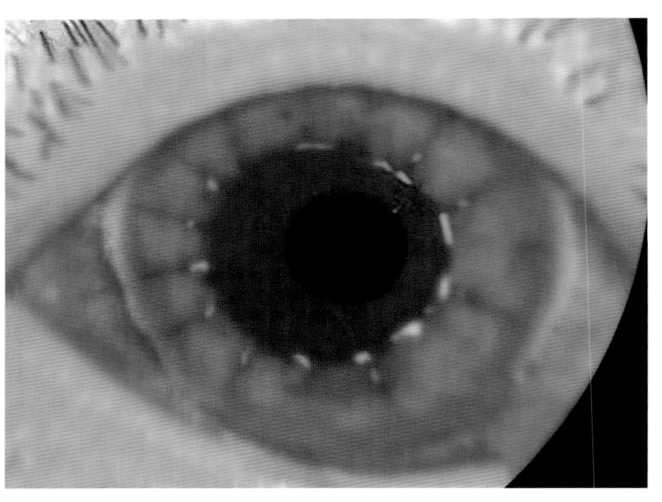
图 17-27　美容性部分穿透性角膜移植术后

二、外科技术

详见穿透性角膜移植治疗角膜白斑章节。

三、手术并发症及处理

详见穿透性角膜移植治疗角膜白斑章节。

第六节　治疗性美容角膜移植术

手术原理：恢复视力无望之角膜板层感染性病变，板层角膜移植的目的一是治疗角膜病变，二是能达到美容效果（图 17-28~ 图 17-37）。

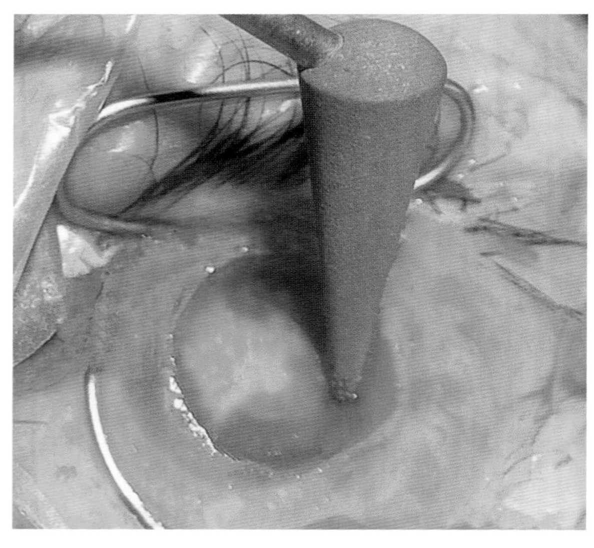
图 17-28　治疗性部分板层角膜移植术，切除病灶并止血

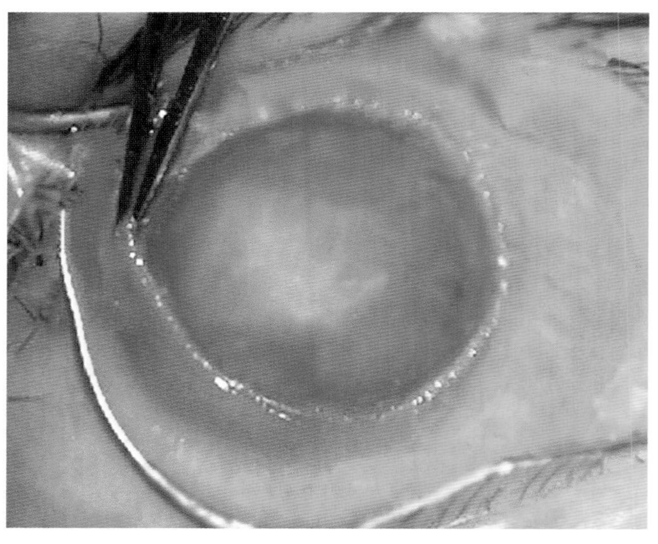
图 17-29　美容性部分板层角膜移植术，切除病灶

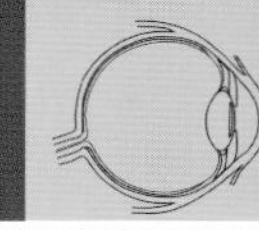

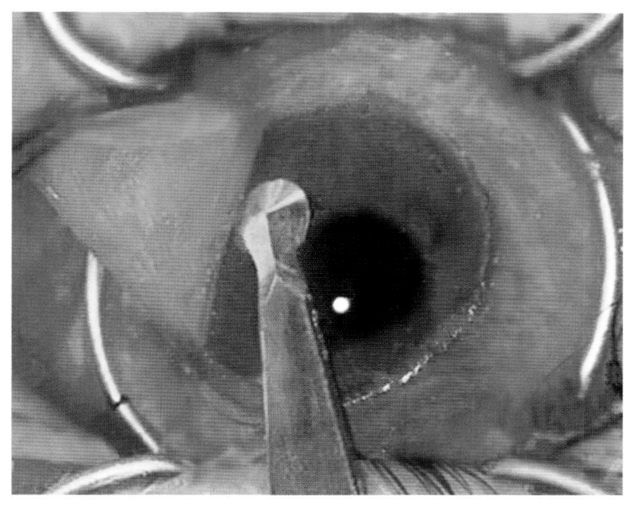

图 17-30　美容性部分板层角膜移植术

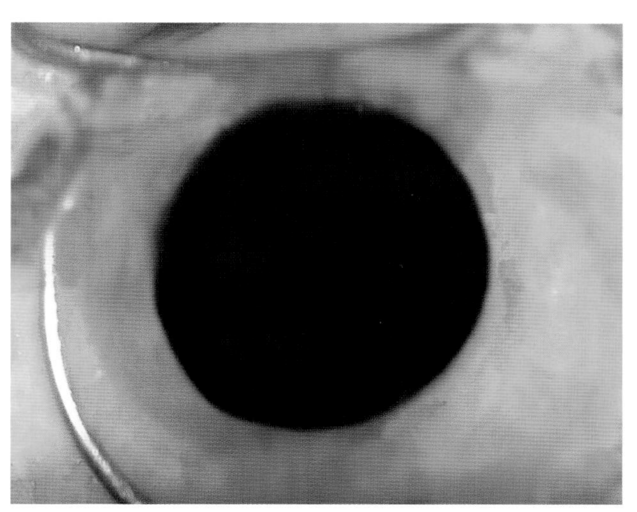

图 17-31　治疗性角膜美容手术 - 染色

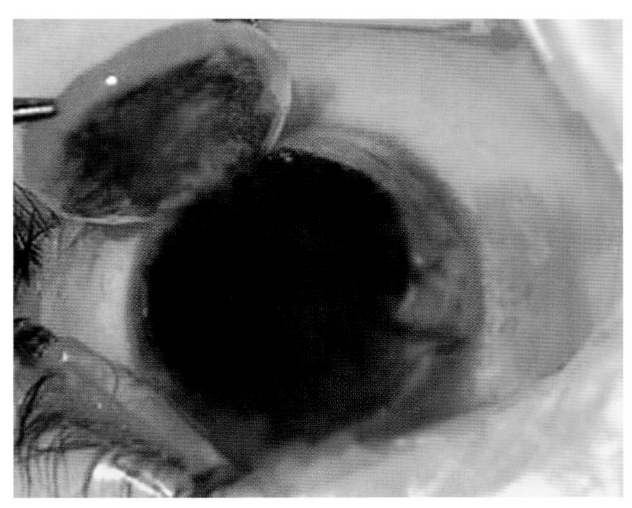

图 17-32　治疗性美容角膜手术 - 板层角膜移植片

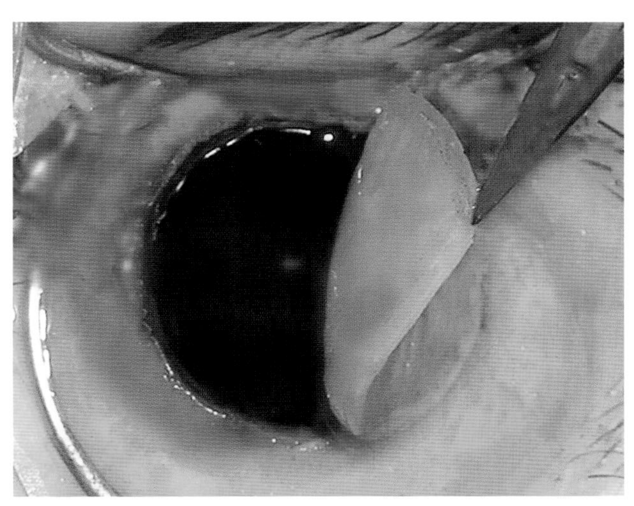

图 17-33　治疗性美容手术 - 染色后盖板层移植片

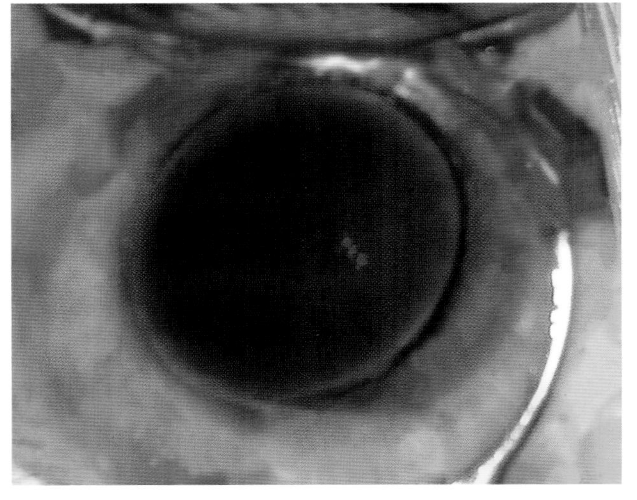

图 17-34　治疗性美容手术 - 染色后盖板层移植片

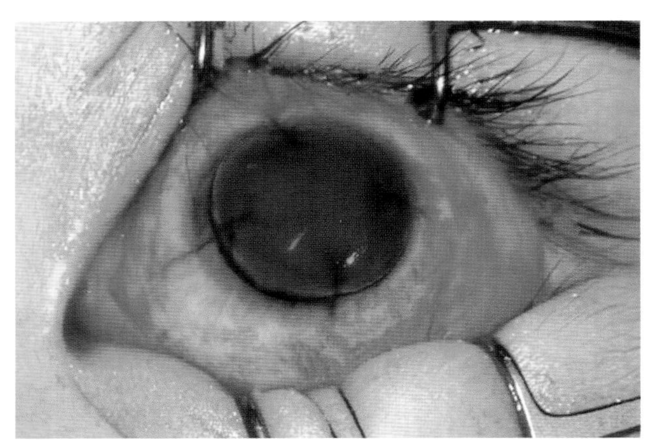

图 17-35　治疗性美容手术 - 缝合板层角膜片

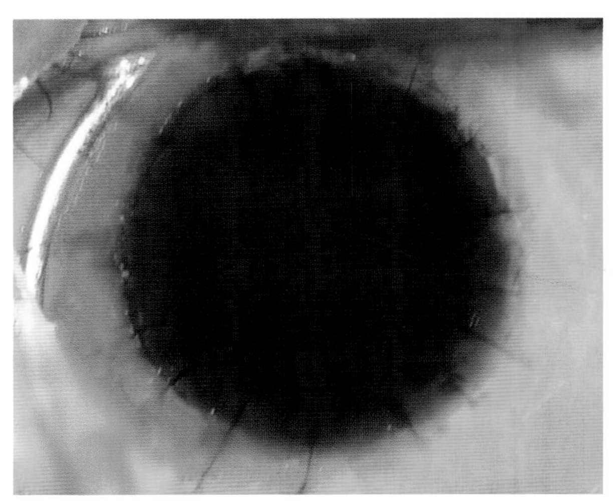

图 17-36 治疗性美容手术 - 术毕

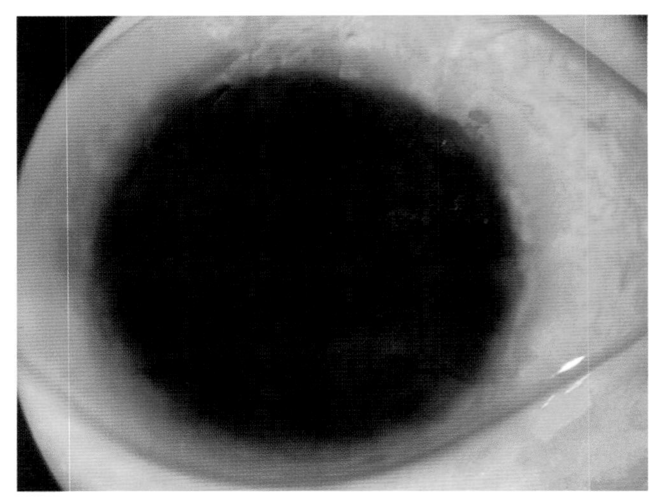

图 17-37 治疗性美容手术 - 术后 1 个月

第七节 典 型 病 例

病例 1:板层角膜移植 + 层间染色术(图 17-38~ 图 17-42)。

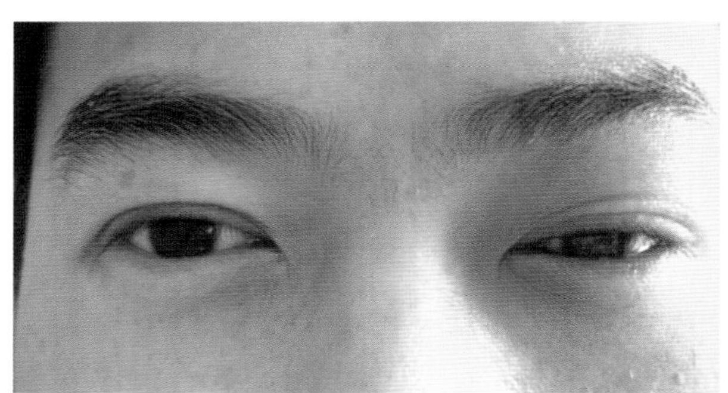

图 17-38 角膜美容手术前

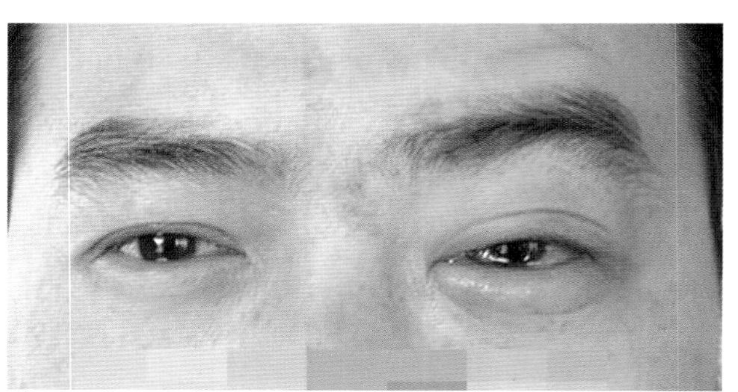

图 17-39 角膜美容手术后

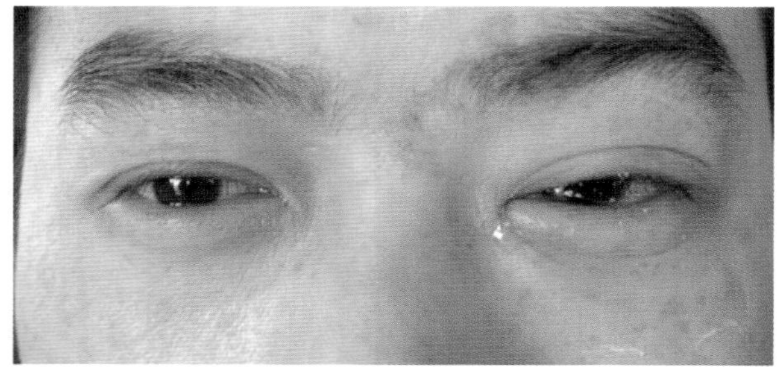

图 17-40 美容手术后 3 天

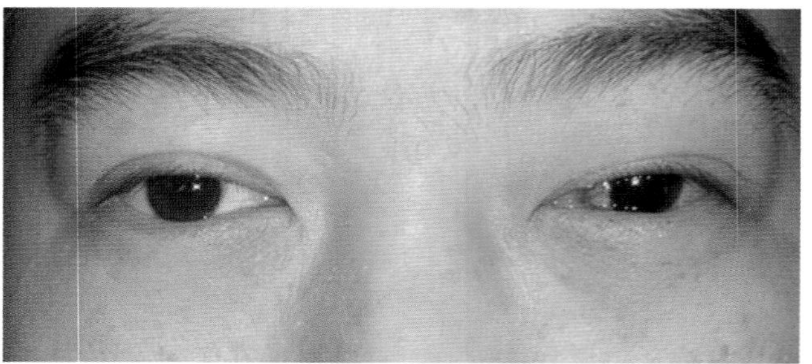

图 17-41 美容手术后 10 天(板层角膜移植 + 层间染色术)

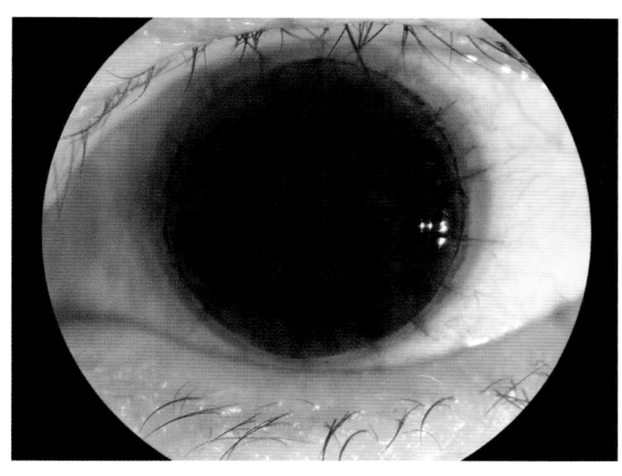

图 17-42　板层角膜移植 + 层间染色术后 12 个月

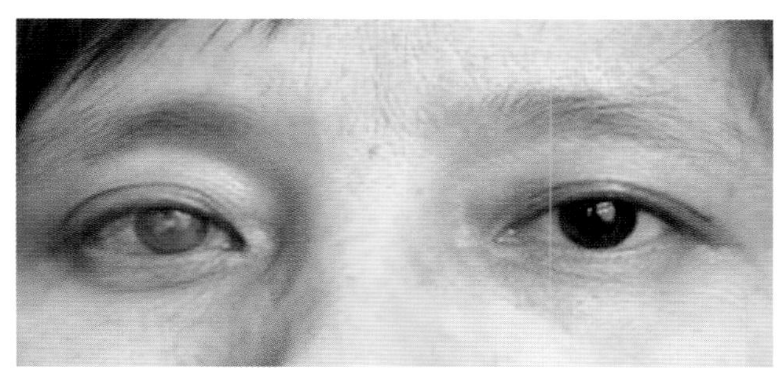

图 17-43　美容性角膜移植术前

病例 2：内皮失代偿 - 角膜层间染色术（图 17-43~ 图 17-58）。

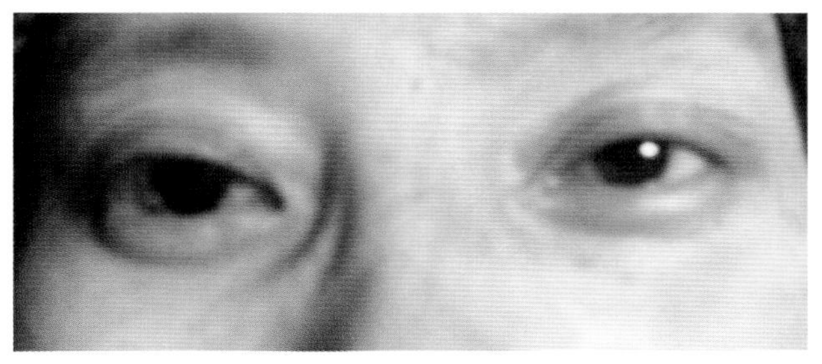

图 17-44　美容性角膜移植术后 7 天

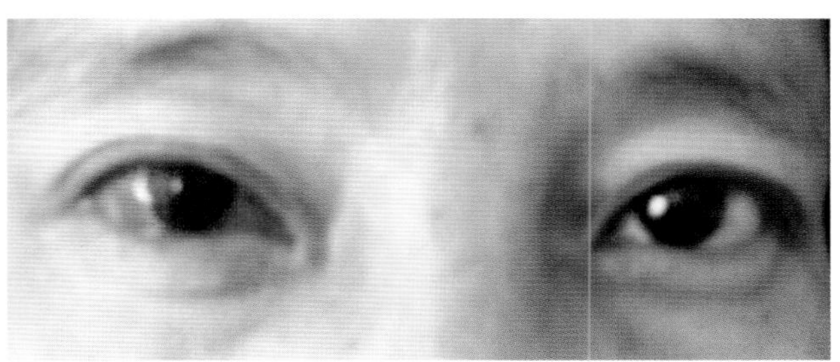

图 17-45　美容性角膜移植术后 15 天

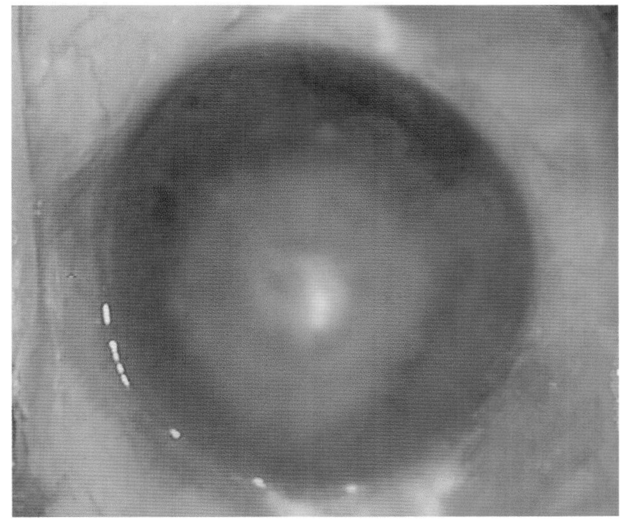

图 17-46　内皮失代偿 - 手术前

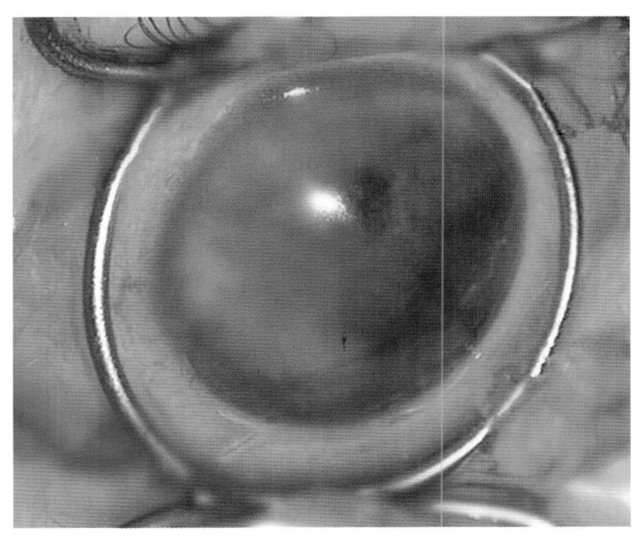

图 17-47　内皮失代偿 - 角膜层间染色术 - 置角膜固定环

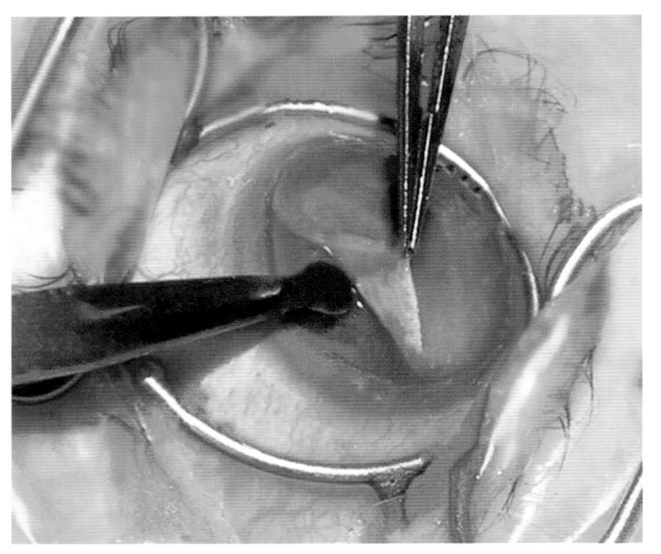

图 17-48　内皮失代偿 - 角膜层间染色术，板层分离

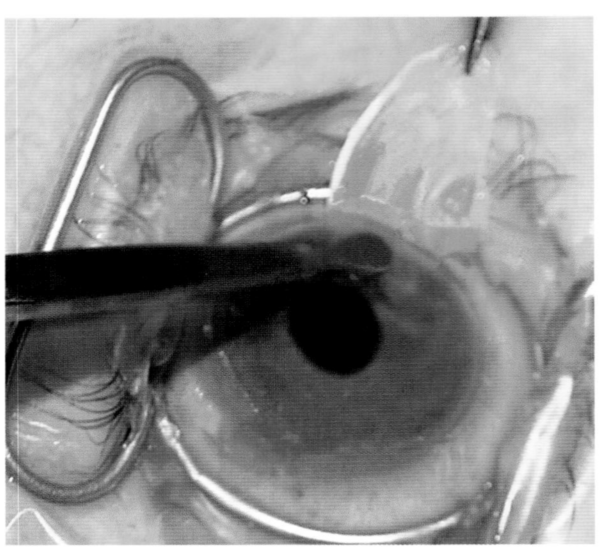

图 17-49　内皮失代偿 - 角膜层间染色术，板层分离

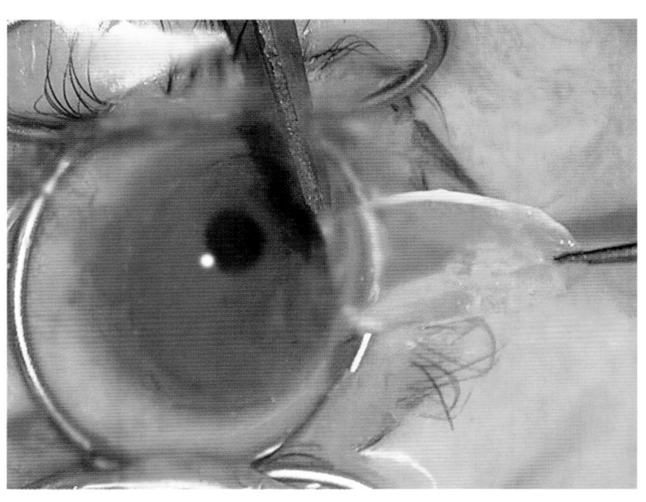

图 17-50　内皮失代偿 - 角膜层间染色术，板层分离

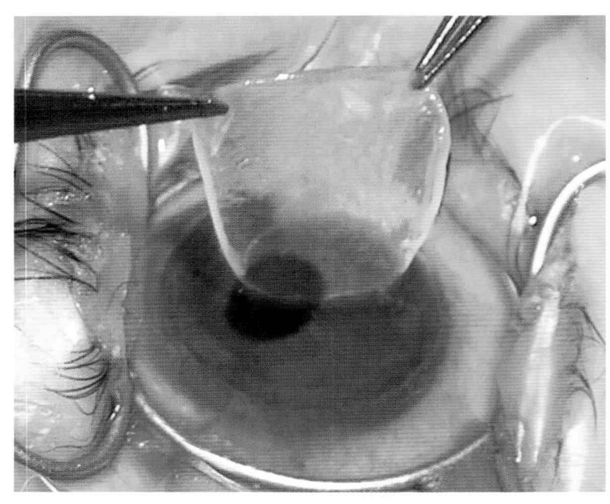

图 17-51　内皮失代偿 - 角膜层间染色术，板层片透明

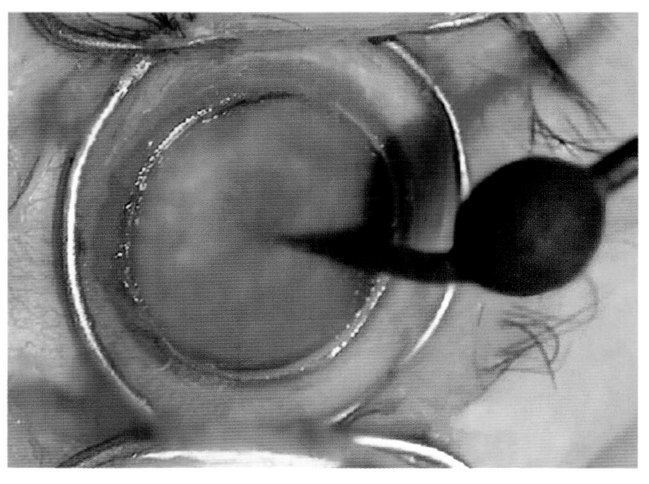

图 17-52　内皮失代偿 - 角膜层间灼烙

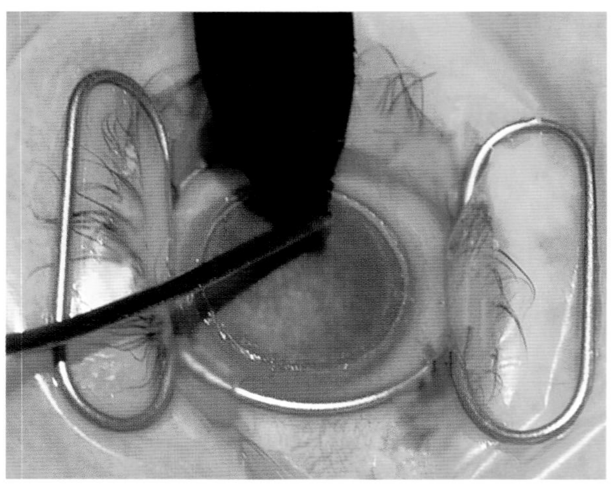

图 17-53　内皮失代偿 - 角膜层间染色

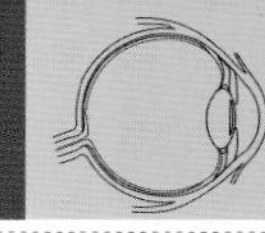

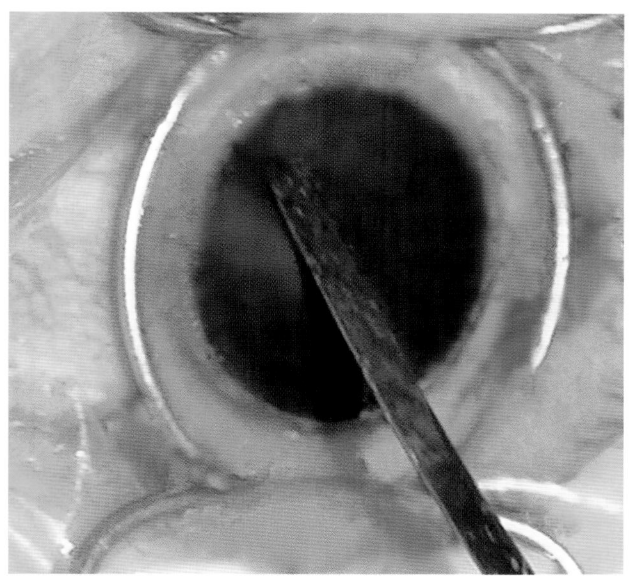

图 17-54　内皮失代偿 - 角膜层间染色术

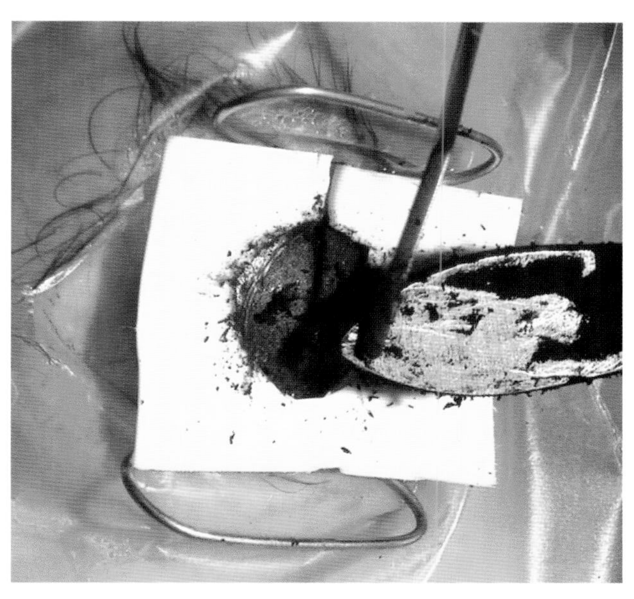

图 17-55　角膜白斑美容手术 - 基质染色

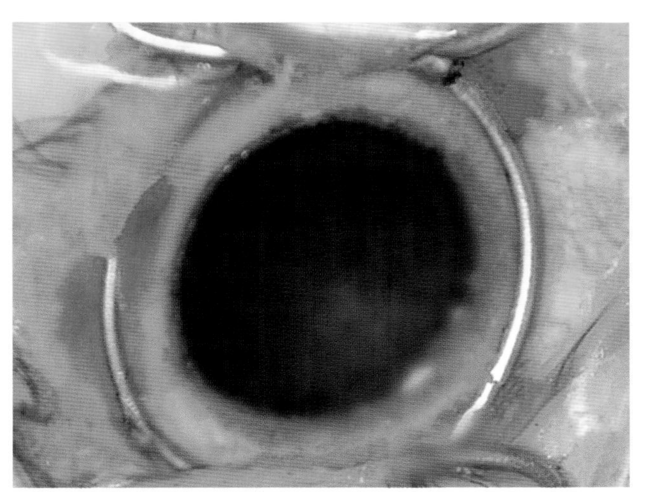

图 17-56　内皮失代偿 - 角膜层间染色术

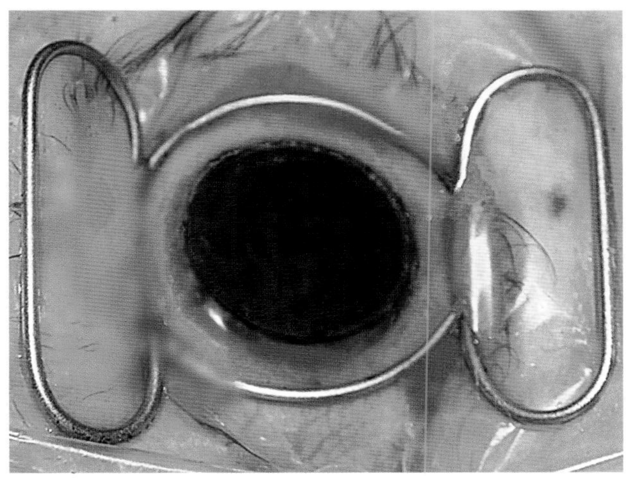

图 17-57　内皮失代偿 - 角膜层间染色术

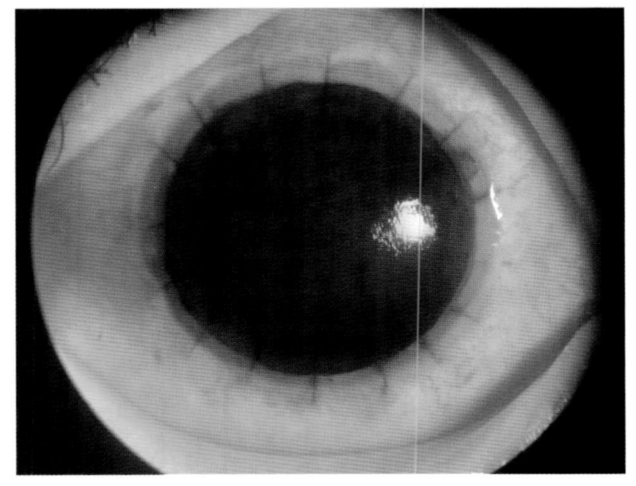

图 17-58　内皮失代偿 - 角膜层间染色术

病例 3:板层角膜移植 + 层间染色术(图 17-59~ 图 17-74)。

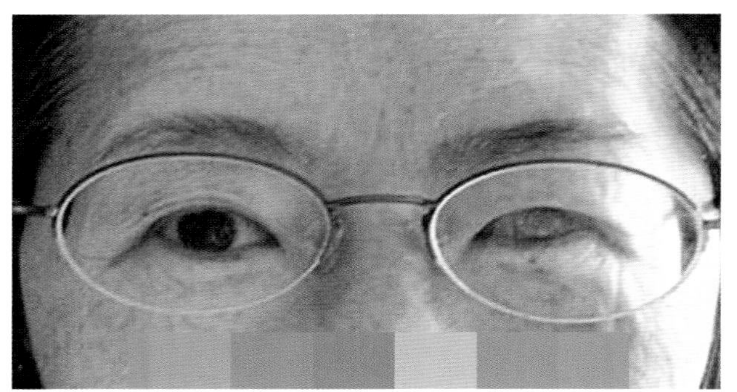

图 17-59　美容手术前 - 角膜白斑

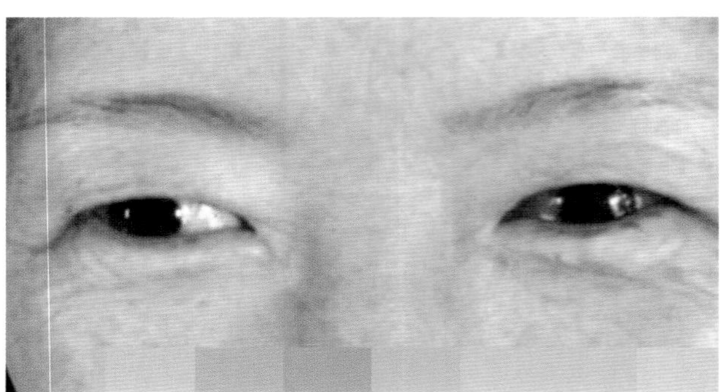

图 17-60　美容手术后

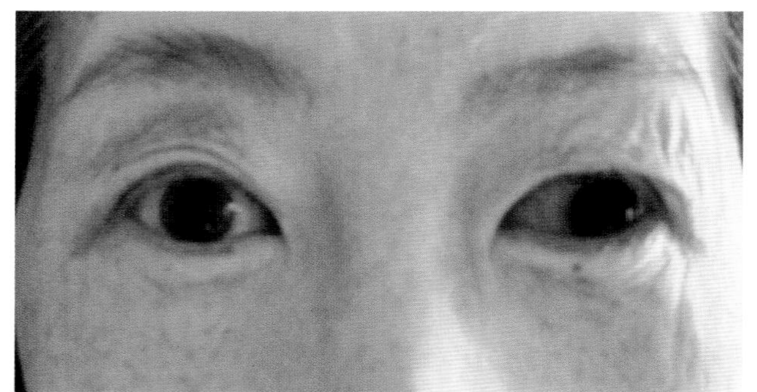

图 17-61　美容手术后 5 天

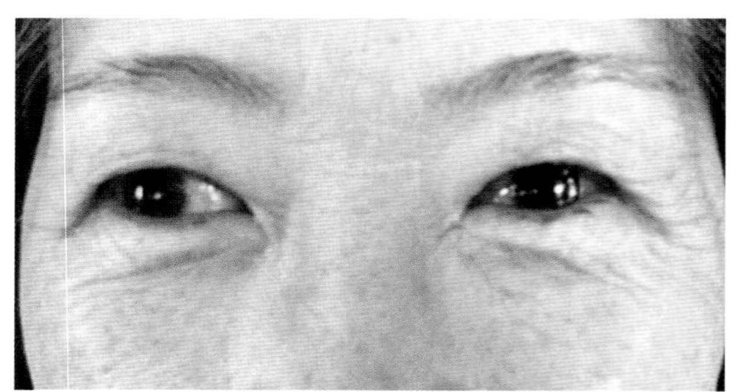

图 17-62　美容手术后 7 天

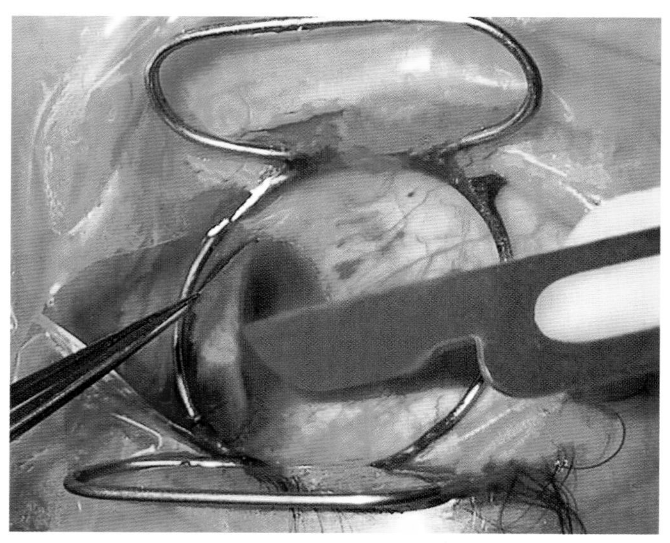

图 17-63　角膜白斑美容手术 - 切除板层瘢痕组织

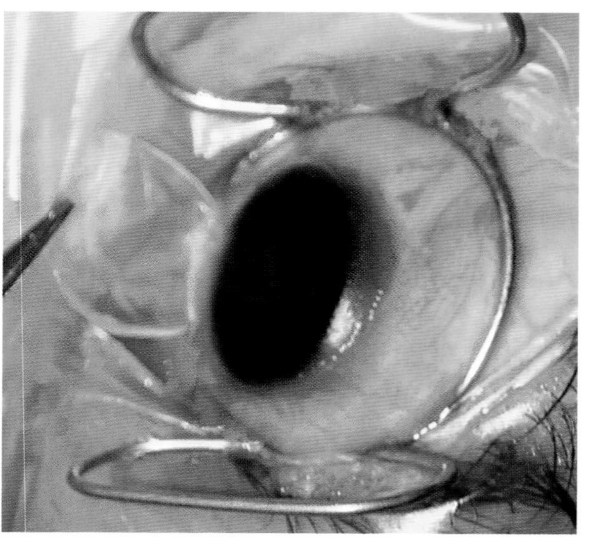

图 17-64　角膜白斑美容手术 - 切除板层瘢痕组织

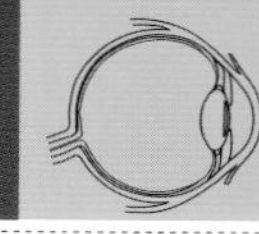

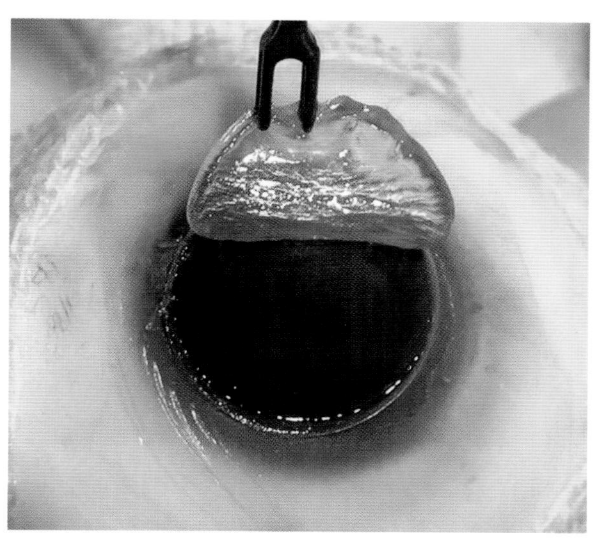

图 17-65　角膜白斑美容手术 - 取同种异体板层角膜片

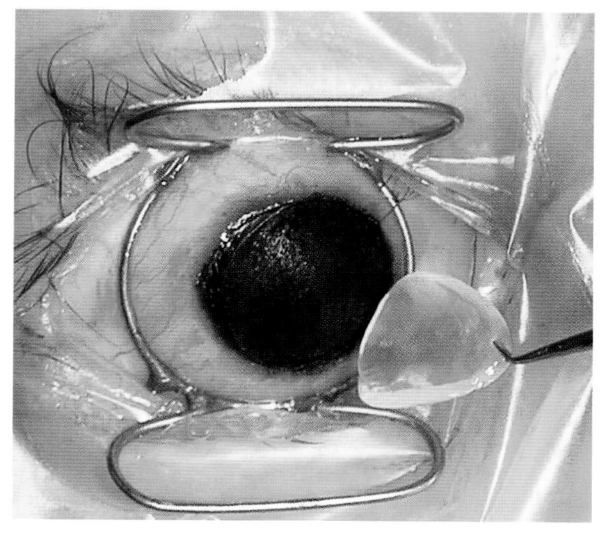

图 17-66　角膜白斑美容手术 - 移植同种异体板层角膜片

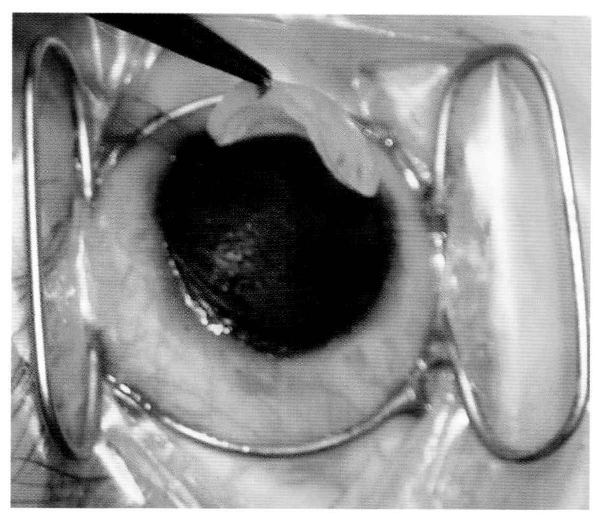

图 17-67　角膜白斑美容手术 - 移植同种异体板层角膜片

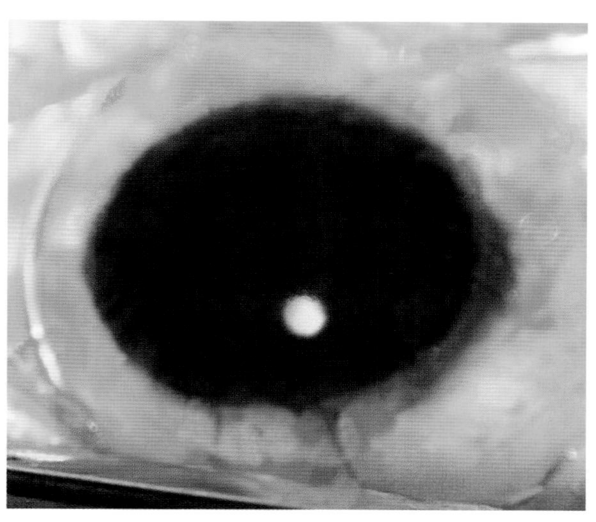

图 17-68　角膜白斑美容手术 - 移植同种异体板层角膜片 - 美容效果明显

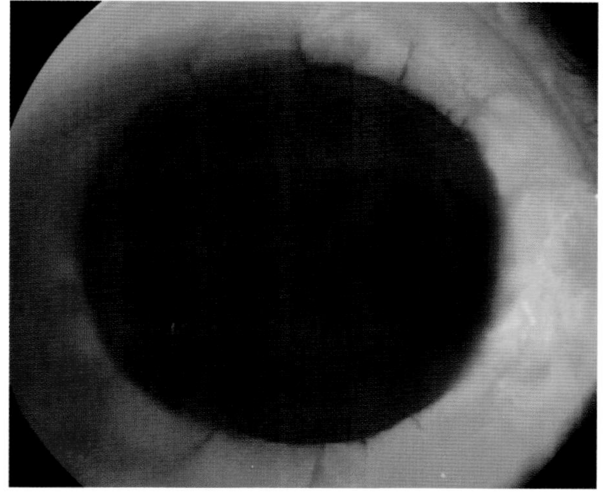

图 17-69　角膜白斑美容手术后 7 天 - 美容效果明显

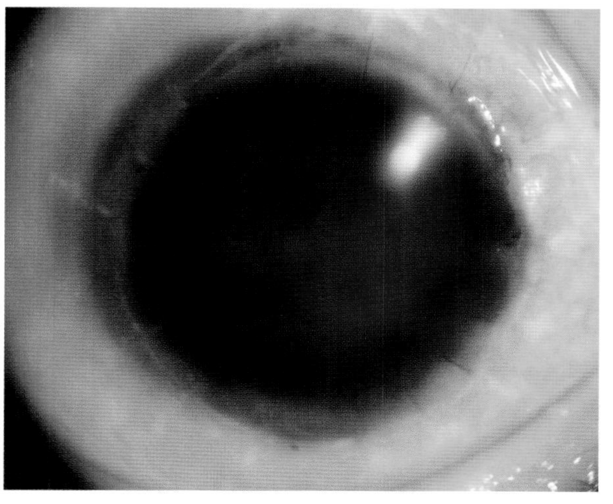

图 17-70　角膜白斑美容手术后 5 个月

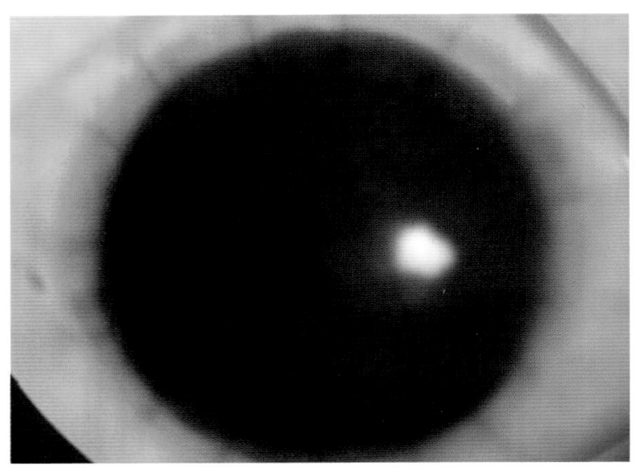

图 17-71　角膜白斑美容手术后 6 个月

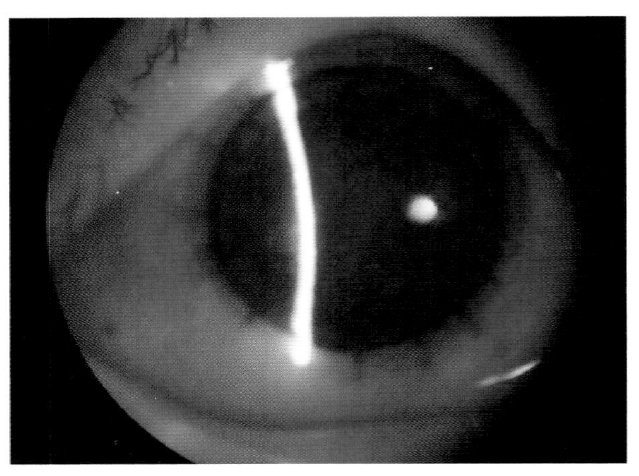

图 17-72　角膜白斑美容手术后 6 个月(裂隙灯相)

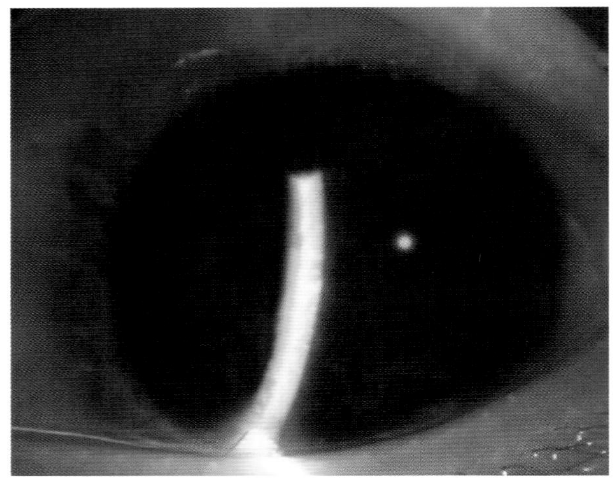

图 17-73　板层角膜移植 + 层间染色术后 12 个月(裂隙相)

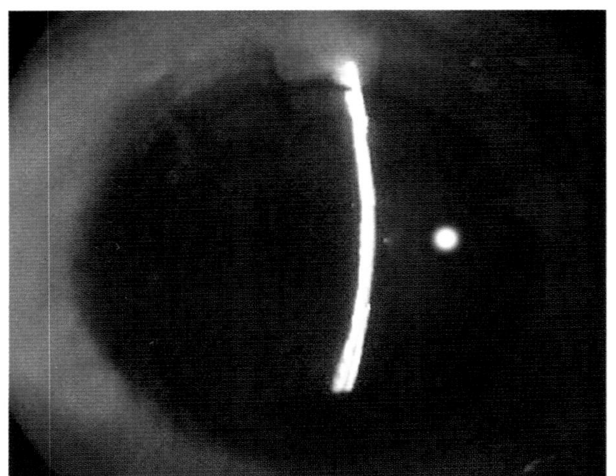

图 17-74　板层角膜移植 + 层间染色术后 18 个月 - 裂隙相

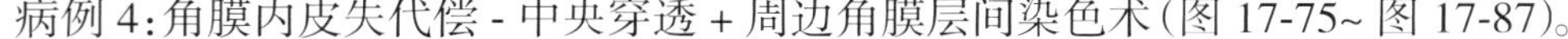

病例 4:角膜内皮失代偿 - 中央穿透 + 周边角膜层间染色术(图 17-75~ 图 17-87)。

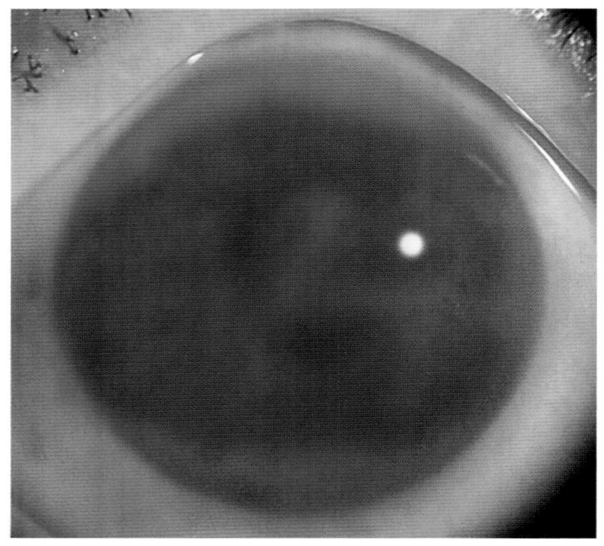

图 17-75　美容手术前 - 白内障术后角膜内皮失代偿

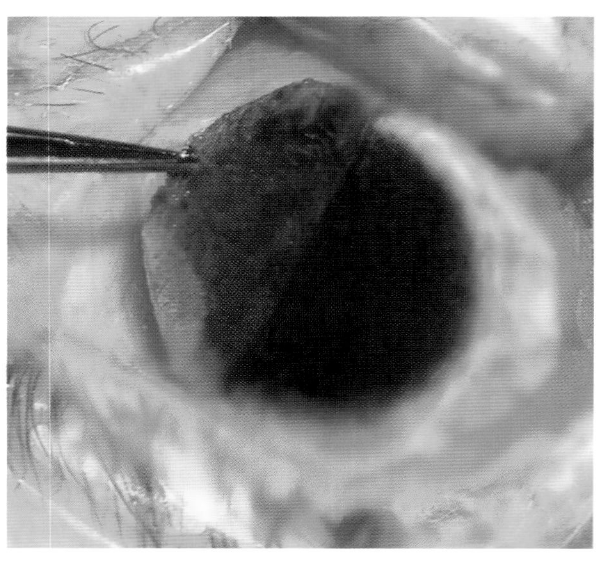

图 17-76　角膜内皮失代偿 - 角膜层间染色

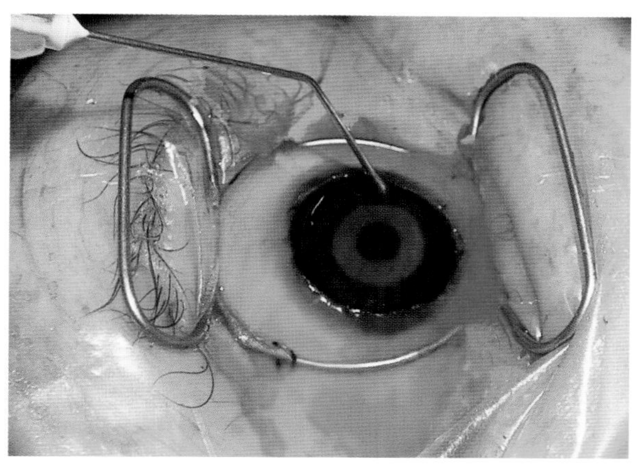

图 17-77　角膜内皮失代偿 - 中央穿透 + 周边角膜层间染色术 - 钻切中央角膜

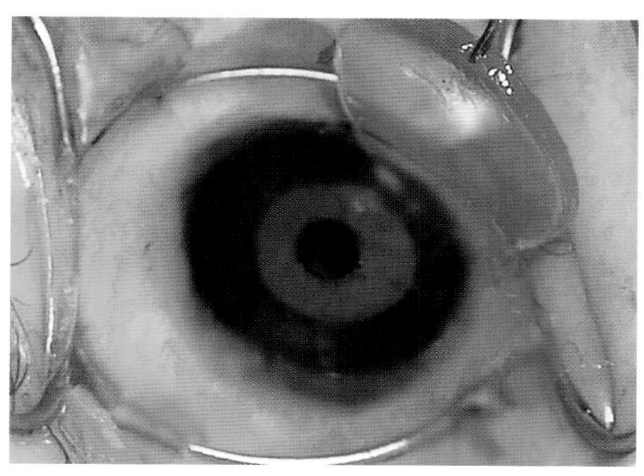

图 17-78　角膜内皮失代偿 - 中央穿透 + 周边角膜层间染色术 - 植入铆钉形角膜植片

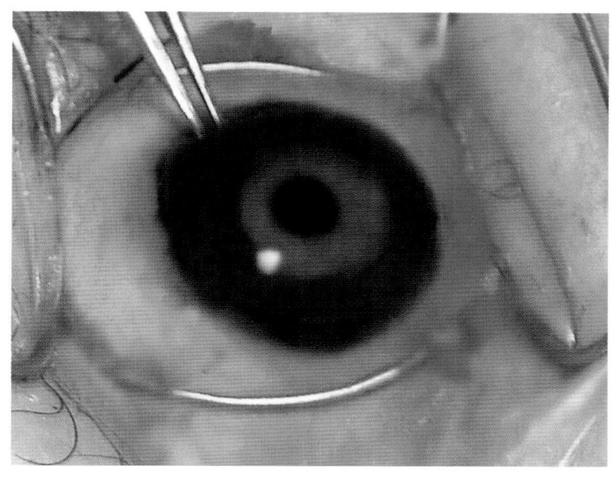

图 17-79　角膜内皮失代偿 - 中央穿透 + 周边角膜层间染色术

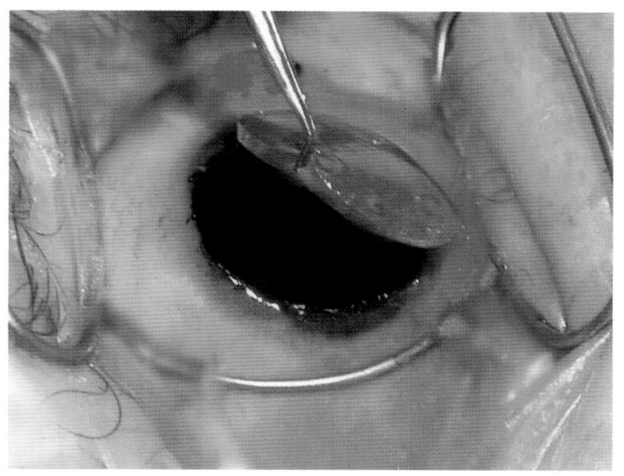

图 17-80　角膜内皮失代偿 - 中央穿透 + 周边角膜层间染色术

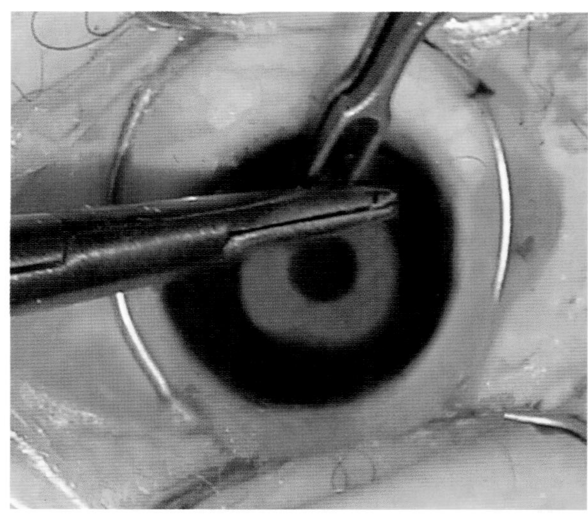

图 17-81　角膜内皮失代偿 - 中央穿透 + 周边角膜层间染色术 - 缝合铆钉形角膜植片

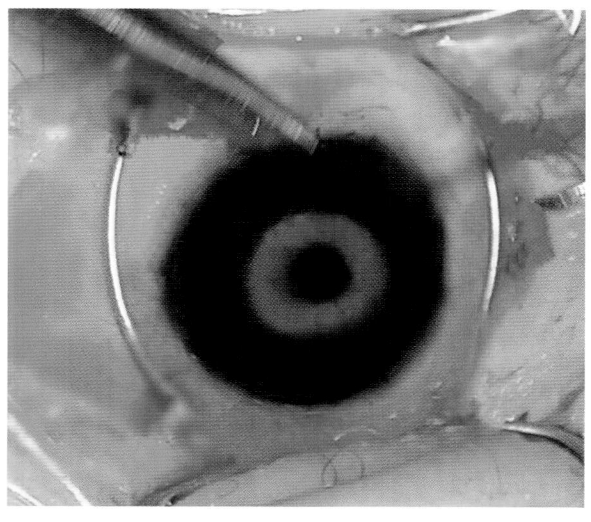

图 17-82　角膜内皮失代偿 - 中央穿透 + 周边角膜层间染色术

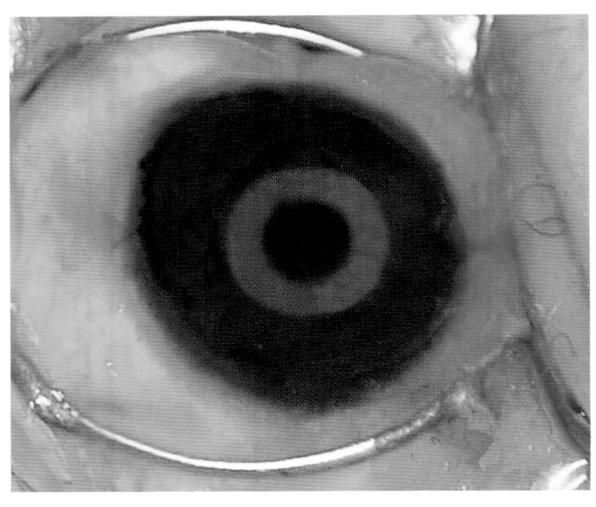

图 17-83　角膜内皮失代偿 - 中央穿透 + 周边角膜层间染色术

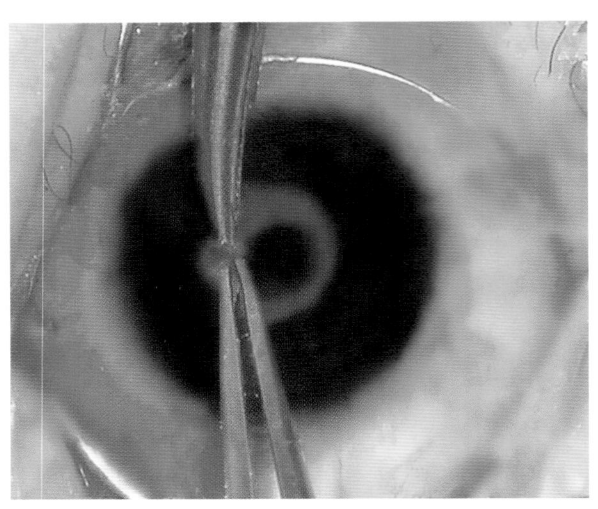

图 17-84　角膜内皮失代偿 - 中央穿透 + 周边角膜层间染色术

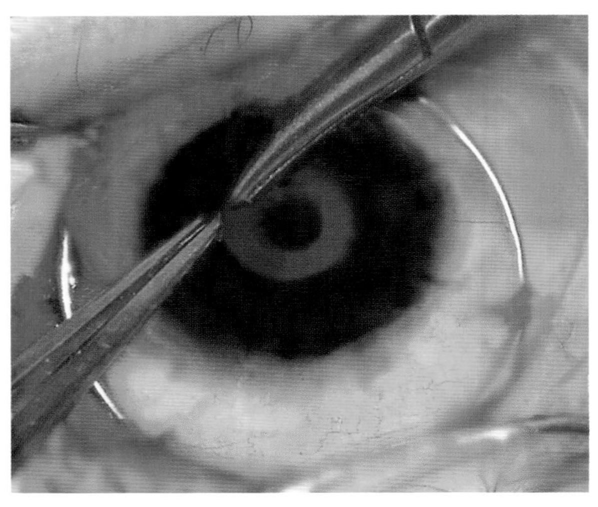

图 17-85　角膜内皮失代偿 - 中央穿透 + 周边角膜层间染色术

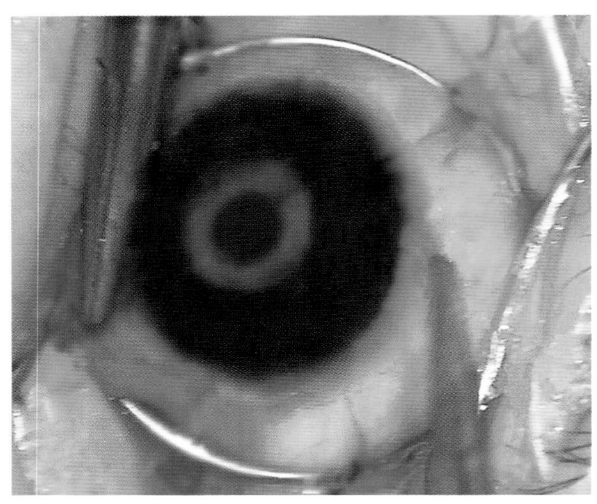

图 17-86　角膜内皮失代偿 - 中央穿透 + 周边角膜层间染色术

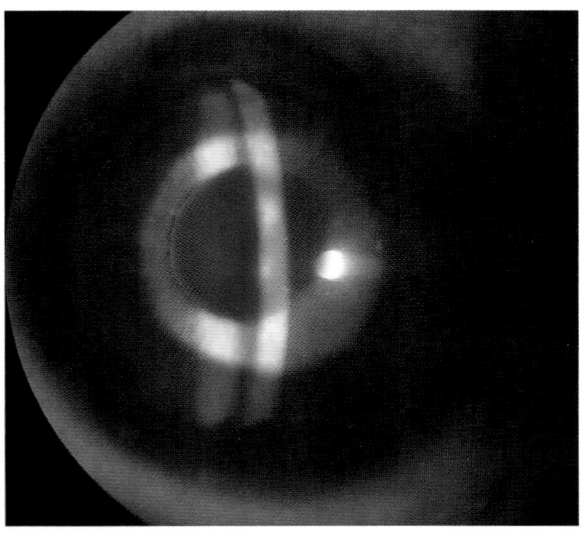

图 17-87　内皮失代偿 - 中央穿透 + 周边角膜层间染色术后 1 年，视力 0.4

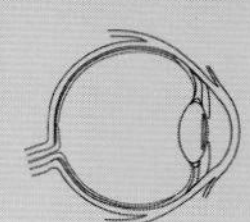

参考文献

1. 杨朝忠 ,耿燕,姚晓明 . 眼表移植学 . 北京:军事医学科学出版社,2008:383
2. 杨朝忠,柳 林 . 现代角膜移植学 . 北京:人民军医出版社,1998:94
3. Thomas A,Daniel J.Corneal Grafting. London:W.B.Saunders Compary,1988
4. Sano Y,Ksender BR,Streilein Jw. Fate of orthotopic corneal allograft in eyes that cannot support anterior chamber-associated immune deviation. Invest Ophthalmol Vis Sci,1995,36:211-218
5. Fink N,Rapoza P,Smith RE,et al. Effectiveness of histocompatibility matching in high risk cornea1transplantation:a summary of results from the collaborative corneal transplantation studies. Ophthalmology,1994,50:3-12
6. Sano Y,Streilein JW,Ksender BR,Murine orthotopic corneal transplantation in high-risk eyes.Rejection is dictated primarily by weak rather than strong alloantigens.Invest Ophthalmol Vis Sci,1997,38:1130-1138
7. Jager MJ,Vos A,Pasmms S,et al. Circulating cornea-specific antibodies in corneal disease and corneal transplantation. Grafes Arch Clin Exp Ophthalmol,1994,232:82-86
8. Hirsch N,Müller RW,Rochels R,et al. HLA typing in high risk keratoplasty. Ophthalmology,1993,90:174-177
9. Ksender BR,Sano Y,Streilein Jw. Ro1e of donor-specific cytotoxic T cells in rejection of corneal allograft in normal and high-risk eyes. Transpl Immunol,1996,4 :49-52
10. Yao YF,Inove Y,Miyazaki D,et al. Corelation of anterior chamber-associated immune deviation with Suppression of corneal epithelial rejection in mice. Invest Ophthalmol Vis Sci,1997,38:292-300
11. Foulks GL,Pcrry HD,Dohlman CL. Oversized corneal donor grafts in penetrating keratoplass,Ophthalmology,1997,86:490-495
12. Dans MR,Yamade J,Strellein JW. Topical Interleukin-1 receptor antagonist protect corneal transplant survival. Transplantation,1997,63:1501-1507

第十八章　角膜疾病显微手术各论

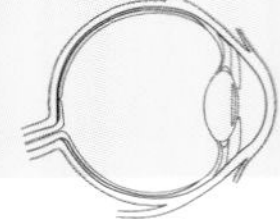
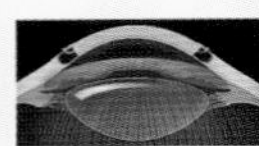
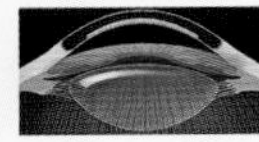
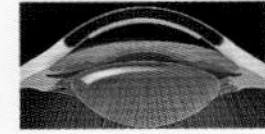
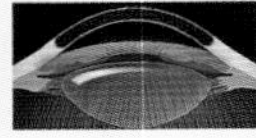

第一节　角膜移植治疗角膜白斑

一、手术原理

角膜白斑，尤其是角膜中央部位的白斑（图 18-1），是严重影响视功能乃至致盲的主要原因。临床上以炎性和外伤性白斑最为常见。

全层角膜白斑是穿透性角膜移植术的良好适应证。穿透性角膜移植术的主要目的一是提高视功能，二是美容效果。临床效果的好坏与所选病例有着直接的关系。穿透性角膜移植术治疗单纯性角膜白斑，临床效果可谓最好；因为单纯性角膜白斑几乎没有新生血管，手术成功率可达 95% 以上，术后很少发生免疫排斥反应。较大的粘连性角膜白斑常伴有新生血管，炎性白斑多伴有较多的新生血管（图 18-2~图 18-4），属于高危角膜移植，手术成功率较低，术后易发生免疫排斥反应。

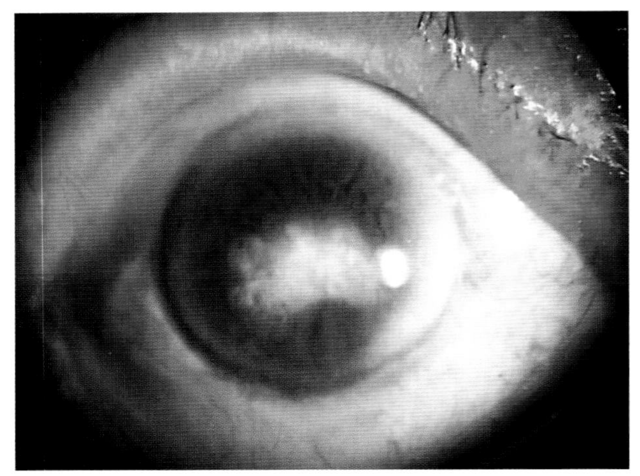

图 18-1　全层角膜白斑

对于无光感的角膜白斑患者亦可行穿透性角膜移植或美容性板层角膜移植，目的是改善外观（图 18-5~图 18-9）。

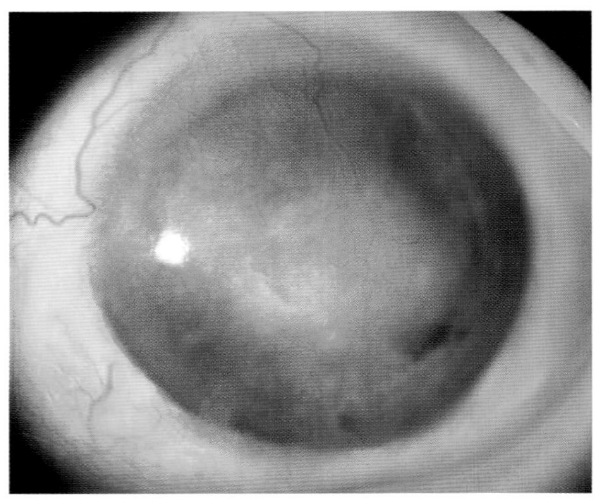

图 18-2　新生血管化全层角膜白斑

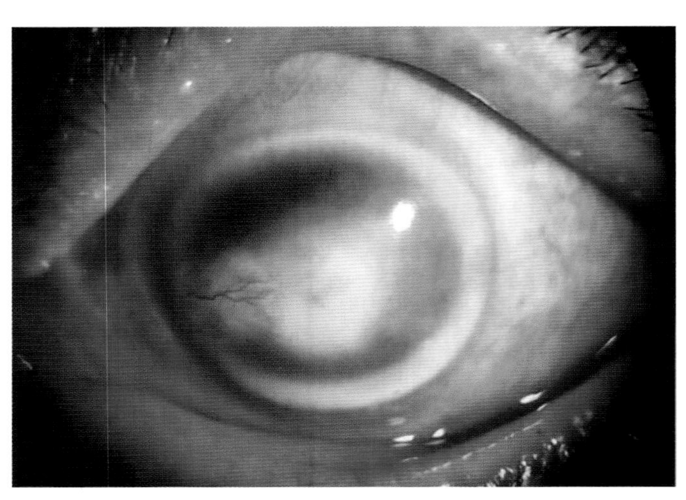

图 18-3　角膜白斑伴新生血管

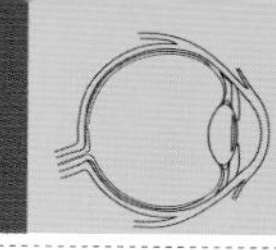

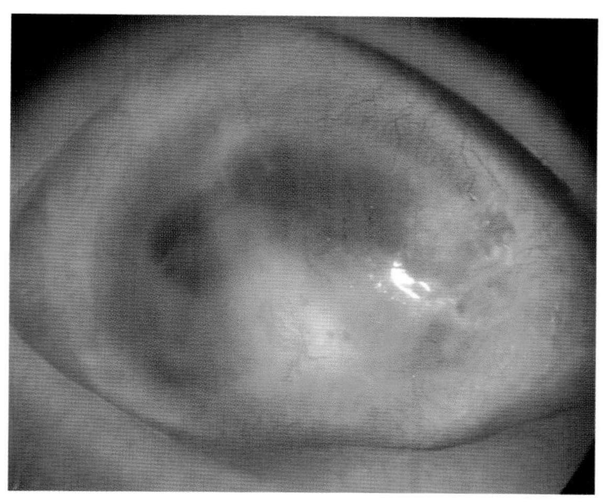

图 18-4　玻切联合硅油填充术后角膜混浊伴新生血管

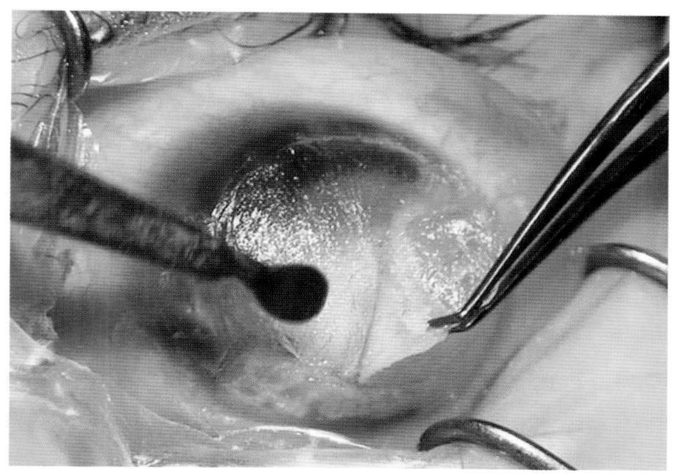

图 18-5　角膜白斑，板层切除白斑

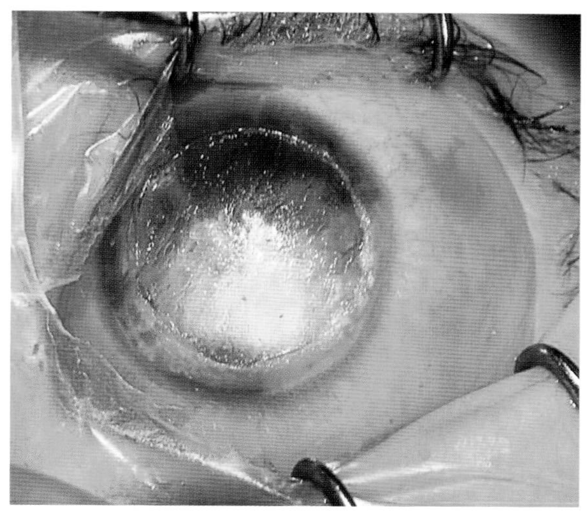

图 18-6　已切除 1/2 板层白斑组织

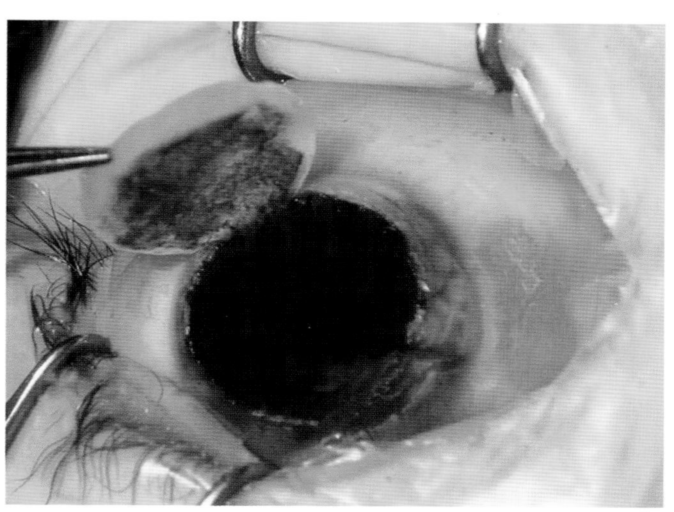

图 18-7　层间染色

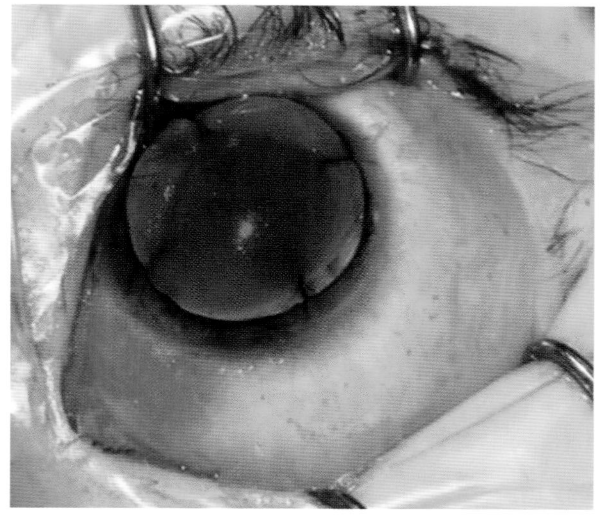

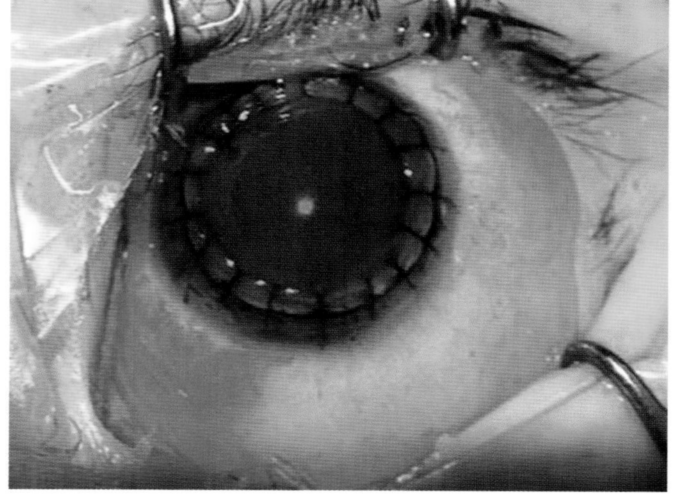

图 18-8　间断缝合植片

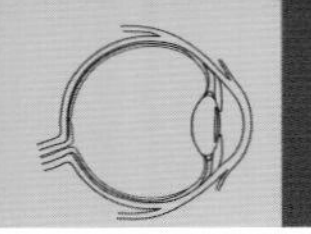

二、手术适应证

1. 炎性角膜白斑　感染性角膜炎，如病毒、细菌、真菌等感染所致的角膜炎，经治疗病情得到控制，最后留有角膜白斑。一般认为病情稳定后3~6个月方可行穿透性角膜移植术。对于病毒性角膜炎(HSK)，要注意病变复发的规律，应视病情而决定手术时间。

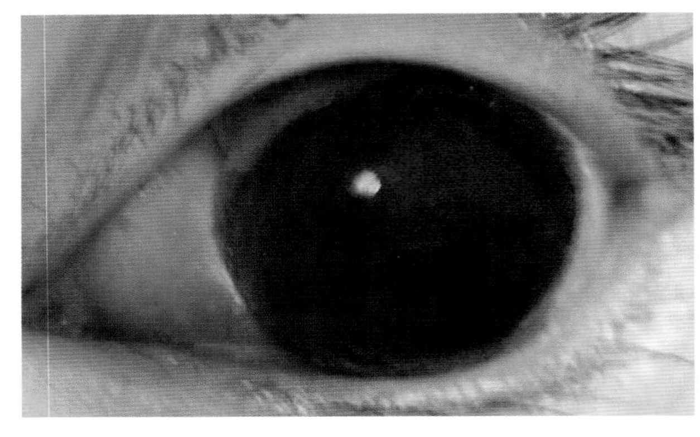

图 18-9　术后 3 天，外观明显改善

位于角膜中央的白斑，若视力降至0.2以下。则是穿透性角膜移植术的绝对适应证。对于偏中心角膜旁中央白斑，视力0.3~0.4者应慎重考虑手术。

2. 外伤性角膜白斑　角膜穿通伤后形成全层角膜瘢痕，临床上多表现为粘连性角膜白斑，或伴有外伤性白内障，或合并有继发性青光眼，故行穿透性角膜移植手术时要针对不同情况，详细拟定手术方案。对于粘连性角膜白斑者，手术中分离虹膜时可使瞳孔领损伤，造成瞳孔变形和移位，应行瞳孔成形术。合并有晶状体破裂者，应一期摘除晶状体，后囊破裂者，可一期行前部玻璃体切割术。关于是否一期植入人工晶状体，应视具体情况而定。如有晶状体破损严重，特别是后囊缺损较多时，可酌情二期悬吊植入睫状沟型人工晶状体；若后囊完整或缺损较少时，可择期植入后房型人工晶状体。

化学伤性角膜白斑亦是穿透性角膜移植手术的适应证之一(详见有关章节)

三、手术技巧

1. 手术前准备　一般准备同常规穿透性角膜移植手术。但要注意术前眼压的测量和估计，尤其是粘连性角膜白斑患者，在当初外伤时，前房可能有出血、房角后退、粘连等，这些均可影响眼内压，不规则角膜白斑不宜测量眼压时，可两人指试确定。如有继发性青光眼情况，术前应充分降低眼压，或同时联合抗青光眼手术。若眼压过低，应行眼B超检查，注意有无视网膜脱离、脉络膜脱离、睫状体及其扁平部剥离。如有上述情况，应联合相应手术。合并视网膜脱离者，可在临时性人工角膜辅助下行玻璃体视网膜手术，然后做穿透性角膜移植。合并睫状体及扁平部剥离者，可联合睫状体复位术。

手术前谈话非常重要，尤其是术中、术后并发症及视力预后一定要向病人和家属交代清楚。病毒性角膜炎性角膜白斑术后有复发的可能；植床新生血管较多者属于高危角膜移植，术后易发生免疫排斥反应。严重眼外伤所致角巩膜白斑，有粗大新生血管长入者亦属于高危角膜移植，不仅术后易发生免疫排斥反应，术后散光常较大；合并视网膜和视神经损伤者其视力预后均较差。病人对手术期望值太高者应慎行手术，以免引起不必要的纠纷。

手术前器械、联合手术材料等的准备亦很重要，术前测量和估计角膜白斑的大小，以准备相应大小的Fleischer环和角膜环钻。合并外伤性白内障需一期植入人工晶状体者，术前应准确做人工晶状体测算，并准备相应的手术器械。有虹膜损伤者，术前应准备瞳孔成形所用的针线等。需联合玻璃体切割者，应准备后节手术所用器械和材料。

2. 手术方法

(1) 双路球后浸润麻醉：即常规球后浸润+眶上裂浸润麻醉。麻醉后充分软化眼球是必不可少的步骤。

(2) 缝置McNeil-Goldman眼睑牵开环：根据白斑的大小，选择相应规格的McNeil-Goldman眼睑牵开环(图18-10)。

(3) 制作植床：根据白斑的大小，一般选取6~7.5mm的环钻做植床(图18-11)。全角膜白斑或角巩膜白斑者，为减少术后并发症及免疫排斥反应的发生，植床最大不超过8mm为宜；亦可采取铆钉形角膜移植，即中央为6mm的穿透植床，周边为板层植床。

(4) 制作植片：环钻钻取或刻切角膜植片同常规角膜移植。做铆钉形角膜植片时有两种情况：①在完

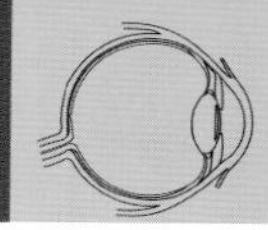

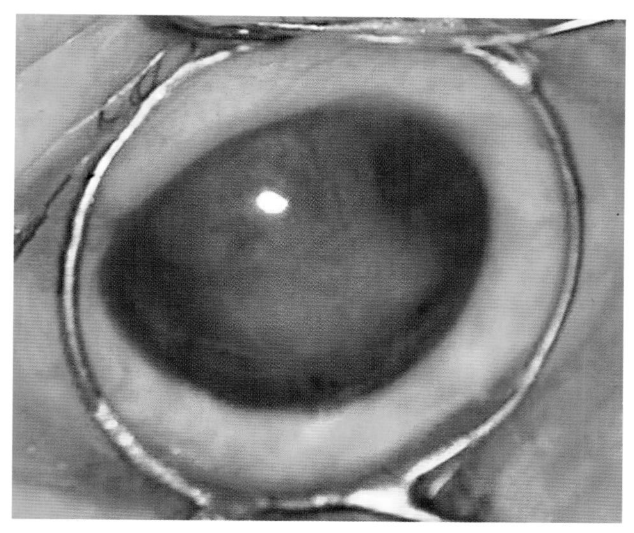

图 18-10　McNeil-Goldman 眼睑牵开环

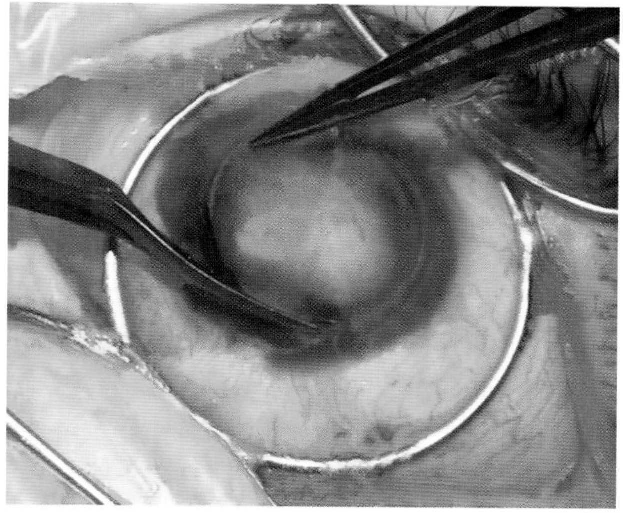

图 18-11　制作植床

整眼球上做铆钉形角膜植片：用刻度环钻在异体眼球上钻切角膜，板层剖切角膜，保留中央角膜 6mm 为全层；然后沿巩膜缘剪下角膜置角膜枕，6mm 环钻刻切板层角膜，铆钉形角膜植片即告完成。②在角巩膜片上制作铆钉形角膜植片：在角巩膜片上做铆钉形角膜植片相对难度较大，杨朝忠设计两种反向角膜枕，周边有 8 个针孔用以固定角膜片，待固定妥角膜片，即可用刻度环钻钻切角膜，若预取植片为 9mm，应选 8mm 和 6mm 刻度环钻做同深度钻切，板层剖切 6mm 以外板层角膜，最后用 8mm 环钻刻切全层角膜，即完成中央 6mm 为全层，8mm 为板层的铆钉形角膜植片。

(5) 缝合：一般用 10-0 单丝尼龙线缝合，外伤性角膜白斑由于当初穿通伤口不规则，或缝合因素，使得角膜表面极不规则。故 PKP 时缝线的张力要在角膜散光计引导下仔细调整，以最大限度地减少散光。

铆钉形角膜植片的缝合难度较大，实际上是一种双重缝合，即全层和板层部分缝合。首先是植片全层部分的缝合，又称“U”字缝合，自植片全层部分进针，穿过 90% 的植片，经板层植床和板层植片出针，结扎，埋线。板层植床和板层植片的缝合按常规缝合。

(6) 前房形成：外伤性角膜白斑合并虹膜损伤及粘连时，虹膜的弹性较差，前房形成比较困难，必要时可用黏弹剂辅助形成前房，但术后须注意眼压的变化，眼压高时应及时降眼压。

铆钉形角膜移植术毕形成前房时，要注意防止双前房的形成。

3. 手术后处理

(1) 常规用药

1) 泼尼松：1mg/(kg·d) 口服，8am 一次顿服，1 周后减量，每周减 5mg，2 个月停服。吲哚美辛：25mg/ 次，3/d。或非普拉宗，0.2g/ 次，2/d。先锋霉素片：0.5g/ 次，3/d。维生素 B_2：10mg/ 次，3/d。

2) 眼部用药（水和膏）：抗生素眼药自术后首次换药即开始使用，一般先用水剂点眼，再涂眼药膏。去遮盖后，白天用滴眼液，晚上用眼药膏。预防性用药 5~7 天即可。原发病治疗请参考有关章节。

3) 非甾体消炎药：为减轻术后反应，可用吲哚美辛、双氯芬酸钠、普拉洛芬等滴眼液，3/d，1~2 滴 / 次。

4) 促进愈合药：近年来由于上皮生长因子、促进愈合眼药的问世，也被用于 PKP 术后，以促进上皮化和植片愈合。常用贝复舒、金因舒、黏多糖等。

5) 抗排斥药物：CsA 的应用，一般手术后 10~15 天，上皮化良好，开始用 CsA 滴眼液，4/d，连续用 1~1.5 年。高危角膜移植患者，可口服 CsA 胶囊，50mg/ 次，2/d，连续服用 6 个月以上。

(2) 换药：术后第 2 天首次换药，换药时要注意观察敷料的渗血情况，刺激症状轻重，分泌物多少；然后用抗生素眼药水湿润睑裂部及睫毛处，3~5 分钟后再用无菌湿棉签轻轻擦拭，以拭去黏着的分泌物，不要对眼球施加压力，更不要擦伤角膜。点、涂抗生素眼药后包眼。

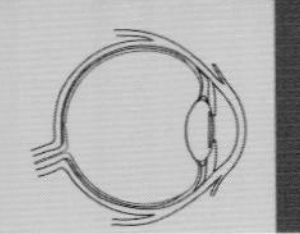

(3) 术后拆线：PKP术后拆线的原则是植片与植床愈合，缝线松动，时间一般为6~12个月。

特殊情况下可提前拆线：

缝线周围和线道感染：应立即拆除缝线。同时进行抗感染治疗。PKP术后一个月后，如缝线周围有新生血管新生可考虑拆线。

PKP术后2个月内缝线松动，应拆除之，如散光较大，可考虑重新缝合。

PKP术后1个月后，根据角膜曲率、地形图及散光情况，进行调节性拆线，即拆除屈光力大的子午线上的缝线。

四、手术后并发症及处理

手术后处理基本同常规角膜移植，主要注意以下几点：

1. 出血　围术期要注意出血情况，角膜白斑常合并较多新生血管，术后可有活动性出血，尤其是眼压较低时，出血可进入前房，量少时可自行吸收；前房积血多时，多不能自行吸收，应及时冲洗清除。

2. 感染　PKP术后感染是一种严重的并发症，轻者表现为缝线周围和线道感染，重者可发生角膜溃疡，根据临床表现首选广谱抗生素，同时进行病原学检查，并根据药敏结果选择有效的药物治疗。抗感染治疗5天，效果不佳，且病情有恶化，植片溃疡大于5mm时，有穿孔危险者，可考虑再次行PKP手术。

3. 高眼压　围术期眼压不易测量，故主要依据病人的症状和指试眼压，眼压高并有症状者，多因术中用黏弹剂辅助形成前房所致，要及时给予降眼压治疗，如静脉滴注20%甘露醇等，一般3~5天即可控制。

术后因虹膜粘连或房角粘连致眼压持续不降，即为继发性青光眼，需行抗青光眼手术治疗。

4. 浅前房　围术期浅前房多为创缘漏水所致，可用荧光素检查鉴定之，及时加缝密闭创缘即可。

手术后浅前房的原因，主要有虹膜广泛前粘连、植片太小等，如果眼压正常，可不予处理；眼压持续升高，则按继发性青光眼处理。

5. 免疫排斥反应　PKP术后免疫排斥反应的发生时间、原因、临床表现及预后各异，偏心移植(图18-12)，血管化植床易发生排斥反应，尤其是注意有无新生血管长入植片(图18-13)，认真检查，明确病因，确定免疫排斥类型，进行有效的治疗(图18-14)，详见有关章节。

6. 切口愈合不良　PKP术后切口愈合不良或不愈合者比较少见。植床菲薄、糖尿病患者时有发生，处理详见有关章节。

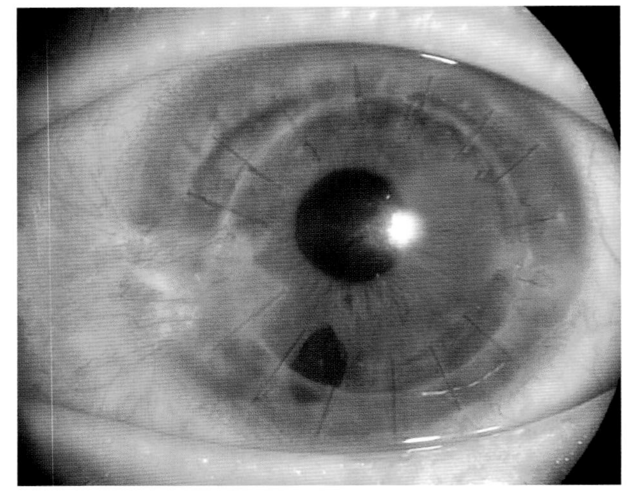

图18-12　偏心移植

五、临床评价(clinical evaluation)

1. 视功能恢复评价　角膜白斑PKP术后视功能恢复的快慢、程度、远期效果等视具体情况不同而不同。如锐器伤所致角膜白斑，其视网膜和视神经的损伤较轻，PKP术后的视功能恢复较快而好，因术后散光重视力差者可通过准分子激光磨镶矫治；若为挫裂伤所致角膜白斑，视网膜和视神经常受到不同程度的损伤，PKP术后的视功能恢复较差；严重复杂眼外伤所致角膜白斑者，合并晶状体破裂、球内异物、视网膜脱离等，PKP术后的视力恢复较差。

2. 美容效果　穿透性角膜移植治疗角膜白斑的美容效果一般是不错的，满意度可达到96%以上。

3. 植片的命运　穿透性角膜移植治疗角膜白斑的首要原则就是选择新鲜供体角膜材料，故临床效果一般较好。移植后植片的命运主要与以下因素有关。

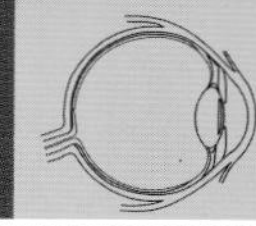

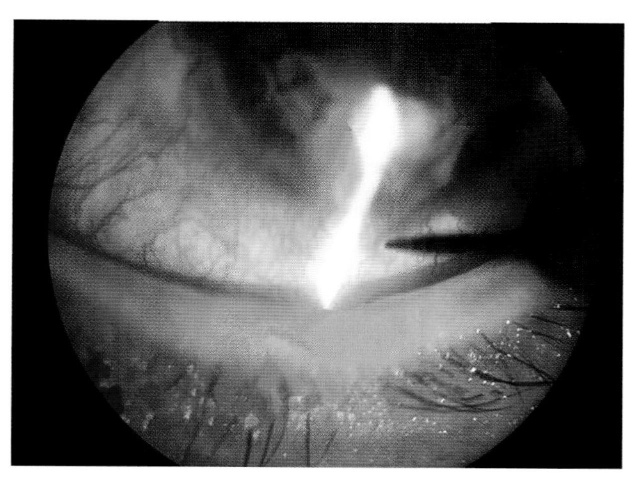

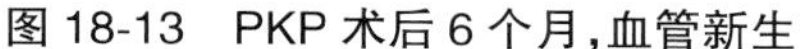

图 18-13　PKP 术后 6 个月，血管新生

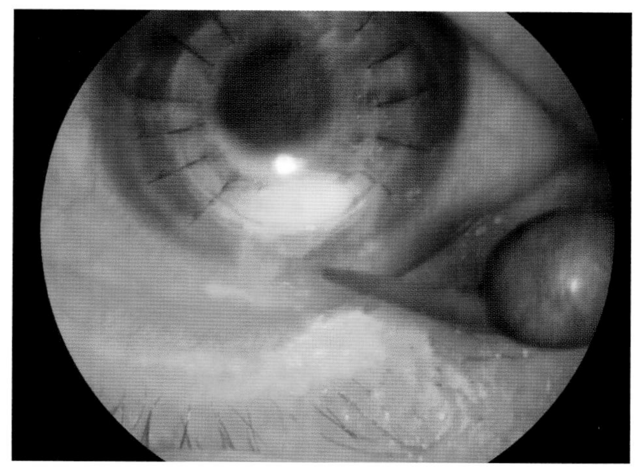

图 18-14　PKP 术后 12 个月，灼封新生血管

植片内皮细胞的活性：供体角膜材料的新鲜程度主要决定于内皮细胞的活性，一般认为，供体角膜材料离体时间越短其内皮细胞的活性越好；供体角膜材料的保存方法和时间与内皮细胞的活性有直接关系，即保存时间越短其内皮细胞活性越好；供体年龄越年轻，内皮细胞密度越大，活性也越好；另外，处理、保存和移植过程中机械性损伤植片内皮细胞也是影响植片内皮细胞的活性的重要因素。

PKP 术后植片内皮细胞的动态变化：PKP 术后由于受各种并发症的影响，植片内皮细胞呈下降趋势。Mishima 认为，PKP 术后植片内皮细胞的下降速度较正常人随年龄的生理下降速度为快。一般认为，PKP 术后 1 年内植片内皮细胞下降较快，一年后植片内皮细胞密度趋于稳定，植片持续透明。

PKP 术后的眼压及排斥反应对植片内皮细胞的活性和密度有直接影响，尤其是术后 1~6 个月免疫排斥发生率较高，特别是内皮型排斥反应。待内皮细胞的密度降到一定程度，即可发生内皮细胞失代偿，这是穿透性角膜移植失败的主要原因。若能及时发现和治疗免疫排斥反应，植片多能保持透明，1 年后植片内皮细胞的密度、数量和活性恢复到正常生理性下降范围，植片可保持数年乃至数十年透明。

第二节　穿透性角膜移植治疗角膜化学伤

一、手术原理

角膜化学伤包括酸、碱及其他化学物质所致的角膜损伤，是角膜盲的主要原因之一，尤其是碱化学伤，对角膜的损伤常呈进行性侵入性加重，最终使角膜严重血管化，属于高危角膜移植病例。

通过穿透性角膜移植手术，置换角膜中央及视轴部病变组织，恢复角膜的透明性，使物体的反射光线能够进入眼内达视网膜，形成视觉，可达到恢复视力之目的。

二、手术适应证

1. 角膜碱性化学伤　碱性化学物对角膜组织的损伤多表现为进行性侵入性损害，即不断向深层组织渗透，可达角膜全层，甚至进入前房。有经验的角膜病医生在角膜碱化学伤早期就采取积极的抢救措施，尽快清除局部的碱性物质，必要时行全板层角膜移植术，如果角膜内皮未受累，即可恢复较好视力；若角膜全层受累，需行穿透性角膜移植。严重碱化学伤晚期病人常伴有睑球粘连和角膜血管化，视力多为光感。一般主张行穿透性角膜移植术前，应先做改良基地性板层角膜移植，但术后极易发生免疫排斥反应。笔者认为改良基地性板层角膜移植术后新生血管控制不良者，或首次穿透性角膜移植失败者，可考虑行穿透性人工角膜移植手术（图 18-15~ 图 18-19）。

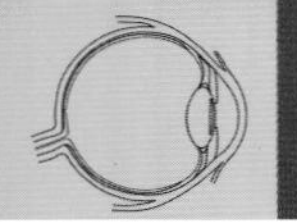

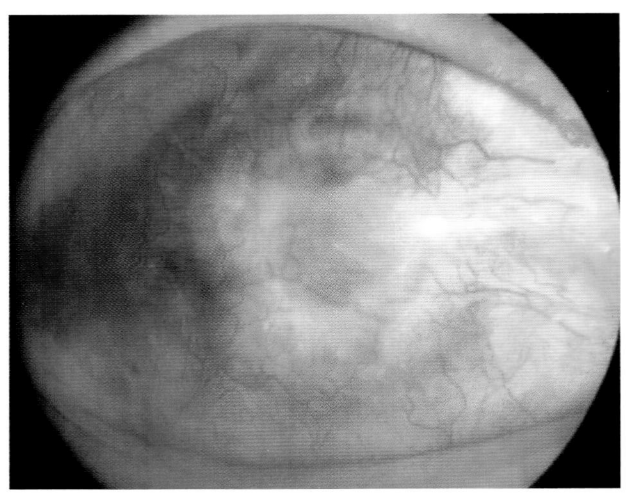
图 18-15　角膜碱性化学伤，角膜血管化

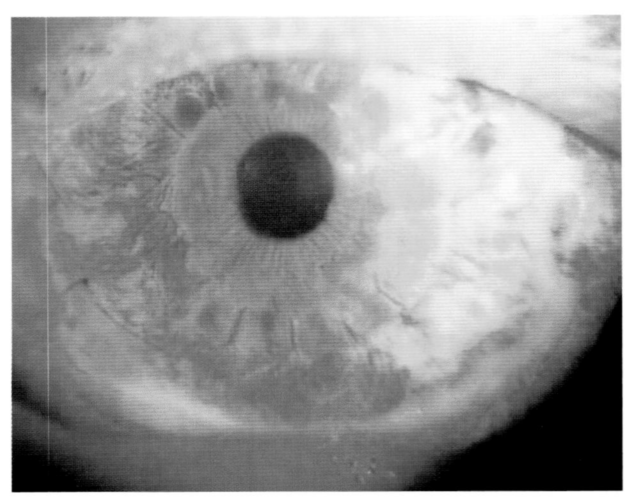
图 18-16　角膜碱性化学伤，穿透性角膜移植手术后

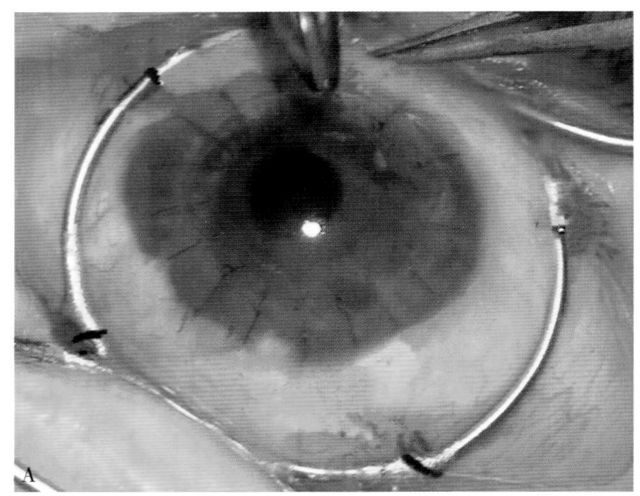

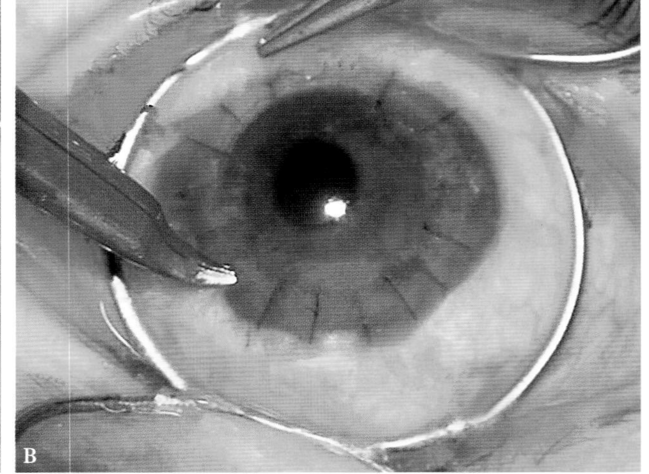

图 18-17　穿透性角膜移植手术后，埋藏线结

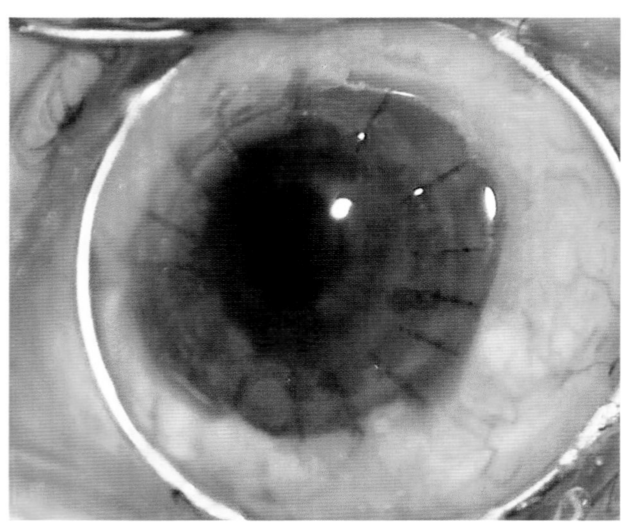
图 18-18　术毕

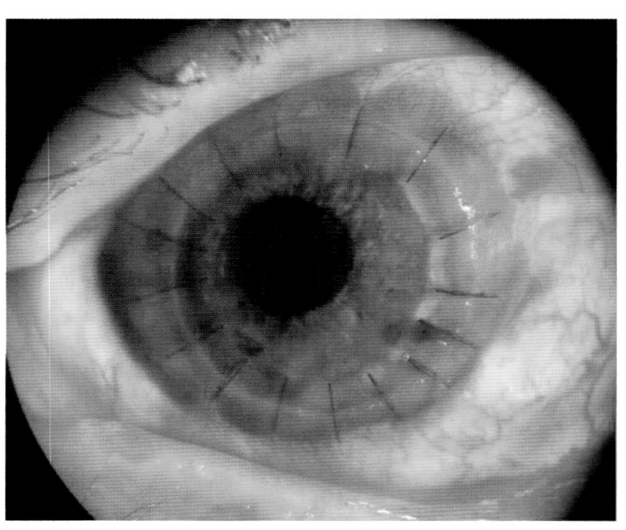
图 18-19　术后 10 天，植片透明

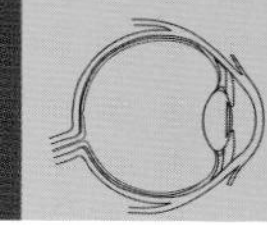

2. 角膜酸性化学伤 酸性物质溶于水,不溶于脂肪,当酸与角膜组织接触时,可使蛋白质凝固,从而形成一层凝固蛋白膜,以防止酸性物质继续向深层组织侵害。故单纯角膜酸化学伤后,其深层角膜基质多是透明的,一般不需行穿透性角膜移植。如角膜爆裂伤合并有酸性化学伤时,深层角膜基质常常受累,导致角膜全层混浊,最终形成角膜白斑。此时就需做穿透性角膜移植了(图 18-20~ 图 18-25)。

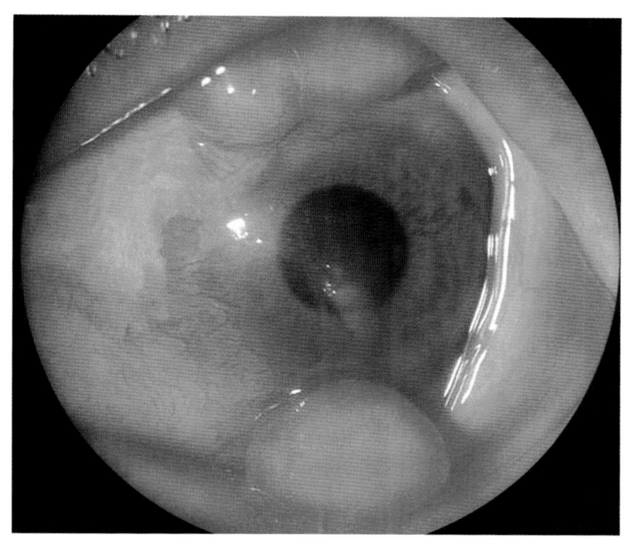

图 18-20 角膜酸性化学伤,肉芽增生

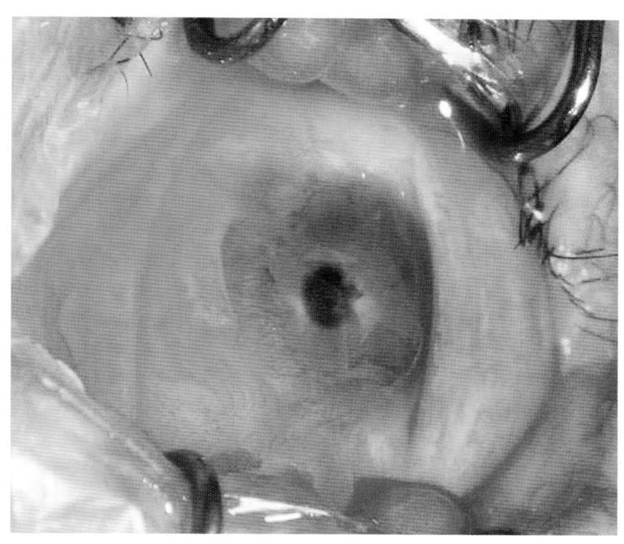

图 18-21 角膜酸性化学伤,肉芽切除术后

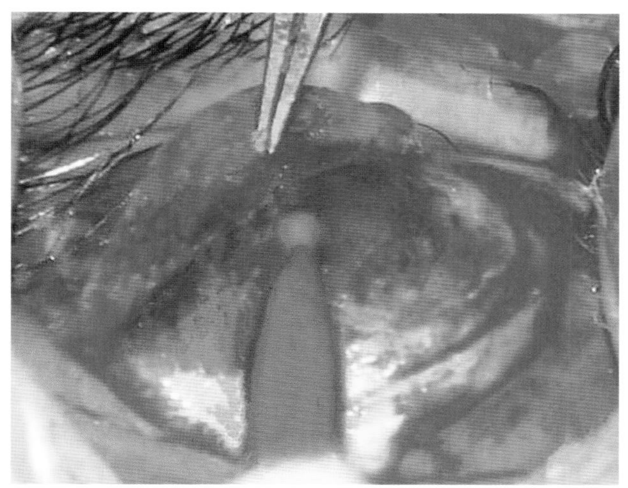

图 18-22 眼酸性化学伤,切除板层角巩膜组织

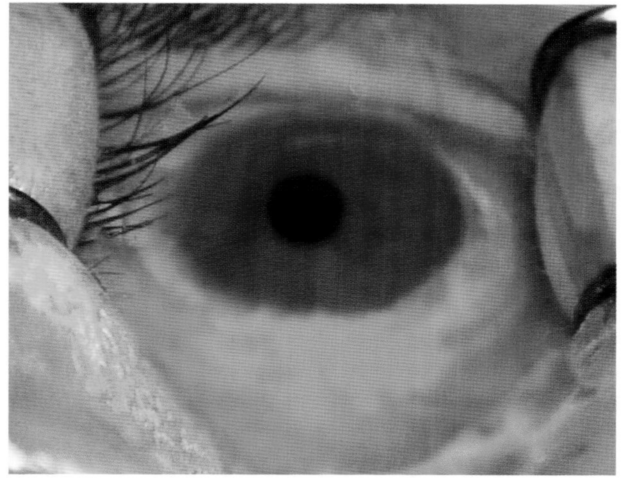

图 18-23 眼酸性化学伤,切除浅层增生组织,植床透明

三、手术技巧

1. 麻醉 局部麻醉是穿透性角膜移植成功的关键步骤,笔者首推双路球后联合眼轮匝肌浸润麻醉,球结膜下浸润麻醉也是必不可少的。由于角膜碱性化学伤常合并有大量新生血管,充分的麻醉是必需的。

2. 软化眼球 角膜化学伤性白斑一般面积较大,故植床孔较大,充分软化眼球可增加手术中的安全性,是十分重要的。术前 30 分钟静滴 20% 甘露醇 250ml;浸润麻醉后按摩软化眼球,压力控制在 40~50mmHg,每次加压 8~10s,放松 2~3 分钟,15 分钟后即可达到软化眼球的目的。

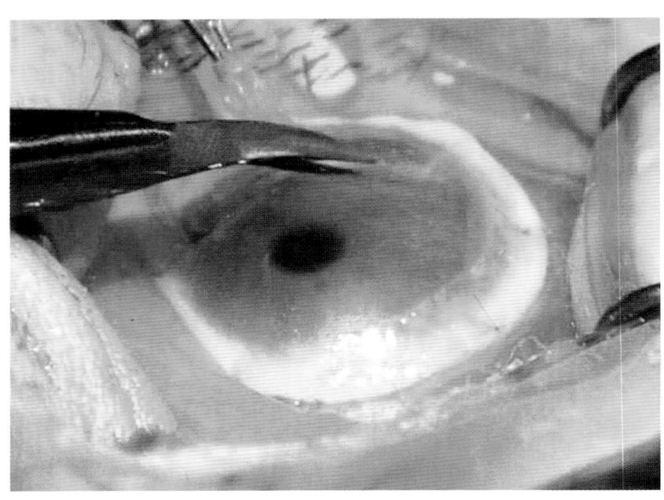

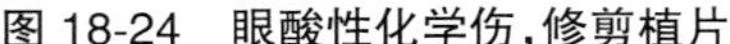
图 18-24　眼酸性化学伤，修剪植片

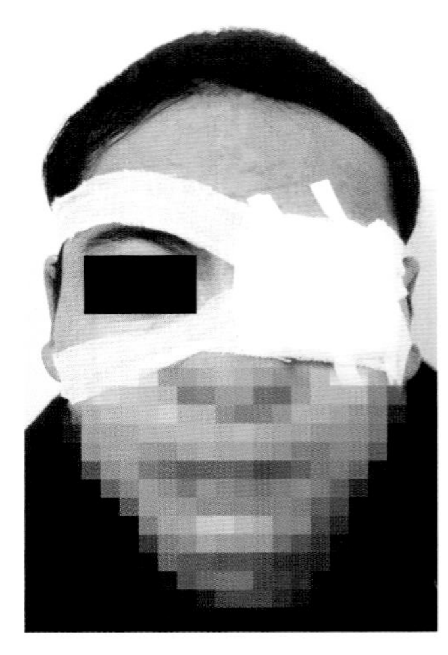

图 18-25　眼酸性化学伤，术毕加压包扎

3. 眼球固定　眼球固定有利于角膜移植的顺利进行，主要有以下几种方法。

Flieringa 环：开睑器开睑后，根据植片大小选择适宜的 Flieringa 环，一般缝合 4 针固定，上下 2 针兼固定上、下直肌，从而固定眼球，便于角膜定位。

多功能开睑器：杨朝忠发明了一种多功能开睑器（专利号：92219444。其主要优点在于①开睑与固定眼球同步进行；②开睑以上、下眶缘为支撑，不压迫眼球，并可调节角膜环轻提眼球，从而降低眼内容脱出的风险。

改良 Flieringa 环：开睑与眼球固定于一体，一般分大、中、小号，根据具体情况选择，使用非常方便。

4. 制作植床

(1) 植床大小的确定：植床直径的大小应视角膜病变的性质及范围而定。无血管化的角膜白斑，植床直径以完全去除病变为原则。轻度血管化的角膜白斑，植床直径选用以保证光学效果的最小值，以最大限度的减少免疫排斥反应。重度血管化的角膜白斑，可行铆钉形植片之植床，即中央为穿透、周边为板层的植床。

(2) 植床中心定位：植床的中心应位于角膜光学中心，相当于瞳孔中心。偏心植床影响光学和增视效果。

(3) 植床的钻切：用负压环钻钻切植床时，一般不易发生斜切、深浅不一、虹膜和晶状体损伤等。若用普通环钻，首先保持环钻与角膜垂直，所施压力要均匀，尤其是在旋转手柄时要掌握一些要领：一般先行顺时针旋转 1/3 周，然后再逆时针旋转 1/3 周，重复 2~3 次后提起环钻，检查钻切深度，如不足 1/2 角膜厚度，应再次钻切；如钻切深度已达 3/4~4/5 时，停止钻切，用尖刀顺切缘穿刺入前房。对于有经验的角膜移植医生，也可直接钻切透全厚角膜，但往往是在某一钟点先穿透前房，此时有房水溢出，并有落空感，瞬间提起环钻，以免伤及虹膜和晶状体。

(4) 植床剪切：钻透或切透角膜后，前房常很快消失，为增加手术的安全性，进一步缩小瞳孔是必要的，这时可向前房内注入 0.01% 卡米可林（Carbachol）0.2ml，待瞳孔缩小至 1~2mm，再向前房内注入黏弹剂（Healon）形成前房。先用右角膜剪逆时针方向沿环钻切口剪切 1/2 周；然后再用左角膜剪顺时针方向沿环钻切口剪切另外 1/2 周，即完成植床或植孔制作。

5. 制作植片　环钻钻取或刻切角膜植片同常规角膜移植。

6. 缝合　用角膜托板将植片盖在植床上，10-0 尼龙线间断缝合 4 针，第 1 针用角膜固定镊（双齿）缝合较好，先缝 12 钟点位，然后对称缝合 6、3、9 钟点位。缝合 4 针后，植片表面即呈正方形皱褶，说明缝合均匀。接着进行对称间断补充缝合至 16~20 针达水密。也可连续缝合，同样可达到水密目的。

新生血管较多的植床，缝合时要注意避开粗大的新生血管，一是避免出血，二是减少术后免疫排斥反应。

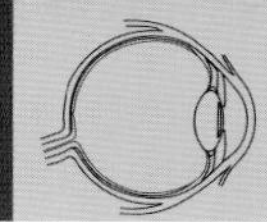

7. 前房形成　完成缝合后，一般用 BSS 即可成功形成前房，若前房形成有困难或有出血，可用少量黏弹剂帮助形成前房，也利于植床创缘的止血。

四、术中并发症及其处理

1. 球后出血　球后浸润麻醉时，注射针头损伤血管可引起球后出血，出血量多时可导致眶压升高，继而眼内压增高。眼内压增高会带来许多风险，如完成植孔时，虹膜、晶状体和玻璃体会前凸，轻者增加缝合难度，重者可发生眼内容脱出，包括晶状体、玻璃体脱出。故遇有球后出血者，应停止手术为上策。

2. 植床出血　植床新生血管较多者，钻切时常有少量出血，此时，不要用肾上腺素止血，因肾上腺素可使瞳孔散大；更不要烧灼止血，以免灼伤组织或引起组织收缩导致更大散光。用甲壳素衍生物之术益纱或止血愈创纱有助于创面止血（图 18-26、图 18-27）。

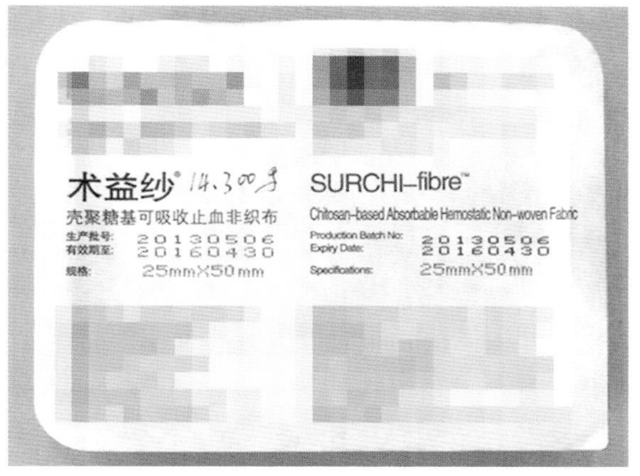

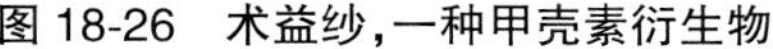
图 18-26　术益纱，一种甲壳素衍生物

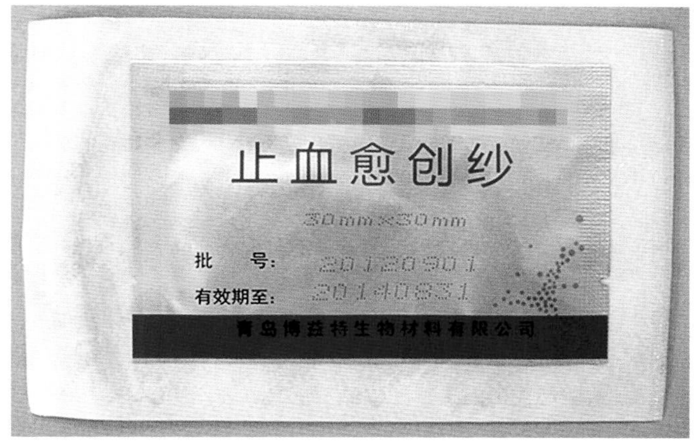

图 18-27　止血愈创纱，一种甲壳素衍生物

3. 眼内出血　钻切穿透植床时，因房水外溢，眼压突然降低，视网膜血管扩张出血时有发生，一般多不严重。如发生脉络膜上腔出血则较严重，此时应立即关闭切口，中止手术。

4. 虹膜损伤　钻切穿透植床时，如用力过猛，钻刃可损伤虹膜，引起虹膜出血；严重者可环形切断虹膜，甚至损伤下面的晶状体。发生虹膜切断时，可用 11-0 尼龙线缝合虹膜。

5. 晶状体损伤　钻切损伤晶状体致晶状体破裂时，应囊外摘除晶状体，二期植入人工晶状体。

五、术后并发症及其处理

1. 出血　角膜化学伤常合并较多新生血管甚至血管化，术后可有活动性出血，尤其是眼压较低时，出血可进入前房，量少时可自行吸收，前房积血多时，多不能自行吸收，应及时冲洗清除。

2. 继发性青光眼　围术期眼压不易测量，故主要依据病人的症状和指试眼压，眼压高并有症状者，多因术中用黏弹剂辅助形成前房所致，要及时给予降眼压治疗，如静脉滴注 20% 甘露醇等，一般 3~5 天即可控制。

术后因虹膜粘连或房角粘连致眼压持续不降，即为继发性青光眼，这就需行抗青光眼手术治疗，如复合小梁切除术。

3. 手术后浅前房的原因　主要有虹膜广泛前粘连、植片太小等，如果眼压正常，可不予处理；眼压持续升高，则按继发性青光眼处理。

4. 免疫排斥反应　PKP 术后免疫排斥反应的发生时间、原因、临床表现及预后各异，应注意观察，认真检查，明确病因，确定免疫排斥类型，进行有效的治疗，详见有关章节。

六、临床评价

1. 视功能恢复评价　角膜化学伤所致角膜白斑 PKP 术后视功能恢复的快慢、程度、远期效果等视具体情况不同而不同。酸性物质所致角膜白斑，其损伤较轻，新生血管较少，PKP术后的视功能恢复较快而好。碱性物质所致角膜白斑，损伤较重，新生血管较多，PKP术后的视功能恢复较差，多由术后免疫排斥反应所致，其排斥发生率高达65%。

2. 美容效果　穿透性角膜移植治疗角膜化学伤的近期美容效果一般是不错的，满意度可达到90%以上；但是，由于化学伤所致角膜白斑面积大，常累及全角膜；施行全角膜移植，日后的免疫排斥反应就高。碱性物质所致角膜白斑，新生血管较多，属于高危角膜移植，其术后排斥反应发生率更高；若控制得好，尚能保持植片透明；另外，施行铆钉状角膜移植，周边板层部分进行层间染色，可明显改善外观。

3. 植片的命运　穿透性角膜移植治疗化学伤性角膜白斑的首要原则是选择新鲜供体角膜，故近期临床效果一般较好，新生血管较多者远期效果较差。移植后植片的命运主要与以下因素有关。

植片内皮细胞的活性：供体角膜材料的新鲜程度主要决定于内皮细胞的活性，一般认为，供体角膜材料离体时间越短其内皮细胞的活性越好；供体角膜材料的保存方法和时间与内皮细胞的活性有直接关系，即保存时间越短其内皮细胞活性越好；供体年龄越年轻，内皮细胞密度越大，活性也越好；另外，处理、保存和移植过程中机械性损伤植片内皮细胞也是影响植片内皮细胞的活性的重要因素。

PKP术后植片内皮细胞的动态变化：PKP术后由于受各种并发症的影响，植片内皮细胞呈下降趋势。Mishima认为，PKP术后植片内皮细胞的下降速度较正常人随年龄的生理下降速度为快。一般认为，PKP术后1年内植片内皮细胞下降较快，一年后植片内皮细胞密度趋于稳定，植片可持续透明。

PKP术后的排斥反应对植片内皮细胞的活性和密度有直接影响，尤其是术后1~3个月免疫排斥发生率较高，特别是内皮型排斥反应。待内皮细胞的密度降到一定程度，即可发生内皮细胞失代偿，这也是穿透性角膜移植失败的主要原因。若能及时发现和治疗免疫排斥反应，植片多能保持透明或半透明，1年后植片内皮细胞的密度、数量和活性恢复到正常生理性下降范围，植片可保持数年透明。

4. 再次角膜移植　首次角膜移植因免疫排斥反应而失败者，可再次角膜移植。再次角膜移植所面临的主要问题还是免疫排斥反应问题。对于高危角膜移植，手术后长期应用免疫抑制剂是控制免疫排斥反应的主要手段。对于严重的碱性化学伤引起的角膜血管化，角膜移植失败后可考虑行人工角膜移植术。

第三节　儿童角膜移植

一、手术原理

儿童角膜混浊可因其正处于发育阶段的视网膜得不到足够光线的刺激，导致形觉剥夺性弱视，而这种弱视常常是不可逆的。因此，儿童角膜移植术能去除混浊的角膜，建立视觉通路，使儿童的视觉发育得到保证。

对灵长类的研究提示在早期的皮质发育期间，模糊不清的视网膜图像可使其产生不可逆的弱视，其解剖学基础是膝状体核的改变。婴儿的固视反射通常在2~4个月时建立，因此有明显角膜混浊的婴儿应在1~2个月之内行角膜移植术，以使患儿早日获得视觉功能的发育。

由于儿童眼球的解剖特性和小儿的不合作，使儿童角膜移植的难度大于成人，而小儿角膜移植术的术中操作、术后处理以及预后也与成人有许多不同。本节将围绕小儿角膜移植手术适应证、术前准备、外科技术、术后处理、手术并发症、临床效果等方面进行阐述。

二、手术适应证

1. 先天性角膜混浊

先天性角膜白斑（图18-28）

先天性硬化性角膜（亦称先天性巩膜化角膜）

先天性遗传性内皮营养不良

角膜皮样瘤（图18-29）

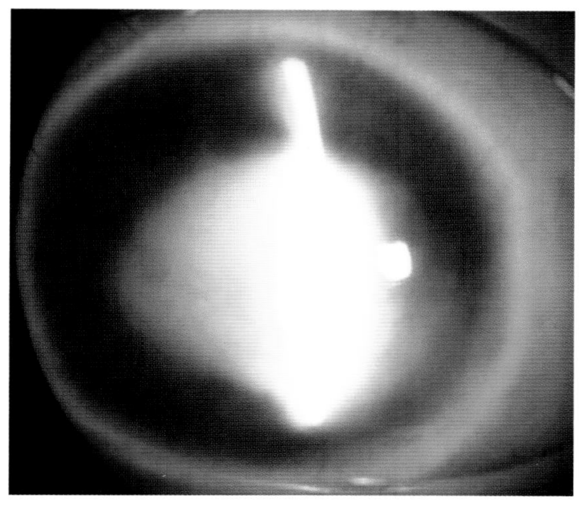

图 18-28　先天性角膜白斑

图 18-29　角膜皮样瘤

产钳损伤、后弹力膜破损而引起的角膜混浊。

2. 后天性角膜混浊

疱疹性角膜炎反复发作后（图 18-30）

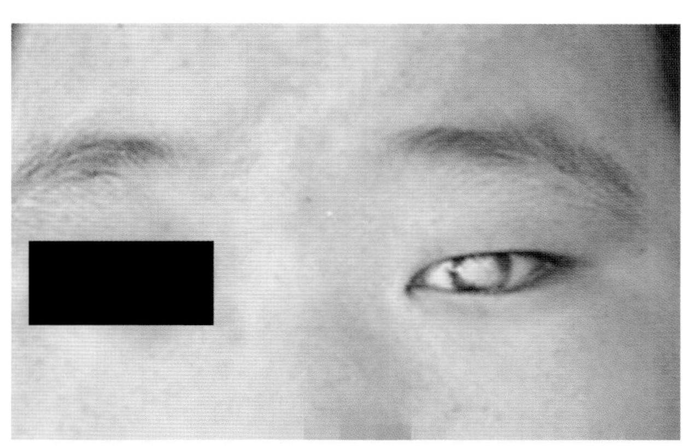

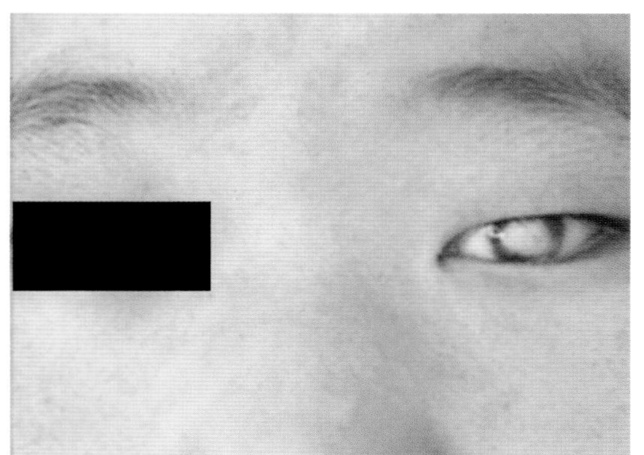

图 18-30　疱疹性角膜炎反复发作后白斑形成

3. 新生儿淋菌性角膜炎

4. 眼外伤（图 18-31、图 18-32）

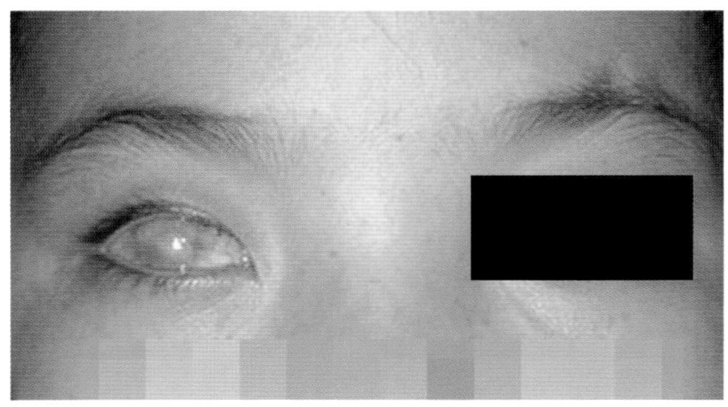

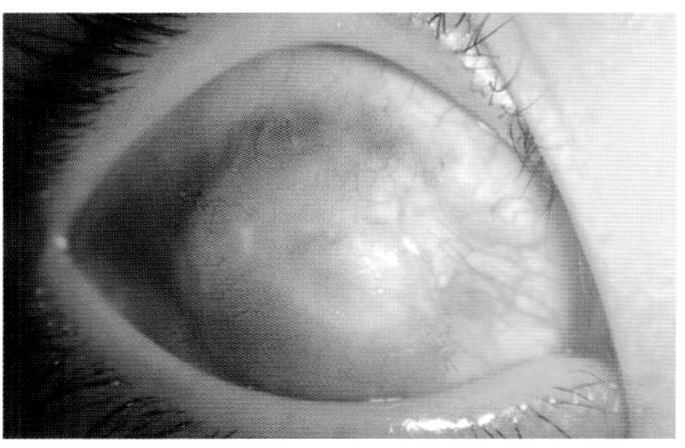

图 18-31　眼外伤后角膜白斑

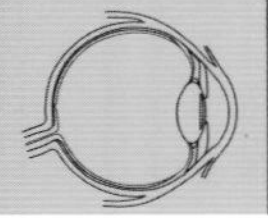

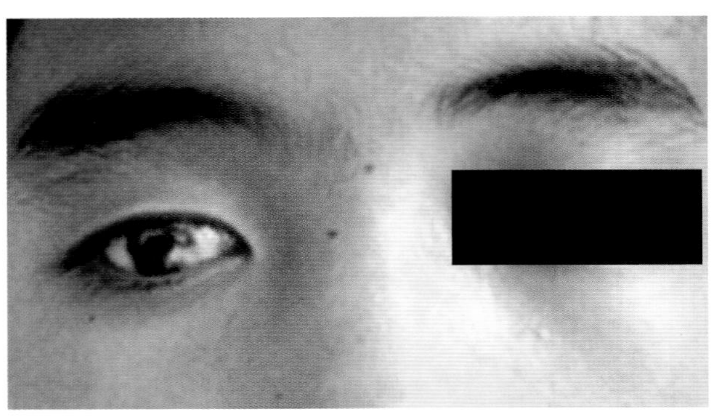
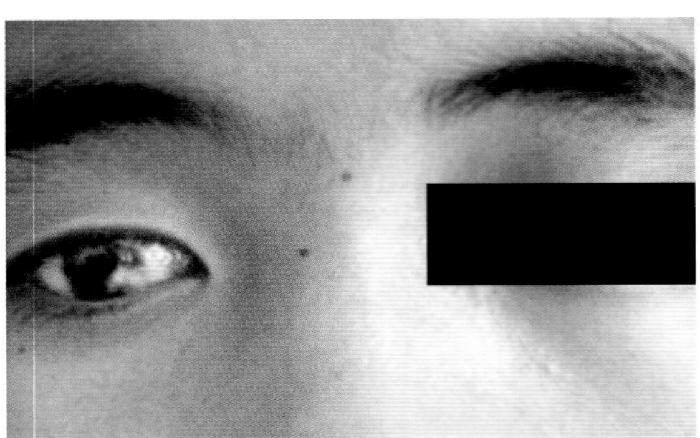

图 18-32　眼外伤后眼球萎缩，角膜混浊

5. 暴露性角膜炎
6. 青光眼多次手术后引起的慢性角膜水肿
7. 圆锥状角膜

三、手术禁忌证

1. 活动性角膜炎以及眼球内或眼球周围的感染和炎症未被控制。
2. 未能控制的先天性青光眼。
3. 引起角膜暴露的眼睑畸形未矫正者。
4. 泪液分泌不足。

四、术前准备

术前必须做全面的眼科检查，包括视力检查、屈光检查、测量眼压、角膜的裂隙灯显微镜检查、角膜直径测量、检眼镜检查、前房角镜检查等。如果患儿患全角膜白斑，则应行 B 型超声波和 UBM 检查，以进一步了解玻璃体、视网膜和房角的情况。如果无法测定有无光感，应行视网膜电图（ERG）或视觉诱发电位（VEP）检查。对于婴幼儿，必要时应在全麻下进行术前检查。幼儿的视力可通过检查固视性质来估计，也可用分级视觉性眼球震颤（Catford 扫描仪）检查。对于 1 岁以内的婴儿，VEP 可能是检查视力最有效的方法。

五、外科技术特点

小儿角膜移植具有以下特点（图 18-33~图18-35）：

1. 应在全麻下进行手术　需有经验的小儿麻醉师施行麻醉，以保证手术过程绝对安静，镇痛效果好。氯胺酮可使眼压增高，应用时应加以注意。

2. 术中使用 Flieringa 环或眼球固定环　由于婴幼儿巩膜硬度较低，使用眼球固定环有助于维持眼球形状，防止晶状体、玻璃体脱出等并发症发生。

3. 做植孔时，如有虹膜 - 晶状体 - 角膜粘连，应仔细分离，避免损伤晶状体；若晶状体混浊，可行晶状体囊外摘除联合人工晶状体植入术（详见本章第 13 节）。

4. 先天性硬化性角膜患者，术中常有出血，需要耐心持续冲洗和局部应用肾上腺素，或应用甲壳素衍生物 - 愈创纱局部止血。

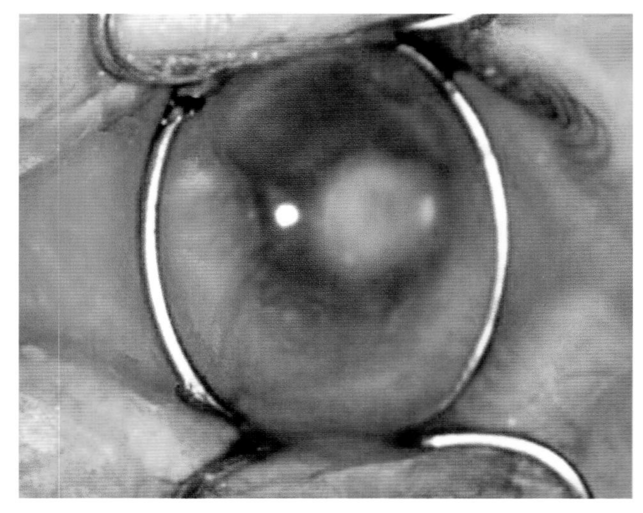

图 18-33　术中使用眼球固定环

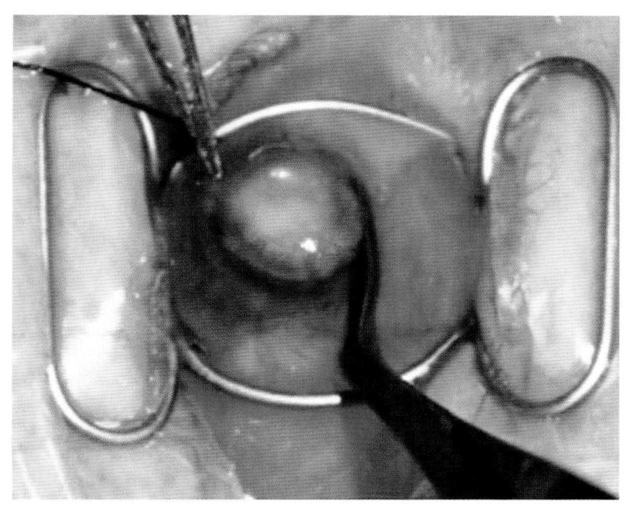
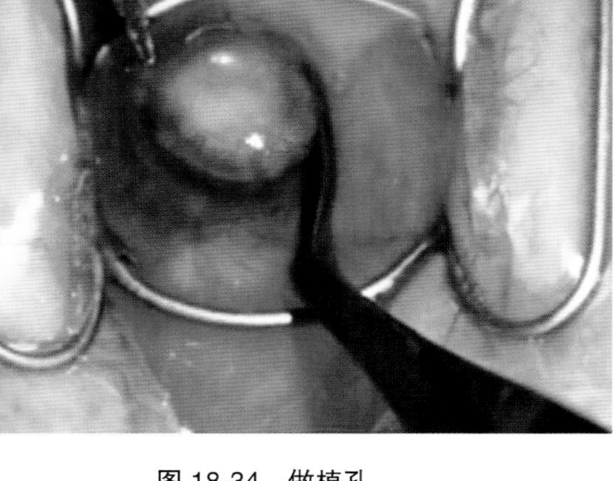

图 18-34　做植孔

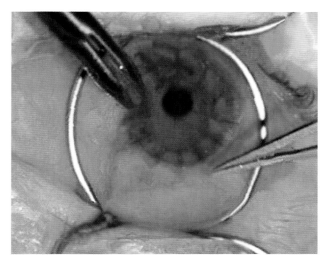

图 18-35　间断缝合 12 针

5. 做植片　供体植片应选 5 岁以上(以 15~20 岁为佳)者。因婴幼儿角膜组织质软易水肿,不易缝合。植片一般应大于植床 0.5mm。

6. 缝合　多用 10-0 尼龙线间断缝合(图 18-36),以便进行缝线调整和早期拆除松脱的缝线。

7. 手术结束时,常规球结膜下注射抗生素和糖皮质激素。使用眼罩和绷带包扎,并将其肘部固定,以免自伤术眼。

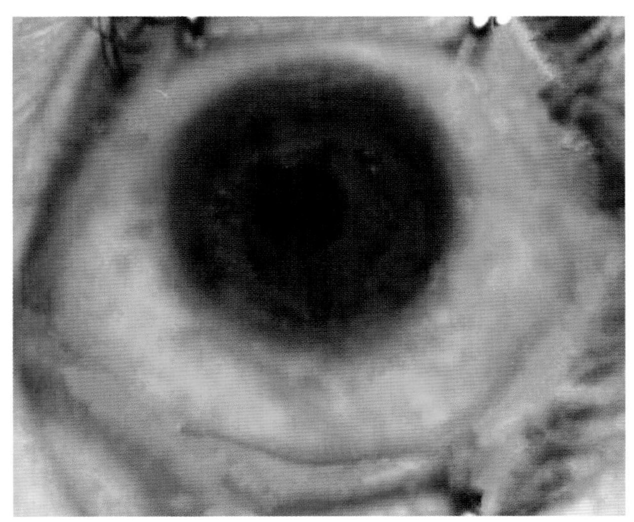

图 18-36　间断缝合

六、术后处理

1. 换药及检查　因为在手术结束前已经给予结膜下注射抗生素,所以术后第 1 次换药可在术后第 2 天或第 3 天进行。在医生检查前 5 分钟,应该先去除眼罩和绷带,以便患儿适应外界光线。5 分钟后,再用手电照射患儿眼部。移植片上皮愈合后,尽早开放点眼。儿童角膜移植术后处理需要相当的耐心,常需要在全麻下进行眼压的测定,对移植片的透明度、前房和眼底情况应进行详细检查。

2. 拆线　儿童穿透性角膜移植可较成人提早拆线。2~3 个月的婴儿可早至术后 4 周拆除角膜缝线,3 个月 ~1 岁的婴儿可在术后 6~8 周拆除角膜缝线。所有松脱的缝线应在发现后立即拆除。因为松脱的缝线可刺激术眼,并可能引起感染和移植片新生血管形成以及移植排斥反应。由于术后创缘愈合较快,缝线在早期就可以松脱,应及时拆除松脱的缝线,这也是为什么应用间断缝合的一个理由。

3. 指导患儿的父母　注意观察术眼有无结膜充血、移植片混浊、黏性物附着在松脱的缝线上等,患儿有无畏光、不愿睁眼等,这都提示眼科医生应进一步检查,以明确有无术后并发症。

4. 视力康复和弱视治疗　要使患儿父母认识到:小儿角膜移植术后仅是术眼视力康复的开始,术后还需艰苦的弱视训练和细心的监护,尽力使患儿恢复良好的视觉功能。对术后患儿应尽早进行屈光检查,给患儿配戴合适的矫正眼镜,并尽早采用遮盖疗法和其他弱视治疗方法。无晶状体眼的患儿应配戴 +20.0DS 的眼镜。在提供严格的管理下,术后 6 周或拆线后 2~3 周可配戴接触镜。婴幼儿配戴接触镜有一定危险性,必须指导患儿父母注意观察术眼有无炎症反应和注意镜片的清洁,待患儿适应了

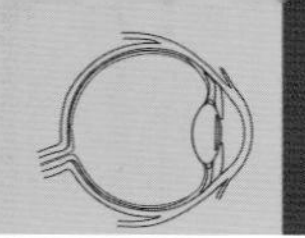

接触镜，应采用遮盖疗法遮盖健眼。患儿还需定期复查，随着患儿年龄的增长，根据屈光度以及视力变化而经常更换眼镜度数和调整遮盖健眼的时间。对术后无晶状体眼的儿童，若矫正视力较好，可二期植入人工晶状体。

七、术后并发症及处理

小儿角膜移植术与成人相比，术后并发症的发生率明显增高，包括术后植片感染、角膜溃疡、移植片的排斥反应、脉络膜出血、继发性青光眼、外伤所致角膜伤口裂开、眼球萎缩等。

1. 免疫排斥反应　术后免疫排斥反应以内皮型及实质型排斥反应较多，上皮型排斥反应者次之。然而儿童角膜移植免疫排斥反应，无论哪一型，均无明显的免疫排斥线。尤其应注意的是儿童术后发生免疫排斥反应较难控制，应用免疫抑制剂治疗的效果远较成人差（图 18-37~ 图 18-40）。关键是要加强术后监护，及时使用免疫抑制剂及抗生素眼药水，以减轻手术反应和血管新生。注意临床观察，并指导患儿父母密切观察，发现排斥反应迹象，及时足量给予免疫抑制剂，以及早控制免疫排斥反应。

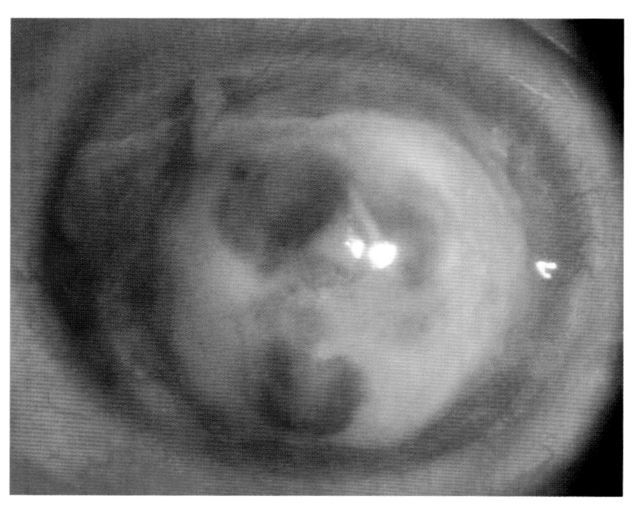

图 18-37　角膜移植术后免疫排斥反应，植片溶解

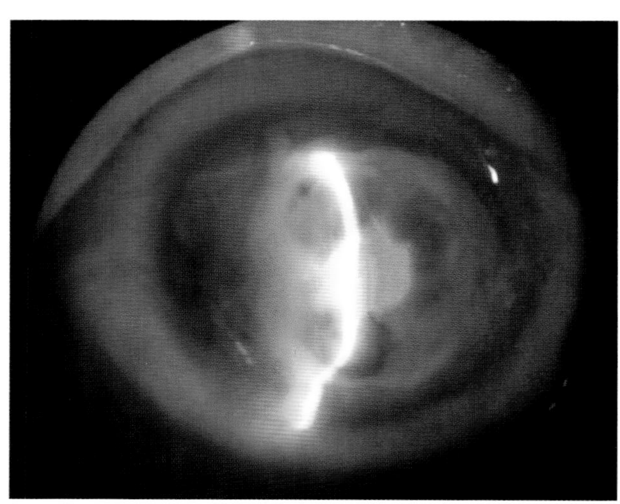

图 18-38　角膜移植术后免疫排斥反应，植片溶解穿孔（裂隙相）

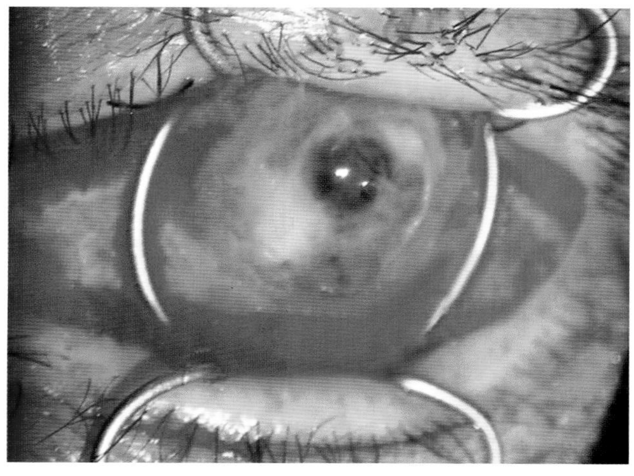

图 18-39　角膜移植免疫排斥反应，植片溶解穿孔，需再次手术

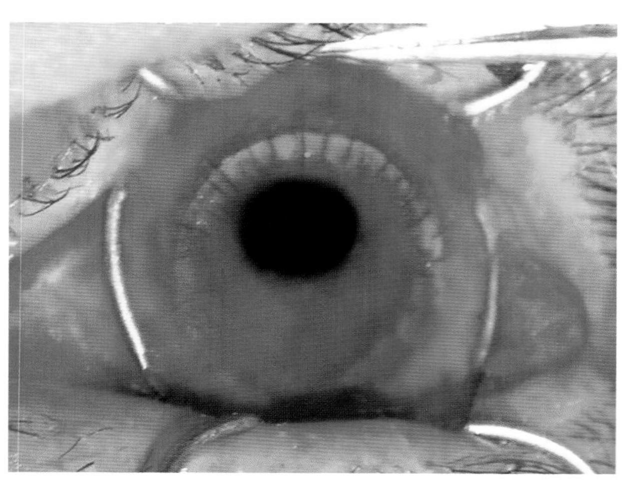

图 18-40　角膜移植免疫排斥反应，植片溶解穿孔，需再次手术

2. 继发性青光眼　此是移植片混浊最常见的原因之一。角膜移植片越大，发生继发性青光眼的可能性就越大（图18-41~图18-44）。另外婴幼儿眼组织硬度低、弹性大，患儿眼球切开时，晶状体和虹膜很容易前移、隆起，虹膜前粘连发生率高，易继发青光眼。为了防止术后因瞳孔阻滞而继发青光眼，术中应做虹膜周边切除术。术后如果眼压升高，局部可用降眼压药。

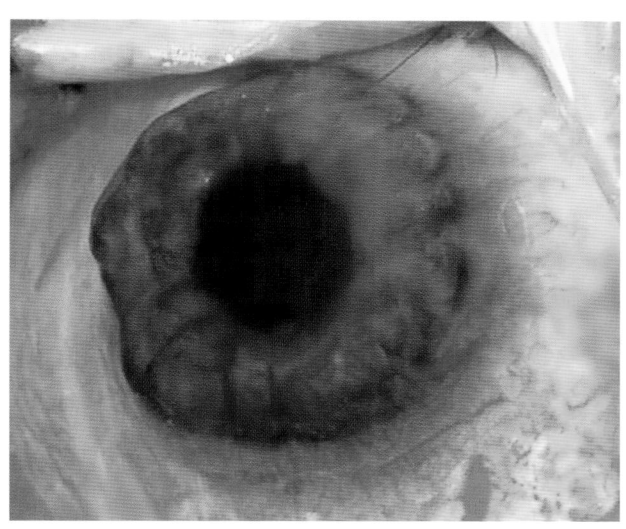

图18-41　少年儿童角膜移植术后植片溶解，前房消失继发青光眼

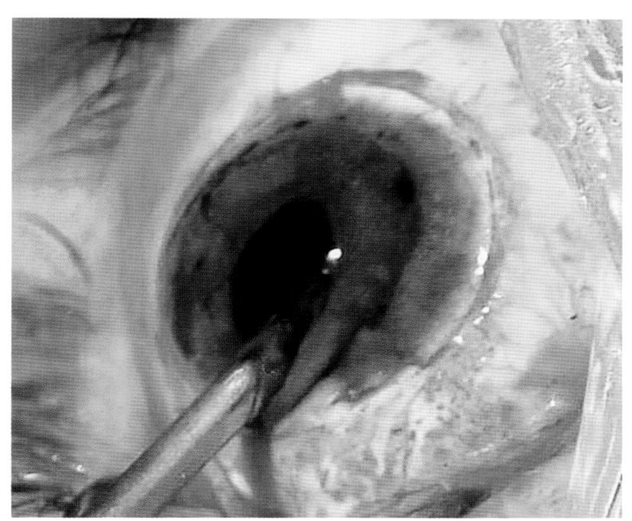

图18-42　再次角膜移植，摘除晶状体，切除前部玻璃体

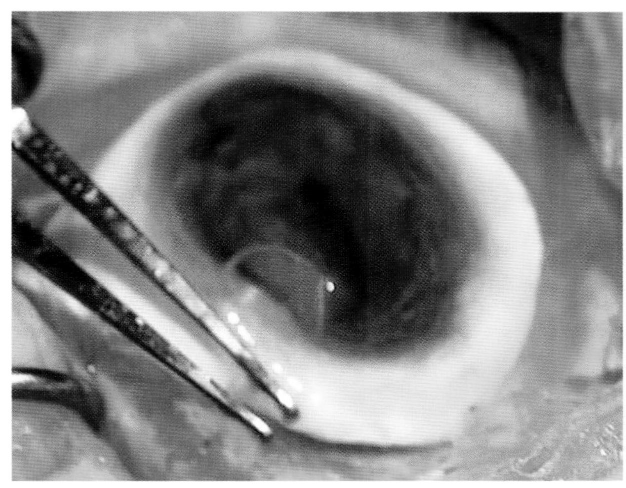

图18-43　再次角膜移植，移植带巩膜全角膜片

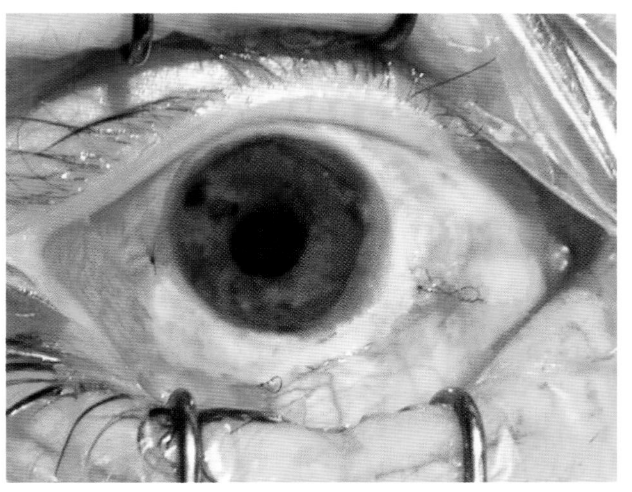

图18-44　上例眼前节重建术毕

其他并发症与成人相似，参见有关章节。

八、临床效果

为了获得较好的手术效果，术前应对儿童手术预后进行估计。Cowden等认为，后天性角膜白斑（如单疱、外伤、圆锥状角膜等）、已控制眼压的青光眼所致的角膜水肿、年长儿童和未合并白内障的有晶状体眼，手术预后较好。有新生血管的角膜白斑、无晶状体眼或穿透性角膜移植联合白内障摘出或联合玻璃体切割术，较年幼儿童预后较差。预后最差者为角膜穿孔、活动性炎症或感染和先天性角膜混浊的婴儿。

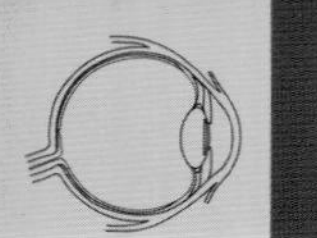

儿童穿透性角膜移植术后视力恢复较成人为慢，预后亦较成人差。其原因是：①婴幼儿眼组织硬度低、弹性大，角膜移植手术难度大。②术后并发症发生率高。儿童的角膜伤口愈合快；新生血管形成以及角膜移植后的免疫排斥反应比成人发生较早，且较难控制。③患儿常常伴有不可逆的弱视而限制了术后患儿视力的提高。因此小儿角膜混浊应尽早行角膜移植术，以减少视觉剥夺的时间，术后还需积极进行弱视训练。

1990 年 Cowden 曾报道 50 例（57 眼）3 个月~14 岁儿童穿透性角膜移植术，术后随访 6 个月至 10 年，角膜植片透明率为 56.1%（32/57）。1984 年 Stulting 等报道了 45 眼先天性角膜混浊行穿透性角膜移植术，手术 1 年后植片透明率保持 60%，而后天性角膜混浊手术成功率在 70% 以上。邹留河（1994）报道了 30 例儿童穿透性角膜移植术，术后随访 3 个月 ~3 年，角膜植片透明率仅 46.7%，视力最好为 0.3。作者认为，该组成功率较低的可能原因与患者的病因有关，并提出年龄愈小，术后移植失败率愈高，本组失败率为 53.3%，小于 5 岁者失败率占 80%。

第四节 角膜移植治疗翼状胬肉

一、手术原理

翼状胬肉（以下简称胬肉）是指结膜组织长入或黏附在透明角膜上，形态如昆虫翅膀状的一类病变。临床上根据其发病机制、形态特点及发展过程不同，分为真性和假性胬肉两种。

真性胬肉（图 18-45~图18-49）的确切病因尚不十分清楚，目前多认为与结膜局部长期暴露在阳光、风尘及烟雾环境下有关。在上述致病因素刺激下，睑裂部球结膜下组织发生变性、增生和肥厚，向角膜发展，破坏角膜上皮层；部分严重病例甚至可引起前弹力膜及角膜前基质层的变性、混浊。胬肉以发生在鼻侧睑裂部多见，常为双眼发病，但程度可不一致，亦有单眼双侧发生者，则分别位于睑裂部角膜的鼻侧和颞侧。侵入角膜内的胬肉尖端称为头部，多指向瞳孔区，位于角巩膜缘处部分为颈部，该部与其下组织粘连，球结膜处肥厚宽大部分为体部。临床上根据其充血状态和发展情况，将其分为进行期和静止期。

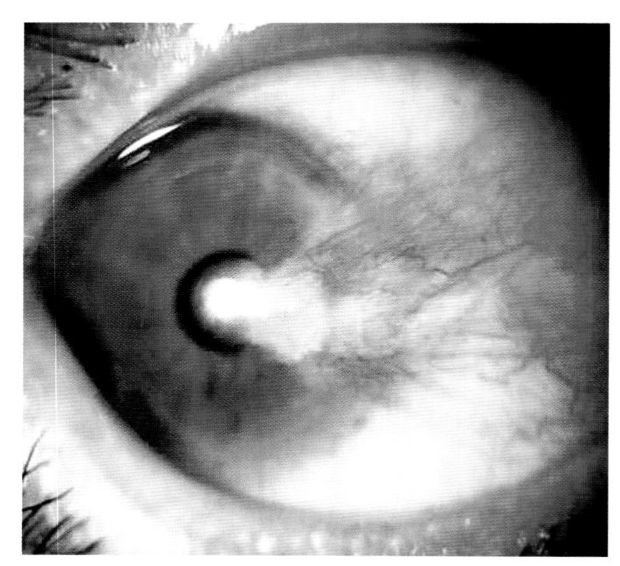

图 18-45 真性胬肉

进行期胬肉的形态特点是胬肉体部肥厚充血，其上血管充盈扩张，表面不平、隆起，胬肉头部膨隆，其前端的角膜处有明显的细胞浸润。病变可侵及前弹力膜和基质浅层，表现为局部水肿混浊。胬肉生长至一定程度可导致角膜变形而引起角膜散光，不透明的胬肉遮盖或部分遮盖瞳孔区可影响视力。静止期的胬肉扁平，呈薄膜状，其下方和附近的角膜透明，无浸润，表面光滑，不充血。此期胬肉大多无进展，但可因某种刺激而进入进行期。

胬肉引起的角膜散光为逆规散光，散光值的大小与胬肉侵及的范围特别是胬肉头部距角膜中心的距离呈正相关，从 0.75D~5.5D 不等。分析其原因，可能是胬肉对角膜局部的压迫牵引和胬肉本身产生的收缩力，使水平经线的角膜直径缩短，导致角膜散光的发生。该现象可用“弹性半球定律”来解释，该定律认为：角膜是以角膜缘为界限的弹性半球。某经线的缩短可使该经线的角膜曲率变陡，屈光力增加，角膜曲率半径变小，而与其垂直的经线曲率变为扁平，角膜屈光力降低。手术切除胬肉可消除或减少角膜散光，恢复视力。曾有 1 例病人，其胬肉顶端侵及角膜瞳孔缘部，视力为 0.2，验光显示 –4.0DC×90°，术后第 2 天

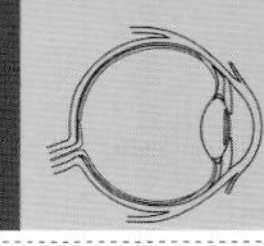

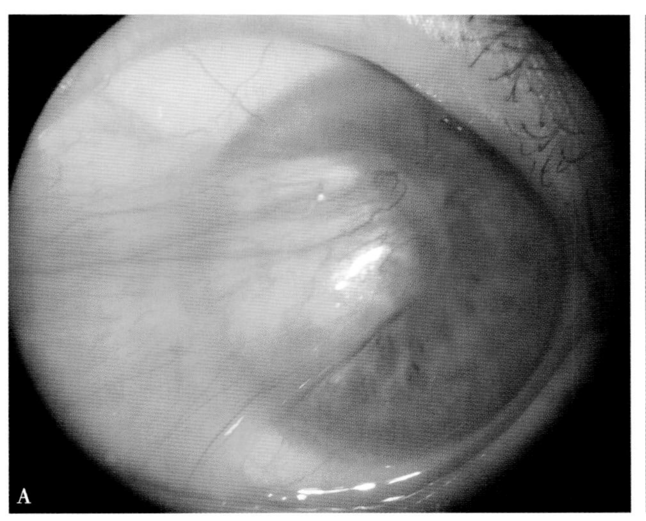

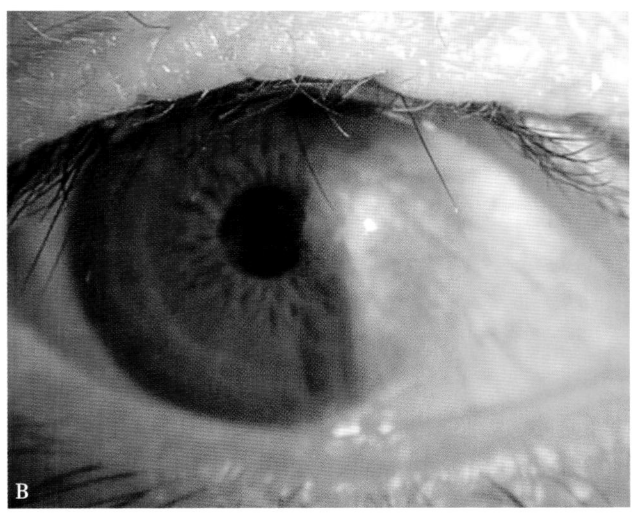

图 18-46　真性胬肉

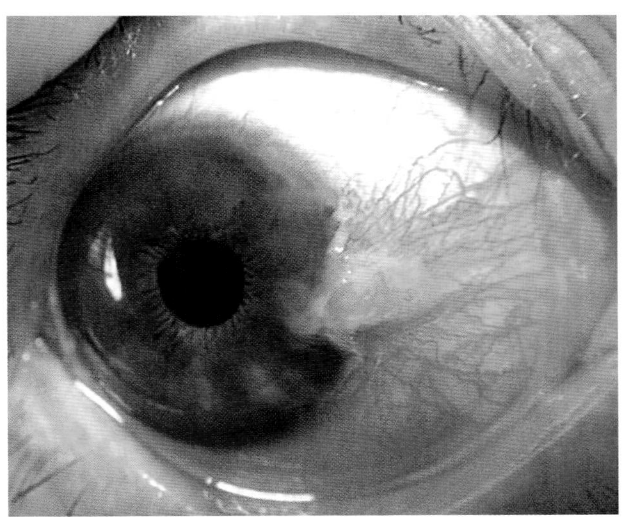

图 18-47　真性胬肉

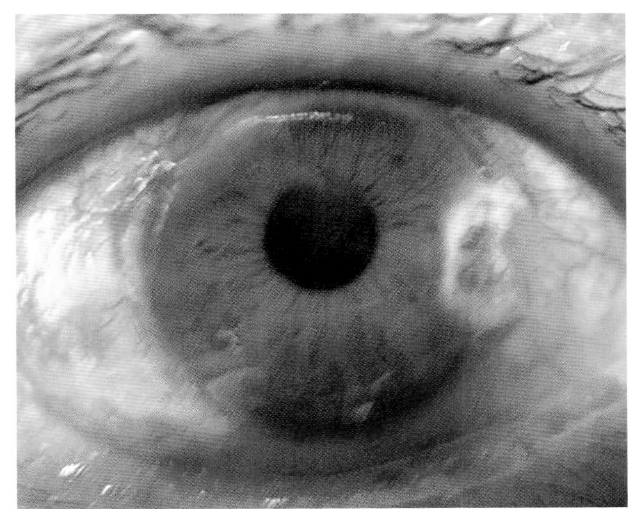

图 18-48　真性胬肉

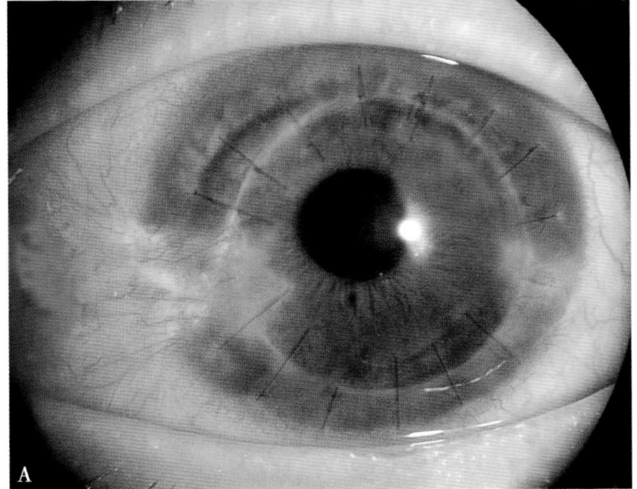

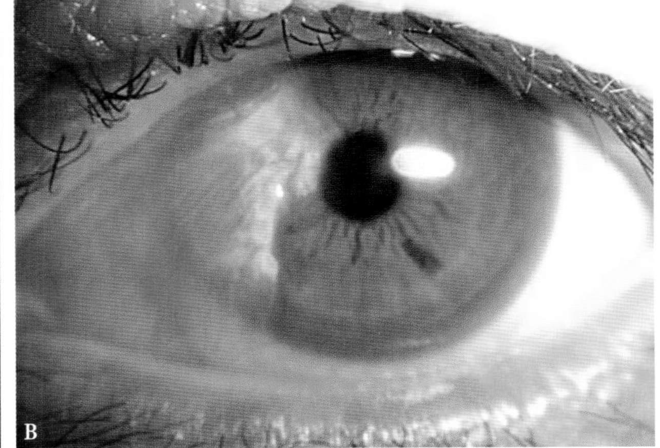

图 18-49　真性胬肉

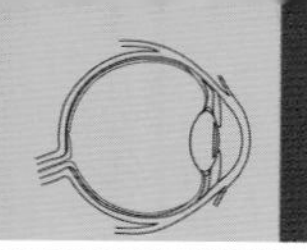

视力增至 1.0，验光为 -0.50DC×92°，视物较前明显舒适。该现象提示我们，胬肉手术的目的不仅是为了美容，对提高视力也有很重要的意义。

近年来，胬肉的病因学研究有了较大的进展。很多学者采用免疫学方法试图揭示该病的起因。目前发现该病除与紫外线照射，风沙、粉尘及花粉刺激有关外，亦与 HLA 的型别有关。根据病变发生于角膜缘这一易于发生变态反应性眼病的部位，与蚕食性角膜溃疡、春季卡他性结膜炎等免疫性眼病具有某些相同的特点，现认为其发病与变态反应有关。柳林等近年对正常球结膜组织与切除的进行期胬肉组织做了免疫学系列研究，发现在正常组织的角膜缘可以见到上皮层由角膜的复层鳞状上皮向球结膜的复层柱状上皮过渡。该上皮层内未见到肥大细胞和淋巴细胞。球结膜的固有层由疏松结缔组织构成，其间有少量淋巴细胞，肥大细胞罕见。而在进行期胬肉组织中，不仅固有层的淋巴细胞、肥大细胞明显增多，而且可见到大量肥大细胞脱颗粒，上皮层内见淋巴细胞浸润。在初发性胬肉组织的头颈部脱颗粒的肥大细胞占肥大细胞总数的 34.5%±10.1%，而复发性胬肉组织头、颈部脱颗粒的肥大细胞占肥大细胞总数为 67.8%±27.0%。由此可以看出，胬肉的发生与复发均与肥大细胞的反应有关，而胬肉组织中的肥大细胞数与淋巴细胞数呈显著的直线关系，提示病变处的肥大细胞反应很可能是由淋巴细胞反应引起，其反应机制可能是由于抗原刺激引起淋巴细胞浸润、增殖与分化，其中 B 细胞转化为浆细胞产生免疫球蛋白所致。

在正常情况下，肥大细胞胞质内有许多嗜碱性颗粒，内含大量生物活性物质，除组胺、5- 羟色胺等外，可能还有纤维母细胞生长因子、新生血管因子以及上皮生长因子等。当发生变态反应时肥大细胞受到刺激，上述活性物质释放，可导致一系列组织病理变化。在胬肉病变处，增殖与脱颗粒的肥大细胞周围，胶原纤维和弹力纤维增生、变性，纤维母细胞增多、聚集、活性增强，这些病理变化可能都是肥大细胞中的生物活性物质释放产生的生物效应所致。在这些物质的作用下，异常增生的纤维细胞合成不成熟的胶原纤维形成透明变性，合成不成熟的弹性纤维形成弹性纤维变性，新生血管因子、上皮生长因子促使新生血管及上皮细胞过度增殖，从而导致胬肉的发生和发展。也有研究发现胬肉组织的实质层内有小淋巴细胞和浆细胞浸润，提示本病与慢性炎症有关。

假性胬肉可发生在任何部位的角膜缘附近，往往是炎症或创伤的结果。在角膜溃疡、烧伤、爆炸伤、化学伤、手术创伤等情况下，球结膜的炎症趋化修补作用使其覆盖到角膜上皮缺失区域，并与之发生粘连；炎症消退后，与角膜粘连的球结膜不能退回原位，而形成伸入角膜的结膜皱襞，呈条索状或三角形或扇形。其特点为在其横跨角巩膜缘处的结膜角膜不粘连，有潜在的腔隙，呈桥状，探针可以顺利通过。另有病史和原发病的表现以供临床鉴别。

目前，胬肉的治疗主要为手术切除。当其接近瞳孔或散光明显而影响视功能及反复充血、迅速生长时，均为手术适应证。正确选择手术时机，是影响术后是否复发的重要因素。在胬肉充血及生长发展时期，不应急于手术，需使用糖皮质激素眼药水点眼，将炎症完全控制后，再行手术为宜。

传统的胬肉手术方法很多，但都存在术后复发率较高的问题，临床报道其复发率高达 20%~70%。临床上采用的胬肉切除暴露法、胬肉移位埋藏法、胬肉切除结膜转位法、结膜移植法等，也都有不同程度的复发率。新近提出的角膜缘部干细胞理论，为胬肉手术方法的改进提供了新的思路。笔者应用病变切除联合自体角膜缘干细胞移植治疗本病，取得了较好的疗效。

角膜缘干细胞具有细胞更新和再生功能，局部受损时可影响结膜的转向分化而发生异常，它在局部和角膜上皮愈合中起重要作用。当因病变侵及受到损害或功能不良时，可出现异常愈合或愈合障碍。可以认为：造成胬肉发生的致病因素在损害角膜缘部组织的同时，对局部的干细胞也造成极大的破坏，致使其功能受损，病变随之发生。角膜缘部干细胞的分布状况：在角膜缘上、下方较多，鼻、颞侧较少，似乎也可以解释胬肉在鼻、颞侧多发的临床现象。当然，球结膜的睑裂暴露部位过多的接受日光中的紫外线、花粉、粉尘等有害因素的刺激也是重要的外因。局部病变切除联合自体带角膜缘干细胞的球结膜移植治疗本病的手术目的是：移植成活的干细胞迅速分裂增殖覆盖病变区角巩膜缘及角膜上皮缺损区，进而逆转基底细胞的异常代谢，阻断蛋白质向氨基酸的生物障碍过程，从而避免和消除玻璃样变性和弹力纤维变性，达到控制术后复发之目的。笔者采用此法治疗 76 例病人，仅一例因术后过度揉眼致移植片脱落而引起轻度复发，行二次手术治愈。

胬肉术后复发的病例，其病情往往较术前加重，表现为胬肉体积增大，生长速度较快，充血明显，受侵及的角膜组织混浊较前加重，部分病例多次手术反复发作可形成睑球粘连，有时病变组织与内直肌粘连，使眼球活动受限并出现复视。对该类病变，单纯的胬肉切除联合结膜转位或结膜移植手术已难以奏效，往往需要联合角巩膜的部分板层移植，极严重病人如病变范围较大或中央视区全层混浊者，应行全板层角膜移植或穿透性角膜移植术。

二、手术适应证

1. 复发性胬肉角膜浅层基质受侵犯而混浊明显。
2. 胬肉术后睑球粘连，影响眼球运动。
3. 胬肉术后复发致角膜中央视区全层混浊而严重影响视力者。
4. 角膜混浊影响美容。
5. 病变相对静息 3~6 个月以上。

三、外科技术及特点

1. 异体角、巩膜板层移植术　手术步骤：①球后或球周浸润麻醉详见有关章节。②分离胬肉，清除结膜下变性筋膜组织。③瘢痕明显的睑球粘连，应于钝性分离粘连后，首先将内直肌暴露，并做牵引缝线，使解剖标志清楚，以免误伤内直肌。④在胬肉侵及范围外 0.5mm 划界，切除 1/3~1/2 厚度的角膜（具体厚度视病变侵及深度而定），并向角巩膜外延伸切除部分病变的巩膜组织。⑤取新鲜或甘油冷冻保存（复水处理后）的眼球，按病变切除区的几何形状，以同样厚度取下角、巩膜移植片，用 10-0 尼龙线间断缝合，埋藏线结。⑥移植片的巩膜部分，可用自体球结膜转位覆盖。⑦结膜下注射庆大霉素 2 万 U+ 地塞米松 2mg。⑧双眼包扎，术毕。

注：病变范围广泛需行全板层角膜移植者，病变侵及中央视区致全层混浊者，需行部分穿透性角膜移植术，手术步骤详见相关章节。

术后处理：①全身应用抗生素和糖皮质激素激素，以防止感染和减轻手术创伤反应。一般常用先锋霉素Ⅳ 0.5g，4/d，泼尼松 20mg，1/d，口服 3~5 天。②术后 48 小时首次换药，观察上皮生长情况，植片上皮化一般约需 3~5 天，上皮化完成后，及时加用典必殊眼药水（0.3% 妥布霉素加地塞米松 5mg）点眼，4/d，持续 2~3 个月。③酌情口服维生素类药物，如复合维生素 B 及维生素 C 等。④术后拆线时间一般为 6~8 个月，可视植片愈合情况提前或延迟拆除，如遇缝线松动，尤其有分泌物附着时，要及时拆除，以免感染形成溃疡或刺激局部胶原酶活性增强致植片自溶。也可根据角膜的散光状况，决定拆线的部位和顺序。

术后并发症及处理：①角膜感染：可发生在植片或植床，是十分严重的并发症，如治疗处理不及时可因此而丧失视力，甚至导致眼内炎毁坏眼球。一般多为手术物品消毒不严或污染，或因术前存在的结膜活动性炎症及慢性泪囊炎未妥善处理所致。因此术前要严格按角膜手术准备，重视器械物品的消毒。一旦发生，应及时采用强有力的措施，其原则同化脓性角膜溃疡。②睑球粘连：术后再度睑球粘连较多见，多因局部瘢痕挛缩或转位结膜瓣愈合不良引起，或见于瘢痕体质者。睑球粘连使眼球运动受限，可造成复视，应在手术的同时，妥善地处理结膜牵引条索，不要轻易地剪除结膜组织，并尽量减少巩膜暴露创面，可降低该并发症的发生率。③角膜瘢痕形成：板层手术如涉及中央视区，层间创面可形成薄翳，植床、植片对接处愈合产生的瘢痕也可不同程度地影响视力。术后早期应用 FML（Fluorometolona）可能会减轻层间瘢痕形成。④角膜散光：板层角膜移植或穿透性角膜移植术后，因受植片剖切厚度、植床植片吻合情况、缝线深度及缝线张力不等情况的影响，术后大部分病人会造成不同程度的角膜散光。可于拆线后，在角膜地形图监测下，行角膜散光手术或准分子激光角膜散光切削术治疗。⑤植片免疫排斥反应：板层角膜移植术后很少发生排斥反应，但常见于接受穿透性角膜移植术的病人，一旦发生，则应用 CsA 及糖皮质激素等治疗，详见相关章节。⑥胬肉复发：板层角膜移植术后胬肉复发很少见，如有复发，则应至少在半年后考虑再次手术。

2. 自体板层角膜移植术（lamellar autokeratoplasty）　按胬肉单纯切除法常规分离胬肉，清除结膜下变性筋膜囊组织及切除胬肉。在巩膜裸露区沿角膜缘上、下剪开球结膜 180°，分别在切口两端做结膜垂直

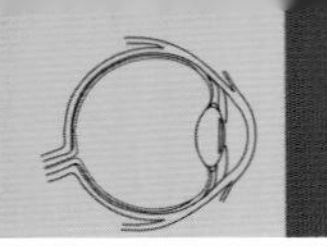

松解切口，分离球结膜下组织，做成两个结膜瓣。然后用 7-0 可吸收线将巩膜暴露区两侧的结膜缘间断缝合。用 6mm 直径环钻在胬肉一侧的角膜上(至少包括 2mm 健康角膜)做弧形划界(深达 1/3~1/2 角膜厚度)，然后用刀片沿角膜缘一侧划界。用角膜镊提切口边缘，用刀片从切口底部开始剖切，直到划界内的板层角膜片剖下为止。采用同样方法，在同一角膜的另一侧做同样大小和深度的自体板层角膜片。将两个板层角膜片互相交换(角膜缘侧对角膜缘侧)，用 10-0 尼龙线间断加连续缝合。术毕包扎患眼，隔日换药，4 周左右拆除缝线，局部用 0.05% 地塞米松及抗生素眼药水滴眼，3~4/d，直至术眼充血消退。

本术的优点是采用自体角膜移植，取材方便，无需考虑移植排斥反应；采用带有健康前弹力膜的角膜片，可以阻止胬肉复发。

3. 胬肉切除 + 球结膜瓣移植术　切除胬肉后，将邻近球结膜移行覆盖创面，10-0 尼龙线连续缝合，术后复发率较低(图 18-50~图18-57)。

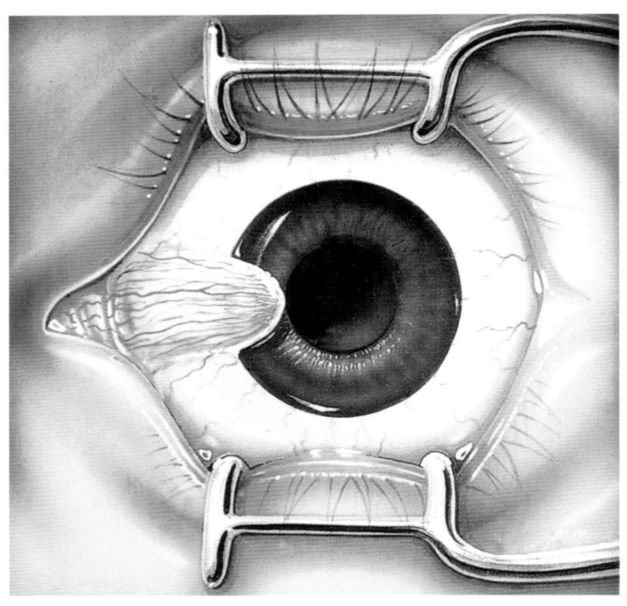

图 18-50　真性胬肉

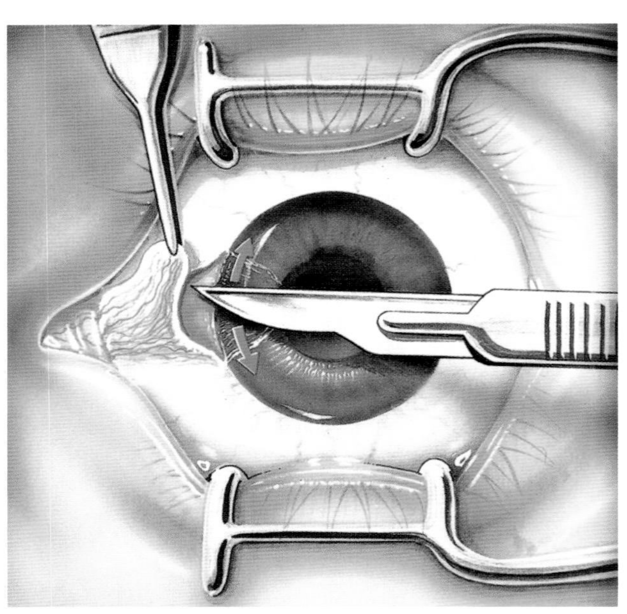

图 18-51　胬肉切除 + 球结膜瓣移植术，切，头部

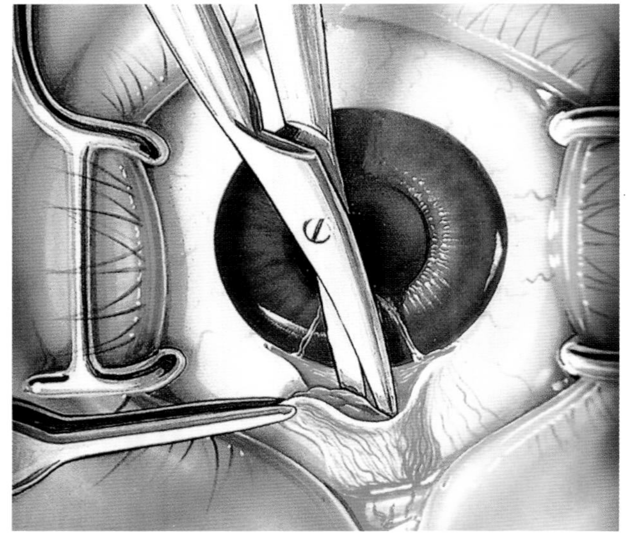

图 18-52　胬肉切除 + 球结膜瓣移植术

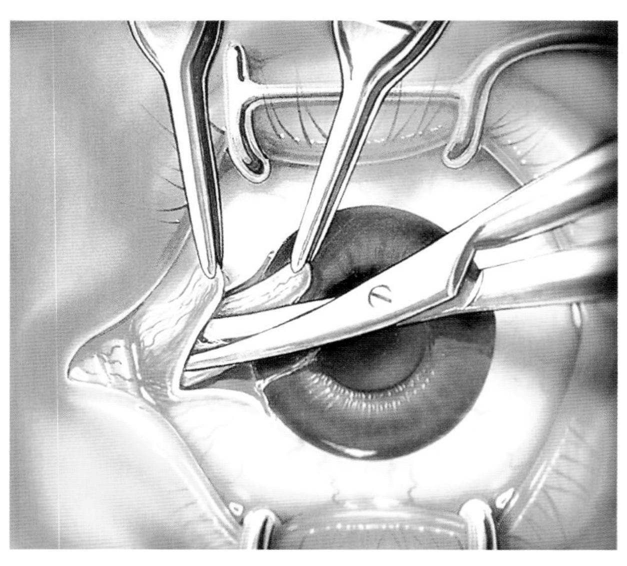

图 18-53　胬肉手术，仔细分离球结膜

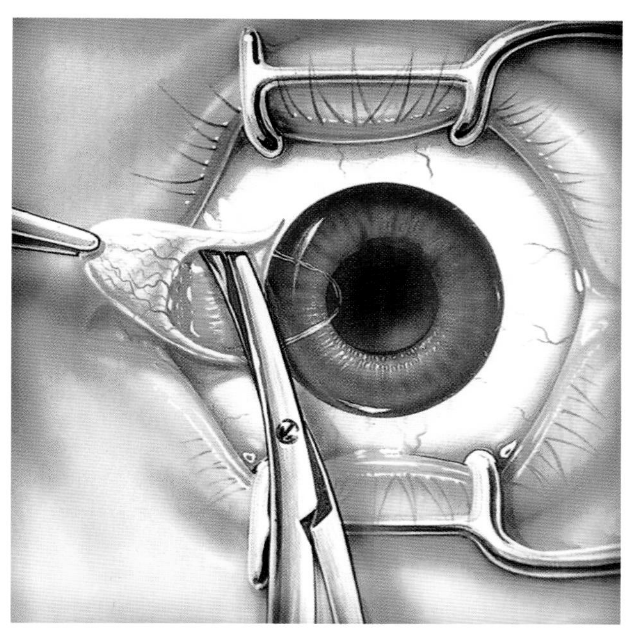

图 18-54　翳肉切除＋球结膜瓣移植术

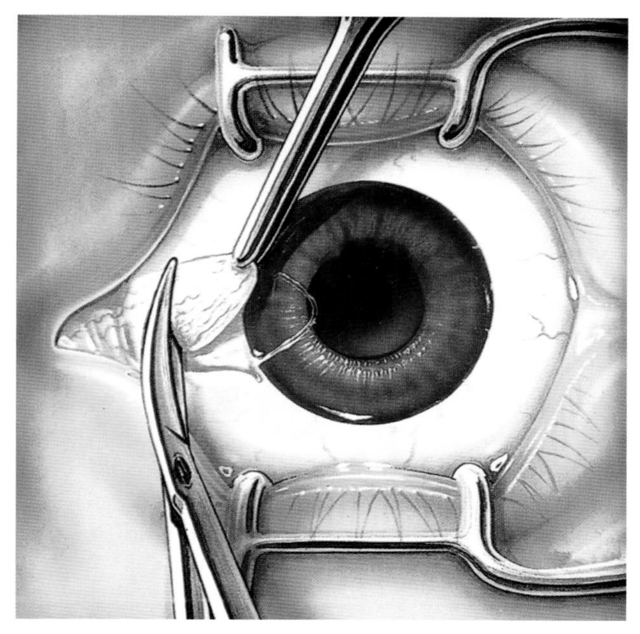

图 18-55　翳肉切除＋球结膜瓣移植术

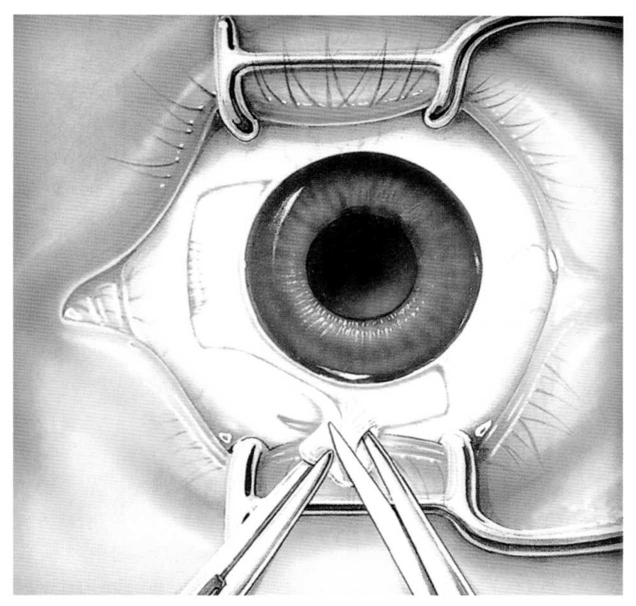

图 18-56　翳肉切除＋球结膜瓣移植术，分离和游离结膜瓣

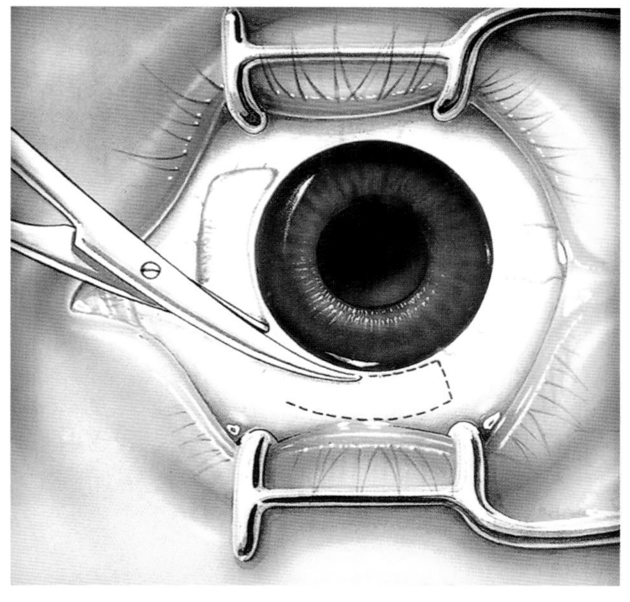

图 18-57　翳肉切除＋球结膜瓣移植术，10-0 尼龙线连续缝合

4. 翳肉切除＋自体角膜缘干细胞移植术　切除翳肉，用自体游离角膜缘及球结膜瓣覆盖巩膜创面，10-0 尼龙线连续缝合，术后复发率很低（图 18-58、图 18-59）。

5. 改良角膜上皮移植术　常规切除复发性翳肉，在翳肉切除区沿角膜缘剪开球结膜 120°，并做宽 5mm 结膜切除。将巩膜裸露区及其邻近角膜上残留的病变组织切除干净，使之形成一个光滑的底面。按 Thoft 原法（1984）在湿房保存的尸眼上从角膜缘至角膜中央切除 1~2 片豆形角膜上皮片（带有前弹力膜及少量浅层基质组织，约 2mm×4mm 大小）。将角膜上皮片紧密排列于角巩膜缘上（将植片的角膜缘边缘对准角膜中心），分别用 10-0 尼龙线做间断缝合（图 18-60、图 18-61）。

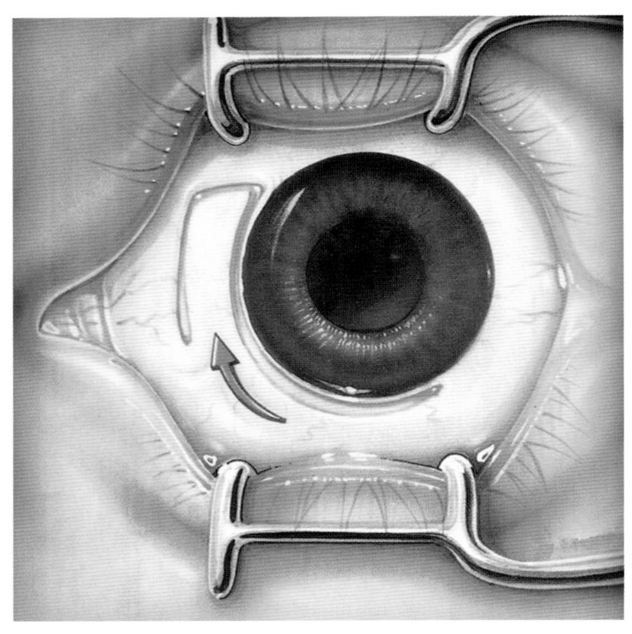

图 18-58　翳肉切除 + 游离自体角膜缘及球结膜瓣移植术

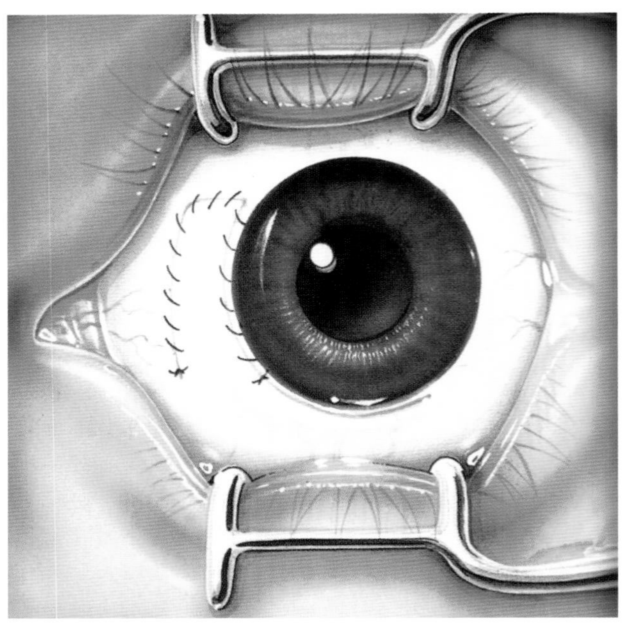

图 18-59　翳肉切除 + 游离自体角膜缘及球结膜瓣移植术

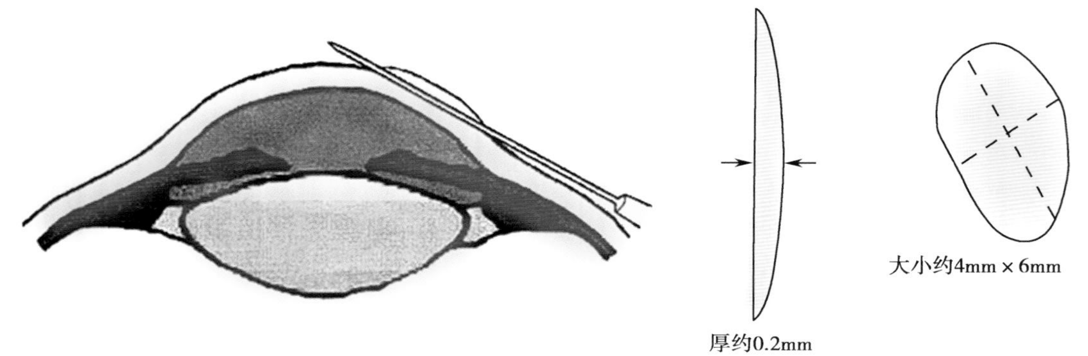

图 18-60　切取 1~2 片豆形角膜上皮片

术后处理同一般角膜上皮移植术。术毕以治疗性软性角膜接触镜覆盖，并滴用抗生素及地塞米松眼液，10 天后可取下接触镜。由于是同种异体移植，术后需继续长期局部使用糖皮质激素激素，以防免疫排斥反应发生。

该法是在 Thoft 原法的基础上改进而来，临床观察表明是治疗复发性翳肉行之有效的方法之一。山口达夫（1989）指出此法降低手术后再发的原因有：①移植的角膜上皮片改变了眼球表面结构，为角膜提供正常上皮细胞来源；②移植后的结膜侧边缘垂直且具有一定厚度；③移植片结膜侧有 2mm 巩膜裸露区；④移植片与角巩膜表面接合紧密等。

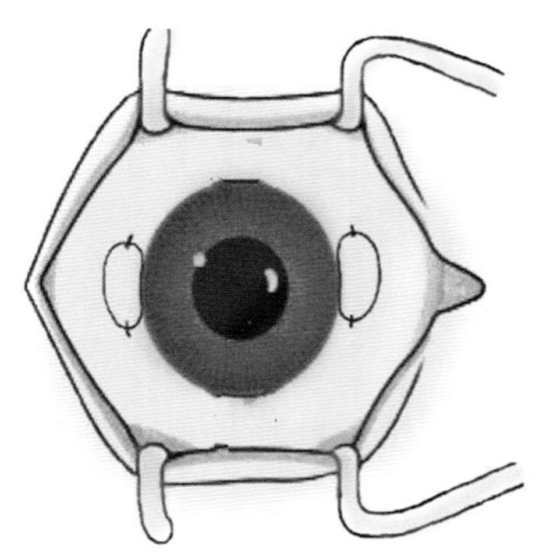

图 18-61　10-0 尼龙线间断缝合角膜上皮片

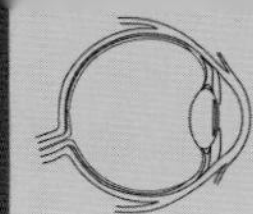

第五节　角膜移植治疗圆锥角膜

一、概述

圆锥角膜(keratoconus)是具有一定家族遗传倾向的原发性变性疾病,其遗传方式可为常染色体隐性和显性遗传。本病在日本和中国比较常见。患者多在青春期发病,初诊时往往误诊为进行性近视,短期内视力锐减,但戴镜尚可满意矫正。其后1~2年内出现角膜锥形扩张,此时需硬性角膜接触镜方能矫正部分视力。圆锥形成后,病变进入相对静止期,可维持眼前指数至0.1的视力水平多年不变。亦有近20%的病例有短期内视力进行性减退之后,突发后弹力层破裂发生角膜中央区水肿。水肿消退后,往往有明显的瘢痕形成,严重影响视力。患者多双眼先后发病,亦有部分双眼同时发病,但程度可有差别。临床上根据其形态大致分为两种类型,即正圆锥和球形圆锥,以前者比较多见。除球形圆锥外,锥体的范围一般不超过7.5mm,锥顶略偏鼻下或颞下象限,锥体部角膜基质变薄,以锥顶部最为显著,锥底部有因角膜上皮基底细胞受泪液浸渍铁质沉着形成的褐色环或半圆弧线,称Fleischer环,该环在裂隙灯的钴蓝光线下十分醒目。而球形圆锥可侵犯全角膜,表现为整个角膜变薄、扩张,呈半球状隆起。角膜基质深层因基质小板皱褶出现垂直走向的灰白色混浊线,称为Vogt条纹,后弹力层破裂发生的急性水肿消退后,基质层可遗留明显的瘢痕。因角膜锥状前突,在患者下视时,锥体压迫下睑缘中央构成三角形皱褶,是为Munson征。

根据我们的临床资料和最近文献报道,本病发病率以男性较高,男女之比约为2.5∶1,但临床症状及圆锥的程度则以女性较明显,角膜后弹力层破裂的发生率也以女性偏高。本病发病原因至今尚不明确,有时伴有全身或眼部其他异常,故有遗传性发病异常学说,有人认为是营养性退化所造成,也有人报道可能与体内微量元素含量异常以及内分泌紊乱有关。近来有人提出,由于角膜缘颞上方干细胞增殖最为活跃,角膜中央区偏鼻下侧积聚了衰老的上皮细胞,这些衰老的上皮细胞对眼睑瞬目摩擦造成的损伤甚为敏感,而分泌过量的蛋白水解酶造成局部基质溶解、变薄,导致圆锥角膜的发生。但该学说尚不能解释双极圆锥及其他部位发生圆锥的现象。临床上可见有多种全身病和综合征并发圆锥角膜,包括Down综合征、Mafan综合征、Aper综合征、Crouzon综合征、Little征和Noonan综合征,有的病人伴有春季卡他性结膜炎或其他部分的过敏现象,实验室检查这些病人常有分泌性IgA减少而IgE含量增加,提示有细胞免疫功能异常。

临床上,根据圆锥的程度做以下分级(Robertson 1989):

0级:无圆锥

Ⅰ级:裂隙灯显微镜下无明显圆锥,但视网膜检影和角膜曲率计检查异常,角膜地形图有明显的圆锥改变,SRI异常。

Ⅱ级:角膜内皮面凹度增加,基质层出现Vogt线,但无瘢痕形成(图18-62、图18-63)。

Ⅲ级:角膜Vogt线明显,中央视区有瘢痕,锥顶部明显变薄,Fleischer环阳性,Munson征阳性。部分病人发生角膜后弹力层破裂(图18-64、图18-65)。

Ⅳ级:已行角膜移植手术治疗(图18-66)。

本病圆锥一旦形成,多需手术治疗。

二、手术适应证

随着检查手段的现代化程度日渐提高,特别是角膜地形图的应用,圆锥角膜的早期诊断率大大提高;显微手术技术的进步,显微手术器械的日臻完善,为圆锥角膜的现代治疗提供了保证。因药物和保守治疗对本病一般无效,因此可以说,只要确诊为圆锥角膜,就是手术适应证,应根据临床分级不同选择不同的手术方法治疗。目前较成熟的手术方法主要有以下两种:

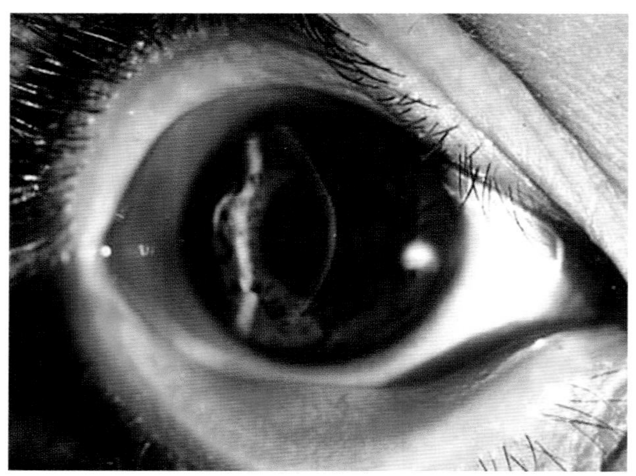
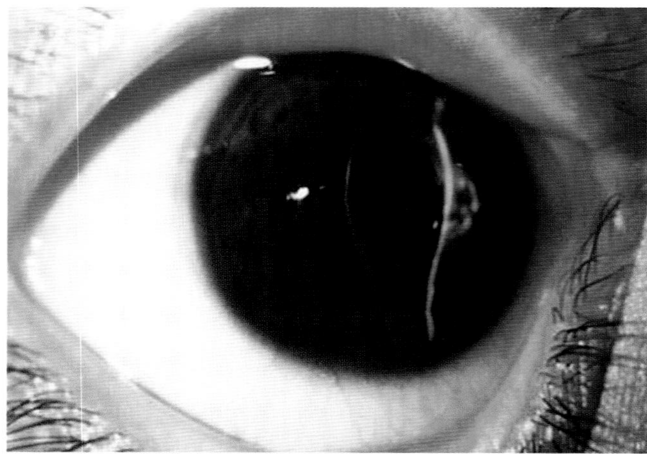

图 18-62　Ⅱ级圆锥角膜

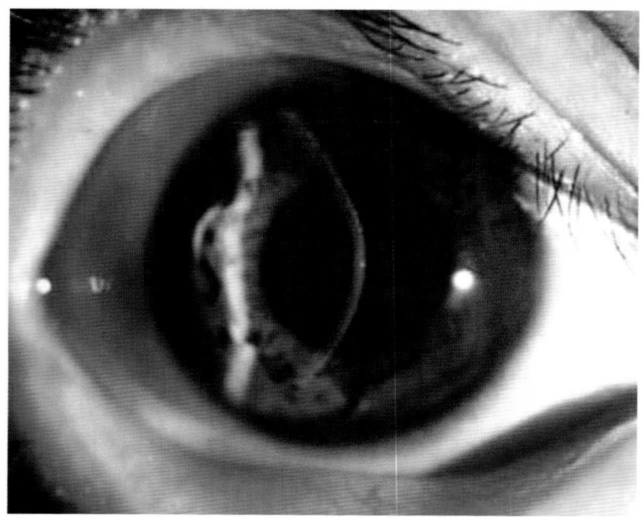

图 18-63　Ⅱ级圆锥角膜(裂隙相)

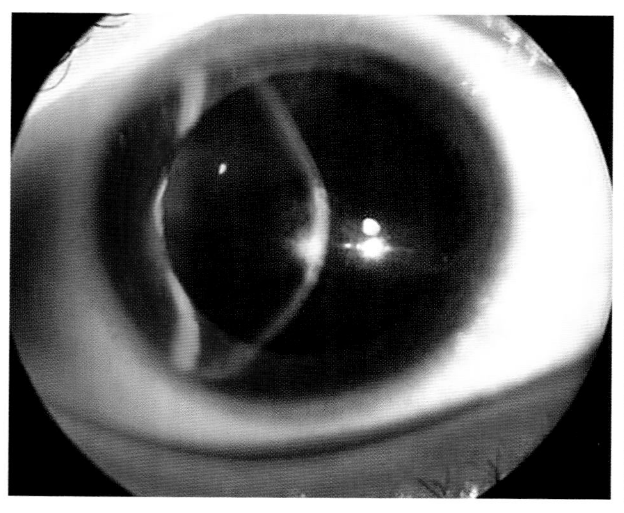
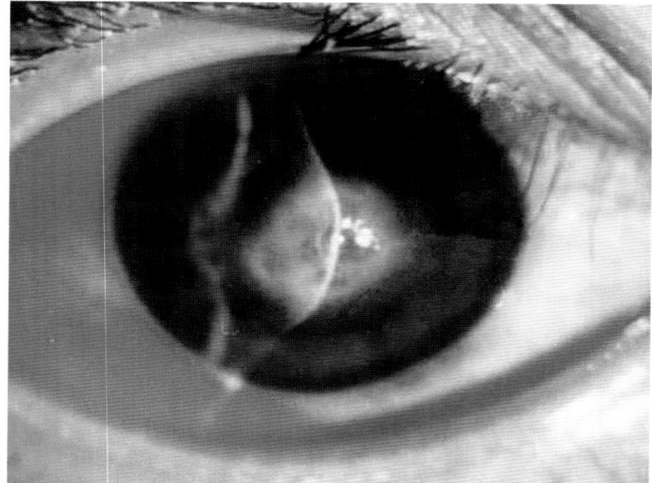

图 18-64　Ⅲ级圆锥角膜

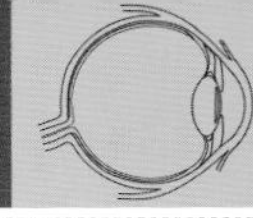

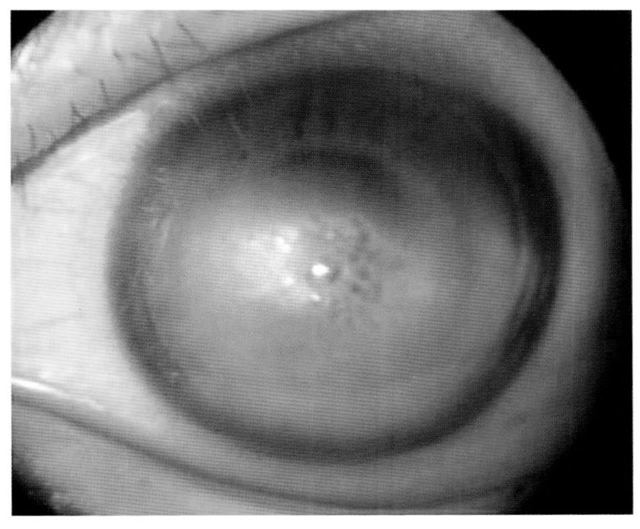
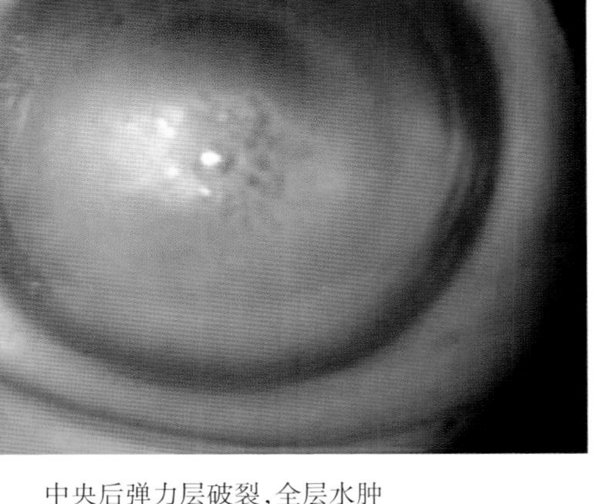

中央后弹力层破裂，全层水肿　　裂隙相

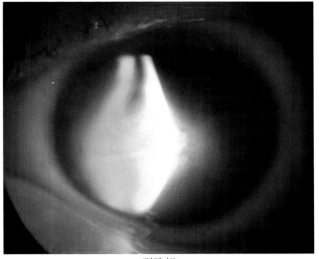

图 18-65　急性圆锥角膜

1. 表层角膜镜片术（epikeratophakia）　该术适用于：①Ⅰ~Ⅲ级圆锥角膜，但尚无后弹力膜破裂或中央视区尚无明显瘢痕形成者；②球形圆锥角膜。

2. 穿透性角膜移植术（penetrating keratoplasty）　角膜中央视区瘢痕明显或角膜后弹力层破裂致角膜急性水肿，有穿孔危险者。

临床上早期采用的其他方法，如板层角膜移植术，角膜热成形术、角膜交联术、角膜基质层间生物充填术等因疗效欠佳，现已很少应用，在此不做介绍。

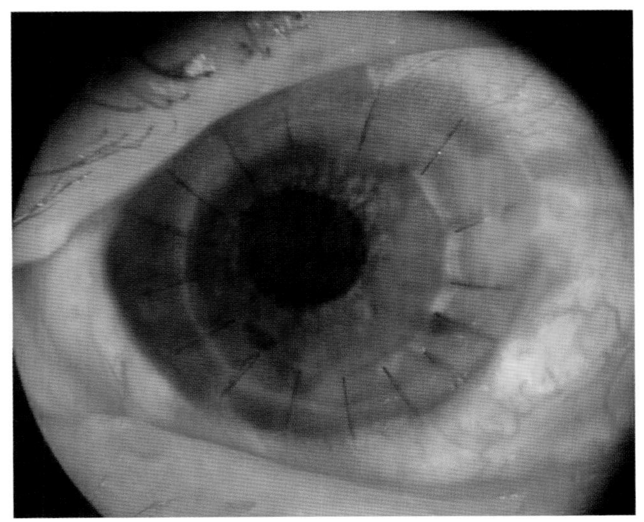

图 18-66　Ⅳ级圆锥角膜，已行角膜移植手术治疗

三、手术原理及外科技术

1. 表层角膜镜片术　表层角膜镜片术治疗圆锥角膜于 1982 年由美国学者 Kanfman 提出并首先应用于临床，因其手术安全、有效、可逆、疗效确切，而很快得以推广。其手术原理就是用角膜平光镜片压平突起的圆锥，达到改善角膜屈光、消除角膜散光的目的（图 18-67~ 图 18-71）。

术前及术中应注意的几个问题：

Fleischer 环反映了角膜圆锥的基底部位，其范围一般在 7.5mm 直径以内，如超过该值，角膜镜片应选择直径 9~9.5mm，以全部压平圆锥，防止复发。如球形圆锥角膜，则应采用直径 11~12mm 的全角膜表层角膜镜片术治疗。一般文献介绍 4%Cocaine 棉片贴附角膜 2~5 分钟，以去除上皮。据我们的经验，大约涂抹 20s 后即可轻松地刮除上皮，Cocaine 贴附时间过长，可造成角膜内皮细胞不可逆的损害，而发生术后植床基质层水肿，镜片上皮化时间延迟。该毒性作用已被动物实验研究所证实。镜片缝合固定前应先行前房穿刺，抽取或放出少许房水，其目的是使圆锥塌陷，便于角膜镜片的压平缝合。房水抽取量及缝线的松紧程度依圆锥形态、角膜屈光力及眼球前后轴径和眼球的屈光度综合考虑，一般在 0.2~0.4ml 之间，缝线拉得越紧，植片越平，也越能显著降低角膜屈光度。

如不做前房穿刺，角膜镜片难以将角膜屈光力压至正常范围，或达不到术前期望值。曾有报道一组未

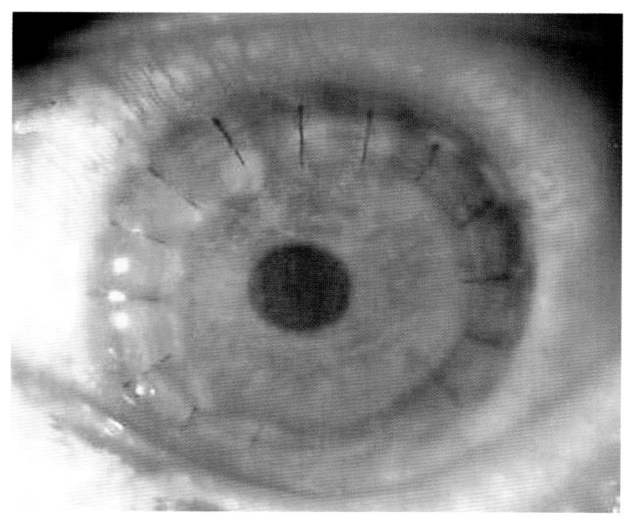

图 18-67　表层角膜镜片术后 5 天(圆锥被压平)

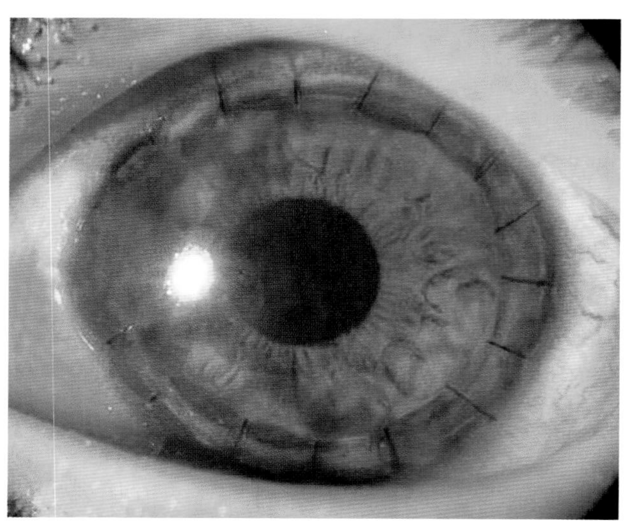

图 18-68　表层角膜镜片术后 10 天，植片透明

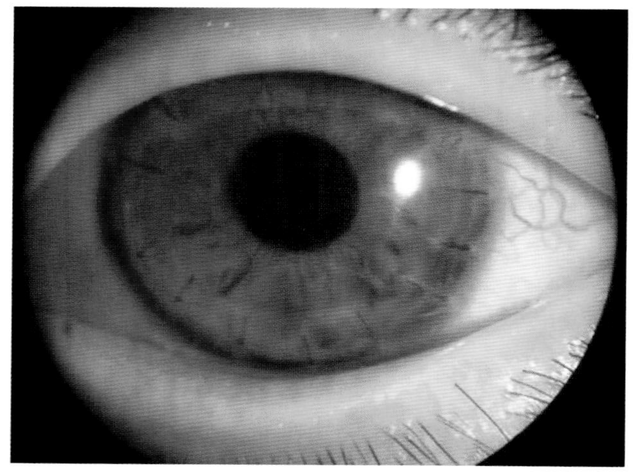

图 18-69　表层角膜镜片术后 6 个月，植片透明，圆锥消失

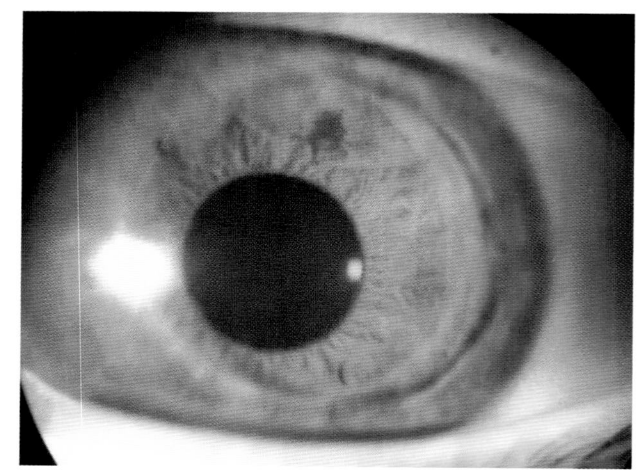

图 18-70　表层角膜镜片术后 10 年，视力 1.0

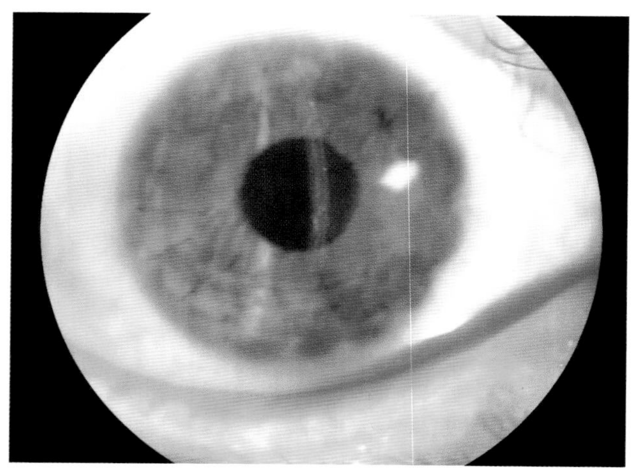

图 18-71　表层角膜镜片术后(裂隙相)

穿刺病例报告，术后病人的角膜屈光力平均约为51.47D，且全部呈近视状态。可以认为，仅靠缝线拉紧镜片压平圆锥十分困难，甚至有撕裂植床或植片的危险。我们的一组病人联合前房穿刺放液术治疗，术后角膜屈光力平均为45.83D，球镜正视化率达50%以上。

前房穿刺的部位在植床外，角膜缘内透明区1mm处，倾斜进针入前房，注意勿损伤虹膜和晶状体。

2. 穿透性角膜移植术 圆锥角膜是光学性穿透性角膜移植术的最佳适应证，当病变发展至戴角膜接触镜下仍不能有效矫正视力，或角膜中央视区全层混浊或瘢痕形成时，应采用该术式治疗，术后其透明成功率在90%以上。近年来由于表层角膜镜片术的兴起，部分中央视区无瘢痕或瘢痕不明显者转为表层角膜镜片术治疗，取得了良好的疗效。

手术前准备：缩瞳、降眼压、镇静等；中央区角膜极薄、后弹力层破裂及穿孔的病人，术前不洗眼，亦不缩瞳或散瞳。

手术步骤：局部麻醉软化眼球、开睑、直肌固定等。植床的设计与制备：植床的直径应参考术前Fleischer环测量数据来决定。Fleischer环反映了角膜圆锥的基底所在，一般为5.5~7.7mm，大部分呈椭圆形，位于角膜中央区略偏下侧，约有1/3的病人呈半圆弧状。植床一般可设计在7.25~7.5mm之间，多可完全切除此环，如超过8mm时，术后免疫排斥率发生增加。植床过小，不能完全切除Fleischer环时，可能会导致圆锥角膜的复发，术后早期即出现植片前突或发生不规则散光。植孔的中心应力求与瞳孔同心，如有偏位，将影响术后视力恢复。因该病的角膜厚度变薄，故环钻钻切时，应加以注意，以免损伤虹膜和晶状体。可在钻切至及接近后弹力层时停止钻切，用尖刀刺穿剩余的角膜厚度进入前房，流出部分房水后，向前房注入黏弹性物质，如Healon或2%甲基纤维素，再用角膜剪垂直植孔缘整齐的剪下病变组织，使制备的植孔缘光滑整齐，以避免术后切口渗漏和减少术后散光。

植片的制备：供体眼球或角膜片的准备同常规角膜移植。植片直径的选择要考虑以下情况：①患眼眼球前后轴径及眼的屈光状态。如眼轴较长或近视度数较大，植片应与植孔直径等同，张力缝合后以抵消部分近视屈光度。②如果植片从保存的尸眼上皮面直接钻取，即使患眼无明显近视屈光度，也应植片植孔同直径。③如植片用切割钻从内皮面剖切，则应较植孔大0.2mm，其实际值与上皮面切取植片大致等同。④如圆锥基底较大，植孔大于8mm，排除了上述眼轴和近视屈光因素后，则上皮面取植片时应为8.2mm，内皮面取时，应为8.5mm，此时匹配效果与7mm植孔、植片等同直径。⑤此外，还应考虑到对侧眼的屈光状态，患眼术后可能出现的屈光状态，双眼能否协调。以上诸因素在术前确定植片直径前，都应综合考虑，根据每个病人的具体情况选择相应的植片和植孔直径，使其合理匹配。其钻切方法有上皮面、内皮面两种。从内皮面的刻切，目前有各种各样的手动或电动切割钻，具体操作同常规角膜移植术。

植片缝合固定：根据植床情况选择缝合方式。圆锥角膜一般无新生血管，切口处亦无明显瘢痕，植片边缘处厚度大多在正常范围，因此，绝大多数患者适合连续缝合，但对后弹力膜破裂角膜水肿明显或已穿孔、角膜厚度不均的病例，则应选择间断缝合。①连续缝合：连续缝合一般采用10-0尼龙线，在上、下、鼻及颞侧四方位间断固定4针。以后，右眼从鼻上象限植孔缘开始，左眼从颞上象限的植孔缘开始，连续缝合16~20针，最后1针从植片侧穿出，缝合完毕，用显微虹膜回复器谨慎的收紧缝线，确保各象限缝线张力均匀，打结剪断缝线，将线结埋藏在创缘内，然后拆除4个象限间断固定缝线。②间断缝合：在上述四个方位间断固定缝合4针以后，在每一象限加缝2~3针，共12~16针，每针的拉力应相等，手术结束时角膜植片中央的散光环投影应为圆形，确认无明显散光后，用显微无齿镊将线结一一埋入植床侧层间。

无论是连续缝合还是间断缝合，在操作时应注意：①从植片侧进针，由对应的植床侧出针，缝合时针尾朝向瞳孔中央，使缝合后呈现均匀一致的放射状。②缝合深度应达4/5或90%角膜厚度，即接近后弹力层，以保证切口对合良好。③进、出针处距切缘1~1.5mm为宜。④各方位缝线拉力应均匀一致，以免过松或过紧造成切口漏水或手术性散光。

重建前房：缝合结束后，自创缘缝线间隙向前房内注入林格液或BSS 0.2~0.3ml，恢复前房正常深度。此时应注意解除可能存在的虹膜前粘连，如有漏水前房不能顺利形成时，可在漏水处加固缝合。无菌空气注入形成前房，可在注水前房形成困难时采用，但空气泡对内皮细胞有一定的损害，应少用或不用。

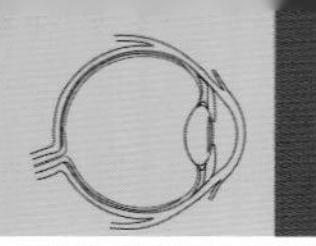

应特别强调，无论是表层角膜镜片术还是穿透性角膜移植术用于治疗本病时，都属光学性角膜移植术，提高视力、消除角膜散光是手术的主要目的，也是判定手术成功与否的主要指标，手术者对此应有足够的重视和较为丰富的经验，术前详尽的分析和讨论，术中每一步骤的操作标准化，手术器械锋利程度和角膜散光盘下每针缝线张力的调整，都是为取得良好手术效果所必需。

四、术后处理

1. 表层角膜镜片术　术后应双眼包扎至角膜镜片上皮完全愈合，正常情况下，该过程大约 3~5 天。角膜镜片上皮化完成后，应行角膜曲率或角膜地形图检查，如有明显的散光，可根据散光轴向及时调整缝线。一般来说，如术眼的严重顺规散光，其 90°轴角膜屈光力 >47.0D 以上，应在角膜散光盘监测下首先松解 12：00 和 6：00 时方位的缝线，观察散光投影环的变化，如投影环变为圆形，则在垂直方位原针道行无张力缝合。如投影环仍为横椭圆形，则在垂直位缝合后，拆除 9：00 和 3：00 时方位缝线，重新张力缝合至投影环呈圆形或稍过一些为佳。经此处理，可明显消除大部分散光。其他轴向的散光处理方法同上。缝线调整后当天或第二天，可再查角膜地形图或角膜曲率验证其效果。

缝线拆除时间：该手术治疗圆锥角膜与治疗其他疾病如无晶状体眼、高度近视和高度远视不同，是靠其压力压平圆锥。角膜植片与植床的缝线张力较大，拆线过早，镜片与植床不能很好地愈合，会发生镜片前突，导致圆锥角膜复发。病理组织学检查发现，受体角膜细胞长入角膜镜片的过程，约在术后 4~6 个月完成。且每个病人的术后愈合过程亦有很大的差异。据我们的临床资料，一般在术后 6~8 个月，角膜屈光力和角膜地形图基本稳定，此时拆线对其影响不大。因此，应在术后 6~8 个月后拆线为宜。若发现某象限缝线松动或有分泌物附着时，应随时予以拆除，拆除后根据角膜曲率的变化，决定是否补充缝合。

全身的局部用药：术后可口服先锋霉素Ⅳ 0.5g，4/d，连服 3 天。泼尼松 20mg，1/d，共 7 天，以预防感染或减轻手术创伤反应。角膜镜片上皮化完成后，地塞米松 + 妥布霉素及 CsA 滴眼液点眼，4/d，约 1~2 个月。

术后应定期检查角膜曲率、角膜地形图及验光，及时了解角膜屈光和眼球屈光状态的变化，以判定疗效。

2. 穿透性角膜移植术　术后双眼包扎，24~48 小时后术眼反应轻微者，可只包单眼，晚间睡眠时应戴眼盾，以免碰伤。

局部用药：术后给予林可霉素 0.2ml+ 地塞米松 2mg 球结膜下注射，1~4 次；术后 3~5 天上皮基本修复，上皮化后可以用地塞米松 + 妥布霉素眼药水点眼，每 2 小时一次，10 天后改为 4/d，术后 15~20 天开始加用 1%CsA 滴眼液滴眼，2/d。如病情恢复顺利，无明显炎症和免疫排斥现象，应术后 2 个月停止点眼，以防止频用糖皮质激素所导致的激素性青光眼及白内障的发生。如在用药过程中出现以上症状，则应立即停用糖皮质激素滴眼液，可改用 1%CsA 眼药水点眼，以防止植片排斥反应的发生。全身用药：为预防炎症以及减轻手术导致的创伤性反应，一般常规应用氢化可的松 100mg、维生素 C3.0 加入 0.9% 生理盐水液中静滴，1/d，共 2~3 天；改用泼尼松 20mg，1/d，晨 8 时口服，视病情逐步减量至停药。可同时口服吲哚美辛 25mg，3/d，或非普拉宗 0.2，2/d。对于术后一过性眼压升高的患者，则可给予 20% 甘露醇静滴及乙酰唑胺口服等对症处理。上述糖皮质激素应用期间，应注意钙、钾离子的补给，现临床常用盖天力 50mg，3/d，补达秀 0.5g，2/d，口服。

拆线时间：本病术中缝线以连续性为多，拆线时间原则上应在术后 10~12 个月，且应随年龄增长而延长，即年龄越轻，拆线时间可越早。但遇缝线松动，新生血管长入植片及缝线部位并发感染者，应考虑提前拆除缝线。拆线前应用抗生素滴眼液频繁点眼，拆线前 1 小时给予乙酰唑胺 0.5g 口服，拆线后继续口服乙酰唑胺 0.25g，2/d，共 3~5 天，并加用 CsA 眼药水点眼，以预防因拆线引起的植片前突圆锥再现或拆线刺激导致的植片排斥反应等。

每日观察术眼情况并清洁换药：如无特殊情况，一般术后 7~10 天出院。出院后应定期专业门诊复查，随访角膜曲率及眼屈光度的变化，并告知病人，如出现眼红、视力减退及眼部不适等排斥反应症状时，应及时复诊，以便及时给予强有力的抗排斥治疗。

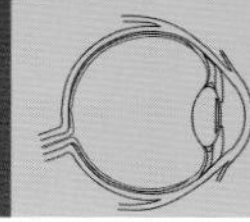

五、术后并发症及处理

1. 表层角膜镜片术　上皮再生迟缓或生长不良：角膜植片上皮再生一般在术后3~5天内完成，有时可因种种原因致再生不良，此时应加用上皮生长因子或素高捷疗眼膏，双眼包扎，以免形成植片混浊或植片溃疡。

层间上皮植入：因术中遗留受体角膜上皮细胞于层间所致，常有逐渐扩大趋势，可应用YAG激光击射破坏，或手术刮除。

术后遗留近视或远视：本病术后常遗留不同程度的近视或压平过度引起的远视。目前，从术前设计、效果预测，到术中具体手法和操作，尚无具体的定量化指标将术后的屈光度控制在一定范围内（±0.50D以内）。可于日后戴镜矫正。如远视明显，可适当提前拆线。

角膜散光：尽管术中采取预防散光措施，但术后仍可出现不同程度的角膜散光。据观察，散光多在术后1周内出现，大约在3.0~4.0D左右，且轴向有多变的趋势，其原因可能与手术造成角膜的稳定性及球面张力的变化有关。明显者可于术后2月，待角膜屈光状态基本稳定后按轴向拆线矫正（具体方法见术后处理）。

角膜镜片感染、混浊和脱落：镜片的感染大多发生在松动缝线的局部，拆线和抗炎治疗后，常能很快好转。镜片的混浊根据临床所见分为局部混浊和镜片全混两种，局部混浊与缝线松动、局部感染、上皮反复剥脱及局部镜片翼边与植床愈合不良等有关。表面镜片全混则应除外以下因素：①镜片切削后保存时间过长；②受体内皮数量偏低，术后植床和镜片长期水肿；③镜片上皮化延迟或上皮反复脱落；④植片感染等。角膜镜片的脱落可见于感染和手术缝合技术欠佳，外伤及拆线过早等情况。

该组并发症临床上较少发生，我们一组50例病人术后无一例发生，说明只要术后处理得当，是完全可以避免的。

免疫排斥反应　圆锥角膜一般无新生血管，板层植片又位于前弹力层前面，故手术后不易发生免疫排斥反应，目前尚未见关于表层角膜镜片术后免疫排斥反应的报道。

2. 穿透性角膜移植术　术后无前房或前房形成迟缓：见于切口对合不良或缝线松动，表现为植片水肿和低眼压，荧光素钠溪流试验阳性。应在明确原因后于线松处加固缝线，再次注水或无菌空气形成前房。亦有少部分病人因广泛虹膜前粘连，导致前后房阻塞，房水回流受阻，表现为高眼压和植片水肿，上皮雾状混浊有小水泡形成，病人眼痛明显，可伴有恶心呕吐，治疗用20%甘露醇250ml加地塞米松10mg静脉滴注，1~2/d，如果24~48小时无效，可手术重建前房，使前、后房交通。

术后感染：表现为前房有纤维素性渗出或前房积脓、植片水肿混浊，患者眼部充血和刺激症状加重。如为细菌感染，应早期使用庆大霉素或依据细菌培养和药敏结果选择抗生素做球结膜下注射，并合用高效抗生素滴眼液频繁点眼，全身静脉应用高效抗生素等治疗。如为真菌感染，则应给予氟康唑（大扶康）、酮康唑或伊曲康唑等抗真菌药物局部或全身应用，如控制无效，则应及时更换植片。所幸的是，该并发症在圆锥角膜术后较少见，但绝不能因此掉以轻心，应积极预防其发生。

伤口裂开和虹膜脱出：可因外伤或缝线松动及高眼压所致，应积极对症治疗，还纳脱出的虹膜，同时缩瞳和重建前房，缝线松脱处给予加固缝合。

免疫排斥反应：圆锥角膜因局部无炎症、无新生血管，因此其术后排斥反应发生率较低，约为7.7%~10%。其临床表现为完全透明的移植片突然变得水肿混浊，伴有睫状充血、角膜后沉着物（KP）、房水闪光阳性、视力明显下降等。

新生血管长入植片：多为缝线松动、局部感染未能及时处理的情况下发生；若处理及时，新生血管可能消退。

拆线方法、时机不当或失误：术后拆线的时机选择很重要，如无明显反应和缝线松动，应在术后10~12个月或更长时间拆线。拆线过早可使植片前突或局部前突，导致高度近视或散光，造成圆锥角膜复发的假象。重者可以使伤口裂开漏水，致前房消失，发现后可加压包扎，密切观察24小时，如无明显效果，则应重新加固缝合。缝合后拆线时间相应延长。

拆线前1小时，应常规口服乙酰唑胺0.5g，拆线应在手术显微镜下进行，用剃须刀片将连续缝线分节

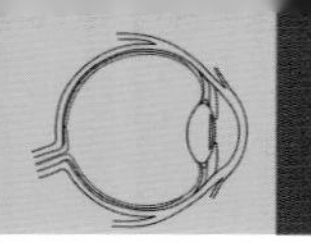

割断，轻轻挑起断头拉出，如拆除困难，可用抗生素眼膏包眼，待第二天线头外翘后再拆，拆线后继续口服乙酰唑胺 0.25g，2/d，连服 3~5 天。若为间断缝线，则可分次拆除，拆线前后口服乙酰唑胺。每次拆线后观察角膜屈光力和验光度数变化，如变化较大，则应延长下次拆线时间，如无变化或变化很小，可在数日内全部拆除。

术后高度角膜散光或不规则散光：此是影响术后视力恢复的主要原因，可分为拆线前散光和拆线后散光两种情况：①拆线前散光：发生的原因与手术技术和手术器械以及疾病本身造成的角膜表面张力不稳定有关，如为间断缝线，可在术后 2~3 个月，按散光轴向拆除 1~2 根缝线，以矫正部分散光。如为连续缝合，则应继续观察至拆线后进行矫治。②拆线后散光：主要指拆线前散光不明显而拆线后出现较大散光，这种情况临床上常见，可能是手术缝合时角膜植床及植片存在的预应力在拆线后表现出来，也可能是前述的切口愈合不均或局部愈合不良，拆线后在眼内压的作用下植片植床局部前突所造成。待其稳定后，根据其散光程度，在角膜地形图或角膜曲率计引导下，行准分子激光角膜散光切削术（PARK）、角膜梯形切开、角膜弧形切开或角膜楔形切除等矫治。轻度散光患者亦可戴镜矫正。

为减少手术源性散光的发生，应注意以下几点：①必须在手术显微镜下进行精准操作；②植床钻切时要以角膜视觉中心为中心，避免偏位；③术中应使用角膜散光计监测每根缝线的松紧程度，及时调整；④缝合完毕，恢复眼内压后，应重新在角膜散光计监测下调整缝线，使散光盘投影环呈正圆形，且应排除开睑器和固定缝线的影响。

六、临床效果

1. 表层角膜镜片术　视力及矫正视力均较术前有明显提高；角膜镜片透明，与植床愈合良好，上皮光泽好；层间清晰透明，无异物，无上皮植入，无类脂质沉积；角膜的屈光力平均值应在 45.D 以内，垂直轴向散光小于 3.0~4.0D；拆线后角膜曲率应无大变化。

达到以上标准者，可判定手术为成功，部分达不到或完全达不到者，应判定为大致成功或手术失败，失败者可根据情况再次手术。

临床资料分析：表层角膜镜片术联合前房穿刺，治疗 18 例 21 眼中央视区无瘢痕的圆锥角膜患者，术后早期可见受体基质层皱褶，一般在 1 周左右平复，角膜镜片上皮化时间约 3~5 天。并发症有植床偏中心 2 只眼，偏位约 0.5mm，因角膜镜片为平光，故对视力无明显影响。层间类脂质沉积 3 只眼，均散在位于周边，经观察无进一步扩大。除 1 眼为弱视矫正无助及 2 只眼（1 例）因智力差矫正不合作外，所有患者的视力及矫正视力均较术前有明显提高，角膜屈光力较术前显著减少，平均为 45.83D。除遗留不同程度的角膜散光外，原角膜不规则散光全部得到矫正。

2. 穿透性角膜移植术　视力及矫正视力均较术前有明显提高；角膜移植片透明，愈合良好；无明显的移植排斥反应发生（或免疫排斥反应能得到及时、有效地控制），角膜内皮细胞数量在 1500 个 /mm^2 以上；角膜屈光力状态、垂直轴向平均值应在 45.0D 以内，散光小于 3.0~4.0D；拆线后角膜曲率应无大变化。

临床资料分析：对 22 例 26 眼圆锥角膜患者行穿透性角膜移植术治疗。术前的矫正视力均小于 0.1，部分病人为角膜后弹力层破裂致角膜急性水肿。术后经 5 个月 ~10 年的随访，26 只眼角膜移植片均透明，共中 2 只眼曾发生免疫排斥反应，经对症治疗均得到有效控制。视力 0.1 者 2 只眼，0.2 和 0.4 者各 3 只眼，0.5~0.8 者 18 只眼，矫正视力除 3 只眼低于 0.4 外，其余均在 0.5 以上，占 88%，视力欠佳者主要是不规则散光所致。

第六节　角膜内皮细胞功能失代偿

一、概述

角膜内皮细胞是维持角膜正常厚度及其透明性的关键因素，角膜内皮细胞与角膜疾病之间有着极其

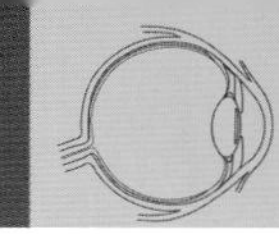

密切的关系。进入70年代以来，随着眼科检查技术的进步和基础医学的发展，对角膜内皮的研究以及疾病、外伤、手术对其造成的损害都有了新的认识。

角膜内皮细胞区别于其他组织细胞的最大特点之一是损伤后不能再生。组织培养和创伤愈合的研究表明，内皮细胞的有丝分裂是罕见的；受损时是通过周围细胞的移行和体积增大来覆盖缺损区。由于其移行代偿作用不完全，造成损伤区及周围内皮细胞的大小和形态明显差异。

角膜内皮细胞的主动液泵和屏障功能维持了角膜正常厚度和透明性。当角膜受到物理性或化学性损伤时，如仅累及上皮或基质，只会发生基质的暂时性和轻度的肿胀，但若内皮细胞广泛受累，则可导致严重和持久的不可逆转的角膜基质水肿。即内皮细胞受损后密度下降到一定临界数值，其生理功能不足以维持角膜基质内含水量的恒定时，基质含水量明显增加，患者表现视力下降、雾视，出现"晨雾午晴"现象，晨起雾视明显，而中午时睑裂开合角膜缺氧缓解，视力又有改善。目前认为该临界数值的内皮细胞数为500~750个/mm^2。当病变进一步发展，或内皮细胞又因外伤或手术进一步创伤，其数量进一步下降，临床上则出现所谓"大泡性角膜病变"（bullous keratopathy）。最终导致角膜增厚、水肿混浊或新生血管，病人视力可大部分丧失。该病理现象称为角膜内皮细胞功能失代偿（图18-72、图18-73）。

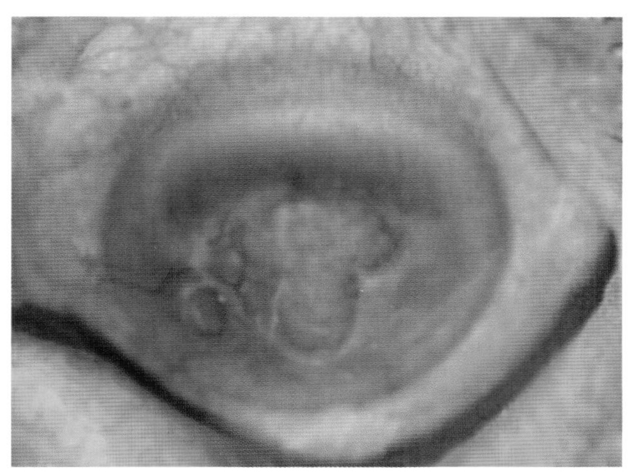
图18-72　角膜内皮细胞功能失代偿，角膜增厚、水肿混浊

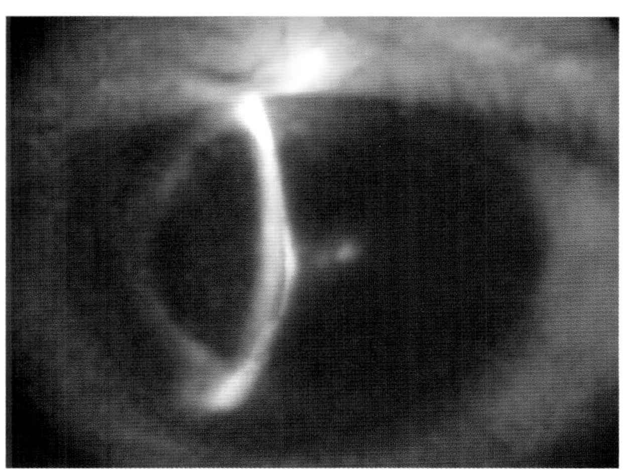
图18-73　大泡性角膜病变

导致角膜内皮细胞功能失代偿的病因大致有以下几种：

1. Fuchs角膜内皮营养不良　该病多发于中年人、与遗传有关的原发性内皮病变，双侧患病，以女性较多见，病程缓慢。其病理改变为内皮细胞变薄，后弹力层增厚，内皮细胞数量进行性减少和功能障碍，导致角膜上皮层和基质层水肿，故本病又称为角膜上皮内皮营养不良。

2. 青光眼　青光眼发作期眼内压升高，内皮细胞受损，总数减少，如内皮细胞损失过多，功能处于失代偿状态，眼压可高或不高，角膜总处于水肿状态。一般认为突然增高的眼压对内皮的损害较缓慢增高的明显，临床上常见到急性闭角型青光眼经数次发作后内皮细胞功能即告失代偿，而慢性闭角型青光眼的病人到了晚期，有的眼压高达50mmHg以上，角膜仍保持透明状态和正常厚度，此时若行内皮细胞检查，数量仍可达1500个/mm^2以上。尽管此时的内皮细胞功能较正常明显下降，但尚可代偿。

3. 手术创伤　眼科手术，主要是眼内手术，可对角膜内皮细胞造成极大创伤，导致功能失代偿，如白内障摘除术、人工晶状体（IOL）植入术、前部玻璃体切割术等。白内障摘除术中手术器械的优劣，操作的娴熟程度以及是否应用黏弹性物质，对内皮细胞的损伤差异极大，文献报道其丢失率为6%~40%不等。部分病人可因术中的严重并发症，使内皮细胞大量受损，或术后瞳孔区及前房的玻璃体反复撞击内皮，致角膜内皮失代偿。

白内障摘除联合IOL植入术给众多白内障患者术后恢复正常视力提供了较好治疗手段，但有部分接受该手术的病人术后发生角膜内皮功能失代偿（图18-74、图18-75）。

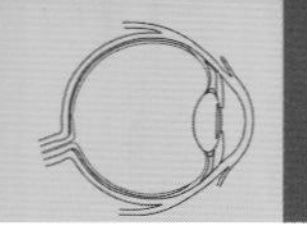

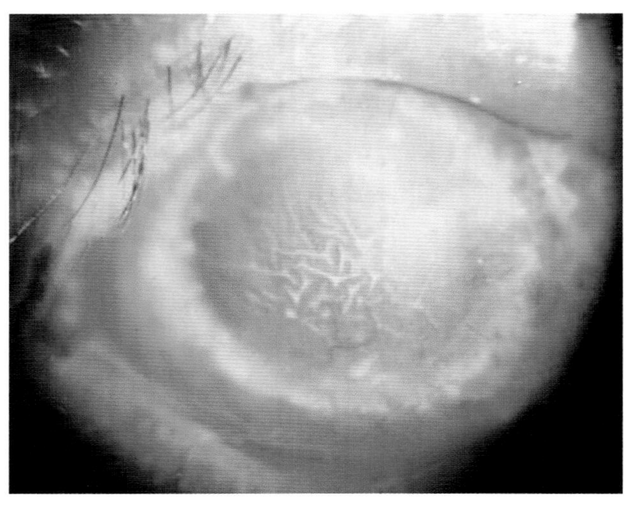
图 18-74　白内障摘除联合 IOL 植入术后角膜内皮功能失代偿

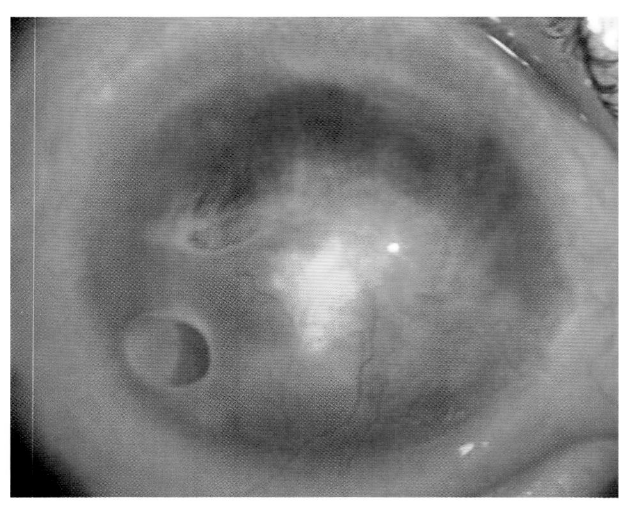
图 18-75　外伤白内障摘除联合 IOL 植入术后角膜内皮功能失代偿，角膜大泡

4. 角膜外伤　主要有角膜严重钝挫伤、爆炸伤和化学伤三种。在角膜钝挫伤后，内皮细胞数量减少程度依伤情不同而异，内皮细胞变形扩大，受伤区域内皮细胞水肿，形成与受伤部位一致的灰色环，重者内皮细胞损失过多，进入失代偿状态。角膜爆炸伤因其瞬间受较大外力作用可致“内皮休克”，导致功能明显下降。爆炸伤伴随的角膜广泛多发性异物及眼内组织损伤产生的眼压变化及炎症反应，都可加重内皮细胞的损害，进而发生不可逆性病理改变。角膜化学伤以碱性烧伤最为严重，碱性物质以其渗透力强的特性而直接损害内皮细胞，使其变性坏死，可在伤后短期内发生内皮功能失代偿。

5. 穿透性角膜移植　穿透性角膜移植术后内皮功能失代偿是临床上常见的并发症。其发生原因主要有以下三方面：①原发性内皮功能衰竭，又称角膜植片内皮慢性失功（图 18-76）。指供体的角膜植片内皮数量严重下降，内皮混浊。一般而言，如内皮功能正常，术后早期角膜即可恢复正常厚度，即中央区 <600μm。如 >600μm，则提示内皮功能不良。因此，临床上以角膜中央区厚度可作为监测内皮功能是否正常的最重要依据之一。预防的方法为术前观察了解供体的情况，如角膜明显水肿，眼球变软，上皮不健康及取材时间过长等，说明残存内皮细胞数量已不能满足手术需要，应改作板层移植或车削表层角膜镜片使用。②手术本身创伤：包括术者的手术技巧、是否应用黏弹性物质保护内皮、手术器械物品的优劣以及因手术原因造成的术后早期高眼压、眼内炎症、虹膜前粘连、术毕注入空气泡等，均可对内皮细胞造成损害，表现为术后或术后早期植片水肿、混浊、增厚，上皮粗糙无光泽，此时应尽早更换植片。③植片免疫排斥反应：免疫排斥反应是以细胞免疫为主的一种复杂的排斥反应，为角膜移植失败的主要原因。在无血管的角膜，发生率为 9%~12%，有并发症的角膜移植，发生率约为 40%，在重度血管化的角膜其发生率高达 70%。临床上常见的排斥类型以内皮型排斥为主，移植片透明的关键是角膜内皮细胞功能正常，所以内皮型排斥的后果极为严重，临床表现为结膜睫状充血，房水闪辉，植片局限性水肿，Kp（++），呈羊脂状或尘状，呈弥漫性分布或沉积于内皮排斥线。内皮排斥线为供体被致敏的淋巴细胞作用于内皮的结果。内皮排斥线开始于周

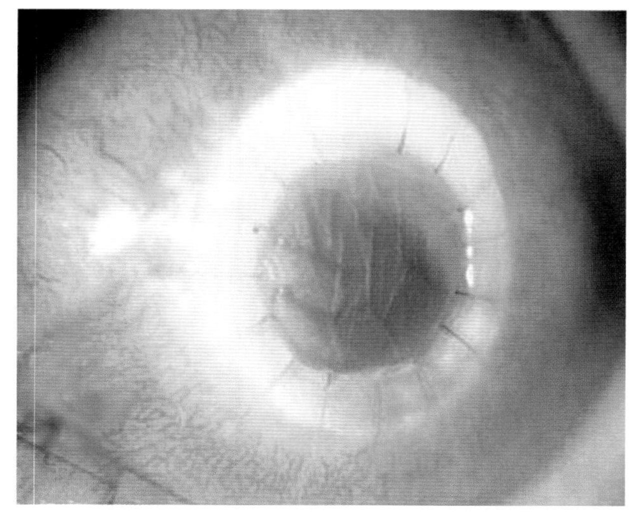
图 18-76　角膜移植片内皮慢性失功

边，逐渐向角膜植片中央移行，数日内可累及全部内皮层。内皮排斥反应如能及时发现，积极用糖皮质激素激素联合 CsA 控制，移植片内皮又有足够的愈合储备时，残留的内皮细胞扩展移行修复内皮受损区，植片可恢复透明，否则，移植片混浊，发生角膜内皮功能代偿。

6. 虹膜角膜内皮综合征（ICE）　该病有以下特点：①病变多为单侧；②内皮细胞边界不清，失去六边形状态变为多形性，可见到暗区；③内皮细胞向虹膜面延伸，导致周边虹膜前粘连，堵塞前房角，引起继发性青光眼；④出现虹膜萎缩和结节。随着病情的进展，内皮细胞数量呈进行性下降，必然发生角膜内皮功能失代偿。

角膜内皮细胞功能失代偿不是一个独立的疾病，而是诸多致病因素导致内皮细胞数量下降、功能不可逆性损害而发生的临床征象。一旦发生，即不可恢复，药物治疗无效，大多需手术治疗。

眼部情况较差，视力恢复无望者，多选用角膜层间晶状体囊膜植入术或角膜层间灼烙术，以阻断水分向角膜上皮层渗透，减少上皮大泡形成，进而减轻痛苦。对眼内条件较好，术后视力恢复希望较大者，则应行穿透性角膜移植术。

二、手术适应证

1. 视网膜功能正常或大致正常，眼压在正常范围者，必要时行 B 超和视网膜电图（EPET）和视觉诱发电位（VEP）检查，除外眼内及眼底和视神经病变。

2. 角膜有基质层混浊水肿、上皮大泡等内皮功能失代偿的典型病变（图 18-77），A 超角膜中央区测厚结果 >600μm。

3. 有明确的内皮细胞受损的病史。

4. 其他同常规角膜移植术。

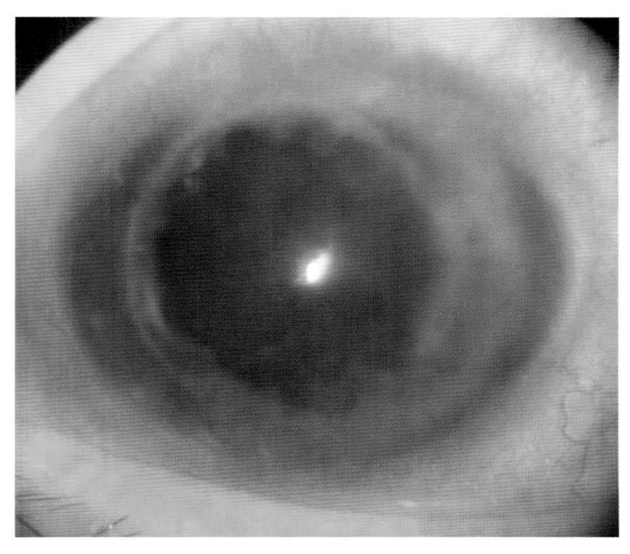

图 18-77　PKP 术后 7 年，角膜大泡

三、手术原理及外科技术

通过穿透性角膜移植手术置换病变角膜，恢复视觉通路是治疗角膜内皮盲的有效方法。

1. 选材：选择内皮细胞数量相对较高的新鲜供体材料。

2. 术前准备、麻醉、开睑及眼球固定　同常规角膜移植术。

3. 植床、植片直径的选择　①以最大直径和最小免疫排斥发生可能为原则，其最大直径以 8.0mm 为限。因近年来手术技术的进步，各种术中并发症显著减少，7~8mm 直径的成功率较 6mm 左右的植片在统计学上无显著性差异，直径 8mm 的植片既可提供相对较多的内皮细胞，又不增加免疫排斥的危险。②患者原为正视眼，或从上皮面取植片，植床、植片的直径应相当，若从内皮面钻取植片，植片应大于植床 0.25mm。③患者若为无晶状体眼，植片直径应大于植床 1.0mm，人为造成植片前突，减少术后远视度，以补偿晶状体的屈光力，或采用角膜屈光力较大的新生儿角膜植片，也可达到上述效果。

4. 对合　因植床水肿，致植床与植片厚度不一，缝合时应以内皮面对合良好为准，以利内皮细胞向植床延伸，改善植床水肿状态。

5. 缝合方法　多采用间断缝合法缝合 12~16 针。其优点是术后可根据创口愈合的快慢，缝线有无松动，新生血管是否增生及角膜散光情况，选择性地拆除部分缝线。

6. 重建前房　重建前房为手术成败的关键，若前房重建不良，术后不可避免地发生虹膜前粘连，导致继发性青光眼，或并发性白内障，亦可在术后早期出现内皮功能衰竭，其重建方法同常规角膜移植术。

术毕常规应用庆大霉素 2 万 U 和地塞米松 2.5mg 结膜下注射，双眼绷带包扎。

四、术后处理

同穿透性角膜移植术。

五、术后并发症

包括免疫排斥反应等并发症同常规角膜移植术。

六、临床效果

角膜内皮细胞功能失代偿行穿透性角膜移植的比例约占接受该手术病人的10%，随着人工晶状体植入手术的广泛开展，该手术所导致的角膜内皮功能失代偿的病人有增多的趋势，在穿透性角膜移植手术中所占的比例也日渐增大。据文献报道，在美国，角膜内皮失代偿已成为该手术的首要原因。因其疗效确切，目前认为穿透性角膜移植术是治疗该病变的首选方法，术后疼痛症状消失，美容改善，视力可明显提高，其提高幅度依原发病的病因及病情程度不同而不同，亦与术前有无并发症有密切的关系。

穿透性角膜移植术不仅可解除症状，还可有效地提高部分视力。但要取得良好的手术效果，术前适应证的选择，提供内皮细胞活性率高的新鲜角膜材料，娴熟的手术技巧，良好的术后护理和及时处理术后并发症，都是非常重要的。

对于大泡性角膜病变，又无恢复视力希望的病例，可行层间灼烙 + 染色 + 板层角膜移植术，可取得较好的美容效果。

七、典型病例

患者王 ××，男，24 岁，因右眼外伤性白内障在外院行白内障囊外摘除联合人工晶状体植入术，术后角膜内皮细胞功能失代偿入院。入院后查视力 OD F.C/30cm，IOP 25mmHg，角膜水肿混浊，上皮散在水泡形成，中央区角膜超声测厚（DGA-4000）857μm，隐见前房深，瞳孔居中，内皮细胞无法检查。经积极术前准备，在局麻下行部分穿透性角膜移植术，植床植片比 7.25 ∶ 7.5，术中见人工晶状体位正，未予取出，间断缝合 16 针，术后 1 个月，植床透明，厚度（A 超测厚为 650μm），术后 2 个月查内皮细胞计数为 1600 个 /mm^2，视力恢复至 0.4，术后 7 个月，角膜曲率计检查提高 3.0D、顺规散光，随拆除 12 ∶ 00 及 6 ∶ 00 时角膜缝线，散光降至 0.5D，视力升至 0.8，术后 1 年拆除全部缝线，视力 0.8。

第七节　蚕食性角膜溃疡

一、概述

蚕食性角膜溃疡又称 Mooren 角膜溃疡（Mooren ulcer），是一种非感染性、慢性、疼痛性、进行性周边部角膜溃疡。病灶首先起始于周边部某处角膜，随后向角膜中央、角膜缘及角膜基质深层三个方向蚕食性进展，有时可波及邻近巩膜。溃疡可深达角膜厚度的 1/3~1/2，进行缘呈浓厚灰白色，深部组织溶解脱落，而保留浅表组织，在向中心方向形成具有特征性的潜行缘呈潜掘状态，邻近溃疡进展缘尚未发生溃疡的角膜因受潜掘状浸润，而发生基质的水肿混浊。溃疡呈顽固性的缓慢进展，可维持数周到数月，在此期间可能略有缓解，但最终使角膜前 2/3 基质层被蚕食破坏，残留仅 1/3 厚的充满血管性瘢痕的角膜（图 18-78、图 18-79）。

患者可双眼先后发病。急性期患眼疼痛明显，伴畏光、流泪和视力减退，溃疡区周围的结膜和巩膜充血水肿，可伴有急性虹膜炎，出现前房反应，如 KP（+）及房水闪辉（+）等，白内障为常见的合并症，重症者炎症难以控制有发生角膜穿孔之可能。根据临床表现及其特征，Wood 和 Kaufman 将其分为良性型（benign type）和进展型（progressive type）两种类型（见表 18-1）。

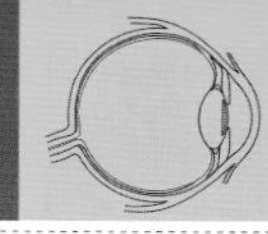

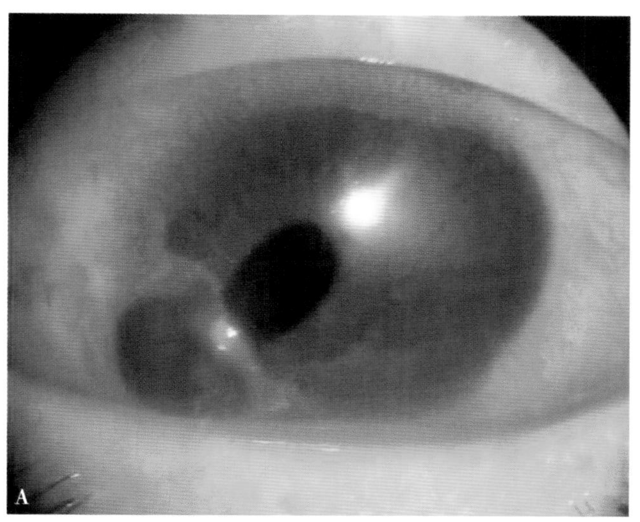
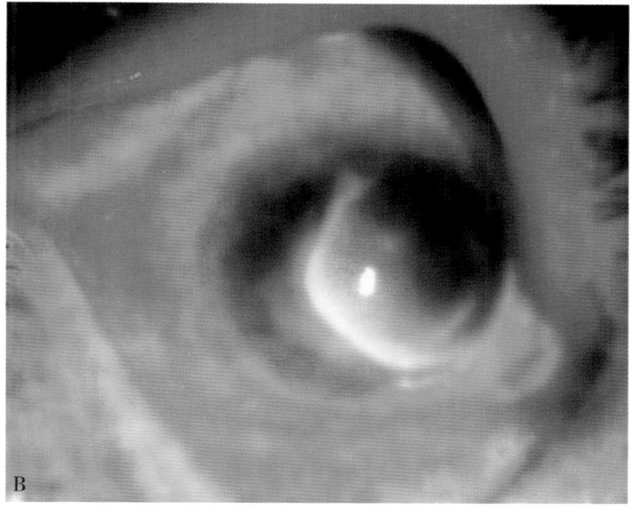

图 18-78　蚕食性角膜溃疡，潜行缘呈潜掘状态

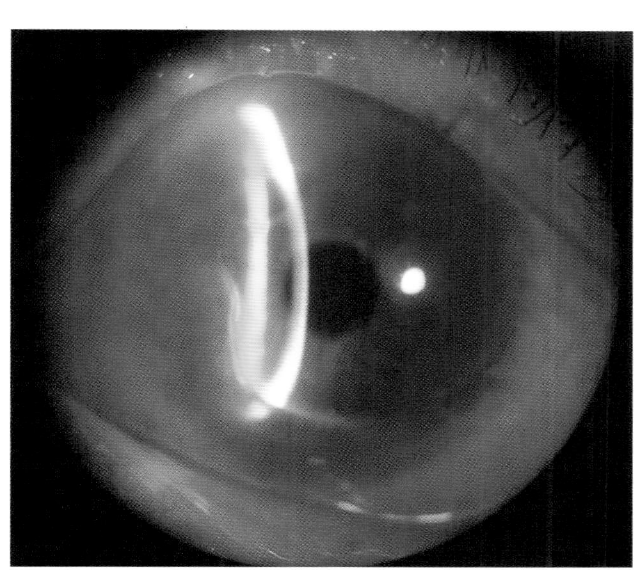

图 18-79　蚕食性角膜溃疡，角膜前 2/3 基质层被蚕食破坏

表 18-1　蚕食性角膜溃疡的分型

良性型	进展型	良性型	进展型
老年人多见	青年人多见	穿孔少	穿孔多见，占 1/3
双侧性占 75%	单侧性	治疗反应差	治疗反应好
病程慢	病程较快	预后好	预后差

近年来，随着免疫学研究的进展，现代化检查手段的提高以及显微手术的普及和进步，本病的病因、发病机制、临床特异性诊断及治疗等方面都有了较大的进展。

目前认为该病与自身免疫有关。可能是外伤、感染或其他原因不明的有关因素使角膜的抗原性发生改变；或释放出隐蔽抗原，该抗原与循环抗体形成免疫复合物，从而激发自身免疫反应，引起免疫应答。一般认为，该免疫应答的相互作用，激活了角膜周边部浓度比中央区高 5 倍的补体系统，从而产生补体 C3a、C11a 和 C5a，使血管扩张，通透性增加，肥大细胞和嗜酸性细胞释放组胺，C5a 又是多形核白细胞的阳性趋化物质，被吸引的多形核白细胞颗粒后释放蛋白溶解酶和胶原酶，促使角膜蛋白和角膜胶原小板溶解。组织病理学发现，邻近溃疡处结膜组织含有较多浆细胞和淋巴细胞，推测其抗角膜的抗体可能由浆细胞产生，该处结膜上皮内含有免疫球蛋白和补体。也有报道患者的辅助性T细胞与抑制性T细胞的比率增高，抑制T细胞减少，从而认为抑制性T细胞的缺乏引起自身免疫性疾病，使其与自身抗体结合的角膜细胞产生自溶。但到目前为止，角膜的外伤、感染等因素以何途径导致角膜的抗原性改变，其确切机制尚不十分清楚。

本病临床表现复杂，形式多样，程度各异，故可供选择的治疗方法较多，大致分为药物治疗和手术治疗两种。

药物治疗一般仅限于良性型和部分进展型病例。自CsA问世以来应用于本病的治疗取得了令人鼓舞的效果。CsA不但可以提高抑制T细胞的数量，同时降低辅助T细胞的数量，而且对骨髓造血功能无抑制作用。国外有人试用CsA口服8mg/(kg·d)治疗数例病人，称全部治愈。国内赵京城等报道采用1%CsA局部点眼每日4次，有效率为82.3%，治愈率为61.1%。我们在临床上发现有的病人虽经局部频繁应用，但终告无效，而需要采取手术治疗。CsA的最终疗效和实用价值有待进一步评价，但该药物较以往治疗该病的免疫抑制剂如环磷酰胺、甲氨蝶呤等，有着无可比拟的优越性和较高的治愈率，成为治疗蚕食性角膜溃疡的主要药物，此外，应局部亦可应用胶原酶抑制剂，如3%半胱氨酸眼药水。自身血清内含有的γ-巨球蛋白对胶原酶有良好的抑制作用，可阻止或缓解角膜自溶，起到有效地辅助治疗作用。

对于药物治疗效果较差或基本无效而临床病程进展较快的病例，为控制病情而需积极采取手术治疗。手术方法可分为：①切除溃疡附近球结膜和筋膜，联合溃疡边缘冷冻或烧灼；②部分板层角膜移植；③全板层角膜移植。第一种方法为Brown(1975)所介绍，该方法可直接清除病灶，并除去胶原酶、蛋白水解酶和浆细胞的主要来源，仅运用于角膜溃疡范围较小、程度较轻的病例；但部分进展型病人术后仍有复发。根据病情，将第一种和第二种方法、或第一种和第三种方法联合应用，可更好地取得治疗效果。下面就角膜移植问题重点论述。

二、手术适应证及手术原理

1. 部分板层角膜移植术　病情呈进行性进展，疼痛剧烈，经药物治疗溃疡无缩小，病变占部分象限者，行“半月形”移植；病变几乎占全周者，可酌情行“指环形”移植。

2. 全板层角膜移植术　病变范围广泛且向中央部侵犯明显者，多次手术失败，病情难以控制者，进展型病例，病情较凶险，估计部分板层角膜移植不能奏效者。

三、外科技术及特点

1. 部分板层角膜移植　先切割和灼烙病变附近的球结膜和结膜下组织，暴露巩膜。

制备植床：根据角膜病变的范围和形态，设计选择植床的剖切方法。可根据术前或术中设计，利用环钻或角膜屈光手术用打印标记(如不同直径的圆环状标记)组合成不同形状的“新月型”和“指环型”，用2%煌绿在病变的边缘区打印标记，然后用15号圆刃刀在印记上划界切成相应的轮廓，或根据标记的尺寸选用相应的环钻辅助切开。切开的深度要达到角膜厚度的2/3或以上。然后，用有齿显微镊轻提切口边缘，用圆刀剖切，直至完成植床。

植床层间新生血管的处理：如板层新生血管较多，在制作植床时可能会有出血，可行压迫止血或灼烙止血，或在血管起始端的角膜缘灼烙封闭之。

剖切植床时发生穿孔的处理：植床穿孔常是术中剖切板层过深时，不慎切穿后弹力层所致。可发现房水外渗，前房变浅，眼压极低，影响剖切的进行。应使用10-0尼龙线间断缝合，使创口关闭，注黏弹性物质形成前房后，可继续完成手术。

制备植片：可使用新鲜的供体角膜材料，或甘油冷冻保存的全眼球，在解冻和适当复水、注水形成正常眼压后，根据植床的大小和形态在供体角膜上剖切比植床约大0.5~1mm的板层植片，其厚度应相当或略厚于植床深度。

应严格掌握甘油保存材料的复水时间，过长或过短均会造成植片实际厚度的变化，进而影响手术效果。

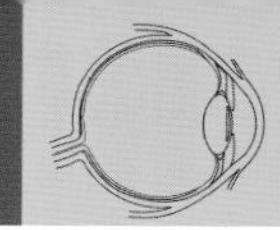

缝合：新月形板层移植时，应先在两端“月尖”处间断缝合2针，再连续或间断缝合角膜侧创缘，然后间断缝合巩膜侧创缘，各缝线的拉力应均等，避免过紧或过松导致角膜散光，影响术后视力。指环形移植时，植片与植床吻合后，应先在内外环的12：00、6：00、3：00、9：00四个象限间断缝线8针，中央处创缘可连续缝合，周边部创缘可间断缝合。然后拆去内环的四针固定缝线。其缝线拉力均等，以减少散光的发生。

术中将邻近病变的球结膜和结膜下组织切除，手术结束时可将植片及相应巩膜区暴露而不需缝合，术后依靠上皮自行生长恢复。

2. 全板层角膜移植术　制备植床：沿角膜缘环形剪开球结膜，暴露角膜缘，充分止血，根据病情做部分灼烙切割，但要注意保留部分干细胞，全部切除后易发生上皮再生不良。在角巩膜缘灰线后缘或溃疡的巩膜侧边缘外，用15号圆刃刀环形板层切开，深度超过角膜厚度的2/3以上，然后用角膜镊子轻提切口边缘，按一定深度向前剖切。孙秉基等采用层间注入黏弹性物质的方法做板层剥离，取得了良好的效果，剖下的板层界面较光滑，对屈光的影响小。另外，也可以在剖切部分植床后，用显微虹膜回复器插入相应深度的板层组织内，边前进边左右摆动，使角膜层间在同一深度分离，制备好植床。

缝合：植片放入植床边边吻合后，先在12：00、6：00、3：00、9：00方位各固定缝合一针，然后间断缝合12~16针。术中应使用角膜散光计监测，调整缝线的松紧，以尽量减少和消除手术性散光的发生，最后将线结埋入层间。

如植片收缩偏小，缝合困难，可用5号针头在角膜缘内1mm剖面上斜形穿刺前房，抽取0.2~0.3ml房水，使眼压降低后对位缝合。此可达到术后植片植床贴附十分紧密的良好效果，并且可明显降低术后双前房的发生率。

球结膜的缝合：球结膜环形切开及部分灼烙切割后，常有明显后退，可将其固定缝合在角膜缘后4~5mm处，术后上皮自行生长常可很快使植片上皮化。

林可霉素0.2ml+地塞米松2mg球结膜下或球旁注射。双眼加压包扎，术毕。

四、术后处理

1. 双眼包扎3~5小时后可改为术眼包扎，晚间戴眼盾。如无特殊情况，一般术后48小时首次换药并继续双眼绷带加压包扎至上皮完全修复。加压包扎的作用可使植片植床充分地贴附。

2. 酌情口服或肌注抗生素2~3天，以预防感染。

3. 可口服少量糖皮质激素，如泼尼松20mg，1/d，以减轻手术造成的创伤反应。因板层角膜移植片一般不发生免疫排斥反应，常规大剂量应用糖皮质激素实属无益，有时反而会影响创口的愈合或激活胶原酶的活性，导致植片的自溶和混浊，但新生血管增生活跃已长入植片的患者（图18-80），则可在术后3~6个月内，根据体征和病情需要，酌情应用。

4. 本病局部应用糖皮质激素应慎重，因其可激活胶原酶的活性或诱导疾病的复发，或与3%半胱氨酸眼药水或自身血清等胶原酶抑制剂合用，使用过程中应仔细观察。

5. 板层角膜移植拆线一般在术后3~6个月进行，亦可根据情况灵活掌握。如巩膜侧切口一般愈合较快，可较早拆除，而角膜缝线可以延长，以利切口更好地愈合。但遇缝线松动或新生血管沿缝线生长时，则可随时拆除。

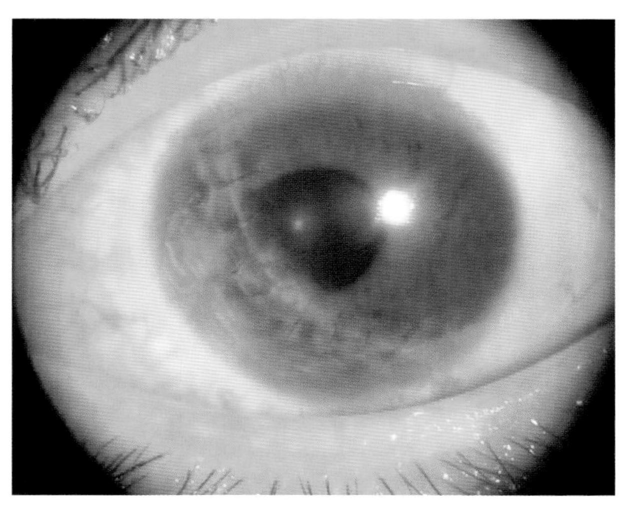

图18-80　半月形角巩膜移植术后4个月，新生血管长入植片

五、术后并发症及处理

1. 一过性高眼压　多发生在全板层角膜移植

的病例，发生原因与房水排出通道被破坏和手术创伤致房水分泌增多有关。应积极应用降眼压药物等对症处理，并密切观察眼压变化，一般在数日或一周内，随着侧支循环的建立和房水分泌接近于动态平衡而逐渐恢复正常，多不需手术治疗。

2. 术后双前房　多发生在全板层角膜移植的病例，手术中植床穿破的病例易产生该并发症，系房水通过穿孔处流入层间所致。可首先加压包扎，口服乙酰唑胺，密切观察其变化，大多数病人经以上处理可恢复正常，个别病人 1 周后仍不恢复时，则应考虑行穿透性角膜移植术治疗。

3. 层间积血或异物　层间积血常因植床新生血管灼烙不彻底而术后开放造成，如出血量少，可缓慢自行吸收；但出血量较多时，可行层间冲洗，冲洗后轻度灼烙开放的血管，以防止二次出血的发生。层间异物包括滑石粉、手术器械碎屑、止血棉棒脱落的纤维丝和缝线线头等，可根据情况冲洗或取出。其主要预防措施是在植片缝合前，不用棉棒蘸干植床，而采用边冲洗边负压吸取的方式清洁植床，最大限度地减少异物残留的可能性，即可杜绝该并发症的发生。

4. 植片、植床自溶和溃疡形成　较少见，可在结膜或角膜上皮修复困难时发生，或继发细菌、真菌感染致植片溶解或溃疡形成。植床自溶于指环状角膜移植时中央残留岛状区内，因手术时板层剥离较深，切断了神经营养通路，致中央区坏死、自溶。处理方法则要根据病情，酌情采用人工泪液和胶原酶抑制剂以及睑裂缝合术等治疗。

5. 溃疡复发　可发生在各种方式手术后的病人，表现为手术创伤反应消退，植床植片愈合良好的情况下，突然又发生典型的蚕食性溃疡及相伴的有关症状，而且多在原病灶部位发生。笔者曾遇一例病人因反复发作已手术 3 次，但最后一次术后 3 年，在原病变区溃疡又复发，形态同前。又行范围较大的"半月形"板层角膜移植联合溃疡附近的球结膜及结膜下组织灼烙切割术，现病情稳定。

6. 免疫排斥反应　边缘部位的角膜移植手术后易发生免疫排斥反应。故术后应及时应用免疫抑制剂。

六、临床效果

1. 疗效标准　术后畏光、流泪、疼痛等症状消失。视力及矫正视力较术前无明显变化。角膜植床透明，植床、植片层间清晰，无异物残留。术后角膜散光无增加，拆线后应无明显变化。

2. 临床资料分析　笔者自 1991~2008 年间治疗蚕食性角膜溃疡 112 只眼，全部采用溃疡区周边球结膜、眼球筋膜灼烙联合局部板层角膜移植术，均为"半月状"移植，角巩膜缘间断缝合，角膜对合处连续或间断缝合。经术后 1~4 年的随访，拆线后平均视力较术前增进 2 行，散光降低 0.75D，有 23 只眼复发，约占 20%，其中 1 例为合并糖尿病患者，因术后血糖控制欠佳，曾复发 3 次，行 3 次手术治疗，近期复诊，溃疡又复发，经 1% CsA 滴眼液滴眼及对症治疗后，复发得到控制。

第八节　铜绿假单胞菌性角膜溃疡

一、概述

铜绿假单胞菌性角膜溃疡是最严重的化脓性角膜溃疡，最早由 Sattler（1891）报道。国内 1965 年范德彰等曾报道 100 例。近年来该病的发病率有明显的增多趋势。

1. 发病情况　虽然近年来随着软性角膜接触镜配戴增多，散发病例的比例有所增加，但仍以夏、秋季发病较多，其与夏秋季自然界的温度适合于细菌的生活条件有关，且以农忙季节、户外活动者为多，眼外伤者发生的机会也较多。许多报道指出，以从事体力劳动的中青年发病较多，但各年龄组均有发病。朱志忠报道最小年龄为 1 周岁，最大年龄为 78 周岁。足见发病年龄跨度之大。儿童患者多发生在营养缺乏或角膜软化基础上，老年患者则多与角膜上皮不健康，上皮易于损伤有关。以往认为工人发病最多，且多发于工作时易发生角膜异物的工种，如车工、钳工等；其次为农民。夏、秋季节农忙时易发生麦梢、稻梢、棉秆等农作物伤及角膜从而引起此病。近年来，戴亲水角膜接触镜后发生的报道不断增多。Thomas（1980）报道了 60 例铜绿假单胞菌性角膜溃疡，有外伤史者仅为 13 例，无外伤史者 20 例，均有戴接触镜史，其中戴硬性接触镜者 8 例，戴软性接触镜者 12 例。目前，国内外许多文献指出，角膜异物剔除术后，戴软性角膜接触镜是铜绿假单胞菌性角膜溃疡的最常见的诱因。

铜绿假单胞菌广泛存在于自然界及人体腔道，如水、空气、泥土、人的皮肤、结膜囊内、肠道、上呼吸道等。特别值得注意的是，该菌可能存在于很多眼药水中，如荧光素、青霉素、氯霉素、磺胺、丁卡因、可的松、疱疹净、阿托品等，其中以荧光素污染机会最多，这就大大增加了医源性感染的机会。该菌是条件致病菌，侵袭力较弱，不易侵犯健康的角膜，只有当角膜因某些原因（如各种形式的角膜外伤、角膜异物、化学伤等）发生上皮损伤时，细菌才能通过破损处侵入角膜组织引起感染。铜绿假单胞菌在角膜内可产生毒素和蛋白溶解酶，溃疡本身又产生胶原酶，二者对角膜小板有溶解胶原的作用。胶原酶的活性有赖于钙离子的浓度，在近似血清钙的浓度下活性较大。泪水和房水不断补充钙离子的浓度，使胶原酶保持活跃，造成角膜组织大量而迅速地溶解和坏死，病情发展凶猛迅速，2~3 天后，溃疡即向纵深发展，角膜大片坏死而穿孔。严重者 24 小时内毁坏整个角膜，甚至引起眼内炎（图 18-81、图 18-82）。

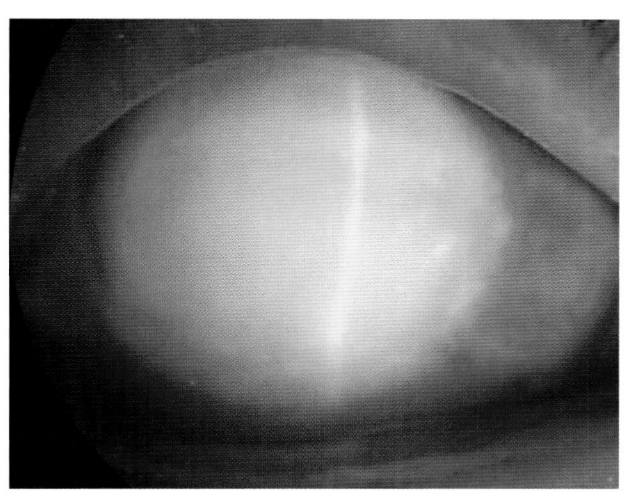

图 18-81　铜绿假单胞菌性角膜溃疡

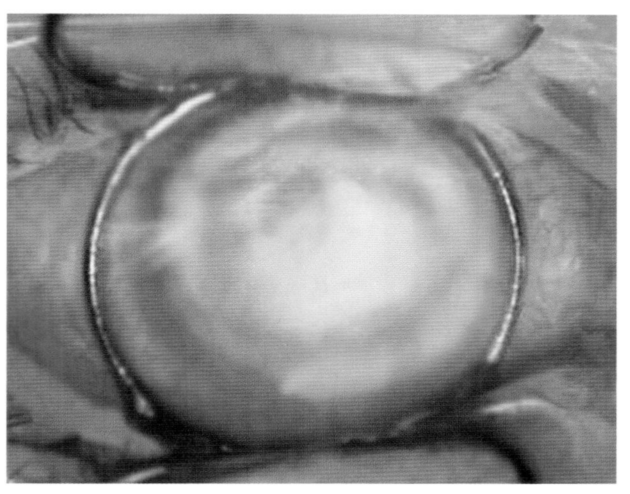

图 18-82　铜绿假单胞菌性角膜溃疡

2. 临床表现　本病由铜绿假单胞菌直接侵及角膜所致，潜伏期短，一般为 6~24 小时发病。主要表现为患眼红肿、剧烈疼痛、畏光流泪、视力明显减退、分泌物增多、球结膜充血水肿。早期角膜出现浸润、部位不定，一般发生在外伤或不健康角膜处，呈灰白色。裂隙灯下角膜浸润处表面稍隆起，其周围及深部有弥漫性水肿，部分病例可有角膜内皮及后弹力层皱褶，角膜后细小灰白色及棕色 KP，丁道尔现象常为阳性。发病后 1~2 天，浸润处很快形成圆形、环形或半环形半透明油脂状和较高隆起的灰白色坏死区。坏死组织依附于溃疡周围或正常角膜表面。前房出现少量淡黄色积脓，2~3 天后溃疡迅速向中央扩大，并向深部发展，最后形成直径为 5~8mm 的坏死区，仅在角膜的周边部留有 1~2mm 宽的透明边缘区。大量灰白色黏稠的角膜坏死组织，可附着于眼睑、睫毛上，形成脓样分泌物。坏死组织一经脱落，角膜表面即变为毛玻璃样，色灰白，略呈扁平状，前房大量黄白色脓液，甚至充满整个前房。随着溃疡的继续发展和坏死组织的不断脱落，变薄的角膜部分抵挡不住正常或升高的眼内压，向前膨出；继而在坏死的角膜组织中央形成穿孔，显露少部分虹膜，然后穿孔逐渐增大，有的可达半个角膜，形成角膜前粘连性白斑或角膜葡萄肿。

3. 药物治疗　由于此病病势凶猛，发展迅速，故对可疑病例，应在细菌培养和药敏试验未出结果之前，就进行抢救处理，首先应用广谱有效的药物。临床常用的药物有多黏菌素 B、庆大霉素、妥布霉素等。此外，新一代广谱青霉素及头孢菌素均有一定疗效。待药物敏感试验报道后，再选用敏感的抗生素。

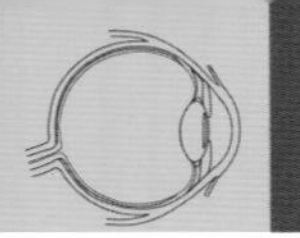

大多数学者认为在大量有效抗生素控制炎症的情况下，可以酌情应用糖皮质激素，以减轻炎症反应。口服或静脉给药，在溃疡未愈合情况下，局部用药应视为禁忌。

必要的对症处理，如1%阿托品充分散瞳；胶原酶抑制剂拮抗胶原酶对角膜小板胶原组织的溶解作用；大量应用维生素对减轻炎症反应，促进溃疡愈合，都有积极的作用。

4. 手术治疗　当药物治疗无效、就诊过迟或处理不当而致角膜穿孔，则应及时行角膜移植术，以挽救病眼。

二、手术适应证及手术原理

1. 经保守治疗溃疡无法控制，可以施行治疗性角膜移植（图18-83、图18-84）。如病变未波及后弹力层，则行板层角膜移植；如病变已达角膜全层，可行穿透性角膜移植。

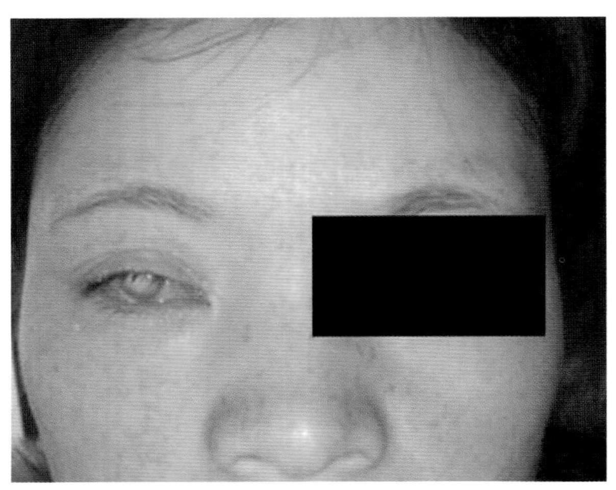
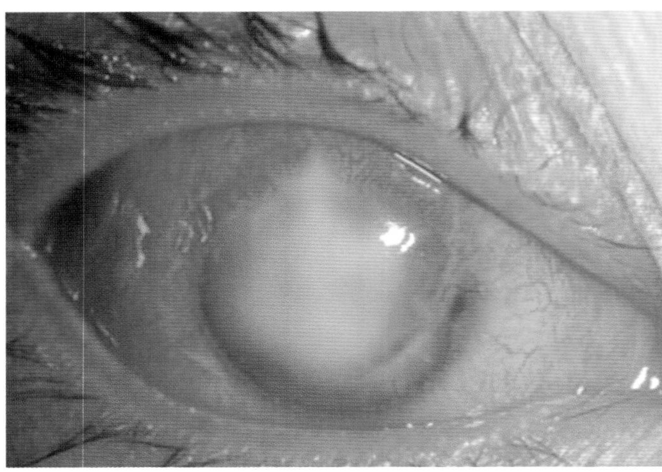

图18-83　治疗性角膜移植术前

2. 角膜已穿孔者，如穿孔较小，可保守治疗，观察前房能否形成；如前房可以形成，则用敏感抗生素，使感染得到控制后，再行治疗性角膜移植。如前房不能形成，则应及时行穿透性角膜移植术。

3. 患者就诊时病情已十分严重，濒临穿孔，应在局部及全身应用抗生素2~4小时后即行角膜全厚板层移植术。

4. 角膜溃疡面积大，一处或多处有穿破，但角膜溃疡坏死组织已脱落，形成一薄的创面，可以小心剖切植床，做亚全或全板层角膜移植，同时或以后做抗青光眼手术。

5. 全角膜化脓穿破或兼有眼内容物脱出时，应行眼前段重建术。

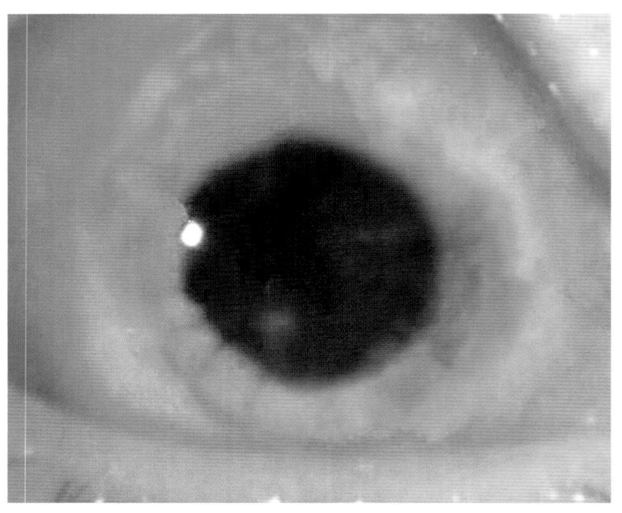

图18-84　治疗性角膜移植术后2天

治疗性角膜移植的基本原则是，必须彻底切除病变组织，用相应大小形状和厚度的移植片修补角膜缺损区。对药物治疗无效，有穿破倾向者，应当机立断及进行治疗性角膜移植。如果病灶范围大或累及周边角膜，若角膜表面坏死组织较多或前层病变组织混浊致密，可在表面麻醉以后，用刀片轻轻刮除表面坏死组织后，行裂隙灯检查。也可用小玻璃棒轻按角膜病灶区，以试其硬度，如眼压正常，病变角膜局限性变软，则可能为残存角膜组织变薄，后弹力层多已受累，宜行穿透性角膜移植。

三、外科技术要点

1. 板层或部分穿透角膜移植　划界：根据病变进行划界，环钻划界一般要大于病灶 0.5mm，以彻底清除病变组织。根据划界切除病变角膜，切除时要彻底，边缘要力求整齐、陡峭。根据植床制作角膜植片。注意事项：①角膜未穿破的病例，应根据病变范围而决定植床大小，必须去除全部角膜病变组织，并剖切至移植床底。如术中发现无法切除干净病变组织则应改做穿透性角膜移植，前房积脓可用平衡盐水冲洗，也可不做处理，因其多为反应性积脓。②角膜已穿孔者，眼压低，操作困难，可使用 Flieringa 环，以防眼球塌陷。用锋利的环钻顺时针方向旋转切割至角膜深度的 4/5 以上，然后用眼科钻石刀或剃须刀片加深环钻切口，并切至穿透，再以角膜剪完成移植床。为控制术中眼压，可事先在睫状体平坦部做巩膜切口，用粗针头插入眼内，抽吸少量玻璃体；如晶状体已混浊，应做白内障摘除术；如晶状体已脱出，则同时行开放式或前段玻璃体切割。

术后处理：术后每日或隔日换药，参考细菌培养结果选择敏感抗生素，全身和局部应用。术后要早期打开点眼，局部频繁应用抗生素。有学者指出，即便是铜绿假单胞菌感染，由于术前、术后的强化治疗，细菌培养一般在 24 小时内转为阴性。如手术彻底，又选用了敏感的抗生素，前房积脓可在 48 小时内吸收。处理得当者，术后尚能保留有用视力，术眼外观亦大致正常。

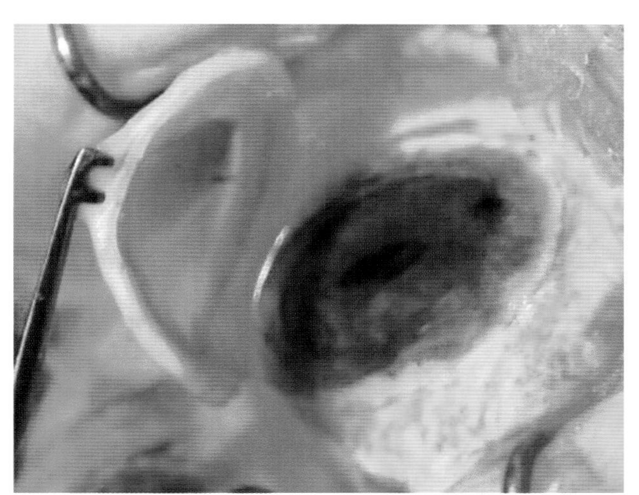
图 18-85　眼前段重建术

2. 眼球前段重建术　当病变累及角膜全层及部分巩膜，且有穿孔倾向或全角膜已发生坏死、穿破或伴有眼内容物脱出者，药物不能控制，难以进行常规角膜移植，需施行带巩膜环全角膜的眼球前段重建术（图 18-85~ 图 18-87），才可能挽救眼球、恢复一定的视功能。手术的具体方法参见第章。术后按药敏试验选择有效抗生素，用药时间要适当延长，术后 1~2 周后可局部应用 CsA 点眼，以减少排斥反应的发生。术后应特别注意眼压改变，如眼压升高，早期可用药物控制，晚期可用睫状体冷冻或硅胶阀门植入等手术治疗。

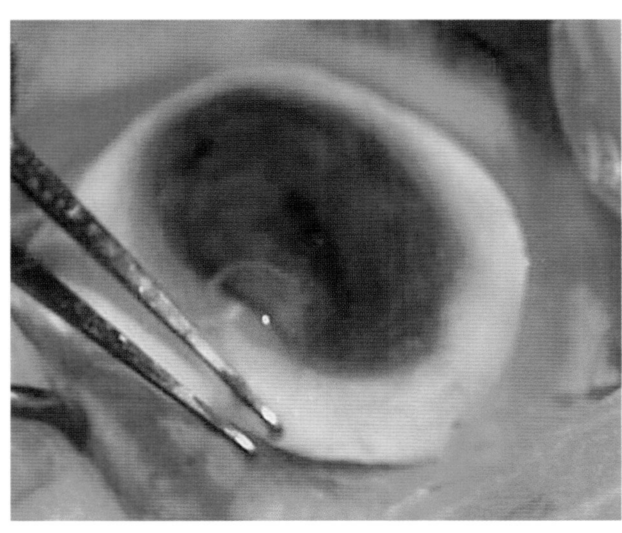
图 18-86　眼前段重建术，缝合带巩膜环全角膜片

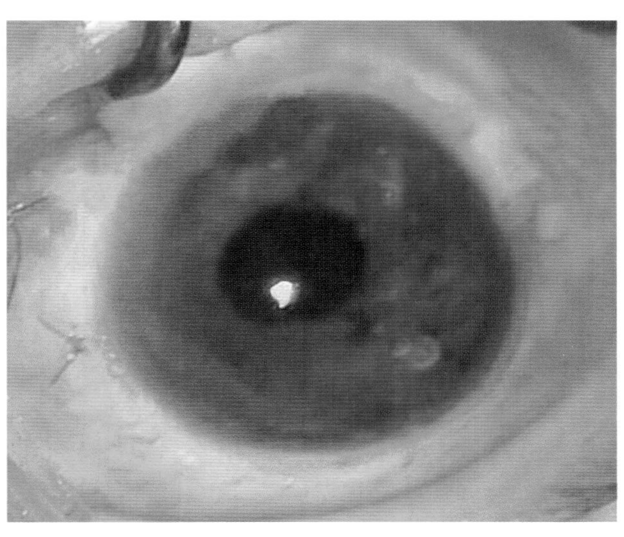
图 18-87　眼前段重建术毕

四、术后并发症

1. 板层或部分穿透角膜移植

(1) 术后早期并发症：所有角膜移植的并发症匀有可能发生。如伤口哆开，虹膜脱出、层间积血、层间积液等。感染性疾病角膜移植术后，更易发生前房渗出（穿透性移植）和层间渗出（板层移植）。铜绿假单胞菌性角膜溃疡的板层移植术后，层间常有白色絮状或羽毛状渗出。术后早期局部点用抗生素和糖皮质激素，可以预防和减轻此并发症的发生。其次是植片感染，供体组织的污染是不容忽视的感染源。用中期保存液保存供体者，保存液中有絮状混浊或pH明显降低，则提示供体有可能被污染，不应再用。保存液透明度良好者，术后应将用过的保存液做细菌培养，以有助于早期发现污染植片的致病菌。一旦术后发生感染，能有效的选择敏感抗生素，有利于迅速控制感染。

(2) 术后中、晚期并发症：免疫排斥反应，活动期感染形成感染的植床、手术的创伤刺激，都能引起强烈的炎症反应。对这种反应性炎症如不能及时控制，常会诱发免疫排斥反应。术后早期静脉点滴糖皮质激素或联合其他免疫抑制剂，有可能减少排斥反应。避免疲劳、饮酒和适当延长局部糖皮质激素点眼，对排斥反应也有预防作用。此外，原病复发及移植片上皮糜烂，是治疗性角膜移植晚期失败的主要原因。

2. 眼球前段重建术　眼球前段重建术由于手术创伤大，术眼条件差，故术后并发症较多，其中最主要的并发症为术后免疫排斥反应、继发性青光眼及原发感染复发。原感染性角膜炎复发，多因术中去除病变组织不彻底，术后未进一步抗感染治疗所致，故术中彻底清除病变组织及术后及时、足量使用敏感抗生素，是减少并发症的关键所在。

五、临床效果

首选敏感性抗生素治疗铜绿假单胞菌性角膜溃疡。但当药物治疗无效或即使是抗生素已杀灭了病原体，存在于角膜内部的毒素及蛋白溶解酶与溃疡本身产生的胶原酶，可造成角膜组织大量而迅速的溶解和坏死，使病情迅速发展，导致角膜溃烂，此时应当果断采用治疗性角膜移植。如手术彻底，并选择了敏感的抗生素治疗，前房积脓可在48小时内消失，术后尚能保留有用视力。国内外近年来有报道指出，化脓性角膜溃疡如果保守治疗无效，清除病灶、采取板层角膜移植是可取的，它不仅可缩短病程、减少组织损害；而且为今后恢复视力创造了条件。尤其是病情凶猛的铜绿假单胞菌性角膜溃疡，在药物治疗不能控制时，可作为首选的治疗方法。若病变侵及角膜全层或有穿孔倾向者，甚至已发生穿孔者则应行穿透性角膜移植。孙秉基(1986)曾报道110例感染性角膜溃疡，其中9例为铜绿假单胞菌感染行角膜移植，术后均控制了感染，保全了眼球，视力为0.06~0.7，故角膜移植是治疗铜绿假单胞菌性角膜溃疡的有效方法。

第九节　单纯疱疹性角膜炎

一、概述

人类是单纯疱疹病毒(herpes simplex virus，HSV)的唯一自然宿主，单纯疱疹性角膜炎(HSK)是最常见的感染性角膜病，近年来发病率有明显上升的趋势。由于反复发作，重症病例增多，严重威胁视功能。在美国和其他发达国家，该病已是最常见的感染性致盲原因之一；据国内的统计，该病在角膜病的致盲中已上升为首位。

HSV可分为两种类型：HSV-Ⅰ型通常是口腔和眼部感染的病毒株；HSV-Ⅱ型通常是生殖器病毒株。作为HSK的病原，一般认为是由HSV-Ⅰ型所致，近来由于性传播疾病的增加，HSK-Ⅱ型不但是新生儿眼感染的病原，而且也可引起成人HSV角膜感染(发病率为1.9%~28.1%)。现已证实，两种病毒对角膜的致病性存在明显差别。HSV-Ⅰ型发病快，病程短，且有局限于表层的倾向。HSV-Ⅱ型发病晚，病程长，常可侵犯基

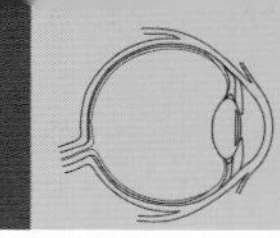

质深层。目前已能从重症患者的角膜中分离出 HSV-Ⅱ型。因此，重症病例的增多，可能与 HSV-Ⅱ感染有一定关系。

原发感染是指人对 HSV 的首次感染，发生于血清抗体阴性者，仅有 10% 的人产生临床症状，约在 90% 的人群带有 HSV 的全身抗体。原发性眼部感染多见于 6 个月至 5 岁的小儿，常表现为一种急性滤泡性结膜炎，有时有假膜形成，伴有耳前淋巴结肿大，睑缘有时可出现疱疹性水疱，发病 7~10 天角膜有时发生一个或多个树枝状浅层溃疡，常持续 1~3 天，偶尔也可发生基质性盘状角膜炎，通常愈后不留角膜瘢痕。

继发感染发生于曾有过 HSV 感染，其血中已有中和抗体者。当个体在各种非特异性刺激，如感冒、发热、紫外线照射、外伤、变态反应、恐怖刺激、月经来潮、应用糖皮质激素等都可能成为复发的诱因。复发性角膜感染的来源多为内源性（即病毒存在于角膜、泪腺、结膜及三叉神经节内），少数亦可为外源性。HSK 的临床表现非常复杂，致使临床分型极不统一。为了便于临床诊断和治疗，分为如下 5 种临床类型：

1. 树枝状或地图状角膜炎　树枝状角膜炎（dendritic keratitis）是 HSV 直接感染角膜上皮细胞的结果。发病初始为上皮表面的不透明的斑点，其形状往往呈树枝状（二分叉的分枝），但也可呈粗糙的点状或卫星状。在 1 天左右的时间内，斑点的中心脱落而形成典型的树枝状缺损，边缘肿胀隆起，该处上皮细胞显示病毒增殖活跃，病灶区荧光素染色鲜明（图 18-88），角膜知觉减退。地图状角膜炎（geographic keratitis）是由树枝状角膜炎进一步扩大、加深发展而来，边缘不齐，呈锯齿状，周围有明显的灰白色隆起缘，病灶呈地图状外观或呈盘状（图 18-89）。溃疡底部的基质层混浊，常伴有后弹力层皱褶及前房闪辉现象。

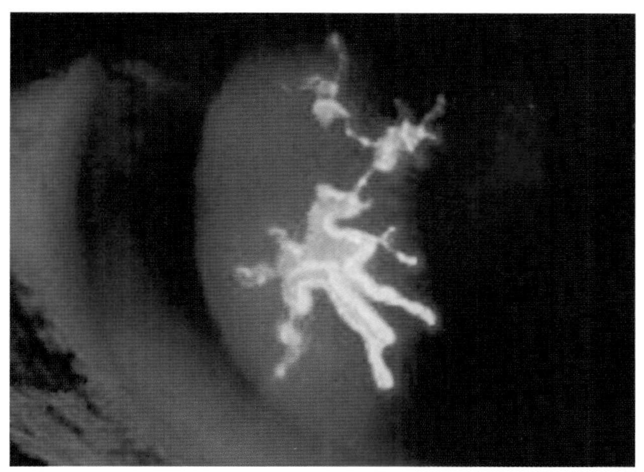

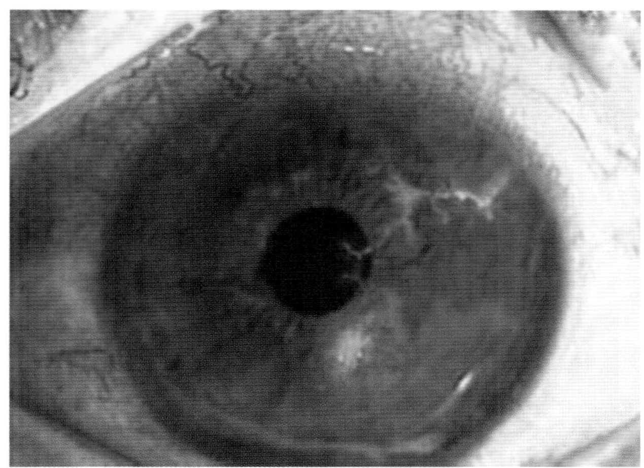

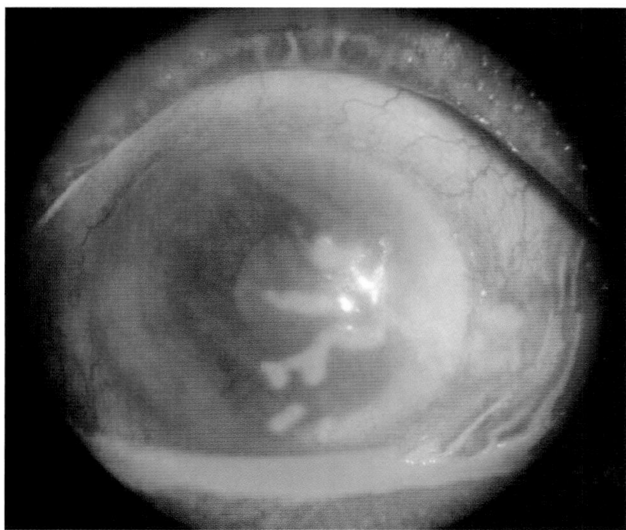

图 18-88　树枝状单纯疱疹性角膜炎

单纯疱疹性上皮性角膜炎一般在 1~3 周内愈合，但对一些病灶较大伴有基质炎症者愈合较慢。如无并发症发生，愈后可不遗留瘢痕或遗留不同程度的薄翳或云翳（图 18-90）。其愈合不但与 HSV 的毒株有关，而且还取决于角膜上皮的修复功能和机体的免疫状态。若病变向深层发展，可演变成深部溃疡或混合感染；病情迁延可转变成上皮下浸润或盘状角膜炎；治疗不当可发展为变性性疱疹角膜炎或营养性角膜溃疡。

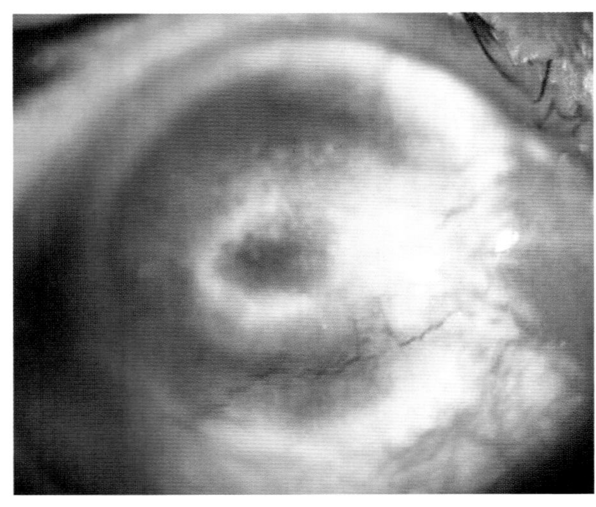

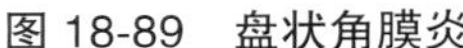
图 18-89　盘状角膜炎

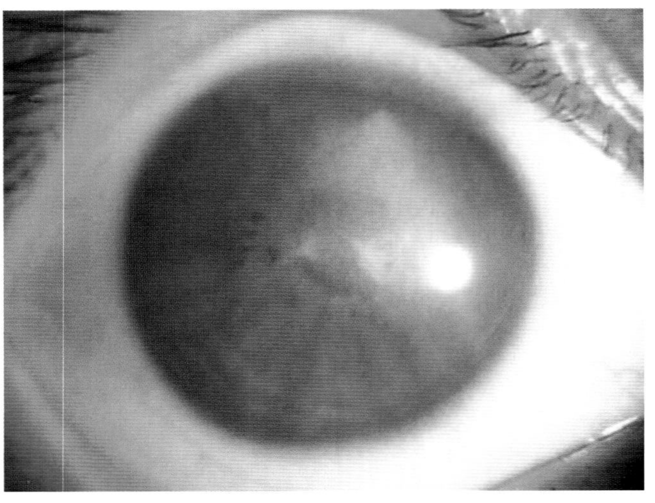

图 18-90　单纯疱疹性角膜炎后斑翳

2. 盘状角膜基质炎　盘状角膜基质炎（discform keratitis）多由上皮性角膜炎被控制后其基质仍有慢性水肿及浸润发展而来，少数也可起病后直接患病。其发病机制目前多倾向抗原抗体反应学说，因为基质及内皮细胞属中胚叶组织，对 HSV 的易感性不如上皮细胞，故引起的病理改变不是细胞的增殖和变性，而是对病毒抗原的迟发性细胞免疫反应的结果。为什么有些上皮性角膜炎的病人随后发生盘状角膜炎而另一些病人不发生，这可能取决于所感染病毒的不同毒株、宿主的免疫状态及糖皮质激素的应用有关。其临床特征为角膜中央或旁中央有一近似圆盘状的灰白色混浊区，荧光素染色阴性。基质水肿增厚，几乎全部病例都伴有后弹力层皱褶，常可见到少量角膜后沉淀物，伴有轻度或中度虹膜睫状体炎。在盘状角膜炎中，90% 为单纯疱疹病毒所致，10% 可发生于带状疱疹、牛痘及腮腺炎等病毒所引起的角膜改变。必须根据病史、病毒分离加以区别。该型愈后较好，经 2~6 个月治疗，多数病例基质水肿消退后不遗留痕迹，但少数病例可残留不同程度的混浊，慢性经过或长期使用糖皮质激素可导致变性疱疹的发生。

3. 坏死性角膜基质炎　最常用的方案是用皮质类固醇激素滴眼液频滴患眼，以期减轻炎症和浸润。有些学者倡导同时联合应用抗病毒药液，一旦炎症和浸润过程控制或减轻，就逐渐减少皮质类固醇激素及抗病毒药液的滴眼次数，改用低浓度皮质类固醇激素滴眼，一般需经数月，乃至数年时间才能完全停用皮质类固醇激素，由于减少了类固醇的浓度和滴药频度，眼部炎症反应可能反复或加剧，故应根据病人的实际情况来调整剂量。

对于重症患者，可应用黏附剂疗法，先在局麻下清除坏死组织，然后在其基底涂上一薄层氰丙烯酸酯（cyanoacrylate），一般可终止病情发展。对于角膜穿孔或濒临穿孔的病例，可做板层或穿透性角膜移植术。

4. 变性疱疹角膜炎　应针对原因进行治疗，停止使用抗病毒药物、皮质类固醇激素及退翳和清创疗法，可滴用角膜滑润剂及促进角膜上皮生长的药物（如 solcoseryl 眼膏、FN、EGF 等）。纱布绷带包扎眼部、睑缘临时缝合、结膜瓣遮盖术等均有一定效果。对于经久不愈，遗留大量瘢痕和新生血管者，可酌情施行板层或穿透性角膜移植术。

5. 角膜葡萄膜炎　常规散瞳治疗，以减轻疼痛及防止虹膜后粘连发生；合并角膜炎者，须同时积极治

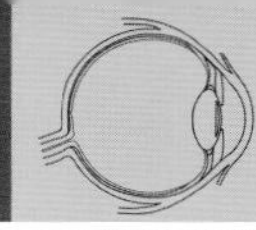

疗原发病。如果角膜上皮完好，可局部滴用皮质类固醇激素，若上皮出现缺损，则以全身应用皮质类固醇激素为好，同时局部必须滴用抗病毒药物及抗生素。病情严重者，可球结膜下注射无环鸟苷，每天 1 次，剂量由每次 5mg/0.5ml 逐渐减为 2mg/0.2ml，共 10~15 天。角膜水肿、角膜后 KP 及前房炎症可迅速消失，视力提高；还可全身使用抗病毒药物（如阿糖腺苷、无环鸟苷静脉注射）。

从 20 世纪 50 年代起角膜移植术治疗 HSK 相继有不少报道，对其治疗价值评价颇高，甚至有人认为这是治疗重症病例的最好方法。

二、手术适应证

1. 伴有或不伴有新生血管形成的静止期角膜白斑；
2. 长期药物治疗难以奏效的活动期 HSK；
3. 伴有或不伴有角膜穿孔的坏死性角膜基质炎。

三、手术原理及手术特点

以往文献报道多主张采用穿透性角膜移植的方式治疗 HSK，理由是穿透性角膜移植术对病灶清除彻底，术后复发率低；而板层角膜移植不易切除后层病灶，术后层间积液影响光学效果，复发率也较高，故较少采用。一般认为角膜中央区 8mm 以内的病灶以穿透性角膜移植为最佳手术方式，但对一些反复发作的病例，病变范围广泛，常常侵及全角膜，基质层新生血管多，组织弥漫浸润水肿，若施行全角膜移植会发生许多严重并发症，成功率不高，对这类病例可首选全角膜全厚板层移植术，术中尽可能将角膜基质层剖切干净，以达到比较彻底地清除基质病毒抗原的目的，即使术后中央区深层已经混浊，也可望通过二期手术（1 年以后做 7mm 左右穿透性角膜移植）收到增视效果。以往采用一般的板层角膜移植复发率高，是因为切除的广度和深度不够，多数情况下只是把溃疡面剖切掉，而对溃疡基底及其周围的浸润组织未作彻底切除。

手术操作一般按常规角膜移植术进行（参见有关章节）。若在新生血管化的角膜上实施手术，采用间断缝线为宜，因在新生血管处伤口愈合较快，缝线常过早松动，故术后可选择性拆除缝线。当受体角膜坏死变薄或基质混浊区扩展到旁角膜中央时，就必须采用大直径或偏心植片。对角膜穿孔或濒临穿孔的病例施行穿透性角膜移植术，需充分估计其技术难度，术中常因眶压增高致晶状体和虹膜前移，伤口和虹膜表面易于出血，术中及术后前房纤维蛋白形成可引起虹膜粘连和瞳孔阻滞，眼压升高，致使创口闭合不良。

四、术后处理

HSK 的角膜移植术后过程复杂多变。在明显新生血管形成处植片愈合较快，但有时因用皮质类固醇激素频繁滴眼可延迟愈合；由于角膜的神经营养障碍、干眼症及植片的 HSK 复发可使上皮愈合不良，若不能给予适当治疗，这些上皮病变可引起前房炎症反应，增加移植排斥反应的机会。

多数学者主张局部滴用皮质类固醇激素眼液以控制术后炎症，但有人报道滴用高浓度皮质类固醇激素可增加 HSK 的复发率。有些学者主张在局部滴用皮质类固醇激素的同时合并滴用抗病毒药物，一般认为仅在局部频繁滴用皮质类固醇激素（如每 1~2 小时滴眼 1 次）时，需合并滴用抗病毒药物，且抗病毒药物限用 10~20 天时间。

术后的主要并发症是 HSK 复发和移植排斥反应。复发性 HSK 的特征性临床表现是上皮呈典型的树枝状病损，荧光素染色明显可见。已有报道植片内首次复发性 HSK 属上皮型占 74.7%，在活动期树枝状病变阶段病毒培养有可能获得阳性结果，上皮病损可以治愈；地图状上皮缺损不是术后复发性 HSK 的特征性临床征象，若地图状上皮缺损与复发性 HSK 有关，通常会出现局部颗粒状基质浸润。移植排斥反应常伴有均匀的基质水肿，即使部分角膜受累也是如此，植片排斥反应的最初发生部位常见于下方角膜，可出现 Khodadoust KP 线；而复发性 HSK 好发于植片与受体角膜临界处。

术后 HSK 复发率为 6%~47%，可在术后立即发生，也可在术后数年发生。术后 HSK 复发不一定引起植片混浊，曾有报道植片中央瘢痕或完全混浊为23.8%。术后免疫排斥反应发生率为20.6%~79%，一般认为术前角膜新生血管形成程度与术后排斥反应发生率有关。

五、手术效果

1. 静止性瘢痕　活动病变已静止6个月以上，因角膜瘢痕形成引起视力障碍，这些病例是穿透性角膜移植的良好适应证。严重的角膜新生血管可能增加移植排斥反应的发生。Foster和Duncan报道了一组有角膜瘢痕形成但无活动性炎症、溃疡及新生血管的病例，穿透性角膜移植术后90%的植片保持透明；有角膜盘状水肿的病例术后植片透明率为80%。Cobo等报道对无活动性炎症的患眼行穿透性角膜移植术，术后2年69%的植片保持透明；而有活动性角膜炎症的患眼术后2年植片透明率仅为44%；术后5年，无角膜新生血管形成的受眼排斥反应发生率为16%，部分新生血管形成为30%，全部角膜血管化为54%。

术后应常规局部应用皮质类固醇激素眼药水滴眼。对应用抗病毒眼药水滴眼有争议，有人主张禁用，因为有44%的病例可发生上皮毒性和持续性上皮缺损，还可延迟伤口愈合，尤其是与皮质类固醇激素合并用药时更易发生。该组病例术后活动性HSK复发率为5%~8%，一旦发生应常规滴用抗病毒眼药水治疗。在应用皮质类固醇激素期间HSK复发，仍继续应用皮质类固醇激素；若复发时已停用皮质类固醇激素，则可单独用抗病毒药物，而后根据病情变化再决定是否应用皮质类固醇激素。在该组病例中，术后移植排斥是植片混浊的主要原因，当排斥反应发生时，需采用大剂量的皮质类固醇激素治疗，包括局部滴眼药水及口服或静脉滴注用药。过量应用皮质类固醇激素可增加HSK的复发率，故可同时应用抗病毒药物滴眼。

2. 活动性HSK　对HSK活动期病变行穿透性角膜移植术的结果不令人满意，手术成功率仅达44%。Polack和Kanfman认为HSK活动性病变至少静止6个月后行手术可获得较高的成功率。

3. 坏死性角膜基质炎　坏死性角膜基质炎常可发生后弹力膜膨出、前房积脓及角膜穿孔。虽然有人认为可以施行穿透性角膜移植术，但往往预后较差。最好的治疗方法是恢复角膜的完整性，使炎症变为静止，让患眼进入较好的状态。

当角膜溃疡或穿孔区域较小时，可采用组织黏合剂和治疗性软性接触镜加压绷带疗法；若角膜溃疡无穿孔倾向，可行结膜瓣遮盖术。一旦患眼得到恢复，就需用抗病毒药物联合皮质类固醇激素治疗。较大的角膜基质溃疡和穿孔需采用以下措施：如无穿孔发生，行结膜瓣遮盖术为宜；如果已出现角膜穿孔或即将穿孔，需行基质修复手术，尽管有人对立即行穿透性角膜移植术存有争议，有人倡导行板层角膜移植术，但二者均不能达到良好的增视目的，且有致炎症扩散难以控制的危险。这些方法可作为炎症静止的临时措施，为以后再次角膜移植成功创造条件。

第十节　真菌性角膜溃疡

真菌性角膜溃疡是一种严重的致盲性眼病，多见于热带及亚热带地区。自Leber（1879）报道了第一例角膜真菌以来，到20世纪50年代以前，国内外文献报道较少。50年代以来，随着人们对该病认识的提高及实验检测技术的改进，尤其是广谱抗生素、糖皮质激素和免疫抑制剂的广泛应用，临床发病率呈明显增高趋势。

一、病因及致病机制

正常完整的角膜一般不感染真菌，大多在角膜外伤，特别是植物性外伤及异物伤后而发生真菌感染；另外，长期应用糖皮质激素类药物，降低了局部免疫力，也可发生真菌感染；再者，一些广谱抗生素的长期应用，造成局部菌群失调，也可导致真菌性角膜溃疡的发生。据文献报道，其致病菌种也不同，主要有曲霉菌（特别是烟曲菌），约占50%，其次是白色念珠菌，约占25%，其他还有镰刀菌、青霉菌、酵母菌及

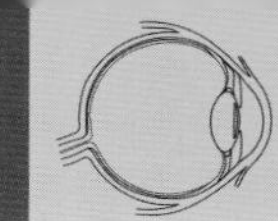

放线菌等。

真菌引起角膜组织损伤的机制除真菌的直接破坏及毒素作用外，还伴有大量中性粒细胞浸润最为重要，因中性粒细胞内含多种酶，如胶原酶、蛋白溶解酶，可溶解胶厚纤维，成为角膜溃疡的重要致病因素。

二、临床表现

与细菌所致的前房积脓性角膜溃疡相似，但自觉症状较轻微，即症状与体征分离。主要体征为①局部反应重，有时即使角膜溃疡非常表浅，仍可见弹力膜皱褶及房水细胞。②角膜溃疡呈灰白色，质硬，边缘不整齐，周围常有卫星灶（图 18-91）。如炎症轻，可见边缘放射状混浊纹向周围基质内伸出，有人认为是真菌丝生长所致。③“免疫环”形成，这可能是机体针对真菌抗原成分的抗原抗体反应。④角膜内皮斑。⑤前房积脓（图 18-92~ 图 18-95）。Barsky 认为真菌虽然能在病程早期侵入前房，但大多数角膜真菌病的前房积脓，似乎是一种无菌性炎性反应；有些病例，角膜溃疡面小而浅，但前房积脓非常多且黏稠。

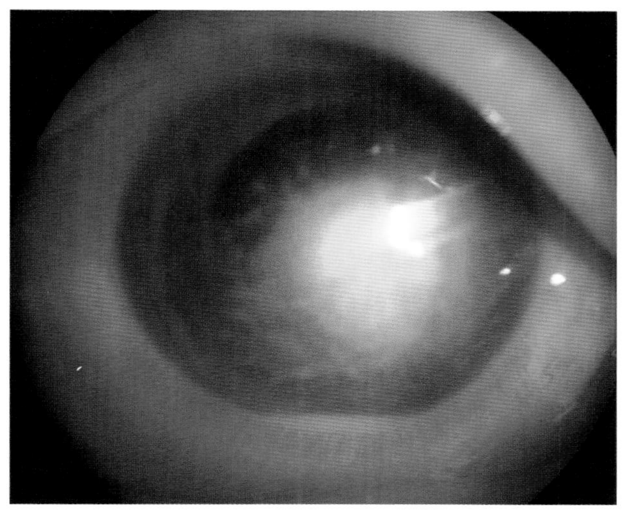

图 18-91　真菌性角膜溃疡，可见卫星灶

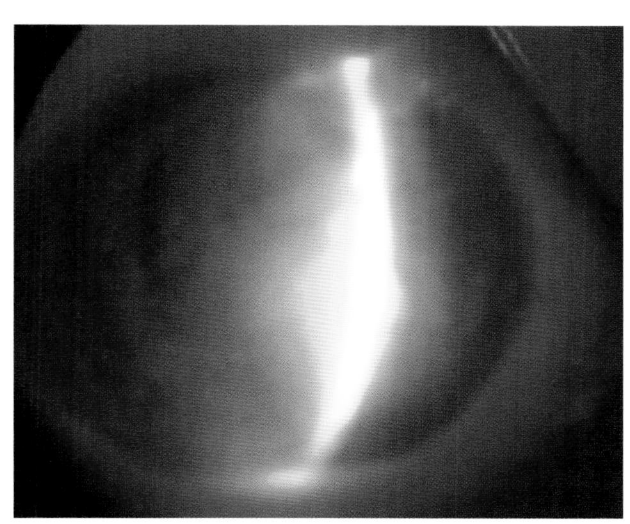

图 18-92　真菌性角膜溃疡，前房积脓（裂隙相）

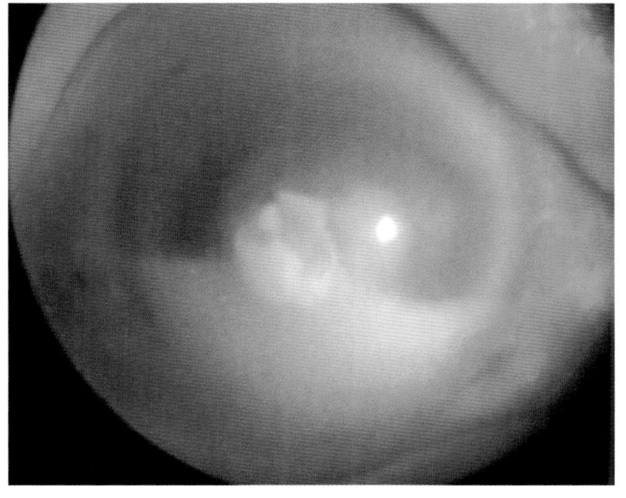

图 18-93　真菌性角膜溃疡，前房大量积脓

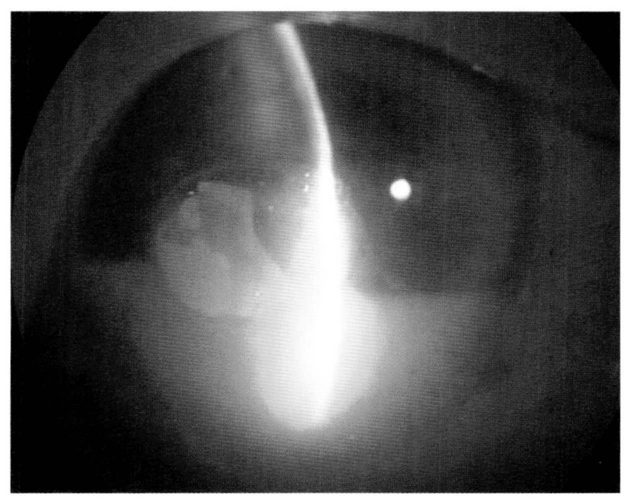

图 18-94　真菌性角膜溃疡，前房大量积脓（裂隙相）

三、诊断

确诊依据主要是在角膜病灶中找到真菌，若根据病史及临床表现怀疑为真菌感染者，应立即进行实验室检查，行角膜刮片，真菌培养及角膜活检。取材不要在溃疡的表面，在浸润的边缘处刮取，但不要太深以防穿孔。直接涂片后可用以下方法查找菌丝：①湿片法：10%~20% 氢氧化钾滴片后镜检。②荧光染色法。③过碘酸 -Schiff 染色法（PAS）及六亚甲四胺银染色法（GMS）。真菌培养主要为分离菌株进行药敏试验，常用沙布罗（Sabourand）培养基、血琼脂培养基及巧克力培养基等。若以上检查阴性，还可以行角膜活检确诊。

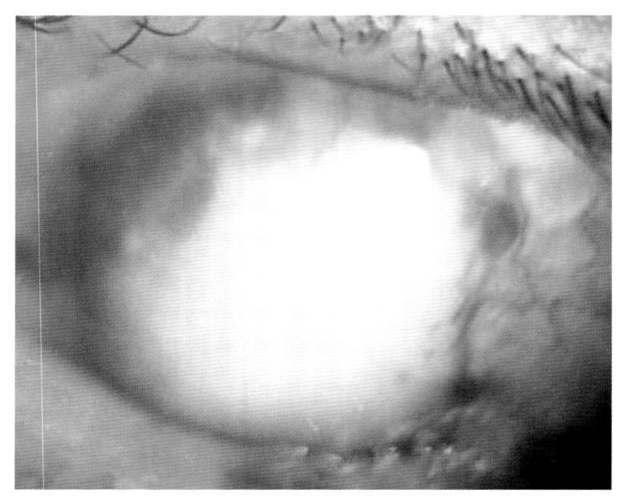

图 18-95　真菌性角膜溃疡

四、主要治疗及原理

主要分药物及手术治疗两种。

1. 抗真菌药物治疗　理想的抗真菌药物应是无毒、广谱、有效及易渗透，但目前尚缺乏有特效药物。临床上常用的抗真菌药物分多烯类两种。多烯类药物能与敏感真菌细胞膜上的固醇结合，破坏细胞的通透性，影响其代谢，从而起到抗真菌的作用。如 5% 制霉菌素（mystatin）眼膏、0.2% 两性霉素 B（amphotericin B）眼药水或眼膏、1% 克霉唑（clotrimyole）眼膏、那他霉素滴眼液等；最近有人报道用 0.2% 氟康唑注射液滴眼，同时配合氟康唑胶囊中的药物直接涂擦创面，疗效较好。炎症控制后一般留有不同程度的白斑（图 18-96）。

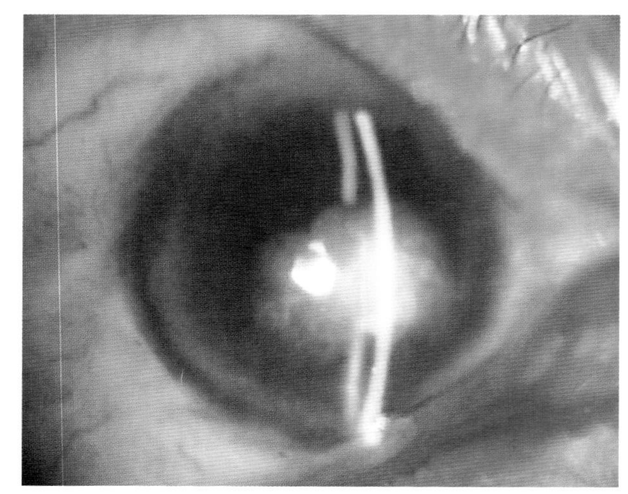

图 18-96　全层角膜白斑

2. 手术治疗及手术原理　主要包括清创术、结膜瓣遮盖术及角膜移植术三种。

清创术：是传统治疗该病简单有效的方法，既可去除病变区域坏死组织及角膜上皮，有利于抗真菌药物向组织内渗透，同时又可取材做涂片及培养。

结膜瓣遮盖病灶术：适用于真菌性角膜溃疡位于周边部者。在彻底清除角膜病损组织后，分离球结膜与球筋膜，做以穹窿部为基底的结膜瓣遮盖角膜创面。其治疗机制可能与结膜瓣血供丰富有关，血液可提供免疫物质或抗真菌成分。

角膜移植术（图 18-97~图18-99）：据文献报道，曲霉菌、镰刀菌和念珠菌等所致的真菌性角膜溃疡，近年来有增加趋势，但目前特效广谱的抗真菌药物仍然缺乏，患者一旦感染，往往难于控制，而导致严重后果。在这种情况下，角膜移植无疑是一种有效的治疗手段，它不仅能及时清除病灶，控制感染，获得病灶组织培养与病理检查，而且还能减少局部及全身用药物治疗的毒副作用等。

关于手术时机的选择，各学者看法不尽相同。Polack 等认为急性溃疡伴有明显虹膜炎时，即使有穿孔危险，也不宜行穿透性角膜移植，因术后易复发且预后不好。而 Sanders 则认为对药物治疗无效的病例宜早期手术。Girard 也认为真菌一旦侵入眼内，药物治疗效果极差，宜及早手术，这样既可去除病灶，又能实现角膜解剖及功能的重建。Ishiida 认为，如在真菌穿透后弹力膜之前行角膜移植可能更为有效。通过多年的临床观察和总结，笔者认为，只要符合以下指征，宜及早行治疗性角膜移植，以挽救视力及眼球。①培养真菌和药敏试验无敏感药物者；②角膜深层浸润灶在治疗过程中有扩大或向深部发展倾向；

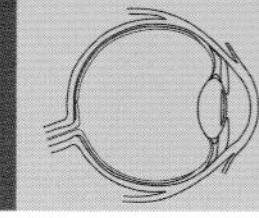

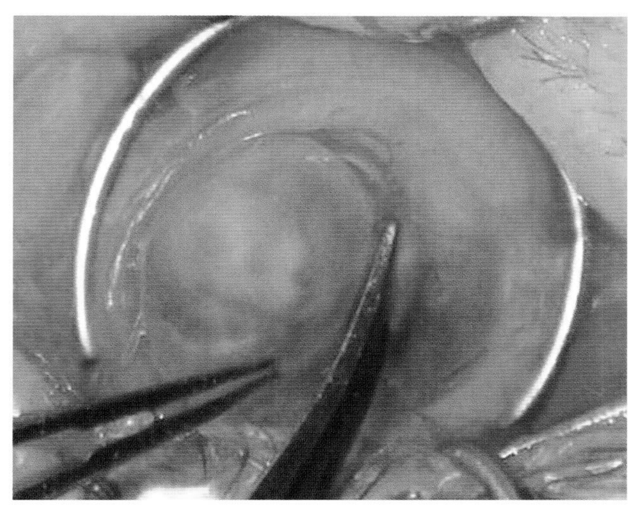

图 18-97　治疗性角膜移植术，钻取并剪除病灶

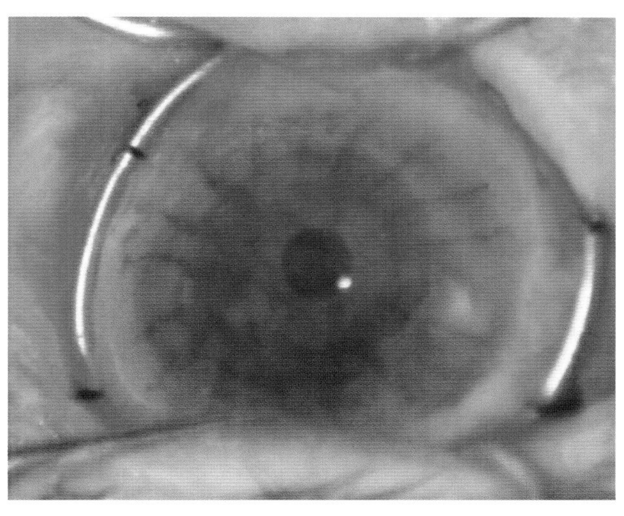

图 18-98　治疗性角膜移植术

③在治疗观察中出现前房积脓或前房积脓逐渐增多者；④角膜溃疡穿孔倾向者。

板层角膜移植术：对真菌性角膜溃疡来说，由于真菌丝不但向板层平面方向发展；而且容易穿透后弹力层向深部与眼内侵犯。近十几年来，不少学者如 Fostr（1981）等及袭向明（1987）、张月琴（1995）均报道过采用板层移植治疗该病成功的病例。选择病例时必须符合以下条件：①某些早期病例，病变组织确未侵犯角膜全层；②虽合并少量前房积脓，但无角膜内皮斑，说明该前房积脓是无菌性前房积脓，当角膜活动性病灶被切除后，该积脓可迅速消退。

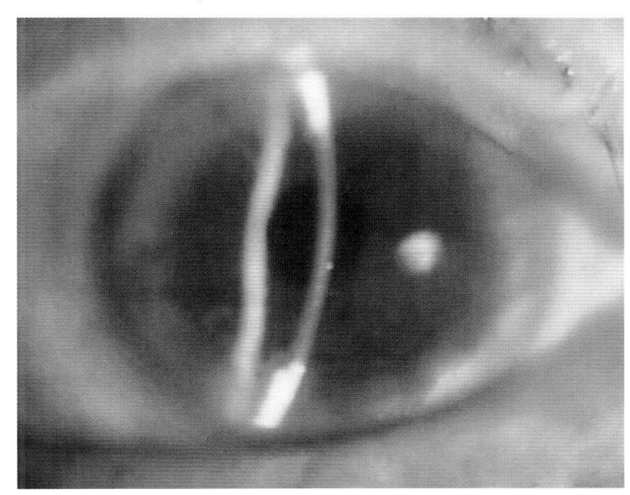

图 18-99　治疗性角膜移植术 1 年，植片透明

手术特点及注意事项：以治疗真菌性角膜溃疡为目的的板层角膜移植在术式上与其他的化脓性角膜溃疡的手术大致相同，但要注意以下几点：①术中应根据病灶范围，采用不同口径环钻划界，沿印痕加深环层切口，用微齿镊夹着欲切除的角膜边缘，向对侧牵拉，暴露剖切面前缘，逐渐向病灶中央剖切。②板层剖切的范围应包括全部的病灶及 1mm 以外的健康组织，并比病灶约深 0.1~0.2mm，直到暴露健康的角膜组织为止。③切除时务求彻底，边缘要整齐、陡峭，不允许植床底部有任何坏死或混浊组织残留。④术中若剖切穿孔，小者不做处理，大者可采用层间填垫。即将供体的角膜分为带有内皮的薄片（约厚 1/4）及带有上皮的厚板层（约厚 3/4），先将前者做小垫片填塞于破孔部位，再将厚板层覆盖其上。这是一种改良的板层角膜移植术，可消除术后层间积液的弊病。⑤尽可能选用新鲜植片，若无新鲜植片，也可采用甘油保存的移植片。⑥若病灶位于周边，可采用角膜板层切除联合结膜瓣遮盖术。当病灶被切除后，用 2% 碘酊进行烧灼，然后用结膜瓣进行遮盖。烧灼的目的，一是进一步消除残留病菌；二是造成角膜局部化学烧灼，使之易于与结膜粘连愈合。

总之，采用板层角膜移植治疗真菌性角膜溃疡具有以下优点：①该手术较穿透性角膜移植术安全。②可使伴有后弹力层膨出的角膜变薄及基质坏死的角膜基质得以加强，还可为后期施行穿透性角膜移植提供基础条件。③术中较为彻底地清除了角膜坏死组织及真菌溃疡病灶，阻断了恶性循环，移植新鲜而富有活力的移植片，防止了真菌的繁殖及病灶进一步扩展。④术后若继续配合抗真菌药物，前房积脓大多在 72~96 小时内吸收。

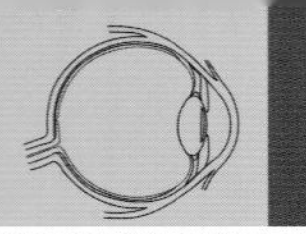

穿透性角膜移植术：下述情况之一者需行穿透性角膜移植术：①真菌性角膜溃疡经抗真菌药物治疗无效经久不愈者，原则上宜行穿透性角膜移植。②病变范围大于7mm，继续发展可丧失手术治疗机会。③角膜溃疡达深层，同时伴有后弹力膜膨出。④角膜溃疡发生大于2mm的穿孔。PKP术后复发，甚至穿孔者（图18-100）。

手术特点及注意事项：①手术时应注意切除范围不应保守，因为菌丝既向深部侵犯，又向角膜板层平面方向蔓延，手术的切界应位于浸润灶外的透明角膜。Pettit及Kolodner提出，切除应包括可疑感染区外0.25~0.5mm。②对于已穿孔的角膜因眼压低，取角膜片时技术上较困难，可用负压环钻（suction trephine）或在眼球安放Flieringa环以支撑眼球壁及角膜。用锋利的环钻顺时针方向旋转切割至角膜深度的1/2以上，然后用眼科钻石刀或剃须刀片加深环钻切口，直至穿透，最后用角膜剪完成植孔。③伴有前房积脓者，可用平衡盐液冲洗干净。为保护角膜内皮、虹膜及晶状体，一般不宜用抗真菌药物冲洗，如确实需要，应稀释至可接受的浓度，不然，术后易发生白内障（图18-101）。④虹膜前粘连应予以分离，脱出或嵌顿的虹膜应根据具体情况回纳或切除。⑤如高度可疑虹膜及后房有真菌侵犯，宜联合做虹膜、晶状体及前部玻璃体切除，并向玻璃体腔内注射抗真菌药物。⑥若植片直径大于8mm应同时做2~4个周边虹膜切除，以防术后继发青光眼。⑦注意避免移植片污染，术后用平衡盐液或消毒空气形成前房。⑧所有的真菌性角膜溃疡，在角膜移植术后都应局部或和全身适当应用渗透性较强的抗真菌药，以消灭可能残留的真菌感染。⑨关于糖皮质激素的应用问题：大多数角膜移植病例术后眼部炎症反应较重，容易引起虹膜粘连导致青光眼，损害角膜内皮，引起排斥反应。如果病灶局限在角膜，已完全切除干净，在切除的角膜组织边缘的病理组织检查中又未见有真菌残余的证据，术后可在使用抗真菌药物的同时联合应用糖皮质激素，可取得更好的效果。

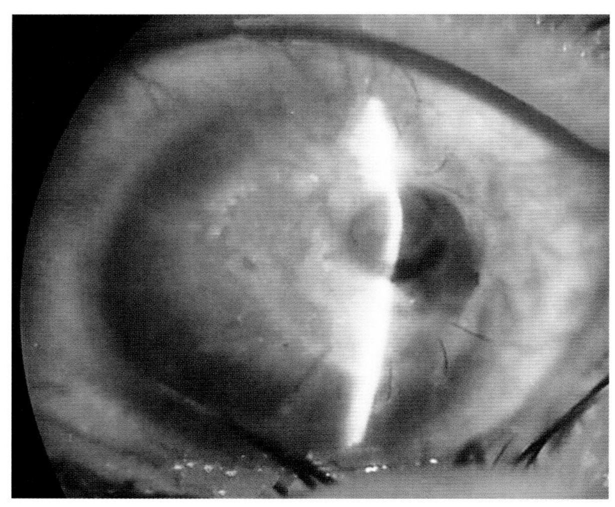

图18-100　PKP术后真菌性角膜溃疡复发并穿孔

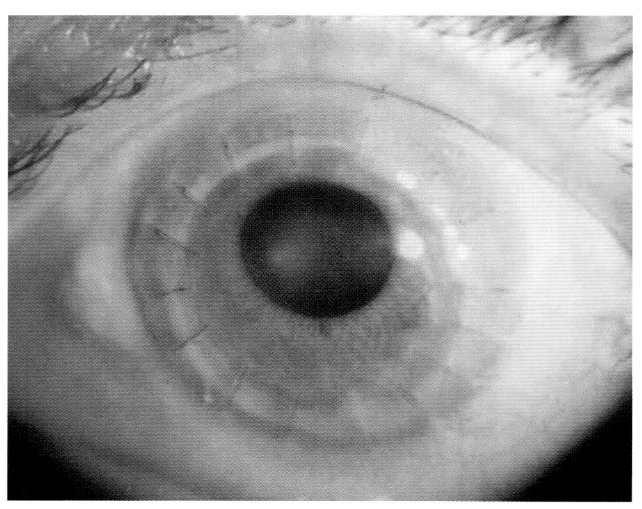

图18-101　PKP术后并发白内障

眼前节重建术：若病灶面积超过角膜的90%或侵入全层角膜，甚至侵犯巩膜时，已无健康的角膜组织来缝合固定移植片，则需行带巩膜环的全角膜移植术即眼前节重建术，才有可能挽救眼球、控制感染及恢复一定的视功能。术中去除病变组织要彻底，术后要用足量应用抗真菌药物。

第十一节　棘阿米巴性角膜炎

一、概述

棘阿米巴性角膜炎（Acanthamoeba keratitis）是一种新型感染性致盲性眼病。病原体为棘阿米巴，棘阿米巴普遍存在于自然环境中，在水中、潮湿土壤和污物中均可以分离出棘阿米巴。正常人咽部、肠道亦可分离出棘阿米巴。

棘阿米巴性角膜炎的主要感染途径为直接接触污染的土壤、水源、接触镜等。临床表现为急性角膜炎症，因此容易漏诊和误诊。早期易误诊为单纯疱疹病毒性角膜炎，中、晚期易误诊为真菌性角膜溃疡。用共焦显微镜检查，发现包囊的阳性率较高。角膜刮片查找原虫或包囊可确诊（图 18-102、图 18-103）。本病的药物治疗主要是甲硝唑；严重者主要依靠穿透性角膜移植手术。

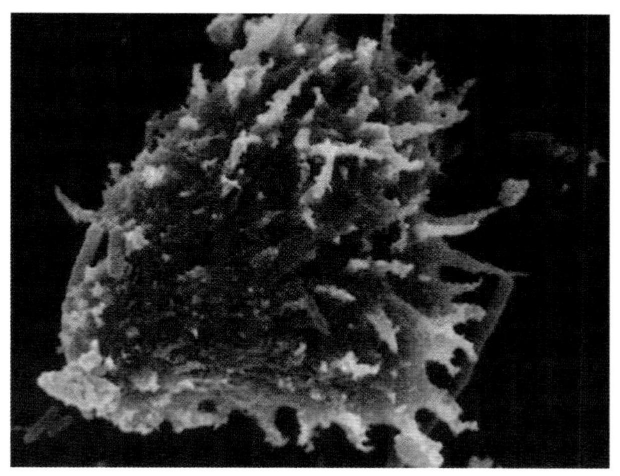

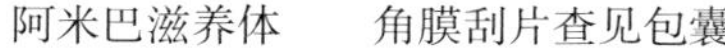
阿米巴滋养体　角膜刮片查见包囊

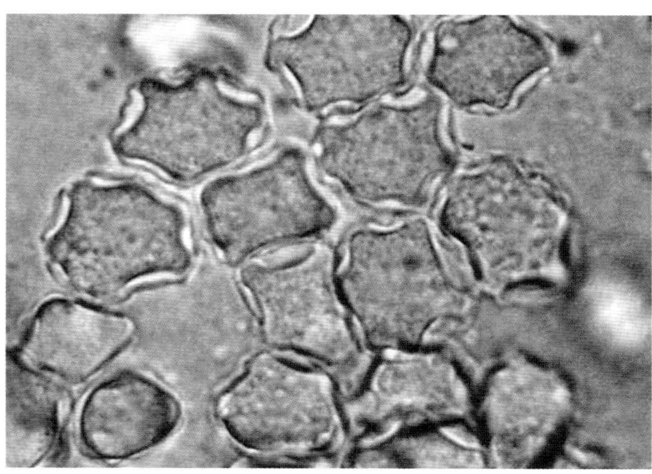
阿米巴包囊　角膜基质见包囊

图 18-102　棘阿米巴（孙旭光）

二、手术指征及手术原理

1. 阿米巴性角膜炎药物治疗效果不佳，有发展趋势者应及时行角膜移植手术，以彻底清除病灶，控制病情。

2. 病变已侵犯角膜基质层，前房积脓严重影响视力者（图 18-103），应及时行穿透性角膜移植手术。

图 18-103　棘阿米巴角膜溃疡（孙旭光）

三、手术技巧

1. 基本手术操作同化脓性角膜溃疡。

2. 彻底清除病变组织，以防术后复发。故钻切植床时应大于病灶 1mm 以上。以免包囊残留。

3. 对术后复发的病例，可在共焦显微镜检查指导下彻底清除植床病灶，及时更换移植片。

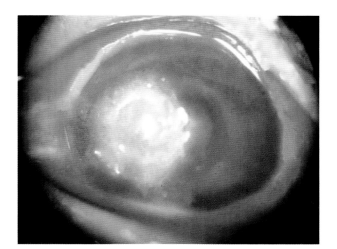

4. 术中彻底冲洗前后房，术后继续应用抗阿米巴药物治疗。

四、术后并发症

角膜移植手术后严重的并发症仍是免疫排斥反应，参见有关章节。

第十二节　角膜化学性烧伤

一、概述

角膜化学性烧伤也是一种常见的致盲眼病，致伤物主要为酸性或碱性化学物质，临床表现为病情严重、进展迅速，往往对角膜及视功能造成严重的损害。

角膜酸性烧伤（acid burn of cornea）（图 18-104）主要是指强酸性物质（pH<3）对眼的损伤，如无机酸类（硫酸、盐酸及硝酸）和有机酸类（石炭酸、甲酸及醋酸）。酸性烧伤引起组织中的蛋白质变性和凝固，并伴有可溶性酸性蛋白盐类沉淀，其穿透性破坏常受限，并能被组织本身的缓冲作用所中和。因为蛋白沉淀层提供了保护性屏障，故组织被破坏常限于接触化学物的部位而不进展。但如化学物的酸性很强，烧伤也可很严重。

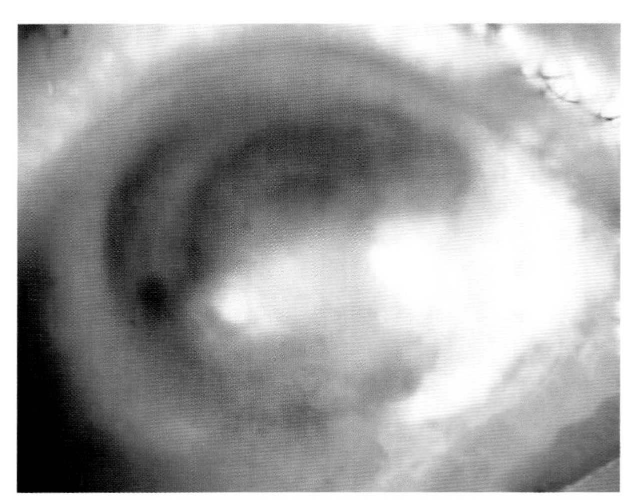
图 18-104　角膜酸性化学伤

角膜碱性烧伤（alkaline burn of cornea）多由强碱性物质（pH>11.5）所引起。碱性物质多种多样，临床上较常见的致伤物为氢氧化钠、氢氧化钾、氨水与石灰（氧化钙）、电石（碳化钙）、水泥（硅酸钙）等。碱性物质对角膜损伤的临床经过和病情变化均较酸性烧伤更为严重和复杂，因为碱性物质具有双相溶解性，即水溶性及脂溶性，故很容易通过上皮屏障。强碱能提高组织中的 pH 值，造成细胞膜内脂肪酸的皂化，随之破坏细胞。一旦上皮受损，化学物质就很快进入下层的基质中，它在基质中的破坏性和严重程度取决于 OH^- 的浓度，当 pH 值达到 11.5 时，黏多糖基质迅速崩解，继之胶原纤维肿胀。强碱性物质很快穿透眼组织引起强烈的组织反应，角膜细胞很快凝固而消失，只剩下完全失去生机的基质，黏多糖基质也大量被毁，其损伤广泛、难以控制并不断进展，发生基质溃疡和穿孔。预后最差的是角膜缘部烧伤，因可引起角膜缘血管损伤和血栓广泛形成，最后导致缺血性坏死。即使烧伤仅局限在角膜缘部，混浊常可扩散至邻近角膜，并有大量新生血管性结缔组织跨越表面，并伸入到基质中。在直接与化学物质接触处，结膜上皮可全部丧失，结膜血管可能阻塞，或者扩张而血流淤塞，后期结膜可发生纤维组织增殖、睑球粘连及穹窿部消失，并可导致结膜干燥症。在前段组织新生血管形成和瘢痕化的同时，可发生严重的葡萄膜炎、白内障及继发性青光眼，有时可引起眼球萎缩或眼球痨。酸性物质对角膜的损伤大多比较局限而境界清楚，穿透作用相对较弱，较少出现严重的坏死性溃疡，晚期大多数病例可形成角膜大量新生血管和角膜白斑，严重者可形成广泛性睑球粘连和假性胬肉。

角膜化学性烧伤的严重程度既取决于化学物质的性质，也取决于化学物质的浓度和作用时间。角膜化学性烧伤的预后取决于烧伤的严重程度。Hughes 首先提出了化学性烧伤严重程度的临床分度法，主要是依据角膜混浊和结膜变苍白的程度，这种分度法可以表明化学物质的渗透深度，而不能反映损伤的面积，故对预测药物治疗后所能获得的最终视力有帮助，但不能准确地反映烧伤的严重程度以及与结膜角膜侵犯之间的关系，而后者对手术治疗的预后至关重要。Roper-Hall 对这种分度法进行了改进，补充了化学物质的接触面积，并在重度损伤中增加了角膜上皮损伤和角膜缘部缺血的分度。根据近年来的研究，发现这种改进极为重要，动物实验已表明，在化学烧伤中如果角膜上皮全部损伤，结膜上皮就会迁移并覆盖角膜表面，在炎症较轻的情况下，来源于结膜的再生上皮在组织学和生物学方面逐渐发生变化，化生为角膜上皮，而一旦发生角膜外伤或炎症反应，化生上皮又会恢复结膜上皮的固有特征，甚至在化学烧伤后 6 个

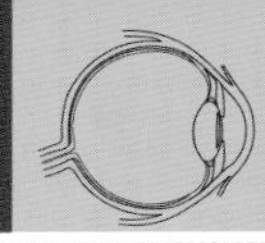

月也不例外，可以推测人眼在化学烧伤后也有类似的生物学过程。因此，在化学烧伤初期是否有角膜上皮缺损，就成为预测结膜角膜侵犯的最终后果的关键问题。根据以上观点，Thoft 的分度法（表 18-2）看来更有价值，Ⅰ、Ⅱ度烧伤后尚保留部分角膜上皮，即使在严重的中央部基质瘢痕和深基质层新生血管形成的病例，角膜上皮再生仅伴有轻微的浅层血管形成；而Ⅲ、Ⅳ度烧伤后全部角膜上皮缺损和广泛的结膜上皮缺损并伴有炎症反应，烧伤后角膜最终会被血管化的结膜上皮和上皮下纤维组织所覆盖。此外，尽管在Ⅲ度烧伤中角膜上皮全部缺损是决定预后的重点，但同样是角膜上皮全部缺损的病例有时也会出现完全不同的后果。有的病例仅有轻微的角膜新生血管形成，而有的病例角膜表面则发生纤维血管化。当角膜上皮发生全部缺损时，还必须仔细观察角膜缘尤其是 Vogt 栅状结构的损伤程度，因为动物实验已经证明角膜缘上皮可单独形成与原角膜上皮类似的再生上皮覆盖全部去除上皮的角膜，而仅伴有轻微的结膜上皮侵犯和表面新生血管形成。因此，角膜缘上皮的存留与否是个至关重要的问题。在临床观察中应严格区分全部角膜上皮缺损是否伴有角膜缘上皮及 Vogt 栅状结构的完全丧失。Ⅲ度烧伤应进一步分级，于是木下提出了新的分度法（表 18-3），此分度法对判断角膜化学烧伤的预后和指导手术治疗更有实用价值。

表 18-2　Thoft 分度法

分度	角膜	结膜
Ⅰ	散在表层角膜炎	结膜缺血
Ⅱ	部分角膜上皮缺损	结膜缺血
Ⅲ	全部角膜上皮缺损	结膜缺血或部分坏死
Ⅳ	全部角膜上皮缺损	角膜缘周围结膜坏死超过 50%

表 18-3　木下分度法

分度	角膜	结膜
Ⅰ	角膜上皮无损伤	结膜缺血
Ⅱ	角膜上皮缺损	结膜缺血
Ⅲa	全角膜上皮缺损伤、栅状结构部分消失	结膜缺血、部分坏死
Ⅲb	全角膜上皮缺损伤、栅状结构全部消失	结膜缺血、部分坏死
Ⅳ	全角膜上皮缺损伤、栅状结构全部消失	50% 以上角膜缘部结膜坏死

如果烧伤眼不再继续发展为角膜穿孔或角膜感染，以后眼球表面就会愈合形成角膜瘢痕及不同程度的血管化。角膜瘢痕本身可引起角膜混浊，这对穿透性角膜移植术并不重要，而角膜的结膜侵犯则至关重要，因为术后植片有发生持续性上皮缺损和角膜溃疡倾向。因此，存在两种截然不同的瘢痕类型：A 型瘢痕（图 18-105）：角膜瘢痕形成，而大部分角膜上皮存留；B 型瘢痕（图 18-106）：角膜瘢痕形成，合并结膜上皮覆盖角膜，角膜表面新生血管及 Vogt 栅栏状结构全部消失。在角膜移植术前，尽管 A、B 型的视力损害和角膜瘢痕程度极为相似，但角膜移植术后二者在免疫和细胞生物学宿主反应方面都有显著差别。而 B 型角膜瘢痕由来自结膜的再生上皮所覆盖，尽管角膜瘢痕可能很轻，但角膜移植术后长期随访常因发生上皮病变而导致很高的移植失败率。对于这种现象可作如下解释：既然 B 型的宿主角膜已不再拥有自己的角膜上皮，而植片的上皮经过一段时间后会被排斥或替代，那么植片的表面最终会被来源于结膜的上皮所覆盖，这种上皮在手术创伤后具有恢复其结膜上皮的原有特性的倾向。因此，在为 B 型病例行穿透性角膜移植时应特别慎重。

二、治疗

1. 初期治疗　角膜化学性烧伤的初期治疗最简单而又最重要的一步，即立即利用就近所能得到的水大量冲洗，然后送至就近医院再作结膜囊的彻底冲洗。测定结膜囊的 pH 对指导冲洗治疗非常重要。特定的中和液并无多大用处，单纯稀释（用水或生理盐水）是中和强烈化学物质最有效和最实用的方法。在

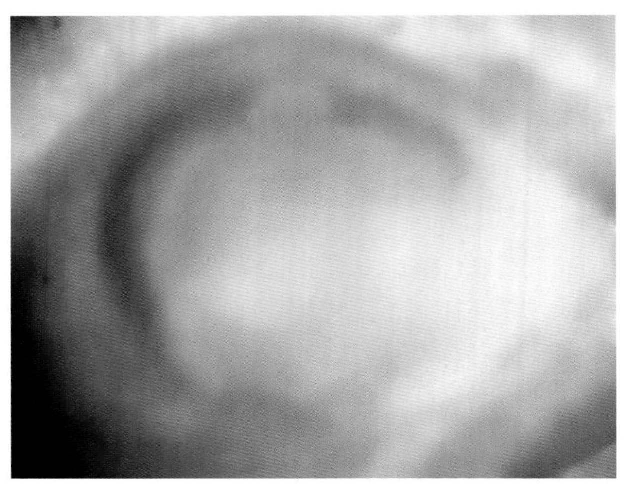

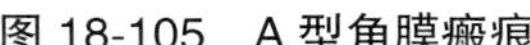
图 18-105　A 型角膜瘢痕

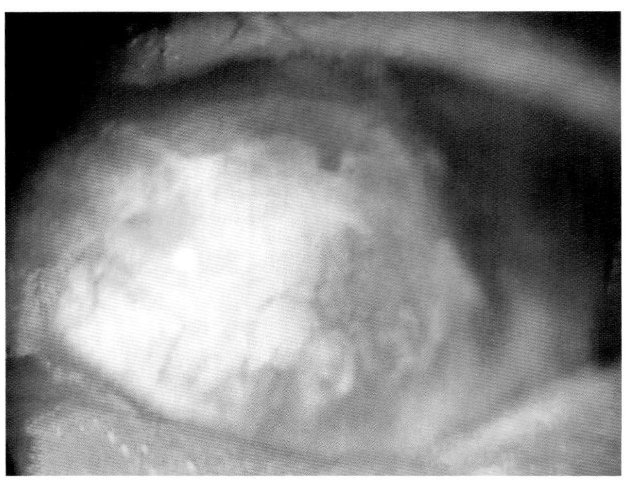

图 18-106　B 型角膜瘢痕

严重的碱性烧伤时，用等渗盐水行 24~48 小时的结膜囊连续冲洗很有必要，可用一根静脉注射用导管固定在结膜穹窿部，或用巩膜接触镜（Mediflow）做持续冲洗。另外，去除结膜表面和穹窿部的颗粒化学物质以及去除坏死结膜，这些措施有助于清除残留化学物质。此外，局部用睫状肌麻痹剂治疗伴发的葡萄膜炎也是一个重要的举措。结膜下自身全血或血清注射能够起到稀释有毒化学物质、分离组织、阻止碱性物质向深部渗透的作用，人血清中的 γ-巨球蛋白能够抑制人的角膜胶原酶。早期全身和局部补充维生素 C，能促进胶原形成和创面的修复，防止角膜溃疡。早期结膜下注射肝素 500μ（稀释至 0.3ml），1/d，对溶解角膜缘血栓、疏通和恢复血液循环具有一定疗效。

2. 中期治疗　主要目的是使角膜上皮再生。包眼仍是最重要的治疗措施，软性接触镜或长戴型接触镜对上皮愈合可能有帮助，但也可使上皮的营养受到障碍。最重要的是要让眼球处于一个理想的生理环境中愈合，可适当应用人工泪液、素高捷疗等促进上皮愈合，避免使用对上皮有毒性作用的药物，如新霉素、林可霉素及妥布霉素等。多种因素造成的基质溃疡是一种严重的并发症，感染、继发于组织坏死和缺血的炎症、暴露、干燥及胶原酶的产生都应考虑并进行适当处理。继发感染是较严重的并发症，必须应用有效的抗生素控制。胶原酶是一种引起胶原溶解和角膜"溶化"的酶，有时可致穿孔，这种酶可由上皮细胞、成纤维细胞或炎症细胞特别是中性多形核白细胞所产生。糖皮质激素的应用应非常慎重，早期急性炎症阶段应用糖皮质激素可抑制角膜或眼内炎症反应、减少睑球粘连的形成；但这种药物可在相当程度上加剧胶原酶对角膜的溶解，故使用糖皮质激素只能限于伤后的 5~7 天内（因角膜溶解常始于外伤后 1~2 周内）。一旦发现有基质溶解，应尽快减量和停用糖皮质激素。局部应用胶原酶抑制剂（L-中胱氨酸、乙酰半胱氨酸或 EDTA），对减少胶原酶引起的溃疡可能有效。

3. 后期治疗　主要针对角膜化学烧伤的并发症和后遗症进行手术处理。角膜化学性烧伤后往往遗留不同程度血管化的角膜白斑，角膜丧失了其免疫赦免特性，严重的血管化是角膜移植术成功的最大障碍，结膜烧伤后的结疤，皱缩和睑球粘连恶化了移植片的周围环境，是术后产生上皮糜烂和基质溃疡的主要原因。

穿透性角膜移植手术及原理：穿透性角膜移植治疗严重化学烧伤，其预后尚不理想（图 18-107~图18-110）。但如穿透性角膜移植推迟到致伤后至少 1~2 年，或当创伤修复过程已安静时施行，成功率可有提高。在为角膜化学性烧伤病例特别是 B 型瘢痕形成者进行穿透性角膜移植术时，手术者要采用高质量的供体角膜，尽量保留植片的上皮，术后坚持配戴亲水软性角膜接触镜，保护植片上皮，采用有效的免疫抑制剂控制排斥反应，可能获得较好的效果；术前进行组织配型可进一步提高移植成功率。

自体结膜移植术：对单眼化学烧伤后基质深层瘢痕较轻的 B 型瘢痕，选择结膜移植比角膜移植更为适宜。手术方法：首先做 360° 的球结膜环状切除，然后做全表层角膜切除（包括上皮、前弹力层及浅基质

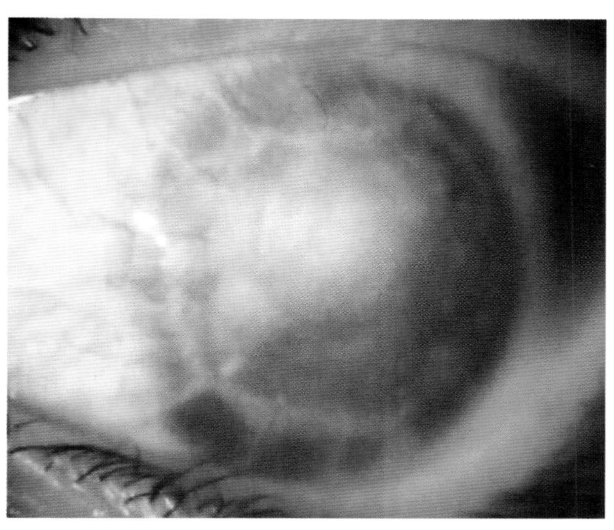

图 18-107　角膜化学烧伤 PKP 术后排斥后植片混浊

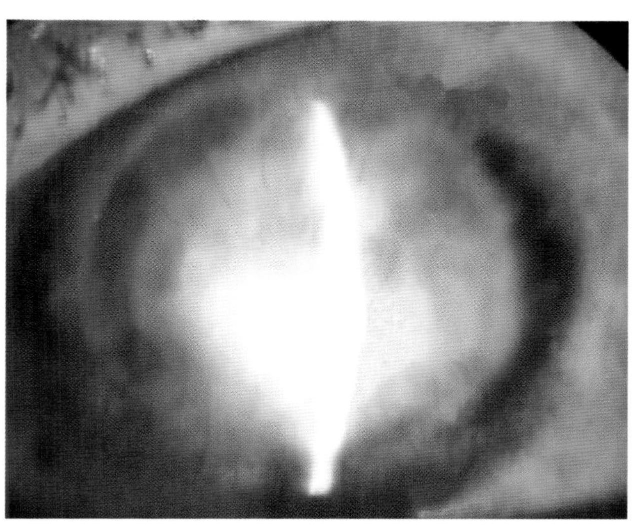

图 18-108　角膜化学烧伤 PKP 术后排斥，植片严重血管化

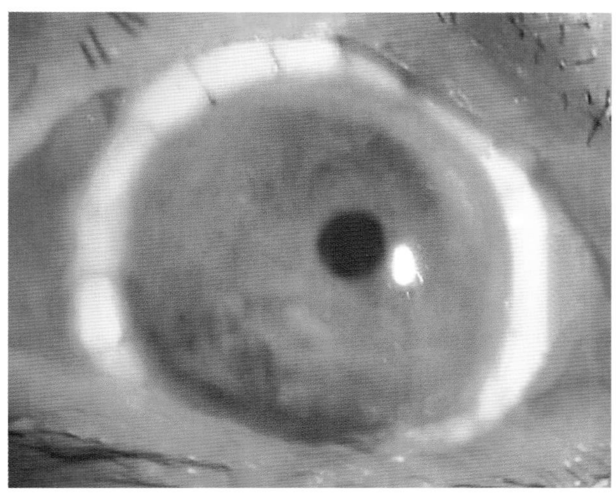

图 18-109　眼前节重建治疗严重化学烧伤

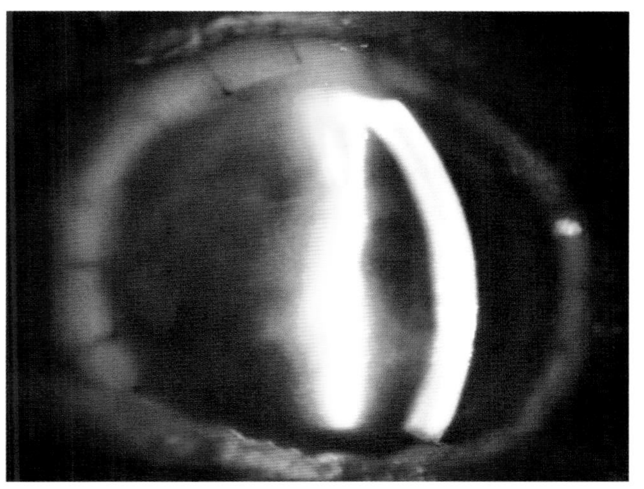

图 18-110　眼前节重建治疗严重化学烧伤（裂隙相）

层），直至显露下方透明角膜，再在健眼取多块游离结膜瓣，或取下整块炸面饼圈样结膜，用 10-0 尼龙线缝到拟行移植的角膜缘区表面，术后 7~10 天角膜表面即被来自游离结膜瓣的化生上皮所覆盖，术后 1~2 个月，角膜缘处的结膜植片会逐渐变薄，角膜变透明，角膜中央区的上皮已化生为角膜上皮，来自角膜缘的浅层新生血管仅侵犯周边部角膜。该手术的目的是用自体健眼结膜给受伤眼角膜提供“正常”的上皮，以获得眼球表层的修复。结膜移植也可在角膜移植前、后施行，或与角膜移植同时进行，可提高角膜移植的成功率。

角膜上皮移植术：双眼同时遭受化学性烧伤时，则无自体健康的结膜可以利用，此时采用异体供眼角膜上皮移植（keratoepithelioplasty）重建眼表面，已成为当前治疗该类疾病的有效方法。患眼结膜和表层角膜切除同自体结膜移植术，在供体眼球上从角膜缘至角膜中央切除 4~6 片豆形角膜上皮片（带有前弹力层及少量浅基质层组织），再将豆形移植片逆转方向（即将植片的角膜缘边缘对准角膜中心）置于患眼的各个象限，然后分别用 10-0 尼龙线将植片固定于角膜缘上。Thoft 提出的这种手术的最终设想是：如果免疫反应可以通过局部应用糖皮质激素所抑制，由周边部迁移而来的供体角膜上皮即永久保留下来。

一般术后 7~10 天，严重血管化的角膜可以被外表相对正常的上皮所覆盖。但 Thoft 的这种最初设想遇到一个难题，即供体角膜上皮常发生排斥反应，其后被受体结膜上皮取代。因此，角膜上皮移植术有利于在角膜缘阻止结膜下纤维血管组织侵犯，但在永久性提供供体角膜上皮方面并不起主要作用。

角膜上皮移植联合板层角膜移植：如上所述，角膜上皮移植术的生物学目的是为了阻止结膜侵犯和提供暂时性上皮来源。在角膜化学性烧伤后发生广泛结膜侵犯伴后弹力层突出的病例，可采用板层角膜移植联合角膜上皮移植阻止结膜侵犯。如果单纯进行板层角膜移植，术后角膜植片及创缘常发生上皮缺损或角膜溃疡，而将两种手术联合施行，这种情况则极少发生。因为通过板层角膜移植可去除相当深层的基质混浊，因此这种联合手术可获得较好视力和减少术后合并症的发生。

角膜移植联合羊膜移植：角结膜严重化学性烧伤后可施行角膜移植联合羊膜移植（图 18-111~图 18-113），以利于植片上皮化，减少睑球粘连。

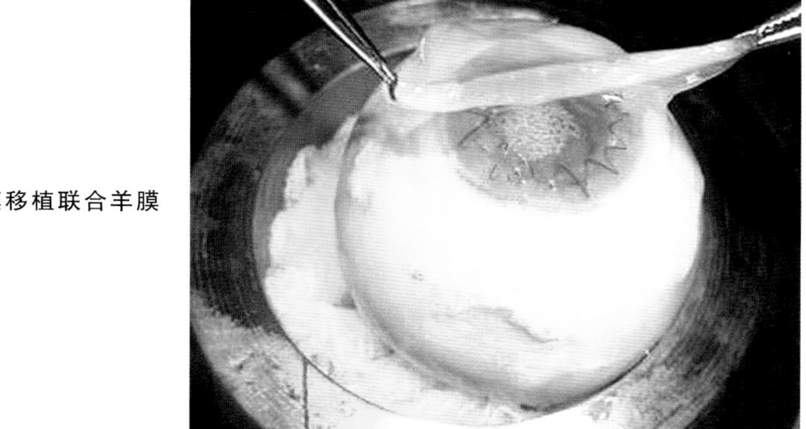

图 18-111　角膜移植联合羊膜移植术示意图

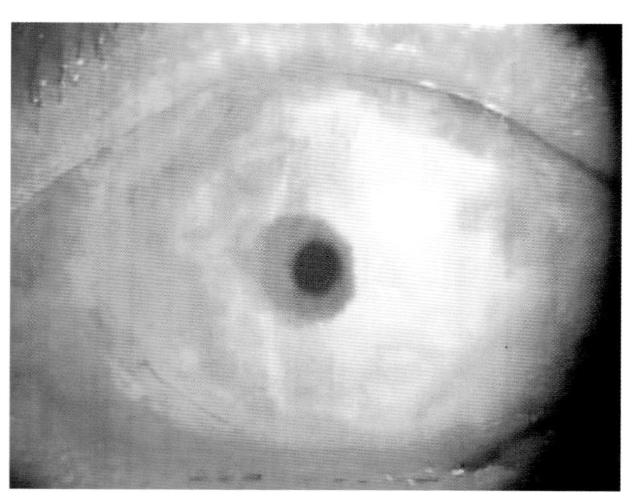

图 18-112　角膜移植联合羊膜移植

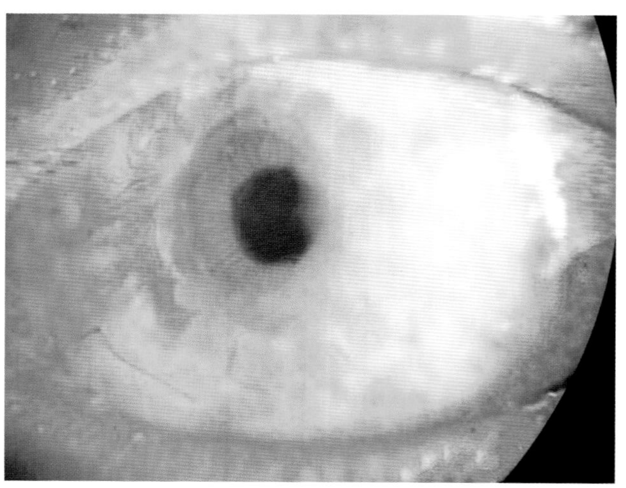

图 18-113　角膜移植联合羊膜移植术后 10 天，部分羊膜吸收

在严重的化学烧伤中，经常合并继发性青光眼，有时角膜内皮也会受到损伤，这些病例可行穿透性角膜移植联合角膜上皮移植术。穿透性角膜移植术对清除角膜缘周围的结膜下组织常可得到短期的良好效果，联合角膜上皮移植术，可预防结膜侵入创缘，防止新生血管形成和角膜溃疡的发生。

由于化学烧伤常累及角巩缘，多伴有严重的角膜新生血管，甚至角膜血管化，因此，手术后可发生严重的免疫排斥反应、并发性白内障、继发青光眼等（图 18-114、图 18-115），故对传统手术进行改良和应用免疫抑制剂非常重要。参见有关章节。

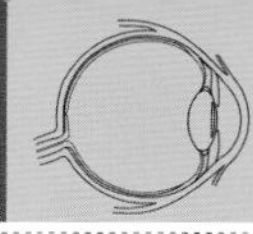

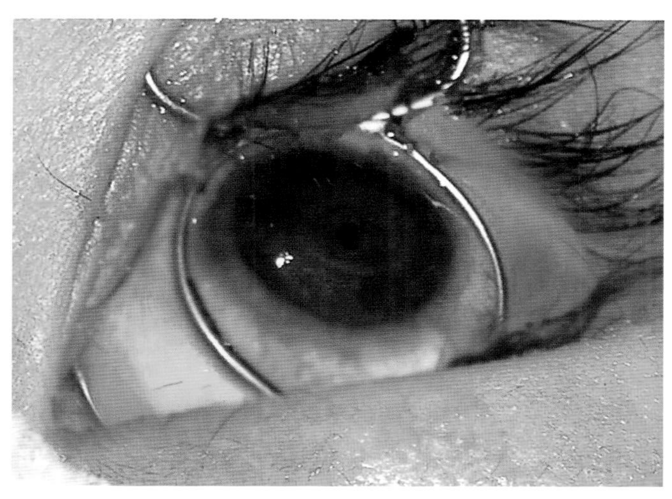
图 18-114　角膜化学伤 PKP 术后免疫排斥反应，植片溶解、穿孔

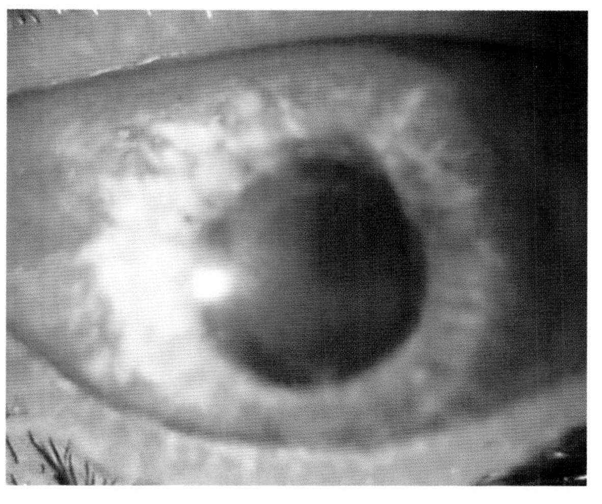
图 18-115　角膜化学伤 PKP 术后继发性青光眼

第十三节　多发性角膜异物

一、概述

多发性角膜异物主要见于爆炸伤后，尤其是煤矿雷管爆炸伤及矿山意外爆炸伤等。多累及双眼，角膜常有大量异物嵌入，如煤渣、火药渣、砂石、金属粉末等，不但引起角膜混浊，影响视力，而且常有刺激症状。单纯剔取异物可加重角膜混浊程度（图 18-116）。这些病人往往合并有外伤性白内障、球内异物、视网膜震荡伤等，临床处理较为棘手。角膜移植术是目前治疗多发性角膜异物的有效方法。

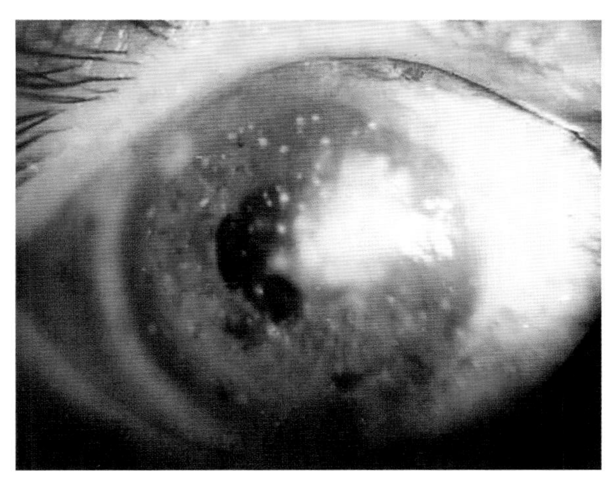
图 18-116　多发性角膜异物

二、手术适应证

根据异物的理化性质、位置、数量、角膜混浊程度的不同和是否合并其他眼损伤而选择不同的手术方式。

1. 板层角膜移植术　这是治疗多发性角膜异物最常用的手术方式。根据异物的数量及其在角膜中的位置可选择全板层或部分板层角膜移植术。

2. 异体角膜磨镶术　对于角膜中央部多发性异物合并外伤性白内障术后无晶状体不宜行人工晶状体植入者，可选择该术式。

3. 部分穿透性角膜移植术　角膜混浊程度严重，内皮功能失代偿者，则需行部分穿透性角膜移植术（图 18-117），包括桥式穿透性角膜移植术。

4. 异体自动板层角膜成形术　因常规板层角膜移植术的光学效果不够理想，对于角膜浅层多发性异物，可行该术式，当患眼合并有高度近视时，更是其适应证。

三、手术原理及外科技术

1. 板层角膜移植术　多发性角膜异物行板层角膜移植治疗，是集治疗性、光学性和美容性多种目的于一体的一种有效的治疗方法。只要角膜后层组织透明，即可取得较佳的临床效果。有时因前层混浊太浓厚，即使在裂隙灯下，仍不能分辨后层组织是否透明，在这种情况下，仍可先试作板层移植，事先要做好穿透移植的准备，然后试作小面积（7.0~7.5mm环钻划界）的板层剖切，有时剖至接近后弹力膜时，可以剖出透明的植床而获得意外的手术效果，若发现后层仍然混浊，则要改作穿透性角膜移植术。

常规板层角膜移植方法因为植片和植床的接触面有瘢痕形成，影响术后视力的恢复。若植床剖切至后弹力层和采用全厚角膜植片（仅去内皮）可减少层间介面的瘢痕形成，而获得较理想的光学效果。

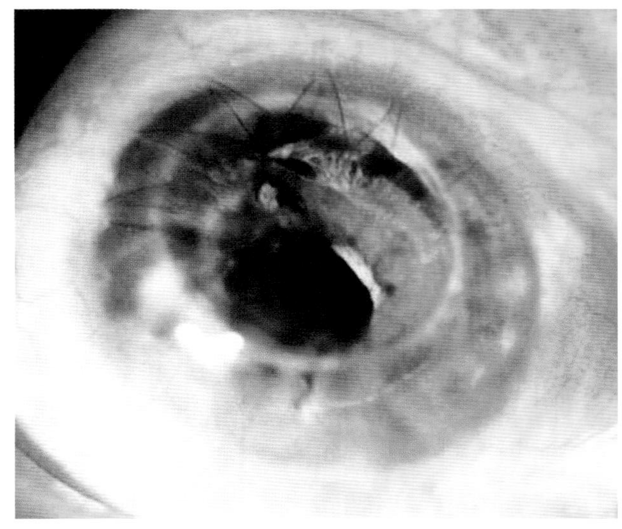
图 18-117　多发性角膜异物 PKP 联合瞳孔成形术后 2 年，植片透明

2. 穿透性角膜移植术　当异物较集中且致全层角膜混浊时，可行常规部分穿透性角膜移植术，若角膜异物同时合并有外伤性白内障时，则可行部分穿透性角膜移植、白内障摘除和人工晶状体植入三联手术（图 18-118）。异物范围较广、角膜全层混浊时，若行大植片穿透性角膜移植，易发生免疫排斥反应及其他并发症，这时可选择桥式穿透性角膜移植术。

3. 桥式穿透性角膜移植术（图 18-119）

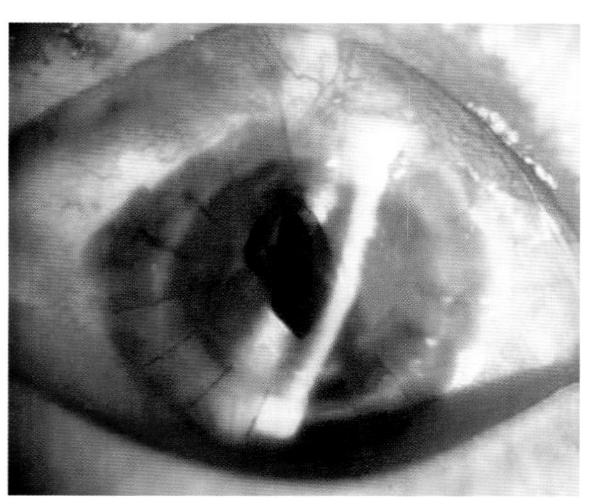
图 18-118　部分穿透性角膜移植、白内障摘除和人工晶状体植入三联手术后 1 年，视力 0.4

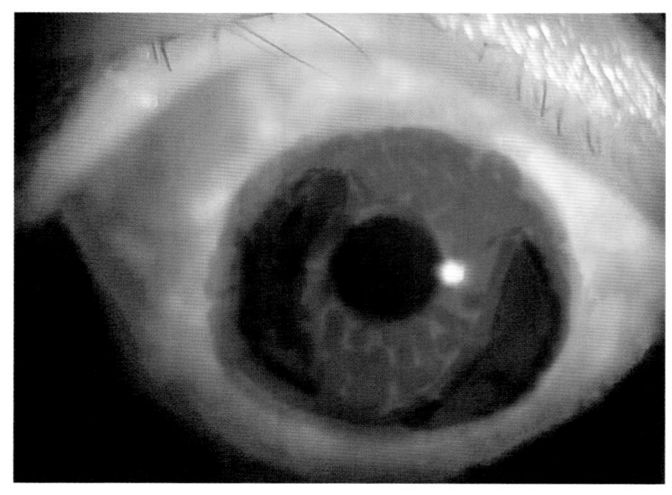
图 18-119　桥式穿透性角膜移植

操作要点：该手术对麻醉和降压的要求比较高，故应做充分的球后或球周及眼轮匝肌麻醉。取移植片时，应根据受眼角膜异物和全层混浊范围的大小，选择适当大小的环钻。手术操作见有关章节。

术后处理：参见有关章节。

手术优点：①桥式角膜移植与同口径大小的穿透性角膜移植相比，具有操作安全、缝合牢靠、创口密封、前房恢复快等优点。②该手术治疗多发性角膜异物，除光学目的外还能较大范围地清除异物及混浊病变角膜。③由于植床的板层活瓣作用，易使创口密封，注入前房的空气及液体不易溢出，容易重建前房，从而减少了因为前房迟复而引起的虹膜前粘连、虹膜脱出、继发青光眼以及由此而引起的植片混浊等合并症。④由于植孔外口大、内口小，植片边缘不与前房接触，故可阻止虹膜及玻璃体与植片的粘连，从而减少

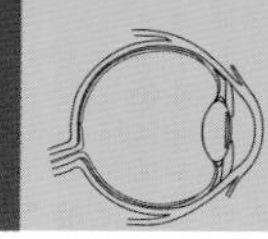

了免疫排斥反应的发生。⑤本手术更适用于有炎症反应、角膜水肿增厚的多发性角膜异物患者。⑥术中应用黏弹性物质具有减少粘连、保护植片及植床内皮细胞的功能。

缺点：①在一定时期内植片边缘略高出植孔。②术后在“桥墩”处形成淡白色混浊环，有碍美容。

4. 异体自动板层角膜成形术　异体ALK用于治疗伴角膜浅层混浊的多发性角膜异物，除其具有清除异物的治疗作用外，最大优点是其良好的光学效果，由于植床和移植片界面非常光滑，不会或很少产生光散射，其光学效果良好（手术方法详见有关章节）。

第十四节　角膜金属沉着症

角膜金属沉着多见于眼内或角膜内异物存留之后，也可见于用重金属盐治疗后，角膜金属沉着症主要有以下几种。

一、角膜铁质沉着症

主要是铁质异物进入角膜，铁质异物存留在眼内数日至数月后产生铁锈症。裂隙灯检查见铁质异物周围角膜基质内区出现棕黄色细微颗粒沉着，也可扩散至眼内，形成眼内铁锈症。

治疗：散在多发的角膜铁质异物是无法逐一将铁屑取出或将铁锈刮除的，应尽早施行治疗性板层角膜移植术。单个较大的异物，部分已插入前房，或已造成角膜穿孔者，可以考虑施行治疗性穿透性角膜移植术，但应注意术后免疫排斥反应等并发症的预防和治疗。

因角膜铁质异物或铁锈环引起的继发性角膜感染，可以考虑施行板层或穿透性角膜移植术，手术方法同治疗性穿透性角膜移植和板层角膜移植术。

二、角膜铜质异物

1. 概述

(1) 主要是外界进入角膜，在角膜异物的周围可形成铜锈环。

(2) 长期存留眼内的铜质异物，铜离子可沉积于角膜后弹力层。

(3) 长期接触铜末的工人，其角膜上皮和前弹力膜可发现带状铜质沉着。

裂隙灯检查角膜铜质异物的特有反应是围绕异物周围形成灰白色浸润，时间长久则出现金红色小颗粒聚集，也可形成无菌性化脓性病灶，自行穿孔排出。

2. 治疗

(1) 位于角膜瞳孔区较大的铜质异物，已形成铜锈环，应考虑施行板层角膜移植或穿透角膜移植术。

(2) 对于沉积于后弹力膜的铜离子，如已局限于中央部位，可以考虑施行穿透性角膜移植术，术后免疫排斥反应参见第十三章。

(3) 对于沉着于上皮和前弹力膜的铜质异物，可施行板层角膜移植术（参见第十三章）。

三、角膜银质沉着症

长期局部应用硝酸银和接触银尘而吸入或全身应用银制剂所致。裂隙灯检查后弹力层及深层基质内可见蓝绿色颗粒。

治疗：当角膜沉着物影响视力时，可施行板层角膜移植或穿透性角膜移植术，术后免疫排斥反应（参见有关章节）。

四、角膜金质沉着症

大量服用金盐类药物后可发生角膜金质沉着症。机制：①金属离子与白蛋白结合，通过角膜缘的血管扩散至角膜内。②经房水进入角膜内。

裂隙灯检查:①角膜基质浅层呈现弥漫性褐色颗粒沉着。②少数病例仅在瞳孔缘角膜浅层呈闪辉状细小颗粒沉着。

治疗:弥漫性褐色颗粒可施行板层角膜移植术,而中央部位可施行中央局限性板层角膜移植术。

第十五节　角膜软化症

维生素 A 缺乏所致的角膜软化症,多见于发展中国家,每年约有 500 万儿童罹患,25 万人失明。此病成人少见,但胃肠道吸收障碍也可导致维生素 A 缺乏。

一、病因及致病机制

婴儿维生素 A 缺乏常见于腹泻、慢性消化道疾病以及人工喂养不当所致,也可发生麻疹、肺炎等发热消耗性疾病后。家长缺乏卫生常识,忌口过甚,少数成年人不良的饮食卫生习惯,慢性酒精中毒或脂肪吸收不良,也是导致本病发生的原因。

维生素 A 缺乏造成角膜上皮损伤和基质溃疡的机制包括:①引起角膜代谢改变,即使在无上皮病变时也可导致基质坏死;②蛋白缺乏可加重以上病变;③泪膜异常,黏蛋白及液体的产生减少;④角化斑损害泪膜,一旦出现此膜缺损,角膜上皮也随之丢失;⑤细菌感染在角膜软化的发病机制中起重要作用。

二、临床表现及病理组织学改变

维生素 A 缺乏在眼部的表现,依其程度不同分为三期:

1. 夜盲期　患者早期症状仅是主诉夜盲,而体检及眼部一般检查多属正常。

2. 干燥期　双眼角膜失去光泽,呈雾状混浊,结膜有干燥斑(Bitot 斑),不沾泪水。

3. 角膜软化期　角膜呈灰白色或灰黄色混浊,极易发生感染和自融坏死,形成溃疡和穿孔,最后形成粘连性角膜白斑或葡萄肿,甚至引起眼球萎缩。

组织病理学改变包括:①上皮角化、鳞状化生和结膜杯状细胞丧失;②轻症者角膜基质完全正常,重者角膜基质弥漫性水肿,随之基质溶解,板层基质坏死;③多数患者角膜溃疡直到晚期才有炎症细胞侵入,正常组织和坏死组织界限清晰;④溃疡穿孔者,若穿孔微小,虹膜可自发阻塞破孔,使前房形成,直到穿孔愈合。

三、治疗

1. 非手术治疗

(1) 药物治疗:世界卫生组织(WHO)建议,一旦确诊维生素 A 缺乏,应立即口服维生素 A 20 万单位,次日重服,并预防性应用抗生素,以防潜伏感染的发生。若出现基质溃疡,首先进行角膜刮片培养,以除外继发性细菌感染。局部应用维生素 A 醇可增加结膜杯状细胞的数目,而 Somer 等认为,局部应用维生素 A 醇治疗,角膜溃疡虽然修复快,但治疗后角膜中央常形成致密瘢痕。

(2) 组织黏稠剂的应用:若小于 1mm 的微小角膜穿孔,除用角膜接触镜外,可选用组织黏合剂(氰丙烯酸醇)。美国自 1986 年已开始广泛应用组织黏合剂治疗该病的后弹力层膨出和角膜穿孔,结果表明:早期将其用于溃疡区,即可防止溃疡发展,阻止多形核细胞进入溃疡区,以减少胶原酶的来源,又可稳定变薄的角膜,以治疗小穿孔。

2. 手术治疗及手术原理　角膜穿孔可以手术治疗,治疗的关键在于清除病灶区所有的坏死组织,迅速恢复眼球表面组织的完整性。手术有以下几种方式:

全板层角膜移植术:角膜未穿孔的患者,当角膜变薄或除去坏死组织后基质缺损者,可行全板层角膜移植术,术中用透明质酸钠或其他黏弹物质充填前房,以保护角膜内皮,同时清除所有溃疡和坏死组织,以便获得一个组织存活的平面,然后将植片置于受体角膜,用 10-0 尼龙线间断缝合,术后局部应用抗生素及

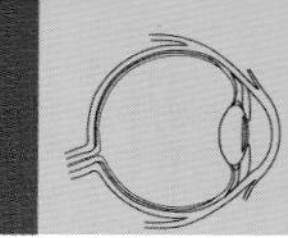

酌情应用免疫抑制剂。

穿透性角膜移植术或眼前节重建术：若角膜中央瘢痕形成，溃疡、坏死或穿孔者，则需行穿透性角膜移植术；若全角膜坏死、溶解穿破或伴眼内容脱出，则可行带巩膜环的全角膜移植即眼前节重建术。

角膜移植术后免疫排斥反应：以穿透性角膜移植和眼前节重建术后发生率较高，故应及早预防和治疗（参见有关章节）。

第十六节　Terrien 角膜边缘变性

一、概述

Terrien 角膜边缘变性也称为角膜周边部沟状变性或扩张性角膜边缘营养不良。1900 年由 Terrien 首先报道，故命名为 Terrien 角膜边缘变性，这是一种非炎性、单侧或不对称双侧的角膜周边部进行性变薄疾病，确切病因不明，据认为可能与神经营养障碍或及角膜缘毛细血管的营养障碍有关，近来被认为是一种自身免疫性疾病。病理改变主要为基质层纤维变性，同时有胶原纤维脂质浸润，上皮细胞增生，基底膜和前弹力膜破坏，甚至消失，电子显微镜检查可见组织细胞，可能与对角膜胶原的吞噬作用有关。

本病通常发生于 10~30 岁，男性多于女性，多为两眼患病，但病程进展不一致，从发现病变至角膜变薄有时可达 10~20 年以上。角膜变薄可呈局限性，也可能累及角膜周边部的较大范围。病变多发生于角膜上半部，向四周蔓延，很少累及下方角膜缘。中央侧的边界锐利，周边部的边缘则逐渐倾斜，上皮仍完整，但有细小血管翳穿过变薄的基质部，在血管翳的进行缘可见到一条类脂质沉着线（沟的中央侧边缘）。早期因病人多无自觉症状，常被忽视，随着病情的发展，可出现轻度刺激征和异物感，晚期由于病变区角膜膨隆可造成散光（常为逆规性），导致视力下降。根据病情进展，临床上一般分为 4 期：①浸润期：角膜周边部出现宽约 2~3mm 的灰色浸润区，伴有新生血管生长，病变区球结膜轻度充血；②变性期：病变区角膜变薄，形成一沟状弧形凹陷。③膨隆期：病变区角膜继续变薄，出现单个或多个菲薄囊泡样膨隆区（约 2mm×3mm），多位于 10 点、1 点及 5 点钟方位；④圆锥角膜期：在眼压的作用下，病变区向前膨出，并波及中央出现圆锥角膜样改变，严重者角膜组织变薄如纸，可发生自发性穿孔、虹膜脱出，继而形成粘连性角膜瘢痕。

二、治疗及原理

目前对本病尚缺乏有效的药物治疗，早期散光可以用光学矫正，角膜病变区可用三氯醋酸烧灼或其他方法烧灼，以减轻散光。晚期病变可采用手术治疗获得较满意的效果。膨隆期病变，采用部分板层角膜移植术（包括半月形和指环形移植），可获得较满意的效果，此手术不仅可控制病变的发展，预防变性区角膜穿孔的发生，术后角膜散光也可有明显改善。据北京友谊医院观察，采用部分板层角膜移植术治疗 Terrien 角膜边缘变性后，大多数病例可获得透明或半透明愈合，经过 10~15 年的术后观察仍无病变复发。圆锥角膜期病变，往往需行全板层角膜移植或穿透性角膜移植。手术方法原则上与 Mooren 角膜溃疡相同（参见有关章节）。

第十七节　角膜变性和营养不良

角膜变性（corneal degeneration）不同于角膜营养不良（corneal dystrophy）。前者多与慢性眼病和全身病有关。临床上常见的有带状角膜变性、脂质角膜变性（图 18-120）、结节状角膜变性、角膜类脂质环（老年环）、肝 - 豆状核变性患者的 Kayser-Fleischer 环等。角膜变性的治疗目前尚无特效药物。严重影响视力时可行穿透性角膜移植术，晚期患者移植后易复发（图 18-121）。

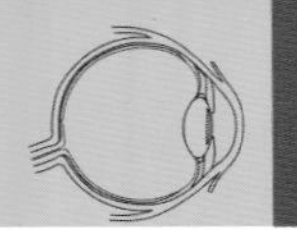

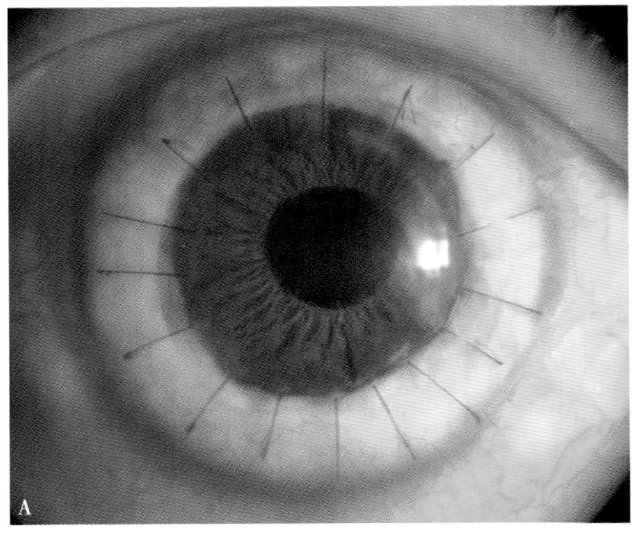

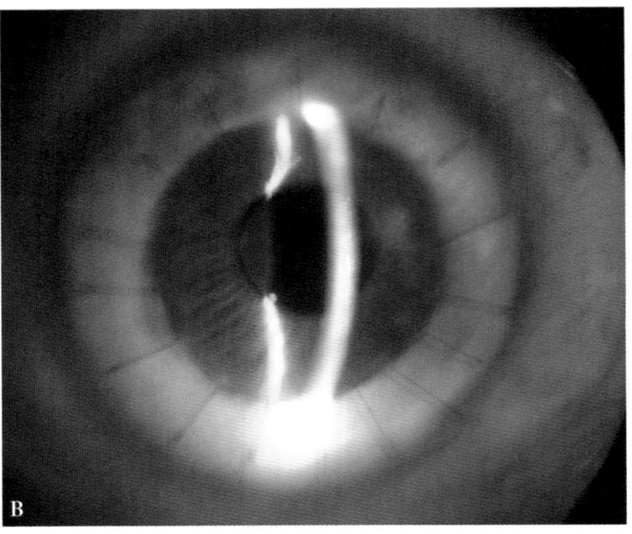

图 18-120　脂质角膜变性 PKP 术后

角膜营养不良是一类遗传性角膜病，多为常染色体显性遗传，常为双眼发病，一般不伴有全身病。临床常见以下几种。

一、角膜上皮营养不良

角膜上皮营养不良发生于上皮细胞层和基底膜，临床上分为 Meesmann 上皮营养不良和上皮基底膜营养不良。

1. Meesmann 上皮营养不良　Meesmann 上皮营养不良是一种少见的病变，双眼对称发病常染色体显性遗传。1 岁左右裂隙灯下即可发现角膜上皮层存在微小囊泡，囊泡的数目和密度随着年龄增长而增加。这种病变往往在常规体检时被发现。经过 30~40 年缓慢发展期，可无任何眼部症状，或偶尔有轻度刺激征。晚期病变可达角膜上皮下，导致轻度混浊和散光，角膜有不规则的云翳。

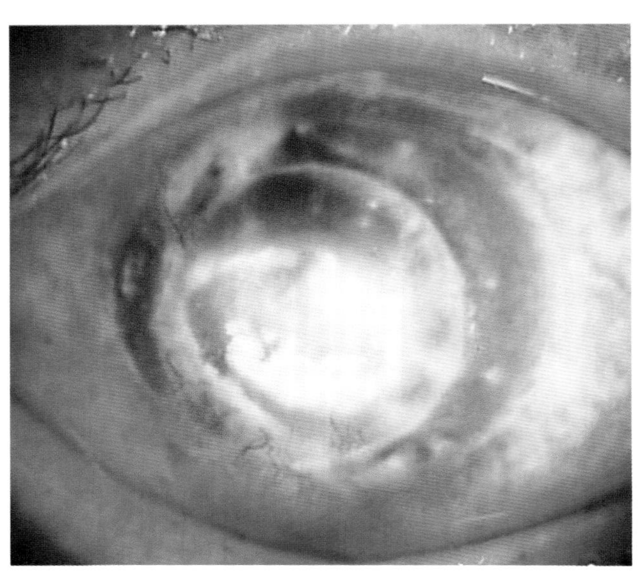

图 18-121　脂质角膜变性 PKP 术后 5 年复发

病理改变主要是角膜上皮增厚，上皮深层细胞质中出现特征性的纤维颗粒物质积聚，表层细胞则表现细胞内囊泡样变性且随病程发展逐渐演化成微小囊泡。

手术适应证：多数病例症状轻微，无需处理，晚期刺激症状明显和视力低下时可酌情行浅层角膜切除 + 板层移植术或上皮移植术。

外科技术：参见有关章节。

手术后免疫排斥反应等并发症及处理：参见有关章节。

2. 角膜上皮基底膜营养不良（corneal epithelial basement membrane dystrophy）　角膜上皮基底膜营养不良在临床上较多见，又称地图样、点状、指纹状角膜营养不良，系基底膜向上异常生长，穿过上皮细胞缠绕分布而致。本病双眼对称性发病，早期无症状，常在 30 岁左右开始反复发作性的上皮糜烂给视力带来一定的影响，症状持续 12~24 小时甚至 1 周以上自行缓解。裂隙灯下除可见到不规则的上皮糜烂外，另可见三种典型的病变图像：①地图状边缘清晰的灰色斑块。②大小为 0.1~0.5mm 的清亮或白色油滴状、点状小囊肿。③指纹状灰色或折光的细线。上述三种特征性改变可单独出现，也可同时存在。

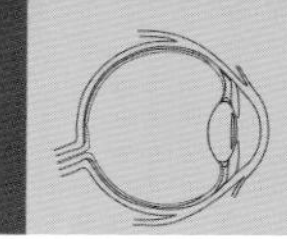

病理改变：基底膜增厚并延伸到上皮层内，形成相互联合的多层薄片状结构，临床上表现为地图状斑。上皮基底膜与前弹力层间出现波浪形分布的纤维丝状物质，形成指纹状形态。上皮细胞异常及上皮内形成微小囊泡，即为圆点状混浊的基础。

手术适应证：本病早期无症状可不予治疗，晚期病例可用高渗滴眼液或眼膏防治发作性角膜上皮剥脱，或配戴亲水性软性角膜接触镜。如病变位于瞳孔区并引起视力明显减退，可行上皮切除术，或板层角膜移植及上皮移植术，病变一般不再复发。

手术后免疫排斥反应等并发症参见有关章节。

二、角膜前弹力膜营养不良

Reis-Buckler 角膜营养不良（Reis-Buckler dystrophy）

概述：本病由 Keis（1917）和 Buckler（1949）分别描述，确切病因不清，多认为是角膜前弹力膜的原发性病变引起，为常染色体显性遗传。自幼发病，男女机会均等。因复发性角膜上皮糜烂常引起阵发性畏光、眼痛等症状。10~20 岁左右症状逐渐缓解，以后上皮层形成白斑，视力障碍明显。裂隙灯显微镜下见角膜中央部前弹力层及浅层基质出现线状或环状灰色混浊，外观为鱼网状或蜂窝状，严重时病变可蔓延到周边部，并导致基底层的弥漫性雾状混浊，但深层基质和内皮始终正常。病理改变为前弹力膜的破坏和机化，上皮细胞水肿、变性，基底细胞消失。

治疗原则：本病尚无特殊疗法，局部点用高渗性滴眼液，有利于改善上皮水肿，并利于上皮修复。可行浅层角膜移植或穿透性角膜移植，但是术后可复发。

手术后免疫排斥反应等并发症：参见有关章节。

三、角膜基质营养不良

角膜基质营养不良原发于基质层病变，常可波及前弹力层及上皮层，临床上较常见。

1. 颗粒状角膜营养不良（corneal granular dystrophy，CGD）　本病原因不明，为常染色体显性遗传可连续数代遗传，外显率高达 90%。童年时发病，双眼对称性发展，但通常于中年以后才发现。病变早期多无自觉症状，随着年龄增长，角膜混浊范围逐渐扩大且互相融合可有视力下降，多伴有近视性散光。部分病例继发上皮糜烂，可有畏光、流泪及异物感。裂隙灯显微镜下见上皮面粗糙，中央部基质层及前弹力层下有边界清晰的灰白色混浊块，但很少累及角膜周边部，混浊块为圆形、卵圆形或环状，犹如压扁的棉絮（图 18-122~图 18-125）。晚期角膜混浊块间如毛玻璃样混浊，但非病变区角膜仍显透明。

病理改变为基质层嗜酸性颗粒状物质灶性积聚，角膜细胞有程度不同的变性，前弹力膜个别区域破裂，上皮细胞通常正常。

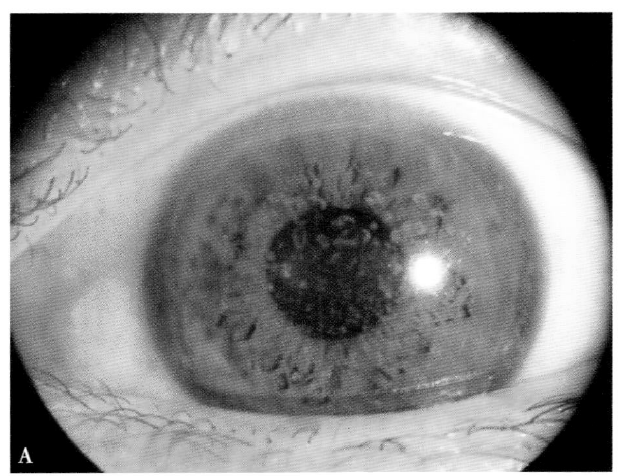

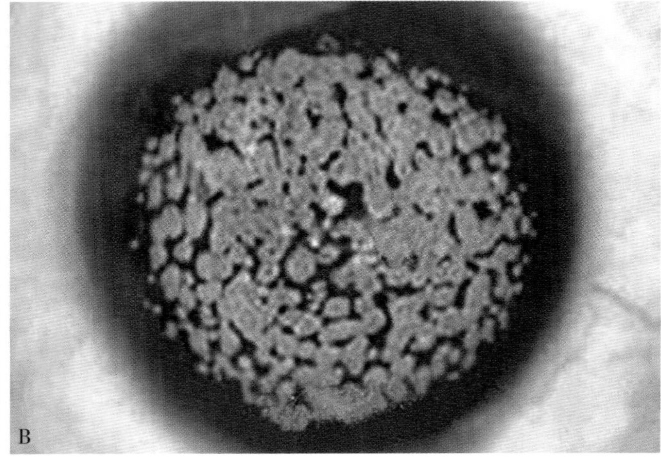

图 18-122　颗粒状角膜营养不良

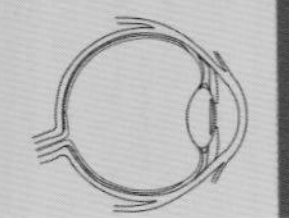

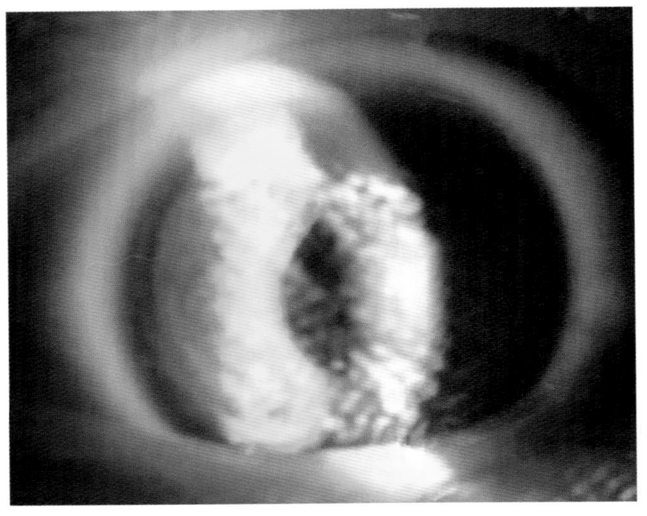

图 18-123　颗粒状角膜营养不良（裂隙相）

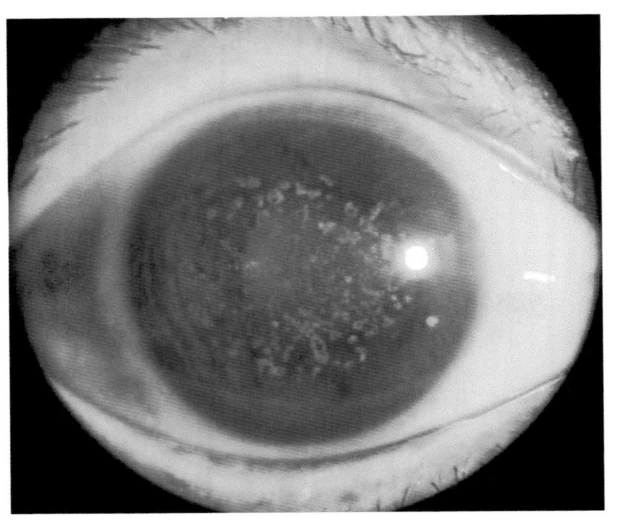

图 18-124　颗粒状角膜营养不良（荧光素染色，上皮不着色）

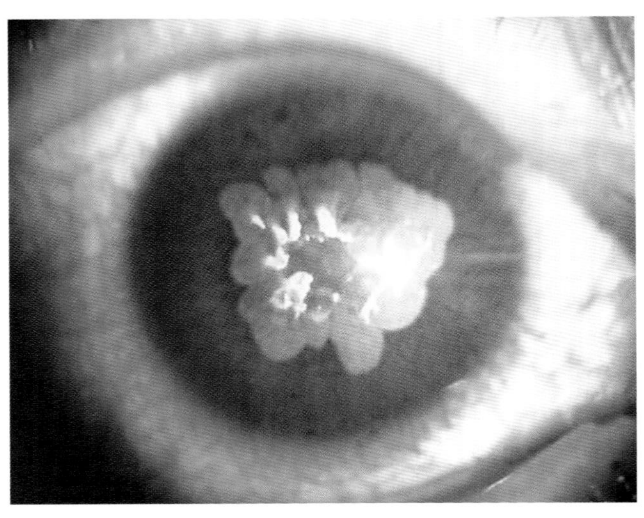

图 18-125　颗粒状角膜营养不良，棉絮状混浊块

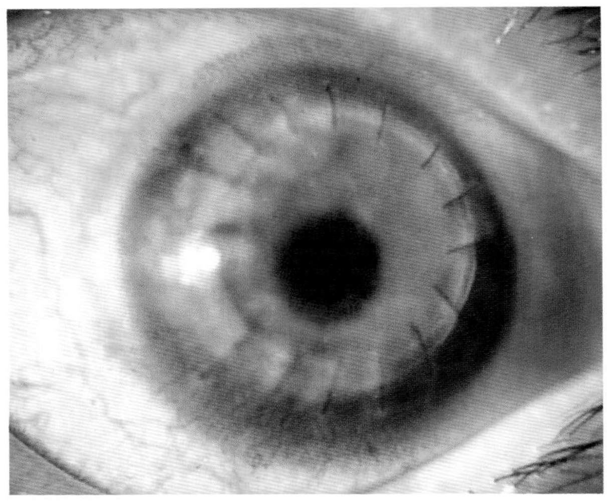

图 18-126　颗粒状角膜营养不良晚期，PKP 术后排斥

手术适应证：早期无需治疗，当基质层混浊明显，影响视力时，可行板层或穿透性角膜移植，一般术后预后良好。晚期病人穿透性角膜移植术后可复发或发生免疫排斥（图 18-126）。两种术式的复发率无统计学差异，据称复发与上皮和泪液产生机制异常有关。

外科技术：参见有关章节。

手术并发症及处理：参见有关章节。

2. 格子样角膜营养不良（corneal lallice dystrophy，CLD）　本病 1980 年被发现，病因未明，为常染色体显性遗传。10~20 岁的青少年多发，双眼对称性发展。初期可无主觉症状或仅有轻度的眼刺激症。晚期病例，随着角膜增厚和病变范围的扩大，视力呈进行性下降。至 40 岁以后，视力受损严重。裂隙灯显微镜下，早期病变仅见角膜中央部上皮下白色而折光的网格状混浊，间以白色点状混浊，呈雪花状或绒毛状，但角膜周边部仍透明，晚期网格状混浊加重，角膜中央区弥漫性斑翳，混浊向深层基质延伸，呈致密网格状（图 18-127、图 18-128）。

病理改变为基质层存在网格状、纺锤样纤维组织沉积，并将胶原纤维板层推向一侧。前弹力膜有异常沉着物，并向上皮下延伸。

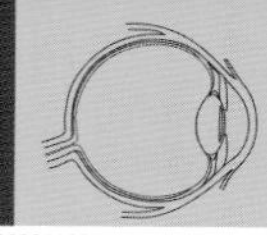

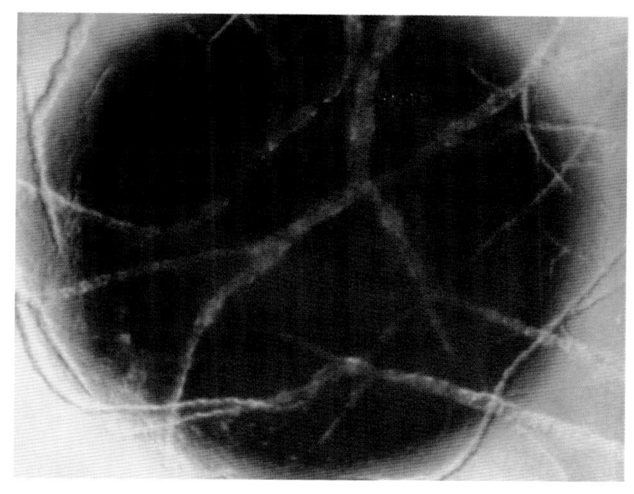

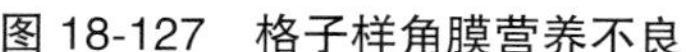

图 18-127　格子样角膜营养不良

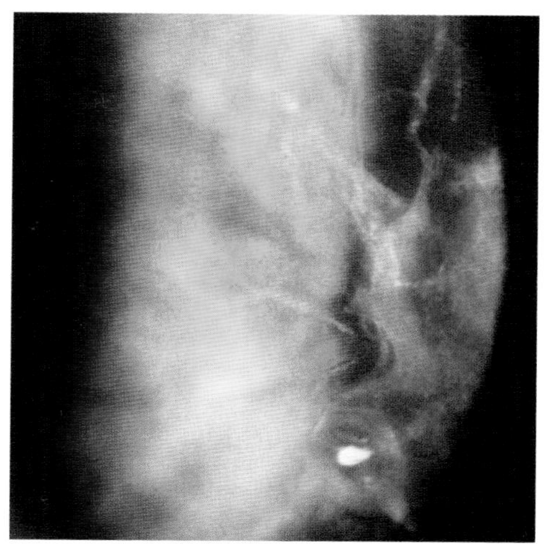

图 18-128　格子样角膜营养不良晚期(裂隙相)

手术适应证：本病早期以对症治疗为主。晚期病例可行板层或穿透性角膜移植术。术后可保持相当时间的稳定，部分病例可在术后 3~14 年间复发。复发率高于颗粒状角膜营养不良。

外科技术：参见有关章节。

手术后免疫排斥反应等并发症及处理：参见有关章节。

3. 斑状角膜营养不良(macular corneal dystrophy，MCD)　本病临床较少见。病因未明，为常染色体隐性遗传，患病家系中多为近亲结婚者发病。

童年期发病，双眼对称性发展。一般 10 岁左右即出现视力进行性减退，30 岁左右多数病例丧失大部分视力。常规光照检查，双眼角膜中央部弥漫性混浊，呈薄雾状外观。裂隙灯显微镜下，角膜基质呈弥漫性雾状，间以局灶性斑块或结节状白色混浊，境界不清，由中央部前基质层向周边部及深层发展。角膜上皮可有糜烂及刺激症状。晚期后弹力层可受侵犯，突向前房，形成所谓滴状突。

特征性的病理改变为基质层与后弹力层有酸性黏多糖弥漫性积聚。

手术适应证：穿透性角膜移植术是本病最有效的治疗方法。由于病变累及深层基质和后弹力层，故板层角膜移植很难奏效。穿透性角膜移植术后若植床有残留病变，则术后 2~10 年内可有部分病例复发，故手术时宜选用较大口径植片。

手术后免疫排斥反应等并发症：参见有关章节。

4. 胶样滴状角膜营养不良(gelatinous droplike corneal dystrophy)　本病迄今只有日本有报道，其他国家尚未见报道。病因不明，为常染色体显性或隐性遗传。多发于儿童，常为双眼发病。儿童期出现明显的视力减退和眼部刺激症状，严重者可丧失有用视力。裂隙灯显微镜下，病变角膜表面很粗糙，伴有密集的胶滴样半球状隆起物，形态呈桑椹样或卵圆形的白色混浊。基质浅层也常有类似改变。

病理改变为病变区前弹力层消失，其间积聚一种纤维样物质，上皮萎缩，基底细胞及基质浅层水肿。

手术适应证：早期对症治疗以减轻眼部刺激症状。视力损害严重者，可行板层或穿透性角膜移植术。一般认为手术效果可保持 1~5 年，术后视力可达 0.1 以上。

外科技术：参见有关章节。

手术后免疫排斥反应等的预防与治疗：参见有关章节。

5. 中心性结晶状角膜营养不良(central crystalline corneal dystrophy)　本病相当少见，病因未明，多认为与角膜类脂质代谢异常有关。为常染色体显性遗传。幼儿期即可出现角膜结晶样病变，因对视力影响轻微，一般无自觉症状。20~30 岁时角膜病变发展到致密的老年环样混浊及角膜中央部弥漫性混浊，晚期相对稳定。裂隙灯下可见角膜中央浅基质闪耀各种色彩的、排列紊乱或呈栅栏状的针样结晶，无定形的弥散性基质混浊，致密的老年环和角膜缘白色环带。中央基质混浊多积聚于前弹力层下。

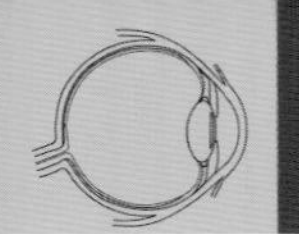

病理改变为浅基质层内存在长条形、排列杂乱的胆固醇结晶。

手术适应证：本病发生角膜中央弥漫性混浊者，可行穿透性角膜移植术。

手术后免疫排斥反应等并发症的预防与治疗：参见有关章节。

6. 斑点状角膜营养不良（fleck corneal dystrophy）　本病是角膜基质营养不良类型中最轻的一种，临床上极为罕见。病因未明，可能与基质内酸性黏多糖和脂质代谢有关。为常染色体显性遗传。发病年龄多在10岁以内，多为双侧性对称性发病，病情极少进展。病人多无明显症状，裂隙灯显微镜下可发现在角膜基质中有一些细小、不规则如头屑样的灰白色混浊，散布在基质各层，包括中央角膜与周边角膜。病灶边缘清晰可辨，病变之间的角膜完全正常。有时尚可合并晶状体点状混浊。

病理改变为在部分角膜细胞内有空泡或板层小体，为氨基葡聚糖和脂质。此种物质不扩展到细胞外是其与斑状角膜营养不良的不同之处。

手术适应证：本病一般无需治疗，如视力影响明显则可考虑行穿透性角膜移植。

外科技术：参见有关章节。

手术后免疫排斥反应等并发症的预防与治疗：见有关章节。

四、角膜内皮营养不良

角膜内皮营养不良是一类以内皮细胞病变为主的原发性疾病，常累及角膜其他各层，常对视力构成严重损伤。主要分为Fuchs内皮营养不良、先天性遗传性内皮营养不良和后部多形性内皮营养不良三个类型。

1. Fuchs内皮营养不良（Fuchs endothelial dystrophy）　Fuchs内皮营养不良首先由Fuchs（1910）描述，最初认为是上皮性病变，后来才认识到是内皮病变。病因尚未明了，多认为与内皮及后弹力层异常胶原增生有关，遗传方式不明，偶见常染色体显性遗传。

本病多于中年以后发病，女性发病率高于男性约2~4倍。病程发展较缓慢。发病初期可无自觉症状，约需10~20年发展到明显的视力减退。早期可于角膜中央部的内皮面发现颗粒状小滴及尘埃样色素小点，所谓“滴状角膜”现象。后弹力层局限性增厚且有皱褶。早期表现为基质和上皮水肿，视力下降，常伴雾视、虹视及眩光感。上皮病变起初为小泡或灰白色混浊，逐渐演变为大泡样病变，眼部有发作性刺激症状、畏光和流泪，早晨视力最差。基质水肿使角膜呈现毛玻璃样外观。晚期时上皮极粗糙，上皮下和基质层瘢痕组织形成，水肿虽减轻乃至消退，但视力更差，角膜感觉迟钝，可合并角膜周边部新生血管增生和眼压升高。

Fuchs内皮营养不良的基本病理组织学改变为内皮细胞变性、密度减少、面积增大，后弹力膜增厚或呈多层，常数倍于正常厚度，基质层和上皮层水肿，上皮形成散在的大泡样改变。

大多数病例可根据典型的临床表现作出明确诊断。

手术适应证及手术特殊点：早期病例无症状时不需治疗，轻度角膜水肿者可局部滴用5%氯化钠；合并水泡性角膜病者时，可戴用亲水性软性角膜接触镜以减轻症状。

中晚期病人视力受损严重，必须考虑行穿透性角膜移植手术治疗。文献资料表明，Fuchs内皮营养不良病人约占欧美国家全部穿透性角膜移植术的5.8%~12.5%，术后80%的病例可保持两年以上的透明率，远期疗效尚未证实。

Fuchs内皮营养不良病人常合并白内障，是否摘除白内障取决于疾病发展的程度。一般说来，如病人角膜厚度正常，无水肿，则无论内皮面颗粒小滴和色素小点明显与否，可选择单纯白内障摘除术或联合人工晶状体植入术。但术中操作要谨慎、轻柔。要采用巩膜切口以降低内皮细胞的损失。如角膜轻度水肿，但角膜厚度小于0.6mm，且上皮全天内均不表现水肿者，单纯的白内障摘除术常常是安全的。如角膜厚度大于0.6mm，或上皮有局限性水肿，或有早晨视物模糊的主诉者，常需要选择穿透性角膜移植联合白内障摘除术。

对于进展期的病人，白内障摘除术的手术操作常常足以使内皮细胞减少到临界值以下，迅速导致大泡性角膜病变。术前采用精确的内皮细胞计数有助于估计这种情况发生的可能性。对内皮细胞计数低的病人，无论是否存在角膜功能失代偿征象，最好选择穿透性角膜移植与白内障摘除联合手术。对一眼发生过

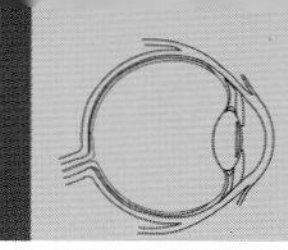

大泡性角膜病变的另一眼来说，即使角膜仍是透明的，仍然强调内皮细胞检查的重要性。由于增厚的后弹力层下赘疣上的内皮细胞常不易看清，难以计数，此时宜行联合手术。事实上，对于合并白内障的 Fuchs 内皮营养不良，即使白内障尚未成熟，仍然有 0.5 的视力，多数医生宁愿选择联合手术，因为穿透性角膜移植术后晶状体混浊常迅速加重。尤其对 60 岁以上的病人更是如此。有时在行角膜移植术时，医生常对是否一起摘除半透明的晶状体的态度发生动摇，此时推荐的办法是如能见到眼底红光反射，则保留晶状体还是安全的选择。

晚期并发青光眼的病例，采用常规的抗青光眼滤过手术可获得满意的效果。对合并窄房角的病人行穿透性角膜移植术，术后虹膜前粘连的发生率相对较高，因此术中操作要轻柔。手术后免疫排斥反应等并发症的预防与治疗参见有关章节。

2. 先天性遗传性内皮营养不良（congenital hereditary endothelial dystrophy）　先天性遗传性内皮营养不良首先由 Laurence 于 1863 年描述，也是一种原发于内皮最终累及角膜全层的严重病变。病因不明，以常染色体隐性遗传为主，少数为显性遗传。临床特点为角膜水肿、混浊。

显性型者出生后 1~2 岁发病，缓慢发展。5~10 年症状逐渐加重，常表现有眼刺激症状，但无眼球震颤。角膜弥漫性混浊，并有灰色斑点散在分布，上皮粗糙，但很少演变成大泡性病变。角膜厚度可达正常厚度的 2~3 倍。隐性型者出生时或生后不久即发病，病情稳定，无明显进展，视力可有程度不同的损害，通常伴有眼球震颤，但很少有眼刺激症状，全角膜水肿，后弹力层增厚发灰，多不易看清内皮面。

病理检查见内皮几乎全部缺如，部分内皮细胞可形成类成纤维细胞样改变。后弹力层普遍增厚，可达 17~20μm，形成无细胞结构的毛毡样外观。

手术适应证：本病视力影响较重者，可行穿透性角膜移植术。从病人内皮细胞存在严重破坏角度出发，应选择比较年轻的供体，在病人角膜混浊区扩展到周边部之前，行较大口径的穿透性角膜移植，以期有较多的健康内皮细胞被移植到受体上。但手术效果多不佳，多于术后数月或数年内发生植片混浊。尤其是晚期病例的疗效更差。桥式穿透性角膜移植术有助于提高手术成功率。

外科技术：参见有关章节。

手术后免疫排斥反应等并发症的预防与治疗参见有关章节。

3. 后部多形性角膜内皮营养不良　本病由 Koeppe 于 1916 年最先报道，我国发病极少。病因不明，多为常染色体显性遗传，少数呈隐性遗传。临床特征为双眼发病，无年龄、性别和人种差别。早期无症状，通常在常规眼部检查或家族调查中被发现。裂隙灯显微镜下可见特征的后弹力层及内皮的聚集性小泡，数目约 2~20 个不等。小泡发展融合后则表现为地图样改变。后照明下表现为整个角膜后部呈金属箔光泽的皮样改变。晚期病人可有角膜水肿。部分病例可见虹膜萎缩斑及周边部前粘连现象。角膜内皮检查见内皮细胞数目减少，六角型镶嵌结构减少，出现边缘黑中央亮的细胞。约有 15% 的病人并发青光眼。

手术适应证：晚期病人出现角膜水肿，影响视力严重时可行穿透性角膜移植术。若并发周边虹膜前粘连而继发青光眼，则无论是角膜移植还是抗青光眼手术，预后均不理想。

外科技术：参见有关章节。

手术后免疫排斥反应等并发症的预防与治疗参见有关章节。

第十八节　角膜葡萄肿

角膜葡萄肿是指角膜大面积瘢痕、膨出，其瘢痕中纤维条索不规则收缩，呈现高低不平的外观，瘢痕中混杂有深色的虹膜组织。本病为角膜大片坏死穿孔，虹膜嵌入角膜中而形成的角膜瘢痕，均有继发性青光眼，其视功能极差。临床上的角膜葡萄肿分为部分和全部葡萄肿。所谓部分葡萄肿是指部分角膜组织尚在；所谓全部葡萄肿指的是整个角膜组织由结缔组织和虹膜组织所形成的假角膜代之，其特征为：①上皮细胞层为复层可以角化；②角膜实质层代以排列不整齐的结缔组织和萎缩的虹膜，内含血管和色素；③后壁为虹膜色素层；④前后弹力膜和内皮细胞均消失。

采用角膜移植治疗角膜葡萄肿的方法有两种，即①先行改良基地的带巩膜的全厚板层角膜移植术，1年后再施行部分穿透性角膜移植术；②眼球前节重建术（参见有关章节）。

手术后免疫排斥反应等并发症的预防与治疗参见有关章节。

第十九节　角膜肿瘤

原发于角膜的肿瘤并不多见，而多见于角巩缘，这与角巩膜缘特殊解剖部位和组织结构有关。分良性和恶性肿瘤两类。依肿瘤位置、范围不同，多需选择板层、全厚板层角膜移植术及板层角巩膜移植术。

一、囊肿

1. 概述　系胚胎发育异常（先天性）、腺体管道阻塞和外伤后上皮植入（后天性）所致。后天性由外伤或眼部手术引起，统称为包涵性囊肿。临床上多见于结膜的下部，亦见于角膜缘或内眦部。发生于颞上象限者常为睑部泪腺管阻塞引起。囊肿表面光滑，呈灰蓝色，内容物透明及波动感，生长缓慢，有时可发生急性感染。其组织病理学改变因囊肿类型而异，可见到以下变化：表皮囊样肿壁内有1~3层鳞形细胞，表面扁平，角化层向内，囊腔有脱落的过度角化上皮细胞；包涵性囊肿内壁为结膜上皮，腔内充满透明或半透明液体；腺管囊肿内壁为两层上皮，腔内有PAS染色阳性物质；炎性囊肿则含有多形核白细胞和细胞碎屑。

2. 手术适应证　角膜囊肿有明显症状，尤其是中央区囊肿严重影响视力者，应手术治疗。

3. 外科技术及其特点　一般采用囊肿局部切除联合板层角膜移植术。术中要注意彻底切除病变组织，防止再发。

4. 手术后免疫排斥反应等并发症的预防与治疗参见有关章节。

二、皮样瘤

1. 概述　皮样瘤系先天性纤维瘤，常跨越角巩膜缘部，好发于颞侧或颞下侧，大小不一，呈半球状微黄或灰白、粉红色隆起，表面被表皮所覆盖，肿瘤由角化上皮、毛发、脂肪、神经、皮脂腺、汗腺、血管、软骨、平滑肌甚至牙齿组成，肿瘤可随年龄的增长而增大，在外伤、刺激及青春期生长速度加快，部分患者并发其他先天性异常，如眼、耳、脊椎发育不良（Goldenhar综合征等）。

2. 外科技术及特点

（1）局部切除：病变表浅者，可单纯切除病变组织，创面可由角膜上皮自行修复或用结膜瓣覆盖。

（2）局部切除联合板层角膜移植术：病变侵入1/2角膜、面积超过3mm^{2}者应行病变切除联合板层或全厚板层角膜移植或板层角巩膜移植术，手术切除范围应大于病变0.5mm。侵犯1/3角膜厚度者，应剖切1/2厚；侵犯2/3角膜厚度者，应剖切2/3厚，注意一定要彻底切除病变直至暴露出正常角膜组织为止；侵犯2/3角膜厚度者，则应行全厚板层角膜移植术（见有关章节）。

如病变范围较大且位于瞳孔区，则应尽早行手术治疗以防弱视产生。已有对此类病人二期行穿透性角膜移植以使患者获得有用视力的报道。

3. 术后并发症　复发：病变切除不彻底时极易复发，复发可在术后半年再次手术。

手术后免疫排斥反应等并发症的预防与治疗参见有关章节。

三、乳头状瘤

1. 概述　该病发生于结膜及角巩膜缘处。结膜处发生时为软性、粉红色草莓状、富有血管，易出血。角膜缘部乳头状瘤分三种：①只限于角膜缘：不向周围生长而呈金字塔状向高处生长，瘤体小，推之可动，生长缓慢，极易摘除。②发生于角膜缘附近的球结膜：向角膜方向蔓延扩展，横跨角结膜之间，呈舌状，基底宽且无蒂，可覆盖整个角膜，肿瘤仅与角膜粘连牢固，而在结膜侧不与巩膜粘连，有恶变之可能。③发生于角膜缘：只向角膜蔓延生长而不侵犯球结膜，可侵犯整个角膜，如一层灰色米粒状。肿瘤可呈菜花状，表面有许多玫瑰红斑点，属相对良性。

肿瘤上皮呈乳头状增生变厚，表层角化，周围为复层鳞状细胞，每个乳头的中心由结缔组织形成，其中有血管和炎性细胞浸润。肿瘤一般在上皮和前弹力层之间扩展，偶尔破坏前弹力层，角膜基质不受浸润。此系一种浅表良性肿瘤，但常局部复发。

2. 外科技术及特点

(1) 局部切除：结膜切除要足够，并切除至外观为“正常”结膜。若侵犯角膜 <50%，可仅行浅层切除，术后 2~3 周切除区被角结膜上皮覆盖修复。

(2) 局部切除联合板层角膜移植术：若病变侵犯角膜 >50%，可在浅层切除同时行板层角膜移植术或同时行球结膜转移术。

手术后免疫排斥反应等并发症的预防与治疗参见有关章节。

四、Bowen 病

1. 概述 Bowen 病亦称角结膜原位癌或上皮内上皮瘤，极为少见。多发生在 60 岁以上老年男性，多见于以前患过病的眼上（如炎症、外伤等）而被忽视，临床过程因人而异，但多生长缓慢；在角膜缘部呈红色圆形半球状肿物，系角膜上皮轻度隆起的弥漫多发性高度血管化凝胶样组织块，表面光滑。肿瘤可若干年存于上皮内（不超过基底膜）而不扩散、不转移，但也有可能突然恶化，有些患者已有远处转移而局部病灶无太大改变。确诊须依靠病理切片检查。可见在增殖的上皮层内含有一团局限变性上皮，上皮细胞呈一致性高度增生，棘细胞为圆形或卵圆形，大小不一，极性紊乱，可见核分裂相，但不突破基底膜，前弹力层完整，上皮下组织可有淋巴细胞、组织细胞和浆细胞浸润，在增生的上皮与正常组织之间界限清晰。

2. 外科技术及特点 早期发现，局部切除疗效可靠。肿瘤切除后可行自体结膜瓣转移。若角膜较广泛受累（>50%），则在切除肿瘤同时行板层角膜移植术。如恶变广泛，可酌情行眼球摘除或眶内容摘除术。

五、角结膜上皮癌

1. 概述 多见于 50~70 岁老年人，男多于女，多发部位为角膜缘，尤以颞侧常见，其次为泪阜上皮之皮脂腺。

初发时肿瘤呈灰白色胶样隆起或呈泡状，很快增大至杏仁状或乳头状。肿瘤基底宽，富于血管而呈红色，在相对静止期肿瘤继续扩展而累及球结膜及角膜，引起角膜炎、虹膜睫状体炎而出现眼痛，邻近结膜充血，新生血管伸向瘤体。当有继发感染时，则有浆液性脓性分泌物同时伴有耳前和颌下淋巴结肿大、压痛，此症并不是淋巴转移。肿瘤的恶性程度较其他上皮鳞癌为低，生长缓慢，可在相当长的时间局限于角膜表层，较少有邻近淋巴结转移。生长方式有三种：①外生性生长，呈乳头状灰红色隆起，周围充血，与周围结膜界限分明。②沿角膜、结膜表面蔓延，呈扁平状生长，亦可沿结膜缘形成环行肿块，或呈菜花状。③向内生长破坏前弹力层至基质层，但能受到后弹力层的阻碍，有时可经 Schlemm 管侵入眼内，在虹膜表面、睫状体外侧面及房角、脉络膜上腔形成转移灶，此外，还可侵犯巩膜、眼球筋膜、穹窿及眼睑乃至整个眼球，极少数病例发生远处转移而死亡。

2. 手术及特点

(1) 用环钻或徒手距肿物 2mm 处划界剖切肿物至透明角膜，如病灶区角膜组织已全层受累，则不再适宜做板层角膜移植术，而可考虑做穿透性角膜移植或角巩膜移植术。

(2) 结膜侧剖切肿物时要距肿瘤边界 5mm 处切开，并连同受累巩膜一同彻底切除。若巩膜创面不大，可暴露由结膜生长自行覆盖；如创面较大，则用板层巩膜或角膜片移植修复，角膜创面用同形等大板层角膜片修补，10-0 尼龙线间断缝合；或用 0.4mm 厚的自体唇黏膜移植修复巩膜创面。

3. 术后并发症

(1) 复发：早期切除，复发率极低，但术后要密切跟踪观察，如肿瘤侵犯整个眼球甚至眼睑时则应酌情行眼球摘除或眶内容剜出术。

(2) 手术后免疫排斥反应等并发症的预防与治疗同板层角膜移植及穿透性角膜移植术。

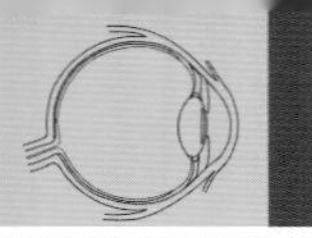

六、角膜恶性黑色素痣

1. 概述　该病临床很少见，一般见于40~60岁患者。肿瘤较其他恶性肿瘤生长相对缓慢，可在1年左右生长至豌豆大小，呈分叶或结节状，有时出现血性泪水。肿瘤因所含色素的多少不等而呈黑色、棕色或淡红色。随肿瘤的增长，可充满整个结膜和覆盖角膜。早期多在角膜上皮和前弹力层之间，一旦突破前弹力层肿瘤很快浸润基质层。病理上可分为以下几型：①上皮样细胞型：最多见，为大的多边形细胞，核呈圆或椭圆形，核仁明显，胞质丰富，常含有细小黑色颗粒。②纺锤细胞型：细胞形如纺锤，核呈椭圆形，细胞两端拉长形成纤维，但横切面呈圆或椭圆形。③痣样细胞型：细胞大小介于良性痣细胞与上皮样细胞之间，核呈圆形，染色质深。④混合型：上述三种细胞混合存在。

2. 手术及特点　病变早期多在角膜上皮和前弹力层之间，故早期手术切除预后较好。肿瘤彻底切除后可联合部分板层角膜移植术（详见有关章节）。

手术后免疫排斥反应等并发症的预防与治疗参见有关章节。

第二十节　青光眼与角膜移植

一、概述

青光眼是使人类致盲的主要眼病之一，可造成不可逆的视功能损伤。一般认为青光眼是角膜移植的相对禁忌证。但对某些原发性或继发性青光眼有角膜移植适应证者，在充分控制眼压后仍可行角膜移植。此外，在常规穿透性角膜移植术后，尚可出现一过性的眼压升高或者继发性青光眼，并因此招致角膜移植的失败。故手术医师应重视角膜移植术前及术后患眼的眼压情况。

二、青光眼与角膜移植

青光眼伴有明显的、大范围的角膜白斑、角膜变性、圆锥角膜、角膜溃疡或合并角膜穿孔等角膜病变，其眼内压难于测量准确，前房角及眼内其他情况也难以查清。若患眼在角膜病变发生以前，曾被明确诊断为原发性青光眼，随着角膜病变的进展，也会有一定的促成继发性青光眼的因素。用缩瞳剂、β受体抑制剂等局部点眼，可以控制眼压在正常范围内者，可考虑角膜移植手术，但必须注意手术操作及术后眼压。

局部点眼不能控制眼压时，加口服乙酰唑胺，甚至加用高渗剂的患者，应该先行抗青光眼手术，待眼压控制后再行角膜移植术。

有人主张外引流术后眼压仍不能控制者，再行下方两个象限的睫状体冷凝术，使眼压控制后再行角膜移植术。

青光眼对角膜（尤其是角膜内皮）的损伤，对角膜移植很不利。青光眼一旦到了绝对期，角膜水肿，大泡性角膜病变等导致的角膜刺激症状，给患者造成极大痛苦。有人主张行板层角膜移植来改善角膜水肿情况，但不能解决眼压高的问题。临床一般采用破坏性手术，如睫状体冷冻、睫状体透热、睫状血管结扎术、球后注射无水乙醇、氯丙嗪或行眼球摘除术。

对角膜溃疡穿孔者，进行治疗性角膜移植，希望达到保留眼球的最低目的，是临床上经常采取的方法。在这种情况下，必须注意角膜溃疡穿孔是不是发生在青光眼绝对期大疱性角膜炎的基础上。然而，单纯绝对期青光眼则一般不主张行角膜移植术。

青光眼行角膜移植术之操作按角膜移植常规进行。

三、角膜移植与青光眼

角膜移植术后出现眼压升高或继发性青光眼，主要是术中操作及术后眼组织反应等问题，术后可出现症状性眼压升高。如处理不当，不仅影响角膜移植术的成败，而且一旦发生继发性青光眼，还威胁着眼球的命运。因此，如何很好地控制和监测角膜移植术后的眼压，是眼科医生关心的问题。

研究表明，70% 的碱烧伤病人在穿透性角膜移植术后出现眼压升高，其中又有 10% 的人进展为青光眼。角膜移植联合白内障摘除术后比单纯无晶状体眼的角膜移植术后眼压要增高得多。

角膜移植术后眼压升高的原因可能与前房角小梁网的炎性反应性病变及房角的关闭有关。前房角关闭的原因可能是术后虹膜水肿及房水成分的改变造成虹膜的前、后粘连；术中操作不慎前房积血或者术后无菌性前房积脓可致瞳孔闭锁或膜闭，也可能直接损伤前房角小梁网或者在房角表面形成机化膜；术中玻璃体的丢失、伤口的渗漏皆可造成术后浅前房，这更促进了房角的关闭；植片较大的穿透性角膜移植术，或合并白内障摘除时，伤口近周边部，容易产生伤口周围前粘连；或前房恢复迟缓，虹膜极易与创缘发生粘连，这些均可导致继发性青光眼。

为了预防角膜移植术后眼内压升高可采取以下措施：

1. 必须详细了解术前眼压，对于严重角膜病变的患者应准确地测定患眼眼内压。

2. 尽可能检查前房角和玻璃体，以便手术时采用粘连分离或粘连分离切除措施，因角膜移植本身也可导致新的或进一步的粘连，故在处理时应留有充分的余地。

3. 为了降低手术时的眼内压和眶内压，术前应用高渗脱水剂且在全麻下手术是有益的，可以减少或避免玻璃体的丢失。术前使用缩瞳剂可以保护晶状体或者无晶状体眼的玻璃体。

4. 碱性烧伤的病人可能有巩膜皱缩和角膜厚度的变化，在这种情况下往往不得不改变缝合技术及 / 或植片的形式，处理巩膜可能会进一步损伤前房角。

5. 术中尽量保护前房角组织，若有广泛的虹膜与角膜粘连应倾向于全虹膜切除并尽力清除房角的粘连，但不要使用任何不适当的撕、拉及压，避免来自粘连组织的出血，防止影响视功能的恢复和粘连的加剧。不要用环钻切前房角组织。术中用 Flieringa 环支持巩膜不仅可以防止散光，有利缝合时伤口的对合，还可以防止前房角组织少受牵拉。

6. 如果玻璃体在伤口中或者玻璃体的丢失不可避免时，必须施行前部玻璃体切割术，这会使伤口边缘干净，减少玻璃体与角膜内皮细胞接触的机会，以保护角膜内皮功能。可选用适合于开放伤口的玻璃体切割器、锐利的剪刀等。

7. 虹膜牵拉缝线将虹膜从前房角中拉出来且保持其适当张力，并用 10-0 Prolene 缝线牵拉缝合。前房角一旦被清理得较理想，即可用 Healon 填充之，避免虹膜前表面与植片内皮细胞及小梁网接触。此时应移植一个较大的植片（通常大出 0.25~0.5mm），这样的植片是想使伤口隆起，机械性地打开前房角（图 18-129）。四条基本缝线必须均匀，尽量避免巩膜缝线。在前房角的血凝块必须清除，伤口的缝合必须达到水密。术中做周边虹膜切除，术毕前房注射空气、充分缩瞳等。

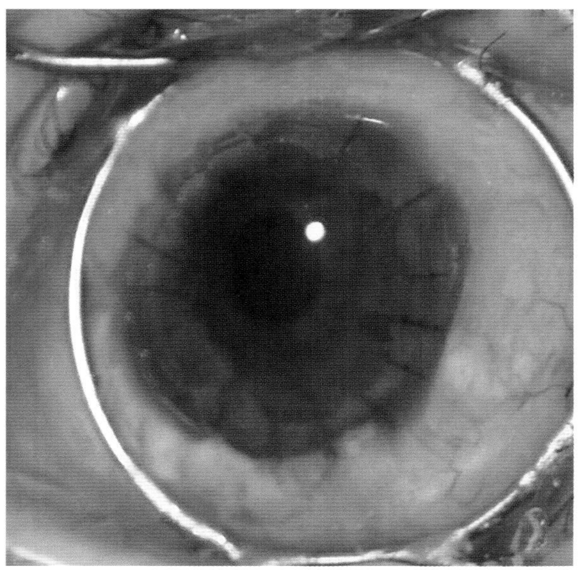

图 18-129　青光眼角膜移植术，植片要大于植床 0.5mm，使伤口隆起，机械性地打开前房角

8. 术后激素和抗生素的应用是非常重要的，术后第 1 天球结膜下注射糖皮质激素激素不仅减少了术后反应的可能；而且预防角膜移植的排斥反应。关于长效激素的应用目前还有争议。皮质类固醇激素性青光眼是在应用激素后数周出现，有人认为氢化皮质醇类可以使这种情况有所改变。

9. 关于角膜移植术后眼压的控制，有人提出自术后第 1 天就给予乙酰唑胺和噻吗洛尔。若保守治疗不能控制眼压，可以使用睫状体冷凝术：-70℃冷冻，每个象限 4~6 个点，每个点持续约 45s，冷冻不要侵及植片。偶尔采用小梁切除术，但浅前房的发生不仅使植片的内皮遭到损伤也易致虹膜前粘连。

角膜移植手术前、后青光眼的存在是一个非常复杂的问题，多数需要具体问题个别解决，这要求手术医师认真仔细地检查，精湛的手术技巧及长期术后随访。

手术后免疫排斥反应等并发症的预防与治疗参见有关章节。

第二十一节 无晶状体眼与角膜移植

无晶状体眼多为白内障术后及晶状体异物摘除晶状体后之晶状体缺如。角膜移植的目的有二：①光学性角膜移植。以增视为主要目的；②美容性角膜移植。以改善美容为主要目的。

一、手术适应证

1. 白内障摘除术后无晶状体眼　因患白内障而单纯行白内障摘除后（如晶状体囊内摘除术后、晶状体脱位摘除术后、晶状体针拨术后等），患眼呈远视性屈光状态，此可作为屈光性角膜手术的适应证之一。远视性表层角膜镜片术、角膜层间镜片术、部分穿透性角膜移植术等均可改善患眼的屈光状态，提高视力。前两者是在透明的角膜上实施，后者适合于伴有中央角膜白斑的患者，手术时应采用大植片、小植床；婴幼儿角膜片有助于改善成人的眼屈光状态。

2. 白内障摘除联合人工晶状体植入术后　前房型或后房性人工晶状体术后角膜内皮失代偿严重影响视力者可施行部分穿透性角膜移植术，以更换混浊的中央角膜，提高有用视力。

3. 术后无晶状体眼或人工晶状体植入术后继发青光眼且已为绝对期而眼压已被控制者，由于角膜内皮失代偿角膜混浊变灰白影响美容。或无晶状体眼合并感染及外伤后角膜白斑，视力恢复无希望者亦可行美容性角膜移植术。

二、手术原理及外科技术

1. 部分穿透性角膜移植　单纯为改善无晶状体屈光状态的角膜移植（图 18-130、图 18-131），术前应精心设计植片与植床的大小，并根据经验调整缝线。一般认为，植片大于植床 0.5~0.75mm 为宜。婴幼儿角膜由于其曲率及弹性特点，可矫正更多的远视屈光度。手术操作、术后处理、术后并发症详见有关章节。

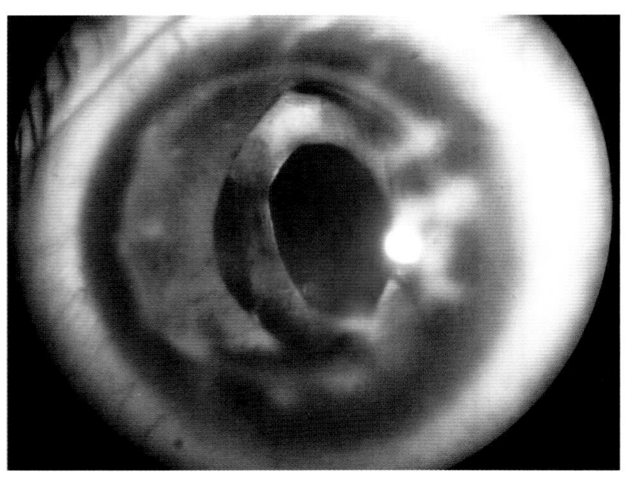

图 18-130　无晶状体眼角膜移植术后 3 年

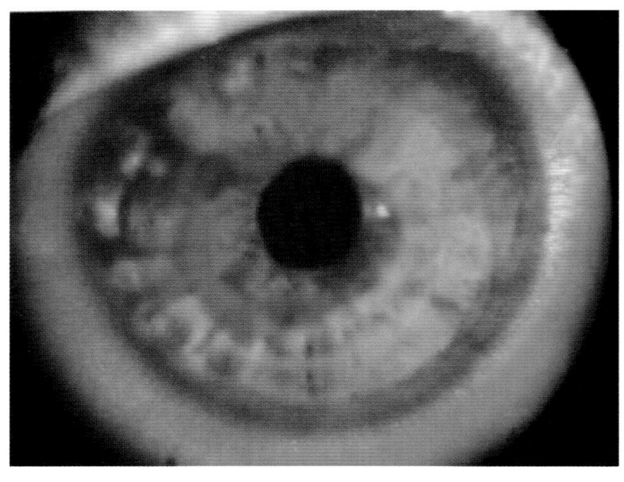

图 18-131　无晶状体眼角膜移植术后 7 年

2. 板层角膜移植　晶状体混浊合并板层角膜混浊及角膜斑翳或晶状体摘除术后角膜浅层斑翳者，板层角膜移植术可达到增视目的。外科技术及术后处理详见有关章节。

3. 表层角膜镜片术　远视性表层角膜镜片术可矫正无晶状体眼远视状态，即在角膜表面移植一具有

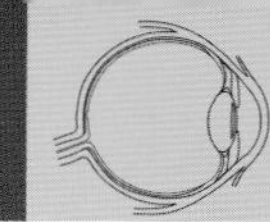

一定正屈光力的角膜组织镜片，镜片屈光力根据患者眼轴、角膜曲率及验光值计算而得。镜片设计、外科技术及注意事项参见有关章节。

4. 层间角膜镜片术　无晶状体眼矫正视力在0.5以上者可施行该术以矫正其屈光不正。但手术可预测性差，故已少用。

5. 美容性角膜移植术　主要指美容性表层角膜镜片术，即将表面镜片内面染成黑色后缝于受眼表面，以改善外观，达到美容效果。手术步骤及注意事项详见有关章节。

角膜移植手术后免疫排斥反应等并发症的预防与治疗参见有关章节。

三、临床效果及分析

1. 无晶状体眼角膜移植术后植片命运　在临床实践中，笔者观察到植片命运常较其他角膜穿透移植者差，其可能的原因为：①玻璃体脱出接触角膜内皮使其损伤；②植床残存内皮细胞功能差、数量少。

2. 术后视力预测　无晶状体眼角膜移植虽能不同程度地提高视力，但由于个体差异、供受体年龄、植片大小、手术技巧等诸多因素的影响，使无晶状体眼角膜移植后视力恢复情况很难准确估计，作者认为经验是不容忽视的一面。表面角膜镜片由于受切削时冷冻温度、时间、保存时间、方法、复水情况等因素的影响，实际矫正视力很难达到理论值。但随着经验的不断积累，手术的可预测性会逐渐提高。

参考文献

1. 杨朝忠，耿燕，姚晓明．眼表移植学．北京：军事医学科学出版社，2008：358-510
2. 杨朝忠，柳林．现代角膜移植学．北京：人民军医出版社，1998：101-226
3. 柳林，翟新玲，杨朝忠．现代眼屈光手术学．北京：人民军医出版社，1995，
4. 杨朝忠，马升阳，杨尊之．眼科免疫学．天津：天津科学技术出版社，1989：698-898
5. 杨朝忠，孙为荣，王传富．角膜免疫学．香港：金陵书社出版公司，1993：159-170
6. 杨朝忠．临床眼科免疫学．北京：人民卫生出版社，2012
7. 杨朝忠．实用眼科遗传学．郑州：河南科学技术出版社，1992
8. 李凤鸣．眼科全书．北京：人民卫生出版社，1996
9. 李绍珍．眼科手术学．第2版．北京：人民卫生出版社，1998
10. 李贺诚．实用角膜移植．广州：广东科技出版社，1985
11. 何守志．眼科显微手术学．北京：人民军医出版社，1995
12. 朱志忠，周道伐，黎勉勤．角膜病学．北京：人民卫生出版社，1986
13. 孙秉基，徐锦堂．角膜病的基础理论与临床．北京：科学技术文献出版社，1994
14. 徐锦堂，孙秉基，方海洲．眼表疾病的基础与临床．天津：天津科学技术出版社，2002
15. 刘祖国．眼表疾病学．北京：人民卫生出版社，2003
16. 陈家祺．表面角膜镜片术．广州：广东科学技术出版社，1993
17. 孙为荣．眼科病理学．北京：人民卫生出版社，1996
18. 谢立信．角膜移植学．北京：人民卫生出版社，2000
19. 陈松．现代眼科检查方法与进展．北京：中国协和医科大学出版社，2000
20. 宋琛，等．眼组织电镜图谱．北京：人民军医出版社，1988
21. 杨连洲．角膜内皮细胞层发育及其临床病理学意义．国外医学：眼科学分册，1985，9：149
22. 陈剑．角膜干细胞及其临床意义．闽外医学眼科学分册，1992，16：340
23. 孙秉基．角膜移植治疗感染性角膜溃疡．中华眼科杂志，1986，22：85
24. 杨朝忠．复发性单疱病毒性角膜炎患者红细胞免疫功能初步研究．中华眼科杂志，1995，31：43
25. 杨朝忠．泪液免疫学研究．眼科研究，1988，6：52
26. 周德湖．表层角膜镜片术．国外医学：眼科学分册，1988，12：65
27. 刘祖国．表层角膜镜片术的进展．国外医学：眼科学分册，1990，14：1
28. 赵东卿，孙秉基，贺炎．角膜层间注气法在全厚板层角膜移植中的应用．中华眼科杂志，1994，30：150

29. 孙秉基．粘弹性物质层间分离用与全厚板层角膜移植治疗大泡性角膜病变．中华眼科杂志，1995，31：142
30. 陈家祺，杨斌．异体角膜磨镶术治疗伴角膜白斑无晶体眼的临床观察．中华眼科杂志，1994，30：351
31. 周健，译．用生物粘合剂行实验性表层角膜镜片移植术．国外医学：眼科学分册，1989，13：110
32. 陈家祺，等．表面角膜镜片术治疗圆锥角膜初步报告．中华眼科杂志，1991，27；342
33. 李贺诚．正常人角膜内皮细胞密度、细胞形态与年龄的关系．中华眼科杂志，1985，3：152
34. 朱志忠．角膜内皮及其临床意义．国外医学：眼科学分册，1984，1：1
35. 陈刚，等．穿透性角膜移植与白内障摘除及人工晶状体植入三联手术的探讨．眼科研究，1994，12：99
36. 王传富，鞠明诚，石珍荣，等．简易法深低温保存角膜的实验和临床评价．眼科研究，1990，8：206-209
37. 林宁，等．人角膜内皮移植的初步实验研究．眼科学报，1988，1：159
38. 王传富，等．深低温长期保存穿透性角膜移植的研究．中华眼科杂志 1990，26：17
39. 杨朝忠．等．角膜带环形板层巩膜瓣移植术的研究．中华眼科杂志，1990，26：17
40. 杨朝忠．张军，华山，等．细胞凋亡与角膜移植免疫反应关系的初步研究．中华现代眼科学杂志，2005，2：292-295
41. 徐克萍．上皮移植治疗严重的眼表疾患．国外医学：眼科学分册，1998，22：43
42. 刘红山．角膜上皮移植术．国外医学：眼科学分册，1993，17：202-205
43. 龚向明，刘红山，钟兴武，等．角膜缘上皮移植联合角膜移植治疗眼化学热烧伤．中国实用眼科杂志，1998，16；472-475
44. 孙明霞，陈家祺，陈龙山，等．真菌性角膜炎治疗性角膜移植术后局部应用 FK-506 的临床评价．眼科研究，2005，23：640-643
45. 李瑾，范先群 .RNA 干扰治疗角膜新生血管，中国实用眼科杂志，2006，24：349-351
46. 张晗，黄一飞．角膜移植的免疫学研究进展，中国实用眼科杂志，2006，24：357-361
47. Thomas A, Daniel J.Corneal Grafting. London: W.B.Saunder Company, 1988
48. Sano Y, Ksender BR, Streilein Jw. Fate of orthotopic corneal allograft in eyes that cannot support anterior chamber-associated immune deviation. Invest Ophthalmol V1s Sci, 1995, 36: 211-218
49. Fink N, Rapoza P, Smith RE, et al. Effectiveness of histocompatibility matching in high risk cornea1transplantation: a summary of results from the collaborative corneal transplantation studies. Ophthalmology, 1994, 50: 3-12
50. Sano Y, Streilein JW, Ksender BR, Murine orthotopic corneal transplantation in high-risk eyes.Rejectionis dictated primarily by weak rather than strong alloantigens.Invest Ophthalmol Vis Sci, 1997, 38: 1130-1138
51. Jager MJ, Vos A, Pasmms S, et al. Circulating cornea-specific antibodies in corneal disease and corneal transplantation. Grafes Arch Clin Exp Ophthalmol, 1994, 232: 82-86
52. Hirsch N. Muller RW, Rochels R, et al. HLA typing in high risk keratoplasty. Ophthalmology, 1993, 90: 174-177
53. Ksender BR, Sano Y, Streilein Jw. Ro1e of donor-specific cytotoxic T cells in rejection of corneal allograft 1n normal and high-risk eyes. Transpl Immunol, 1996, 4: 49-52
54. Yao YF, Inove Y, Miyazaki D, et al. Corelation of anterior chamber-associated immune deviation with Suppression Of corneal epithelial rejection in mice. Invest Ophthalmol Vis Sci, 1997, 38: 292-300
55. Foulks GL, Perry HD, Dohlman CL. Oversized corneal donor grafts in penetrating keratop1ass, Ophthalmology, 1997, 86: 490-495
56. Dans MR, Yamade J, Strellein JW. Topical Interleukin-1 receptor antagonist protect corneal transplant survival. Transplantation, 1997, 63: 1501-1507
57. Fronterre A, Potesani GP. Comparison of epikeratoplasty and penetrating keratoplasty for keratoconus.Refract Corneal Surg, 1991, 7: 167-170
58. Doyle SJ, Harper C, Marcyniuk B, et al. Prediction of refractive outcome in penetrating keratoplasty for keratoconus. Cornea, 1996, 5: 441-445
59. Serdarevic O, Renard GJ, Pouliquen Y. Randomized clinical trial of penetrating keratoplasty. Ophthalmology, 1995, 102: 1497-1503
60. Salgado J, Tavares MA, A1lreu D, et al. Morphorlogical and biochemical assessment of the cornea in a Gowcherdisease carrier with keratoconus. Eur J Ophthalmol, 1995, 5: 69-74
61. Macasai M, Maguen E, Nucci P. Keratoconus and Turner's syndrome. Comea, 1997, 16: 534-536
62. Thalasselisa A. Thalasselis syndrome and genetic theories on keratoconus, J Am Optom Assoc, 1995, 66: 495-499
63. Sassani JW, Smith SG, Rabinowitz YS.Keratoconus and bilateral lattice-granular corneal dystrophies Cornea, 1992, 11: 343-348
64. Holland EJ, Daya SM, Stone EM, et al. Avellino corneal dystrophy: clinical manifestations and natureal history. Ophthalmology, 1992, 99: 1564-1568

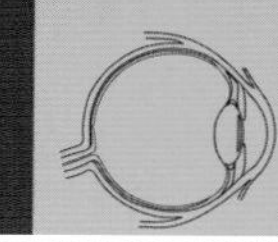

65. Akova YA, Kirkness CM, McCartney AC, et al. Recurrent macular corneal dystrophy following penetrating keratoplasty. Eye, 1990, 4: 698
66. Panjwani N, Rodrigue MM, Free K, et al. Lectin receptors of amyloid in corneas with lattice dystrophy. Arch Ophthalmol, 1987, 105: 688-692
67. Bishop PN, Bonshek RE, Jones CJ, et al. Lectin binding sites in normal, scarred, and lattice dystrophy corneas. Br J Ophthalmol, 1991, 75: 22-26
68. Stock EL, Feder RS, O'Grady RB, et al. Lattice corneal dystrophy type IIIA: clinica1 and histopathologic correlations. Arch Ophthalmol, 1991, 109: 354-359
69. Freddo TF, Polack FM, Leibowitz HM. Ultrastructural changes in the posterior layers of the cornea in Schnyder s crystalline dystrophy. Cornea, 1989, 8: 170-174
70. Johnson AT, Folberg R, Vrabec MP, et al. The pathology of posterior amorphous corneal dystrophy. Ophthalmology, 1990, 97: 104-107
71. Busin M, Arlla RC, McDonald MB. et al. Intraocular lens removal during penetrating keratoplasty for pseudophakic bullous keratopathy.Ophthalmology, 1987, 94: 50
72. Ssugsr A.An analysis of corneal endothelium and graft Survival in PseudoPhakic bullous keratoPathy.trans Am Ophthalmology, Soc, 1989, 87: 762-776
73. Sugsr A, Meyer RF, Heldellann D. Specular microscopic follow-up of corneal grafts for pseudophakic bullous keratopathy. Ophthalmology, 1985, 92: 325-329
74. Speaker MG, Lago M, Lalbson PR, et al.Penetrating keratoplasty for pseudophakic bullous keratoplasty.Ophthalmology, 1988, 95: 1260-1264
75. Waring GO 3rd. The 50-year epidemic of pseudophakic corneal edema.Arch Ophthalmol, 1989, 107: 657-662
76. Hayashi K, Hayashi H, NaKao F. et al. Corneal endothelial cell less in phacoemulsification surgery with silicone intraocular lens implantation. J Cataract Refract Surg, 1996, 22: 743-748
77. Wilson SE, Kaufman HE. Graft failure after penetrating keratoplasty.Surv Opthalmol, 1990, 34: 325-356
78. Kosrirukvongs P, Wanachiwanawin D, Visvesvara GS.Treatment of acanthamoeba keratitis with chlorhexidine. Ophthalmology, 1999, 106: 798-802
79. Hill JC.The use of cyciosporin in high-risk keratoplasty. Am J Ophthalmol, 1989, 107: 506-510
80. Krachmer JH.Alldredge OC.Subepithelial infiltrates probable sign of corneal transplant rejection.Arch Ophthalmol, 1978, 96: 2234-2237
81. Khodadoust AA, Silverstein AM.Transplantation and rejection of individual layers of the cornea. Invest ophthalmol Vis Sci, 1969, 8: 180-195.
82. Price FW, Whitson WE, Collins KS, et al. Five year corneal raft survival. A large single-center patient cohort.Arch Ophthalmol, 1993, 111: 799-801
83. Hill JC.Systemic cyclosporin in high-risk keratoplasty. Ophthalmology, 1994, 101: 128-133
84. Alldredge OC, Krachaer JH.Clinical types of corneal transplant rejection Their manifestation frequency, preoperative correlates and treatment. Arch Ophthalmol, 1981, 99: 599-604
85. Mvsch DC, Meyer RF.Risk of endothelial rejection after bilateral penetrating keratoplasty.Ophthalmology, 1989, 96: 1139-1143
86. Kandarakis AS, Page C, Kaufman HE. The effect of epidermal growth factor on epithelial healing after penetrating keratoplasty in human eyes. Am J Ophthalmol, 1984, 98: 411-415
87. Beyer CF, Byrd TJ, Hill JM, et al.Herpes sim plex virus and persistent epithelial defects after penetrating keratoplasty.Am J Ophthalmol, 1990, 109: 95-99
88. Kim T, Palay DA, Lynn M: Donor factors associated with epithelial defects after penetrating keratoplasty. Cornea. 1996, 15: 451-456
89. Steren EW. Kaufman HE.Graft failure after penetrating Keratoplasty. Surv Opthalmol, 1990.34: 325-335
90. Rozenman J, Arentsen JJ.Laibson PR.Corneal transplant allograft reactions in unilateral double corneal transplants.Cornea, 1985, 4: 25-29
91. Steinemann TL, Koffler BH, Jennings CD.Corneal allograft rejection following immunization.Am J Ophthalmol, 1988, 106: 575-578
92. Tsai RJF, Tseng SCG. Effect of stromal inflammation on the outcome of limbal transplantation for corneal surface reconstruction.

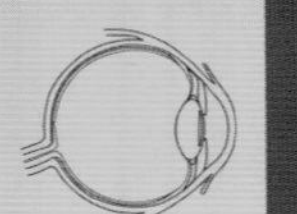

Cornea,1995,14:439-449

93. Carla AM,Hans JS,Martine JJ. Corneal neovascularization in rats as a model for Photothrombotic therapy using bacteriochlorin and an argon laser. Craefe's Arch Clin Exp Ophthalmol,1995,233:435- 440

94. Coh,Apel AJG,Saville BA,et al.Local efficacy of cyclosporin in corneal transplant therapy. Curr Eye Res,1994,13:337-343

95. Mills RA,Jones DB,Winkler CR,et al. Topical Fk- 506 prevents experimental corneal allograft rejection. Cornea,1995,14:157-160

96. Yamagami S,Tsuru T,Zsobe M.et al.The role of cell adhesion molecules in allograft rejection after penetrating keratoplasty in mice clinical and immunohistochemical study. Graefe's Arch Clie Exp Ophthalmol,1996,234:382-387

97. Thomas H,Mader MD,Doyle SM. Technique for the Removal of Limbal dermoids.Cornea,1998,1:66

98. Panton RW,Sugar J.Excision of limbal dermoids. Ophthalmic Surg,1991,22:85-90

99. Pellegrini G,Traverso CE,Franzi AT,et al.Long-term restoration of damaged corneal surfaces with autologous cultivated corneal epithelial. Lancet,1997,349:990-995

100. Soong HK,Farjo AA.Central lamellar keratoplasty for optical indications. Cornea,1999,18:249-25

101. Soong HK,Farjo AA,Katz D.et al.Lamellar corneal patch grafts in the management of corneal melting.Cornea 2000,19:126-130

102. Holland E,Schwartz G.The evolution of epithelial transplantation for severe ocular disease and a proposed classification system. Cornea. 1996,15:549-554

103. Sbimazaki J,Kaido M,Sbinozaki N.et al.Evidence of long-term survival of donor-derived cells after limbal allograft transplantation. Invest Ophthalmol Vis Sci,1999,40:1664-166

104. Pellgrini G,Traverso CE,Franzi AT,et a1.Long-term restoration of damaged corneal surfaces with autologous cultivated corneal epithelium. Lancet,1 997,349:990-995

105. Sony P,Sharma N,Vajpayee RB,et al.Therapeutic keratoplasty for infectious keratitis:a review of the literature. CLAO,2002, 28:111-118

106. Dana MR,Streilein JW. Loss and restoration of immune privilege in eyes with corneal neovascularization. Invest Ophthalmol Vis Sci,1996,37:2485-2494

107. Chang JH,Gabison EE,Kato T,et al.Corneal neovascularization.Curr Opin Ophthalmol,2001,12:242-24

108. Völker-Dieben HJ,Claas FH,Schreuder GM,et al.Beneficial effect of HLA-DR matching on the survival of corneal allografts. Transplantation,2000,70:640-648

109. Völker-Dieben HJ,Schreuder GM,Claas FH,V et al.Histocompatibility and corneal transplantation. Dev Ophthalmol,2003,36: 22-41

110. Reinhard T,Bohringer D,Enczmann J,el al. HLA class Ⅰ and Ⅱ matching improves prognosis in penetrating normal-riskkratoplasty.Dev Ophthalmol,2003;36:42-49

111. Angenieux C,Salamero J,Fricker D,et al.Characterization of Cdle,a third type of CD1 molecule expressed in dendritic cells. J Biol Chem 2000,275:37757-37764

112. Liu Y,Hamarah PZhang Q,et al.Draining lymph nodes of corneal transplant hosts evihibit evidence for donor8 major histocompatibility complex(MHC)class Ⅱ-postive dendritic cells derived from MHC class Ⅱ-negative grafts. J Exp Med,200l, 95:259-268

113. Cursiefen C,Cao J,Chen L,et al.Inhibition of hemangiogenesis and lymphangiogenesis after normal-risk corneal transplantation by neutralizing VGEF promotes graft survival.Invest Opthalmol Vis Sci,2004,45:2666-2673

114. Walunas TL,Bakker CY,Blugstone JA. CTLA-4-ligation blocks CD28-dependent T cell activation. J Exp Med,1996,183:2541-2550

115. Richard M,Comer William J. King,Navid Ardjomand et al. Effect of Administration of CTLA4-Ig as Protein or cDNA on Corneal Allograft Survival. Investigative Ophthalmology and Visual Science,2002,43:109;101-103

116. Kirk AD,Burkly LC,Batty DS,et al.Treatment with humanized monoclonal against CD154 prevents acute renal allograft rejection in nonhuman prima. Nat Med,1999,5:686-693

117. Wibanks GA,Streilein JW. Study on the induction of anterior chamber associated immune deviation(ACAID),1,Evidence that an antigen-specific,ACAID-inducing,cell-associated signal exists in the eripheral blood. J Immunol,1991,146:2610-2617

118. Sonoda Y,Streilein JW.Ompaired sell-mediated immunity in mice bearing healthy orthotopic corneal allografts. J Immuno1, 1993,150:1727-1734

119. Pickerson P,Steurer W,Steiger J,et al. Cytokines and the Th1/Th2 paradigm in transplantation,Curr Opin Immunol,1994:6:

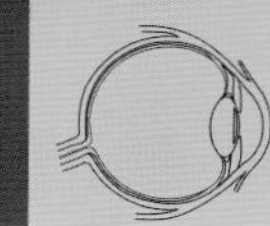

757-764

120. Qin S. Cobbold SP, Pope H, Kioussis JD, Davies J, Waldman H.infectious transplantation tolerance. Science, 1993, 259:974-976

121. Kato H, Ritter T, Ke B, et al. adenovirus -mediated gene transfer of IL-4 prolongs rat corneal allograft survival and inhibits the p21(ras)activation pathway, Transplant Proc, 2000, 32:245-246

122. Smiley. S. T, Kaplan H, Crusby J.Immunoglobulin E pro-duction in the absence of interleukin4-secreting CD1-dependent cells. Science, 1997, 275:277

123. Sato Y, Ajiki T, Inoue S. Gene silencing in rat-liver and limb grafts by rapid injection of small interference RNA. Transplantation, 2005, 79:240-243

124. Kim Es, Serur A, Huang J, et al. Potent VEGF blockade causes regression of coopted vessels in a model of neuroblastoma. Poc Natl Acad Sci USA, 2002, 99:11399-11404

125. Wu PC, Yang LC, Kuo HK, et al. Inhibition of corneal angiogenesis by local application of vasostatin. Mol Vis, 2005, 11:28-35

126. Yang D, Buchholz F, Huang Z, et al. Short RNA duplexes produced by hydrolysis with Escherichia coli Rnase Ⅲ mediate effective RNA interference in mammalian cells. Proc Natl Acad Sci USA, 2002, 99:9942-9947

第十九章　角膜相关性眼表显微手术

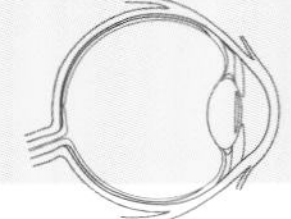
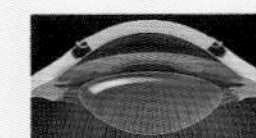
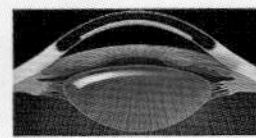
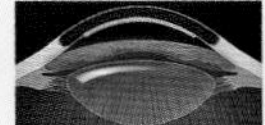
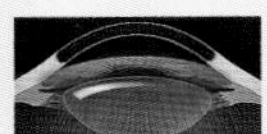

角膜疾病常常合并或继发于结膜疾病和眼附属器疾病;故有时可单独行角膜手术或联合结膜、泪器等手术。本章将简介结膜移植、黏膜移植和泪器手术。

第一节　结膜移植术

一、概述

结膜移植手术是利用健康的结膜组织修复或重建眼表病变组织的一类常用眼科手术。由于结膜组织取材方便,不受供体、时间的限制,且对手术器械、操作技术无过高的要求,故在常见的眼表疾病治疗中应用广泛。近年来随着眼科显微手术和角膜缘干细胞理论的普及,该类手术方法、应用范围、手术疗效有了很大提高,尤其在基层医院,仍是一个简单、易行、有效的治疗方法,为临床医师解决了许多棘手的结膜、角膜疾病的治疗问题。

结膜组织除含有 2~3 层上皮外,其最突出的特点是上皮组织中分布着大量的杯状细胞,可分泌黏液,起到滋润结膜、角膜,保护其免受严重损害的作用。结膜移植物是一种较为理想的替代结膜缺损的材料,结膜移植分为同种自体结膜移植和同种异体结膜移植。

(一) 自体结膜移植及原理

临床上常用的自体结膜移植手术有:结膜瓣移盖术、结膜瓣覆盖术。

Thoft 将自体对侧健康的球结膜移植到 5 例单眼化学或热烧伤病人的患眼,结果 3 例缺损的角膜上皮迅速愈合,2 例因深层角膜基质血管化而效果欠佳。Vastine 等扩展了 Thoft 推荐的应用自体结膜移植重建角膜表面的概念,将其用于重建 14 例因碱烧伤、放射性损伤、肿瘤、退行性病变及进行性异常所致的单侧球结膜和睑结膜异常,这是首次关于应用自体球结膜移植修复异常结膜的报道。对于需要较小的供体结膜的病人,植片取自同侧眼,首选颞上方球结膜,因其受眼睑保护可防止光和外界不良刺激的损害,鼻上、颞下及穹窿部结膜也可提供小的供体片;而对于需要大范围结膜重建的病例,如大的复发性翼状胬肉、单侧化学烧伤、肿瘤切除或切除术后大面积瘢痕的病人,由对侧眼提供植片,颞上和鼻上球结膜为首选部位,下方球结膜及穹窿部结膜也可供选择。供体结膜在高倍显微镜下获得,只取结膜表层,且需保留角膜缘周围 4~5mm 的正常结膜组织,大的植片约 15~20mm,如在上方取 2 块植片,则必须保留上直肌上方 4~5mm 的正常球结膜,穹窿部只能取到结膜囊的顶点,用 10-0 尼龙线或 8-0 可吸收线将植片固定于缺损区的结膜边缘和表层巩膜上,供区不需缝合。随访 2~18 个月,1 例发生肉芽肿(已治愈),其余均重新上皮化而不伴有任何并发症,术后反应轻微,结膜下瘢痕极少,植片稳定,很少发生收缩,这与移植组织所提供的正常细胞、基底膜以及血液循环的重建有极大关系。

自体结膜移植为重建眼表提供了一种有效、快速、安全的方法。自体结膜植片在外观上与病变周围正常结膜组织极为接近,亦能保持结膜的正常生理功能,是最为理想的治疗结膜缺损的替代材料,但其可用

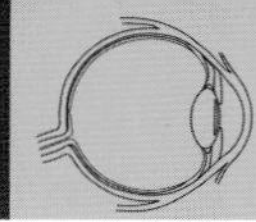

的结膜面积甚少，且不易为患者所接受；而大量有严重眼表疾病的患者，往往双眼受累，无正常结膜可供移植，故人们对同种异体结膜移植进行了探索。

（二）同种异体结膜移植及原理

热烧伤、化学腐蚀伤或某些眼病可造成患者结膜受损，导致睑球粘连、结膜囊畸形或缩窄，严重者致结膜囊闭锁。结膜囊成形术是修复结膜缺损和重建结膜囊的有效方法，常用的材料有自体结膜和口唇黏膜。这两种材料在临床上虽然已被应用多年，但仍有其局限性和不足之处。随着同种异体结膜移植动物实验的成功，同种异体结膜移植已应用于临床，与自体结膜和口唇黏膜移植比较，其优点是解决了在自体结膜移植中移植片来源不足的问题。另外，移植后的同种异体结膜片仍具有结膜的功能，而且不会产生像口唇黏膜移植后出现的收缩、肥厚及充血等现象而影响手术效果。

Weise 等为研究同种异体结膜移植建立了实验动物模型，对 9 只成年恒河猴施行自体结膜或异体结膜移植术。所有移植物均进行临床生存活力的比较和免疫病理学检查。临床检查结果提示：虽然同种异体移植会引起更强的炎症反应，更容易形成瘢痕，但移植物很少收缩，并拥有一层正常的表层上皮。免疫病理研究表明：尽管异体移植具有很强的炎症反应，但眼表上皮是正常的。

免疫学方面研究显示：同种异体结膜移植术后最容易出现的就是结膜排斥反应，其免疫学机制和防治是当前研究的热点。1985 年，Weise 等对恒河猴成功地进行的同种异体结膜和自体结膜移植，并观察了结膜中纤维连接蛋白（FN）、层黏蛋白（laminin）和天疱疮抗原（BPA）的变化，认为 FN 含量升高可能同炎症反应和异体结膜片的免疫排斥有关。因为术后异体结膜片和巩膜组织粘连较明显，而自体结膜片基本无此现象。异体结膜片并未因较高的 FN 而发生坏死脱落。laminin 和 BPA 是结膜和角膜中的糖蛋白，他们存在于正常结膜上皮的基底膜中并维持其完整性。Weise 利用荧光抗体标记 laminin 和 BPA 后发现，术后早期供体和自体结膜的荧光带断裂，但两周后荧光带又恢复为连续完整，提示上皮已基本恢复正常，自体和异体移植片均能保持基本正常的基底膜。Kwitko 等发现同种异体结膜移植术后 HLA 抗原配型相符者病情稳定，眼球表面恢复较快。而 HLA 不相容者则发生排斥反应。Tseng 报道，以未经组织配型的尸体眼结膜作为供体行同种异体结膜移植，有 30% 的眼发生了排斥反应。

郑永欣应用免疫组织化学的方法观察 SD 大鼠同种异体结膜移植术后植片的免疫变化，观察指标为 CD3、CD4、CD8、Mϕ、BC 及 MHC-Ⅱ。结果：术后结膜移植片成活率为 90% 以上。动物结膜移植片的 CD3、CD4、CD8、Mϕ、BC 在术后第 1 天和术后 4 周出现 2 个峰值，MHC-Ⅱ类抗原的表达在术后第 1 周即有升高，于第 4 周时增高更为明显。至 12 周后各指标恢复到正常结膜水平。第 1 天 CD3、CD4、CD8、Mϕ、BC 的结果为同种异体结膜移植术后创伤反应所致。第四周各指标的结果提示受体动物受异体抗原刺激后发生免疫排斥反应的可能性。12 周后各指标恢复正常，说明机体通过某种机制抑制了免疫排斥反应的发生。

同种异体结膜移植的病理改变是多方面的。Weise 将其归纳为 4 个方面：上皮结构的变化、纤维组织形成、炎症细胞浸润、新生血管形成。通过光镜检查等方法显示，自体和异体结膜移植术后的结膜上皮均正常。异体结膜的纤维组织反应要强于自体结膜，经给予甲泼尼龙后反应明显减轻。异体结膜移植后的炎细胞浸润是弥漫而强烈的，自体结膜移植后的炎细胞浸润较轻微。在新生血管形成方面，自体结膜移植和异体结膜移植无明显差异。吴静对新西兰兔进行同种异体结膜移植获得成功，并进行了光镜及电镜的组织病理学观察，结果显示术后第 2 周移植片组织炎症反应最明显；治疗 3 周后，炎症逐渐消退，组织形态及功能逐渐趋于正常；5 周后移植片从形态及功能上完全呈现正常结膜组织的状态，尤其是杯状细胞成熟，出现分泌现象。其成功的关键主要在于：种系相近；术后局部及全身大量应用免疫抑制剂。

目前同种异体结膜移植术已广泛应用于临床并取得了比较满意的结果。Straub 对 114 例（165 只眼）因热烧伤或化学损伤而导致眼结膜破坏的患者进行了同种异体结膜移植，101 只眼取得了满意的结果。Gaertner 报道用同种异体结膜移植治疗木质样结膜炎，用移植结膜片代替增厚的结膜以恢复结膜的正常功能。Dangel 报道用同种异体结膜移植治疗主要表现为进展性精神发育迟缓和先天性角膜浑浊的ⅳ型黏脂病，采用未受累的同胞供体结膜进行结膜移植以增进角膜透明度。Kwitko 等对 10 例双侧眼表异常患者的 12 眼行同种异体结膜移植术。其中 5 眼为 Steven-Johnson 综合征，3 眼为 Lyell 综合征，3 眼为碱烧伤，1 眼为双侧热烧伤。8 例患者与其供体均进行了人类白细胞抗原（HLA）类型的检测及交叉配型，术后平均

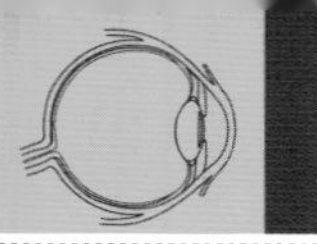

随诊 17.2 个月，结果 11 眼视力改善，角膜透明、表面光滑，角膜上皮稳定。新生血管减少，畏光减轻；3 例发生免疫排斥反应，其中 2 例与供体 HLA100% 不配型，1 例 50% 不配型。供体眼在随诊阶段上皮未见异常，表明在 HLA 匹配情况下，对于双侧严重眼表异常行同种异体结膜移植术，是一种适宜的疗法，并发症很少。我国自 1985 年开始在临床上开展同种异体结膜移植术。王西兰采用同种异体结膜移植来治疗结膜角膜干燥症，达到了缓解症状的效果。

同种异体结膜植片，来源相对较广，人们曾应用新鲜结膜、冷冻干燥结膜、干燥保存结膜及超低温保存结膜等行同种异体结膜移植术，均取得一定疗效，当然免疫排斥反应一直是这一术式的焦点，有待进一步研究，同种异体结膜移植将在眼表重建中起重要作用。

（三）Polytef 移植膜及原理

为减少手术步骤（获取黏膜植片的手术过程），克服自体黏膜组织移植的缺点如供体部位存在的并发症、黏膜植片收缩及一次只能获得数量有限的供体植片等，人们开始探索 Polytef（聚四氟乙烯、PTFE）异物移植膜在眼科的应用。Polytef 作为心包和腹壁移植物已应用了数年，其化学及生物学活性很低，不具有抗原性，易于切割、塑形、缝合，并具有抗感染性。异物移植膜替代黏膜移植的优势在于一次能同时治疗大面积的眼表缺损，不需要特殊器械，手术时间缩短，病人的痛苦被减小到最低限度，但也存在黏膜下纤维组织增生收缩的问题，这可以通过移植前切除黏膜下纤维组织而减轻。Levin 等应用 0.1mm Polytef 作为临时性异物移植膜替代自体黏膜治疗 9 例结膜囊缩窄、结膜瘢痕收缩及严重睑球粘连的病人，结果移植后 2 周内患者残存的结膜上皮即在该异物移植膜下方生长，覆盖在重建的结膜囊表面。9 例病人术后睑结膜及球结膜缺损均迅速重新上皮化，病人无不适感，即使异物膜紧邻角膜缘缝合时也未发现角膜并发症。异物膜是一种较为合理的黏膜替代物，虽然缺损程度不是限制其应用的一个因素，但其基本的病理过程及黏膜下组织进行性纤维化可能妨碍其效应的充分发挥，尚需深入研究。

（四）结膜细胞外基质的应用

利用组织工程技术，将异体结膜制成脱细胞的结膜细胞外基质，可作为结膜组织的替代材料，用于结膜成形。细胞外基质（ECM）是围绕体内所有细胞并相互作用的大分子超复合结构，主要由 3 种类型的大分子组成：胶原蛋白、蛋白多糖及糖蛋白。有学者发现 ECM 在创伤修复中起着至关重要的作用，它并非一种被动无活性的结构支架，而是一种活泼的动态物质，可影响细胞的分化、增殖、黏附及形态变化等一系列生物学过程。ECM 结构中无细胞成分，所以其抗原性极低，可应用于组织修复移植过程中。孟忻等采用结膜 ECM 作为结膜替代物移植于结膜缺损的兔眼中，术后观察移植修补术后结膜成形的情况，并行镜下、免疫组化及淋巴细胞毒检查；同时将结膜 ECM 应用于 7 例烧伤术后睑球粘连患者，行结膜囊成形 + 结膜 ECM 移植术，观察其疗效。结果动物实验组，术后 1 周可见新生血管自移植片边缘长入，8 周时外观已接近正常结膜，无免疫排斥反应；光镜下可见移植后 4 周时的移植区上皮已接近正常结膜上皮；电镜下，术后 8 周可见再生的结膜上皮细胞超微结构与正常结膜上皮细胞基本一致。7 例患者，术后 1~2 周可见新生血管长入植片；2 个月时结膜组织与正常球结膜相近，术后随访 9~26 个月，平均 18.3 个月，结膜 ECM 植片存活良好，睑球粘连明显改善，已形成穹窿部，移植区结膜基本恢复正常颜色。作者认为结膜 ECM 有以下特点：抗原性低、结膜再生速度快、无瘢痕增生。结膜 ECM 是一种较为理想的结膜替代材料，但目前尚未广泛应用，须深入研究。

结膜替代物多种多样，各有优缺点。自体结膜结构功能均佳，但来源有限，尤其双眼受累时更是如此；异体结膜则存在免疫排斥反应的问题；自体黏膜、羊膜来源相对广泛，但其结构及生理功能与结膜存在不同程度的差异，且结膜缺损患者常伴有的干眼症状得不到改善；异物移植膜植膜下纤维化尚未得到解决；结膜 ECM 研究时间较短，应用例数尚少，须进一步研究。今后的研究应着重于寻找在结构和生理功能与结膜相似，同时又能分泌黏液的一种新型的结膜替代材料，这将是一项造福人类的工程。

二、手术适应证

1. 眼睑病变　眼睑肿瘤行全层眼睑切除或睑结膜色素痣切除后，睑结膜缺失，可利用穹窿结膜，代替睑结膜，修复缺损的睑结膜创面。

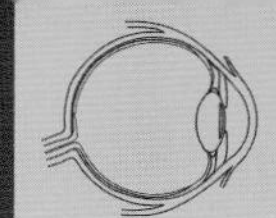

2. 结膜病变

(1) 结膜缺损：结膜与外界接触、暴露，受外界的因素的刺激，可出现多种需手术治疗的病变，手术后可出现结膜组织的缺损，为避免巩膜组织暴露，常常需要用正常的结膜对缺损部分进行修补。如：翼状胬肉、结膜肿瘤、碱烧伤、辐射伤、睑球粘连、外伤及发育异常等所致的结膜缺损，David 等应用自体结膜，进行了眼周结膜重建。

(2) 抗青光眼手术中　Bauer 报道用结膜上皮贴附结膜滤过泡的内表面，预防滤过泡瘢痕形成；Wilson 应用自体游离结膜瓣修复持续性迟发性滤过泡渗漏。

(3) 变性性结膜病变　木质样结膜炎被认为是全身黏多糖和胶原代谢紊乱的眼部表现，Gaertner 报道用同种异体结膜来代替增厚的结膜，恢复结膜的正常功能，可治疗木质样结膜炎。

3. 角膜病变

(1) 眼外伤

1) 机械性眼外伤：不规则形角膜、巩膜裂伤或裂伤缝合术后伤口对和不良，可联合应用结膜瓣移盖术，以弥补缝合之不足，促进前房的恢复和角、巩膜伤口的愈合。

2) 化学伤、辐射伤、热烧伤等所致角结膜损伤及瘢痕形成。Thoft 提出在碱烧伤和热烧伤后的眼球，可在结膜切除和板层角膜切除后，行自体结膜移植。这样可避免内眼手术和免疫性异物组织的介入，而且能够减少角膜新生血管和瘢痕，为将来行穿透性角膜移植创造良好的植床条件。

(2) 角膜溃疡

1) 严重的角膜溃疡接近穿孔时，但尚无角膜材料，可采用厚结膜瓣移盖术。如果是边缘性角膜溃疡或角膜瘘，更是手术的适应证。在角膜移盖的同时，应用有效的抗生素或抗病毒药物治疗。

2) 真菌性角膜炎或棘阿米巴角膜炎未波及深层及眼内，药物治疗无效者，应及时采取病灶切除加结膜瓣移盖术，病灶切除可达到清除坏死组织和清除病源的目的，同时切除标本还有利于进一步确诊，促使药物向眼内的通透性。对于该手术失败或病情继续恶化的病例，则仍应采用穿透性角膜移植。

3) 年老虚弱的营养不良性角膜溃疡，用其他方法治疗无效者，在药物治疗的同时，用结膜覆盖溃疡面，避免溃疡穿孔，促进溃疡愈合。

(3) 其他角膜病变

1) 大泡性角膜病变：角膜上皮水泡反复破裂，有严重的角膜刺激症状，而且患者视力恢复的可能性极小，可行全角膜浅板层切除联合结膜瓣覆盖术。近年来角膜移植手术和治疗性软接触镜在很大程度上取代了结膜瓣移盖术对此病的治疗，但是，当患者由于某种原因不能接受上述治疗时，结膜瓣移盖术仍可作为一种治疗手段。

2) 结膜角膜干燥症：可由全身或局部疾病所致，其特点为结膜及角膜失去正常润泽性，变为干燥与混浊。曾有人用母体结膜移植来缓解症状。

3) 治疗顽固性角膜上皮缺损：Thoft 等(1977 年)首次报道离体结膜移植片可作为一种眼表面上皮细胞的来源。许多研究已表明，结膜上皮细胞将移行到裸露的角膜实质，使角膜表面快速持久的愈合。这些上皮细胞在几周内就失去了其结膜细胞特征，成为在组织学和生物学上与正常角膜上皮相似的细胞。

4) Ⅳ型黏脂病角膜混浊：Ⅳ型黏脂病是一种罕见的遗传代谢蓄积病，引致进展性智力发育迟缓和先天性角膜混浊。Dangel 报道用未受累的同胞供体结膜进行结膜移植，增进角膜的透明度。

(4) 轻度或中度眼球萎缩：由于直接放置薄壳义眼，对角膜有摩擦刺激，从而使患者不能耐受，故可行角膜浅板层切除联合全结膜瓣移盖术，从而降低角膜知觉敏感度，增加对安装薄壳义眼的耐受性，同时还可消除患者对眼球摘除的心理障碍。

三、结膜手术及原理

(一) 结膜瓣移盖术

术前准备

1. 术前对结膜、角膜疾患做出准确诊断。

2. 对于感染性角膜疾患，必须进行角膜刮片染色和病原体培养，以帮助诊断。

3. 对结膜肿物切除的范围及所需移位的正常结膜作出估计。

4. 术眼常规应用抗生素 2~3 天。

手术适应证

1. 角膜溃疡濒临穿孔、药物治疗无效且供眼角膜缺乏时可选取此手术。

2. 角膜穿孔伤后伤口对合不良或角膜瘘形成。

3. 大泡性角膜炎。

4. 轻中度眼球萎缩。

5. 局限性结膜变性、肿物、睑球粘连。

手术步骤

1. 麻醉　2% 爱尔卡因表面浸润麻醉或结膜下注射浸润麻醉，目前常用 2% 利多卡因和 0.75% 布比卡因混合制剂，取前者作用快，后者持续时间长的优点，效果非常满意。麻药中也可加数滴 1∶10 000 肾上腺素协助止血。注射部位应避开移位的结膜瓣，以防注射针头损伤所需结膜瓣。小儿和不合作者，可采用基础麻醉。

2. 去除角膜结膜病灶

(1) 结膜病变切除：结膜血管瘤、色素痣、乳头状瘤等病变组织的切除，根据病变的性质、范围及深度，完全切除干净。

(2) 角膜上皮刮除：在移盖结膜瓣之前，必须去除病灶区及周围角膜上皮，可用刀片刮除，也可用药物取出如用 2%~3% 碘酒或 100% 酒精，或用 4% 可卡因效果更好，因为后者对角膜基质的毒性较小。刮除的角膜上皮，用棉棒擦除，且不要与结膜瓣接触，在移盖之前，用生理盐水或平衡液充分冲洗角膜创面，将残留的药物彻底冲洗干净。为了不使创面附近的上皮残留，在移盖结膜瓣之前，将创面的水分吸干，用荧光素染色，有助于对残留上皮的识别。以免角膜上皮细胞在结膜下形成上皮植入性囊肿。

3. 制备结膜瓣　制备结膜瓣时，为确保结膜瓣的完整性，建议用无齿的镊子操作，以避免夹镊结膜时，产生孔眼以及剥离时刺穿结膜瓣。结膜瓣的面积一般比创面大 15%~20%，如果结膜既往有炎症，取下来之后易收缩变小，应视原来炎症的轻重，要求结膜瓣比创面大 25% 左右。并根据角结膜病变的范围选取手术方式。

(1) 部分结膜瓣移盖术

1) 松弛结膜瓣移盖术(头巾状结膜瓣)：适用于边缘性、久治不愈的角膜溃疡。

手术步骤如下：①在近病变处结膜下注射性浸润麻醉。祛除病变区角膜上皮。②根据手术需要固定眼球，暴露取材部位结膜及所需覆盖部位的角膜。③在靠近病变区的角膜缘切开结膜，用钝头剪在结膜下作扇形潜行剥离，分离出一个薄的结膜瓣。为减少结膜的牵拉张力，分离范围应足够大，一般应达角膜缘后 8mm。④切开已分离的结膜瓣的两侧缘，使结膜瓣成扇形。⑤清除病变周围不健康的组织。⑥拉动结膜瓣，将病变区完全覆盖，并将结膜瓣游离缘缝合固定在病变区附近的角膜缘处的浅层巩膜上；如果病变在近角膜中央区，仅行角膜缘缝合欠牢固时，可用 10-0 尼龙缝线将结膜瓣与角膜创缘附近的正常角膜浅层缝合。

2) 单蒂结膜瓣移盖术：治疗角膜周边或旁中心角膜的损伤，这种结膜瓣如果剥离彻底，术后可以不发生收缩。

手术步骤如下：①麻醉和除去角膜上皮的方法同前。②根据手术需要，于角膜缘缝制牵拉缝线，牵拉固定眼球，以暴露手术野。③用亚甲蓝或甲紫标记单蒂结膜瓣的基底，此基底要靠近损伤处的角膜缘。④瓣的宽度与角膜缘平行，但要比移盖的病变区大 25%。瓣的长度，应该根据要移盖的位置或创面距角膜缘的远近而定，如果位于角膜缘附近，其创面近似圆形、椭圆形或多边形，结膜瓣的长度一般为病变最大径线的 2.2~2.5 倍，结膜瓣宽度一般大于病变径线 2mm。选取邻近病变区的球结膜，以垂直角膜缘的方位为基底，沿角膜缘剪开预计长度的球结膜，潜行分离，在切口另一端(基底对侧)按预计宽度，先垂直于角膜缘在平行于角膜缘弧形剪开球结膜，做一带蒂条形结膜瓣。⑤清除病灶及附近的病变组织。⑥根据需要确

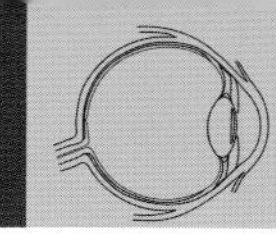

定剥离结膜瓣的厚度。⑦将结膜瓣旋转,应用 9-0 或 10-0 单丝尼龙线,将其缝合于需要的位置。在做间断缝合时,尽量避开瞳孔区。⑧结膜创面的处理　如果取材面积不大,或所取结膜瓣较薄,在没有过多损伤结膜下组织时,可以不缝合,任其自然修复;如果面积大,所取结膜瓣较厚,损伤结膜下组织较多,此时应向周边作潜行剥离后,再进行对合缝合。

3）双蒂结膜瓣移盖术(桥状结膜瓣):这是个理想的结膜瓣,适用于中心或旁中心性角膜溃疡和穿孔。

手术步骤如下:①上方结膜下浸润麻醉。②除去病灶附近的上皮,方法同前。③根据需要固定眼球。④结膜瓣制作:沿上方角膜缘剪开球结膜,弧长相当于 8：00~4：00 方位,潜行向上方分离,选取大于病灶 2~3mm 的宽度,平行于角膜缘切口剪开,长约 10mm。用斜视钩或虹膜恢复器移动双蒂结膜瓣到角膜病变区,结膜瓣两端行间断缝合固定于浅层巩膜及角膜缘,结膜瓣上下缘剪断缝合固定于相应角膜浅层。⑤结膜创面的处理同单蒂结膜瓣。⑥术后处理:术毕结膜下注射庆大霉素 2 万 U,地塞米松 2.5mg,涂抗生素眼膏包扎双眼,隔日换药,观察病变情况,5~7 天敞开眼点药。

4）结膜病变切除联合结膜瓣修补术:①麻醉:表麻及局部浸润麻醉。②牵引:角膜缘缝制牵引线,充分暴露病变部位。③结膜病变切除:根据病变的性质、大小、深度,彻底、完全切除病变组织;如果是恶性病变,应同时切除病变周围 2~4mm 的正常组织,切除后立即行快速冷冻病理检查,确定切除是否干净。④结膜游离片制备:如果结膜缺损不大,可分离病变周围球结膜;如缺损较大,缝合困难,可在病变周围制备带蒂的结膜瓣⑤结膜游离片缝合:结膜瓣行对位缝合或转位后缝合。⑥术后处理:术毕结膜下注射庆大霉素 2 万单位,地塞米松 2.5mg。包扎手眼,术后隔日换药,7 天拆除结膜缝线,皮质类固醇及抗生素滴眼液,滴眼每日 3~4 次,至术后 1 个月。

5）翼状胬肉切除联合结膜瓣移植术:①麻醉:表麻及局部浸润麻醉。②牵引:12 点及 6 点角膜缘缝制牵引线,充分暴露鼻侧病变组织。③翼状胬肉切除:用刀片或剃须刀片,自翼状胬肉尖端外 2mm 开始,顺角膜上皮层仔细、均匀切除翼状胬肉至角膜缘(图 19-1),确保切削区角膜透明并无翼状胬肉组织残留;然后用弯剪刀沿巩膜面向内眦部分离至半月皱襞处;再紧贴球结膜下面向内眦部分离至半月皱襞;使翼状胬肉与巩膜及球结膜分离,自半月皱襞处剪除胬肉组织(图 19-2),刮除创面变性的残留组织,暴露角膜缘鼻侧 2~3mm 处的巩膜,烧灼止血,生理盐水冲洗创面。④结膜游离瓣制备:内下方球结膜下注射 2% 利多卡因注射液 0.5ml,使其充分膨隆,以内下方球结膜做带,外下方球结膜游离,紧贴下方角膜缘取一条长约 10mm、宽 4mm 的球结膜瓣(图 19-3),取瓣大小以视内眦部切除胬肉处球结膜缺损面积而定,不带球筋膜,向内上转移盖至内眦部胬肉切除处裸露的巩膜上(图 19-4)。注意:取结膜移植瓣时不要带结膜下的眼球筋膜组织,做到菲薄球结膜瓣;并且紧靠角膜缘部,尽量连带部分角膜上皮,这样可有部分干细胞存

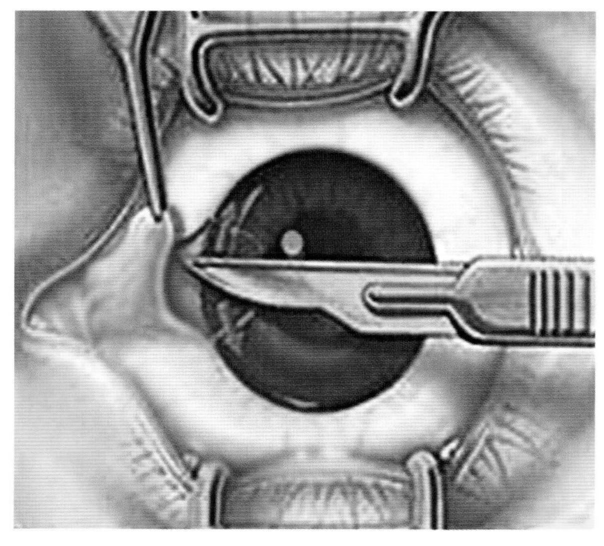

图 19-1　切除翼状胬肉

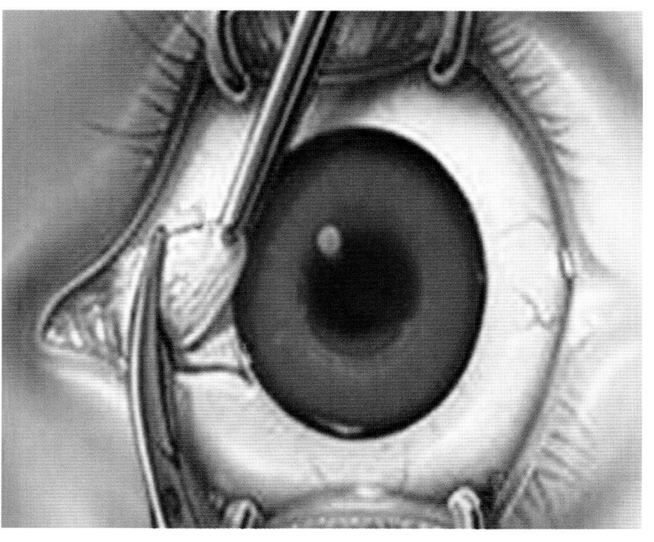

图 19-2　剪除胬肉组织

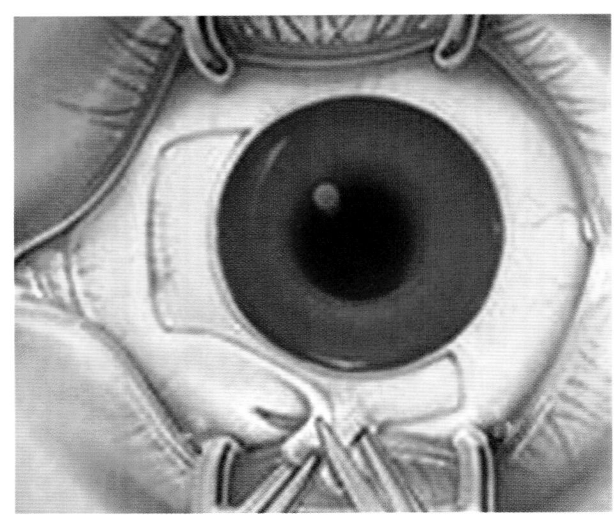

图 19-3 取球结膜瓣

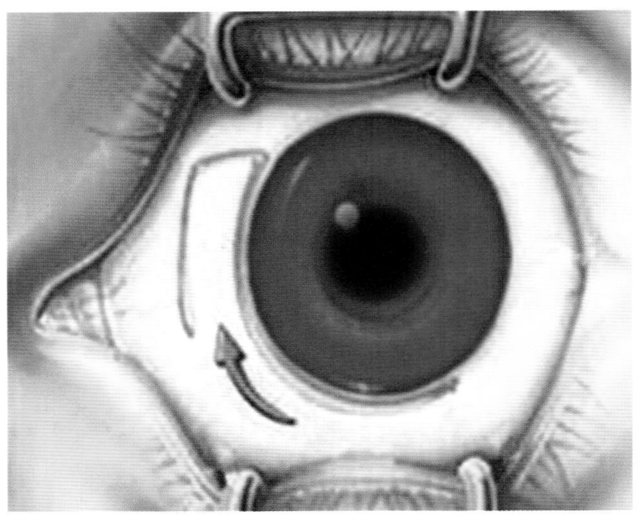

图 19-4 转移球结膜瓣

在；移植的结膜瓣大小，游离端长度向上须超过胬肉宽度 2mm 以起拦截作用；角膜缘处裸露巩膜 1~2mm。⑤结膜游离片缝合：用 10-0 尼龙线与内眦部球结膜切口缝合（图 19-5），结膜上皮朝上，使此处结膜铺平，缝 7~8 针，平视正前方时，内眦部角膜缘裸露 1~2mm，上方球结膜不缝合。⑥术后处理：术毕结膜下注射林可霉素 0.2ml，地塞米松 2.5mg。四头带包扎单眼，术后每日换药，7 天拆除结膜缝线，皮质类固醇及抗生素滴眼液及眼膏滴眼，每日 4 次，至术后 1 个月，随访 6 个月 ~5 年。

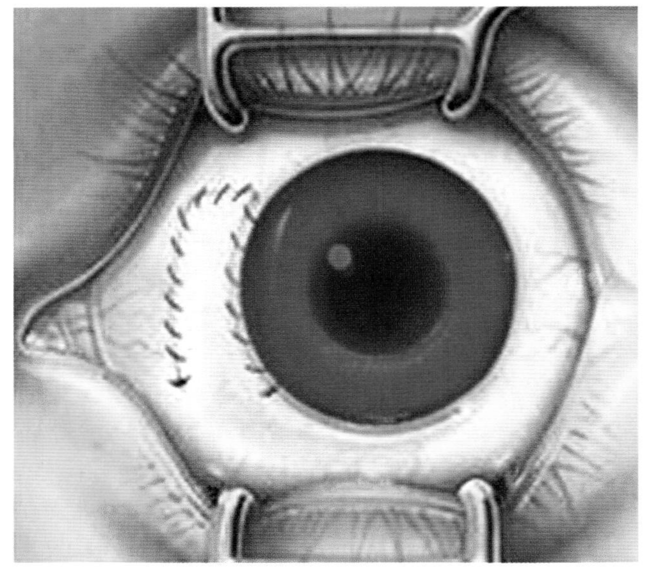

图 19-5 缝合结膜瓣

（2）全结膜瓣移盖术：用于治疗大面积角膜损伤。当损伤面积较大时，松弛结膜瓣，单蒂结膜瓣难以全部移盖病变范围，宜采用此种方法。由于上穹窿比下穹窿面积大，因此全结膜瓣常利用上方球结膜和上穹窿部分结膜。从上角膜缘到穹窿，其深度为 14~16mm，足够全结膜瓣之用，当然在有瘢痕的结膜或有睑球粘连的结膜，就没有这么宽敞了。所以在术前，要对其深度做一次仔细而准确的测量，如果实在不足，可借用部分上睑结膜以保证结膜瓣的宽度。

1）麻醉，除去病灶附近的上皮，方法同前。

2）用 4-0 或 5-0 缝线在角膜缘 12：00 处，缝置固定缝线，缝线深度要达到巩膜全厚的 1/3~1/2，目的是拉眼球向下，暴露上穹窿。

3）测量角膜缘至穹窿的深度，不应少于 14mm。

4）沿角膜缘 360° 剪开球结膜，并在 4：00 和 8：00 方位水平方向切开松解球结膜，充分分离球结膜与结膜下组织，并向上方潜行分离至上穹窿与球结膜交界处。

5）松开 12 点处固定线，将结膜瓣在角膜上展开，验证结膜瓣是否够宽，如果满意，在上穹窿部相应部位，在此平行于角膜缘水平剪开结膜，两端接近内外眦部，使结膜瓣松弛，用止血器彻底止血后，再用 9-0 或 10-0 单丝尼龙线将结膜瓣缝合于角膜缘，移盖角膜创面。

6）术后处理：结膜囊内涂抗生素眼膏，绷带加压包扎，隔日换药，术后 8~10 天拆线。

（3）角膜板层切除联合结膜覆盖术　用于轻度或中度眼球萎缩，可增加对安装薄壳义眼的耐受性，免

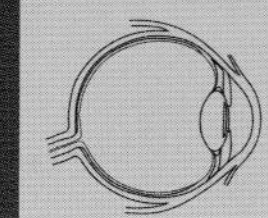

除摘除眼球从而消除患者因眼球摘除而产生的心理障碍，美容效果满意。

1）术前准备：定做薄型义眼片；术眼滴抗生素滴眼液，3/d，2~3 天清洁结膜囊。

2）麻醉：表面麻醉联合结膜下浸润麻醉，用药同前。

3）用刀片，沿上方角巩膜缘板层切开角膜，自上方向下方切除全部角膜的上皮层、前弹力层及前实质层。

4）用剪刀，沿角膜缘向四周分离球结膜至上、下穹窿。

5）用 8-0 丝线连续缝合球结膜的上、下角膜缘处创缘，覆盖全部角膜。

6）结膜囊内置带孔眼片，涂 0.5% 红霉素眼膏，加压包扎。

7）手术后 3 天换药，7 天拆线，局部滴抗生素滴眼液，2 周可安置义眼片。

（二）结膜移植术

结膜移植术是采用自体或同种异体结膜瓣移植达到修复结膜缺损，同时改善泪液分泌功能，达到治疗顽固性眼表疾病的目的。结膜移植术对结膜囊成形、提供杯状细胞、维持角膜完整，防止角、结膜干燥是十分有益的。

1. 自体结膜移植术

（1）Thoft 法：多用于化学伤、热烧伤及眼表疾病所致的角膜上皮持续缺损，手术目的是利用移植的角结膜缘的干细胞，足见修复缺损的角膜上皮，维持眼球的表面稳定。

1）麻醉：根据手术范围，行结膜囊表面浸润麻醉、球结膜下浸润麻醉、球后注射睫状神经节阻滞麻醉，必要时可用全身基础麻醉。

2）病变部位剖切：沿角膜缘环形剪开，切除约 5mm 结膜及结膜下瘢痕组织，暴露光滑、平整的巩膜面，然后切除角膜表层病变组织（新生血管、假性胬肉），直至露出下方透明的角膜，切面力求整齐、光滑，以利于上皮细胞的滑行和修复。剖切血管化角膜混浊组织后，根据剖切的深度，必要时联合全板层角膜移植或穿透性角膜移植；若仅为表层，仅做单纯切除即可。

3）植片制作：于自体对侧健康眼的球结膜，取 4 片（3mm×4mm）菲薄的结膜片，上皮面向上，平铺于 BSS 液浸湿的纱布上滴上透明质酸钠数滴备用。

4）植片缝置：将结膜片分别置于角膜的四个象限，基底部与角膜缘用 10-0 尼龙线缝合固定，使上皮与角膜紧贴。

（2）Herman 方法

1）麻醉、植床剖切及角膜移植同 Thoft 方法。

2）植片制作：健眼用 9-0 尼龙线将 Flieringa 环连续缝合于结膜上，沿环外缘剪开结膜，并沿角膜缘 360°环形剪开球结膜，连同环一并取下约 3.5mm 的游离环形结膜片。

3）植片缝合：将游离的环形结膜片移植至患眼，并于角膜缘处用 10-0 尼龙线连续缝合，拆除环上的固定缝线，将环取下，用 10-0 尼龙线于环形结膜片的远端经巩膜浅层与患眼结膜连续缝合固定。

4）术毕作结膜下或筋膜囊注射庆大霉素 2 万 U 及地塞米松 3mg。

此法因健康眼角膜缘干细胞 360°遭到破坏，可影响该眼损伤后角膜上皮的正常愈合，目前已很少使用。

Thoft 法及 Herman 方法的术后处理：

1）供眼局部使用抗生素滴眼液或眼膏。

2）术眼配戴透氧率较高的软性角膜接触镜或涂抗生素眼膏加压迫绷带包扎 7~10 天，直至角膜表面新生上皮全部修复为止。

3）术眼取下接触镜或解除包扎后，眼部适当滴用不含防腐剂的人工泪液和上皮生长因子（EGF、bFGF）滴眼液。

（3）翼状胬肉切除联合结膜移植术

1）术前准备及麻醉：术前 3 天 0.25% 氯霉素滴眼液滴眼，术前冲洗结膜囊，2% 利多卡因加少许 0.1% 肾上腺素局部浸润麻醉。

2）牵引：12 点及 6 点角膜缘缝制牵引线，充分暴露鼻侧病变组织。

3）翼状胬肉切除：用有齿镊夹住胬肉头部，用尖刀沿胬肉头部外侧 0.5mm 透明角膜上作一浅层划切剥离，将胬肉头部包括在内分离至角膜缘，再除净胬肉组织使角膜面平整，无血管组织残留。再沿胬肉的上下侧将球结膜自角膜缘向鼻侧剪开，切口约长 5mm，将胬肉和它下面的巩膜分开，用镊子提起胬肉头部的结膜组织，将结膜与病变组织分开直至半月皱襞并剪除胬肉组织，暴露角膜缘鼻侧巩膜约 3~4mm，彻底止血。

4）结膜植片植备：取同眼颞上方或上方与巩膜暴露区大小相同的球结膜瓣，要求薄而均匀，将游离结膜瓣植于巩膜暴露区。

5）结膜植片缝合：用 10-0 尼龙线间断缝合于结膜切口边缘，角膜缘侧及取瓣处不缝合。

6）术后处理：术后下方结膜下注射庆大霉素及地塞米松，红霉素眼膏涂眼包扎，术后每 2 天换药，术后 5~6 天拆结膜线。

2. 同种异体结膜移植术

（1）结膜材料

1）来源与部位：同种异体结膜的来源非常丰富，可以取自尸体、同胞或父母的正常完整结膜。取材部位常在上穹窿部，因为此处结膜组织厚且松弛，皱襞极多，结膜中富含弹力纤维，伸缩性大。外上穹窿部尤为宽大，常选择此部位进行结膜移植。国内有报道取同种异体的下穹窿球结膜作移植片而获得成功。

2）结膜材料的保存：同种异体结膜来源广泛，经处理后妥善保存，可随时作为移植材料。段亚东等对非正常死亡青年于死后 12 小时取材，在无菌条件下沿角巩膜缘环形剪开球结膜，分离至穹窿部，环形剪下球结膜及穹窿结膜，将剪下的结膜置于 2000U/ml 庆大霉素生理盐水溶液中漂洗 4 分钟，然后将结膜平覆于无菌干燥的玻璃皿内，再置于装有无水氯化钙分子筛的干燥器内。密封 48 小时，取出干燥结膜片，再装入盛有分子筛的变色硅胶的无菌玻璃瓶内，密封备用。段亚东用此方法保存的结膜对 12 例患者进行临床应用，经临床观察及病理学检查，效果满意。Straub 报道采用同种冻干结膜移植获得良好效果，但其保存冻干结膜的设备昂贵，操作也较为复杂。

（2）手术方式：目前，国内外对同种异体结膜移植的具体手术方法介绍不多。治疗结膜损伤较轻，但有顽固性角膜上皮缺损的病人，为能修复眼球表面，又不会破坏供体眼角膜缘。

1）Thoft 改良术式：手术在局麻下进行。首先要完全切除病变区，测量结膜缺损大小，选取供体结膜片，辨认正反面，将其缝合在受体部位，也可使用软性接触镜等，能防止其滑动，并能固定移植片，增强愈合。

2）Kenyon 方法：在供体眼角膜缘附近取两片分段的圆弧形的结膜片，大小约 3mm×10mm。在患眼角膜缘环行切除球结膜，宽度为 2mm。将异体移植片一侧边缘与受眼球结膜切除端缝合，另一端缝合于角膜缘，然后覆以软性接触镜或进行眼睑缝合，术后效果满意。

3）Kwitko 方法（1995 年）：用于双眼同时患病者，则无自体眼结膜可采取的患者。Kwitko 等提出采用供体结膜移植或亲属结膜移植治疗双眼同时患病者，并提出术前将供体与受体进行交叉配血，若 HLA 具有同一性（100%）或单倍同一性（50%）就可大大降低排斥反应的发生，使受体角膜上皮迅速愈合、视力提高。手术步骤与自体结膜移植术相同。

（3）术后处理

1）睫状肌麻痹剂的应用：局部使用阿托品、东莨菪碱可解除睫状肌对睫状血管压迫，以促进睫状血管对炎性物质的吸收，并能缓解疼痛。

2）抗生素和糖皮质激素的应用：抗生素主要是防止术后感染，糖皮质激素可以抑制淋巴细胞的功能，从而降低细胞免疫反应。Kwito 采用新霉素地塞米松眼液对手术后的病人滴眼，1 次 / 8 小时，待眼球表面恢复后，用新鲜的人工泪液（含 0.5% 甲基纤维素）滴眼，2 小时 1 次，持续用 2 周，取得很好的效果。Weise 等在术后使用妥布霉素眼液滴眼，并在术毕和术后第 14 天在结膜下注射 0.5 ml 的甲泼尼龙悬液，效果满意。

3）免疫抑制剂的应用：有报道使用环孢素眼膏联合局部应用糖皮质类激素可有效地防止结膜的排斥反应。

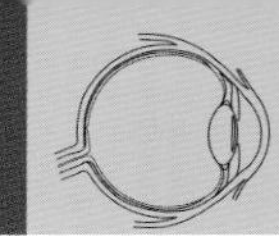

4）术后处理：手术后供眼和患眼均需覆盖，时间不得少于24小时，其中患眼应包眼至上皮完全修复为止。这样既可以减少术眼与外界接触，避免感染，又可以减少因眼睑运动而对结膜植片的影响。

四、手术评价

临床上结膜瓣移盖术在修补眼表病变方面已应用多年，随着眼科技术的发展，该手术暴露出许多不足之处。由于结膜组织有伸缩性，手术后可发生结膜瓣退缩，使病灶部位再次暴露。同时由于结膜组织不透明，移盖后，不但影响外观，而且影响对瞳孔及角膜本身病变的观察和评价，且难以测量眼变化；结膜瓣在角膜上愈合，可形成浅层角膜新生血管，增加了二期进行穿透性角膜移植排斥反应的几率，影响角膜移植手术成功几率，所以利用结膜瓣移盖术治疗角膜病变临床应用已明显减少。但是对于年老体弱患者或医疗技术、眼库条件受限时，为修复角膜穿孔，改善角膜溃疡营养供应，促进溃疡愈合，结膜瓣移盖术仍有其临床应用价值。

结膜移植术对角结膜上皮重建已取得肯定疗效。自体结膜移植术用于翼状胬肉、结膜囊再造、慢性炎症和某些手术后的持续性角膜上皮缺损，可取得良好疗效。由于再生角膜上皮的结膜起源，其经过数阶段转向分化后在形态、功能上完全角膜上皮化是十分困难的。但可以肯定的是，即使角膜基质混浊轻微，单纯表层角膜病变切除或角膜移植术后，角膜也很难维持长期透明，最终将因新生血管生长、假性胬肉侵入，持续性角膜上皮缺损而导致失败。近来的研究证明角膜表面的新生上皮是从周围的结膜迁移而来，因此，异常的结膜上皮细胞生长是手术失败的根源。1977年Thoft首先提出采用自体结膜移植重建眼表面治疗单眼患者，不但是新上皮细胞的来源，还可防止异常的上皮和新生血管生长，终止持续性角膜上皮缺损继续发生，对视力和外观均有益。该手术方法简单，不会发生免疫排斥，术后结膜上皮细胞可转化成透明角膜上皮，造成清亮稳定的眼表面。同时可以肯定的是，结膜移植术对结膜囊成形、提供杯状细胞维持角膜完整，防止角、结膜干燥是十分有益的。

同种异体结膜移植动物实验的成功，为临床病人进行异体结膜移植提供了理论依据。在无足够自体结膜组织可利用的一些大面积烧伤、化学烧伤或双眼病变者，目前可选用同种异体结膜移植，并取得了明显临床效果。但同其他器官移植一样，术后不可避免的是免疫排斥反应。根据以前的经验，选择HLA相符的供体以及应用免疫抑制剂可以减轻免疫排斥反应。但手术成功的关键在于移植的异体结膜能否在功能上等同于或基本等同于自体结膜，此方面尚需进一步 研究。

Straub对114例（165眼）因化学或热烧伤而致眼结膜破坏的患者，进行了冷冻干燥结膜的同种异体移植后，101眼获得了满意的结果。Thoft报道了12例单眼化学烧伤及5例顽固性角膜上皮缺损的患者，行自体结膜移植后，缺损的角膜上皮迅速愈合，并无实质损害。David等应用自体结膜，修复了14例因化学烧伤及其他眼病所致的结膜后遗症。

应用polytef（聚四氟乙烯）异物移植膜已取得肯定临床疗效。Levin等采用polytef（聚四氟乙烯）异物移植膜代替自体结膜作暂时性移植，治疗9例眼窝缩窄、瘢痕性结膜缩短或严重的睑球粘连患者，移植后2周内，患者残留的结膜上皮在成形膜下生长，并覆盖了整个眼窝的创面。

传统的胬肉切除复发率较高，可达30%~50%。翼状胬肉手术复发率高，以往曾用胬肉切除联合应用丝裂霉素、平阳霉素等抗肿瘤药物及联合同种异体羊膜移植术以降低其复发率，但也有报道使用这些药物后引起严重的眼部并发症：角膜水肿、穿孔，巩膜软化、溃疡及坏死，突发性白内障、继发性青光眼等。对于羊膜移植手术治疗翼状胬肉虽可明显降低胬肉复发率，但必须保证羊膜供体（孕妇）无乙肝、丙肝、人类免疫缺陷病、梅毒等传染病，而人类免疫缺陷病、梅毒等传染病需做特殊检测，在基层医院很难做到，且羊膜需要取材、保存较为不便。而结膜移植术取材于同眼结膜，简便易行，不传播传染病，并发症少，明显降低复发率，而结膜移植术被认为是目前治疗翼状胬肉较为理想的方法。

翼状胬肉发生和复发与角膜干细胞的功能障碍或缺乏有关，干细胞在角膜上皮愈合过程中起重要作用。正常情况下，它可阻止结膜上皮侵入角膜，保持角膜上皮的表型。各种环境因素刺激，导致角膜缘干细胞缺失或功能障碍，出现结膜化，进而纤维母细胞增生，淋巴细胞、浆细胞浸润。角膜缘上方和下方是含干细胞最丰富的地方，而翼状胬肉多发生在鼻侧，因此根据病变程度的不同，在患眼角膜缘部上方剪取移

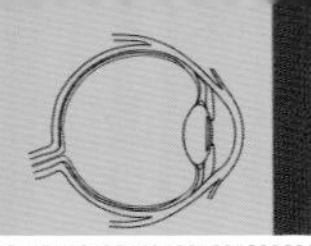

植的菲薄结膜瓣，转位或移植至鼻侧，形成带蒂或游离球结膜瓣，使切除翼状胬肉后裸露区形成新的健康结膜，甚至可以带部分干细胞的上皮组织，既改变了术区球结膜供血方向，又重建修复了角膜缘局部上皮组织，在一定程度上起了角膜缘干细胞移植的效果，促进了角膜上皮的快速再形成。健康的结膜和上皮起到了栅栏及屏障作用，满足了移植的需要，从而阻止结膜上皮和纤维母细胞、新生血管增生侵入角膜，达到了治愈胬肉和防止复发的目的。

手术中应注意：①在显微镜下操作，彻底除去角膜面胬肉组织及结膜下增生纤维组织，减少正常组织的损伤。②彻底清除巩膜创面增生纤维组织，彻底止血。③结膜瓣薄而均匀，完全覆盖巩膜暴露区。④术后加压包扎 1~3 天，有利于移植结膜与植床创面的贴附；同时促进角膜上皮尽快愈合，其目的是使愈合过程中的结膜在到达角膜缘之前，被切除的角膜浅层组织已愈合，这样可以防止结膜组织向角膜移行。⑤结膜瓣转位移植时要注意上皮朝上，结膜转移瓣要铺平整，并与断端球结膜切口缝合好，以利于球结膜创面修复快而光滑和干细胞较快的向角膜中心移行。⑥对复发性胬肉有睑球粘连的，要松解球结膜粘连部位。上述几方面均为防止胬肉复发不可忽视的因素。

第二节　黏膜移植术

一、概述

黏膜由上皮和黏膜下组织组成，含有丰富的血管结构，移植后容易存活，且黏膜薄，其表面柔软湿润而不角化。临床上多用来修补结膜创面、睑球粘连、结膜囊缩窄、眼睑再造衬里等。手术中常用的黏膜是唇黏膜、颊黏膜及硬腭黏膜。

结膜，主要是穹窿部结膜和球结膜，可作滑行、旋转、“Z”成形术或桥状瓣来矫正小的睑球粘连。小面积的游离移植可取材于对侧、同侧的结膜。用结膜作为移植材料，应仅包含结膜和结膜下组织，不宜包含眼球筋膜，这样供区的瘢痕就不明显。在操作过程中，自始至终都要注意不要把结膜正反面弄错。但由于结膜组织伸展余地有限，故更多的是采用游离的黏膜移植，如唇黏膜、颊黏膜及硬腭黏膜等。

二、黏膜移植及原理

（一）唇黏膜移植

1. 相关基础知识　唇黏膜上皮属非角化型，由两层细胞组成。上皮下的固有层的致密结缔组织薄，其中的胶原纤维细，排列紊乱；结缔组织乳头短而不规律，含弹力纤维较多，因而柔软有弹性，但缺乏韧度和支持性，容易破碎不坚实。唇黏膜移植成活后收缩较多。唇黏膜瓣包括上皮层、固有层、黏膜下及薄肌层。移植成活后，其收缩度比单纯唇黏膜移植少得多。

唇黏膜移植分为中厚黏膜移植和全厚黏膜移植 2 种。

2. 唇黏膜移植适应证

(1) 睑结膜瘢痕所致的睑内翻及倒睫的矫正。

(2) 烧伤或爆炸伤后，睑、球结膜广泛缺损所致的睑球粘连。

(3) 全层眼睑再造的黏膜衬里代替睑结膜。

3. 唇黏膜的切取方法

(1) 术前准备

1) 口腔内不能有任何炎性感染灶。

2) 术前 3 天清洗口腔，每餐后用 1∶5000 呋喃西林液漱口，早、晚刷牙。

(2) 手术步骤

1) 中厚唇黏膜移植：可在局部麻醉或气管插管全身麻醉下进行，后者更好一些。①唇黏膜消毒：局部用苯扎溴铵消毒，不可用酒精液，以免黏膜上皮被烧伤。②根据缺损大小，用亚甲蓝或甲紫在下唇内侧画线（略放大）。如局部麻醉，则在黏膜下做局部浸润麻醉。③麻醉完毕后，用生理盐水黏膜浅层注射，局部按摩，使黏膜表面光整、变硬，利用黏膜刀切取。④调整黏膜切取刀刻度在0.3mm处，以40°~45°角进入黏膜，切开黏膜后，用两把血管钳夹住黏膜片两角，直至达到所需大小。退出黏膜切取刀，用剪刀剪下黏膜片（图19-6）。⑤创面敷凡士林纱布，术后用复方硼砂溶液（Dobell sol）漱口。由于切取为层间黏膜，未达到黏膜下深度，以后上皮化后不留下瘢痕，如果需要，这部分还可切取。把黏膜片置于1∶4000的庆大霉素溶液中浸泡待用。

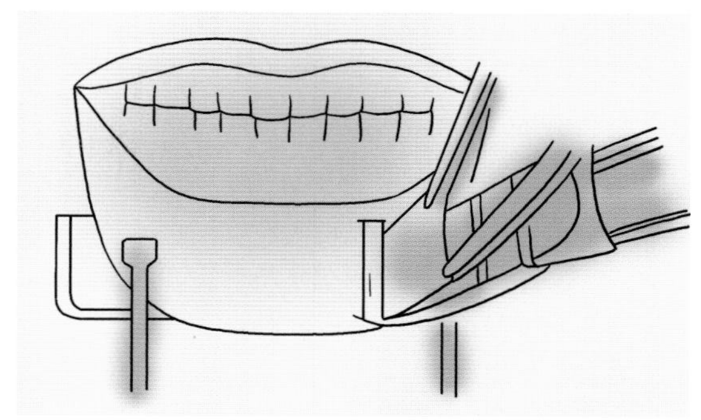
图19-6　黏膜切取刀切取黏膜

2）全厚唇黏膜移植：多选用下唇黏膜，如下唇黏膜已取过全厚黏膜或所需黏膜过多，则可取颊黏膜。上唇黏膜也可用，但取材较小。可在气管插管下全身麻醉或局部麻醉下进行，按缺损大小放大1/4左右，用亚甲蓝或甲紫画线。如取下唇，切取处应不超过下唇外侧显露部分。翻转下唇，先行一小切口，用眼科剪在黏膜下进行剥离，剥离要浅。分离至画线，然后用眼科剪剪下黏膜。也可先剪开较大切口，用血管钳夹住黏膜，边分离边剪开。

上述取唇黏膜方法的具体优点是：所取的唇黏膜范围广，厚薄一致，不带任何黏膜下组织，因此也不需要再用剪刀修剪黏膜下组织，损伤程度最轻；单眼全结膜囊再造，取上、下唇黏膜就够了；上皮形成后无任何瘢痕，故半年后还可再取；成活后色调不红，有利观瞻。

(3) 术中注意要点

1）注入唇黏膜下的生理盐水或麻药，将口唇变成平的硬板状，而不要凹凸不平，只有平的硬板状才可保证取厚度一致的黏膜片。若生理盐水或麻药打得凹凸不平，则取的黏膜就厚薄不一。

2）生理盐水或麻药注入唇黏膜下之后不要等待，应立即割取，一等待则口唇就变软了，必须再注成平硬板状才能取。

（二）颊黏膜移植

取颊黏膜时应备有吸引器，随时吸净唾液。用张口器将口撑开，用亚甲蓝画出所需切取黏膜的范围，注意勿伤及腮腺导管开口（管口对着上颌第二磨牙，此处可见黏膜有一小的隆起）。局部浸润麻醉后，用长柄11号刀片沿亚甲蓝线切开黏膜，用长弯血管钳夹住黏膜片的前端，用外科弯剪在颊黏膜下进行剥离，将黏膜与颊肌分开。取下的黏膜应尽量不带有颊肌纤维。黏膜取下、彻底止血后，创口用1-0号丝线做褥式或间断缝合。取下的黏膜予以修整，剪去可能带有的颊肌纤维。术后5天拆线，小儿以及不配合者可暂不拆线。

（三）硬腭黏膜移植

硬腭黏膜移植，近20年来才开始用于临床。Silver（1984）用硬腭黏膜移植代替眼睑后层，治疗瘢痕性睑内翻，Siegel（1985）用硬腭黏膜植片修复下睑肿瘤切除后的下睑后层缺损。高保清等（1993）在我国首先用硬腭黏膜移植代替睑板结膜重建眼睑。

1. 相关基础知识

(1) 硬腭解剖：硬腭由上颌骨腭突及腭骨的水平板组成。其表面覆盖的软组织为硬腭黏膜，色淡红，质地较坚挺。

硬腭黏膜分中缝区、齿龈区、脂肪区及腺区四部分。中缝区位于腭中线上，该处无黏膜下组织、中线处黏膜隆起成腭中缝。齿龈区为双侧齿龈缘与上颌骨牙槽突转折之间的区域，该处黏膜下组织极少。脂肪区位于腭中缝与齿龈处之间偏前部，其近前切牙龈处黏膜表面不平称腭皱襞。此区内黏膜下含脂肪组织。腺区位于脂肪区后部，其黏膜下层含多量腺体为腭腺。

硬腭口腔面有切牙孔、腭大孔和腭小孔。切牙孔位于腭中缝前端切牙舌侧，有鼻腭神经及血管通过，

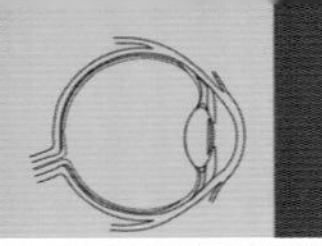

它们进入口腔后走行于黏膜下层，向两侧分布于1/3硬腭及舌侧牙龈。腭大孔位于上颌第三磨牙腭侧，相当于腭中缝至龈缘的外、中1/3交界处，有腭大神经及血管经过。它们也走行于黏膜下层内，向内、外侧发出分支，供后部硬腭黏膜及舌侧牙龈黏膜。其中腭大动脉来自上颌动脉的分支腭降动脉。腭大动脉损伤引起迁延性术后出血，因该动脉断端退缩至翼腭管，难以止血。故术时切勿伤及该动脉。腭小孔位于腭大孔之后，有腭小动脉及神经通过，供养软腭黏膜。

手术取材在腺区内、腭大孔之前。

(2) 硬腭黏膜的组织学特点：硬腭黏膜系咀嚼黏膜，由上皮层、固有层及黏膜下层组成。上皮为角化的复层鳞状上皮（与皮肤相似），上皮下的结缔组织即固有层（相当于皮肤的真皮层）结构致密，上皮和结缔组织由基底膜连接。固有层中胶原纤维粗大，结缔组织乳头长而窄，排列紧密、规律，弹力纤维少，故较坚挺而弹性小。硬腭黏膜固有层结缔组织的胶原纤维密度与睑板相似。深部的黏膜下层结缔组织结构较疏松，内含腺体、脂肪、血管和神经等。

(3) 硬腭黏膜的切取厚度：硬腭黏膜植片厚度以1.5mm，相当于中厚水平为宜，此厚度可以维持眼睑的正常功能且达到美容效果。过厚的植片或包括骨膜的硬腭黏膜修补后，不仅眼睑外观臃肿，且植片不能顺应眼球弧度贴附于眼球表面，影响了眼睑的正常活动。

(4) 硬腭黏膜移植后的组织学观察：Kersten等报道人的硬腭黏膜移植于眼睑后，初期其上皮仍具有角化现象，术后6个月角化的上皮已化生为不全角化上皮。Cohen等报道1例移植后3个月的植片上皮已无角化现象。

(5) 硬腭黏膜移植后无感染原因：硬腭黏膜移植术后临床上未见有感染报道，一般认为有2个原因：①硬腭黏膜上皮下结缔组织中存在少量的淋巴细胞和浆细胞，使其具有抵御细菌侵袭的能力。②硬腭黏膜血运丰富，移植后血运重建也较快，有利于植片的组织代谢，从而增强了抗感染能力。

2. 硬腭黏膜的切取方法

(1) 术前准备：口唇无疱疹，口腔黏膜完整无溃疡，牙齿正常。手术前5天用复方硼砂溶液或呋喃西林液漱口，每次饭后必须漱口。

(2) 麻醉：一般局麻（神经阻滞麻醉）下进行。较复杂病例，选全麻。全麻时应经鼻作气管插管，以利口腔内手术操作。

(3) 手术步骤

1) 术前3天清洁口腔，局部用苯扎溴铵消毒，用含1∶100 000肾上腺素的2%利多卡因溶液行腭大孔和前切牙孔阻滞麻醉（图19-7）。

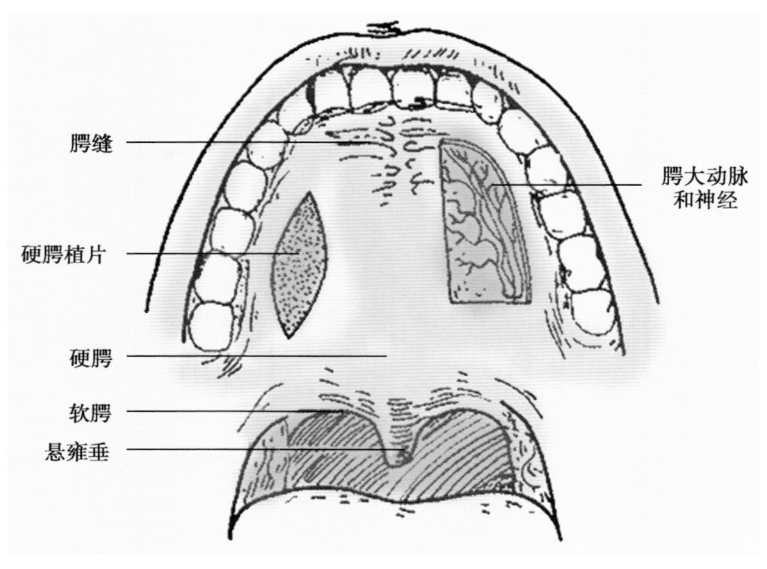

图19-7 硬腭黏膜植片取材部位

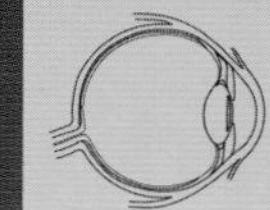

2）自硬腭正中区做待取材料范围的亚甲蓝标记，并在标记区外侧做6~8针的预置缝线，术后打包用。

3）标记线用尖头刀片做硬腭区的黏膜和骨膜的全层切开，再用骨膜剥离子行骨下钝性分离，分离时注意剥离子要用力均匀，切勿穿透或弄破黏膜层。切取黏膜片后，硬腭创面充分压迫止血（热盐水纱布），用碘仿或凡士林油纱布条充填打包缝合。确认创面无活动性出血，取下开口器。

4）硬腭黏膜植片如附有脂肪或腺体可修剪去除，并修成所需睑板相应大小及形状，置于生理盐水纱布中备用。

5）术后5天内软食，每日复方硼砂溶液漱口，全身应用抗生素。5天后剪去固定线，口腔内的碘仿纱条自行脱落，3~4周后口腔创面痊愈。

6）选择这一手术时应注意的是，切取硬腭黏膜片时防止伤及来自腭大孔的腭大血管神经束和出自切牙孔的鼻腭血管神经束。腭大孔位于第三磨牙腭侧龈缘与腭中线的中、外1/3交界处；切牙孔位于腭中线与左右切牙间、腭侧牙槽突后6~7mm处，即切牙乳头部位。

三、临床应用

1. 唇黏膜瓣移植眼睑缘间再造术

（1）手术适应证

1）熔化金属烧伤眼部所致的眼睑内翻、倒睫等情况，是由于眼睑缘间组织缺损或完全消失所造成的。这种睑内翻、倒睫，用一般的矫正内翻等手术法无效，只有再造眼睑缘间组织才能得到矫正。

2）严重瘢痕性沙眼所致倒睫，多次手术都不能矫正，其原因也多属于缘间组织缺损所致。

3）部分缘间组织缺损，则作部分缘间组织再造；全部缘间组织缺损，则作全部缘间组织再造。

（2）手术步骤

1）近眼睑边缘部浸润麻醉，用护板在睑结膜面支撑眼睑并保护角膜。

2）在睑缘间组织缺损部的皮肤缘与睑结膜交界处，切开2~3mm深度，其长度取决于眼睑缘间缺损的长度，在缺损两端作1mm垂直切口，以湿棉花条压迫止血。

3）取唇黏膜瓣的长度比缘间缺损长2mm，宽度约4mm。

4）在口唇黏膜上作2条平行切口其间距4mm，切口深至黏膜下带薄肌层，切口两端作剑头样相交。

5）以固定镊扶持黏膜瓣上下缘，以剪刀剪下带薄肌层的黏膜瓣。

6）剪唇黏膜瓣时，口唇动脉性出血用蚊式止血钳夹住。

7）唇部创面用4-0丝线连续缝合，边缝边取下血管钳，两端缝线均打结。

8）缝合的唇黏膜上，滴复方蜂蜜眼液，涂抗生素眼膏。

9）取下的唇黏膜瓣立即植入眼睑缘间缺损的切口内。唇黏膜瓣上缘与切口上唇皮肤、轮匝肌作褥式缝合，缝线在距睑缘2mm皮肤面穿出；唇黏膜瓣的下缘与切口下唇结膜及睑板结节缝合（用5-0丝线）。

10）术毕滴复方蜂蜜眼液，涂大量抗生素眼膏，凡士林纱布外面再盖眼垫敷料，绷带包扎。

（3）术中注意要点

1）眼睑缺损切开的深度，小于2mm则黏膜瓣不易植入，并使黏膜瓣营养不良，但如果切开的深度大于3mm，则黏膜瓣陷入，成活后起不到缘间组织作用。

2）人造缘间组织要比正常缘间略隆起，防日后收缩。

（4）术后处理

1）每日换药向人造缘间组织滴复方蜂蜜眼液及涂大量抗生素眼膏，严防黏膜瓣干燥、结痂。

2）术后3天黏膜瓣色调开始由苍白变粉红，以后渐变红色，但随时间推移，人造缘间组织角化，其色调也与周围缘间组织近似。

3）于每次食后用1：5000呋喃西林液漱口，清洁口腔，防唇黏膜缝线处感染。

4）口唇黏膜应每天涂几次抗生素眼膏以防口唇干燥。

5）口唇黏膜缝线及缘间移植黏膜瓣缝线均于术后7天拆线。

6）术后1个月内，人造的缘间组织仍不能直接暴露于空气中，每日涂多量抗生素眼膏，将黏膜瓣遮盖

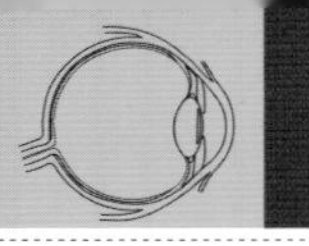

预防干燥。干燥则结痂坏死，又造成缺损。外出时需敷料遮盖。

2. 结膜缺损修复术　修复结膜缺损的方法多种多样。对于轻度睑球粘连，切除瘢痕后局部松解，缺损区通过自体结膜瓣滑行、转位来修复就可获得良好效果。如遇转位或滑行不能矫正的睑球粘连，可采用同侧或对侧眼的自体结膜片游离移植。缺损量很大或伴随结膜下广泛纤维化时，上述方法往往不能奏效，此时，必须用各种结膜替代物移植来修补结膜缺损。目前常用的结膜替代物一般有以下四种：异质替代膜、自体口唇黏膜、游离皮片及羊膜。

当结膜缺损直径超过2~3cm，依靠缺损区周围结膜移行不能充分修复，这时可考虑进行自体黏膜移植。人体许多黏膜组织可用来替代结膜，如副鼻窦黏膜等。由于切取这些黏膜需要特殊的技术，眼科医师一般难以胜任，因此，口唇黏膜成为最常用修复结膜缺损的材料。

口唇黏膜与正常结膜比较，颜色偏红而且较厚，因此，尽量不用来修补睑裂处球结膜缺损创面，以免影响外貌。用来修补睑结膜创面效果较好。如果病人眼球已萎缩，由于大范围睑球粘连、结膜囊缩窄无法安装义眼，可手术分离后做口唇黏膜移植，修补结膜创面缺损，最终于结膜囊内装入合适的义眼。

手术步骤：①受区准备：在进行口唇黏膜移植前，必须充分切除植床的瘢痕和纤维组织，形成光滑表面，并充分止血。②口唇黏膜的切取：取下唇黏膜时，先用亚甲蓝根据所需大小画出切取范围。然后做局部浸润麻醉。注意切取范围不能超过唇缘（显露部分）且距舌系带2mm。切取时用唇夹或徒手翻转下唇，先在黏膜下注射含1∶200 000肾上腺素的2%利多卡因分离黏膜层和其下组织，并止血。顺亚甲蓝标志切开黏膜，再用剪刀在黏膜下进行潜行剥离，使整个黏膜片与其下的腺体分离，然后剪下黏膜，创口用0号丝线缝合。如创口过大不能缝合，可于创面置凡士林纱布，7~10天后上皮即可长好。取颊黏膜时，应注意勿损伤腮腺导管管口（管口对着上颌第二磨牙），黏膜取下后创口用1号丝线做褥式间断缝合，术后5天拆线。③缝合固定：黏膜用6-0号可吸收线与缺损区边缘间断缝合。缝合时避免出现较大的皱褶，防止阻断黏膜与血管床的直接接触，影响血供。④置入有机玻璃制成的薄壳眼模局部加压，涂抗生素眼膏，单眼包扎并每日换药1次。

修复睑结膜时，徒手取下的0.4~0.5mm厚的黏膜就可以起到良好效果，但如果修补球结膜，厚度需控制在0.3mm以下。口唇黏膜取下当时会产生一定程度的收缩，因此，画线时必须大于实际缺损面积的20%。术后移植黏膜的继发性收缩与植床关系密切，曾经多次手术或经过放射治疗的植床，移植后黏膜收缩明显，可能与局部瘢痕增生和血供减少有关。有学者提出如果手术失败要求进行第2次手术，需等1年以上待瘢痕形成稳定后为好。

3. 口腔黏膜移植穹窿再造术　严重的灼伤，可致穹窿完全消失，以下穹窿为多见。眼睑与部分角膜黏着，往往伴有睑缘或眼睑部分或大部分缺损。这种病例往往需要做黏膜游离移植。多取自下唇黏膜或颊黏膜。

（1）适应证：广泛睑球粘连，某一部位穹窿完全消失。

（2）手术步骤

1）粘连处及其邻近组织用2%利多卡因（含肾上腺素）溶液做局部浸润麻醉。

2）用15号圆头刀片在眼球表面仔细分离粘连。分离时防止穿破角膜或巩膜及防止损伤眼外肌。尽可能将瘢痕切除。分离要达到正常穹窿的深度。如睑结膜面已全瘢痕化，也一并将瘢痕切除。

3）根据结膜（包括睑、球及穹窿部结膜）缺损大小，翻转下唇，用亚甲蓝画线（比缺损略大）。切取时不要达到下唇在外的暴露面。切取时黏膜下2%利多卡因浸润麻醉，可切取全层黏膜，也可切取中厚黏膜片。如果用黏膜切取刀切取层间黏膜，可在黏膜内注射生理盐水，使局部黏膜变硬，使黏膜切取刀切取方便。如取全层黏膜，取下后需修薄。

4）将黏膜片置于睑结膜及球结膜缺损处，用5-0号丝线或6-0号可吸收线将黏膜片与残余的睑结膜做间断缝合，球结膜处与上巩膜组织缝合，但要保留角膜缘外3~4mm的巩膜暴露区。

5）为了加深穹窿，可用1号丝线做3对褥式缝线。缝线从黏膜面穿入（相当于穹窿部），经眶缘骨膜从皮肤面引出，垫以小棉卷结扎。

6）结膜囊内置中央开孔的薄型眼模以对抗黏膜片继发性收缩。

7）涂抗生素眼膏，加压包扎，隔日换药。

8）10 天取出眼模，拆除缝线。拆线及眼部清洁后置入眼模，持续 3 个月。

4. 闭锁性睑球粘连的矫正 闭锁性睑球粘连是指上下睑与角膜粘连在一起，结膜囊完全消失。对于这种病例，要根据情况在睑球粘连分离术和眼球摘除术加羟基磷灰石活动眼座植入术之间做出选择。有些病例还伴有角膜向前膨出，光感可能消失，这种病例做了睑球粘连分离加口腔黏膜移植后，如配以薄型义眼，也较健眼明显前突，美容效果不佳。但如果视功能尚可，虽然角膜移植很难成功，也不要轻易做眼球摘除的决定。如果伤眼已趋向萎缩，可在睑球粘连分离、口腔黏膜移植后配戴薄型义眼，当然也可以选择做羟基磷灰石活动眼座植入。

(1) 适应证：闭锁性或大部分结膜囊已消失。

(2) 手术步骤

1）皮下及眶周皮下深层 2% 利多卡因浸润麻醉。如做全身麻醉，需行气管插管麻醉，以防切取黏膜时血液流入气道。

2）用 15 号圆头刀仔细分离粘连，防止分离时造成角膜穿破。如有角膜或巩膜穿破，修补后停止手术。分离要达到近眼球赤道部，也注意不要损伤眼外肌。充分分离后，眼球即能向各方位运动自如。

3）切取下唇黏膜。如有不够，可加取上唇黏膜或颊黏膜。

4）将黏膜下腺体组织修剪后将黏膜片分 2 片，较大的一片用于上穹窿再造，较小的一片用于下穹窿再造。用 5-0 号丝线或 5-0 号、6-0 号可吸收线将黏膜片与睑缘缝合。

5）置入中间开孔的薄型眼模，从眼模开孔处拉出黏膜片游离缘，在距角膜缘 4~5mm 处将黏膜片与眼球筋膜或上巩膜组织缝合。在内外眦部将上、下黏膜片缝在一起。如黏膜不平整或皱折明显，可剪除多余的黏膜。

6）上、下睑中内及中外 1/3 处做 2 处睑粘连术。

7）如眼球已萎缩，可将黏膜片上皮面向内直接包裹着薄型眼模（中间不开孔）。将包裹着黏膜的眼模置于结膜囊内。上、下睑用 1 号线缝合，暂时关闭睑裂，而不需要做睑粘连术。

(3) 术后处理

1）加压包扎 10 天，隔天换药，全身应用抗生素 5 天。

2）10 天拆除睑粘连缝线。如粘连处脱开，需重新做睑粘连术。

3）术后 3 个月剪开睑粘连处，取出眼模，清洁结膜囊，定做义眼。

5. 结膜囊成形术 由于各种原因引起的结膜囊变浅、变小而使义眼不能置入的称之为结膜囊狭窄，严重者结膜囊完全或近乎完全消失，则称为结膜囊闭锁。为了达到满意安装义眼的目的，常通过手术纠正结膜囊狭窄或闭锁，恢复结膜囊腔，使之能够置入义眼。这类手术统称结膜囊成形术。

黏膜游离移植部分结膜囊成形术

(1) 适应证：化学伤、热灼伤或其他原因造成结膜囊狭窄但尚存留部分健康的结膜者。

(2) 手术步骤（图 19-8）

1）表面麻醉加局部浸润麻醉。如为儿童用全身麻醉时，需做鼻插管，既有利于切取黏膜又可防止切取黏膜时血液等物质误吸入气管。

2）水平方向切开球结膜。如结膜残留较多，行中间水平切开，如结膜残留少，则切口偏向下方，使上穹窿完全由原来的结膜构成。

3）切开结膜后即发现眶内特别是眶底部充满着瘢痕，其间混杂有眶脂、筋膜甚至肌肉。在结膜下向上、下穹窿分离，向上分离时掌握好深度，避免损伤上睑提肌。向下及内、外眦部分离达眶缘。

4）对眼窝凹陷先期进行 HA 眼座植入者，分离时注意最好不要暴露眼座；如术中眼座暴露，也不要紧张，因为 HA 眼座可完全血管化，应用周围软组织覆盖眼座，最好不要将黏膜直接植到眼座上。

5）尽可能将瘢痕切除，特别是眶底部瘢痕一定要清除干净，否则，术后下穹窿不易形成。但应尽可能多地保留健康组织，以减少术后出现上眶区凹陷。

6）充分压迫止血后，根据结膜缺损面积，切取下唇黏膜或颊黏膜做游离移植。黏膜下组织修整后置于结膜缺损处，用 5-0 号丝线或 5-0 号可吸收线间断缝合。为加深下穹窿，可同时在下穹窿做 3~5 对褥式

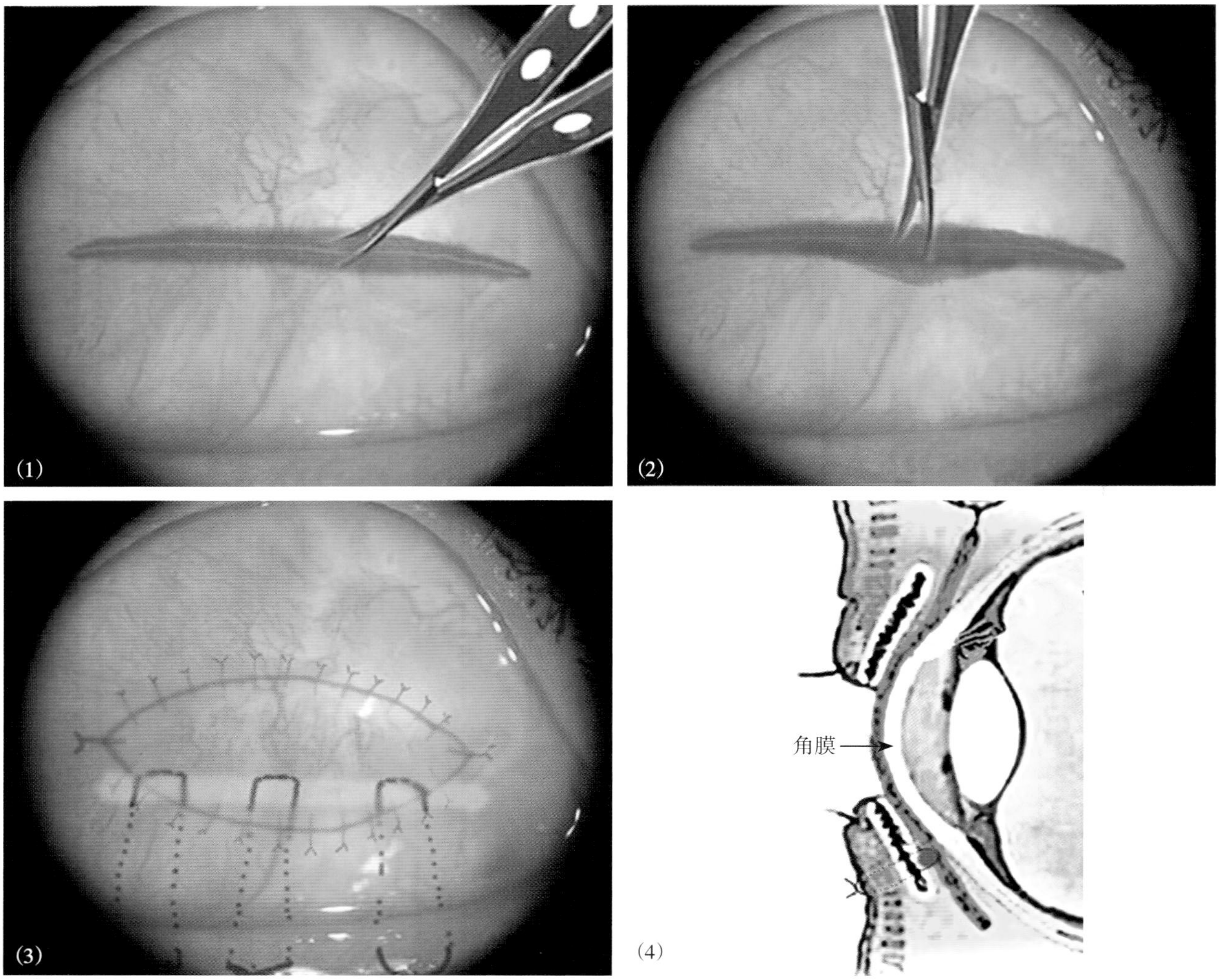

图 19-8　黏膜游离移植部分结膜囊成形术

(1) 球结膜做水平切口;(2) 分离松解结膜下粘连,切除眶底部瘢痕;(3) 缺损处用口腔黏膜游离移植,做褥式缝线,形成下穹窿;(4) 植入眼模

缝线,缝线从穹窿部进针,穿过下眶缘骨膜,从下睑皮肤面穿出,垫以橡皮条后结扎。

7) 结膜囊内置入合适眼模。合适眼模的标准是黏膜充分伸展,上、下穹窿有足够深度,而上、下睑闭合时无张力。

8) 于上下睑内、中 1/3 及外、中 1/3 交界处各做一睑粘连术。

9) 涂抗生素眼膏,绷带加压包扎。

(3) 术后处理:结膜囊成形术的术后处理相当重要,眼模支撑对结膜囊形成有重要作用。眼模的支撑使移植的黏膜与创面紧密结合,保证黏膜的成活;眼模支撑抵抗成活结膜的继发性收缩,以维持正常大小的结膜囊。睑缘融合对维持正常的结膜囊也至关重要,如睑缘完全粘连,结膜囊内分泌物无法排出,则可因继发感染形成脓肿,引起黏膜坏死;如睑缘融合不牢,过早裂开,致使眼模脱出而无法抵抗黏膜的继发性收缩,导致手术失败。

1) 术后全身应用广谱抗生素及激素 3~5 天。

2) 如外敷料无渗液,可于术后 3~5 天首次换药,以后隔日换药,加压包扎。术后 10 天拆除粘连处缝线。如用可吸收线缝合可不用拆线。

3) 拆线后,每隔 2~3 天清洁换药一次,且定期从睑缘缝隙中用生理盐水或抗生素滴眼液冲洗结膜囊。

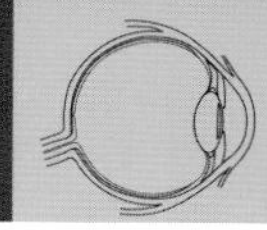

绷带加压包扎至少 3 个月，因手术成功的关键在于眼模固定于结膜囊内 3 个月以上。根据眼模倾斜情况，及时调整加压方向。

4）睑缘融合能抵抗结膜囊收缩，防止眼模脱出。如术后早期睑缘融合裂开，眼模脱出，需及时处理。应尽量进行再次睑缘融合，然后加压包扎。如上下睑对合张力大无法缝合，可将眼模磨小、抛光、消毒后重新置入结膜囊，继续加压包扎。

5）术后 3~6 个月剪开睑粘连，取出眼模，去除结膜囊内缝线，可定做义眼。但在未配戴义眼前，眼模仍需置于结膜囊内。

6. 口腔黏膜游离移植全结膜囊成形术　化学伤、热灼伤等造成的全结膜囊狭窄或结膜囊闭锁，往往伴有眼睑缺损和睑缘缺损，可用口腔黏膜游离移植形成结膜囊，皮瓣转移修复眼睑缺损和睑缘缺损。由于唇黏膜取材有限，可应用唇黏膜联合颊黏膜进行全结膜囊成形术。其手术方法和黏膜游离移植部分结膜囊成形术的手术方法基本相同，不同之处主要是黏膜修复和眼模置入的顺序。部分结膜囊成形术是将切取下的唇黏膜用5-0 号丝线或可吸收线直接缝合在结膜缺损处，然后将眼模置入结膜囊，最后行睑缘融合。而全结膜囊成形术是将取下的口腔黏膜先包裹在眼模上，黏膜上皮面向里，适当修剪后用 5-0 号丝线或可吸收线缝合黏膜接合处，然后将包裹着眼模的黏膜囊置入眶内，做 2~3 处睑粘连术。术后加压包扎，3~6 个月后剪开睑缘融合，取出眼模，定配义眼。

7. 自体游离硬腭黏膜移植修复眼睑缺损　眼睑的全层缺失，成为睑缺损。一般来说，睑的全层缺损(主要是上眼睑）青年人超过眼睑长度的 1/3，老年人超过眼睑长度的 1/2，就不能用直接缝合或睑板瓣转移的方式进行修复，而需要做眼睑的再造术。在眼睑全层缺损的再造过程中，睑板的修复极为重要，是手术成败的关键。睑板替代物是指用于修复睑板缺失的替补组织。硬腭黏膜可作为自体替代物中的一种。硬腭黏膜较唇黏膜和颊黏膜坚挺。其致密的胶原纤维结构和密度与睑板相似，因此具有较好的稳定性和抗变性。硬腭黏膜移植不仅修补了黏膜衬里，同时兼有了作为支架的特性，动物实验和临床观察的结果均证明其足以维持眼睑的轮廓与外形。硬腭黏膜远较耳软骨、鼻中隔软骨柔韧，能完好地贴附于眼球表面，顺应眼球表面的弧度，适应眼球功能性活动。故硬腭黏膜是一种较好的睑板替代物。

（1）适应证：上（下）睑 1/3 以上的眼睑全层缺损，或伴穹窿部结膜组织不完整。

（2）手术方法

1）术前 3 天清洁口腔，局部用苯扎溴铵消毒及含肾上腺素的 2% 利多卡因溶液浸润麻醉。

2）自硬腭正中区做待取材料范围的亚甲蓝标记，并在标记区外侧做 6~8 针的预置缝线，术后打包用。

3）标记线用尖头刀片做硬腭区的黏膜和骨膜的全层切开，再用骨膜剥离子行骨下钝性分离，分离时注意剥离子要用力均匀，切勿穿透或弄破黏膜层。切取黏膜片后，在供区用碘仿或凡士林油纱布条充填打包缝合。

4）将取得的硬腭黏膜（骨膜）复合片进行厚薄大小修整，稍经抗生素溶液浸泡处理后，移植于眼睑的缺损区缝合，黏膜层向后，做分层缝合。修复上睑缺损时，植片上缘与上睑提肌断端缝合。修复下睑缺损时，植片下缘与缺损下缘周围的软组织缝合。如有眼睑前层缺损创面，则用推进皮瓣或易位皮瓣修复。结膜囊内放置弥补物，大范围的眼睑缺损应作睑缘缝合。

5）术后 5 天内软食，每日复方硼砂溶液漱口，全身应用抗生素。5 天后剪去固定线，口腔内的碘仿纱条自行脱落。术后 5~7 天首次眼部换药，2 周后拆除眼部缝线，继续绷带包扎 2 周，换弹力绷带继续包扎 2 周。如有睑缘缝合，可于 3~6 个月后切开。

8. 硬腭黏膜游离移植手术矫正瘢痕性睑内翻　瘢痕性睑内翻是由于睑结膜及睑板瘢痕性收缩所致。最主要是沙眼瘢痕期。此外，结膜烧伤、结膜天疱疮及白喉性结膜炎等病之后均可引起。

以往的治疗方法有睑板楔形切除术，睑板切断术及睑结膜瘢痕松解唇黏膜移植术。对于多次复发者，常伴眼睑组织缺损，必须做组织移植修复矫正。由于硬腭具有与睑板相似的弹性及有光滑的黏膜表层，因而硬腭黏膜作为眼睑组织理想的移植材料，是非常合适的。硬腭黏膜游离移植手术，治疗的目的在于延长了眼睑后层的长度，使朝内卷曲的眼睑重新回复到正常位置而达到修复效果。

（1）适应证：适用于严重的瘢痕性睑内翻的病例，特别是那些已经多次手术，睑板、结膜已有明显畸形或缩短的病例。

(2) 手术步骤

1) 一侧腭大孔处用2%利多卡因溶液(含肾上腺素)做腭大神经阻滞麻醉,在平行该侧牙龈线外3~5mm处做一8mm×30mm的椭圆形植片。注意选取的植片区应避开硬腭黏膜的顶端及中部,以减少出血。移植片在尖刀切开后,即用骨膜剥离子潜行剥离后取下备用。移植片无需太厚,仅仅只需在黏膜下层下相当浅的平面处剥离。植片取出后任何可见的动脉性出血以烧灼止血,植片供区用缝线打包处理。

2) 结膜囊表面麻醉及2%利多卡因下穹窿、结膜下及近睑缘皮下做浸润麻醉。

3) 用眼睑拉钩或牵引缝线翻转眼睑,同时检查后层,典型的睑结膜瘢痕灶为离灰线3~4mm的条纹,距睑结膜瘢痕中心或离灰线3mm处(如睑结膜瘢痕不明显),行一横跨眼睑全长的与睑缘平行的睑结膜、睑板全层切开。注意切口必须垂直通过全层睑板,暴露出上睑提肌腱膜的末端和睑板前轮匝肌。此时眼睑末端可无拘束地朝外旋转180°。

4) 取已制备的硬腭黏膜移植片,植于该区域后,以6-0号可吸收缝线将植片缘与正常的睑板切口缘缝合。缝线结扎在睑板前组织层间以减少对角膜的刺激。

5) 眼睑旋转缝线用6-0号可吸收双针缝线,水平固定在已与正常睑板缝合,离其2mm或3mm的前端层间移植片上,双针缝线末端依附在睑板的远侧残端并结扎在睫毛线上方。远侧残端因此至少向外旋转90°。如果移植片有6~8mm宽,其将有一明显的超过睑缘的硬腭黏膜舌状突起,并逐渐在1个月后缩回,形成一光滑黏膜边之新睑缘。睑缘有硬腭黏膜舌状突起将有助于预防睑内翻的复发。

6) 最后做一Frost缝线,呈水平褥式样置于睑板远端切缘,迫使眼睑向外旋转,缝线通过对侧眼睑缘而被固定在眉部或面颊上。

(3) 术后处理:术后眼局部涂抗生素眼膏,纱布绷带加压包扎,第2天换药1次,术后7天拆除缝线。

四、黏膜移植手术的并发症

(一) 黏膜片未能存活

1. 原因　①固定不良或加压不够。如作睑球粘连分离术时未置入薄型眼模,部分结膜囊成形术时未置入眼模;②感染。

2. 预防　①应根据不同手术置入薄型眼模,术后加压包扎至少10天;②术前口腔用复方硼砂溶液漱口3天;③术后应用抗生素5天。

(二) 继发性收缩导致手术失败

1. 原因　①眼模置放时间太短或滑出后未及时修整置入。②感染加重了继发性收缩。

2. 预防　①眼模放置时间不宜少于3个月;如果作部分结膜囊成形术,可同时作睑缘粘连术;②部分结膜囊再造或睑球粘连分离术,术后加压包扎3个月以上;③术后全身应用抗生素5天。

第三节　眼附属器的移植和重建

眼表的正常功能有赖于眼睑的正常启闭以及泪腺的正常分泌,一旦因外伤或肿瘤切除使眼睑受损,或由于眼部和(或)全身多种原因引起的眼部腺细胞分泌减少,就会不可避免地导致眼表功能异常,引起视力下降、睑球粘连、纤维瘢痕化、角膜溃疡及新生血管等。因此,尽快进行缺损眼睑重建和(或)腺体移植,使之恢复其正常的形态和功能,重建泪液分泌源,是恢复眼表的正常功能、保护眼球的有效手段。

一、眼睑重建手术及原理

(一) 眼睑的应用解剖

1. 眼睑的局部解剖　上睑长34mm,下睑长32mm,平均睑裂长为28~30mm,高度为7~8mm;上睑板长29mm,厚度约1mm,中心区宽度为7~9mm(女性为6~8mm),下睑板中心宽度为4~5mm。

2. 眼睑的分叶　由前向后可将眼睑组织分为5层：皮肤、皮下组织、肌层、睑板及睑结膜。在临床上为手术方便，一般将眼睑分为前、后两叶，二者的分界为睑缘的灰线，自灰线切入，前叶包括皮肤、皮下组织及肌层，后叶为睑板和睑结膜。灰线既是眼睑前、后两叶的分界标志，也是许多眼睑手术的切口标志。

3. 眼睑的皮肤　眼睑皮肤极其菲薄（约0.6mm），随年龄增长可形成皮纹，后者与手术切口关系密切，应尽量使手术切口顺皮纹方向，以减少瘢痕；在内、外眦处，皮肤中的弹力纤维分别与内、外眦韧带相连，手术中也应注意。

4. 眼睑的肌肉　眼轮匝肌为重要的面部表情肌，其肌纤维基本与睑裂呈一致方向，围绕睑裂及眶缘走行，眼睑手术时不可切除过多，否则会影响美观及引起睑裂闭合不全。另外，由于眼轮匝肌的走行及张力关系，手术时除特殊情况外，均应按眼轮匝肌的走行方向设计切口。

上睑提肌起源于眶尖总腱环，在上直肌前面走行到达眼睑，分别附着在睑板前面、内外眦韧带处及穹窿部结膜，司眼睑开启，手术中应注意保护，以免引起术后上睑下垂。

5. 眼睑的血管和神经　眼睑动脉（eyelid artery）来源于颈外动脉（面动脉、颞浅动脉及眶下动脉）和颈内动脉（鼻动脉、眶上动脉及泪腺动脉），这些动脉形成动脉网供应眼睑浅层，形成动脉弓营养眼睑深层。眼睑小血管十分丰富，并互相吻合，因而血供良好，这对眼睑手术术后修复、组织缺损的重建是十分有利的；但手术时也极易引起出血、血肿，故术中应尽量避开较粗大的血管。

眼睑的神经包括运动神经、感觉神经及交感神经，其分支主要走行于眼轮匝肌与睑板之间，从此处发出的细支向前至皮肤，向后到睑板腺和结膜，故手术前行浸润麻醉时，宜用手轻牵眼睑，使之与眼球分开，以便注射针注入肌下疏松组织中。

（二）眼睑重建的基本操作技术

一次手术的成败与否，是由各种因素决定的，如术前检查是否全面、手术设计是否合理、患者是否合作及术前术后护理等都很重要。单就手术而言，术后效果与能否准确熟练地完成手术各项基本操作有着重要的关系。

1. 手术设计　眼睑重建术前，应根据手术目的设计相应的手术方案。术者除应熟练掌握与此有关的眼部解剖外，还需在术前把每例患者眼睑的位置与缺损、患者的心理状态与术式的选择和设计有机地结合起来，以达到预期的效果。

（1）眼睑皮肤切口：原则上应平行睑板，并与眼睑皮纹走行基本一致，这样的切口张力小、对合好，术后瘢痕不明显。否则，术后瘢痕较大，还可出现睑缘切迹或睑外翻。

（2）术前应大体了解眼睑缺损或畸形的范围，并据此选择相应的修复措施，如需一期植皮，尽可能确定取材部位及大小，并进行术前准备。

总之，眼睑重建手术有一定的原则，具体操作因人而异，因此术者必须根据每个病例的特点做个性化设计，并尽量预防和减少手术并发症。

2. 麻醉方法　眼睑重建手术麻醉方法较多，其中多采用局部麻醉，可分为表面麻醉、浸润麻醉和神经阻滞麻醉。

（1）表面麻醉：将渗透作用强的局麻药直接滴到结膜囊内，使感觉神经末梢产生麻醉的方法称为表面麻醉（surface anesthesia）。常用的麻醉药液为0.5%~1%丁卡因或2%的利多卡因，每次1~2滴，每5分钟滴一次，共2~3次。忌用过高浓度，滴药次数也不宜过多，以免损伤角膜上皮。眼睑肿瘤手术时，表面麻醉常为浸润麻醉的辅助麻醉，一般不单独应用。

（2）浸润麻醉：浸润麻醉（infiltrative anesthesia）是将麻醉药液直接注射到手术区及其周围组织内，通过浸润扩散以产生麻醉作用。该麻醉适用于较小及较浅表的眼睑肿瘤。常用的麻醉药物为2%利多卡因或等量的2%利多卡因与0.75%布比卡因的混合液。有时药液中还加入少许1∶1000的肾上腺素，以减少出血，但年龄较大者、高血压动脉硬化者禁用。若为眼睑全层手术，因眼睑的睑板可限制药液的扩散，所以需在穹窿部结膜下和眼睑皮下分别作局部浸润麻醉。

（3）神经阻滞麻醉：神经阻滞麻醉（nerve blocks）是指将麻醉剂（与浸润麻醉相同）直接注射到神经干或神经分支的旁侧，使其所支配的区域感觉消失的方法，适用于范围较大的肿物。该麻醉作用迅速、效果

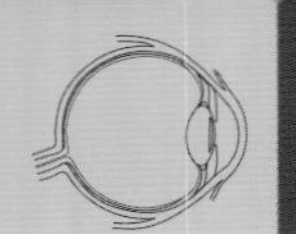

确切，无浸润麻醉引起的局部解剖变异，且麻醉药用量少。

3. 缝合技术　眼睑位于面部关键部位，其手术缝合技术的水平直接关系到术后效果，如伤口愈合的速度、眼睑的功能及患者的外貌，因此，眼睑手术的缝合要达到创缘对合良好，张力适中，可分别采取以下缝合方法。

(1) 对位缝合：即直接将切口两侧皮肤对合缝合。一般情况下采用间断缝合，要求进出针距两侧创缘等距，通常为 2~3mm，过窄则拉力小、易撕裂，过宽易形成皱褶或使创缘皮肤卷曲。缝合时要有足够的深度，缝线经过创缘皮肤两侧组织的宽度和深度要一致，以消除死腔。如创口较深，需分层缝合，使各层组织不致错合。

如切口两侧长度不一致，可在偏长侧向外作一楔形切除，然后再作间断缝合，避免出现猫耳现象。对于张力过大的切口，应作足够的皮下潜行分离或其他辅助切口以减轻张力，若勉强拉拢缝合，可造成创缘裂开或愈合后瘢痕明显，影响眼睑外观及功能。对于睑缘创口，可行垂直褥式缝合，使两侧创缘略隆起，以防止术后睑缘出现三角形缺损或切迹。

(2) 睑缘缝合：眼睑重建术时，常常需要作睑缘缝合(blepharorrhaphy)，这样可保护角膜、固定眼睑，使植片不致受到眼睑运动的影响，同时还可对抗创面植片的收缩。其手术步骤如下：

1) 局部浸润麻醉后将上、下睑缘中 2/3 自灰线剖开约 2~3mm，将眼睑分成前、后两叶；

2) 先间断缝合上、下睑缘后叶。缝合时自上睑缘结膜面进针，穿过上睑板后，再经过下睑板从下睑缘结膜面出针，结扎缝线。共做 3 根缝线；

3) 再将上、下睑缘前叶行水平褥式缝合，共 3 针。结扎后上、下睑缘创面的两唇分别向前后劈开，增加了创面的接触，使愈合较为牢固。

4) 还有一简便方法：即局麻后先刮除睑缘上皮，然后直接行上、下睑缘的垂直褥式缝合。术中不将眼睑剖成前后两叶，也能达到固定眼睑的效果，同时缩短了手术时间。

术中应注意：①切开灰线时，应注意保护泪点、结膜及毛囊，防止发生倒睫。②缝线要走行在眼睑内，不应使缝线结扎头在睑结膜面露出，以免刺激角膜。③睑缘缝合时，不要将睑裂全部缝合，应在内、外眦部各留 2mm 空隙，以便排出结膜囊的分泌物。

(三) 组织移植重建眼睑

如眼睑创面缺损较大，则需行组织移植以重建眼睑。具体实施时，可根据眼睑创面的位置、缺损面积的大小，采用不同的组织移植。

通常皮肤缺损面积较小者，可在缺损区附近做皮下潜行分离，移入创面；潜行分离皮肤不足者，可采用皮瓣移植(skin-flap grafting)；皮肤缺损面积较大者，附近皮肤不足以使用，可行游离皮片移植。

皮瓣移植

1. 皮瓣的分类　皮瓣包括皮肤及皮下脂肪组织，可分为局部皮瓣、带蒂皮瓣及圆茎皮瓣。

(1) 局部皮瓣：取自眼睑缺损区邻近皮肤，故皮瓣的厚薄、颜色都合乎要求；但眼睑供区有限，因此只适用于眼睑缺损不多的病例。

(2) 带蒂皮瓣是指皮瓣与创面周围的皮肤有一个或两个蒂相连。这种皮瓣由于带有皮肤及皮下脂肪组织，供血良好，植片成活率高；而且皮瓣的颜色、厚度及组织结构与原来的皮肤相同或相近。同时取材部位距眼睑创面较远，可供移植的皮肤也较多。

(3) 圆茎皮瓣又叫皮管，适用于眼睑肿瘤切除术后、局部缺损区域较大的病例，皮瓣多取自颈部、胸部或上臂，具有以下优点：①皮瓣制成 2~3 周后，即可形成新的、较丰富的血运系统；②创面被缝合成管，减少了感染、坏死的机会；③瘢痕组织形成少，移植后收缩小，运动度大；血运佳、活力强，可制成细、长圆茎皮瓣；④圆茎皮瓣允许大角度的旋转。缺点是：①增加了新的手术瘢痕；②手术需多次完成，疗程长。

2. 各种皮瓣的制作方法：

(1) 方形皮肤缺损：①顺创面两对边向同一方向作平行延长切口，分离皮下组织，做成侧方移行皮瓣；②向创面移动皮瓣，使之覆盖整个创面并间断缝合。③如平行切口的两端出现皱褶，可在切口末端各切除一个尖向外的三角形皮肤。若单侧皮瓣不足，可向另一侧再做一个反向延伸切口，制成双侧皮瓣。

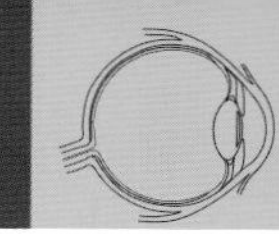

(2) 长方形皮肤缺损：①将长方形四角各自对合，缝成两个横的"Y"字形（图 19-9）。②在长方形两端各切去一块三角形皮肤，然后对位缝合成较长斜线（图 19-10）。③沿长方形的短边做两个同侧补充切口，潜行分离皮下组织，然后将皮瓣移向缺损区，行间断缝合，形成一个"门"字形（图 19-11）。

(3) 三角形皮肤缺损：①游离四周皮下组织，在三角形创面的两短边所组成的角形区作间断缝合，然后缝合其他部位，形成一个"Y"字形（图 19-12）。②以三角形创面的短边为底切除反向的三角形皮肤，潜行分离四周皮下组织后缝合（图 19-13）。③沿三角形的一边作弧形延长切口，将切口内所包括的皮瓣向缺损区转移，缝合成"C"字形（图 19-14）。

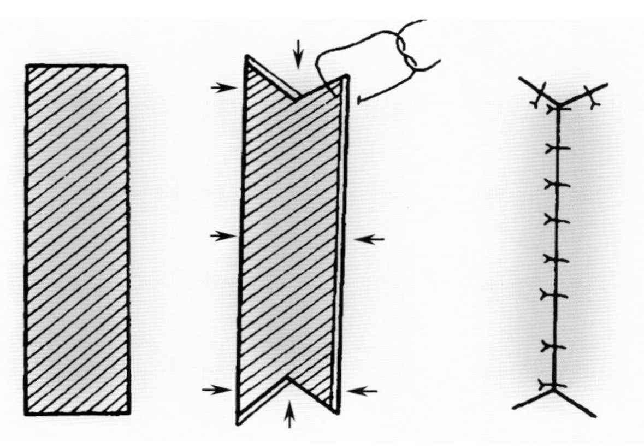

图 19-9　长方形四角对合缝成 Y 字形

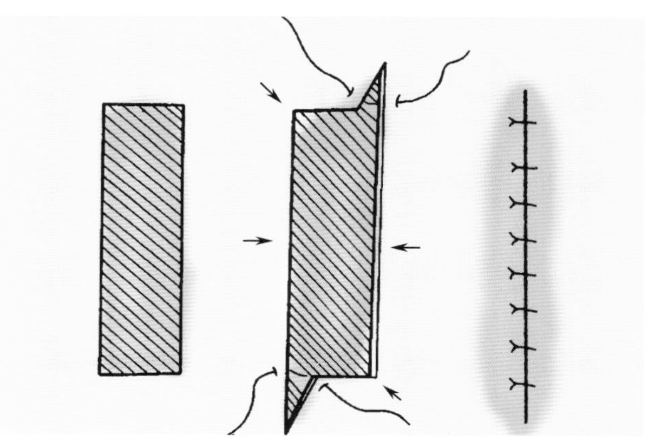

图 19-10　切去两端三角形后对位缝合

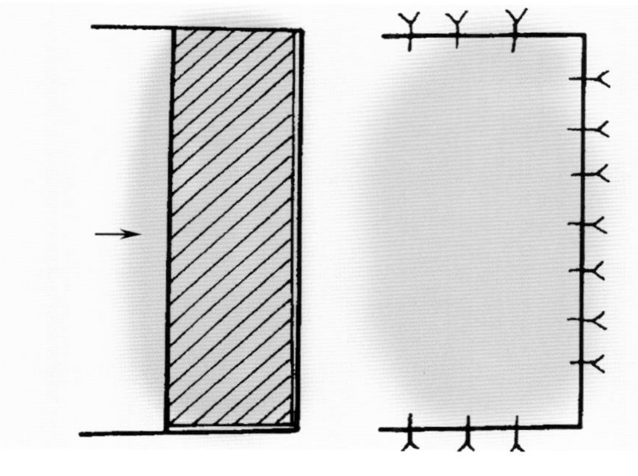

图 19-11　制作"门"字形皮瓣

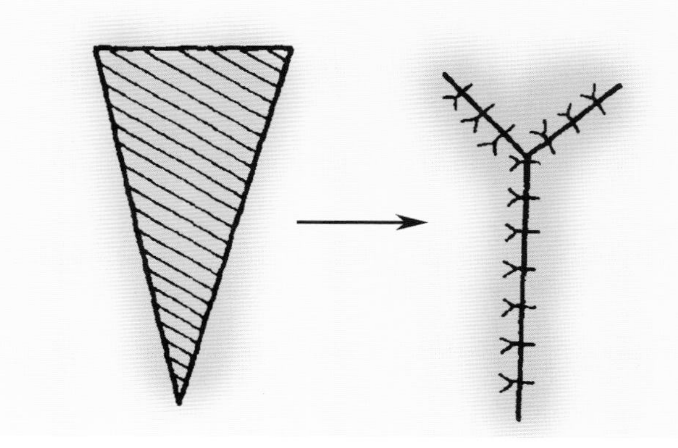

图 19-12　缝成"Y"字形

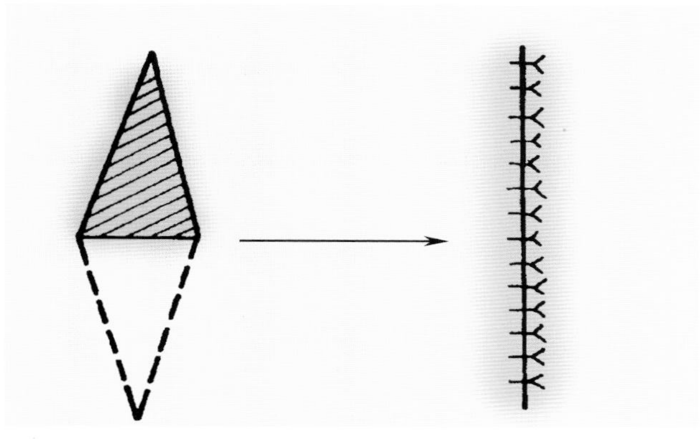

图 19-13　反向切除三角形后皮肤对位缝合

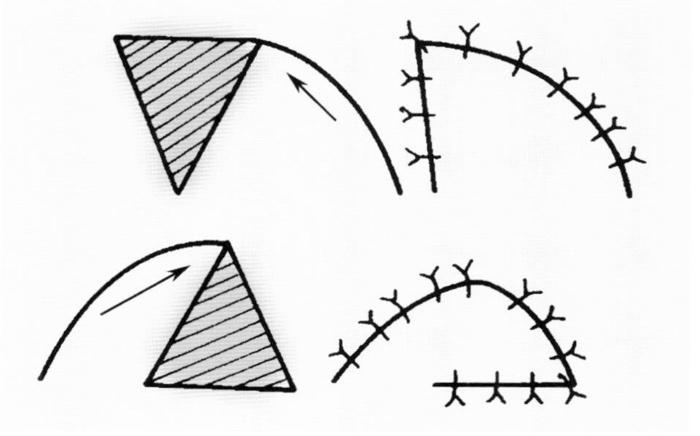

图 19-14　弧形延长一边后缝成"C"字形

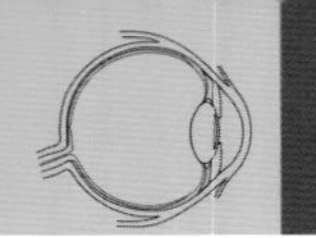

(4) 椭圆形皮肤缺损:①将椭圆形创面两侧潜行分离,然后互相对合缝成“1”字形(19-15)。②在椭圆形的一端作横的补充切口,缝成“L”字形(19-16)。③作弧形切口,变成两个三角形皮瓣,对合缝成“Z”字形(图 19-17)。

(5) 菱形皮肤缺损:①如创面不大,可游离四周皮下组织,在对角线较短的两边拉拢缝合。②与菱形的侧角成 120°方向作补充切口,其长度约等于菱形的水平轴长,然后向下作与菱形之边平形而等长的切口,再将此皮瓣转移至菱形缺损区缝合(图 19-18)。

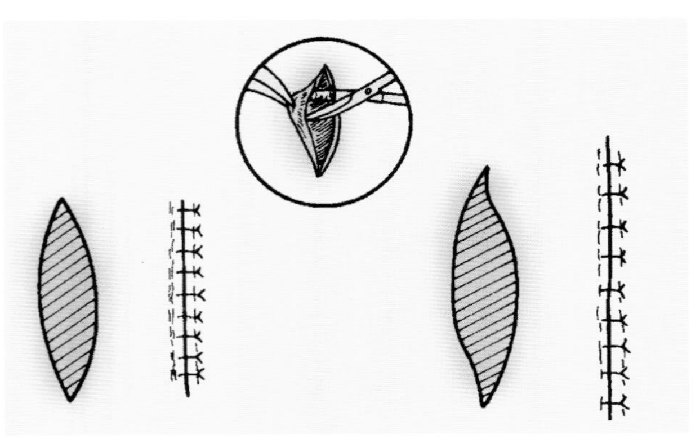

图 19-15　两边潜行分离后对位缝合

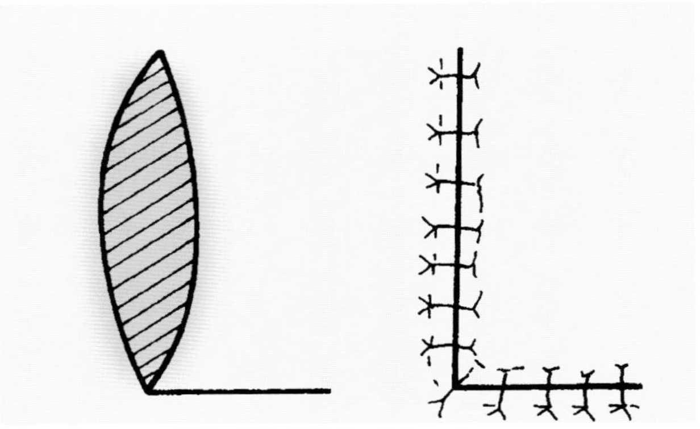

图 19-16　作补充切口后缝成“L”形

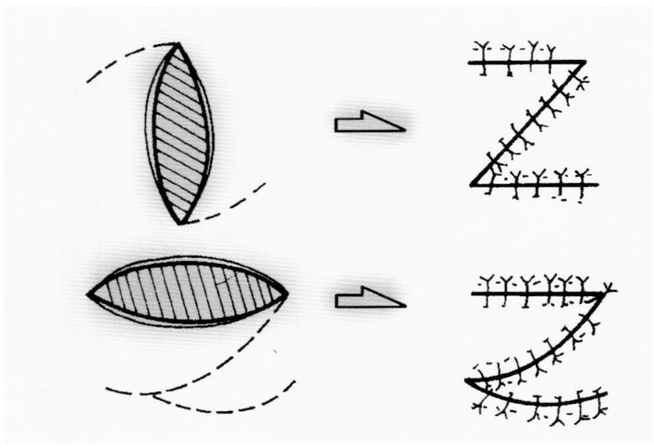

图 19-17　作弧形切口后缝成“Z”字形

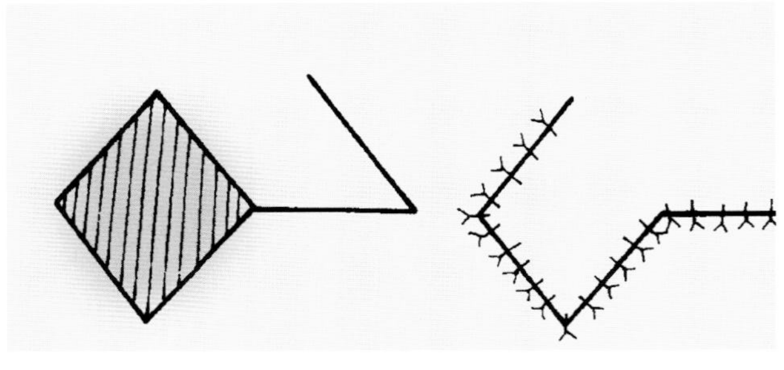

图 19-18　修补菱形皮肤缺损

(6)“Z”字成形术:在眼睑缺损修复中,“Z”字成形术常为辅助手术,目的是为了松解张力。具体方法是:①于牵引力最明显的部位作纵形切口,切口两端作方向相反的分支切口,其长度与纵形切口略等,终止于切口中点水平线上,分支切口的角度约为 45°~60°(图 19-19A);②分离皮下组织后将两个皮瓣互相交错位置,间断缝合(图 19-19B)。

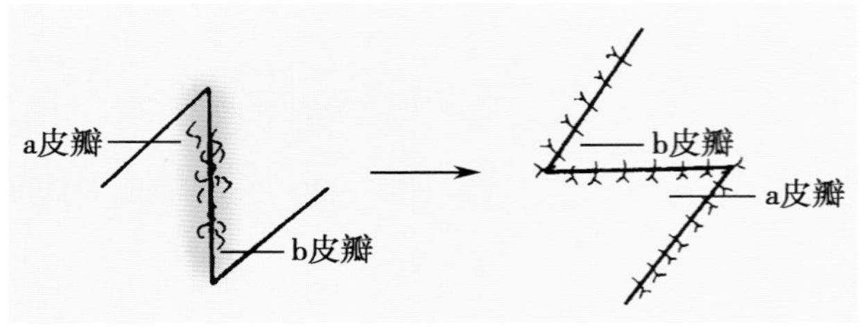

图 19-19　“Z”字成形术

(7)“V-Y”缝合法:于张力最大处皮肤两侧作 V 形皮肤切口,分离皮下组织使成为三角形皮瓣,此时因张力大而皮瓣回缩呈矛头状。潜行分离切口两侧的皮下组织,拉拢缝合成“Y”字形(图 19-20A~C)。

3. 带蒂皮瓣移植手术要点

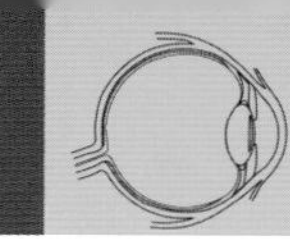

(1) 取皮部位:带蒂皮瓣移植时,因眼睑鼻侧皮肤较少,故以选颞侧皮肤为主,修补上睑缺损时,可切取颞上或颞下皮瓣,修补下睑时多选颞下皮瓣;额部皮肤较厚,术后瘢痕也明显,所以尽量少用,但若颞侧皮肤有限,也可采用额部皮瓣;颊部皮瓣皮下脂肪较多,皮肤张力大,又在颜面主要部位,故较少应用。

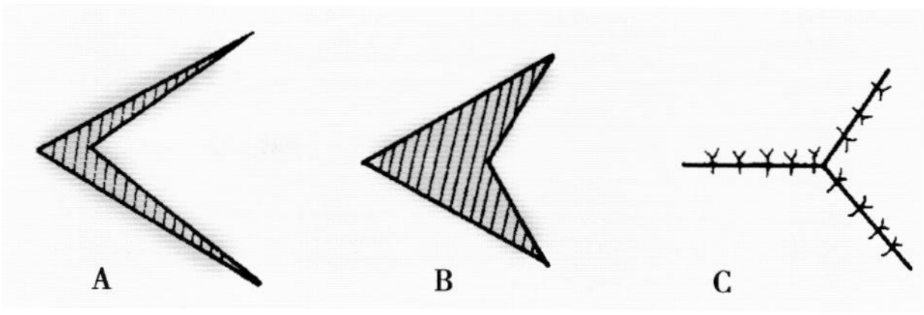

图 19-20 "V-Y"缝合法

(2) 皮瓣的大小:通常认为皮瓣应较皮肤缺损区大 1/3 或 1/4,这样即使其收缩后也足以覆盖创面;皮瓣的长度不应超过蒂部宽度的 2.5 倍,皮瓣最宽的部位也不应超过蒂部宽度的 1.5 倍。

(3) 皮瓣的厚度:应以全层皮瓣为宜。如皮瓣较厚,可在缝合之前切除部分皮下组织,但蒂部的皮下组织应予保留。

(4) 皮瓣与创面的角度:取皮的位置应尽量靠近皮肤缺损区,转移皮瓣的角度应在 40°~90°之间。如角度过大,蒂部必然过度扭曲变形,使血液循环障碍且创面不平整;若角度过小,皮瓣紧靠创面,易因牵拉及术后的瘢痕收缩,影响植皮的效果。

(5) 供皮去创面的处理:多数病例在充分分离切口周围皮下组织后,向中央拉拢两侧创缘,对位缝合即可;如皮肤的张力较大,可加做减张切口、三角形皮肤切除、"Z"字成形术或"V-Y"缝合术等以缓解张力;如供皮区皮肤缺损较多,也可用游离皮瓣修补。

4. 圆茎皮瓣移植手术要点

(1) 圆茎皮瓣的制作方法:圆茎皮瓣的制作应根据眼睑修补范围的大小及形状,在预定的供皮区画线,应稍大于欲修补范围,皮瓣的宽度与长度不超过 1∶2.5。沿线两侧平行切开皮肤及皮下组织,潜行分离,充分止血,将皮瓣卷起呈圆茎状,间断缝合。圆茎两端 2~2.5cm 处做褥式缝合。凡士林纱布覆盖,两端及表面铺以多层纱布,包扎不宜过多。

(2) 圆茎皮瓣的转移方法:3 周后即可行皮瓣转移。先剪断其一端移植于供皮区(手、前胸或上臂),再过 3 周后,剪断另一端移植于眼部。移植于眼睑时,顺圆茎皮瓣的缝合处剖开皮管,顺向切开皮下组织,铺平展开,去除脂肪组织,充分止血,将皮瓣按设计要求缝合于缺损处。3 周后断蒂。由于皮瓣带有较多皮下组织及脂肪,局部肥厚影响美观,可在移植完成 3~4 周后整修。

5. 游离皮片移植 游离皮片移植(free skin grafting)即自由皮片移植,在眼睑重建术也是较常见的一种手术方法。这种方法最明显的优点在于可以根据需要任意、多次取皮,不扩大和增加颜面的创伤,同时操作简单、一次即可完成手术。但由于皮片脱离了母体后,断绝了血供,最初只能靠创面渗出的血浆提供营养,因此易受感染发生坏死。然而随着无菌技术、手术方法的改进和抗生素的应用,控制感染已不成问题。

(1) 游离皮片的分类 根据切取皮片的厚度,可分为表层皮片、中厚皮片及全厚皮片。

1) 表层皮片:仅包含皮肤表层及少量真皮乳突层,厚约 0.15~0.25mm。这种表层皮片生活力强,易成活,但收缩力大,抵抗力弱,故在眼睑皮肤缺损修复术中应用较少。

2) 中厚皮片:约为皮肤全厚的 1/2~3/4,含皮肤表层及部分真皮组织。这种皮片较薄而柔软,耐摩擦,且收缩程度较小,成活率较高。

3) 全厚皮片:包含皮肤全层,即皮肤表层和真皮全层,但不包括皮下组织。其厚度与患者的年龄、性别及取皮部位有关,一般女性皮肤较薄,男性较厚;年幼者较薄,年长者较厚;躯干及四肢的腹侧和内侧皮肤较薄,而外侧和被侧面较厚。这种皮片收缩程度小,耐摩擦,质地柔软,富有弹性,且色泽变化小。但因是全层皮片,较厚、不易成活且易长毛,故在眼睑成形术中应用较少。

(2) 供皮区的选择

1) 尽量选择皮片的色泽、厚度及生理功能与眼睑皮肤相似的;

2) 供皮区在切除皮片后无碍外观,且不影响生理功能;

3）供皮区皮肤健康，附近部位无炎性病灶。

通常眼睑缺损修复时，供皮区的选择依次为：眼睑皮肤、耳后皮肤、锁骨上窝皮肤、上臂内侧皮肤及大腿内侧皮肤。

⑶ 皮片的切取：术前供皮区剃毛、肥皂水冲洗，酒精消毒，敷料包扎，待手术时方解开。

1）手术刀取皮：供皮区消毒、局麻后，术者或助手压住供皮区两侧皮肤且向外绷紧，使术区皮肤紧张而平坦，术者持手术刀于供皮区一侧呈 30° 切入皮肤，然后根据所需皮片的厚度，调整进刀的角度，呈 10°~15° 拉锯式前进（图 19-21）。眼睑皮肤缺损的范围较小，用手术刀取皮即可满足需要，仅少数病例需较大皮片，要使用切皮机取皮。

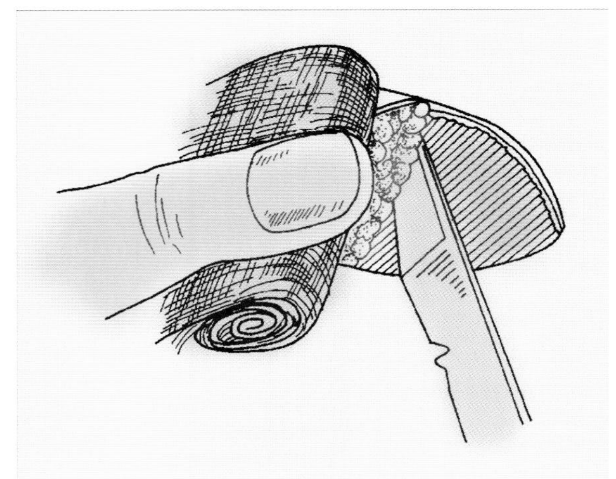

图 19-21　手术刀取皮示意图

2）Padgett-Hood 切皮机取皮：切皮前先将取皮机按放在机架上，刀片插入刀片架卡紧，然后调整刻度盘，使刀片与鼓面的距离等于所需皮片的厚度。供皮区消毒、局麻后，在供皮区皮肤表面和切皮机鼓面上，按所需皮片的大小和形状均匀涂一层胶水。术者左手握紧取皮机轴，右手执刀架，将鼓面起始端平压在供皮区上，待鼓面与供皮区黏着后，右手执刀作拉锯动作切开皮肤，随转随切，直至获得所需皮片为止。最后用止血钳夹住皮片的四角将其从切皮机鼓面上取下。

取皮时应注意：①皮片中的弹力纤维在离开母体后早期以及缝入植床后均可发生收缩，所以切取皮片时须按皮肤缺损的创面放大 1/3。②全层皮片取下后，须将附着在皮下的脂肪组织仔细剪除，以免影响皮片的成活。③取下的皮片如不立即应用，可用无菌生理盐水纱布包裹，单独放在备好的玻璃皿中，可加入少许庆大霉素以预防感染。皮片中渗出的血浆可提供皮片营养并与植床黏着，所以不可将皮片长时间置于盐水中浸泡。

⑷ 皮片的固定：皮片移入创面后，使皮片的内侧面与植床严密接触，皮片边缘与植床边缘良好对合，是保证植片成活的重要条件。

1）表层皮片的固定：用 0.25% 庆大霉素生理盐水冲洗创面后，将皮片平铺于创面，排净其下的气泡和液体（如皮片较大，可作小引流切口），然后逐层覆盖凡士林纱布、生理盐水细纱布，最后绷带加压包扎。

2）中厚及全层皮片的固定：将皮片平放在备好的创面上，边缘对齐，用 4-0 或 5-0 丝线间断缝合。固定要点为：尽量使皮片的皮纹与受皮区一致，使皮片易于成活；缝合时，可先在皮片的中央及四角各作一针固定缝合，然后依次缝合边缘，每针间距约为 3mm 左右；创面应彻底压迫止血，尽量不用结扎或电凝；缝合后皮片的松紧度应与受皮区一致；缝好皮片后，在其表面覆盖两层形状和大小与之相似的凡士林纱布，其上再盖多层细纱布；缝线的线头应留长些（6~7cm），最后将所有线头 3~4 根扎成一束，上下对称将皮片上的敷料结扎固定，使皮片与植床紧密接触；在结扎敷料的外面再盖数层纱布，然后绷带包扎。包扎时宜稍加压，但不可过紧，以免影响局部血液循环，不利于植片成活。

⑸ 供皮区的处理

1）切取表层皮片的供皮区创面不须缝合，可在止血后涂抗生素眼膏或者用凡士林纱布覆盖。保持创面清洁干燥，1 周后上皮组织可迅速再生使创面愈合。

2）切取中厚或全层皮片后，应先将供皮区周围皮肤进行潜行分离，然后拉拢缝合；如供皮区缺损较大，可作三角形减张切口或“V-Y”改形缝合等。创面用抗生素纱布覆盖，其上再覆以 4~6 层纱布。术后 7 天换药，10 天间断拆线或一次性拆线。

⑹ 植皮区的术后处理

1）游离皮片植入后数小时，即被黏着不易滑脱，8 天后新的血管吻合系统即可形成，10 天后皮片已完全生长于创面，此时可去除加压敷料和缝线。

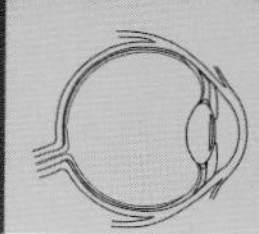

2）如植片下有少量出血，创缘处有血液渗出，可加用压迫绷带或注射止血剂；若出血较多已浸透纱布或植片下形成血肿，可剪掉部分缝线，彻底去除血凝块，充分止血后再重新缝合皮片。

3）若出现术后局部感染征象，如局部充血肿胀，分泌物增多，植片呈苍白色等，可全身应用抗生素，并去除所有敷料，行清创后暴露疗法。

4）在无菌覆盖且无感染的情况下，尽量减少换药次数，以使植片固定牢固。

5）拆线并解除绷带后，植皮处可涂油膏以软化植片、减少瘢痕，也可服用活血化瘀的中药。

(7) 植片成活的标志：一般在植皮 1 周后，即可判定植片的成活情况。成活的植片可出现以下征象：

1）颜色：游离皮片移植成功后，植片呈黑黄或灰白色，经过半年或 1 年后，逐渐与周围皮肤颜色接近。

2）形状：植片成活后均有收缩。一般表层皮片收缩 50%，中厚皮片为 30%，全层皮片为 10%。为了减少收缩，术中植片固定后，要增加对植片的压力，使植片与植床充分相贴，或可酌情缝合睑裂，减少术后眼睑的运动，以保持植片的安定。

3）瘢痕：植皮成功后，皮片边缘可出现瘢痕，且植片越厚瘢痕越明显，年龄越轻瘢痕越明显。

4）感觉：通常中厚皮片植皮成功后，第 5 周即开始有神经纤维生成，3 个月后感觉开始恢复，1 年后完全恢复。

6. 黏膜移植　黏膜移植（mucous membrance grafting）时，供区多选对侧眼的结膜、唇黏膜以及硬腭黏膜。通常对侧眼的结膜及唇黏膜适用于全层眼睑再建时替代睑结膜，而硬腭黏膜植片则用于修复眼睑后叶缺损或代替睑板结膜重建眼睑（详见第二十一章“黏膜移植术”）。

7. 异体巩膜移植　异体巩膜因取材容易、材源广泛、消毒处理简便而成为目前代替睑板的最常用生物材料，在眼睑肿瘤切除术后全部或部分眼睑全层缺损修复术中，常用异体巩膜移植（allogenic scleral grafting）。移植后异体巩膜仅起支架作用，符合睑板功能的要求，且外观对称（详见第十九章“巩膜移植术”）。

8. 羊膜移植　对于眼睑肿瘤、外伤或手术等原因引起的眼睑缺损修复以往经常采用改良的 Cutler-Beard 皮瓣、Hughe 下睑再造等修复方法，但手术较复杂，往往需要分次进行，病人等待的时间较长。早在 1940 年 Rotth 就以新鲜的羊膜移植来修补结膜的缺损，但新鲜的羊膜易引起排斥反应，经过保存的羊膜，细胞成分失活，无抗原性，不会引起受体的排斥反应。

(1) 羊膜移植的优点

1）经过深低温保存的羊膜无抗原性，无排斥反应，术后无需使用抗排斥药物；

2）羊膜中的生长因子含量高，能促进上皮的增殖，抑制上皮细胞凋亡；

3）羊膜由一层厚的胶原膜和其上的基底膜及单层表皮细胞组成，具有“接触抑制”作用，能有效地阻止纤维组织的生长，防止结膜增厚及瘢痕形成；

4）羊膜具有抗炎及抗菌作用，无继发感染发生。

5）羊膜来源广泛，植片大小不受限制。同种球结膜作为最理想的移植材料，其取材极为有限，口唇黏膜及鼻黏膜也曾被用于结膜缺损的修补，但移植后外观较差、病人痛苦大且来源亦受限制。以上均不能满足大范围缺损的需要。而羊膜移植提供了健康的基质，结膜细胞在其上较迅速的增生爬行而形成新的健康的结膜组织，修补了缺损，手术效果理想，病人的痛苦较小。

(2) 羊膜移植手术注意点（详见第二十章“羊膜移植术”）

1）上睑缺损做修补时，应注意将其分成三个层面：皮瓣、上睑提肌层（睑板层）和结膜层。

2）先设计好皮瓣，修补睑板缺损时，异体巩膜要修剪适中，与上睑提肌腱膜残端(或内外眦韧带)缝合，以免术后发生上睑下垂。

3）羊膜平铺时要注意将上皮面向上并将植床结膜覆盖在羊膜面上，8-0 可吸收缝线紧密缝合，避免羊膜外翻。眼睑血运丰富，正确组织对位和分层缝合均能成活。睑缘缝线可延迟至 15 天拆线，加压包扎一般在 10 天左右，尽量减少植片羊膜的移动。

尽管羊膜的作用机制不很清楚，但羊膜移植为临床修复眼睑大面积结膜缺损提供了一种很有价值的方法。随着羊膜材料性质的进一步研究，它将会有更广泛的应用前景。

9. 脱细胞真皮与眼睑修复　在眼睑重建手术中，通常将眼睑分为前后两层来分别进行手术修补，其中后层为睑板和结膜组织。理想的眼睑后层替代物应与睑板 - 结膜复合体具有相似的厚度、表面性质以及弹性；另外，供体必须容易获得，手术容易操作，炎症反应轻微。脱细胞真皮取材于新鲜尸体皮肤，经过特殊的处理方法使皮肤中主要引起免疫反应的细胞成分脱去，留下基底膜和真皮中的胶原基质，是一较理想的睑板替代材料。

(1) 脱细胞真皮的选材、制作与保存

1) 选材：取自新鲜尸体，并排除病毒性脑炎、肝炎、狂犬病、白血病、恶性肿瘤、有艾滋病高危因素、或死因不明者。

2) 制作方法：将取出的全层皮肤组织经大量消毒生理盐水冲洗后，用 5mg/ml 庆大霉素、1mg/ml 多黏菌素溶液浸泡 2 次，每次 15 分钟，然后使用常规固定剂（戊二醛等）对皮肤的细胞外基质进行交联，无菌条件下将皮肤置入高渗盐水中 24 小时，使表皮与真皮组织的连接松解，用自行配制的脱细胞液（胰蛋白酶和乙二胺四乙酸螯合剂）脱去细胞，用 DNA 酶、RNA 酶等对细胞成分进行第二次消化脱去，生理盐水冲洗后，进行冻干硬化处理，使脱细胞真皮组织中的胶原得到进一步的交联，具有一定的可塑性和硬度。

3) 保存方法：将制成的脱细胞真皮放入装有变色指示剂硅胶的消毒广口玻璃瓶中，中间用涤纶薄膜相隔，旋上瓶盖，用封口胶密封，做好标记，储存于 4℃冰箱内备用。

(2) 脱细胞真皮修复睑板的手术方法

1) 部分睑板缺损的修复：当睑板部分缺损时，先切开分离出睑板缺损区的创面，按缺损面积切取脱细胞真皮，以基底膜面朝向眼球表面，用 6-0 线缝合，上方缝于上睑提肌腱膜，两侧缝于残存睑板的创缘，睑缘部则与自身皮瓣连续缝合，以形成睑缘。睑板前表面分离邻近睑轮匝肌覆盖脱细胞真皮的真皮面，以保证有足够的血液供应，内表面游离上穹窿部分的结膜向下覆盖脱细胞真皮的基底膜面。术后加压包扎 5~7 天后，妥布霉素滴眼液开放滴眼。

2) 上睑全或亚全缺损的修复：常规消毒铺巾，离睑缘 5mm 平行全长切开皮肤，分离睑轮匝肌，将残留的睑板连带睑结膜中央剖开，其切口长度接近睑板全长，分离穹窿部结膜使其松解，如有较多结膜缺损则在结膜切口中间间断缝合一块羊膜。将制作的干燥脱细胞真皮浸入含抗生素的生理盐水中复水 5 分钟，基底膜面朝向眼球表面插入及镶嵌入睑板切口中，使重建一正常宽度的新睑板。将其用 6-0 可吸收线间断缝合于残留的睑板创缘，修复上睑时将脱细胞真皮上缘与上睑提肌断端缝合，下睑则与下睑缩肌间断缝合，两侧与内外眦韧带缝合，然后将分离的睑轮匝肌覆盖于脱细胞真皮表面，如合并眼睑前层皮肤缺损，则用游离的自体中厚皮瓣修复眼睑，作缝线包埋压迫敷料法固定皮肤移植片。如认为眼睑缺损区血供较差时，先一期作前层皮肤面的修补，二期再行脱细胞真皮的植入。

3) 上下睑同时全层缺损的修复：当上下睑同时全层缺损时，首先分开上下缺损眼睑的边缘，使成前后两层．然后根据上下睑的缺损面积切取相应大小的脱细胞真皮，上方与残存睑板或上睑提肌腱膜间断缝合，下方与残存睑板或下睑缩肌间断缝合，两端分别与内外眦韧带缝合；从上、下睑轮匝肌分别分离一带蒂肌瓣，转移覆盖于脱细胞真皮表面，两个肌瓣的游离端用 6-0 线间断缝合；最后移植一中厚游离皮片，以形成上下睑皮肤。6 个月后，在相当于睑裂分界处切开，再作睑缘成形术。

(3) 优点

1) 作为一种常用的移植材料，异体巩膜相对容易获得，但其经过一段时间会收缩，并且容易降解；自体游离硬腭黏膜为带黏膜的复合植片，与睑板 - 结膜复合体结构相似是它的优点，但该手术需要第二手术切口，一般眼科医生对口腔解剖结构不很熟悉，另外，带角化上皮的口腔黏膜对角膜也有一定的破坏作用。而脱细胞真皮材料容易获得，避免了第二手术切口及缩短了手术时间，经硬化处理的脱细胞真皮复水后具有较好的可塑性和弹性，光滑的基底膜面可使结膜上皮化快速进行。

2) 由于脱去了细胞成分，不仅引起的免疫反应很轻微，也大大减少了病毒寄宿的环境。手术后反应轻，无排斥反应，也无扭曲、溶解现象。

3) 手术后植入物不发生移动，可较好地与周围组织整合在一起，在受体的植入物重塑过程中，植入物处容积也不发生变化。

脱细胞真皮作为一种生物支架，保留了胶原纤维及小血管中的基质成分，这些物质都有助于引导受体细胞和新生血管的长入，形成新的细胞外基质，从而取代脱细胞真皮。目前，脱细胞真皮已得到商业化生产。

（四）眼睑的修复与重建

在眼睑外伤或肿瘤切除术后眼睑缺损的病例中，以4~6mm的小范围缺损为多，此时可将缺损两侧皮下潜行分离后直接缝合或前后两叶错位缝合；如眼睑缺损范围占眼睑全长1/3~1/2以上，则需作眼睑重建术。

具体手术设计时，至少要考虑以下几方面的因素：①有无眼球的存在及视功能的状况；②眼睑缺损的范围、位置及功能状态；③眼睑残存组织的多少、有无利用的可能，周围组织瘢痕的情况，皮肤可能移动的范围及对侧眼睑的情况；④若需组织移植，应考虑可供移植的皮肤、黏膜及睑板的来源（如有眼球存在，只能利用黏膜组织修补眼睑后叶，这样可减少对角膜的刺激）；⑤若术中已将肿瘤组织彻底切除，应同时作眼睑缺损的修复，以减少患者的痛苦并缩短病程；若是二期修复，需看是否伴有结膜囊狭窄及粘连，考虑同时行结膜囊成形术。

1. 上睑全层缺损成形术　上睑全层缺损应立即作成形术，否则因角膜暴露，可造成暴露性角膜炎以致失明。

（1）直接缝合法：年轻患者眼睑全层缺损1/3左右，老年人缺损1/2左右，都可以采用直接缝合法。

1）手术步骤：①在缺损区两侧沿正常睑缘灰线切开，深约2~3mm，将眼睑剖成前、后两叶；②用镊子固定肿物，距肿物边缘2mm用剪刀剪除肿物，并将缺损区修剪成五边形；③外眦切开，潜行皮下分离缺损区边缘；④用4-0丝线间断缝合睑板后叶。若缝合张力过大，则切断外眦韧带上支；⑤用5-0丝线间断缝合睑板前叶（睑缘缝线打结后，线头留长一些，并固定到颊部牵引2天，使睑缘稍隆起）；⑥若眼睑皮肤张力较大，可在创缘作“Z”字补充切口，并将a、b两皮瓣错位缝合。

2）手术要点：①此手术方法中最重要的步骤是在手术显微镜或放大镜下仔细对好睑板断端；②术后早期眼睑较紧张，睑裂也较小，但术后1个月左右即可恢复正常；

（2）Tenzel半圆皮瓣术　这种手术特别适用于眼睑中央全层缺损40%~60%者，但内、外侧睑板至少应保留2mm，以便于缝合。

1）手术步骤：①全层切除眼睑中央病变，并将缺损边缘修剪成五边形；用亚甲蓝在外眦处画一个半圆皮瓣，半圆直径距外眦20mm；沿标志线作切口，并潜行分离制成半圆形皮瓣（图19-22）。②在皮瓣下作外眦切开术，并切断外眦韧带上支；沿外眦韧带上半部分离眶隔，以便使移植片向内侧移动。③将上睑外侧部包括半圆皮瓣向内侧旋转，分别缝合睑板及皮肤肌肉层（图19-23）。④分离穹窿部结膜并前移作为旋转皮瓣衬里，再将旋转皮瓣缝至眶外缘骨膜内面，固定于外眦韧带上（因保留了外眦韧带下支，故下睑较稳定）。⑤间断缝合半圆形皮瓣（图19-24）。

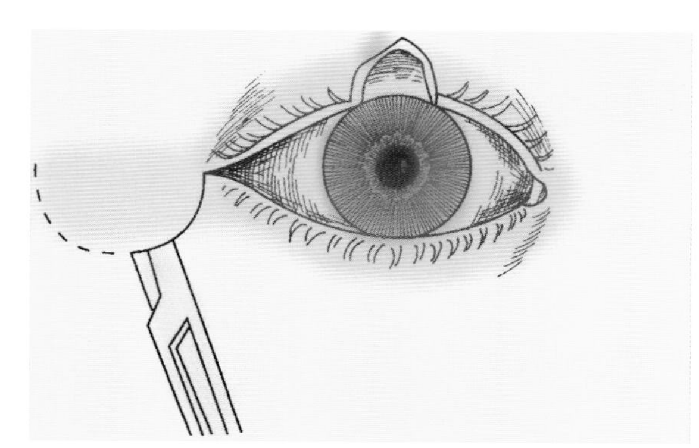

图19-22　制作半圆形皮瓣

2）并发症：外眦处睑球粘连、丧失正常眼睑外形、无睫毛或睑切迹等。

（3）Cutler-Beard皮瓣术：此成形术适用于上睑大面积全层缺损或全部缺失，借助下睑组织修复上睑，其条件是上睑提肌腱膜存在。

1）手术步骤：①将上睑缺损修剪成五边形切口，作外眦切开术，这样可使缺损区减少5mm左右。②根据上睑缺损的水平宽度，用亚甲蓝标记出下睑所取皮瓣的宽度；在下睑缘以下约4mm处水平切开皮肤、皮下组织及肌层（切口长度为皮瓣的长度），在下睑板中央横向切开睑板和结膜，只留下3mm宽的睑板和睑缘，两侧垂直切口延长至下穹窿（图19-25）。③将下睑皮瓣（皮肤、肌肉及睑板结膜）通过下睑桥下拉向上睑，与上睑缺损区对位缝合；缝合时要将皮肤、肌肉及结膜三层分别缝合，首先用8-0尼龙线将皮瓣的下穹窿结膜端与上睑的上穹窿结膜端连续缝合，再用6-0丝线将上睑提肌腱膜固定到下睑皮瓣的下睑缩肌上，

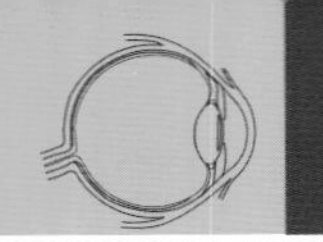

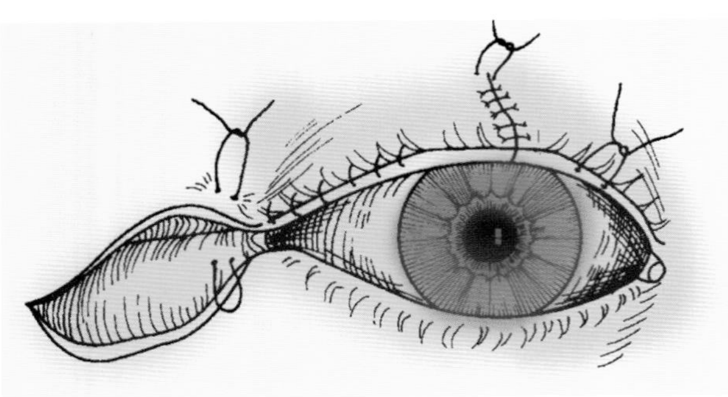

图 19-23 将上睑外侧包括半圆皮瓣向内侧移动后缝合

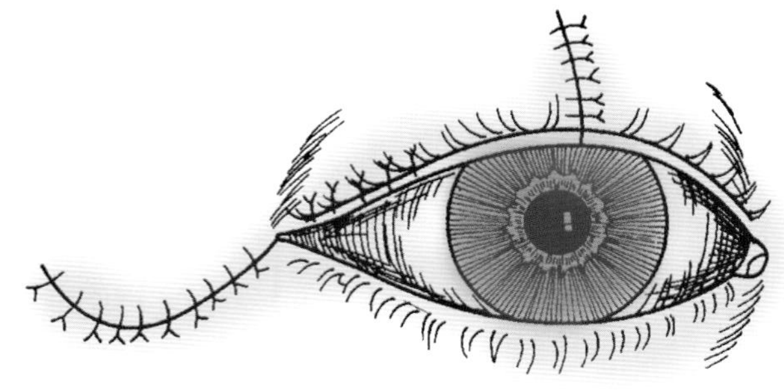

图 19-24 间断缝合半圆皮瓣

然后间断缝合皮肤(图 19-26)。注意下睑缘桥下缘依然开放,可用抗生素纱布包扎,但压力要尽可能小,以防裂开。④8~10 周后,眼睑血液循环及淋巴系统重新形成,即可进行二期重建;用亚甲蓝在新的上睑缘下 2~3mm 处画一横行标志,用剪刀剪开,注意剪时要使结膜面略长,以便角化成新的上睑缘缘间组织。⑤将下睑皮瓣的余下部分拉回原位,用刀片在下睑缘桥下缘切下薄薄一层,以形成新的组织缘,然后分别缝合下睑:8-0 尼龙线连续缝合结膜,6-0 丝线将下睑缩肌与余下的供体下睑桥上的睑板连续缝合,用 7-0 丝线连续缝合皮肤伤口(图 19-27)。⑥若新恢复的下睑有眼睑横向松弛和外翻现象,可在其外侧作一小三角形切除,然后拉紧下睑对位缝合。

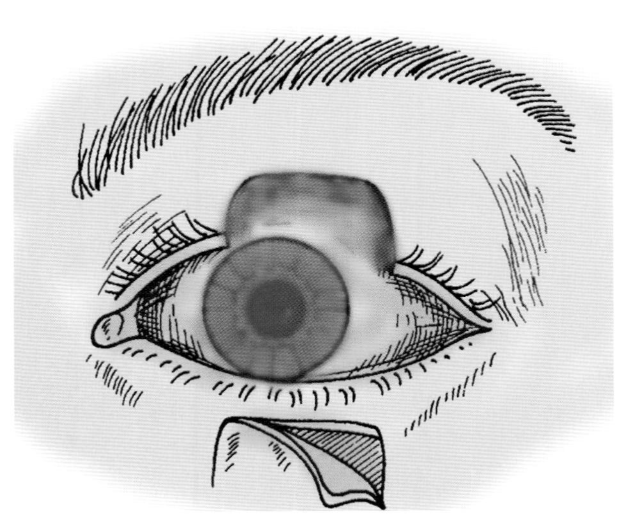

图 19-25 制作下睑皮瓣

2)并发症:下睑桥皮肤坏死。为预防之,与下睑桥相连的皮肤宽度不得少于 4~5mm,以保持其边缘血管的完整性;术后对下睑桥应细心保护,以防压迫坏死或外力使其断裂。另外,因新形成的上睑含很少的睑板,所以上睑不稳;若在皮肤、肌肉和结膜之间插入异体巩膜或自身耳软骨代替睑板,就可重建较稳定的上眼睑,这就是改良的 Cutler-Beard 皮瓣术。

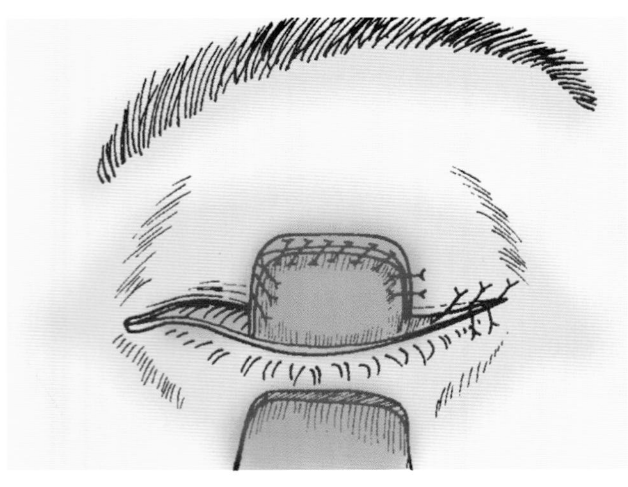

图 19-26 将下睑皮瓣拉至上睑缺损区缝合

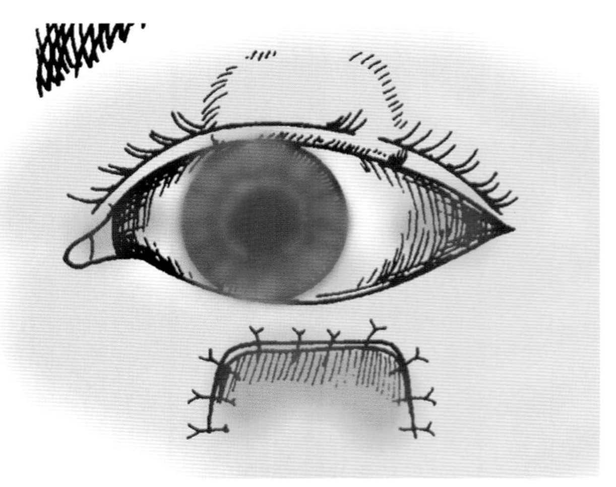

图 19-27 将余下的下睑皮瓣拉回原位缝合

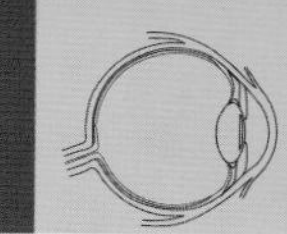

(4) 改良的 Cutler-Beard 皮瓣术：这种手术的改良之处在于将下睑板全部保留于下睑，而从下睑板下缘下方将全层的下眼睑组织上移，然后从这个上移的带蒂皮瓣上分离出下睑结膜，并用 8-0 尼龙线连续缝合于上睑结膜组织上。

下一步用异体巩膜片或自身耳软骨来代替上睑板，采用 7-0 丝线间断加连续的方法，将睑板代替物缝至上方的上睑提肌腱膜上（图 19-28）。下睑的皮肤肌肉瓣构成了新上睑移植片的前层，然后肌肉对肌肉、皮肤对皮肤进行缝合。常规手术 10 周后行眼睑分离术。

图 19-28　将异体巩膜片代替上睑板，缝至上方的上睑提肌腱膜上

(5) 混合移植术：混合移植（composite grafting）是修复患者唯一有视力眼的眼睑缺损达 50% 或以上的一种较好的方法。它是通过移取皮肤和肌层，将供体植片分离为前、后两个部分，仅将后层缝合到位，并用来自受体眼睑邻近区域的前徙带蒂皮瓣来覆盖，这样新建的眼睑中仅部分组织为异体，能确保更好的血液供应，因而更易存活。

手术步骤：

1) 先行外眦切开术，尽量使上睑缺损区减少。然后将受体眼睑处残留的皮肤，从睫毛线上方约 2mm 处切开，分离出皮肤、肌肉瓣，以便向外侧前徙（图 19-29）；

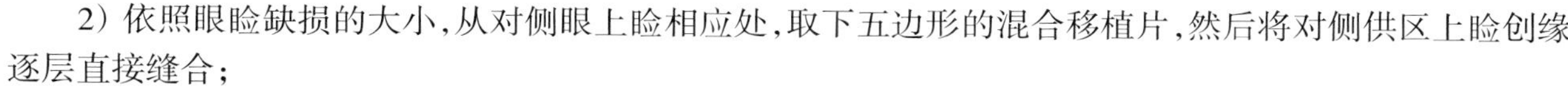

2) 依照眼睑缺损的大小，从对侧眼上睑相应处，取下五边形的混合移植片，然后将对侧供区上睑创缘逐层直接缝合；

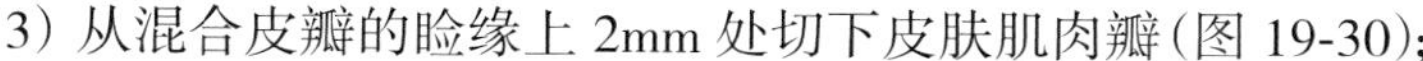

3) 从混合皮瓣的睑缘上 2mm 处切下皮肤肌肉瓣（图 19-30）；

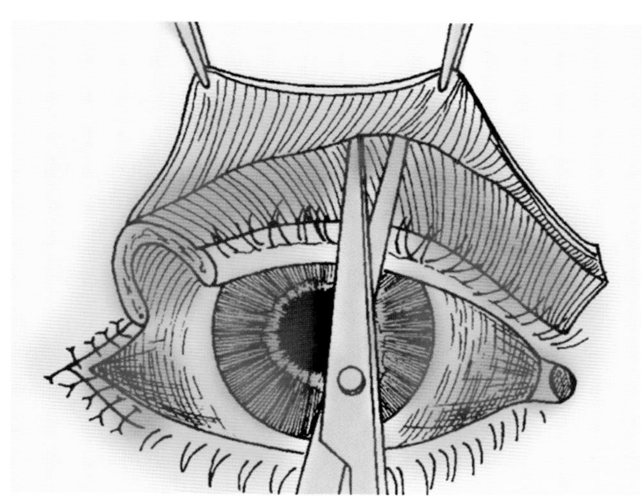

图 19-29　自睫毛上方 2mm 处分离皮肤肌肉瓣

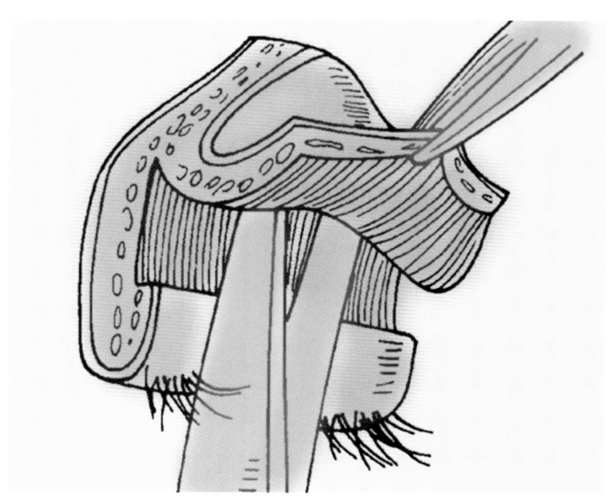

图 19-30　自混合移植片的睑缘上 2mm 切下皮肤肌肉瓣

4) 将混合皮瓣（带全层睑缘、睑板及结膜）移入受体区，先用 3 针 6-0 丝线将睑缘与植片固定；然后 7-0 尼龙线连续吻合睑板（不要穿透睑板）（图 19-31）；

5) 从混合皮瓣上分离处的皮肤肌肉瓣，被用来遮盖前徙后出现的内侧缺损（图 19-32）。

以上是上睑缺损成形术中常用的几种术式。总的来说，因上睑的主要功能是开启睑裂，所以重建上睑时不仅有外观的要求，更重要的是恢复上睑的开睑功能，因此要仔细地将上睑提肌断端缝合在重建眼睑的后叶上；另外，不能单独使用下睑结膜或唇黏膜作为上睑后叶。

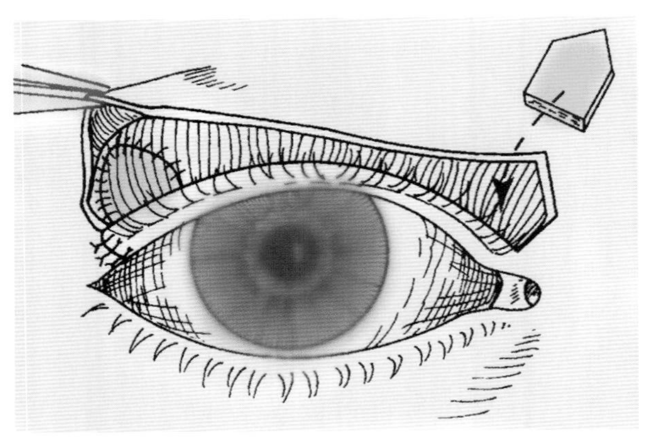

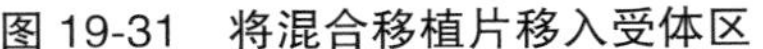
图 19-31　将混合移植片移入受体区

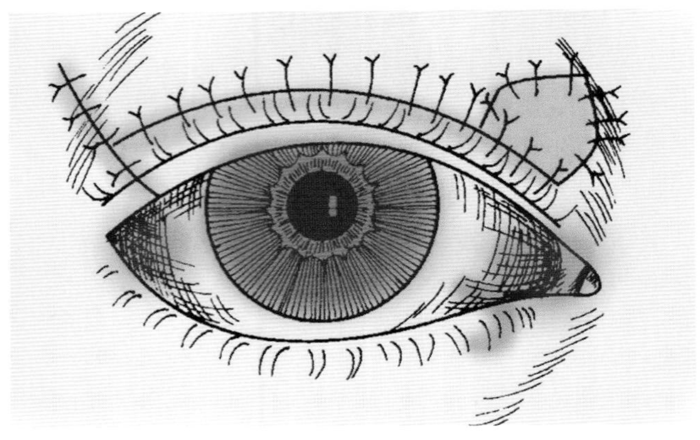

图 19-32　用取下的混合移植片的皮肤肌肉瓣遮盖内侧缺损

2. 下睑全层缺损成形术　下睑全层缺损的成形时，要考虑患者的年龄和组织的弹性。如老年人下睑皮肤松弛，弹力减弱，易于伸展，因此减少了缺损的范围，有利于直接缝合；而年轻人则不同。

(1) 直接缝合法：对于下睑中央缺损小于 40% 睑缘者，就可以同处理上睑一样，采用直接缝合法；年轻人因组织弹性好，所以缺损须 30% 以下才可直接缝合，但若加上外眦切开术，就可以对 40% 以下睑缘缺损者进行直接缝合。

手术步骤如下：

1) 切除肿物及周围 2~3mm 正常组织，并将创缘修剪成五边形。

2) 用固定镊夹持缺损区创缘两边使之靠近，看能否直接缝合。如张力过大，则作外眦切开术，不同之处是分离外眦韧带的下支并切断）(图 19-33)。若张力仍大，则自灰线将下睑剖成前、后两叶（切口深达下穹窿）。

3) 先用 7-0 丝线间断缝合两创缘睑板，在结膜面打结以便拆线（图 19-34）。

4) 用 5-0 丝线行前、后叶睑缘垂直褥式缝合（结膜后线头留长些，术后行牵引以消除睑缘切迹）(图 19-35)。

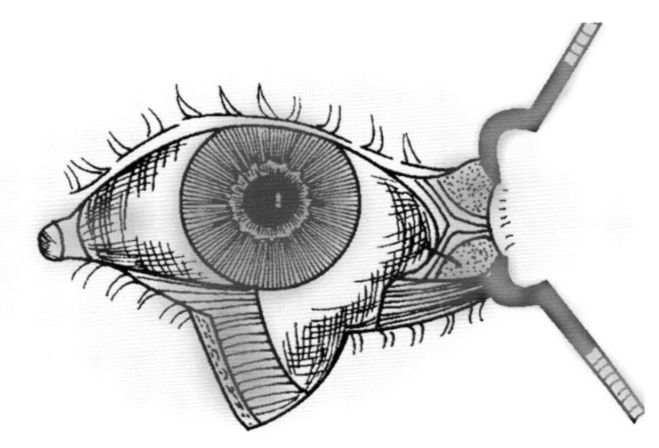

图 19-33　切断外眦韧带下支

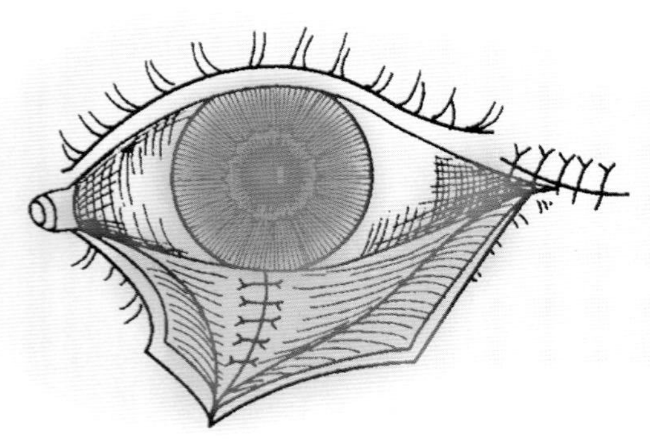

图 19-34　先缝合后叶眼睑，并在结膜面打结

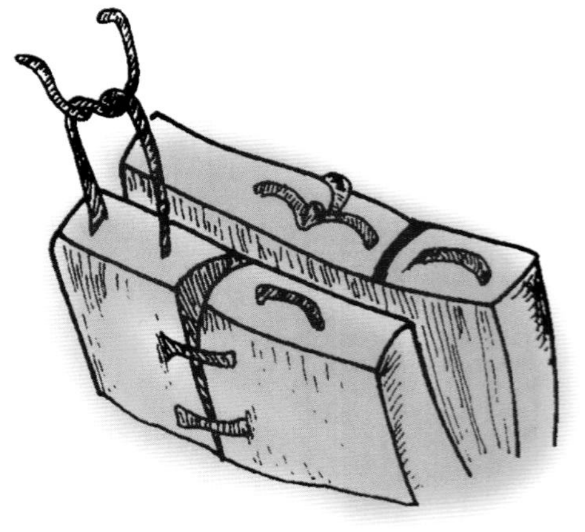

图 19-35　前、后叶睑缘垂直褥式缝合

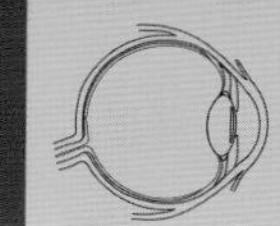

5）睑板以下的创缘直接缝合后，会呈现“猫耳现象”，可用直剪刀做斜三角形的皮肤、肌层切除（这是下睑全层缺损修复中的常用手法）（图 19-36）。

6）缝合皮肤，结膜囊涂抗生素眼膏，单眼绷带包扎。术后 5~7 天拆皮肤缝线，10 天拆结膜缝线。

（2）Tenzel 半圆皮瓣术：下睑缘缺损达 15mm 以上或 40% 睑缘左右时，可通过 Tenzel 半圆形皮瓣来修复。当眼睑内、外侧至少有 3mm 长的睑板存在时，此法修复眼睑缺损最好。

手术步骤如下：

1）切除肿物后，将下睑缺损区创缘修剪成五边形。

2）用亚甲蓝自外眦画半圆线，起自外眦，向上呈弧，其顶点在眼眉弓外侧底部，然后向外下方延续，直到瓣的宽度与下睑缺损的宽度一致或略宽（图 19-37）。

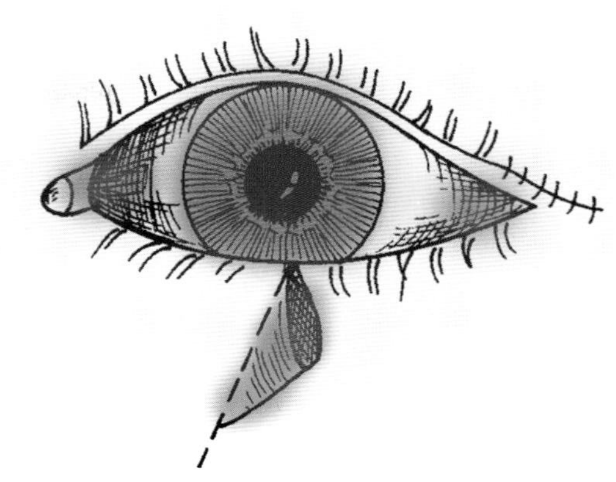

图 19-36 切除多余“猫耳”

3）沿画线作半圆形皮瓣切口，在该切口之下作外眦切开，并向下分离至外侧眶缘，切断外眦韧带下支，保留上支。

4）潜行分离半圆形皮瓣并向内转移，将下睑外侧组织向前推移至缺损区内侧缘并缝合固定。

5）穹窿部结膜上移作为皮瓣的后面（以减少睑球粘连的形成），至皮瓣上缘连续缝合。

6）用 6-0 不吸收缝线在半圆形皮瓣近外眦部，作 1~2 针深埋藏的褥式缝合，将上、下睑外侧缝于眶外缘内面骨膜上，固定外眦（图 19-38）。

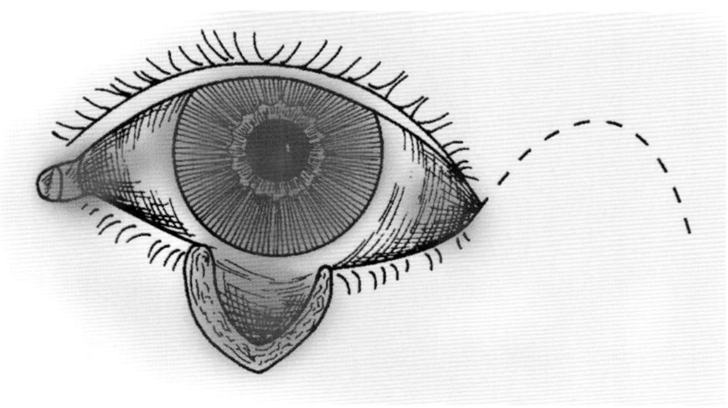

图 19-37 切除肿物后亚甲蓝标记半圆形皮瓣

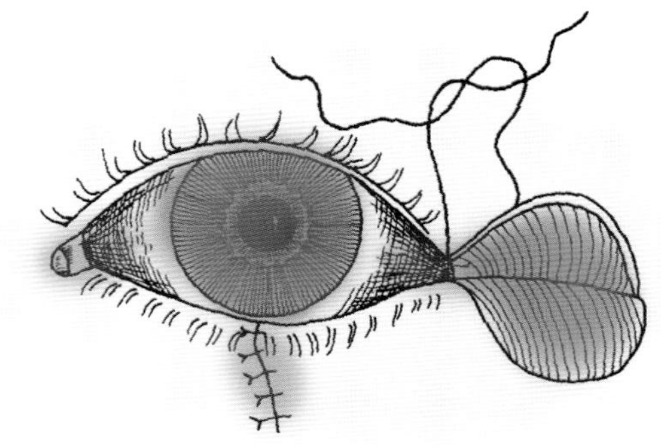

图 19-38 将上、下睑外侧缝合于眶外缘内面骨膜上

7）下睑多余“猫耳”做斜三角形切除。

（3）Hughes 下睑成形术：这种手术需要一个 Hughes 睑板结膜移植片，一个带蒂皮瓣或游离皮瓣。适用于下睑大部或全部缺损，但上睑完整，与下睑相连的颊部皮肤完整，并可供作移行皮瓣的病例，但需两步完成。

第一步：

1）切除肿物后，将下睑缺损区创缘修剪成长方形。

2）首先行下睑外眦切开术，然后在中等张力下测量残留的缺损，作为上睑睑板结膜瓣的水平长度。

3）用开睑钩翻转上睑，在睑缘上方至少 4mm 处（小于 4mm 则术后上睑板残余部分会发生畸形），按上步测量的长度水平切开结膜及睑板；切口两端行睑板结膜垂直切口至上穹窿部（图 19-39）。

4）在切口内分离睑板与眼轮匝肌，并将 Müller 肌保留在上睑内（通过睑板上缘的上方结膜下注入生理盐水使结膜隆起，可使这条肌肉易于分离）。

5）将上睑睑板结膜瓣拉至下睑缺损处，睑板与睑板连续缝合，睑结膜与下穹窿结膜用 8-0 尼龙线连续缝合，线头应从下睑皮肤穿出（分离下睑缺损区两侧灰线 2mm，可使植片很好地固定于睑缘）（图 19-40）。

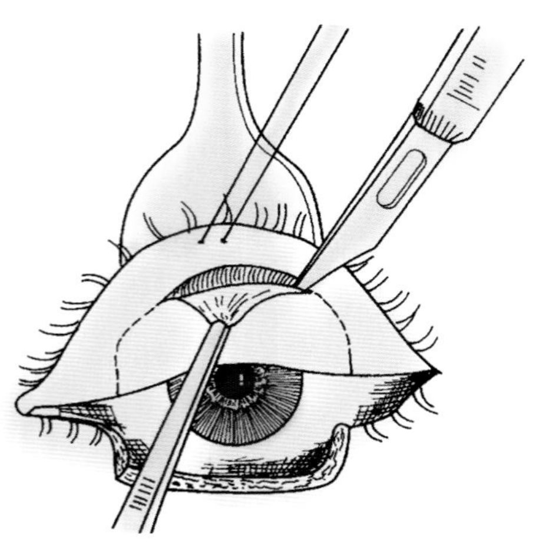
图 19-39　制作上睑睑板结膜瓣

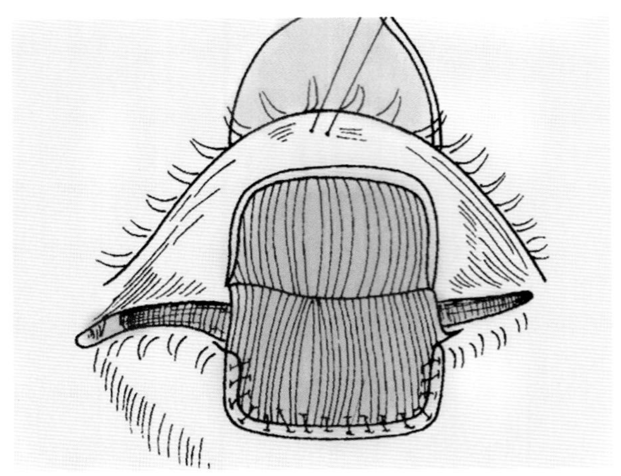
图 19-40　将上睑结膜瓣拉至下睑缺损处对位缝合

6）下睑缺损区前叶的修复，应视下睑皮肤的紧张度而定。如下睑松弛，可用颊部皮肤滑行或旋转皮瓣修复；如下睑皮肤紧张，可行对侧或同侧游离植皮。

第二步：

为使睑板结膜瓣完全愈合，重建血液循环及淋巴回流至少 8 周，所以可在 8 周后切开分离上、下睑。

1）术后 8 周自睑裂处剪断睑板结膜瓣，剪时切口略向弯曲，并使下睑保留较多的睑板结膜瓣。

2）修整下睑缘，使结膜长于睑板 1~2mm，便于将来角化成缘间组织。

3. 眦部缺损眼睑成形术

手术步骤如下（以外眦肿瘤缺损为例）：

(1) 首先将上下眼睑连在一起，切除外眦肿瘤组织（图 19-41）。

(2) 制备上睑 Hughes 睑板结膜瓣，并将其前徙斜向移入外眦区并缝合到位（图 19-42）。

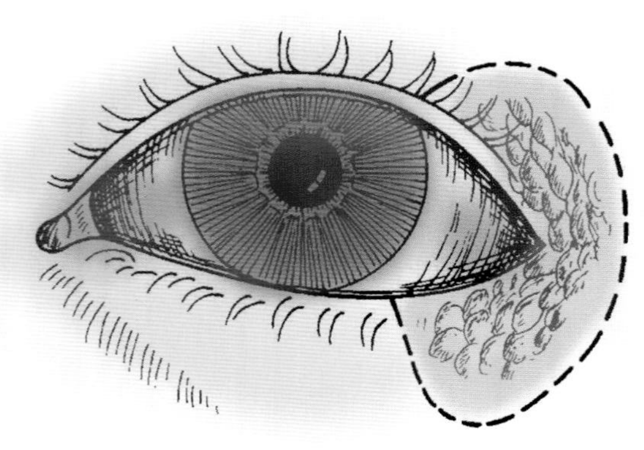
图 19-41　切除外眦处肿物

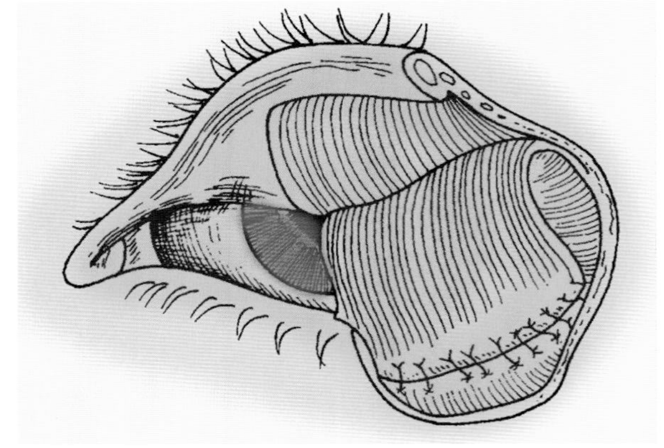
图 19-42　将上睑 Hughes 睑板结膜瓣前徙斜向移入外眦区缝合

(3) 从外侧眶缘取 5mm 宽的 U 形骨膜皮瓣，用 6-0 的丝线将其固定到分离灰线处的外侧眼睑余下部分，以加强外侧眼睑部分的固定（图 19-43）；若外侧骨膜也被切除，可用自体阔筋膜移植片代替 U 形骨膜皮瓣。

(4) 分离邻近颊部皮肌组织，使其向上覆盖睑板结膜移植片。

(5) 若余下的皮肤缺损区不大，可用旋转皮瓣来解决；若外眦缺损区较大，可从耳后、锁骨上或锁骨下等部位取游离植片，以覆盖余下的皮肤缺损（图 19-44）。

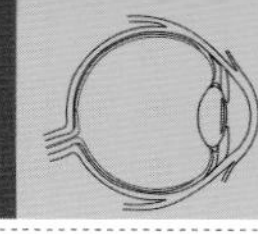

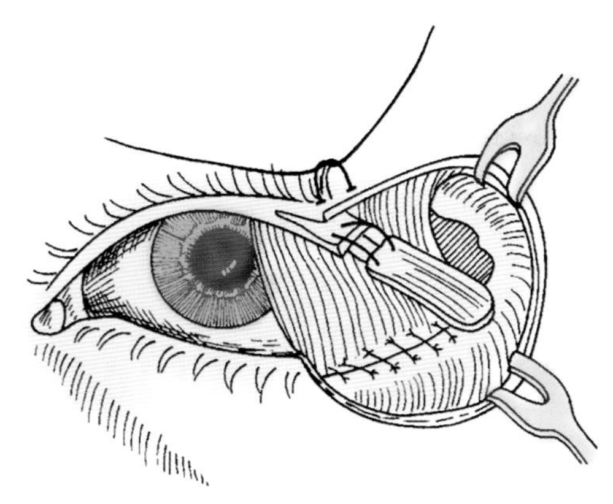

图 19-43 将骨膜皮瓣固定到分离灰线处的外侧眼睑余下部分

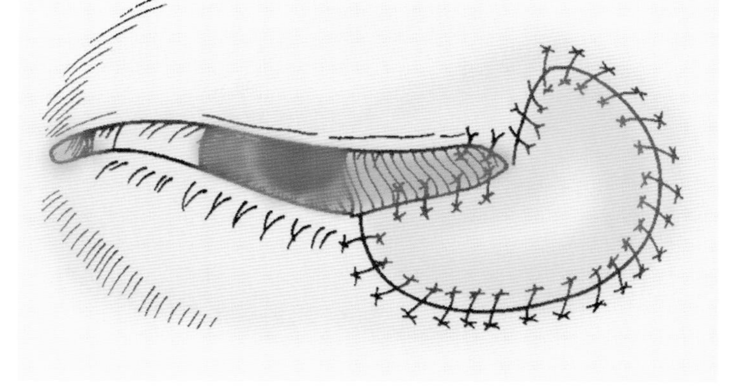

图 19-44 用旋转皮瓣覆盖余下的外眦皮肤缺损

以上是眼睑外伤或肿瘤切除术后眼睑缺损上、下睑重建时常用的几种术式。一般来说，眼睑重建的手术方式是基于眼睑缺损比例的大小而定，而且上、下睑也有所不同；但即使这些因素相同，不同年龄的患者也因眼睑皮肤松弛度不同而处理方式不一，因此术者必须能够灵活掌握，选择最恰当的手术方案或综合手术方案。

二、眼的分泌腺移植及原理

因外伤、自身免疫性疾病等因素导致的严重水液及黏蛋白缺乏性干眼是一种眼表疾病，常用人工泪液替代疗法治疗。但这种方法有许多局限性，如成分与正常泪液有较大差异，需持续频繁点用而给患者带来巨大的经济及精神负担；对于泪液分泌完全缺失的重症干眼患者来说，泪点封闭、泪道栓塞等减少泪液流失的方法也几乎是无济于事的。对这些患者来说，通过一种人体自身分泌的、与泪液成分相近的体液来替代泪液无疑是最理想的治疗方法。由于唾液腺腺体及其分泌物具有与上述要求相符的特点，目前在这一领域做了许多基础及临床研究，结果表明自体颌下腺移植和唇唾液腺移植对重症干眼能起到较好的治疗效果。

唾液腺分为两组：大唾液腺（腮腺、颌下腺、舌下腺）和小唾液腺（唇腺、腭腺、舌腺及颊腺），均为管状腺泡腺体。唇腺是分布于上下口唇周围的腺泡，腺泡与之相连的短腺体导管直接或几支混合开口于唇黏膜。正常唾液腺每天分泌 0.8~1.0L 唾液，在无刺激情况下，15% 由腮腺分泌，30% 由颌下腺分泌，5% 来自舌下腺，15% 来自上下唇腺，30% 来自颚腺和舌腺，5% 来自颏腺。不同腺体分泌的唾液有不同的特征：颌下腺分泌物为以浆液为主的多种混合物，成分接近正常泪液，其中尚含多种生长因子，包括表皮生长因子、神经生长因子、转化生长因子、分泌型免疫球蛋白 A（SIgA）等；唇腺分泌物为浆黏液，其中脂质水平为大唾液腺的 4~5 倍，此外还含有高浓度的免疫球蛋白（IgA）、上皮生长因子和 α- 转化生长因子等；腮腺分泌物几乎为纯浆液；舌下腺、颚腺分泌物为纯黏液。

唾液腺在理化性质上比泪液波动大。如渗透压：唾液腺液 200~310mOsm/L，泪液 300~310mOsm/L；pH：唾液腺液 6.75~7.25，泪液 7.47；比重：唾液腺液 1.002~1.012g/ml，泪液 1.004~1.008g/ml；表面张力：唾液腺液 15~26dyn/cm，泪液 40dyn/cm；黏稠度：唾液腺液 2~3 厘泊，泪液 1 厘泊。唾液腺中主要有机物为血清白蛋白、血清球蛋白、黏蛋白、尿素、尿酸，以及一些氨基酸和酶，如色氨酸、涎淀粉酶和溶菌酶。主要的无机物为氯化钠、氯化钾、碳酸氢钠和磷酸盐类等。

由于唾液腺具有自体性、持续分泌、成分与泪液相似的特点，很久以来，人们就开始探索利用唾液腺移植治疗严重干眼。最早是 Fivatov 于 1951 年报道，他将腮腺导管移至结膜囊，称为涎管 - 结膜吻合术。之后又有一些人报道该方法可以有效重建泪膜、改善眼表，并在活体证实唾液淀粉酶没有溶解蛋白和磷脂的活性，因而不会损害角膜和结膜上皮的糖蛋白和磷脂。

但这一手术存在的主要问题是患者会有明显的泪溢，尤其在进食时表现会非常明显，部分患者因需要不断擦拭眼泪导致眼睑炎症、眼睑外翻甚至角膜擦伤。Bennet 曾进行结膜 - 鼻窦 - 鼻切开术改善引流从

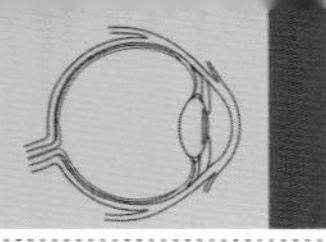

而减轻了这一症状，但又会导致流涕，另外进入鼻窦开口处的 Stem 膜常有结痂形成，需要经常进行清洗。X 线照射腮腺一般能减少分泌，但缺乏精确的计算量，并存在致癌的潜在危险，多数病人会在数周后泪液又增多如故。切除部分腮腺有导致面神经麻痹的危险。该手术存在的另一问题是腮腺分泌液几乎为纯浆液，缺乏在构建正常泪膜所需的重要成分 - 黏液，对于重症干眼症患者难以形成一个稳定有效的泪膜。腮腺管移植术的成功率因干眼症的病因不同而异，对沙眼等仅因瘢痕引起的干眼症成功率在 98% 以上，Steven-Johnson 综合征则约有 1/3 失败，对于眼类天疱疮和碱烧伤成功率极低。

基于上述研究结果，利用具有混合性浆液黏液分泌物的腺体替代治疗干眼显然是一种更理想的选择。1990 年 Kumar 进行了首次颌下腺移植的动物实验，实验模型为切除泪腺的兔，通过显微血管吻合技术进行自体颌下腺移植，使角膜溃疡的发生率降低了 63%，同时还证实去神经支配的颌下腺的基础分泌一直存在，且在 2 个月内持续增加。此后，Kumar 又报道术后 6 个月兔眼泪液较术前明显增加，结膜、角膜及移植颌下腺组织结构正常，进一步研究发现去神经支配的移植颌下腺组织里存在健康的神经元及神经末梢，可能为其能长期持续分泌的组织学基础。临床颌下腺移植的病例报道首见于 1990 年，Macleod 为一例双眼泪腺缺损的 16 岁男孩进行了双眼先后颌下腺移植，术后患者畏光、眼睑痉挛症状明显缓解，视力改善。Geerling 等在 1998 年报道了对一批严重干眼患者进行自体颌下腺移植的疗效，患者分别为泪腺发育不良、泪腺切除或放疗、外伤性泪腺脱离、眼类天疱疮、类风湿性关节炎、面神经麻痹及特发性干眼等，术后随访 1 年成功率为 75%(6/8)，失败 2 眼中 1 眼发生自身免疫性疾病，另 1 眼是因为显微血管吻合不良导致移植腺体未存活。腺体存活患者症状均明显减轻，视力均有不同程度的提高，泪液分泌试验明显改善，术前平均(1.5±1.1)mm，术后 1 周(15.5±17.3)mm，术后 3 个月(16.0±11.4)mm（与术前比较 $p<0.01$）并维持于此水平，术后 1 年增至(23.8± 9.5)mm（与术后 3 月比较 $P>0.05$）。术后 1 年成功患者均有机会性泪溢，如在情感刺激、咀嚼运动、颞侧局部温度升高等条件下可有偶尔流泪，其中 2 例患者溢泪严重，最终将移植腺体切除 1/2~1/3，切除腺体病理检查显示组织存活。2000 年 Geerling 等报道了对自体颌下腺移植术后“泪液”成分的分析，发现其与组成正常泪液有类似，但某些成分在量上有一定差异，如总蛋白浓度较正常泪液低，溶菌酶和淀粉酶含量高，渗透压较正常泪液低。

（一）自体颌下腺移植

1. 手术适应证 严重干眼，Schirmer 试验≤5mm，眼表可见明显损害，长期点用人工泪液或放置泪道栓不能改善，并经内科风湿科检查、唇腺活检、锝同位素扫描排除 Sjögren 综合征等伴有唾液腺病变的干眼。

2. 术前准备

(1) 检查眼部情况：包括视力、眼压、裂隙灯、基础及反射性泪液分泌试验、角膜荧光素染色、虎红染色、泪膜破裂时间、印迹细胞学检查、B 超及视觉电生理检查等。

(2) 检查全身情况：如心、肺、肝、肾等全身重要脏器功能，评估能否耐受手术及全身麻醉。术前 3 天开始清洁口腔，检查有无松动牙齿、义齿以防全麻气管插管时脱落。

(3) 详细告知患者：如手术目的、风险、可能出现的并发症及预后等，使患者及家属对手术有充分的理解，自愿接受手术。

(4) 术前 3 周左右在颞区作 2~3cm 切口，在帽状腱膜下分离，置入 30ml 的皮肤扩张器，注射壶放置在距扩张器 3~4cm 处，分层缝合伤口。作切口后第 2 周开始注水，1~2 次 / 周，每次 3 ~4ml，直至扩张器完全充盈方可行颌下腺移植术。

3. 手术步骤

(1) 麻醉：气管插管下全身麻醉。

(2) 游离颌下腺（图 19-45）

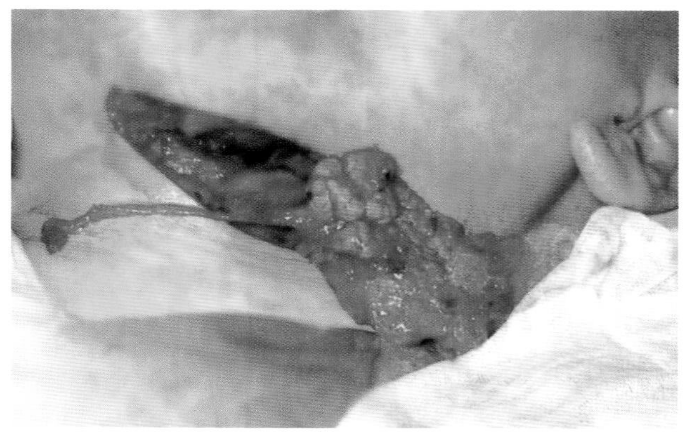

图 19-45 游离颌下腺腺体及导管

1）侧卧位，患侧垫高 15°~20°。在患侧下颌骨下缘 1.5cm 处作 6~8cm 长切口，切开颌下皮肤、皮下组织、颈阔肌和深筋膜，暴露颌下腺，在颌下腺被

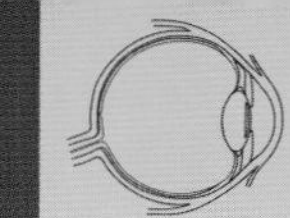

膜外分离颌下腺组织，注意保护位于此处的面神经下颌缘支。

2）暴露并结扎面前静脉、颌外动脉的远心端。

3）向内向后分离暴露下颌舌骨肌，拉起下颌舌骨肌后显示舌神经及颌下腺导管，切断与舌神经相连的颌下神经节并结扎之。

4）向前上方充分游离颌下腺导管至口腔底，碘伏消毒口腔黏膜，开口器开口，于舌下肉阜处确认颌下腺导管开口后沿其周围 3mm 的黏膜组织切开，向口底方向进一步分离导管，最终经颌下皮肤切口处将颌下腺导管及其开口处黏膜组织一起取出。分离时注意保护舌神经，并切断结扎与颌下腺导管相连的舌下腺导管。

5）进一步游离颌下腺，分离颌外动脉及其伴行静脉、面前静脉近心端及腺门静脉，暂不结扎。生理盐水湿纱布覆盖皮肤创面。

（3）制备植床：在耳前发际内切开皮肤，切口位于面神经前支后部，向上弧形延长到颞部。在皮下浅筋膜层暴露颞浅动静脉，分离出长度约 2cm 的血管，同时将颞区皮肤分离出比颌下腺组织大 3~4mm 的皮瓣以容纳颌下腺组织。

（4）移植颌下腺

1）将支配颌下腺的颌外动脉及面前静脉近心端在接近面总静脉汇合处结扎并剪断，在颌外动脉发出处切断结扎其近心端，及其伴行静脉，完整取出颌下腺。

2）用肝素生理盐水（12 500U 肝素加入 200ml 生理盐水中）于颌外动脉近心端灌注直至远心端静脉流出清亮液体。

3）阻断颞浅动脉、静脉血流，将其近心端与颌下腺面前静脉及颌外动脉近心端分别吻合（图 19-46）（圆针带 10-0 尼龙线），确认血流通畅。对于直径大于 1mm 的血管，可在 4 倍手术放大镜下完成血管吻合；对于直径小于 1mm 的血管，应在手术显微镜下完成血管吻合。

4）将颌下腺被膜组织缝合于颞部组织，将颞部皮下与眼部外上穹窿结膜潜行分离，形成隧道，将颌下腺导管沿隧道穿入，导管口黏膜组织与穹窿结膜用 8-0 可吸收线间断缝合 6~8 针（图 19-47）。

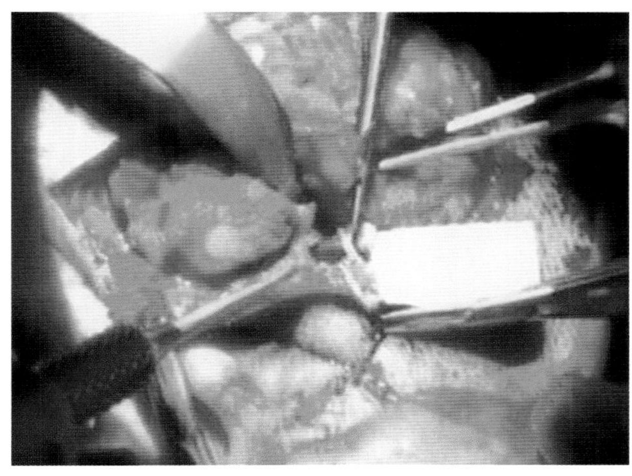

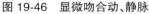

图 19-46　显微吻合动、静脉

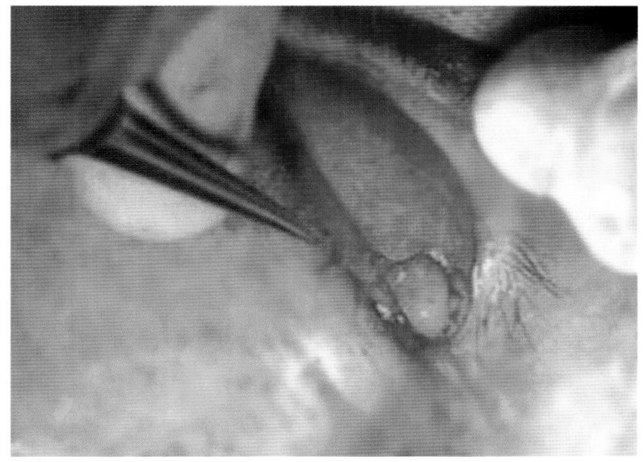

图 19-47　导管口置于结膜囊

5）间断缝合颞部皮肤切口，分层缝合颌下及口内切口，于颞部皮下及颌下皮下切口间隙置入负压引流管。

4. 术后处理

（1）术后常规平卧位 3 天，头部制动。静脉滴注抗生素及 20% 低分子右旋糖酐 500~1000ml 共 5~7 天，口服阿司匹林 40mg/d，禁用止血药物。

（2）颞部及颌下皮下引流管根据术后情况 3~5 天拔除。

（3）术后早期（3 天内）采用腺体触诊法了解腺体血液供应，经颞区皮肤触诊腺体，1 次 / 小时，正常腺体质地柔软，如腺体质硬并逐渐加重，考虑为腺体静脉回流不畅，应立即手术探查。术后 1 周、1 个月、3 个月、6

个月及1年定期行泪液分泌试验、颞区外观检查及^{99}锝核素显像检查观察移植颌下腺存活情况及其分泌功能。

（二）自体唇腺移植

1. 手术适应证（同自体颌下腺移植）

2. 术前准备（同自体颌下腺移植）

3. 手术步骤

（1）麻醉：气管插管下全身麻醉，如患者身体状况良好、可配合手术也可采用局部麻醉。

（2）制备结膜植床

1）翻转上眼睑，暴露睑结膜。结膜下注射生理盐水分离结膜与结膜下组织。沿穹窿部切开睑结膜2~2.5cm，分离结膜与结膜下组织至切口后2cm。

2）同法制备下眼睑植片床，用生理盐水湿纱布覆盖创面备用。

（3）制取唇腺移植片

1）5-0丝线距唇-皮肤交界1.5cm处自唇黏膜穿入、皮肤侧穿出，以牵引暴露其内侧唇黏膜。一般取下唇，也可取上唇。

2）距唇边缘1cm处作平行于唇缘切口，再垂直于第一切口方向行两道切口至龈唇沟，切口均深达唇黏膜全层。

3）用剪刀将唇黏膜及与之相连的唾液腺腺泡与其下的唇方肌分离，尽可能取数量多的腺泡组织。分离方向由唇缘至龈唇沟，在龈唇沟处平行于唇缘切口将唇黏膜-唾液腺腺泡混合体全部切下。

4）唇黏膜创面用聚乙烯吡咯烷酮碘清洁后盖以生理盐水湿纱布，创面无须缝合。

（4）移植唇唾液腺

1）将分离下的唇黏膜-唾液腺移植片分为两部分，注意不要损坏腺泡。

2）翻转上眼睑，将一块移植片黏膜面向上置于准备好的植床上，用8-0可吸收线将移植片固定于相对应睑结膜上。同法缝合下眼睑植片。

3）术毕戴角膜接触镜以防缝线摩擦角膜。必要时可行暂时性睑裂缝合术。绷带加压包扎。

4. 术后处理

（1）术后静脉滴注抗生素5~7天；

（2）术眼绷带加压包扎7~10天，每日换药，清洁眼外分泌物；

（3）缝合线术后10天拆除；

（4）唇黏膜创面无须特殊处理，早期如有出血可用局部加压包扎止血，注意保持口腔卫生；

（5）术后定期行泪液分泌试验、眼部植片检查观察移植唇腺存活情况及其分泌功能，对"泪液"分泌量仍低于正常的患者应行泪道栓植入术以保存泪液。

（三）自体腮腺移植

腮腺移植因存在术后泪液分泌量大，且分泌液几乎为纯浆液、不能构成有效泪膜等问题，现在已较少采用，故在此不做详述。

第四节　羊膜移植术

一、概述

（一）羊膜在眼科应用的历史

羊膜作为生物材料应用于基础及临床已经有多年的历史。早在1910年，Davies首先提出在皮肤移植中治疗性应用羊膜，随后就有将羊膜作为生物绷带用于烧伤和溃疡创面的报道，当时曾用羊膜覆盖在伤口表面，患者疼痛减轻，伤处皮肤创面重新上皮化明显加快。此后，相继有学者报道利用羊膜作为移植片形成人工阴道，以及采用羊膜修复烧伤皮肤、腿部的慢性溃疡等。

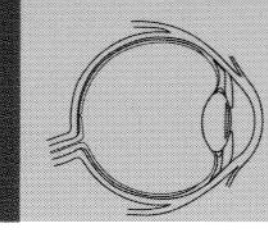

随着羊膜在临床各科的应用，其在眼科也逐渐被采用。羊膜在眼科的应用最早要追溯到1940年，Rotth首次应用新鲜胎膜（包含羊膜及绒毛膜）移植治疗结膜缺损，但6例中只有1例获得成功。1946年，Sorsby报道了用羊膜作为敷料来治疗眼部急性烧伤。然而由于Rotth等使用的羊膜含有抗原性很强的绒毛膜，移植片发生了排斥溶解，因此该技术在20世纪早期效果并不理想，羊膜的应用也停顿了很长时间。直到1995年，Kim和Tseng等报道采用改良方法处理和保存的羊膜重建眼表获得成功，羊膜移植（amniotic membrane transplantation，AMT）作为重建眼表的新技术在眼科才又成为研究的一个热点。

（二）羊膜的解剖、生理及组织学特点

羊膜是人胎盘的最内层，正常的羊膜厚约0.02~0.05mm，光滑透明，无血管、神经和淋巴管，具有一定的韧性和弹性，是人体中最厚的基底膜。羊膜从内向外依次分为5层：上皮层、基底膜、致密层、纤维母细胞层和海绵层。临床上将羊膜分为2层：上皮层（图19-48）和基底层（图19-49）。上皮层由外胚层来源的单层柱状上皮组成，较光滑，通过其下的间质层与基底膜相连，基底面粗糙，在手术显微镜下很容易辨认。羊膜可保存于−70℃下6~12个月，上皮细胞能够不失活性地牢固附着于基底膜上。羊膜上皮细胞的表面有许多微绒毛，基底部有细胞突起伸入基底膜，形成足突样结构，细胞质内核分裂活跃。基底膜主要由部分无定形物质和部分微纤维构成。上皮细胞的超微结构决定了羊膜的3个主要功能：即作为覆盖上皮、活跃的分泌功能以及强大的细胞间和跨细胞转运功能。基底膜中的Ⅳ型胶原的 α 亚链的分布与结膜相似，因此，从组织学角度，羊膜可作为结膜基底层的替代物。此外，羊膜具有防御功能，可阻止细菌入侵。

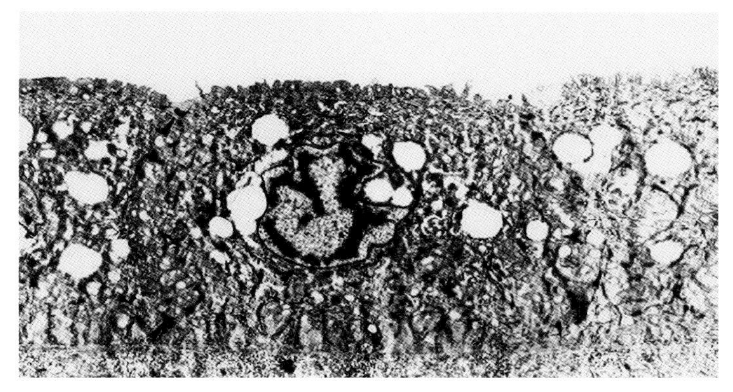

图19-48　羊膜上皮层（电镜）

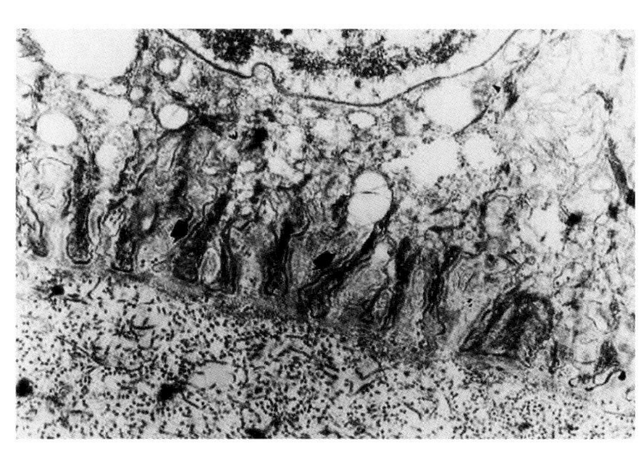

图19-49　羊膜基底层（电镜）

（三）羊膜移植的作用机制

1. 羊膜的低抗原性　研究表明，将羊膜作为异体组织植入志愿者上肢皮下时，在手术后2周未见排斥反应发生。羊膜不含HLAⅡ类抗原，抗原性极低，用于异体移植，一般不产生排斥反应。羊膜上皮细胞通常不表达HLA -A、B、C及DR抗原和B2微球蛋白，因此移植后不会引起机体针对羊膜植片的免疫排斥反应。此外，羊膜存在于免疫赦免部位，还通过表达HLA-E、G和Fas配体（FasL）发挥免疫调节作用，研究表明HLA-G、E是重要的负向免疫调节因子，对维持羊膜的低免疫原性起重要作用。近年Houlihan等用RNA探针进行原位杂交，证明人羊膜和滋养层细胞中有HLA-E、G的mRNA片段，此后用免疫组织法证明羊膜和滋养层细胞膜上有HLA E、G的蛋白分子表达。同时，研究还表明HLA-G可抑制自然杀伤细胞（natural killer cell，NK细胞）和自然杀伤T细胞（natural killer T cell，NKT细胞）的溶解靶细胞作用。分泌型HLA-G与 $CD8^+T$ 细胞结合，使活化的细胞毒性T淋巴细胞（CTL）表达FasL，诱导CTL凋亡。

2. 羊膜的促上皮化作用　羊膜含有人体中最厚的基底膜，羊膜基底膜的结构与结膜以及角膜缘部的基底膜相似，因此，羊膜可看作结膜基底膜的“替代物移植”，为病变组织提供健康的上皮下基质环境。羊膜作为基底膜能够促进上皮细胞迁徙、增强上皮基底细胞黏附、促进上皮细胞分化增殖、阻止上皮细胞凋亡的作用，改善角膜的感觉和泪膜的稳定性。羊膜覆盖在眼表时，对新生的上皮组织有保护作用，可以帮助眼表恢复良好的血液供应，能加固眼表，预防穿孔。新鲜羊膜基底膜能分泌多种因子促进上皮生长，经冷冻保存的羊膜活性因子分泌量相对减少。此外，羊膜基底膜还能延长角膜和结膜前体细胞的生命链，促进角膜缘干细胞和瞬时扩增细胞的生长、分化和移行。羊膜还可作为支架组织部分代替角膜基质，其含有的神经生长因子和 p 物质，对角膜神经有营养作用。

3. 羊膜的抗纤维化作用和抗炎性　羊膜基质对成纤维细胞表达细胞因子的水平具有调节作用，可抑制 TGF-β1 的 mRNA 表达，减少成纤维细胞分化增殖，减少瘢痕形成。羊膜与健康基质黏附紧密，具有抑制结膜下纤维化的机械屏障作用。羊膜抑制炎症反应的确切机制不清，目前研究表明，羊膜可减少多形核白细胞通过泪膜侵入基质，减轻炎症反应。新鲜羊膜可以分泌表皮生长因子（epidermal growth factor，EGF）、碱性成纤维细胞生长因子（basic fibroblast growth factor，bFGF）、IL-1ra、IL-10 和基质金属蛋白酶抑制剂（TIMPs-1、2、3、4）等活性因子，促进多形核白细胞的凋亡，从而减轻免疫炎性反应，促进上皮愈合。

4. 羊膜的抗感染性　羊膜上皮在细菌细胞壁的脂多糖或肽聚糖刺激下能产生 β_3- 防御素，β_3- 防御素可能与天然免疫有关。羊膜基底膜与植床间强大的黏附能力和移植后与植床的紧密接触（通过半桥粒、弹力蛋白、纤维连接）使宿主自身的防御机制得以发挥作用，从而降低术后感染的发生率。

5. 羊膜的抗黏附性和抗新生血管生成作用　羊膜自身具有很强的抗黏附作用，AMT 用于穹窿部结膜囊的重建，可防止睑球粘连的发生，对泪膜的形成和稳定有促进作用。羊膜还含有抗新生血管化因子，能抑制新生血管生长，减少新生血管形成。研究表明，羊膜分泌的可溶性蛋白中含有丰富的色素上皮衍生因子（pigment epithelium derived factor，PEDF），可抑制人脐静脉内皮细胞和牛视网膜微血管内皮细胞增殖。将羊膜移植于眼表后可产生 PEDF，PEDF 能够抑制角膜新血管生成，改善局部的炎性反应微环境。

（四）移植羊膜片的制备和保存

国外临床应用的羊膜，由注册的组织库提供，保存方法基本一致，并经过严格检测，要求了解产妇病史及相关情况，排除获得性免疫缺陷综合征（HIV）、乙肝、丙肝、梅毒、巨细胞病毒感染（CMV）、衣原体感染、结核等，由于某些感染存在“窗口期”，羊膜经过保存 6 月后，再次进行血清学检查（尤其是 HIV）两次结果均为阴性的供体羊膜才可用于临床，方提供临床应用。

我国在羊膜临床应用上，缺乏相对统一的保存方法。目前用于基础和临床研究的羊膜大致有新鲜羊膜和冻存羊膜 2 种，它们各有特点。保存的羊膜应用方便，利于组织库输送；新鲜的羊膜与保存的羊膜在临床远期疗效上无明显差异。

1. 新鲜羊膜的制备　择选乙肝表面抗原、丙肝、衣原体、人体免疫缺陷病及梅毒阴性的健康剖宫产妇的胎盘组织，于低浓度的庆大霉素生理盐水中反复冲洗，去除表面的血液，置于含青霉素 50μg/ml，链霉素 50μg/ml 及两性霉素 B2.5μg/ml 的生理盐水中浸泡 10 分钟。剥离羊膜，去除残存的绒毛组织和血管组织，将羊膜平铺于硝酸纤维膜上，羊膜的粗糙面与纤维膜粘贴，羊膜上皮面朝上，根据手术需要修剪成一定大小置于 4℃冰箱保存，24 小时内使用。

新鲜羊膜保留了羊膜上皮细胞及细胞因子，研究证明，新鲜羊膜上皮细胞表层含有较保存羊膜更多的生物活性物质，用于治疗眼表疾病时，对眼表重建有利。但新鲜羊膜保存时间短，使用不方便，而且新鲜羊膜的潜伏感染未能排除，甚至缺乏应用前的严格检测，仅凭提供的一般血液学检查结果，均会导致潜在的医源损害和法律纠纷。此外，羊膜上皮急性免疫排斥反应仍不能完全排除。

2. 冻存羊膜的制备　取制备好的新鲜羊膜制备冻存羊膜，可在低温下保存较长时间，以下介绍 2 种方法：

（1）将羊膜剪成 2cm×2cm，用 4.0×10^9IU/L 庆大霉素液清洗，置于 4℃ 900g/L 甘油瓶中，脱水 24 小时后，转移至另一甘油瓶中。每 24 小时换液 1 次，共 3 次。密封储存于放入 4℃冰箱中保存。使用时用生理盐水冲去甘油，在 4.0×10^9U/L 庆大霉素 BSS 液中复水 30 分钟后使用。

（2）取羊膜，平铺于带有 0.45μm 微孔的硝酸纤维素滤纸上。将覆有羊膜的滤纸修剪为 3cm×4cm 的小片，在术前贮藏于 -80℃、含有 Dulbecco 改良的 Earle 基质和甘油（二者比例为 1∶1）的无菌瓶内备用，使用前解冻复水步骤同前。

（3）液氮保存法：取新鲜羊膜，平铺于带有 0.45μm 微孔的硝酸纤维素滤纸上。将覆有羊膜的滤纸修剪为 3cm×4cm 的小片，置于盛有二甲基亚砜的保存液中，贮藏于 -198℃的液氮罐中备用。

二、AMT 在眼科的应用

目前，根据手术目的可将羊膜手术方法分为三类，即羊膜移植术（inlay/graft）、羊膜遮盖术（overlay/patch）及羊膜填充术（filling）。

（一）羊膜移植术

羊膜移植术（amniotic membrane transplantation）中，羊膜主要作为一种基底膜，供角膜、结膜上皮在其上生长，在这种情况下，羊膜植片应略大于缺损区，上皮面向上，而基底面朝下与角膜或巩膜的基质紧密贴附，植片边缘置于结膜创面下或者两者对齐，使用显微缝线将羊膜固定于浅层组织。

（二）羊膜遮盖术

羊膜遮盖术（amniotic membrane cover）是将羊膜整个覆盖于角膜和角巩膜区域的表面。此时，羊膜起到生物接触镜的作用，保护和促进残留的角膜上皮愈合。羊膜植片上皮面向上，在植片边缘连带其下覆盖的结膜，一起固定缝合于浅层巩膜（图 19-50~图19-55）。

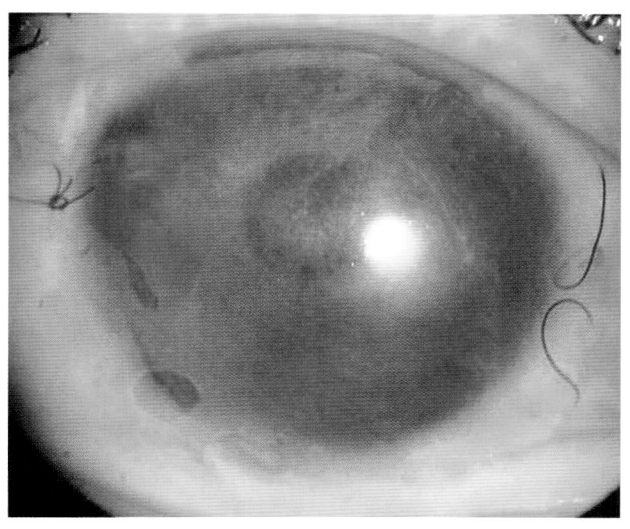

图 19-50　羊膜遮盖术后，羊膜为半透明状

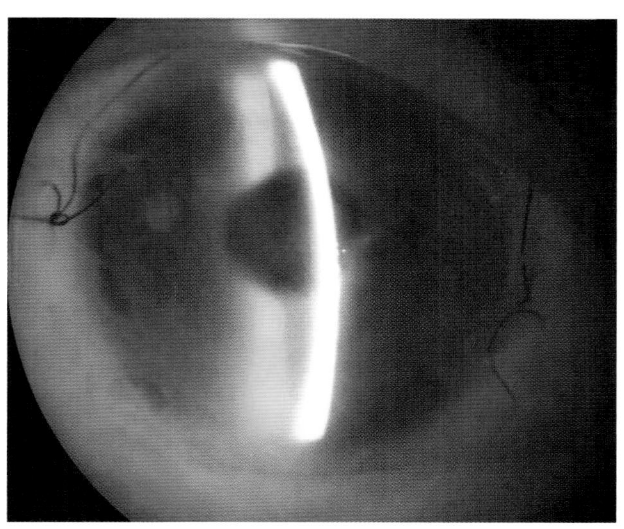

图 19-51　羊膜遮盖术后裂隙相

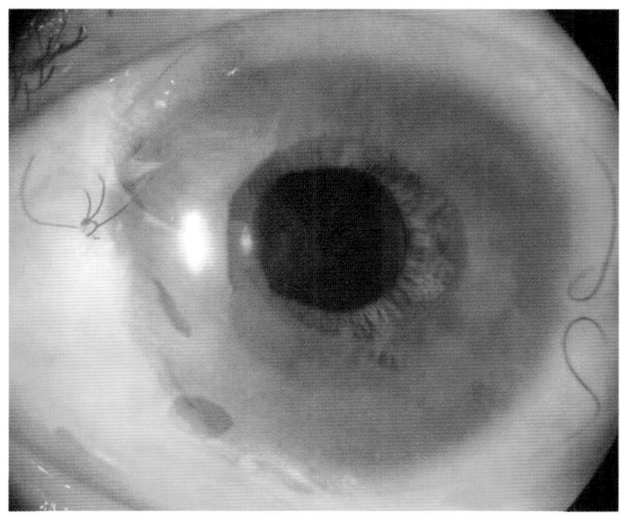

图 19-52　羊膜遮盖术后 7 天，剪除瞳孔区羊膜

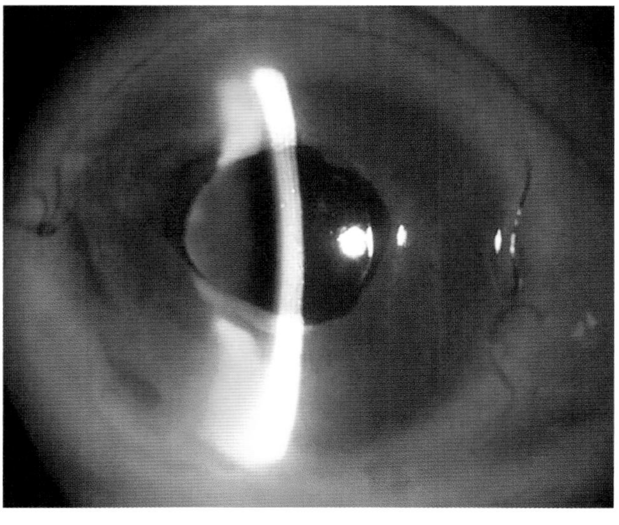

图 19-53　羊膜遮盖术后 7 天，剪除瞳孔区羊膜，角膜上皮愈合良好，视力由 0.4 恢复至 0.8

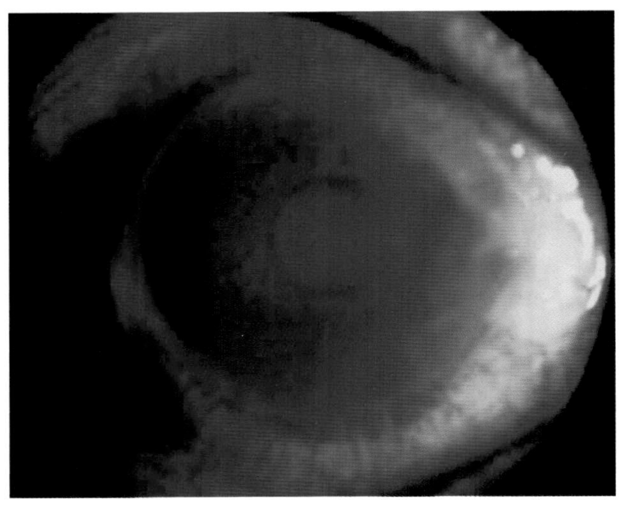

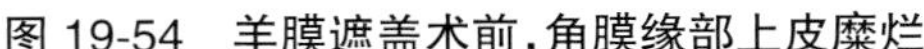
图 19-54　羊膜遮盖术前，角膜缘部上皮糜烂

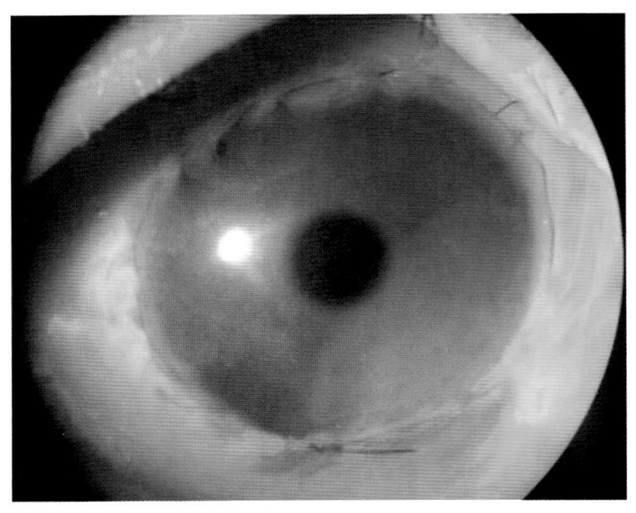
图 19-55　上例羊膜遮盖术后 5 天，角膜上皮愈合好

（三）羊膜充填术

在修复某些累及角膜基质深层的非感染性角膜溃疡时，羊膜可起到填充物作用即羊膜充填术（amniotic membrane plombage）。在填塞角膜基质时，不用考虑羊膜植片的正反面，但是最表面一层必须是上皮面向上，以利于上皮修复愈合青光眼滤过术中将羊膜充填于巩膜层间，可形成良好的引流腔隙，抑制术后早期滤泡瘢痕化。

羊膜在眼科的应用及原理：

1. 化学伤和热烧伤引起的眼表疾病，尤其适用于双眼结膜的大片瘢痕、睑球粘连及穹窿部缩窄等。对于轻、中度损伤，急性期使用羊膜能加快角膜和结膜修复，减少瘢痕形成，减轻炎性反应；对于严重损伤，使用羊膜能减少粘连发生。
2. Steven-Johnson 综合征等所致的角膜缘干细胞缺乏征。
3. 顽固性角膜上皮缺损导致的无菌性角膜溃疡。
4. 眼表疾患经手术治疗留下的大片结膜缺损，如：较大面积的翼状胬肉术后等。具体见表 19-1。

表 19-1　羊膜在眼科的应用

角膜重建	结膜重建
羊膜用于急性期化学伤、热烧伤	羊膜用于翼状胬肉
羊膜用于角膜缘缺陷	羊膜用于结膜肿物
羊膜用于角膜溃疡 / 穿孔	羊膜用于睑球粘连
羊膜用于大泡性角膜病变	青光眼滤过手术
羊膜用于 PRK 和 PTK	羊膜用于抑制滤过泡瘢痕
	羊膜用于滤过泡修补

（四）角膜重建

1. AMT 用于急性期化学伤和热烧伤　眼部化学伤及热烧伤是常见的眼科外伤，到目前为止，尚无理想的治疗手段。对早期眼部烧伤，传统的治疗方法是药物治疗以及对症处理。然而，对重度眼部烧伤，尤其在化学烧伤的急性期，由于结膜严重缺血、坏死，以及角膜缘血管血栓形成，使角膜缺氧，导致严重营养障碍，使受损的角膜上皮不能再生，出现角膜溃疡、穿孔。急需行眼球表面尤其是角膜表面的重建，以防止角膜穿破后眼内容物脱出而导致失明。治疗的策略主要有去除坏死的眼表组织、促进眼表上皮化、减轻炎症和阻止角、结膜的溶解等。

（1）手术步骤：用显微剪剪除眼球表面坏死的全周近角膜缘处的球结膜和浅层巩膜直至血液循环征象

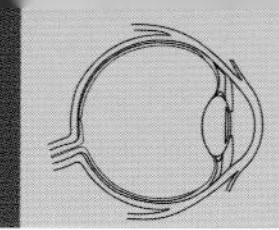

出现，然后用刀片切削、清除角膜表面的坏死组织，彻底止血后用等大的羊膜覆盖于角结膜创面上（上皮面向上），如为冷冻羊膜则在室温下解冻，在低浓度庆大霉素生理盐水中复水后再平铺于创面上，先用 8-0 可吸收缝线将羊膜植片全周边缘与患眼球结膜创缘缝合固定，缝线必须经过表浅巩膜组织。如果角膜太薄或濒临穿孔，宜行带有活性角膜缘的全板层角膜移植联合羊膜移植。

术后处理：术后结膜囊内涂妥布霉素 + 地塞米松眼膏，加压包扎，隔日换药，10~14 天拆线。

（2）疗效评价：关于羊膜移植术后的转归，多数学者认为它是一种暂时性的生物覆盖物，在移植术后 1~2 周，羊膜会自行溶解、脱落，或较长时间贴附于角膜表面，沉积于前弹力层致轻度雾状浑浊，可持续 3 个月之久。移植后的羊膜长期存在并成为受体组织的组成部分尚缺乏直接证据。羊膜移植后随着时间的延长，在角膜表层和前基质层的新生血管开始沿着羊膜从角膜周边侵入，羊膜随之被吸收。

2. AMT 用于角膜缘干细胞缺陷的眼表重建　角膜缘为角膜和结膜、巩膜交界部分，角膜缘宽约 1mm。1986 年，研究人员证明角膜上皮干细胞位于角膜缘基底层，尤其是 Vogt 栅栏区乳头状结构中的角膜缘基底细胞层。正常情况下，角膜干细胞是角膜上皮细胞增生、分化的源泉，并阻止结膜上皮及血管向角膜内生长，保持眼表稳定。当各种原因导致角膜干细胞缺乏或衰竭时，则可引发眼表疾病的发生。

急慢性角膜缘干细胞缺陷（limbal stem cell deficiency，LSCD）是羊膜移植的主要适应证，包括 Steven-Johnson 综合征、类天疱疮、化学烧伤和热烧伤瘢痕期等情况。严重瘢痕期酸碱化学伤或热烧伤的眼表常伴有角膜缘干细胞全周缺损，引起角膜血管化、瘢痕产生、钙化、睑球粘连等。根据 LSCD 的范围及伴随的基质损害程度，可将其分为轻、中、重度 3 级，分别选择单纯 AMT、AMT+LT、AMT+LT+ 角膜移植进行治疗。

根据干细胞缺损的范围可将 LSCD 分为角膜缘干细胞部分缺乏和角膜缘全周缺乏。角膜缘干细胞部分缺乏的患者可单纯通过羊膜移植得到治愈，角膜缘干细胞缺乏范围在 90°~330° 的患者，大多数患者术后症状减轻、视力改善，实现了眼表重建。对于角膜缘全周缺乏的患者这类患者，行传统的角膜移植效果不尽如人意，因为部分板层或穿透性角膜移植仅仅提供临时的角膜覆盖，不能恢复干细胞功能。必须通过羊膜移植联合角膜缘移植术进行治疗。单纯行异体角膜缘移植，由于术后免疫排斥、瘢痕产生、植床新生血管化和炎症微环境缺乏等原因，成功率很低。此时 AMT 常与角膜缘干细胞移植联合应用来治疗因角膜缘损坏导致的严重眼表疾病。

（1）手术方法：沿角膜缘做宽 4mm 的环形结膜切除，将角膜及结膜下纤维化瘢痕组织清除干净，暴露出透明的角膜和光滑的巩膜。切除角膜深度 <1/3 角膜厚度者，仅做单纯切除；>1/3 角膜厚度者，联合全板层角膜移植；病变累及全层或合并白内障者，则联合穿透角膜移植及白内障摘除。用含抗生素的生理盐水将剖切表面冲洗干净，然后将羊膜上皮面朝上，平铺于眼表面，用 10-0 尼龙线间断缝合于角膜缘外 4mm 巩膜浅层，剪除多余羊膜；然后将周围游离结膜缘重叠于羊膜上 1mm，用 10-0 尼龙线固定缝合。将自体或异体角膜缘上皮 1 或 2 片，上皮面朝上置于受损严重的角膜缘处，用 10-0 尼龙线间断缝合于相应羊膜上。术毕涂抗生素眼膏并做临时睑缘缝合术。（图 19-56、图 19-57）

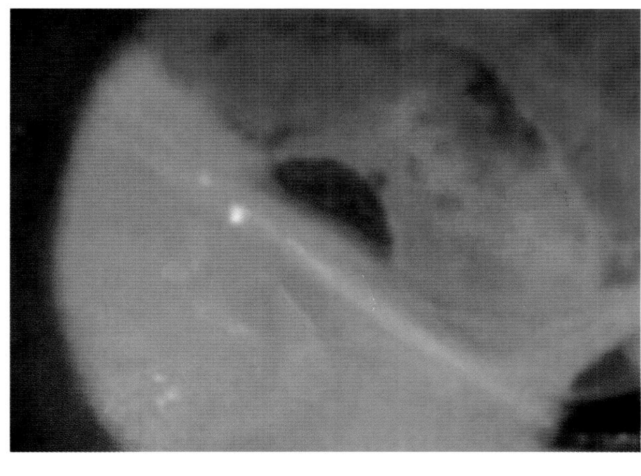

图 19-56　角膜缘缺陷术前

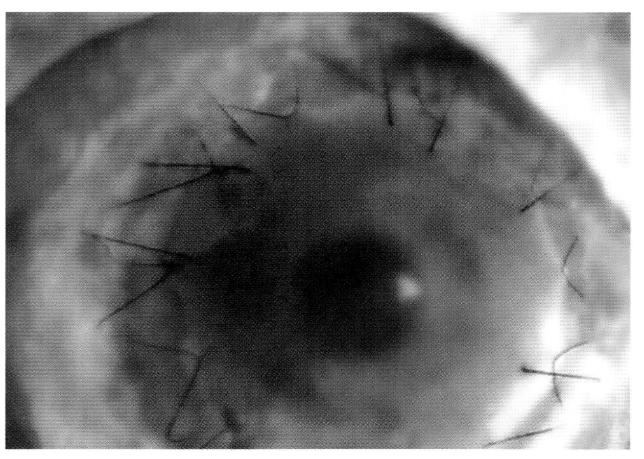

图 19-57　角膜缘缺陷羊膜移植术后

(2) 疗效评价：术后 5~12 天，新生上皮由角膜缘上皮片及周围健康结膜向移植的羊膜及角膜移植片增殖、移行，覆盖重建的眼表面，局部炎症及刺激症状减轻。3~5 周后，大部分眼表面重建成功，如联合角膜移植，则角膜透明度逐渐得到改善，但表面仍较粗糙或有弥漫性上皮糜烂。3~6 个月后，大部分眼表仍保持稳定，虽然角膜周边有少量新生血管侵入，但中央保持无血管区。少部分重建眼表失败，出现广泛角膜血管化及基质溶解。

Tseng 等采用 AMT 或联合异体角膜缘移植术治疗经细胞学证实有不同程度角膜缘部缺乏的患者 26 例 31 眼(包括急性眼化学伤、Steven-Johnson 综合征等)。除 2 眼外，所有做 AMT 患者显示快速的上皮化(2~4 周以内)，且炎症反应、血管化和瘢痕化均减轻，眼球表面变得平滑和湿润。平均追踪 15.4 个月，30 眼中 25 眼显示视力改善，13 眼增加 6 行甚至 6 行以上，6 眼增加 4~5 行，6 眼增加 1~3 行。

自体角膜缘干细胞移植，有可能造成健眼干细胞的缺乏，而同种异体角膜缘干细胞移植，排斥反应重，且来源有限。可应用体外培养自体角膜缘干细胞方法，取少量的角膜缘组织，经培养后，可以为较多患者提供足够的干细胞用于角膜表面重建。

(五) AMT 用于大泡性角膜病变

随着白内障超声乳化联合人工晶状体手术的广泛开展，大泡性角膜病变的发病率有明显上升的趋势。角膜移植是治疗该病的首选方法，但角膜材料的匮乏限制了该手术的开展。近年来，国内外学者试用 AMT 治疗大泡性角膜病变，取得良好效果。

1. 手术方法　对于大泡性角膜病变，需沿角巩缘 360°剪开球结膜，用刀片轻轻刮去角膜上皮，周边保留 1mm 的正常角膜上皮，用生理盐水将角膜面冲洗干净，然后将羊膜(上皮面向上)覆盖在角膜上，展平之，10-0 尼龙线将其间断缝合于角巩缘上，然后恢复球结膜使其覆盖在羊膜上，务必使羊膜紧贴角膜创面，不留皱褶。(图 19-58)

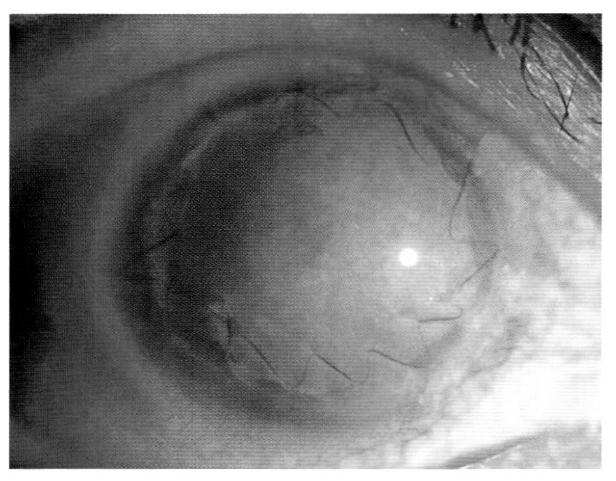
图 19-58　羊膜移植治疗大泡性角膜病变

术后结膜囊涂妥布霉素 + 地塞米松眼膏，加压包扎，隔日换药，局部滴妥布霉素 + 地塞米松滴眼液和人工泪液。

2. 疗效评价　Pires 等对有症状的大泡性角膜病变患者 50 例 50 眼予以 AMT 治疗，术后平均随访 33.8 周，术前眼痛难忍的 48 眼有 43 眼(90%)术后眼痛消失。50 眼中 45 眼在 3 周内快速完成上皮化，仅 4 眼出现复发性眼表崩解，5 眼出现范围小于先前的上皮水肿或复发大泡，1 眼发生假性胬肉。手术不但消除了疼痛症状，同时，可以建立正常眼表组织结构，避免了眼表组织特别是角膜缘干细胞的破坏。研究还发现，羊膜除了能增强上皮基底细胞的黏附外，似乎还具有直接降低感觉神经刺激的作用。

(六) AMT 用于持续性眼表上皮缺损和角膜溃疡

持续性眼表上皮缺损，包括外源性原因(如感染、眼干燥症等)和内源性原因(如神经营养因素、神经麻痹)等原因。对于药物治疗无效的可采用 AMT 治疗。

1. 手术方法　利用保存的羊膜，根据眼表上皮缺损或角膜溃疡的面积和深度，制作相应大小的羊膜植片，对于较深的溃疡，用上皮刀彻底清除角膜溃疡周围和基底部的坏死组织，将羊膜组织折叠成 2~3 层填塞于溃疡基底部，上皮面朝上，完整覆盖在溃疡的表面，10-0 尼龙线间断缝合于溃疡周围正常角膜浅基质，使溃疡面完全被羊膜覆盖。然后在全角膜表面覆盖大羊膜片，于角膜缘内 1mm 处 10-0 尼龙线连续缝合固定，巩膜浅层间断缝合 6~8 针，剪除多余的羊膜组织(图 19-59)。

术后处理：结膜囊内涂妥布霉素 + 地塞米松眼膏，加压包扎，隔日换药，2 周拆线。

2. 疗效评价　AMT 可以替代结膜移植和睑裂缝合术，经移植后对视力影响很小，尤其适合仍有一定视力的患眼。角膜溃疡累及基质层时，用多层羊膜覆盖比较有效。但是对于角膜溃疡已接近后弹力层或

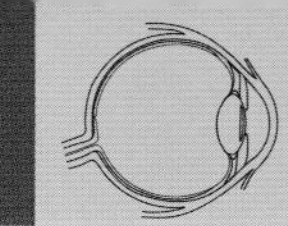

已发生后弹力层膨出的患者，由于羊膜组织本身不具有抵抗压力，而且最终在角膜溃疡表面会发生溶解吸收，所以对接近穿孔的角膜溃疡患者应慎重应用，防止术后角膜穿孔的发生。

（七）AMT 用于 PRK

AMT 可以成功地治疗高度近视 PRK 术后角膜 haze 的形成。AMT 能减轻 PRK 切削区角膜上皮层的过度增生，同时分泌某些细胞因子，调节角膜上皮细胞的修复，重建角膜上皮与基质的相互作用，减少角膜上皮细胞和细胞外基质形成，使 haze 形成减轻。

图 19-59　羊膜移植治疗角膜溃疡

（八）结膜重建

羊膜可以替代病变的结膜基底膜层，用于翼状胬肉切除术、结膜肿物切除及睑球粘连分离术。AMT 重建结膜最重要的一点是：结膜缺损区周围应有正常的结膜上皮。

1. AMT 用于翼状胬肉切除术

（1）手术步骤

球周和结膜下浸润麻醉后，首先切除翼状胬肉及其所侵犯的结膜及巩膜病变组织。刮除创缘 1~2mm 正常角膜组织，切除病变侧结膜 4~5mm，形成 6~7mm 裸露巩膜区，巩膜表面彻底止血后，将制备好的同形状和大小的羊膜上皮面朝上铺于巩膜表面及角膜创面，结膜和羊膜创缘用 10-0 的尼龙线缝合固定在巩膜和角膜浅层，并在角膜缘固定 2~3 针。（图 19-60~图 19-62）

术毕结膜下注射庆大霉素和地塞米松，结膜囊涂典必殊眼膏（妥布霉素 + 地塞米松），加压包扎，隔日换药，术后 2 周拆线。

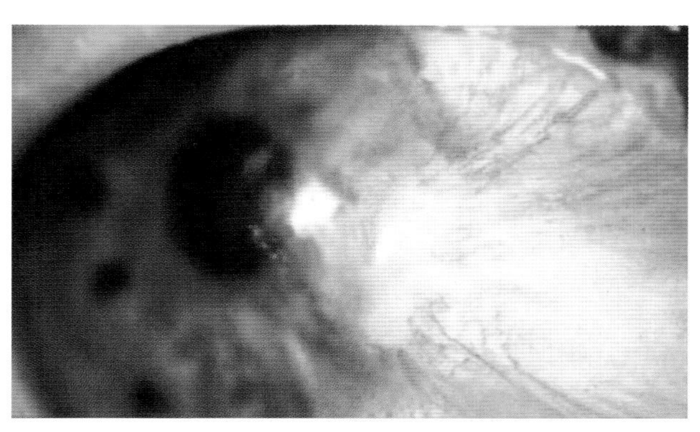

图 19-60　胬肉术前

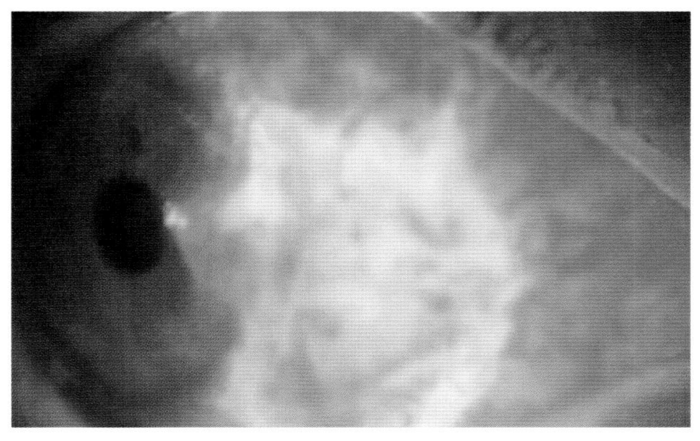

图 19-61　胬肉术后，羊膜遮盖术后

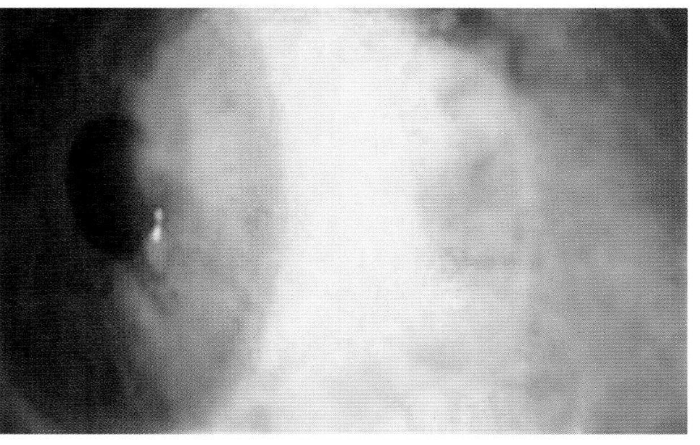

图 19-62　胬肉术后，羊膜渐吸收

（2）疗效评价：翼状胬肉切除术后可用 AMT 来替代自体结膜移植修复缺损。对翼状胬肉切除分别联合自体结膜移植和 AMT 以及单纯翼状胬肉切除做了疗效观察和术后的翼状胬肉复发率分析。对于联合自体结膜移植的患者来说，初发胬肉复发率为 2.6%，复发翼状胬肉复发率为 9.1%；对于联合 AMT 的患者来说，两者的复发率分别为 10.97% 与 37.57%；对于单纯翼状胬肉切除患者来说，总的复发率为 45%。他们认为，虽然翼状胬肉切除联合 AMT 术后的复发率要高于自体结膜移植者，但仍不失为一种可供选择的手术方法，甚至可以作为初发翼状胬肉的首选方法。因为翼状胬肉切除联合 AMT 术后复发率比单纯胬肉切除明显少，且外观上可以达到令人满意的效果，如果复发再考虑自体结膜移植。另外，AMT 也可用于复发性胬肉切除及睑球粘连分离松解后的创面修复。一项临床研究报道术后患者均获很好的疗效：4 位复发性翼状胬肉且因多次手术合并严重睑球粘连的患者，用羊膜覆盖胬肉切除及粘连分离松解后的创面并重建穹窿部结膜囊后，联合自体角膜缘移植。术后观察 4 月 ~1 年，未见 1 例睑球粘连复发，每例结膜下纤维化均受到明显抑制，眼球运动得到改善，其中 3 例胬肉完全未复发，仅 1 例有轻微的复发（胬肉长入角膜约 1mm，但给予类固醇眼液后，其状态在术后 1 年仍保持稳定）。对于严重的大范围结膜受损或者供体眼需利用本身结膜做抗青光眼滤过手术者也可以首选 AMT。

2. AMT 用于睑球粘连　手术方法及原理：手术全部在显微镜下进行，采取局部浸润麻醉后，贴眼球壁轻轻切开粘连头部，分离扩大至穹窿部，使粘连部位完全分开，术中嘱患者眼球上下左右转动，分离至无牵拉眼球运动自如为原则，切除创面下瘢痕组织，注意不要损伤角膜和巩膜。将羊膜平铺及充填在创面上，上皮面朝上重叠两层，7-0 可吸收缝线间断缝合，眼球壁侧将羊膜固定在巩膜上，眼睑侧将羊膜固定在睑板内侧面上，穹窿部用稍大的三角缝针 3-0 线作褥式眼睑全层缝合，两端缝线从眼睑皮肤穿出，线结打在眼睑皮肤外，以此来固定穹窿部羊膜，不让其滑动。

术毕涂抗生素眼膏于结膜囊内，加压包扎 48 小时后换药，开放后每天滴抗生素眼药水和皮质类固醇眼药水 4~6 次，共 1 个月。10~14 天拆除眼睑皮肤面固定缝线，其他缝线不需拆除让其自行吸收，全身适当应用抗生素和激素，防止感染。

3. AMT 用于结膜肿物切除术后　羊膜移植可以被成功地用于治疗眼表新生物，结膜肿物如黑色素痣或黑色素瘤，鳞状上皮癌等需作大面积结膜切除，切除后的创面可用羊膜移植修复。

手术方法：表麻 + 浸润麻醉（利多卡因 + 布比卡因）后，有齿镊夹持肿瘤，小刀片自肿瘤一侧，带 1mm 正常结膜轻轻剥离。如侵及巩膜，连同浅层巩膜一并切除，将肿瘤完整干净切除。取大小相同的羊膜平铺于创面上，上皮面朝上将羊膜与结膜创缘用 10-0 尼龙线缝合固定，缝线要穿过浅层巩膜。（图 19-63、图 19-64）

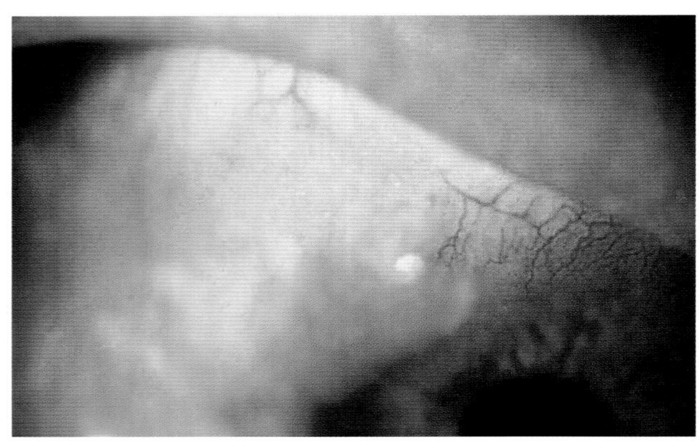

图 19-63　结膜鳞癌术前

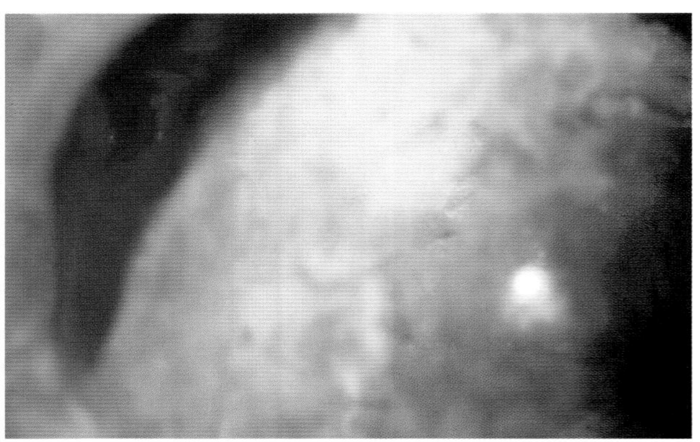

图 19-64　结膜鳞癌术后

术后处理：结膜囊内涂妥布霉素 / 地塞米松眼膏，加压包扎，隔日换药，2 周拆线。

（九）AMT 用于青光眼滤过手术

羊膜由于具有多种优点，可用于青光眼术后抑制瘢痕形成，滤过泡修补、青光眼阀覆盖等。

1. 抑制滤过泡瘢痕　长期以来，滤过手术后结膜下瘢痕化是手术失败的主要原因，抗纤维药物、丝裂霉素和氟尿嘧啶常被用来抑制瘢痕形成，但由于药物毒性作用大，其并发症的发生率也随之增高。羊膜具有抗纤维化的特性，从理论上说是一种安全有效的移植物，在青光眼滤过手术中可起到抑制瘢痕形成的作用。

(1) 手术方法：在手术显微镜下做以穹窿为基底的结膜瓣，角膜缘为基底的1/2厚度巩膜瓣4mm×4mm，切除深层巩膜区小梁1mm×3mm，做周边虹膜切除术。将已制备好的羊膜剪成8mm×10mm移植在巩膜瓣下及巩膜表面，羊膜的4个顶点用10-0尼龙线间断缝合4针于巩膜表面，巩膜瓣覆盖部分的羊膜间断缝合2针，球结膜间断缝合2针，球结膜下注入庆大霉素20 000U+地塞米松2mg，包扎术眼。术后每日换药，复方托品酰胺散瞳。

(2) 疗效评价：近年来将AMT用于青光眼滤过手术中，并联合小剂量丝裂霉素来抑制瘢痕形成。术中在巩膜瓣下及瓣上应用羊膜移植片，术后大部分患者滤过良好，眼压得到控制。但由于影响此手术成功率的因素较多，因此，羊膜的应用是否能增进小梁切除术成功率还有待进一步研究。

2. 滤过泡修补

(1) 手术方法：术眼行球周麻醉后，滤过泡下方注射生理盐水以分离瘢痕化粘连的球结膜与巩膜，切除上穹窿部渗漏的滤过泡与瘢痕化的结膜、筋膜组织，暴露巩膜。充分分离球结膜，使穹窿部位的巩膜暴露面积尽量缩小，此暴露的巩膜采用羊膜覆盖。将羊膜上皮面朝上覆盖于暴露的巩膜面上，修剪至球结膜缺损面积大小。用10-0尼龙线间断缝合羊膜与球结膜边缘，为使羊膜贴附可于植片中央部位带浅层巩膜缝合2~3针。

术毕球结膜下注射庆大霉素，抗生素眼膏涂眼后给予加压包扎。术后每日换药，涂抗生素眼膏，滴抗生素及皮质类固醇眼液，10天后可根据情况拆线。

(2) 疗效评价：滤过手术后滤过泡破裂可产生低眼压、浅前房和脉络膜脱离；严重的可引起滤过泡感染甚至眼内炎的发生。发生这种情况需要及时处理。Budenz等用羊膜修补破裂的滤过泡均取得成功。其治疗机制在于：羊膜能与周围结膜相融合、加速上皮化；还具有很强的水压传导性、抗纤维化以及低免疫原性的特点。

(十) 其他应用

羊膜移植治疗大泡性角膜病变，已取得了一定效果(图19-65)。

羊膜移植治疗角膜溃疡对病情控制，促进溃疡愈合均有积极效果(图19-66)。

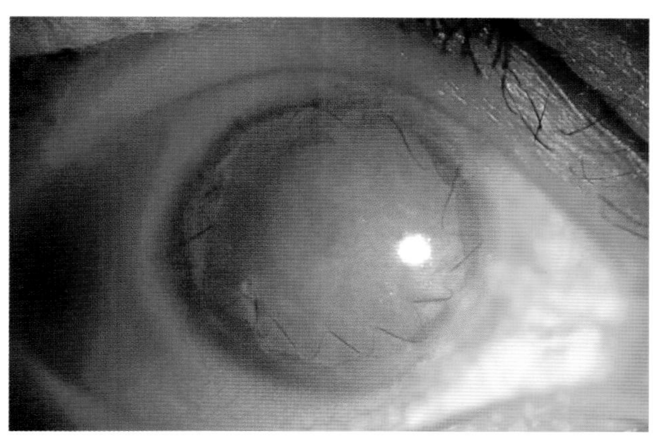

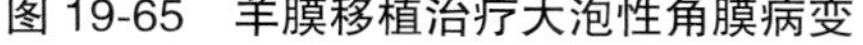
图19-65　羊膜移植治疗大泡性角膜病变

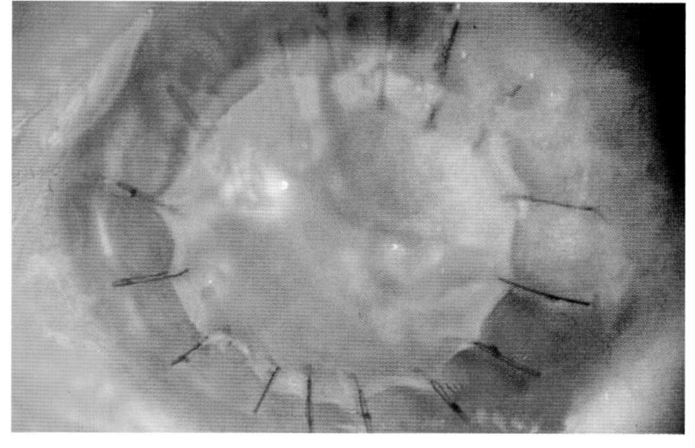

图19-66　羊膜移植治疗角膜溃疡，促进角膜溃疡愈合

羊膜覆盖术对眼表化学伤有较好的效果(图19-67)。

(十一) 手术注意事项

1. 彻底清除病变组织，增生瘢痕组织切除干净，移植床相对平滑，睑球粘连分离要充分。

2. 创面烧灼止血既要彻底又不能过度。如不彻底会导致羊膜下积血，进而导致羊膜溶解，加重瘢痕的形成；烧灼过度创面缺血，又会影响羊膜植片的存活。

3. 羊膜移植片与周边结膜及植床创面的缝合要仔细确保羊膜与眼表充分固定，缝线应用8-0可吸收缝线或10-0尼龙线。

4. 手术视野要暴露充分，必要时可做牵引缝线以利于手术的顺利进行及手术质量的保证。

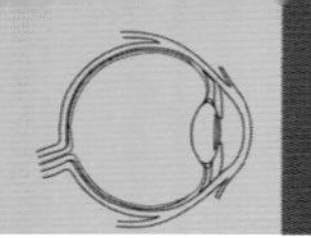

5. 要有娴熟的显微手术技术。

6. 手术后预防感染及免疫抑制剂的应用，在一定程度上延长羊膜移植的存活，降低局部的自身免疫反应强度，阻止瘢痕成分的增殖，减少眼表疾病的复发。

（十二）术后并发症及处理

羊膜移植手术的并发症主要有以下几方面：

1. 角膜上皮再生或黏附不良　除可能与患眼睑闭合不良、泪液分泌障碍等因素有关外；还与术中移植床表面不平整、残留坏死组织和血迹，致羊膜与表面贴合不良有关，终因发生血管化或基质溶解而致手术失败。

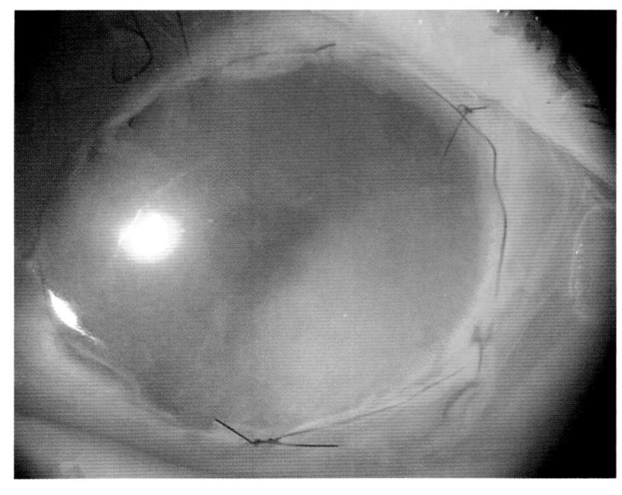

图 19-67　羊膜覆盖术治疗眼表化学伤

2. 角膜基质混浊、水肿　可能与移植排斥反应或原角膜病变继续发展有关。

3. 术后高眼压　与局部长期滴用 0.1%~0.05% 地塞米松滴眼液有关，逐渐减少滴眼次数和滴眼浓度，应用降眼压药物后，眼压可恢复正常。

4. 植片溶解坏死　原因可能有①烧灼止血过度导致供血不足：手术中植床避免过度烧灼止血。②植片下积血、积液：手术结束时应将羊膜下积血、积液清除干净。③植片与植床贴合不紧密：术中应彻底清除瘢痕，形成平整而光滑的创面，缝线要用 10-0 尼龙线或 8-0 可吸收线，确保羊膜与创面充分固定。④泪液分泌不足。泪液的分泌状态和眼表植床的微环境将直接影响羊膜的存活。对此类病例，术后加用人工泪液。

5. 羊膜挛缩　羊膜是一种透明薄膜，有一定弹性，所以术中应将羊膜自然平铺于创面上，不能人为拽大后固定于植床，否则羊膜发生挛缩，术后的结膜囊仍然浅窄，尤其是穹窿部要有足够的羊膜，这样结膜囊才能有足够的深度。

三、羊膜的生物学改良

近年来，许多学者通过生物工程技术对羊膜进行生物学改良，改变羊膜结构及成分，在保持羊膜基本生理特性的同时赋予其更多生物学功能。目前生物学改良羊膜可分为如下几类。

（一）羊膜载体

羊膜具有促进负载细胞生长的作用。由于羊膜的特殊结构和成分利于某些细胞生长，故常作为细胞生长、增殖的载体。近年来采用应用组织工程技术将羊膜与细胞复合，治疗眼表疾病的研究逐渐增多。Ban 等将角膜细胞与羊膜复合培养角膜细胞，采用液气法培养的角膜细胞排列紧密。异种角膜干细胞复合羊膜培养已经应用于临床治疗角膜干细胞缺乏性疾病，并取得良好效果。有学者尝试将角膜缘干细胞培养后进行临床移植，其中载体的选择是影响移植成功的关键因素之一。在目前研究应用的载体中，羊膜是一种理想的支持角膜上皮细胞生长的载体，加速上皮细胞的移行，加强基底部细胞的相互连接，刺激上皮分化，加速上皮化的形成。Tsai 等将严重眼表疾病患者健眼的自体角膜缘干细胞培养到羊膜载体上，进行自体患眼眼表移植，发现 1 个月后眼表角膜上皮细胞表型恢复，视力明显提高。Shimazaki 等对 13 例行体外培养的自体干细胞移植患者进行了短期随访，证实角膜上皮完全再生者占 46.2%。上述研究证实，以羊膜作为角膜缘干细胞培养的载体，是一种可行、有效的方法。但是，培养后的角膜缘干细胞生理、生化以及移植后的生物学性状、治疗眼表疾病远期效果需要进一步的深入研究。此外，通过基因工程技术对角膜缘干细胞和羊膜细胞进行基因改良，使其获得更好的生物学功能，也将是该领域研究的方向。

另一方面，羊膜也用于负载视网膜色素上皮细胞的培养。将视网膜色素上皮细胞种植于羊膜及塑料上比较，能够保持视网膜上皮形态的基因上调，可能羊膜具有维持视网膜色素上皮表型的作用。除用于负载培养眼部细胞外，羊膜也用于负载培养其他细胞。负载培养猪角膜细胞、骨髓干细胞、人动脉平滑肌细胞、兔口腔黏膜细胞和大鼠小肠黏膜上皮细胞等，均能在羊膜上生长良好。鼠胚胎干细胞与羊膜复合培养

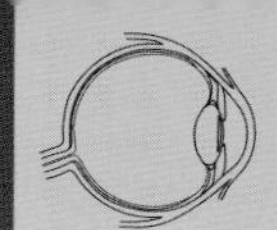

时，显示羊膜能诱导胚胎干细胞向表皮样细胞分化。

（二）药学羊膜

药学羊膜（pharmaceutical amniotic membrane）指含有特定药物成分的羊膜细胞外基质，根据所含药物种类的不同，又可细分为单一药物型羊膜（仅含有一种药物成分的药学羊膜）和复合型药物羊膜（同时含有两种以上药物成分）。羊膜基底膜富含胶原纤维和网状纤维，交织排列成网状，网孔间隙约 0.5~15.0μm，能容纳大量药物分子，可吸附药液作为"药库"。羊膜可自行降解，在较长时间内逐步释放药物，维持局部有效的药物浓度，成为良好的膜控半定量释药系统。另外，药物羊膜的亲水性和透氧性远高于角膜接触镜，且具有减轻炎性反应、抑制瘢痕形成、促进角膜创伤愈合和维持眼表稳定的优点。因此，羊膜作为潜在的控释给药系统在眼科具有极大的应用前景，例如可构建同时含有表皮生长因子和抗生素的药物羊膜，使其具有促进上皮生长和抗感染的生物学效应。将角膜通透性差的药物制成药物羊膜，覆盖于眼表使其在眼部持续释放，提高药物生物利用度。

参考文献

1. 李凤鸣．眼科全书．北京：人民卫生出版社，1996
2. 李绍珍．眼科手术学．第 2 版．北京：人民卫生出版社，1997
3. 宋琛．手术学全集眼科卷．北京：人民军医出版社，1994
4. 徐锦堂等．眼表疾病的基础理论与临床．天津：天津科学技术出版社，2002
5. 刘祖国．眼表疾病学．北京：人民卫生出版社，2003
6. 梁歌．同种异体结膜移植．第一军医大学学报，2001，3
7. 董微石．结膜替代物．国外医学：眼科学分册，2002，26：113-117
8. 王大博．结膜移植的临床应用．国外医学：眼科学分册，1996，20：55-57
9. 徐乃江，刘顿（Liu，D.），张晓蕴．实用眼成形手术学．杭州：浙江科学技术出版社，1987：17-18
10. 王成业．眼手术并发症原因与处理．长沙：湖南科学技术出版社，1998
11. 宋琛．手术学全集 眼科卷．北京：人民军医出版社，1994：114-117
12. 孟祥伟．眼科手术图谱．沈阳：辽宁科学技术出版社，2003
13. 何守志．眼科手术图谱．北京：人民卫生出版社，2000
14. 徐乃江，朱惠敏，杨丽．实用眼整形美容手术学．郑州：郑州大学出版社，2003
15 宋琛．眼成形外科学．第 2 版．北京：人民军医出版社，1996
16. 赵光喜，李冰．自体游离硬腭粘膜移植修复眼睑缺损．中华眼科杂志，1996，32：167
17. 赫雨时，袁佳琴，金显宅．眼睑上皮癌．中华眼科杂志，1952；2：251
18. 许尚贤．眼部成形术．北京：人民卫生出版社，1960：22-56
19. 钱元赞，梁都雅．眼睑鳞状上皮癌及基底细胞癌的扩展和转移．中华眼科杂志，1980，16：232
20. 黄婉芬．额动脉皮瓣在眼睑整复治疗中的应用．中华眼科杂志，1980，16：369
21. 宋琛．颞浅动脉顶支岛状皮瓣眉毛再造一例．眼外伤职业性眼病杂志，1982，4：46
22. 孙信孚．临床眼科肿瘤学．北京：人民卫生出版社，1985，34- 44
23. 宋琛．复发性眼睑及其附近巨大血管瘤的手术治疗．中华眼科杂志，1990，26：111
24. 高保清，刘刚，张清．硬腭粘膜移植片代替睑板结膜重建眼睑．中华眼科杂志，1993，29：292
25. 宋琛．眼成形外科学．第 2 版．北京：人民军医出版社，1996，34-76，147-170 172-212
26. 李凤鸣．眼科全书．北京：人民卫生出版社，1996：1036-1046
27. 陈家祺，顾建军，彭鸿钧．应用同种异体脱细胞真皮的眼睑原位重建术．中华眼科杂志，2005，41：409-413
28. Kersten RC.Managem of lower-lid retraction with hard palate mucosa grafting Arch Ophthalmol，1990，108：1339
29. Cohen M S，Shorr N.Eyelid reconstruction with hard palate mucosa grafts.Ophthalmic Plast Reconstr Surg，1992，8：183
30. Rhodus NL. Oral pilocarpine HCI stimulates labial（mimor）salivary gland flow in patients with Sjögren's syndrome. Oral Dis，1997，3：93
31. Gaubenstock LM. Dental caries and the secretory activity of human labial minor salivary glands. Arch Oral Biol，1995，40：525.

32. 范伟杰,杨志明,邓力,等. 羊膜的基础和临床应用研究进展. 中国修复重建外科杂志,2006,20:65-68.
33. 文道源,袁进,陈家祺,等. 羊膜的应用与生物学改良. 中华眼科杂志,2006,4:361-364.
34. 陈俊洪,苏跃生. 羊膜移植重建眼表治疗陈旧性化学伤的临床研究. 实用眼科 2003,5:373.
35. 姜冬冷,张明昌,等. 局限性蚕蚀角膜溃疡羊膜移植治疗的疗效观察. 中国实用眼科杂志,2006,24:502-505.
36. 张美洪,吴艳平,羊膜治疗部分眼表疾病的疗效观察. 实用眼科杂志,2006,24:188-191.
37. 鲍垌林,庞友鉴. 结膜囊成形联合羊膜移植术治疗严重结膜囊狭窄,实用眼科杂志 .2006,7:688-691.
38. 马翔,Haydee Bazan,李军. 羊膜培养液抑制角膜新生血管的实验研究. 中华眼科杂志,2003,39:753-756.
39. 陈家祺,周世有,黄挺,等. 新鲜羊膜移植治疗严重的急性炎症期及瘢痕期眼表疾病的临床研究. 中华眼科杂志,2000,36:13-17.
40. 周世有,陈家祺,陈龙山,等. 羊膜移植重建静止期眼结膜表面远期疗效分析. 中华眼科杂志,2004,40:745-749.
41. Fernandes M,Sridhar MS,Sangwan VS,Rao GN.Amniotic membrane transplantation for ocular surface reconstruction.Cornea. 2005,24:643-6453.
42. Ulbrecht M,Maier S,Hofmeister V,et al.Truncated HLA-G isoforms are retained in the endoplasmic reticulum and insufficiently provide HLA-E ligands. Hum Immunol,2004,65:200 -208.
43. Grueterich M,Tseng SC. Human limbal progenitor cells expanded on intact amniotic membrane ex vivo.Arch Ophthalmol,2002,120:783-90.
44. Meller D,Pires RT,Tseng SC. Ex vivo preservation and expansion of human limbal epithelial stem cells on amniotic membrane cultures.Br J Ophthalmol,2002,86:463-4671.
45. Lee SB,Li DQ,Tan DT,Meller DC,Tseng SC.Suppression of TGF-beta signaling in both normal conjunctival fibroblasts and pterygial body fibroblasts by amniotic membrane.Curr Eye Res,2000,20:325-329.
46. Hao Y,Ma DH,Hwang DG,Kim WS,Zhang F.Identification of antiangiogenic and antiinflammatory proteins in human amniotic membrane.Cornea,2000,19:348-352.
47. Budenz DL,Barton K,Tseng SC. Amniotic membrane transplantation for repair of leaking glaucoma filtering blebs. Am J Ophthalmol,2000,130:580-584.

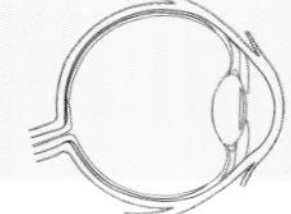
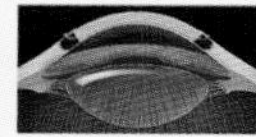
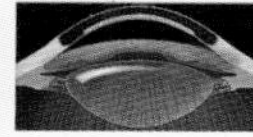
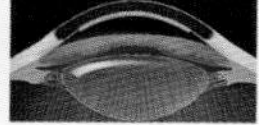
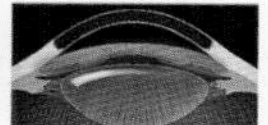

第二十章　角膜组织工程学

角膜感染、角膜外伤、自身免疫系统疾病等因素均可导致角膜病变。角膜病变和角膜损伤是导致眼盲的第二大原因，仅次于白内障。目前角膜移植是治疗角膜盲最有效的方法，但是面临着供体角膜严重匮乏和术后免疫排斥等问题。随着细胞生物学、生物材料学、分子生物学和临床医学的不断发展，利用组织工程技术构建人工角膜成为研究的热点，为角膜的修复和重建带来了新的希望。

合适的支架材料是成功构建组织工程角膜的关键，理想的角膜支架材料应具有良好的透明性和生物相容性，能够促进角膜细胞的黏附生长，具有一定的机械强度，植入体内后可被降解吸收。目前被用作组织工程角膜支架的材料主要有脱细胞猪角膜基质、胶原、羊膜、壳聚糖等（图 20-1~ 图 20-14）。正常角膜基质是作为角膜支架的理想材料。但人角膜基质来源有限，异种角膜基质存在免疫排斥问题。胶原是人角膜主要成分，能够提供接近于生理状态的生长代谢环境，常用来构建组织工程角膜。但胶原成膜性较差、降解快、机械强度低等特点限制了其应用。羊膜具有抗原性低、促进细胞黏附生长、抑制炎症反应及血管生成等特性，已有学者利用羊膜构建出角膜上皮层和内皮层。但羊膜的成型性和可塑性较差，不是构建理想的支架材料。

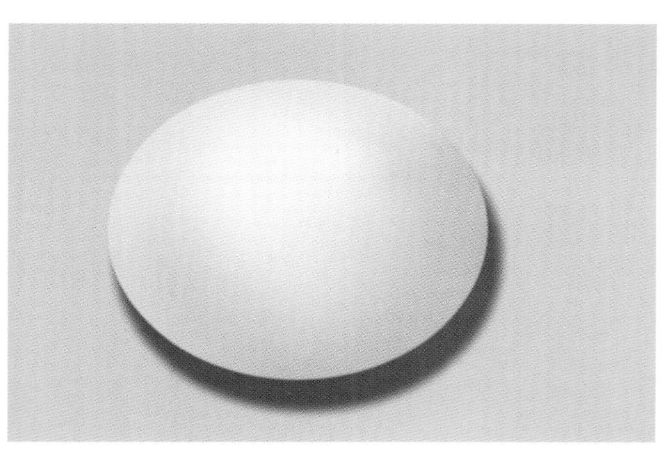

图 20-1　脱细胞猪角膜

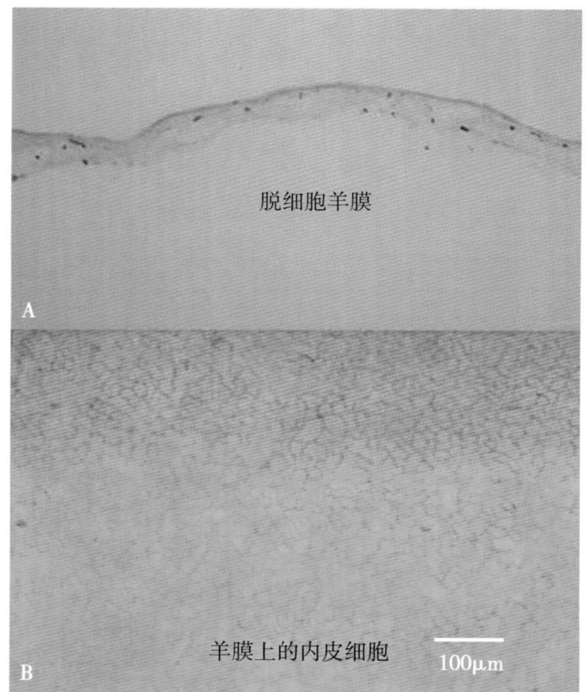

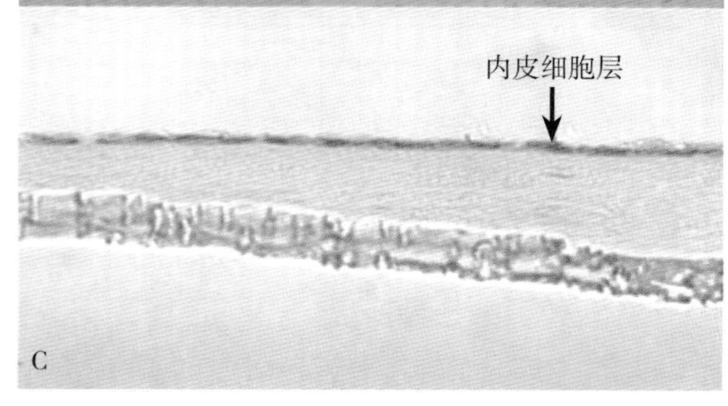

图 20-2　脱细胞羊膜支架

A. 脱细胞羊膜；B. 角膜内皮细胞在羊膜上培养 2 周；C. 角膜内皮细胞培养在羊膜上横截面观察

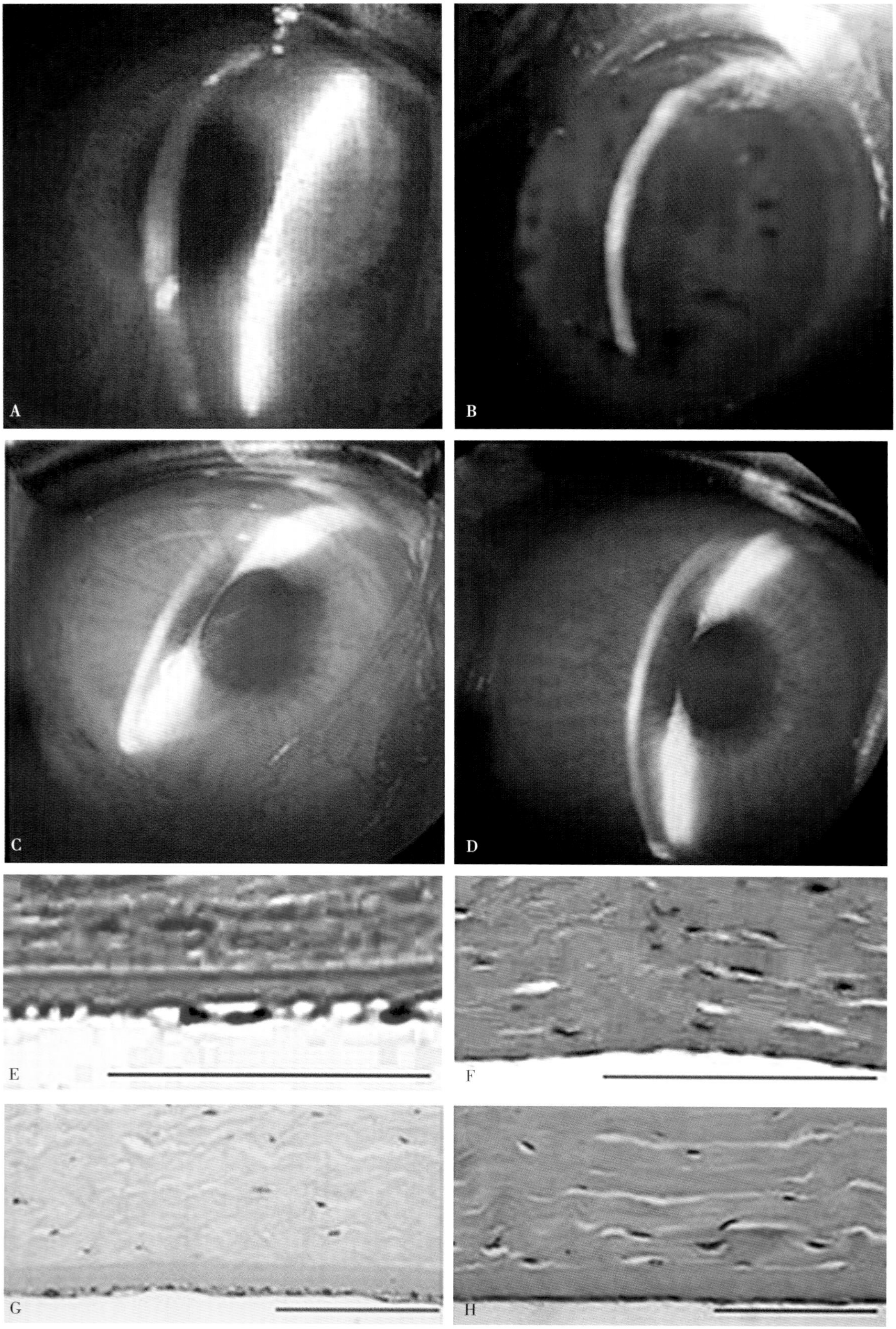

A B C D E F G H

图 20-3　培养的人角膜内皮细胞以去细胞兔角膜基质为载体移植到兔

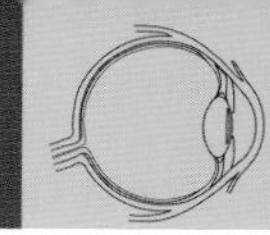

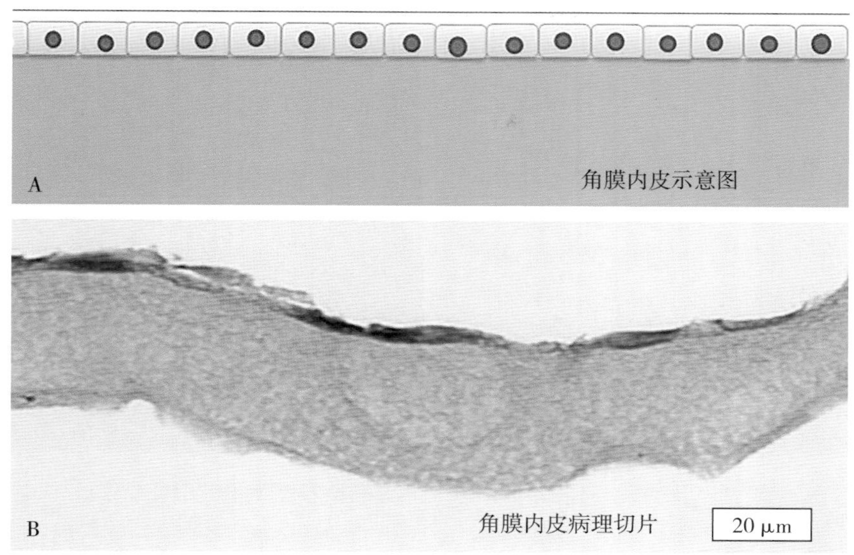

图 20-4　牛角膜内皮细胞培养在 PCL 25 混合膜片上

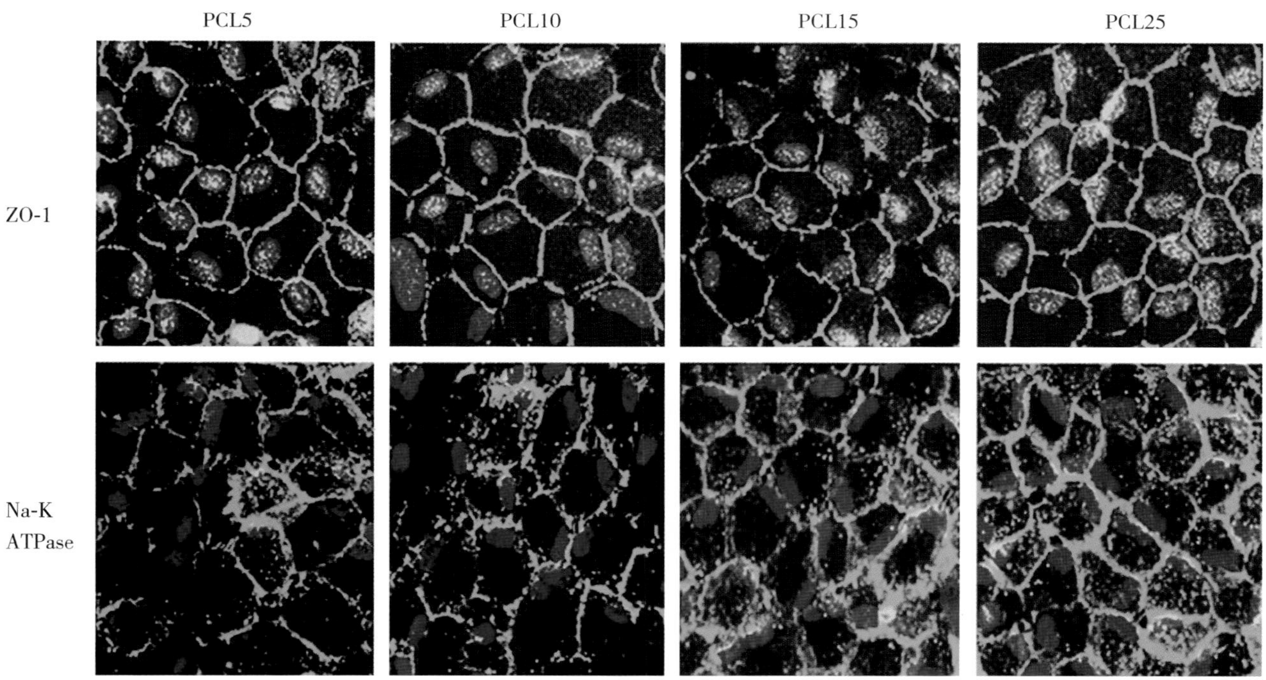

图 20-5　培养的牛角膜内皮细胞标志蛋白染色阳性

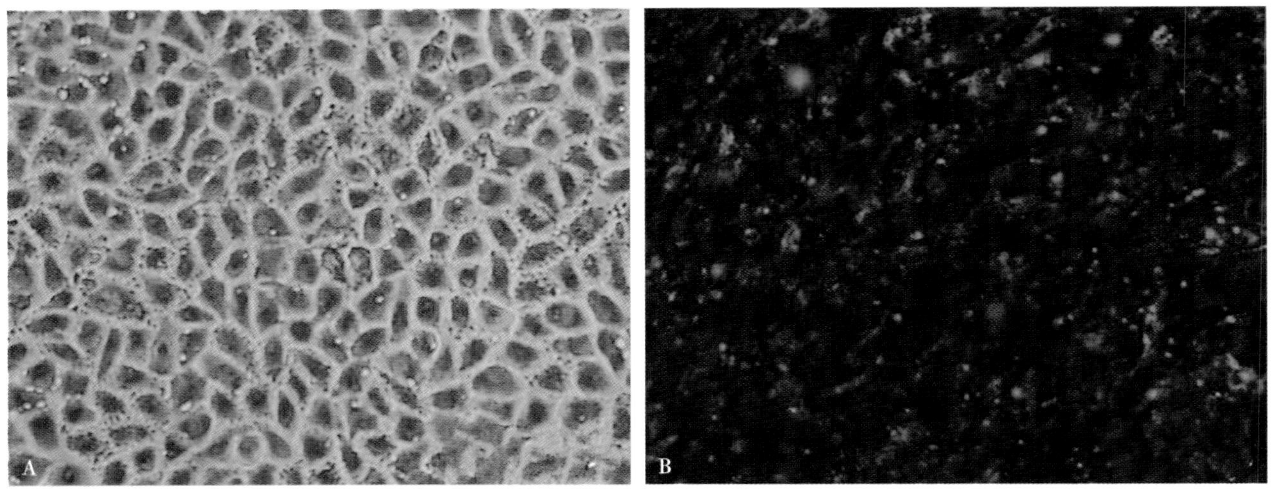

图 20-6　培养的牛角膜内皮细胞标志蛋白染色阳性

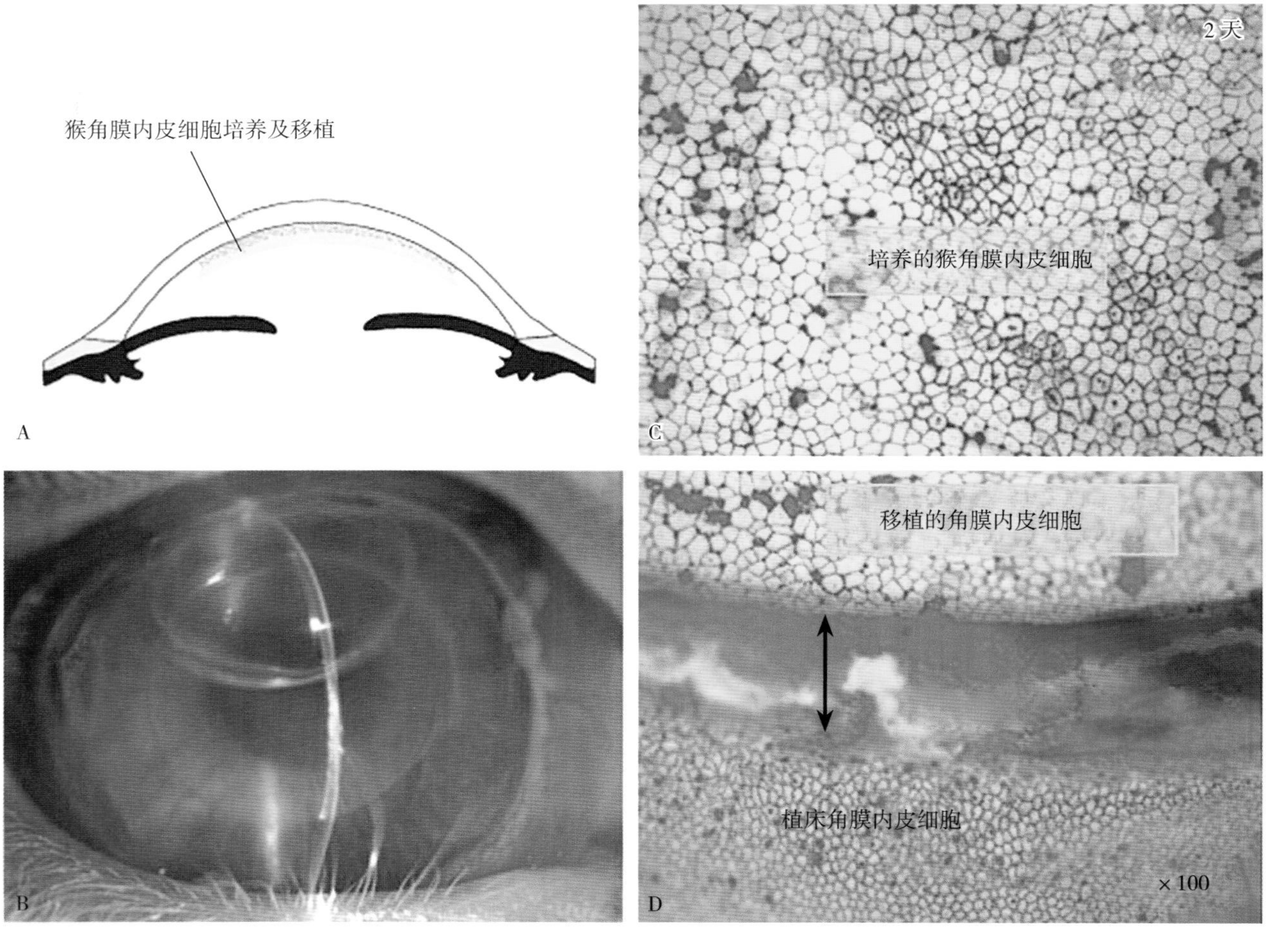

图 20-7　将猴角膜内皮细胞培养在板层支架上，并进行移植

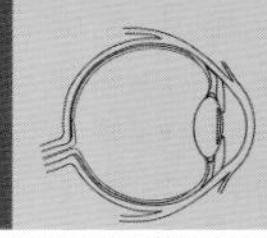

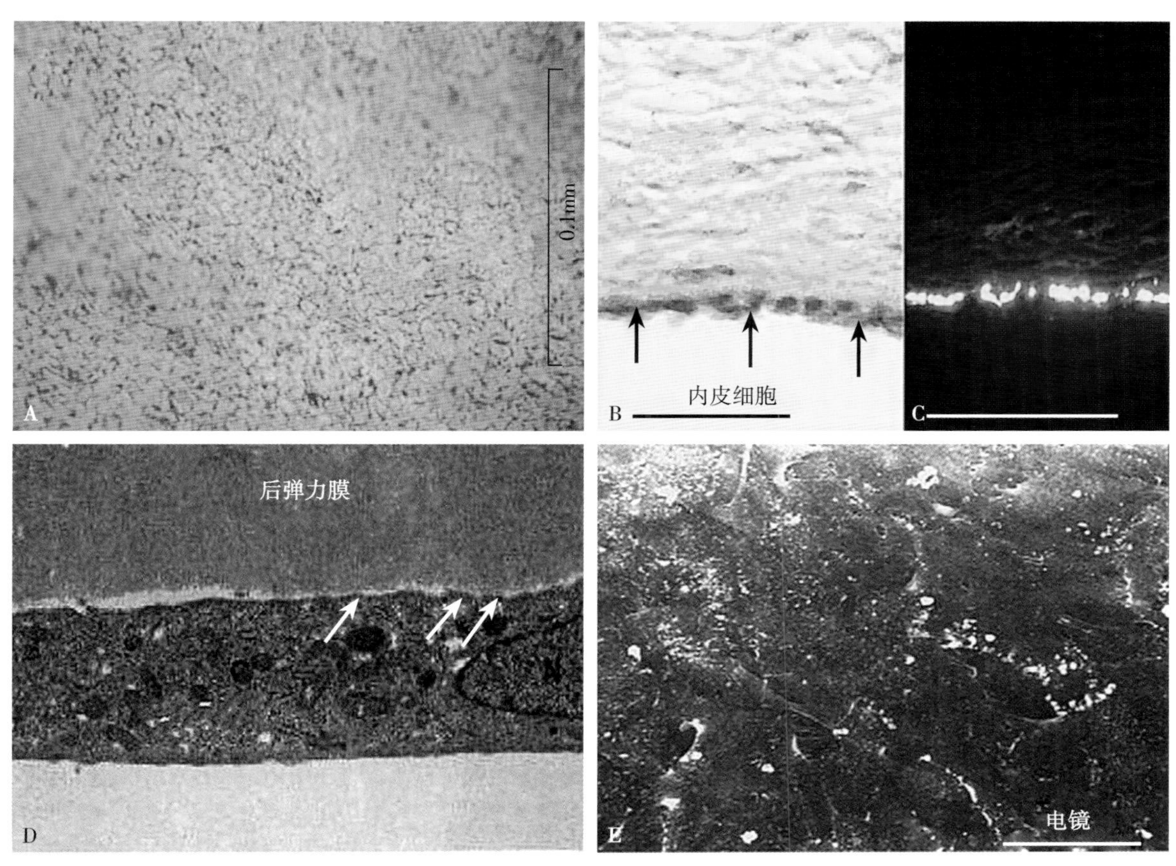

图 20-8 人角膜内皮细胞培养在剥离了角膜内皮细胞的后弹力层上

A. 茜素红染色；B. HE 染色；C. 荧光显微镜观察；D. 扫描电镜；E. 投射电镜

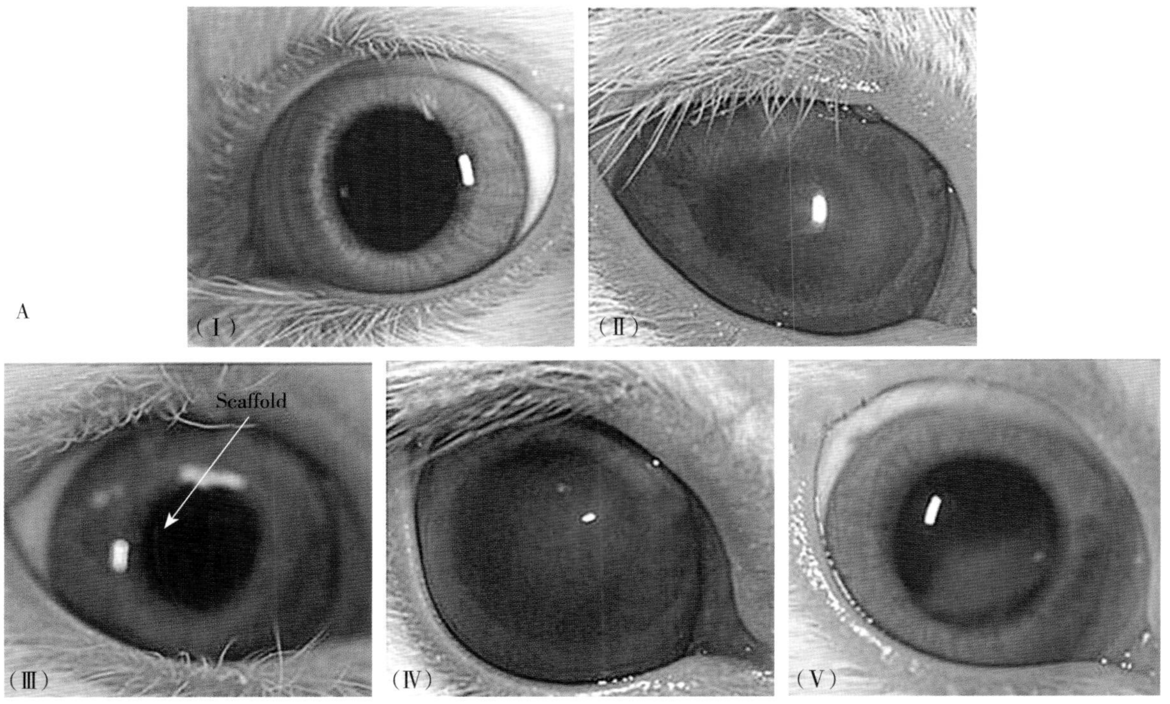

图 20-9 去掉后弹力层后移植载体角膜内皮细胞

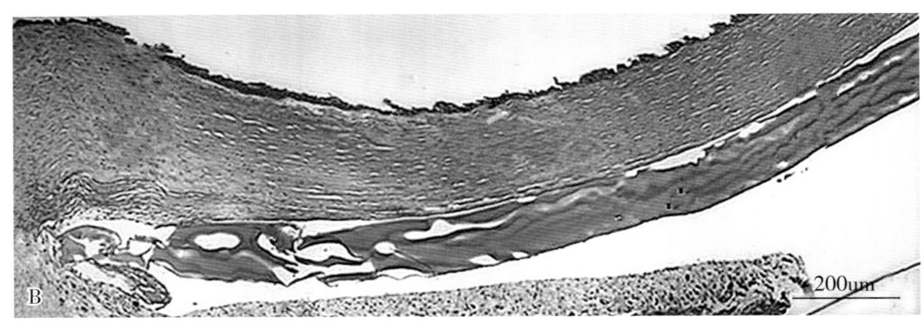

图 20-9(续)

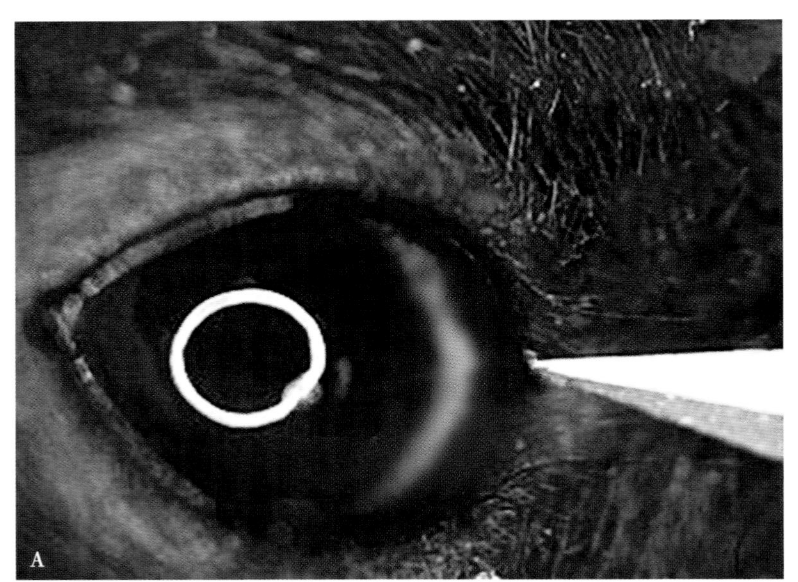

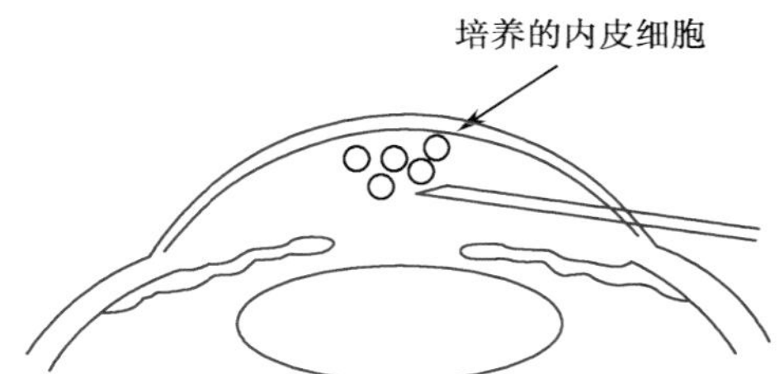

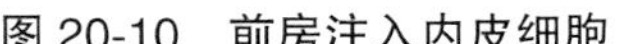
图 20-10　前房注入内皮细胞

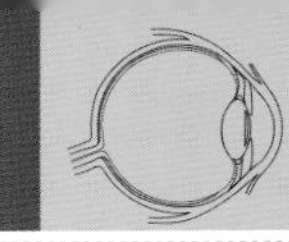

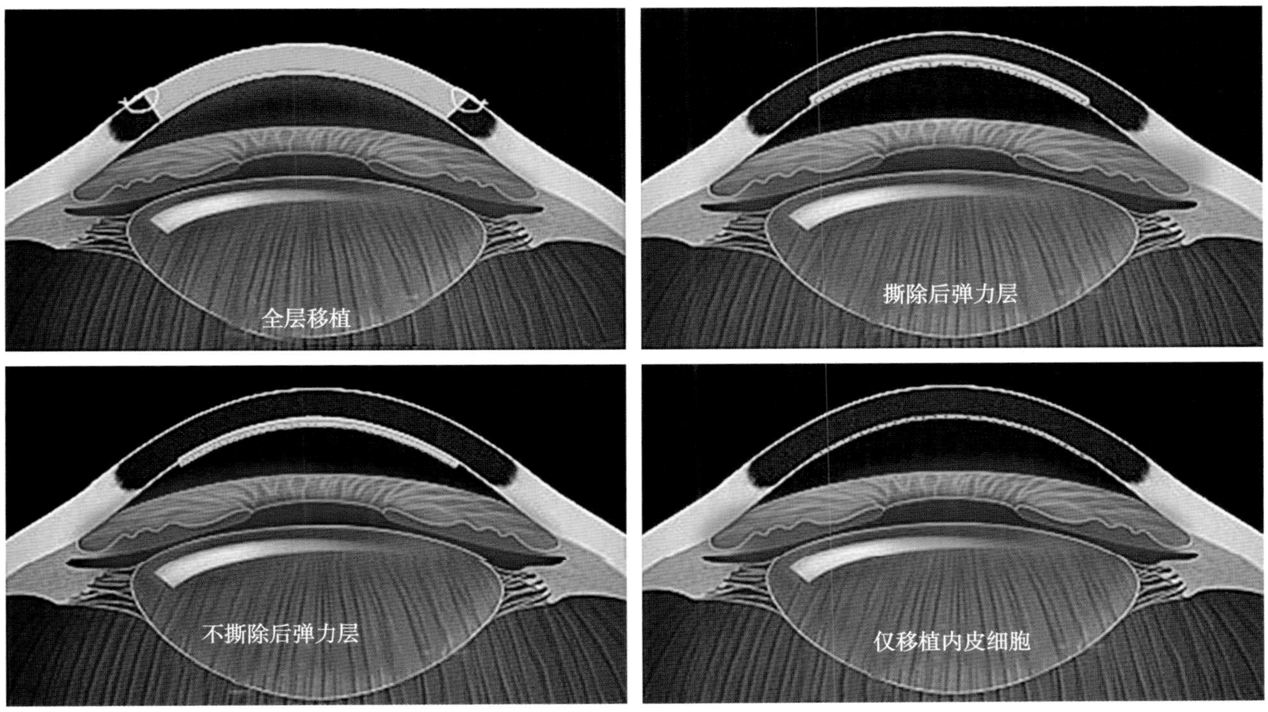

图 20-11　不同角膜移植示意图

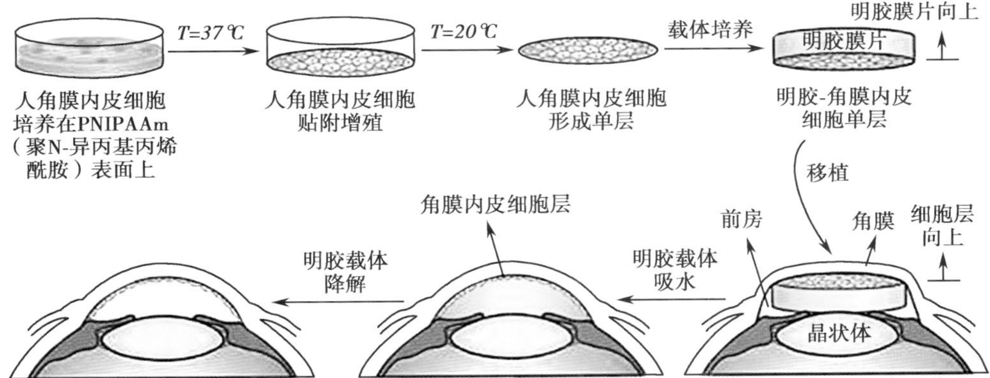

图 20-12　人角膜内皮细胞培养在 PNIPAAM 表面上，20℃孵育 45 分钟后载体融化，细胞单层脱离，将细胞单层贴附在明胶膜片上进行移植

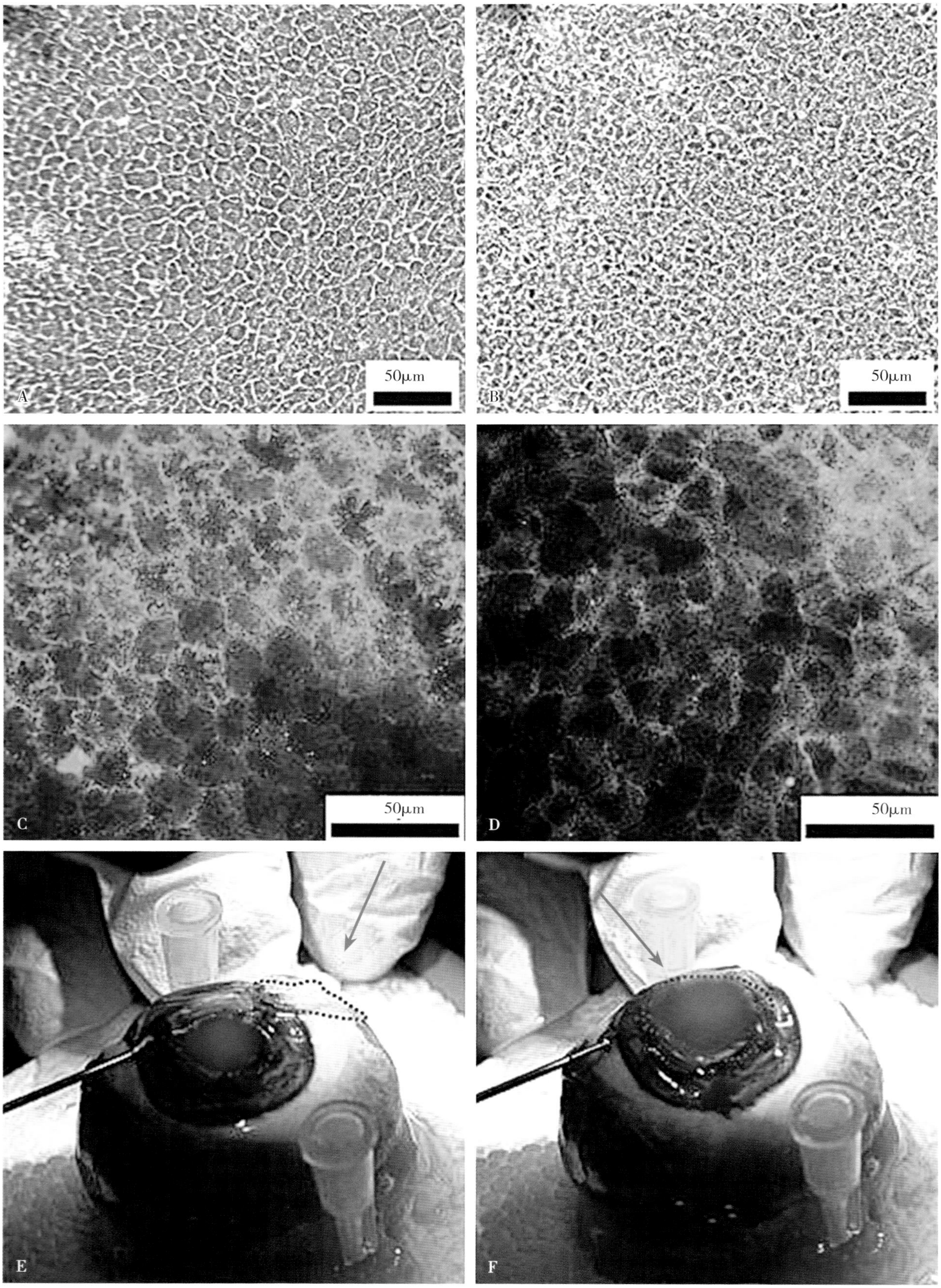

图 20-13　角膜内皮细胞培养在(A)TCP 和(B)CPHF 表面的对比，(C)羊后弹力层上角膜内皮细胞免疫组化染色，(D)CPHF 支架上培养的角膜内皮细胞免疫组化染色，(E)移植前，(F)移植后

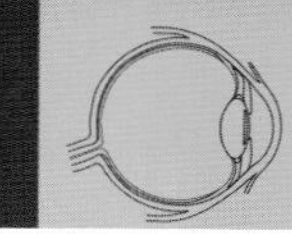

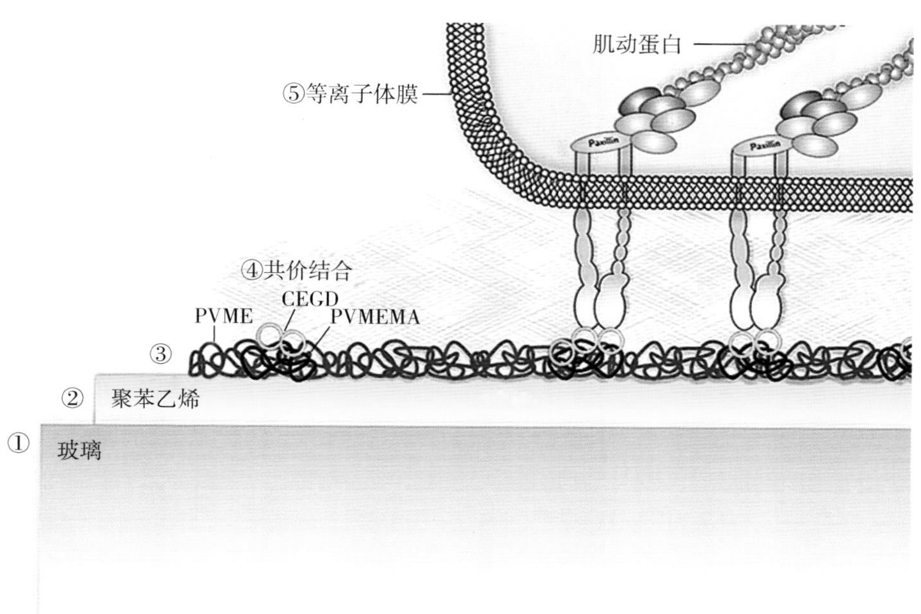

图 20-14　①载玻片；②聚苯乙烯；③ PVME 和 PVMEMA 混合薄膜；④热处理形成脱水物，能与蛋白质等共价结合；⑤细胞结合到表面

壳聚糖是一种天然聚阳离子生物多糖，具有透明性、可塑性、可降解性和无毒副作用等特性，在组织工程角膜中已有较多的实验研究，本文就壳聚糖及其衍生物在角膜组织工程中的研究进展进行讨论。

第一节　概　　述

壳聚糖是一种由葡糖胺和 N- 乙酰葡糖胺通过 β-1,4 糖苷键连接组成的线性多糖，是甲壳素 N- 脱乙酰基的产物。壳聚糖保留了甲壳素无毒、无害、易于生物降解的优良特性，同时，氨基的存在使壳聚糖能够溶解于稀酸溶液，大大扩展了其应用范围，在食品工业、化工环保、生化工程等方面已经得到了广泛的应用。壳聚糖具有与黏多糖相似的结构特点，而黏多糖在组织中分布广泛，是细胞膜的有机组分之一；故壳聚糖还具有优异的生物相容性，在体内与大分子亲和力高，在医药领域应用广泛，已作为组织工程支架材料用于软骨组织工程、骨组织工程、皮肤组织工程、神经组织工程等多个方面，在角膜组织工程中的研究也取得了相当的进展。

此外，壳聚糖分子上有大量羟基和氨基，可以通过对其进行化学修饰得到衍生物，从而进一步改善壳聚糖的溶解性、生物相容性等，并赋予其新的功能，拓展其应用范围。

第二节　壳聚糖及其衍生物作为组织工程角膜支架材料的优点

角膜组织工程支架应具有良好的透明性；良好的生物相容性，不会引起机体急性或慢性的刺激反应；具有一定的机械强度，便于手术操作；能够模拟角膜组织，被塑造成一定的形状；能够促进细胞贴附、增殖和分化，替代和修复损伤组织；另外，具有可降解性，使修复的组织最终替代生物材料。壳聚糖及其衍生物具有优良的生物学特性，在组织工程角膜支架研究中具有良好的应用前景。

一、良好的生物相容性及生物可降解性

一般认为壳聚糖的生物相容性与其氨基所携带的正电荷有关。在生理条件下，多数动物细胞和血清蛋白表面均带有负电荷，因此带正电荷的壳聚糖可以通过静电吸引力促进蛋白在材料表面的吸附以及细胞在材料表面的黏附。贺庆等认为，相对于血清中的其他蛋白，壳聚糖组分对纤粘连蛋白存在优先吸附，从而能够促进细胞在共混凝胶表面的黏附铺展。壳聚糖及其衍生物在体内的降解主要依赖溶菌酶，降解产物主要是甲糖和低聚糖，这些产物能够被人体组织吸收。

赵国燕以壳聚糖为原料，通过化学修饰改性和酶解法制备了多种壳聚糖衍生物，包括羧甲基壳聚糖、羧甲基甲壳素、羟乙基壳聚糖、羟丙基壳聚糖、羧甲基壳寡糖、羧甲基甲壳寡糖和壳寡糖，细胞毒性检测显示九种壳聚糖衍生物材料对角膜基质细胞和角膜上皮细胞均无毒性。壳寡糖、羧甲基甲壳寡糖能促进角膜基质细胞生长增殖，羟乙基壳聚糖和羧甲基甲壳素能够促进角膜上皮细胞生长。表明其中几种低分子糖可用于角膜细胞体外培养；几种高分子多糖可以安全用于组织工程角膜支架研究。

二、良好的机械性能

用于人体的生物材料通常需要承受一定的负荷，与周围组织协同作用从而实现其生物机械功能，这要求材料与周围组织在力学性能上相匹配。作为组织工程角膜支架材料，还需要满足手术中夹持、缝合等操作要求(图 20-15)。

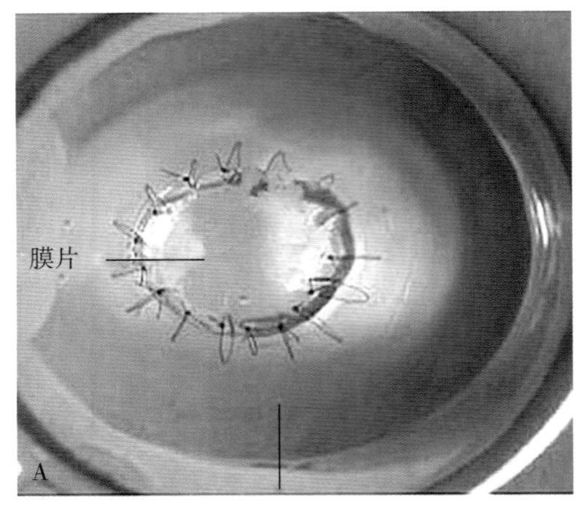

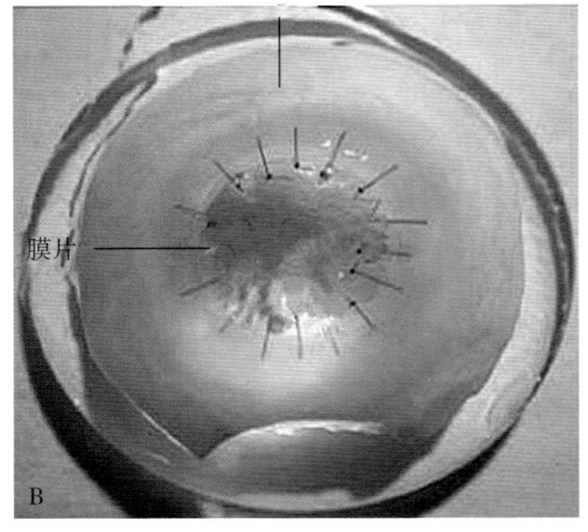

图 20-15　耐缝合性质试验

壳聚糖具有与纤维素类似的大分子链结构，刚性较强，力学性能良好，在体内一定时间可以保持其形状并承担相应的压力。此外，还可以通过化学修饰得到改性壳聚糖衍生物或控制其分子量等方法获得能够满足不同机械强度需求的壳聚糖材料，以满足临床需要。

三、良好的可塑性

目前用作组织工程角膜支架的材料通常有薄膜和凝胶两种形态。壳聚糖可以通过配位交联、化学交联、物理交联等方式制备成水凝胶。水凝胶具有极高的含水量和良好的柔软性，能够模拟损伤的组织，且不对周围组织带来损伤。壳聚糖盐溶液干燥可以制成薄膜，通过物理或化学方法处理能够增加其表面粗糙程度，使细胞容易贴附，增强其机械强度。此外，还可以通过冻干、添加致孔剂等方式将壳聚糖制备成具有网孔结构的三维支架材料。

第三节　壳聚糖在组织工程角膜中的研究

角膜由上皮层、前弹力层、基质层、后弹力层和内皮层组织构成。其中，前弹力层和后弹力层不含有细胞成分。壳聚糖及其衍生物在组织工程角膜中的应用主要集中在上皮层、内皮层和基质层的修复和重建方面(图 20-16、图 20-17)。

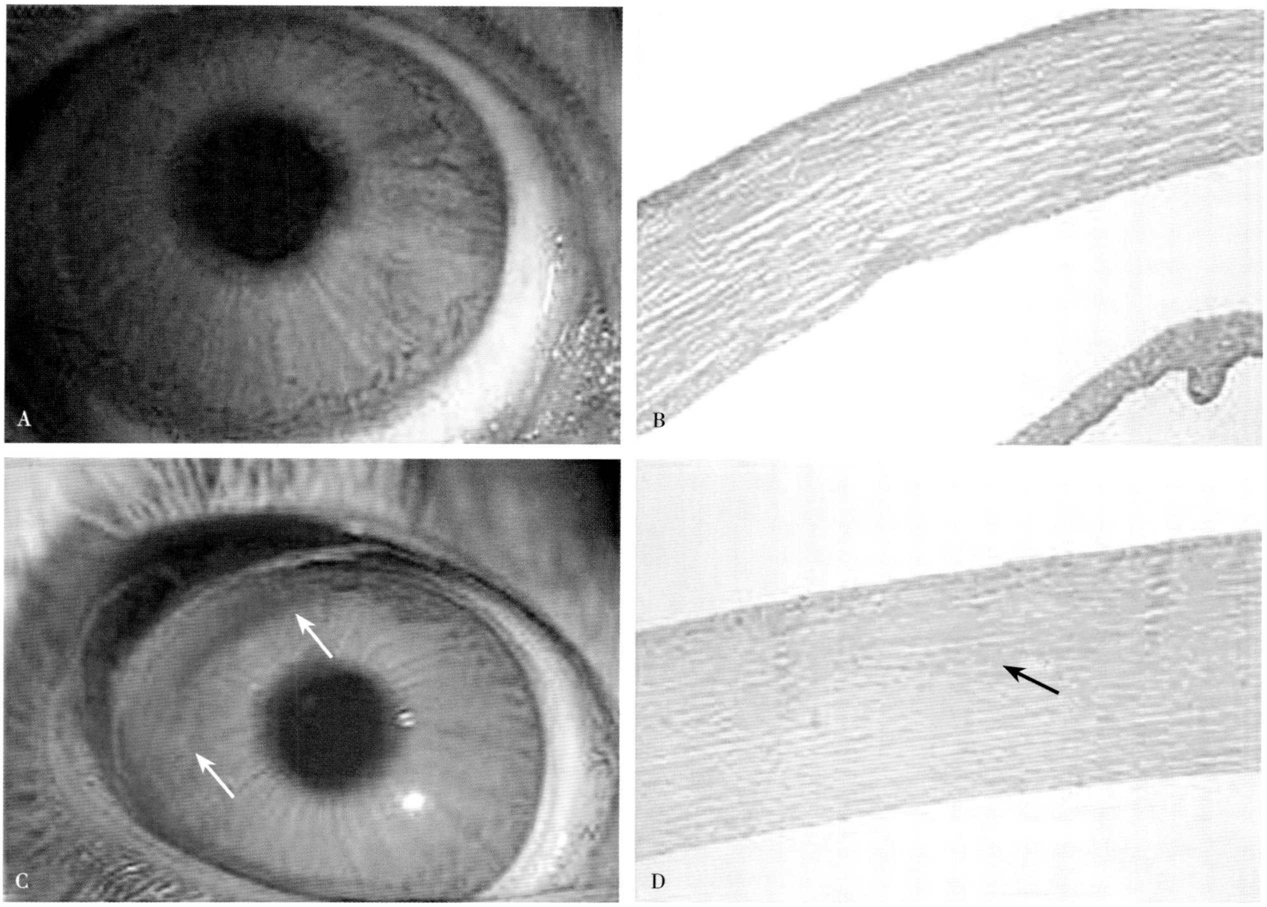

图 20-16　壳聚糖胶原复合膜材料植入周边角膜基质层间的裂隙灯和组织学图片

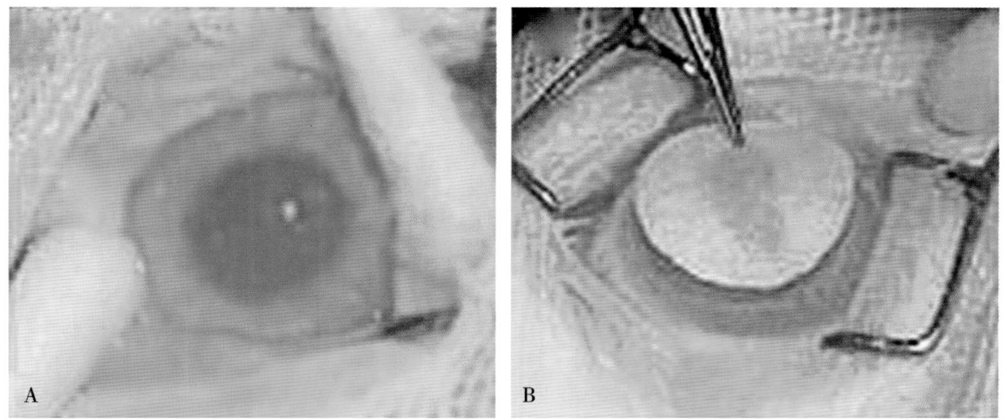

图 20-17　角膜上皮损伤修复手术过程

A. 点表面麻醉剂；B. 20% 酒精滤纸片损伤上皮

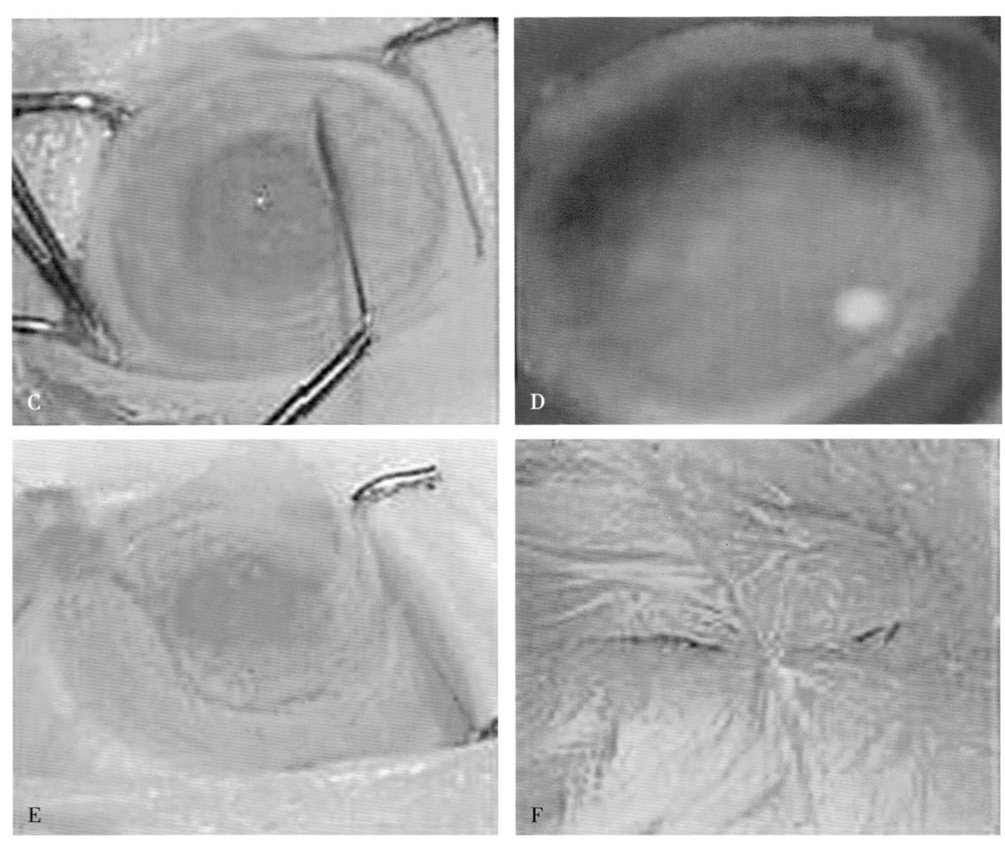

图 20-17(续)

C. 刮除上皮;D. 角膜上皮损伤后,荧光素染色阳性;E. 去上皮后角膜透明;F. 术毕睑裂缝合

一、组织工程角膜上皮

角膜上皮层直接与外界接触,容易受到损伤和感染发生病变,严重的角膜上皮损伤或缺失会使患者视力下降,甚至致盲。上皮细胞损伤后可以通过有丝分裂形成新的上皮层。严重的角膜上皮损伤使角膜基质长时间暴露会造成角膜感染、溃疡或穿孔,因此上皮损伤后通过组织工程的方法有效促进其恢复显得尤为重要。壳聚糖应用于组织工程角膜上皮支架时,通常需要通过交联改善其机械性能或与其他材料协同作用,以满足机械强度、透明度、细胞黏附等各方面的要求。

Li 等用京尼平交联壳聚糖制备膜片并在膜片上培养人角膜上皮细胞,结果表明角膜上皮细胞在膜片上形态正常,增殖良好,免疫组化结果显示 p63、K3、Cx-43、Ki-67 表达呈阳性。说明京尼平交联的壳聚糖膜片能支持角膜上皮细胞黏附增殖和行使正常生理功能。

Rafat 等用 PEG 联合 EDC 和 NHS 交联壳聚糖和胶原制成凝胶,该凝胶具有极好的光学性能,良好的机械强度和耐缝合性,对葡萄糖和白蛋白透过性良好,角膜上皮细胞在该凝胶上能够正常生长增殖,植入猪角膜板层内 12 个月后与角膜上皮、基质和神经整合良好。

龙玉宇以碳二亚胺为交联剂交联壳聚糖和胶原制备膜片,膜片拉伸强度达到 2MPa 以上,葡萄糖、色氨酸和氯化钠的渗透率均接近或优于人角膜。人角膜上皮细胞在该膜片上黏附生长良好,植入兔眼角膜后无明显炎性和排斥反应,术后 7 个月植片表面可观察到少量基质细胞长入,膜片透明性降低。又以碳二亚胺交联壳聚糖和明胶制备膜片,该膜片含水量达 73.47%,湿态拉伸强度为 0.94MPa,透光率达 95%,对葡萄糖、色氨酸和氯化钠的渗透性能亦优于人角膜。角膜上皮细胞在该膜片上生长增殖良好,植入兔眼角膜后,无明显炎性反应,角膜与植片维持透明,术后 16 周植片完全降解,降解产物对眼组织无毒、无刺激,表现出良好的眼组织相容性,荧光素染色可见证移植上皮的愈合过程,电镜观察上皮结构(图 20-18~ 图 20-20)。

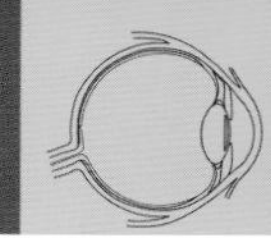

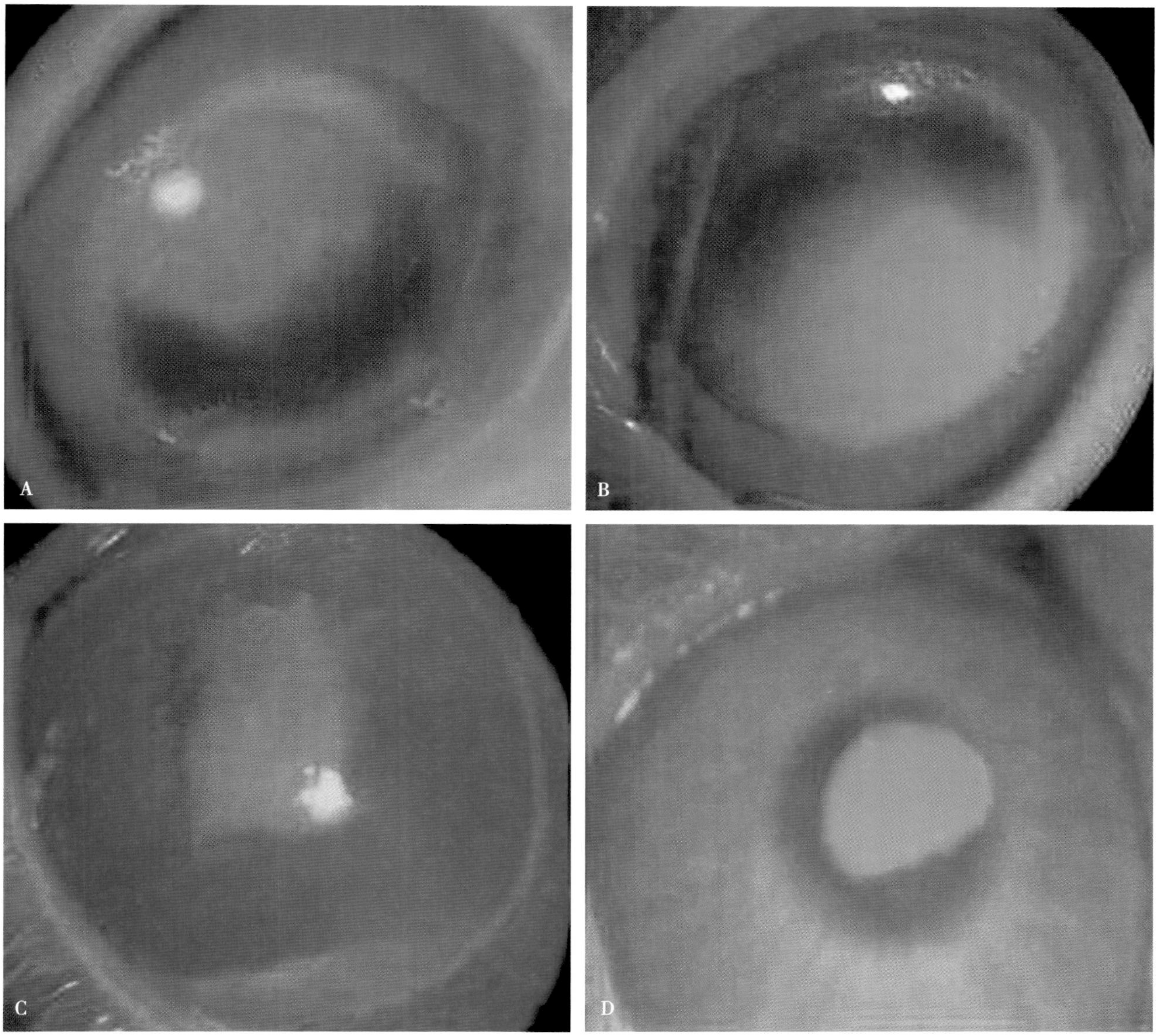

图 20-18　上皮修复过程，荧光素染色显示上皮缺损面积逐渐减少

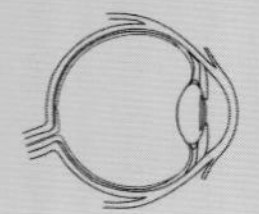

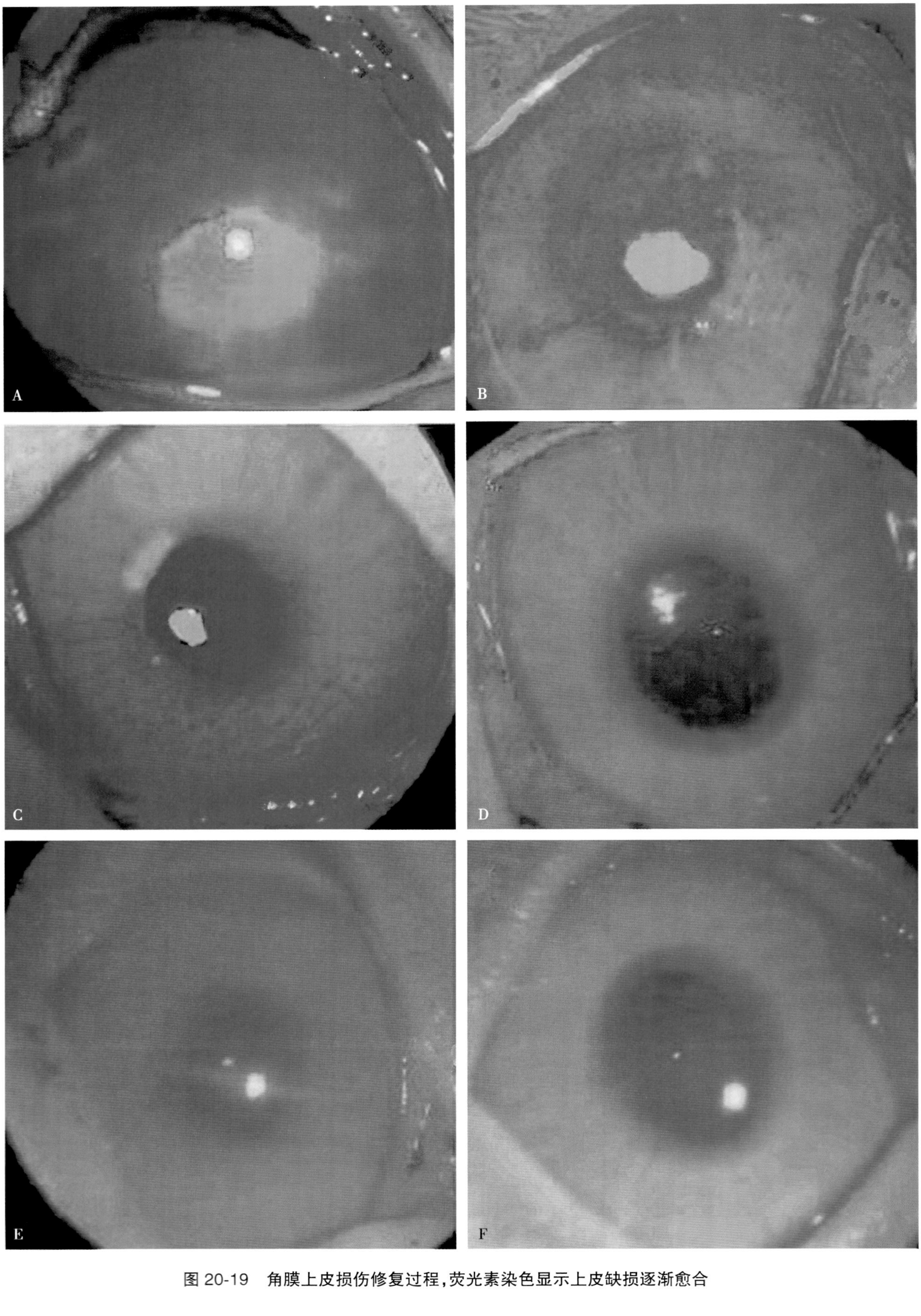

图 20-19　角膜上皮损伤修复过程，荧光素染色显示上皮缺损逐渐愈合

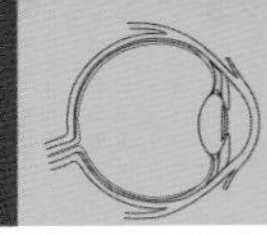

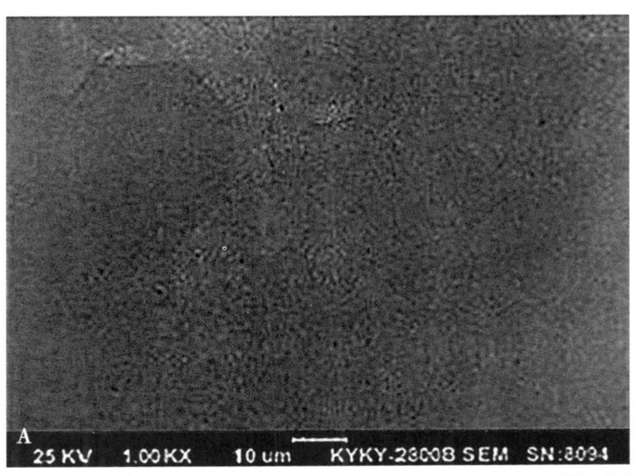

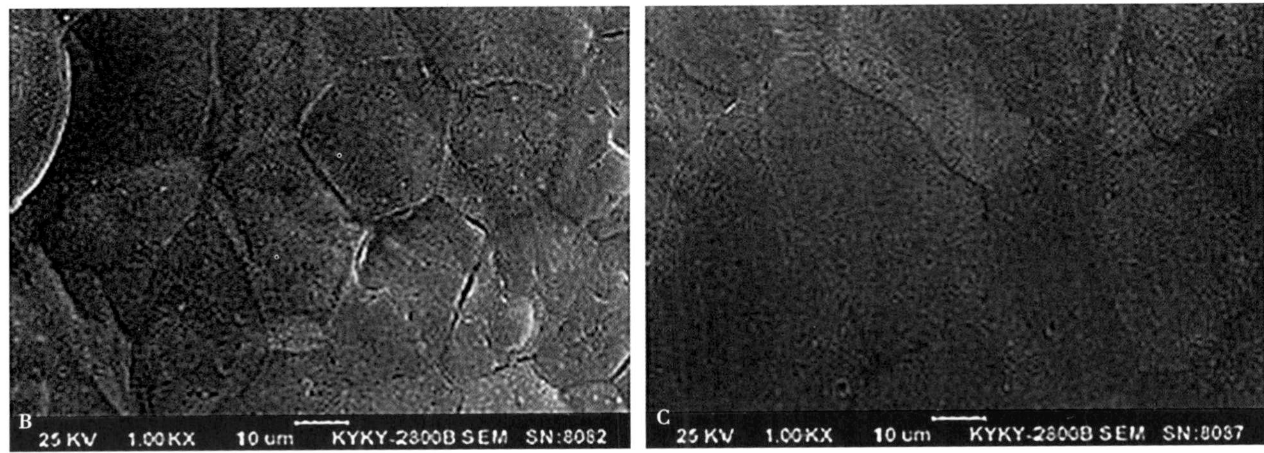

图 20-20　修复后的角膜上皮层扫描电镜观察

二、组织工程角膜内皮

角膜内皮细胞属于终末细胞，在成年后几乎没有分裂能力，当受到损伤时，主要通过邻近细胞扩张移行来填补缺损部分。当细胞数量下降到临界值以下(500 个 /mm^2)，可导致角膜基质水肿，甚至角膜内皮盲。壳聚糖作为组织工程角膜内皮支架也经常与其他材料共混或交联使用。此外，角膜内皮支架需要有较好的通透性，致孔剂的加入或减小膜片厚度、制备超薄膜片可以满足这一要求。

陈列欢等以醋酸钾为致孔剂，采用溶液浇注 / 颗粒沥滤技术制得具有网孔结构的壳聚糖和硫酸软骨素共混膜片，该膜片通透性和机械强度良好，在膜上培养兔角膜内皮细胞构建组织工程角膜，细胞生长良好，10 天后形成单层，将该组织工程角膜用于角膜内皮缺损模型新西兰兔的角膜内皮修复，术后模型兔角膜短期(30 天)透明率 80%，长期(250 天)透明率 46%。

Wang 等用壳聚糖和聚己酸丙酯制备了共混膜，并在膜片上培养牛角膜内皮细胞，牛角膜内皮细胞在膜片上贴附和增殖情况良好，N- 钙黏蛋白和紧密连接蛋白 ZO-1 表达正常(图 20-21~ 图 20-23)。

Ozcelik 等用聚乙二醇双缩水甘油醚和胱氨酸联合交联壳聚糖制备了超薄膜片(50μm)，该膜片在可见光范围内透光率达 95%，高于人角膜(90%)，通过调整交联度可以使膜片机械强度达到与人角膜相似的水平，体外降解实验表明该膜片保留了壳聚糖的可降解性，羊角膜内皮细胞在膜片上贴附增殖较好，将种植有羊角膜内皮细胞的膜片移植到去除角膜内皮的绵羊眼内，移植后膜片保持平整，与角膜内表面贴附良好。

此外，通过向壳聚糖中引入羟丙基和羟乙基等基团对其进行改性，可以改变其分子空间结构，削弱分子间和分子内的氢键作用，大大提高其水溶性和反应活性，这些衍生物也已经用于组织工程角膜的

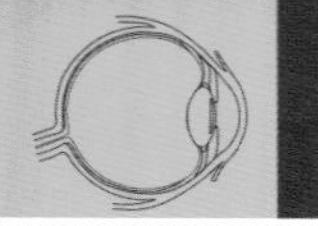

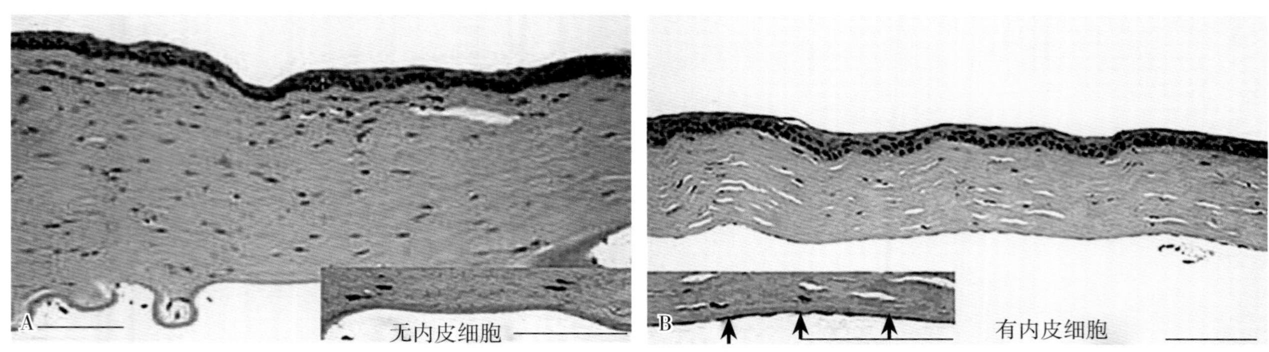

图 20-21　移植 28 天后组织切片，显示角膜内皮细胞

A. 对照组无内皮细胞；B. 实验组见有内皮细胞

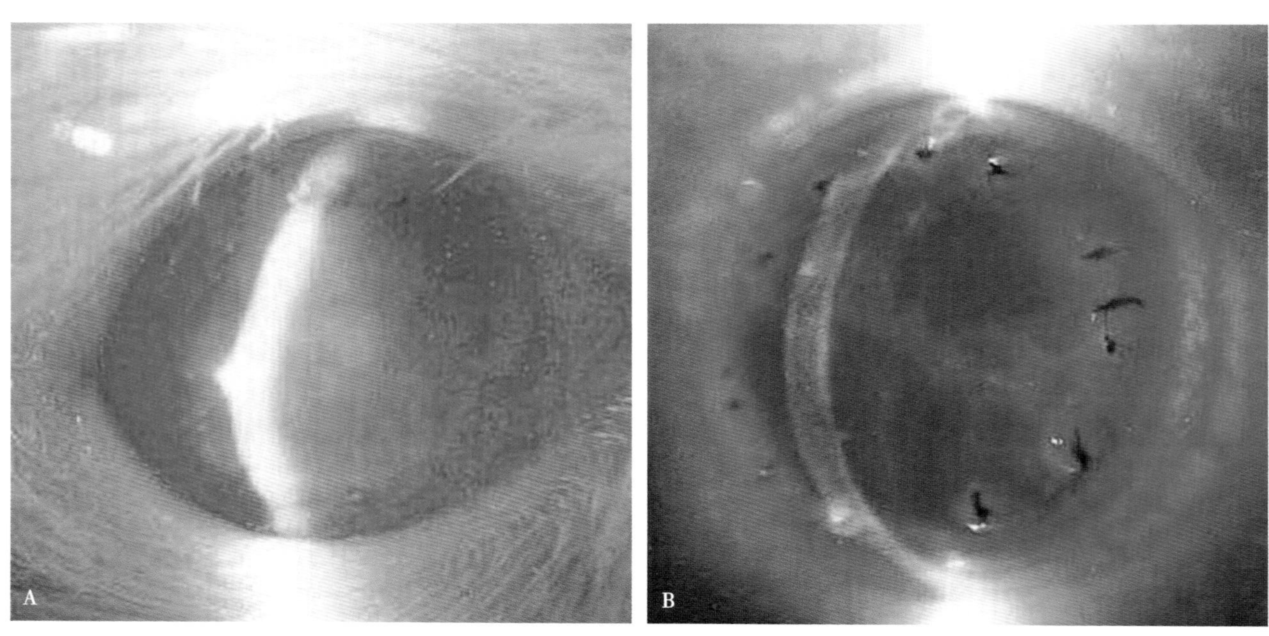

图 20-22　移植手术后裂隙灯观察

A. 对照组角膜混浊；B. 角膜透明

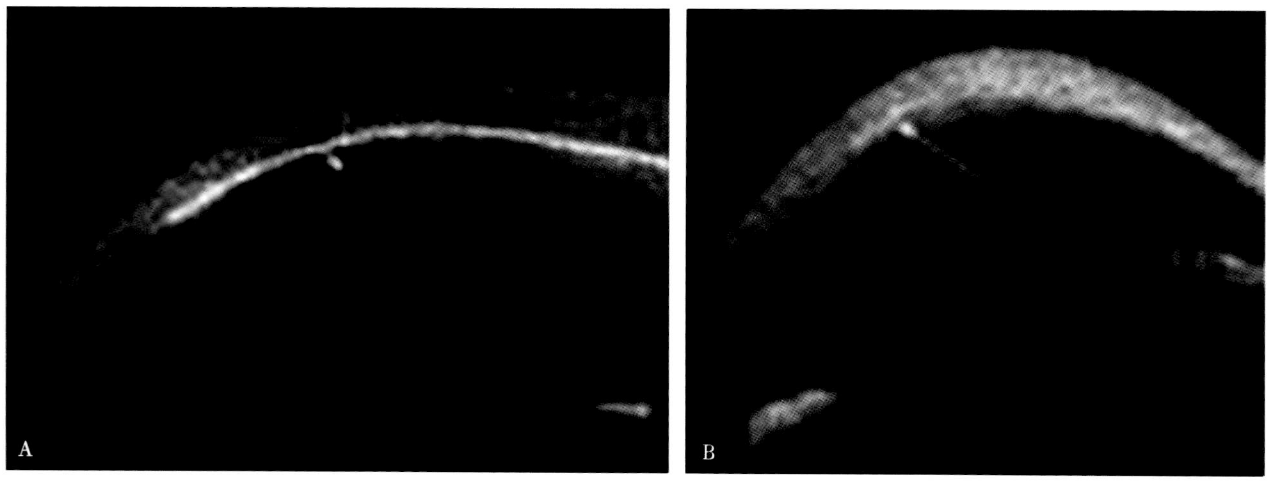

图 20-23　前节 OCT 检查显示移植片在位

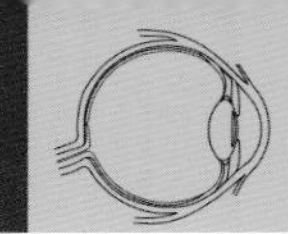

研究。

高兴爽等用羟丙基壳聚糖与硫酸软骨素和明胶共混制备膜片培养，结果表明该共混膜具有良好的透光性、亲水性、通透性和机械强度以及粗糙的表面结构，并对蛋白有较好的吸附能力。兔眼前房植入显示该膜片在前房无明显炎症反应和免疫排斥，植入60天时基本吸收。在该膜片上培养兔角膜内皮细胞，细胞生长状况良好，表明该膜片内皮细胞相容性优良，可以用来构建组织工程角膜内皮。

Liang等用羟乙基壳聚糖、明胶和硫酸软骨素制备了共混膜作为角膜内皮细胞的载体，结果表明该膜片在可见光范围内透光率均在90%以上，含水量达74.25%，通透性强，在兔前房内组织相容性良好，兔角膜内皮细胞在膜片上生长良好，能够形成单层。

Liang等还以氧化海藻酸钠为交联剂交联羟乙基壳聚糖制备水凝胶，用该凝胶将体外培养的兔角膜内皮细胞包封固定在去除角膜内皮细胞的新西兰兔的后弹力层上，移植的细胞能够形成角膜内皮层，术后模型兔角膜能够维持透明120天以上。

三、组织工程角膜基质

角膜基质细胞位于角膜基质胶原纤维板层之间，可分泌胶原和硫酸角质素，对维持角膜透明性起着重要的作用。同时，角膜基质细胞可分泌多种细胞因子，调节内皮细胞的生长代谢，促进角膜缘干细胞的增殖，为角膜上皮和内皮细胞的生长和组织的形成提供必要的生理环境。因此，利用组织工程技术构建角膜基质也能为进一步构建角膜上皮和内皮提供理想的载体。

林旭明等将壳聚糖、胶原蛋白、硫酸软骨素、透明质酸钠按一定比例混合，加入原花青素交联剂，构建壳聚糖支架，该膜片植入兔眼角膜囊袋内，角膜组织无明显不良反应，四个月后完全降解，在该支架上培养角膜基质细胞构建组织工程角膜基质，角膜基质细胞可以在支架表面生长，用带有角膜基质细胞的壳聚糖支架行板层移植术，1周后角膜轻度水肿，2周时壳聚糖支架脱落。

贾卉等将胶原和壳聚糖溶液混合后冻干得到多孔膜，该膜片呈半透明，有弹性，不易碎裂，将兔角膜基质细胞接种于该膜片，细胞能生长于支架表面和内部，免疫荧光鉴定抗波形纤维蛋白（vimentin）染色阳性，将该膜植入兔角膜基质囊袋内，移植后兔眼无刺激症状，术后4周支架材料出现降解，组织有炎症细胞浸润，但未见溶解坏死。

侯江平等将厚度为20μm的壳聚糖胶原复合膜植入兔角膜周边基质层间，复合膜6周后完全降解，材料维持透明，对角膜无明显影响。

Wang等以1,4-丁二醇双缩水甘油醚为交联剂交联羟丙基壳聚糖、明胶和硫酸软骨素制备膜片，该膜片在可见光范围内透光率达83%~88%，含水量达96%，葡萄糖和NaCl能够通过，兔和人角膜基质细胞在该膜片上能够正常贴附增殖。

结语

应用组织工程构建角膜的研究很多，在角膜组织工程修复方面取得了一定的进展，已有的研究涉及多种材料，但目前还没有一种支架材料能够完全满足生物相容性好、排斥反应低、透明度高、机械强度好等要求，还不能应用于临床。壳聚糖及其衍生物因其优良的理化和生物学特性，在组织工程角膜支架方面具有良好的应用前景，但其单独用于制备支架时机械强度、对细胞的亲和能力等仍不能完全达到角膜组织工程支架的要求，目前的研究主要是通过交联、共混等方式使其与其他材料协同作用，并取得了较理想的效果。但目前的研究多集中在光学性能、力学性能及细胞相容性、组织相容性等初级阶段，若应用于临床，还需要对重建组织的生理功能、重建速率、长期效果等方面进行深入研究，同时需考虑批量生产稳定性等问题。相信经过进一步的研究，这些难点会得到解决，组织工程角膜将能够应用于临床，使角膜盲患者重见光明。

参考文献

1. Amano S. Transplantation of cultured human corneal endothelial cells. Cornea, 2003, 22(7): 66-74.
2. Proulx S, Audet C, Uwamaliya Jd, et al. Tissue engineering of feline corneal endothelium using a devitalized human Cornea as carrier. Tissue Engineering, 2009, 15: 1709-1718.
3. Proulx S, Bensaoula T, Nada O, et al. Transplantation of a tissue-engineered corneal endothelium reconstructed on a devitalized carrier in the feline model. Invest Ophthalmol Vis Sci, 2009, 50: 2686-2694.
4. Liu Y, Ren L, Wang Y. A novel collagen film with micro-rough surface structure for corneal epithelial repair fabricated by freeze drying technique. Applied Surface Science, 2014, 301: 396-400.
5. Koizumi N, Sakamoto Y, Okumura N, et al. Cultivated corneal endothelial cell sheet transplantation in a primate model. Invest Opbthalmol Vis Sci, 2007, 48(1 0): 45l9-4526.
6. Zhao X, Liu Y, Li WC, et al. Collagen based film with well epithelial and stromal regeneration as corneal repair materials: Improving mechanical property by crosslinking with citric acid. Materials Science and Engineering: C, 2015, 55: 201-208.
7. Gatzioufas Z, Sauter M, Hasenfus A, et al. In vivo analysis of stromal integration of multilayer amnotic membrane transplantation in corneal ulcers. Am J Ophthalmol, 2011, 151(5): 809-822.
8. Riau AK, Beuerman RW, Lim LS et al. Preservation, sterilization and de-epithelialization of human amniotic membrane for use in ocular surface reconstruction. Biomaterials, 2010, 31(2): 216-225.
9. 郑莎，谢汉平．羊膜移植在眼科的应用．眼科新进展，2006，26：71-73
10. Wencan W, Mao Y, Wentao Y, et al. Using basement membrane of human amniotic membrane as a cell carrier for cultivated cat corneal endothelial cell transplantation. Curr Eye Res, 2007, 32(3): 199-215.
11. Espana EM, He H, Kawakita T, et al. Human keratocytes cultured on amniotic membrane stroma preserve morphology and express keratocan. Invest Ophthalmol Vis Sci, 2003, 44: 5136-5141
12. 傅瑶，范先群，罗敏，等．羊膜载体培养标记兔角膜内皮细胞移植的研究．中华眼科杂志，2006，42(10)：925-929.
13. Kuo CY, Chen CH, Hsiao CY, et al. Incorporation of chitosan in biomimetic gelatin/chondroitin-6-sulfate/hyaluronan cryogel for cartilage tissue engineering. Carbohydrate Polymers, 2015, 117(6): 722-730
14. Kim HL, Jung GY, Yoon JH, et al. Preparation and characterization of nano-sized hydroxyapatite/alginate/chitosan composite scaffolds for bone tissue engineering. Materials Science and Engineering: C, 2015, 54(1): 20-25.
15. Han F, Dong Y, Su Z, et al. Preparation, characteristics and assessment of a novel gelatin - chitosan sponge scaffold as skin tissue engineering material. International Journal of Pharmaceutics, 2014, 476(1-2): 124-133.
16. Li GC, Zhang LZ, Wang CP, et al. Effect of silanization on chitosan porous scaffolds for peripheral nerve regeneration. Carbohydrate Polymers, 2014, 101: 718-726.
17. Dutta P, Rinki K, Dutta J. Chitosan: a promising biomaterial for tissue engineering scaffolds. Chitosan for biomaterials Ⅱ. Adv Polym Sci, 2011, 244: 45-79.
18. Freier T, Koh HS, Kazazian K, et al. Controlling cell adhesion and degradation of chitosan films by N-acetylation. Biomaterials, 2005, 26(29): 5872-5878.
19. 贺庆，敖强，韩大庆，等．基于琼脂糖/壳聚糖共混凝胶模型的壳聚糖生物相容性的机理研究．国际生物医学工程杂志，2012，35(2)：65-69.
20. Dash M, Chiellini F, Ottenbrite RM, et al. Chitosan-a versatile semi-synthetic polymer in biomedical applications. Prog Polym Sci, 2011, 36: 981-1014.
21. Kean T, Thanou M. Chitin and chitosan: sources, production and medical applications. Renewable resources for functional polymers and biomaterials. Polysaccharides, proteins and polyesters. London: Royal Society of Chemistry, 2011: 292-318.
22. 赵国燕．壳聚糖衍生物对角膜细胞生长影响的研究．青岛，中国海洋大学，2010.
23. 李若慧，张雪，单丹彤，等．壳聚糖的生物相容性．中国组织工程研究，2012，16(12)：2237-2240.
24. 李纳，位晓娟，韩宝芹，等．壳聚糖与兔角膜内皮细胞生物相容性的研究．中华实验眼科杂志，2013，31：919-924.
25. 梁晔，韩宝芹，刘万顺，等．角膜内皮细胞载体壳聚糖基共混膜的制备及性质研究．功能材料，2011，11(42)：2009-2013.
26. Li YH, Cheng CY, Wang NK, et al. Characterization of the modified chitosan membrane cross-linkedwith genipin for the cultured corneal epithelial cells cells. Colloids and Surfaces B: Biointerfaces, 2015, 126: 237-244.

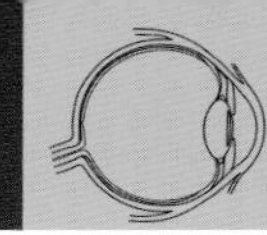

27. Rafat M, Li F, Fagerholm P, et al. PEG-stabilized carbodiimide crosslinked collagen－chitosan hydrogels for corneal tissue engineering. Biomaterials, 2008, 29: 3960-3972.
28. 龙玉宇. 角膜修复材料的制备及生物相容性研究. 广州: 华南理工大学, 2012.
29. Joyce NC, Meklir B, Joyce SJ, et al. Cell cycle protein expression and proliferative status in human corneal cells. Invest Ophthalmol Vis Sci, 1996, 37(4): 645-655.
30. Capella JA. The pathology of corneal endothelium. Ann Ophthalmol, 1971, 3(4): 397-400
31. 陈列欢. 组织工程人工角膜内皮载体膜片的制备、性质及对角膜内皮损伤修复的实验研究. 青岛: 中国海洋大学, 2007.
32. Wang TJ, Wang IJ, Chen S, et al. The phenotypic response of bovine corneal endothelial cells on chitosan/polycaprolactone blends. Colloids and Surfaces B: Biointerfaces, 2012, 90: 236-243.
33. Ozcelik B, Brown KD, Blencowe A, et al. Ultrathin chitosan-poly(ethylene glycol) hydrogel films for corneal tissue engineering. Acta Biomaterialia, 2013, 9: 6549-6605.
34. 高兴爽. 壳聚糖基组织工程化角膜内皮细胞载体的制备与性质研究. 青岛: 中国海洋大学, 2008.
35. Liang Y, Liu WS, Han BQ, et al. Fabrication and characters of a corneal endothelial cells scaffold based on chitosan. J Mater Sci: Mater Med, 2011, 22: 175-183.
36. Liang Y, Liu WS, Han BQ, et al. An in situ formed biodegradable hydrogel for reconstruction of the corneal endothelium. Colloids and Surfaces B: Biointerfaces, 2011, 82: 1-7.
37. 林旭明, 赵靖, 石伟云. 壳聚糖构建的组织工程角膜基质的实验研究. 眼科研究, 2008, 26: 409-412.
38. 贾卉, 王娇, 胡源, 等. 胶原-壳聚糖和角膜基质细胞复合膜的构建及其生物相容性. 吉林大学学报, 2009, 35(3): 440-443.
39. 侯江平, 李国星, 李玉莉, 等. 角膜内不同部位植入壳聚糖-胶原复合膜的生物相容性. 中国组织工程研究与临床康复, 2010, 14(34): 6319-6322.
40. Wang S, Liu WS, Han BQ, et al. Study on a hydroxypropyl chitosan-gelatin based scaffold for corneal stroma tissue engineering. Applied Surface Science, 2009, 255(20): 8701-8705.

第二十一章　现代眼库技术

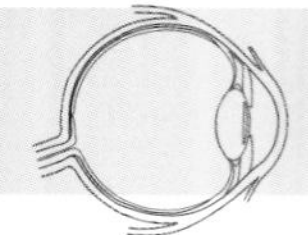
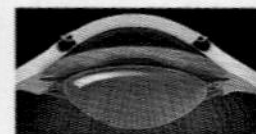
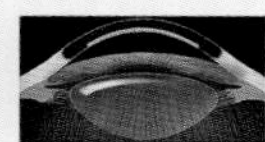
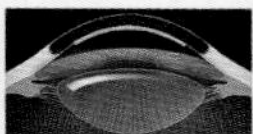
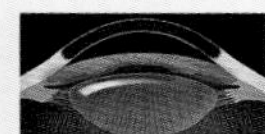

据统计，截至2003年底，全国盲人总数约为900万。如果按照角膜病视力残疾占全部视力残疾构成比11.44%计算，我国的角膜盲患者约400万，每年实施的角膜移植术不足5000例。毫无疑问，各种原因引起的角膜供体的严重匮乏导致众多角膜盲患者不能及时接受移植手术。我国现有十几个眼库，但几乎都是“有库无眼”。

第一节　眼库的历史

角膜保存技术的进步提高了角膜植片的存活率，并在很大程度上推动了现代角膜移植手术的开展。1906年，Zirm报道了第一例成功地在人眼上实施的角膜移植手术，供体来源于一位因巩膜穿通伤而摘除眼球的11岁小孩，角膜完好无损，受体为一位因石灰烧伤造成双眼角膜混浊的患者。受体进行了双眼的穿透性角膜移植手术，其中一眼植片在若干年后仍保持透明。20世纪30年代，俄国的Filatov首次报道了材料来源于尸眼的角膜移植。他在供体死后数小时内摘取整个眼球，用煌绿溶液充分洗涤后密封保存56小时以上。这一过程被公认为是角膜保存的第一次重要的尝试，而Filatov也被认为是现代眼库之父。1944年，眼科医生Paton在纽约成立了美国的第一个眼库复明眼库。此后，供体角膜的保存技术不断发展，陆续出现了干燥保存法，甲醇固定法，冷冻法，冻干保存法，以及液状石蜡保存法等。但上述技术都不能使角膜组织得到最妥善的保存，许多角膜移植手术因保存植片的质量问题而以失败告终。

20世纪50年代早期，Stocker首先意识到角膜内皮层在调节角膜水合作用方面发挥着重要的作用。这一重要发现，将提高保存技术的重点放在了如何保持角膜内皮细胞的活性上，时至今日，这个理论仍是测试各种角膜保存技术的“金标准”。

与此同时，深低温冷冻保存技术作为一种可长期保存细胞、组织和器官的手段得到了蓬勃开展。1954年，Eastcott等首先采用冷冻保存的人眼角膜进行移植，手术获得成功。他们首先将角膜组织在甘油里进行预处理，然后将其冻存于酒精和二氧化碳的混合物中。10余年后，Smith等将二甲基亚砜（dimethyl sulfoxide，DMSO）作为组织保存剂用于保存培养的兔角膜内皮细胞。此后不久，Mueller等先将含有DMSO的保存液注入摘取的眼球前房，再将眼球置于含丙三醇的保存液中，术前剪取角膜进行全层移植，取得成功。

Caprlla等发展了深低温冷冻保存技术，将角膜片浸入含人血清白蛋白、2.5%硫酸软骨素和DMSO的预冷保存液中，冷平衡后，程序降温至-80°后置于液氮中，可将角膜的保存时间提高到1年以上。上述技术同样适用于角膜内皮细胞的保存。在很长一段时间内，世界上许多眼库都采用这一技术，但是由于其操作复杂，且易出现失误，便逐渐被更简便的角膜的短-中期保存技术所取代。

现代角膜保存技术开始于1974年初，其标志为McCarey-Kaufman保存液（M-K medium）的发明。这种保存液由组织培养液、葡聚糖、缓冲液和抗生素混合而成。角膜组织在4℃保存液中可保存4天以上。由于它方便制作且成本低廉，直到现在，仍被全世界的眼库广泛使用。若干年后，美国明尼苏达大学的研究小组发明了一种组织器官培养液，用于34~37℃条件下角膜组织的长期保存。这种培养液，最初由Eagle的最小量原液、小牛血清、抗生素和抗真菌制剂组成，后来又加入了硫酸软骨素，可使角膜保存30天以上。但是由于操作技术复杂，未能得到广泛运用。

20世纪60年代日本学者的研究提示，硫酸软骨素对于保存液发挥具有重要的价值。起初，Kaufman等用含有2.5%的硫酸软骨素的组织培养液，加入庆大霉素和HEPES缓冲液等研制出K-Sol液，可在4℃条件下将角膜保存2周以上。但在1988年因被发现污染了丙酸痤疮杆菌而被美国食品和药品管理局(FDA)停止使用。目前仍在美国上市的保存液有Dexsol保存液、Optisol保存液以及由上述保存液基础上衍生出的子代产品。

眼库在我国起步较晚。1950年，石增荣在国内率先开展了角膜移植，1964年，中山医学院建立了眼库实验室，1979年，河南省眼科研究所眼库成立，之后，广州市眼库(1981)、上海医科大学眼库(1986)、北京同仁眼库(1990)、广东省眼库(1995)、山东省眼科研究所眼库(1991)、菏泽地区人民医院眼库(1989)、青岛医学院第二附属医院眼库(1995)、青岛东方眼科医院等相继建立(图21-1)。2002年，中国大陆第一个狮子会眼库——深圳狮子会眼库(Shenzhen Lions Eyebank)在深圳市眼科医院建立，至今已获取无偿捐献的角膜200多枚，并推动和促成了国内首部器官捐献移植的法律《深圳经济特区人体器官捐献移植条例》于2003年10月正式实施。目前，它与重庆市眼库、汕头大学香港中文大学联合汕头国际眼科中心眼库已成为国内获取捐献角膜最多的三个眼库。

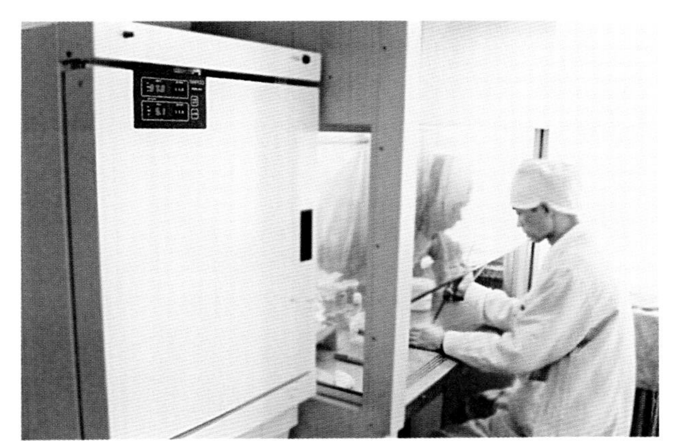
图21-1　青岛东方眼科医院眼库一角

第二节　角膜的保存技术

一、供体角膜的选择标准

制定供体的选择标准的首要目的就是为了在防止经移植传播疾病的前提下获取合格的角膜、结膜和巩膜等眼组织。在美国，眼库作为服务性机构参与供体角膜的获取以及对受体的分配等工作。美国的眼库协会(EBAA)颁布了严格的选择供体的医学标准，每年讨论修改一次，最终由美国眼科学会眼库委员会批准，并由设立于华盛顿的美国眼库协会正式公布。

目前，一个新的问题日益引起关注，即对进行过屈光手术的供体角膜的选择。已行放射性角膜切开术的角膜在裂隙灯下很容易发现，而接受过屈光性激光手术(PRK、Lasik、Lasek)的角膜常常被忽视。尽管这些角膜的内皮是健康的，但如用于移植，钻切时会导致原角膜瓣与基质分离甚至丢失，术后可能引起愈合延迟和高度散光。1996年制定的美国眼科协会的医学标准已将此作为穿透性角膜移植术的手术禁忌证。

(一) 年龄标准

年龄上限：许多研究报道指出，随着年龄的增长，角膜内皮细胞的密度降低，细胞的大小和形状发生变化，功能也相应地减弱。但是对穿透性角膜移植的大量临床研究表明，供体年龄大小与植片透明度之间无明显关联，供体年龄与术后较长时间内皮细胞的失活情况也无明显关联。有数据表明，供体年龄与角膜内皮细胞层的脆性有显著性的关联性。回顾性研究表明，采用70岁以上供体角膜材料的初次角膜移植，植片的存活率明显降低。不过，由于缺乏有说服力的结论，美国眼库协会将供体年龄的上限设定交由眼库医学主任决定。大多数医学主任建议将上限设定在60~75岁。但是这个标准是非强制性的，因为不管供体年龄多少，角膜内皮细胞的密度和形态学是评价供体材料质量的最重要的因素。尽管如此，结合具体国情，

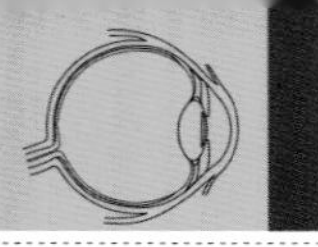

我们仍建议供体与受体间年龄差距尽可能不要过大，尤其是儿童。

年龄下限：胎儿和婴幼儿的角膜曲率大，40 周孕胎儿的平均曲率大约 50D。许多研究指出，如果采用婴幼儿的角膜作为移植材料会造成术后高度近视。要指出的是，有些特殊情况下，要求材料采用婴幼儿的角膜，用于同时矫正受体原本存在的屈光不正，如无晶状体眼。但是这种做法并非上策，因为可以采取二期人工晶状体的植入等其他更好的方法治疗。术后角膜地形图检查发现，植入的婴幼儿角膜中央曲率高于正常，而周边曲率低于正常。这样的眼球不适合人工晶状体的植入，很难达到双眼同视。而且，年轻供体的角膜柔韧度高，很容易自行卷曲，造成角膜内皮层的损伤。我们建议用于穿透性角膜移植的供体年龄不应低于 3 岁，板层角膜移植者不受此限。

（二）医学标准

1. 细菌和真菌的传播　细菌性或真菌性的眼内容炎是穿透性角膜移植术后虽不常见，但是非常严重的手术并发症。尽管受体的感染很少与供体有关，但是仍存在这种潜在性传播的危险。Leveille 在对 1876 例穿透性角膜移植的回顾性研究中发现，出现细菌性眼内炎的病例中有 3/4 的病例在供体 - 受体角膜缝合处培养出与前房和玻璃体中相同的病原体。Kloess 对 1010 例行穿透性角膜移植病例的随访也发现 3 例均由链球菌引起的细菌性眼内炎，其中除了由链道菌引起的 1 例外，其他 2 例都可在供体 - 受体角膜缝合处培养出病原体。有人发现，采用脓毒血症患者的角膜作为移植材料，已导致术后大量细菌性或是真菌性眼内容炎的发生。

目前在角膜保存过程中都使用大量的抗生素，但仍然有术后发生眼内容炎的报道。大多数病例都是由对庆大霉素耐药的病原菌感染引起的，*Streptococcus* viridans 是最常出现的病原菌。对上述 1010 例病例的研究发现，14% 的供体 - 受体角膜缝合处可以培养出病原体，而大部分革兰氏阳性菌对庆大霉素有抵抗。在角膜保存液中补充加入 11 种不同抗生素中的 1 种，显示链霉素对耐庆大霉素的革兰氏阳性菌有效，尽管这种作用效果在 4℃条件下有所减弱。虽然抗生素在 4℃条件下几乎不能发挥作用，但将其用于角膜组织的浸泡保存，还是有良好的抗菌作用。Optisol 保存液的组成中包括链霉素加上庆大霉素，成为 Optisol GS，于 1992 年正式上市。两性霉素 B 是一种抗真菌的试剂，但其存在的毒性是一个很难解决的问题。

2. 病毒的传播　乙肝病毒可能由感染的供体经角膜移植途径传播给受体。有研究证实，在 HbsAg 阳性患者的眼组织冲洗液中也可以检测出 HbsAg。美国眼库协会的 1986 备忘录中也记载了有通过角膜移植途径传播乙肝病毒的病例。鉴于上述原因，美国眼库协会要求，在捐献的角膜组织被应用之前，必须经过血液和药物的双重检测，确保乙肝病毒表面抗原呈阴性。但也有学者认为，捐献者血清 HbsAg 阳性的角膜可用于 HbsAg 阳性患者的角膜移植，至少可用于急诊手术。

丙肝病毒可通过与乙肝病毒相类似的传播途径进行传播，尽管尚未有通过角膜移植途径造成丙肝病毒传播的病例，但美国眼库协会仍然要求通过相应的检查手段确保供体未感染该病毒。

目前尚未见到 HIV 病毒通过角膜移植途径传播的病例报道。但已在 AIDS 患者的泪液、结膜上皮层和角膜组织中检测到了 HIV 病毒，在保存了 4 天的 AIDS 患者的角膜组织的 M-K 保存液中也分离出了 HIV 病毒。有人因疏忽将 2 例确诊有 HIV 病毒感染但未出现 AIDS 症状的供体角膜用于移植，术后 5 年，4 例受体未检测出 HIV 抗体阳性也未出现 AIDS 的症状，但是，接受同 2 例供体肾的患者在术后 2~4 周即出现 HIV 急性感染的症状，移植后 50~57 天即检测到 HIV 抗体。

美国公共卫生机构建议所有的器官捐献者必须通过血液或是血清的 HIV 抗体检测。Pepose 等报道称，尸检时用酶链免疫吸附试验（ELISA）方法检测 HIV 病毒抗体，可达到 94%~97% 的灵敏度，而 Western-blot 法可达到 97.1%。AIDS 病人死后 35h 抽出的血样，病毒检测结果仍呈阳性。因此，所有捐献者必须进行 HIV-Ⅰ和 HIV-Ⅱ抗体的检测，结果均呈阴性时，捐献的角膜方可应用于移植。需要指出的是，对 AIDS 患者的尸检发现，由于 HIV 病毒感染后存在数月至数年的潜伏期，其间 HIV 抗体无法被检测，3%~6% 用 ELISA 法无法检测到 HIV 抗体，所以美国眼库协会建议将可能感染 HIV 病毒的高危人群排除在捐献者行列之外。高危人群包括同性恋者、男性双性恋者、吸毒者、血友病患者、AIDS 患者或 AIDS 高危人群的性伴侣、妓女和其性伴侣、被拘役者等。

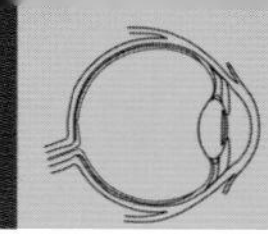

Rabies-Creutzfeldt-Jakob 病可以通过角膜移植由供体传播给受体。这些病毒都是嗜神经性的，推测其通过角膜神经进行传播。美国眼库协会将患有病因不明的神经系统疾病的人士排除出捐献者的范围。在1963~1985 年间接受过人垂体来源的生长激素的人士也被排除在外，因为经证实这些激素被 Creutzfeldt 病毒污染。

虽然感染了人类 T 细胞白血病 1 型病毒和 2 型病毒的患者不能进行角膜捐献，但尚未要求进行相应的血清学检查。

3. 恶性肿瘤的传播　有资料表明，视网膜母细胞瘤可以通过角膜移植由供体传播给受体。视网膜母细胞瘤患者前房内通常存在恶性肿瘤细胞，其中一些细胞可附着于供体角膜内皮细胞上。因此，各国眼库均特别提出视网膜母细胞瘤患者的角膜不能用于移植。

以往，曾从脉络膜黑色素瘤的眼球获取角膜用于移植，尚未见其黑色素瘤通过角膜移植而传播。到目前为止，世界范围内还没有全身恶性肿瘤通过角膜移植而传播的病例报道。无论是我国的陈家祺还是美国的 Wilson 等均认为，全身恶性肿瘤只要不转移到眼部，均可成为角膜移植的供体，但需要强调的是，如果脉络膜黑色素瘤和转移性肿瘤累及睫状体或眼前段结构时，角膜不可用于移植。

4. 死亡 - 眼球摘取时间的标准　人死后葡萄膜和其他眼组织会分解，房水 pH 值改变，溶酶体释放，电解质和氧浓度改变，前房环境的毒性逐渐增加。研究发现，3℃条件下，4 小时后兔前房内葡萄糖浓度降低 30%；37℃条件下，2 小时后葡萄糖无法被检测；无论在 3℃或者 37℃条件下，4 小时后钾浓度明显升高；在两种温度条件下，乳酸水平迅速升高，但在 37℃条件下升高得更明显。

研究还发现，死后 4 小时内、5~10 小时或超过 10 小时摘除眼球，角膜片的透明程度无明显差异，但是植片的透明程度并不能灵敏地反映内皮细胞的存活情况。其他能较灵敏地反映角膜内皮细胞存活情况的检测方法，诸如温度逆转试验和硝基四氮唑蓝染色法等显示的结果存在差异。美国眼库协会将决定权交与各独立眼库的医学主任。我们建议尽可能在死后最短时间内摘取角膜组织，夏季不超过 6 小时，冬季不超过 12 小时。

5. 用于穿透性角膜移植的角膜捐献的禁忌证　患有下述疾患的供体角膜组织可能对受体存在潜在的威胁，或可能影响手术的成功，不适用于穿透性角膜移植手术：

（1）死因不明。

（2）死于病因不明的中枢神经系统疾病。

（3）Creutzfeldt-Jakob 病。

（4）亚急性硬化性全脑炎。

（5）进行性多灶性脑白质病。

（6）先天性风疹。

（7）Reye 综合征。

（8）急性病毒性脑炎或原因不明的进行性脑炎。

（9）急性败血症（菌血症、真菌血症、病毒血症）。

（10）急性细菌性或真菌性心内膜炎。

（11）急性病毒性肝炎。

（12）狂犬病。

（13）眼本身疾病

1）视网膜母细胞瘤。

2）眼前段恶性肿瘤或眼内原发或转移性腺癌。

（14）眼球或内眼的急性感染，如结膜炎，巩膜炎，虹膜炎，葡萄膜炎，玻璃体炎，脉络膜炎，视网膜炎。

（15）可能影响手术效果的先天性或获得性疾病，如圆锥角膜、球形角膜和角膜中央区瘢痕。

（16）翼状胬肉和其他累及角膜植片中央光学区的结膜或角膜表层疾病。

（17）有内眼或眼前段手术史

1）屈光性角膜手术，如放射性角膜切开术、角膜镜片术。

2）激光角膜切除术。

3）接受过眼前段手术，如白内障摘除术、人工晶状体植入术、青光眼滤过手术的患者。但如果其角膜组织被使用前，通过角膜内皮镜检查，符合眼库对于内皮细胞质量的评价要求。

4）激光手术，如氩激光小梁成形术，视网膜及全视网膜光凝术等并非被完全禁用于穿透性角膜移植，但使用前必须经医学主任批准

（18）急性白血病。

（19）急性播散性淋巴瘤。

（20）HbsAg 阳性的供体。

（21）在 1963-1985 年间接受过人垂体来源生长激素治疗者。

（22）HTLV-Ⅰ、HTLV-Ⅱ病毒感染者。

（23）丙肝病毒血清检测阳性者。

（24）HIV 病毒血清检测阳性者。

（25）HIV 病毒感染者或高危人群。

1）在过去 5 年内与其他男性有过性交的男性。

2）在过去 5 年内非治疗性经静脉，经肌肉或皮下注射药物者。

3）因患有血友病或其他凝血功能障碍而接受国人来源的凝血因子治疗者。

4）在过去 5 年内因经济原因或吸食毒品而从事卖淫活动的男性或女性。

5）在过去 12 个月内与符合上述情况的人士或与确诊或疑似 HIV 病毒感染者发生性接触者。

6）在过去 12 个月内经皮下注射或接触暴露伤口、破损皮肤或黏膜等接触过确诊或疑似 HIV 病毒感染者血液者。

7）在拘役和劳教部门扣留者（因为获取真实个人资料的难度大，且此人群的 HIV 病毒感染比例高）。

6. 儿童捐献者的标准

（1）符合上述情况的儿童。

（2）母亲感染 HIV 病毒，或符合行为学和实验室检查的排除标准的儿童，除非已完全排除其感染 HIV 病毒的可能。母亲感染 HIV 或属于 HIV 病毒感染高危人群的≥18 个月，且过去 12 个月内未接受母乳喂养的儿童经 HIV 抗体等检查，且用药记录回顾均未发现 HIV 病毒感染迹象的儿童可以作为供体。

（3）母亲已感染或属于 HIV 病毒感染的高危人群、年龄≤18 个月或过去 12 个月内接受过母乳喂养的儿童，无论 HIV 检查结果如何，都不能作为供体。

（4）拒绝检查、血标本量不足或其他原因不能进行 HIV 检查者。

（5）HIV-1、HIV-2 病毒抗体的检查结果出现重叠反应。

（6）既往史、体格检查、用药记录和尸检报告等提示有 HIV 感染可能或具有高危行为者，如 AIDS 的诊断，不能解释的体重下降，夜间盗汗；表皮、皮下或黏膜下 Kaposi 瘤的典型蓝色或紫色斑；持续 1 个月以上不明原因的淋巴结肿大；持续 10 天以上不明原因的体温高于 100.5℉；不明原因的持续性腹泻；男同性恋者性接触；性传播疾病；皮肤注射针眼或其他有毒品注射的迹象。

二、供体角膜的摘取

作为角膜保存的第一个步骤，采用适当的技术摘除眼球、获取角膜是非常重要的。供体角膜获取的方式有两种：一是先摘除整个眼球处理保存，在移植手术前再切取角膜；二是原位摘取，即于在体眼球上切取带巩膜缘的角膜。

（一）摘取眼球

先用 75% 酒精擦拭眼睑皮肤，再用生理盐水和抗生素或碘伏反复冲洗结膜穹窿部；面部铺消毒巾，开睑器开睑，距角膜缘后 3mm 行结膜巩膜环状切开，钝性分离巩膜和 Tenon 囊连接处结膜，拉钩牵开并依次剪除 4 条眼外肌，剪断视神经，最后将眼球从眼眶中分离摘除，浸泡于盛有抗生素溶液的消毒器皿中，最后行湿房保存或即时用于手术（图 21-2~ 图 21-10）。

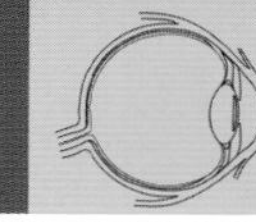

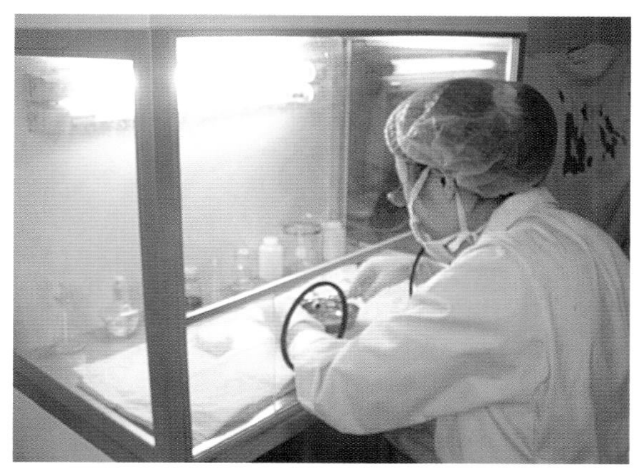

图 21-2　在净化台里处理眼球

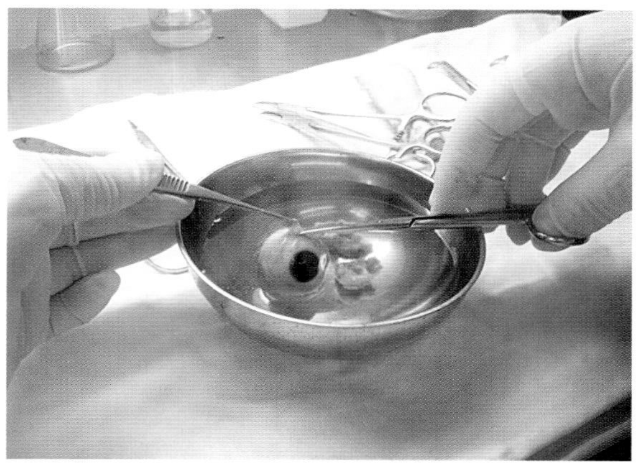

图 21-3　低温盐水中处理眼球

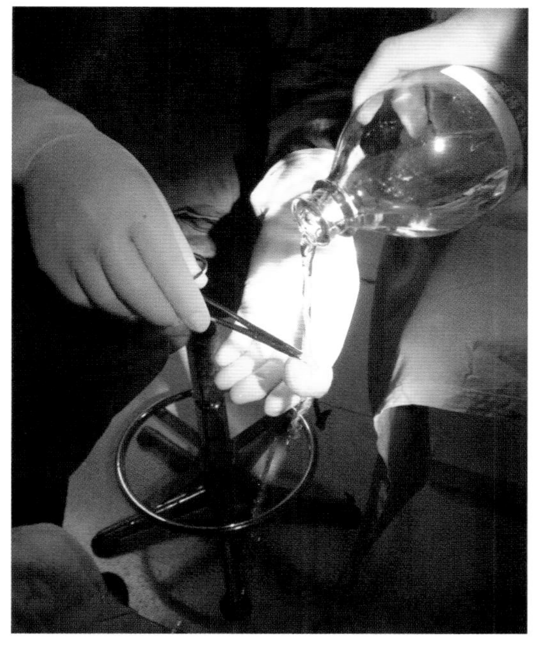

图 21-4　去筋膜后 4℃冰盐水冲洗眼球

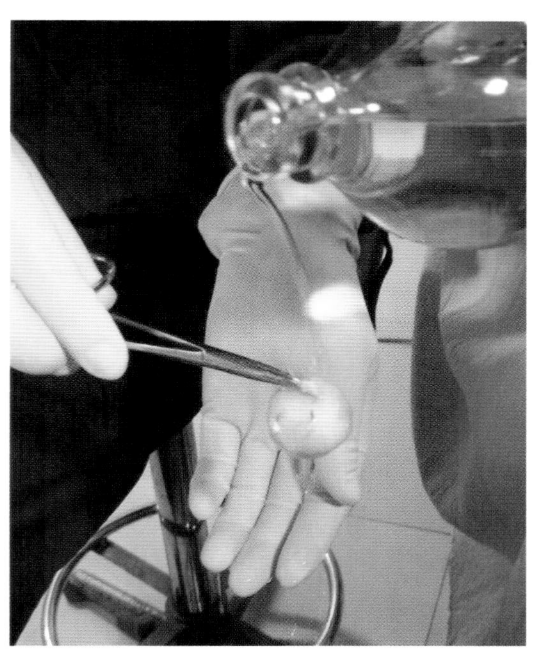

图 21-5　4℃冰盐水 500ml 冲洗眼球

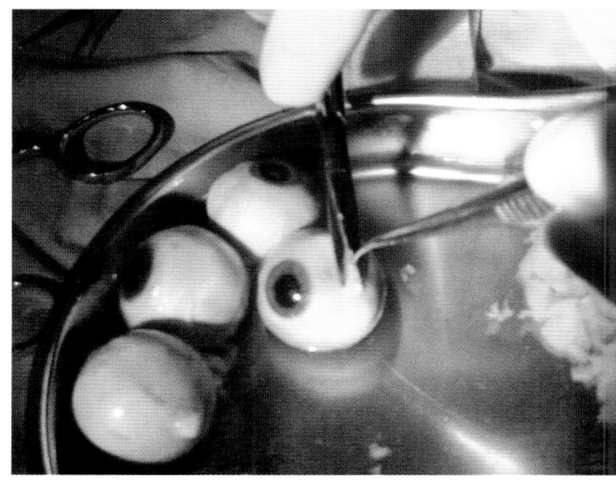

图 21-6　净化台内处理眼球，剪除筋膜

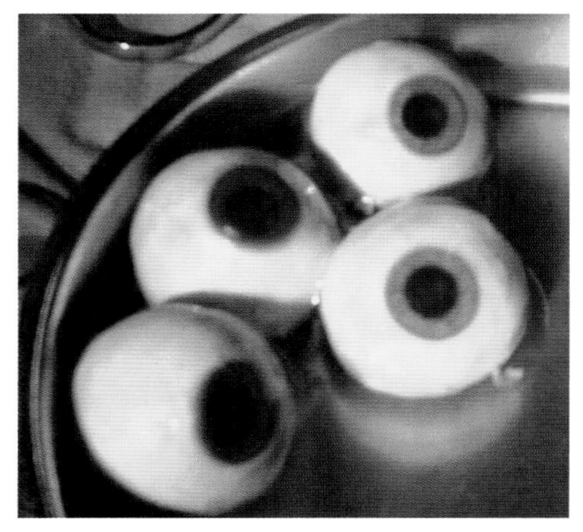

图 21-7　净化台内处理眼球，注意保护角膜

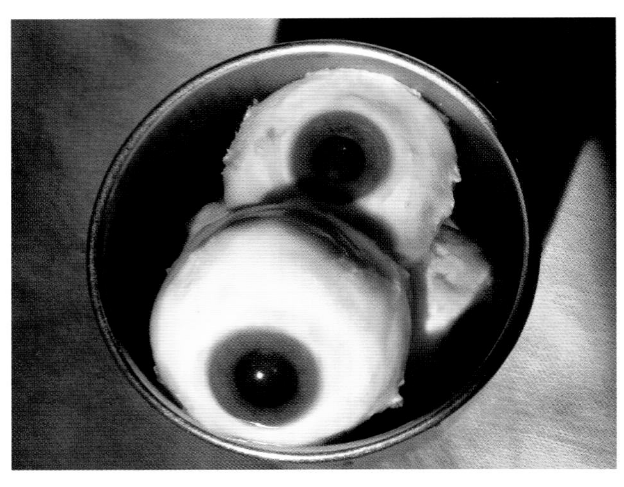

图 21-8　净化台内处理眼球 - 注意保护角膜

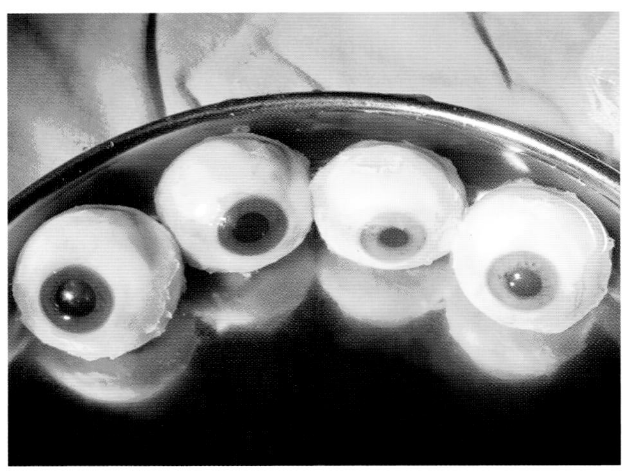

图 21-9　净化台内处理眼球，注意保护角膜

（二）制作角巩膜片

目前，国外大多数眼库采用中期保存液保存角膜组织，这要求在摘取的眼球上沿角巩膜缘剪取角膜，或直接从尸眼沿角巩膜缘切取角膜。用刀片在角巩膜缘后 3mm 作全层切口（图 21-11），眼压太低时可经视神经注入低温生理盐水以升高眼压（图 21-12），再用剪刀沿切口做 360° 剪开（图 21-13~ 图 21-15）。手术过程中不得折叠，以避免内皮细胞损伤。取下的角膜应尽快移入湿房、保存液、液氮或甘油中保存备用（图 21-16~ 图 21-19）。

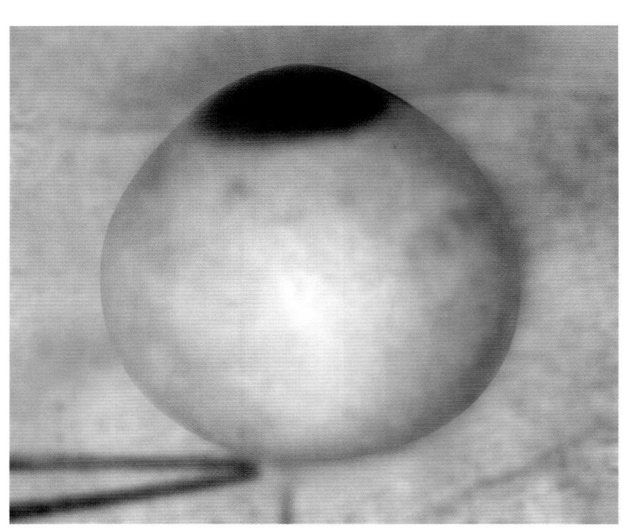

图 21-10　净化台内处理眼球，注意保护角膜

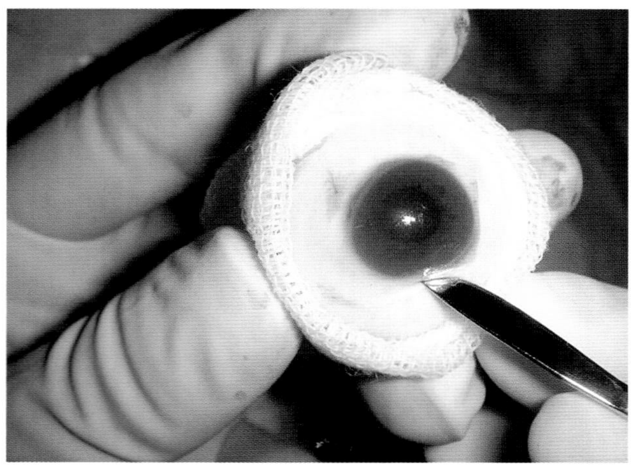

图 21-11　新鲜眼球制作供体角巩膜片

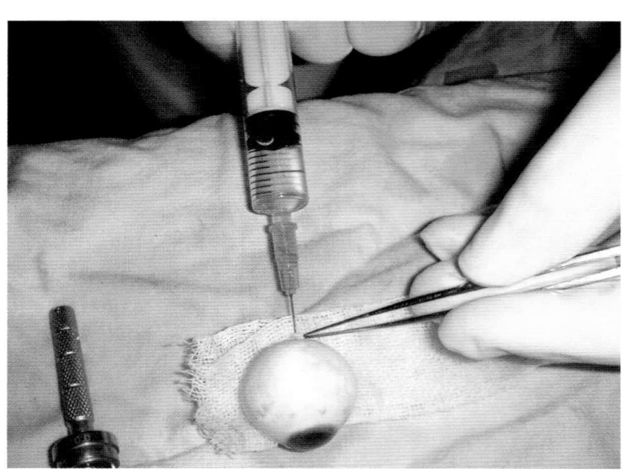

图 21-12　眼球内注低温生理盐水升高眼压

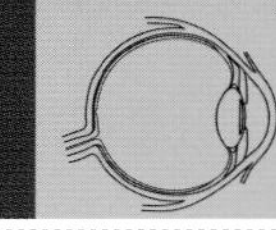

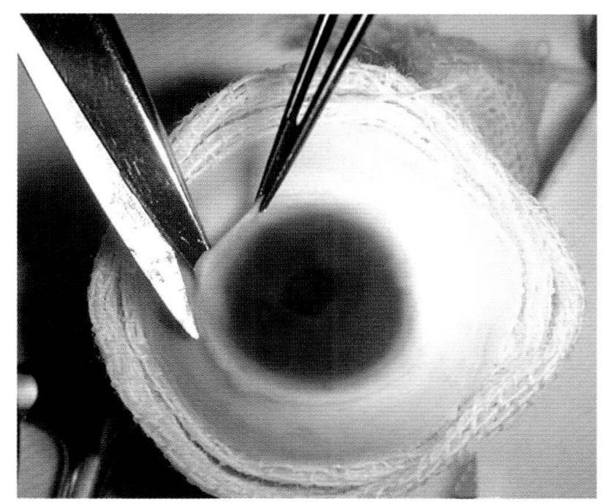

图 21-13　剪开巩膜

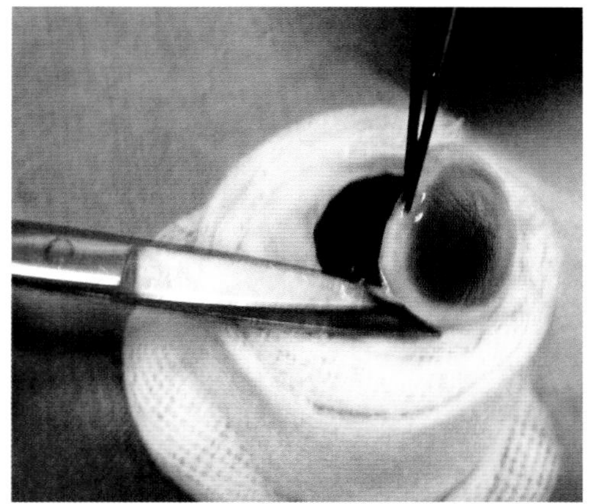

图 21-14　剪刀做 360° 剪开

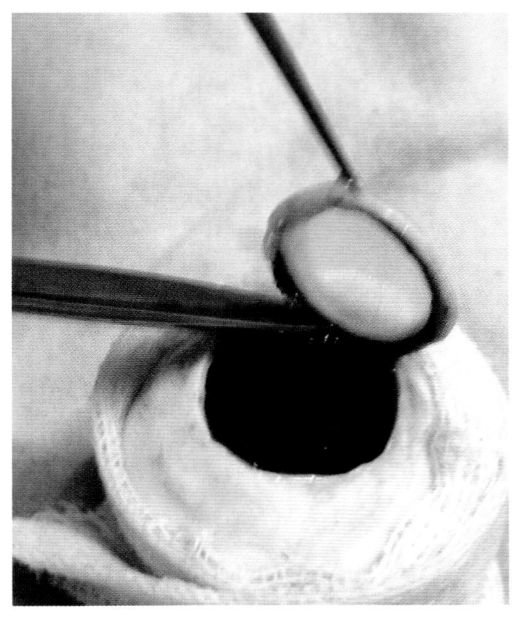

图 21-15　剪刀做 360° 剪开巩膜

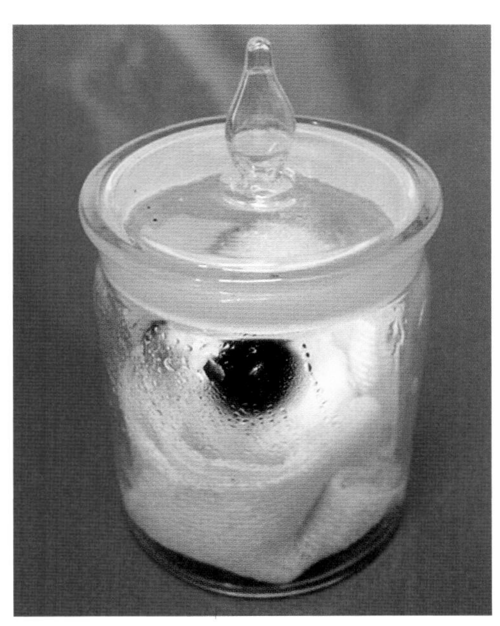

图 21-16　湿房保存眼球

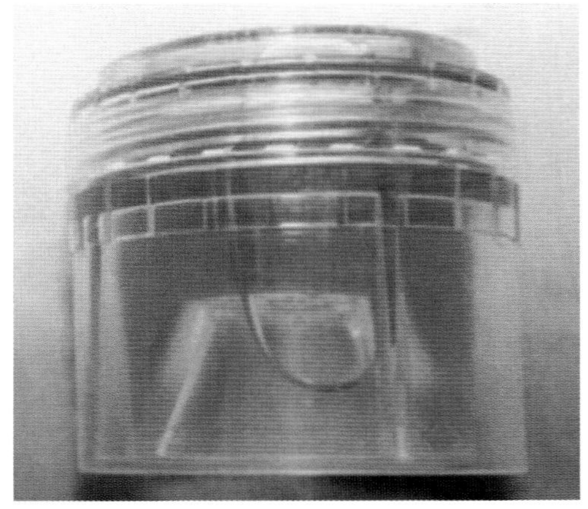

图 21-17　Dexsol 保存液

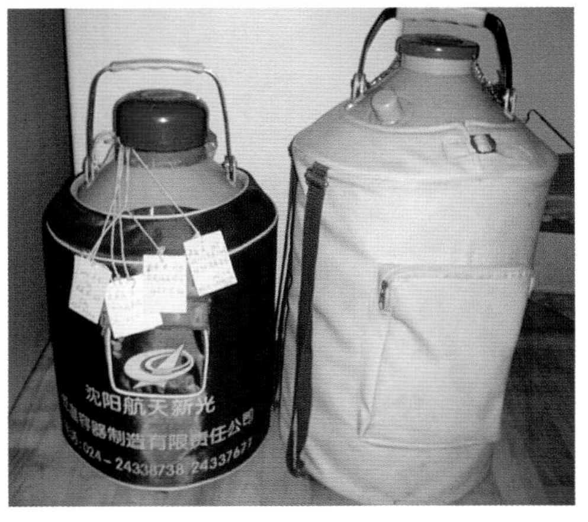

图 21-18　−196℃液氮中长期保存

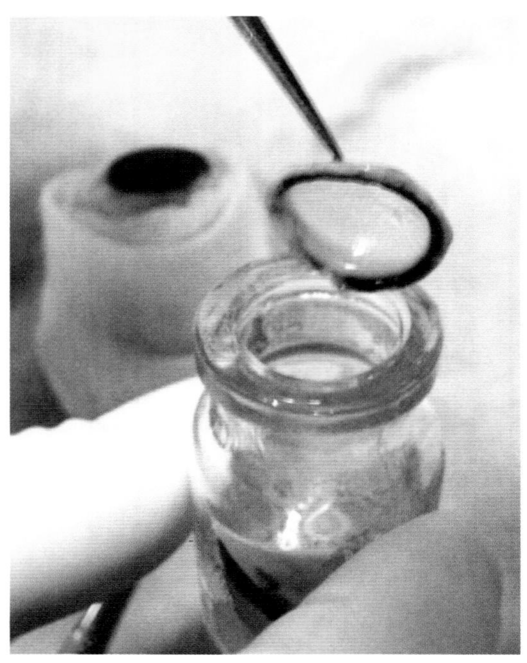
图 21-19　将角巩膜植片移入甘油保存

杨朝忠研制一种巩膜环钻，使制作的角巩膜片更加规整（图 21-20~ 图 21-22）。

俄罗斯研制一种眼球固定器，以方便在离体眼球上制取角膜或角巩膜片（图 21-23~ 图 21-25）。

（三）供体角膜的评价

1. 裂隙灯检查　摘取的供体眼球需通过裂隙灯检查（图 21-26、图 21-27），确定角膜组织是否正常，如角膜基质的透明性，是否血管化，是否存在角膜后沉积物、角膜滴状改变以及失活的角膜内皮细胞等。

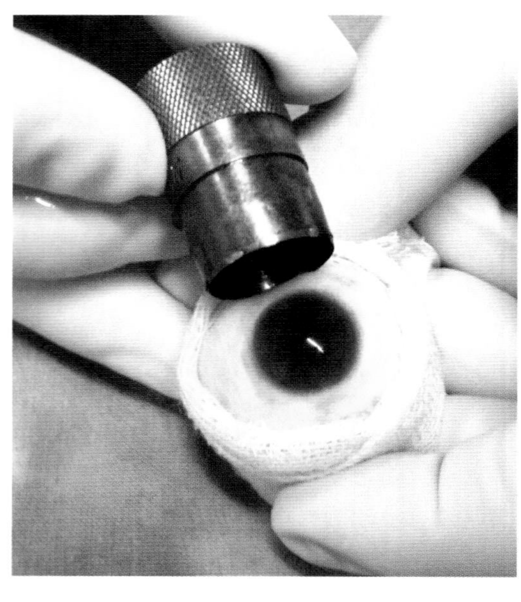
图 21-20　杨朝忠研制的巩膜环钻

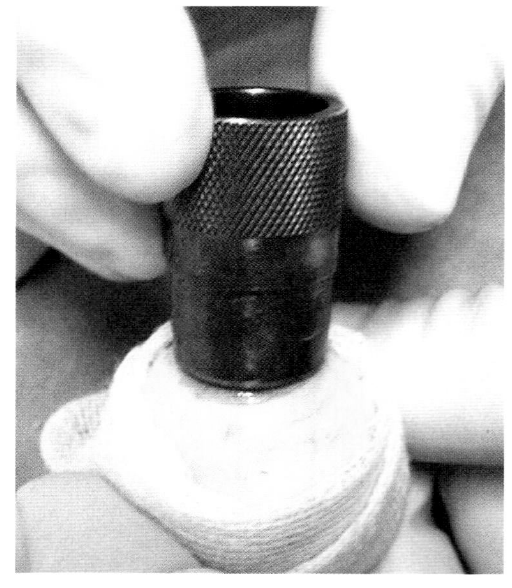
图 21-21　用角巩膜环钻钻切巩膜

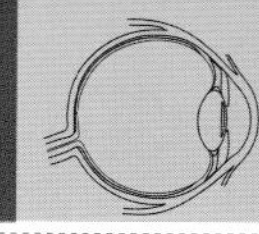

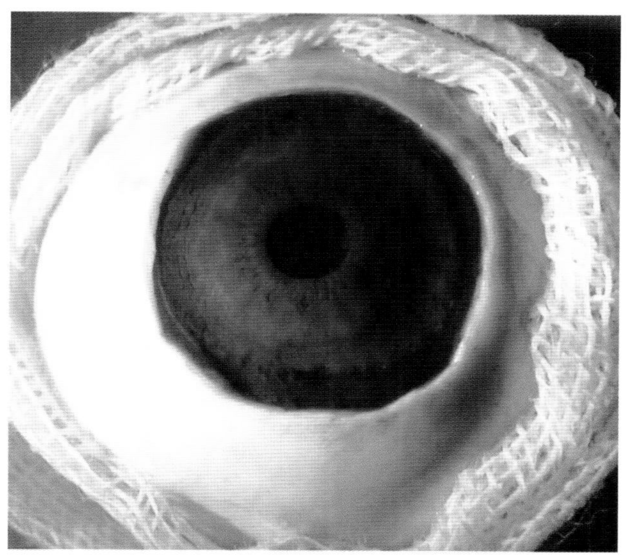

图 21-22　取角巩膜瓣后

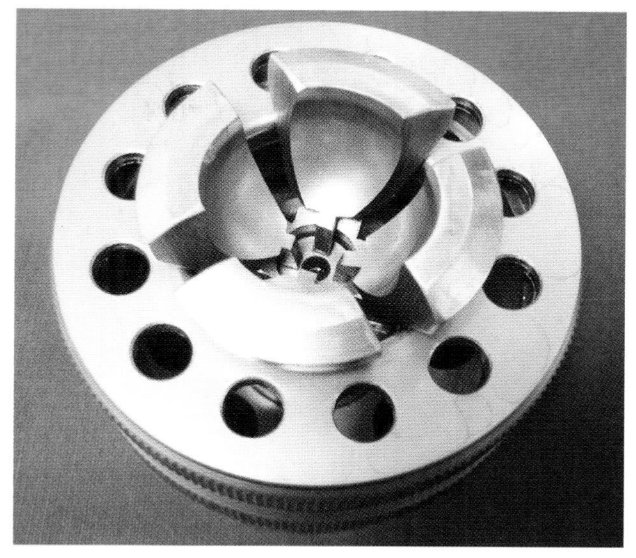

图 21-23　眼球固定器

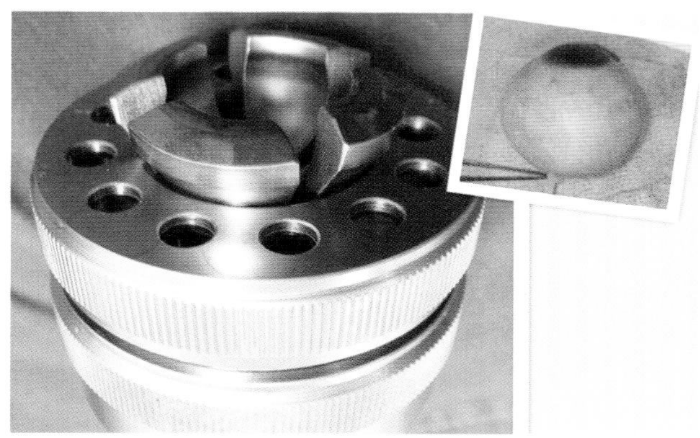

图 21-24　眼球固定器法取角膜片

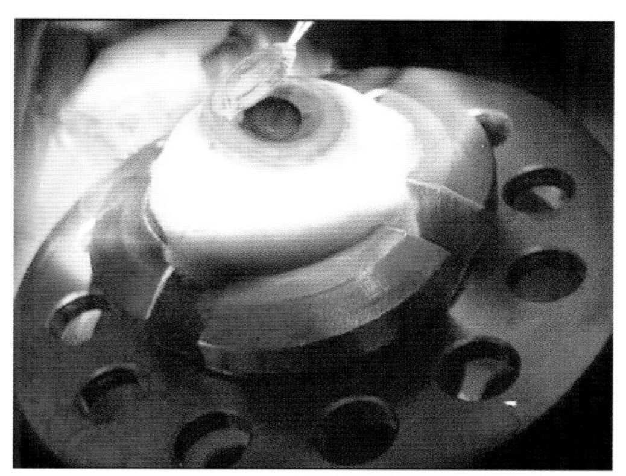

图 21-25　眼球固定器法取角膜片

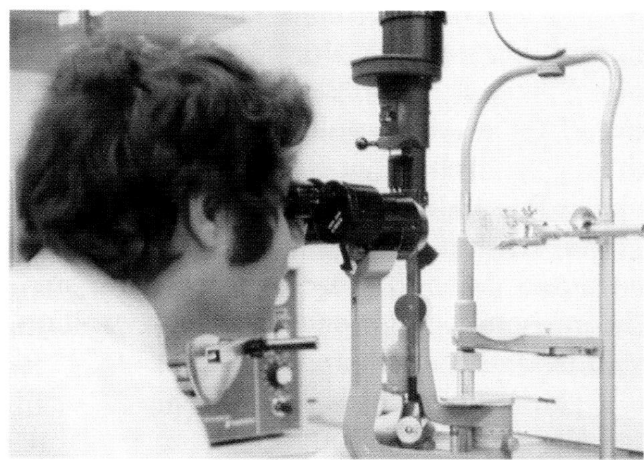

图 21-26　裂隙灯检查供体眼球

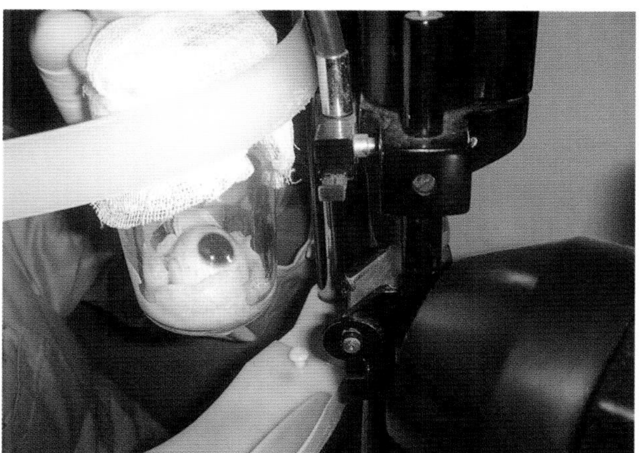

图 21-27　裂隙灯检查供体眼球及角膜

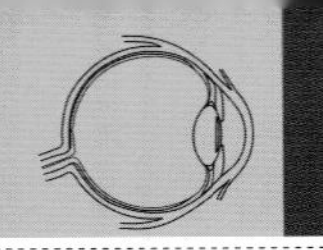

2. 角膜内皮镜检查　透过透明的角膜上皮层和基质层，才能明确地观测到角膜内皮层，如果上皮层和基质层出现水肿，则很难完成检查。将供体角膜被置于保存液中，角膜内皮镜可直接清楚地观察到角膜内皮细胞的变化，角膜内皮镜摄取的内皮细胞图像，可传给主机进行分析，即刻就能对内皮细胞的质量做出评价。

角膜内皮镜可发现裂隙灯检查无法发现的角膜内皮异常，如早期的角膜滴状病变、内皮细胞多形性改变等。当保存液里的角膜组织复温到室温约 1 小时，角膜内会出现假性的角膜滴。这是由于在 4℃条件下内皮细胞水肿所致，是可逆性的，而真正的角膜滴状改变是不可逆的。

三、角膜保存技术

角膜保存技术研究期望达到的目标是：采用一种方便易得的角膜保存溶液，在防止各种生物病原体的污染的前提下，使角膜组织上皮层、基质层和内皮层细胞实现尽可能长时间的存活（表 21-1）。

表 21-1　几种角膜保存液的组成

组成	M-K 液	K 液	CSM 液	Dexsol 液	Optisol 液	器官培养液
基础培养基	TC-199	TC-199	MEM	MEM	MEM+TC199	MEM
硫酸软骨素	无	2.5%	1.35%	1.35%	2.5%	1.35%
葡聚糖	5%	无	无	1%	1%	无
缓冲剂	碳酸氢盐 + HEPS	碳酸氢盐 + HEPS	碳酸氢盐 + HEPS	碳酸氢盐 + HEPS	碳酸氢盐 + HEPS	HEPS
抗生素	庆大霉素	庆大霉素	庆大霉素	庆大霉素	庆大霉素 + 链霉素	庆大霉素
Earl 盐（无 L- 谷氨酰胺	无	无	有	无	无	有
丙酮酸钠	无	无	1mmol/L	1mmol/L	1mmol/L	1mmol/L
非必需氨基酸	无	无	0.1mmol/L	0.1mmol/L	0.1mmol/L	0.1mmol/L
抗氧化剂	无	无	有	有	有	2- 巯基乙醇 0.44%
胎牛血清	无	无	无	无	无	10%
维生素 C	无	无	无	无	有	无
维生素 B_{12}	无	无	无	无	有	无
ATP 前体	无	无	无	无	有	无

（一）湿房保存法

湿房保存法，是 20 世纪 70 年代广泛采用的角膜短期保存方法。摘取眼球后，用抗生素溶液充分冲洗，然后将整个眼球在 4℃条件下保存在密闭的器皿里，用少量的生理盐水保持眼球周围空气的潮湿（图 21-28~ 图 21-34）。目前普遍认为其保存时间不能超过 48 小时，因为角膜内皮层与前房相通，后者可能被葡萄膜和其他眼内组织代谢的毒性自溶产物损伤。硝基四氮唑蓝染色显示：湿房保存的兔眼角膜内皮细胞 48 小时后有 25%~30% 失活；人眼球摘除后湿房保存 24 小时，角膜内皮细胞形态即出现不可逆改变，保存 2 天后，有 44% 内皮细胞失活。如果在运输过程中角膜组织周围的环境超过 4℃，内皮细胞将会大量死亡。

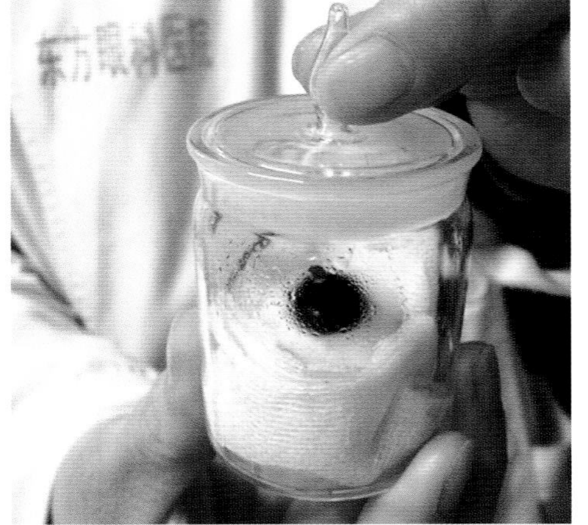

图 21-28　湿房保存法

（二）深低温保存法

50 年来，深低温保存法得到了很大的发展。深低温保存法具有保存时间长、避免 4~34℃条件下保存可能导致的内皮细胞变性和基质层蛋白聚糖损耗等优点，但技术上的不便和保存成

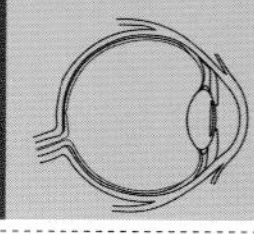

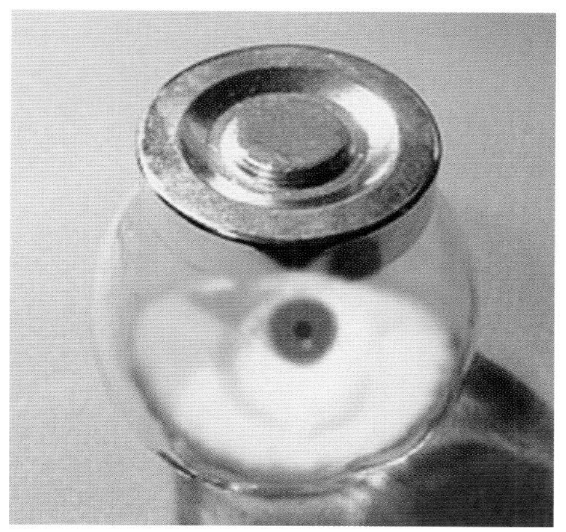

图 21-29　湿房保存法

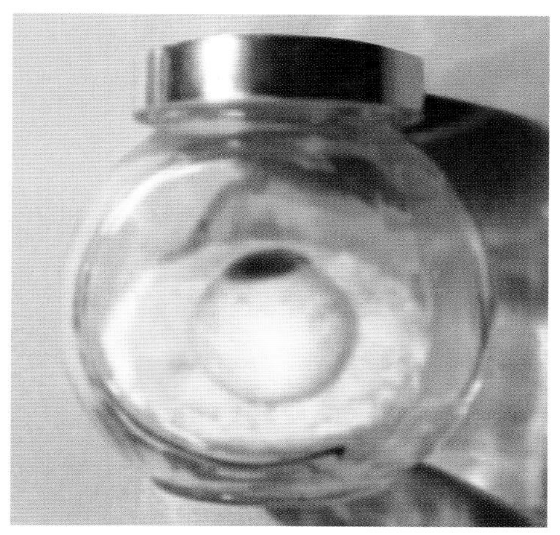

图 21-30　湿房保存

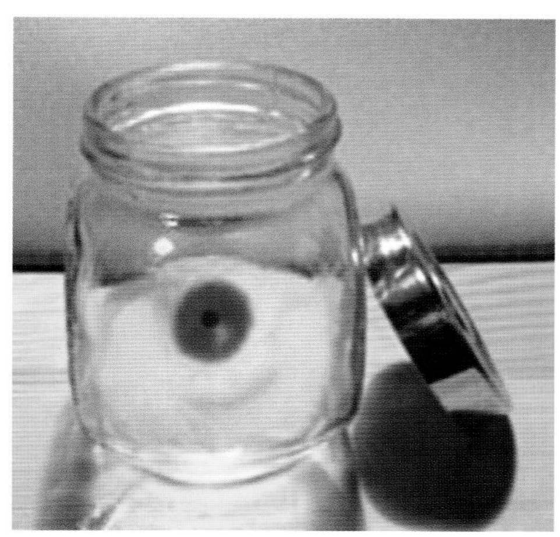

图 21-31　湿房保存

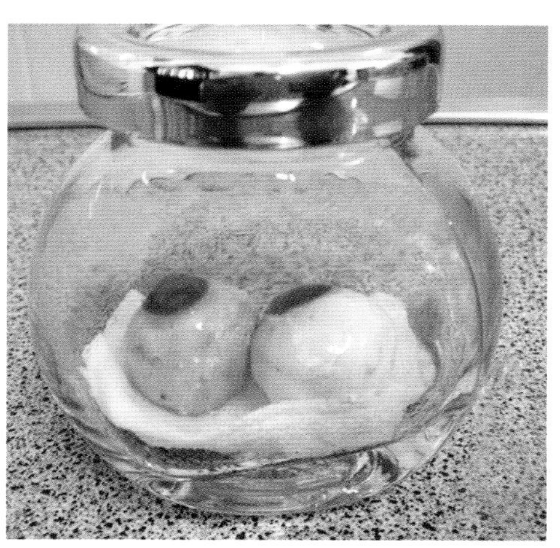

图 21-32　4℃ 湿房保存

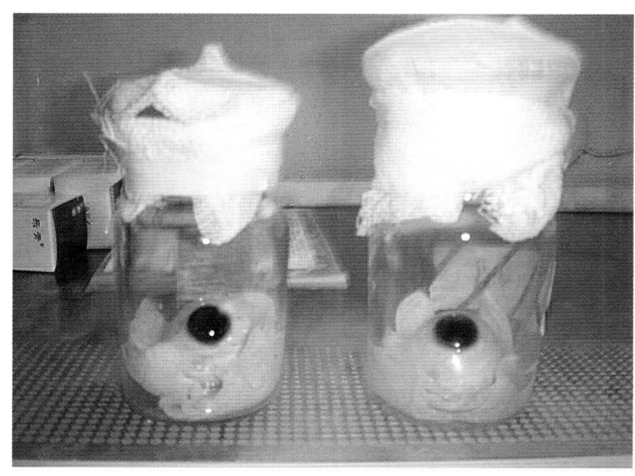

图 21-33　4℃ 湿房保存

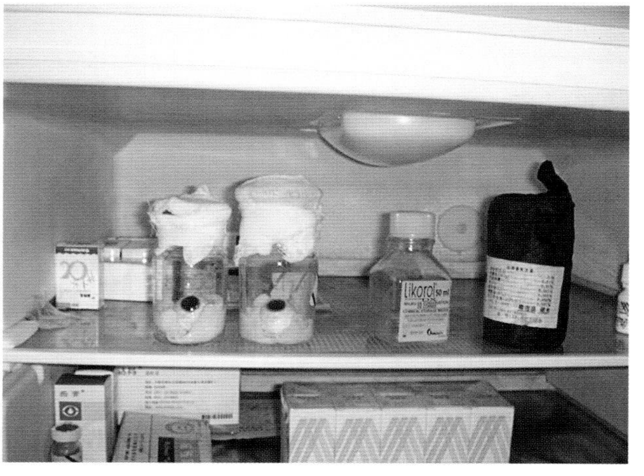

图 21-34　4℃ 湿房保存

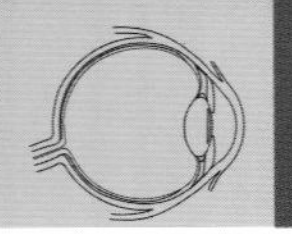

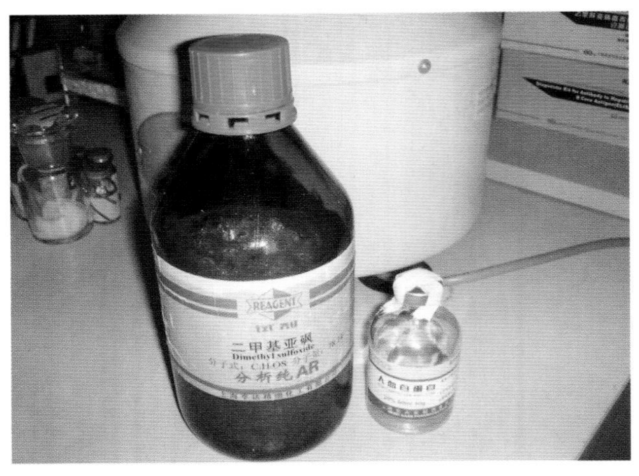

图 21-35 配制冷冻保护液所用 DMSO 和人血白蛋白

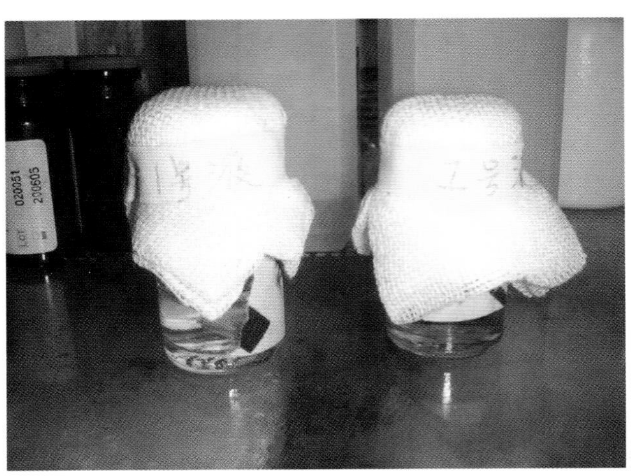

图 21-36 Ⅰ号液

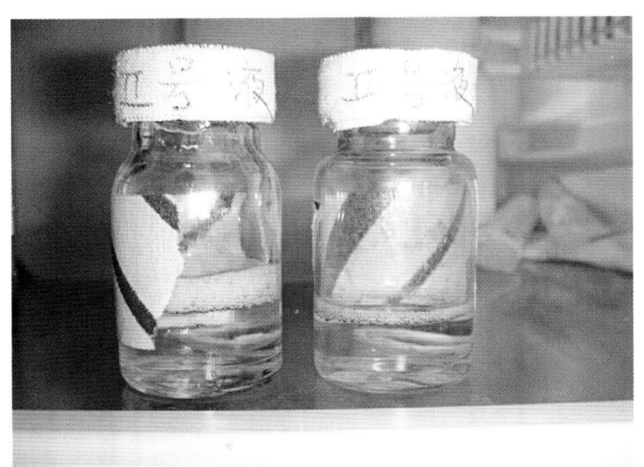

图 21-37 Ⅱ号液

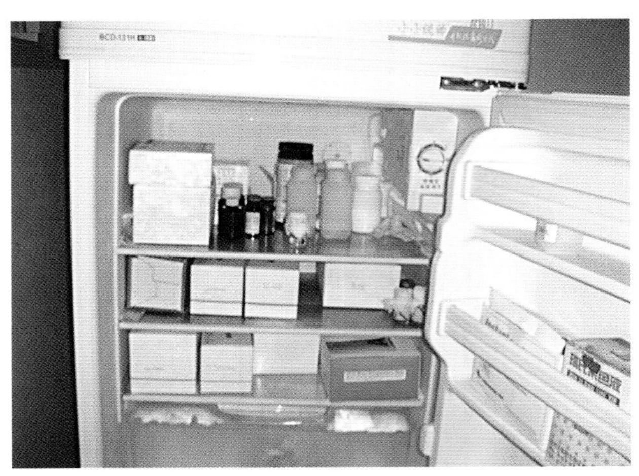

图 21-38 4℃冰箱预冷

本高限制了其广泛使用。

根据 Capella 等的报道，临床上应用深低温保存技术保存效果的差异性很小。角膜组织必须在死后8小时保存。通过不断增加二甲基亚砜（DMSO）的水平，最终达到 7.5% 的浓度。杨朝忠用两步法取得了较好效果：先将新鲜角巩膜片放入Ⅰ号液，4℃冰箱预冷 20 分钟，移入Ⅱ号液再预冷 20 分钟，程序降温至 −80℃，然后保存于 −196℃液氮中长期保存（图 21-35~ 图 21-38）。

生物降温仪主要有普通型（图 21-39）和全自动型（图 21-40），程序降温以后者较为准确。

移植前的控温解冻技术是保护角膜内皮的关键步骤。深低温保存的角膜的解冻过程必须严格控制，因为温度一旦超过 37℃，含有 DMSO 的溶质是具有内皮毒性。深低温保存将会损害角膜内皮层的形态和功能，冷冻过程中液态下溶质浓度增

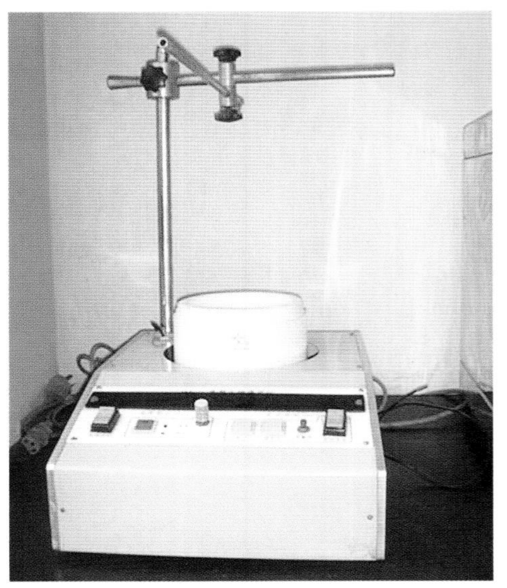

图 21-39 普通型生物降温仪

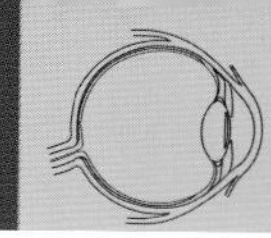

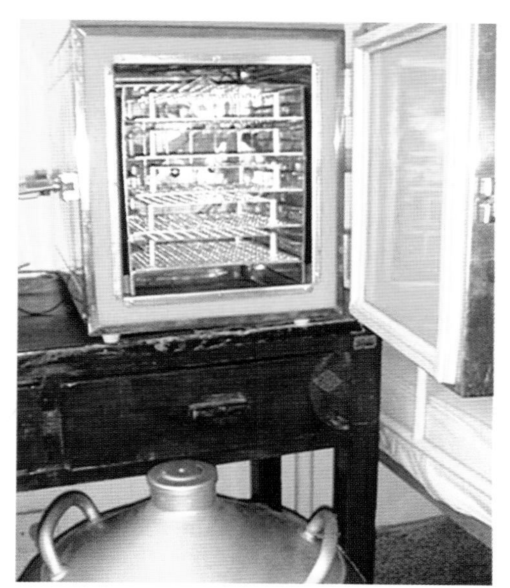

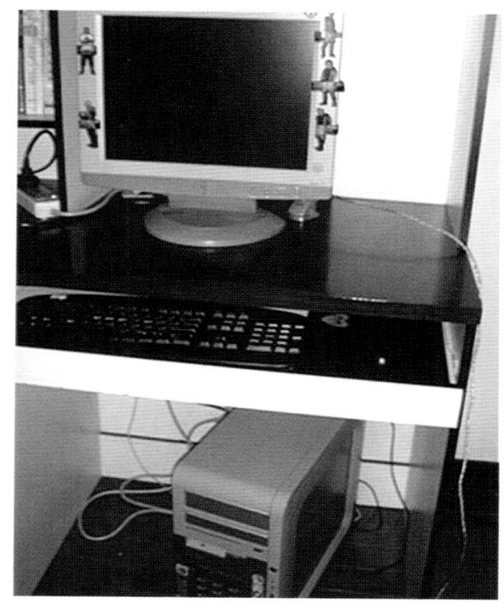

图 21-40　全自动生物降温仪

加，结晶体形成，pH 值和渗透压的改变等都会降低角膜内皮细胞的存活率。丙三醇、聚乙烯吡咯（烷）酮及 DMSO 都可作为冷冻保存剂，但目前 DMSO 的应用最为广泛。

电子显微镜可观察深低温保存导致的角膜内皮细胞亚细胞形态改变，其中一些改变被认为是不可逆的。研究显示，深低温保存后，内皮细胞的屏障功能受损；相对于湿房保存和 M-K 保存液保存法，深低温保存的角膜植片在移植术后很长时间才能完全透明。保存后 1 年、7~9 年及 15 年 3 个时间段，内皮细胞的平均密度分别为 817 个 /mm^2、1028 个 /mm^2 和 678 个 /mm^2。深低温保存 1 年后，55% 的内皮细胞失活，而 M-K 保存液保存的角膜内皮细胞失活率仅为 21%~22%，从患恶性黑色素瘤的供体上获取的新鲜角膜内皮细胞失活率为 40%~44%。采用深低温保存和湿房保存的材料用于移植，手术的成功率无明显差异。

适宜的条件下，在冷冻过程中出现无结晶的固化，此过程称为玻璃化。玻璃化要求高浓度的冷冻保护液，理论上可以使组织保存在极低温的环境，而不形成细胞内外的结晶，可尽量避免角膜内皮细胞的损伤。丙三醇、1，2- 丙二醇和 2，3- 丁二醇都被认为是适宜的角膜玻璃化的冷冻保存剂。研究发现，单一的冷冻保存剂的有效浓度对角膜内皮细胞有毒性效果，而保存剂的混合物或在低温条件下加入保存剂，可以减少其毒性。玻璃化作为角膜保存的一种手段，是否可以达到良好的效果，尚需进一步的研究。

（三）McCarey-Kaufman（M-K）保存液（图 22-41）

最先用于角膜保存的是 M-K 液。适用于角膜组织的短期保存，在 4℃条件下，最长可保存 4 天。M-K 液最初的组成部分包括：组织培养液 199（TC-199）、5% 的右旋糖苷、碳酸氢盐缓冲液和庆大霉素。现在用 0.025mol/L HEPES 缓冲液取代了碳酸氢盐缓冲液，并加入苯酚红作为 pH 值指示剂。

与湿房法相比，M-K 液的优越性是其角膜内皮保存时间明显延长。在 M-K 液里保存 4~5 天的角膜内皮细胞的存活率下降。保存液内的右旋糖苷进入基质，改变内皮层维持角膜脱水状态的正常泵功能，导致温度逆转实验中产生不同结果。右旋糖苷被角膜内皮细胞、基质细胞和上皮细胞吸收，但经过 Kreb 林格碳酸氢盐的一系列

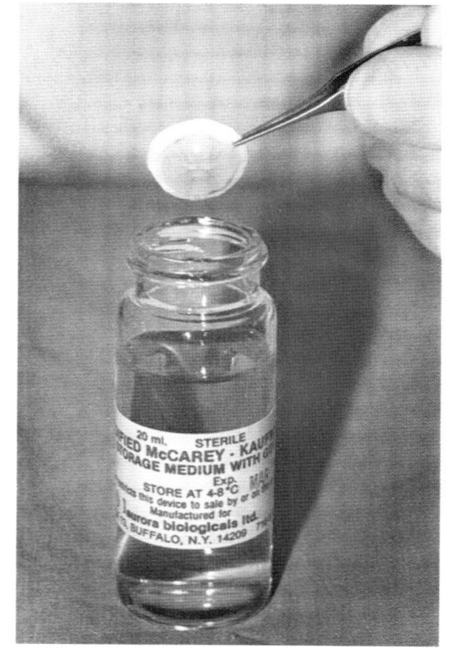

图 21-41　角膜保存——M-K 液

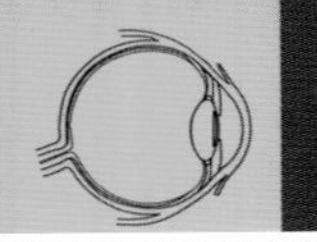

置换，又被很快析出。

临床研究显示，用湿房保存法保存 24 小时和在 M-K 液里保存 48 小时的角膜做移植，手术效果无明显差异。有人将 198 只供体角膜保存于 M-K 液内平均 46 小时以上，行角膜移植术后 2 个月，角膜内皮细胞平均失活率为 20%。目前都认为在 M-K 液里的保存时间不要超过 4 天，但有一些报道称可保存 5~7 天，临床上仍可以达到良好的手术效果。据报道，应用 M-K 液进行角膜组织保存，原发性植片衰竭率为 0~4.3%，这与其他保存方式的结果类似。

（四）器官培养保存法

1976 年，Doughman 等将器官培养技术引入角膜组织的长期保存。起初，Doughman 将角膜置于含 20ml 器官培养液的容器中，每周更换 3 次培养液，防止微生物的污染；然后密封容器。最终，Doughman 和 Lindstrom 将硫酸软骨素加入器官培养液，其混合液即为 Minnesota 系统。该系统保存液包括：10% 不含补体的胎牛血清和 1.35% 硫酸软骨素。先用 1.0% 的聚乙烯吡咯烷酮碘浸泡消毒眼球 3 分钟，用生理盐水冲洗 1 分钟后浸泡于盐水中，将剪取的角膜片的上皮面朝下，置于 15ml 培养液中，在恒温水浴箱 34℃条件下保存 2~3 天，其间置换 2~3 次培养液，将锥形针弯曲成牵引钩穿过角膜片的巩膜缘，将其悬挂在盛有 130ml 器官培养液的无菌密封瓶内，在 34℃下保存。7 天后，从密封瓶中取出 10ml 培养液进行细菌和真菌培养。如果 10 天后微生物培养结果阴性，且密封瓶内的角膜组织保持透明状态，那么整个保存体系被认为是无菌的，保存的角膜可用于移植。此法保存角膜组织可达到 35 天。

角膜内皮镜检查显示，角膜移植术后 2 个月，加入和未加入硫酸软骨素的器官培养液内角膜内皮细胞的失活率有显著性差异，分别为 7.9% 和 28.7%。而在 34℃条件下用含有 1.35% 硫酸软骨素的培养液内保存 21 天和在 4℃条件下用 M-K 保存液内保存 39 小时，内皮细胞的失活率无显著性差异。曾有研究发现，在培养液中保存会出现角膜上皮层持续性地缺损。在培养液中加入硫酸软骨素，或在移植前透明质酸钠被覆于角膜植片上，可明显改善上述情况，应用此种方法保存的角膜，原发性植片衰竭率为 0~3%。

器官培养液可在较高温度下实现长期保存，这样为检测和清除病原体提供了可能，也有充足的时间加入生长因子和其他分子生物介质，增加内皮细胞的密度，提高其存活率。但其缺点显而易见，即技术操作复杂，需要相应的设备，污染机会相应增加。

（五）含硫酸软骨素的保存液

1. K-Sol 保存液　K-Sol 液是第一个上市的含硫酸软骨素的角膜保存液，研制者 Kaufman 用它在 4℃条件下保存角膜 2 周以上。最初的成分为 TC-199、0.025mol/L HEPES 缓冲液及 2.5%~10% 硫酸软骨素，未加入胎牛血清。Yau 将兔角膜片在 4℃条件下保存 12 当，发现保存液中硫酸软骨素 2.5% 的浓度优于 2.0% 的浓度。这是由于体积越小的高分子聚合物越容易穿过内皮进入角膜基质，增加渗透压，导致角膜过度水肿。

研究发现，在 K-Sol 液中保存 1~2 周与在 M-K 液内保存 2~3 天，内皮细胞的存活率没有明显的差异。而在动物和人眼上进行的实验研究结果提示，应用含有硫酸软骨素的保存液在 4℃条件下保存 14 天，角膜内皮丧失率仅为 3%；在 M-K 液中保存相同时间，丧失率为 45%。Farge 等报道在 K-Sol 液中保存 1 周和 13 天，内皮细胞的失活率分别为 5.8%、7.4%。Kaufman 等研究发现，K-Sol 液保存 2 周以上的保存效果与 M-K 液保存 2~3 天的保存效果相类似。其他的研究结果也提示，37 只应用 K-Sol 液保存 1~13 天的角膜，移植后 2 个月内皮细胞的平均失活率为 6%；应用 M-K 液保存 1~81 小时，平均失活率与前者接近。但是 K-Sol 液保存 10 天以上、M-K 液保存 2 天以上，内皮细胞的失活都会高于 30%。用 K-Sol 液保存 6~8 天的角膜出现了 2 例植片衰竭，用 M-K 液保存 85 小时的角膜出现了 1 例植片衰竭。Keates 和 Rabin 等报道，将角膜先在 M-K 液内保存 7~84 小时，再在 K-Sol 液中保存 6~144 小时，或者将角膜一直保存于 K-Sol 液中，临床上保存效果无明显差异性。此研究结果提示，从 M-K 液到含硫酸软骨素保存液的转换，不会对保存组织产生不利的影响。但这是否适用于除 K-Sol 液以外的其他含有硫酸软骨素的保存液，尚需要进一步的研究。

1988 年，在对 5 例 K-Sol 液保存的角膜片的角巩膜缘进行病原体培养中发现丙酸杆菌属短棒杆菌的污染。后证实污染是在保存液的生产过程中造成的，之后 FDA 停止了 K-Sol 液的生产。

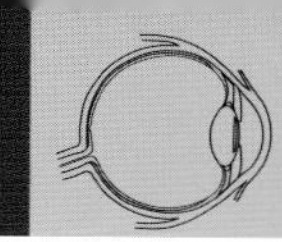

2. 硫酸软骨素角膜保存液　硫酸软骨素角膜保存液(chondroitin sulfate containing medium,CSM)被用于角膜在 34℃条件下的短期保存和 4℃条件下中期保存。角膜内皮镜的检测显示,4℃条件下,在 CSM 液里保存 1~7 天后的角膜,移植后 3、6 和 12 个月测得内皮细胞失活率分别为 10.2%、12.8% 和 17.9%。染色法发现,CSM 液和 K-Sol 保存液内液的保存效果接近,但 CSM 液比 K-Sol 液更容易造成较严重的内皮损伤。用 K-Sol 液和 CSM 液保存了 8~96 小时的角膜,移植后 3、6 个月和 12 个月时角膜内皮细胞密度和细胞体积的差异系数无明显差异。术后 12 月,K-Sol 液保存的平均角膜内皮密度有下降趋势。

3. Optisol 保存液和 Dexsol 保存液　Optisol 保存液和 Dexsol 保存液均含有硫酸软骨素和 1% 的右旋糖苷(图 21-42、图 21-43)。所不同的是 Optisol 保存液中硫酸软骨素的含量为 2.5%,明显高于 Dexsol 保存液的 1.35%。前者还含有维生素 C、B_{12} 和 ATP 前体等后者未含有的成分。在 1992 年上市的 Optical GS,除了其用链霉素取代了庆大霉素外,其他成分都与 Optical 保存液相同。

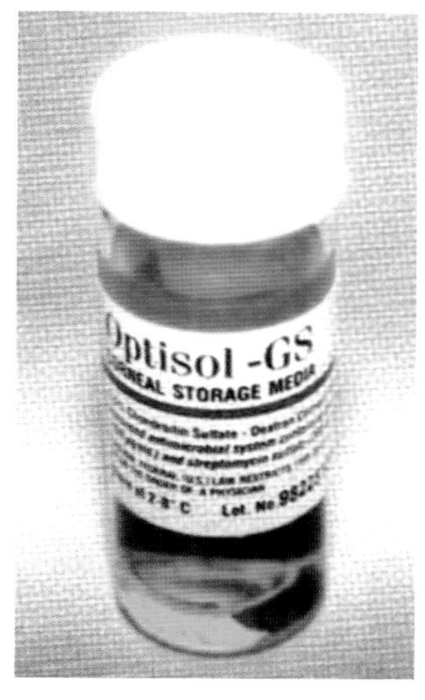

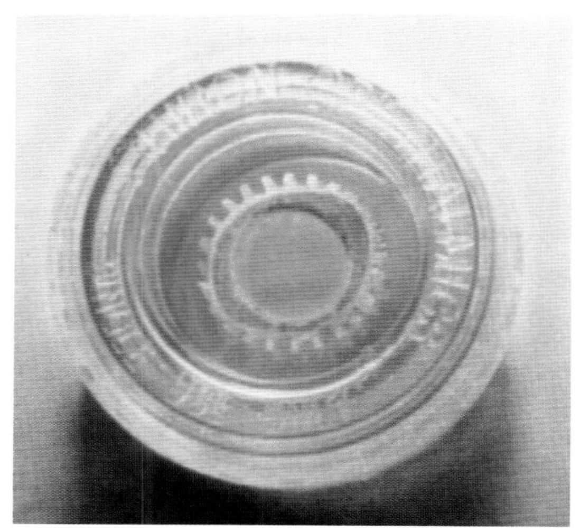

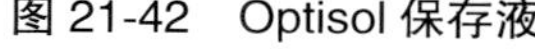
图 21-42　Optisol 保存液

图 21-43　Dexsol 保存液

已发现,在适宜的条件下加入各种生长因子,角膜内皮细胞可以进行有丝分裂。在 Dexsol 保存液中加入其他组成成分,包括胰岛素(10μg/ml)和人类表皮生长因子(10ng/ml),即成为 Procell 保存液。两种保存液的角膜透明度、术后并发症发生率、内皮细胞失活率及其他角膜内皮细胞形态测定参数均无显著差异。

Optisol 液的保存效果优于 M-K 液、K-Sol 液和 CSM 液。Optical 液可在 4℃条件下保存角膜内皮活性 2 周。将角膜置于 Optical 液和 Dexsol 液中保存 20~134 小时,发现所有的角膜均保持透明,术后 1 年在角膜内皮的形态学参数等方面,两组均无显著性差异。

四、角膜内皮细胞存活率的评价

对各种角膜保存技术有效性的评价,均通过对细胞形态和新陈代谢过程的检测,直接或间接地评价角膜内皮细胞的存活情况(图 21-44、图 21-45)。

(一) 染色技术

细胞内染色是一种常见的检测手段,用以鉴别失活的内皮细胞。最常用的染色剂是台盼蓝、茜素红和硝基四氮唑盐。Stocker 等创用角膜内皮细胞的台盼蓝染色法。此法简便实用易行。染色剂在角膜内皮层停留数分钟后被冲洗掉,染色剂渗透过细胞膜受损的细胞,可使细胞核染色,而细胞膜完整的正常细胞不染色,台盼蓝染色主要的缺陷是被染色的细胞是受损的细胞,而非已完全死亡的细胞,细胞核严重损伤的细胞不能被染色。台盼蓝染色还可结合茜素红染色,后者残留在细胞间隙,使内皮细胞容易被分辨和计算。通过在光镜下观察被染色的细胞判定失活的角膜内皮细胞的比率,计算 100 个内皮细胞中核着染的个数,连续观察计数 5 个视野,取其平均数,即可得到内皮细胞活性率。活性率达到 70% 以上便可用于角

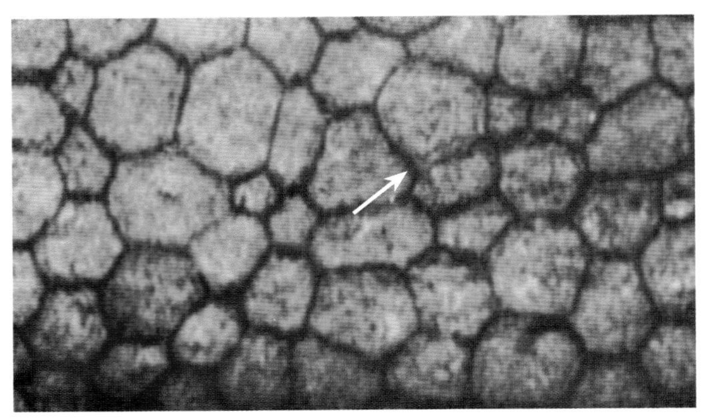

图 21-44　评价角膜内皮细胞
保存后细胞形态发生改变，如箭头所示

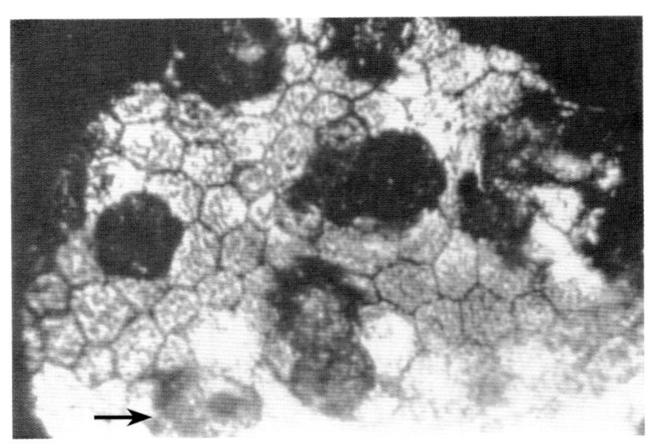

图 21-45　角膜内皮细胞评价
少许内皮细胞发生水肿，如箭头所示

膜移植。谢立信发现用活性率误差较大，便倡用活性密度作为内皮细胞的评价标准。具体方法是：光镜下计数 5 个小格带中内皮细胞平均个数（T）和核着染细胞个数（即死亡个数 T），即可算出内皮细胞密度、活性率和活性密度。计算公式分别为：内皮细胞密度（个 /mm^2）=T/0.0198；活性率（%）=T−D/T×100%；活性密度（个 /mm^2）=T−D/0.0198。

硝基四氮唑盐染色，在适宜的替代物存在的前提下，角膜内皮细胞产生的酶，包括脱氢酶和硫辛酸脱氢酶等减少，出现光镜可以分辨的深蓝色沉积物。源自细胞质的 α 甘油磷酸盐脱氢酶，源自线粒体的琥珀酸盐脱氢酶和源自细胞质和线粒体的羟基丁二酸盐脱氢酶等酶类参与了反应过程。与台盼蓝染色类似，硝基四氮唑盐染色可检测出完全失活的细胞。但是 Capella 报道称，硝基四氮唑盐染色得出的结果与移植后临床观察结果不相符。他们改良了操作程序，在染色前加入快速冷冻 - 复温处理，使所有细胞的细胞膜破裂。其理论依据是，在复温后再次冷冻前，正常的细胞上仍存在的酶类可被染色，而已丧失内容物且酶类受损的细胞则无法染色。不过，有些严重受损的细胞虽然已失活，但细胞结构未完全损害，再次冷冻后仍有酶类残留，出现染色假阳性。

吖啶橙是一种荧光染色剂，以嵌入双链 DNA 的形式渗入存活细胞中，荧光显微镜下呈现绿色荧光。Smith 等首先将其运用于存活角膜内皮细胞的染色。乙啡啶溴化物也以嵌入双链 DNA 的方式渗入失活细胞中，荧光染色成红色。与其他染色技术相似，吖啶橙能进入细胞膜有一定程度损害的活细胞，将活细胞染色标记为失活细胞。

（二）温度逆转试验

Davson 等首先描述了低温下角膜出现水肿，复温后水肿减轻、透明度增加，标志着角膜内皮细胞的泵功能恢复。随后，Hoefle 等应用角膜内皮镜技术精确测量了角膜厚度。应用温度逆转试验可检测角膜内皮细胞的存活和内皮细胞的功能，这对移植后角膜植片的存活至关重要。但从尸眼上取下的角膜 Descemet 膜很容易卷曲，妨碍了对角膜厚度的精确测量。此外，温度逆转试验的结果和临床观察的结果也存在偏差。有研究发现，在 M-K 液内保存了 3~6 天的角膜，温度逆转试验虽失败但却成功用于穿透性角膜移植。这可能与 M-K 液中的右旋糖苷和 Optical 液中的硫酸软骨素渗透入角膜基质，改变角膜脱水状态的调节，影响温度逆转试验的结果有关。

（三）透射电子显微镜

透射电镜用于观测角膜内皮细胞的超微结构的改变，包括线粒体的肿胀、内质网形态改变、细胞内空泡形成，细胞核和细胞膜的损伤，核质和染色质的性状改变、细胞内容积扩大、内皮细胞与 Descemet 膜之间连接的断裂。此项技术未能获得广泛开展，主要是费用较高，易出现假阳性结果。细胞溶解、线粒体断裂、核溶解是细胞死亡的指示性标记。而通过透射电镜观察到的其他改变如冷冻后出现的线粒体的嵴增大、内质网肿胀和核膜的外层断裂等则很难被证实是不可逆的。有时，组织在固定前置于 Kinsey 溶液中孵化后，这些改变可以是可逆的。

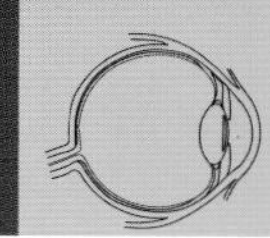

（四）角膜内皮镜检查

眼库常用角膜内皮镜面反射显微镜对角膜内皮镜的形态学观察（图 21-46、图 21-47）。其内容包括内皮细胞的密度、体积和形态的变化等。供体的角膜内皮细胞必须经过检测和评价，确定其具有正常的细胞密度和形态，才能作为移植材料。角膜内皮镜的优势在于移植前在离体条件下检测，移植后又可在适当时期在体检测。现在能透过水肿组织观察角膜深层组织的共焦显微镜已被应用于检测内皮细胞的数量和形态。

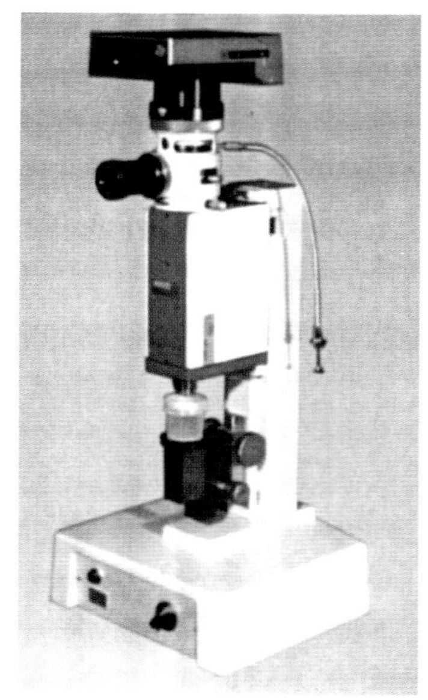

图 21-46　眼库常用角膜内皮镜面反射显微镜

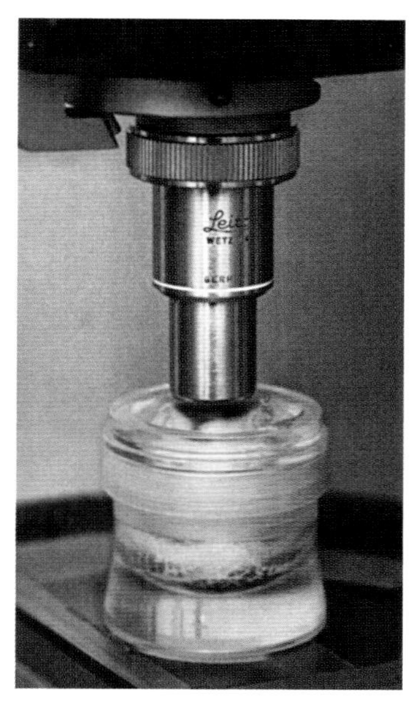

图 21-47　眼库常用角膜内皮镜面反射显微镜检查法

许多研究发现，术后一些透明的角膜植片内皮细胞密度只有 300~500 个 /mm^2，长期随访发现，这些角膜植片极容易出现衰竭，因为随着年龄的增长，各种损伤，如植片排斥、外伤、青光眼和年龄相关性因素都可加重内皮细胞的缺损。从这个意义上，角膜保存的目的应该是尽可能多地保留透明角膜植片上存活的内皮细胞。

随着组织培养技术的发展，许多学者提出移植角膜内皮细胞的尝试，但尚未付诸实施。有报道称，将培养增殖的角膜内皮细胞载入纽扣样装置中移植入受体。试验组在供体接受内皮细胞移植后 13 天再进行角膜移植，而对侧未接种内皮细胞的角膜作为对照组。移植时检测角膜内皮细胞的密度，试验组为 3068 个 /mm^2，对照角膜为 2124 个 /mm^2，移植后 2 个月，试验组内皮细胞密度为 2800 个 /mm^2，但报道中无更长时间的观察结果的报道。此项技术可增加移植用角膜的质量，提高手术成功率，但仍需要进一步的研究结果证实。

人类的角膜内皮细胞可产生一些细胞因子，如表皮生长因子，纤维生长因子，转化生长因子，肝细胞生长因子，角化 α 细胞生长因子和白细胞介素 1α 等。这些内皮来源的生长因子是否能促进内皮细胞的增殖，调节内皮细胞的新陈代谢，提高内皮细胞的存活率需要进一步研究。然后通过检测这些细胞因子的含量直接和简要地评价角膜内皮细胞的存活情况。

其他具有潜在临床应用价值的研究领域是，有关角膜内皮细胞的基因生物工程的研究。通过相关基因的表达促进和调节角膜内皮细胞的增殖。这些基因的表达可改变与细胞周期相关的内源性蛋白的功能，它将有可能在培养基中调节内皮细胞的增殖，并有望在有相应的控制措施的情况下，在活体上进行运用。事实上，角膜是生物工程研究的理想的器官，因此在不久的将来，我们可以通过易得的，有效的非侵袭性手段控制角膜内皮细胞的形态和功能。

曾有不少学者在眼库模拟人前房对角膜及角巩膜材料进行保存，收到较好效果（图 21-48、图 21-49）。

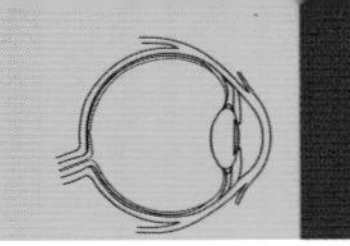

以上所述均为活性保存法，所保存的角膜材料主要用于穿透性角膜移植；而板层角膜移植则不一定用新鲜或活性保存的材料，非活性保存法主要有甘油保存和干燥保存脱水两种。

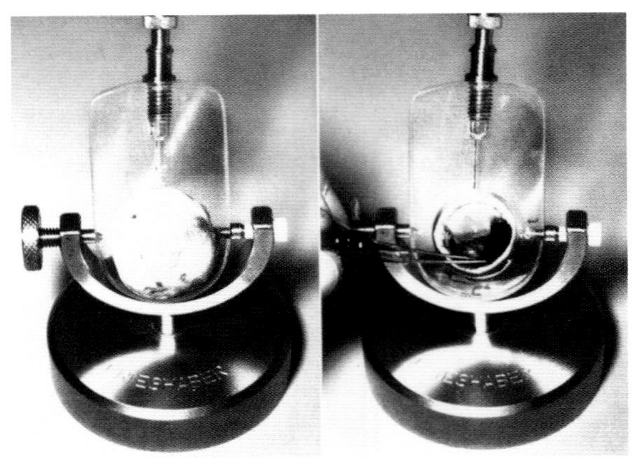

图 21-48　供体角巩膜固定器

五、甘油保存法

在无菌条件下将异体角膜或眼球浸于灭菌医用纯甘油广口瓶中，48 小时后换存另一瓶纯甘油广口瓶中，封盖后置冰箱冷冻保存。用时取出复水 20 分钟，制备角膜或角巩膜瓣备用（图 21-50）。亦可用 95% 酒精保存（图 21-51）。

六、眼库材料的加工和转运

在眼库可对角膜材料进行加工和保存，以便及时应用，如可加工成板层角膜片和表面角膜镜片进行甘油保存，用时取出复水即可（图 21-52、图 21-53）。

眼库角膜材料的转运要求严格密封、低温和无菌，杨朝忠发明一种眼球储运杯，将眼球固定于杯中，重点保护角膜（图 21-54~ 图 21-56）。

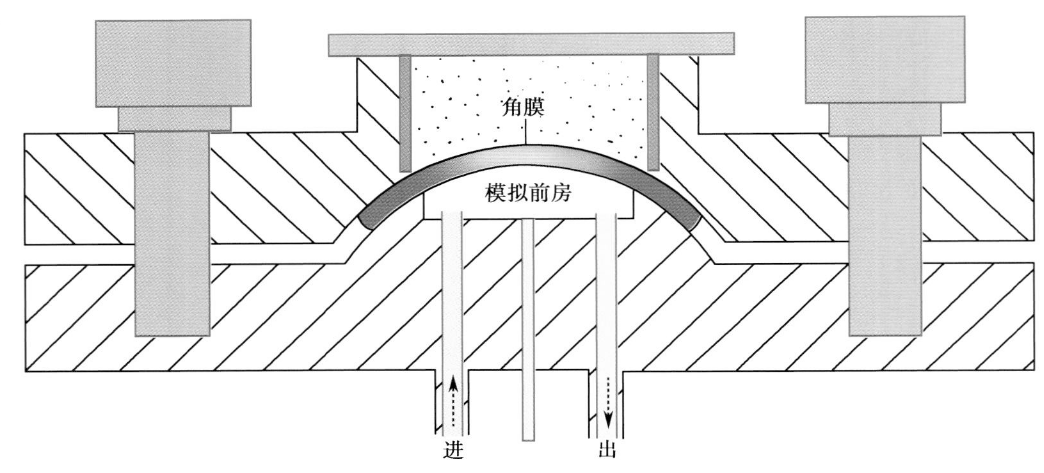

图 21-49　眼库模拟人前房保存角膜示意图

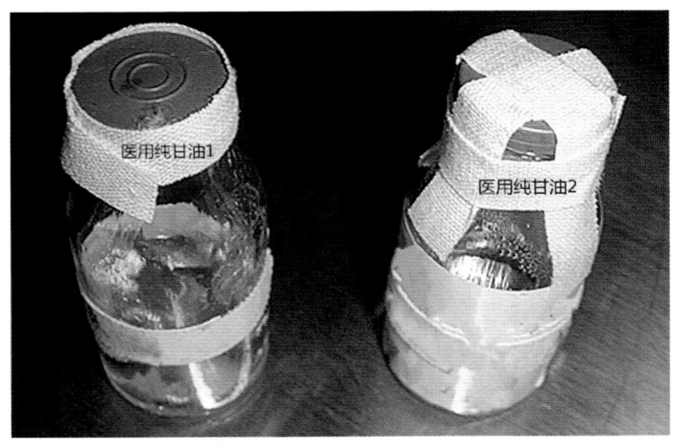

图 21-50　甘油保存眼球及角巩膜片

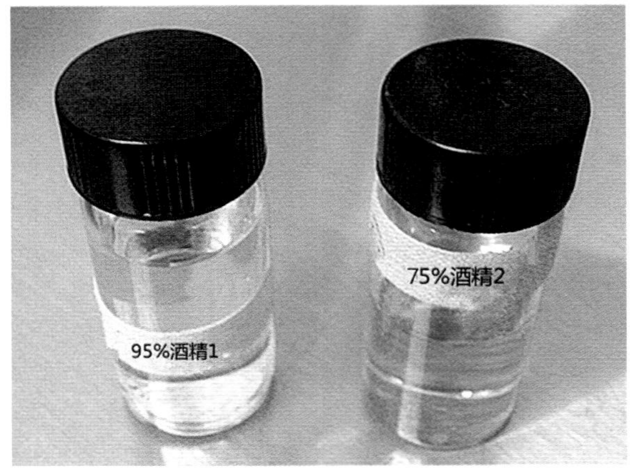

图 21-51　酒精法保存角膜片

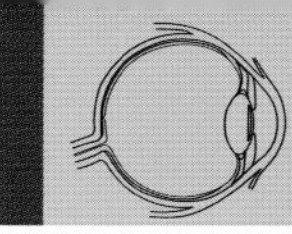

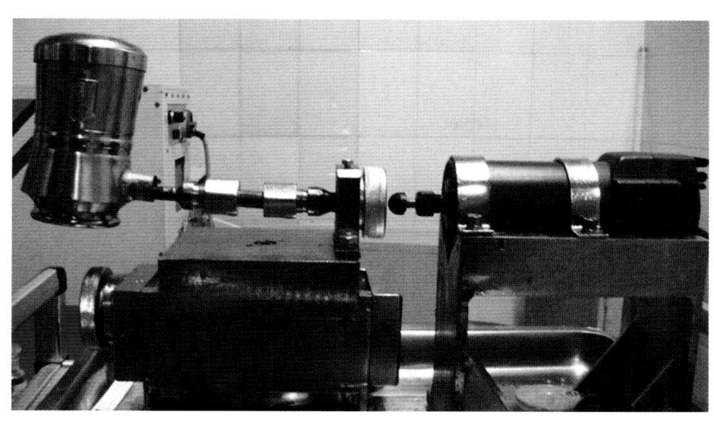

图 21-52　杨朝忠研制的角膜切削车床 - 液氮为冷源，可对复水角膜进行切削加工

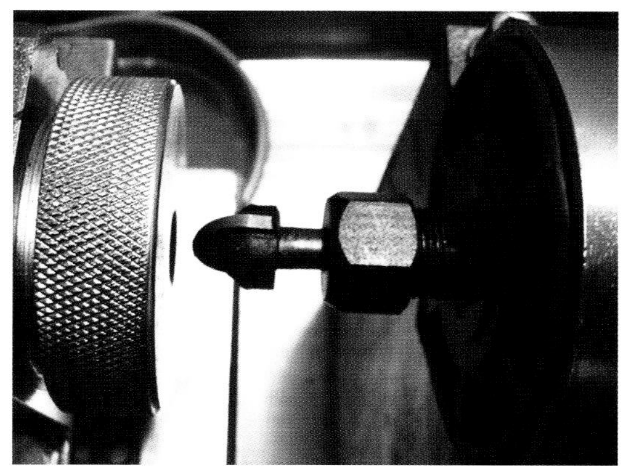

图 21-53　杨朝忠研制的角膜切削车床，可加工表面角膜镜片

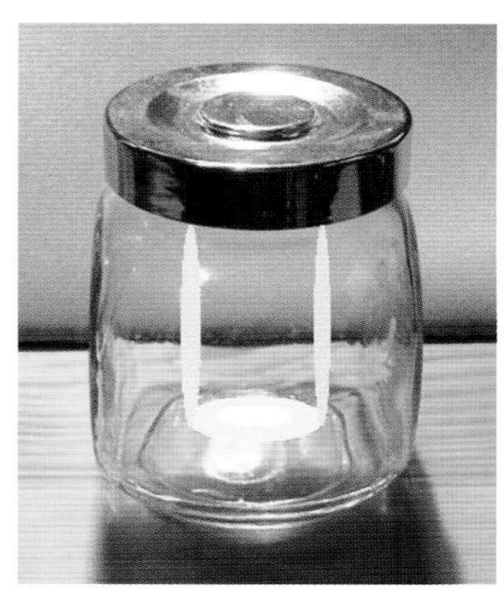

图 21-54　杨朝忠研制的眼球储运杯

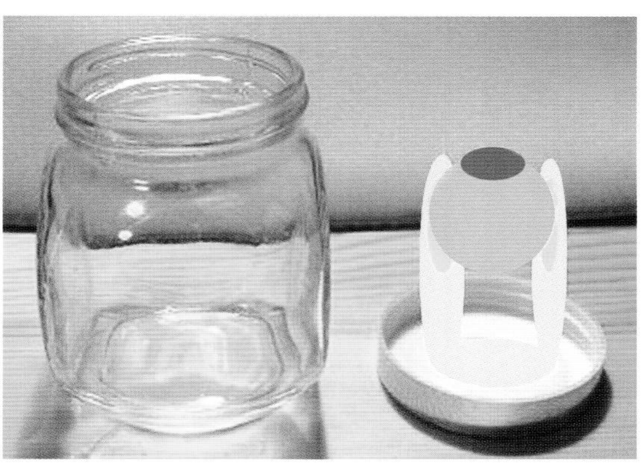

图 21-55　杨朝忠研制的眼球储运杯结构

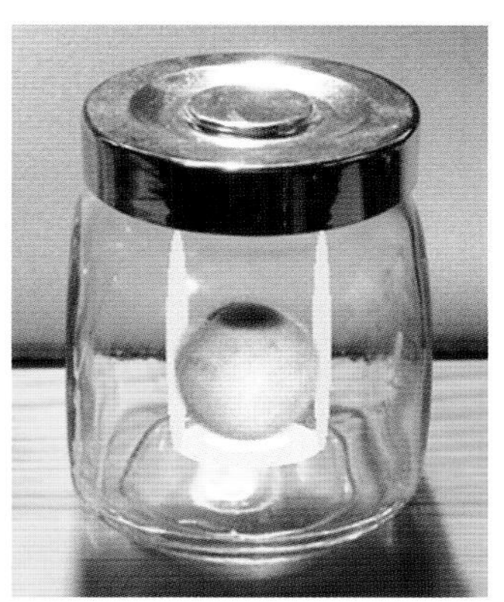

图 21-56　杨朝忠研制的眼球储运杯 - 可进行长途转运

七、干燥保存法

在无菌条件下将异体角膜置于灭菌无水氯化钙、变色硅胶等脱水材料干燥器中密闭保存，用时取出在含有庆大霉素的生理盐水中复水 20 分钟备用。

第三节　巩膜保存法

人工角膜手术有时会用到异体巩膜来加固人工角膜的支架；异体巩膜移植在后巩膜加固术中的应用能使进行性近视得到有效的控制；此外，亦可用于眼睑重建和巩膜修补手术。巩膜保存法主要有两种。

一、甘油保存法

在无菌条件下将异体巩膜浸于灭菌纯甘油广口瓶中，封盖后置冰箱冷冻保存。用时取出复水 20 分钟备用。

二、酒精保存法

在无菌条件下先将异体巩膜浸于 95% 酒精中，3 天后转移到 75% 酒精中，0~4℃冰箱冷藏保存。用时

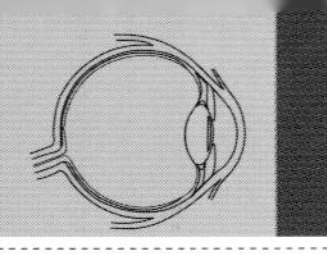

取出在含有庆大霉素的生理盐水中浸泡20分钟备用。此法优点：经济简便、无需特殊设备，灭菌效果好，术后感染少见，并能保持巩膜的形态结构完整性，张力无明显变化。

三、^{60}Co照射后密封深低温保存法

将巩膜用^{60}Co照射31 000 Gy后，干冰中保存。术前抗生素溶液解冻后浸泡在10%聚维酮碘中。该法除具有保持巩膜形态结构完整性，张力无明显变化的优点外，最大优点是^{60}Co 2r射线的消毒灭菌谱广、不发生感染、保存时间长，最少可保存半年以上。

第四节　结膜保存法

临床上应用保存的结膜移植可用于眼表的临时覆盖和保护，以防睑球粘连。带角膜缘干细胞的球结膜瓣移植手术能有效地控制翼状胬肉术后的复发。

结膜的保存方法以甘油保存法常用：在无菌条件下将异体结膜浸于灭菌纯甘油广口瓶中，封盖后置冰箱冷冻保存。用时取出复水20分钟备用。

第五节　羊膜的保存方法

近年来，羊膜（amniotic membrane，AM）的生物学研究突飞猛进，羊膜移植手术（amniotic membrane transplantation，AMT）的研究也逐步深入。由于AM具有免疫原性低、促进眼表上皮化、减轻炎性反应、抑制纤维组织增生和新生血管形成等作用，且来源广泛、价格低廉，极易普及、推广和应用，因此它将逐渐取代传统的自体或异体结膜移植、口腔黏膜移植和结膜细胞外基质（extracellular matrix，ECM）移植，成为目前理想的眼表黏膜移植替代材料。AM建库不仅有利于深入研究其生物学特性，而且可提供大量的新鲜羊膜（Fresh amniotic membrane，FSAM）和冻存羊膜（frozen amniotic membrane，FZAM）提供临床眼表及角膜移植治疗应用。

一、羊膜供体的选取标准

新鲜羊膜取自健康剖宫产产妇的胎盘，产前血清学检查排除乙肝、丙肝、梅毒、巨细胞病毒、衣原体及获得性免疫缺陷综合征（HIV）等传染性疾病。

二、羊膜的制备

（一）新鲜羊膜的制备

取得胎盘后，立即用无菌生理盐水将胎盘表面清洗干净，置于抗生素生理盐水（含青霉素50mg/L、链霉素50mg/L、两性霉素B 2.5mg/L 、新霉素100mg/L）中浸泡10分钟。在无菌操作下用PBS液500ml冲洗净血迹，在超净工作台内钝性剥离羊膜，上皮面朝上平铺于消毒的醋酸纤维素薄膜（2.5cm×2.5cm/张）上，储存于4℃恒温冰箱中备用。

（二）羊膜细胞外基质的制备

1. 先按上述方法制备新鲜羊膜，置于300ml搪瓷缸中PBS液200ml/次清洗3次，随后置于4℃ 100%甘油200ml中脱水，每24小时更换一次，共3次。储存于4℃恒温冰箱中备用。

2. 将脱水后的羊膜取出，PBS液200ml水化30分钟，加入0.25%胰蛋白酶50~100ml，37℃室温下消化1~2小时，之后再用PBS液200ml冲洗，按上法消化1~2次，取细胞刮子刮除残存的羊膜上皮细胞，于倒置相差显微镜下证实无细胞后用PBS液200ml清洗3次，羊膜上皮面朝上平铺于醋酸纤维素薄膜纸上，加入DG液200ml浸泡，置于塑料培养皿中储存于4℃恒温冰箱或-80℃超低温冰箱或深低温液

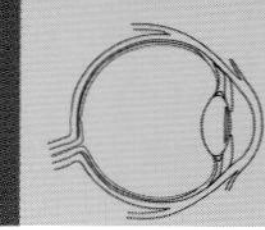

氮中储存备用。

三、羊膜的保存

由于存在手术时间与材料来源是否能吻合的问题，许多医院尤其是专科医院很难及时取材获得新鲜羊膜。为保障手术的需要，目前许多学者采用各种方法来保存羊膜，主要有如下几种方法。

（一）甘油保存法

1. 甘油4℃保存法　将羊膜连同纸片置于内装3ml消毒纯甘油的羊膜容器中，24小时后取出羊膜片，转移到第二个盛有纯甘油的小瓶内，封闭瓶口后置于4℃冰箱中保存。使用时取出用生理盐水冲去甘油，在Hanks液（内含1∶1000妥布霉素）中浸30分钟。

2. 甘油-20℃保存法　将制备好的羊膜放入另一配有上述抗生素液的弯盘中浸泡20分钟，然后将其放于一纯甘油瓶内脱水，24小时后转入另一纯甘油瓶中，封盖，贴好标签，-20℃冰箱内保存。取用时先置于室温下复温10分钟，后置于无菌生理盐水中复水15分钟，用4000U/ml庆大霉素液漂洗后即可使用。

3. DMEM甘油-70℃保存法　将羊膜片放入装有预先灭菌的DMEM纯甘油液（DMEM：甘油体积比=1∶1，各1.5ml）的羊膜容器中，封闭瓶口置于-70℃冰箱保存备用；用前将小瓶放于室温下解冻10分钟即可使用。

4. 甘油-80℃保存法　用100%甘油作为冷冻保护剂，并将新鲜羊膜浸泡于100%甘油中，-80℃超低温冰箱中存储6个月；手术时取出，让其自然复温，解冻后使用。因该法免去了配制培养基等较烦琐的步骤，特别适合在基层医院推广、应用。

（二）深低温保存法

深低温保存羊膜移植重建结膜手术成功的基本条件是受体眼有一定量的健康结膜，羊膜组织中所含的各种利于促进眼表组织正常修复的活性成分，保存后是否会出现效价衰减或其他变化等尚不十分清楚。用此法保存的羊膜其上皮细胞已经灭活，但仍具有活性成分，能抑制纤维组织增生和新生血管形成，减轻角膜局部炎症反应。

1. 简化二步深低温保存法

（1）冷冻保护液配方和冷平衡方法：用20%人血清白蛋白为溶媒，配制2种浓度的二甲基亚砜（5%、7.5%），分装于2个羊膜容器内，将羊膜片依次在每种冷冻保护液中各浸泡20分钟冷平衡（均在4℃冰箱中进行）。以上冷冻保护液在使用前1~6小时按无菌配制置于4℃冰箱中备用；

（2）深低温保存方法：将冷平衡后的第2个羊膜容器加盖，迅速从4℃冰箱中取出，置于自制的“QL生物冷冻仪”中，先以约1.5℃/min的冷冻速率降温至约-30℃，然后改用约8℃~10℃/min的速率降温冷冻至-80℃以下，此时将羊膜容器连同羊膜直接浸泡于液氮中，作简明卡片标记后移于液氮贮存罐中长期保存；

（3）复温：复温时用长镊子夹取羊膜容器，待瓶内残存的液氮经数秒至10秒自然蒸喷后，迅速放入4℃水浴内轻微地摆动，复温约100秒，待羊膜周围仅残留一层薄冰，用无菌镊子取出羊膜，放入在4℃冰箱中预冷的20%人血清白蛋白中，以清除羊膜上的冷冻保护液，10分钟后即可取出羊膜使用。

该法因冻存、复苏以及补充液氮操作均较为烦琐，目前较少采用。

2. 简化一步深低温保存法　冷冻保护液是由M199液中加入10%二甲基亚砜（DMSO）配制而成。冷冻和复温方法同简化二步深低温保存法。在4℃水浴复温后，用无菌镊子取出羊膜，放入生理盐水中浸泡10分钟（在2~4℃冰箱中进行），然后取出羊膜使用。

几种方法比较表明：甘油4℃和DMEM甘油-70℃保存的羊膜活性下降，并随保存时间的延长活性明显下降；简化二、一步深低温保存的羊膜能长期保持活性；因简化一步法较二步法操作简便，冷冻保护剂配方简单，且以M199液代替价格昂贵的人血清白蛋白，费用较低，更适用于羊膜的保存。

四、保存羊膜的组织结构和生物活性监测

1. 大体观察　FSAM、FZAM均为透明、有一定韧性生物膜，其厚度约0.02~0.5mm。

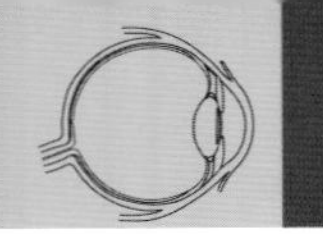

2. 光学显微镜观察　将库存 FSAM、FZAM 用 10% 甲醛固定，石蜡包埋切片，常规 HE 染色行光镜下检查。制备的 FSAM、FZAM 在普通光学显微镜下无神经、血管和淋巴管组织，常规 HE 染色，可见 3 层结构：①上皮细胞层，为单层柱状上皮细胞，AM 的抗原性主要集中在此。FSAM 上皮细胞内常含脂肪滴，而 FZAM 则脂肪滴罕见，偶见脂肪空泡。②基底膜，占整个 AM 厚度的 1%~3%，无细胞结构。③致密层，为致密红染纤维组成，占 AM 整个厚度的 95% 以上，无细胞结构。

3. 电子显微镜观察　将库存 FSAM、FZAM 用 2.5% 戊二醛固定，按常规方法制作电镜标本，透射电镜、扫描电镜检查。

(1) 上皮细胞层：在透射与扫描电镜下，FSAM、FZAM 主要差别在于上皮细胞层。FSAM 的上皮细胞富含微绒毛，长短相近，排列整齐，均呈指状突起，直径约 30~50nm，微绒毛表面为细胞膜结构；上皮细胞胞质内富含脂滴和滑面内质网；细胞侧面可见细胞连接结构。FZAM 的上皮细胞面微绒毛数目稀疏，呈指状突起，直径约 50~80nm，其上皮细胞胞质内脂滴和滑面内质网明显减少，胞质内物质出现自溶，可见胞质空洞化改变；细胞侧面连接结构不易分辨。

(2) 基底膜：FSAM 与 FZAM 的基底膜为电子密度高的均质层（基板），厚约 100~200nm，无细胞结构，其下方的致密层厚约 30~40nm，主要结构为大量胶原纤维和网状纤维，无细胞结构。

参考文献

1. Zirm E. Eine erfolgreiche totale Keratoplastik. Albrecht von Graefes Arch Ophthalmol, 1906, 64: 580
2. Filatov VP. Transplantation of the cornea. Arch Ophthalmol, 1935, 13: 321
3. Stocker FW. The endothelium of the corneas and its clinical implications. Trans Am Ophthalmol Soc, 1953, 51: 669
4. Eastcott HHG, Gross AG, Leigh AG, et al. Preservation of corneal grafts by freezing. Lancet, 1954, 1: 237
5. Smith AU, Ashwood-Smith MJ, Young MR. Some in vitro studies on rabbit corneal t issue.Exp Eye Res, 1962, 2: 71
6. Müller FO, Casey TA, Trevor-Roper PD. Use of deep-frozen human cornea tissue.Br Med J, 1964, 2: 473
7. Capella JA, Kaufman HE, Robbins JE.Preservation of viable corneal tissue.Arch Ophthalmol, 1965, 74: 669
8. McCarey BE, Kaufman HE. Improved corneal storage.Invest Ophthalmol Vis Sci 1974, 13: 165
9. Doughman DJ, Harris JE, Schmitt MK: Penetrating keratoplasty using 37℃ organ cultured cornea.Trans Am Acad Ophthalmol Otolaryngol, 1976, 81: 778
10. Lindstrom RL, oufhman DJ, Skelnik DL, et al. Minnesota system corneal preservation.Br Ophthalmol, 1986, 70: 47
11. Mizukawa T, Mimura Y, Morisue T, et al. Corneal transplantation.J Jpn Med Assoc, 1967, 58: 957
12. Yee RW, Matsuda M, Schultz RO, et al. Changes in the normal corneal deturgescence.Curr Eye Res, 1985, 4: 671
13. Rao GN, Aquavella JV, Goldberg SH, et al. Pseudophakic bullous keratopathy. Relationship to preoperative corneal endothelial status. Ophthalmology, 1984, 91: 1135
14. Carlson KH, Bourne WM, Brubaker RF. Variations in human endothelial cell morphology and permeability to fluorescein with age.Exp Eye Res, 1988, 47: 27
15. Harbour RC, Stern GA. Variables in McCarey-Kaufman corneal storage.Ophthalmology, 1983, 90: 136
16. Jenkins MS, Lempert SL, Brown SI, Significance of donor age in penetrating keratoplasty.Ann Ophthalmol, 1979, 11: 974
17. Culbertson WM, Abbott RL, Forster RK. Endothelial cell loss in penetrating keratoplasy.Ophthalmology, 1982, 89: 600
18. Bourne WM. Morphologic and functional evaluation of the endothelium of transplanted human corneas.Trans Am Ophthalmol Soc, 1983, 81: 403
19. Wilhelmus KR, Stulting RD, Sugar J, et al. Primary graft failure: a national reporting system. Medial Advisory Board of the Eye Bank Association of America.Arch Ophthalmol, 1995, 113: 1497
20. Donzis PB, Insler MS, Gordon RA. Corneal curvatures in premature infants.Am J Ophthalmol, 1985, 99: 213
21. Koening S, Graul E, Kaufman HE. Ocular refraction after penetrating keratoplasty with infant donor corneas.Am J Ophrhalmol, 1982, 94: 534
22. Leveille AS, McMullan FD, Cavanagh HD, Endophthalmitis following penetrating keratoplasty.Ophthalmology, 1983, 90: 38
23. Kloess PM, Stulting RD, Waring GO Ⅲ, et al.Bacterial and fungal endophthalmitis after penetrating keratoplasty.Am J

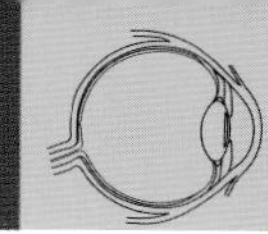

Ophthalmol, 1993, 115:548

24. Larsen PA, Lindstrom RL, Doughman DJ. Toralopsis glabrata endophthalmitis after keratoplasty with an organ cultured cornea. Arch Ophthalmol, 1978, 96:1019
25. Shaw EL, Aquavella JV. Pneumococcal endophthalmitis following grafting of corneal tissue from a (cadaver) kidney donor. Ann Ophthalmol, 1977, 9:435
26. Baer JB, Nirankari VS, Glaros DS. Streptococcal endophthalmitis from contaminated donor corneas after keratoplasty. Arch Ophthalmol, 1988, 106:517
27. Hwang DG, Nakamura T, Trousdale MD, et al. Combination antibiotic supplementation of corneal storage medium. Am J Ophthalmol, 1993, 115:299
28. Barza M, Baum JL, Kane A. Comparing radioactive and trephine-disk bioassays of dicloxacillin and gentamicin in ocular tissues in vitro. Am J Ophthalmol, 1977, 83:530
29. Lindquist TD, Roth BP, Fritsche TR. Stability and activity of vancomycin in corneal corneal storage medium. Cornea, 1993, 12:222
30. Unterman SR, Parelmam JJ, Padumane KR, et al. Endothelial toxicity of amphotericin B in K-Sol. Presented at the 28th Annual Scientific Session of the Eye Bank Association of America. New Orleans, LA, 1989
31. Raber IM, Friedman HM. Hepatitis B surface antigen in corneal donors. Am J Ophthalmol, 1987, 104:255
32. Badenoch PR. Corneal transplantation and infectious hepatitis. Br J Ophthalmol 1995; 79:2
33. Salahuddin SZ, Palestine AG, Heck E, et al. Isolation of the human T-cell leukemia/lymphotropic virus type Ⅲ from the cornea. Am J Ophthalmol, 1986, 101:149
34. Schwarz A, Hoffmann F, L'age-Stehr J, et al. Human immunodeficiency virus transmission by organ donation. Transplantation, 1987, 44:21
35. Centers for Disease Control: Testing donors of organs, tissues, and semen for antibody to human T-lymphotropic virus type Ⅲ lymphadenopathy-associated virus. MMWR, 1985, 34:294
36. Pepose JS, Pardo F, Kessler JA, et al. Screening cornea donors for antibodies against human immunodeficiency virus. Ophthalmology, 1987, 94:95
37. Centers for Disease Control: Recommendations for preventing transmission of infection with human T-lymphotropic syndrome in the United States. MMWR 1985, 34:681
38. Schuman JS, Orellana J, Friedman AH, et al. Acquired immunodeficiency syndrome (AIDS). Surv Ophthalmol, 1987, 31:384
39. Duffy P, Wolf J, Collins G, et al. Possible person-to-person transmission of Creutzfeldt-Jakob disease. N Engl J Med, 1974, 290:692
40. Meta B. The uses of cornea from gliomatous eyes in corneal transplantation. Nippon Ganka Gakkai Zasshi, 1939, 43:1963
41. Haik BG, Dunleavy SA, Cooke C, et al. Retinoblastoma with anterior chamber extension. Ophthalmology, 1987, 94:367
42. Wagoner MD, Dohlman CH, Albert DM, et al. Corneal donor material selection. Ophthalmology, 1981, 88:139
43. Wilson SE, Bourne WM. Corneal preservation for penetrating keratoplasty In Kaufman HE, Barron BA, McDonald MB (ed.), The Cornea, Newton, 1998
44. Bito LZ, Salvador EV. Intraocular fluid dynamics. Ⅱ. Post mortem changes in solute concentrations. Exp Eye Res, 1970, 10:273
45. Abbott RL, Forster RK. Determinants of graft clarity in penetrating keratoplasty. Arch Ophthalmol, 1979, 97:1071
46. Binder PS, Stainer G, Peri T. Eye banking 1981-1982-recommended guidelines. J Ocular Ther Surg, 1983, 2:125
47. Brown RM, Trevor-Roper PD. A clinical method for assessment of endothelial viability in donor cornea. Br J Ophthalmol, 1968, 52:882
48. Bourne WM. Examination and photography of donor corneal endothelium. Arch Ophthalmol, 1976, 94:1799
49. McCarey BE. Noncontact specular microscopy. Ophthalmology, 1979, 86:1848
50. Friedland BR, Forster RK. Comparison of corneal storage in McCarey-Kaufman medium, moist chamber, or standard eye-bank conditions. Invest Ophthalmol, 1976, 15:143
51. Pena-Carrillo J, Polack FM. Histochemical changes in the endothelium of corneas stored in moist chambers. Arch Ophthalmol, 1964, 72:811
52. Means TL, Geroski DH, Hadley A, et al. Viability of human corneal endothelium following Optisol-GS storage. Arch Ophthalmol, 1995, 113:805
53. Farrant J. Mechanism of cell damage during freezing and thawing and its prevention. Nature, 1965, 205:1284

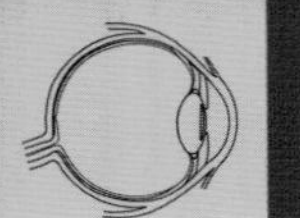

54. Rowe AW. Biochemical aspects of cryoprotective agents in freezing and thawing.Cryobiology, 1966, 3: 12
55. Meryman HT: Cryoprotective agents.Cryobiology, 1971, 8: 173
56. Van Horn DL, Schultz RO, Edelhauser HF.Corneal cryopereservation. Alterations in endothelial intercellular spaces.Am J Ophthalmol, 1969: 68; 454
57. Madden PW, Easty DL. Assessments and interpretation of corneal endothelial cell morphology and function following cryopreservation. Br J Ophthalmol, 1982, 66: 136
58. Ruusuvaara P. The fate of preserved and transplanted human corneal endothelium.Acta Ophthalmol, 1980, 58: 440
59. Bourne WM. Corneal cryopreservation.p.46.In Blodi FC: Current Concepts in Ophthalmology. St, Louis: CV Mosby, 1974
60. Fahy GM, Levy DI, Ali SE. Some emerging principles underlying the physical properties, biological actions, and utility of vitrification solutions.Crybiology, 1987, 24: 196
61. Fahy GM. Vitrification: a new approach to organ transplantation.Prog Clin Biol Res, 1986, 224: 305
62. Bourne WM, Nelson LR. Two systems for testing corneal endothelial tolerance to cryoprotectants. ARVO abstract.Invest Ophthalmol Vis Sci 32(suppl), 1991, 1062
63. Waltman SR, Palmberg PF.Human penetrating keratoplasty using modified M-K medium.Ophthalmic Surg, 1978, 9: 48
64. Neubauer L, Laing RA, Leibowitz HM. Specular microscopic appearance of damaged and dead endothelial cells in corneas following short-term storage.Arch Ophthalmol, 1984, 102: 439
65. Graham CR, Gottsch JD, Chacko VP, et al. Dextran efflux from McCarey-Kaufman-stored corneas as measured by nuclear magnetic resonance.Cornea, 1989, 8: 98
66. Polack FM. Penetrating keratoplasty using MK stored corneas and Na hyaluronate (Healon).Trans Am Ophthalmol Soc, 1982, 80: 248
67. Doufhman DJ.Prolonged donor cornea preservation in organ culture: long-term clinical evaluation.Trans Am Ophthalmol Soc, 1980, 78: 567
68. Doughman DJ, Lindstrom RL, Skelnick DL, et al.Long-term organ culture for corneal storage: Minnesota system.p.614.In Brightbill FS (ed): Corneal Surgery: Theory, Technique and Tissue.2nd ed. St.Louis: Mosby-year Book, 1993
69. Keates RH. Organ culture corneal preservation. A preliminary report.Dev Ophthalmol, 1985, 11: 44
70. Yau C, Kaufman HE.A medium-term corneal preserving medium (K-Sol).Arch Ophthalmol, 1986, 104: 598
71. Farge EJ, Fort RA, Wilhelmus KR, et al. Morphologic changes of K-Sol preserved human corneas.Cornea, 1990, 8: 159
72. Keates RH, Rabin B: Extending corneal storage with 2.5% chondroitin sulfate (K-Sol).Ophthalmic Surg, 1988, 19: 817
73. Lindstorm RL, Skelnik DL, Mindrup EA, et al.Corneal preservation at 4℃ with chondroitin sulfate containing medium. ARVO abstract.Invest Ophthalmol Vis Sci, 28 (suppl), 1987: 167
74. Saggau DD, Bourne WM.A comparison of two preservation media (CSM and K-Sol)by scanning electron microscopy of preserved endothelium.Arch Ophthalmol, 1989, 107: 429
75. Laing RA, Neubauer L, Oak SS, et al. Evidence for mitosis in the adult corneal endothelium.Ophthalmoloqy, 1984, 91: 1129
76. Couch JM, Cullen P, Casey TA, et al. Mitotic activity of corneal endothelial cell in organ culture with recombinant human epidermal growth factor.Ophthalmology, 1987, 94: 1
77. Lindstorm RL, Kaufman HE, Skelnik DL, et al. Optisol corneal storage medium.Am J Ophthalmol, 1992, 114: 345
78. Lass JH, Bourne WM, Sugar A, et al. A randomized, prospective, double-masked clinical trial of Optisol vs Dexsol corneal storage media.Arch Ophthalmol, 1992, 110: 1401
79. Stocker FW, King EH, Lucas DO, et al. A comparison of two different staining methods for evaluating corneal endothelial viability. Arch Ophthalmol, 1966, 76: 883
80. 谢立信 . 角膜移植学 . 北京：人民卫生出版社，2000：155-157
81. Baum JL.A histochemical study of corneal respiratory enzymes.Arch Ophthalmol, 1963, 70: 59
82. Kuming BS.The assessment of endothelial viability.South Afr Med J, 1969, 43: 1083
83. Kolb MJ, Bourne WM. Supravital fluorescent staining of the corneal endothelium with acridine orange and ethidium bromide.Curr Eye Res, 1986, 5: 485
84. Davson H: The hydration of the cornea.Biochem J, 1955, 59: 24
85. Harris JE, Nordquist LT. The hydration of the cornea. Ⅰ.The transport of water from the cornea.Am J Ophthakmol, 1955, 40: 100
86. Wilson SE, Kaufman HE. Graft failure after penetrating keratoplasty.Surv Ophthalmol, 1990, 34: 325
87. McCarey BE.In vitro specular microscope perfusion of M-K- and moist-chamber-stored human corneas.Invest Ophthalmol Vis Sci,

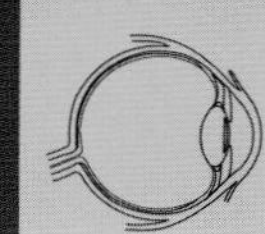

1977, 16: 743

88. Fong LP. Hunt CJ, Taylor MJ, et al. Cryopreservation of rabbit corneas: assessment by microscopy and transplantation.Br J Ophthalmol, 1986, 70: 751
89. Schaeffer EM. Ultrastructural changes in moist chamber corneas.Invest Ophthalmol 1963, 2: 272
90. Van Horn DL, Edelhauser HF. Reversibility of ultrastructural freeze-thaw induced injury.Arch Ophthalmol, 1972, 87: 422
91. Hoefle FB, Maurice DM, Sibley RC. Human corneal donor material.Arch Ophthalmol, 1970, 84: 741
92. Andersen J, Ehlers N. Corneal transplantation using long-term cultured donor material.Acta Ophthalmol (Copenh), 1986, 64: 93
93. Neubauer L, Smith RS, Leibowitz HM, et al. Endothelial findings in cryopreserved corneal transplants.Ann Ophthalmol, 1984, 16: 980
94. Carlson KH, Bourne WM, Brubaker RF, et al.Variations in human endothelial cell morphology and permeability to fluorescein with age.Exp Eye Res, 1988, 47: 27
95. Bahn CF, MacCallum DK, Lillie JH, et al.Complications associated with bovine corneal endothelial cell-lined homografts in the cat.Invest Ophthalmol Vis Sci, 1982, 22: 73
96. Skelnick DL, Lindstorm RL, Mindrup EA.Endothelium. Cell growth in organ culture.p.620.In Brightbill FS (ed): Corneal Surgery: Theory, Technique, and Tissue. St.Louis: CV Mosby, 1986
97. Insler MS, Lopez JG. Heterologous transplantation versus enhancement of human corneal endothelium.Cornea, 1991, 10: 136
98. Wilson SE, Lloyd SA. Growth factor and growth factor receptor mRNA production by cultured human corneal endothelial cells. ARVO abstract.Invest Ophthalmol Vis Sci 32 (supple), 1991, 953
99. Wilson SE, Shultz GS, Chegini N, et al. Epidermal growth factor, transforming growth factor beta, acidic fibroblast growth factor, basic growth factor, and interleukin-1proteins in the cornea.Exe Eye Res, 1994, 59: 63
100. Wilson SE, Walker JW, Chwang EL, et al. Hepatocyte growth factor, keratinocyte growth factor, their receptors, fibroblast growth factor receptor-2, and the cells of the cornea.Invest Ophthalmol Vis Sci, 1993, 34: 2544
101. Sabatier P, Rieck P, Daumer ML, et al.Effects of human recombination basic fibroblast growth factor on endothelial wound healing in organ culture of human corneas.J Fr Ophtalmol, 1996, 19: 200
102. Wilson SE, Lloyd SA, He YG, et al. Extended life of human corneal endothelial cells transfected with the SV40 large T antigen. Invest Ophthalmol Vis Sci, 1993, 34: 2112
103. 杨朝忠，耿燕，姚晓明．眼表移植学．北京：军事医学科学出版社，2008: 1-19.
104. 杨朝忠．临床眼科免疫学．北京：人民卫生出版社，2012: 698-1035.
105. 刘祖国，陈家祺．眼表疾病学．北京：人民卫生出版社，2003: 1-19.

第二十二章 典型病例

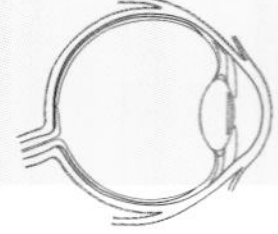
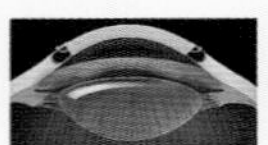
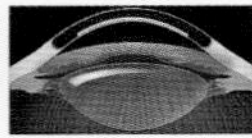
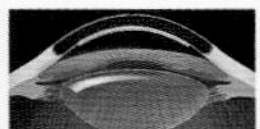
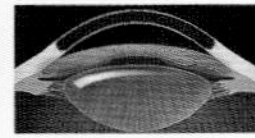

病例 1：角膜白斑 - 部分穿透性角膜移植术

患者王 ××，男，50 岁。因角膜植物性擦伤后真菌感染，经治疗遗留角膜全层白斑，视力 0.01。行部分穿透性角膜移植（PKP）手术后，视力恢复至 0.8（图 22-1~ 图 22-20）。

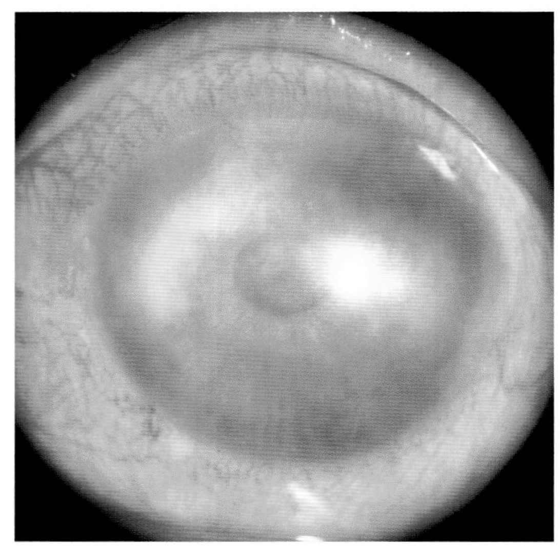

图 22-1 角膜白斑 - 部分穿透性角膜移植术前

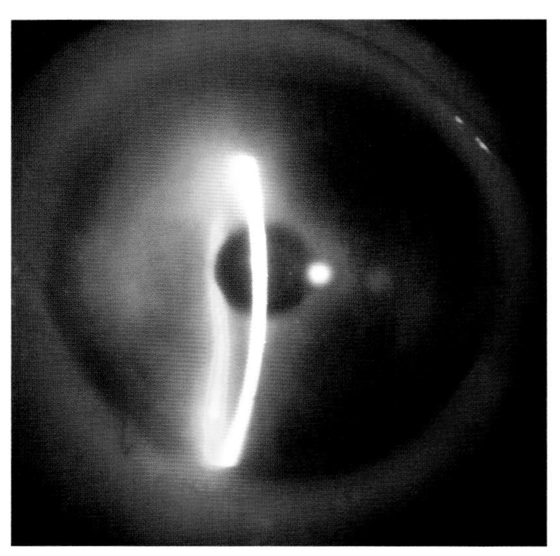

图 22-2 角膜白斑，PKP 术前（裂隙相）

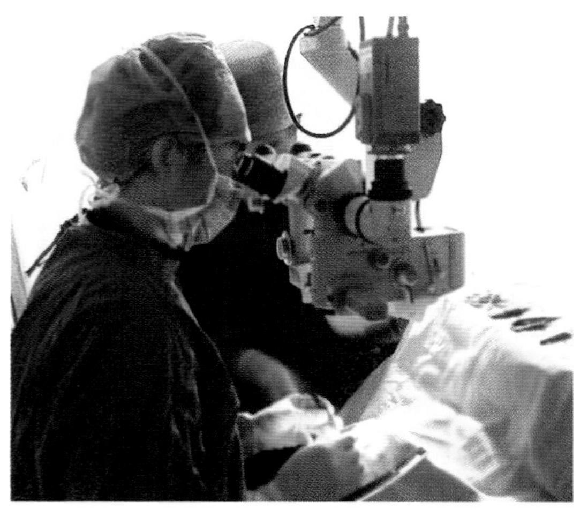

图 22-3 角膜移植手术中

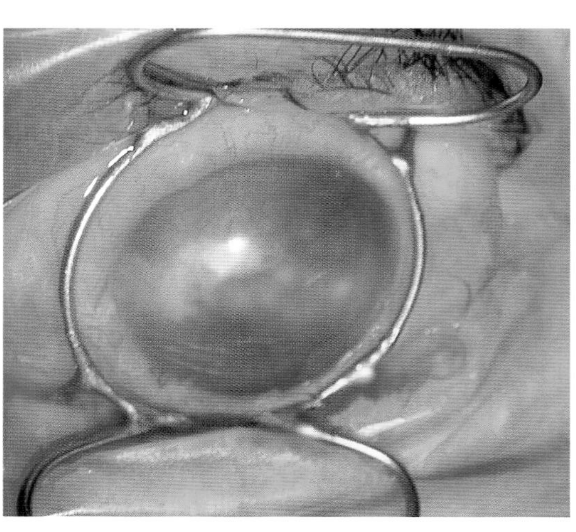

图 22-4 置眼球固定环

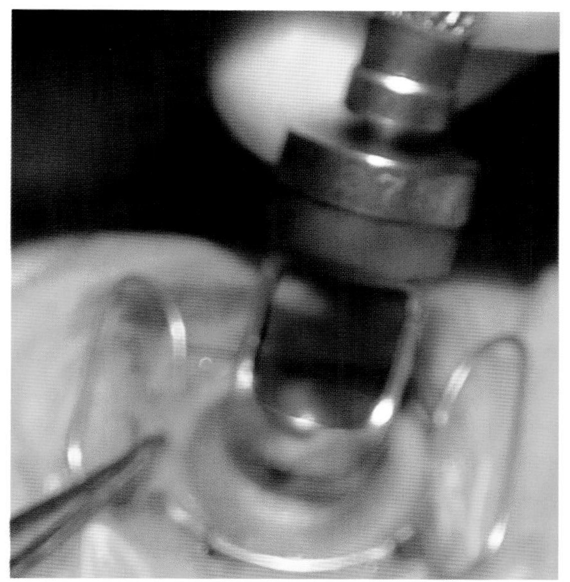

图 22-5　用角膜环钻制作植床

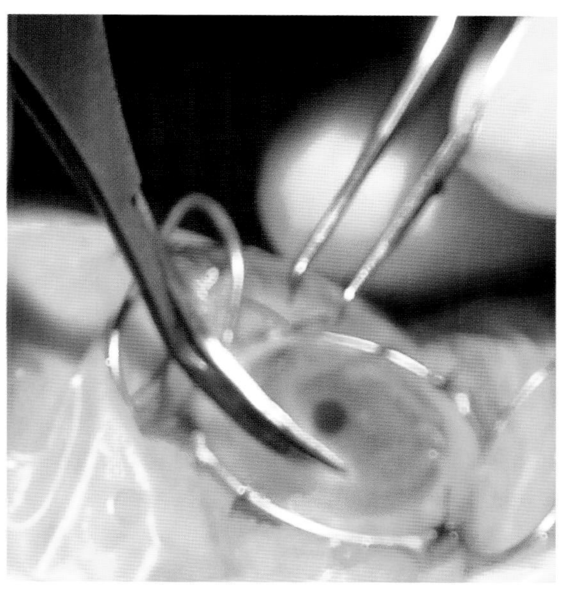

图 22-6　角膜剪完成植床，右手持剪

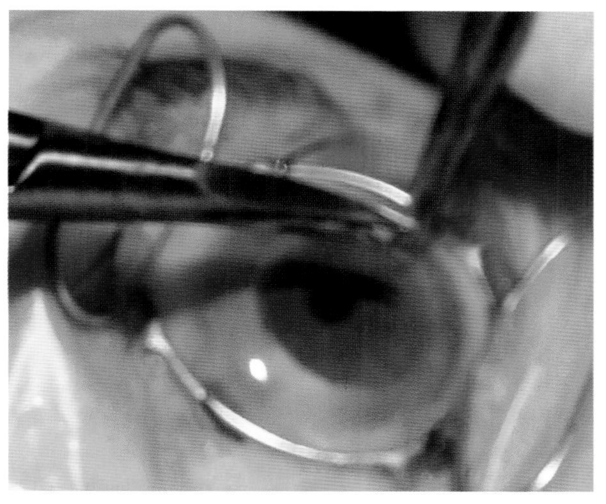

图 22-7　角膜剪完成植床，左手持剪

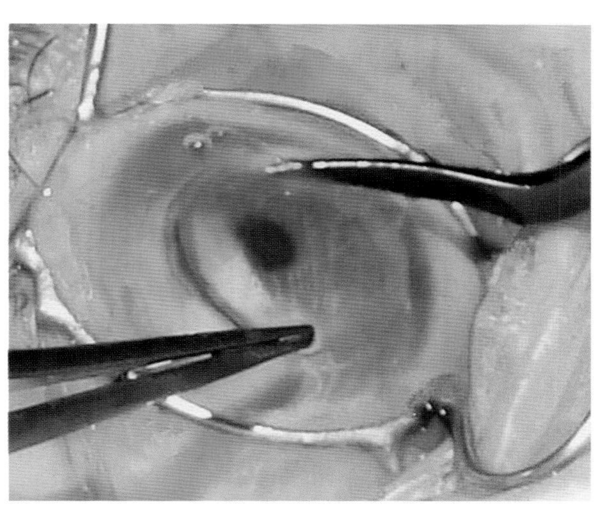

图 22-8　角膜移植术中，角膜剪完成植床

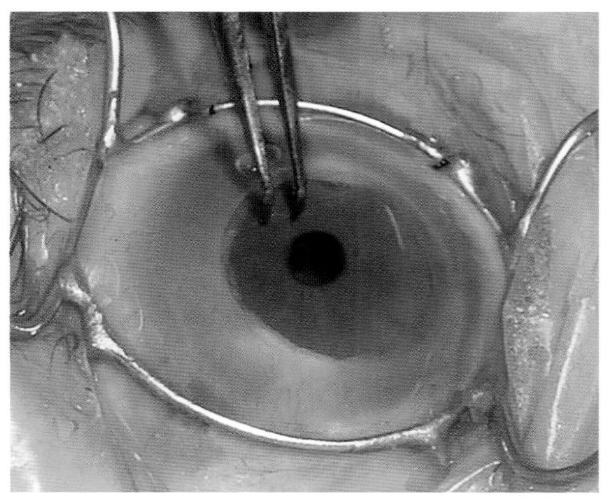

图 22-9　仔细完成植孔

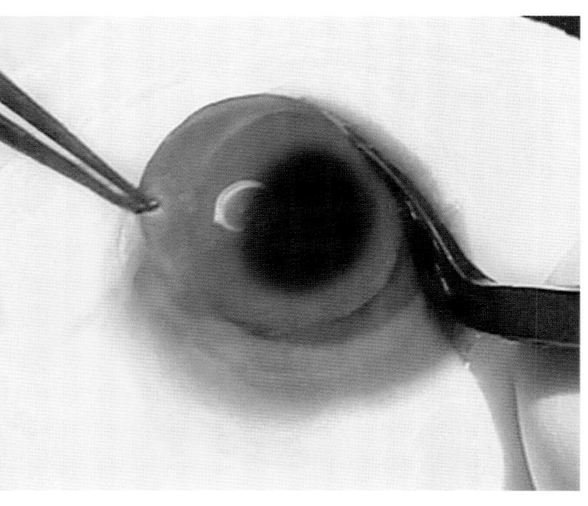

图 22-10　取异体角膜片

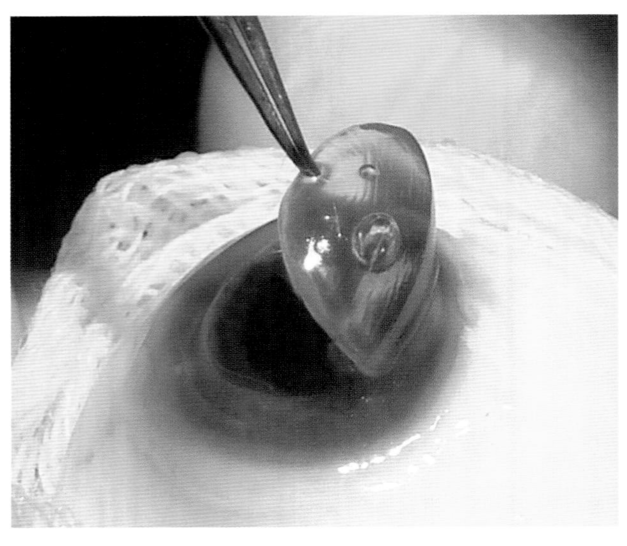
图 22-11　制作供体角膜片，一般要大于植孔 0.25mm

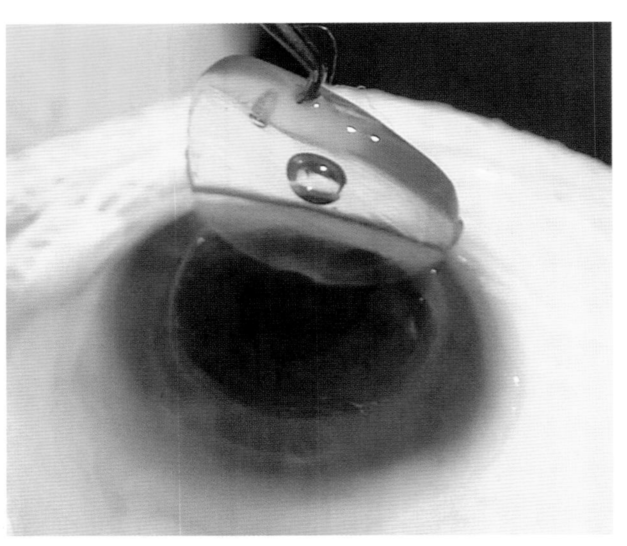
图 22-12　取角膜片，注意保护植片内皮

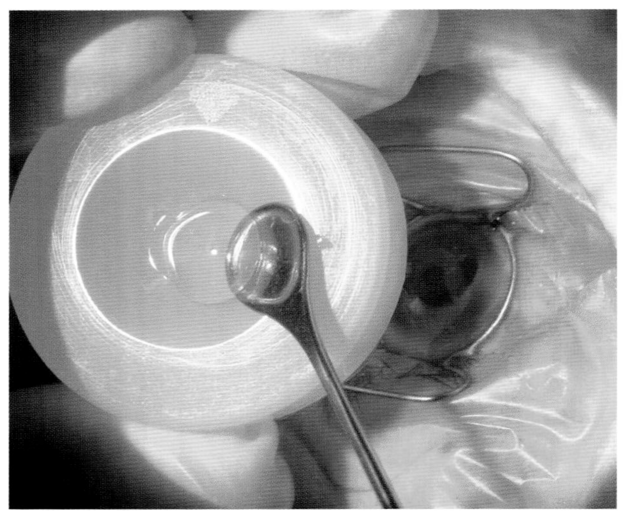
图 22-13　用角膜托板仔细托起角膜片

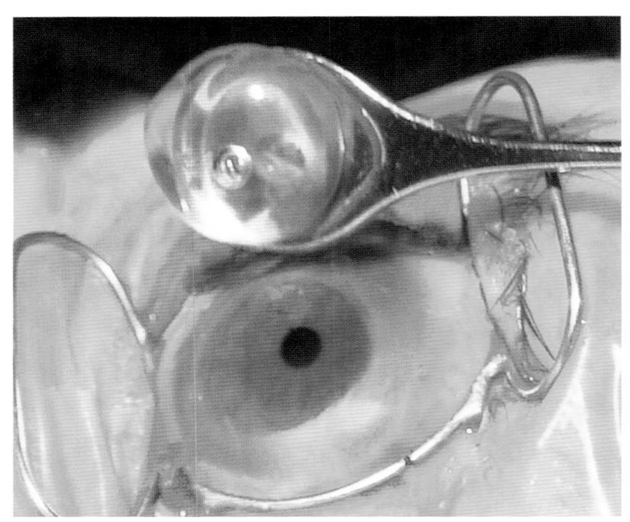
图 22-14　用角膜托板转移角膜片

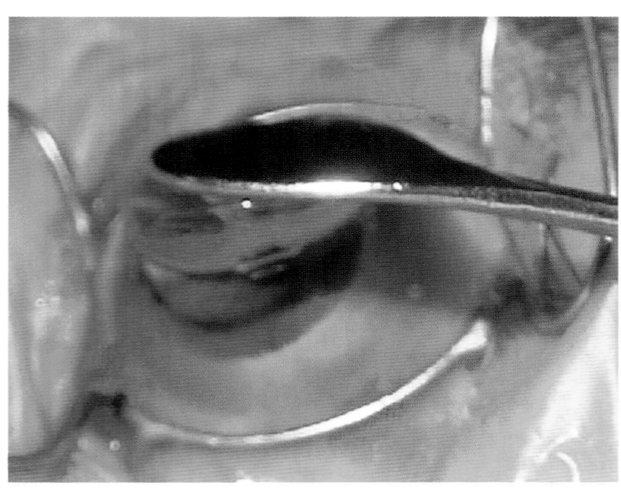
图 22-15　用角膜托板仔细将角膜片盖于植孔

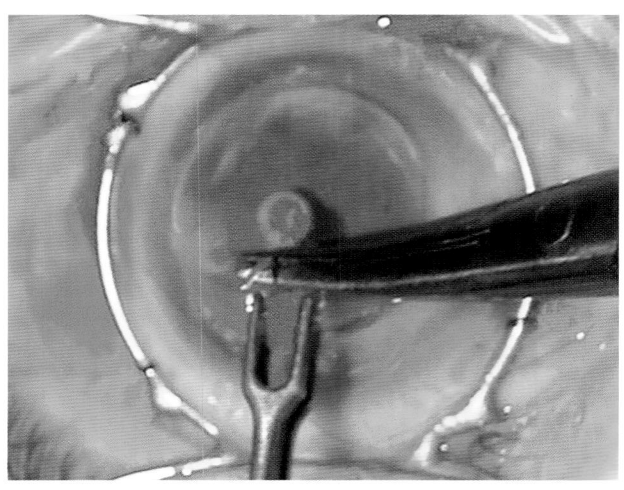
图 22-16　角膜移植术中 - 缝合第 1 针

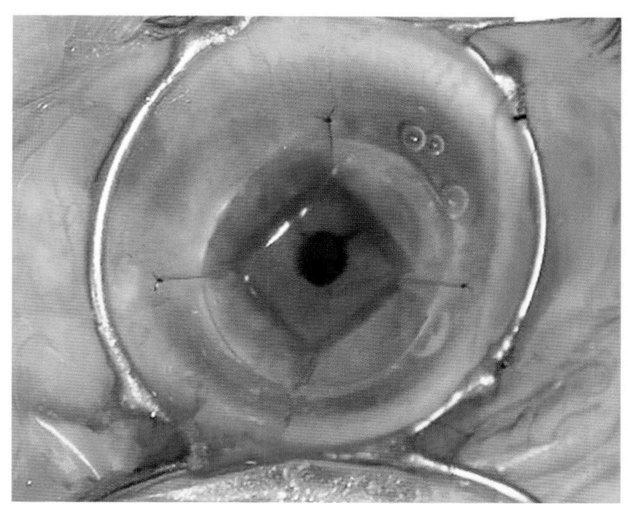
图 22-17　缝合 4 针后，植片皱褶呈正方形，说明 4 针缝合均匀

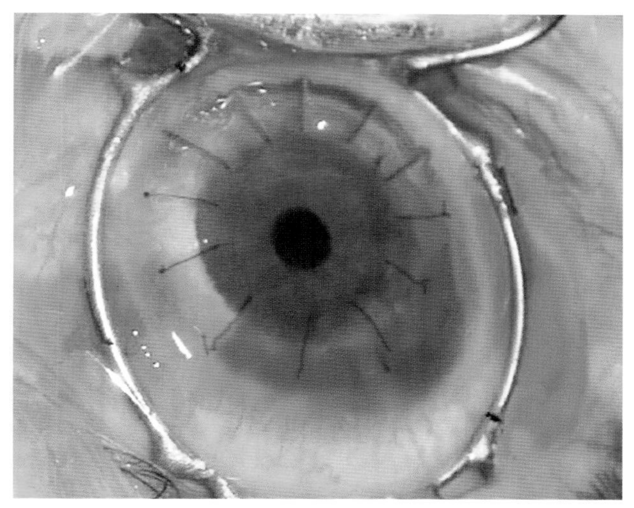
图 22-18　间断缝合 12 针，水密

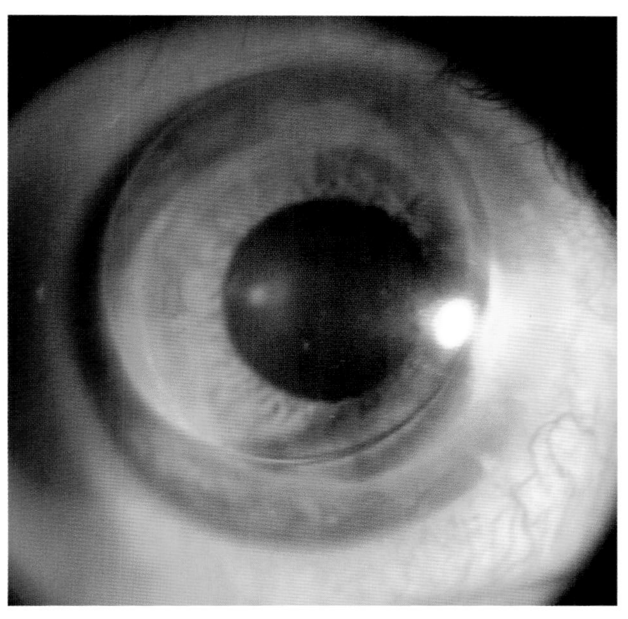
图 22-19　角膜移植术后 6 年，植片透明

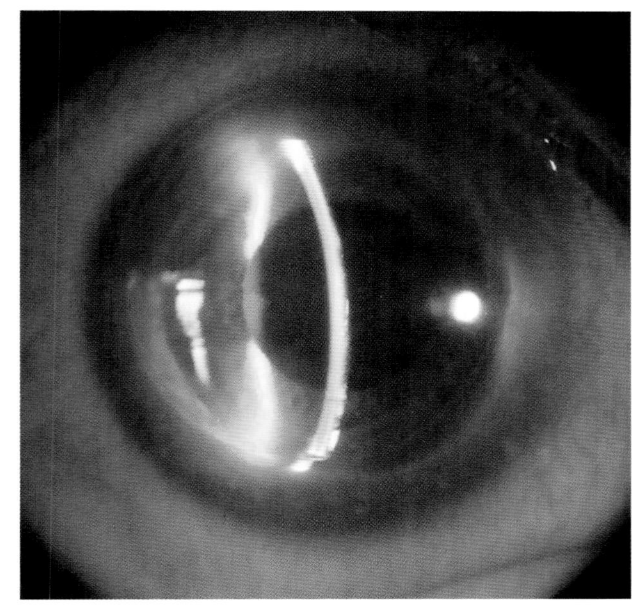
图 22-20　角膜移植术后 6 年（裂隙相）

病例 2：角膜白斑 PKP 手术

患者男，48 岁。因左眼病毒性角膜炎，反复发作多次，遗留全层角膜白斑，视力：0.01。行部分穿透性角膜移植（PKP）手术后，视力恢复至 0.6（图 22-21～图 22-53）。

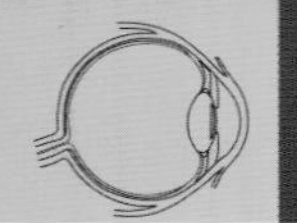

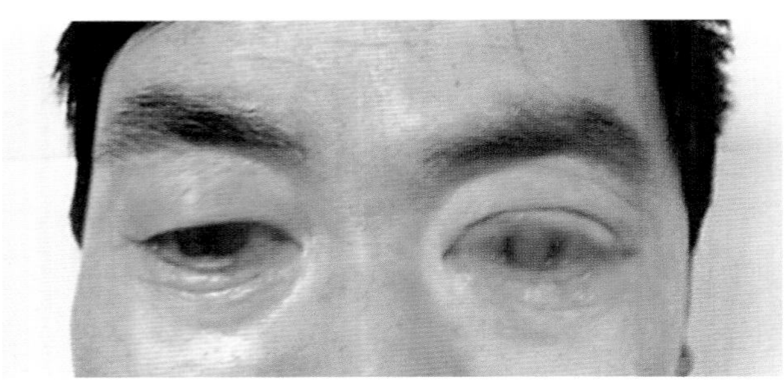
图 22-21　角膜白斑 -PKP 手术前

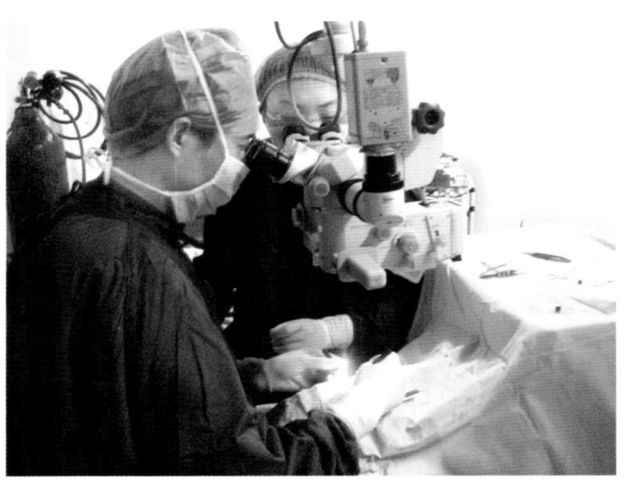
图 22-22　角膜白斑 -PKP 手术中

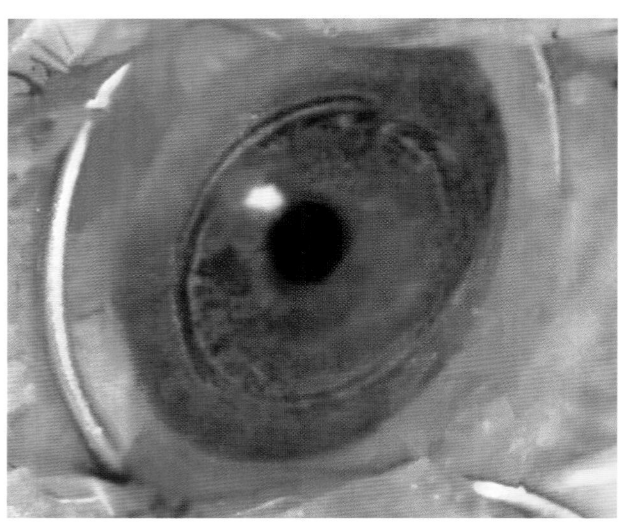
图 22-23　角膜白斑 -PKP- 作植床

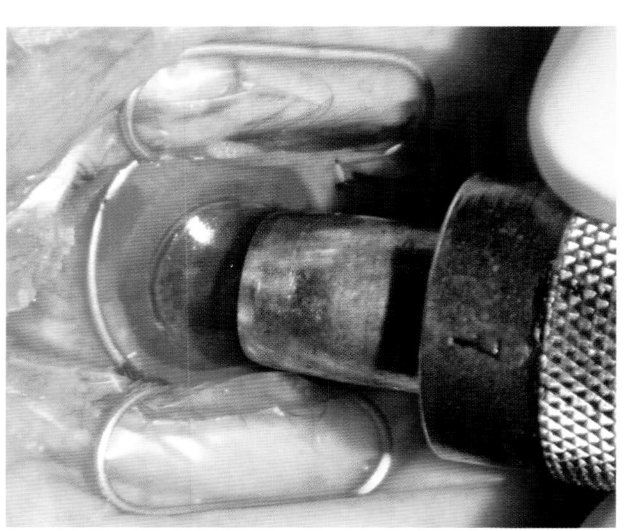
图 22-24　角膜白斑 -PKP- 环钻打印

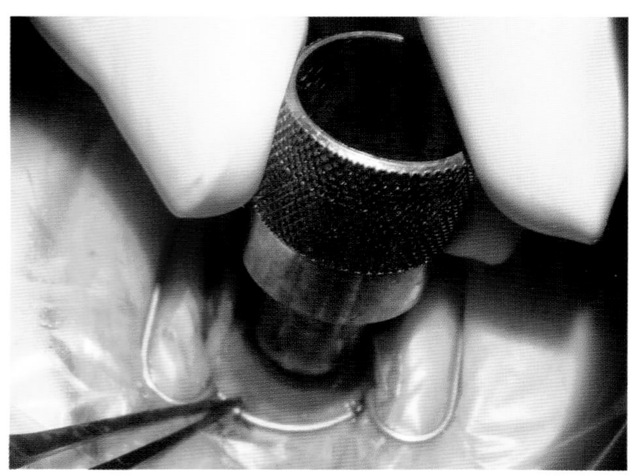
图 22-25　角膜白斑 -PKP- 钻切植床

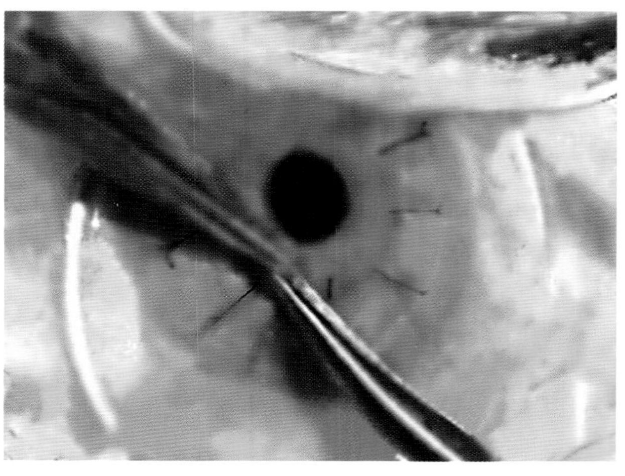
图 22-26　角膜白斑 -PKP- 作植床

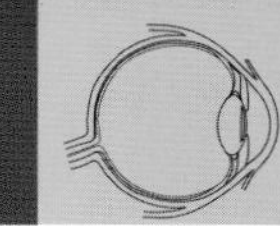

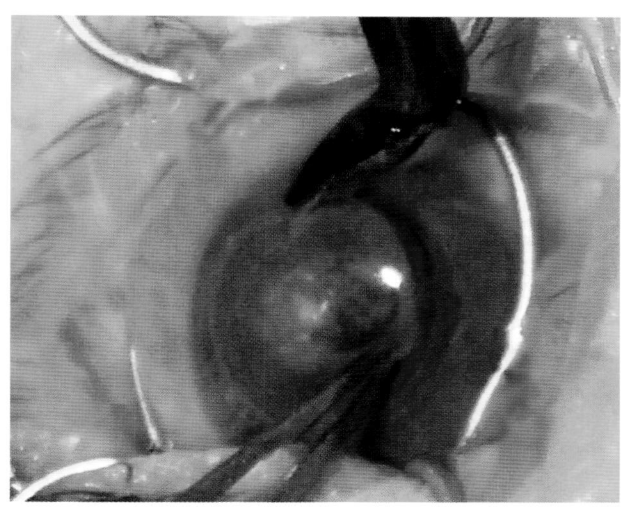

图 22-27　剪除混浊角膜

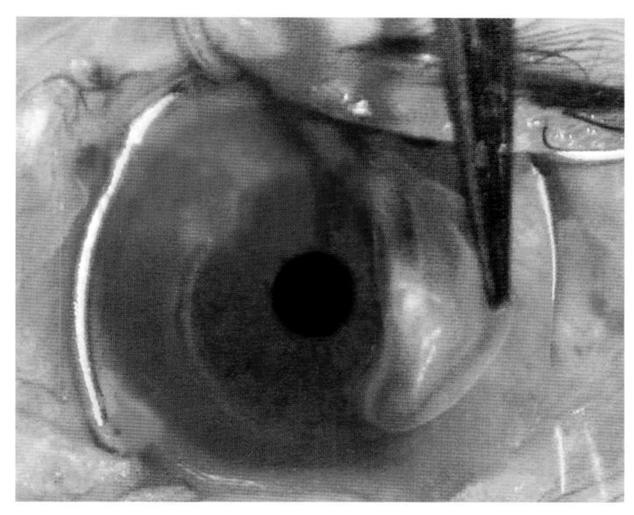

图 22-28　剪除病变角膜，制作植床

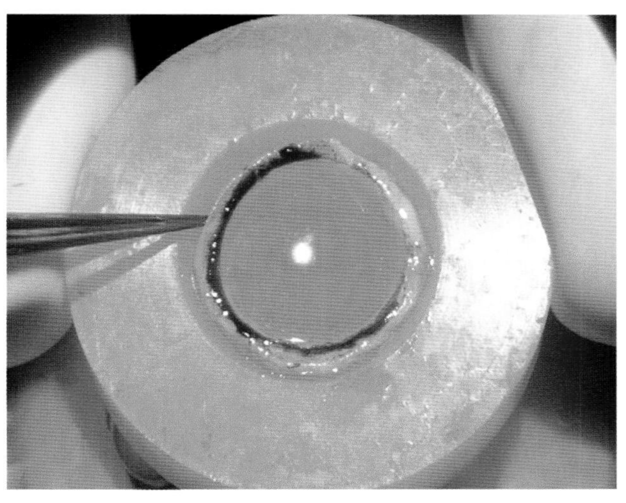

图 22-29　取供体角膜植片于角膜枕上

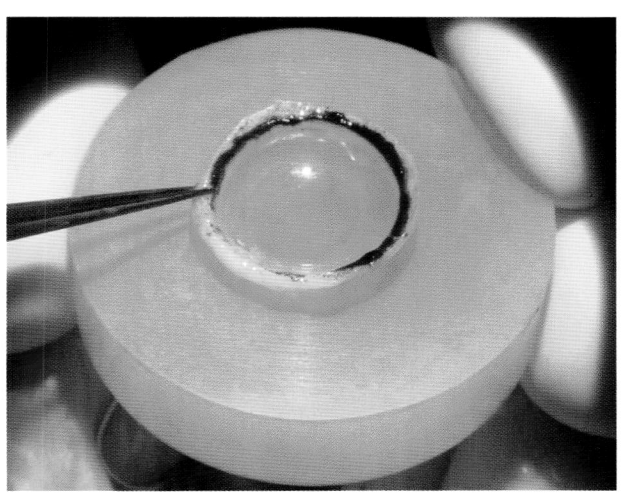

图 22-30　取供体角膜植片于角膜枕上并展开

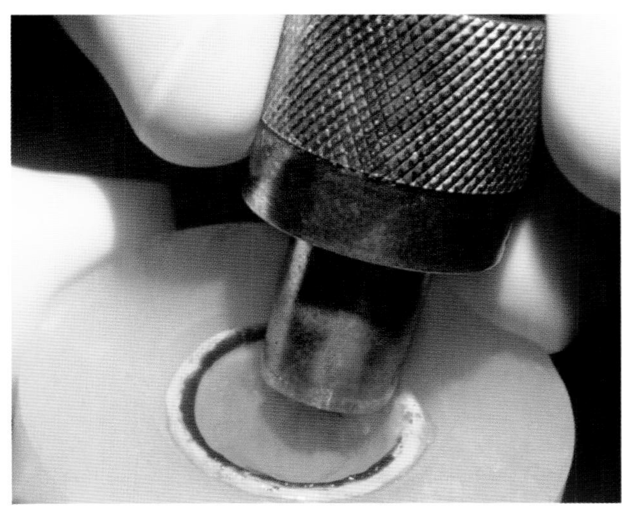

图 22-31　用合适环钻钻切角膜片

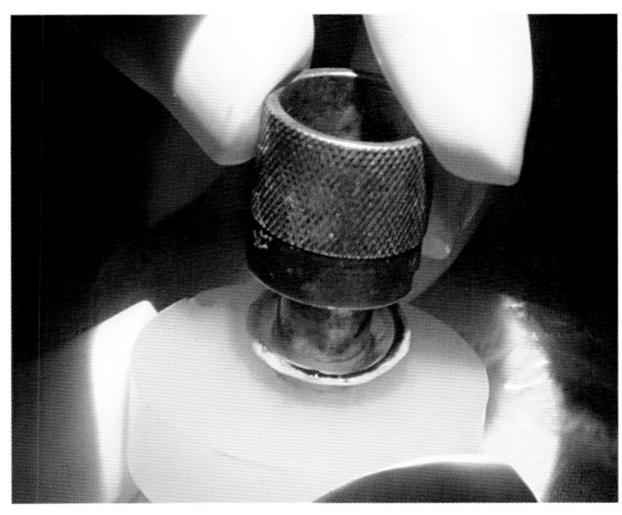

图 22-32　用合适环钻快速钻切角膜片

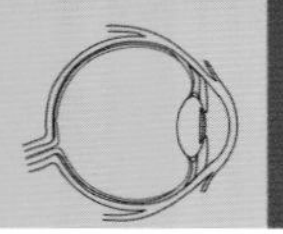

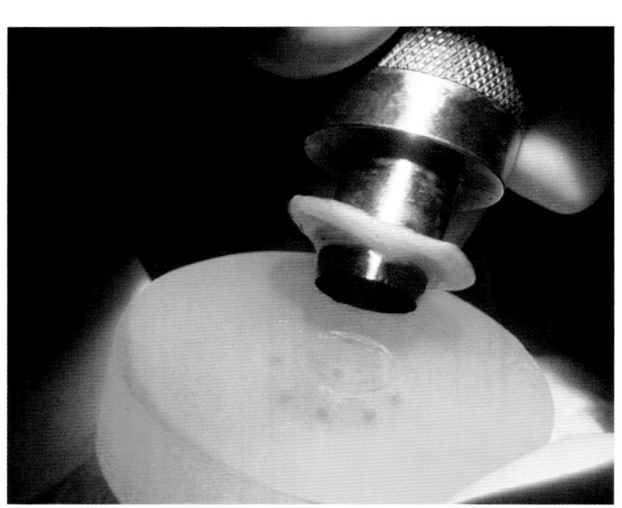

图 22-33　用合适环钻钻切透角膜片

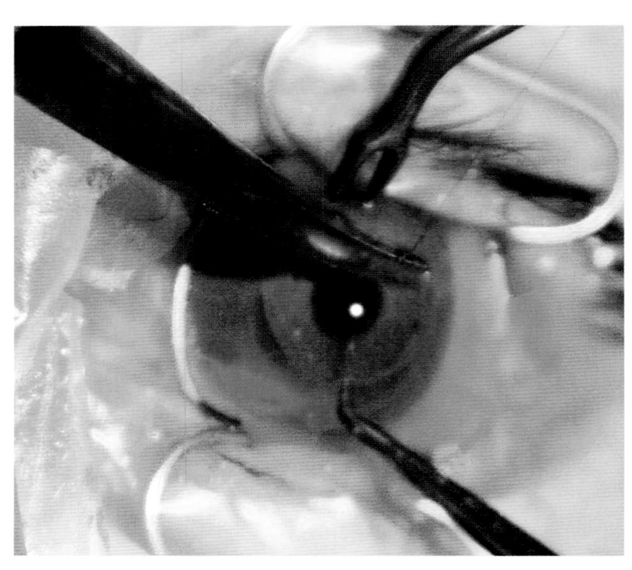

图 22-34　移植透明植片，缝合第 1 针

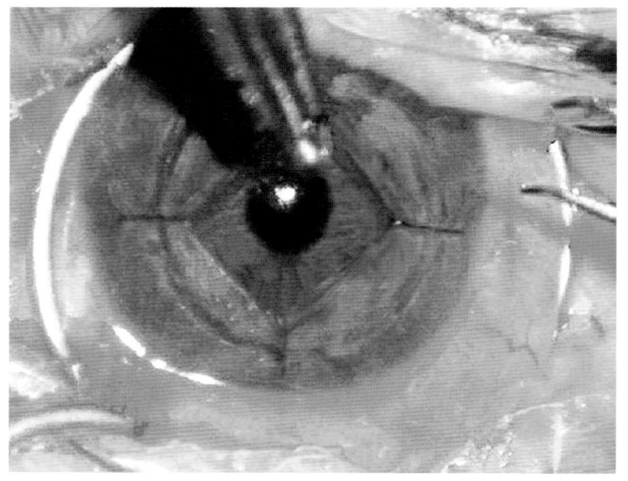

图 22-35　缝合第 4 针后，角膜片皱褶呈正方形，说明缝合均匀

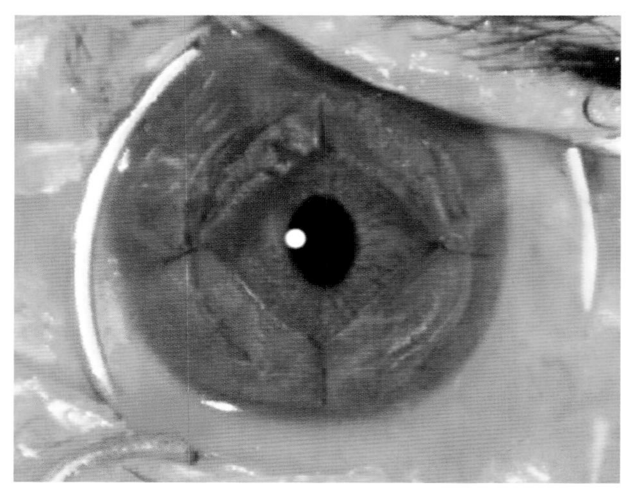

图 22-36　缝合 4 针后

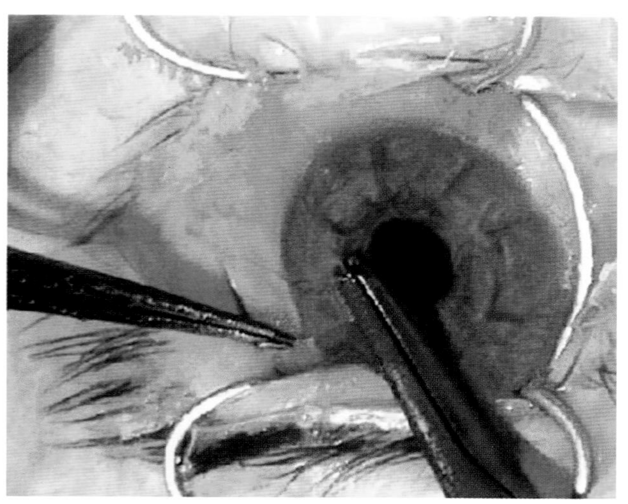

图 22-37　缝合植片，均匀加缝

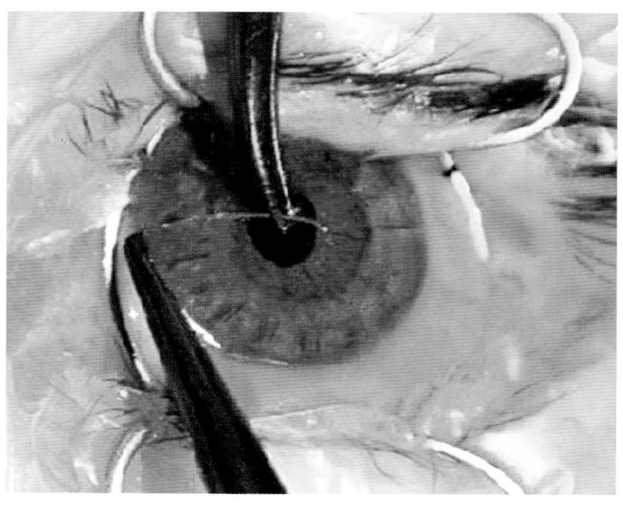

图 22-38　缝合第 4 针后，均匀加缝至 16 针

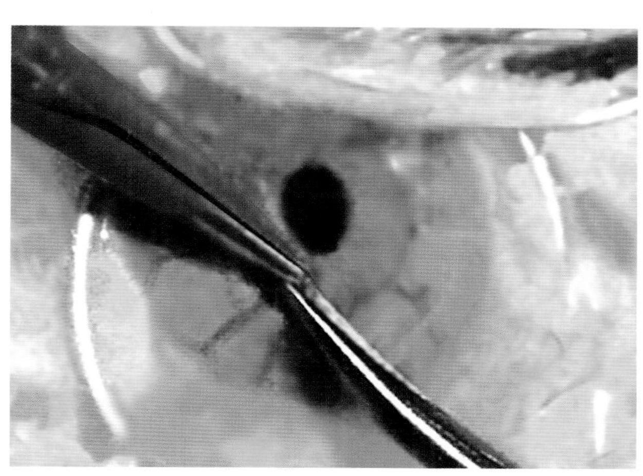
图 22-39 缝合至 16 针，修剪线头

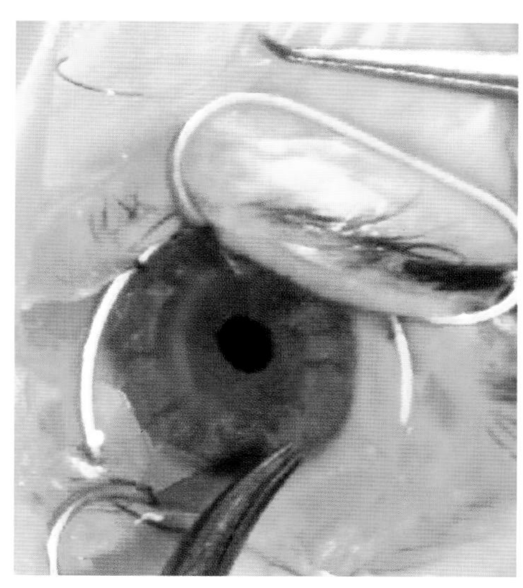
图 22-40 缝合第 16 针后，水密

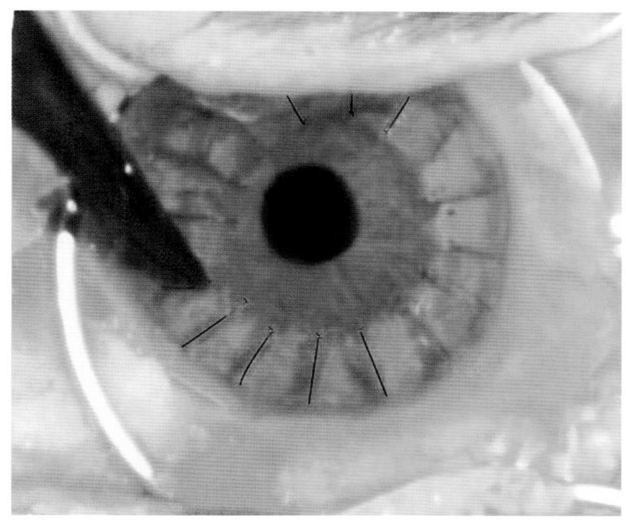
图 22-41 缝合 16 针后水密，用显微持针器埋线

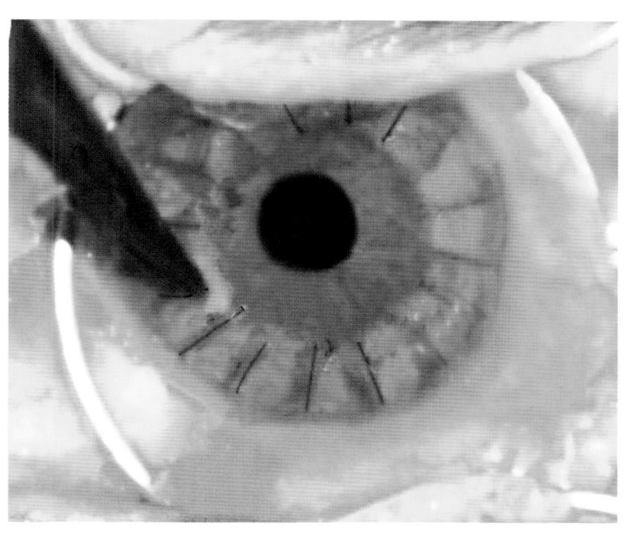
图 22-42 缝合后，将线结埋入植床侧

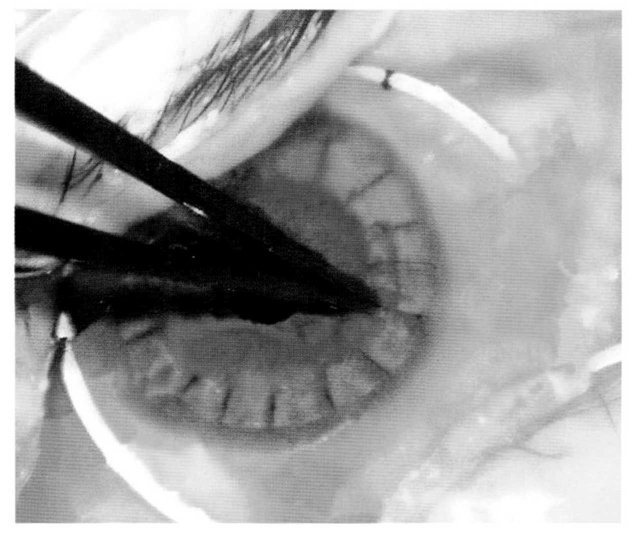
图 22-43 缝合至 16 针，用显微镊埋线

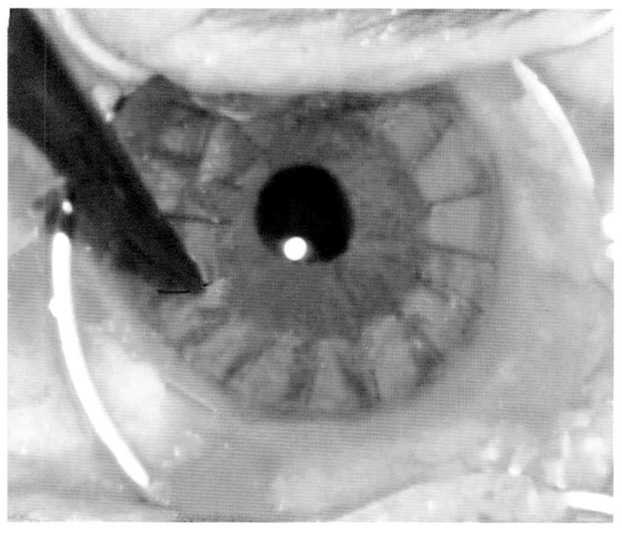
图 22-44 缝合至 16 针，用显微无齿镊将线结埋入植床侧

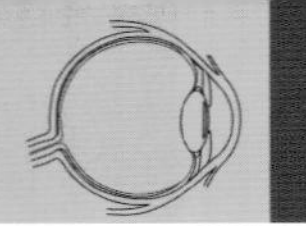

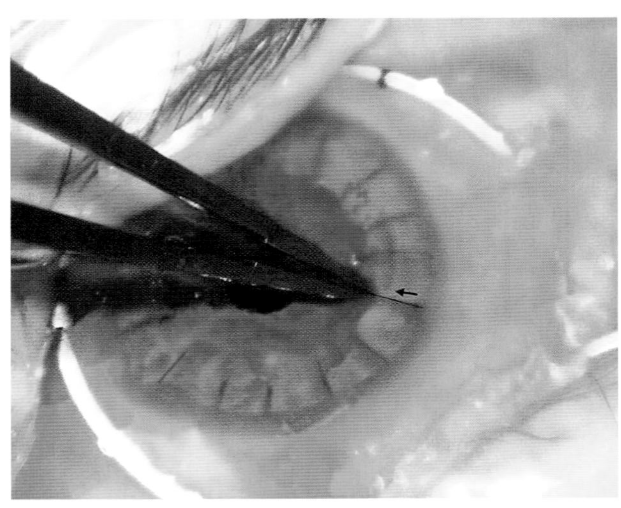
图 22-45　埋线方向

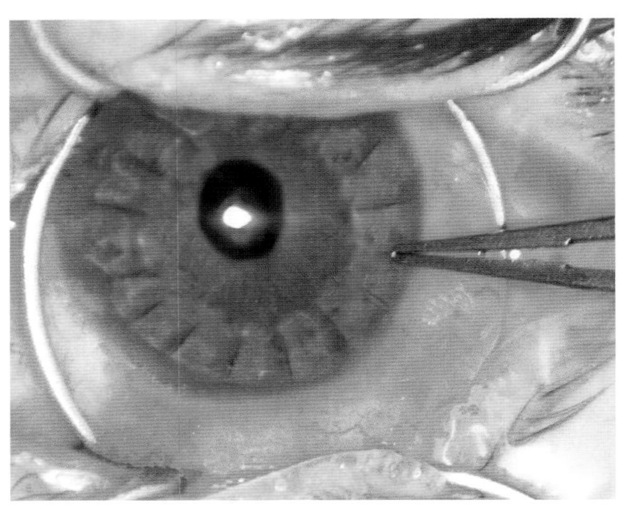
图 22-46　用线结镊埋线方法

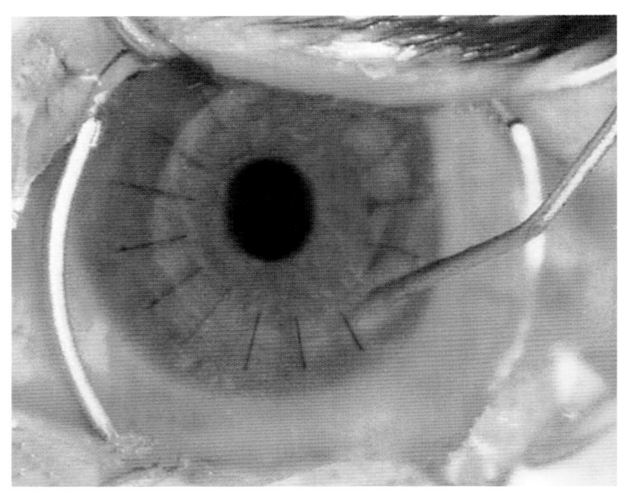
图 22-47　用平衡液形成前房

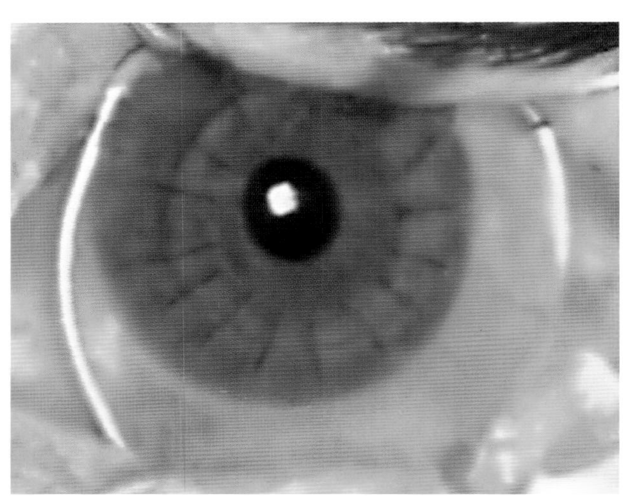
图 22-48　水密，前房形成好

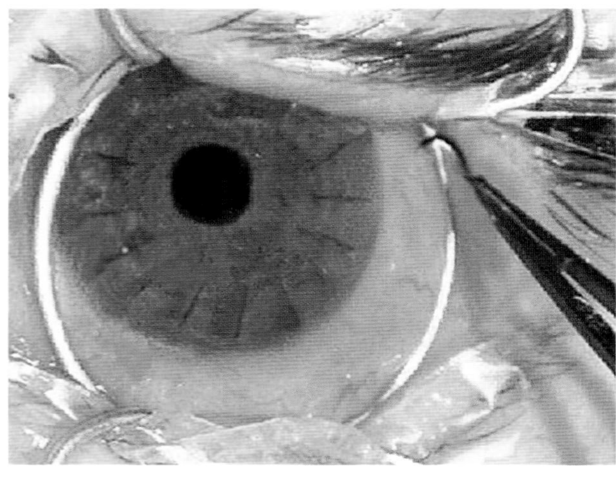
图 22-49　埋线，前房形成，拆除固定环

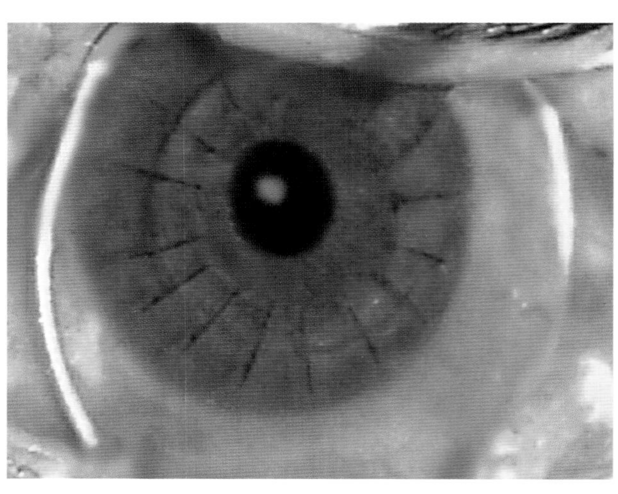
图 22-50　缝合 16 针后，水密，前房形成好

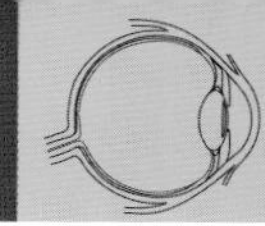

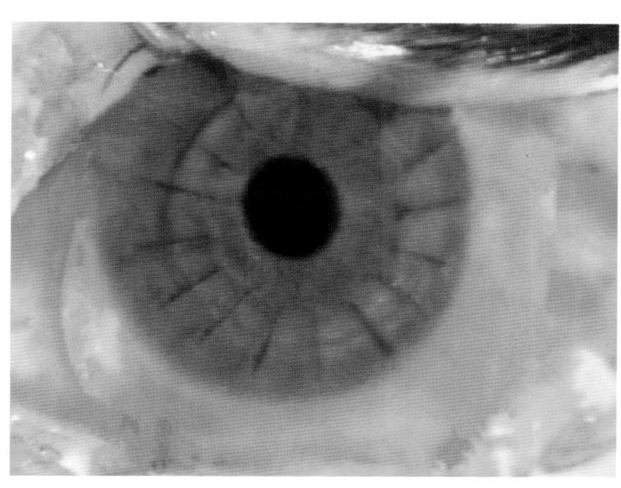

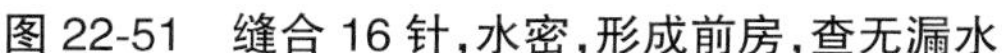

图 22-51　缝合 16 针，水密，形成前房，查无漏水

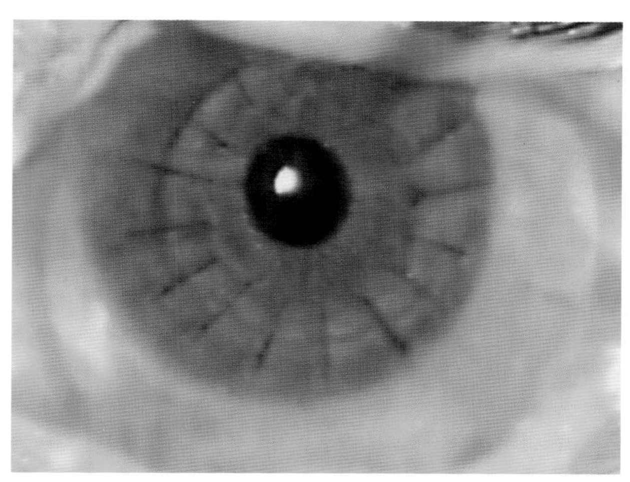

图 22-52　水密，术毕

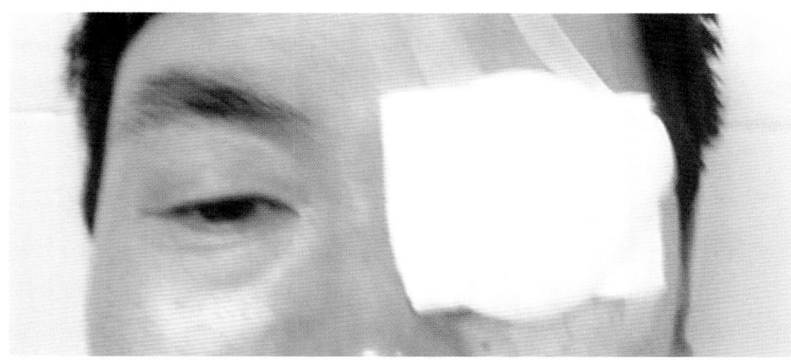

图 22-53　角膜白斑 -PKP 手术毕，置眼盾，包眼

病例 3：角膜白斑

王 ××，男，56 岁。角膜炎后角膜白斑，视力 0.02；部分穿透性角膜移植（PKP）手术后，视力恢复至 0.6（图 22-54~ 图 22-61）。

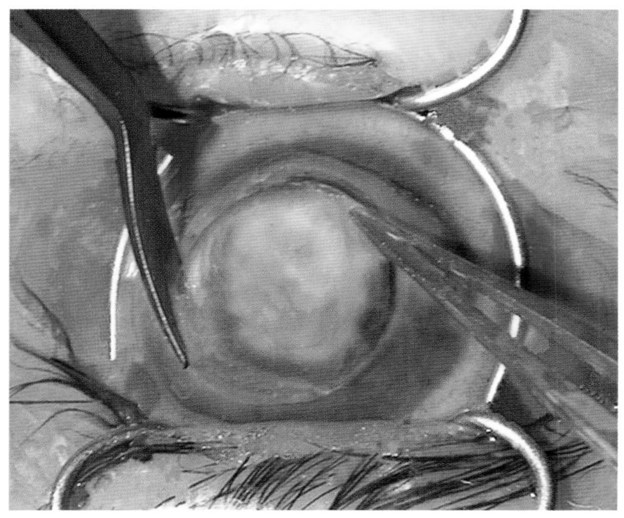

图 22-54　角膜白斑

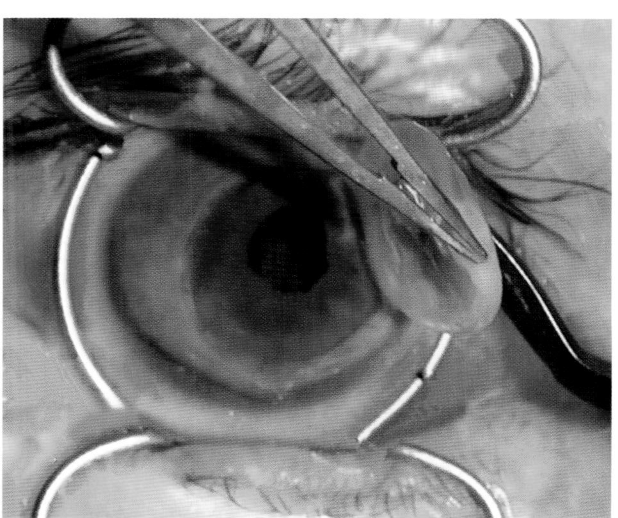

图 22-55　7.25mm 环钻钻切并剪除角膜白斑

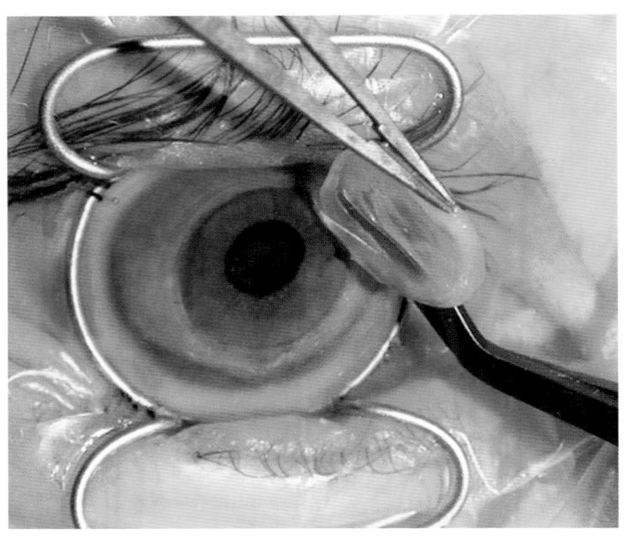

图 22-56　作植床，剪除病变角膜

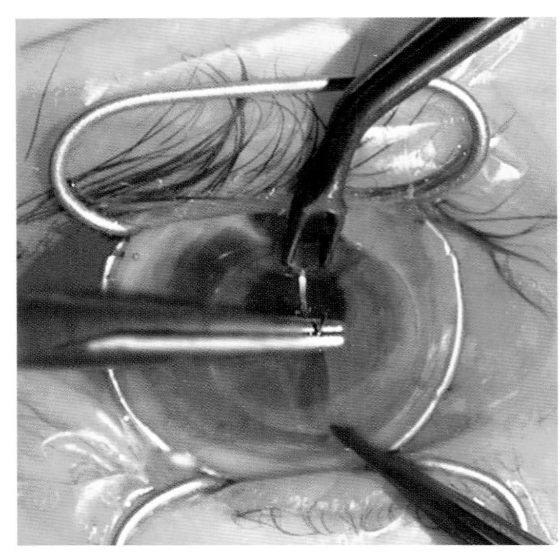

图 22-57　移植透明植片，缝合第 1 针

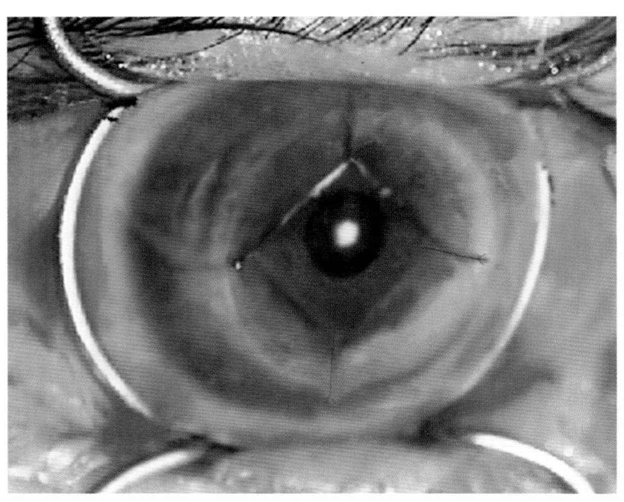

图 22-58　对称缝合 4 针后，植片皱褶呈正方形

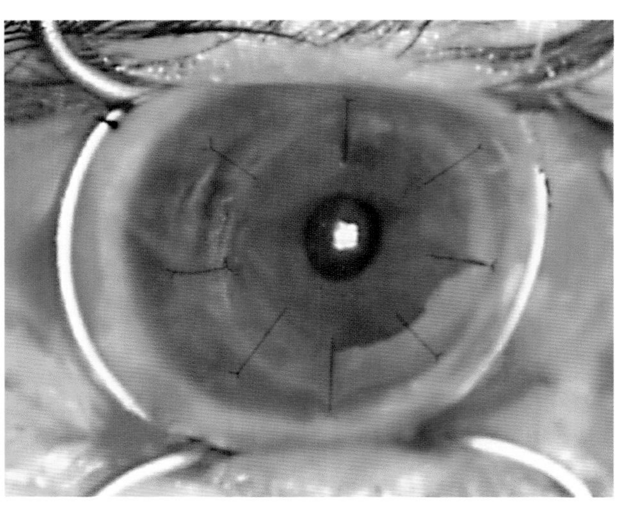

图 22-59　缝合 4 针后，均匀加缝

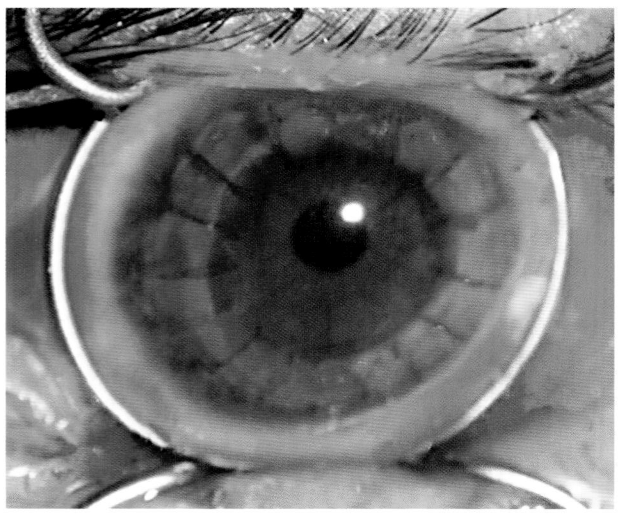

图 22-60　补缝至 16 针，水密

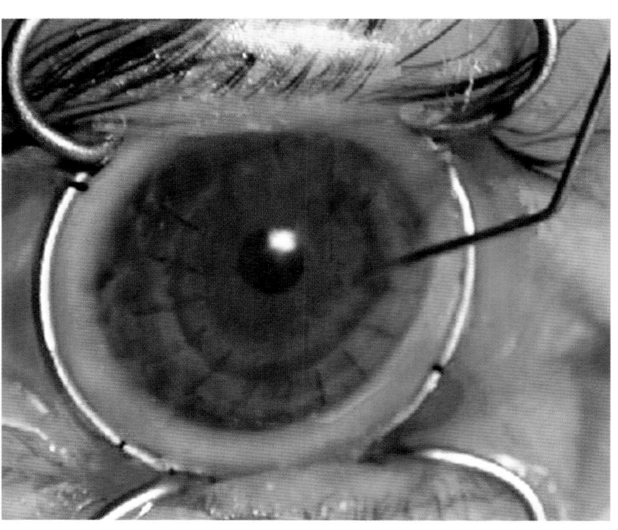

图 22-61　用平衡液形成前房，术毕

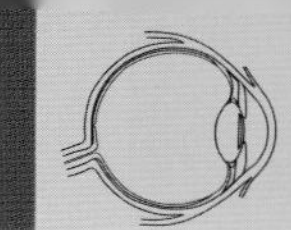

病例 4:血管化角膜白斑 -PKP

王××,男,52岁。角膜溃疡后角膜血管化白斑,视力:光感/1m,光定位准确;部分穿透性角膜移植(PKP)手术后,视力恢复至0.5(图22-62~图22-73)。

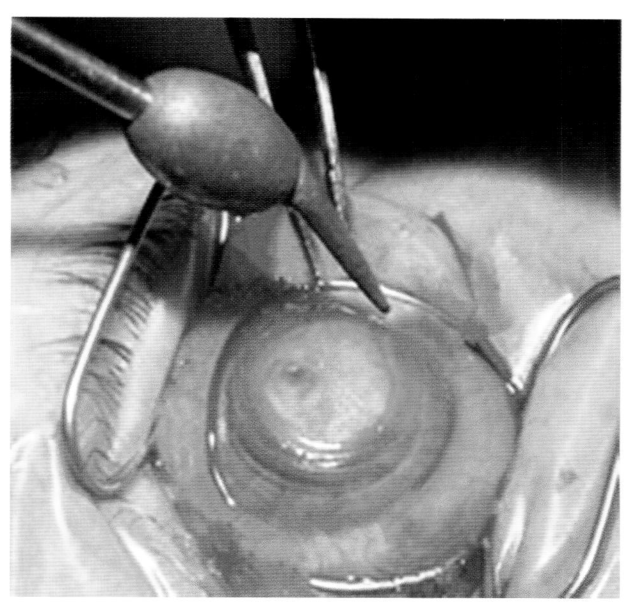

图22-62　角膜中央白斑伴血管新生,烧灼封闭新生血管

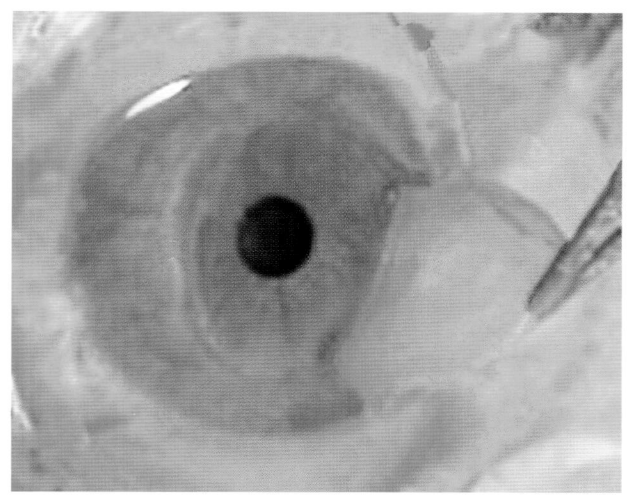

图22-63　作植床,钻切白斑,新生血管少许出血

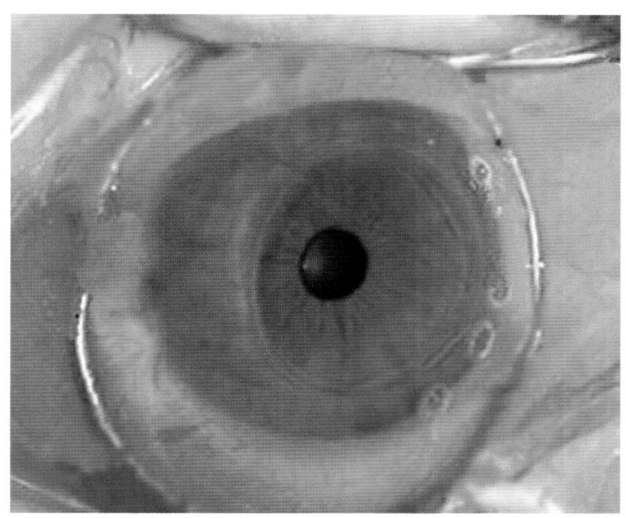

图22-64　完成植床制作,瞳孔圆而居中,晶状体透明

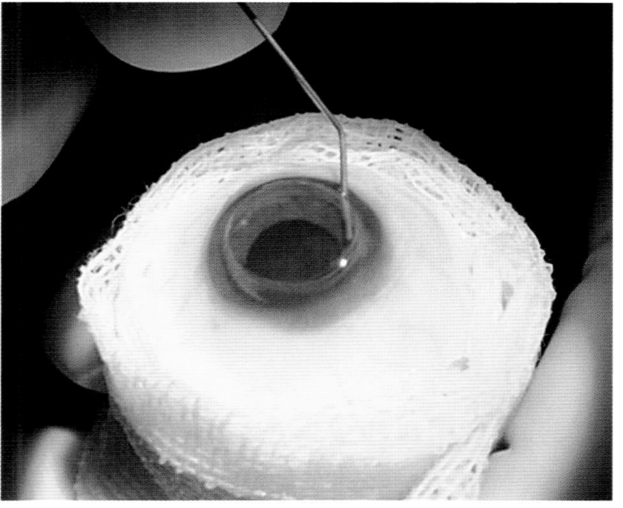

图22-65　在供体眼球上取角膜移植片,前房注入黏弹性物质,以保护角膜内皮

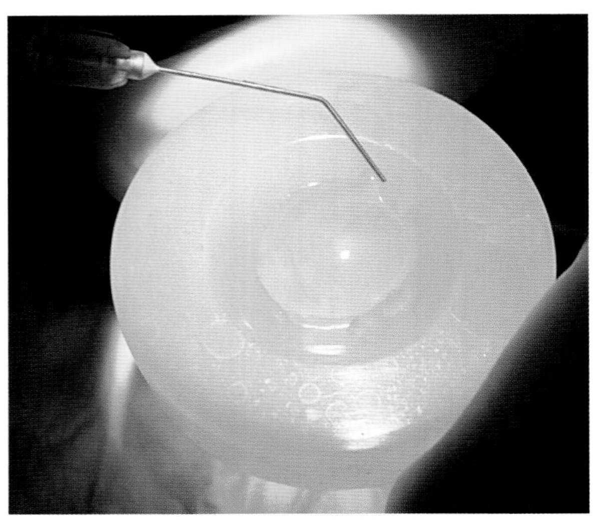

图 22-66 在角膜枕上刻切角膜移植片，内皮面朝上，快速刻切或敲击刻切植片，注意保护内皮

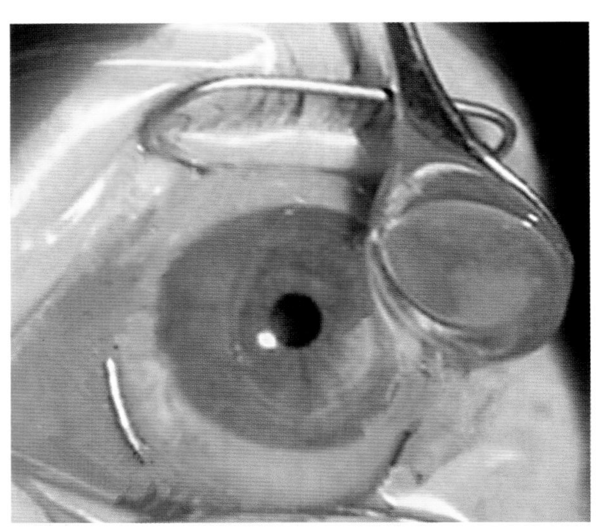

图 22-67 异体角膜移植片透明

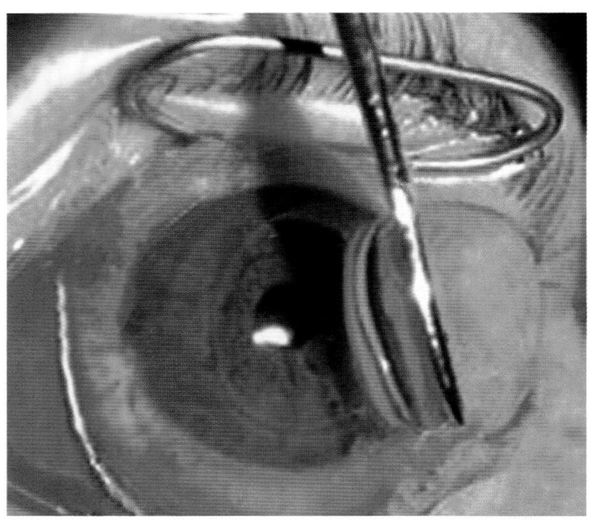

图 22-68 移植片透明，植片大于植床 0.25mm

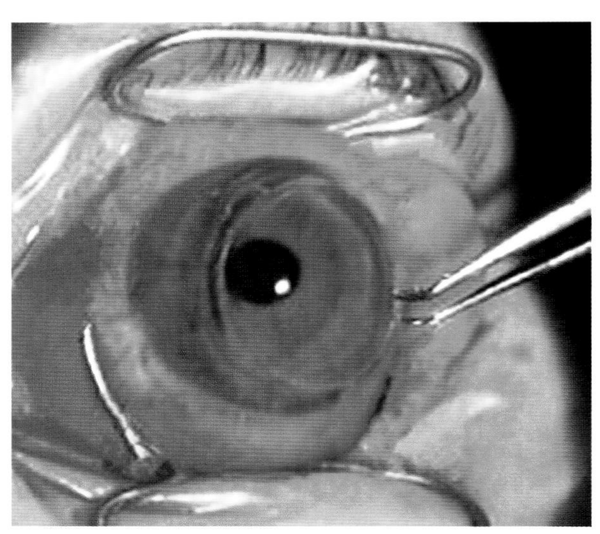

图 22-69 植片盖于植床

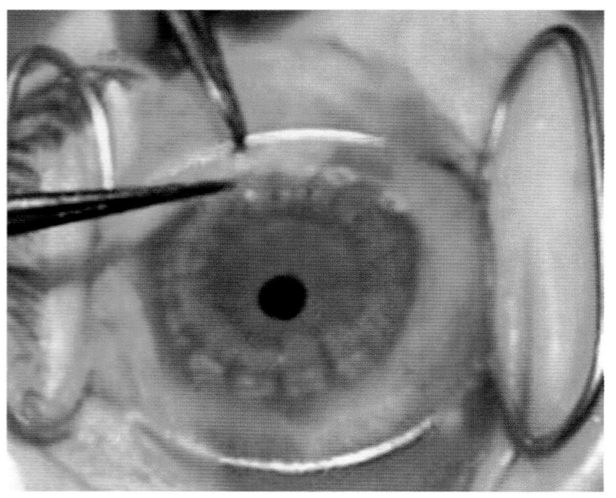

图 22-70 10-0 尼龙线间断缝合 16 针，水密

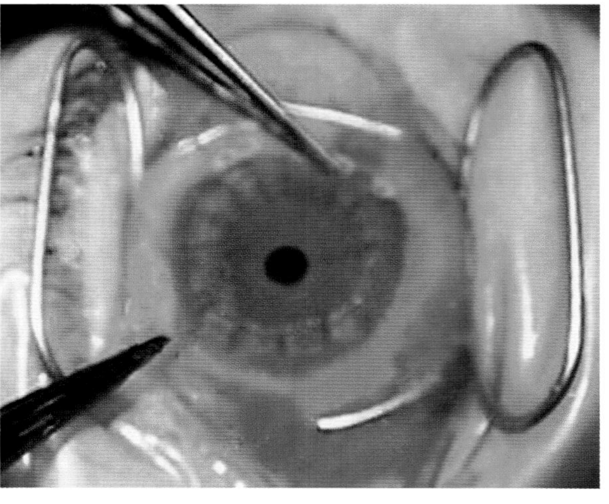

图 22-71 埋藏线结于植床侧

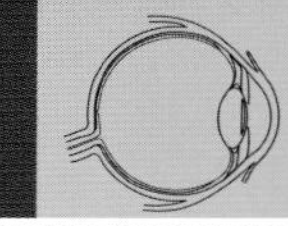

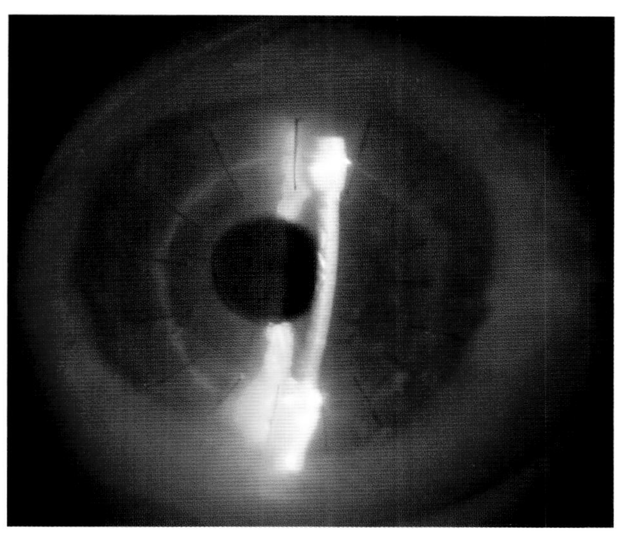

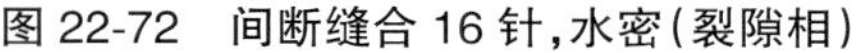

图 22-72　间断缝合 16 针，水密（裂隙相）

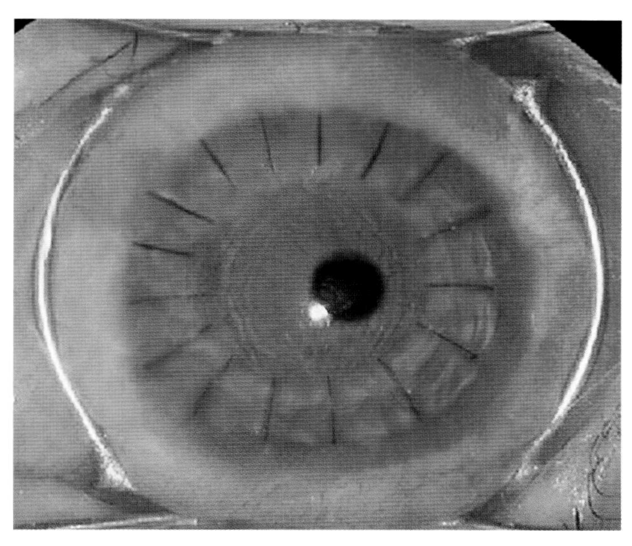

图 22-73　间断缝合 16 针，水密，术毕

病例 5：先天性角膜白斑

患儿，男，5 岁。自幼角膜白斑，视力：光感 /1m，光定位不准确；部分穿透性角膜移植（PKP）手术后，视力恢复至 0.15（图 22-74~ 图 22-84）。

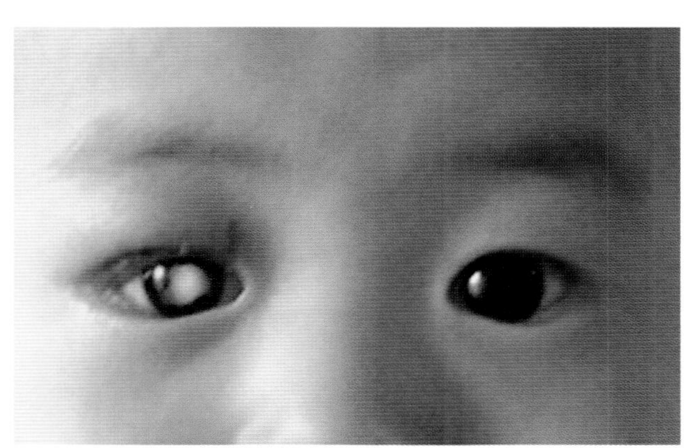

图 22-74　先天性角膜白斑（右眼）

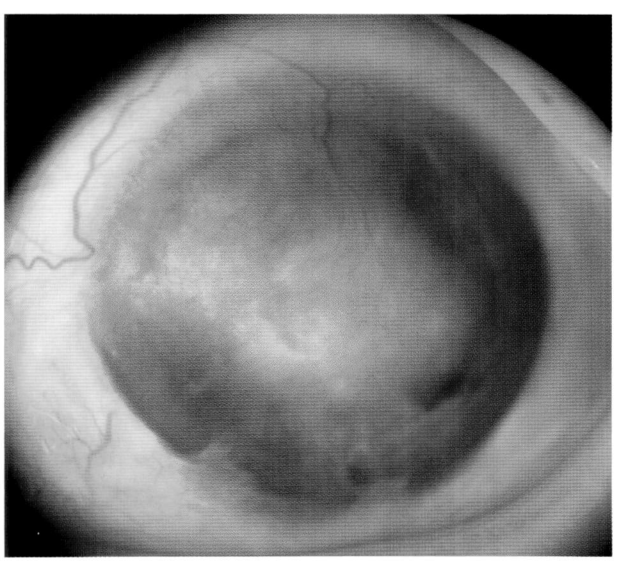

图 22-75　部分穿透性角膜移植手术前，角膜白斑伴血管新生

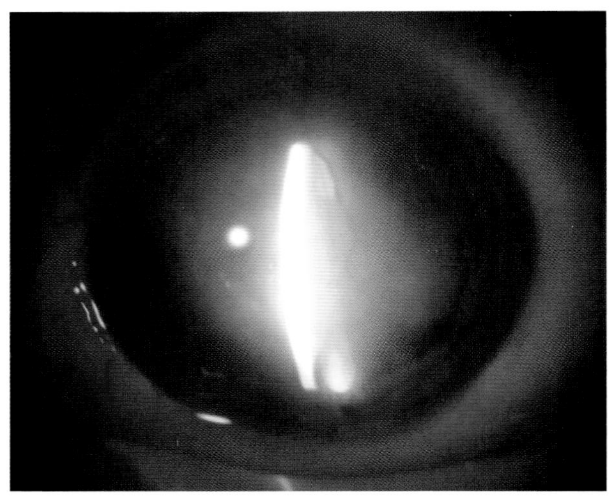

图 22-76　部分穿透性角膜移植手术前(裂隙相)

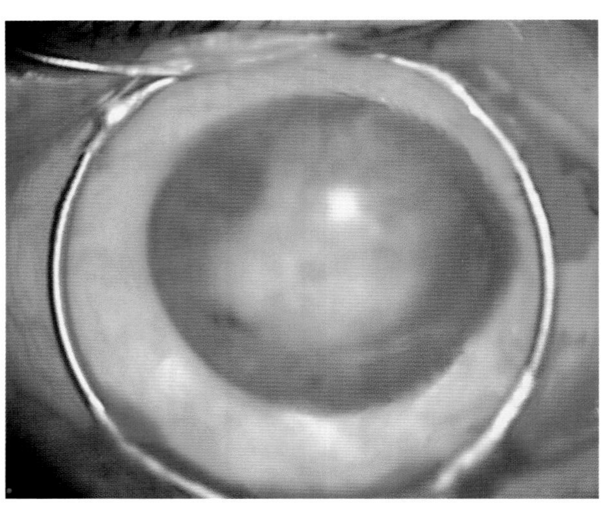

图 22-77　缝眼球固定环

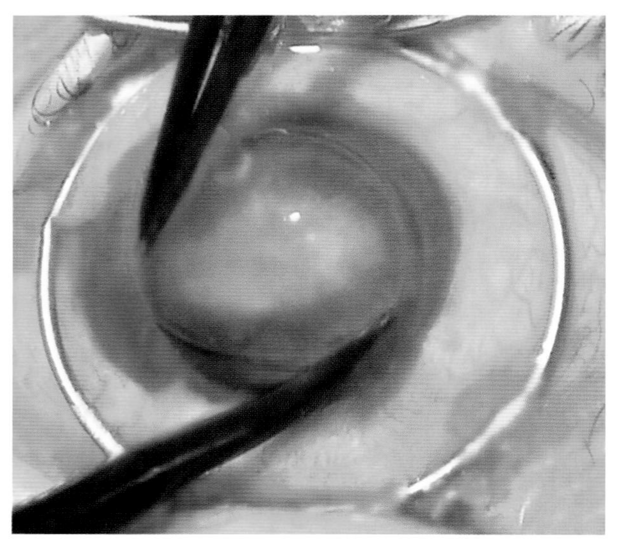

图 22-78　作植床,环钻钻切后剪刀剪除角膜白斑

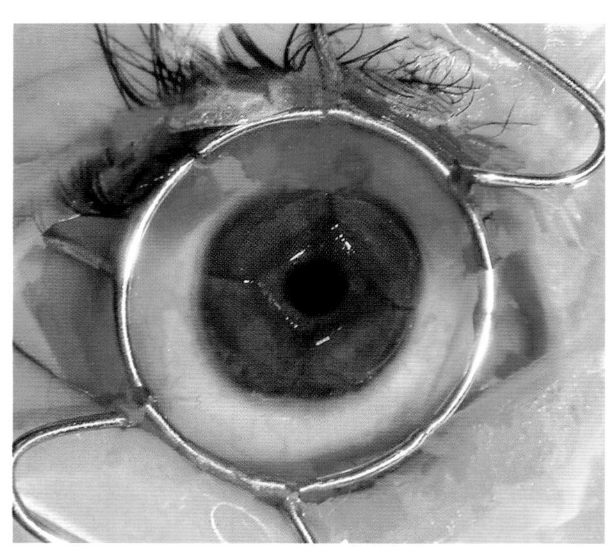

图 22-79　10-0 尼龙线先缝合 4 针,植片皱褶呈正方形

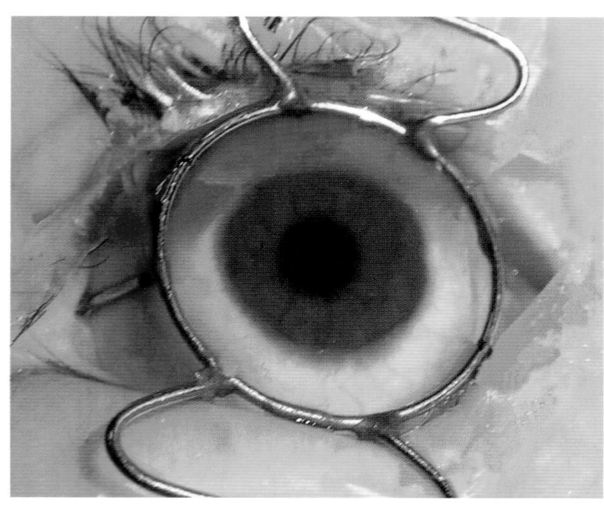

图 22-80　10-0 尼龙线缝合 8 针时

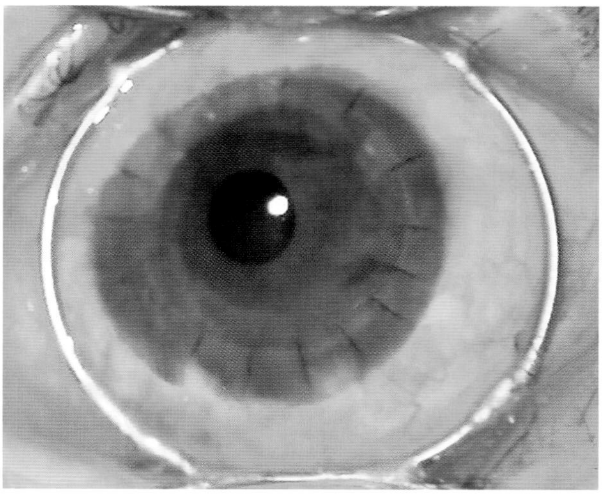

图 22-81　10-0 尼龙线缝合 16 针,前房形成

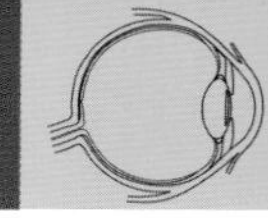

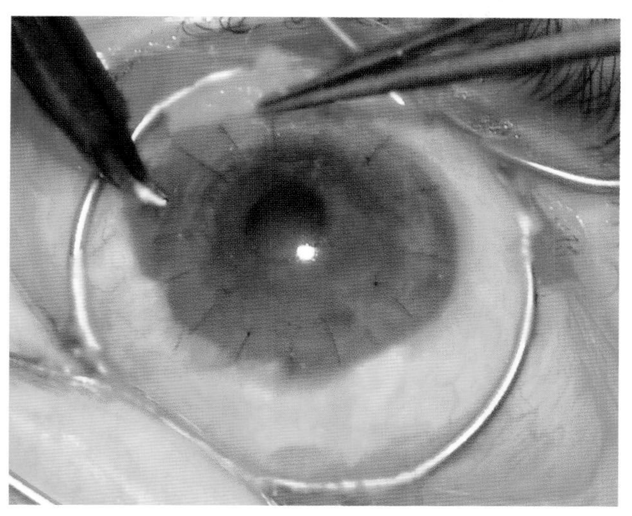

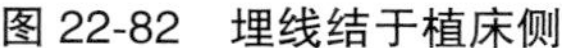
图 22-82 埋线结于植床侧

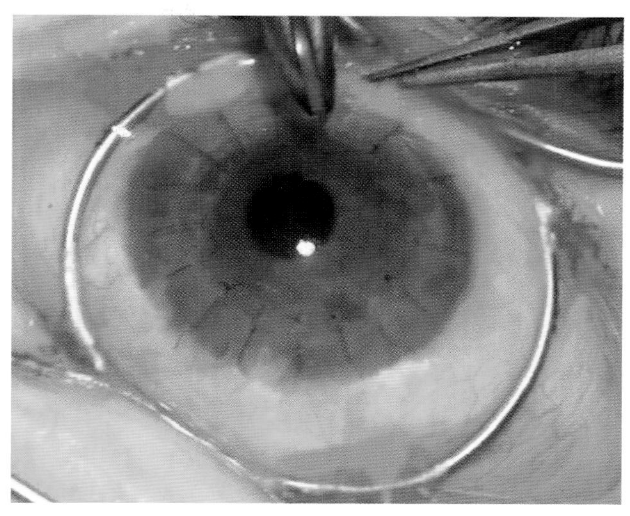

图 22-83 埋线时，双手密切配合

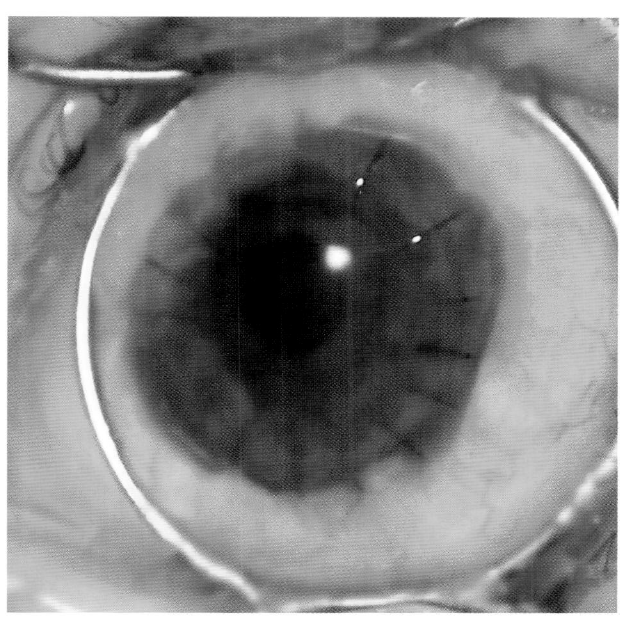

图 22-84 部分穿透性角膜移植术毕，形成前房，植片透明

病例 6：角膜血管化白斑

刘 ××，女，43 岁。角膜化学伤后角膜血管化白斑，视力：光感 /1m，光定位准确；部分穿透性角膜移植（PKP）手术后，视力恢复至 0.5（图 22-85~ 图 22-90）。

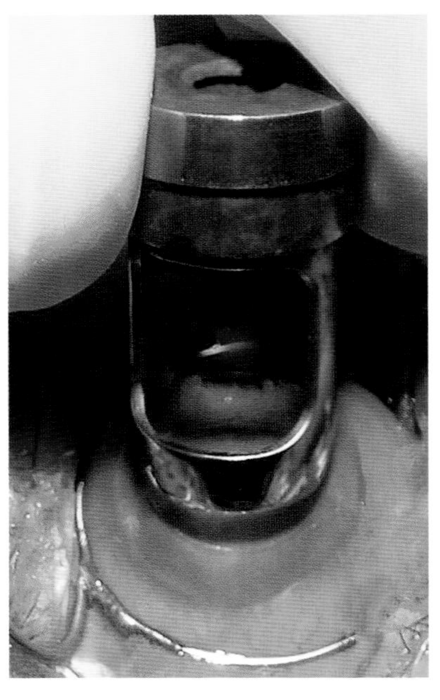

图 22-85　血管化角膜白斑，环钻钻切

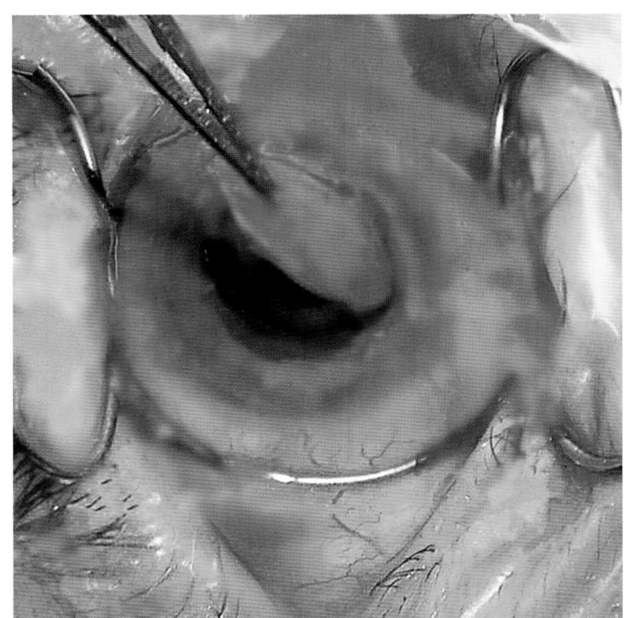

图 22-86　血管化角膜白斑 - 植床直径 7.5mm，钻切后出血较多

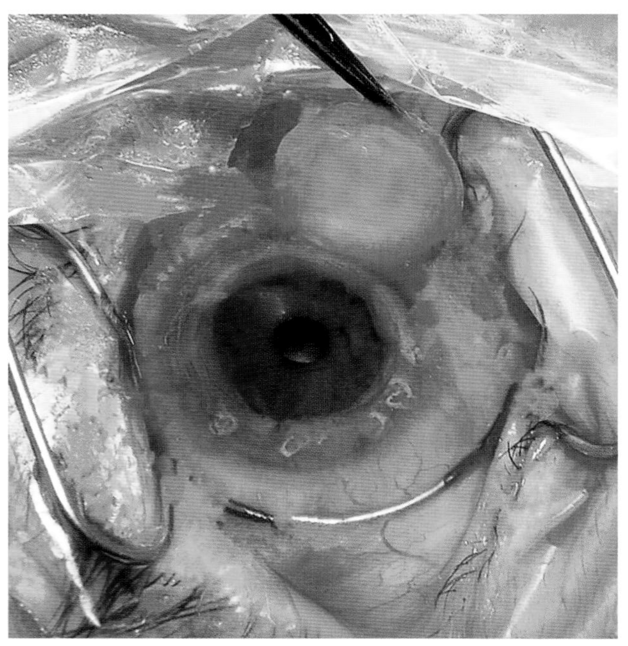

图 22-87　血管化角膜白斑 - 植床直径 7.5mm，彻底止血

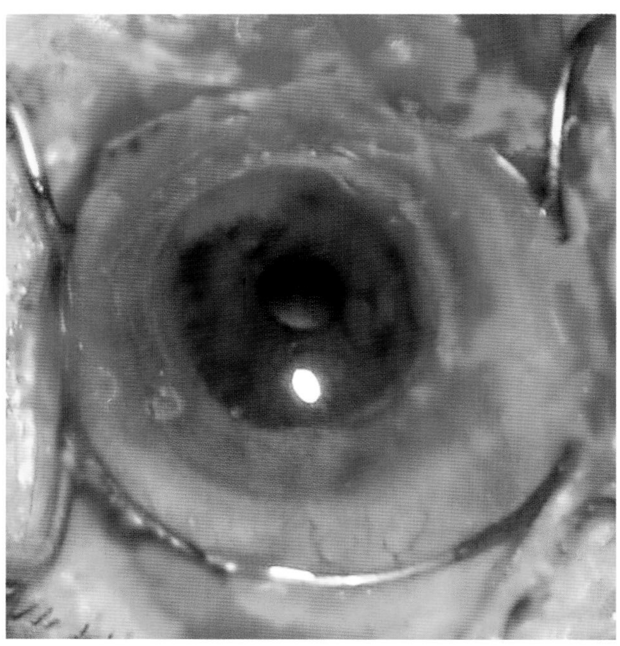

图 22-88　完成植床后见瞳孔仍圆而居中

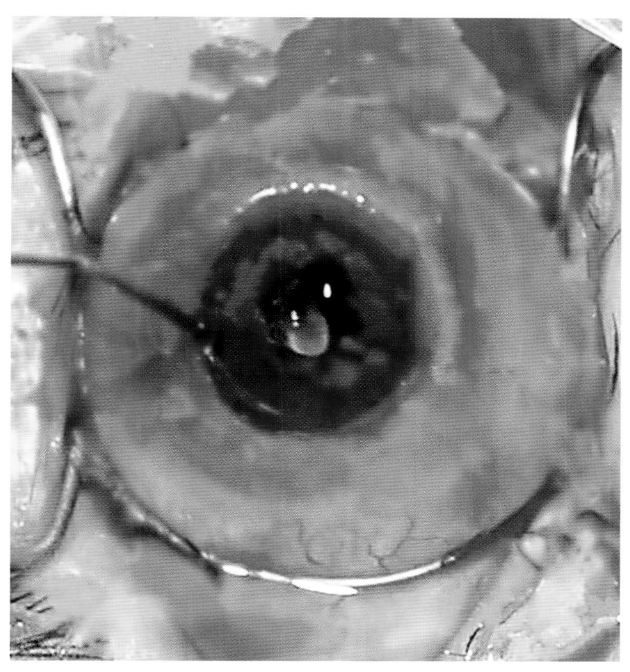

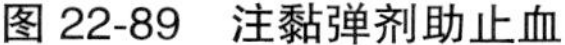

图 22-89　注黏弹剂助止血

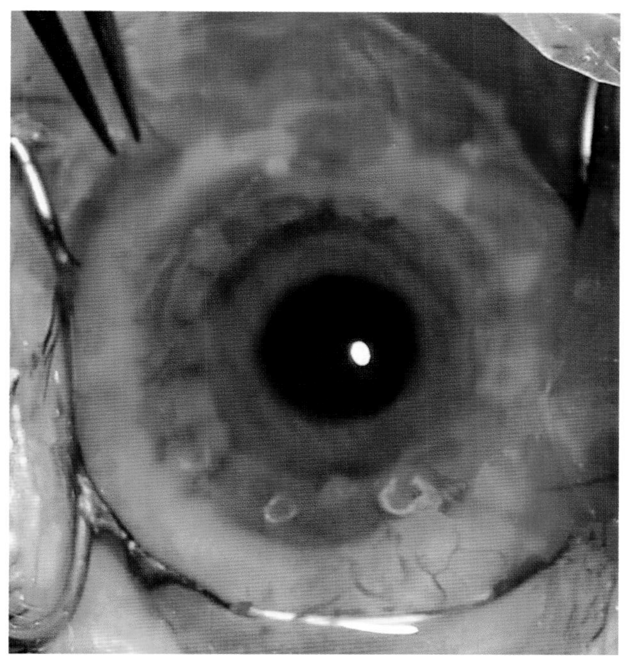

图 22-90　移植新鲜角膜片，10-0 尼龙线间断缝线 16 针，水密，前房形成，术毕

病例 7：外伤性角膜白斑 -PKP

徐 ××，男，30 岁。因右眼角膜裂伤遗留角膜白斑，视力：光感 /1m，光定位准确；部分穿透性角膜移植(PKP)手术后，视力恢复至 0.1（图 22-91~ 图 22-102）。

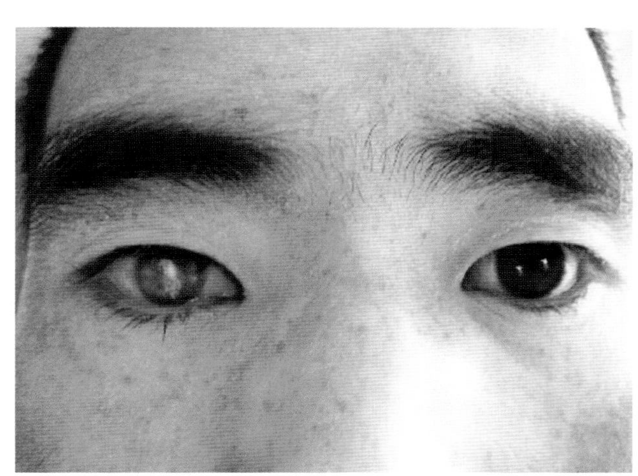

图 22-91　外伤性角膜白斑

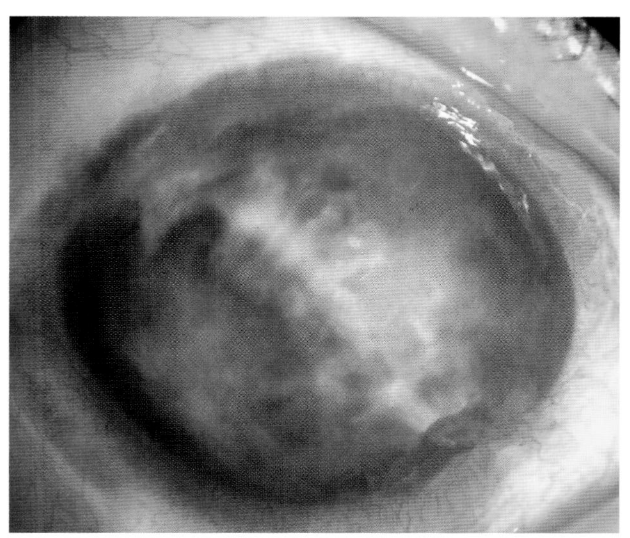

图 22-92　外伤性角膜白斑术前

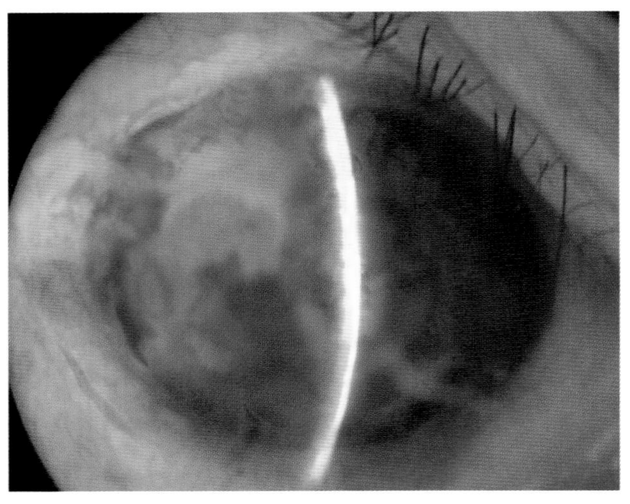

图 22-93　外伤性角膜白斑 -PKP 术前裂隙相

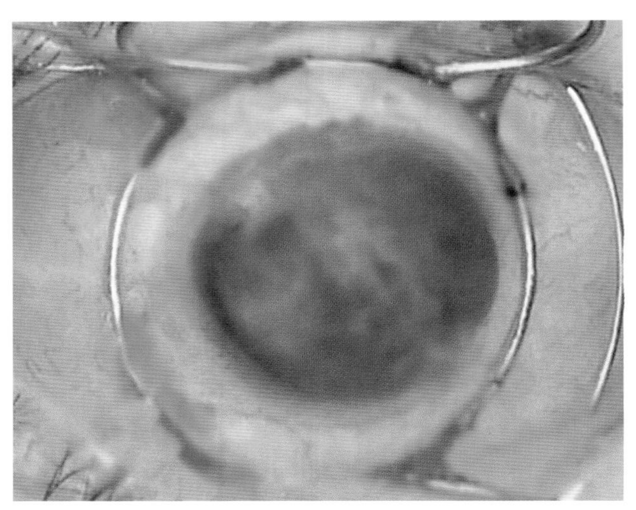

图 22-94　缝眼球固定环

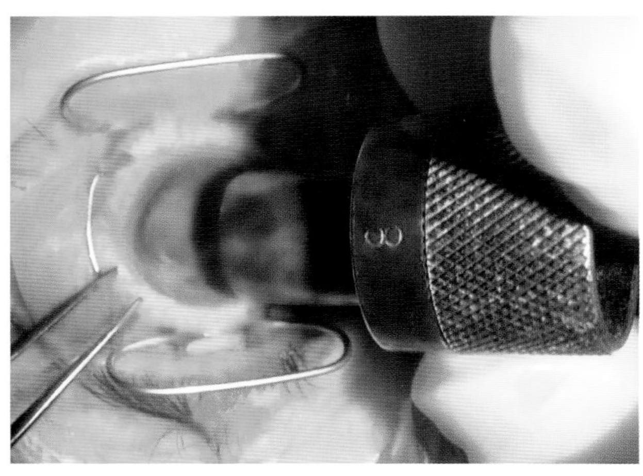

图 22-95　8mm 环钻钻切角膜，制作植床

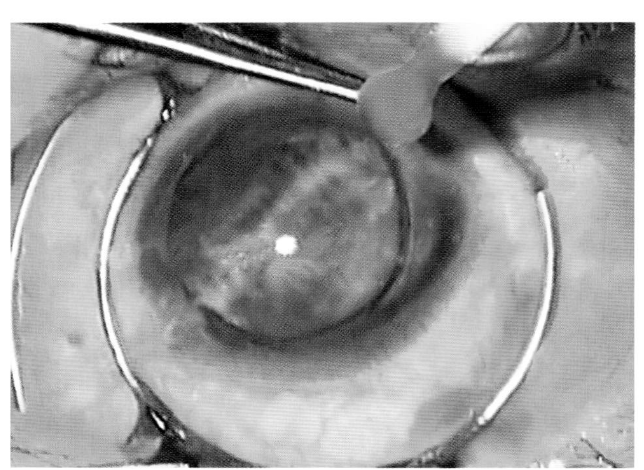

图 22-96　角膜刀辅助完成植床制作

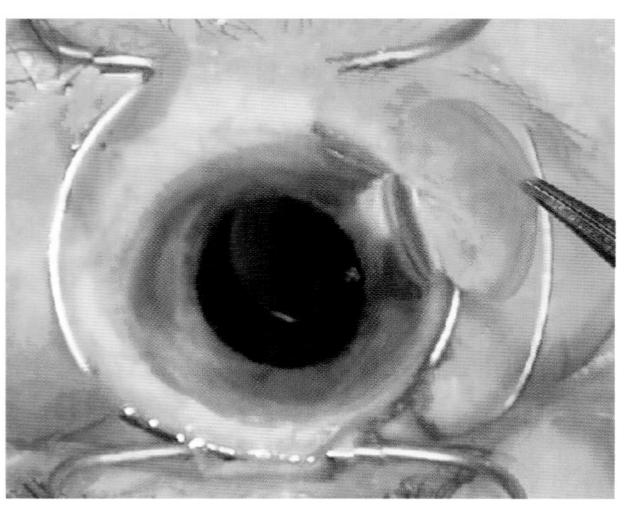

图 22-97　制作移植床，晶状体透明

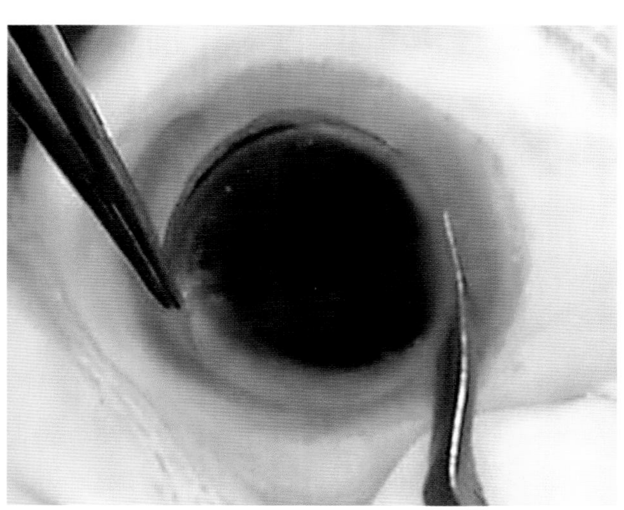

图 22-98　制作异体角膜片

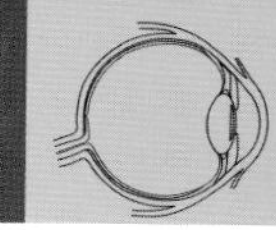

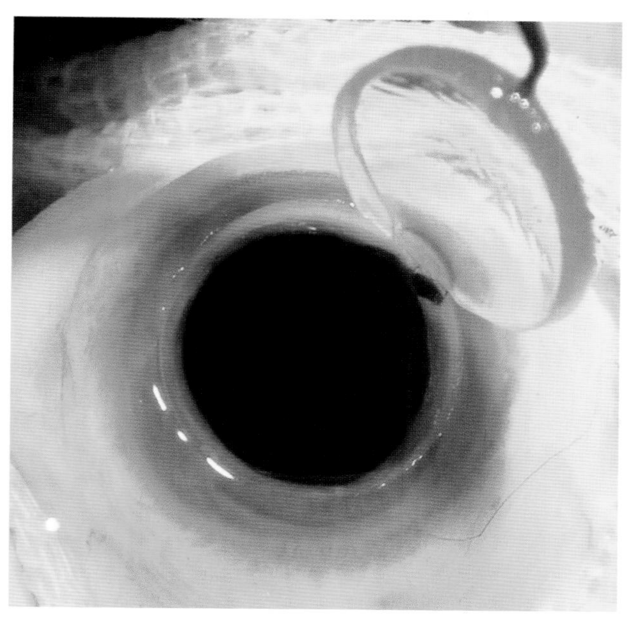

图 22-99　钻取全层角膜片

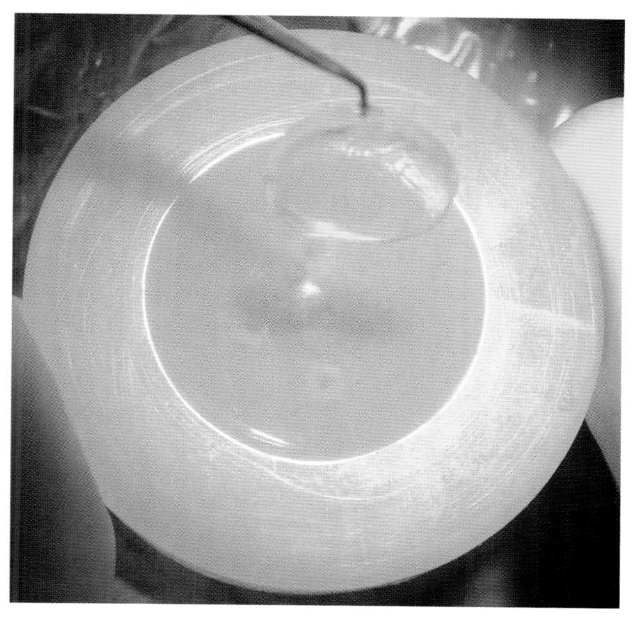

图 22-100　在角膜枕上检查或修剪植片

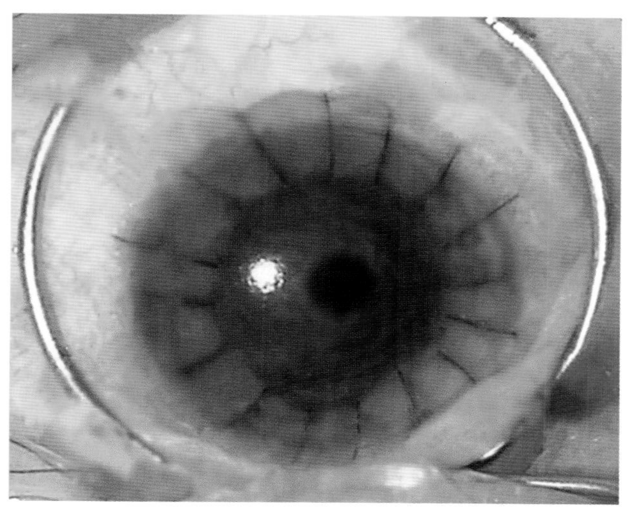

图 22-101　10-0 尼龙线间断缝合 16 针，水密，形成前房，术毕

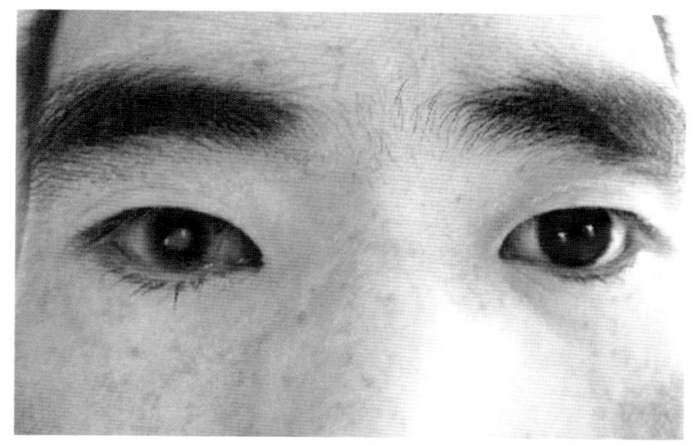

图 22-102　外伤性角膜白斑 - 部分穿透性角膜移植术后 5 天，视力 0.1

病例 8：角膜变性

穆 ××，男，48 岁。因左眼角膜变性，全角膜混浊，视物不清，视力：0.02；部分穿透性角膜移植（PKP）手术后，视力恢复至 0.8（图 22-103~ 图 22-107）。

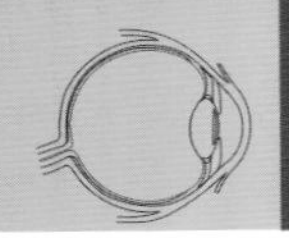

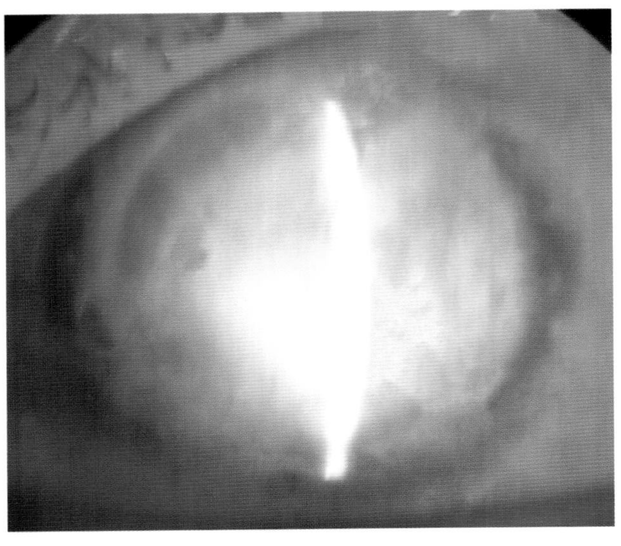

图 22-103　角膜变性(裂隙相)术前

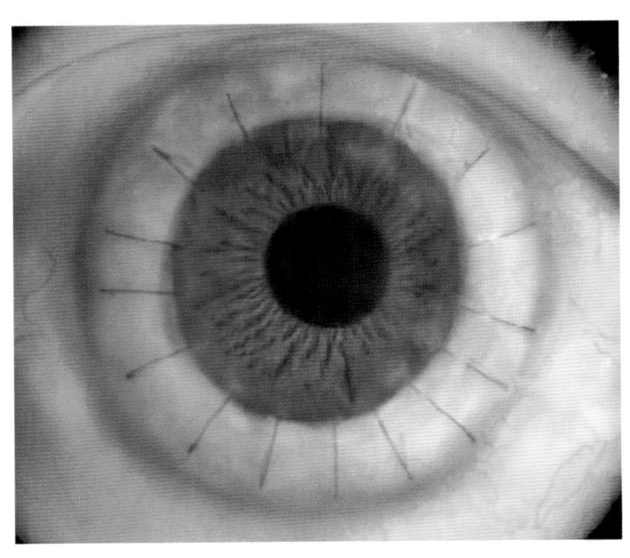

图 22-104　部分穿透性角膜移植术后 1 年,视力 0.6

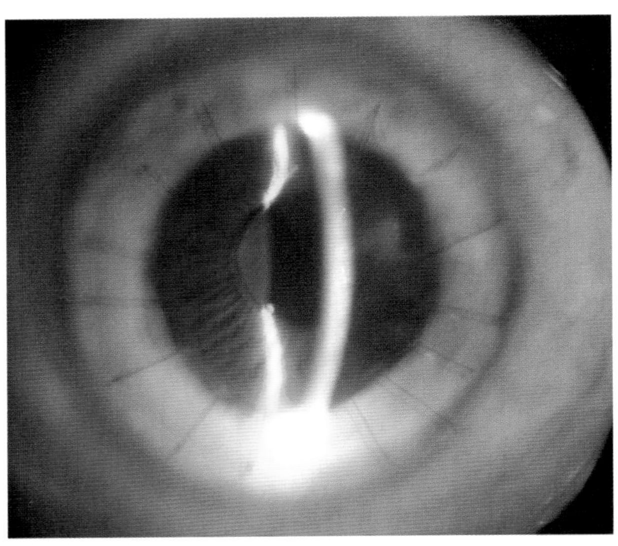

图 22-105　部分穿透性角膜移植术后 1 年,视力 0.6(裂隙相)

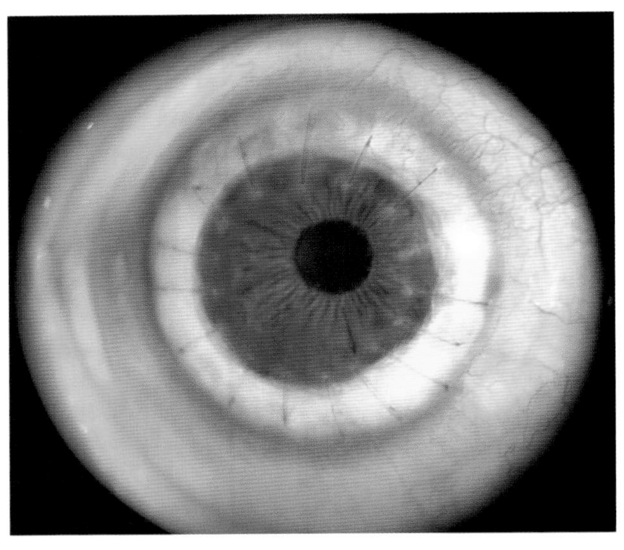

图 22-106　PKP 术后 2 年,视力 0.8

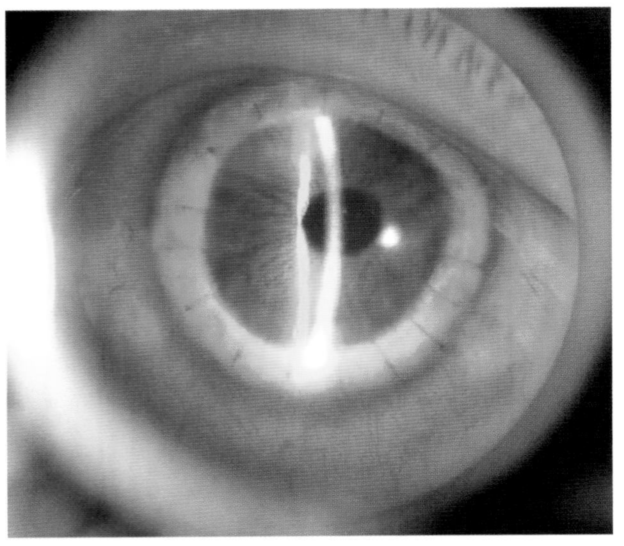

图 22-107　PKP 术后 2 年,视力 0.8(裂隙相)

病例 9：早期圆锥角膜

邓 ××，男，16 岁。因左眼圆锥角膜Ⅱ期，角膜中央明显变薄，厚度 260μm，视物不清，视力：0.02；表层角膜镜片术（EP）后，视力恢复至 1.0（图 22-108～图 22-133）。

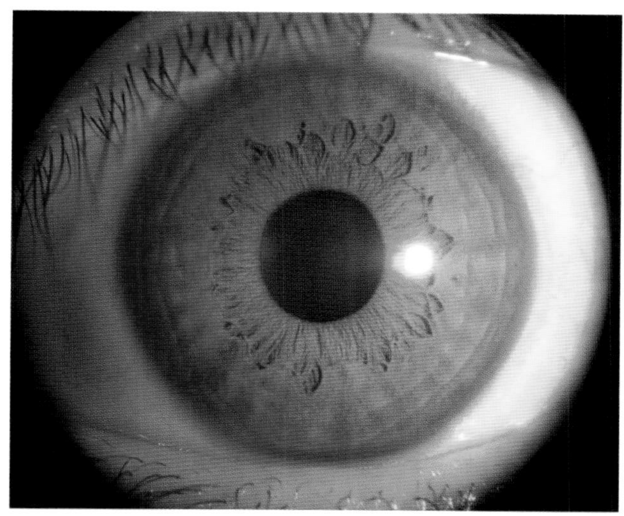

图 22-108　圆锥角膜Ⅱ期，角膜中央厚度 260μm，视力 0.02

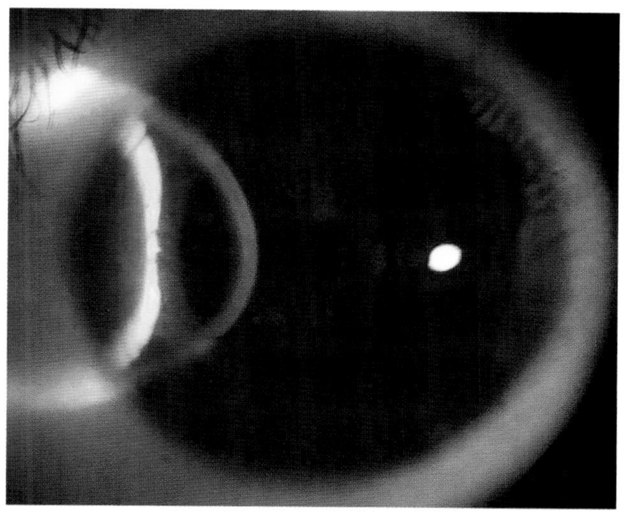

图 22-109　圆锥角膜Ⅱ期，角膜中央变薄前凸（裂隙相）

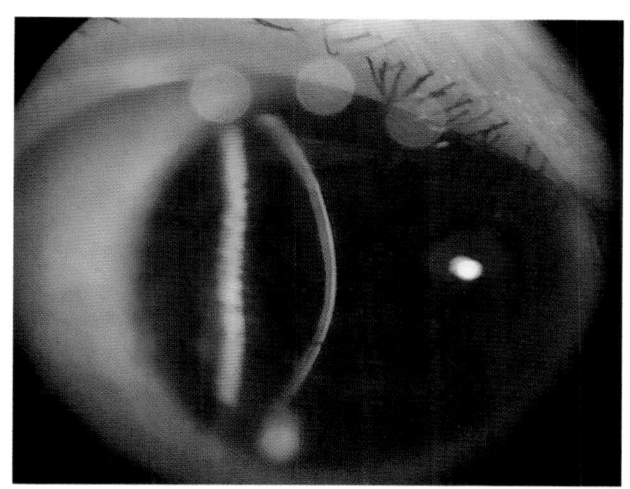

图 22-110　圆锥角膜Ⅱ期，角膜中央变薄

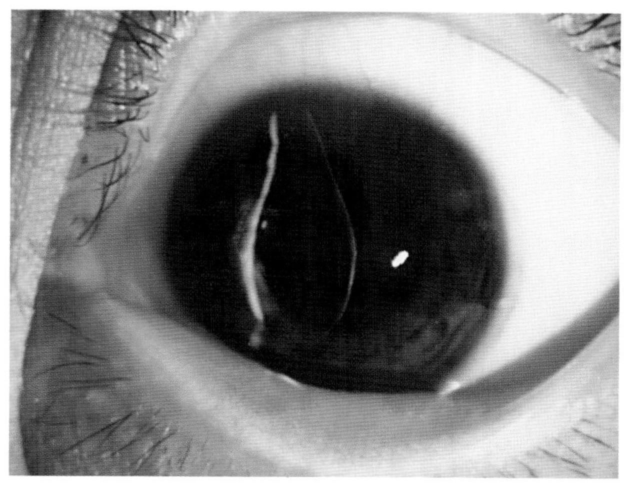

图 22-111　圆锥角膜Ⅱ期，角膜中央明显变薄（裂隙相）

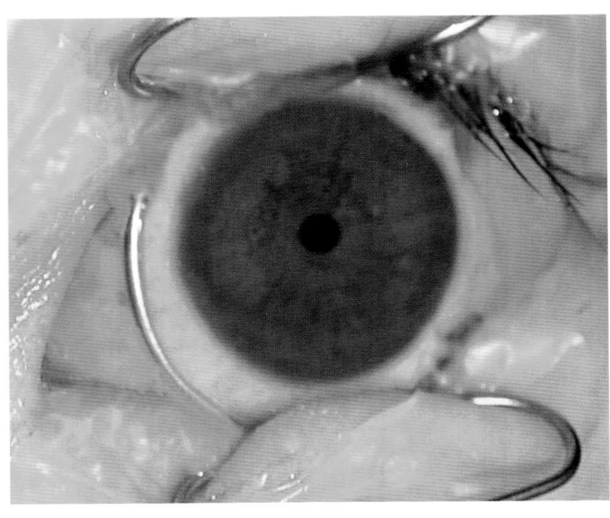

图 22-112　表层角膜镜片术 - 置眼球固定环

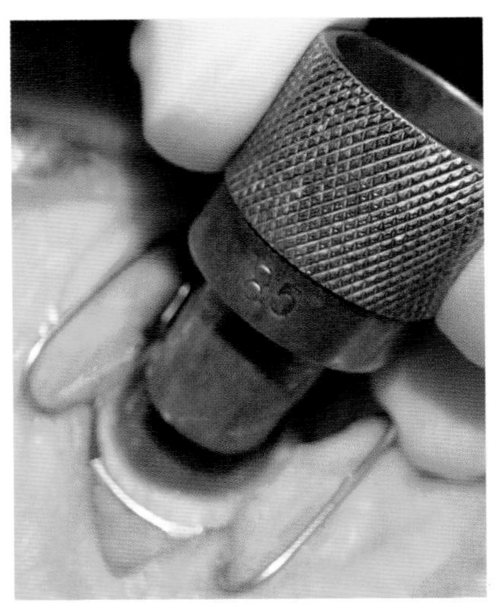

图 22-113　表层角膜镜片术 - 环钻打印划界

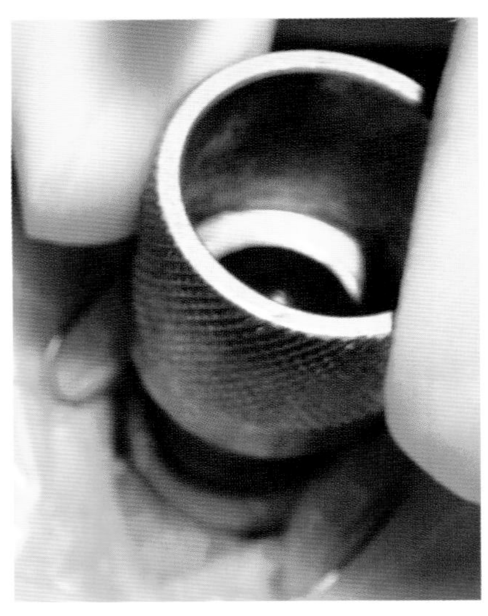

图 22-114　表层角膜镜片术 -7.5mm 环钻钻切板层角膜，约 1/3 角膜厚度

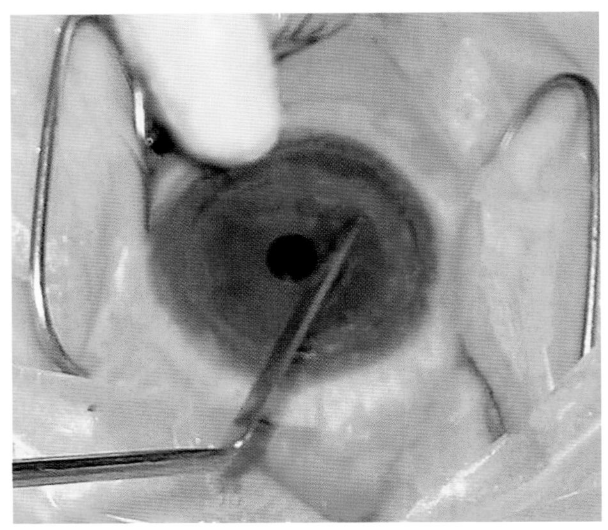

图 22-115　表层角膜镜片术 - 去除角膜中央上皮

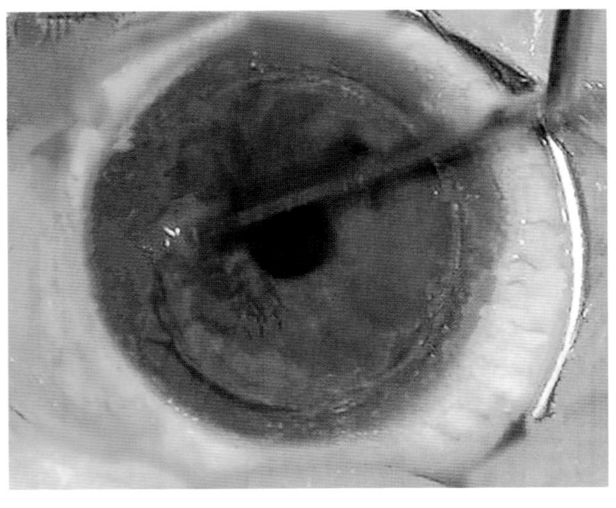

图 22-116　表层角膜镜片术 - 用虹膜恢复器去除中央上皮

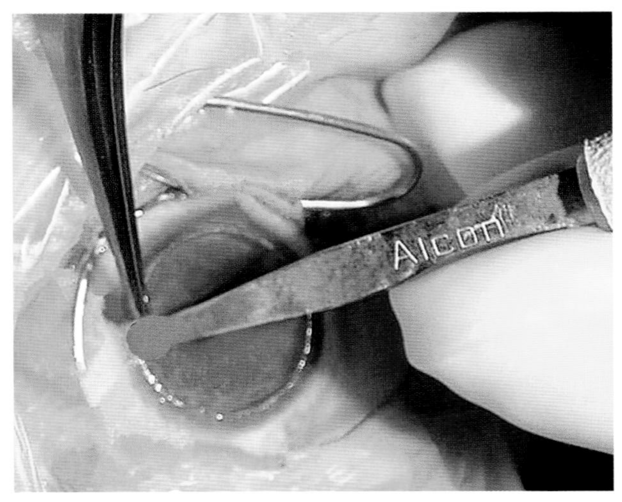

图 22-117　表层角膜镜片术 - 离心潜行分离角膜板层

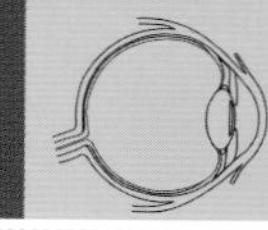

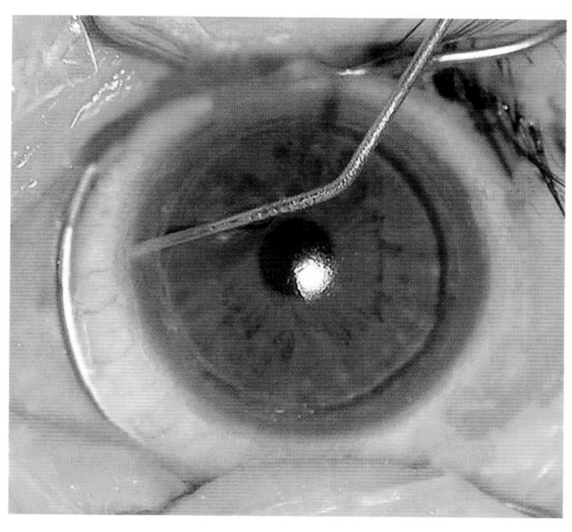

图 22-118 表层角膜镜片术 - 用虹膜恢复器检查潜行分离角膜板层

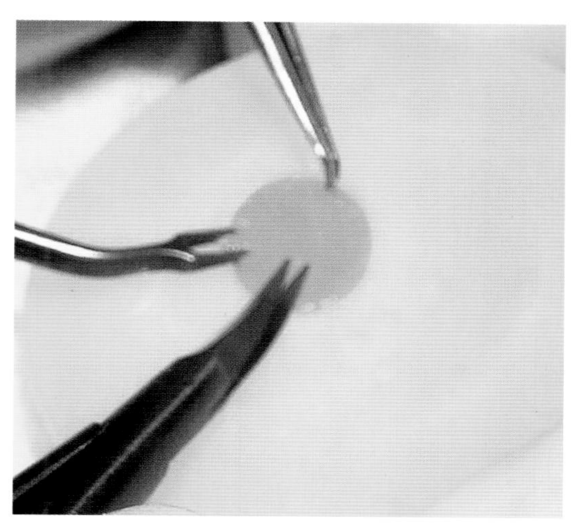

图 22-119 表层角膜镜片术 - 将车床加工好的表面角膜镜片复水，置于角膜枕上检查

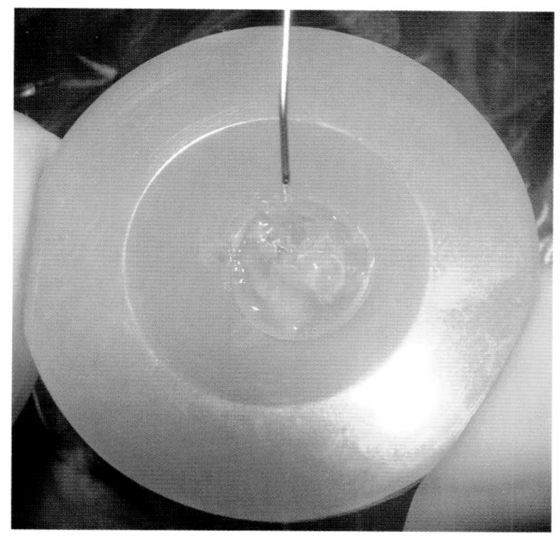

图 22-120 表层角膜镜片术 - 将车床加工好的表面角膜镜片复水，置于角膜枕上检查

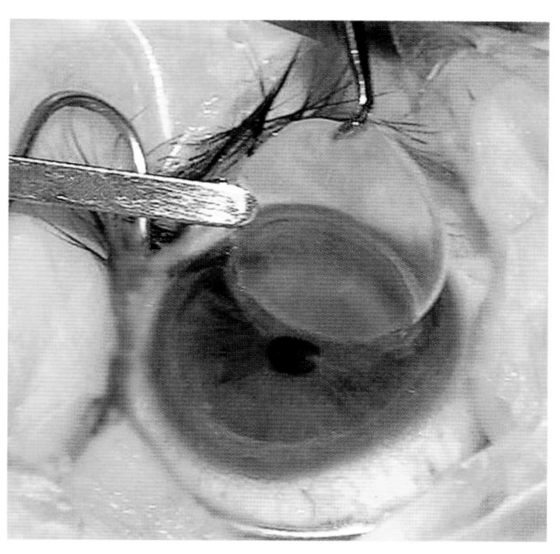

图 22-121 表层角膜镜片术 - 将车床加工好的表面角膜镜片放置于受体角膜表面，镜片透明

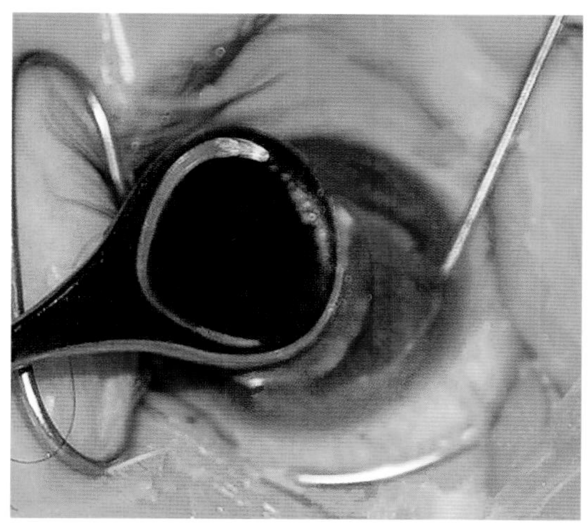

图 22-122 表层角膜镜片术 - 用角膜托板将车床加工好的表面角膜镜片放置于受体角膜表面

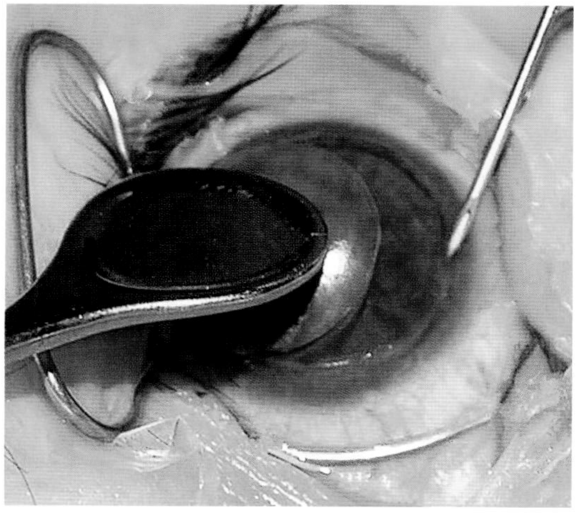

图 22-123 表层角膜镜片术 - 用角膜托板将车床加工好的表面角膜镜片放置于受体角膜表面

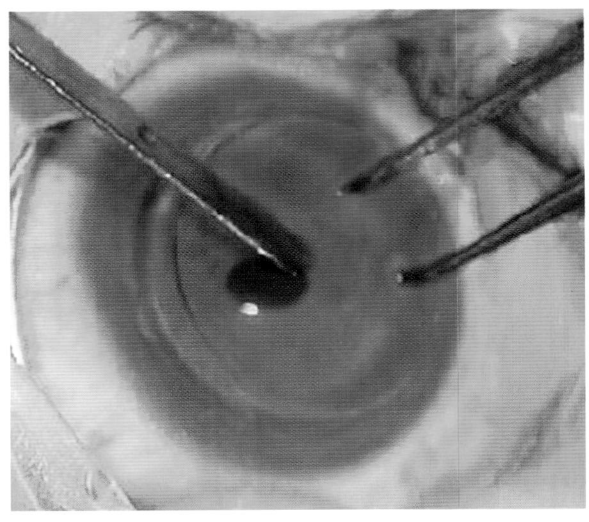

图 22-124 表层角膜镜片术 - 将车床加工好的表面角膜镜片放置于受体角膜表面

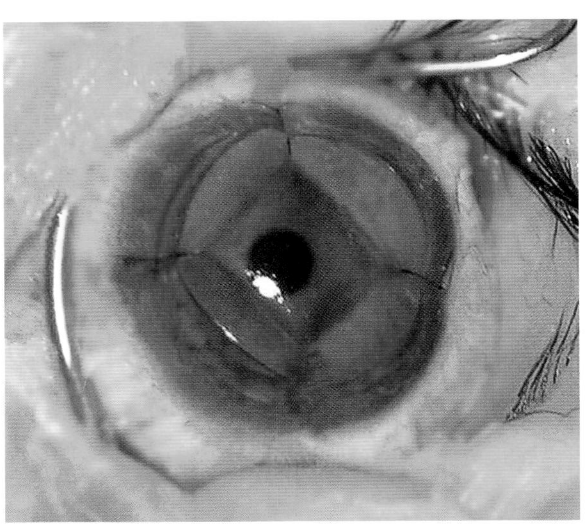

图 22-125 表层角膜镜片术 -10-0 尼龙线间断缝合 4 针

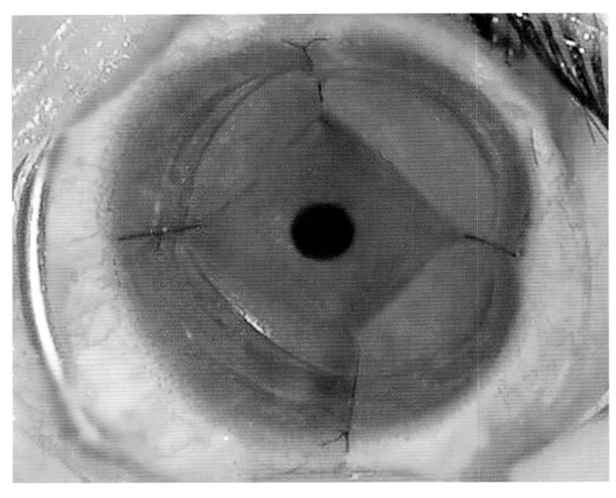

图 22-126 表层角膜镜片术 -10-0 尼龙线间断缝合 4 针后，植片皱褶呈正方形

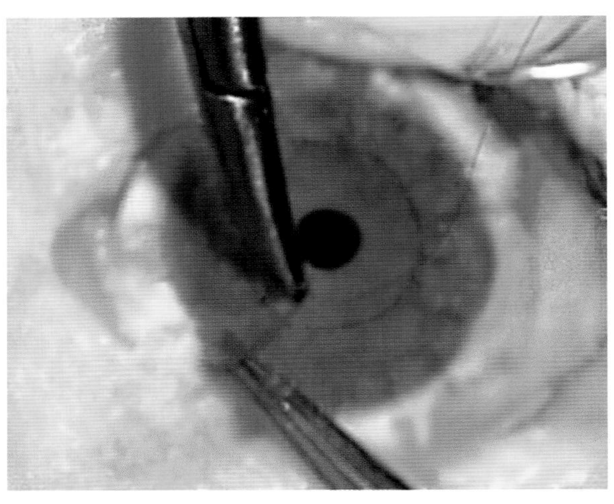

图 22-127 表层角膜镜片术 -10-0 尼龙线间断缝合 4 针后，均匀补缝

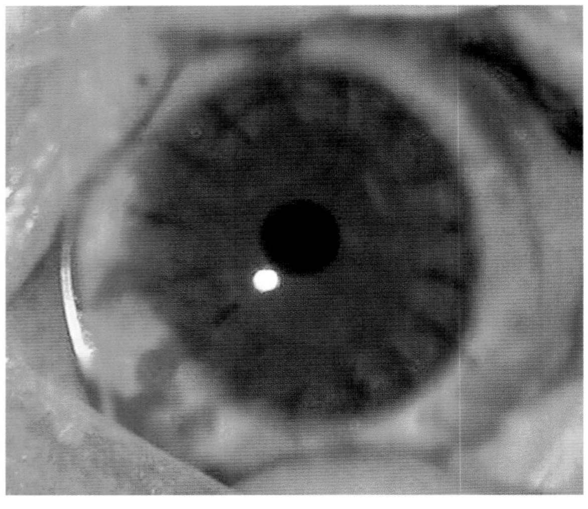

图 22-128 表层角膜镜片术 -10-0 尼龙线间断张力缝合 16 针

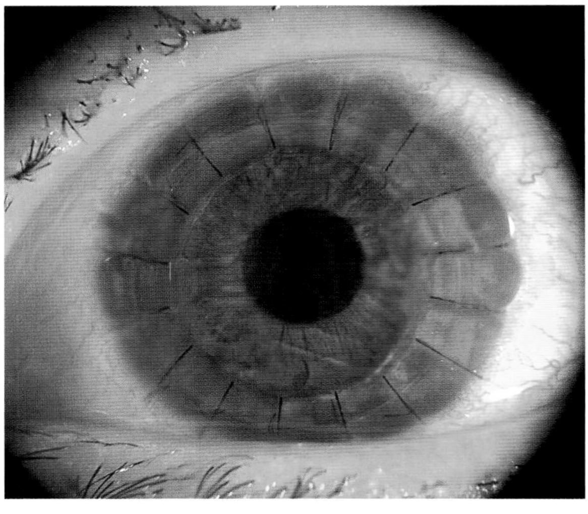

图 22-129 表层角膜镜片术 -10-0 尼龙线间断缝合 16 针并埋线

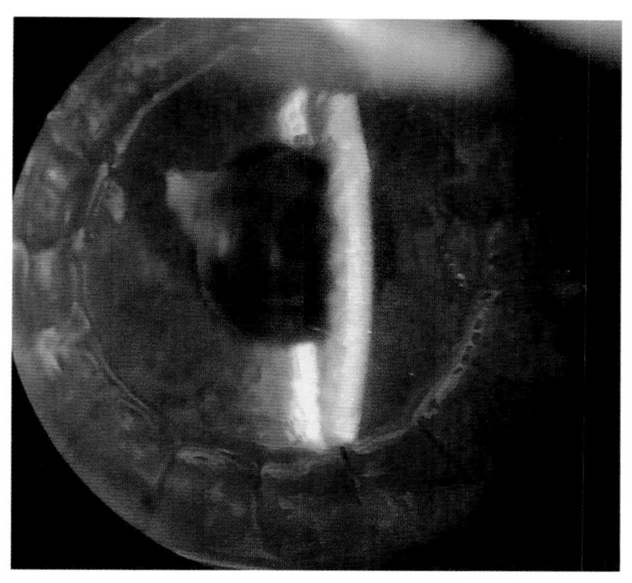
图 22-130 表层角膜镜片术 -10-0 尼龙线间断缝合 16 针后圆锥消失

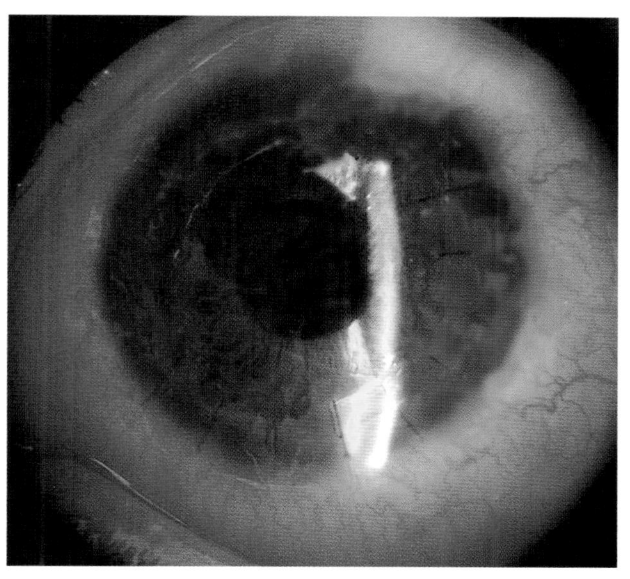
图 22-131 表层角膜镜片术 -10-0 尼龙线间断缝合 16 针后圆锥消失

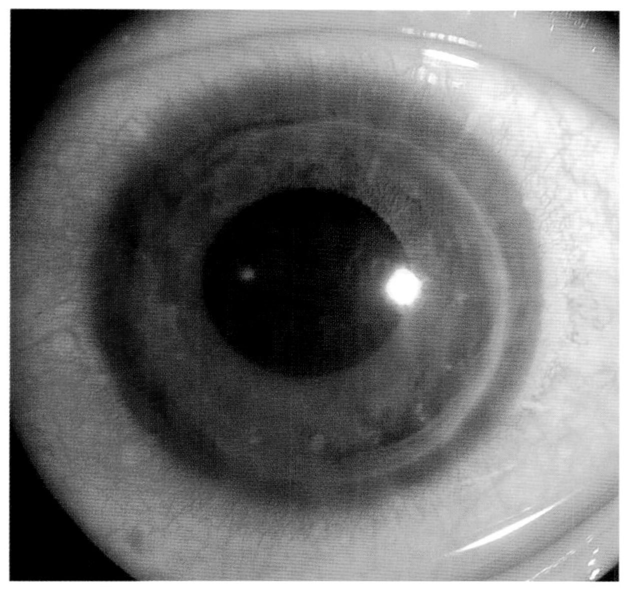
图 22-132 表层角膜镜片术后 1 年，视力 1.0

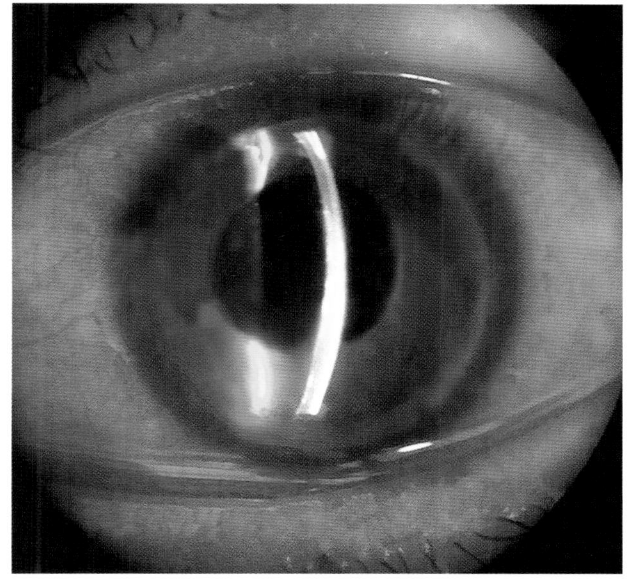
图 22-133 表层角膜镜片术后 1 年，圆锥消失，视力 1.0

病例 10：圆锥角膜Ⅱ期

患者男，15 岁。因左眼圆锥角膜Ⅱ期，角膜中央明显变薄，厚度 270μm，视物不清，视力：0.04；表层角膜镜片术（EP）后，视力恢复至 1.0（图 22-134~ 图 22-165）。

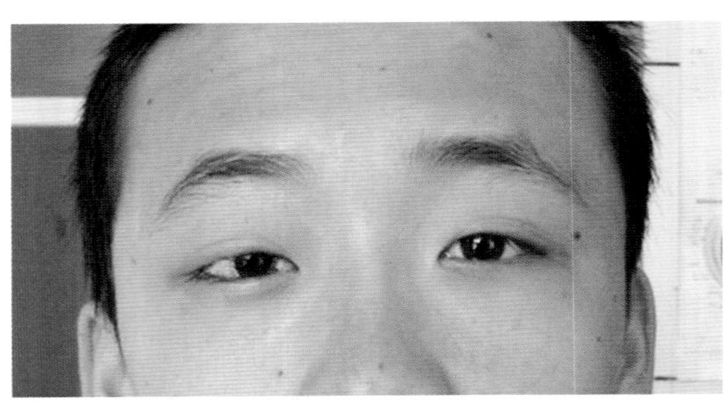
图 22-134 圆锥角膜患者 -15 岁 _ 表层角膜镜片术前

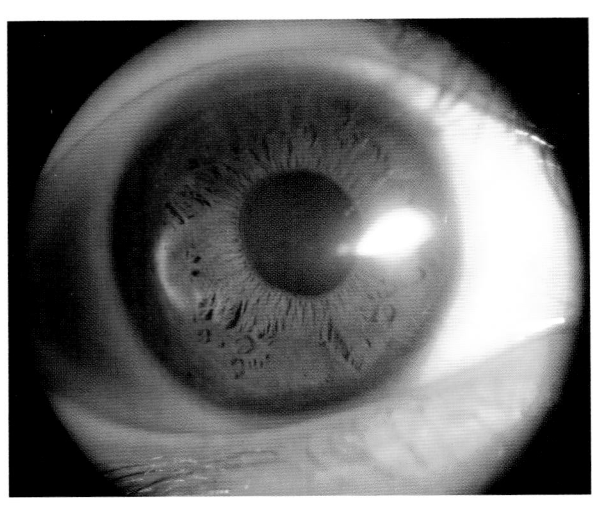
图 22-135 圆锥角膜 -Ⅲ级，裸眼视力 0.04，不能矫正

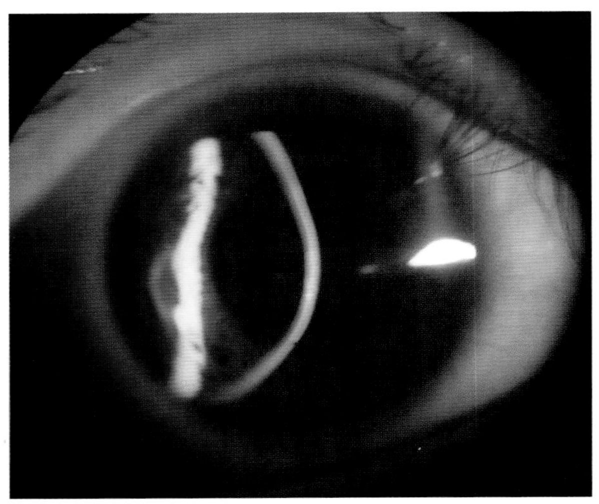
图 22-136 圆锥角膜 -Ⅲ级（裂隙相）

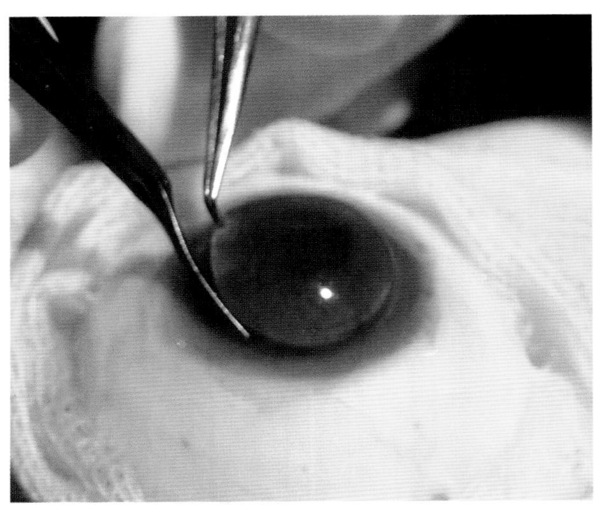
图 22-137 圆锥角膜 - 表层角膜镜片术 - 同种异体表面角膜镜片制作

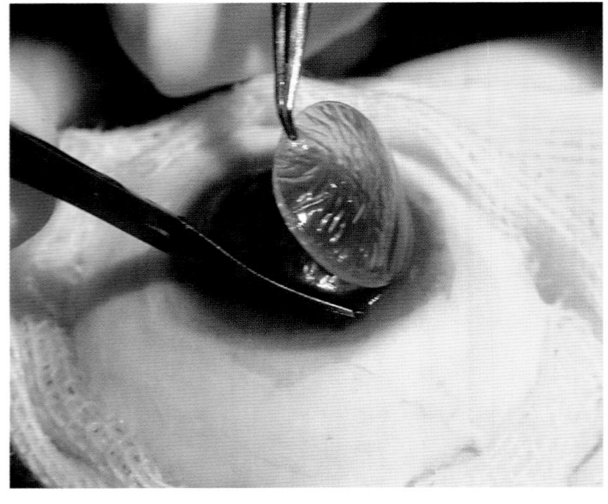
图 22-138 圆锥角膜 - 表层角膜镜片术 - 同种异体表面角膜镜片制作 - 剪取异体全层角膜

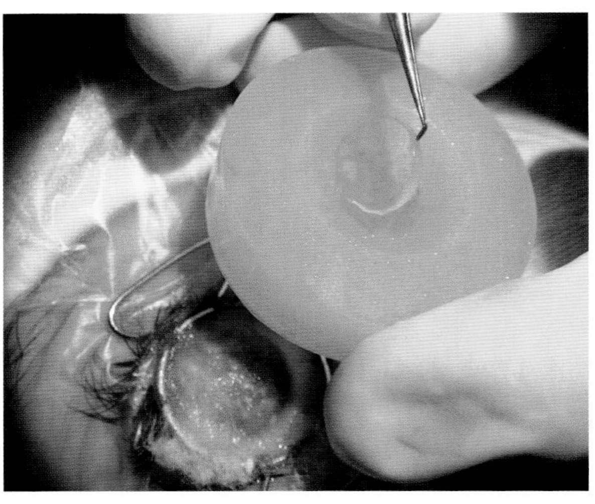
图 22-139 圆锥角膜 - 表层角膜镜片术 - 同种异体表面角膜镜片制作 - 平光镜片制作

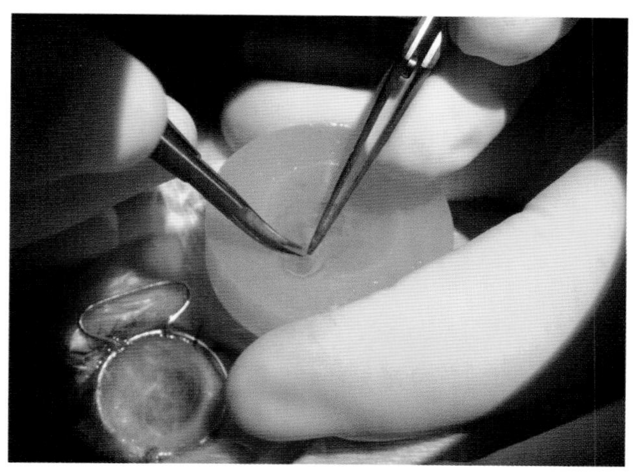

图 22-140　圆锥角膜 - 表层角膜镜片术 - 同种异体表面角膜镜片修剪裙边

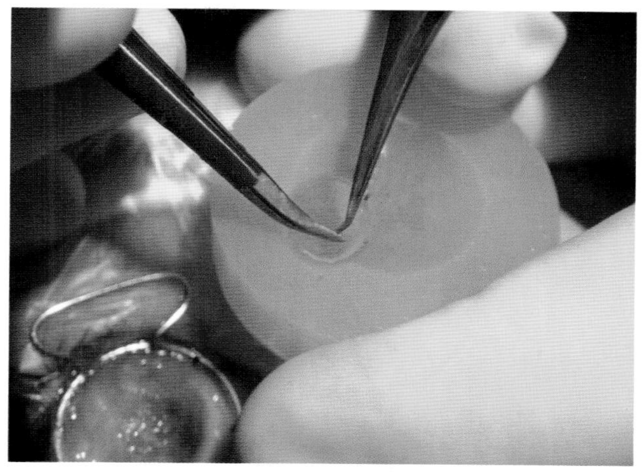

图 22-141　同种异体表面角膜镜片裙边修剪

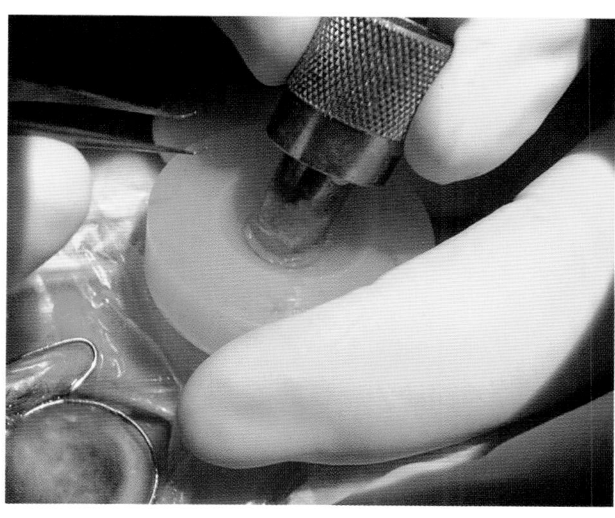

图 22-142　圆锥角膜 - 表层角膜镜片术 - 同种异体表面角膜镜片刻切

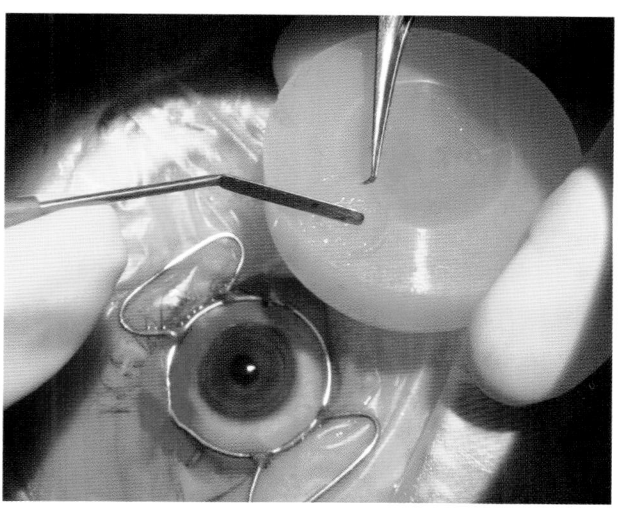

图 22-143　圆锥角膜 - 表层角膜镜片术 - 同种异体表面角膜镜片修剪

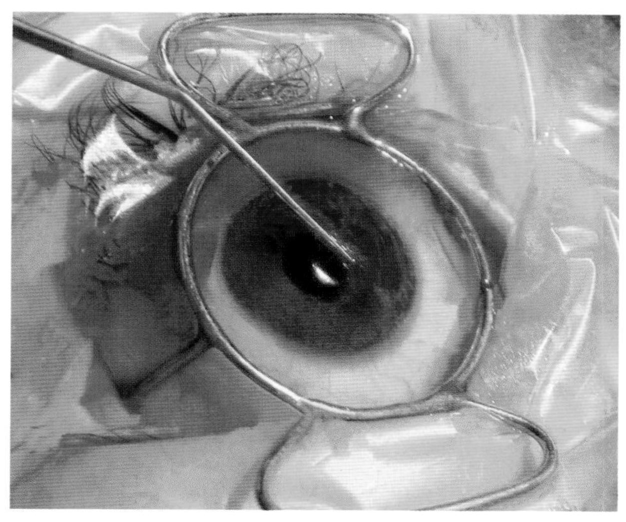

图 22-144　表层角膜镜片术 - 去除手术区上皮

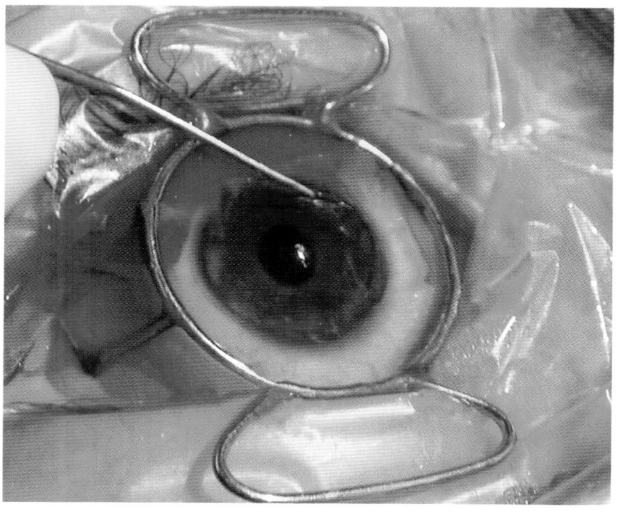

图 22-145　表层角膜镜片术 - 用虹膜恢复器去除手术区上皮

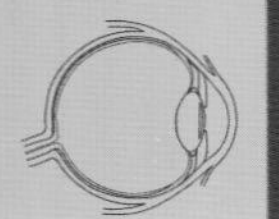

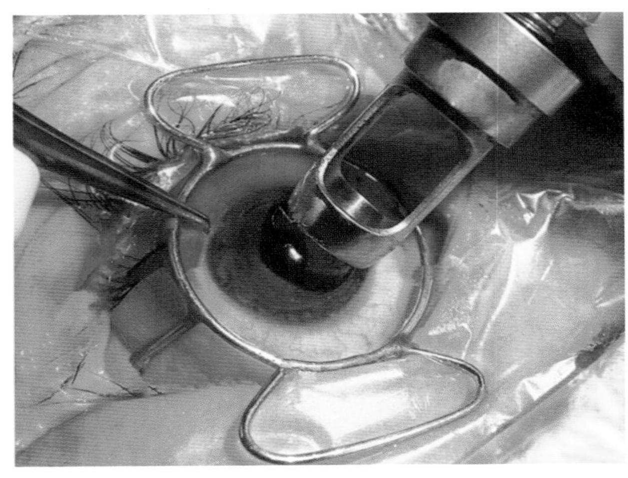

图 22-146 表层角膜镜片术 - 角膜环钻板层钻切受体角膜

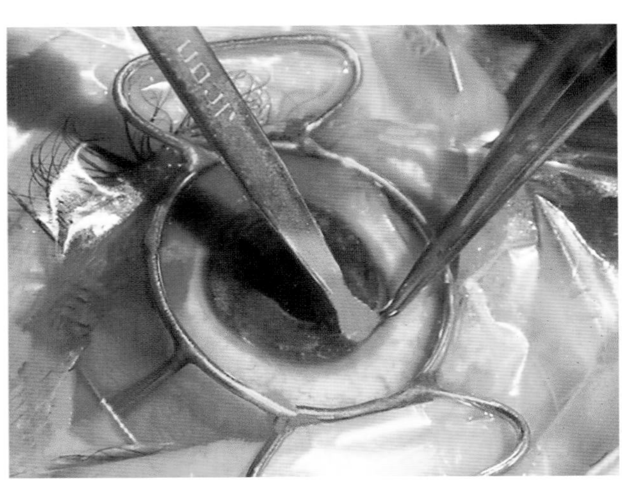

图 22-147 表层角膜镜片术 - 角膜板层刀潜行分离角膜周边袋

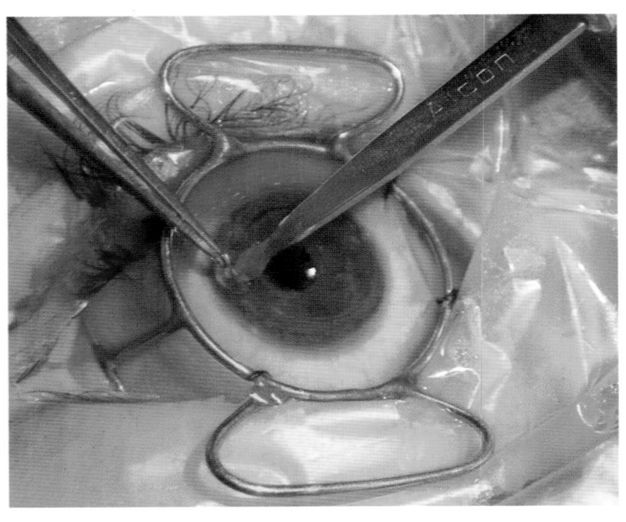

图 22-148 表层角膜镜片术 - 角膜板层刀潜行分离角膜周边袋

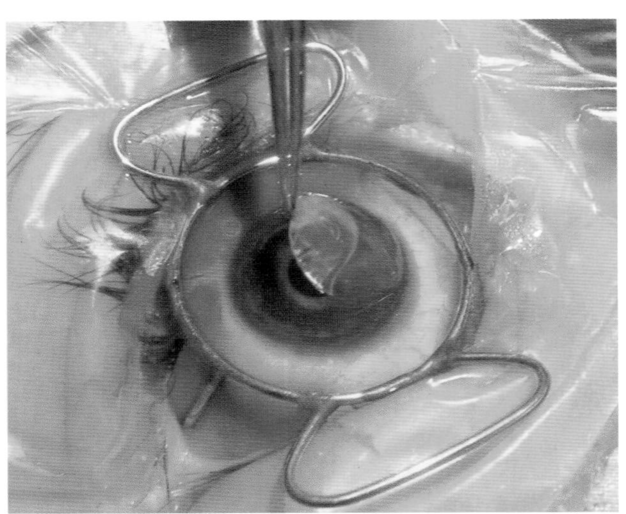

图 22-149 移植表面角膜镜片

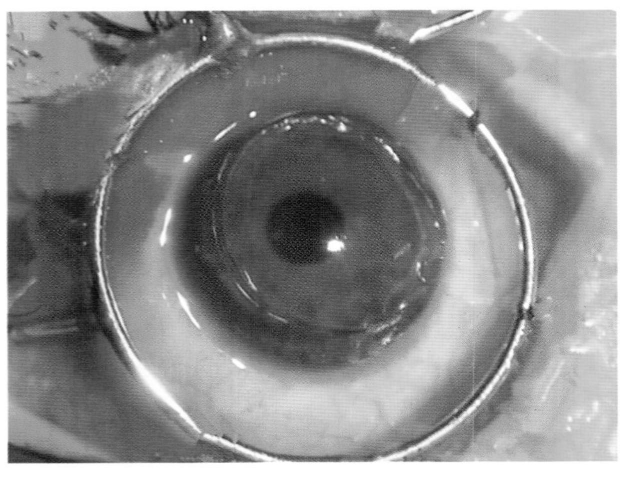

图 22-150 移植表面角膜镜片，植床钻切直径应小于植片直径 1.0mm

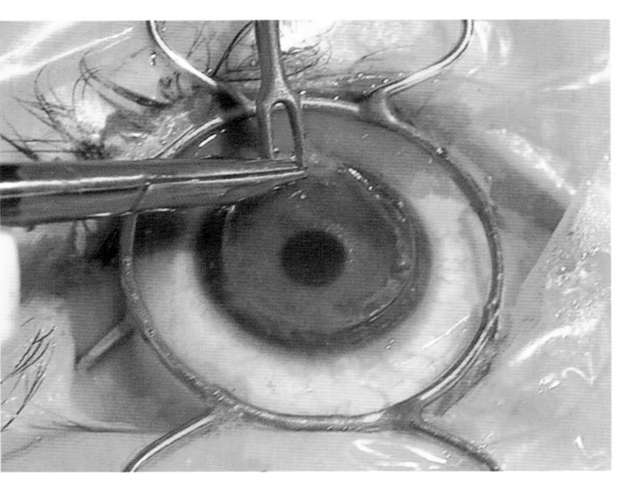

图 22-151 表层角膜镜片术 - 缝合第 1 针

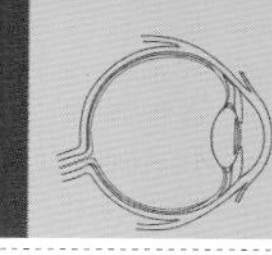

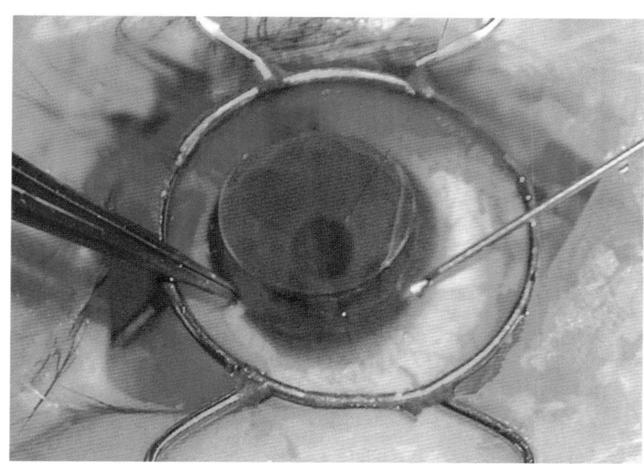

图 22-152　表层角膜镜片术 - 穿刺前房，降低眼内压，以便进行压平缝合或张力缝合

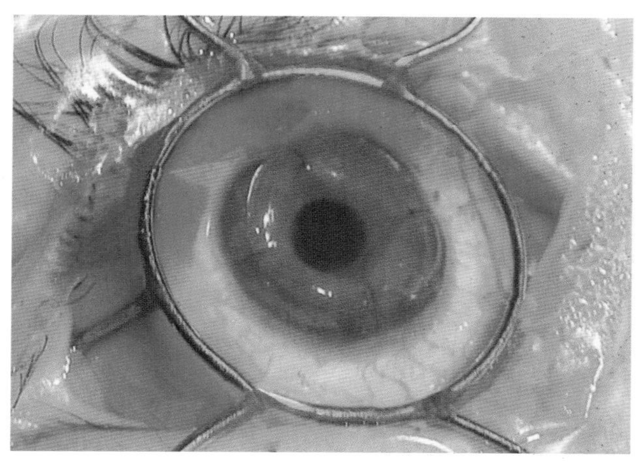

图 22-153　表层角膜镜片术 - 间断缝合 4 针

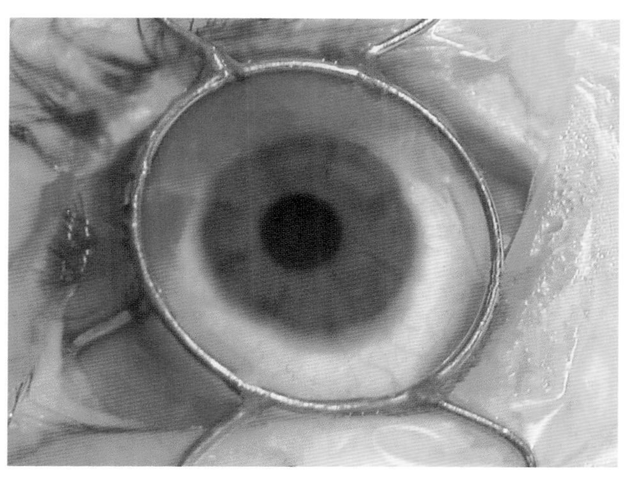

图 22-154　表层角膜镜片术 - 间断缝合 8 针后，圆锥消失

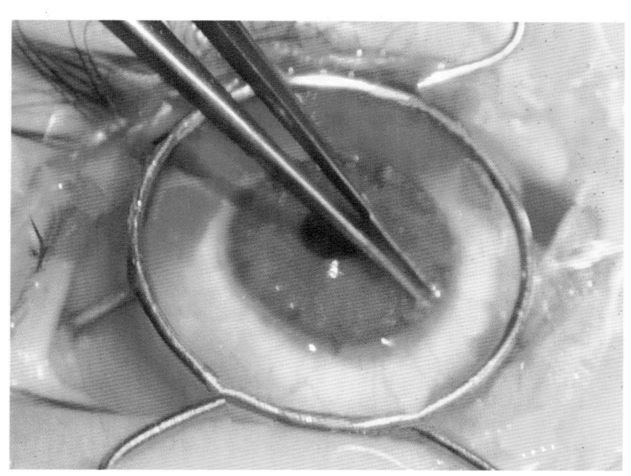

图 22-155　表层角膜镜片术 - 用镊子将镜片翼边嵌入植床袋

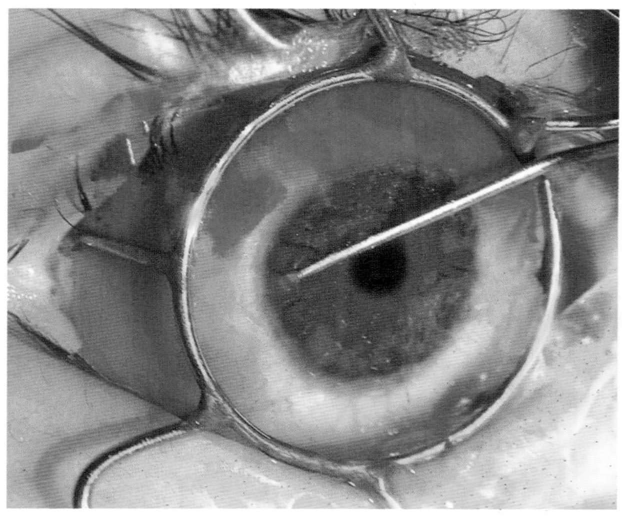

图 22-156　表层角膜镜片术 - 用虹膜恢复器将镜片翼边嵌入植床袋

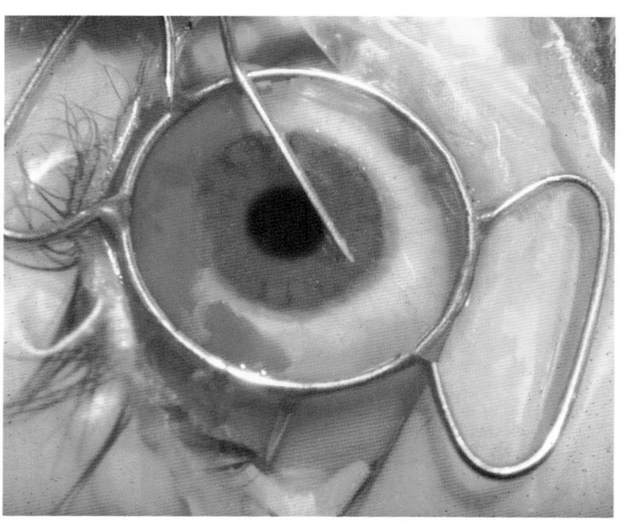

图 22-157　表层角膜镜片术 - 将镜片翼边嵌入植床袋一周

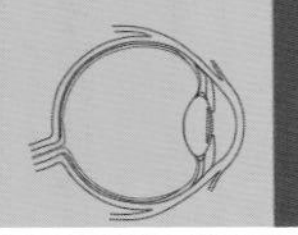

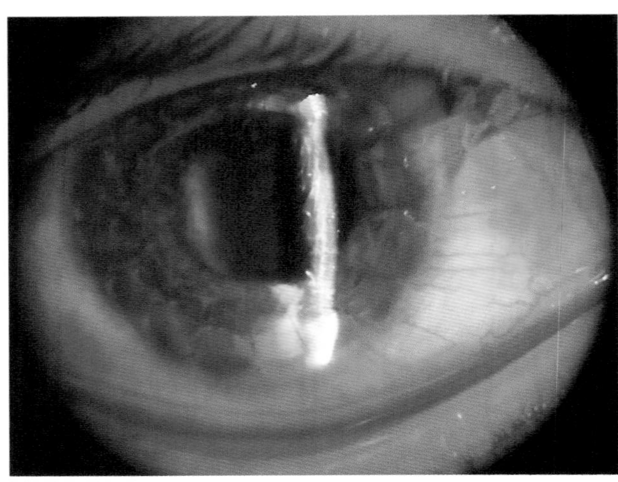

图 22-158　表层角膜镜片术后 2 天，裂隙灯检查，圆锥消失

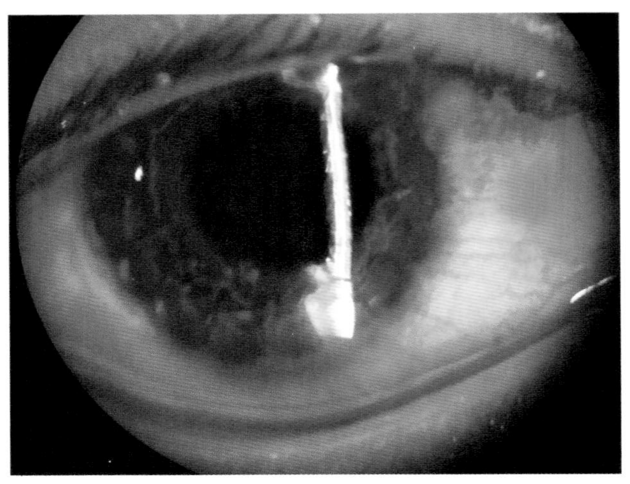

图 22-159　表层角膜镜片术后 5 天，裂隙灯检查，圆锥消失

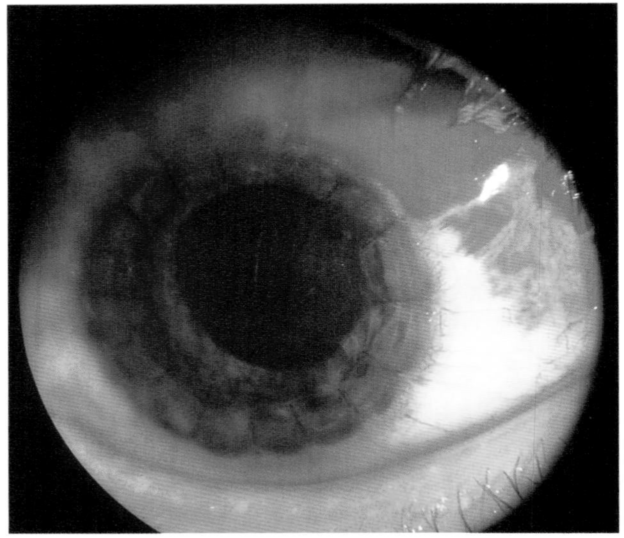

图 22-160　表层角膜镜片术后 10 天，圆锥消失，视力 0.25

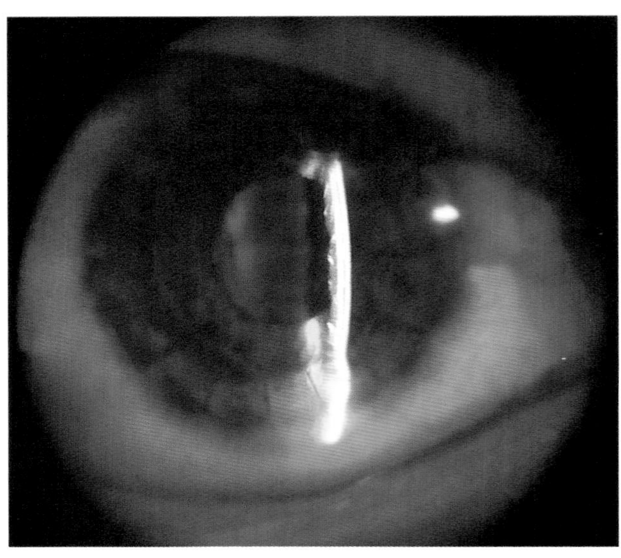

图 22-161　表层角膜镜片术后 10 天，圆锥消失，视力 0.25

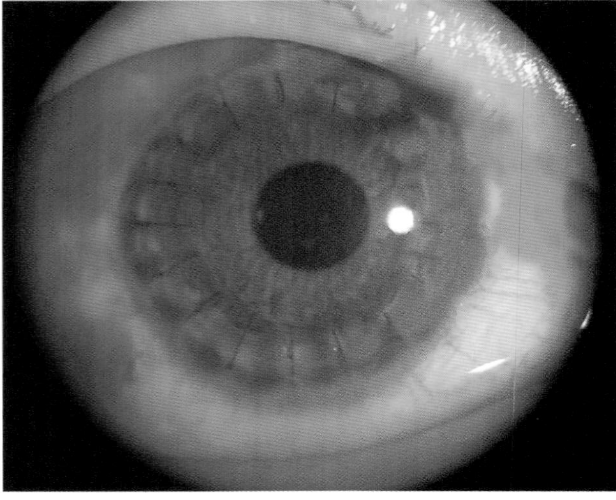

图 22-162　表层角膜镜片术后 2 周，圆锥消失，视力 0.3

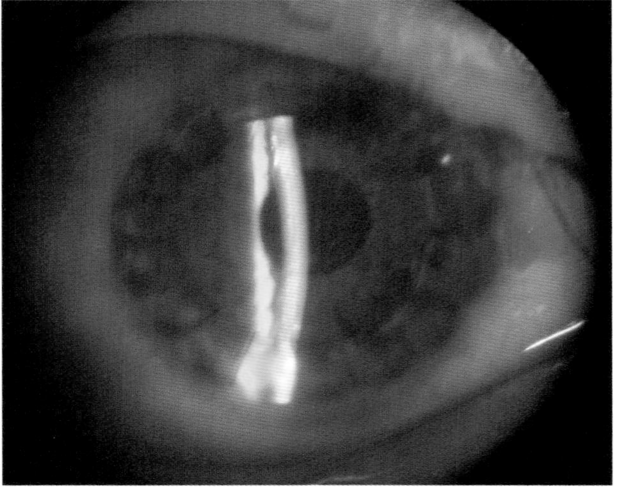

图 22-163　表层角膜镜片术后 2 周，圆锥消失，视力 0.3（裂隙照相）

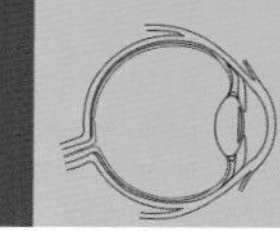

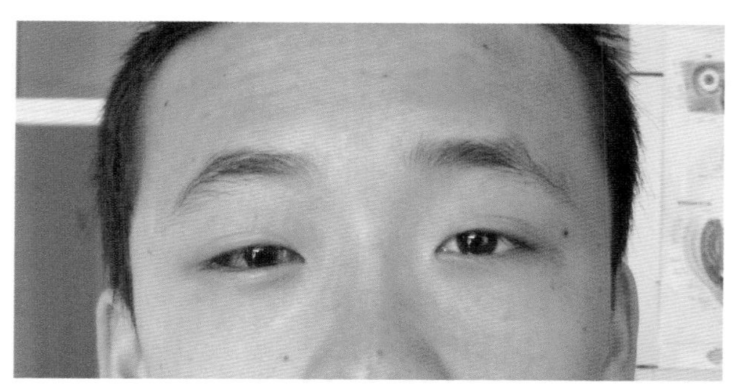

图 22-164　圆锥角膜患者 - 表层角膜镜片术后 2 天

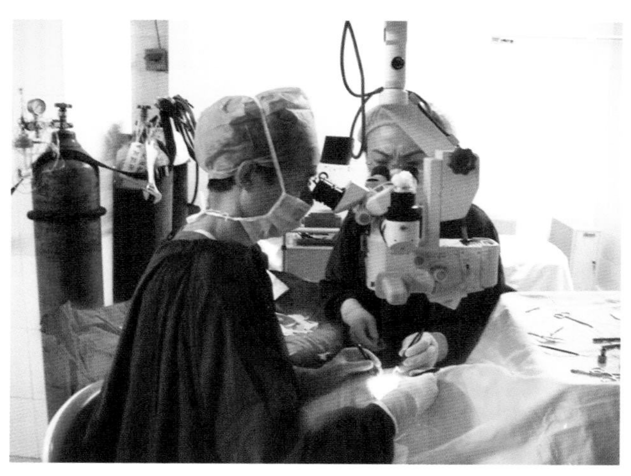

图 22-165　杨朝忠教授在做表面角膜镜片手术

病例 11：急性圆锥角膜 -PKP

齐 ××，男，16 岁。因右眼圆锥角膜Ⅴ期，角膜中央明显水肿，后弹力层破裂，视物不清，视力：光感 +；部分穿透性角膜移植术（PKP）后，视力恢复至 0.8（图 22-166~ 图 22-180）。

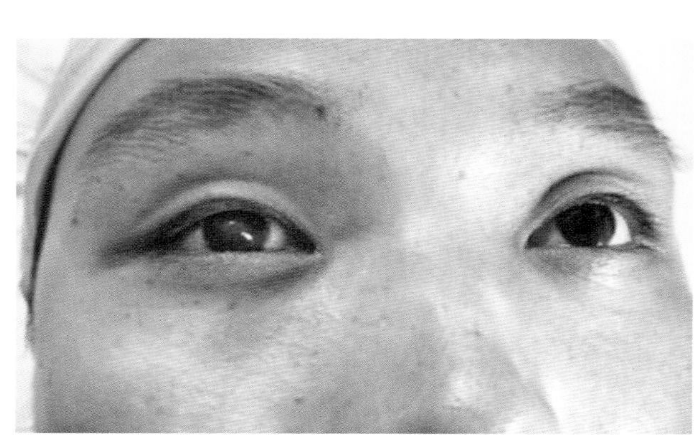

图 22- 166　急性圆锥角膜，视力：眼前手动

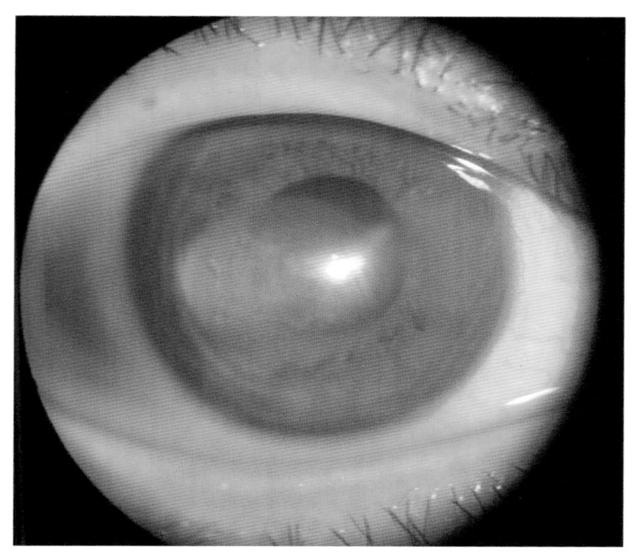

图 22-167　急性圆锥角膜，中央水肿混浊

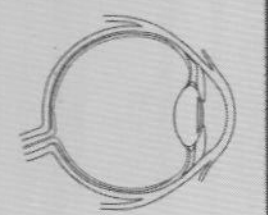

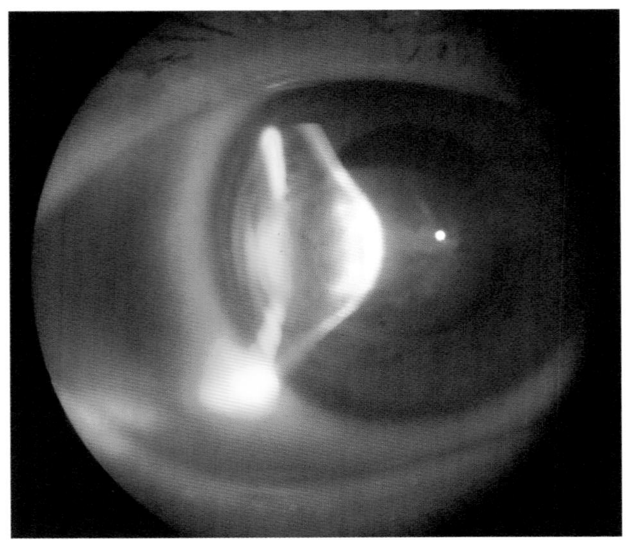

图 22-168　急性圆锥角膜，中央高度水肿混浊

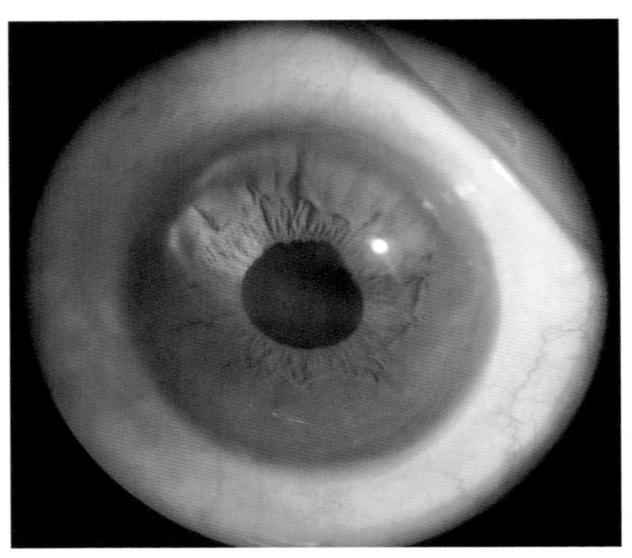

图 22-169　同一患者另一眼圆锥角膜 2 级

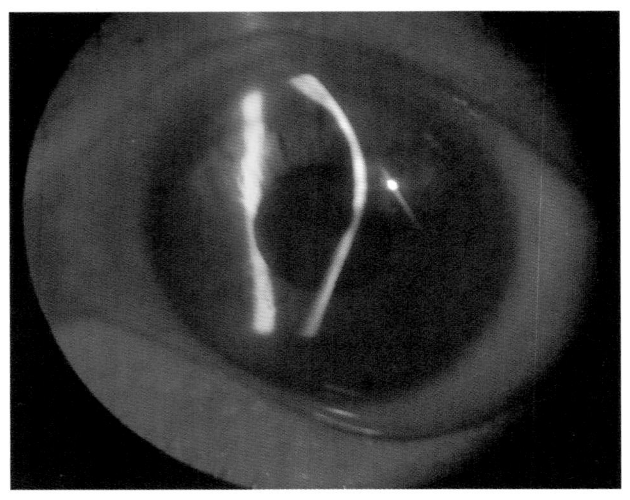

图 22-170　同一患者另一眼圆锥角膜Ⅱ级（裂隙相）

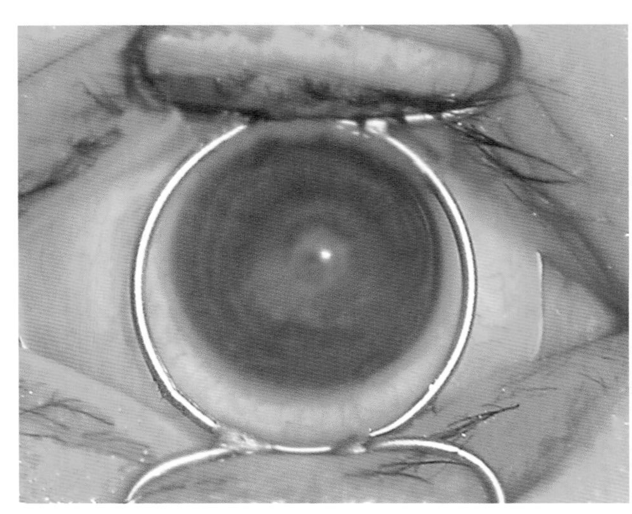

图 22-171　缝眼球固定环

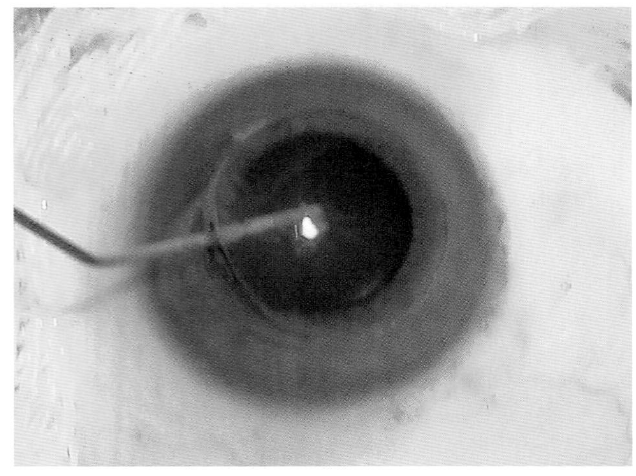

图 22-172　制作角膜片，穿透角膜，前房注入黏弹剂以保护角膜内皮

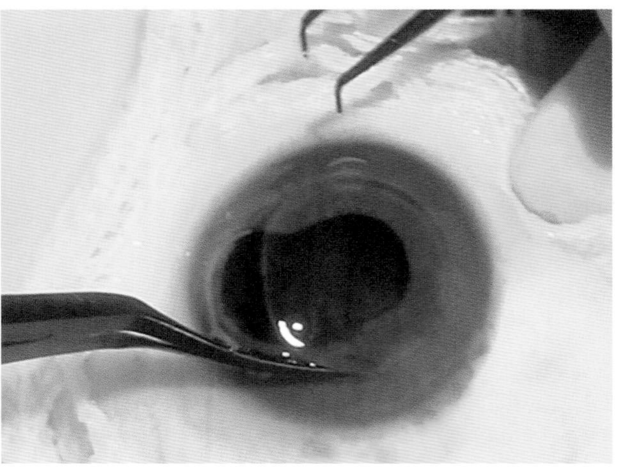

图 22-173　角膜剪制作角膜片，湿房备用

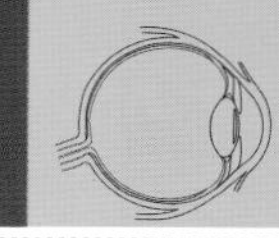

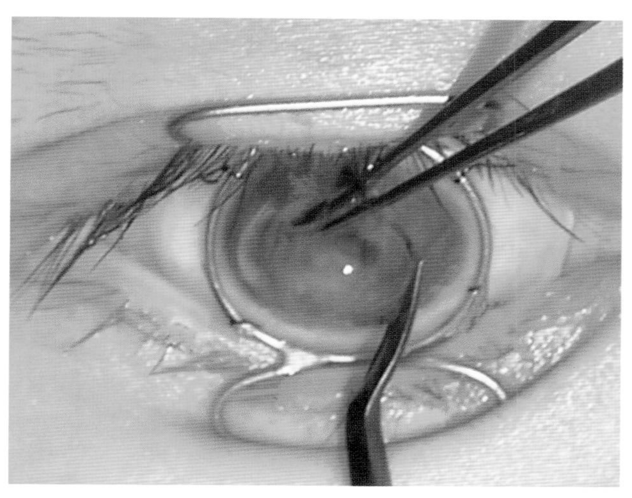

图 22-174　制作植床 - 环钻钻切后，角膜剪完成

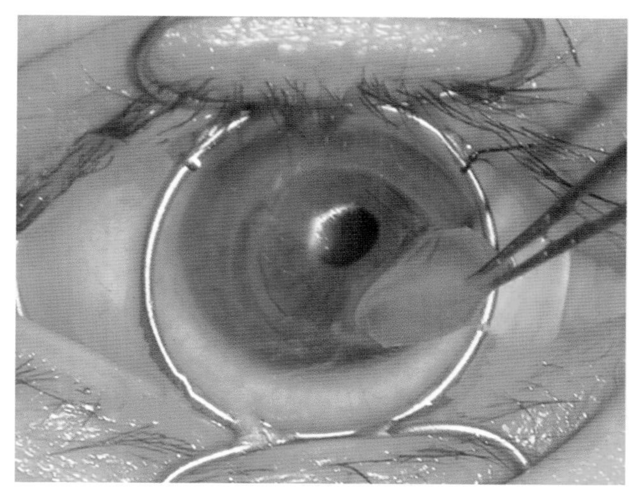

图 22-175　制作植床 - 直径 7mm，环钻钻切后，角膜剪完成

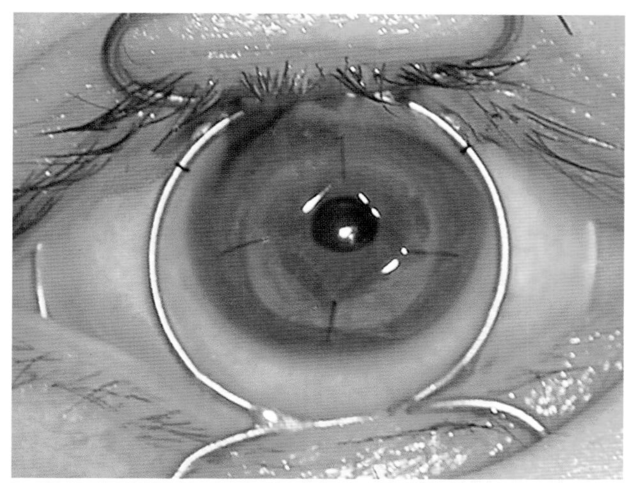

图 22-176　10-0 尼龙线先间断缝合 4 针，植片皱褶呈正方形

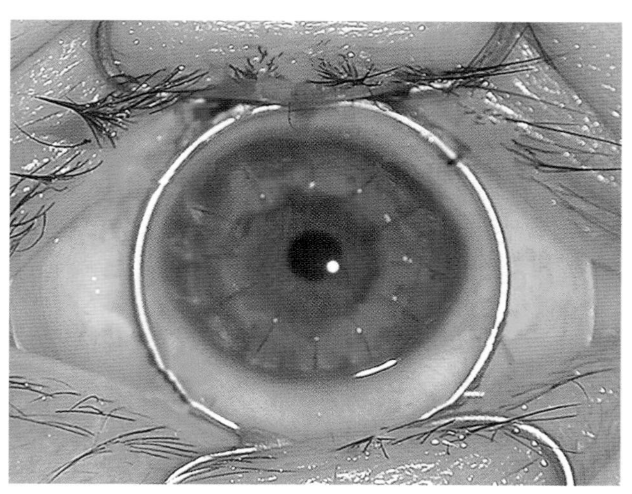

图 22-177　10-0 尼龙线间断缝合 12 针，水密

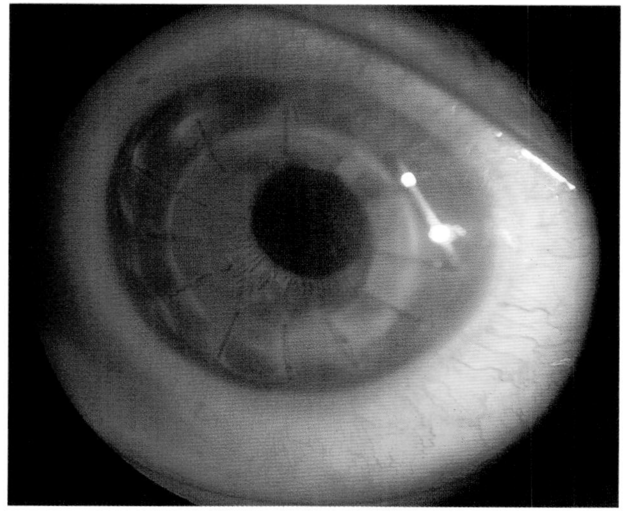

图 22-178　间断缝合 12 针后，圆锥消失

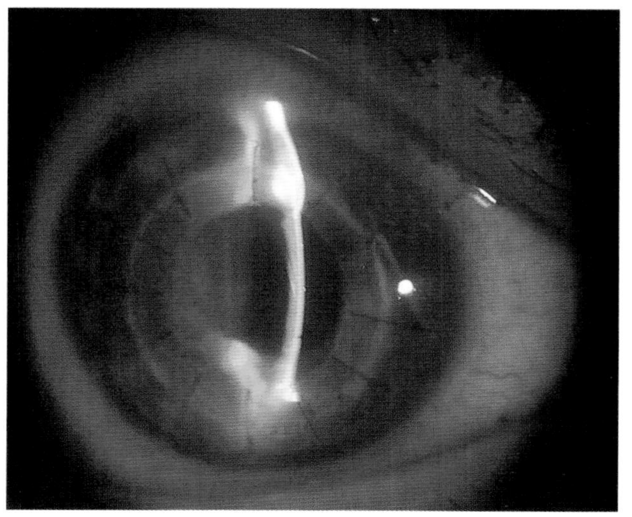

图 22-179　间断缝合 12 针后，圆锥消失（裂隙相）

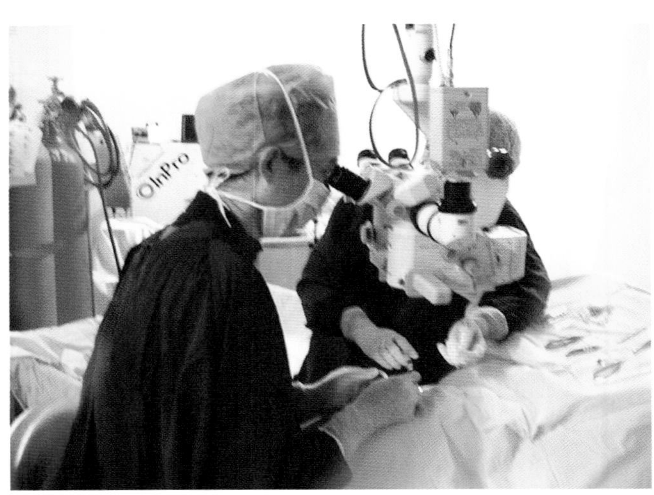

图 22-180 杨朝忠教授在认真为病人手术

病例 12:少年 PKP

王 ××,男,14 岁。左眼角膜白斑,视力:眼前手动;部分穿透性角膜移植术(PKP)后,视力恢复至 0.6(图 22-181~ 图 22-204)。

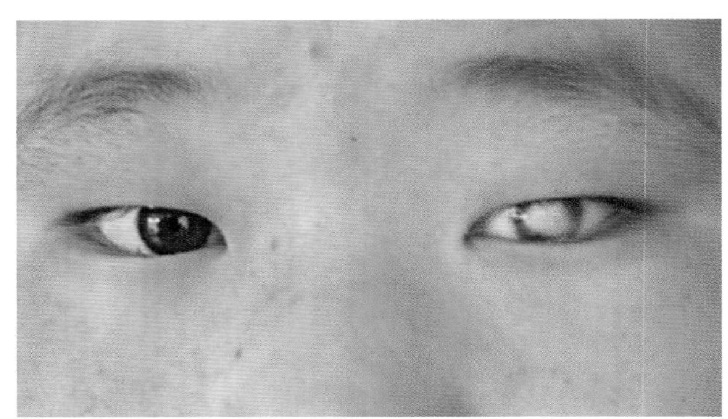

图 22-181 14 岁学生,左眼角膜白斑,视力:眼前手动

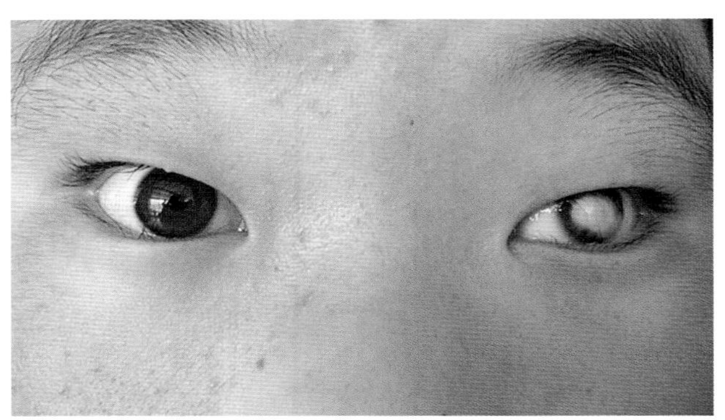

图 22-182 14 岁学生,角膜白斑,伴有外斜视

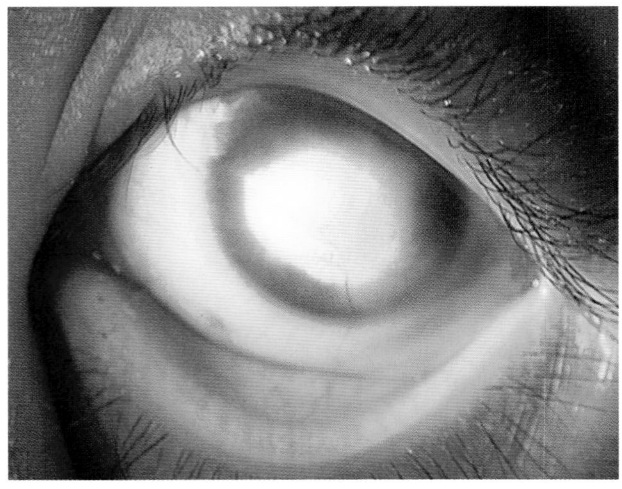

图 22-183 粘连性角膜白斑 -PKP 术前

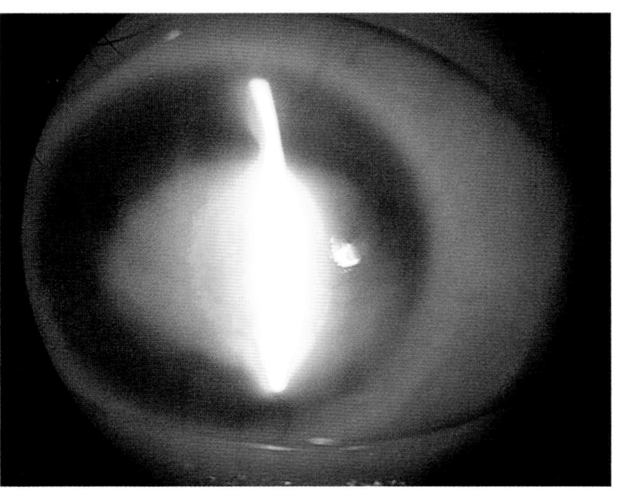

图 22-184 粘连性角膜白斑(裂隙相)

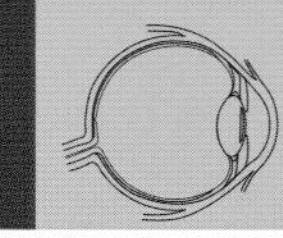

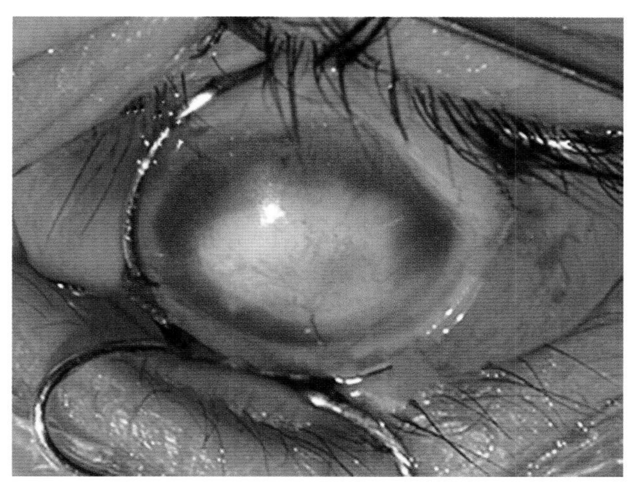

图 22-185　缝眼球固定环

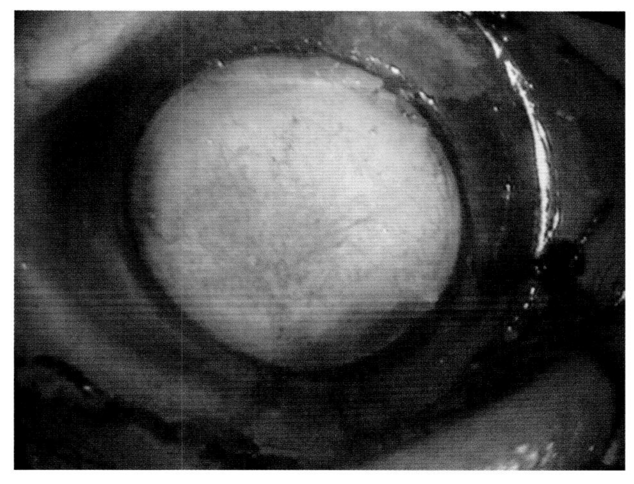

图 22-186　钻切植床（屏拍照片）

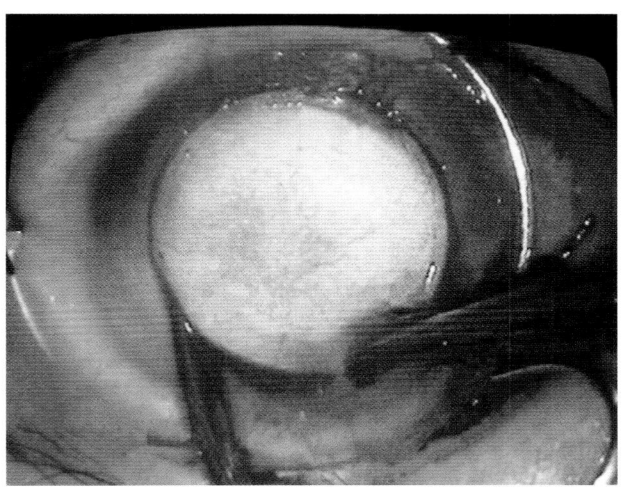

图 22-187　角膜剪完成植床制作（屏拍照片）

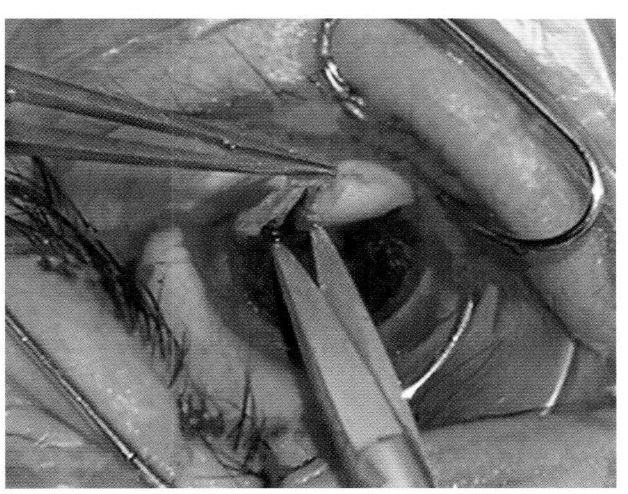

图 22-188　角膜植床制作 - 分离粘连

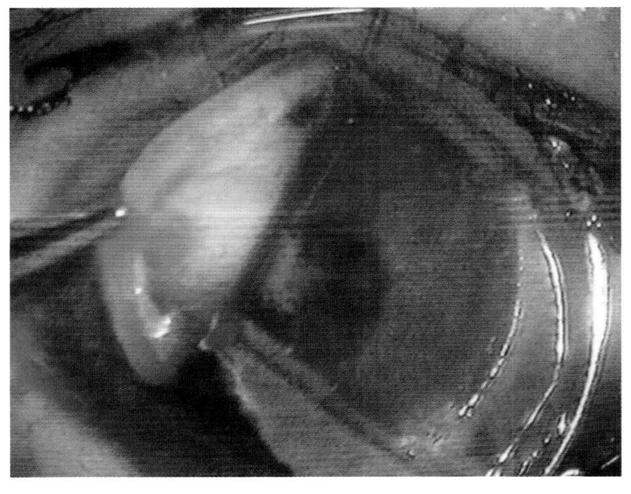

图 22-189　分离粘连（屏拍照片）

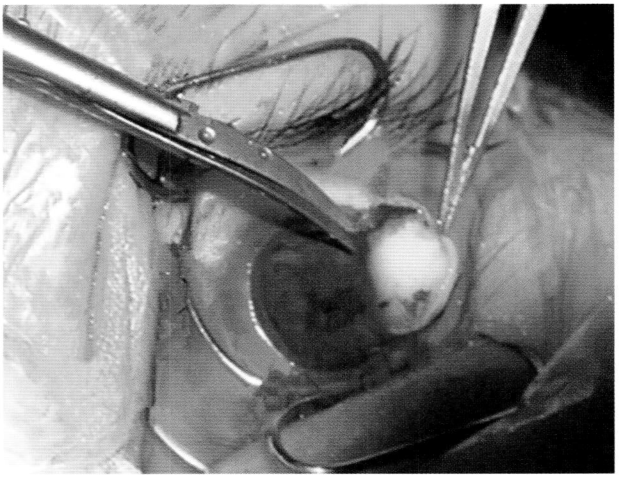

图 22-190　分离粘连之虹膜

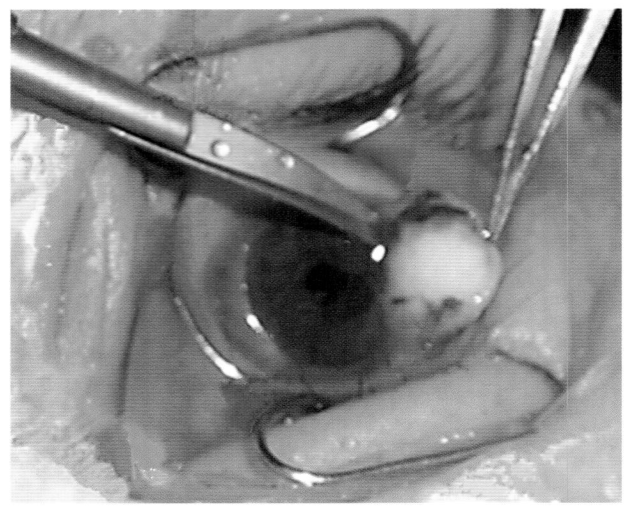

图 22-191　仔细分离粘连

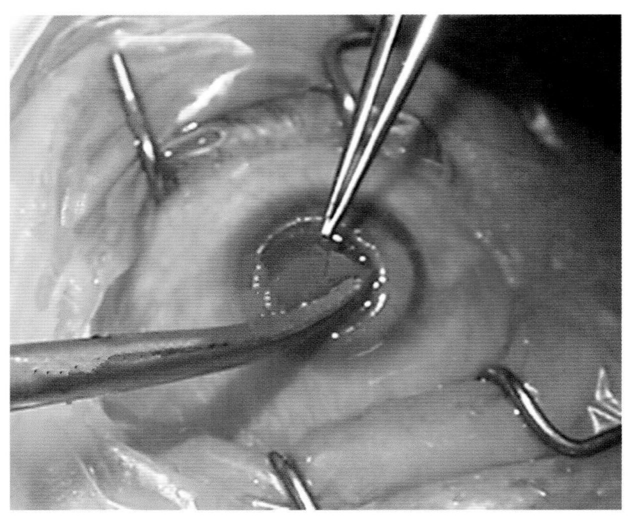

图 22-192　修剪植床

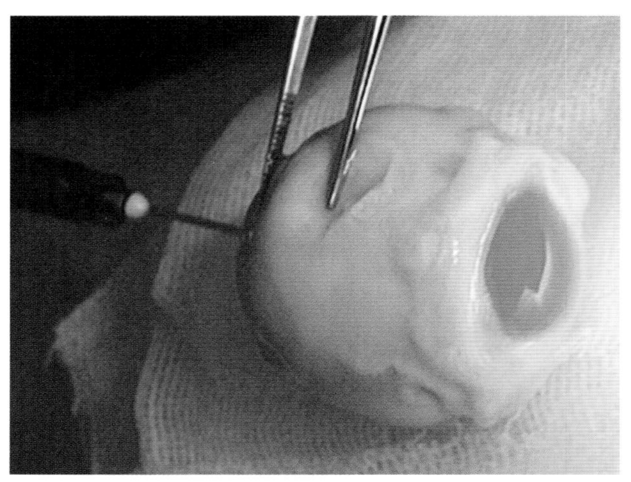

图 22-193　供体眼球取植片 - 纱布包裹眼球

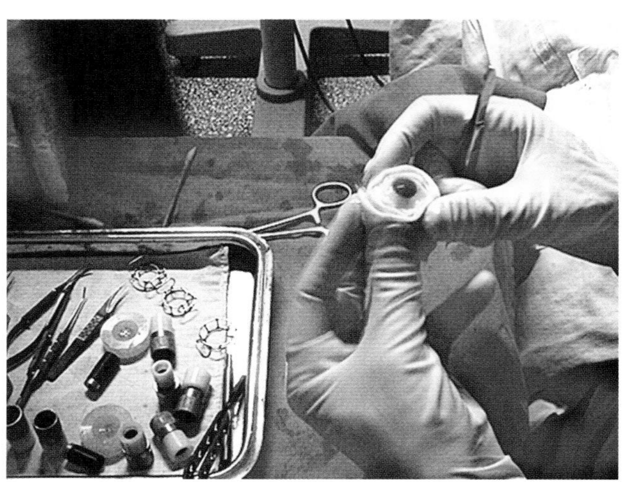

图 22-194　供体眼球取植片法 - 纱布包裹眼球

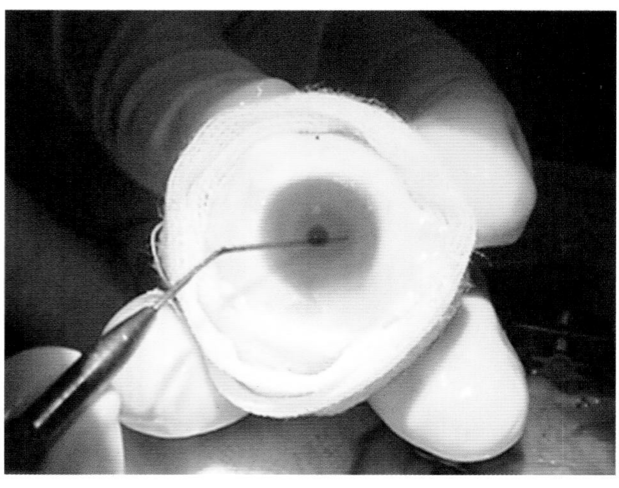

图 22-195　前房注入黏弹剂，以保护角膜内皮

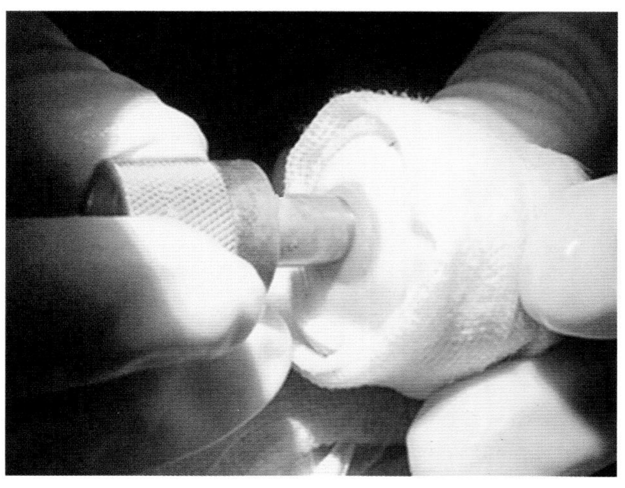

图 22-196　供体眼球取植片法 - 用合适环钻钻切角膜

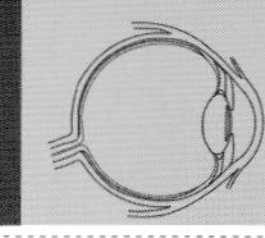

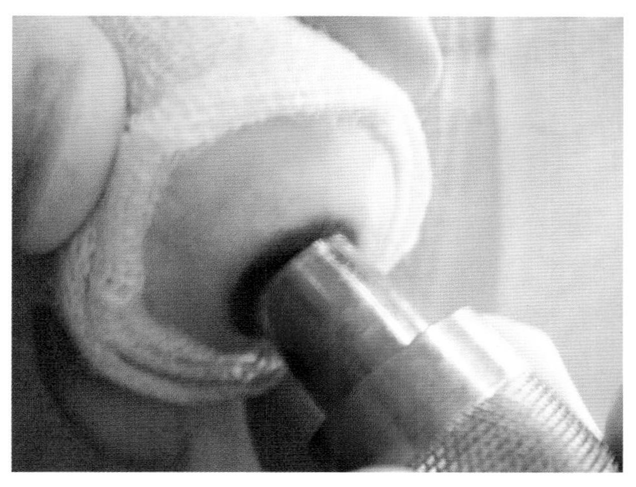

图 22-197　供体眼球制取植片法 - 钻切时力度要均匀

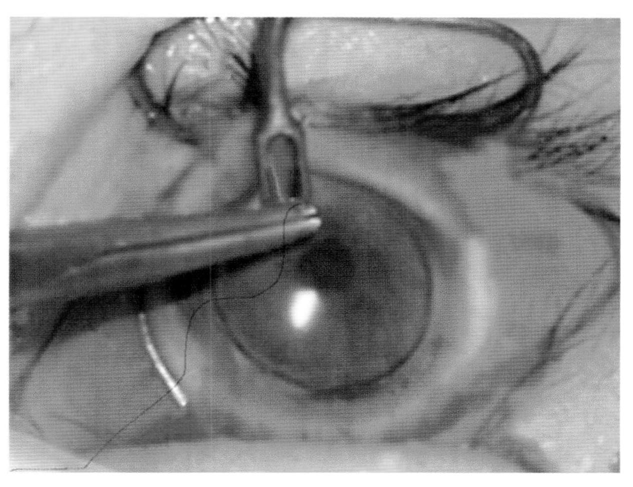

图 22-198　缝合第 1 针

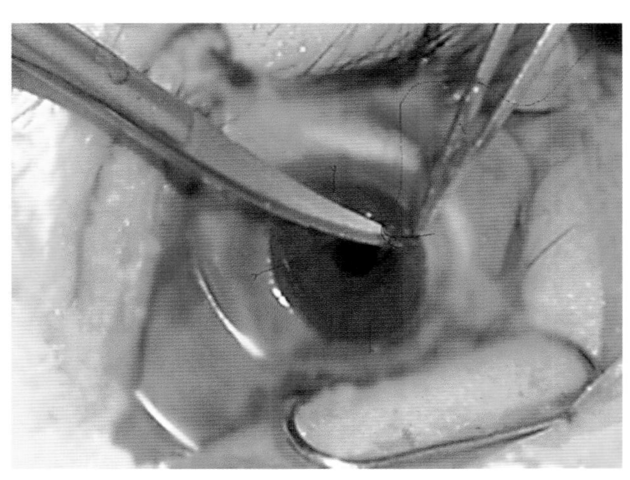

图 22-199　缝合并修剪缝线

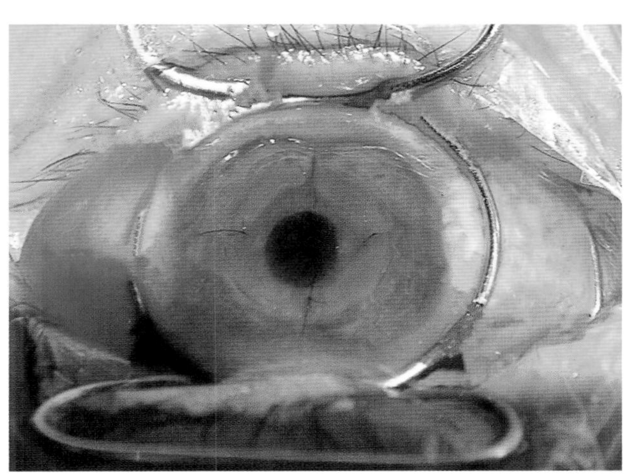

图 22-200　缝合第 4 针后，植片皱褶呈正方形

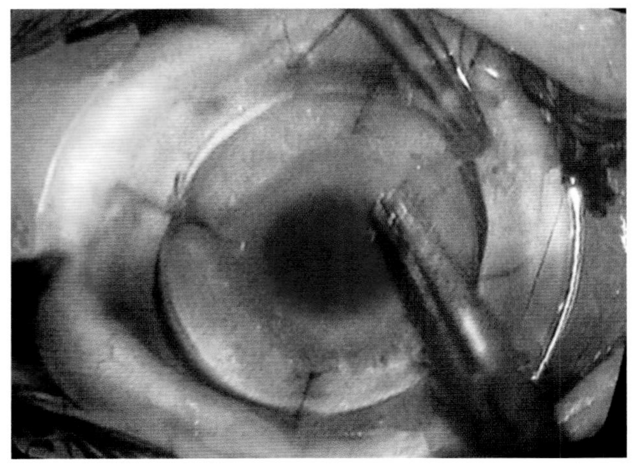

图 22-201　缝合第 4 针（屏拍照片）后均匀补缝

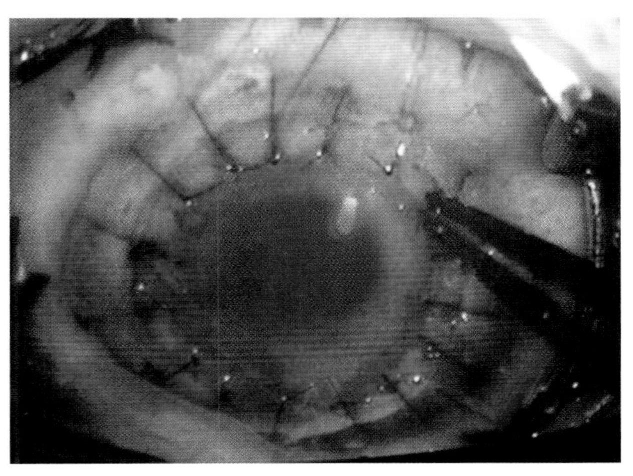

图 22-202　埋藏线结（屏拍照片）

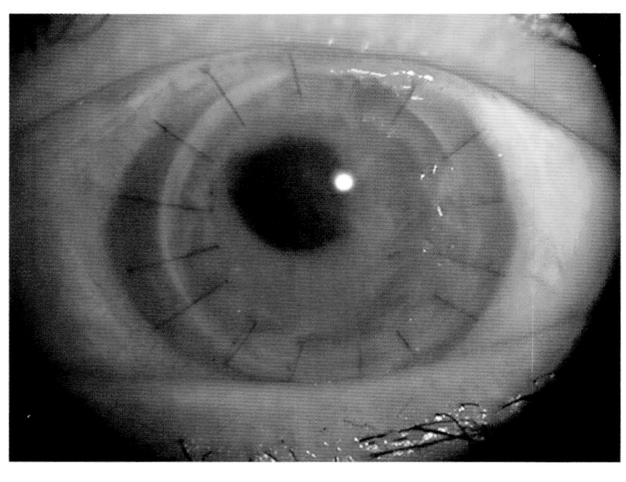

图 22-203 缝合 16 针，水密，植片透明

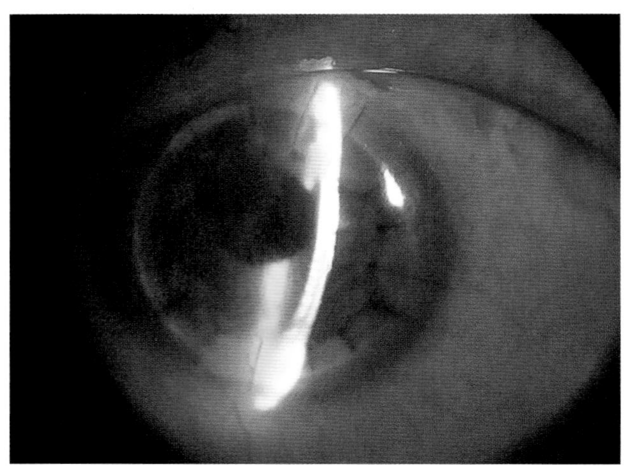

图 22-204 缝合 16 针，前房形成（裂隙相）

病例 13：少年再次角膜移植 - 眼前节重建术

王 ××，男，15 岁。左眼首次角膜移植后免疫排斥反应，植片溶解，前房消失，视力：光感 +；眼前节重建术后，视力恢复至 0.2（图 22-205~ 图 22-213）。

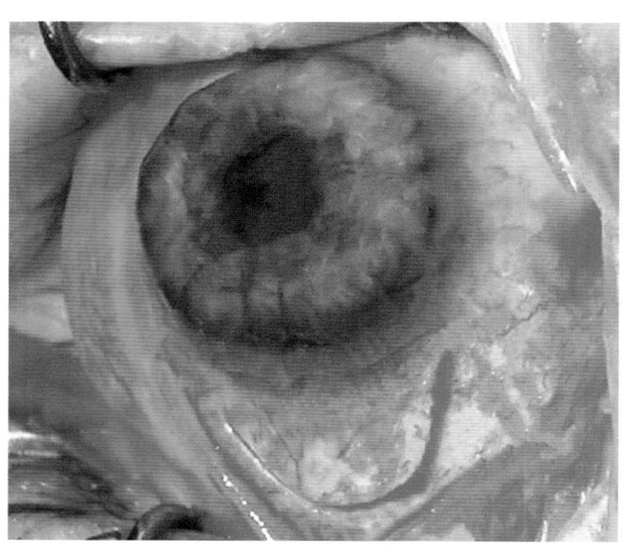

图 22-205 15 岁，男，首次角膜移植后免疫排斥反应，植片溶解，前房消失

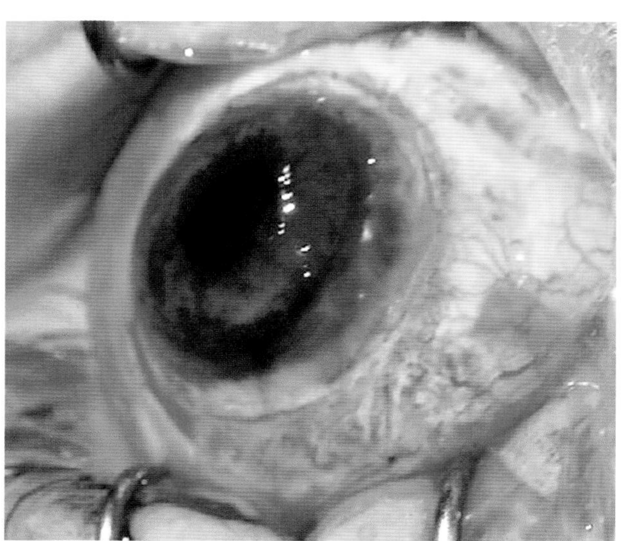

图 22-206 作植床，彻底清除病灶后欠晶状体透明状

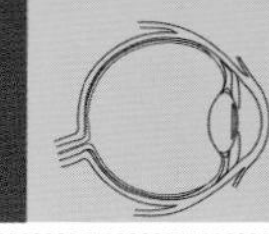

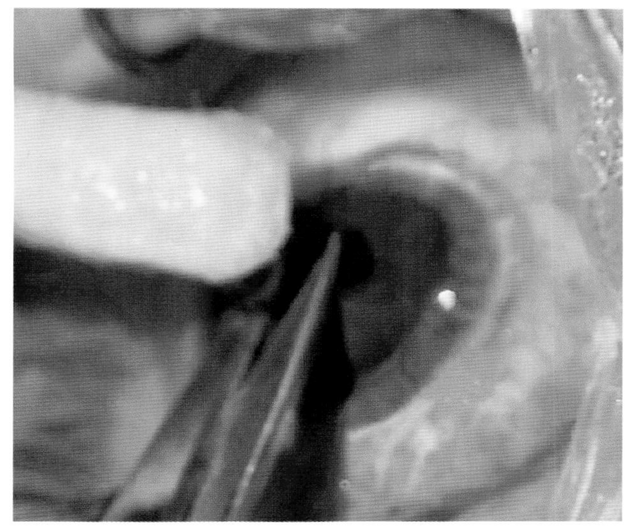

图 22-207　剪除溢出之玻璃体

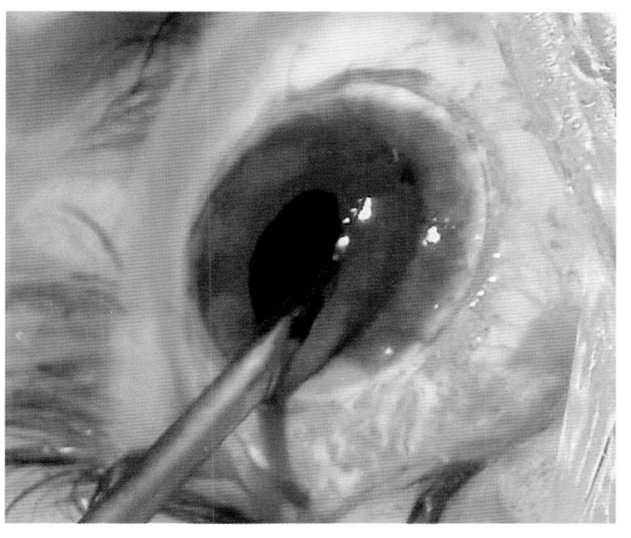

图 22-208　摘除晶状体，切除前部玻璃体，切除周边虹膜 4 处

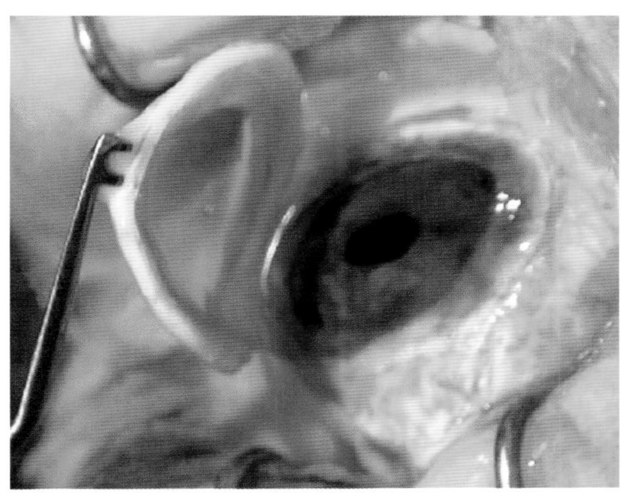

图 22-209　移植带巩膜缘全角膜片，即眼前节重建术

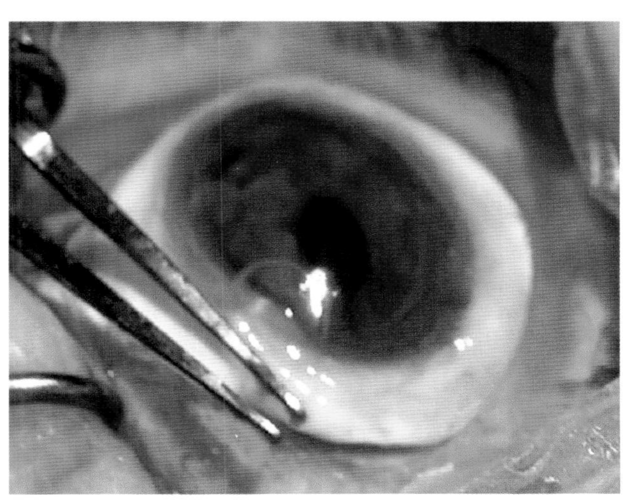

图 22-210　新鲜角膜行眼前节重建术

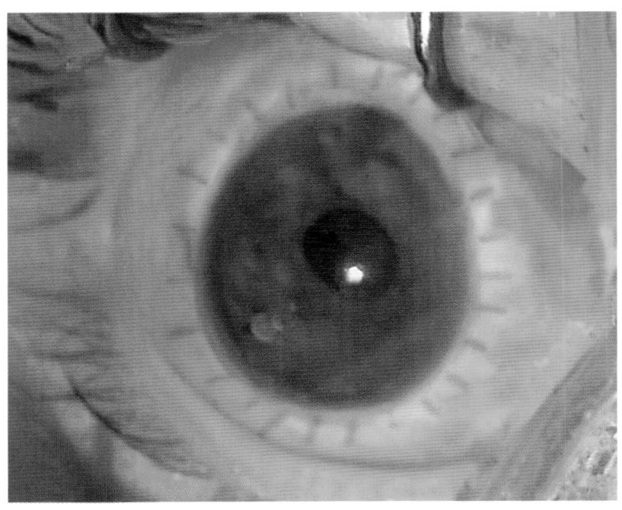

图 22-211　10-0 尼龙线间断缝合 20 针，达水密

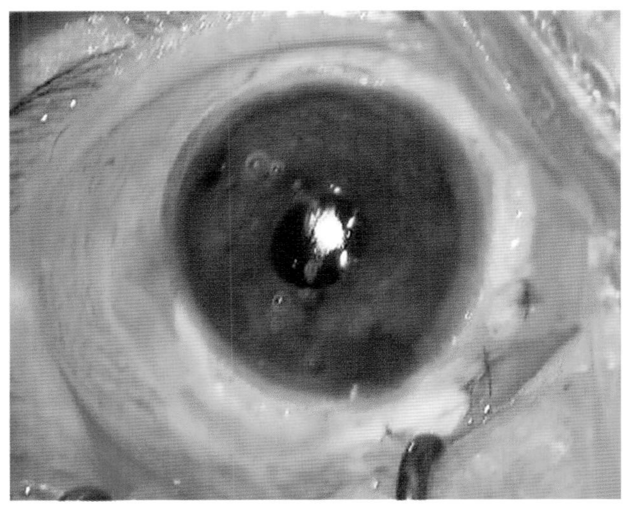

图 22-212　10-0 尼龙线间断缝合，达水密后，缝合球结膜

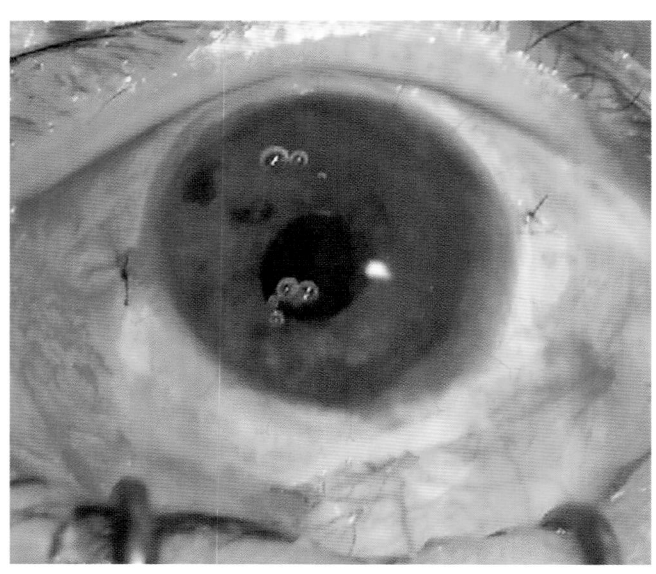

图 22-213 间断缝合至水密，前房形成后术毕

病例 14：再次 PKP

张 ××，男，35 岁。PKP 手术后角膜内皮慢性失功，植片混浊，需再次行部分穿透性角膜移植术，术前视力：眼前 10cm 指数，术后视力恢复至 0.3（图 22-214～图 22-225）。

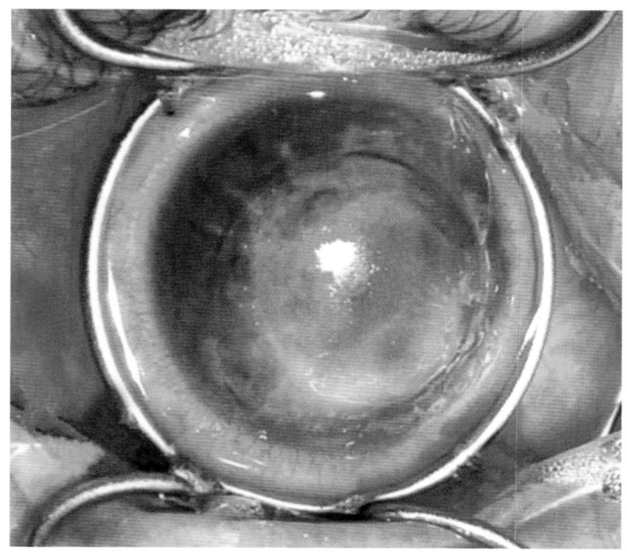

图 22-214 PKP 手术后内皮慢性失功，植片混浊，需再次行部分穿透性角膜移植术

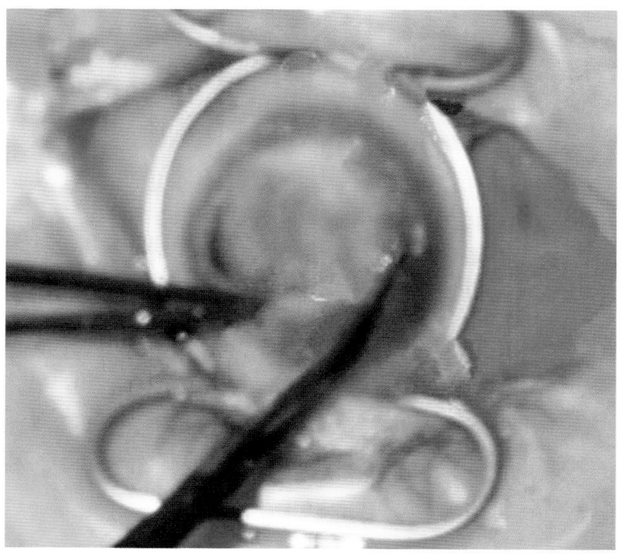

图 22-215 环钻后剪除混浊之角膜，植床大于原植片约 0.25mm

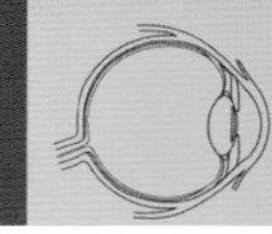

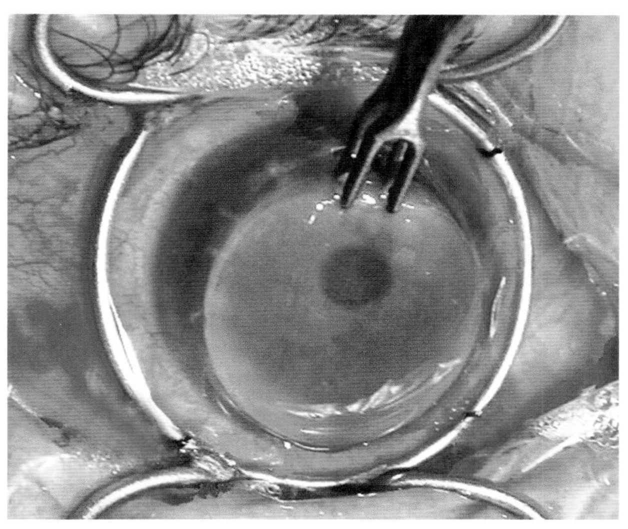

图 22-216　用双脚角膜镊缝合第 1 针

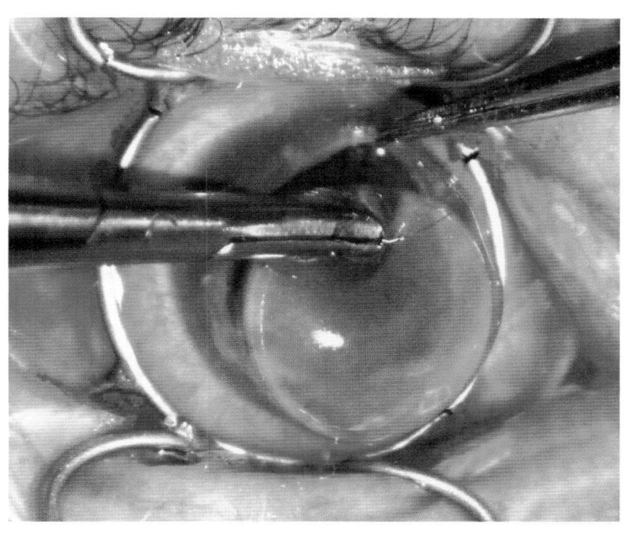

图 22-217　用双脚角膜镊缝合植片后，换无创伤镊缝合植床，深度 90%

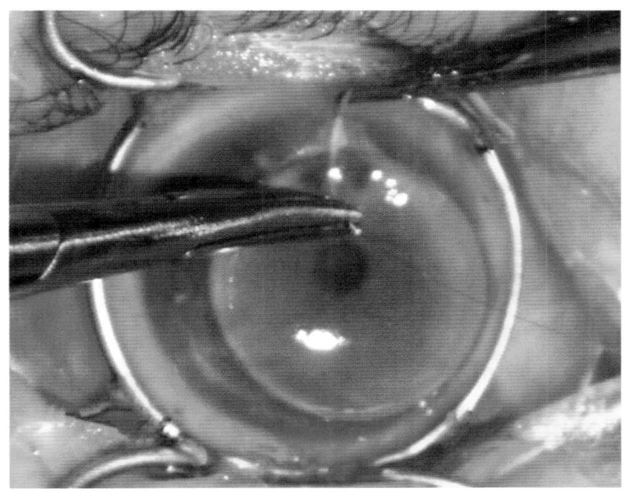

图 22-218　用双脚角膜镊缝合第 1 针，深度 90%

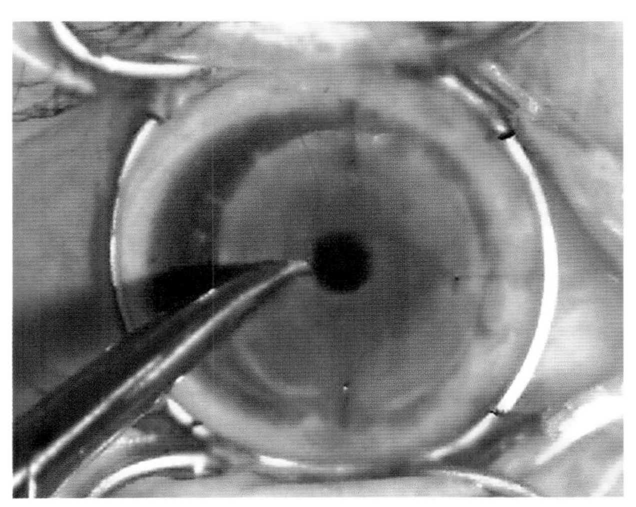

图 22-219　间断缝合 4 针

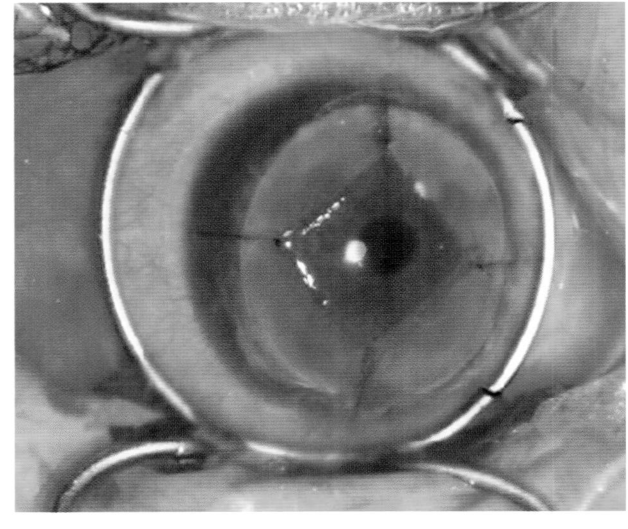

图 22-220　间断缝合 4 针后，皱褶呈正方形，说明缝线均匀

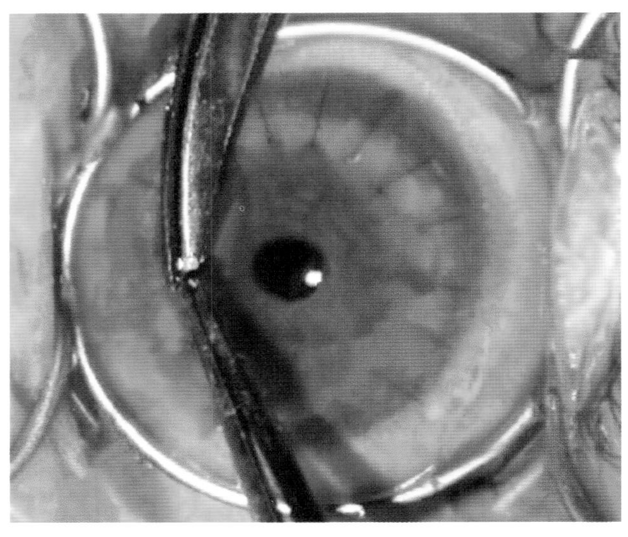

图 22-221　间断均匀缝合 16 针

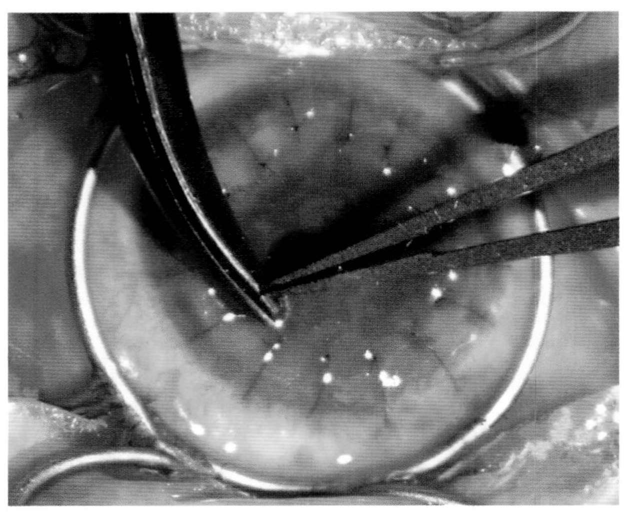

图 22-222　埋藏线结

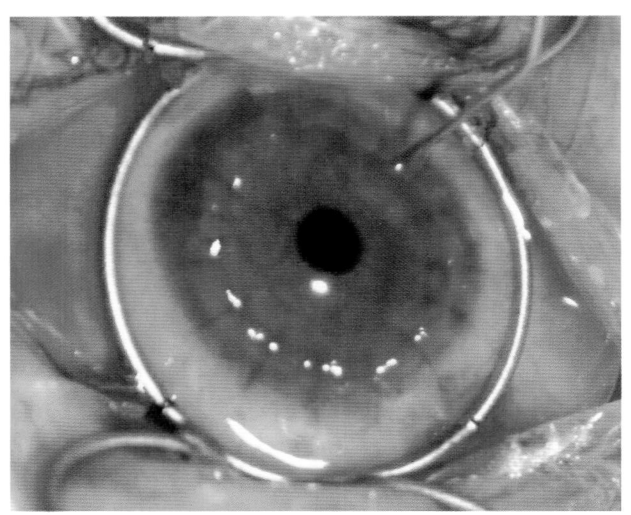

图 22-223　前房注入平衡液形成前房

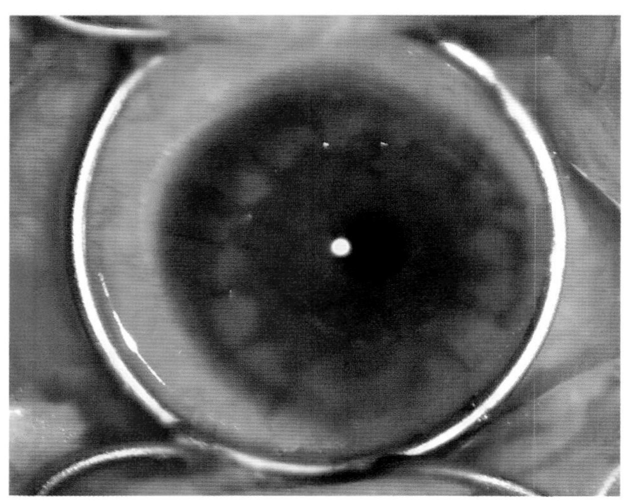

图 22-224　形成前房，术毕

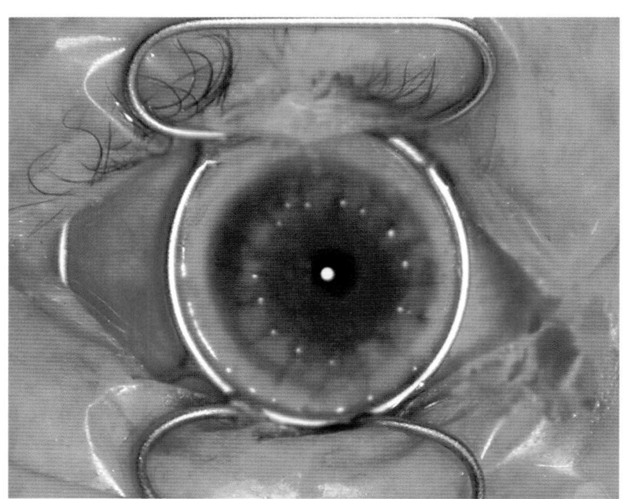

图 22-225　拆除眼球固定环，术毕

病例 15：PKP 术后排斥，植片溶解、穿孔

李 ××，男，37 岁。PKP 手术后，植片排斥，溃疡穿孔，虹膜嵌顿，需再次行部分穿透性角膜移植术，术前视力：光感 +，术后视力恢复至 0.3（图 22-226~ 图 22-232）。

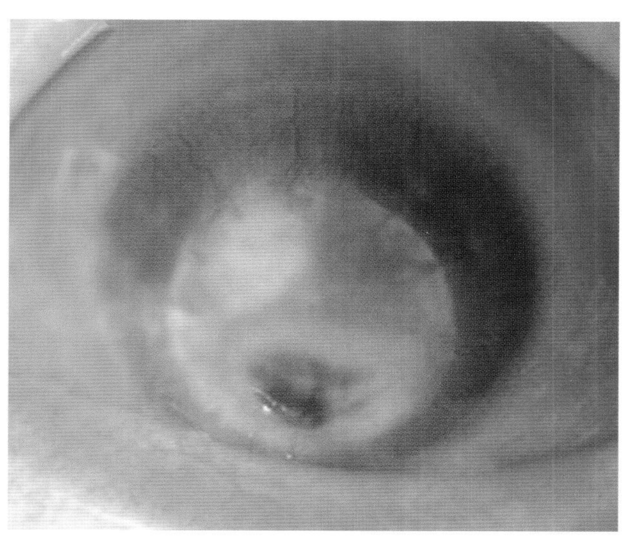

图 22-226　部分穿透性角膜移植手术后，排斥反应，植片溶解，穿孔，虹膜嵌顿

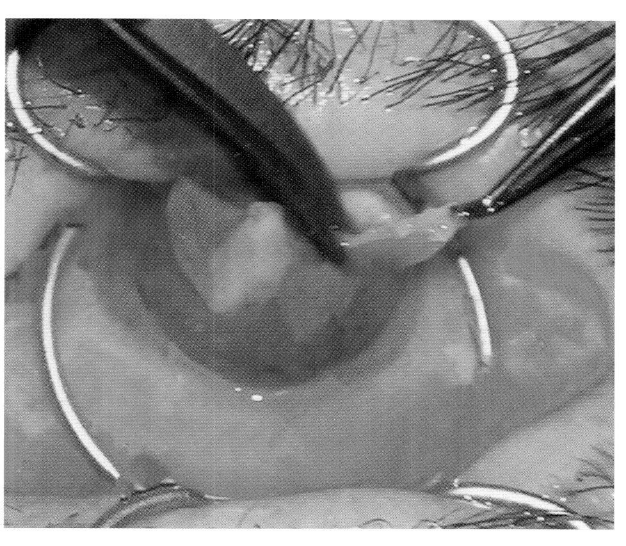

图 22-227　制作植床，切除病变角膜

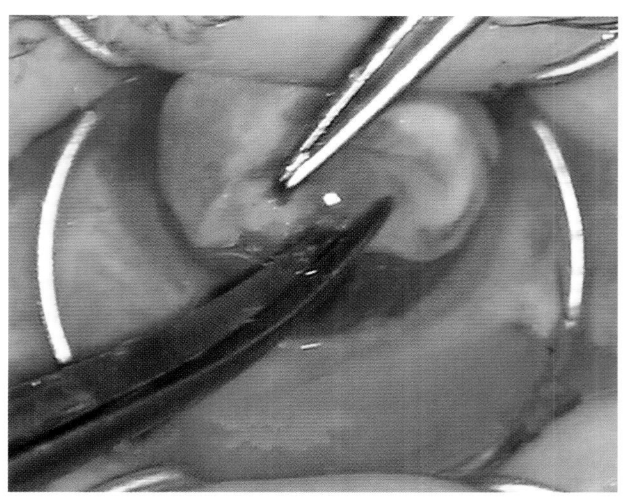

图 22-228　制作植床，切除病变角膜

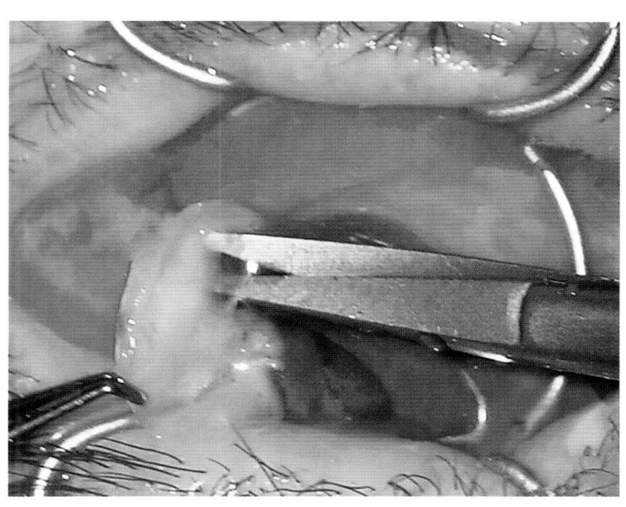

图 22-229　制作植床，仔细切除病变

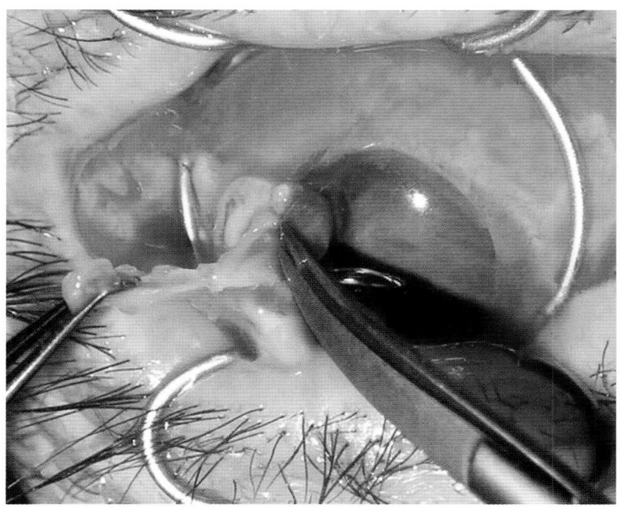

图 22-230　制作植床，切除病变

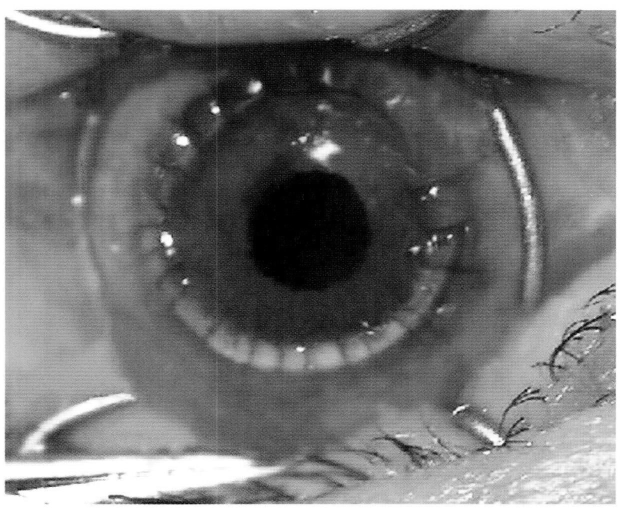

图 22-231　大植片穿透性角膜移植，植片 8mm

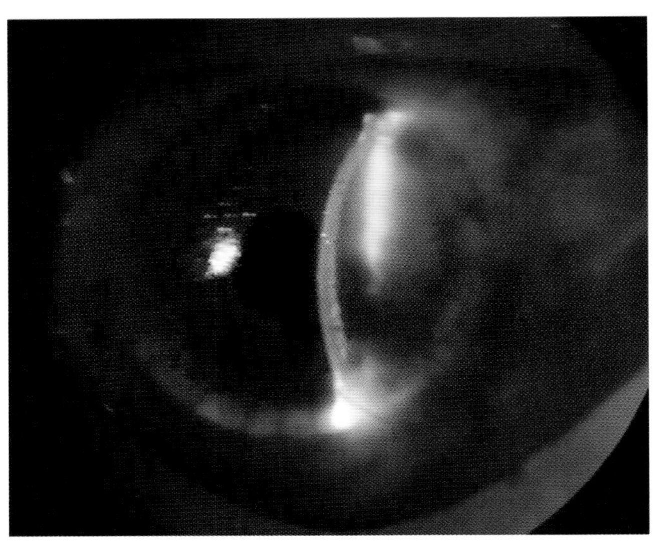

图 22-232 大植片穿透性角膜移植(裂隙相)

病例 16:PKP 术后植片溶解、穿孔

王 ××,男,15 岁。PKP 手术后,植片排斥,溃疡穿孔,虹膜嵌顿,需再次行部分穿透性角膜移植术,术前视力:光感 +,术后视力恢复至 0.2(图 22-233~ 图 22-241)。

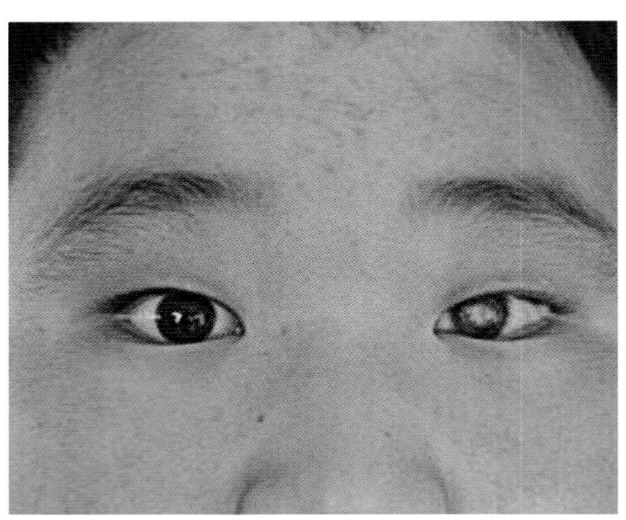

图 22-233 PKP 术后植片溶解穿孔

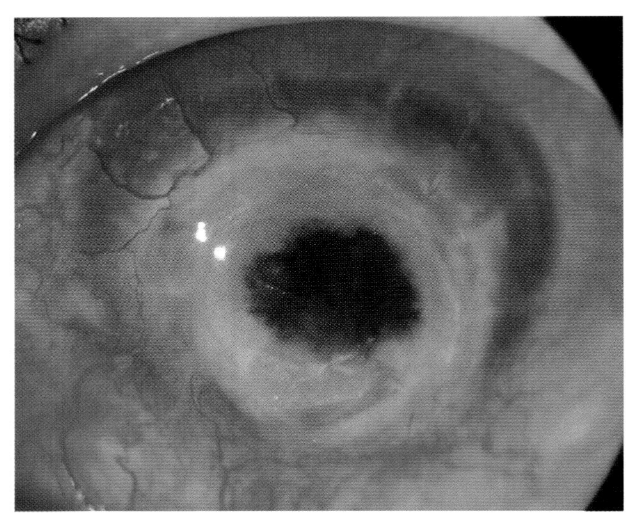

图 22-234 PKP 术后植片溶解穿孔,需再次角膜移植

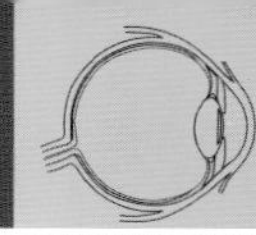

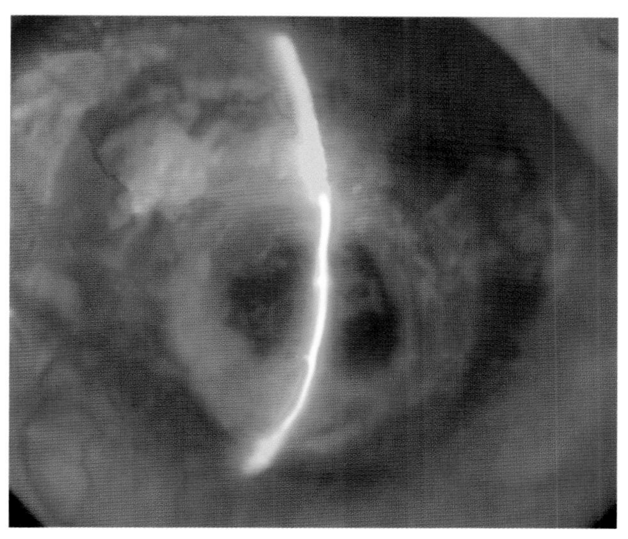

图 22-235　PKP 术后植片溶解穿孔(裂隙相),荧光素染色

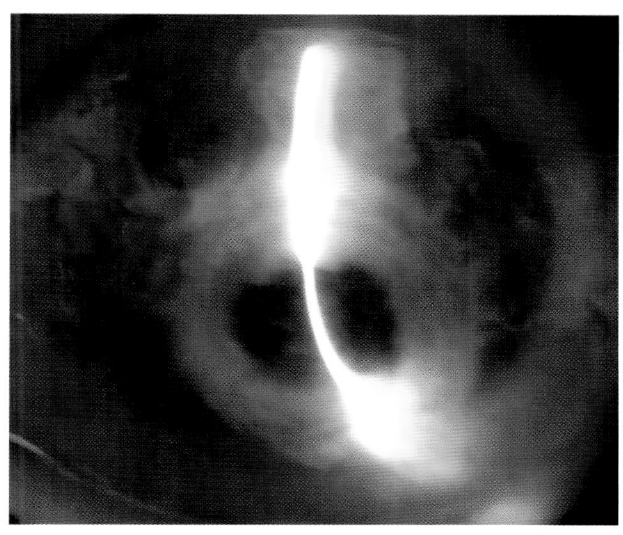

图 22-236　PKP 术后植片溶解穿孔(裂隙相)

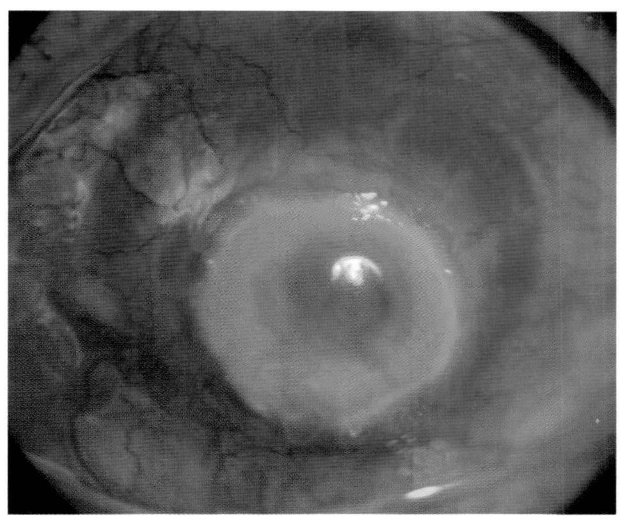

图 22-237　PKP 术后植片溶解穿孔(裂隙相),荧光素染色

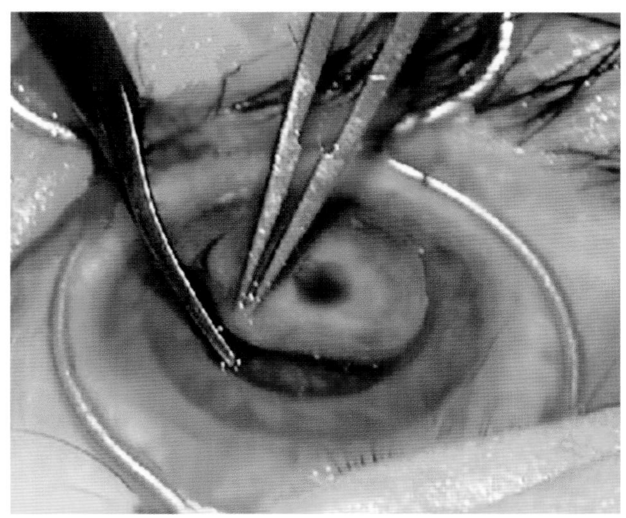

图 22-238　作植床,切除病变角膜

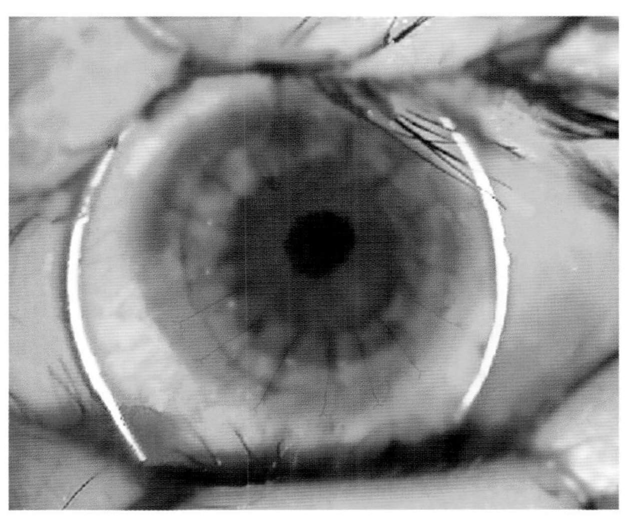

图 22-239　部分穿透移植,间断缝合,水密,术毕

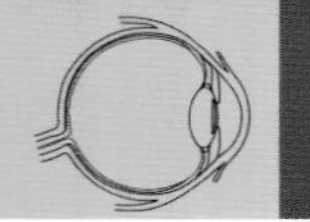

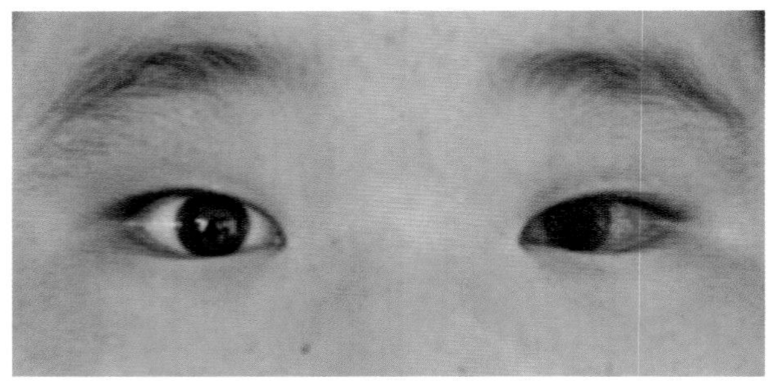

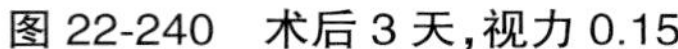

图 22-240 术后 3 天，视力 0.15

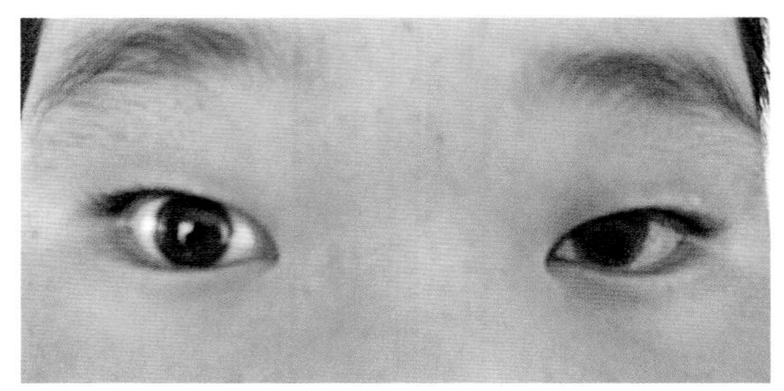

图 22-241 术后 7 天视力 0.2

病例 17：PKP 术后植片溶解 - 脉络膜爆发性大出血 + 义眼台植入术

谢 ××，男，42 岁。因右眼 PKP 术后免疫排斥反应，植片溶解，视力：光感 -；为改善外观，行眼内容剜除 + 义眼台植入术，术中发生脉络膜爆发性大出血，立即行眼内容剜除，植入义眼台，术后美容效果好（图 22-242~ 图 22-257）。

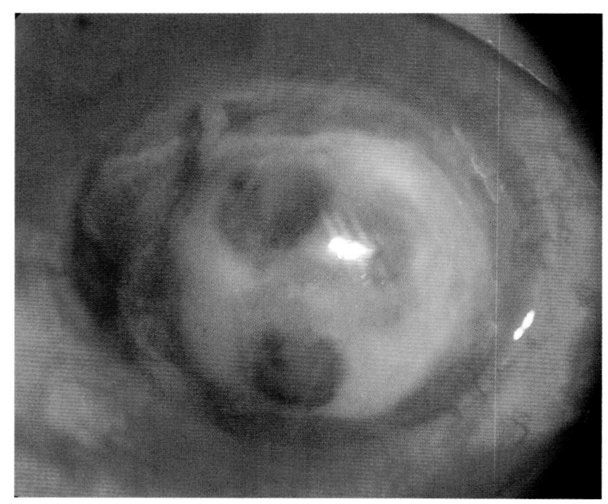

图 22-242 PKP 术后免疫排斥反应，植片溃疡穿孔

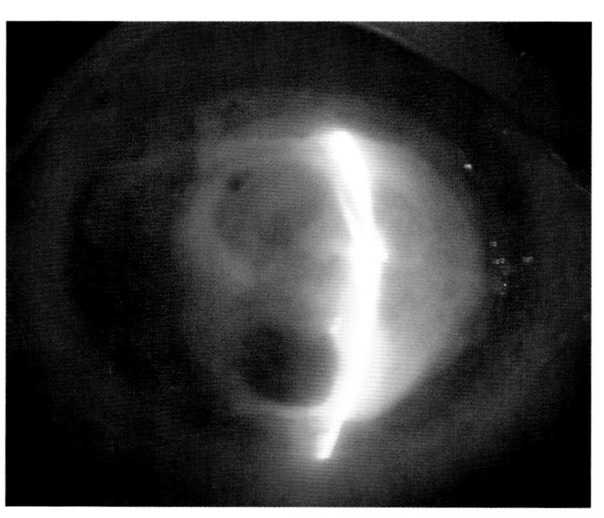

图 22-243 PKP 术后免疫排斥反应，植片溃疡穿孔（裂隙相）

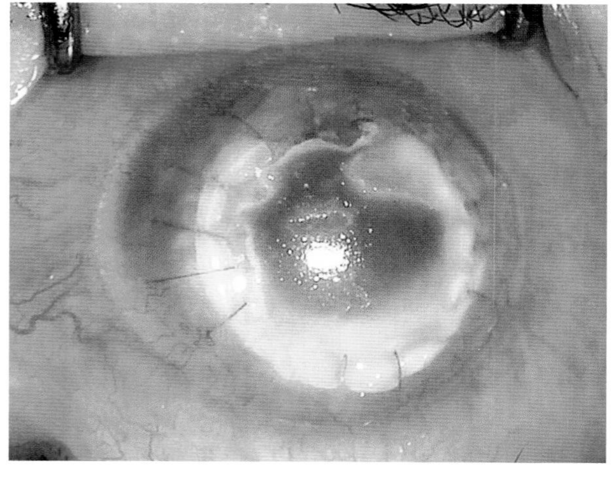

图 22-244 PKP 术后植片溃疡穿孔，义眼台植入术前

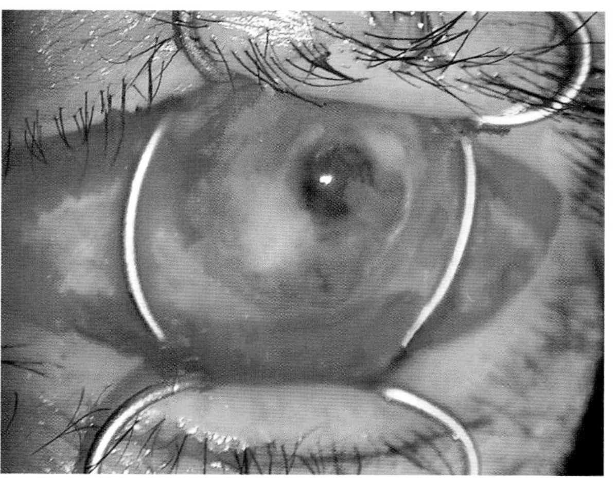

图 22-245 PKP 术后免疫排斥反应，植片溃疡穿孔，缝眼球固定环

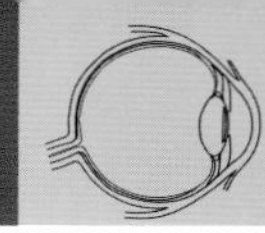

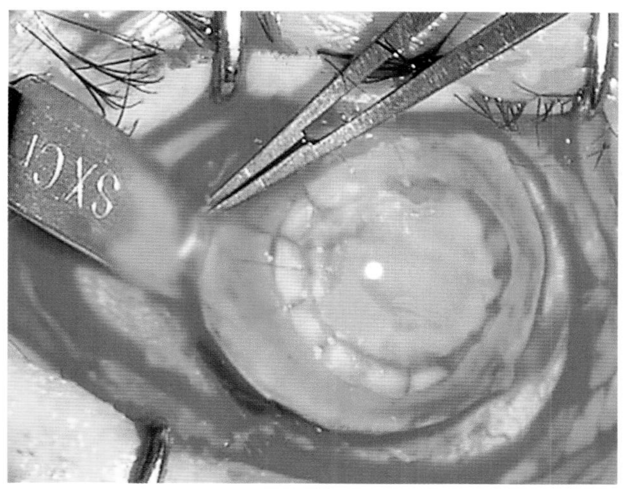

图 22-246 切开巩膜缘

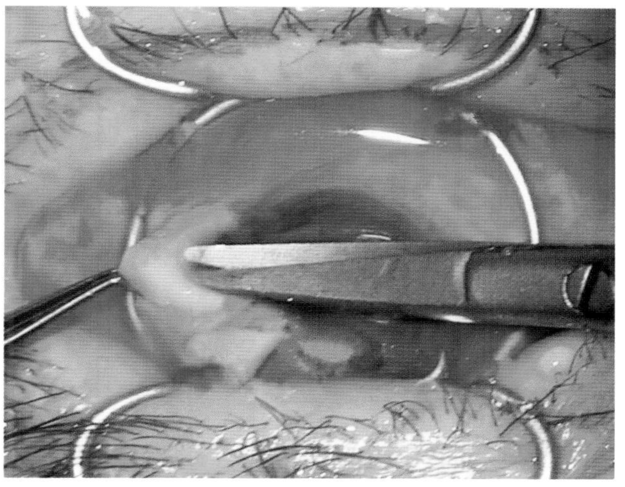

图 22-247 作植床，分离粘连

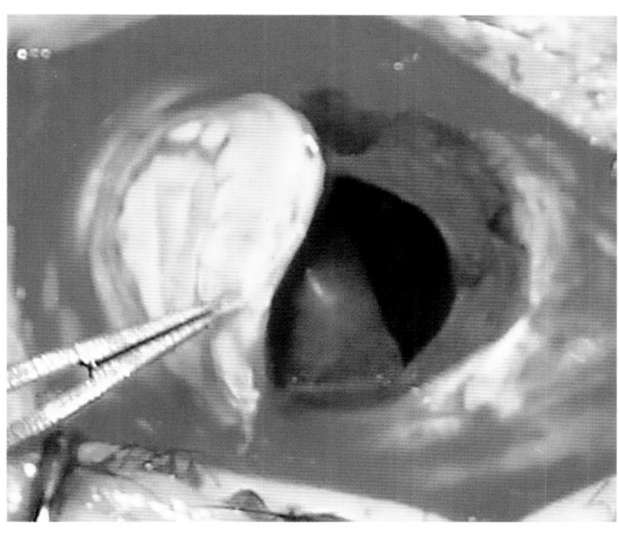

图 22-248 剪除角巩膜，见晶状体混浊、脱位，玻璃体透明

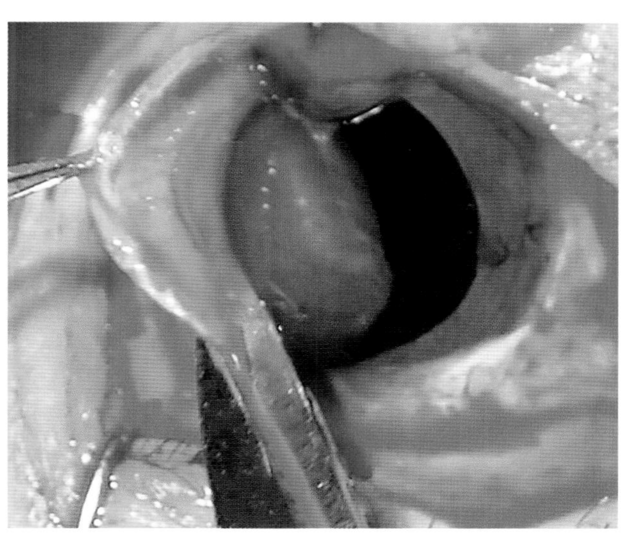

图 22-249 剪除角巩膜，见晶状体混浊、脱出，玻璃体溢出

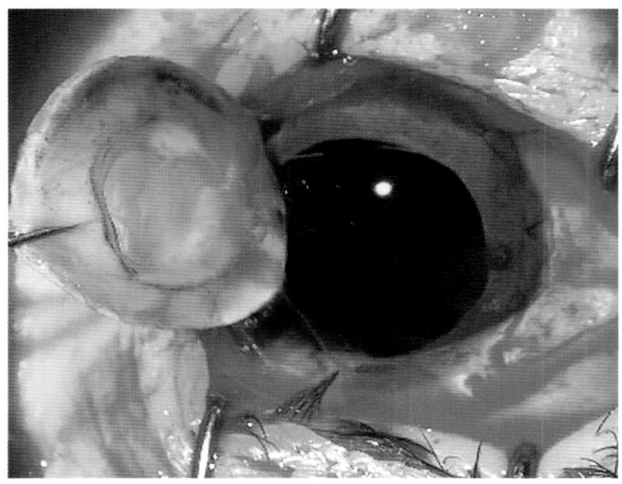

图 22-250 取出晶状体，玻璃体部分溢出

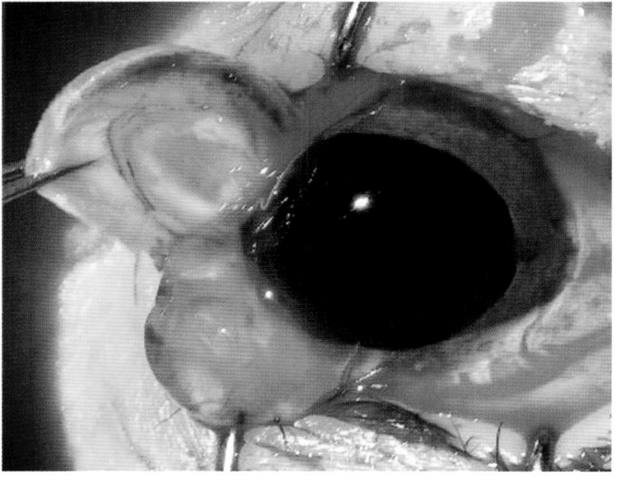

图 22-251 取出晶状体，玻璃体部分溢出

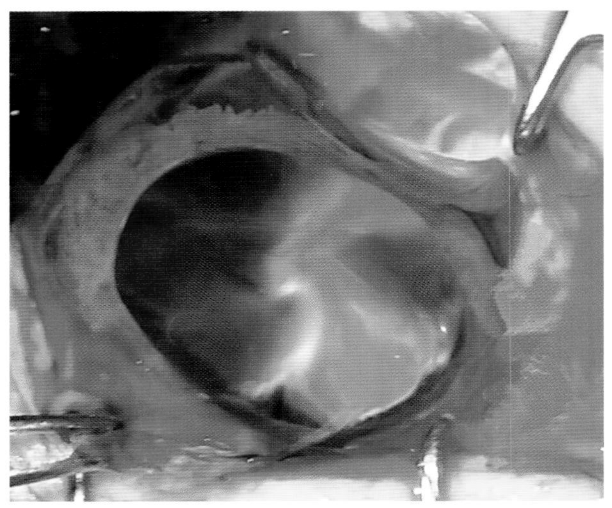

图 22-252　作植床时 - 爆发性脉络膜大出血

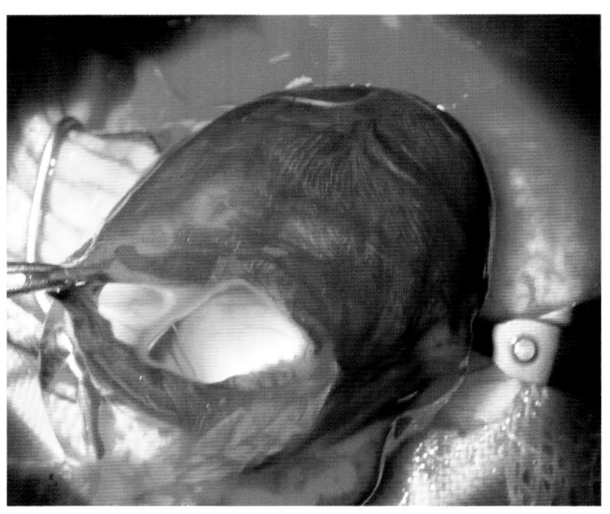

图 22-253　作植床时 - 爆发性脉络膜大出血 - 行眼内容剜除 + 义眼台植入术

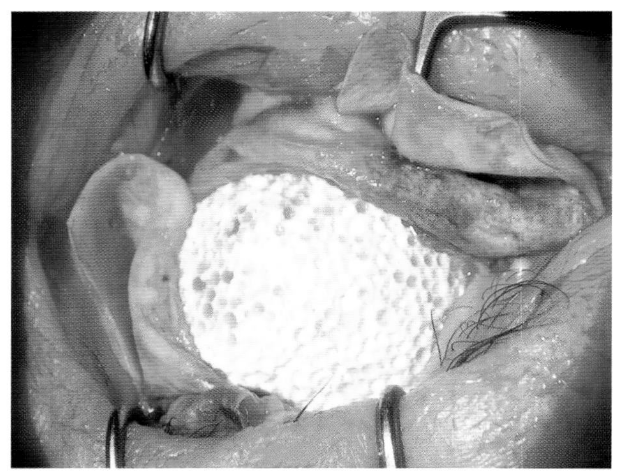

图 22-254　植入义眼台于巩膜下

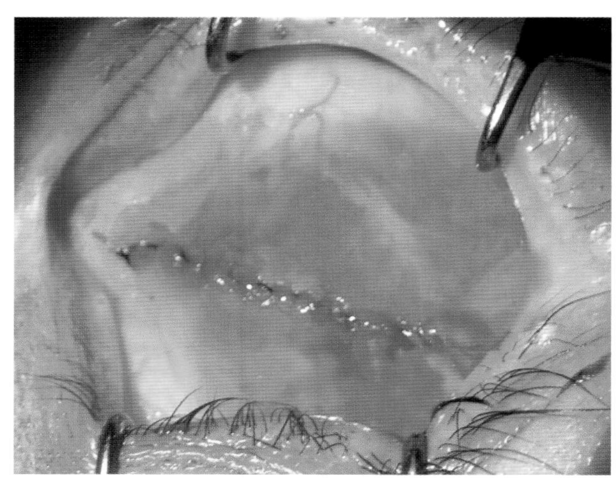

图 22-255　分层缝合筋膜和球结膜

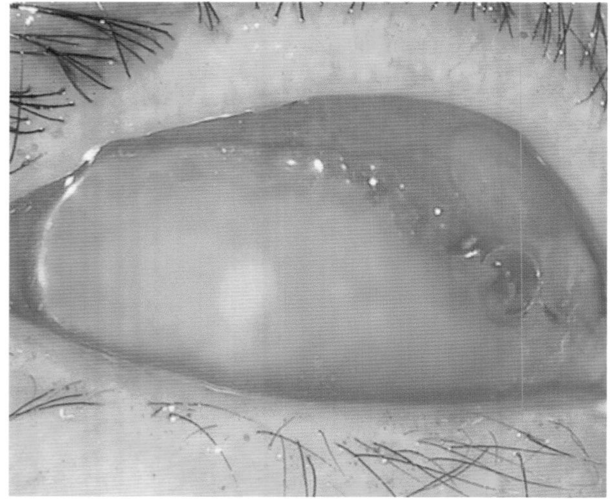

图 22-256　术后 2 周，球结膜愈合良好，可拆线，安放义眼片，以改善外观，起到美容效果

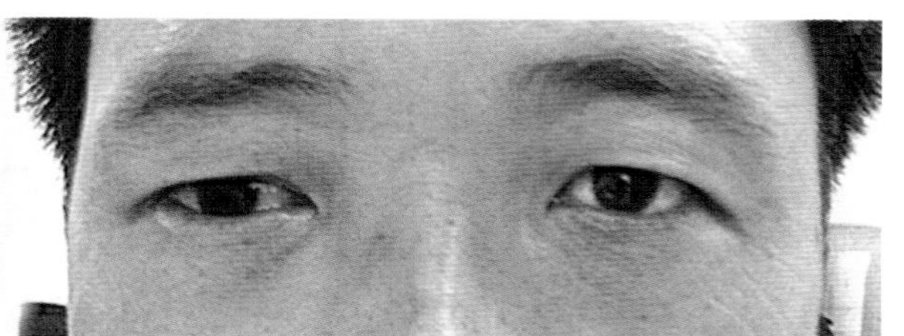

图 22-257　右眼术后配戴义眼片，美容效果好

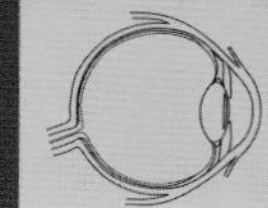

病例 18:暴露性角膜炎

张 ××,男,52 岁。因患甲状腺病双眼球突出,眼裂闭合不全,暴露性角膜炎,右眼视力:光感 +;曾行眼眶减压术,有所改善,病人要求手术治疗。行部分穿透性角膜移植术后,视力恢复至 0.5(图 22-258~图 22-263)。

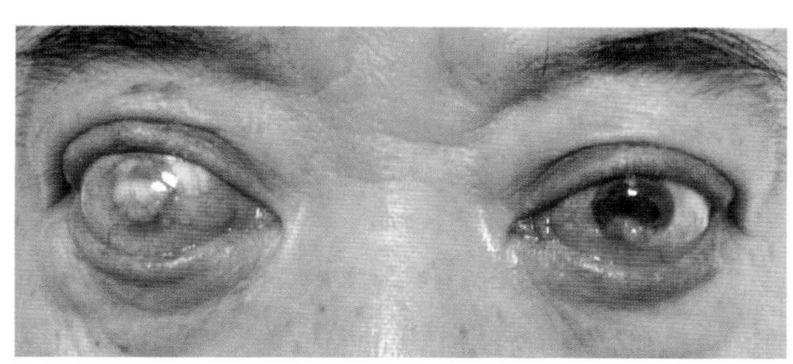

图 22-258　暴露性角膜炎术前

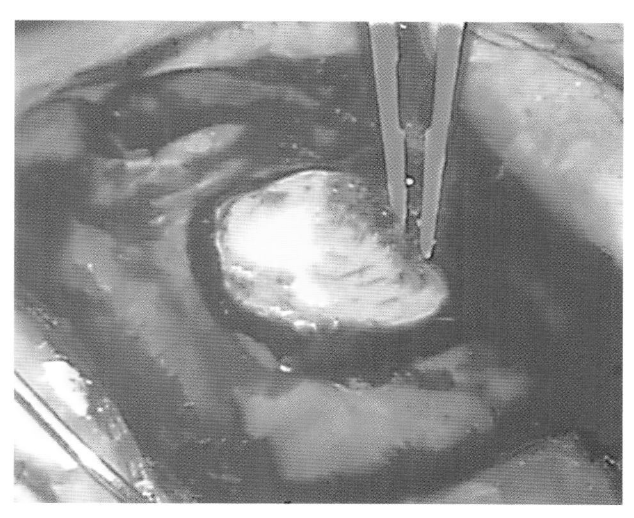

图 22-259　改良眼前节重建术,出血较多

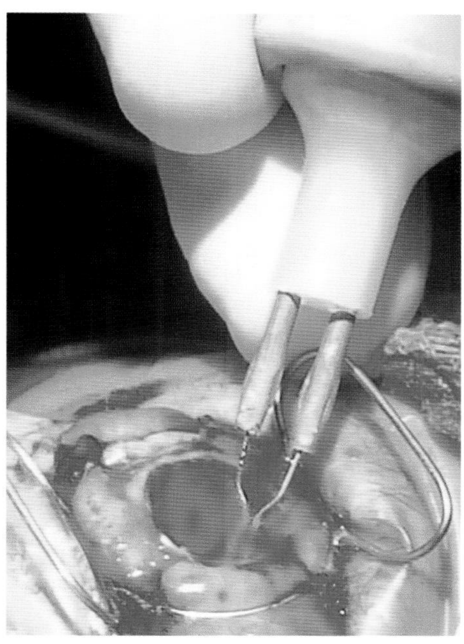

图 22-260　电凝止血

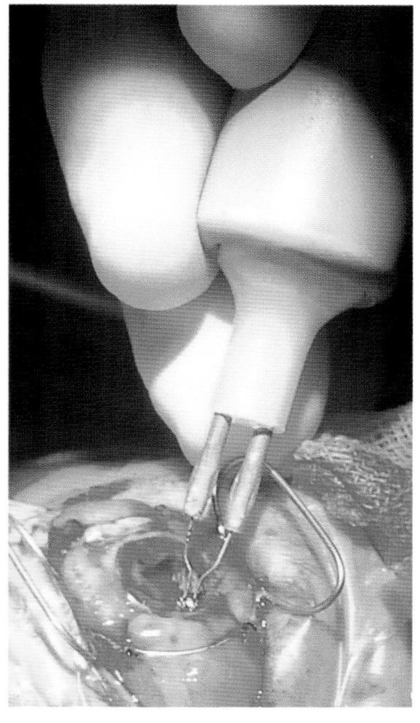

图 22-261　电凝止血,电凝时要及时清理电凝器头部

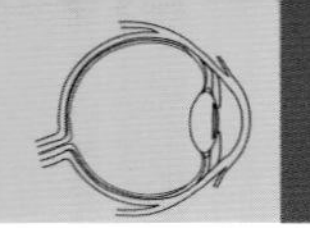

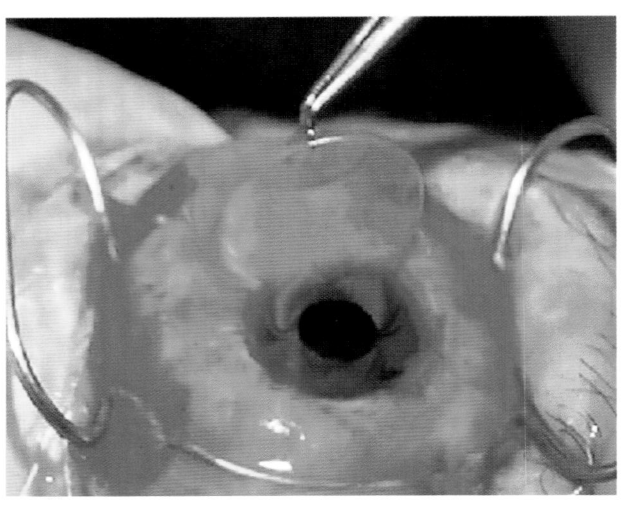

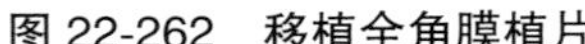

图 22-262 移植全角膜植片

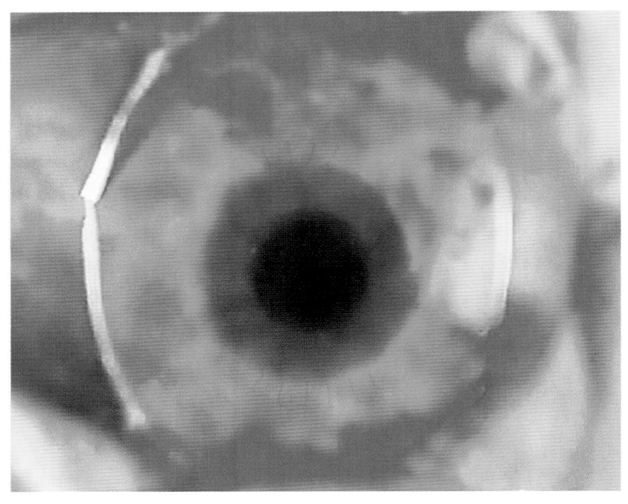

图 22-263 10-0 尼龙线间断缝合 20 针，水密，术毕

病例 19：角膜溃疡前房积脓 - 全板层角膜移植术

唐 ××，男，42 岁。右眼角膜溃疡穿孔，虹膜嵌顿、前粘连，右眼视力：0.2；行部分穿透性角膜移植术后，视力恢复至 0.5（图 22-264~ 图 22-288）。

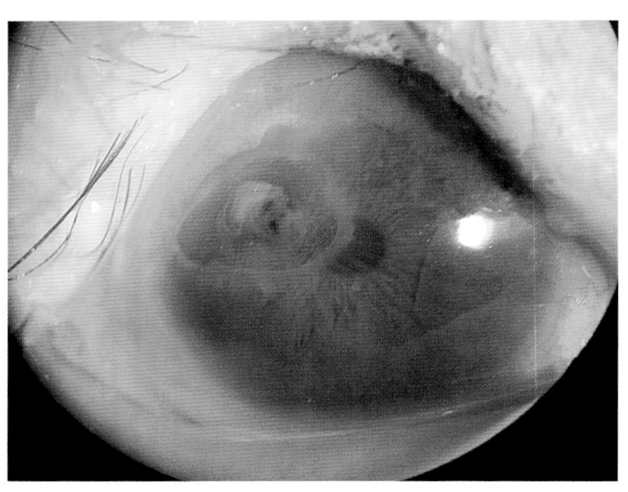

图 22-264 角膜溃疡穿孔部分穿透性角膜移植手术前，虹膜嵌顿、前粘连

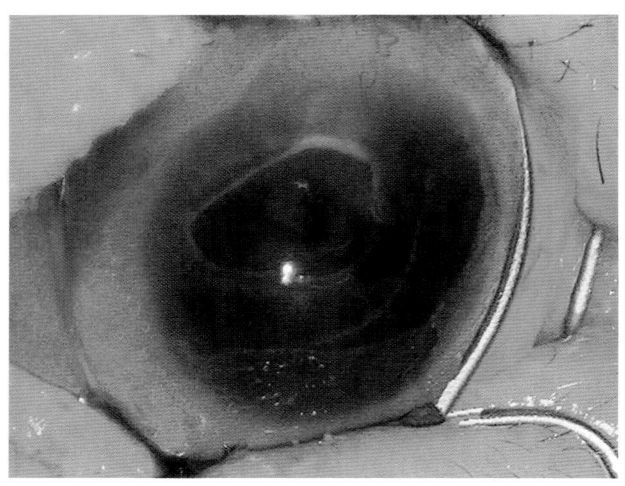

图 22-265 缝角膜固定环

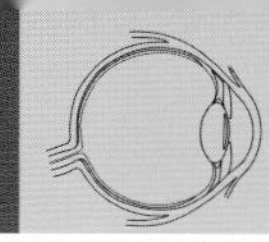

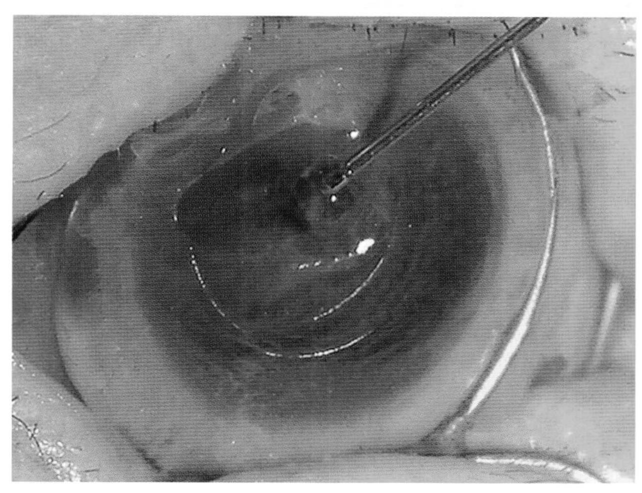

图 22-266 用黏弹剂回复嵌顿之虹膜

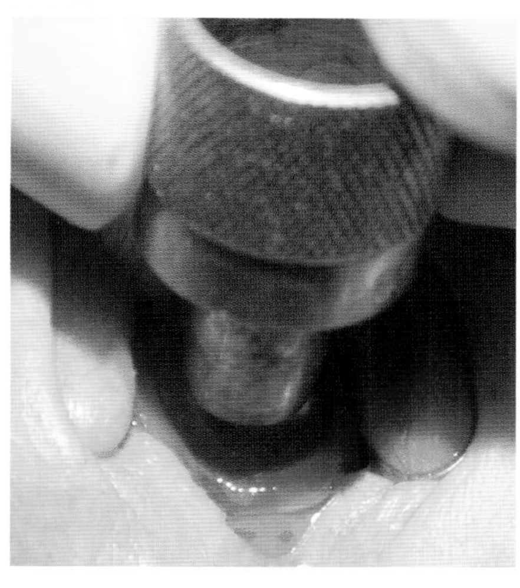

图 22-267 角膜溃疡穿孔手术中，钻切角膜

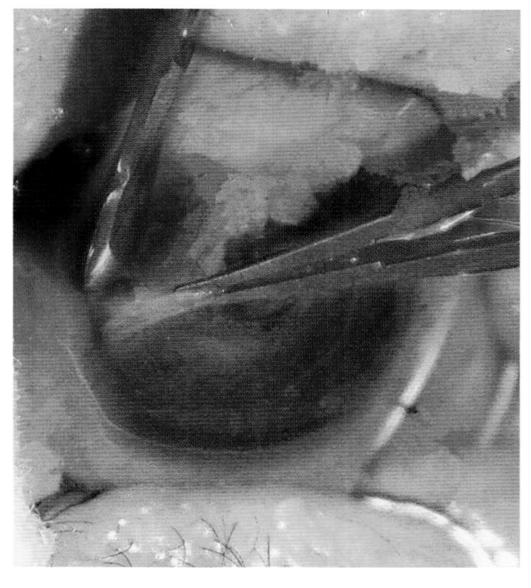

图 22-268 分离和修剪植床

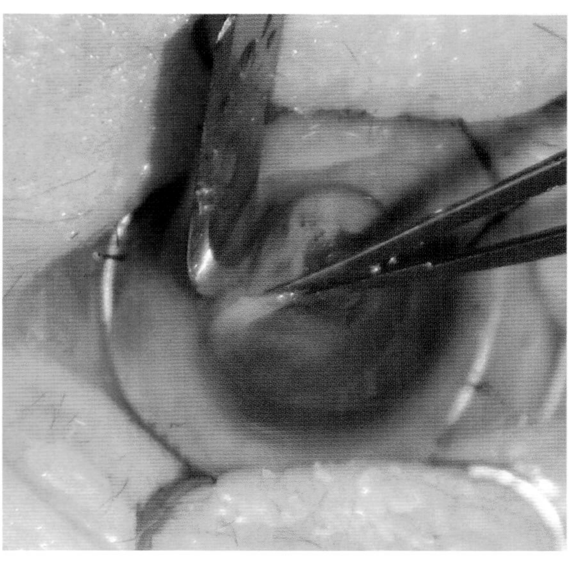

图 22-269 分离和修剪植床

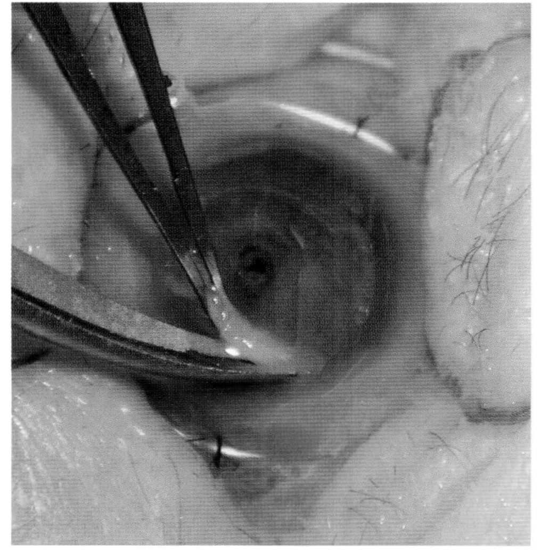

图 22-270 分离和修剪植床

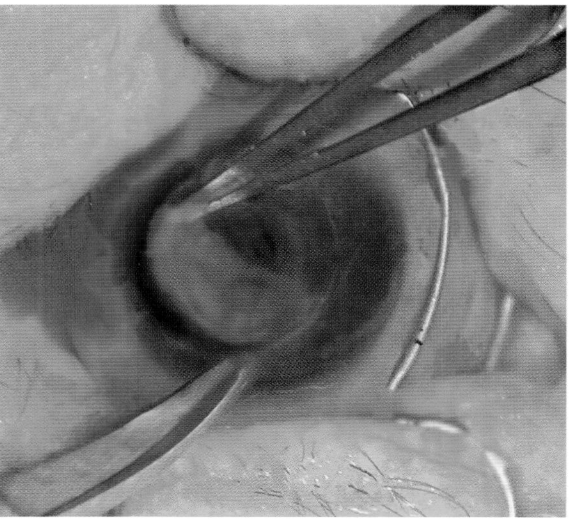

图 22-271 分离和修剪植床

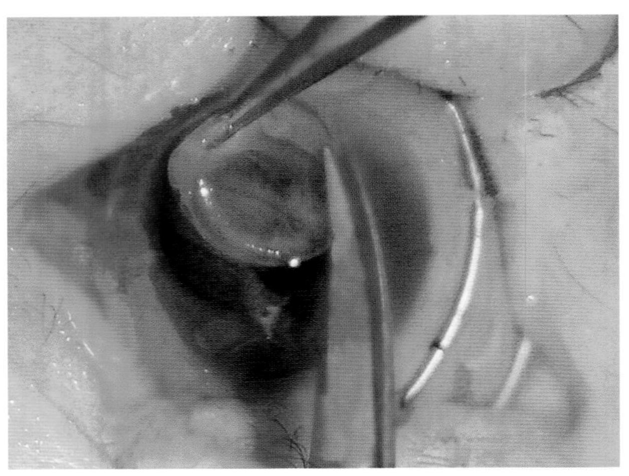

图 22-272　分离和修剪植床

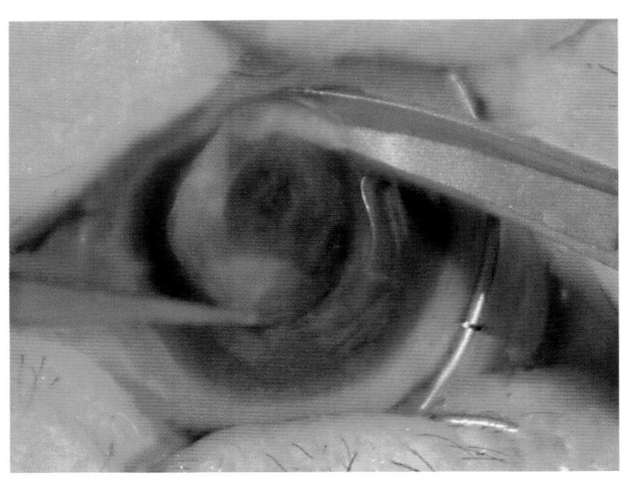

图 22-273　分离和修剪植床

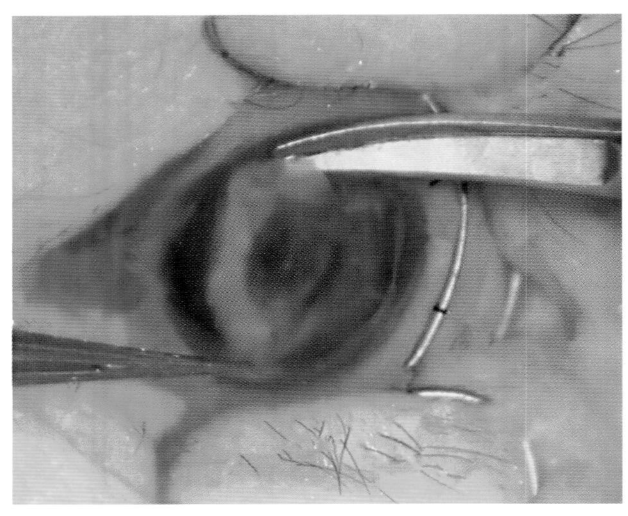

图 22-274　分离和修剪植床

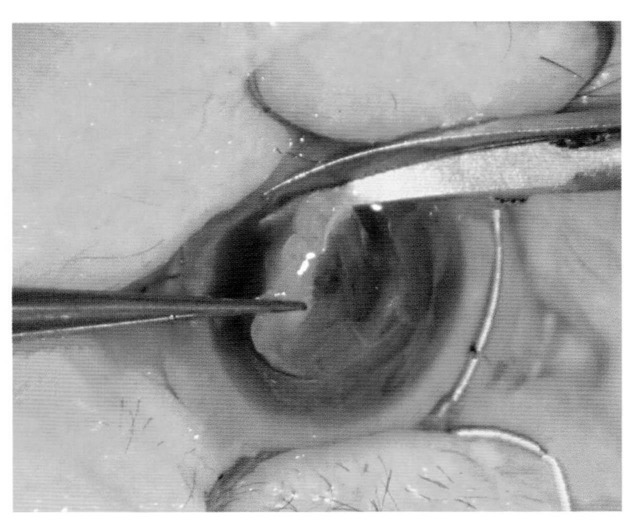

图 22-275　分离和修剪植床

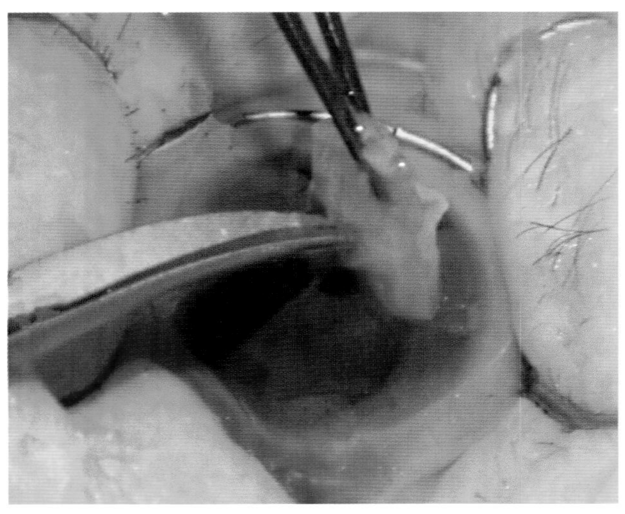

图 22-276　分离粘连之虹膜

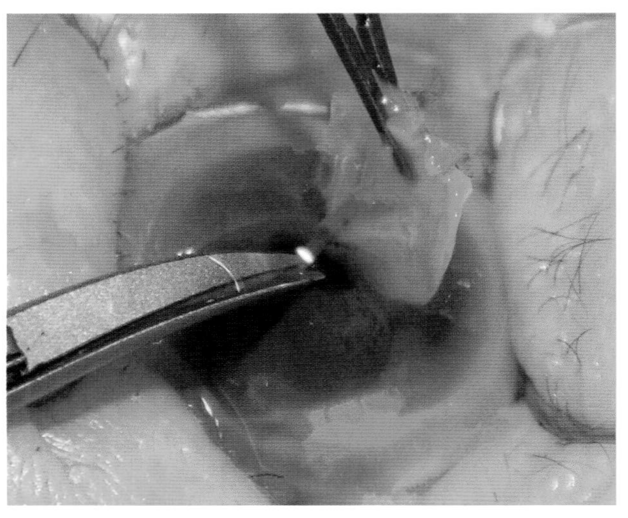

图 22-277　仔细分离粘连之虹膜，勿损伤晶状体

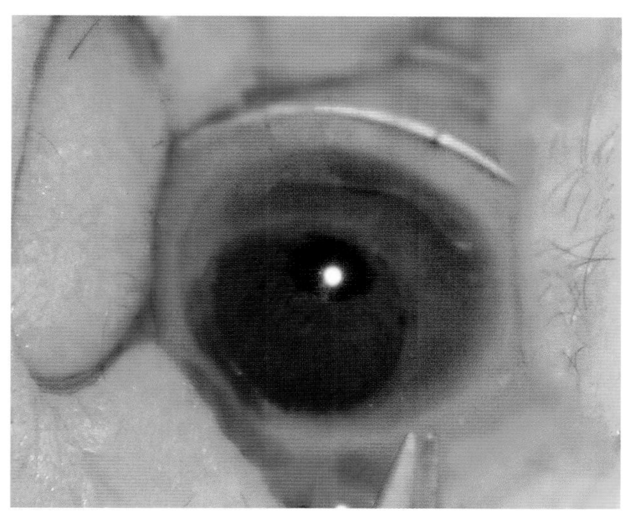
图 22-278　完成植床制作

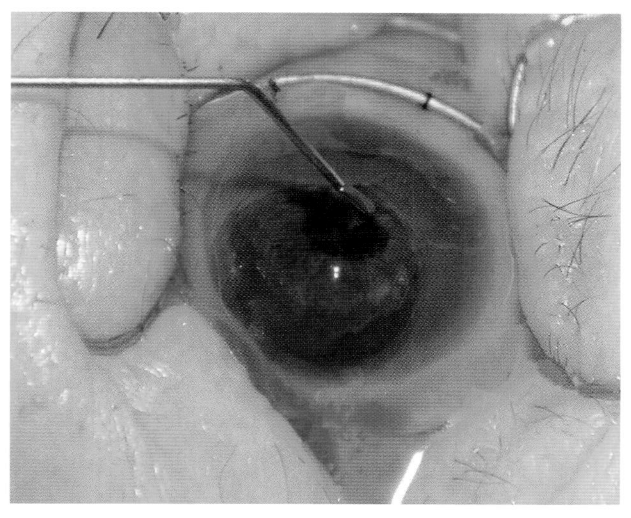
图 22-279　前房注入黏弹性物质

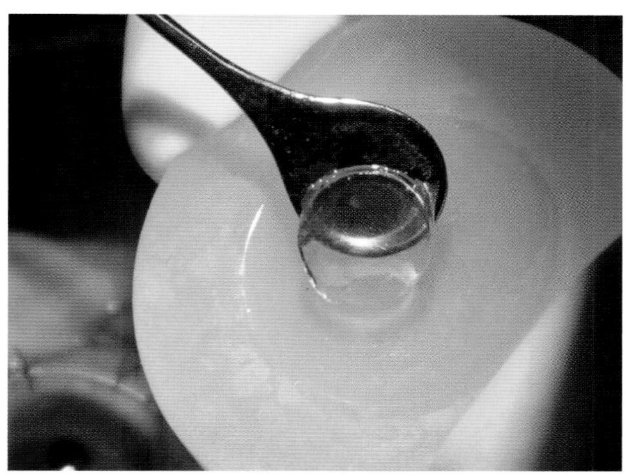
图 22-280　完成植片刻切

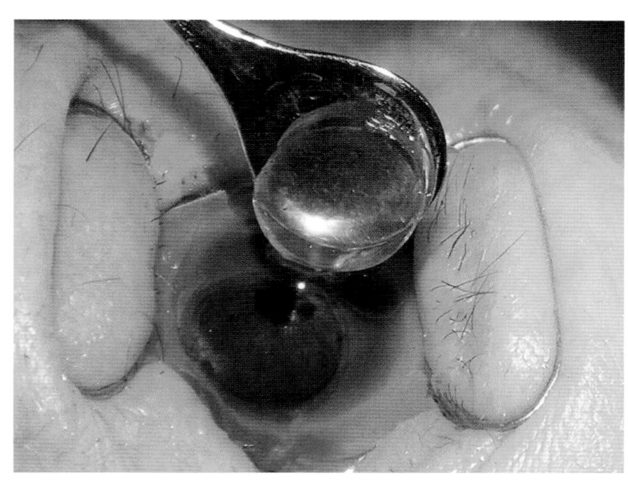
图 22-281　用角膜托板将植片移送至植床

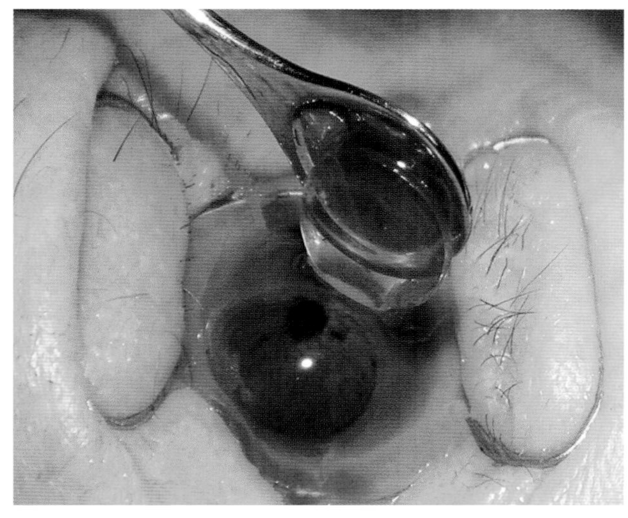
图 22-282　用角膜托板将植片盖至植床

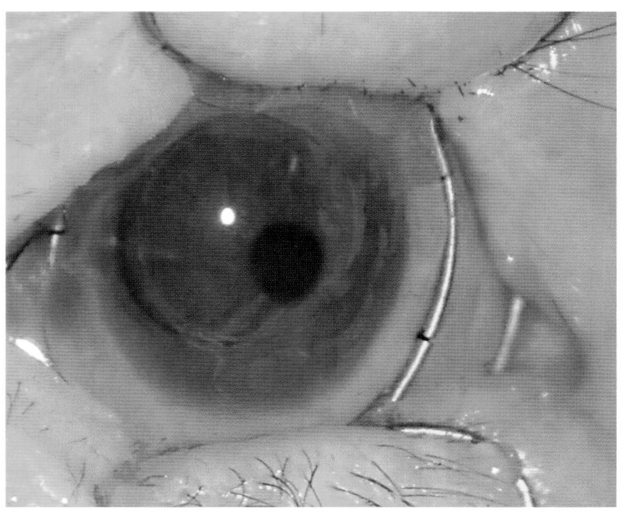
图 22-283　将植片盖至植床，植片透明

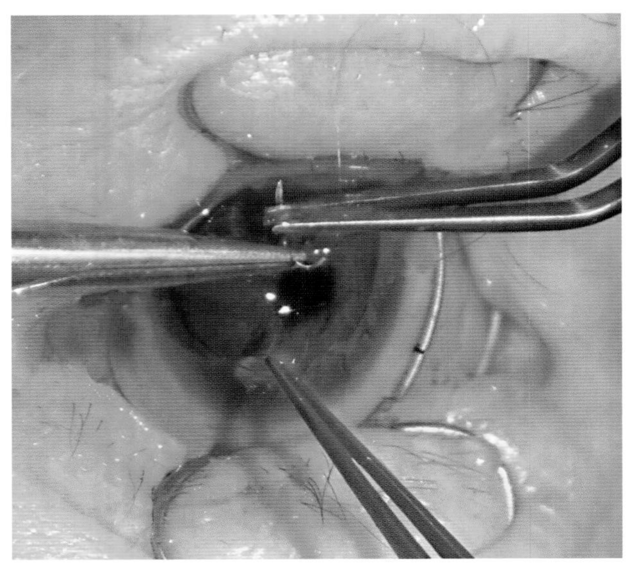

图 22-284 缝合第一针

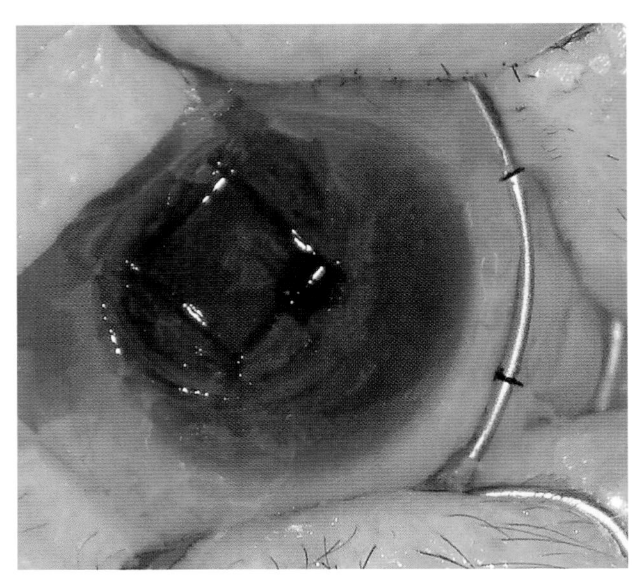

图 22-285 缝合 4 针后,植片皱褶呈正方形

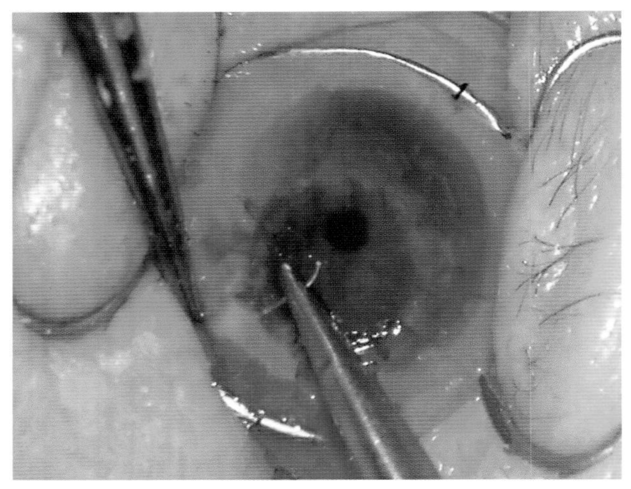

图 22-286 10-0 尼龙线间断缝合 16 针,水密

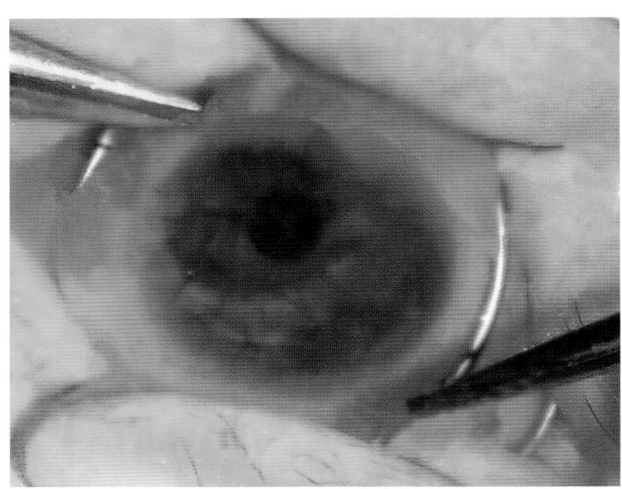

图 22-287 埋藏线结

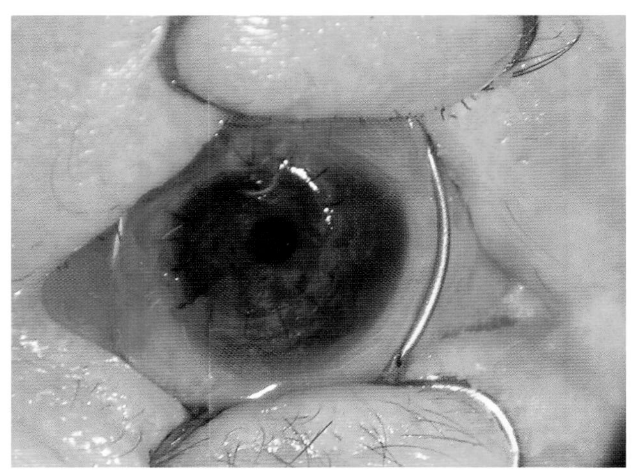

图 22-288 注气形成前房,术毕

病例 20：角膜溃疡 - 部分穿透性角膜移植手术

陈 ××，男，42 岁。右眼角膜外伤后溃疡，视力：眼前指数 –20cm；行部分穿透性角膜移植术后，视力恢复至 0.5（图 22-289~ 图 22-299）。

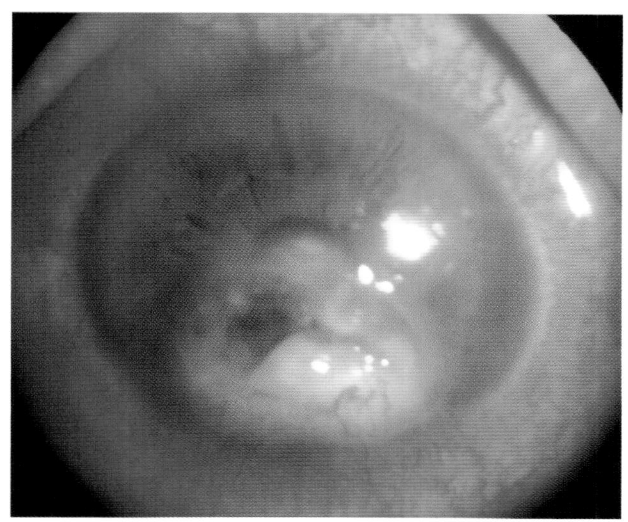

图 22-289 角膜溃疡 - 部分穿透性角膜移植术前

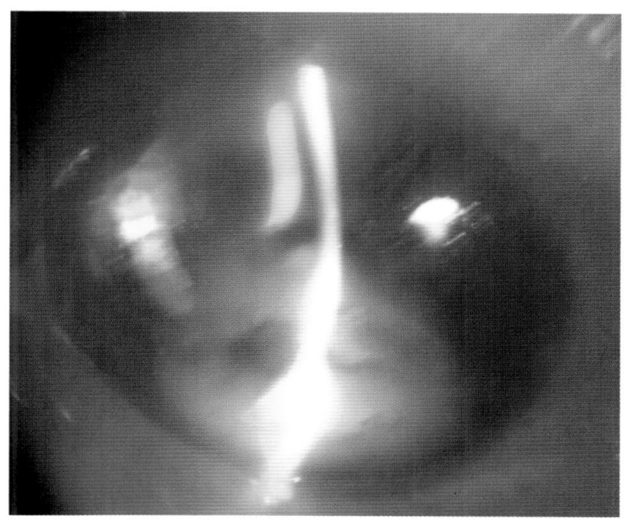

图 22-290 角膜溃疡 - 部分穿透性角膜移植术前裂隙相

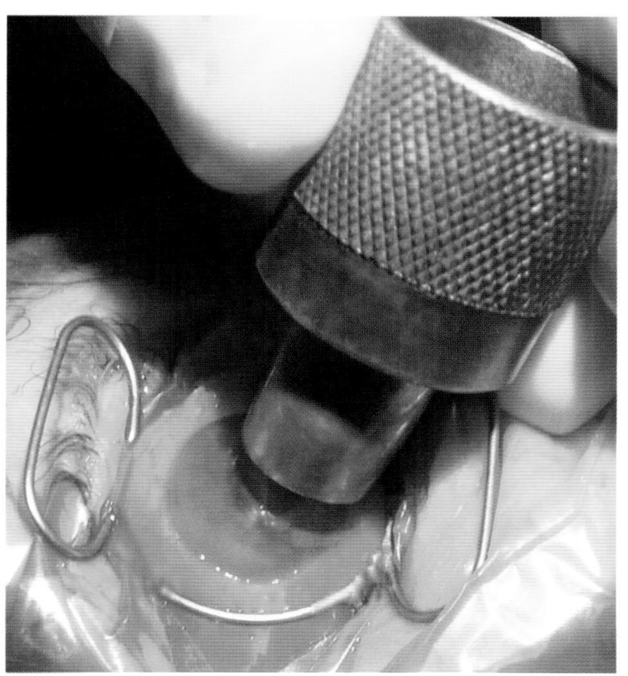

图 22-291 缝眼球固定环后，环钻划界

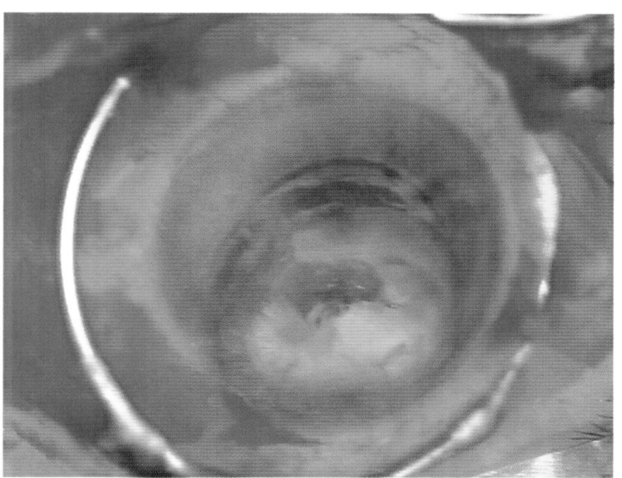

图 22-292 缝眼球固定环后，环钻划界，界缘大于病灶 0.5mm

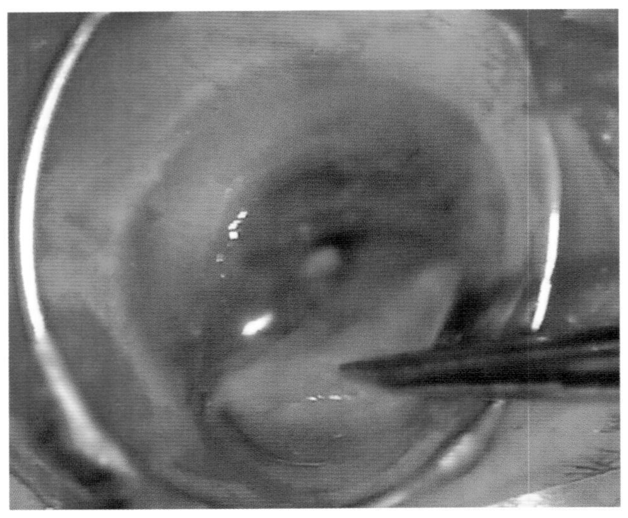

图 22-293 缝眼球固定环后，剖切植床

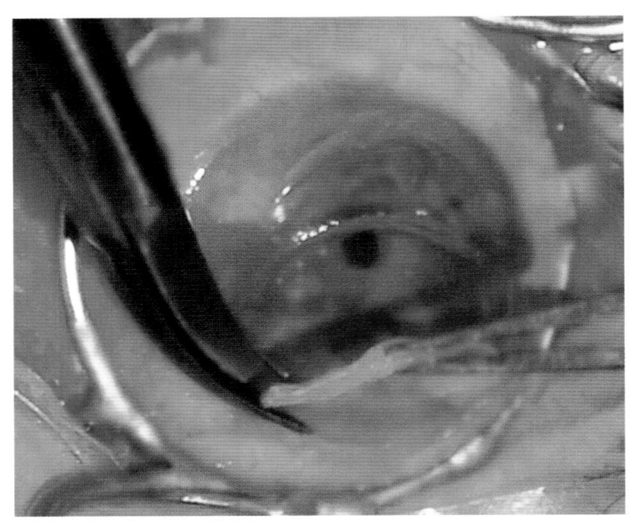

图 22-294 缝眼球固定环后，剖切植床，剪除病变组织

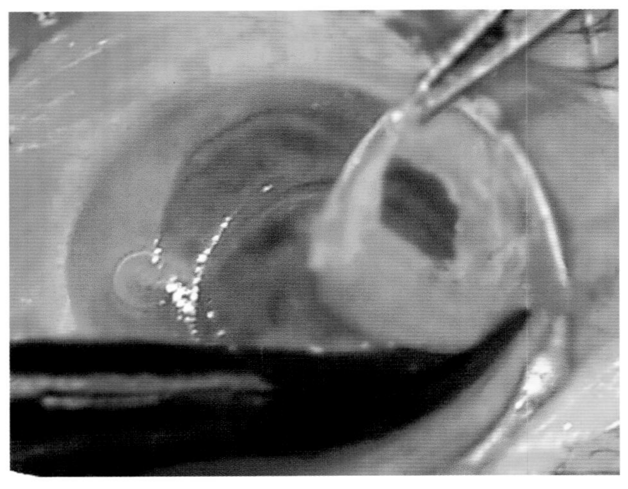

图 22-295 缝眼球固定环后，剖切植床，剪除病变组织

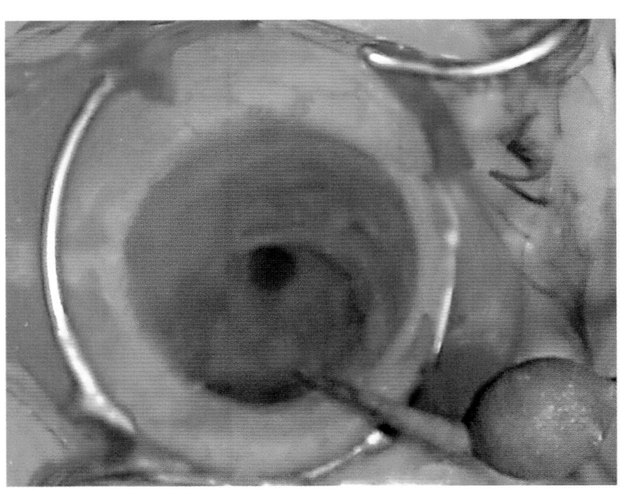

图 22-296 创面止血 - 烧灼止血

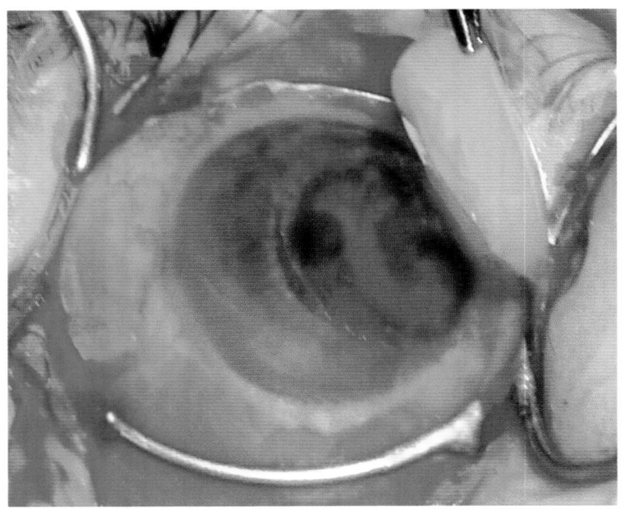

图 22-297 移植同种异体角膜片

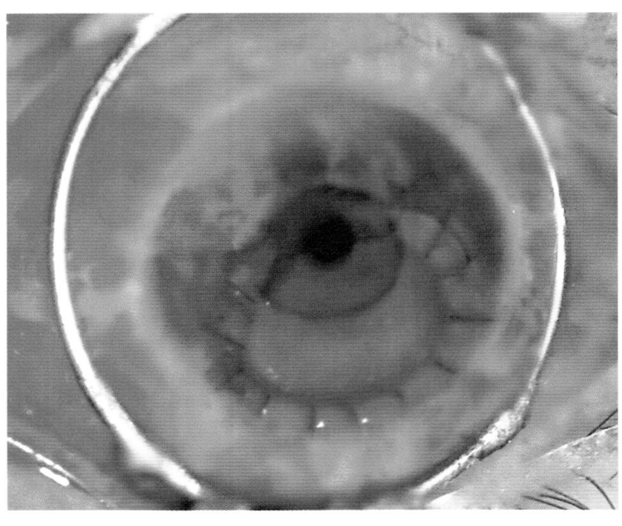

图 22-298 10-0 尼龙线间断缝合 16 针，水密，注气形成前房

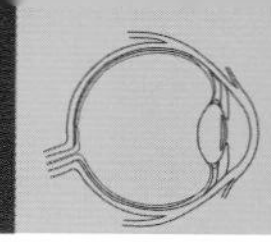

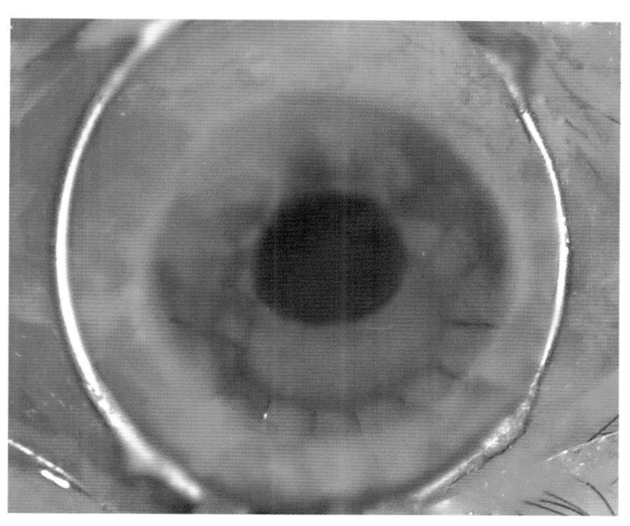

图 22-299　10-0 尼龙线间断缝合 16 针，水密，术毕

病例 21：角膜溃疡穿孔 - 前房消失 - 暂无角膜材料时，先行结膜覆盖，待前房形成、稳定，再行角膜移植术。

薛 ××，男，45 岁。右眼角膜外伤后溃疡，溃疡穿孔 - 前房消失，视力：眼前指数 –20cm；暂无角膜材料时，可先行结膜覆盖，待前房形成、稳定，再行部分穿透性角膜移植术，术后视力恢复至 0.4（图 22-300～图 22-304）。

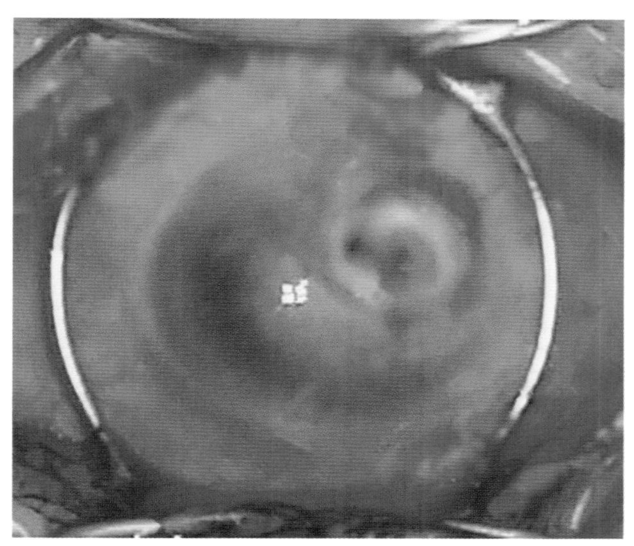

图 22-300　角膜溃疡穿孔 - 前房消失

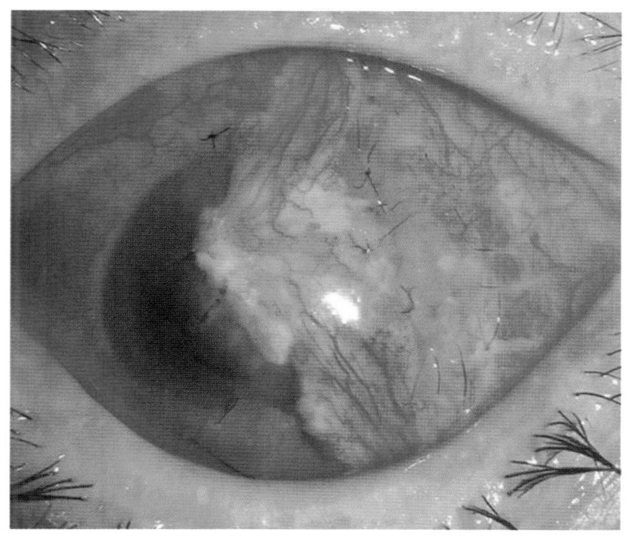

图 22-301　角膜溃疡穿孔 - 前房消失 - 暂无角膜材料时，先行结膜覆盖，待前房形成稳定，再行角膜移植

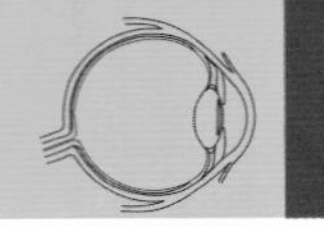

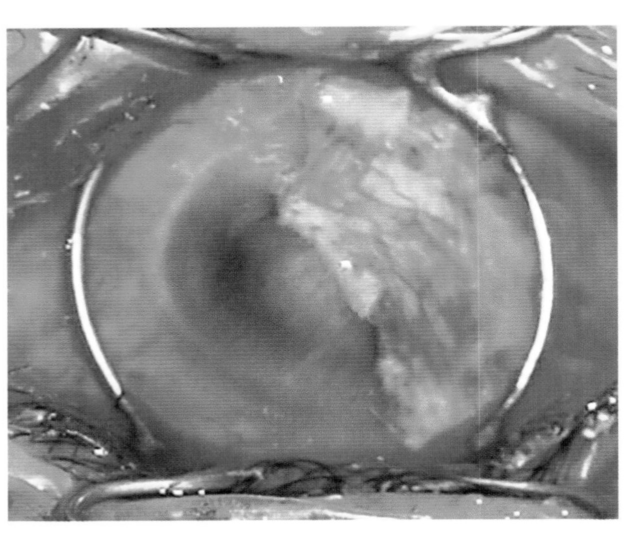

图 22-302　结膜覆盖术后，前房形成，稳定，为角膜移植创造条件

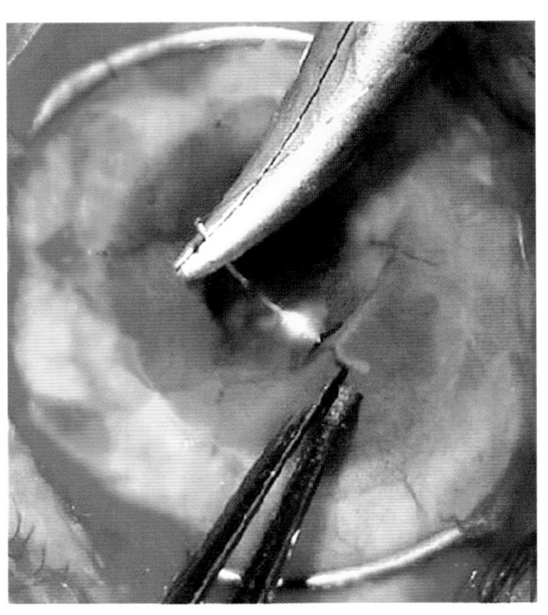

图 22-303　半月形角膜移植，10-0 尼龙线间断缝合

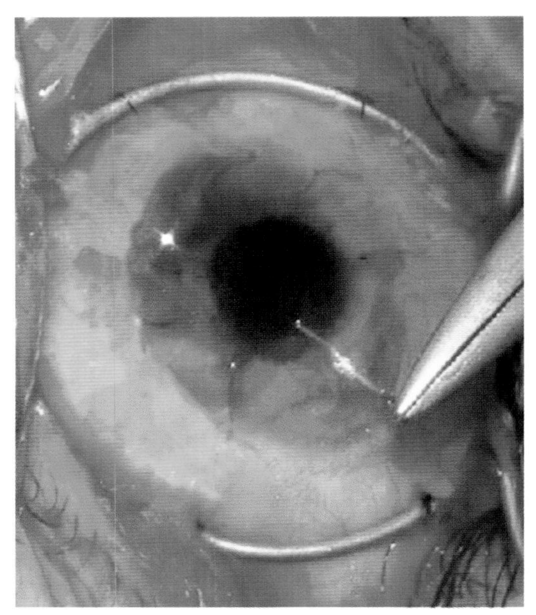

图 22-304　半月形角膜移植，间断缝合，瞳孔区透亮

病例 22：角膜溃疡前房积脓 - 全板层角膜移植术

王 ××，女，40 岁。右眼角膜外伤后溃疡，前房积脓，视力：眼前手动 -20cm；行全板层角膜移植术后，视力恢复至 0.3（图 22-305~ 图 22-317）。

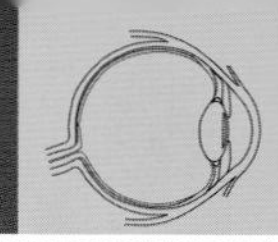

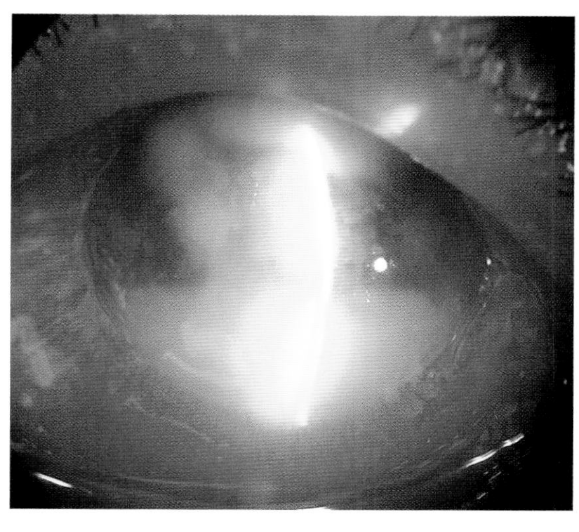

图 22-305　真菌性角膜溃疡前房积脓，药物治疗效果不佳

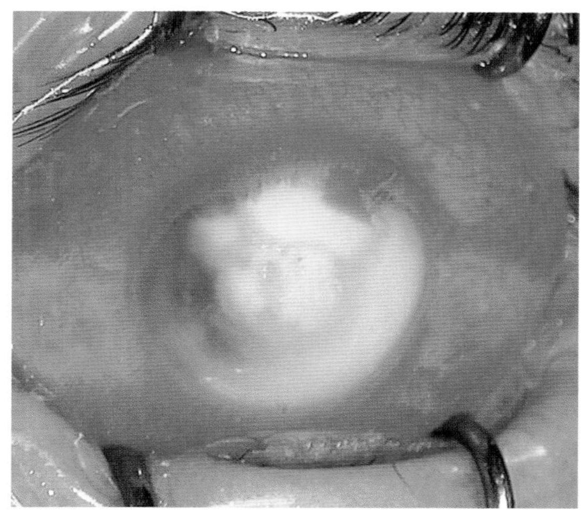

图 22-306　球结膜下浸润麻醉

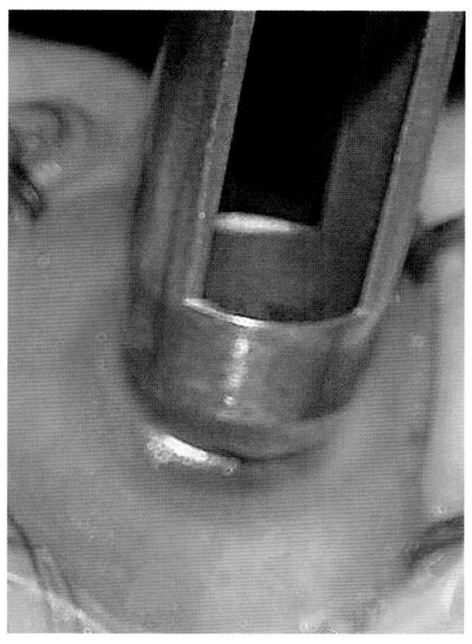

图 22-307　8.0mm 环钻钻切角膜

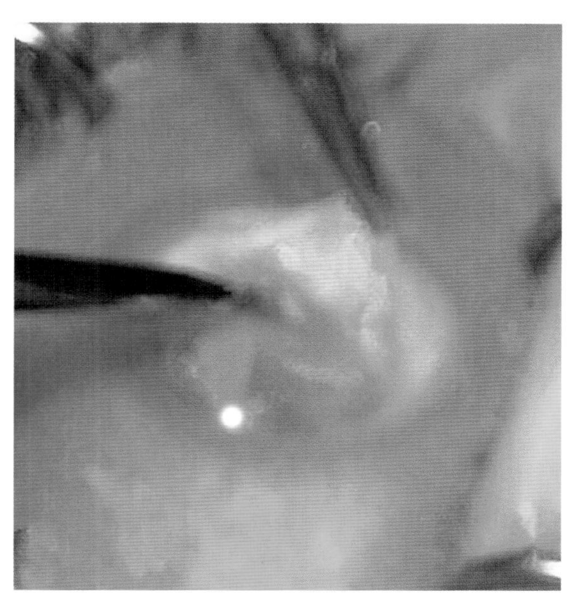

图 22-308　板层切除坏死组织

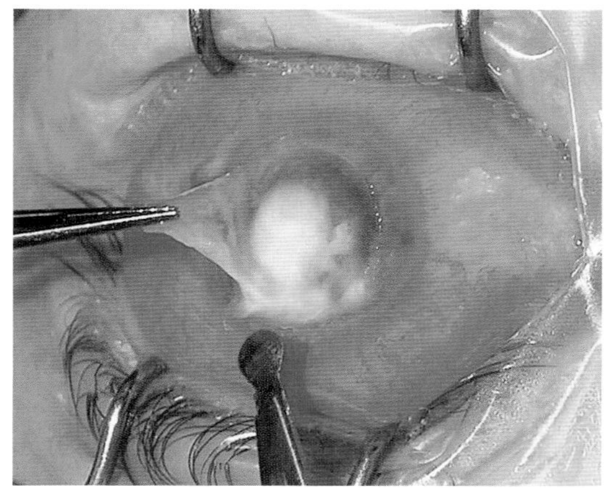

图 22-309　用角膜刀板层切除坏死组织

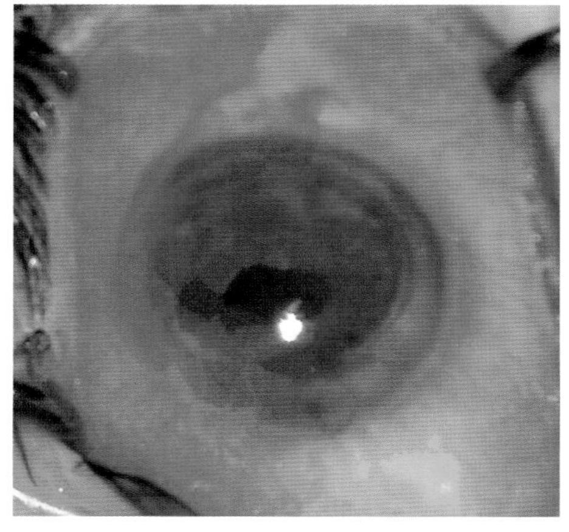

图 22-310　前房穿刺，放出前房积脓，深层角膜尚透明

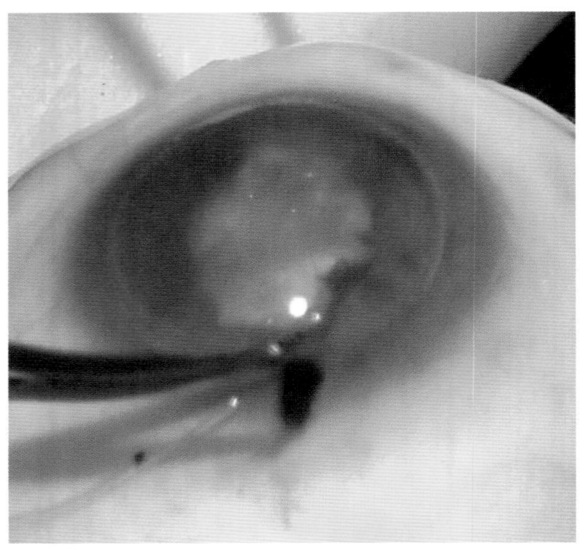

图 22-311 取供体角膜材料(甘油保存)

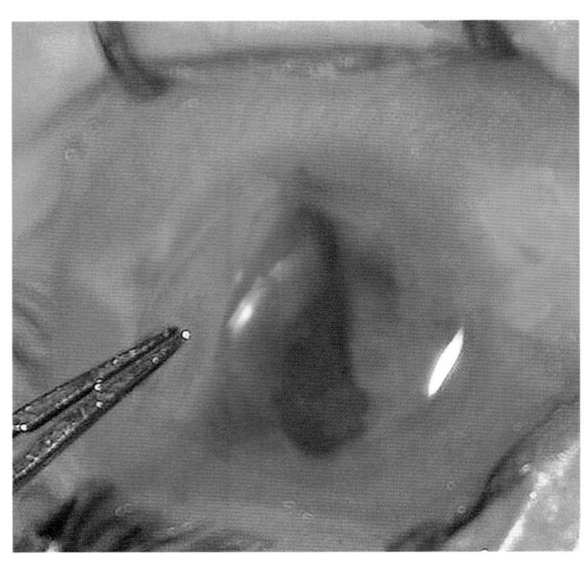

图 22-312 移植角膜片

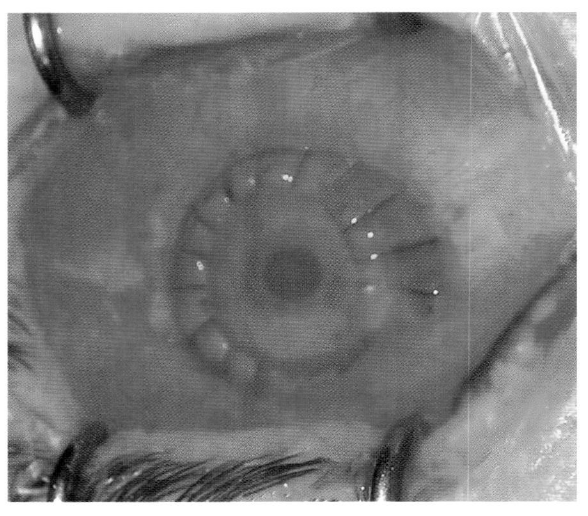

图 22-313 10-0 尼龙线间断缝合 16 针,水密

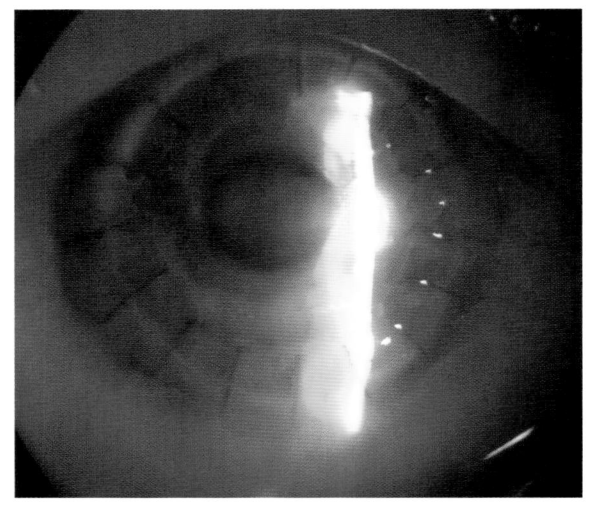

图 22-314 术后 2 天,植片透明

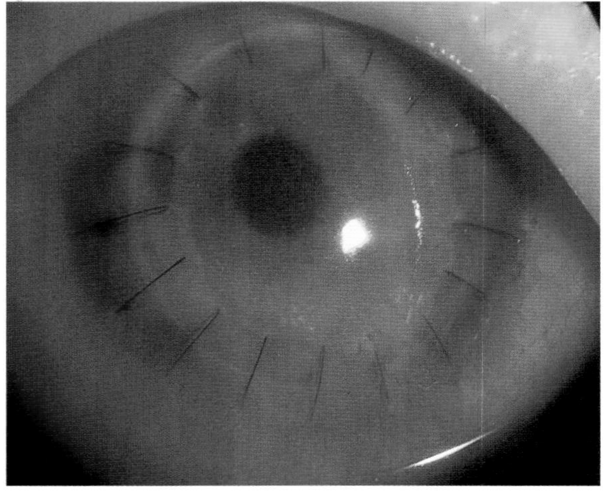

图 22-315 术后 1 周,角膜透明,感染控制,视力恢复至 0.2

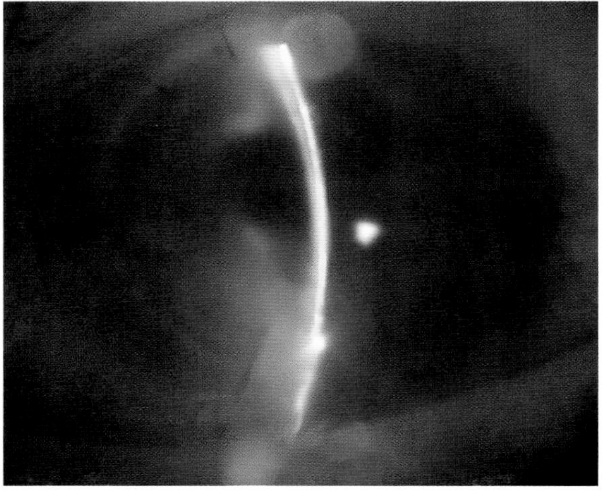

图 22-316 术后 1 周,角膜透明,感染控制,视力恢复至 0.2(裂隙相)

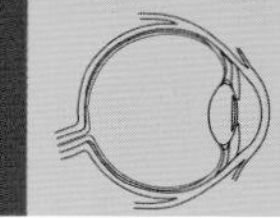

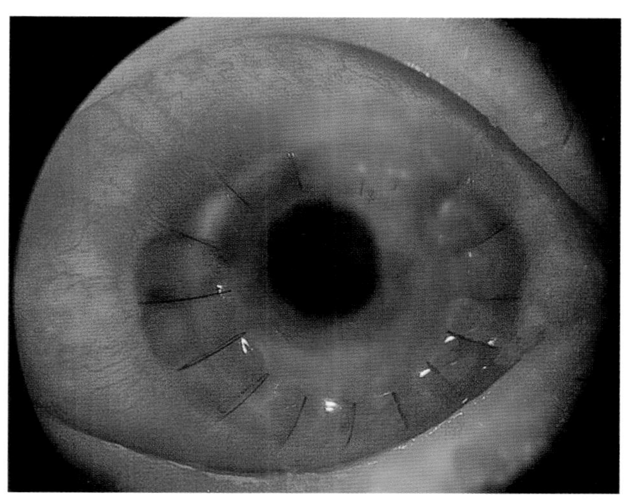

图 22-317 术后 3 周，角膜透明，感染控制，视力恢复至 0.3

病例 23：铜绿假单胞菌感染性角膜溃疡

王 ××，女，25 岁。右眼角膜外伤后铜绿假单胞菌感染，前房积脓，视力：光感 +；行穿透性全角膜移植术后，视力恢复至 0.2（图 22-318~ 图 22-322）。

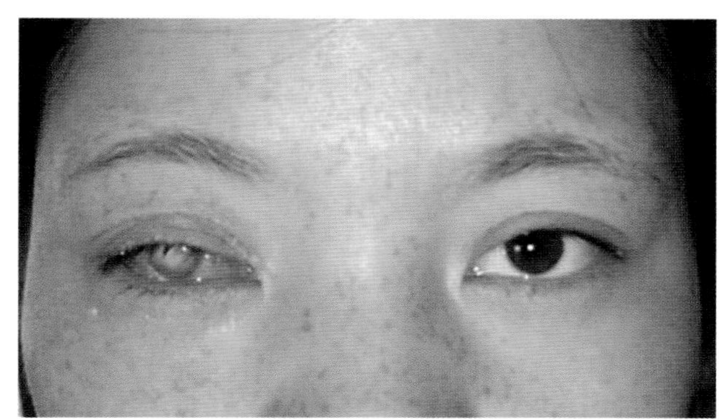

图 22-318 铜绿假单胞菌性角膜溃疡，视力：光感 +

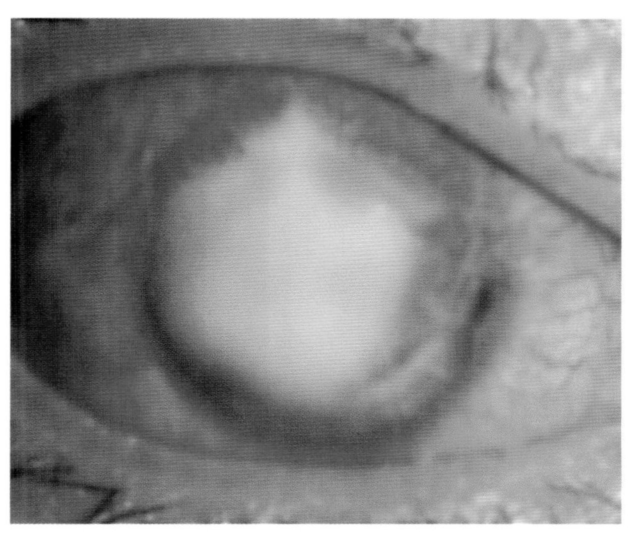

图 22-319 铜绿假单胞菌性角膜溃疡 -90% 角膜被破坏

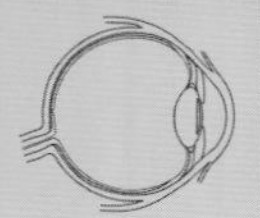

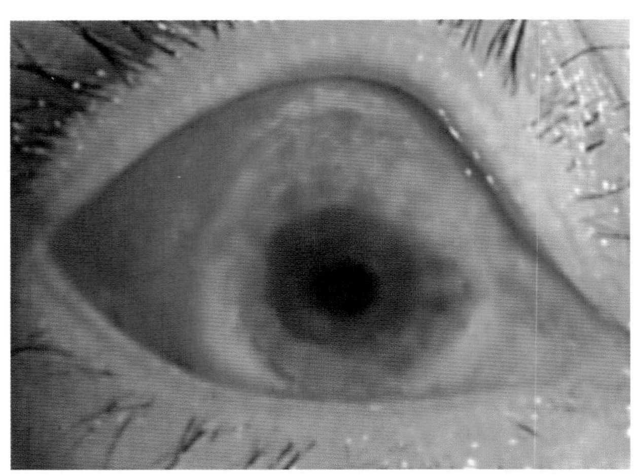

图 22-320 穿透性全角膜移植术

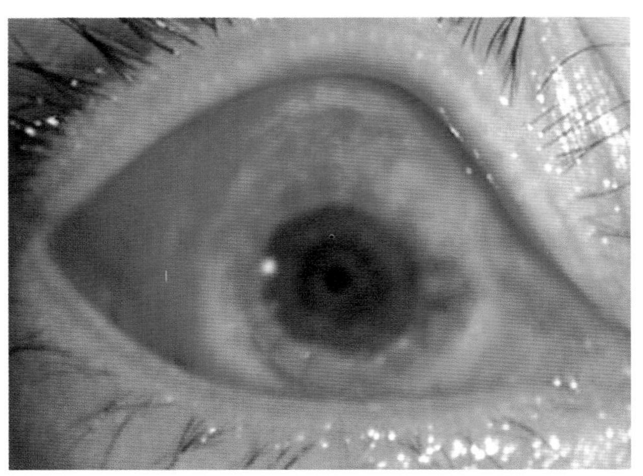

图 22-321 穿透性角膜移植术后 5 天，视力 0.2

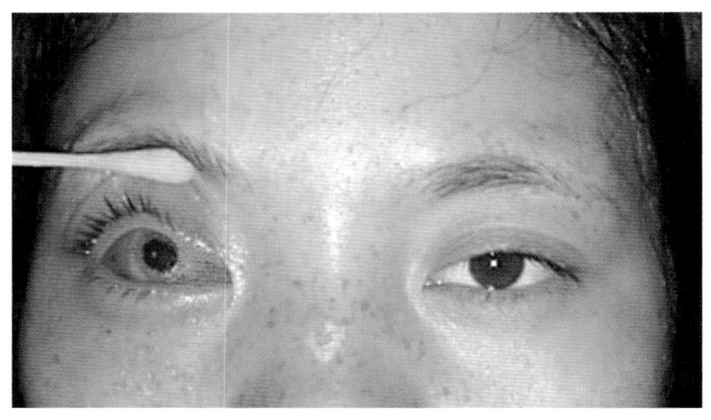

图 22-322 铜绿假单胞菌性角膜溃疡，手术后感染控制

病例 24：化学伤 - 部分板层角巩膜移植术

患者，男，41 岁。右眼表化学伤（硫酸），鼻侧角膜、角巩膜缘及球结膜严重损伤，视力：光感 +；行穿透性全角膜移植术后，视力恢复至 0.2（图 22-323~ 图 22-344）。

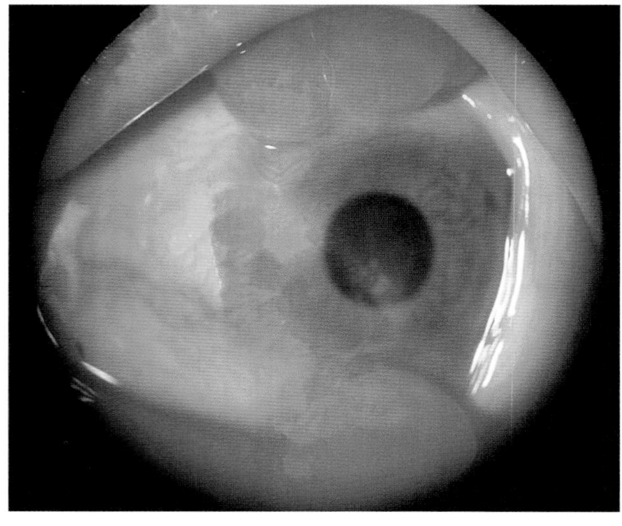

图 22-323 眼表化学伤（硫酸），部分角膜严重损伤

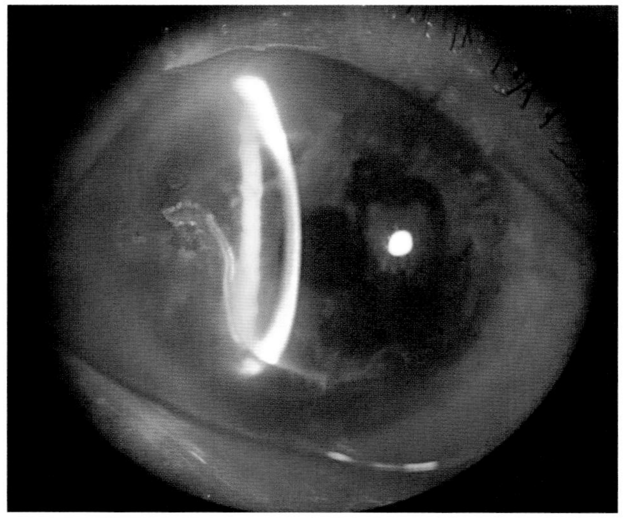

图 22-324 眼表化学伤，部分角膜严重损伤（裂隙相）

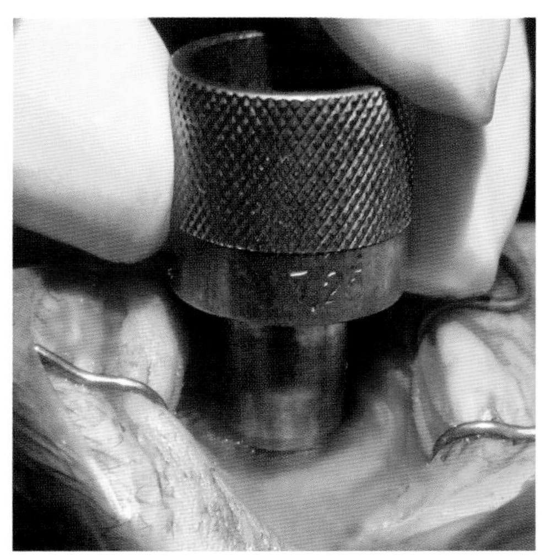

图 22-325 环钻打印，部分钻切

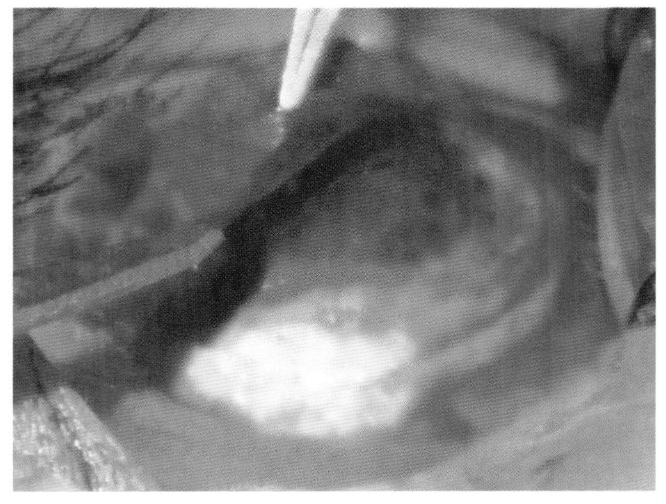

图 22-326 作植床，板层切除角巩膜组织

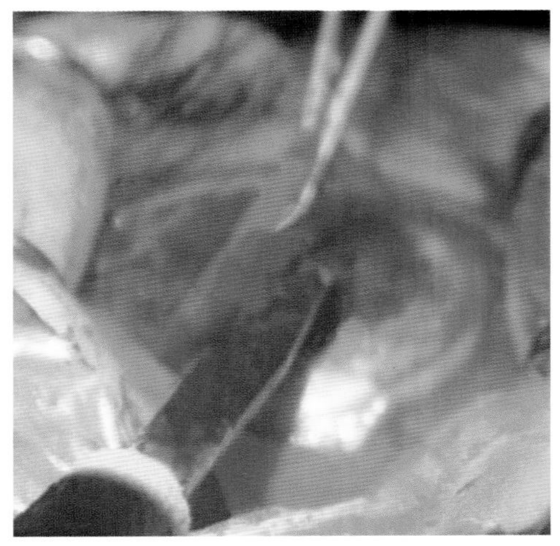

图 22-327 作植床 - 用角膜刀切除坏死组织

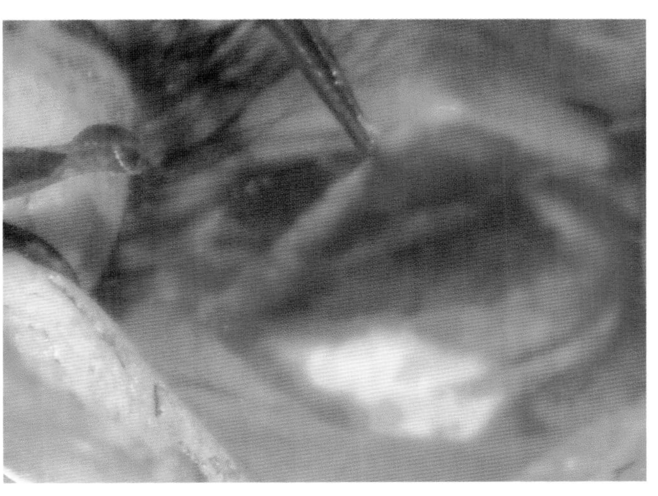

图 22-328 作植床 - 切除坏死组织

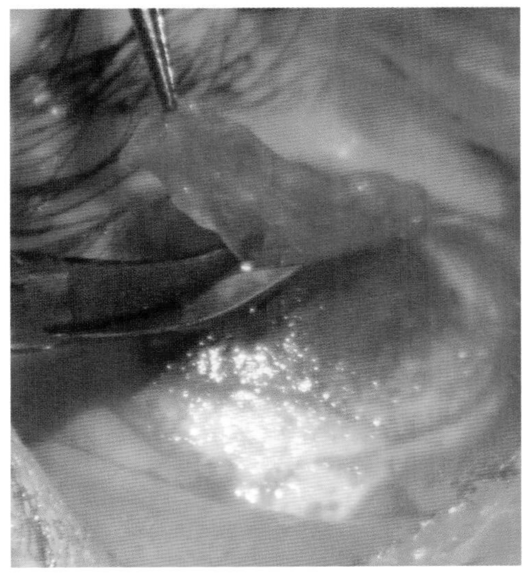

图 22-329 作植床 - 剪除坏死组织

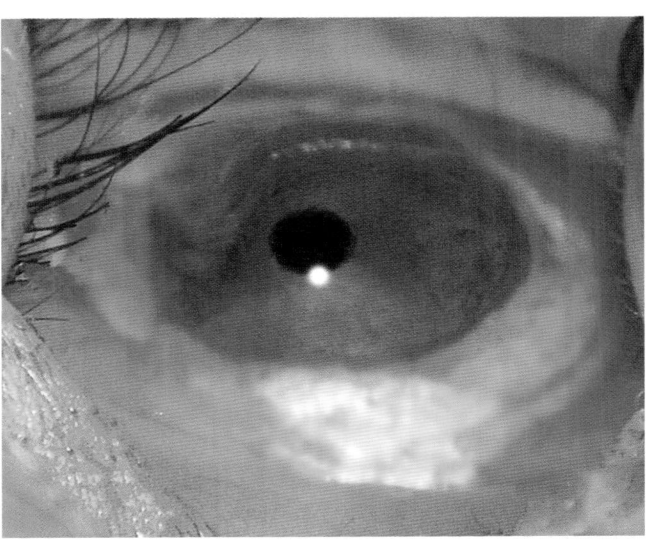

图 22-330 切除板层角膜坏死组织，深层角膜尚透明

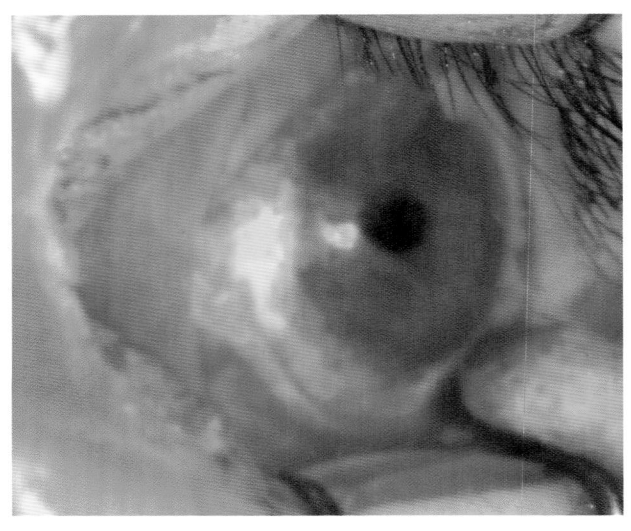

图 22-331 作植床 - 切除坏死组织后，瞳孔清晰可见

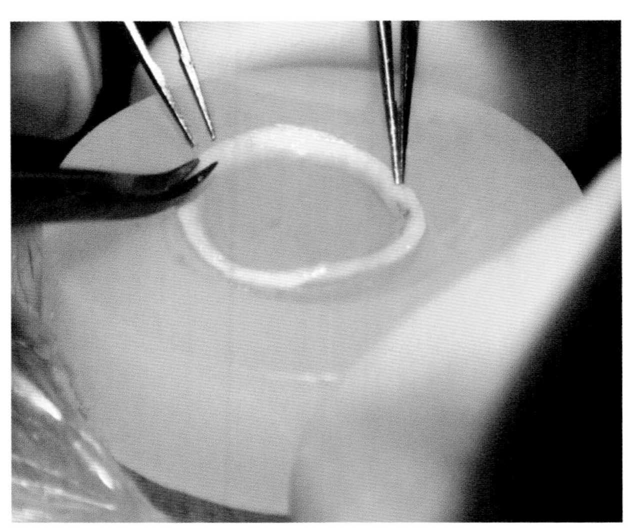

图 22-332 做植片

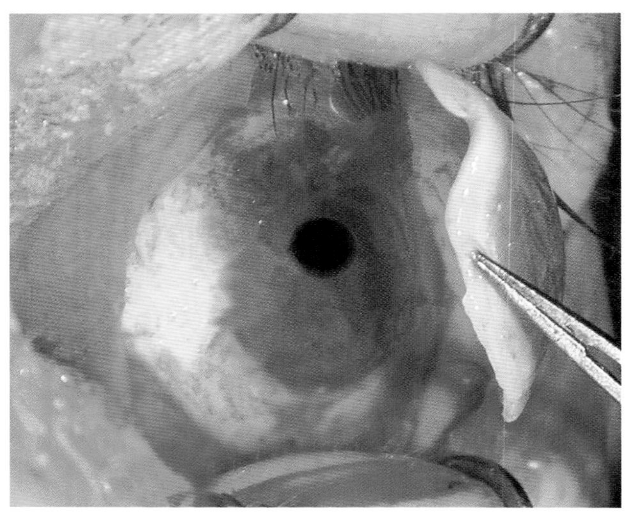

图 22-333 移植相应角巩膜片

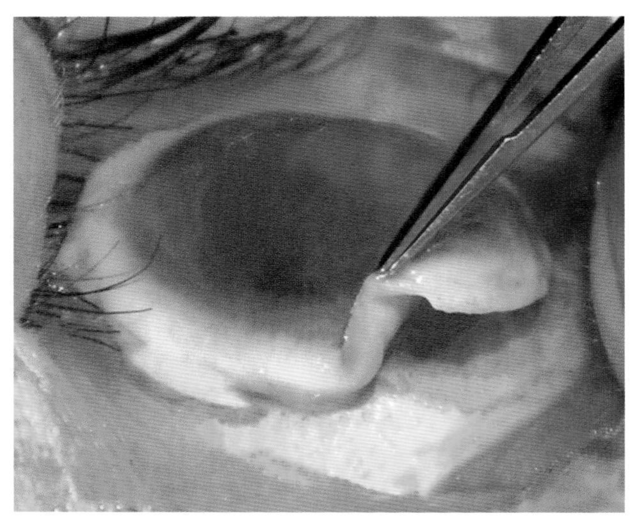

图 22-334 将植片置于植床上

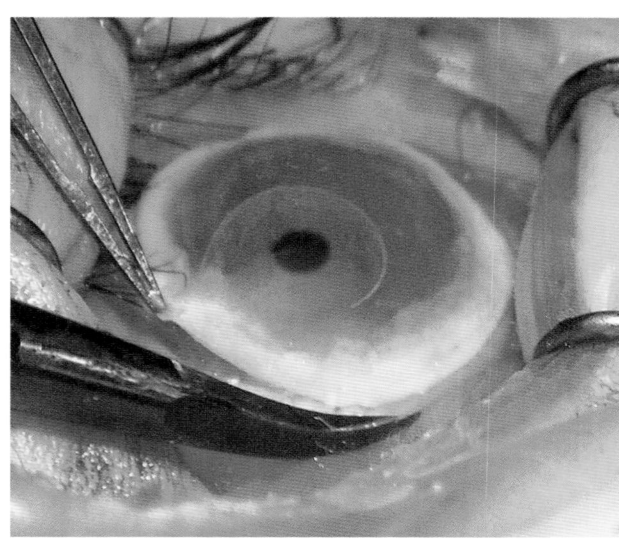

图 22-335 调整植片位置

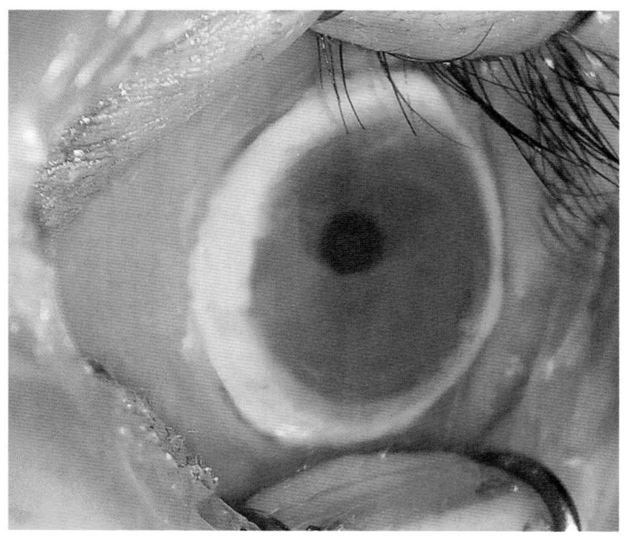

图 22-336 植片透明

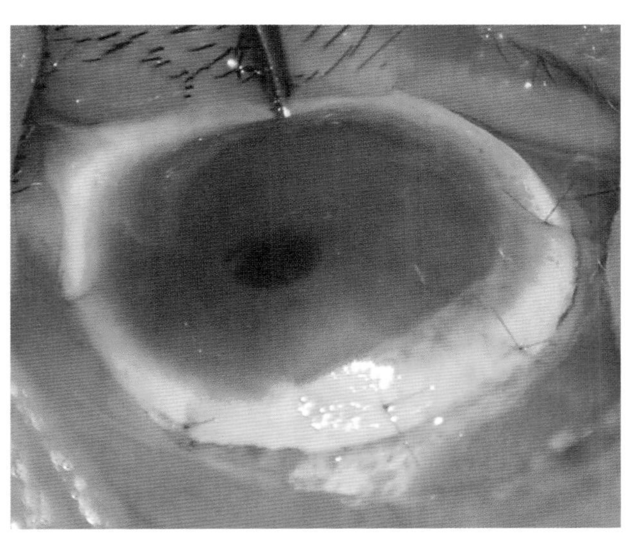
图 22-337 10-0 尼龙线间断缝合以固定植片

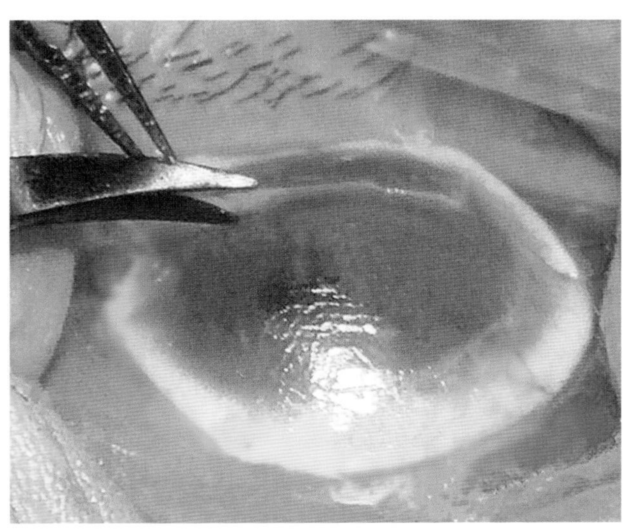
图 22-338 根据植床大小和形状修剪植片

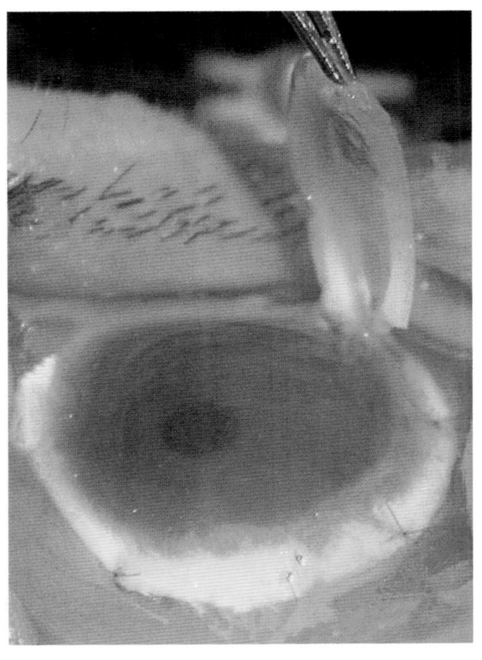
图 22-339 根据植床大小和形状修剪植片

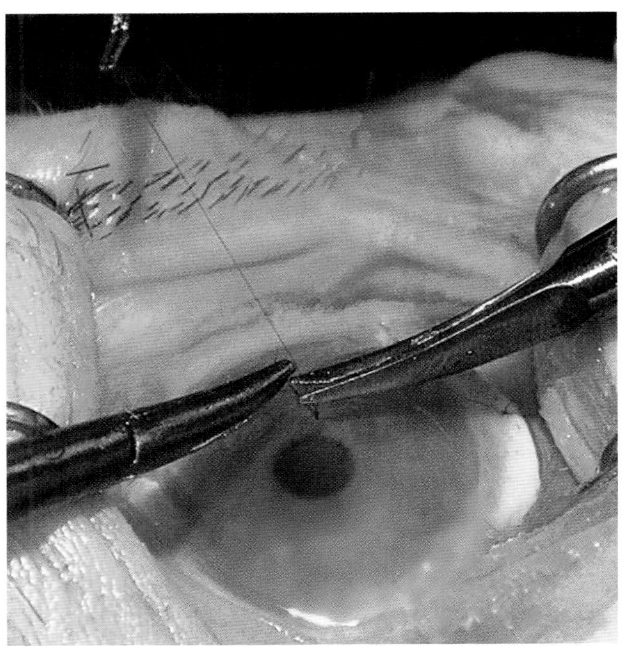
图 22-340 10-0 尼龙线间断缝合

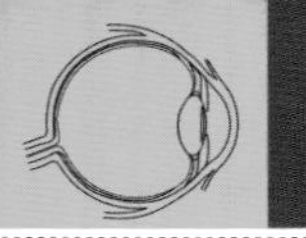

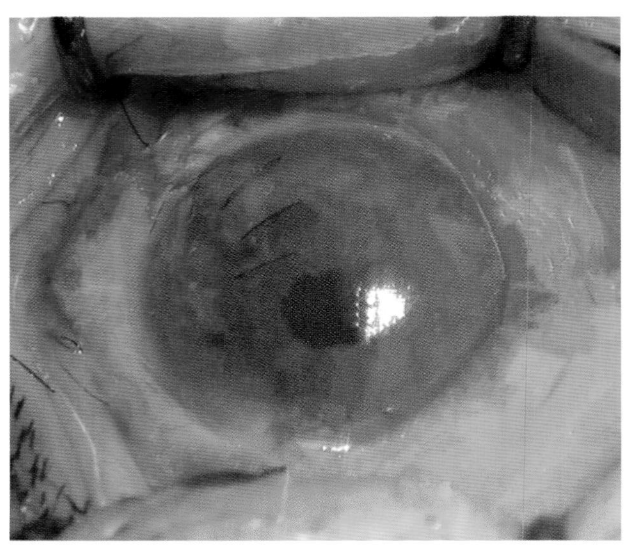

图 22-341 10-0 尼龙线间断缝合

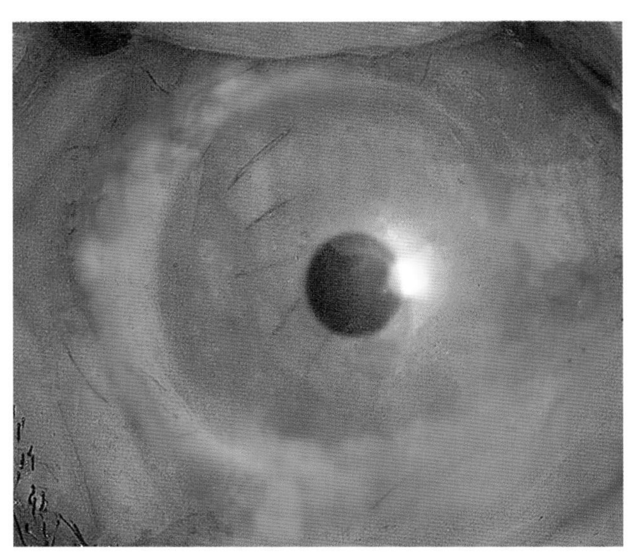

图 22-342 10-0 尼龙线间断缝合,前房形成

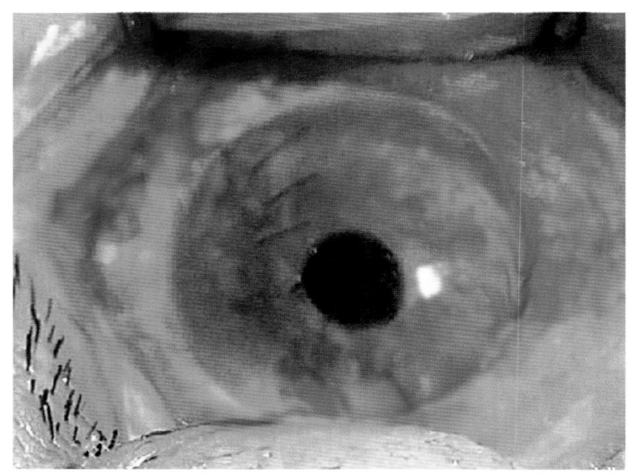

图 22-343 10-0 尼龙线间断缝合,水密

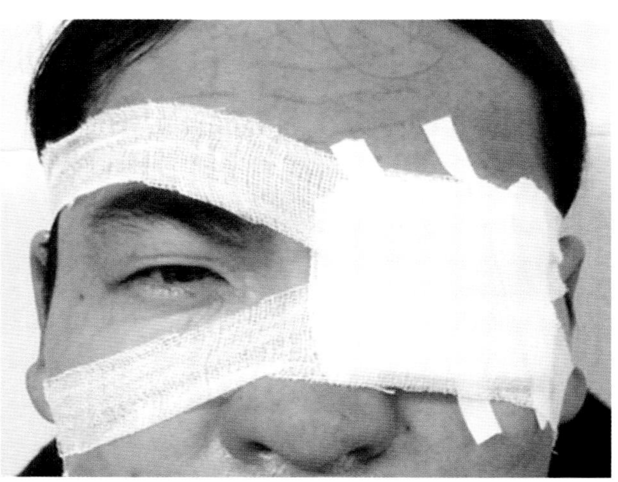

图 22-344 术毕加压包扎

病例 25:PKP 术后延迟拆线 - 排斥 - 继发青光眼

李 ××,男,41 岁。右眼部分穿透性角膜移植术后 1.5 年,未及时拆线,发生免疫排斥反应,植片血管化,继发青光眼,视力:光感 +;行部分穿透性角膜移植联合小梁切除术后,视力恢复至 0.15(图 22-345~图 22-355)。

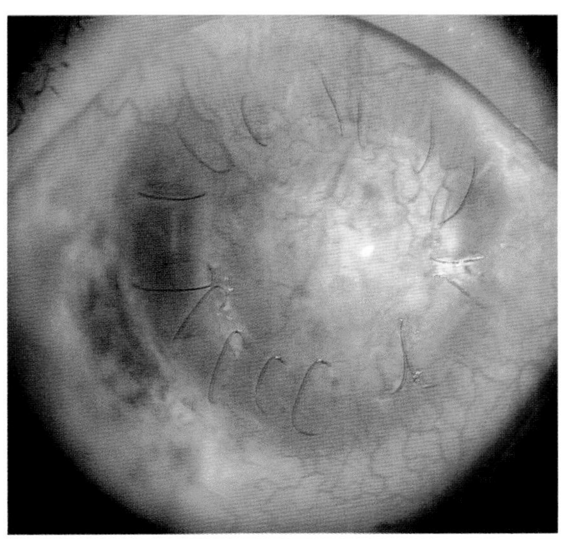

图 22-345 PKP 术后延迟拆线 - 植片排斥 - 继发青光眼，角膜血管化，眼压 T+1

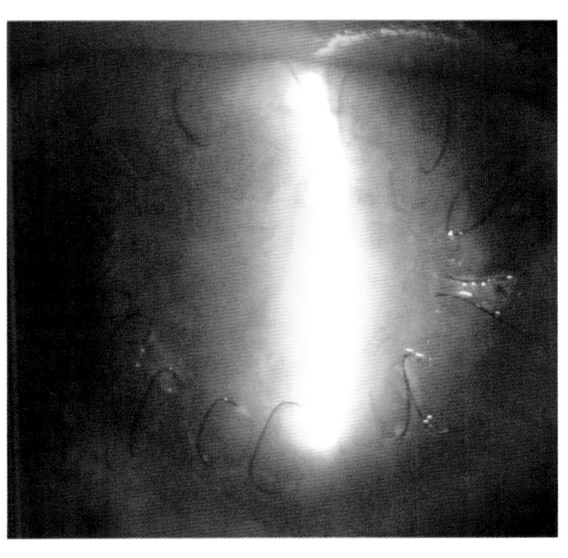

图 22-346 PKP 术后延迟拆线 - 植片排斥 - 继发青光眼（裂隙相）

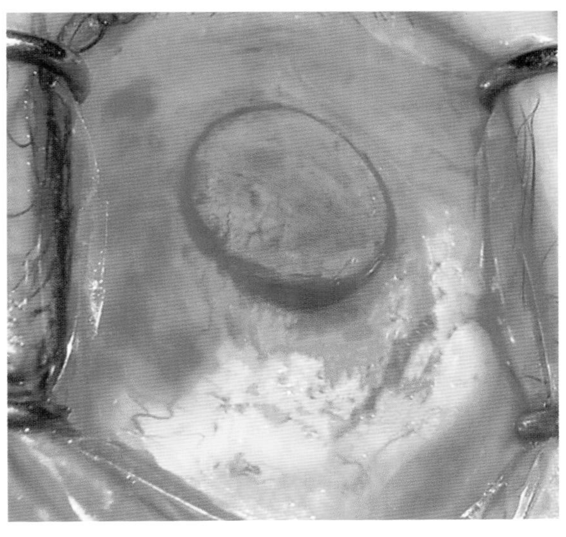

图 22-347 8.5mm 环钻作植床，出血较多

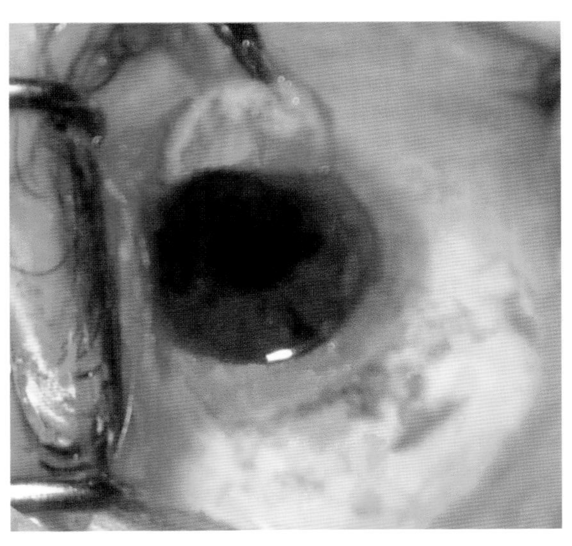

图 22-348 作植床，晶状体透明

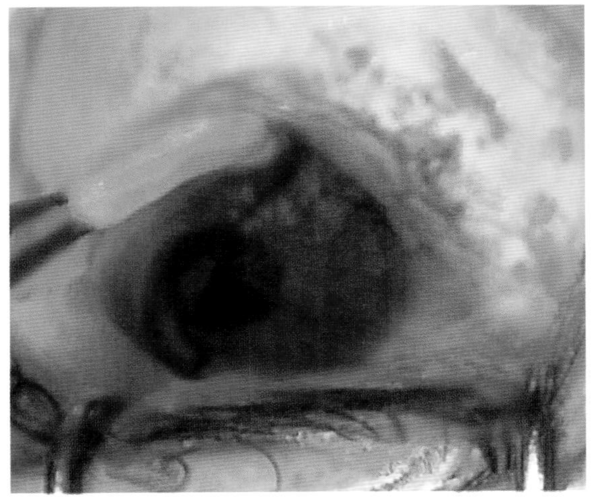

图 22-349 作植床，彻底止血

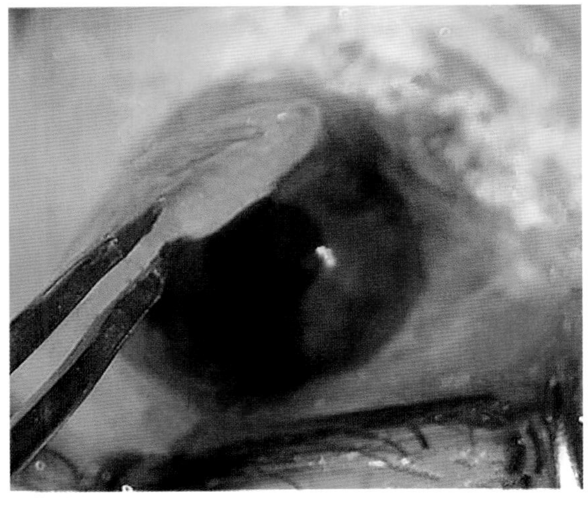

图 22-350 作植床，直径 8.5mm，瞳孔圆、居中

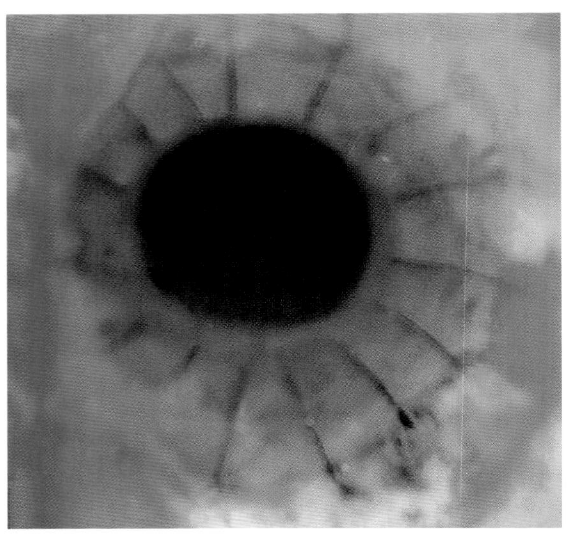

图 22-351 10-0 尼龙线间断缝合 16 针，水密

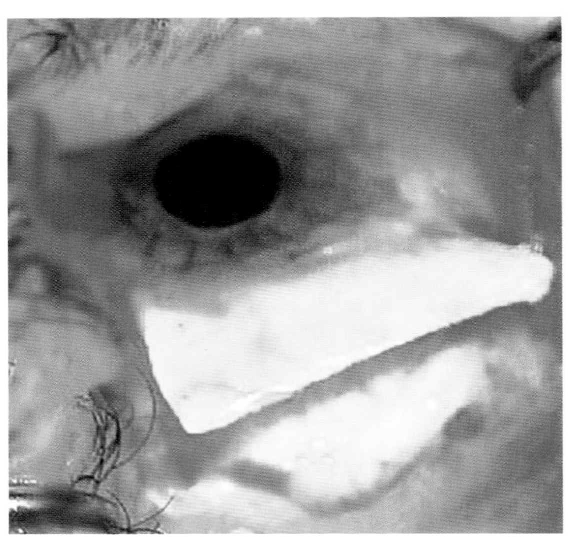

图 22-352 小梁切除 - 做板层巩膜瓣

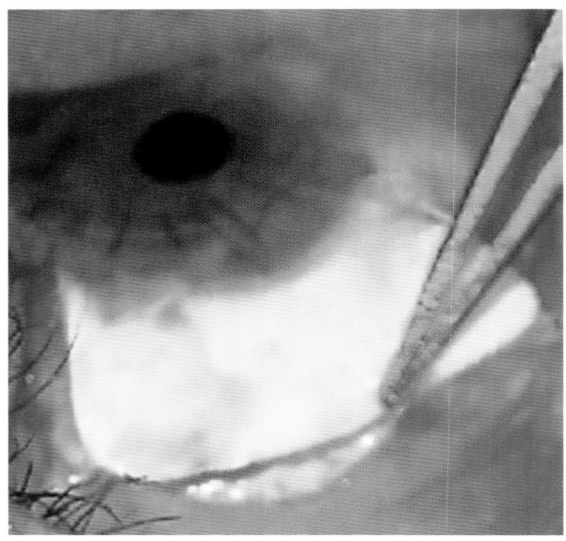

图 22-353 做板层巩膜瓣 - 小梁切除

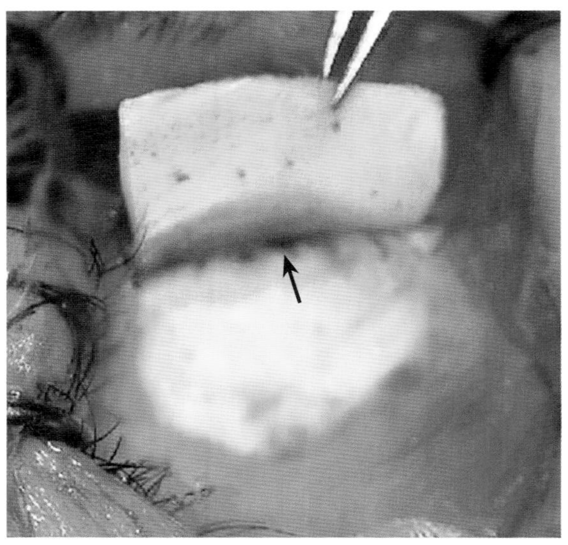

图 22-354 小梁切除 - 做板层巩膜瓣至透明角膜

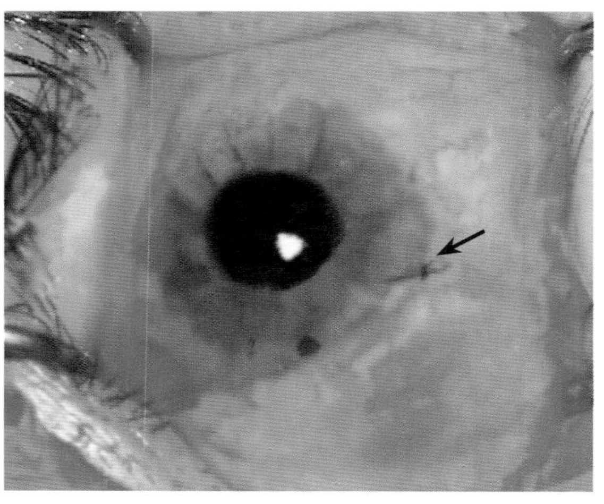

图 22-355 小梁切除后缝合巩膜瓣和球结膜，查无漏水，前房形成且稳定，术毕

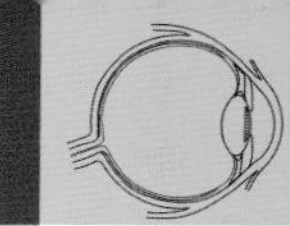

病例 26：角膜美容手术联合抗青光眼手术

患者，女，20 岁。左眼先天性角膜白斑 + 先天性青光眼，视力：光感 -，眼内压：T+1；行角膜美容手术联合小梁切除术，术后眼内压：Tn，美容效果满意（图 22-356~ 图 22-374）。

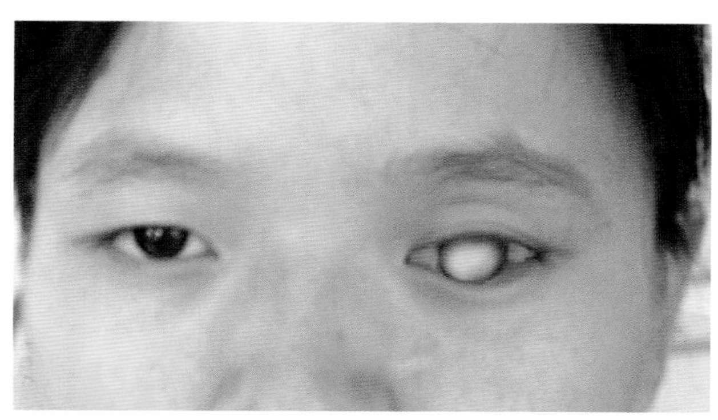

图 22-356 角膜美容手术前 - 先天性角膜白斑 + 先天性青光眼

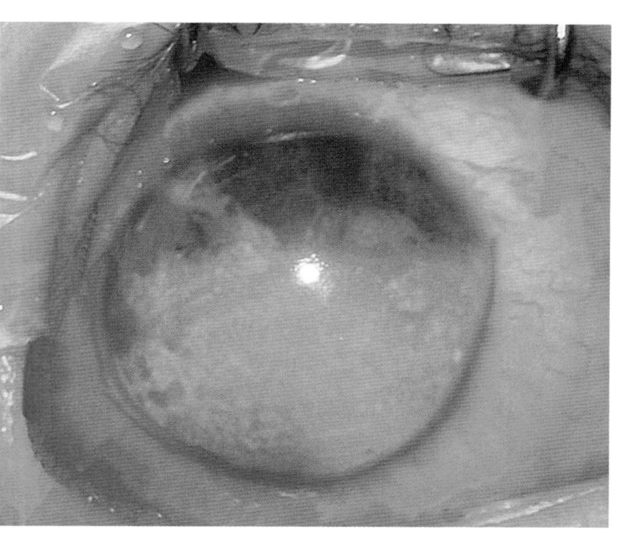

图 22-357 角膜美容手术前 - 角膜全层混浊，面积达 85%

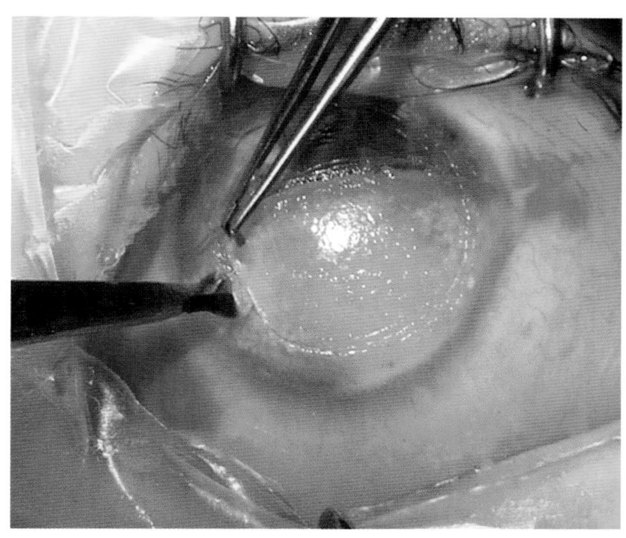

图 22-358 用角膜刀剖切角膜白斑

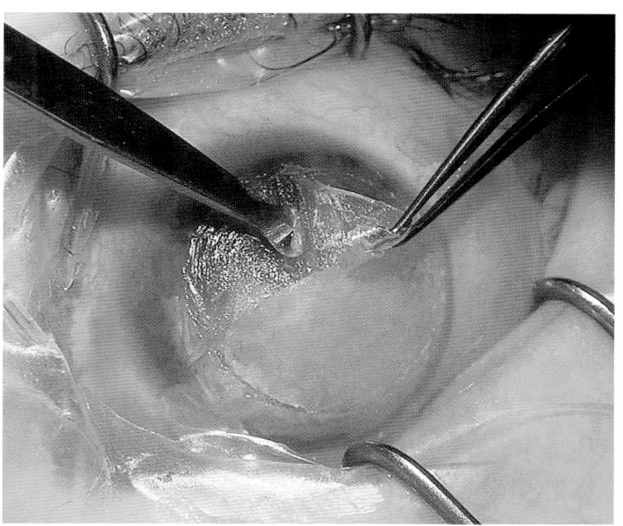

图 22-359 剖切角膜白斑，深度为 1/2 角膜厚度

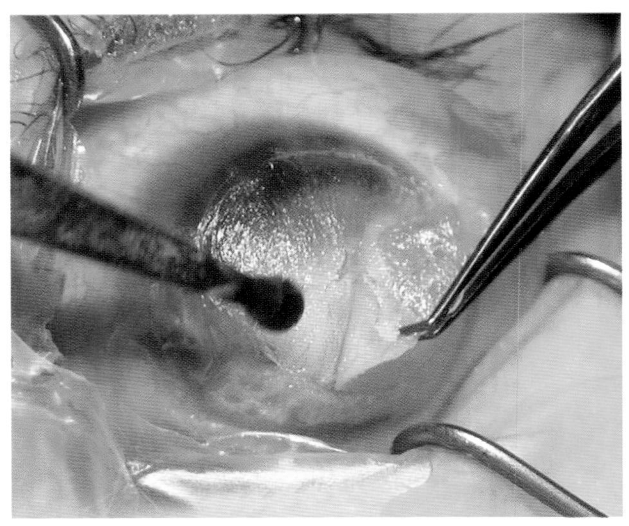
图 22-360　仔细剖切角膜白斑 - 约 1/2 角膜厚度

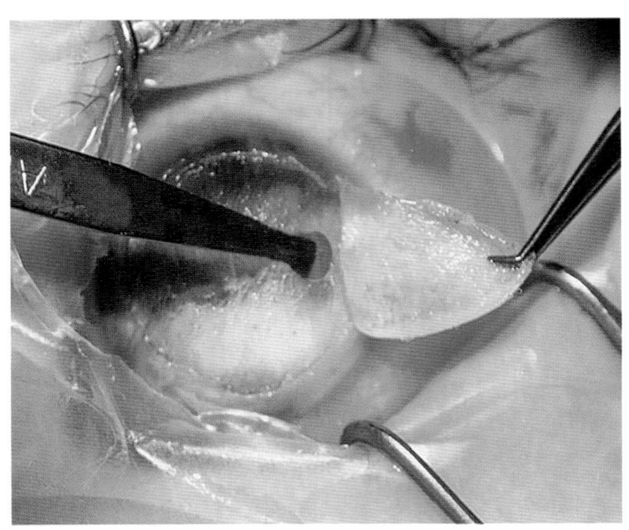
图 22-361　剖切角膜白斑，厚度要均匀

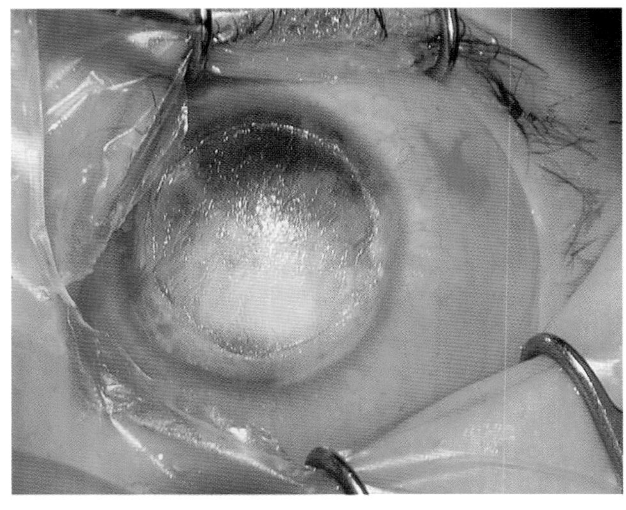
图 22-362　剖切角膜白斑 - 创面要平整，边缘整齐，直径 9.0mm

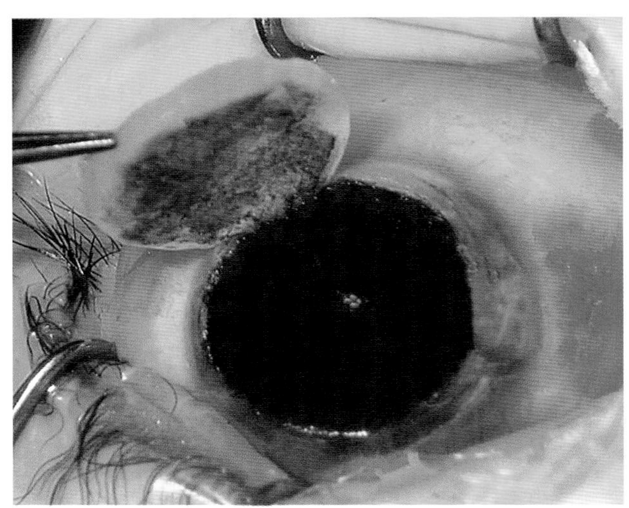
图 22-363　植床染色后盖透明异体移植片

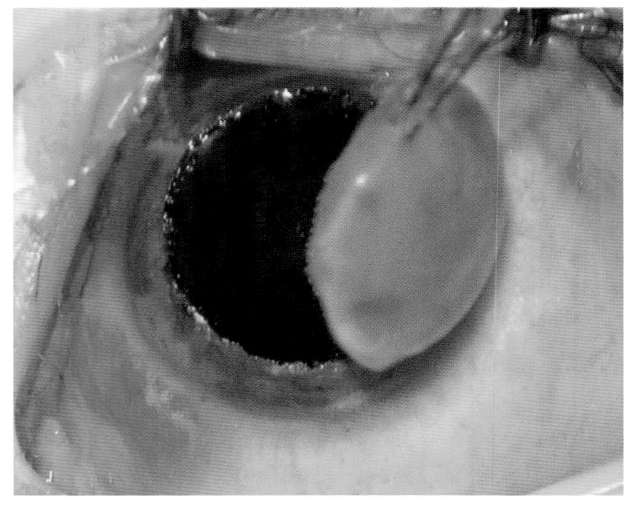
图 22-364　植床染色后盖移植片，直径 9.5mm- 甘油保存材料

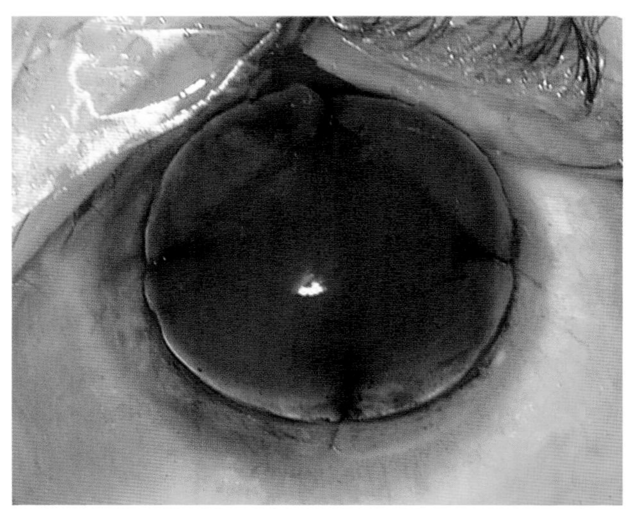
图 22-365　10-0 尼龙线间断缝合 4 针后，植片皱褶呈正方形

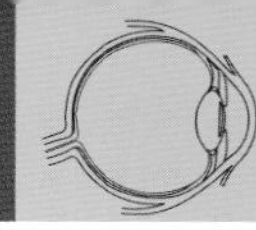

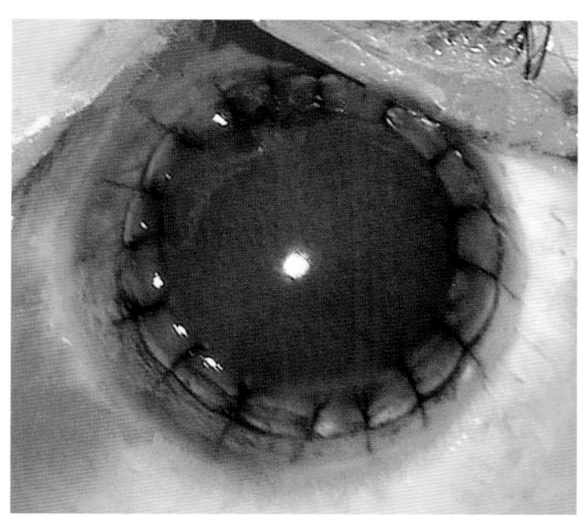

图 22-366 10-0 尼龙线均匀间断缝合

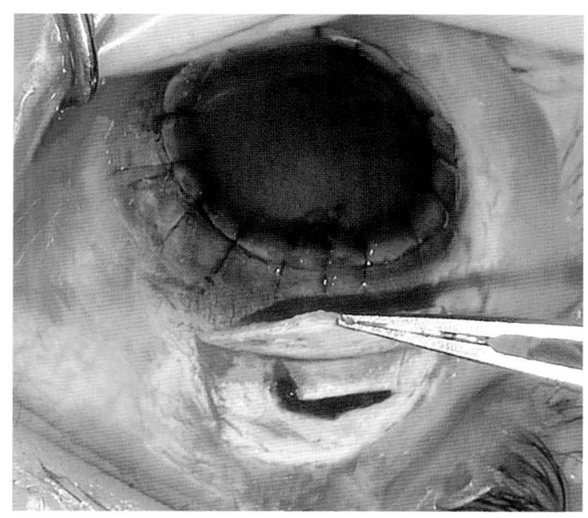

图 22-367 联合小梁切除术

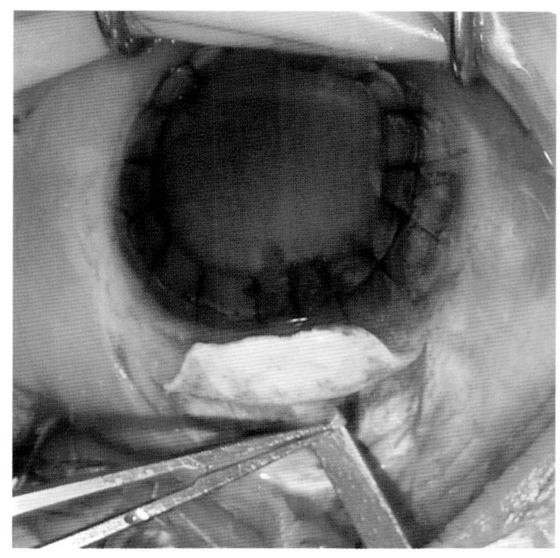

图 22-368 联合小梁切除术 - 做巩膜瓣后，分离房角

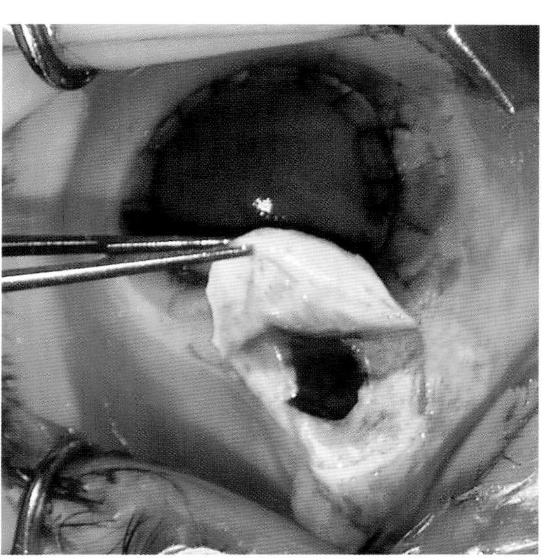

图 22-369 联合小梁切除 - 切除深层巩膜，含小梁组织

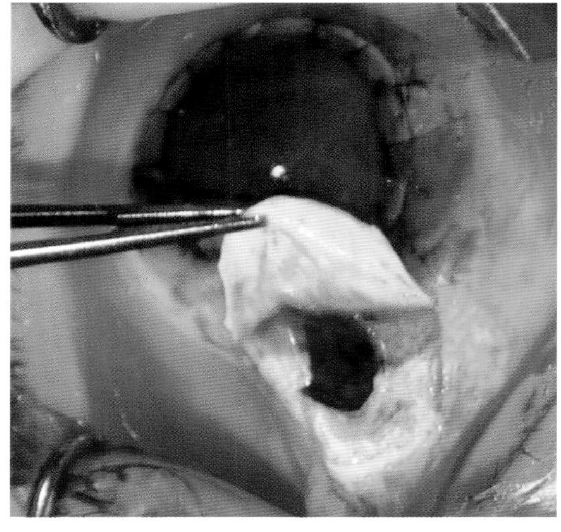

图 22-370 联合小梁切除，剪除周边虹膜少许，暴露睫状突 3 个

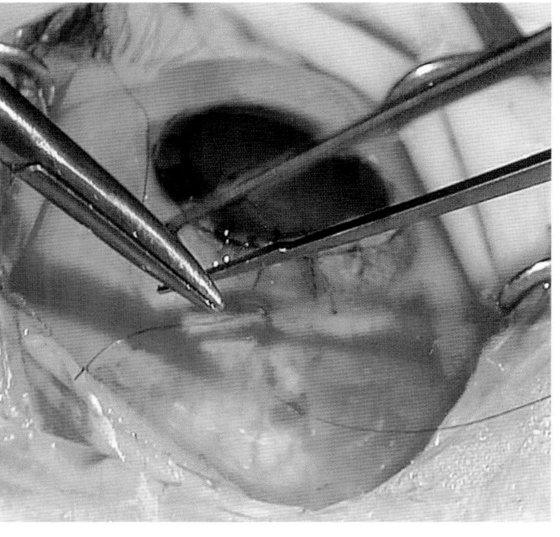

图 22-371 缝合巩膜瓣和结膜瓣

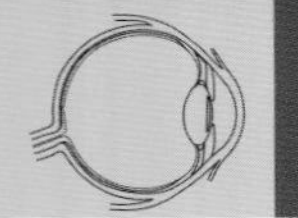

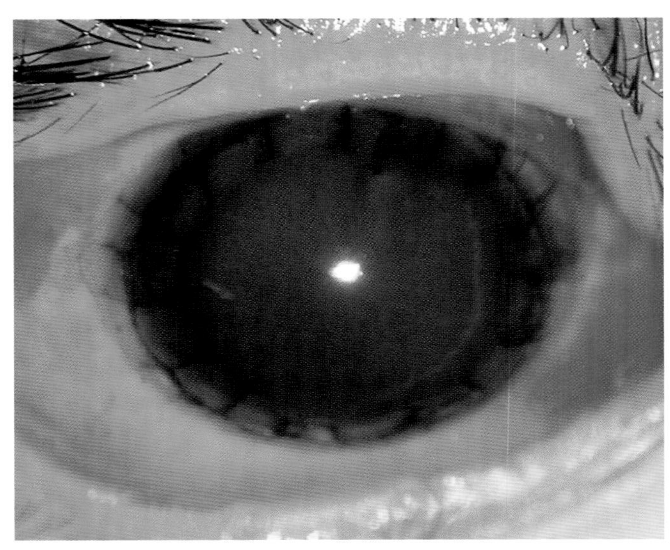

图 22-372 形成前房，术毕

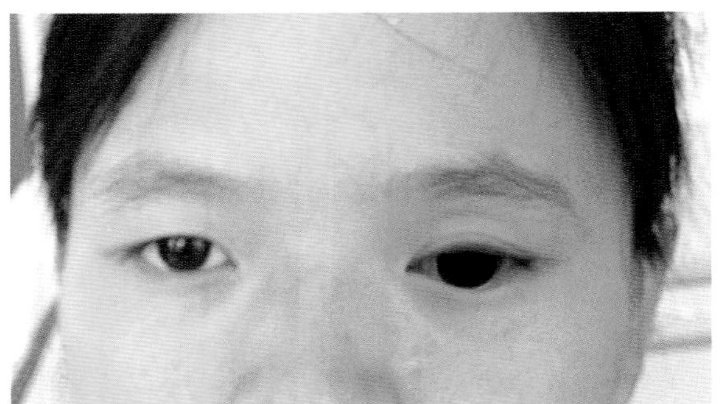

图 22-373 角膜美容手术后 3 天 - 美容效果明显

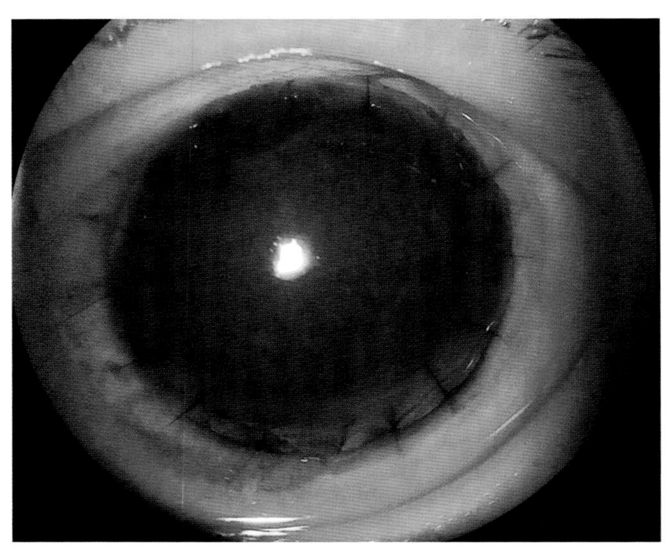

图 22-374 术后 3 个月，美容效果满意，眼压 Tn

病例 27：角膜美容手术

患者，男，18 岁。左眼先天性角膜白斑，视力：光感(–)，眼内压：Tn；行角膜美容手术，美容效果满意(图 22-375~ 图 22-385)。

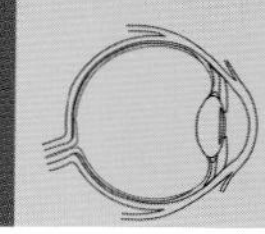

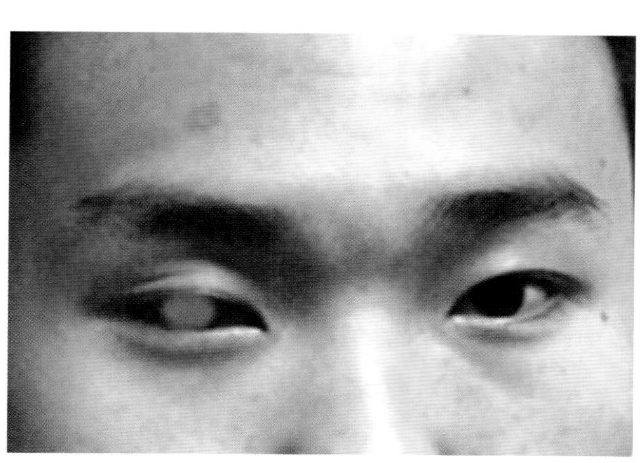

图 22-375 右眼近全角膜白斑 - 全角膜板层移植 + 层间染色术前

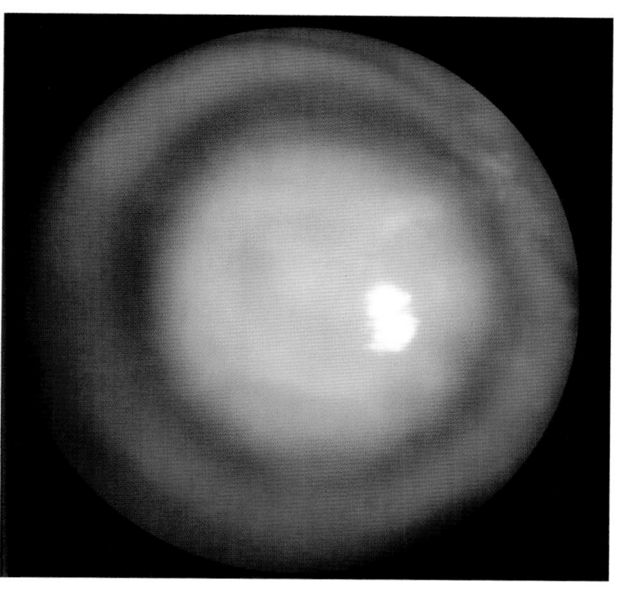

图 22-376 右眼近全角膜白斑 - 全角膜板层移植 + 层间染色术前

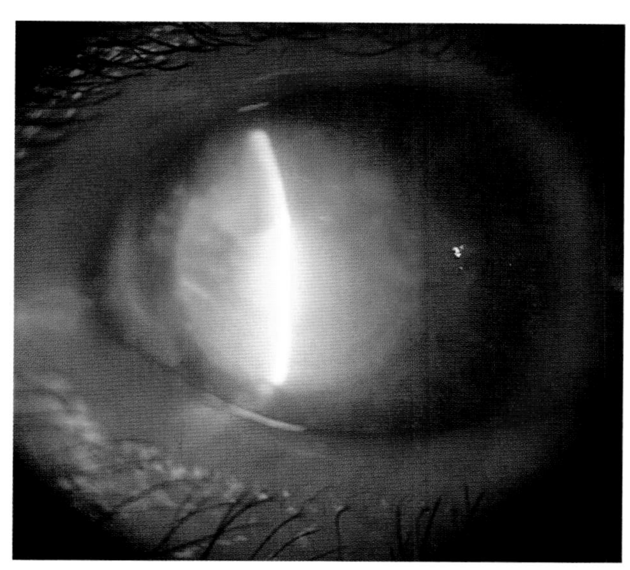

图 22-377 右眼近全角膜白斑 - 全角膜移板层移植 + 层间染色术前（裂隙相）

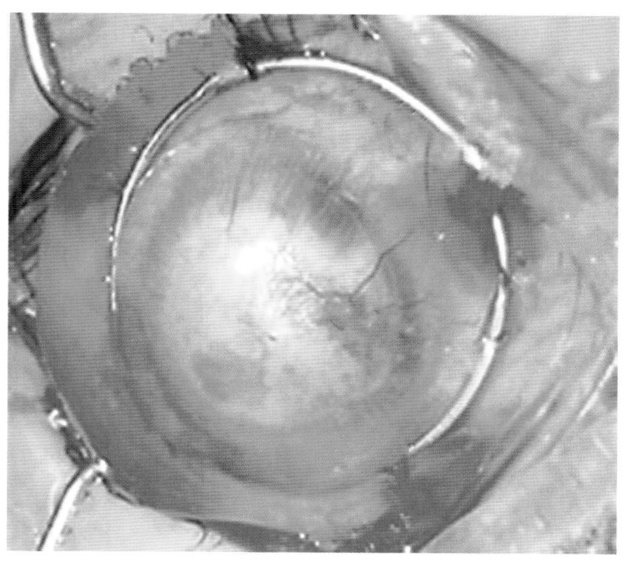

图 22-378 缝眼球固定环

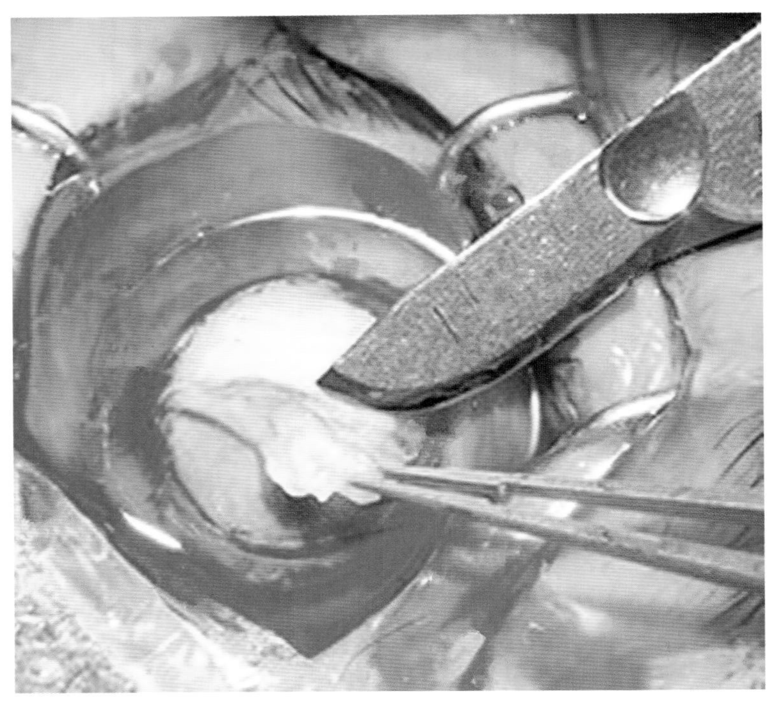
图 22-379　9mm 环钻钻切后板层切除病变混浊组织

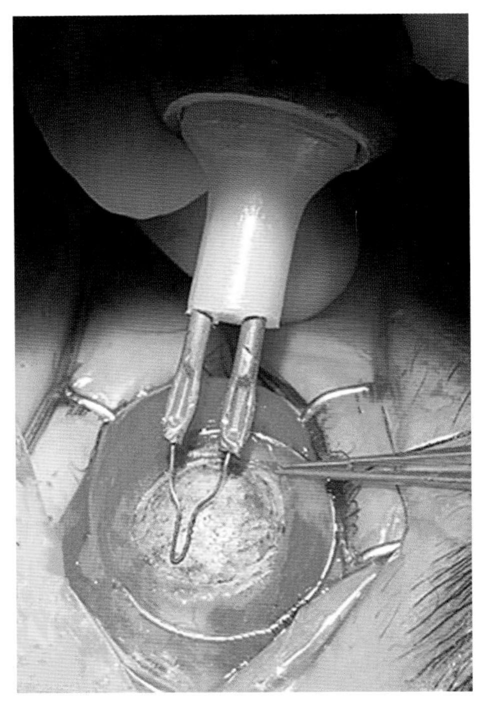
图 22-380　电凝灼烙深板层角膜面

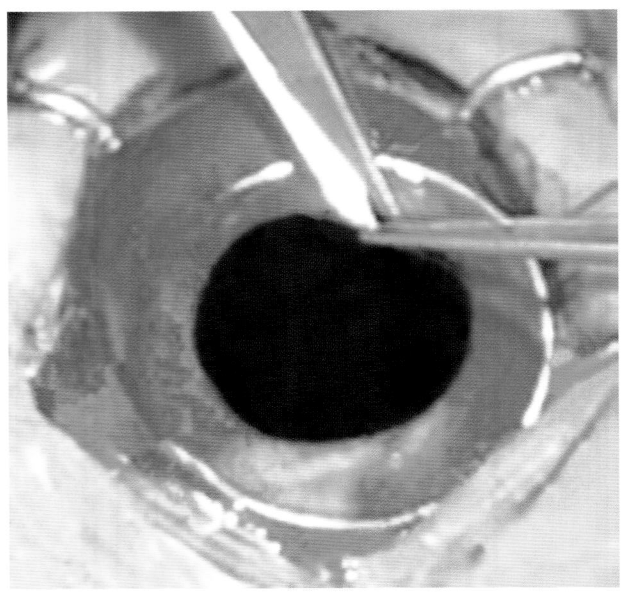
图 22-381　层间染色

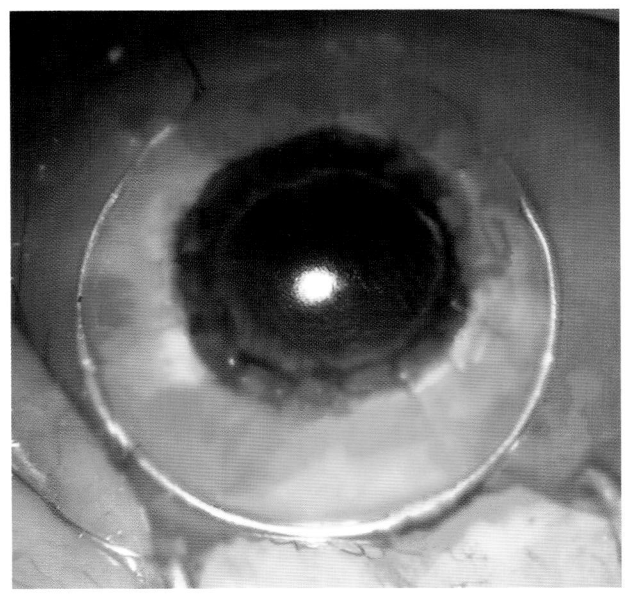
图 22-382　10-0 尼龙线间断缝合 16 针，术毕

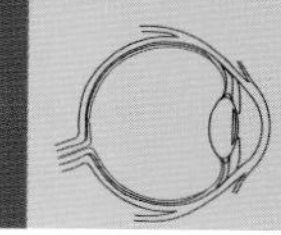

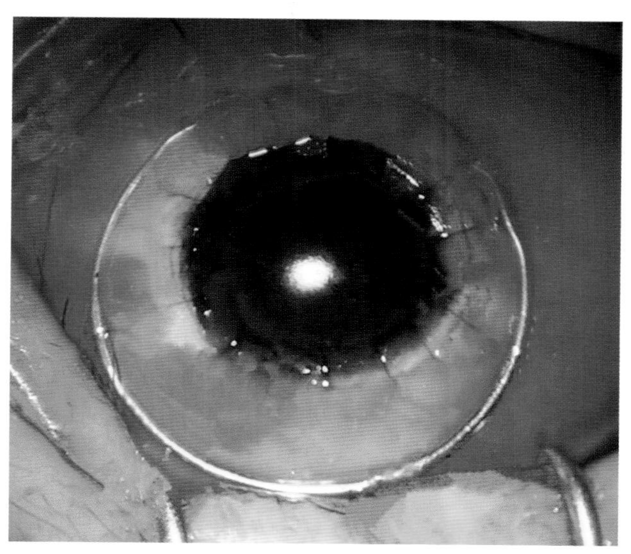

图 22-383 美容效果良好

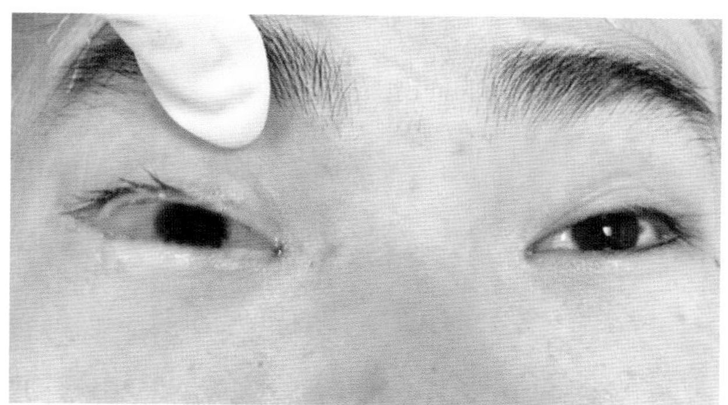

图 22-384 术毕，外观明显改善

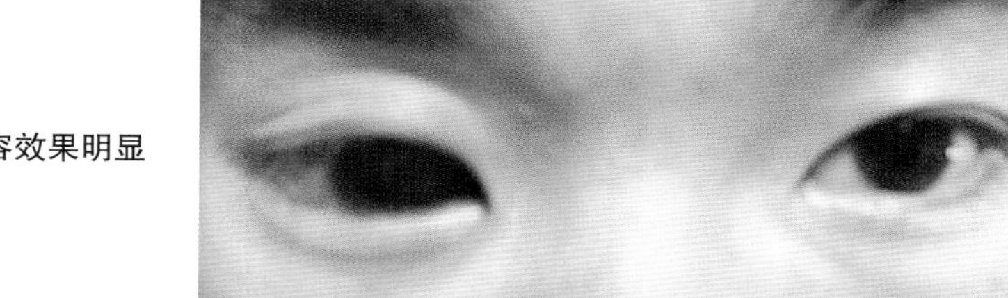

图 22-385 手术后第 3 天，美容效果明显

病例 28：有视功能恢复希望的角膜白斑 - 美容 + 光学 PKP

朱 ××，男，38 岁。左眼化学伤后全角膜白斑，视力：光感（+），光定位准确，眼内压：Tn；行角膜美容 + 光学 PKP 手术，视力恢复至 0.3，美容效果满意（图 22-386~ 图 22-407）。

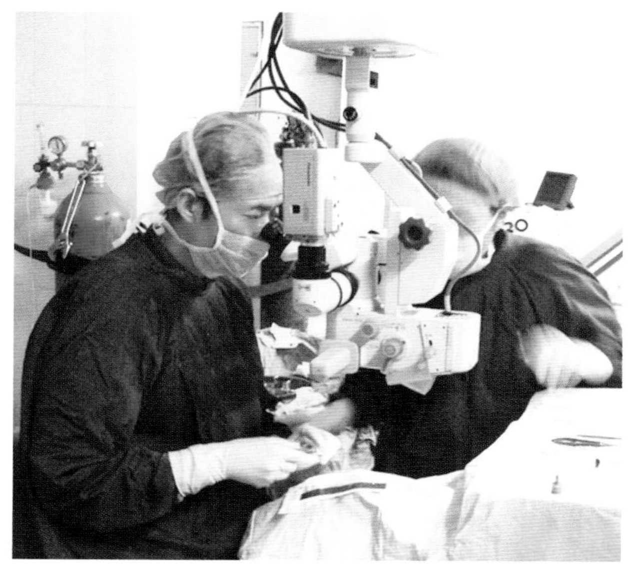

图 22-386 美容 + 光学 PKP 手术中

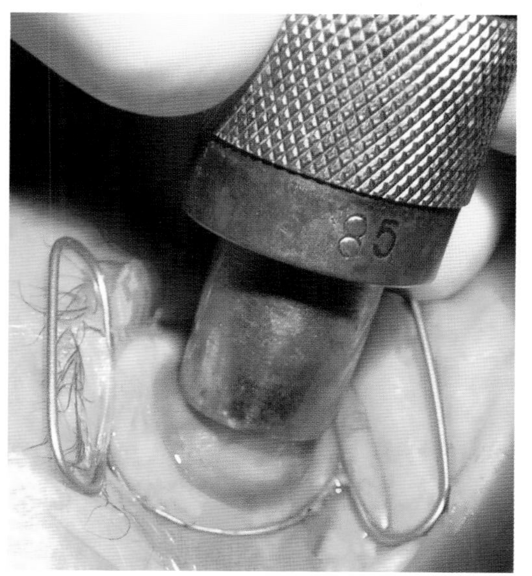

图 22-387 全角膜混浊，先钻切板层角膜

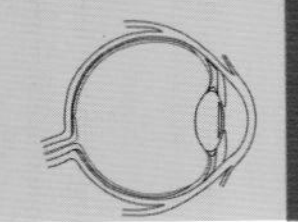

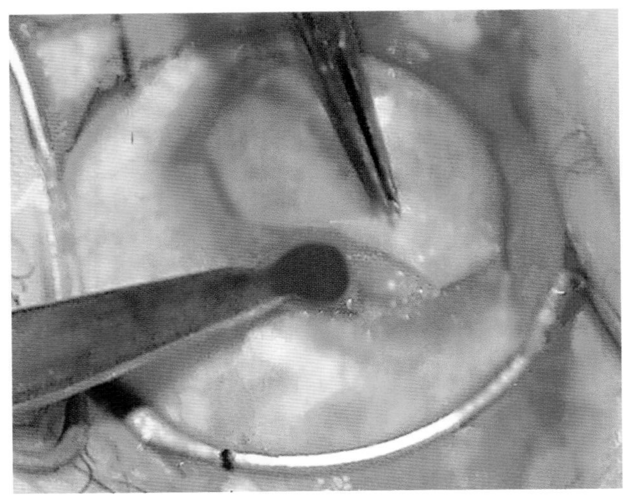

图 22-388　全角膜混浊，切除板层角膜组织约 1/2 角膜厚度

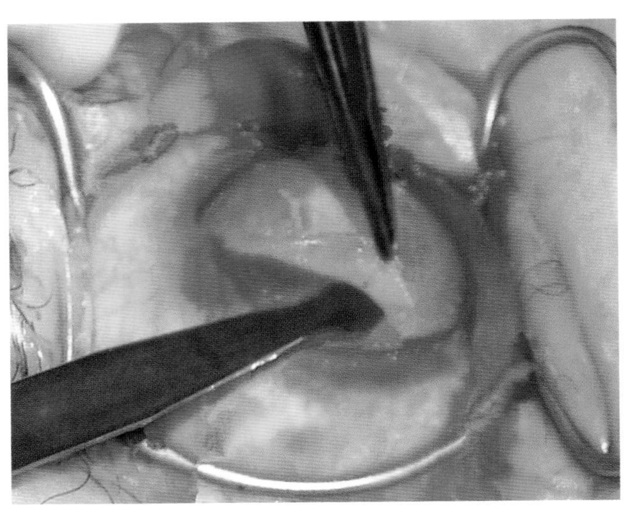

图 22-389　用角膜刀剖切板层角膜组织

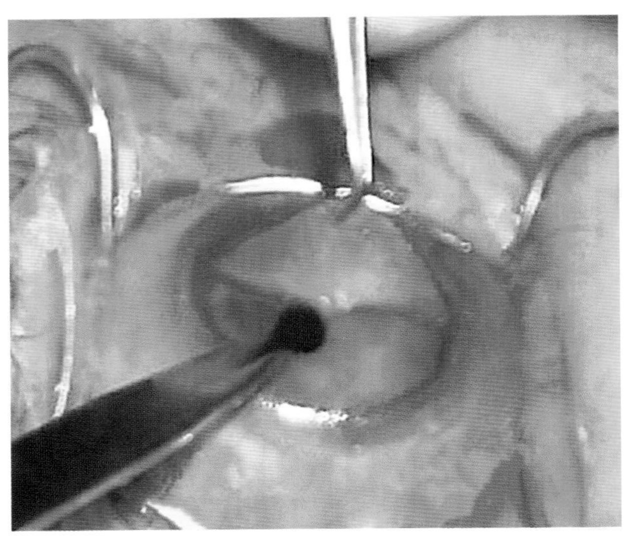

图 22-390　全角膜混浊，切除板层角膜组织要均匀

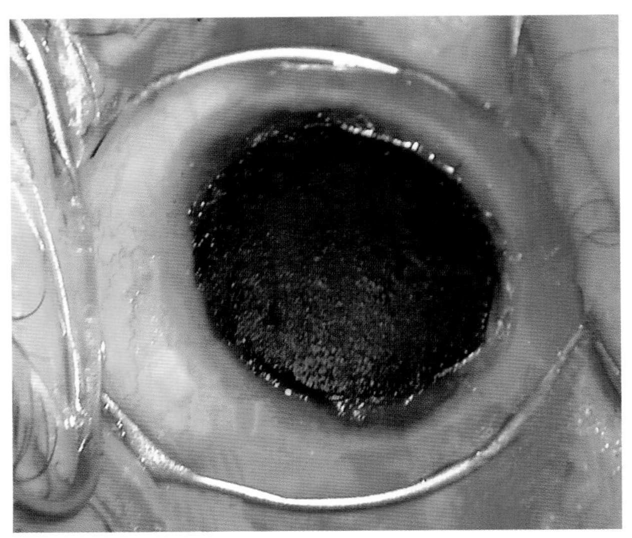

图 22-391　全角膜板层角膜组织染色

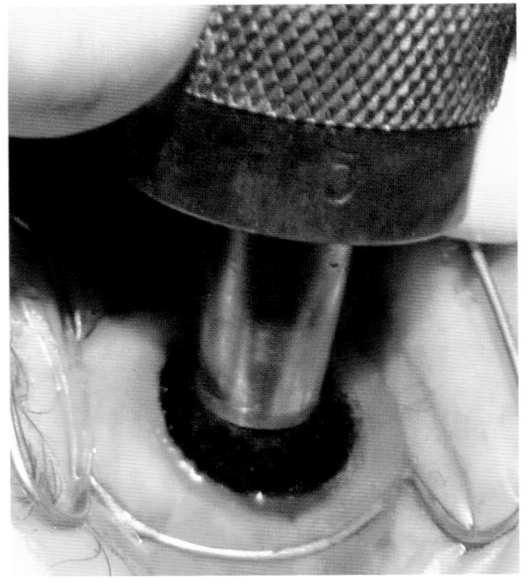

图 22-392　钻切中央角膜，即中央为穿透植床

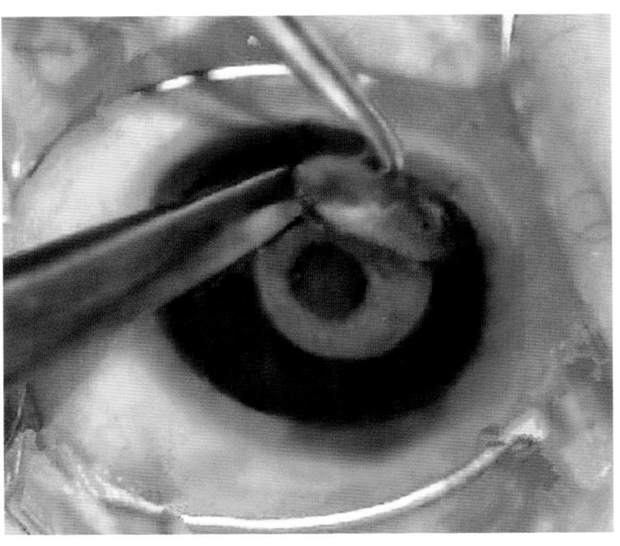

图 22-393　植床完成，中央植孔为全层，瞳孔圆，居中，晶状体轻混浊

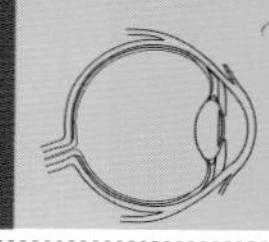

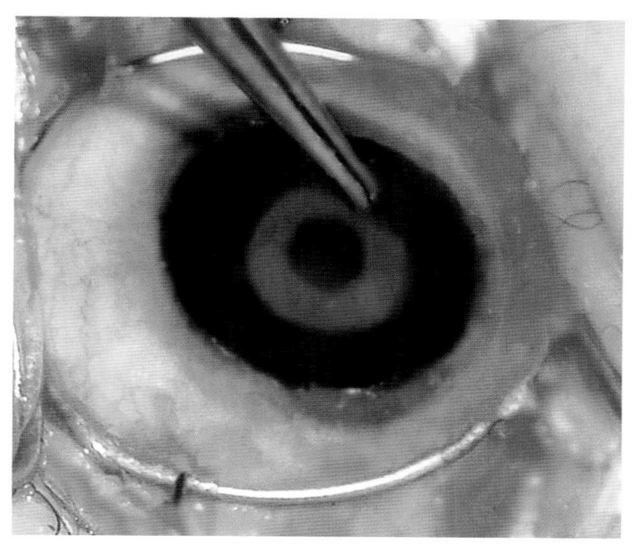

图 22-394 植床完成，修剪中央植孔

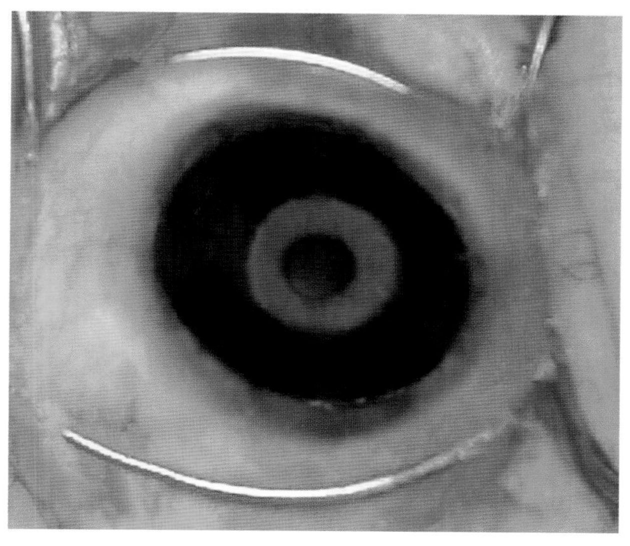

图 22-395 植床完成，中央植孔为全层，周边为板层并染色

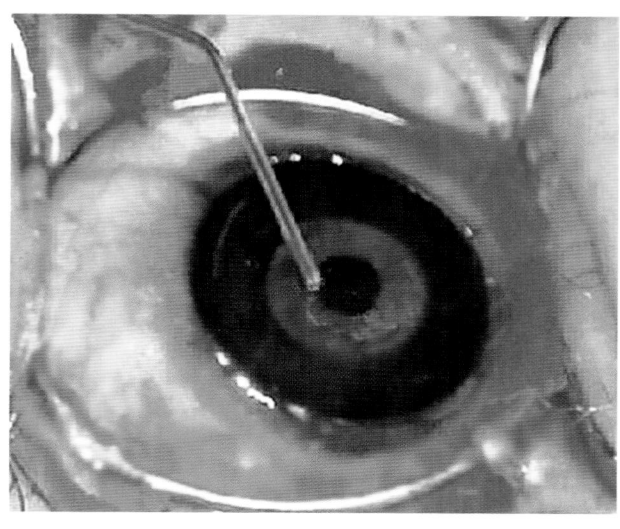

图 22-396 植床完成，注入黏弹剂

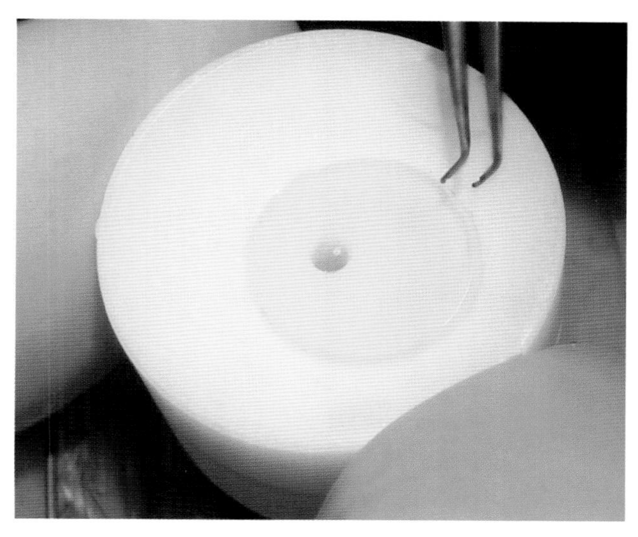

图 22-397 制作铆钉形角膜移植片

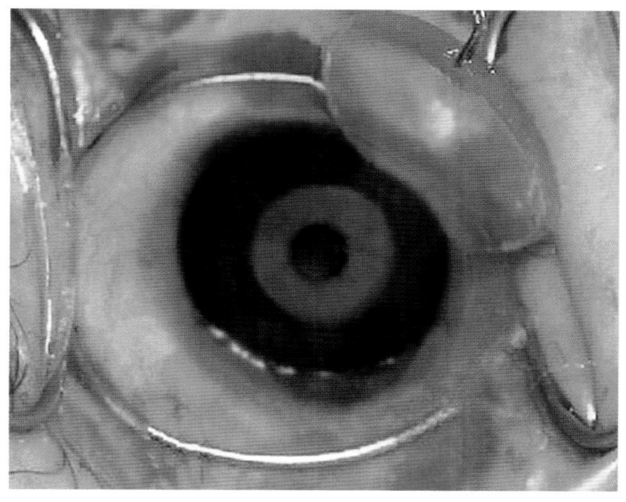

图 22-398 移植铆钉形角膜片，植片透明

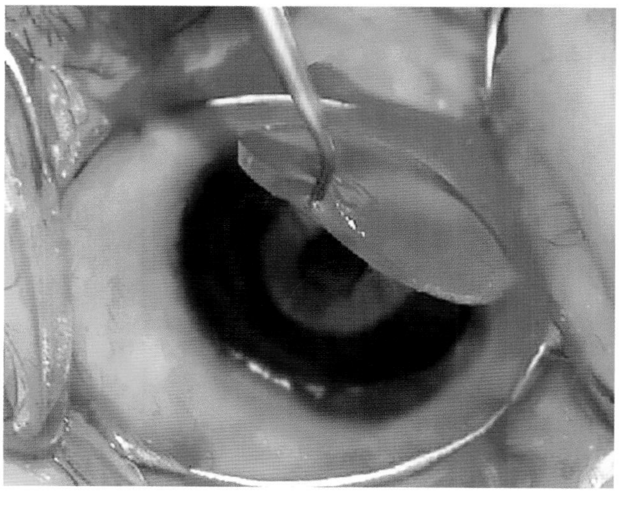

图 22-399 将铆钉形角膜片盖于植床

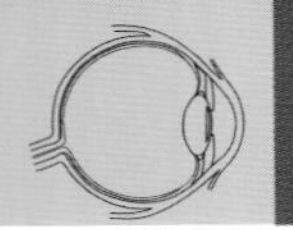

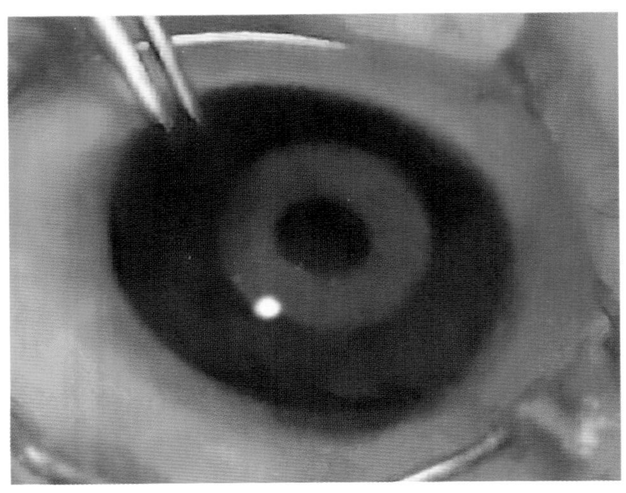

图 22-400　将铆钉形角膜片盖于植床，检查对合

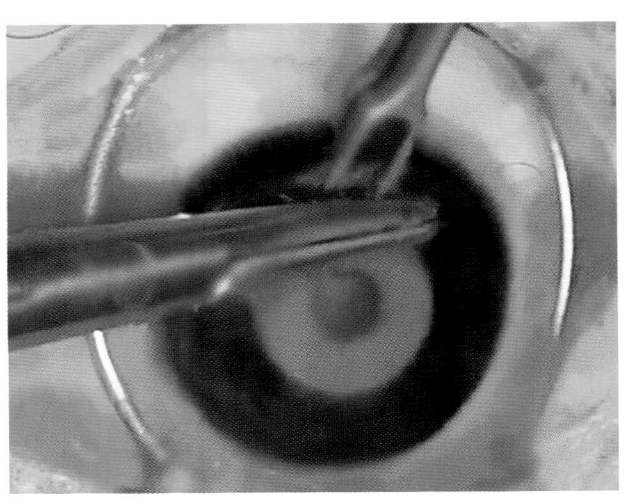

图 22-401　10-0 尼龙线缝合铆钉形角膜片，第 1 针

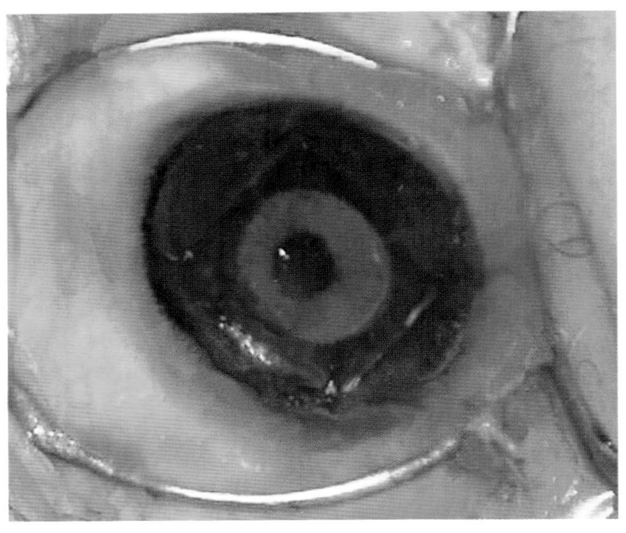

图 22-402　10-0 尼龙线缝合铆钉形角膜片，4 针后植片皱褶呈正方形

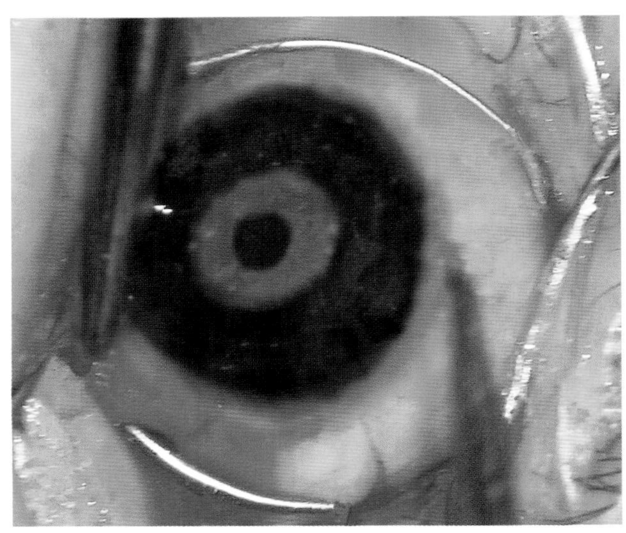

图 22-403　10-0 尼龙线均匀加缝

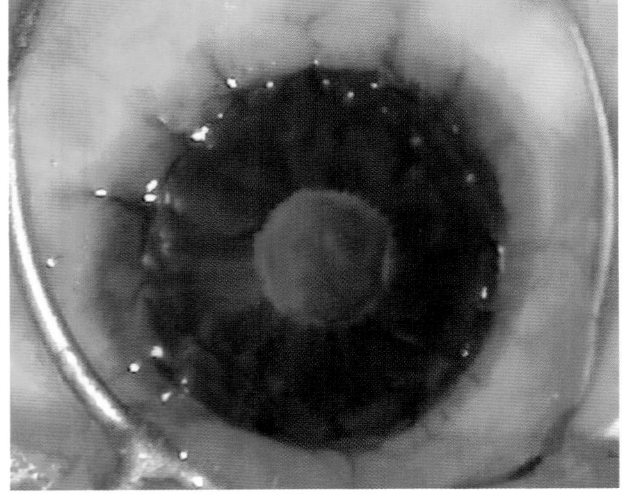

图 22-404　10-0 尼龙线均匀加缝至 16 针，瞳孔区红光反射明显

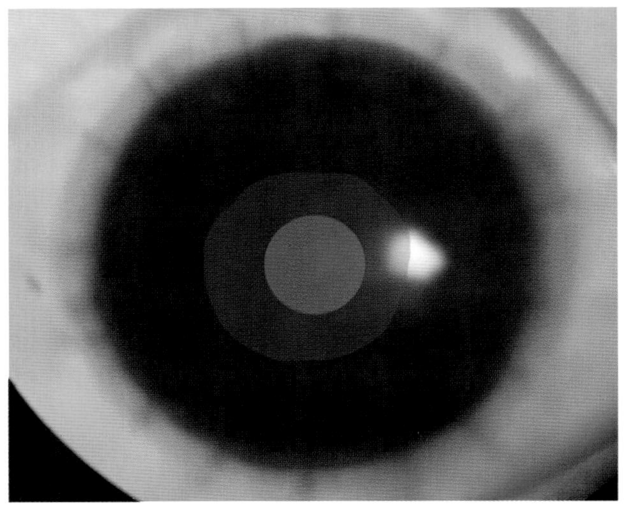

图 22-405　10-0 尼龙线均匀加缝，植片对合好，瞳孔居中，术毕

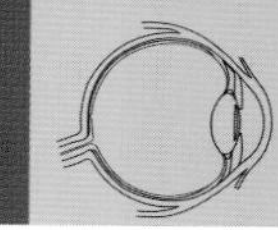

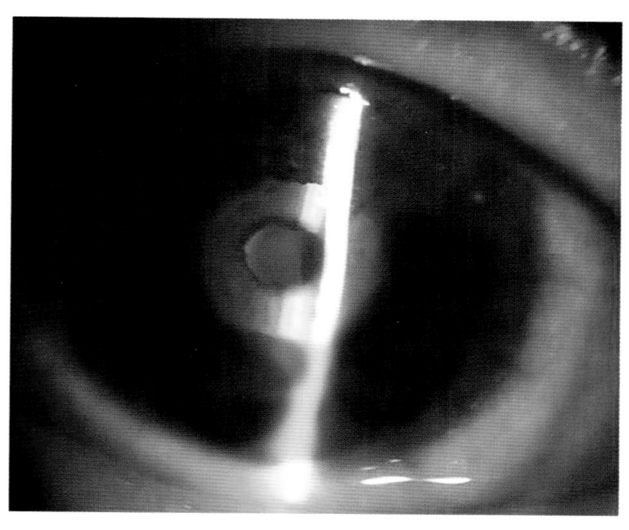

图 22-406　美容 + 光学 PKP 术后 3 天 - 裂隙相，视力：0.3

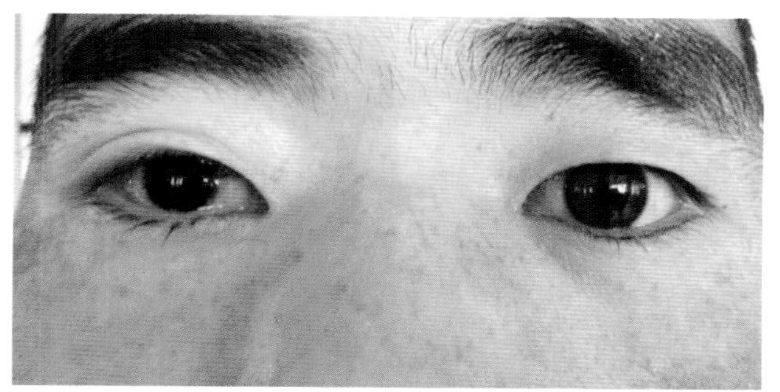

图 22-407　外观明显改善，视力 0.3

病例 29：翳肉切除 + 角膜缘干细胞移植术

马 ××，男，60 岁。左眼翼状翳肉 6 年；行翳肉切除 + 角膜缘干细胞移植术，术后 3 年无复发（图 22-408~ 图 22-447）。

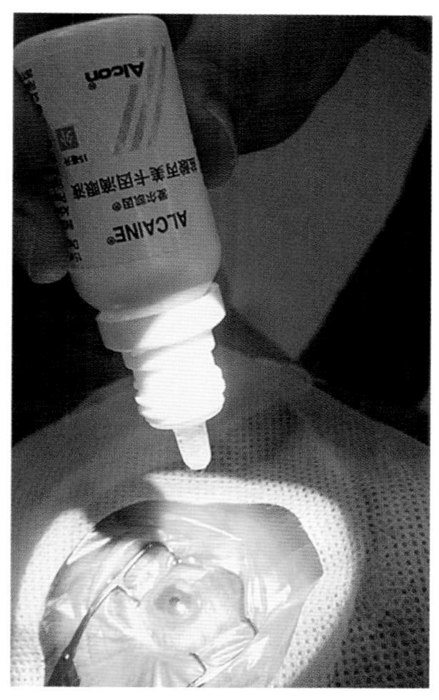

图 22-408　滴表面麻醉剂

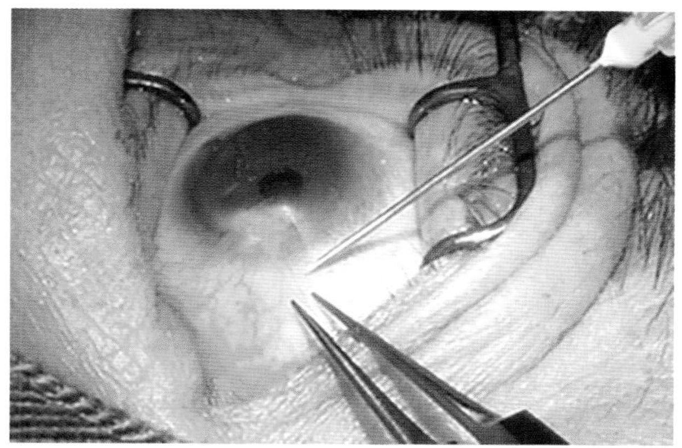

图 22-409　2% 利多卡因 +0.5% 布比卡因 + 肾上腺素少许球结膜下浸润麻醉

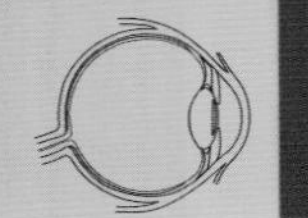

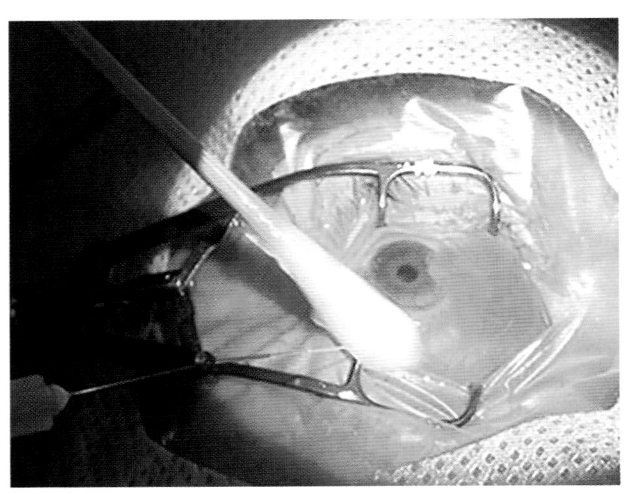
图 22-410　庆大霉素稀释 3 倍后洗眼

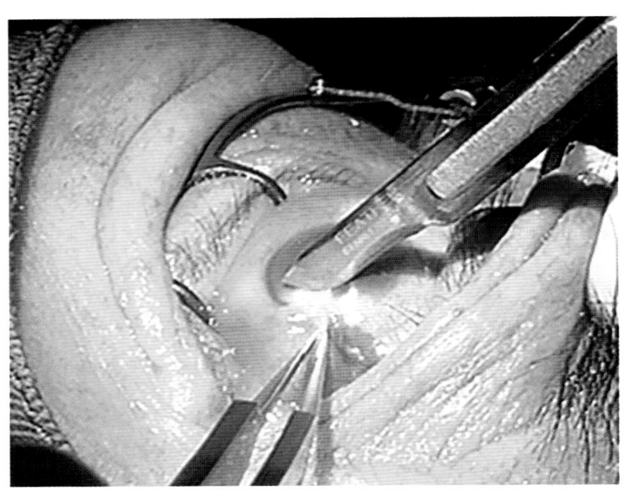
图 22-411　刀片切除胬肉头部，注意要大于浸润 0.2mm 左右

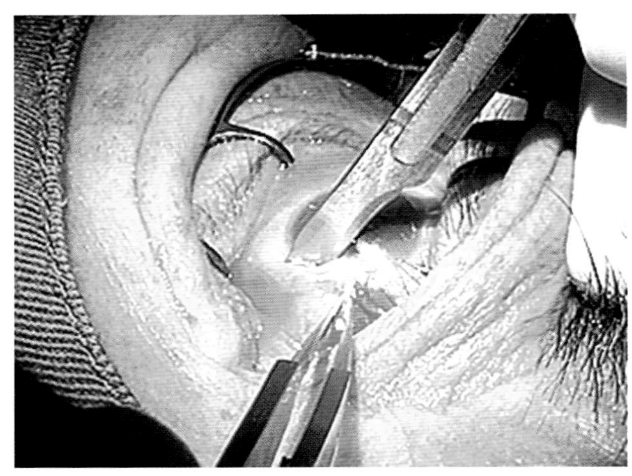
图 22-412　刀片切除胬肉两侧，注意要大于浸润 0.2mm 左右

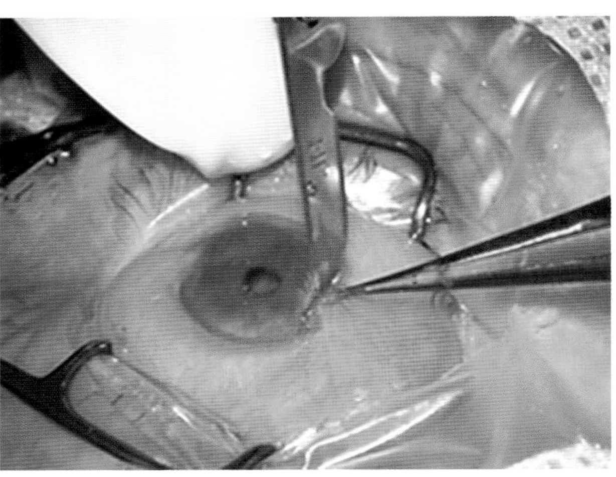
图 22-413　切除胬肉头部，注意深度应小于 1/2 角膜厚度

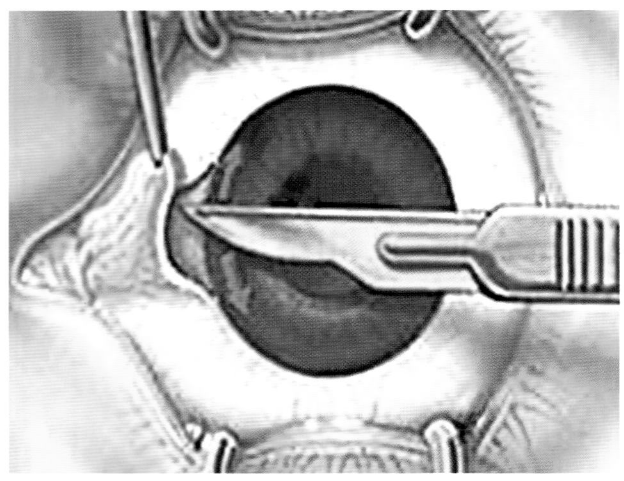
图 22-414　切除翼状胬肉示意图

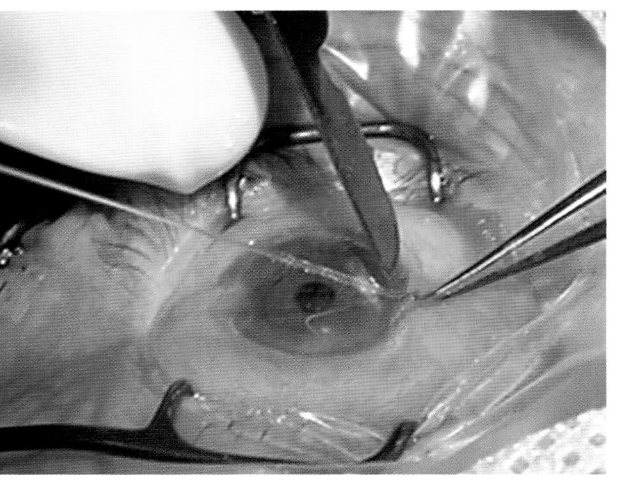
图 22-415　出血较多时，用平衡液冲洗

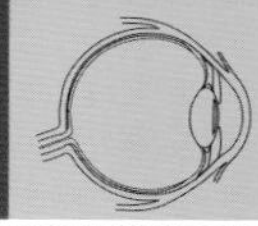

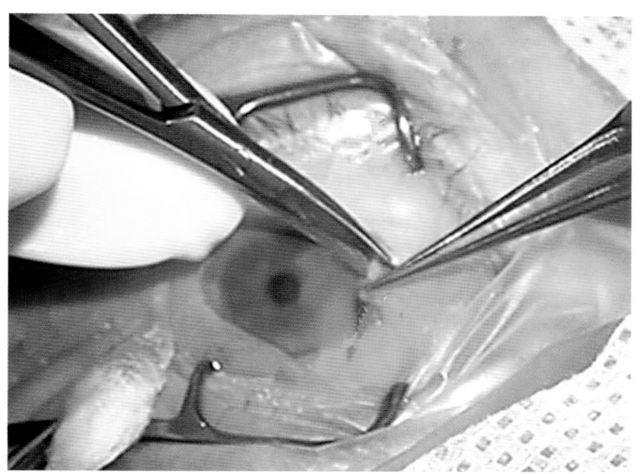

图 22-416 用剪刀修剪胬肉侧边

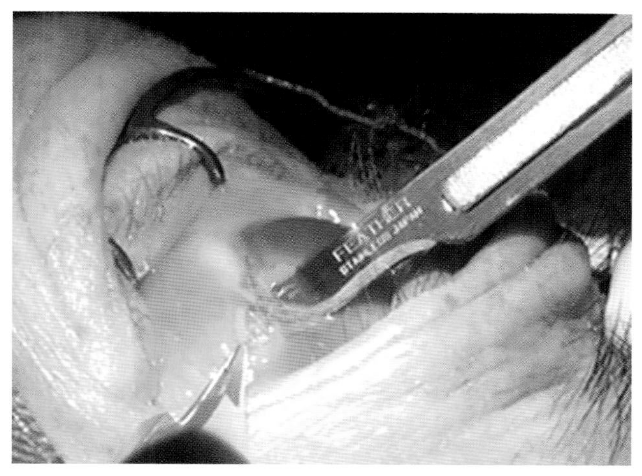

图 22-417 刀片切除胬肉体部，注意深度应小于 1/2 角巩膜厚度

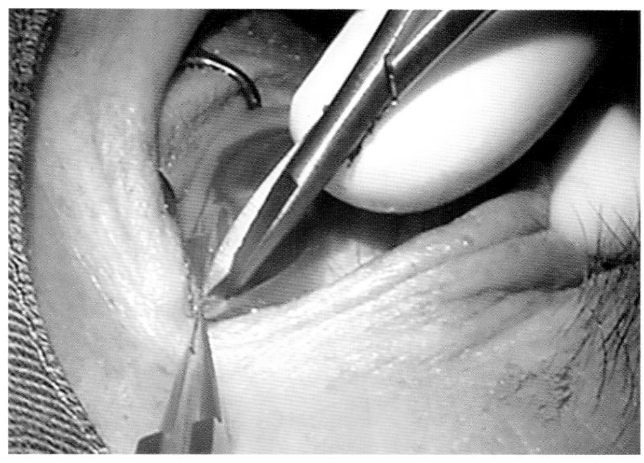

图 22-418 分离胬肉组织至泪阜

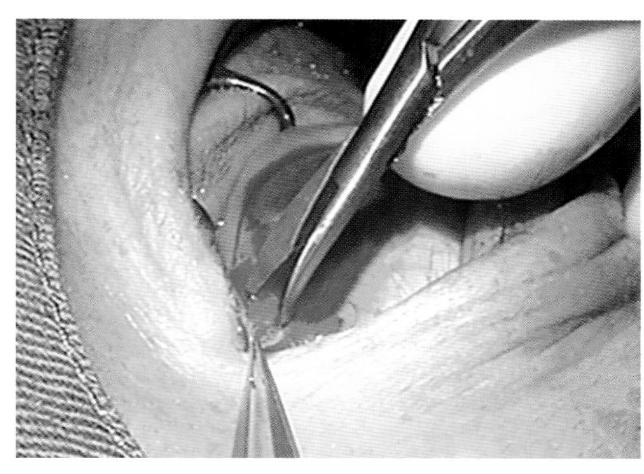

图 22-419 剪刀分离胬肉组织

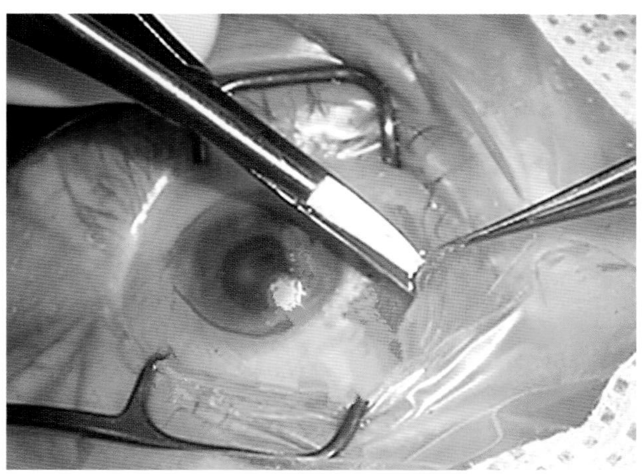

图 22-420 用剪刀分剪胬肉组织

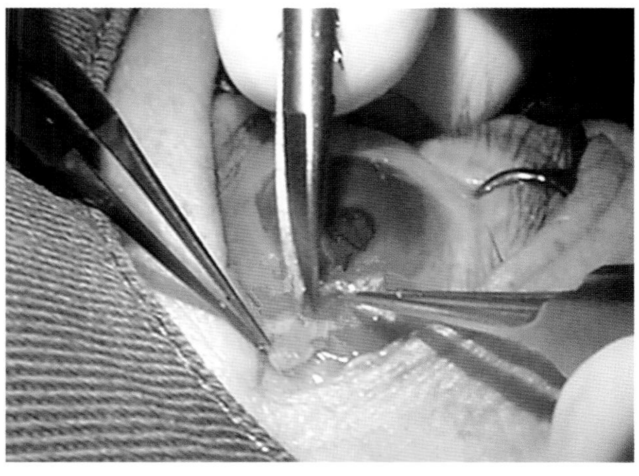

图 22-421 分离胬肉组织时勿损伤球结膜

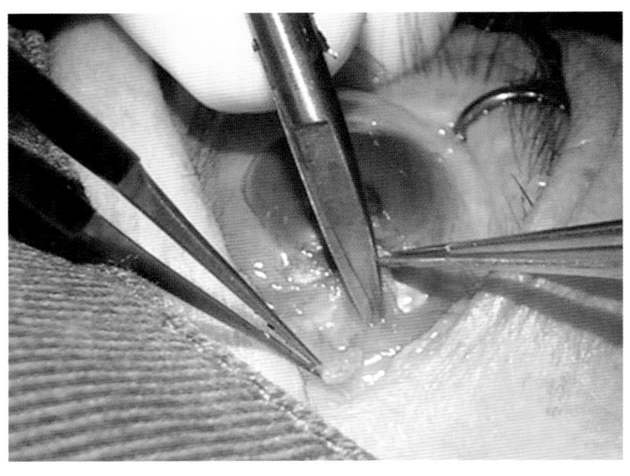
图 22-422　进一步分离胬肉组织

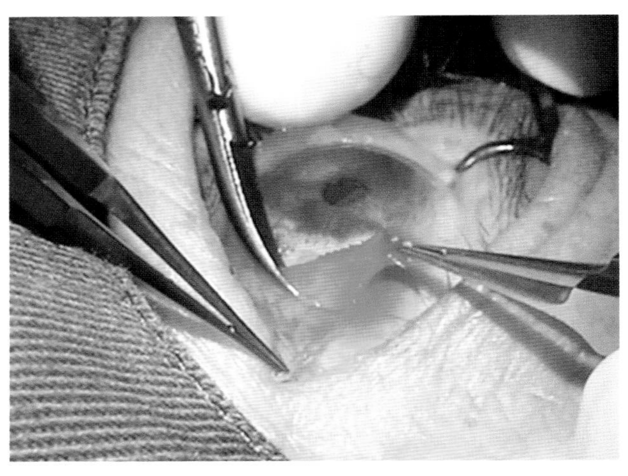
图 22-423　自内侧泪阜皱褶处剪除胬肉组织

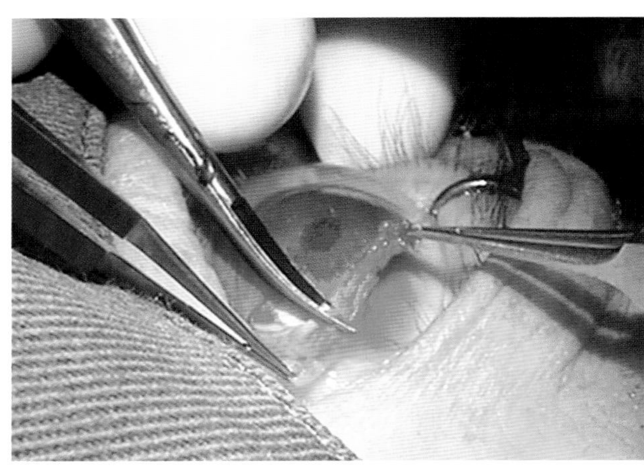
图 22-424　剪除胬肉组织

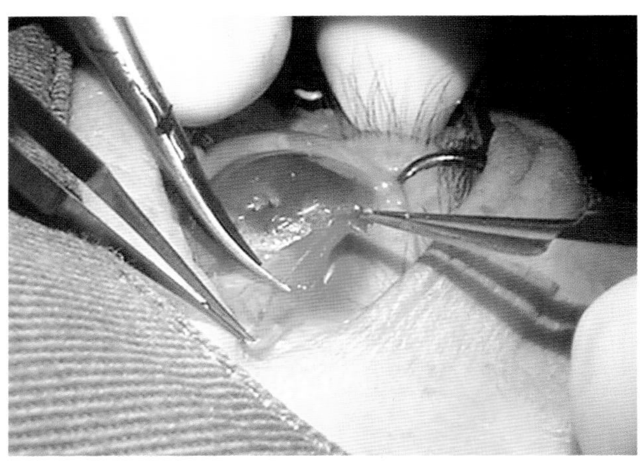
图 22-425　剪除胬肉组织

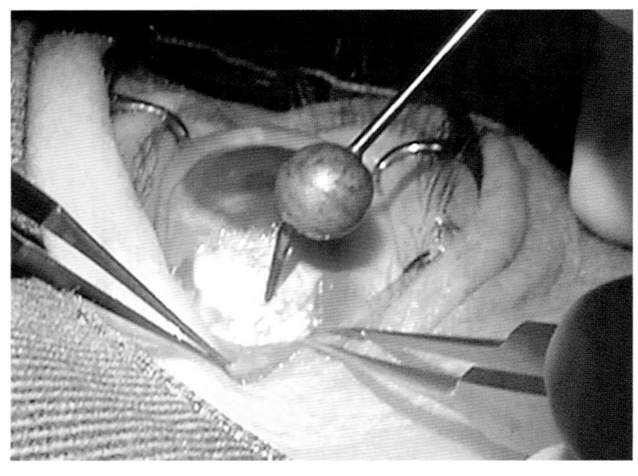
图 22-426　剪除胬肉组织，巩膜表面烧灼止血

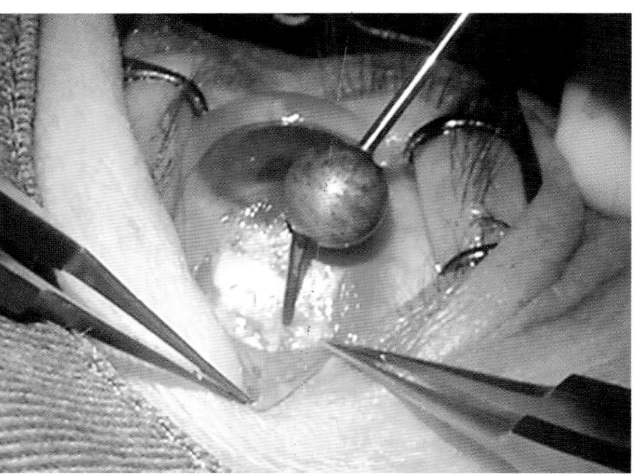
图 22-427　勿过度 烧灼止血

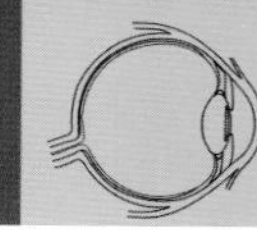

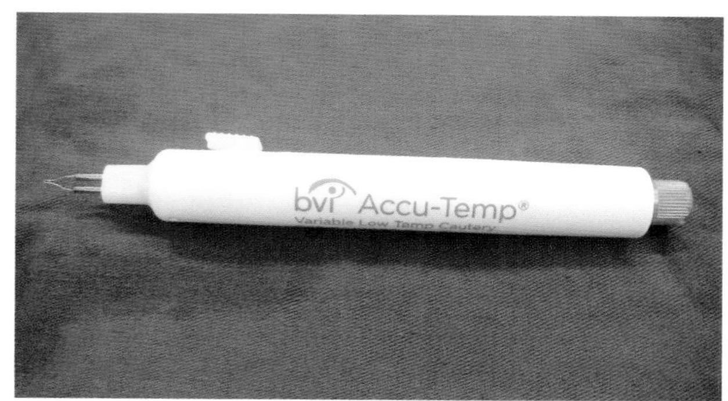

图 22-428　电凝止血器

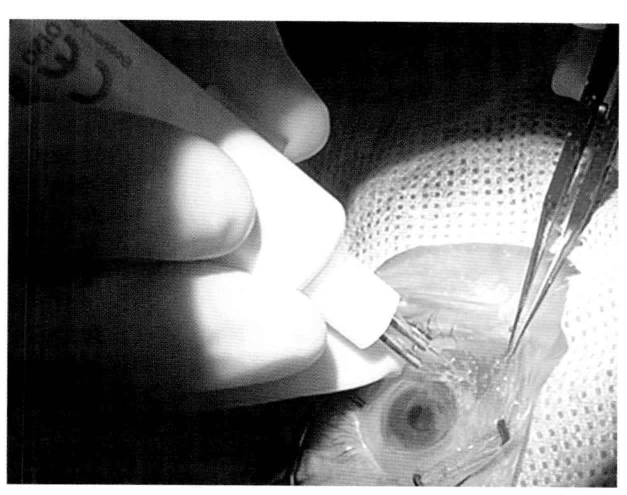

图 22-429　用电凝止血器止血

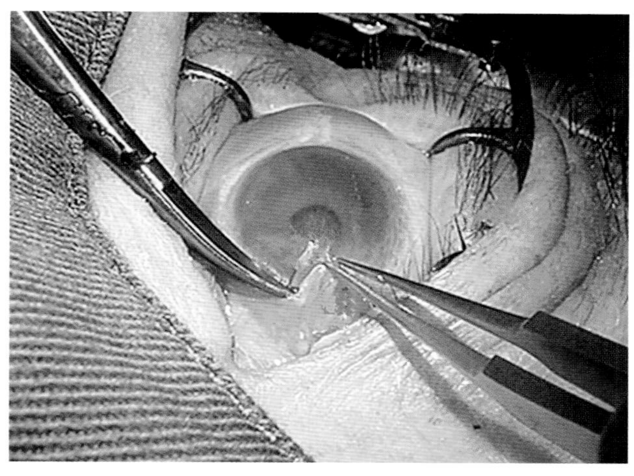

图 22-430　剪除胬肉头部，适度保留球结膜

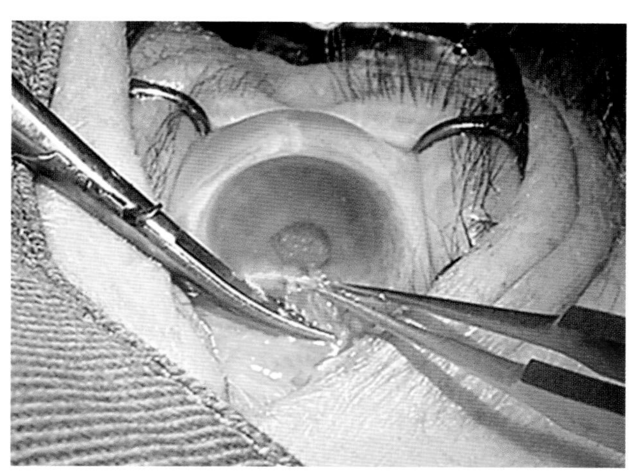

图 22-431　剪除胬肉头部球结膜

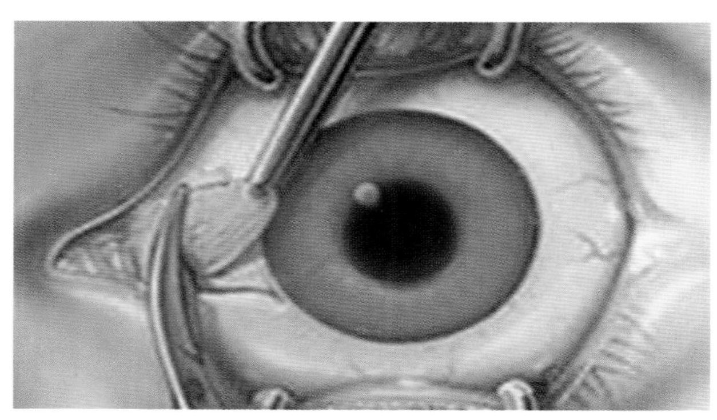

图 22-432　剪除胬肉组织示意图

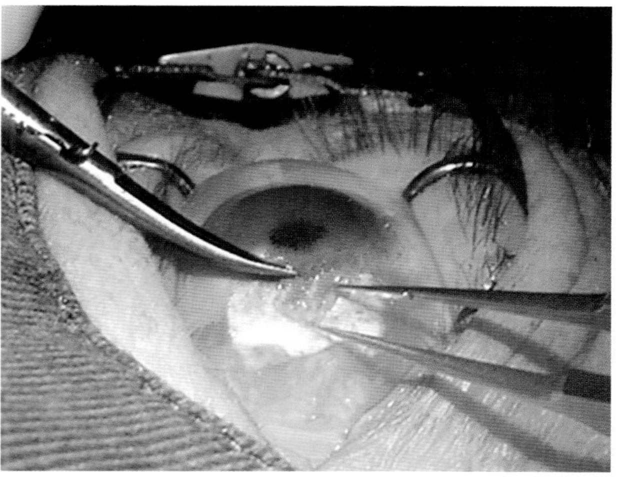

图 22-433　剪除胬肉头部组织，可送病理检查

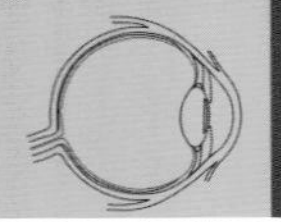

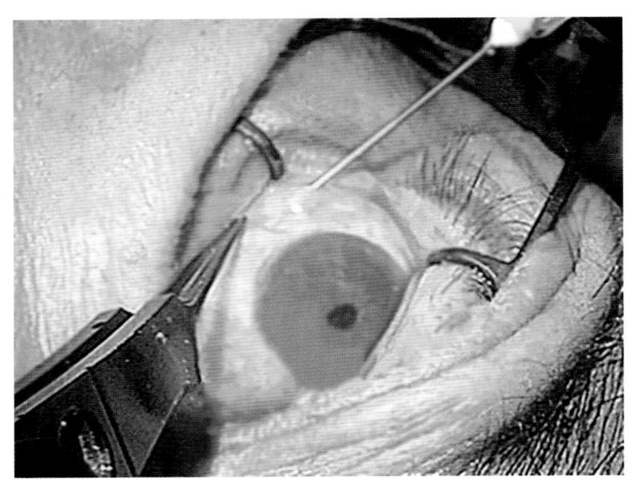

图 22-434 左手辅助行球结膜下浸润麻醉

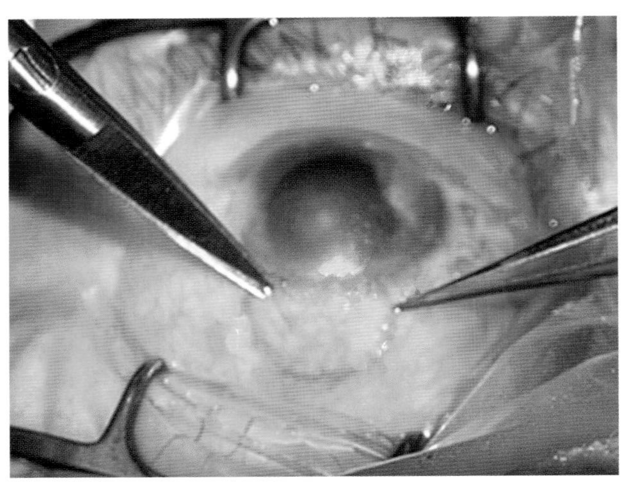

图 22-435 设计干细胞移植片大小和形状

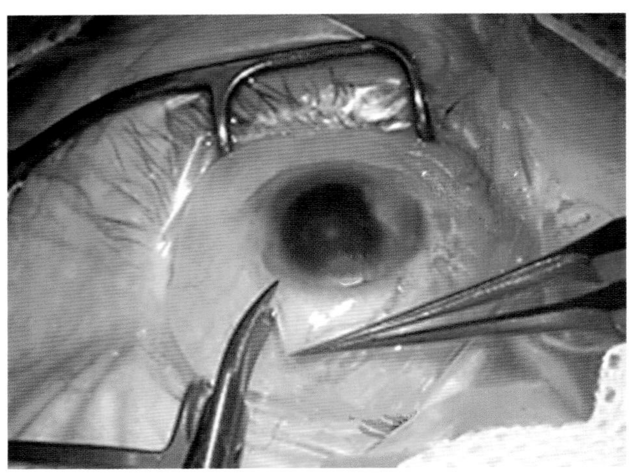

图 22-436 取角结膜瓣

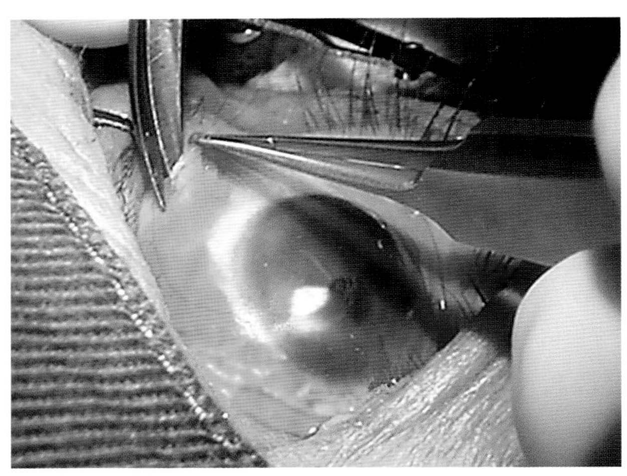

图 22-437 取角结膜瓣，含干细胞

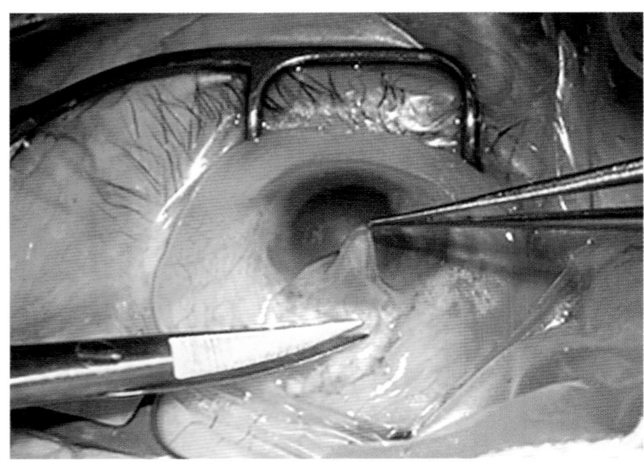

图 22-438 剪分至角膜缘

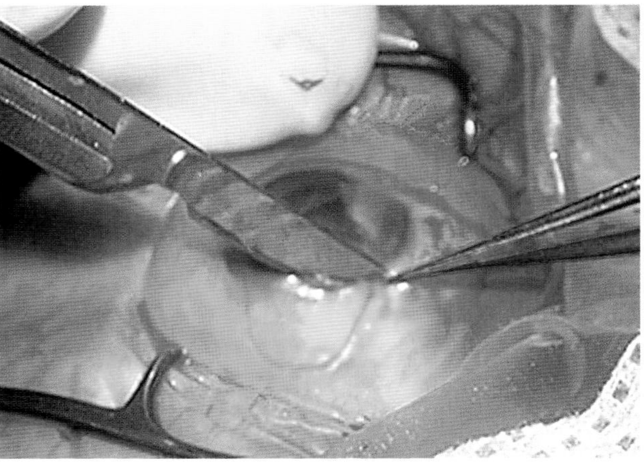

图 22-439 切开角膜上皮

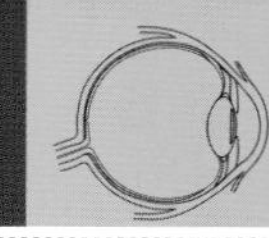

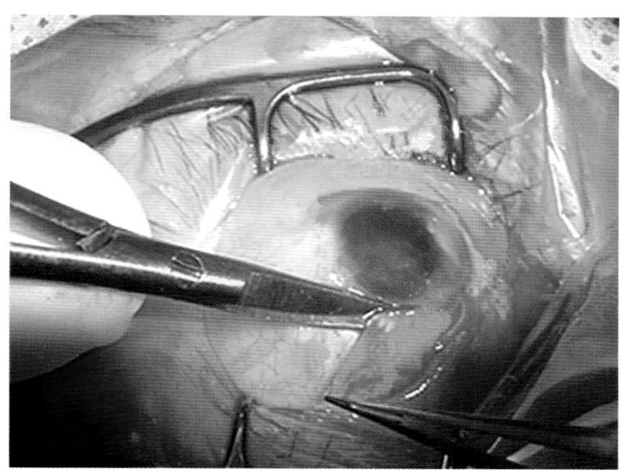

图 22-440 剪取角结膜瓣，含干细胞

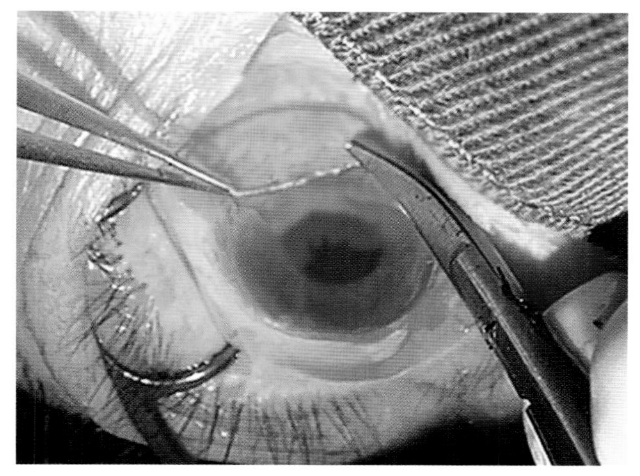

图 22-441 转移角膜上皮结膜瓣并展平，确认角膜缘侧对合良好

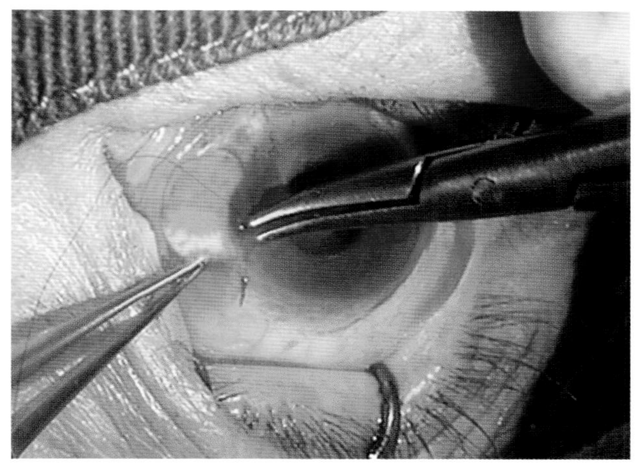

图 22-442 10-0 尼龙线缝合角膜上皮结膜瓣侧角于角膜缘板层，以固定植片

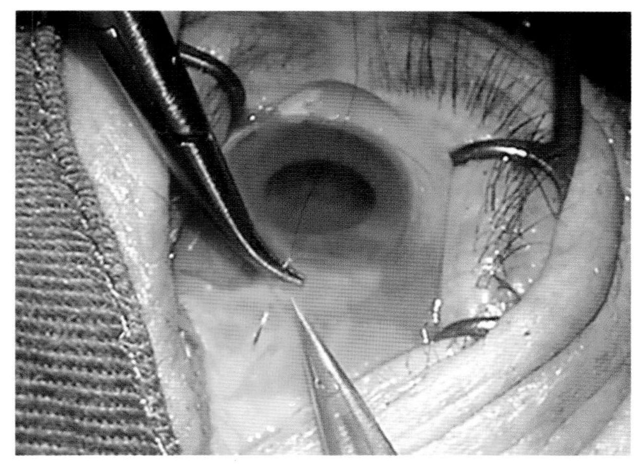

图 22-443 10-0 尼龙线缝合球结膜

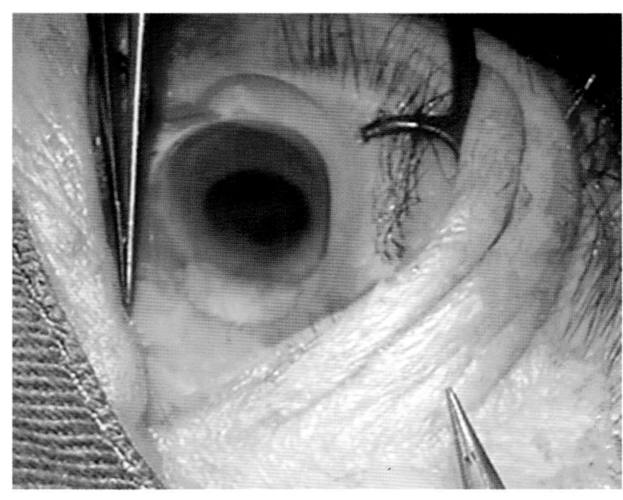

图 22-444 10-0 尼龙线继续缝合，使结膜对合良好

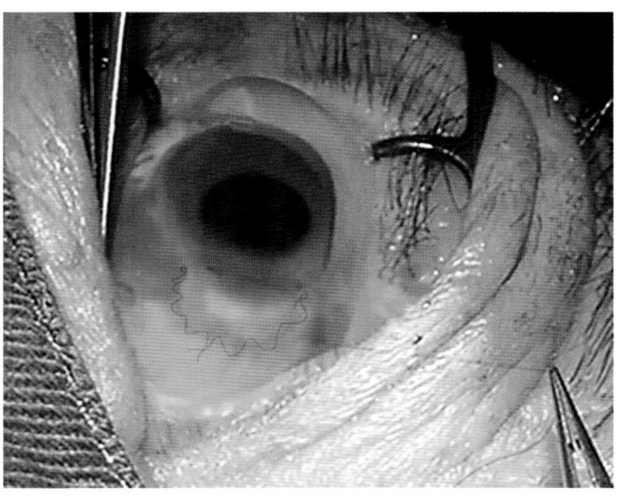

图 22-445 10-0 尼龙线对称连续缝合，结扎于内眦部

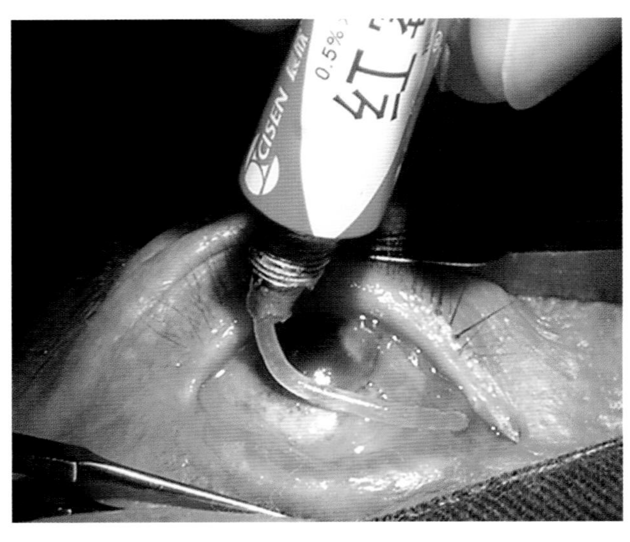

图 22-446 术毕，涂红霉素眼膏

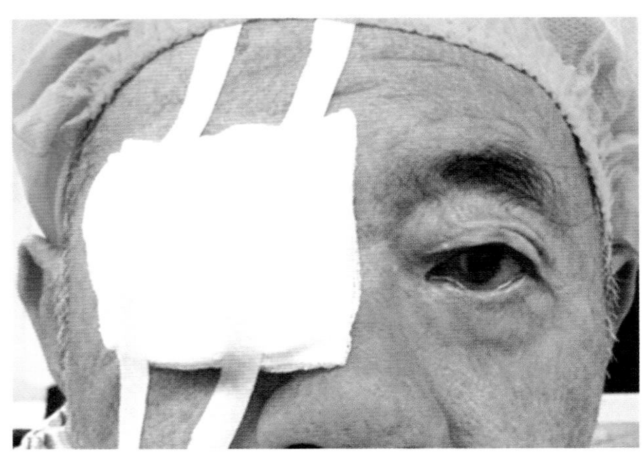

图 22-447 包眼

病例 30：假性胬肉

患者，男，29 岁。左眼被热铝水烫伤后发生假性胬肉，曾先后 2 次行胬肉切除手术，再次复发；行板层角膜及角巩膜缘移植术，术后 3 年无复发（图 22-448~ 图 22-459）。

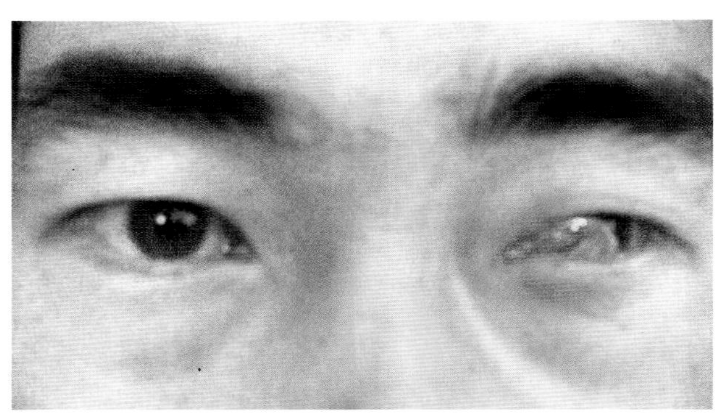

图 22-448 假性胬肉，曾先后 2 次行胬肉切除，再次复发

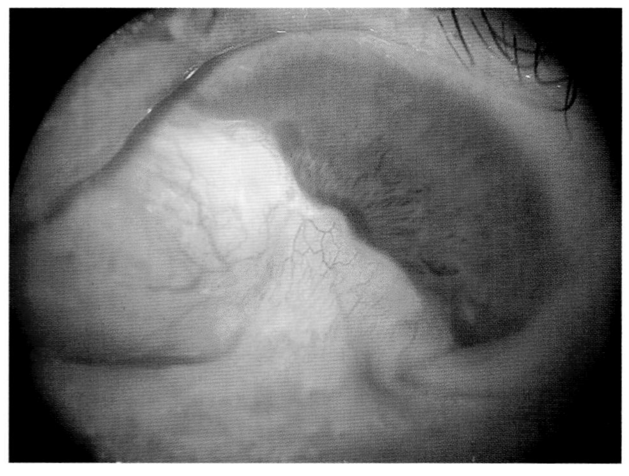

图 22-449 假性胬肉 - 术后再次复发

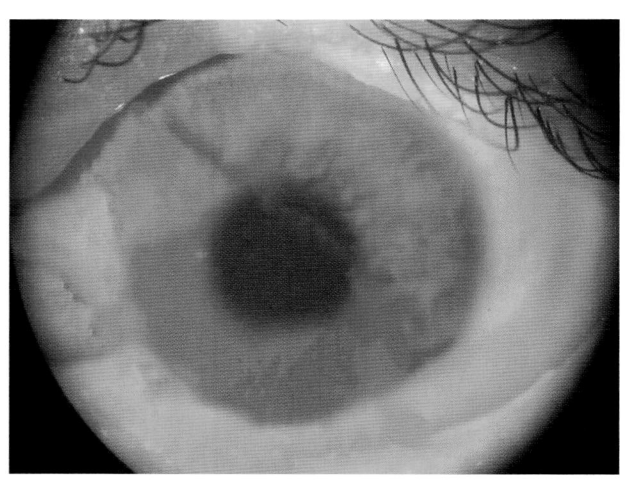

图 22-450 切除假性胬肉及板层角巩膜组织

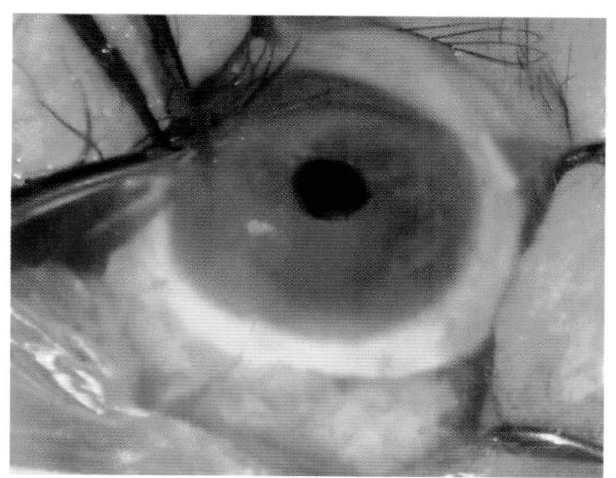
图 22-451　将新鲜板层角巩膜植片盖于植床上

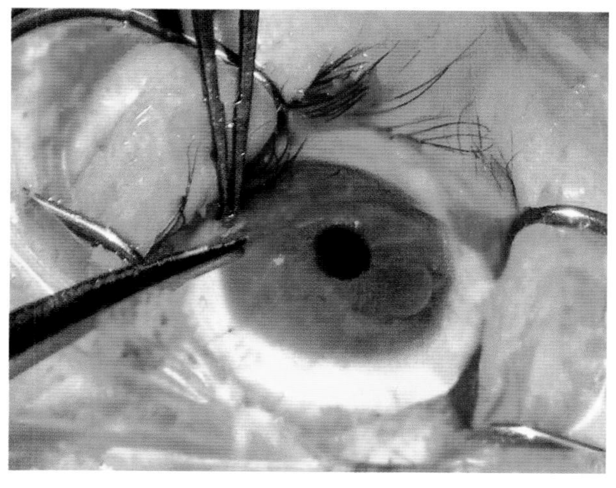
图 22-452　根据植床修剪植片

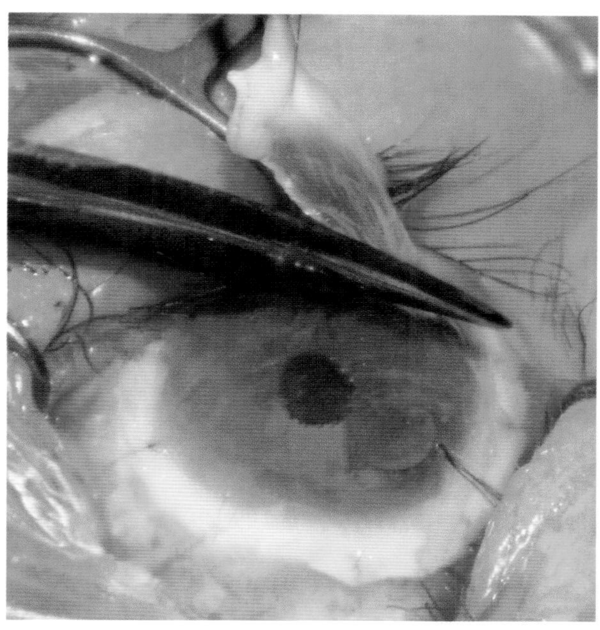
图 22-453　根据植床大小修剪植片

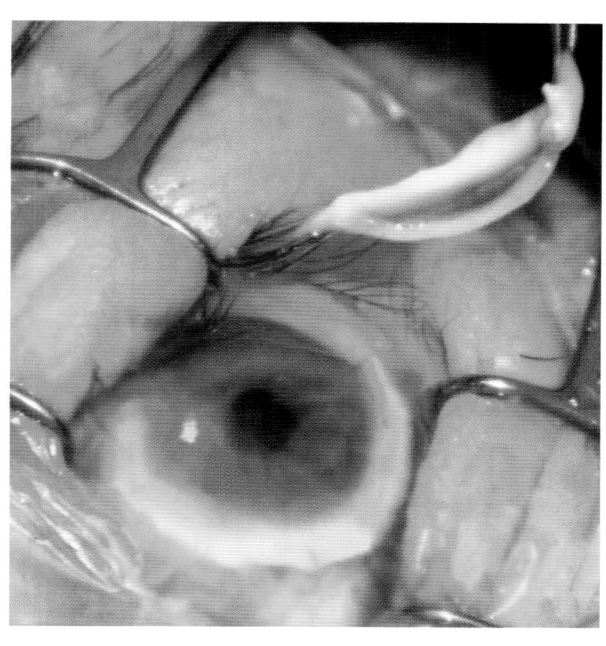
图 22-454　根据植床修剪植片，注意角膜的对合

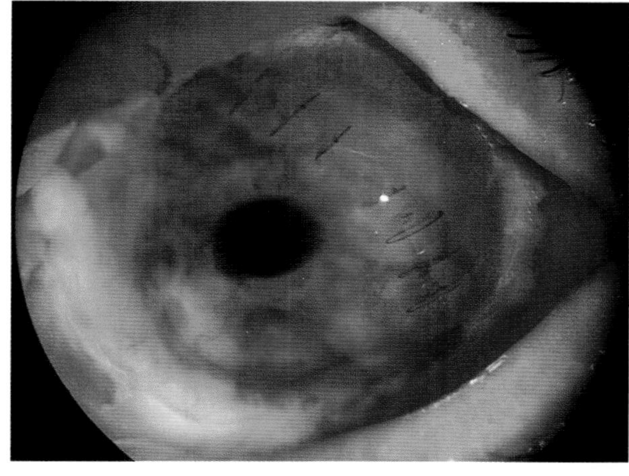
图 22-455　10-0 尼龙线缝合植片

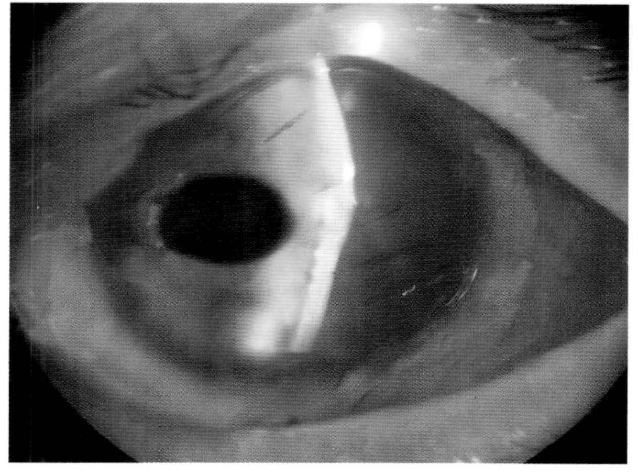
图 22-456　10-0 尼龙线缝合植片（裂隙相）

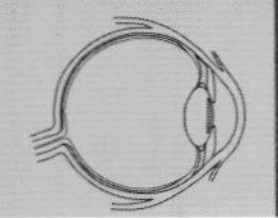

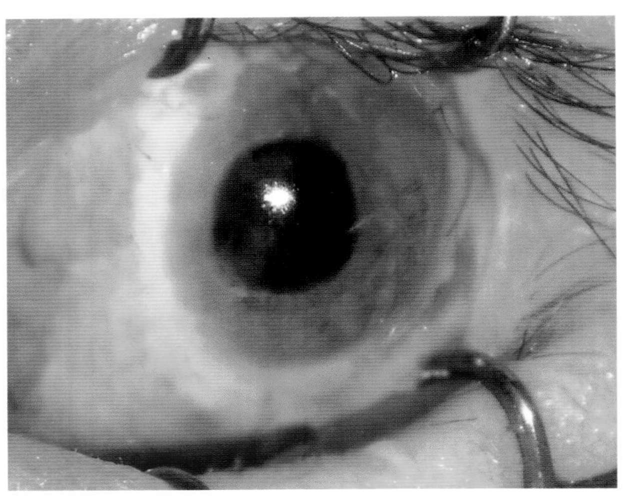

图 22-457　术后 3 个月，植片愈合良好，植片透明

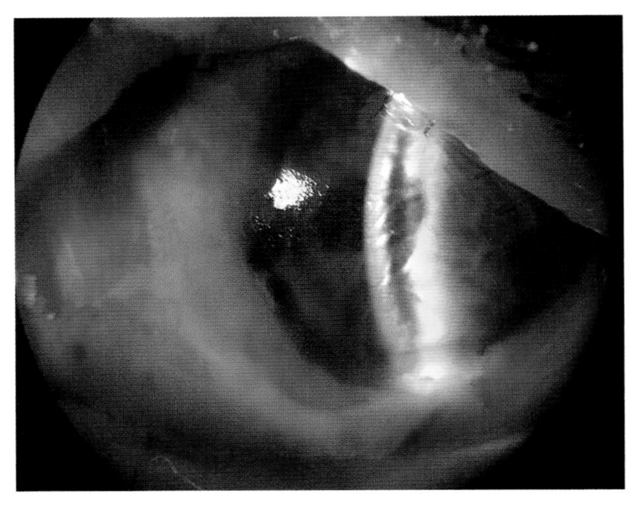

图 22-458　术后 3 个月，植片愈合良好，植片透明（裂隙相）

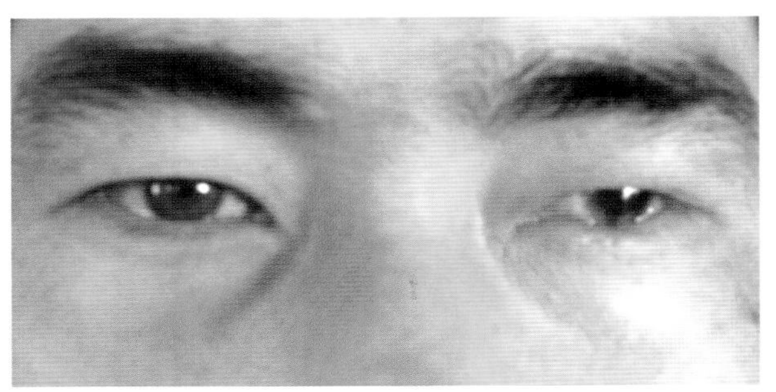

图 22-459　术后 3 个月，植片愈合良好，植片透明

病例 31：睑板成形术

患者，男，29 岁。左眼被热铝水烫伤后外侧上眼睑及睑板溶解、坏死，眼睑部分缺损，睑裂闭合不全。行自体耳软骨眼睑成形术，术后睑裂闭合可（图 22-460～图 22-473）。

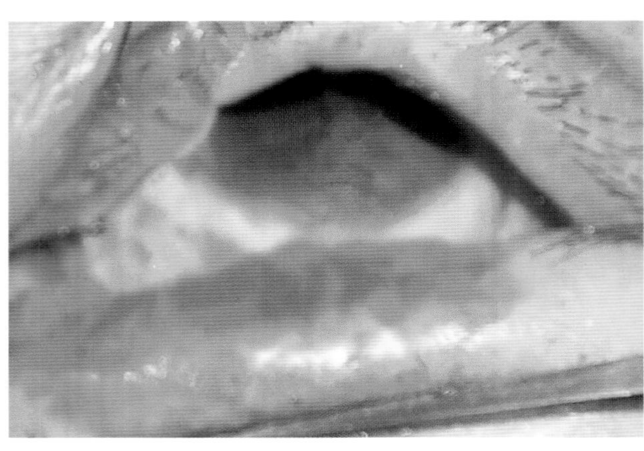

图 22-460　上眼睑及睑板部分缺损，眼睑闭合不全

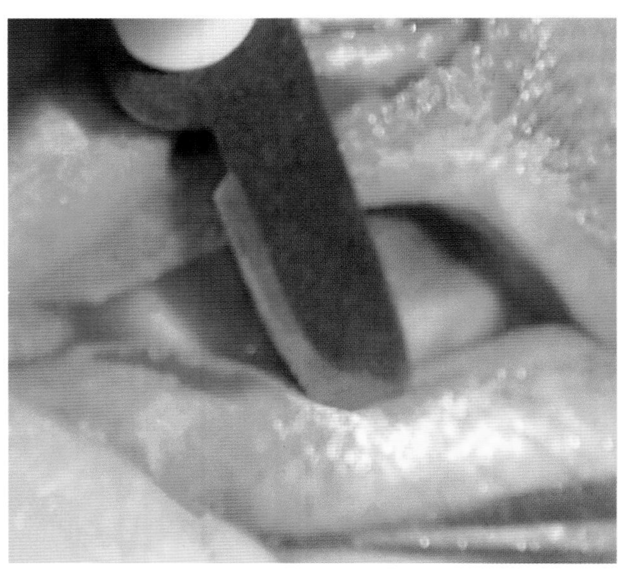

图 22-461　眼睑　睑板成形术 - 切开下睑缘，松解下睑皮肤，以改善下睑外翻

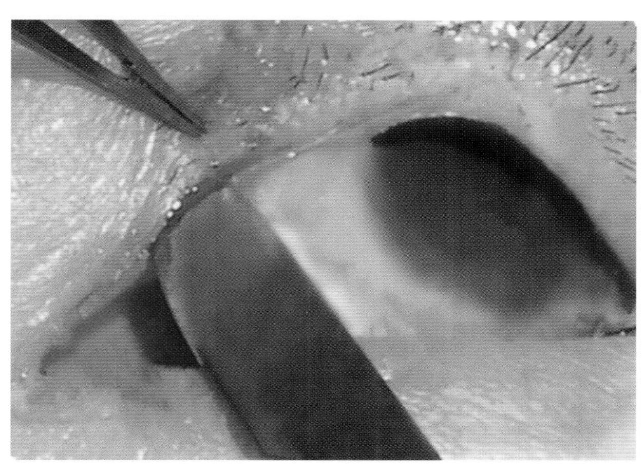

图 22-462　眼睑　睑板成形术 - 切开上睑缘，见睑板缺损

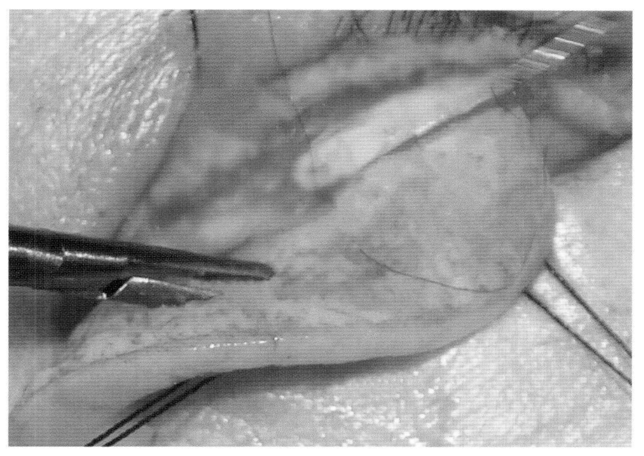

图 22-463　劈开上睑，分为两叶

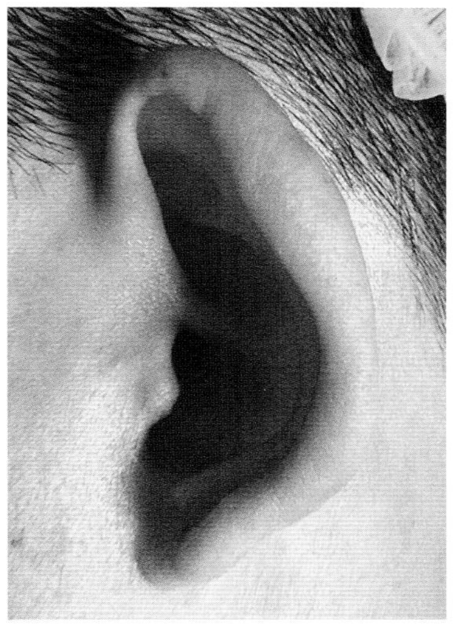

图 22-464　取耳软骨 - 消毒同侧耳廓皮肤

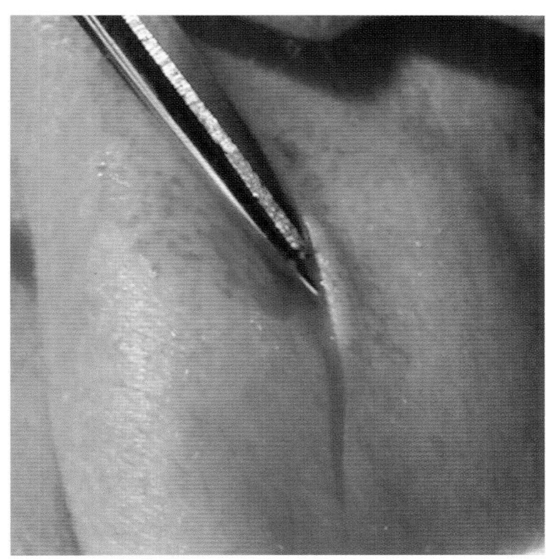

图 22-465　取耳软骨 - 切开耳廓皮肤

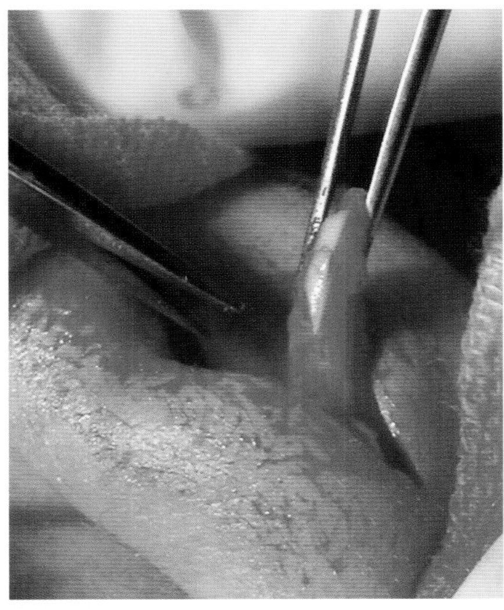

图 22-466　切取耳软骨

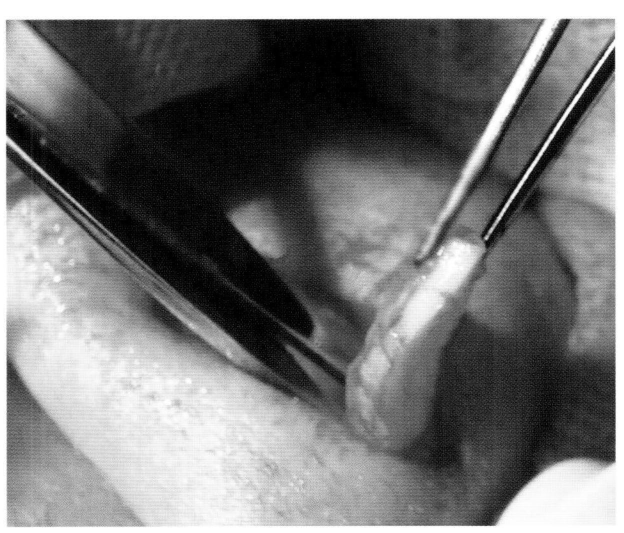

图 22-467　取耳软骨

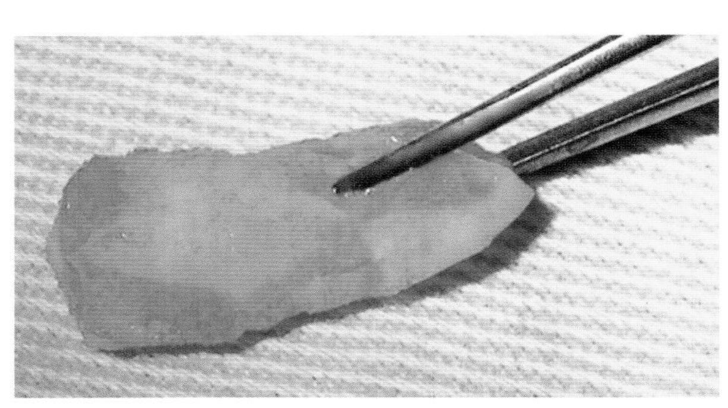
图 22-468　游离耳软骨

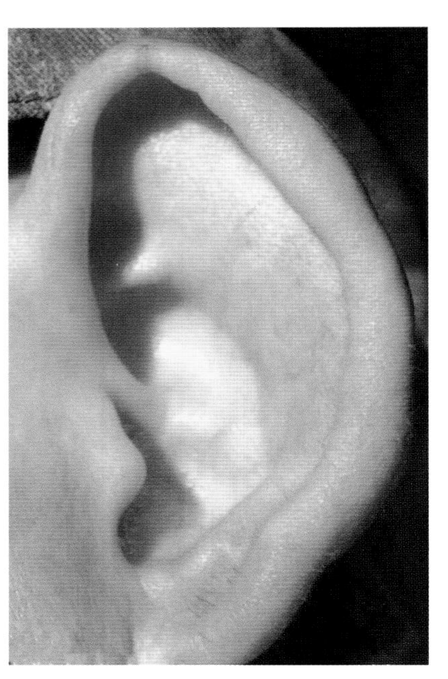
图 22-469　取耳软骨后耳廓形状不变

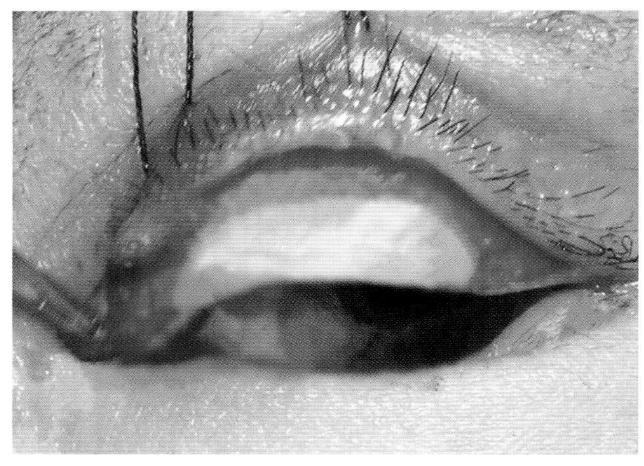
图 22-470　用修剪的耳软骨代替睑板

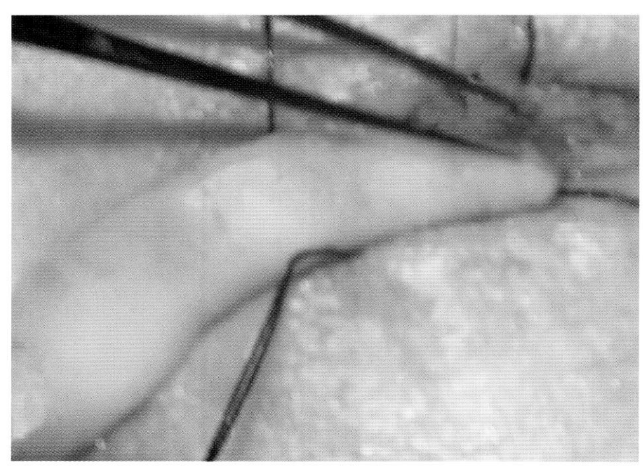
图 22-471　10-0 尼龙线缝合，边缝合边修剪

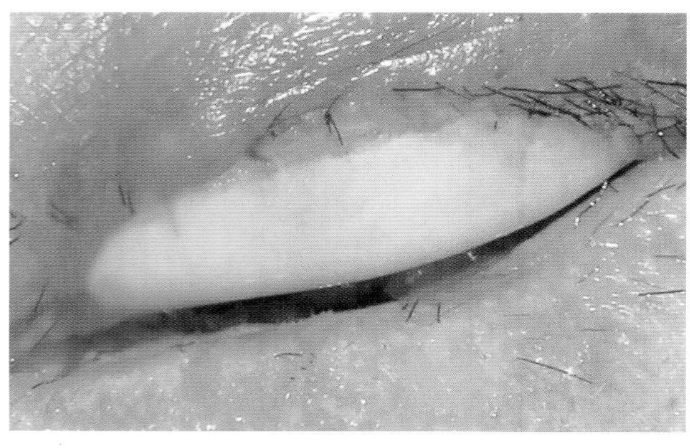
图 22-472　术后 20 天，上睑成形可

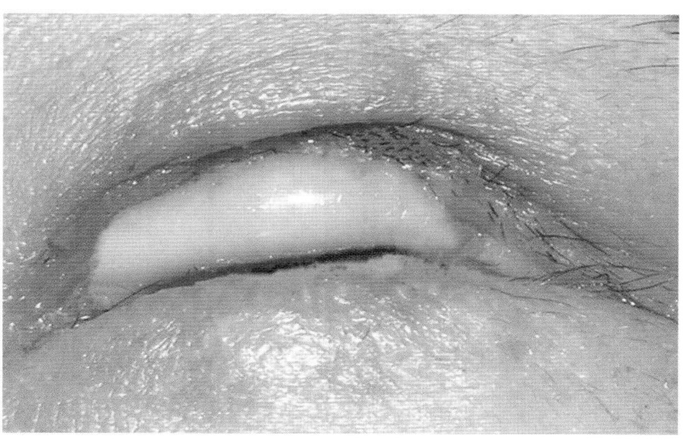
图 22-473　术后 1 个月，上睑重建，睑裂闭合可，角膜无暴露